AF339346

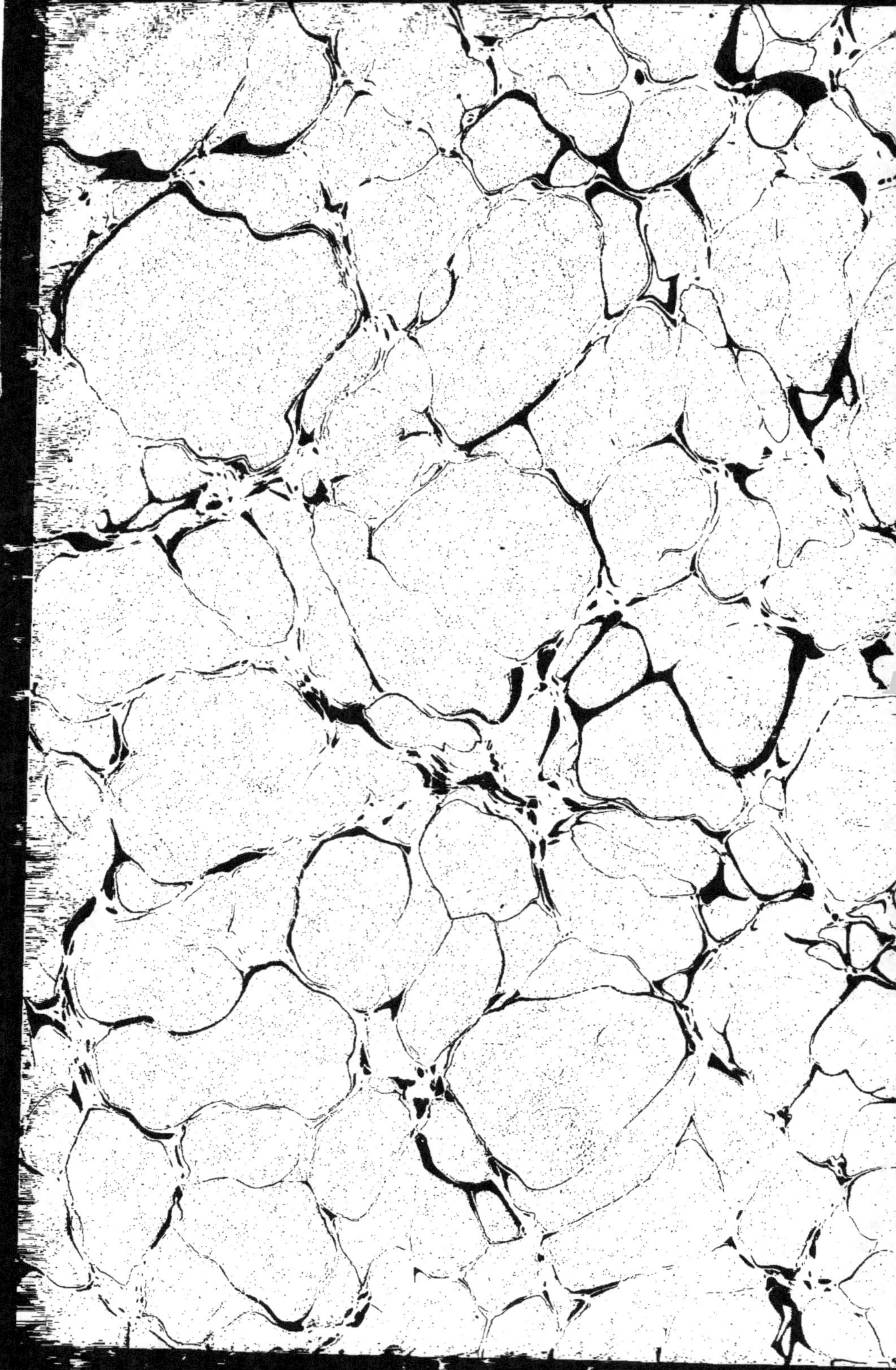

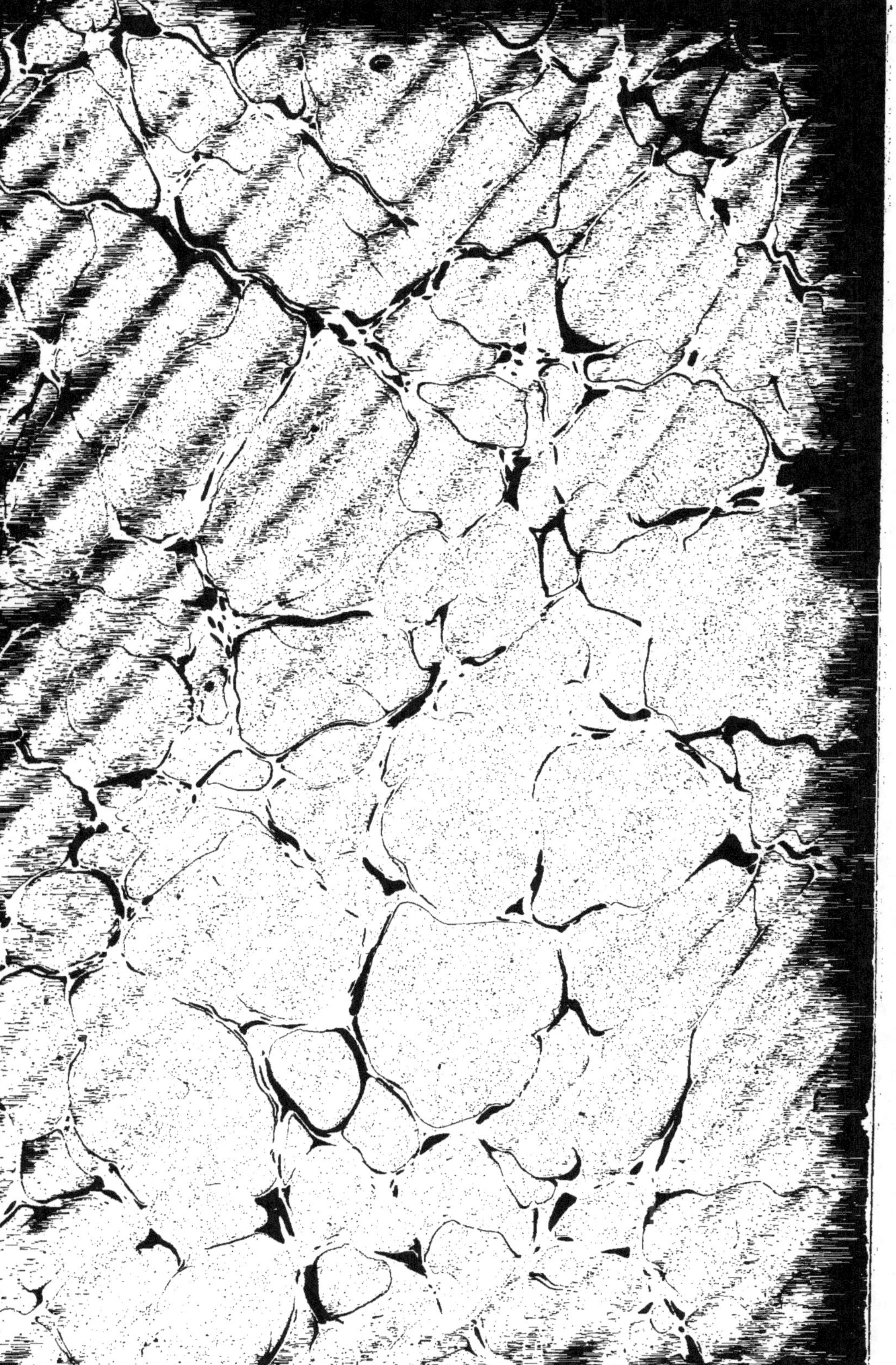

ÉLÉMENTS

DE

PHYSIOLOGIE

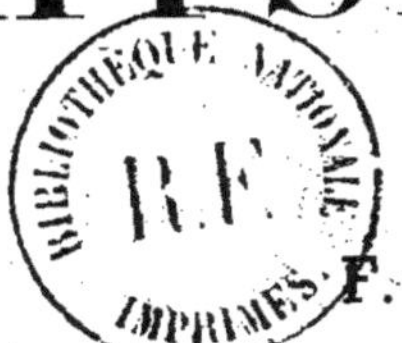

PAR

F. LAULANIÉ

DIRECTEUR ET PROFESSEUR DE PHYSIOLOGIE

A L'ÉCOLE NATIONALE VÉTÉRINAIRE DE TOULOUSE

PREMIER FASCICULE

Avec 114 figures intercalées dans le texte

CONSIDÉRATIONS GÉNÉRALES

—

FONCTIONS DE NUTRITION

Alimentation : Digestion ; Absorption ; Sang ; Circulation et Respiration.

PARIS

ASSELIN ET HOUZEAU

LIBRAIRES DE LA FACULTÉ DE MÉDECINE

et de la Société centrale de médecine vétérinaire

PLACE DE L'ÉCOLE-DE-MEDECINE

1900

ÉLÉMENTS

DE

PHYSIOLOGIE

CORBEIL. — IMPRIMERIE ÉD. CRÉTÉ.

ÉLÉMENTS

DE

PHYSIOLOGIE

PAR

F. LAULANIÉ

DIRECTEUR ET PROFESSEUR DE PHYSIOLOGIE

A L'ÉCOLE NATIONALE VÉTÉRINAIRE DE TOULOUSE

Avec 340 figures intercalées dans le texte.

PARIS

ASSELIN ET HOUZEAU

LIBRAIRES DE LA FACULTÉ DE MÉDECINE

et de la Société centrale de médecine vétérinaire

PLACE DE L'ÉCOLE-DE-MÉDECINE

1902

AVANT-PROPOS

Je ne m'attarderai pas longtemps à justifier la publication de ce livre. De toutes les raisons qui m'ont sourdement poussé à l'écrire, la plus claire, sinon la plus puissante, m'est venue du désir de combler une lacune de la littérature professionnelle de notre pays. Si recommandable que soit l'ouvrage de M. Colin et quelques richesses qu'on y trouve encore, il ne répond plus aux besoins de la science actuelle. Les découvertes qui se sont multipliées depuis sa publication ont ouvert des questions si neuves et si importantes, qu'il m'a paru nécessaire d'enregistrer les progrès accomplis et de donner aux vétérinaires un livre nouveau.

Je n'ai jamais perdu de vue la destination spéciale de ce livre, mais j'ai tenu à lui donner un titre insignifiant qui m'assurât la liberté de sortir du cadre, souvent trop étroit, de la physiologie des animaux domestiques.

Pour faciliter l'intelligence du texte, je l'ai éclairé par un grand nombre de figures puisées à diverses sources. Beaucoup d'entre elles, la moitié au moins, sont originales et se rattachent à mes travaux personnels sur la physiologie ou l'embryologie. Les autres ont été empruntées à différents auteurs, notamment MM. Marey, Mathias Duval, Barrier, qui m'ont livré leurs clichés avec la meilleure grâce du monde et auxquels je m'empresse d'exprimer ici ma vive reconnaissance. Je dois aussi mes meilleurs remerciements à mes éditeurs MM. Asselin et Houzeau qui ont mis tous leurs soins à l'impression de mon livre et n'ont rien négligé pour lui donner les dehors les plus honorables.

F. Laulanié.

Toulouse, le 22 août 1902.

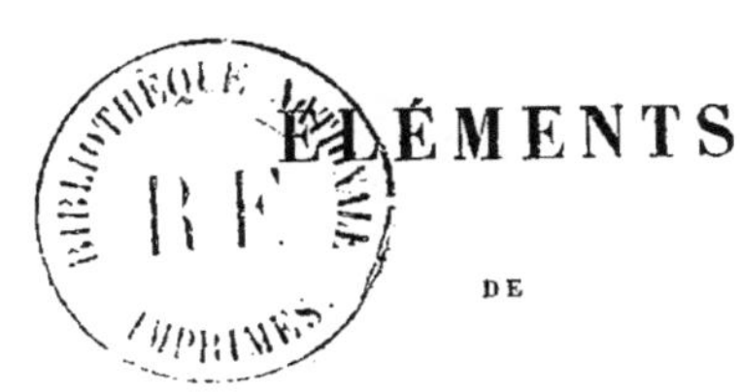

ÉLÉMENTS

DE

PHYSIOLOGIE

6114-99. — CORBEIL. IMPRIMERIE ÉD. CRÉTÉ.

ÉLÉMENTS

DE

PHYSIOLOGIE

PAR

F. LAULANIÉ

DIRECTEUR ET PROFESSEUR DE PHYSIOLOGIE

A L'ÉCOLE NATIONALE VÉTÉRINAIRE DE TOULOUSE

PREMIER FASCICULE

Avec 114 figures intercalées dans le texte

CONSIDÉRATIONS GÉNÉRALES

FONCTIONS DE NUTRITION

Alimentation ; Digestion ; Absorption ; Sang ; Circulation et Respiration.

PARIS

ASSELIN ET HOUZEAU

LIBRAIRES DE LA FACULTÉ DE MÉDECINE

et de la Société centrale de médecine vétérinaire

PLACE DE L'ÉCOLE-DE-MÉDECINE

1900

ÉLÉMENTS

DE

PHYSIOLOGIE

PREMIÈRE PARTIE

CONSIDÉRATIONS GÉNÉRALES

OBJET DE LA PHYSIOLOGIE. — DE L'ÉTAT D'ORGANISATION.

La physiologie se propose l'étude des phénomènes qui se produisent chez les êtres vivants (Cl. Bernard).

Ces phénomènes ont, par rapport à ceux du monde physique, des caractères nouveaux qu'ils empruntent aux propriétés de la matière inhérentes à l'état d'organisation.

L'*état d'organisation* est doublement caractérisé par l'arrangement et l'ordonnance des parties et par l'extrême complexité chimique de la matière organisée.

Nos connaissances actuelles sur l'état d'organisation ne contiennent pas l'explication de la vie. La fibre musculaire n'explique pas la contraction, la cellule cérébrale n'explique pas la conscience ; l'ovule n'explique pas le développement embryonnaire. Il n'y a pas d'analogie saisissable entre les propriétés anatomiques ou physico-chimiques des tissus et leurs propriétés physiologiques.

On est donc conduit à admettre qu'en dehors de leurs caractères perceptibles et qui sont d'ordre physico-chimique ou mécanique, les phénomènes de la vie contiennent autre chose qui n'est ni physique, ni chimique, ni mécanique, et qui se pose comme un fait premier, nouveau et provisoirement irréductible. Ce fait nouveau c'est la vie elle-même et pour relever étroitement des forces physico-chimiques, il ne s'y ramène pas complètement et n'y trouve pas, au moins encore, son explication entière. Il est infiniment probable que la vie et l'organisation ne sont point un objet de science et il faut, pour le moment, se résigner à ne connaître ces deux faits corrélatifs que par les propriétés qu'ils confèrent à la matière.

CHAPITRE PREMIER

ATTRIBUTS ATTACHÉS A L'ÉTAT D'ORGANISATION

L'état d'organisation confère à la matière les attributs fondamentaux suivants :
1° l'individualité, 2° l'évolutilité, 3° l'instabilité, 4° l'irritabilité. Examinons-
les sommairement :

a. **Individualité.** — L'état d'organisation n'est revêtu que par des êtres. La
matière vivante est toujours enfermée dans une figure définie qui l'isole à l'état
d'individu. L'individualité a un double critérium : le critérium morphologique
et le critérium physiologique. Le premier s'exprime dans une double loi : la
loi de la forme et la loi de la taille. Cela veut dire : 1° que les animaux et les
végétaux affectent, dans chaque espèce, et à leurs différents âges, une forme constante caractéristique de cette espèce et de ces âges. 2° Que tous les individus de
la même espèce, ou du moins, de la même race, atteignent, au terme de leur développement, une taille moyenne caractéristique de cette espèce ou de cette race.

Il en résulte que le critérium purement morphologique de l'individualité consiste dans l'inaltérabilité du dessin propre à chaque type (1). Mais le critérium
physiologique a bien plus d'importance. Il réside dans l'*existence individuelle*
qui est acquise aux êtres vivants par l'*unité de leur composition* et leur *autonomie* . L'unité de composition s'entend de ce fait qu'aucune des parties constituant l'individu ne lui sont étrangères et qu'elles fonctionnent à son profit.
L'autonomie des êtres vivants s'affirme dans cette circonstance qu'ils vivent
physiologiquement pour leur propre compte et que, sans être isolés du reste
des choses, ils ont en eux-mêmes leur propre fin.

La *puissance individuelle* dépend de la multiplicité des parties différant les
unes des autres par leur structure et par leur rôle. C'est en cela que résident la
différenciation et la *spécialisation fonctionnelle*. Ces deux faits sont les moyens
essentiels de la complication et, par conséquent, du progrès dans la hiérarchie
des êtres. Un être est physiologiquement supérieur à un autre parce qu'il est
formé d'un plus grand nombre de parties dissemblables.

Les formes les plus humbles de la vie et de la puissance individuelle sont
représentées par les êtres monocellulaires et on s'en fait aisément une idée en
étudiant, au microscope, les *Amibes* qu'on trouve si abondamment dans les eaux
douces croupissantes (fig. 1). Ce sont de petites masses diffluentes, transparentes,
granuleuses, formées de protoplasma et pourvues d'un noyau. On y découvre
toutes les manifestations de la vie. Ces petits êtres sentent et se meuvent; ils se
nourrissent et ils respirent; ils se reproduisent et se perpétuent. Mais toutes ces
fonctions se confondent dans le protoplasma qui en est l'instrument unique. La
monère ou l'amibe et, d'une manière générale, tous les protozoaires, tous les
êtres monocellulaires, où se remarquent cette simplicité apparente d'organisation et cette pauvreté de moyens, sont l'expression la plus nette mais la plus
médiocre de l'individualité.

La puissance individuelle est réduite ici à son minimum. Elle atteint au con-

____

(1) La part d'erreur attachée à cette assertion est précisément égale à la part de vérité
attachée à la doctrine de l'évolution.

traire son apogée chez les métazoaires et, parmi eux, chez les êtres les plus différenciés, tels que les vertébrés supérieurs.

Dans un mammifère comme le cheval ou l'homme, les parties dissemblables sont à la fois très nombreuses et très fortement spécialisées. Elles sont constituées par les éléments anatomiques, les tissus, les organes et les appareils.

Les *éléments anatomiques* sont des parties relativement simples et physiologiquement irréductibles, spécialisées dans leur forme, leur structure et leurs attributions fonctionnelles. Telles sont les cellules épithéliales, les fibres musculaires, les cellules nerveuses, etc.

Les propriétés qui, tout à l'heure, se trouvaient confondues dans le protoplasma homogène de la monère ou de l'amibe, s'isolent et s'exaltent dans des éléments nouveaux où elles atteignent toute leur puissance de manifestation. La contractilité réside dans la fibre musculaire, la sensibilité, avec tous ses modes, et la motricité deviennent l'attribut exclusif des cellules nerveuses, la digestion est effectuée par des cellules glandulaires, etc.

Tous ces éléments se groupent en tissus pour former des organes et des appareils,

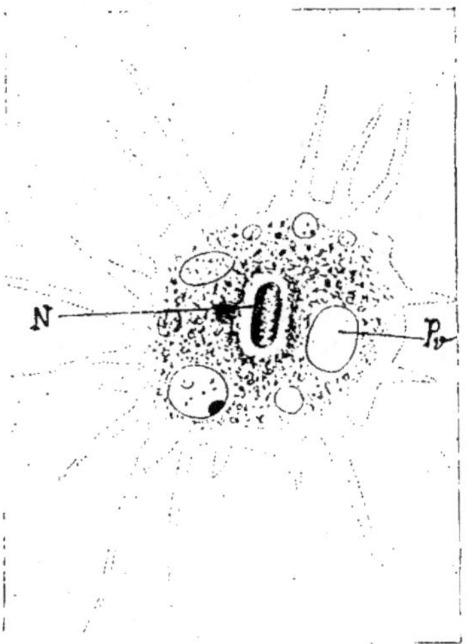

Fig. 1. — Un amibe. *Amœba* (*Dactylosphœra*) *polypodia* (d'après Max Schultze) (emprunté à Claus).

dont l'agencement définitif constitue l'organisme. Dès lors, les actes fondamentaux de la vie s'exercent au moyen d'instruments particuliers qui n'agissent, d'ailleurs, et n'interviennent qu'en vertu des propriétés de leurs éléments anatomiques. C'est ainsi que l'action propre d'un muscle engagé dans une fonction quelconque est la sommation de toutes les contractions élémentaires produites simultanément par toutes les fibres composantes du muscle. De même la salive parotidienne qui s'écoule à flots dans la bouche d'un cheval pendant la mastication, est le produit de la coopération des milliers de cellules glandulaires qui composent les parotides.

On voit ainsi se préciser la signification de l'organisme vis-à-vis des éléments anatomiques et, réciproquement, la signification de ceux-ci vis-à-vis de celui-là. Les éléments anatomiques sont des individus dont l'autonomie s'est abîmée dans la vie collective. Assujettis par le lien physique et la solidarité fonctionnelle qui les tiennent attachés, ils cessent de vivre pour leur propre compte et confondent leurs activités en une synthèse merveilleuse où repose l'individualité dominatrice de l'organisme. Celui-ci est donc fait d'une masse d'abdications et de renonciations individuelles, ne laissant subsister, dans les éléments anatomiques, que la figure et la fonction. Il constitue un être collectif sorti d'une association où la discipline atteint son plus haut degré.

b. **Évolutilité.** — Tout être vivant commence et finit. Il naît et il meurt. La loi de son origine se résume dans la célèbre formule de Haller. « *Omne vivum* *ex vivo.* » Il a toujours des commencements fort humbles, et pour ne parler que de la génération sexuée, il trouve son point de départ dans une cellule initiale qui est l'ovule, et c'est à partir de l'ovule que s'opèrent la différenciation et les spécialisations fonctionnelles qui donnent naissance aux éléments anatomiques. La prolifération cellulaire, inaugurée par la segmentation du vitellus, aboutit à un grand nombre d'éléments qui se différencient par une véritable culture de leur protoplasma et deviennent, là des fibres musculaires, là des cellules nerveuses, ailleurs des cellules conjonctives ou des cellules épithéliales.

Le nouvel être sorti de cette évolution a forcément une existence limitée. En disparaissant, il laisse la place disponible pour un autre et la mort devient ainsi la condition de la vie. Elle revêt, par là même, les caractères et la solennité d'une fonction indispensable à l'économie universelle. Elle est, d'ailleurs, inévitable et nécessaire, car l'éternité d'un être vivant n'est pas plus concevable que l'hypothèse du mouvement perpétuel. La durée de la vie est limitée par la quantité d'énergie disponible et mise en réserve dans la cellule initiale et, à ce point de vue, l'évolution individuelle embrasse la totalité de la vie avec ses différents âges et son dénouement. De même qu'un mobile jeté dans l'espace épuise peu à peu l'impulsion qu'il a reçue, de même l'être vivant jeté dans la durée épuise peu à peu toute sa puissance d'évolution et décrit dans le temps une trajectoire étroitement définie par les forces qui ont présidé à son origine. Le terme normal de cette trajectoire est la mort naturelle, mais le plus communément la courbe se brise sur un obstacle imprévu et la mort accidentelle est la règle la plus ordinaire.

L'achèvement de l'évolution individuelle est donc très aléatoire et fort précaire. C'est qu'il est indifférent au salut de l'espèce et la nature ne l'a point assuré. La nature n'a pas le souci des individus et, pour employer la puissante expression de Renan, elle est d'une immoralité transcendante.

c. **Instabilité.** — Nous voulons parler ici de l'instabilité purement chimique qui caractérise la matière vivante.

La substance même des éléments anatomiques est le siège d'un double mouvement de désorganisation et de restauration qui la renouvelle sans cesse et qui s'accomplit silencieusement sous la permanence et l'immobilité de la forme, en sorte que « la forme est plus essentielle que la matière » (Cuvier).

La désorganisation de la matière vivante apparaît avec clarté chez les animaux privés d'aliments, parce qu'elle ne reçoit aucune compensation. Les inanitiés perdent, en effet, de leur poids et le poids perdu mesure précisément la quantité de matière arrachée à l'organisation et abandonnée au dehors par les tissus vivants.

Les produits de cette *désassimilation* sont, comme la vapeur d'eau ou l'acide carbonique, des principes purement minéraux ou très voisins de l'état minéral, comme l'urée $(COAz^2H^4)$. Ce dernier principe qui constitue dans l'urine le témoin principal de la destruction du protoplasma ou de l'albumine vivante, prend facilement la forme minérale dans une hydratation qui le fait passer à l'état de carbonate d'ammoniaque. Dans le mouvement de désintégration qui l'entraîne, la matière vivante obéit donc à un processus de simplification qui la « minéralise » (Cl. Bernard) et en restitue les éléments au monde extérieur.

Chez un animal convenablement nourri, la destruction incessante de la substance vivante est compensée par un mouvement inverse de réorganisation dont la matière est fournie par les aliments eux-mêmes. Ainsi nous apparaît l'une des fonctions des aliments. Ils apportent aux tissus les matériaux de leur restauration. Mais ce n'est là qu'une partie de leur rôle, et nous verrons bientôt comment ils sont, en outre, les dépositaires de l'énergie dépensée par les êtres vivants.

Ainsi la matière organisée meurt et renaît sans cesse, en vertu d'une instabilité qui est, sans doute, fonction de la vie même et dans laquelle il faut voir un attribut fondamental du protoplasma. C'est pourquoi Cl. Bernard a pu dire tour à tour : « la vie c'est la mort », quand on l'envisage dans le mouvement de dissolution qui désagrège la substance organisée, et « la vie c'est la création », quand on considère l'acte de réparation dans lequel les éléments figurés de l'organisme s'assimilent la matière alimentaire et lui donnent la vie par une sorte de transsubstantiation.

d. **Irritabilité**. — C'est la propriété que possèdent les tissus vivants de manifester leur énergie propre et d'agir conformément à leur nature, à l'occasion d'une modification extérieure qui devient ainsi une cause provocatrice, une *excitation*. Un muscle sollicité par une percussion, par un choc induit, produit une contraction. Provoqué de la même manière, un nerf moteur détermine aussi une contraction dans le muscle placé sous sa dépendance. Si, sur un chien, on isole la corde du tympan, nerf sécrétoire de la glande sous maxillaire, après avoir placé une canule sur le canal de Warthon du même côté, et si on jette sur le nerf isolé une série d'excitations induites, l'activité de la glande sous-maxillaire s'éveille et se manifeste par la sécrétion d'une grande quantité de salive qui s'écoule par la fistule. Sur un cheval pourvu de deux fistules parotidiennes, on n'observe aucun écoulement de salive dans l'intervalle des repas ; mais dès qu'on fait manger l'animal, les diverses impressions qui atteignent la muqueuse buccale se propagent jusqu'à la glande par l'intermédiaire du système nerveux et la salive s'écoule abondamment par les deux fistules.

Dans tous ces faits, on constate que les tissus vivants manifestent leurs propriétés physiologiques à l'occasion d'une excitation et qu'ils ne les manifestent qu'à cette occasion. En dehors de toute provocation, les tissus vivants restent au repos. L'excitation est donc nécessaire aux manifestations de l'irritabilité, elle est toujours présente et *les actes de la vie ne sont jamais spontanés*.

Il serait superflu de poursuivre, en ce moment, la vérification de cette loi générale dont nous trouverons, à chaque instant, des applications. Mais avant d'abandonner ce paragraphe, il est nécessaire de retenir l'un des caractères essentiels de l'excitation. Elle est toujours *disproportionnée* avec ses effets, et n'a avec eux aucune ressemblance. Presque toujours elle constitue un phénomène insignifiant qui intervient comme cause occasionnelle. Elle agit en produisant une rupture d'équilibre et en libérant les forces contenues, en puissance, dans les tissus vivants. Elle procède à la façon de l'étincelle qui met le feu aux poudres, du coup de ciseau qui rompt le fil tenant un poids suspendu. L'explosion qui suit l'étincelle, la chute du poids qui suit la rupture du fil suspenseur, sont la manifestation de forces jusque-là tenues en équilibre et mises en liberté par un incident extérieur insignifiant par lui-même. Il en est ainsi des manifestations de l'irritabilité vis-à-vis des excitations qui les provoquent.

Non seulement les actes de la vie dépendent des circonstances extérieures puisqu'ils y trouvent leurs provocations, mais ils se *conforment* à ces circonstances et se coordonnent en vue d'un résultat utile à l'être vivant. Selon l'expression de Burdon Sanderson, les actions vitales sont réglées par l'intérêt de l'organisme. Elles offrent constamment l'expression d'une finalité immanente marquée par l'adaptation des moyens au but, par l'appropriation de l'acte accompli aux changements externes qui en réclament ou en déterminent l'exécution. Nous pouvons donc introduire ici le principe de l'adaptation et le poser comme un des principes fondamentaux de la physiologie.

CHAPITRE II

CONDITIONS GÉNÉRALES DES PHÉNOMÈNES DE LA VIE

Il résulte des considérations qui précédent, que tout phénomène de la vie relève à la fois du dedans et du dehors, des conditions internes inhérentes à l'état d'organisation et conférant l'irritabilité, et des conditions externes indispensables aux manifestations de cette irritabilité.

C'est qu'en effet, les phénomènes de la vie ne trouvent pas seulement dans le monde extérieur les excitations qui en sollicitent la production, mais encore les conditions sans lesquelles cette production n'aurait pas lieu. C'est donc avec raison que Cl. Bernard distinguait les *conditions internes* qui touchent à l'organisation même des tissus et les *conditions externes* dont l'ensemble forme le milieu. Il n'y a pas lieu de s'arrêter sur les premières qui relèvent de l'histochimie et de l'histologie.

Les secondes forment deux groupes. Celles du premier groupe, la chaleur et l'eau sont de nature physique. Celles du second, l'air atmosphérique et les aliments, sont de nature chimique. C'est dans cet ordre que nous allons les étudier.

CONDITIONS EXTERNES DES PHÉNOMÈNES DE LA VIE.

a. **De la température extérieure.** — La chaleur exerce son influence sur l'irritabilité et sur l'organisation. Il convient donc d'examiner séparément les limites extrêmes de la température compatibles avec les manifestations de l'irritabilité et avec l'intégrité de l'organisation.

Au premier point de vue, les animaux à sang chaud, ou à température constante, et les animaux à sang froid, ou à température variable, et tous les êtres inférieurs, forment deux groupes distincts. Chez les mammifères et les oiseaux, les manifestations de l'irritabilité atteignent leur maximum de puissance pour une température optima qui est précisément celle de leur corps et qui varie entre 37°5 et 43°. Elles décroissent avec la température propre et sont complètement éteintes chez un mammifère refroidi et dont la température centrale est tombée à 20° environ. La déchéance est progressive et on peut suivre sa marche en infligeant à l'animal un refroidissement méthodique. A un certain moment, le sujet affecte des apparences larvaires, ses mouvements sont rares et lents, sa sensibilité est émoussée et sa respiration est considérablement ralentie. Bientôt l'animal est complètement paralysé de la sensibilité et du mouvement ; il ne répond plus à aucune excitation et il ne tarde pas à mourir. La mort ne résulte pas d'une altération affectant l'organisation des tissus ; celle-ci est demeurée intacte, au point qu'il est possible d'empêcher le dénouement, et qu'en réchauffant l'animal on le remet en possession de toute son activité. Les tissus ne sont donc pas atteints dans leur structure intime ; ils ont seulement perdu leur irritabilité et sont devenus incapables d'agir. Il en résulte l'interruption de toutes les grandes fonctions indispensables à la vie.

Les animaux à sang froid et les êtres inférieurs sont plus tolérants. Ils supportent très facilement les basses températures et leur activité se maintient par des froids très intenses. Pourtant, à 0°, toute manifestation vitale est suspendue. De là cet engourdissement hibernal des végétaux et de la plupart des animaux à sang froid, chez lesquels les manifestations de la vie sont, sinon complètement suspendues, au moins réduites à un minimum à peine appréciable. Il en est de même des mammifères hibernants, tels que la marmotte, le hérisson, etc.

Il se dégage de tous ces faits cette conclusion générale, que l'activité vitale réclame une certaine somme de chaleur extérieure, et cette condition est à ce point indispensable, que chez les animaux supérieurs une fonction nouvelle se constitue, ayant pour but d'en assurer la présence constante en fixant leur température propre au degré optimum. Aussi la vie des animaux à sang chaud a-t-elle cette continuité et cette uniformité de manifestations que Cl. Bernard a caractérisées dans l'expression de « *vie constante* » par opposition à la « *vie oscillante* » des êtres inférieurs qui sont condamnés au sommeil hibernal et dont la vie est, en quelque sorte, interrompue.

Les limites extrêmes de la température compatibles avec le maintien de l'organisation sont très variables. Les animaux à sang chaud ne résistent pas à une température de 45° ou 50°. Leurs tissus subissent une véritable désorganisation, car c'est précisément à ce degré que le protoplasma, l'albumine vivante, et notamment la substance musculaire se coagulent ou subissent ce qu'on nomme la *rigidité thermique*. Il en est ainsi, d'ailleurs, pour la plupart des êtres vivants ; mais parmi les êtres inférieurs, quelques-uns se font remarquer par leur résistance à des températures très élevées. C'est ainsi que certaines algues vivent à l'aise et végètent régulièrement dans des eaux minérales dont la température atteint jusqu'à 55°.

La résistance des microbes est encore plus considérable et elle offre un intérêt tout particulier, en raison des applications quotidiennes qui en sont faites dans le domaine de l'hygiène et de la médecine. Il importe donc d'en connaître tous les degrés. Les micrococcus sont tués à 60° ou 70° ; les bacilles asporulés meurent entre 70° et 80° et quant aux bacilles sporulés et leurs spores, il ne faut pas moins d'une température de 110° ou 120° pour les détruire. C'est sur ces notions précises que repose la pratique de la *stérilisation*, c'est-à-dire de cette opération si commune en bactériologie et en chirurgie, et qui consiste à priver un milieu ou un objet déterminé de tous les germes indifférents ou malsains qu'il pouvait contenir. On devine toute la fécondité et toute l'utilité d'un pareil moyen.

La puissance désorganisatrice du froid est beaucoup moins considérable, si ce n'est à l'égard des mammifères et des oiseaux, dont les tissus ne sauraient survivre à la congélation (1). L'épreuve, d'ailleurs, ne peut pas être tentée, pour ce motif que les tissus vivants des animaux à sang chaud sont physiologiquement morts depuis longtemps, lorsque par un refroidissement progressif on les fait descendre à la température de la congélation.

Il en est tout autrement des vertébrés à sang froid et des êtres inférieurs qui opposent au refroidissement une résistance extraordinaire. Il résulte, en effet, des dernières recherches de Raoul Pictet, que des poissons, des grenouilles, des serpents, ont pu survivre à la congélation et être impunément refroidis à des températures de — 15° et de — 30°. Les œufs sont également très résistants, mais à des degrés variables. Ceux des oiseaux supportent la congélation mais ils sont tués entre — 1° et — 2°. Par contre, ceux des grenouilles peuvent évoluer et éclore après avoir subi un froid de — 30°. On trouve des inégalités du même ordre chez les insectes. Alors que les œufs des fourmis sont tués à — 1°, ceux des vers à soie résistent à — 40° et donnent des larves exemptes de maladies parasitaires. On ne saisit pas la raison cachée de ces différences et on n'aperçoit pas de relation définie entre le degré de l'organisation et l'action destructive que le froid exerce sur elle. D'une manière générale, pourtant, la résistance au froid est en raison inverse de la complexité organique ; aussi les protozoaires, les diatomées, les microbes, les spores de toute sorte, défient-ils les froids les plus intenses qui aient pu être réalisés par M. Pictet, et survivent-ils à un refroidissement de — 200°. Il est vrai que les graines végétales se comportent de la même manière, en dépit de leur organisation relativement élevée.

Il convient de faire remarquer que les froids intenses, s'ils n'éteignent pas nécessairement la vie, en arrêtent provisoirement toutes les manifestations et produisent cet état particulier que nous étudierons bientôt sous le nom de *vie latente*.

De l'eau. — L'eau joue un double rôle : elle est d'abord le dissolvant par excellence de tous les principes en circulation dans l'organisme. Par là elle devient l'instrument inévitable de tous les échanges qui préparent la nutrition et le milieu naturel des réactions chimiques qui la réalisent. D'autre part, sous le nom d'eau de constitution, elle fait partie intégrante du protoplasma. De toute façon, elle est la condition indispensable à cette mobilité moléculaire inséparable de toutes les actions vitales et sans laquelle aucun changement et, par conséquent, aucun phénomène ne saurait se produire. Aussi les êtres vivants ne résistent-ils pas, en général, à la dessiccation. Il en est pourtant quelques-uns, comme les tardigrades, les rotifères, les anguillules du blé niellé, chez lesquels la soustraction de l'eau se borne à arrêter provisoirement les manifestations de la vie, mais qui retrouvent toute leur activité dès le retour de l'humidité. Les tardigrades (fig. 2) et les rotifères (fig. 3) observés par Leuwenhoeck (1701) et Spallanzani (1776), vivent dans les mousses des toits ou des cours humides. Ils subissent ainsi les effets alternatifs de la sécheresse et de l'humidité et passent par des périodes de *vie latente* et de *réviviscence*. Les expériences méthodiques de Doyère, ont mis hors de doute la réalité de ces faits et l'exactitude de leur interprétation.

(1) La congélation tue les vertébrés supérieurs par l'action qu'elle exerce sur les globules rouges du sang qui abandonnent leur hémoglobine en présence du froid et deviennent impropres à remplir leur rôle dans la respiration (Pouchet). Si les vertébrés ovipares résistent à la destruction de ces mêmes globules, c'est en raison de leurs faibles dépenses chimiques et de leur tolérance relative vis-à-vis de la privation d'oxygène.

Les exemples de réviviscence après dessiccation sont offerts, en abondance, par le monde des végétaux cryptogames, mais nous nous bornerons à citer les

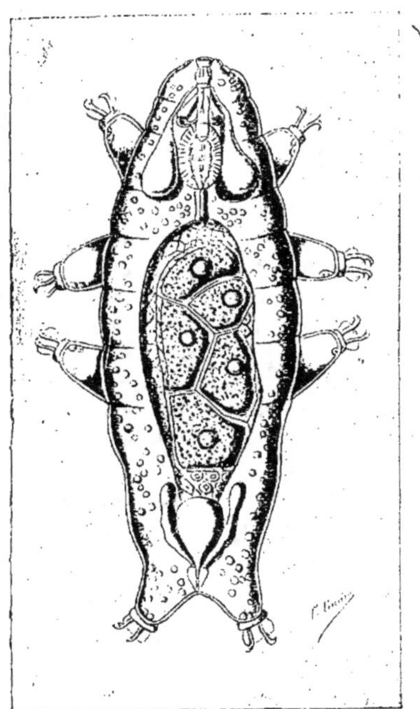

Fig. 2. — Un tardigrade. *Macrobiotus Schult-zeri* (d'après Greef) (emprunté à Claus).

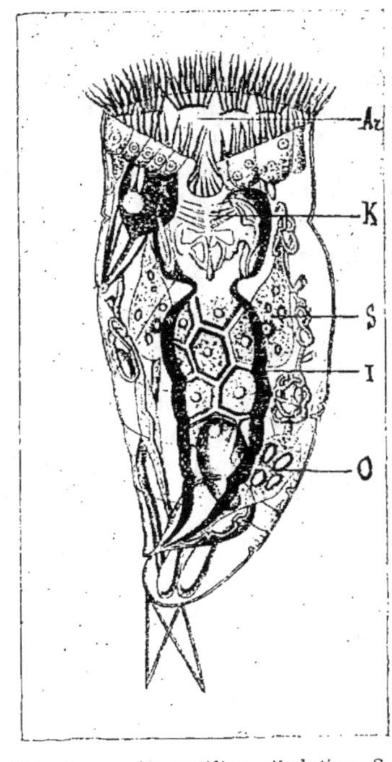

Fig. 3. — Un rotifère. *Hydatina Senta* (d'après F. Cohn) (emprunté à Claus).

observations de Duval Jouve qui a constaté, pour quelques « Isoetes », la possibilité de revivre après plusieurs années de séjour en herbier.

De la vie latente. — Toutes les conditions que nous venons d'examiner sont immédiatement nécessaires aux manifestations de l'irritabilité. Il suffit que l'une d'elles soit supprimée pour entraîner aussitôt la mort ou cet état particulier que l'on désigne sous le nom de *vie latente*, et dans lequel les diverses manifestations de la vie sont provisoirement suspendues jusqu'au retour de la condition supprimée.

C'est ainsi, comme nous l'avons vu plus haut, que le froid, ou plutôt le défaut de chaleur, entraîne l'engourdissement hibernal de la végétation, et réduit à un minimum à peine saisissable les dépenses chimiques de l'organisme, chez la plupart des animaux à sang froid et chez les mammifères hibernants. Quand il est assez intense, son action va même jusqu'à arrêter toute expression de la vie. Tel est le cas des animaux refroidis à 0° ou au-dessous, comme en témoignent les expériences de Pictet. Tel est encore, et dans les conditions naturelles, le cas des œufs des vertés ovipares, dont la puissance germinative ne s'éveille pas, tant que la chaleur de l'incubation n'est pas venue la solliciter.

La vie latente devient ici une véritable fonction, et cette fonction prend une importance capitale pour certains organismes comme les graines végétales. Sans la vie latente, celles-ci ne pourraient attendre les variations périodiques des saisons qui leur apportent et réunissent autour d'elles les conditions de la germination. Nous sommes là devant un fait d'adaptation d'une clarté et d'une précision toutes particulières, et l'appropriation est si exacte que le pouvoir germinatif des graines, en dehors des conditions qui l'éveillent, se conserve, en quelque sorte, indéfiniment. On l'a, dit-on, retrouvé sur des grains de froment puisés dans des sarcophages égyptiens remontant à plusieurs milliers d'années.

Mais la forme la plus saisissante de la vie latente est offerte par les êtres qui supportent sans périr la dessiccation, tels que les tardigrades, les rotifères, les anguillules du blé niellé et certains végétaux cryptogames. Ces exemples particuliers tirent leur intérêt des recherches expérimentales qu'ils ont suscitées, comme celles de Doyère (*Ann. des sc. nat.*, 1840) et qui ont établi définitivement la signification de la vie latente. C'est un état très particulier de l'organisme, où la vie n'est pas éteinte, mais ne fournit aucune expression et ne se manifeste par aucun changement. C'est un état de stabilité chimique et d'immutabilité qui n'est ni la mort, ni le sommeil, en sorte que si la vie est suspendue, elle demeure cependant possible et qu'elle retrouvera ses manifestations, dès que les conditions supprimées seront de nouveau présentes.

Le retour des manifestations vitales provisoirement empêchées par l'absence de leurs conditions n'est donc pas une résurrection, pas plus que la vie latente n'est la mort. Il fallait une expression nouvelle pour ce fait nouveau et le mot *réviviscence* a été adopté.

Air. — Les êtres vivants meurent quand ils sont privés d'oxygène. Leur résistance variable est en raison inverse de l'intensité de leur mouvement nutritif. Les mammifères et les oiseaux ne supportent pas plus de trois à quatre minutes la privation d'oxygène. Les animaux à sang froid résistent davantage, mais ce n'est là qu'une question de degré, et la loi est absolument genérale. Elle s'étend aussi bien au monde végétal qu'au monde animal. Ainsi les êtres vivants ont besoin d'oxygène. En même temps qu'ils consomment ce gaz, ils produisent de l'acide carbonique, c'est-à-dire qu'ils respirent. La respiration apparaît ainsi comme une fonction universelle, comme un fait primordial nécessaire et inséparable de toute activité vitale. Nous aurons bientôt la raison et nous saisirons la finalité de cette grande loi. Il existe, pourtant, toute une catégorie d'êtres qui vivent à l'abri de l'air, ou même, ne peuvent supporter sans périr le contact de l'oxygène. Ce sont des êtres *anaérobies*. Ils appartiennent au grand groupe des ferments figurés. Nous aurons, plus tard, à nous arrêter devant les manifestations de la vie anaérobie et nous verrons que, loin de restreindre l'importance de la vie aérobie, elles en précisent le but et la portée.

Des aliments. — Quand les animaux sont privés d'aliments ils meurent au bout d'un temps variable et la durée de leur résistance à l'inanition dépend surtout de leur taille, de leur âge et de leur place dans l'échelle zoologique. Que si la privation d'aliments n'entraîne pas la mort immédiate, cela tient à des raisons dont il convient, pour plus de clarté, de différer l'exposé.

L'alimentation est donc une des conditions élémentaires indispensables à la production des phénomènes de la vie, et nous sommes ainsi conduits à examiner son rôle par son aspect le plus intéressant.

Les aliments n'apportent pas seulement aux tissus la matière de leur rénovation. Ils sont aussi, et surtout, les dépositaires de l'énergie dépensée et transformée par l'organisme dans l'accomplissement de ses différents actes. A ce point de vue, les animaux sont, de toute manière, comparables à de véritables machines à qui on livre une énergie indifférente ou sans emploi et qui restituent cette énergie en produisant un travail utile. L'énergie livrée aux tissus vivants et transformée par eux dans la production de leurs actes élémentaires est de l'énergie chimique ; elle réside, à l'état latent, dans les principes immédiats de l'alimentation : glycose, graisse, albumine, et devient libre par la combustion de ces principes, opérée dans l'intimité des tissus et en fonction de leur activité.

Or, cette conversion de l'énergie chimique en énergie vivante est dominée par la loi souveraine de la conservation de l'énergie, et il convient, peut-être, de s'arrêter quelques instants sur ce grand principe, parce que son importance va grandissant, de plus en plus, dans le domaine de la physiologie, qu'il en domine et éclaire toutes les régions et qu'il n'est sans doute pas très familier aux commençants.

CHAPITRE III

DE L'ÉNERGIE

On appelle énergie l'état d'un corps produisant ou pouvant produire du travail mécanique. Le travail mécanique effectué par une force est égal au produit de cette force par l'espace parcouru.

L'unité adoptée pour la mesure du travail est le *kilogrammètre*. C'est le travail produit pour élever, à 1 mètre de hauteur, un poids de 1 kilogramme. La mesure du travail est indépendante de la durée. La notion de temps n'intervient pas dans la définition du travail.

De la force vive. — Un corps en mouvement possède de l'énergie qui se manifeste lorsque ce corps en rencontre un autre. L'énergie d'un corps en mouvement est désignée sous le nom de force vive. Elle est égale au produit de la masse de ce corps par le carré de la vitesse dont il est animé. Son expression est donc mv^2.

La force vive d'un corps de poids P tombant d'une hauteur H est égale au double du travail effectué par ce corps à la fin de sa chute.

On sait en effet que la vitesse d'un corps tombant d'une hauteur H est donnée par la formule : $v = \sqrt{2gH}$. Remplaçons m et v par leur valeur dans l'expression de la force vive, il vient : $mv^2 = \dfrac{P}{g} \times 2gH = 2PH$.

D'où $PH = \dfrac{1}{2} mv^2$. C'est ce qu'on exprime en disant que le travail d'un corps, de poids P, tombant d'une hauteur H, est égal à la moitié de la force vive possédée par ce corps à la fin de sa chute. Cette relation montre comment la force vive d'un corps représente du travail mécanique et peut être évaluée en kilogrammètres.

L'énergie mécanique nous a servi à donner une définition de l'énergie. Il importe maintenant de voir comment cette définition peut revêtir une signification générale et embrasser tous les modes de l'énergie.

Des différents modes de l'énergie. — Outre l'énergie mécanique, on distingue l'énergie élastique, l'énergie calorifique, l'énergie chimique et l'énergie électrique.

Énergie potentielle et énergie actuelle. — Ces différents modes de l'énergie peuvent revêtir deux états : l'état potentiel et l'état actuel.

On appelle énergie potentielle celle qui ne se manifeste pas encore mais qui pourra se manifester dans l'avenir. L'énergie actuelle est celle qui se manifeste actuellement. Il est aisé de prendre un exemple de ces deux états dans les différents modes précités de l'énergie.

L'énergie d'un corps de poids P, situé à une hauteur H, est capable de produire, dans sa chute, un travail égal à PH ; il possède donc une énergie potentielle égale à PH, et cette énergie devient actuelle au moment de la chute.

Un gaz comprimé, un arc bandé, un ressort tendu contiennent de l'énergie élastique à l'état potentiel et cette énergie élastique devient libre et actuelle au moment de la détente du gaz, de l'arc bandé ou du ressort.

Un mélange d'hydrogène et d'oxygène constitue une réserve d'énergie chimique à l'état potentiel. Mais dès le passage d'une étincelle électrique dans le mélange, toute l'énergie disponible produira ses effets et passera à l'état actuel.

L'énergie calorifique est toujours à l'état actuel.

L'énergie électrique est à l'état potentiel sur le conducteur d'une machine électrique préalablement chargée. Elle passe à l'état actuel au moment où, par l'approche d'un autre conducteur, on amène la production des étincelles.

Les énergies potentielles sont encore appelées forces ou énergies de tension par analogie avec celles d'un ressort tendu ou d'un gaz comprimé. De même les énergies actuelles sont appelées forces vives par analogie avec l'énergie d'un corps en mouvement.

Des transformations de l'énergie. — Tous les modes de l'énergie qui viennent d'être examinés peuvent produire du travail mécanique ou de la chaleur et se convertir réciproquement les uns dans les autres.

Dans une machine à vapeur l'énergie chimique du charbon et de l'oxygène fournit de l'énergie calorifique qui met en tension la vapeur d'eau et produit, ainsi, de l'énergie élastique. A son tour l'énergie élastique de la vapeur se dépense en mouvement et produit de l'énergie mécanique. Si maintenant on emploie le mouvement de la machine à actionner une dynamo, on obtiendra de l'électricité. A son tour le courant électrique produira, sur son passage, du travail chimique, de la chaleur ou du mouvement, si on place, sur son trajet, un voltamètre, un fil fin et résistant ou un moteur électrique. Tous ces effets si divers peuvent également sortir d'une puissante pile, c'est-à-dire de la transformation de l'énergie chimique, ou d'une chute d'eau, c'est-à-dire de la transformation de l'énergie mécanique. Il faut démontrer, maintenant, que dans les changements qu'elle subit et sous les apparences successives qu'elle peut revêtir, l'énergie initiale conserve une somme invariable.

Principe de la conservation de l'énergie. — Toute manifestation de l'énergie est une transformation et dans toute transformation il y a au moins deux termes : un terme qui disparaît et se *dépense* et un terme qui apparaît ou se *produit*. Ainsi dès que la poudre d'une arme à feu a fait explosion et a produit tous ses effets mécaniques, elle s'est vidée de toute son énergie potentielle et l'arme est provisoirement inoffensive. De même l'énergie mécanique du projectile s'épuise en frottements sur l'air atmosphérique et en chocs sur le sol ou sur le but. Dans ce cas il y a destruction, c'est-à-dire dépense d'énergie mécanique, mais cette dépense est accompagnée d'une production de chaleur.

Ainsi toute *production* d'énergie est contemporaine d'une *dépense* et réciproquement. Or il y a équivalence absolue entre ces deux termes. Dans le passage de l'un à l'autre il n'y a ni création ni anéantissement. Il en résulte que, dans un cycle quelconque de transformations, la somme de l'énergie totale se *conserve* et demeure invariable.

En ce qui touche les transformations de l'énergie mécanique, le principe de l'équivalence s'exprime par l'égalité des termes compris dans le cycle des transformations. Ainsi, quand un corps de poids P tombe d'une hauteur H, il dépense un travail précisément égal à celui qu'il avait fallu produire pour élever ce corps à la hauteur H; il produit une somme d'énergie actuelle précisément égale à l'énergie potentielle dont on l'avait chargé.

D'ailleurs, à tous les moments de la chute, la somme de l'énergie totale présente dans le système reste invariable, car, à tous ces moments, l'énergie actuelle produite est précisément égale à l'énergie potentielle dépensée.

Équivalence mécanique de la chaleur. — La notion de l'équivalence mécanique de la chaleur est sortie de ce fait d'observation vulgaire : Tout anéantissement de force vive est accompagné d'un dégagement de chaleur (échauffement des corps par frottement ou par percussion).

Dès que, au lieu d'être envisagée comme un fluide substantiel, la chaleur fut conçue comme un mode du mouvement moléculaire, les faits de cet ordre cessèrent d'être inintelligibles. La production de la chaleur, sortant de l'anéantissement de la force vive, pouvait être considérée comme résultant de la transformation du travail mécanique en mouvement moléculaire. Dès lors, l'équivalence du travail visible anéanti et de la force vive moléculaire produite, pouvait être admise.

Lavoisier adopta, le premier, la théorie mécanique de la chaleur et la fit prévaloir contre la théorie du phlogistique; mais elle n'a trouvé toute sa précision et son achèvement que dans les recherches de Mayer (1842), Joule (1843), Helmholtz (1847), Colding (1851), etc...

Le grand fait expérimental sorti de ces recherches est que, dans les transformations réciproques de la chaleur et du travail mécanique, les deux termes substitués l'un à l'autre se remplacent d'après un rapport constant.

Ainsi c'est toujours la même quantité de chaleur qui disparaît pour la production d'une quantité déterminée de travail mécanique. Réciproquement, la dépense ou la perte d'une certaine quantité de force vive produit toujours la même quantité de chaleur.

En désignant par T le travail produit et par C la chaleur éteinte dans une transformation *thermodynamique*, il vient donc : $\dfrac{T}{C} = K$, K étant le rapport constant des deux termes de la conversion.

Les limites et le caractère de ce livre ne nous permettent pas d'aborder la technique mise en œuvre pour déterminer la constante K, et nous nous bornerons à constater qu'elle est égale à 425. On a donc $\dfrac{T}{C} = 425$. Si nous faisons C = 1, il vient T = 425. cela veut dire que le travail correspondant à la dépense d'une calorie (1) est égal à 425 kilogrammètres. C'est ce qu'on exprime en disant que l'équivalent mécanique de la chaleur est de 425 kilogrammètres.

Pour fixer cette notion dans une image sensible, nous ferons remarquer qu'un kilogramme d'eau tombant, dans le vide, d'une hauteur de 425 mètres, s'échaufferait de 1 degré, au moment de sa chute sur le sol.

Voilà donc que ces deux modes de l'énergie, le travail mécanique et la chaleur, si dissemblables dans leur expression extérieure et irréductibles, en apparence, peuvent se ramener l'un à l'autre et s'exprimer par une commune mesure.

---

(1) Rappelons qu'une calorie représente la quantité de chaleur nécessaire pour élever de 1° la température de 1 kilogramme d'eau.

Évaluation en calories ou en kilogrammètres des autres modes de l'énergie.
— L'énergie chimique ou l'énergie électrique peuvent produire soit de la chaleur, soit
du mouvement et, par conséquent, être évaluées en calories ou en kilogrammètres.
Chacun de ces modes de l'énergie a, d'ailleurs, un équivalent mécanique. En ce qui
touche l'énergie chimique, il suffit de constater que les chaleurs de combustion des
corps sont des nombres constants. Par exemple, la combustion de 1 gramme d'hydrogène produit toujours 34 calories. Cela veut dire que la force vive moléculaire
éteinte dans les chutes réciproques de 1 gramme d'hydrogène et de 8 grammes d'oxygène est équivalente à $34 \times 425 = 14.450$ kilogrammètres.

D'une manière générale, le travail moléculaire dépensé dans une réaction chimique
a pour mesure la chaleur dégagée dans cette réaction, réserve faite de l'énergie
dépensée dans les changements d'état, ou dans les effets mécaniques qui accompagnent
la réaction. On conçoit donc qu'il existe une mécanique chimique et c'est le mérite
de M. Berthelot d'avoir fondé cette science.

L'énergie électrique, envisagée dans ses origines et ses transformations, est également
soumise au principe de la conservation de l'énergie et on peut poser ces deux faits
corrélatifs : La charge d'un conducteur consomme un travail mécanique équivalent à
l'énergie électrique accumulée. En s'écoulant par un conducteur relié au sol, l'énergie
électrique produit un travail équivalent à celui qu'il avait fallu dépenser pour l'accumuler sur le conducteur. Il est impossible d'insister ici sur ces faits. Qu'il suffise de
savoir que l'énergie électrique s'exprime en kilogrammètres. L'unité pratique du travail électrique ou *joule* vaut sensiblement 1/10 de kilogrammètre. On peut donc dire
que l'équivalent mécanique de l'électricité est égal à 1/10 de kilogrammètre.

En résumé, tous les modes de l'énergie extérieure sont réductibles les uns aux
autres et trouvent une commune mesure. Il n'y a, en vérité, qu'une énergie, dont la
somme demeure invariable sous les changements qui la transforment.

Dissipation de l'énergie. — Dans toute transformation il y a *perte* d'énergie, en
ce sens que la dépense n'est pas exactement compensée par une quantité égale
d'énergie *utile*.

Cette perte procède de ce fait qu'une partie du potentiel engagé est consommée
dans le travail stérile des résistances inévitables et se dissipe en mouvements vibratoires et en chaleur.

Il n'est point de machine, en effet, si simple qu'elle soit, et avec quelque précision qu'elle soit construite, qui ne donne lieu à des frottements. Dans un pendule,
par exemple, la force vive du système se dépense inutilement dans les frottements
de l'air et des organes de l'appareil de suspension. Le cas du pendule a cet avantage
de fournir un exemple simple de cycle réversible, c'est-à-dire dans lequel la conversion peut se faire alternativement et indifféremment dans les deux sens. Or, chaque
oscillation comporte une perte de force vive et une production compensatrice, mais
stérile de chaleur ; il en résulte que la masse oscillante ne revient pas à la même hauteur et que le potentiel initial n'est pas entièrement restitué en énergie mécanique.
Toute l'énergie du système finit ainsi par s'écouler au dehors sous forme de chaleur,
laissant la machine immobile et ruinant, du même coup, l'étrange rêve du mouvement
perpétuel.

Rendement des machines. — La dissipation de l'énergie aboutit à cette
conséquence pratique que les machines ne rendent, en travail utile, qu'une fraction
de l'énergie qui leur est livrée. Le rapport de l'énergie utile fournie, à l'énergie
dépensée par une machine, constitue précisément ce qu'on nomme le rendement de
cette machine. La considération du rendement n'est point indifférente à la physiologie, car nous aurons à rechercher sa valeur dans les machines animales.

Équation générale des transformations de l'énergie. — Le fait de la dissipation
n'entame, en aucune manière, la généralité du principe de la conservation de l'énergie.
Pour être enlevée au cycle de ses transformations, l'énergie dissipée n'est pas anéantie

et se retrouve à l'état de chaleur sensible. Elle doit donc entrer dans l'équation définitive du cycle.

$$\text{Énergie dépensée} = \begin{cases} \text{Énergie actuelle utile.} \\ + \text{ chaleur dissipée.} \end{cases}$$

Le phénomène de la dissipation intervient nécessairement dans toutes les transformations et se manifeste par l'émission d'une certaine quantité de chaleur désormais
stérile et inutilisable. Pour qu'il n'y eût pas dissipation il faudrait que le système de
corps où s'opère la transformation fût complètement isolé de tout contact et dépourvu
de toutes relations avec le dehors. Mais cette condition idéale n'est réalisée que pour
l'univers envisagé dans sa masse entière. De là cette conclusion :

La somme de l'énergie universelle est éternelle et rigoureusement invariable.

Pour tout système partiel, la somme de l'énergie ne demeure invariable qu'en y
comprenant l'énergie dissipée.

CHAPITRE IV

DES TRANSFORMATIONS DE L'ÉNERGIE DANS L'ORGANISME

**Extension aux êtres vivants du principe de la conservation de
l'énergie.** — Le principe de la conservation de l'énergie s'étend souveraine-
ment aux phénomènes de la vie. La seule nouveauté introduite ici par l'état
d'organisation, et il est vrai que cette nouveauté est fort grave, c'est que la cellule vivante exploite à son profit l'énergie extérieure, la met en œuvre pour
une fin qui est en elle et dans une entreprise qui revêt les apparences de la
spontanéité.

Mais cette circonstance ne change pas le fond des choses. En dépit de leur
physionomie et de leur théâtre les actions vitales ne créent pas l'énergie qu'elles
manifestent, elles en trouvent la rançon et l'équivalent dans une dépense
d'énergie antérieure et disponible, l'énergie potentielle contenue dans les
aliments ; en sorte que « l'entretien de la vie ne consomme aucune énergie qui
soit propre à la vie » (Berthelot).

La dépense d'énergie chimique attachée aux actions vitales se trahit, en particulier, dans ce fait constant et inévitable : *toute manifestation de l'activité,
chez les animaux, est accompagnée d'une exagération dans les combustions
respiratoires*. Cette loi contient toute la finalité de la respiration et rend compte
de l'universalité de cet acte. La respiration résume la totalité des combustions
faites pour libérer les énergies chimiques des aliments et engendrer les énergies
physiologiques. Chez les êtres anaérobies, l'énergie chimique des aliments est
libérée, il est vrai, par un processus de dédoublements, mais c'est grâce à ce
mode nouveau et très onéreux de la dépense alimentaire que ces êtres peuvent
remplir leur fonction de ferments, fonction indispensable au cours de la vie
universelle.

Termes extrêmes du cycle des transformations, leur équivalence. —
Il résulte de ce qui précède que pour produire les énergies actuelles qu'ils mani-

festent (travail mécanique, chaleur, électricité), les êtres vivants transforment l'énergie alimentaire. La transformation peut s'exprimer par l'équation générale suivante :

$$\text{Énergie chimique dépensée} = \begin{cases} \text{travail mécanique ou énergies utiles.} \\ + \text{ chaleur.} \end{cases}$$

Ce que nous traduirons en disant que la somme des énergies actuelles produites par un animal est équivalente à la somme des énergies potentielles dépensées par cet animal, dans le même temps.

Du travail physiologique ou des énergies vivantes. — Mais entre les termes extrêmes de la conversion opérée par la machine animale, se place un terme intermédiaire qu'on n'a point coutume de considérer et que M. Chauveau a isolé et introduit, le premier, dans l'équation de la machine vivante. Ce terme est l'effort profond et invisible des tissus agissants, leur travail intérieur envisagé en dehors de ses manifestations sensibles et utiles ; c'est en un mot l'énergie vivante elle-même et ce que M. Chauveau a appelé « le travail physiologique ». Pour donner des exemples concrets : c'est le travail intérieur du muscle en contraction, c'est l'état d'un nerf transmettant une excitation, c'est l'effort silencieux de l'épithélium qui sécrète ou de la plante qui végète en poussant ses organes nouveaux. Dans tous ces cas, le travail reste distinct de ses expressions sensibles et utiles et il doit en être distingué. Il n'y a aucune analogie entre le travail intérieur de la contraction et le travail mécanique du muscle, entre l'effort invisible et purement vital de l'épithélium et le produit chimique qui résulte de cet effort, entre la vibration nerveuse et l'explosion sensitive ou motrice qu'elle détermine, entre l'épanouissement d'une feuille ou d'une fleur et la poussée sourde et profonde d'où sortent les organes nouveaux.

De la place du travail physiologique dans le cycle des transformations de l'énergie. — Théorie de M. Chauveau. — Il est indispensable de faire une place à l'énergie vivante et de la considérer comme un terme nécessaire des transformations de l'énergie dans l'organisme. Pour être singulier et nouveau ce terme n'est pas moins réel, il constitue un mode de l'énergie évaluable en calories ou en kilogrammètres et, à ce titre, il doit trouver sa place dans l'équation de la machine vivante. Nous pouvons admettre, avec M. Chauveau, que le travail physiologique fixe temporairement toute l'énergie potentielle engagée dans le cycle complet et l'équation générale devient alors :

$$\text{Énergie chimique} = \text{travail physiologique} = \begin{cases} \text{travail utile (1).} \\ + \text{ chaleur.} \end{cases}$$

Si nous supposons l'animal au repos l'équation se simplifie et on a :

$$\text{Énergie chimique} = \text{travail physiologique} = \text{chaleur.}$$

expression très simple et très utile pour rendre sensible l'idée générale qui domine ici, à savoir que l'activité des êtres vivants ne comporte ni création ni ané-

---

(1) Pour faire sa part à la dissipation nécessaire, il faudrait écrire :

$$\text{Énergie chimique} = \begin{cases} \text{travail physiologique} \\ + \alpha \end{cases} = \begin{cases} \text{travail utile.} \\ + \text{chaleur.} \end{cases}$$

expression dans laquelle α désigne l'énergie dissipée.

antissement. On y voit bien, en effet, que la production des énergies vivantes s'alimente dans le potentiel chimique et se retrouve au dehors sous la forme d'énergie calorifique. Mais l'expression devient encore plus saisissable et plus démonstrative quand elle s'applique au cas d'un muscle produisant une contraction stérile. C'est le cas d'un muscle soutenant une charge à hauteur fixe, ou tendu sur un obstacle invincible. C'est encore le cas d'un muscle produisant alternativement du travail positif et une quantité égale de travail négatif. Prenons le premier cas, qui est le plus simple. A n'envisager que le point de vue statique, il y a entre le muscle contracté sur la charge qu'il équilibre et un fil de caoutchouc tendu par un poids, une très grande analogie. Ces deux organes tiennent emmagasinée une certaine quantité de force élastique, mais l'analogie s'arrête là. Le fil de caoutchouc n'est le siège d'aucun mouvement intérieur et il reste chimiquement invariable. La force de tension qu'il tient en réserve se conserve indéfiniment sans aucune dépense. Au contraire, la force engendrée dans le muscle, et présente, à tous les moments, dans son état de contraction statique, ne conserve sa valeur et ne demeure ce qu'elle est, qu'au prix d'une transformation incessante d'énergie qui disparaît, sous forme d'énergie chimique, et reparaît sous forme de chaleur. En un mot, la force musculaire ne s'entretient et ne dure que grâce au courant intérieur d'énergie qui l'alimente. C'est en ce sens que le muscle travaille tout en ne faisant rien, tandis que le fil de caoutchouc tendu comme le muscle ne travaille en aucune manière.

Sens général du mot travail. — En un sens très général, le travail consiste donc en une transformation d'énergie, et il faut s'empresser de suivre M. Chauveau quand il adopte cette acception si large, si utile et si exacte du mot travail. L'exemple que nous avons choisi est très propre à montrer la réalité du travail physiologique en tant que mode de l'énergie, car il met ce travail en regard des termes extrêmes de la transformation dont il n'est, lui-même, qu'un terme transitoire. Et, s'il naît d'une dépense contemporaine d'énergie, représentée ici par l'excès des combustions attaché à la contraction musculaire, il ne peut pas, sous peine d'anéantissement, constituer sa propre fin. Il faut donc qu'il se retrouve sous une forme extérieure, cette fois impérissable, sous la forme de la chaleur sensible qui termine le cycle.

De la chaleur excretum. — Quelques termes nouveaux qu'on insère dans le cycle, les trois termes essentiels qui viennent d'être examinés ne perdent pas leur signification générale. L'énergie chimique reste l'aliment du travail physiologique et la chaleur en est la restitution inévitable. La chaleur apparaît ainsi comme une expression fatale de l'activité vivante, et comme un résidu des transformations qui engendrent cette activité. De là l'idée saisissante de la chaleur excretum introduite par M. Chauveau. La chaleur n'est point primitivement engendrée pour elle-même ; elle sort nécessairement des efforts intérieur des tissus vivants, et lorsque, dans la vie des animaux supérieurs, elle devient l'objet d'une fonction spéciale, réglée pour un but distinct, par les intérêts de l'organisme, elle reste liée à ses fatalités d'origine et réclame l'intervention active des tissus vivants. On peut donc dire que la régulation de la température, chez les animaux à sang chaud, est un épisode de l'évolution greffé sur une loi de mécanique générale, c'est-à-dire sur le principe de la conservation de l'énergie. Il faut s'empresser d'ajouter que cet épisode exerce une influence capitale dans la vie des animaux à sang chaud.

Aliments dépositaires de la matière et de l'énergie transformées dans l'organisme. — Nous avons acquis, maintenant, la notion des circonstances par lesquelles se marque la double fonction des aliments. D'une part, ils apportent les éléments nécessaires au renouvellement de la matière vivante et compensent les effets de l'*histolyse*, et d'autre part, ils contiennent l'énergie potentielle nécessaire à la production des énergies vivantes. Nous sommes ainsi en mesure de donner une formule complète des aliments et nous pouvons les définir en disant qu'ils sont les dépositaires de la matière et de l'énergie transformées dans l'organisme.

Du milieu externe et du milieu interne. — L'ensemble des conditions que nous venons d'examiner : chaleur, eau, oxygène, aliments, forme le milieu. Sous la forme qu'elles affectent dans la nature elles constituent le milieu externe. Mais, précisément, parce qu'elles sont à l'extérieur et, en quelque sorte, à la surface de l'organisme, elles ne peuvent pénétrer directement toutes ses profondeurs et atteindre les éléments anatomiques. De là la nécessité et l'intervention d'un milieu intermédiaire, reflétant toutes les qualités essentielles du milieu externe et en résumant toutes les conditions pour en apporter l'influence au foyer même des actions vitales. Ce milieu nouveau est le sang. D'une part, il enveloppe les éléments anatomiques d'une atmosphère vivifiante qui résume toutes les conditions externes, et, d'autre part, il se renouvelle par un mouvement incessant dans de larges contacts avec le dehors, où il retrouve ce qu'il a perdu (poumon, intestin), et où il s'épure de ce qui l'a souillé (appareils d'excrétion). Le sang constitue ainsi comme un prolongement et un résumé du milieu externe. Pour nous servir de l'expression de Cl. Bernard, il forme le milieu interne au sein duquel s'accomplissent les actions vitales.

CHAPITRE V

DES FONCTIONS ET DE LEUR CLASSIFICATION

Le mot fonction a un sens très large et quelque peu indéterminé. Il peut s'entendre des actes coordonnés, accomplis dans l'organisme pour l'obtention d'un résultat défini. Tels l'alimentation, la respiration, la circulation, la calorification, etc. Il est tout particulièrement intéressant de constater qu'à la lumière des notions qui viennent d'être exposées, ces différentes fonctions ont déjà leur valeur et leur signification. Elles se rattachent, pour la plupart, à ces deux grands phénomènes : la rénovation de la matière vivante et la production du travail physiologique. Dès lors, on sait déjà, avant de pénétrer dans les détails, pourquoi les animaux mangent, pourquoi ils respirent, pourquoi ils produisent de la chaleur. La finalité de ces différents actes est implicitement enfermée dans tout ce qui précède et les animaux nous deviennent partiellement intelligibles et définissables : ce sont des machines transformant la matière et l'énergie extérieures, mais ce sont des machines qui se chargent automatiquement de leur potentiel et l'emploient à leur profit. Tout cela deviendra de plus en plus sensible, mais avant d'aller plus loin, il convient de dresser le programme de la physiologie et de classer les fonctions. Elles sont disposées dans le tableau suivant et dans l'ordre même où elles seront étudiées.

Classification des fonctions.

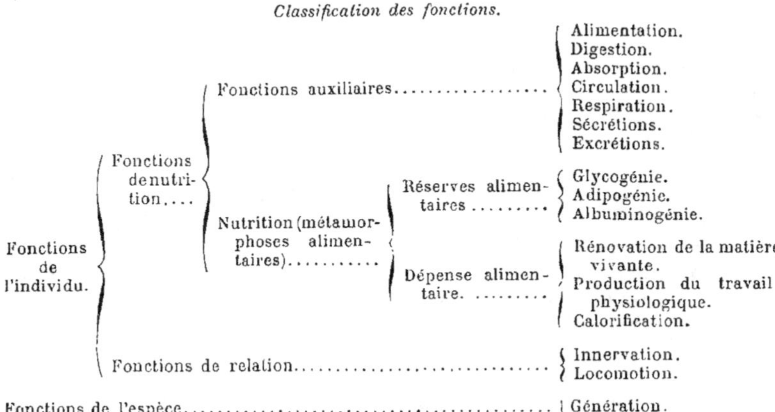

Selon la coutume, nous séparons dans des groupes distincts les fonctions de l'individu et les fonctions de l'espèce. Les premières se partagent très naturellement en fonctions de relation et en fonctions de nutrition. C'est ici seulement que commencent les difficultés et que surgissent les motifs d'hésitation. La nutrition embrasse l'ensemble des métamorphoses alimentaires, et ces métamorphoses, à leur tour, sont attachées à l'exécution des actes permanents de la vie, c'est-à-dire la rénovation de la matière vivante et la production du travail physiologique. Ce sont ces deux actes qui appellent l'emploi et la dépense des aliments. Cette dépense n'est d'ailleurs pas immédiate et l'utilisation des aliments est précédée d'une phase d'élaboration où ils sont mis en réserve. Il y a donc à considérer, tout d'abord, ces deux faits essentiels : la mise en réserve et l'utilisation des aliments. La nutrition est là tout entière et c'est à cela qu'elle se réduit chez les êtres simples et homogènes comme les êtres monocellulaires. Mais à côté de la nutrition elle-même ramenée à ses termes essentiels, il faut considérer les fonctions auxiliaires et juxtaposées qui en sont les préliminaires et les instruments (alimentation, digestion, absorption, circulation, etc.). Logiquement la nutrition constitue le fait dominateur et antérieur et il semble qu'on doive l'étudier en premier lieu, parce qu'elle donne leur signification et leur finalité aux fonctions auxiliaires. Mais, après mûre réflexion, il nous paraît plus utile de renverser cet ordre et d'étudier, tout d'abord, les fonctions auxiliaires.

CHAPITRE VI

ESPRIT ET MÉTHODES DE LA PHYSIOLOGIE. — SES RAPPORTS AVEC LES AUTRES SCIENCES

La physiologie, disions-nous, au début de ce livre, se propose l'étude des phénomènes qui se produisent chez les êtres vivants. Pour préciser, il faut ajouter qu'elle se propose de déterminer les lois de ces phénomènes. On appelle loi l'ordre constant dans lequel s'accomplissent les phénomènes et l'ensemble des conditions nécessaires à leur production. L'autorité de ces lois est inviolable en ce sens qu'aucun phénomène ne peut avoir lieu, en dehors des conditions qui lui sont propres, et qu'il a nécessairement lieu quand ces conditions sont réunies. Il est donc *déterminé* par elles. Entre le phénomène et ses conditions, il existe un lien de nécessité inéluctable. C'est là le *déterminisme*, c'est-à-dire ce principe universel en vertu duquel tout fait est conditionné et *causé* par d'autres, toujours les mêmes.

Quand la physiologie recherche les lois des phénomènes de la vie, elle recherche donc les conditions nécessaires à leur production. Mais ici les phénomènes ont une rare complexité, due précisément à la multiplicité de leurs conditions. Aussi la pure contemplation est-elle insuffisante pour résoudre tous les problèmes posés. Ces problèmes relèvent de *l'expérimentation*. Expérimenter, c'est faire l'épreuve des conditions que l'on suppose nécessaires à la production d'un phénomène. L'expérience est donc précédée et suggérée par une *hypothèse* provisoire, une idée *a priori* dans laquelle l'explication que l'on cherche est d'abord présumée.

Lorsque la physiologie dirige ses recherches sur les propriétés des tissus vivants elle constitue la *physiologie générale* (1). Elle devient la *physiologie spéciale* lorsque ses investigations ont pour but de déterminer les fonctions des organes, et lorsqu'elle recherche la diversité des moyens employés dans la série animale, pour réaliser le même but, elle constitue la *physiologie comparée*.

Rapports de la physiologie avec les autres sciences. — Les phénomènes de la vie se laissent résoudre, par l'analyse expérimentale, en faits physiques, chimiques ou mécaniques et on ne peut atteindre que des conditions de cet ordre. Sous une autre forme, les phénomènes de la vie ne nous sont abordables que dans celles de leurs expressions qui ne sont point vitales et nous pouvons espérer tout atteindre dans la vie, sauf la vie elle-même. Toutes les choses susceptibles d'une détermination physique, chimique ou mécanique, mais rien que ces choses, relèvent de la science et de l'expérimentation.

Envisagée dans son domaine purement expérimental, la physiologie doit donc

---

(1) On pourrait contester les limites qui viennent d'être assignées à la physiologie générale et nous ne voulons pas dissimuler la difficulté que nous éprouverions à définir étroitement son domaine. Il faut remarquer pourtant que, si imparfaite que paraisse notre définition, elle embrasse très probablement toutes les questions de la physiologie générale. Par exemple, elle n'exclut pas l'étude des phénomènes universels ou des phénomènes de la vie communs aux animaux et aux végétaux. Par contre, si on voulait définir la physiologie générale exclusivement par ce dernier point de vue, on s'exposerait à la déposséder de tous les problèmes qui sont contenus dans le nôtre.

se réclamer de la physique, de la chimie ou de la mécanique, auxquelles elle emprunte leurs méthodes, leurs lois et leurs procédés. Elle dépend également de l'anatomie comparée, de l'anatomie générale et de l'histoire naturelle qui lui apportent, souvent, d'heureuses suggestions et de précieux objets d'études. Cette dépendance de la physiologie procède du lien purement logique qui attache les sciences les unes aux autres. Elles forment une série quasi-linéaire où elles se placent dans l'ordre direct de leur complexité croissante et dans l'ordre inverse de la généralité de leur objet. Chacune d'elles est dominée et éclairée par celles qui la précèdent et, à son tour, elle éclaire celles qui la suivent dans la série. C'est ainsi que la physiologie se développe et se constitue par des applications empruntées à des sciences plus générales qu'elle, moins complexes et qui, à cet égard, lui sont antérieures. En revanche, la physiologie précède et inspire la zootechnie, l'hygiène, la médecine qui n'en sont souvent que des précisions ou des développements particuliers.

Parmi les méthodes dont la physiologie a puisé les éléments et l'idée fondamentale dans les sciences logiquement antérieures à elle, il en est une qui par sa souplesse et sa puissance d'analyse lui rend, à chaque instant, de précieux services. C'est la méthode graphique. Il est nécessaire de s'y arrêter quelques instants et de l'étudier dans son principe et dans rse moyens essentiels.

CHAPITRE VII

DE LA MÉTHODE GRAPHIQUE

La méthode graphique a pour objet de rendre sensibles aux yeux, par une représentation figurée, toutes les variations d'une grandeur.

L'expression accoutumée de ces variations est une courbe. Tous les points de cette courbe sont déterminés par rapport à deux coordonnées rectangulaires dont l'une horizontale sert de mesure au temps. C'est la ligne des *abscisses* ou l'*abscisse*. Sur l'ordonnée verticale, ou ligne des ordonnées, on mesure la valeur acquise par la grandeur considérée, à un moment déterminé. Supposons que l'on se propose d'obtenir la courbe des variations du poids d'un animal soumis à l'inanition, par rapport aux deux coordonnées rectangulaires XY et AB choisies arbitrairement (fig. 4). Les divisions comptées à partir du zéro indiquent les jours, sur la ligne des abscisses, et les kilogrammes sur la ligne des ordonnées. Tous les jours, à la même heure, on prend le poids de l'animal et on le reporte sur l'ordonnée correspondant au jour de la pesée. On obtient ainsi une série de points a b c d e..., etc., qu il suffit de réunir par une ligne continue. On s'aperçoit, alors, que cette ligne est une ligne à peu près droite, régulièrement inclinée sur la ligne des abscisses, et on en infère que, sur un animal en inanition, la perte de poids est sensiblement uniforme.

Construction d'une courbe par points. — Dans l'expérience qui vient d'être décrite la courbe recueillie a été obtenue par une série de déterminations expérimentales séparées, toujours, par le même intervalle et faisant connaître la valeur prise à chacun de ces intervalles, par la grandeur étudiée. De cette façon on construit une courbe par points.

Imperfection des courbes construites par points. — Les courbes construites par points sont brisées et, par conséquent, discontinues et incomplètes. Elles ne fixent que quelques-unes des valeurs de la variable et laissent en dehors d'elles toutes celles de ces valeurs qui n'ont pas été déterminées dans une évaluation expresse. D'autre part, chacune de ces déterminations réclame une observation particulière plus ou moins laborieuse. Il en résulte que les courbes construites par points ne contiennent pas toutes les valeurs de la variable, comme le voudrait la définition, et la construction en est plus ou moins malaisée.

De l'inscription continue et automatique. — L'idéal serait un dispositif permettant à la variable d'inscrire *automatiquement* toutes ses valeurs et de construire elle-même sa propre courbe. Or, précisément, les procédés techniques de la méthode graphique n'ont pas d'autre objet que de satisfaire à ce desideratum : *l'inscription continue et automatique*. L'une de ses premières réalisations, consiste dans l'appareil construit par Morin pour inscrire la chute des corps et obtenir la courbe des variations de l'espace parcouru par le mobile qui tombe. A cet effet, celui-ci est pourvu d'un crayon et il effectue sa chute verticale le long d'un cylindre animé d'un mouvement uniforme et recouvert d'une feuille de papier. La pointe du crayon frotte contre le papier et inscrit une courbe qui donne, pour tous les instants, la profondeur de la chute, c'est-à-dire l'espace parcouru. On constate aisément que cette courbe est une parabole, et on atteint, du même coup, les deux lois de la chute des corps, ou, d'une manière plus générale, les lois du mouvement uniformément accéléré, car la parabole est la seule courbe emportant de semblables relations. Considérée en sens inverse, la même parabole pourrait, d'ailleurs, exprimer la loi du mouvement uniformément retardé ; elle est donc l'expression géométrique des lois du mouvement uniformément varié. En un sens plus général encore, elle exprime toutes les variations d'une grandeur sur laquelle agit une cause constante d'accroissement ou de diminution.

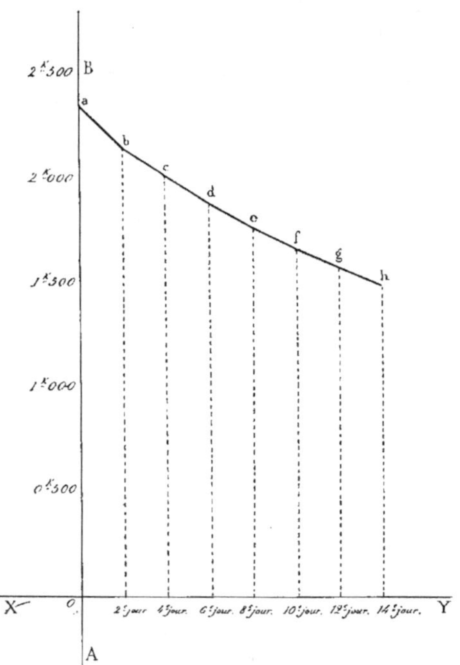

Fig. 4. — Courbe de la diminution du poids d'un lapin soumis à l'inanition.

Du cylindre enregistreur. — On voit que l'organe essentiel de la méthode graphique est un cylindre enregistreur.

La qualité fondamentale de ce cylindre est d'être animé d'un mouvement uniforme. Dans cette condition seulement, les intervalles égaux de la ligne des abscisses répondent à des temps égaux, et la courbe peut être analysée dans ses rapports avec la durée.

La vitesse de rotation du cylindre doit être subordonnée à la rapidité des variations que l'on se propose d'inscrire. Les phénomènes très rapides comme la contraction musculaire, réclament pour le développement de leur courbe, une très grande

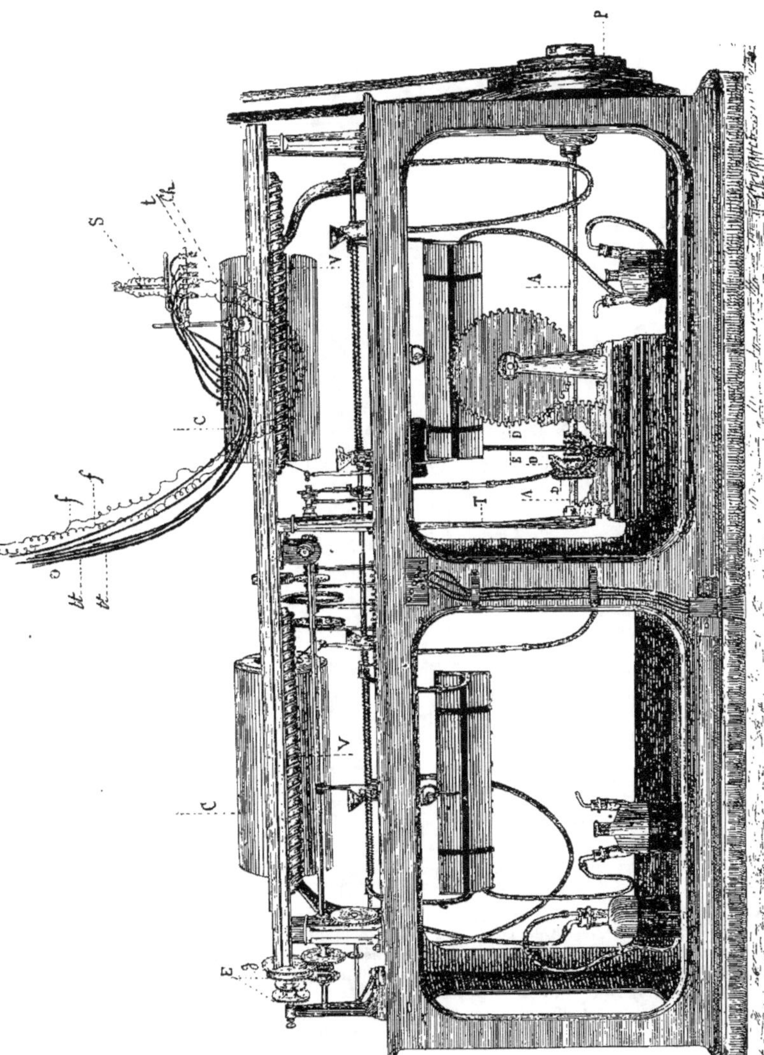

Fig. 5. — Appareil enregistreur de M. Chauveau.

C, C, cylindres enregistreurs fonctionnant alternativement; P, cône à cinq poulies relié à un arbre de couche dont il reçoit le mouvement; A, axe direct transmettant le mouvement aux cylindres par l'intermédiaire de la courroie T; A', axe secondaire relié au précédent par les pièces de l'engrenage D, D, D, qui ralentit la vitesse. La manette E permet d'embrayer à volonté sur l'un des deux axes; Ch, chariot portant les organes inscripteurs; V, vis sans fin dépendant de l'engrenage et entraînant le déplacement horizontal du chariot.

vitesse. Les variations lentes, comme celles de la température extérieure, ou de la pression atmosphérique, ne peuvent être lisiblement enregistrées que sur un cylindre à marche lente. Les constructeurs livrent les instruments qui conviennent dans chaque cas. C'est ainsi que la maison Richard construit des enregistreurs dans lesquels le cylindre fait un tour par heure, par vingt-quatre heures ou par semaine.

En physiologie, le cylindre enregistreur doit marcher beaucoup plus vite. Dans

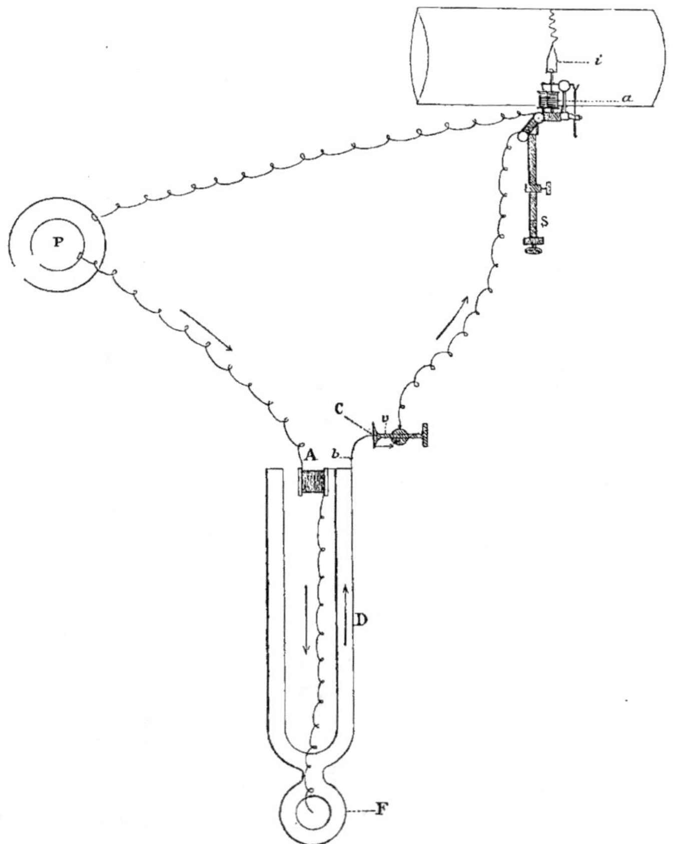

Fig. 6. — Chronographe électrique.

D, diapason fixé en F ; P, pile électrique ; A, électro-aimant placé entre les branches du diapason et sur le trajet du circuit de la pile ; b, stylet formant le contact C sur une borne : S, signal électrique placé sur le trajet du courant et inscrivant les vibrations du diapason à l'aide d'un stylet inscripteur i. Le courant marche dans le sens des flèches ; il traverse l'électro-aimant A, le diapason et le signal électrique. L'électro-aimant A attire la branche D du diapason et le courant se trouve rompu en C. Mais la branche D cessant d'être attirée reprend sa place et le courant est rétabli. De là une série de vibrations qui peuvent être entretenues indéfiniment.

celui de M. Marey, qui est en usage dans la plupart des laboratoires français, le cylindre peut être porté sur trois axes distincts, et animé de trois vitesses différentes : un tour par minute, un tour en dix secondes, et un tour en une seconde.

Les enregistreurs de petit modèle ont le grand inconvénient d'offrir à l'inscription une surface très restreinte et de ne pouvoir pas se prêter à des expériences de longue

durée. Ils ne conviennent qu'à certains cas particuliers que nous rencontrerons assez
fréquemment, mais ils sont tout à fait insuffisants pour les applications ordinaires de
la méthode graphique et, notamment, pour l'étude de la circulation. On emploie, dans
ce cas, des cylindres conjugués sur lesquels s'enroule une bande de papier sans fin,
capable d'offrir une grande surface d'inscription. C'est ainsi qu'on procède, notamment dans les laboratoires de Paris, où l'on a adopté le modèle construit par Verdin

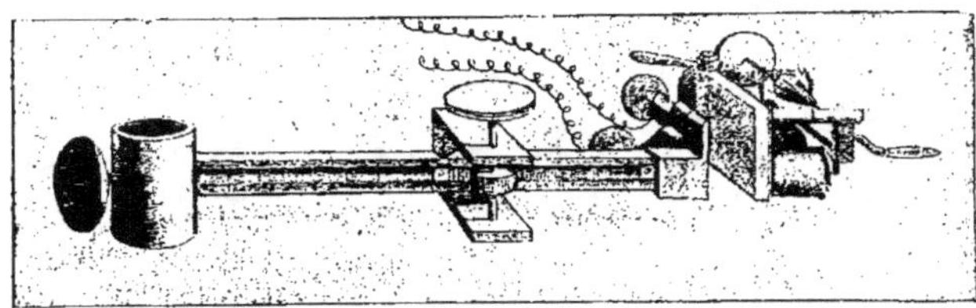

Fig. 7. — Signal électrique de Marcel Deprez.

L'électro-aimant qui termine l'appareil agit sur un stylet qui inscrit les ruptures et les
fermetures d'un courant de pile.

pour M. Fr. Franck. Il en est de même, sauf quelques variantes dans les détails, dans
un grand nombre de laboratoires allemands.

Nous nous servons, dans notre laboratoire, du grand enregistreur de M. Chauveau
représenté dans la figure 5. Ce bel appareil est formé de deux grands cylindres horizontaux pouvant fonctionner alternativement et indépendamment l'un de l'autre. C'est là
précisément la disposition qui assure la continuité des observations et permet de leur
donner une durée illimitée. En effet, pendant que le tracé se développe sur l'un des
cylindres, l'autre est préparé par un aide et se trouve prêt à recevoir la suite de la
courbe quand le premier
cylindre est entièrement
couvert. On conçoit que
cette alternance n'a pas de
limite et peut être indéfiniment poursuivie.

**Mesure et inscription
du temps sur la ligne
des abscisses.** — La me-
sure du temps sur la ligne
des abscisses a une importance capitale. Mais elle
est toujours très facile. La
vitesse de rotation des cylindres enregistreurs étant
uniforme, il suffit de divi-

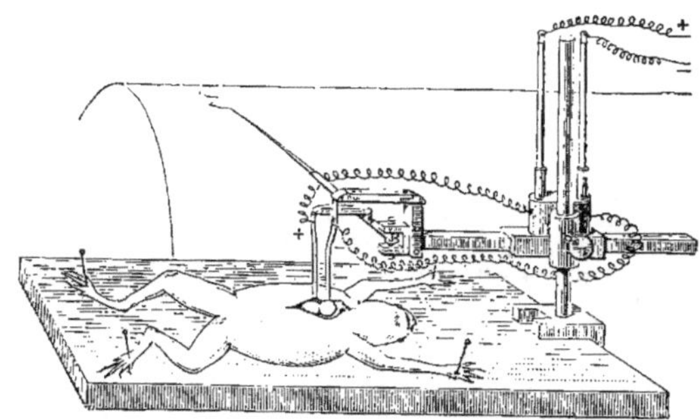

Fig. 8. — Cardiographe de Marey pour le cœur de la
grenouille.

ser la ligne des abscisses en intervalles égaux correspondant à l'unité de temps adoptée.

Chronographes. — Quand l'unité de temps est très faible, seconde ou fraction de
seconde, il y a intérêt à obtenir cette division d'une manière automatique et par
l'emploi d'instruments spéciaux appelés chronographes. Le plus simple des chronographes est le pendule inscripteur. C'est un métronome de musicien dans lequel le
mouvement de la tige oscillante est disposé de manière à actionner un stylet inscripteur
à chaque oscillation. Pour inscrire les fractions très faibles de la seconde on a recours
à des diapasons de rythme connu dont on enregistre les vibrations. Quand le rythme
est peu fréquent et ne compte que vingt ou cinquante vibrations par seconde, l'inscrip-

tion se fait sans intermédiaire. On met le diapason en vibrations, par un choc brusque, et on applique, sur le cylindre en mouvement, le stylet qui termine l'une des branches de l'appareil. Mais ce moyen serait impraticable quand on veut inscrire des fractions très faibles de la seconde, comme le 1/100 ou le 1/500. On a recours, pour cela, au chronographe électrique. Le diapason est placé sur le trajet d'un courant de pile dont le circuit porte un électro-aimant chargé d'entretenir les vibrations du diapason et un signal électrique chargé de les enregistrer.

La figure schématique ci-jointe fera comprendre le mécanisme de l'appareil mieux que toute description (fig. 6). Nous représentons, à part, dans la figure 7, le signal électrique de Marcel Deprez.

Applications et moyens de la méthode graphique en physiologie. — Les grandeurs variables qu'on a à enregistrer en physiologie sont des phénomènes dont l'intensité passe, en général, par des phases diverses qu'on saisirait mal par l'observation directe et qui ne deviennent bien distinctes que dans une inscription continue et automatique.

Cette inscription est possible, toutes les fois que le phénomène à étudier contient une force qui peut être utilisée directement, ou transformée de manière à produire des effets mécaniques proportionnels à l'intensité du phénomène et capables d'actionner une plume inscrivante.

A cet égard, il convient de distinguer les phénomènes de la vie en phénomènes mécaniques, phénomènes physiques et phénomènes chimiques.

La diversité des moyens employés par les physiologistes pour obtenir l'inscription de ces phénomènes est infinie et il serait prématuré d'en essayer l'étude. Il est plus simple d'en différer l'examen aux bons endroits et aux bons moments. Nous

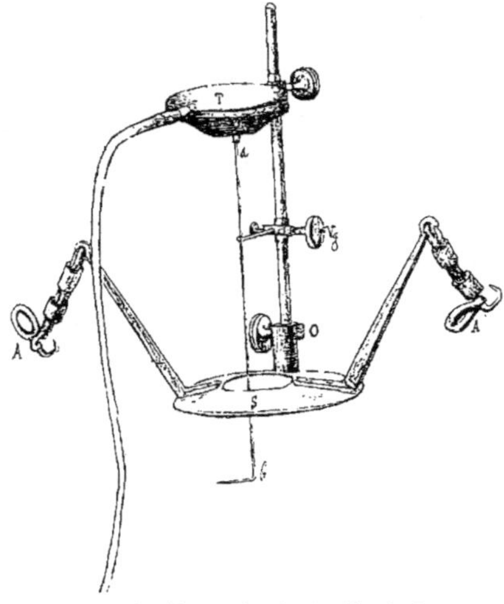

Fig. 9. — Cardiographe à aiguille de l'auteur.

ab, aiguille recourbée à angle droit et reposant sur le cœur ; S, support pourvu d'une tige fixée en O et de deux montants latéraux qui portent les agrafes A ; T, tambour explorateur, recevant l'action de l'aiguille *ab* poussée par le cœur.

nous bornerons à quelques exemples empruntés à chacun des trois groupes qui viennent d'être indiqués.

Inscription de phénomènes mécaniques ; inscription directe et inscription

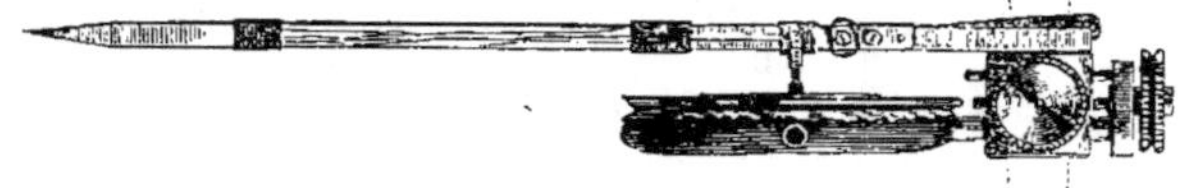

Fig. 10. — Tambour à levier de Marey.

indirecte. — Dans le premier cas, l'organe dont on veut recueillir les changements est employé directement à soulever une plume inscrivante. Tel est le cas des mouvements du cœur d'une grenouille. Le dispositif représenté dans la figure 8 se saisit immédiatement et on voit comment le levier inscripteur est assujetti à tous les chan-

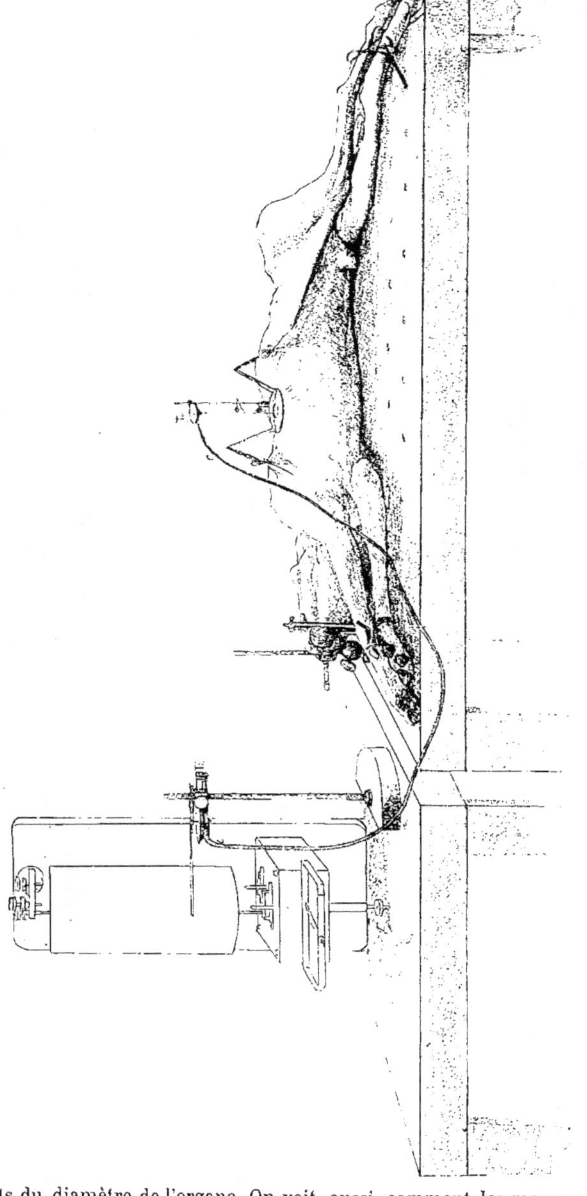

Fig. 11. — Exemple d'inscription indirecte. Inscription des battements du cœur chez le chien à l'aide du cardiographe à aiguille. T, tambour explorateur; T', tambour à levier inscripteur; *t*, tube de transmission reliant ces deux organes.

gements du diamètre de l'organe. On voit aussi comment les mouvements du cœur sont multipliés par l'extrémité du levier entraîné et peuvent laisser leur courbe sur un cylindre enregistreur convenablement placé.

Pour réaliser l'inscription indirecte, il est nécessaire de grouper trois séries d'organes. Un organe explorateur, un organe de transmission et un organe inscripteur. Prenons encore le cas des mouvements du cœur, mais, cette fois, choisissons le cœur

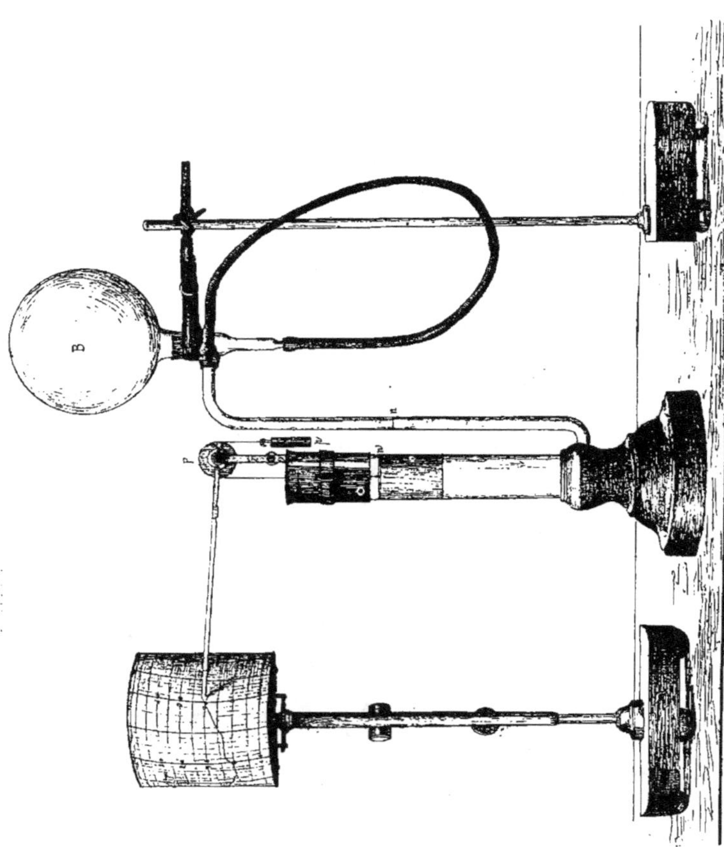

Fig. 12. — Inscription d'un phénomène physique. Thermographe de l'auteur.

B, ballon en verre relié à un manomètre à eau ; mn', niveaux du liquide dans les deux branches. En n' un flotteur en bougie porte un fil tendu par le contrepoids p et réfléchi sur la poulie inscrivante P.

du chien. L'organe explorateur peut être disposé comme notre cardiographe à aiguille représenté dans la figure 9.

On voit que l'aiguille à extrémité coudée est un agent intermédiaire qui reçoit les mouvements du cœur et les transmet à une cavité à parois élastiques constituée par un tambour T. L'air contenu dans cette cavité subit, ainsi, des changements de pression qui dépendent des pulsations du cœur et lui sont proportionnelles. Il n'y a plus qu'à transmettre ces changements de pression à un organe inscripteur. Celui-ci est constitué par un *tambour à levier* de Marey (fig. 10). Ce petit appareil est d'un usage extrêmement fréquent en physiologie. Quant à l'organe de transmission il est constitué par un simple tube de caoutchouc interposé entre l'explorateur et l'inscripteur. La figure 11 permet d'embrasser dans son ensemble la disposition réalisée pour recueillir, transmettre et inscrire les battements du cœur chez le chien.

La disposition qui précède peut servir de type à la plupart de celles qui sont en

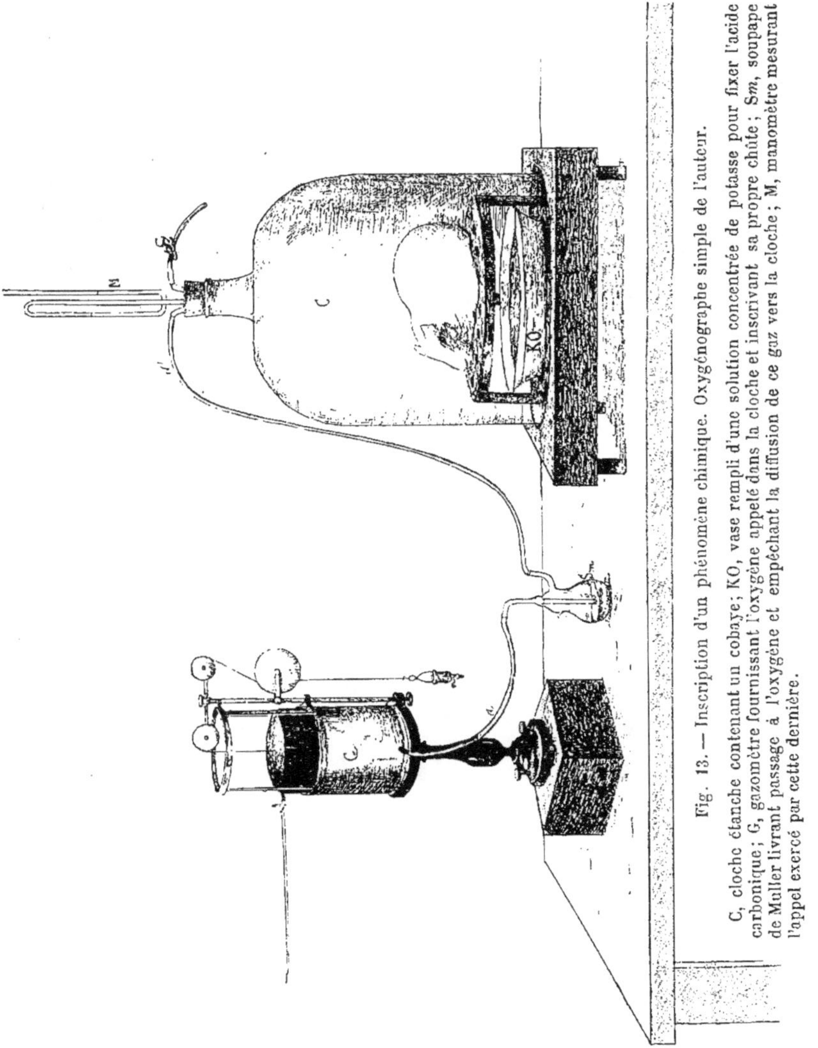

Fig. 13. — Inscription d'un phénomène chimique. Oxygénographe simple de l'auteur.

C, cloche étanche contenant un cobaye; KO, vase rempli d'une solution concentrée de potasse pour fixer l'acide carbonique; G, gazomètre fournissant l'oxygène appelé dans la cloche et inscrivant sa propre chûte; Sm, soupape de Müller livrant passage à l'oxygène et empêchant la diffusion de ce gaz vers la cloche; M, manomètre mesurant l'appel exercé par cette dernière.

usage en physiologie pour l'inscription des phénomènes mécaniques. Seul l'organe explorateur est variable, car il doit, par sa forme et sa structure, s'adapter au mouvement que l'on veut recueillir et à l'agent de ce mouvement. Mais, le plus souvent, il est constitué par [une cavité à parois élastiques qui se déforme sous la pression du phénomène qu'elle explore et transmet ses déformations à l'inscripteur.

Inscription de phénomènes physiques. — Comme exemple d'inscription d'un phénomène physique nous donnerons le thermographe représenté dans la figure 12 et qui permet d'enregistrer, dans une courbe continue, les variations de la température extérieure. La pression de l'air contenu dans le ballon B augmente ou diminue avec cette température et ses changements se transmettent à un manomètre à eau dont les niveaux se déplacent. Un flotteur en bougie obéit à ces déplacements et ses mouvements sont transformés et multipliés par la poulie P pourvue d'une plume inscrivante.

Inscription de phénomènes chimiques. — La figure 13 représente un dispositif sommaire permettant d'inscrire la courbe de l'oxygène consommé par un cochon d'Inde. L'animal est enfermé sous la cloche C, parfaitement étanche. Une provision de potasse contenue dans la cuvette KO fixe l'acide carbonique produit par l'animal et détermine un vide proportionnel au volume du gaz fixé. Ce vide est satisfait par un courant d'oxygène fourni par la cloche du gazomètre G. La plume attachée à cette cloche laisse les traces de sa chute sur un cylindre enregistreur.

DEUXIÈME PARTIE

FONCTIONS DE L'INDIVIDU

A. — FONCTIONS DE NUTRITION.

1

ALIMENTS ET ALIMENTATION

Nous embrassons, dans les chapitres suivants, l'étude des aliments aux points de vue de leur composition chimique, de leur origine et de leurs fonctions. Nous complèterons cette étude par un examen sommaire de la composition de la ration, chez l'homme et les principales espèces domestiques.

Pour répondre au premier de ces points de vue, il suffira d'étudier la composition chimique de l'organisme chez les êtres vivants, puisque les aliments sont empruntés au règne animal et au règne végétal.

L'enquête qui va suivre portera donc indifféremment sur ces deux groupes d'êtres.

CHAPITRE PREMIER

COMPOSITION CHIMIQUE DE L'ORGANISME CHEZ LES ANIMAUX ET LES VÉGÉTAUX

Principes constituants de l'organisme. — On trouve dans l'organisme quinze corps simples : l'oxygène, l'hydrogène, le carbone, l'azote, le soufre, le phosphore, le chlore, le fluor, le silicium, le sodium, le potassium, le calcium, le magnésium, le fer et le manganèse.

Mais ces éléments n'existent jamais, chez les êtres vivants, à l'état de corps simples, si ce n'est l'oxygène et l'azote qui sont en dissolution dans les liquides de l'organisme. Tous s'y trouvent à l'état de combinaison et constituent deux groupes de corps composés : les principes organiques et les principes minéraux.

Les principes organiques, ou immédiats, sont des espèces chimiques qui procèdent de la vie et ne se trouvent que chez les êtres vivants.

Les principes immédiats admettent, dans leur composition, quatre métalloïdes : l'oxygène, l'hydrogène, le carbone et l'azote qui, pour ce motif, ont mérité le nom d'*organogènes*. Le phosphore et le soufre contribuent aussi, mais pour une très faible part, à leur constitution.

Ils se partagent en deux grands groupes selon qu'ils contiennent de l'azote ou qu'ils en sont dépourvus : les principes *azotés* et les principes *non azotés*. Les premiers sont encore désignés sous le nom de *principes quaternaires*, parce qu'ils sont formés par les quatre métalloïdes organogènes. Les autres, constituant les *principes ternaires* comprennent deux groupes : les hydrates de carbone et les corps gras.

A. — PRINCIPES AZOTÉS.

Les substances azotées (quaternaires, albuminoïdes, protéiques) forment la trame chimique de la matière organisée et vivante, ou entrent dans la composition d'un grand nombre de liquides organiques comme le sang et la lymphe (albumine circulante). Ces corps sont donc très répandus et ils constituent les 0,15 du poids net du corps. Ils ont pour type l'albumine de l'œuf des oiseaux ou celle du sang. La myosine, l'osséine, la caséine, la fibrine, etc., sont autant d'exemples d'espèces albuminoïdes.

Leurs caractères physiques. — Les matières albuminoïdes sont des masses blanches ou incolores, floconneuses, la plupart insolubles. Quand elles revêtent l'état liquide, elles sont très peu diffusibles et très peu dialysables (état colloïdal de Graham). En revanche elles sont douées d'un très grand pouvoir osmogène.

Toutes sont lévogyres, c'est-à-dire qu'elles dévient à gauche le plan de la lumière polarisée.

A l'exception de quelques matières colorantes comme l'hémoglobine, les albuminoïdes sont incristallisables (1). Les divers principes désignés parfois sous le nom de principes azotés cristallisables ou de principes extractifs résultent de la décomposition des matières albuminoïdes et seront l'objet d'une mention particulière.

Composition chimique. — Les albuminoïdes sont très complexes et c'est une des raisons de leur disposition amorphe. Les corps qui cristallisent sont toujours d'une très grande pureté, et d'une simplicité relative, qui permet d'en obtenir, par dérivation, les espèces plus simples qui les composent. Aussi la constitution des albuminoïdes reste encore très obscure, en dépit des nombreux travaux qu'elle a suscités. Les résultats obtenus par Schutzenberger ont, il est vrai, fait faire un grand pas à cette question ; mais ils sont du domaine de la chimie pure et nous ne pouvons nous y arrêter ici.

Nous nous bornerons à reproduire la formule qui, d'après l'éminent

(1) En mélangeant l'albumine de l'œuf ou du sérum du cheval avec une solution saturée à froid de sulfate d'ammoniaque, Hofmeister (1899) et Gurber (1894) sont parvenus à obtenir des cristaux d'albumine. Le mélange étant fait, on filtre et le filtrat est évaporé lentement.

chimiste du Collège de France, exprime la constitution des albuminoïdes :

$$C^{240} H^{387} Az^{65} O^{75} S^3 = 5478$$

Cette formule fait ressortir une molécule très lourde, et il y a, dans ce caractère, une nouvelle expression de la complexité de l'albumine. La formule de Lieberkuhn, $C^{72}H^{112}Az^{18}O^{22}S = 1612$, est abandonnée aujourd'hui par les chimistes. Nous la reproduisons, cependant, parce qu'elle se prête à certaines applications dont nous aurons à faire usage (1).

L'analyse quantitative des albuminoïdes fait ressortir la composition centésimale suivante :

Carbone	52,80
Hydrogène	6,95
Azote	15,60
Oxygène	24
Soufre	0,098

Propriétés chimiques. — Nous n'indiquerons ici que les réactions générales des albuminoïdes sans souci des différences spécifiques qui seront signalées en temps et lieu. Les albuminoïdes précipitent par la chaleur, par l'alcool concentré, par les acides minéraux, par l'acide acétique, en présence des sels neutres alcalins ou terreux, par les sels des métaux lourds (sublimé, nitrate d'argent, sels de plomb et de cuivre, de platine), par le sulfate d'ammoniaque concentré, l'alun et le ferrocyanure de potassium, par le tannin, les phénols et l'acide picrique. Les albuminoïdes donnent également lieu à des réactions colorées, mais il n'en sera fait mention qu'au fur et à mesure des besoins.

Action de l'eau sur les substances albuminoïdes. — L'eau dissout certaines espèces de substances azotées. Ceux de ces corps qui sont insolubles, comme la fibrine, se gonflent dans l'eau sans y subir d'autre changement.

L'eau bouillante dissout toutes les substances albuminoïdes, quelquefois après les avoir coagulées. A 180° ou 200° elle attaque leur molécule et la modifie gravement par hydratations et dédoublements successifs.

Action des acides. — A l'état de forte dilution (0,5 à 1 p. 1000) les acides minéraux (SO^3, HCl) gonflent ou dissolvent les substances azotées. En outre ils forment avec elles des corps nouveaux, *syntonines* ou *acidalbumines*, très voisins sinon complètement isomères des substances d'où ils procèdent, et qu'il est impossible de ramener à l'état primitif, par la soustraction de l'acide. Celui-ci laisse donc après lui une modification permanente consistant, sans doute, en une hydratation.

Les acides moyennement étendus (25 p. 1000) et chauffés jusqu'à l'ébullition en présence des albuminoïdes déterminent leur dédoublement en deux substances de même poids moléculaire.

1° L'*hémiprotéine*, insoluble et gélatineuse ; 2° L'*hémialbumine*, soluble, légèrement acide et de nature amidée.

---

(1) Il est particulièrement intéressant, pour la physiologie de la nutrition, de constater que la molécule d'albumine peut livrer du glycose aux opérations de la chimie. En faisant agir l'hydrate de baryte et l'acide chlorhydrique sur l'albumine de l'œuf, Blumenthal (1899) a obtenu un liquide réducteur par la liqueur de Fehling. Le sucre formé a tous les caractères du glycose lévogyre.

Ce traitement produit, en outre, des substances dérivées (sarcine, acide urique, etc.), dont la proportion est toujours très faible.

Action des bases. — En présence des bases fortement diluées (1 à 2 p. 1000), les albuminoïdes se dissolvent et sont précipités de leurs solutions alcalines par la neutralisation opérée avec les acides les plus faibles, tels que l'acide acétique ou le CO^2. Les albuminoïdes modifiés de cette façon par les bases constituent des *syntonines d'alcalis* ou des *alcalialbumines.*

Action des sels. — A l'état normal, les substances albuminoïdes sont constamment unies à des bases (KO, NaO, CaO) ou à des sels (chlorures et phosphates), qu'on ne peut leur enlever par la dialyse. Les sels neutres, et notamment le sel marin au 1/10, dissolvent un certain nombre de substances azotées telles que la fibrine. Inversement on peut obtenir des précipités albumineux par l'action des sels. C'est ainsi que la caséine est précipitée de ses solutions salines par le sulfate de magnésie. Il est à peine besoin de rappeler l'action des sels des métaux lourds, qui tous, précipitent les substances albuminoïdes de leurs solutions.

Action des sucs digestifs. — Les substances albuminoïdes sont transformées, par la digestion, en substances isomères solubles, diffusibles et désignées sous le nom de *peptones.* Le processus de la peptonisation est, d'ailleurs, très complexe et nous aurons à l'étudier, au moment opportun, en même temps que les propriétés générales des peptones. Nous nous bornerons à constater ici que les acidalbumines et les alcalialbumines sont des termes de la peptonisation.

Classification des substances albuminoïdes. — Nous adoptons la classification proposée par M. A. Gautier et nous distinguons, d'après cet auteur, les familles suivantes :

Première famille : **Albumines.** (*Albumine de l'œuf, albumine du sang, albumine musculaire* ou *musculo-albumine, albumines végétales.*) Les espèces de ce groupe sont solubles dans l'eau, coagulables par la chaleur, transformées en syntonines et en alcalialbumines par les acides et les bases très affaiblis. Elles ne précipitent ni par le sel marin, ni par le sulfate de magnésie, mais elles précipitent par le sulfate d'ammoniaque en excès. Elles coagulent entre 55° et 75°.

Deuxième famille : **Caséines.** (*Caséine animale, caséine végétale, gluten-caséine, légumine, conglutine.*)

Les caséines sont *insolubles dans l'eau,* elles ne sont maintenues en solution dans les liquides de l'organisme qu'à la faveur des sels alcalins (CO^2, PhO^5). Incoagulables par la chaleur, elles se coagulent sous l'influence d'un ferment soluble, la présure.

Précipitées par les acides organiques les plus faibles, elles se redissolvent dans un excès d'acide.

Troisième famille : **Globulines.** (*Vitelline* du jaune de l'œuf, *myosine* de la substance contractile des muscles, *substance fibrinogène* et *paraglobuline* du sang, *globuline du cristallin* ; *sérum-globuline* ; *globulines végétales.*)

Insolubles dans l'eau, solubles dans les chlorures alcalins comme les espèces de la famille précédente, elles en diffèrent en ce qu'elles sont précipitées de leurs solutions alcalines par l'action de la chaleur. Elles précipitent également par les solutions concentrées de chlorure de sodium, de sulfate de magnésium et de sulfate d'ammonium.

Quatrième famille : **Fibrines.** (*Fibrine* du sang, *fibrines végétales.*) Les fibrines sont insolubles dans l'eau, difficilement solubles dans les chlorures alcalins qui les gonflent tout d'abord et ne les liquéfient qu'avec une extrême lenteur. Elles décomposent l'eau oxygénée.

Cinquième famille : **Substances collagènes ou glutinogènes.** (*Osséine* ou substance organique des os : *conjonctine* ou substance organique du derme de la peau, des muqueuses, du tissu conjonctif; *cartilagéine* ou substance du tissu cartilagineux ; *élasticine* ou substance du tissu jaune élastique.)

D'une manière générale, on peut dire que les corps de ce groupe se transforment, par la coction, en substances isomères solubles dans l'eau chaude. L'osséine et le tissu conjonctif se transforment en gélatine. La substance cartilagineuse se transforme en chondrine; l'élasticine se dissout dans l'eau bouillante, sans se transformer, et précipite par le tannin. La substance conjonctive du derme forme, avec le tannin, un composé imputrescible, le cuir.

Sixième famille : **Matières épidermiques**. (*Kératine*, substance *colloïde*, substance *amyloïde*, *fibroïne*, *séricine* de la soie, *mucine*, etc.)

Toutes ces substances sont insolubles dans l'eau froide et dans l'eau bouillante, inattaquables par les sucs digestifs, les acides étendus, les carbonates alcalins et l'acide acétique.

Septième famille : **Matières colorantes**. (*Chlorophylle* et d'une manière générale toutes les matières colorantes des feuilles et des fleurs. *Hémoglobine* et ses dérivés, matières colorantes de la bile et de l'urine, *pourpre rétinien*, etc.) Les substances de ce groupe sont, en général, cristallisables ; elles admettent un métal dans leur composition, modifient le spectre, sont solubles dans l'eau, l'alcool et l'éther. Quelques-unes d'entre elles remplissent des fonctions considérables, comme l'hémoglobine dans la respiration, et nous les retrouverons quand il conviendra.

Huitième famille : **Albuminoïdes phosphorés**. — Nous groupons à l'aide de cet adjectif qui précise un détail de composition, un certain nombre de corps, d'ailleurs très différents par leur origine, et jouant, parfois, un rôle très énigmatique.

Nous nous bornerons à citer la *colloïdine* des kystes de l'ovaire, la *chitine* qui forme la trame de la carapace des invertébrés, les *nucléines* qui se retirent surtout du pus, du jaune d'œuf, de la laitance de poisson, du sperme, du cerveau, du lait..., etc. Mais, en réalité, ces substances sont particulières aux noyaux de toutes les cellules animales ou végétales ; elles sont inattaquables par les sucs digestifs.

Le *protagon* toujours associé à la *lécithine* et à la *cérébrine* se rencontre notamment dans la substance blanche des centres nerveux. La cérébrine n'est pas phosphorée.

Neuvième famille: **Toxalbumines**. Les espèces de ce groupe offrent le plus grand intérêt pour la pathologie générale; mais nous devons nous borner à leur égard à quelques indications fort sommaires. Elles ont été l'objet, dans ces dernières années, de nombreux travaux. (Weir Meitchel et Reichardt, A. Gautier, Wolfenden, Roux et Yersin, etc.) Elles constituent l'élément essentiel du venin des serpents. On les trouverait, sans doute, dans le sang de tous les animaux, mais leur existence n'est pas douteuse dans celui de certaines espèces animales, comme les anguilles et les muré-nides. Administré en injections sous-cutanées à des cobayes ou à des lapins, le sérum d'anguille tue à la façon des venins et à des doses relativement faibles. Les champignons vénéneux empruntent également leur action nuisible à des toxalbumines.

Sous l'appellation générique de *toxines*, les mêmes substances s'accumulent dans les produits de la végétation microbienne et sont la cause principale des troubles attachés aux maladies virulentes. Les toxines de la diphtérie, de la fièvre typhoïde, du charbon, du tétanos sont aujourd'hui très nettement définies au moins dans leurs effets physiologiques. C'est au point que l'action pathogène des microbes ne doit pas seulement être envisagée dans les effets immédiats et anatomiques de ces agents, mais encore et surtout, dans les effets toxiques de leurs produits de sécrétion. En bien des circonstances même, comme dans le tétanos ou le charbon, les désordres locaux sont invisibles ou négligeables et ce sont les toxines microbiennes qui font toute la maladie. La tuberculine du Dr Koch et la malléine de Kalning et Helman qui, sous les efforts persévérants de Roux et de Nocard, en France, sont devenues les réactifs précieux qui permettent aux vétérinaires de dépister la tuberculose et la morve, appartiennent, elles aussi, au grand groupe des toxalbumines.

De la décomposition des matières albuminoïdes. — En raison même de sa complexité la molécule albuminoïde est un édifice fragile et instable qui se laisse aisément dissocier. Pour préciser ce caractère essentiel nous reproduisons la définition suivante de A. Gautier : « Les matières albuminoïdes sont des nitriles complexes aptes à s'hydrater sous l'influence de l'eau aidée des ferments, des alcalis et des acides, en absorbant autant de molécules d'eau que ces nitriles contiennent d'atomes d'azote. » Hydratation et dédoublement, ce sont là les modes essentiels de la résolution des matières albuminoïdes. Cette résolution n'est d'ailleurs jamais spontanée; elle est fonction de la vie anaérobie, soit celle des ferments figurés, soit celle des tissus vivants.

Il n'est donc pas sans intérêt d'examiner sommairement les produits de la décomposition des matières albuminoïdes en fonction de la vie anaérobie.

Produits de la décomposition opérée par les ferments figurés. — Les ferments anaérobies (*bacterium catenula claviformis, urocephalum, vibrio*, etc.) déterminent la fermentation putride des albuminoïdes par le mécanisme de l'hydratation et du dédoublement. Les produits de cette fermentation entrent dans les groupes suivants :

1° Des gaz : (H, CO^2, H^2S, Az).

2° Des produits volatils: Ammoniaque, ammoniaques composées ; acides gras jusqu'à l'acide caproïque.

3° Des composés aromatiques : Indol, phénol, scatol, pyrol.

4° Des produits fixes : Leucine, tyrosine, glycocolle, acides lactique, succinique, palmitique.

5° Des peptones et des bases toxiques (ptomaïnes).

Produits de la décomposition opérée par les tissus vivants. — Ces produits sont azotés ou non azotés.

a. *Produits azotés* (*Dérivés azotés cristallisables*). — Ils sont souvent embrassés dans cette appellation très générale et très vague de principes extractifs.

Ils forment trois grands groupes ;

1° Les *uréides* ; 2° les *leucomaïnes* ; 3° les *acides amidés*.

Les *uréides* sont caractérisés par cette circonstance qu'ils produisent tous de l'urée en présence des réactifs hydratants. Nous nous bornerons à citer les principaux : l'acide urique, l'acide dialurique, l'alloxane, l'alloxantine, l'acide oxalurique, l'allantoïne.

Les *leucomaïnes*, étudiées surtout par A. Gautier, sont des bases animales analogues aux alcaloïdes. Leur production accompagne la prolifération cellulaire. Elles fournissent du cyanogène $CAzH$ en présence des alcalis et de la chaleur. Citons l'*adénine*, la *sarcine*, la *xanthine*, la *guanine*, la *créatine* et la *créatinine*. La créatine se produit surtout dans les muscles et se retrouve dans les urines, la créatinine n'en est qu'un anhydride.

Les *acides amidés* donnent, par hydratation, de l'ammoniaque et des sels ammoniacaux. Ils exercent indifféremment une fonction acide ou basique. Ce groupe qui a une certaine importance physiologique, comprend notamment le *glycocolle*, la *leucine*, la *cystine*, la *taurine*, l'acide *hippurique*, la *tyrosine* et les *acides biliaires*.

b. *Produits non azotés*. — Ils comprennent : 1° des composés aromatiques (phénol, indol, scatol, etc.); 2° des produits volatils (acides gras); 3° de la graisse ; 4° du glycogène et du glycose.

On saisit aisément l'analogie qui existe entre les produits de la putréfaction des albuminoïdes et ceux qui apparaissent au cours de leur résolution dans l'organisme. Mais parmi ces derniers figurent deux termes essentiels, les graisses et les hydrates de carbone, à partir desquels la combustion intervient, et cette circonstance a une très grande portée physiologique. D'ailleurs les principaux termes de la destruction des albuminoïdes dans l'organisme sont l'eau, l'acide carbonique et l'urée ($COAz^2H^4$), et ils peuvent résulter, aussi bien de la combustion que de la décomposition en présence des tissus agissant comme ferments. En fait, ces deux processus interviennent et nous verrons qu'à certains points de vue, le processus anaérobie peut être négligé.

B. — HYDRATES DE CARBONE.

Nous nous bornerons à distribuer ces corps dans leurs groupes chimiques naturels, en caractérisant chacun de ces groupes. On en distingue quatre :

1° Les *sucres* qui renferment un excès d'hydrogène par rapport à l'oxygène de l'eau. La *mannite* $C^6H^{14}O^6$ qui représente ce groupe n'existe que dans les végétaux.

2° Les *glucoses* ($C^6H^{12}O^6$) qui renferment l'oxygène et l'hydrogène dans les proportions où ces gaz s'unissent pour former l'eau comprennent :

a. Le *glycose* ordinaire, le *lévulose*, le *galactose* qui fermentent avec la levure de bière et réduisent les liqueurs cupro-potassiques. Ce dernier caractère a une très grande importance en physiologie. Il sert de base soit à la détermination, soit au dosage du glycose.

La réaction des glycoses en présence des liqueurs cupro-alcalines comme celles de Fehling, de Bareswill ou de Violette repose sur la réduction de l'oxyde de cuivre CuO qui, en présence du glycose, et sous l'influence de la chaleur, passe à l'état d'oxydule de cuivre Cu^2O et donne un précipité de coloration rouge. Cette réaction suffit à déceler les moindres traces de glycose dans les liquides où on en soupçonne la présence. On verse dans un tube à essai une certaine quantité de liqueur de Fehling que l'on chauffe à la lampe à alcool. On ajoute ensuite une quantité suffisante du liquide suspect et on continue à chauffer jusqu'à l'ébullition. La réaction est instantanée.

Dosage du glycose. — Mais quand on veut déterminer la quantité réelle de glycose présente dans un liquide, il est indispensable d'employer une liqueur soigneusement titrée. La liqueur de Violette se prépare ainsi :

1° Prenez :

> *a.* Lessive de soude à 24° Baumé...................... 500 cent. cubes.
> *b.* Sel de Seignette : 200 grammes dans 200 grammes d'eau chauffée à 50°.

2° Mélangez les deux solutions précédentes ;
3° Versez dans le mélange la solution suivante :

> *a.* Sulfate de cuivre desséché au papier........................ $36^{gr},46$
> *b.* Eau distillée..................................... 140 cent. cubes.

4° Complétez le litre en ajoutant de l'eau distillée.

En principe, un centimètre cube de ce réactif correspond à 5 milligrammes de glycose ; mais, pour plus de sûreté, il vaut mieux titrer la liqueur, au préalable, en l'éprouvant avec une solution sucrée de titre connu.

Dans tous les cas, la liqueur sucrée, liqueur d'épreuve ou liqueur suspecte, est placée dans une burette de Mohr soigneusement graduée (voir fig. 14). Celle-ci est disposée verticalement au-dessus d'un ballon contenant un centimètre cube de réactif dilué au dixième. On chauffe à la lampe à alcool et dès que l'ébullition commence, on laisse tomber, goutte à goutte, la liqueur sucrée, jusqu'à ce que tout l'oxydule de cuivre soit précipité. Pour rendre la réaction plus sensible on mélange du ferrocyanure de

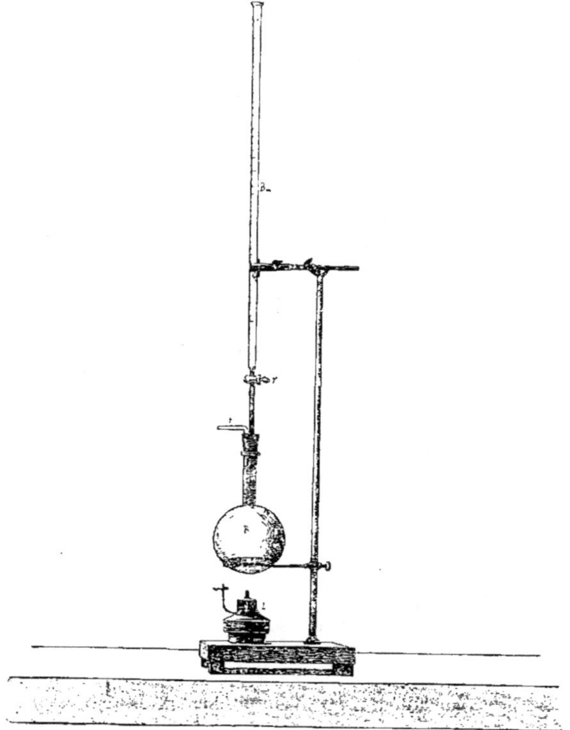

Fig. 14. — Dispositif pour le dosage du glycose.

B, ballon contenant le réactif ; B', burette de Mohr pourvue d'un robinet et permettant la distribution et la mesure de la liqueur sucrée nécessaire au virage.

potassium à la liqueur cupro-alcaline (Causse, Dastre). A cet effet, on fait dissoudre un gramme de ferrocyanure dans 100 grammes de la liqueur cuprique et on ajoute de l'eau jusqu'au litre. On prélève 10 centimètres cubes de ce mélange et on les verse dans le ballon ; la quantité de réactif est ainsi de 1 centimètre cube. L'addition du ferrocyanure de potassium a pour effet de dissoudre l'oxydule de cuivre et de permettre le virage. Quand la réduction est complète, la liqueur bleuâtre se décolore et prend une teinte jaune ambrée.

On peut encore doser le glycose soit en le faisant fermenter et en dosant le volume du CO^2 produit, soit en se servant d'un polarimètre (saccharimètre). Mais ces méthodes sont très peu usitées en physiologie.

b. L'*inosite* ne fermente pas et ne réduit pas les liqueurs cupriques.

3° Les *saccharoses* résultent du doublement de la molécule de glycose $C^6H^{12}O^6$ avec élimination d'un équivalent d'eau : $C^{12}H^{24}O^{12} - H^2O = C^{12}H^{22}O^{11}$.

Ils comprennent le sucre de canne, le sucre de lait ou *lactose* et le *maltose*.

Ils ne fermentent qu'après avoir été transformés en glycose. Sauf le sucre de canne, ils réduisent la liqueur de Fehling.

4° Les *polysaccharides* ou hydrates de carbone proprement dits sont des anhydrides du glucose et se forment par polymérisation.

Tels sont entre autres :

Le *glycogène* qui a la même composition que la *dextrine* $(C^6H^{10}O^5)^2$.

L'*amidon* $(C^6H^{10}O^5)^3$.

La *cellulose* $(C^6H^{10}O^5)^n$.

Sauf la cellulose, tous les hydrates de carbone peuvent se transformer en glycose sous l'influence des diastases, et c'est par là qu'ils acquièrent toute leur importance dans l'alimentation des animaux.

Nous résumons dans le tableau suivant la classification et les caractères essentiels des hydrates de carbone.

I. Sucres $C^6H^{14}O^6$.	Excès d'hydrogène par rapport à l'oxygène. Une seule espèce : la mannite qui ne se trouve que dans les végétaux.
II. Glucoses $C^6H^{12}O^6$.	Hydrogène et oxygène groupés en molécules d'eau. Glycose (sang, foie) — Lévulose (intestin) — Galactose : fermentent avec la levure de bière et réduisent les liqueurs cupro-potassiques. Inosite (muscles) dépourvue de ces propriétés.
III. Saccharoses $C^{12}H^{22}O^{11}$.	Résultent du doublement de la molécule de glycose avec élimination d'un équivalent d'eau. $2(C^6H^{12}O^6) - H^2O = C^{12}H^{22}O^{11}$. *Sucre de canne.* *Lactose* (sucre de lait) — *Maltose* (intervient au cours de la digestion de l'amidon) : réduisent la liqueur cupro-potassique, sauf le sucre de canne.
IV. Polysaccharides $(C^{12}H^{20}O^{10})^n$.	Résultent du doublement de la molécule de glycose avec élimination de deux équivalents d'eau et polymérisation. $2n(C^6H^{12}O^6) - 2nH^2O = (C^{12}H^{20}O^{10})n$. *Glycogène* ou amidon animal, (foie, muscles) $(C^{12}H^{20}O^{10})^2$, se transforme en glycose dans le foie. *Dextrine* (végétaux), $(C^{12}H^{20}O^{10})^2$. terme de la digestion de l'amidon. *Amidon* (végétaux), $(C^{12}H^{20}O^{10})^3$. se transforme en glycose sous l'influence des sucs digestifs.

C. — DES GRAISSES.

Elles sont formées par l'union de la glycérine $C^3H^5O^8$ (alcool triatomique) avec des acides gras de la série acétique et oléique, combinée avec une élimination d'eau.

On trouve dans l'organisme animal : la *stéarine* : $C^{57}H^{110}O^6$; la *palmitine* : $C^{51}H^{98}O^6$; l'*oléine* : $C^{57}H^{104}O^6$.

Ce qui fait ressortir, dans une moyenne embrassant ces trois corps, la composition centésimale suivante :

Carbone	76,5
Hydrogène	12
Oxygène	11,5
	100,0

Il est bon de remarquer la faible proportion de l'oxygène. Ce fait trouvera plus tard une expression très curieuse quand nous étudierons la glycogénie aux dépens des graisses. Les trois corps précédents s'associent pour former la graisse mise en réserve dans le tissu adipeux. Leur rôle physiologique est considérable et nous le retrouverons plus tard.

Les graisses se rancissent à l'air par une oxydation lente qui donne naissance à l'*acroléine*, principe âcre et volatil.

En présence des bases alcalines ou alcalino-terreuses, elles se dédoublent. La glycérine devient libre et l'acide se fixe sur la base pour former un savon. La saponification est une phase, peu importante d'ailleurs, de la digestion des graisses.

D. — PRINCIPES MINÉRAUX.

Eau. — Sa proportion dans l'organisme animal est énorme, mais sa distribution est variable. Elle entre dans les divers tissus dans la mesure suivante.

Squelette	486 pour 1000
Graisse	299 —
Foie	693 —
Moelle et isthme encéphalique	700 —
Cerveau	750 —
Muscles	757 —
Sang	791 —
Salive	995 —

Comme nous l'avons vu plus haut, l'eau se présente sous deux états. A l'état libre, elle est un agent de dissolution et de diffusion. A l'état d'eau de constitution elle fait partie intégrante de la substance vivante.

Son rôle est par là même considérable, et nous n'avons pas à y revenir. Elle est le milieu nécessaire des réactions de la vie et l'instrument de tous les échanges, de l'absorption et de l'élimination de tous les principes qui traversent l'organisme.

Sels. — Ils sont très nombreux et nous allons les passer sommairement en revue.

Les *sulfates alcalins* se trouvent dans le sang et dans la plupart des tissus et des liquides de l'organisme, ils ne font défaut que dans le lait, la bile et le suc gastrique.

Ils procèdent, en grande partie, du soufre des principes albuminoïdes et, dès lors, ils s'éliminent par les urines. Leur proportion dans l'urine est étroitement liée à celle de l'azote total de ce liquide.

Les *phosphates* trouvés dans l'organisme sont les phosphates de soude, de potasse, de chaux, de magnésie et le phosphate ammoniaco-magnésien. Ils sont surtout abondants dans le sang des carnivores où ils prédominent sur les carbonates. C'est l'inverse qui a lieu chez les herbivores.

On les trouve, en grande abondance, dans le squelette, et notamment, le phosphate de chaux qui est l'élément inorganique principal des os et de l'ivoire.

On les trouve encore dans les globules du sang, dans les muscles et dans la substance des centres nerveux.

Les phosphates de l'organisme proviennent de l'alimentation et ils s'éliminent par les urines.

Leur rôle alimentaire est considérable, étant donnée leur présence dans le squelette et dans des tissus élevés, comme les muscles et le système nerveux, ou dans des éléments d'une importance capitale comme les globules rouges du sang.

Le *fluorure de calcium* ne se trouve que dans les os et dans l'ivoire.

L'*acide silicique* entre dans la constitution des tissus épidermiques.

Le *chlorure de sodium* est répandu dans tous les tissus et tous les liquides de l'organisme ; sa quantité totale s'élèverait, chez l'homme, à 200 grammes.

Le sel marin joue un rôle si utile et il est à ce point indispensable qu'il convient d'étudier sa répartition dans les principaux liquides et tissus. On la trouvera dans le tableau suivant où figure aussi la proportion correspondante du chlorure de potassium.

TISSUS	PROPORTION POUR 1 000	
	du chlorure de sodium.	du chlorure de potassium.
Sang...	2,70	2,05
Globules	»	3,67
Plasma	5,54	0,35
Lymphe	5,67	»
Chyle	5,84	»
Suc gastrique	1,45	0,55
Suc pancréatique	7,35	0,02
Bile	5,53	0,28
Lait	0,87	0,13
Urine	11,00	4,50

Le sel marin provient exclusivement de l'alimentation et s'élimine par l'urine qui, chez l'homme, en emporte 15 à 20 grammes par vingt-quatre heures.

Considéré comme substance alimentaire, il fournit le chlore du chlorure de potassium des globules rouges et du tissu musculaire; il abandonne le même élément pour former l'acide chlorhydrique du suc gastrique et fournit sa soude à la bile. Il joue, d'autre part, un rôle physique. En facilitant les phénomènes de diffusion et d'osmose, il devient un instrument d'échange. C'est ainsi que son excès dans l'alimentation exagère le mouvement de désassimilation des albuminoïdes (Falk).

Le *chlorure de potassium* accompagne le sel marin, mais il abonde surtout dans les éléments anatomiques et dans les globules rouges du sang.

Les *sels de chaux* sont représentés par les phosphates, qui prédominent chez les carnivores, et les carbonates qui prédominent chez les herbivores.

Ils sont attachés aux tissus et pénètrent dans leur organisation par une sorte de combinaison instable avec la protéine vivante. Leur rôle devient considérable dans le développement et la constitution du squelette. Aussi l'inanition minérale entraîne-t-elle des ramollissements osseux simulant le rachitisme (Dusart).

Ces sels, apportés par l'alimentation, et notamment l'eau des boissons, s'éliminent par les urines. Mais leur solidarité avec les tissus vivants est telle que leur élimination est seulement réduite pendant l'inanition.

Le *phosphate de magnésie* est un satellite des sels de chaux, mais sa proportion est relativement faible, si ce n'est dans les muscles, où il l'emporte sur le phosphate de chaux.

Le *fer* existe sous deux formes : 1° à l'état d'oxyde et en très faible quantité dans les divers liquides et tissus de l'organisme ; 2° à l'état de combinaison organique, notamment avec la matière colorante du sang, à la constitution de laquelle il est indispensable.

Le *manganèse* est un satellite discret et probablement inutile du fer. Tous les principes minéraux qui viennent d'être étudiés sont d'ailleurs communs aux deux règnes, et on les retrouve dans les cendres obtenues par l'incinération des plantes.

Nous terminerons cet exposé par l'indication des proportions relatives des divers principes minéraux rapportés à la totalité des cendres.

Composition centésimale des cendres sur le chien.

Potasse	8,49
Soude	8,21
Chaux	35,84
Magnésie	2,19
Oxyde de fer	0,23
Acide phosphorique	41,94
Chlore	4,94
	101,84

Tels sont les divers principes qui entrent dans la composition de l'organisme et qui, par conséquent, doivent figurer dans l'alimentation. Pour donner une idée approchée de leur importance relative nous donnons, dans le tableau ci-dessous, leur proportion dans l'organisme entier.

Composition centésimale de l'organisme.

Eau	A la naissance : 80 à 85 p. 100.
	Chez l'adulte : 60 p. 100.
	Chez les animaux gras : 40 p. 100.
	Chez l'homme : 58 à 66 p. 100 (Bischoff).
Albuminoïdes	14 à 15 p. 100 du poids vif.
Graisses	Chez l'animal maigre : de 5 à 10 p. 100.
	Chez l'animal engraissé : 40 p. 100.
Hydrates de carbone	Leur quantité est négligeable en dépit de leur rôle considérable.
Matières minérales	Chez le bœuf : 4 à 5 p. 100.
	— mouton : 3 p. 100.
	— porc : 2 ou 3 p. 100.

CHAPITRE II

ORIGINE DES ALIMENTS

Les aliments sont d'origine animale pour les carnivores et d'origine végétale pour les herbivores, mais cette différence n'est point fondamentale, car si variable que soit leur régime, tous les animaux sont, à l'égard de leur alimentation, placés sous la dépendance du monde végétal. Ils sont inhabiles à faire la synthèse des principes immédiats organiques et à composer eux-mêmes leurs aliments. Cette synthèse est l'œuvre et le privilège des végétaux, en sorte qu'à travers l'herbivore dont il fait sa proie, le carnivore mange l'herbe dont s'est nourri l'herbivore. Directement ou indirectement tous les animaux sont donc des herbivores et finalement, le monde végétal est la source unique de l'alimentation des animaux. La dépendance que nous constatons est d'ailleurs réciproque. Elle résulte de l'opposition des fonctions chimiques remplies dans le monde par les deux règnes vivants et ce point peut être retenu, quelques instants, parce qu'il sera l'occasion d'un grand spectacle où nous apercevrons les relations des trois règnes de la nature et le mouvement de la matière qui les traverse.

Opposition des fonctions chimiques chez les animaux et les végétaux. — Les liens qui attachent entre eux les deux mondes de la vie résident dans l'opposition des procédés dominateurs de la nutrition dans ces deux mondes et de l'antagonisme de leurs fonctions chimiques. Les animaux consomment les principes immédiats et les détruisent, ils les reçoivent dans toute leur complexité et ils n'en restituent que les éléments séparés à l'état d'eau, d'acide carbonique et d'urée. Leur œuvre de destruction est d'autant plus puissante qu'ils l'accomplissent à l'aide de l'oxygène et que la combustion est, nous le verrons bientôt, le procédé dominateur de la dépense alimentaire. En traversant l'organisme animal la matière organique subit donc des métamorphoses descendantes qui la font retourner dans le monde minéral et la rejettent dans son inertie primitive.

Les végétaux agents de réduction et de synthèse. — Au contraire, la vie végétale impose à la matière un mouvement inverse. Alors que les animaux minéralisent la matière organique, les végétaux organisent la matière minérale. Ils s'emparent de ses éléments inertes et isolés, le carbone, l'hydrogène, l'oxygène et l'azote, pour les rapprocher en une association définie et constituer, de toutes pièces, les principes immédiats. Telle est la synthèse créatrice opérée par les végétaux et aboutissant à la production des hydrates de carbone et des albuminoïdes.

Fonction chlorophyllienne. — La synthèse des hydrates de carbone procède de la fonction chlorophyllienne dont le premier épisode réside dans la réduction de l'acide carbonique de l'air. On sait comment ce grand acte dépend à la fois de la lumière solaire et de la chlorophylle. Mais nous n'avons point à nous arrêter sur l'analyse de ces faits qui ressortissent à la physiologie végétale. Nous nous bornerons à rappeler que la synthèse de l'amidon, corrélative de la réduction du CO^2, est extrêmement rapide et qu'elle met en œuvre trois des métalloïdes organogènes : le carbone, l'hydrogène et l'oxygène. Quant à la synthèse des albuminoïdes, elle a pour premier épisode la fixation de l'azote minéral, et ce point est resté si longtemps obscur et incertain qu'il n'est pas superflu de lui donner ici toute la clarté récente qu'il a trouvée dans les recherches contemporaines.

Alimentation azotée des végétaux. — Les végétaux sont en présence de deux sources d'azote : l'azote du sol et l'azote atmosphérique.

Azote du sol. — L'azote du sol a trois formes : l'azote organique, l'azote ammoniacal et l'azote nitrique, ce dernier, à l'état de nitrates. La teneur totale du sol arable en azote est, d'environ, 1 gramme par kilogramme, soit 6 000 kilogrammes par hectare. L'azote organique, qui atteint 98 p. 100 de l'azote total, est à l'état d'humus. L'humus est une substance très complexe résultant d'une transformation lente, opérée, sans doute, par les ferments, sur la matière organique morte. Sa constitution est fort obscure. Il est probablement composé de principes entrant dans le groupe des amidés, caractérisés chimiquement par leur aptitude à se dédoubler lentement en ammoniaque et en amidés secondaires. Si ce n'est dans de très faibles proportions et dans des circonstances exceptionnelles, l'humus n'est point absorbé directement par les végétaux. Il ne devient alimentaire qu'en se minéralisant, c'est-à-dire en donnant naissance à l'azote ammoniacal et à l'azote nitrique. Cette transformation est d'ailleurs fort lente, et M. Sabatier a pu dire excellemment et avec une très grande justesse d'expression : « L'azote organique est un capital dont la végétation ne peut utiliser que le revenu (1) ».

Mode de formation de l'azote ammoniacal aux dépens de l'humus. — Le phénomène relève de l'intervention des microbes, comme l'ont montré Marchal d'abord, Müntz et Coudon ensuite. La formation de l'ammoniaque est complètement suspendue par la stérilisation du sol chauffé à 130°. Les microbes qui interviennent ici sont d'ailleurs vulgaires et d'origines fort diverses.

Nitrification. — La production des nitrates, ou nitrification, résulte de l'oxydation lente de l'ammoniaque formée en premier lieu. Elle est l'œuvre de microbes spéciaux, qui n'agissent que dans certaines conditions de température et de milieu. La nitrification est, en effet, suspendue pendant l'hiver ; elle est également empêchée dans les sols acides, d'origine granitique, et réclame un sol assez riche en calcaire, bien aéré et humide.

L'existence du ferment nitrique a été démontrée par MM. Schlœsing et Müntz, à l'aide d'expériences dans lesquelles ces auteurs suspendaient la nitrification en stérilisant le sol par un chauffage juste suffisant pour tuer tous les microbes. L'agent nitrificateur a été isolé et cultivé par Winogradski, qui en a étudié les remarquables propriétés.

La *nitro-monade* a, en effet, le pouvoir inouï de se développer activement dans un liquide placé à l'abri de la lumière, complètement exempt de matières organiques et ne contenant que des carbonates de magnésie et de chaux, du sulfate d'ammoniaque et du phosphate de potasse. En sorte que, par une découverte aussi brillante qu'imprévue, nous nous trouvons en présence d'un être capable d'opérer la synthèse de l'amidon à partir des carbonates et sans le secours, ni de la lumière solaire, ni de la chlorophylle. Cette aptitude n'est pas assurément le privilège d'une espèce unique et on en trouvera, sans doute, d'autres manifestations. Mais l'exemple encore unique de la nitro-monade contient un enseignement bon à retenir. Il prouve que l'énergie extérieure dépensée dans la synthèse végétale peut avoir une autre origine que le soleil.

Ainsi, il existe au moins un être absolument indépendant de la fonction chlorophyllienne, en ce sens que le monde des plantes vertes pourrait s'anéantir sans entraîner sa disparition.

Toutes ces opérations préliminaires, la formation de l'ammoniaque et sa nitrification à partir de l'humus, ont donc pour résultat de préparer l'azote assimilable et de le livrer aux végétaux sous une forme minérale. De ces deux principes, l'ammoniaque (à l'état de sulfate surtout) et l'azote nitrique (à l'état de nitrates), celui-ci a le rôle prépondérant et, si le premier peut et doit suffire à la végétation, comme dans les sols granitiques dont l'acidité tue le ferment nitrique, le second est par excellence l'aliment des plantes.

Déperdition de l'azote. — Or, cet aliment n'est pas entièrement utilisé par la nutrition végétale. Les nitrates qui le représentent sont, en effet, éminemment solubles et entraînés, en plus ou moins grande quantité, par les eaux de pluie qui lessivent le sol. Emporté par les rivières et par les fleuves, l'azote nitrique va s'engloutir dans la mer et il est désormais soustrait aux opérations de la vie à la surface du sol (2).

La perte, de ce chef, ne laisse point que d'être assez considérable. On l'évalue, en moyenne, à 100 ou 150 kilogrammes par hectare. Boussingault a calculé que la Seine,

______

(1) *Leçons élémentaires de chimie agricole*, par Paul Sabatier, Paris, Masson éd., 1890.
(2) Cette conclusion n'est pas absolument exacte. L'azote entraîné dans les eaux des fleuves et de la mer est restitué, au moins d'une manière partielle, sous la forme des produits de la pêche que l'homme fait entrer dans son alimentation. Il n'est pas défendu de penser que les ressources alimentaires de la pêche deviendront de plus en plus considérables et finiront par compenser exactement la déperdition de l'azote nitrique.

à elle seule, charrie et jette dans la mer pour 50 000 francs d'azote par jour, soit 33 000 kilogrammes de nitrates.

Une autre cause de déperdition est dans la production de l'azote libre qui accompagne la fermentation des matières albuminoïdes et s'échappe dans l'atmosphère. Il en est de même de la très faible quantité d'azote exhalé à l'état gazeux par la respiration des animaux.

Azote atmosphérique. — Les végétaux à chlorophylle sont incapables de fixer directement l'azote de l'atmosphère. Semées dans un sol privé d'azote minéral et préalablement soumis à la calcination qui le prive de toute trace d'azote organique, les plantes germent facilement; mais parvenues au terme de leur germination, elles s'étiolent et meurent. Cette expérience fondamentale, inaugurée par Boussingault, a été reprise et ses résultats ont été confirmés par les observations de Lawes et Gilbert, de Schlœsing, de Wilfarth et Hellriegel.

Les travaux de ces derniers expérimentateurs, dont nous allons rencontrer bientôt la découverte capitale, ont une précision toute particulière. Les graines ensemencées dans un sol calciné et dépourvu d'azote ne produisent que des nains. La végétation se fait exclusivement à partir des matériaux azotés accumulés dans la graine. Les organes nouveaux se constituent d'abord à ses dépens, puis aux dépens des organes déjà formés. C'est ainsi que les premières feuilles rétrogradent et se flétrissent pour livrer aux secondes leurs propres matériaux; mais bientôt le végétal s'étiole et finit par mourir de faim en présence de l'énorme provision d'azote contenue dans l'atmosphère.

Ainsi, d'une part, les plantes vertes sont radicalement incapables de fixer l'azote atmosphérique et, d'autre part, l'azote minéral absorbé par les végétaux procède de l'humus et a, par conséquent, une origine organique. Tels sont les deux faits constants et certains que possédait Boussingault et qu'il avait lui-même si largement contribué à établir, quand se posa la question de l'origine et du renouvellement de l'azote du sol. Boussingault était également en possession de cet autre fait que les animaux tirent exclusivement leur azote de leurs aliments solides et que, loin d'en prélever dans l'atmosphère, ils en éliminent par la respiration une faible quantité à l'état de gaz libre.

Le mouvement de l'azote s'opérerait, dès lors, dans un cercle étroitement fermé. Il est fourni aux animaux par les végétaux, qui, à leur tour, le prélèvent dans le sol et le tirent des engrais ou débris animaux. On croit reconnaitre, dit Boussingault, que la « matière organisée vivante tire son azote de la matière organisée morte ».

Cette doctrine contenait implicitement l'affirmation que la vie ne peut pas dépasser la limite qui lui est « posée par la quantité d'azote actuellement en circulation dans les êtres organisés ». Bien plus, elle en affirmait la fin prochaine, par l'épuisement progressif de l'azote du sol constamment entamé par les puissantes causes de déperdition que nous avons signalées plus haut. Ainsi, la vie rencontrerait une double et fatale limite. Elle serait limitée dans sa masse et elle serait limitée dans sa durée, sans qu'aucun changement grave survienne dans le monde minéral. Liebig rejetait énergiquement cette conclusion désespérante. « L'organisme végétal offre aux hommes et aux animaux les matières premières de leur développement et de leur entretien. Les sources de l'alimentation des plantes sont de nature exclusivement minérale. Tout l'azote du monde organique préexistait dans l'atmosphère à l'état d'ammoniaque avant l'apparition sur le globe des plantes et des animaux. »

La doctrine de Liebig, qui s'opposait si formellement à celle de Boussingault, pouvait invoquer la production d'ammoniaque qui se forme dans l'atmosphère sous l'influence de la foudre. Mais la participation de l'azote météorique à la nutrition végétale n'a pas une très grande importance. Il résulte, en effet, des calculs de Lawes et Gilbert que l'apport annuel d'azote combiné et entrainé par les pluies, peut être évalué à 8 kilogrammes par hectare. M. Berthelot l'estime à 17 kilogrammes. Les calculs les plus favorables font donc ressortir des quantités minimes, absolument insuffisantes pour réparer la déperdition annuelle d'azote, qui atteint, on l'a vu plus haut, 100 à 150 kilogrammes par an et par hectare. La théorie de Liebig, vraie dans ses conséquences, est donc inexacte dans son expression et dans les faits qu'elle invoque. Par une singulière opposition, la théorie de Boussingault se réclame de faits indiscutables pour aboutir à des conclusions inexactes.

Boussingault niait avec raison la fixation directe de l'azote atmosphérique par les plantes vertes et, à ne considérer que ce fait négatif, la déperdition annuelle d'azote nitrique jeté dans la mer et définitivement soustrait au mouvement de la vie, avait pour conséquence inévitable la disparition de tout azote assimilable et, avec lui, de la vie sur le globe.

Schlœsing, Müntz, Lawes et Gilbert n'ont pas hésité à accepter cette conséquence et, à la suite de Boussingault, ils considéraient le sol comme une mine d'azote, un gisement local destiné à s'épuiser comme un simple gisement carbonifère.

Or, sans rechercher, pour le moment, le sens de la variation à laquelle obéit la somme actuelle de la vie, il est constant que, contrairement aux assertions précédentes, loin de diminuer, le stock d'azote offert par le sol à la végétation spontanée, augmente sensiblement, dans certains cas, ou, tout au moins, demeure invariable, en dépit de la spoliation incessante qu'il subit, sous l'influence des causes naturelles de déperdition.

Renouvellement de l'azote du sol aux dépens de l'azote atmosphérique. — Et d'abord, un certain nombre de faits très gros et d'observations courantes établissent de la manière la plus saisissante le renouvellement de l'azote dans le sol. Les terres qui supportent les forêts, par exemple, s'enrichissent en azote ou conservent leur provision intacte, alors que l'exportation qui est faite de ce principe par la végétation elle-même ou par les coupes périodiques n'a ici aucune compensation et s'ajoute aux effets du lessivage. Il en est de même pour les pâturages des montagnes. Les animaux qui vont périodiquement s'y alimenter exportent une grande quantité d'azote dans leur viande, leur laine ou leur lait sans appauvrir le sol qui demeure inépuisable et reste couvert de l'éternité de ses prairies naturelles.

Ces circonstances sont décisives. Voilà des faits où l'azote est exporté sans compensation visible et où, pourtant, la richesse du sol reste invariable, si elle n'augmente pas.

L'azote du sol est donc soumis à un renouvellement incessant par l'effet d'une cause naturelle restée jusque-là inaperçue ; il se renouvelle à une source que les faits précédents montrent inépuisable et dont la puissance même trahirait l'origine, si déjà nous n'étions conduits vers elle par l'induction la plus légitime et la plus impérieuse. Cette source, c'est l'azote atmosphérique. Aussi bien, il existe d'autres faits pleins d'enseignements à cet égard, et tout le monde connaît l'influence bienfaisante exercée sur le sol par un grand nombre de plantes fourragères de la famille des légumineuses. Une culture de trèfle, de sainfoin ou de luzerne enrichit le sol en azote au lieu de l'appauvrir, et ce paradoxe, deviné, dès la plus haute antiquité, par l'empirisme agricole, a suggéré ce moyen de fertilisation, aussi simple que peu onéreux, qui consiste à mettre une prairie artificielle sur les terres épuisées par une récolte de céréales.

Ces faits ne pouvaient pas être méconnus et c'est le grand mérite de Georges Ville d'avoir lutté avec acharnement pour en faire prévaloir la signification. Ils prouvent que l'azote atmosphérique contribue largement à la fertilisation du sol et concourt à la nutrition végétale. Il est vrai que les plantes vertes ne savent pas fixer l'azote atmosphérique et meurent de faim devant lui. Mais ce n'est là qu'un fait négatif, qui n'est point le moins du monde exclusif du premier. Il l'éclaire et il en fait pressentir l'interprétation. Si, en effet, l'azote que nous voyons passer de l'atmosphère dans le sol n'est pas mis en mouvement par les plantes vertes, c'est qu'il y est conduit par d'autres voies et poussé par d'autres moteurs. Ici se place la découverte fondamentale de Wilfarth et Hellriegel.

Microbes fixateurs de l'azote atmosphérique dans la végétation des légumineuses. — La fixation de l'azote dans le sol, qui accompagne la végétation des légumineuses, est l'œuvre de bactéries qui vivent en symbiose avec ces plantes et rencontrent, dans ce voisinage, les conditions de leur pullulation. Voici les faits sur lesquels repose cette conclusion :

La germination des graminées, en sol dépourvu de nitrates et stérilisé par le chauffage à 150°, donne un végétal nain dont la teneur en azote est inférieure à celle de la graine. Il en est de même pour les légumineuses.

En sol non stérilisé, mais dépourvu de nitrates, les résultats ne changent pas pour les graminées; mais les légumineuses, après une courte période d'hésitation, deviennent très florissantes et leur teneur en azote dépasse de plusieurs centaines de milligrammes celle de la graine.

La fixation ou la non-fixation de l'azote par les légumineuses dépend conséquemment de la stérilisation ou de la non-stérilisation du sol par le chauffage. Elle est donc fonction de l'activité microbienne. On s'explique maintenant l'énergique résistance de Boussingault et de son école à l'idée de la fixation de l'azote atmosphérique par les plantes vertes.

Dans l'expérience fondamentale qui servait de base à sa négation, l'illustre agronome procédait à la calcination du sol pour supprimer toute trace de matière organique. Il écartait ainsi, sans le savoir, la condition nécessaire à la fixation indirecte de l'azote atmosphérique, en supprimant l'activité microbienne; le déterminisme du phénomène demeurait ainsi inachevé parce que la calcination produisait d'autres effets qui dépassaient les prévisions de l'expérimentateur. Elle supprimait la condition nécessaire du phénomène à réaliser et il n'a fallu rien moins que les recherches de Wilfarth et Hellriegel pour préciser cette condition.

Il restait à isoler le microbe fixateur. Or, 1° les racines des légumineuses qui prospèrent dans les conditions précitées, (en sol non stérilisé et dépourvu de nitrates), sont chargées de nodosités bourrées de bactéries, tandis que ces nodosités font défaut sur les légumineuses avortées.

2° Les légumineuses poussées sur un sol stérilisé, et sur le point de périr, reprennent toute leur vigueur dès qu'on inocule leur sol avec quelques centimètres cubes de la délayure d'une terre ordinaire, et, en même temps, leurs racines se chargent de nodosités bactériennes.

3° L'inoculation reste sans effet, et les légumineuses avortent, si on stérilise, au préalable, la délayure d'ensemencement. Ultérieurement, Bréal étudie comparativement la végétation, en sol stérilisé, de deux lupins dont un a été inoculé par quelques piqûres à l'aide d'une aiguille chargée de bactéries fixatrices. Or, celui-ci seul prospère pendant que l'autre avorte.

Voilà donc un ordre de faits dans lesquels *toute* l'alimentation azotée des plantes vertes est prélevée dans l'atmosphère par l'intermédiaire d'êtres inférieurs. Que si le moindre doute pouvait encore subsister, la belle et laborieuse expérience suivante de MM. Schlœsing et Laurent le dissiperait entièrement :

Des légumineuses appropriées sont mises en culture en vase clos : or, à la fin de la végétation, l'atmosphère limitée qui enveloppe ces plantes s'est appauvrie d'une quantité d'azote précisément égale au gain réalisé par le végétal et par le sol.

Le sol contient donc, au moins, un microbe capable de fixer directement l'azote atmosphérique et dominant la végétation de toute une catégorie de plantes vertes. Opposé à l'incapacité, pour ces dernières, de faire la même opération, ce phénomène acquiert une portée considérable, car il autorise toutes les tentatives et toutes les espérances agricoles. On aperçoit la possibilité de conduire en grand l'éducation du microbe fixateur, d'en inonder la terre et de lui donner une fécondité artificielle inépuisable. En fait, on a déjà procédé à des inoculations fertilisantes, qui ont procuré les plus grands succès.

L'opération consiste à transporter, sur le sol infécond, des masses de terre empruntées à des champs préalablement cultivés en légumineuses. On a pu, ainsi, fertiliser des terres tourbeuses ou des terres de bruyère jusque-là stériles (Salfeld, Wilfarth).

Mais abandonnons ce point de vue industriel pour rester sur celui de la biologie générale. Le fait, mis en lumière par Wilfarth et Hellriegel, est particulier aux légumineuses fourragères et son intérêt est, par conséquent, borné à la considération d'une singularité tout à fait insuffisante pour asseoir une théorie complète de la synthèse végétale. La symbiose des légumineuses et d'une bactérie fixatrice d'azote, quelles que soient sa puissance et sa portée économique, resterait un fait isolé d'histoire naturelle, si l'on n'était autorisé à y voir le grossissement local d'un phénomène beaucoup plus général et d'une grande fonction important à la vie universelle.

Microbes fixateurs de l'azote atmosphérique et indépendants de toute végétation. — C'est, en effet, sous cet aspect qu'il faut envisager la question. La fixation de l'azote atmosphérique dans le sol est l'œuvre des infiniment petits.

Dès 1887, M. Berthelot annonça que la terre nue s'enrichit en azote. Des échantillons de terre arable exposés à l'air s'enrichissent de telle façon, que le gain calculé pour un hectare s'élèverait à plusieurs centaines de kilogrammes par an.

Ce phénomène est l'œuvre des microbes, puisqu'il n'a plus lieu sur des terres stérilisées par le chauffage.

La découverte de Berthelot rencontra tout d'abord de vives résistances ; mais elle a été confirmée par de nouvelles recherches de l'illustre chimiste, et par M. Winogradski. Celui-ci, à la suite de M. Berthelot, a pu isoler et cultiver des organismes incolores aptes à fixer l'azote. Cette aptitude est d'ailleurs commune à un grand nombre d'espèces, parmi lesquelles, à côté des bactéries spécifiques, il faut compter de nombreuses variétés de mucédinées, comme l'*Aspergillus niger*.

Nous connaissons maintenant tous les moyens de l'alimentation azotée des végétaux, et nous pouvons les résumer ainsi :

Les plantes puisent directement l'azote dans le sol, sous la forme de sels d'ammoniaque ou de nitrates alcalins. L'azote minéral absorbé par les plantes dérive de l'azote organique ou humus, sous l'influence de ferments spéciaux.

L'azote mis en œuvre par la vie végétale et par la vie animale est directement ou indirectement restitué au sol arable.

Une grande partie de l'azote en circulation est annuellement détourné du cycle et définitivement perdu pour la végétation (drainage des nitrates). La perte, de ce chef, peut être évaluée à 100 kilogrammes, environ, par an et par hectare. Étant donnée la teneur moyenne du sol arable, 6 000 kilogrammes par hectare, cette provision serait épuisée en moins d'un siècle (1).

L'azote du sol est donc l'objet d'un renouvellement incessant, qui compense et au delà les pertes annuelles.

La source de ce renouvellement est nécessairement dans l'atmosphère qui représente le seul gisement d'azote accessible à la végétation.

Les plantes vasculaires sont radicalement incapables de fixer l'azote gazeux de l'atmosphère.

Cette fixation est opérée, soit par des microbes spécifiques, soit par des microbes vulgaires. Les matières albuminoïdes élaborées par les microbes fixateurs à l'aide de l'azote atmosphérique subissent l'évolution ordinaire et passent à l'état d'humus.

Tout l'azote organique actuellement en circulation dans le monde vivant a été prélevé dans l'atmosphère par les microbes fixateurs. La vie repose donc sur la préexistence de ces êtres infimes, qui ont été et demeurent les intermédiaires nécessaires entre le monde minéral et le monde végétal.

La fixation de l'azote atmosphérique par les organismes inférieurs revêt ainsi les

(1) Voir la restriction exposée dans la note précédente.

caractères d'une fonction dominatrice, indispensable à l'origine et au développement de la vie universelle.

Rôle des microbes dans la circulation de la matière dans les trois règnes. — Nous venons de voir comment le protoplasma végétal atteint la substance de ses opérations de synthèse, comment il s'empare de la matière inerte pour l'animer et la précipiter dans le cycle vivant. Nous apercevons ainsi comment l'œuvre de la vie dans sa double direction et dans ses deux grandes opérations, la synthèse inaugurale des végétaux et la décomposition finale des animaux, imprime à la matière un mouvement de métamorphoses inverses, au terme duquel elle se retrouve dans son état initial.

Mais il est remarquable de voir intervenir dans le développement de ce cycle fermé, des puissances auxiliaires qui, pour appartenir au monde vivant, semblent par l'humilité de leur condition individuelle, la singularité de leurs procédés nutritifs, la puissance de leur œuvre et la grandeur de la fonction qu'ils remplissent dans le monde, constituer un règne à part: le règne des microbes. Les microbes interviennent en effet aux deux extrémités de la vie. Ils mobilisent l'azote atmosphérique, l'accumulent dans le sol et le livrent aux plantes vertes. Ils sont ainsi les auxiliaires indispensables de la synthèse végétale qui ne pourrait pas s'opérer sans eux. Ils se trouvent donc au commencement de la vie pour lui permettre de naître. Ils se trouvent à la fin pour achever l'œuvre de la mort qui, par elle-même, n'a aucune puissance destructive et dont l'effet se borne à figer la substance organisée dans une immobilité chimique où s'arrêterait fatalement la circulation de la matière.

Ainsi les vivants finiraient par être ensevelis sous l'entassement des morts accumulés si les ferments figurés ne venaient donner une nouvelle impulsion au mouvement suspendu par la mort, en reprendre et en précipiter le cours vers le monde minéral.

Les ferments deviennent ainsi les moteurs silencieux mais puissants qui imposent à la matière son éternelle et féconde circulation dans les trois règnes de la nature. Ils sont les auxiliaires du soleil, et le monde vivant leur est entièrement asservi.

Mais si nous faisons abstraction du rôle des microbes et de leur puissance motrice, nous restons en présence du mouvement lui-même auquel ils ajoutent leurs forces et nous le voyons commencer et aboutir dans le monde minéral sans en altérer sensiblement la composition. L'antagonisme des fonctions chimiques des végétaux et des animaux se traduit, en effet, par une compensation à peu près exacte. La vie animale compense la vie végétale. C'est ainsi que la fonction chlorophyllienne, qui réduit l'acide carbonique de l'air et fixe le carbone, est compensée par la respiration animale qui produit de l'acide carbonique et restitue le carbone (1) ; de même l'oxygène consommé par les animaux dans la respiration est restitué par la réduction de l'acide carbonique qui inaugure la synthèse végétale. On peut donc considérer que ces deux grandes fonctions, associées dans une opposition harmonieuse, agissent comme un régulateur qui maintient invariable la composition de l'air et assure la permanence de l'une des conditions communes à la vie végétale et à la vie animale. L'importance de cette régulation est même facile à mesurer en ce qui touche l'acide carbonique de l'air. Calculée à raison de 3 p. 10 000, le poids de CO^2 qui couvre un hectare atteint 48 000 kilogrammes, soit 13 000 kilogrammes de carbone, qui, d'après les calculs de Boussingault, deviendraient, en moins de huit ans, la proie de la synthèse végétale (2).

(1) Il faut compter également avec la combustion artificielle ou spontanée des matières organiques ainsi qu'avec le dégagement de l'acide carbonique tel qu'on l'observe dans certaines excavations du sol comme la grotte du chien. Mais en dehors des combustions artificielles, ces phénomènes ont un caractère local et accidentel qui réduit singulièrement leur importance.

(2) Ce calcul ne tient pas compte des quantités énormes d'acide carbonique en solution dans les eaux répandues à la surface du globe. L'Océan contient, sous cette forme, des réserves inépuisables de carbone.

D'autre part, il intervient, tour à tour, soit en fixant l'excès de l'acide carbonique provenant

Il n'y a pas à se préoccuper de la régulation à l'égard des autres éléments simples, qui sont surabondamment répandus dans la nature. En ce qui touche l'azote, nous avons vu que, si les fonctions de la vie animale en opèrent la restitution intégrale, le stock d'azote en circulation s'appauvrit de celui qui est détourné annuellement par les eaux et emporté dans la mer. Mais la fonction microbienne mettant celui de l'air à la disposition des végétaux, l'atmosphère représente un gisement que l'on peut considérer comme pratiquement inépuisable.

Relations dynamiques des animaux et des végétaux. — Au point de vue de l'énergétique générale, la synthèse végétale aboutissant à l'édification des principes immédiats est une production d'énergie chimique. Mais selon la loi inviolable de la conservation de l'énergie cette production est contemporaine d'une dépense équivalente d'énergie extérieure. La réduction de l'acide carbonique est en effet un travail chimique qui s'alimente dans une consommation d'énergie solaire. Les végétaux déplacent ainsi une partie de l'énergie extérieure qui se trouve désormais soustraite à sa première forme et mise en tension dans l'œuvre chimique de la plante. Les végétaux sont donc des accumulateurs d'énergie.

En décomposant et en oxydant les principes immédiats approvisionnés dans les plantes, les animaux libèrent l'énergie accumulée dans ces principes, pour en faire de la chaleur ou du mouvement. Ils défont l'œuvre du végétal et procèdent à l'inverse de la plante sur la matière et l'énergie extérieures. Pour parler le langage de Tyndall, la vie de la plante équivaut à l'élévation d'un poids. Celle de l'animal équivaut à la chute de ce même poids. Sous une autre forme, le mouvement et la chaleur produits par les animaux sont la restitution intégrale de l'énergie solaire dépensée dans la synthèse végétale. On voit que la circulation de l'énergie dans les trois règnes est exactement superposée à la circulation de la matière. Mais l'achèvement du cycle ne restitue pas les choses dans l'état initial, puisque l'œuvre de la vie a pour effet définitif de transformer l'énergie solaire et de la rejeter à l'extérieur sous un mode banal et inutile : la chaleur sensible émise par les êtres vivants.

Unité de la vie dans les deux règnes. — Nous n'avons retenu, dans les considérations qui précèdent, que les phénomènes dominateurs de la vie dans les deux règnes. La synthèse végétale et l'analyse animale constituent deux fonctions réciproques et complémentaires sans lesquelles les deux règnes vivants ne trouveraient ni la raison ni les conditions de leur existence. Ils ne valent et n'existent, l'un et l'autre, que par la marche inverse qu'ils imposent à la matière et par l'antagonisme de leurs opérations. C'est donc à bon droit que cet antagonisme est posé comme le fait le plus grave et le plus solennel de la vie, puisqu'il nous donne de la vie même la seule formule à laquelle nous puissions prétendre. Seul, il nous permet d'embrasser le monde vivant dans ses moyens d'action, dans son unité réelle et dans l'harmonie de son œuvre.

Mais l'opposition des procédés d'où est née cette harmonie ne doit pas nous faire perdre de vue l'identité fondamentale de la nutrition chez les végétaux et les animaux. Les premiers ne sont pas incapables d'analyse et les seconds ne sont pas tout à fait impropres à la synthèse chimique.

Si discrète qu'elle soit, la respiration végétale avec consommation d'oxygène et production de CO_2, n'est pas moins réelle. Elle est masquée, il est vrai, par les effets prédominants de la fonction chlorophyllienne ; mais il suffit d'observer les végétaux,

des diverses sources qui viennent d'être énumérées, soit en comblant le déficit de ce gaz dans l'atmosphère. Il remplit ainsi la double fonction d'un immense régulateur qui maintient invariable la tension du CO_2 dans l'air, et d'un magasin colossal tenant en réserve des quantités incalculables de carbone. Si donc l'animalité venait à disparaître, la vie végétale pourrait encore s'entretenir jusqu'au complet épuisement de l'acide carbonique actuellement retenu par l'Océan.

pendant la nuit, ou à l'abri de la lumière, pour constater l'expression non équivoque d'une véritable respiration. La respiration des plantes a, d'ailleurs, la même signification que chez les animaux. Elle reste l'expression des dépenses chimiques attachées à l'activité vitale et à la production du travail physiologique.

L'activité des plantes est assurément très bornée et les mouvements de la sensitive ou les expressions de l'héliotropisme sont de bien pauvres manifestations animales, et s'il faut les retenir à ce titre, ils n'en demeurent pas moins des phénomènes rares et isolés. L'action végétale est ailleurs, elle est dans le mouvement du protoplasma cellulaire qui se contracte et se déplace dans son enveloppe cellulosique, elle est aussi et surtout, dans la végétation même, l'édification du végétal, la création périodique de ses organes nouveaux, branches, feuilles, fleurs et fruits.

Voilà l'œuvre essentielle où la plante met annuellement ses efforts. Voilà l'effet de son travail physiologique. Or, ce travail d'organisation a, comme toute manifestation vitale, son origine et sa mesure dans une dépense corrélative d'énergie chimique et dans une production de chaleur. Les réserves alimentaires accumulées dans la plante, amidon, inuline, sucre de canne, sont précisément destinées à faire les frais de cette dépense.

On voit ainsi que la plante est double et qu'à côté du végétal accumulateur coexiste un végétal consommateur. Les hydrates de carbone élaborés par les végétaux ne sont point un vain entassement d'énergie potentielle, ils sont faits, en grande partie, pour alimenter le travail physiologique de la végétation. Ils ont donc toute leur finalité et toute leur destination dans la vie de la plante, et à son tour la plante contient en elle-même toute sa fin. Comme l'a dit, quelque part, Cl. Bernard, il n'entre point dans la finalité de l'herbe d'être mangée par un herbivore.

La nutrition animale, surtout caractérisée par des phénomènes de décomposition et de combustion, n'est pas exclusive d'opérations de synthèse. C'est ainsi que les animaux font de la graisse soit avec les hydrates de carbone, soit avec l'albumine alimentaire. C'est ainsi que le foie élabore du glycose en partant de tous les principes immédiats de l'alimentation, que les globules rouges du sang font la synthèse de l'hémoglobine et que les épithéliums glandulaires donnent naissance à des espèces chimiques qui ne préexistent pas avant leur intervention. Nous pouvons donc conclure que la vie animale et la vie végétale comportent les mêmes opérations chimiques de synthèse et de décomposition et c'est par là que s'affirme l'unité de la vie.

Mais les différences fondamentales subsistent, et si elles ne suffisent pas à isoler absolument les deux mondes vivants dans une dualité irréductible, elles suffisent à séparer leurs fonctions vis-à-vis du monde extérieur et à placer les animaux sous la dépendance des végétaux. C'est que la synthèse animale est toujours imparfaite et se réduit à une simple métamorphose ascendante opérée sur les produits de la synthèse végétale qui est seule créatrice. Elle est seule créatrice, en ce sens que les phénomènes qui ouvrent le cycle vivant et y jettent la matière minérale procèdent toujours de l'initiative du protoplasma végétal. En sorte que, s'il n'entre pas nécessairement dans la finalité de l'herbe d'être mangée par l'herbivore, il entre nécessairement dans la finalité de l'herbivore de manger l'herbe, sous peine de périr.

CHAPITRE III

FONCTIONS ET CLASSIFICATION DES ALIMENTS
DE L'ALIMENT COMPLET

Rappelons, d'abord, que les aliments sont les dépositaires de la matière et de l'énergie transformées par l'organisme. Il en résulte que pour remplir toutes ses fonctions, ne fût-ce qu'au premier de ces deux points de vue, un aliment doit être complet, c'est-à-dire qu'il doit contenir tous les principes faisant partie de l'organisme et qui, en vertu de l'instabilité de la matière vivante, sont l'objet d'un renouvellement incessant. Il doit donc contenir, à la fois, les principes organiques et les principes minéraux révélés dans l'analyse chimique des tissus vivants. D'une part, les albuminoïdes et les corps ternaires, d'autre part, l'eau et les sels.

En ce qui touche les deux grands groupes de principes organiques, il doivent être associés dans une proportion convenable liée aux besoins de l'organisme. Nous sommes ainsi conduits à considérer une notion nouvelle, celle de la relation nutritive.

Relation nutritive. — On désigne ainsi le rapport $\dfrac{MA}{MNA}$ des matières azotées aux matières non azotées d'une ration. Sa valeur dépend de bien des circonstances et en particulier de l'âge des animaux. Elle est de 1/2 chez le jeune, dans la période d'allaitement, de 1/3 pendant toute la période de la croissance et de 1/5 à 1/6, chez l'adulte. Il est remarquable de constater que cette relation est précisément réalisée dans l'alimentation naturelle des herbivores à ces différents âges. Elle est en effet de 1/2 dans le lait, de 1/3 dans les fourrages verts et de 1/5 dans le foin. Chez l'homme adulte la relation nutritive oscille entre 1/4 et 1/5. Chez le cheval et le bœuf employés comme moteurs, on a pu l'abaisser à 1/6 et même à 1/7, ce qui n'est pas indifférent au point de vue économique, car les albuminoïdes sont beaucoup plus chers que les hydrates de carbone.

Il appert déjà de la relation nutritive que les principes azotés et les principes non azotés ne remplissent pas la même fonction, et ce nous est l'occasion de relater les expériences qui ont fixé ce point spécial. Les premières en date remontent à Magendie (1816). Elles ont démontré que des animaux, des chiens, exclusivement nourris avec des substances non azotées (sucre de canne, gomme, huile, beurre), meurent infailliblement au bout d'un mois environ. Plus tard, Tiedemann et Gmelin ont expérimenté sur des oies qu'ils nourrissaient avec de la gomme arabique, de l'amidon ou du sucre associés à l'eau. Le résultat a été le même ; les animaux n'ont pu survivre à cette alimentation exclusive. D'où cette conclusion qu'une alimentation privée des principes albuminoïdes n'est point capable d'entretenir la vie. On peut en inférer le rôle des albuminoïdes qui, seuls, contiennent de l'azote, et qui, seuls, sont capables d'apporter les matériaux nécessaires au renouvellement de la matière azotée vivante.

Il est intéressant de connaître les mobiles qui ont suscité les recherches de Magendie. En 1816, on savait bien que l'azote fait partie intégrante de la matière organisée chez les animaux, mais on ignorait encore son origine et on ne faisait pas moins de trois hypothèses pour l'expliquer : 1° l'hypothèse de l'origine alimentaire ; 2° l'hypothèse de l'origine atmosphérique par la respiration ; et 3°, enfin, l'hypothèse de la création de toutes pièces par le jeu des forces vitales. Cette dernière conception témoigne d'une étrange mentalité chez ses auteurs, si on réfléchit que Lavoisier avait donné son œuvre, qu'il avait renouvelé la science par sa révolution chimique et transfiguré la méthode en y introduisant le principe de la conservation de la matière, affirmant ainsi que les opérations de la vie ne comportent ni création, ni anéantissement.

Après les expériences de Magendie il ne restait plus aucun doute sur l'origine alimentaire des matières azotées de l'organisme, ni sur le rôle de ces matières dans l'alimentation.

Quant à la fonction des hydrates de carbone, on pouvait, semble-t-il, la déterminer dans des expériences réciproques portant sur des animaux recevant une alimentation exclusivement azotée et privée des principes dont il s'agissait d'éprouver la valeur. Ces expériences ont été instituées et conduites par Magendie au nom d'une commission de l'Académie des sciences. Elles ont consisté à nourrir des chiens exclusivement avec de la gélatine et de l'eau à discrétion. Tous les animaux sont morts rapidement dans le marasme et on pouvait conclure que les principes albuminoïdes ne suffisent pas à entretenir la nutrition et la vie. Cette conclusion n'était vraie que pour la gélatine dont les fonctions alimentaires sont précisément identiques à celles des hydrates de carbone (Chauveau). Elle cesse d'être vraie pour les autres principes albuminoïdes, comme le prouve l'expérience suivante de Pettenköffer et Voit. Un chien de 35 kilogrammes recevant une ration quotidienne de 1 500 grammes de viande dégraissée, avait encore son poids initial et toute la plénitude de sa santé, après 49 jours de ce régime exclusif.

Les albuminoïdes purs suffisent donc à entretenir la vie et la nutrition des animaux. Mais il n'en faudrait pas conclure à l'inutilité des principes ternaires. Ces principes ne peuvent avoir dans l'organisme animal qu'une destination possible. Ils ne peuvent que se transformer par oxydation en eau et acide carbonique et livrer, par leur combustion, l'énergie qu'ils tenaient en réserve. Les hydrates de carbone sont donc tout particulièrement, et en vertu même de leur composition chimique, les aliments de l'énergie. Que si les principes albuminoïdes comme la viande peuvent remplir eux aussi cette fonction, c'est que parmi les termes de leur décomposition dans l'organisme figurent, comme nous l'avons vu, les graisses et les hydrates de carbone (page 35). Aussi bien, nous aurons à étudier plus tard une fonction spéciale, la glycogénie hépatique, faite pour exploiter tous les aliments et en extraire le glycose indispensable à la production de l'énergie. L'alimentation ne perd donc jamais la dualité fonctionnelle inhérente aux deux grands actes de la nutrition.

Aliments plastiques et aliments respiratoires. — On peut ainsi admettre, sur cette base, la classification autrefois introduite par Liebig et dans laquelle l'illustre chimiste distinguait les aliments plastiques (albuminoïdes) et les aliments respiratoires (principes ternaires).

Mais dans la conception de Liebig, les aliments plastiques étaient destinés à la rénovation de la matière et à la production de la force, tandis que les aliments du 2° groupe étaient réservés aux combustions respiratoires et à la production de la chaleur animale. Cette conception est absolument contraire aux principes nécessaires de l'énergétique biologique, puisqu'elle attribue une origine distincte à la chaleur et à la force qui, comme nous l'avons vu, sont deux termes de la même équation et de la même transformation. On ne peut donc conserver le langage de Liebig qu'en y attachant la valeur qui lui appartient aujourd'hui.

Les aliments minéraux ont, à leur tour, des attributions essentielles et l'importance des sels dans l'alimentation a été démontrée par Chossat. Chez les jeunes animaux privés de sels (inanition minérale) le squelette se développe mal ; les os s'accroissent, il est vrai, mais ils deviennent mous, fragiles et cassants. En regard de ces résultats on peut placer les analyses de Boussingault, desquelles il résulte que le veau à la mamelle reçoit, par jour, 52 grammes de substances minérales. A 6 mois il trouve dans sa ration quotidienne 36 grammes de phosphate de chaux. La ration du cheval adulte contiendrait 150 à 180 grammes des mêmes sels.

L'eau n'est pas moins indispensable en raison du rôle considérable qu'elle joue dans l'organisme, comme agent de dissolution et instrument d'échange. Chez les animaux qui en sont complètement privés les sécrétions se tarissent, la digestion devient laborieuse, puis impossible, et les sujets finissent par mourir dans le marasme.

L'aliment complet doit donc contenir :

1° Des éléments organiques : principes azotés (aliments plastiques); principes non azotés (aliments respiratoires).

2° Des éléments minéraux : eau ; sels.

Composition centésimale des principales substances alimentaires d'origine animale.
(Emprunté à Lambling, *Encyclopédie chimique*).

ALIMENTS.	EAU.	MATIÈRES azotées.	GRAISSE.	MATIÈRES extractives non azotées.	SEL.
Viande de bœuf très gras.....	53,05	16,75	29,28	»	0,92
Moyennement gras...........	73,03	20,96	5,41	0,46	1,14
Maigre.....................	76,37	20,71	1,74	»	1,18
Viande de veau gras..........	72,31	18,88	7,41	0,07	1,33
— maigre.......	78,84	19,86	0,82	»	0,50
Viande de porc gras..........	47,40	14,54	37,34	»	0,72
— maigre........	72,57	20,25	6,81	»	1,10
Viande de cheval.............	74,27	21,71	2,55	0,46	1,01
Sang.......................	80,82	18,12	0,18	0,03	0,85
Œuf de poule...............	73,67	12,55	12,11	0,55	1,12
Blanc d'œuf.................	85,50	12,87	0,25	0,77	0,61
Jaune......................	51,03	16,12	31,39	0,48	1,01
Lait de femme..............	87,41	2,29	3,78	6,21	0,31
Lait de vache...............	87,17	3,55	3,69	4,88	0,71
Lait de chèvre..............	85,71	4,29	4,78	4,46	0,76
Lait de jument.............	90,78	1,99	1,21	5,67	0,35
Lait d'ânesse...............	89,64	2,22	1,64	5,99	0,51
Lait de chienne.............	75,44	11,17	9,57	9,57	0,73
Beurre.....................	13,59	0,74	84,39	0,62	0,66
Fromages (moyenne).........	40,11	26,50	27,20	1,72	4,74

Composition moyenne des aliments d'origine végétale et leur teneur en matières digestibles.
(Emprunté aux tables de Wolff.)

DÉSIGNATION DES ALIMENTS.	100 GRAMMES DE L'ALIMENT DÉSIGNÉ RENFERMENT :										
	PRINCIPES BRUTS.				PRINCIPES NUTRITIFS DIGESTIBLES.				y compris :	
	Matière sèche.	Protéine (matière azotée totale).	Matière grasse.	Extractifs non azotés.	Cellulose brute.	Protéine (M. G.).	Matière grasse (M. A.).	Matières hydrocarbonées (M. H.).	Somme des principes nutritifs digestibles (MA + MG × 2,4 + MH).	Amides.	Cellulose.
	1	2	3	4	5	6	7	8	9	10	11
I *Fourrages verts* (herbe de pâturage, maïs fourrage, seigle fourrage, herbe de prairie (moyennes)......	22,8	2,9	0,72	11,0	6,5	1,8	0,37	11,32	14,3	0,62	3,95
II Trèfles verts et analogues (moyennes)....	18,83	4	0,66	7,1	5,4	2,86	0,36	7,5	11,20	1,03	2,2
III Foin de prairie	85	11,8	2,6	38,8	24,8	7,6	1,5	40,0	51,2	2,5	14,1
IV Foin brun (moyennes).	82,4	12,8	2,7	32,6	27,2	6,3	1,7	32,4	44.1	2,6	14,3
V Fourrages ensilés....	19,6	3,0	1,4	7,3	5,6	1,8	0,8	7,4	11,2	0,9	29
VI Pailles (moyennes)...	85,6	4	1,6	34,5	39,7	1,4	0,6	36,0	38,7	0,2	21,8
VII Foins de trèfles et analogues.............	84,2	13,8	2,8	34,1	26,9	8,8	1,6	35,3	47,9	2,7	12,1
VIII *Racines et tubercules.* Betteraves fourragères	12,0	1,2	0,1	8.3	0,9	0,9	0,06	8,5	9,6	0,7	0,5
Pommes de terre.....	24,4	2,1	0,1	20,5	0,7	1,6	0,09	20,6	22,3	1,0	0,4
Carottes.............	15,0	1,4	0,2	10,8	1,7	1,0	0,13	11,4	12,7	0,5	1,0
Panais.............	15,3	1,4	0,2	11,6	1,2	1,2	0,11	11,7	13,2	0,5	0,6
Raves	8,5	0,9	0,1	6	0,8	0,6	0,08	5,8	6,5	0,4	0,5
Topinambours	20,0	1,8	0,2	16,0	1,0	1,4	0,12	16,4	18,1	0,8	0,6
Betteraves à sucre....	18,5	1,0	0,1	15,4	1,3	0,8	0,05	15,8	16,6	0,6	0,7

Composition moyenne des aliments d'origine végétale et leur teneur en matières digestibles (Suite).
(Emprunté aux tables de Wolff.)

DÉSIGNATION DES ALIMENTS.	100 GRAMMES DE L'ALIMENT DÉSIGNÉ RENFERMENT :										
		PRINCIPES BRUTS.				PRINCIPES NUTRITIFS DIGESTIBLES.				y compris :	
	Matière sèche.	Protéine (matière azotée totale).	Matière grasse.	Extractifs non azotés.	Cellulose brute.	Protéine (M. A.).	Matière grasse (M. G.).	Matières hydrocarbonées (M. H.).	Somme des principes nutritifs digestibles ($MA + MG \times 2,4 + MH$).	Amides.	Cellulose.
	1	2	3	4	5	6	7	8	9	10	11
IX *Graines et fruits.*	gr.										
Orge	85,7	9,6	2,1	67,3	4,1	6,9	1,9	62,9	74,5	»	1,3
Avoine	86,7	10,5	4,8	57,1	11,1	8,3	4,0	46,6	64,4	0,5	2,9
Maïs	87.9	9,0	4,3	68,5	4,5	7,0	3,5	65,3	80.8	0,4	2,5
Seigle	86,0	11,3	2,0	68,1	2,8	10,0	1.6	65,4	79,2	0,5	1,3
Blé	85,7	12,7	2,0	66,3	2,9	11,5	1,6	64,6	79,9	1,2	1,3
Féveroles	85,6	25,0	1,6	48,9	6,9	22,0	1,4	50	75,4	1,9	5,0
X *Produits et résidus industriels.*											
Son de froment	87,9	14,1	4,2	58,2	7,3	11	2,9	47,2	65,2	1.4	2,4
Drèche de brasserie fraîche	23,8	5,1	1,7	10,7	5,1	3,7	1,4	8,8	15,9	0,1	2
Drèche de brasserie desséchée	90,5	20,6	7,0	42,2	16,0	14,4	5,7	32,8	60,9	0,9	6,2
Résidus de distillerie de pommes de terre frais	5,6	1,4	0,2	2,7	0,6	1,4	0,2	3,2	4,9	0,4	0,6
Résidus de distillerie de pommes de terre desséchés	87,4	21,8	3,9	41,3	9,4	21,8	3,9	50,7	81,9	5,4	9,4
Tourteau de lin	88,2	28,7	10,7	32,1	9,4	24,7	9,6	29,8	77,4	0,2	4,1
Tourteau de colza	89,6	30,7	9,8	30,1	11,3	24,9	7,6	23.8	66,8	4,4	0,9
Tourteau de noix	86,3	34,6	12,5	27,8	6,4	31,1	11,2	28,2	86,2	3,0	1,6
Pain de froment (d'après Lambling)	»	6,15	0,44	51,12	0,62	»	»	»	»		»

Il y a très peu d'aliments complets. Sauf le lait, les œufs, la viande, l'herbe, le foin, les autres substances alimentaires doivent être associées entre elles pour réunir tous les principes qui précèdent, dans la mesure convenable et réaliser une bonne relation nutritive. C'est au point que, dans l'immense majorité des cas, l'alimentation, pour être suffisante, doit être complexe, c'est-à-dire formée d'un certain nombre de substances différentes. Aussi bien, cette complexité contient un autre avantage ; elle introduit dans l'alimentation une diversité utile, en même temps que certaines qualités physiques comme le volume, que l'expérience a montré indispensables à l'exercice régulier des fonctions digestives.

Pour compléter cette étude nous avons exposé dans les tableaux qui précèdent, la composition chimique d'un certain nombre de substances alimentaires empruntées aux deux règnes vivants.

CHAPITRE IV

COMPOSITION DE LA RATION

La préparation et la distribution des aliments ressortissent à l'hygiène, et nous devons nous borner à faire connaître les quantités d'aliments qui composent la ration, chez l'homme et les animaux, sans nous arrêter sur les principes du rationnement dont l'étude serait étrangère à notre sujet. Nous exposerons deux ordres de documents : les premiers, empruntés soit à l'armée, soit à des industries voiturières, font connaître la composition de la ration en matières alimentaires. Les seconds sont puisés dans les tables de Wolff remaniées par Lehmann. Occupons-nous d'abord de ceux qui sont relatifs au cheval.

La ration adoptée pour les chevaux de la *Compagnie des petites voitures de Paris* a été déterminée par les soins de Grandeau et Leclerc chargés de cette mission par la Compagnie. Le problème était purement économique. Il s'agissait d'obtenir des moteurs employés, le travail quotidien qu'on réclame d'eux, avec une ration minima aussi peu onéreuse que possible.

La solution de ce problème a réclamé bien des recherches que nous décrirons quand il conviendra. Pour le moment, il suffit de remarquer que le caractère industriel du problème garantit la sincérité et la valeur scientifique de la solution qu'il a reçue, et qui figure au tableau suivant :

Ration des chevaux de la compagnie des petites voitures de Paris.

SUBSTANCES.	RATION d'entretien.	RATION DE TRAVAIL 3/2 de la précédente.	ACCROISSEMENTS.
	kilogr.	kilogr.	
Foin	1,044	1,568	1,5
Paille d'avoine	0,564	0,848	Id.
Avoine	1,968	2,952	Id.
Féveroles	0,420	0,632	Id.
Maïs	1,452	2,180	Id.
Tourteaux de maïs	0,288	0,432	Id.

Les chevaux de la *Compagnie des omnibus de Paris* reçoivent une ration moyenne établie par les soins de M. Muntz, et qui en 1885 avait la composition moyenne suivante :

                                      Foin...................................... 3^{kil},855
                                      Paille.................................... 3 ,795
                                      Avoine................................... 2 ,846
                                      Maïs..................................... 5 ,125
                                      Féveroles................................ 0 ,406
                                      Carottes et son.......................... 0 ,380

L'alimentation des chevaux de l'armée ne comporte que du foin, de la paille et de l'avoine, ce qui nous permet d'embrasser les différents cas dans un tableau unique.

Rations des chevaux de l'armée.

SUBSTANCES.	CAVALERIE légère (1887).	CAVALERIE de ligne (1887).	GROSSE CAVALERIE.	ARTILLERIE (1887).	ARMÉE D'AFRIQUE.	
					Chevaux arabes.	Chevaux français, artillerie et génie.
	kil.	kil.	kil.	kil.	kil.	kil.
Foin	3,000	2,500	4,000	4,000	3,000	3,000
Paille...............	4,000	3,500	4,000	4,000	2,500	3,000
Avoine	4,000	5,000	5,050	4,850	4,000	4,000
Totaux.........	11,000	11,000	13,050	12,850	9,500	10,000

En se reportant aux tables de Wolff (pages 54 et 55), il serait aisé de traduire ces faits en langage chimique, et de déterminer la composition centésimale de ces diverses rations en principes immédiats. Nous bornerons cette détermination à la ration des chevaux de la Compagnie des petites voitures.

Composition immédiate de la ration des chevaux à la Compagnie des petites voitures de Paris.

PRINCIPES.	RATION d'entretien.	RATION de travail.	SUPPLÉMENTS.
	kil.	kil.	kil.
Eau......................	0,75051	1,12500	0,37449
Glycosides...............	3,27328	4,90992	1,63664
Graisses.................	0,26617	0,39925	0,13308
Cellulose................	0,62774	0,94161	0,31387
Albuminoïdes.............	0,61813	0,92719	0,30906
Sels.....................	0,20465	0,30697	0,10232
Totaux............	5,740	8,610	2,870

Terminons cette étude fort aride, en choisissant dans les tables de Wolff les chiffres les plus intéressants.

Rationnement des animaux domestiques.
(Emprunté aux tables de Wolff).

Quantité de principes nutritifs à faire rentrer dans la ration des divers animaux, suivant leur âge et le but de leur exploitation.

DÉSIGNATION DES ANIMAUX.	MATIÈRE SÈCHE totale.	PRINCIPES NUTRITIFS digestibles.			Somme des principes nutritifs digestibles. (MA + MG × 2,4 + MH).	RELATION NUTRITIVE 1 :
		Protéine matière azotée (M. A.)	Matières grasses (M. G.)	Matières hydrocarbonées. (M. H.)		
	1	2	3	4	5	6
	kg.					
1° Bœufs........ { Au repos à l'étable..........	18	0,7	0,1	8,0	8,9	11,8
Fournissant un travail faible .	22	1,4	0,3	10,0	12,1	7,7
Fournissant un travail moyen.	25	2,0	0,5	11,5	14,7	6,5
Fournissant un travail fort...	28	2,8	0,8	13,0	17,7	5,3
2° Bœufs (ou vaches à l'engrais). { 1ʳᵉ période................	30	2,5	0,5	15,0	18,7	6,5
2ᵉ période................	30	3,0	0,7	14,5	19,2	5,4
3ᵉ période............•.....	26	2,7	0,7	15,0	19,4	6,2
3° Vaches laitières donnant par jour. { 5 kilogrammes de lait......	25	1,6	0,3	10,0	12,3	6,7
10 kilogrammes de lait......	29	2,5	0,5	13,0	16,7	5,7
4° Moutons....... { A laine grossière........... A laine fine................	21	1,3	0,2	11,2	13,2	8,8
5° Chevaux....... { Travail modéré..............	20	1,5	0,4	9,5	12,0	7,0
Travail moyen	24	2,0	0,6	11,0	14,5	6,2
Travail fort................	26	2,5	0,8	13,3	17,7	6,0
6° Porcs à l'engrais { 1ʳᵉ période	36	4,5	0,7	25,0	31,2	5,9
2ᵉ période................	32	4,0	0,5	24,0	29,2	6,3
3ᵉ période................	25	2,7	0,4	18,0	22,0	7,0
7° Bêtes bovines pendant la période de croissance (races plus particulièrement exploitées pour la viande) :						
Age en mois. — *Poids vif moyen par tête.*						
2 à 3.......... 75 kilogrammes..........	23	4,2	2,0	13,0	20,0	4,2
3 à 6.......... 150 —	24	3,5	1,5	12,8	19,9	4,7
6 à 12.......... 250 —	25	2,5	0,7	13,2	17,4	6,0
12 à 18.......... 340 —	24	2,0	0,5	12,5	15,7	6,8
18 à 24.......... 425 —	24	1,8	0,4	12,0	14,8	7,2
8° Bêtes porcines pendant la période de croissance (animaux destinés à la reproduction) :						
Age en mois. — *Poids vif moyen par tête.*						
2 à 3.......... 20 kilogrammes..........	44	7,6	1,0	28,0	38,0	4,0
3 à 5.......... 45 —	35	5,0	0,8	23,1	30,0	5,0
5 à 6.......... 55 —	32	3,7	0,4	21,3	26,0	6,0
6 à 8.......... 80 —	28	2,8	0,3	18,7	22,2	7,0
8 à 12.......... 120 —	25	2,1	0,2	15,3	17,9	7,5

Il est bon aussi d'avoir une idée de l'alimentation de l'homme. Le tableau suivant formé avec les chiffres de Rancke, de Gautier et de Moleschott, fait connaître la teneur de la ration en principes immédiats dans cette espèce.

Composition centésimale de la ration d'entretien de l'homme.

SUBSTANCES.	QUANTITÉS (d'après Rancke).	QUANTITÉS (d'après Moleschott).	QUANTITÉS (d'après A. Gautier).
Substances albuminoïdes	100 gr.	130 gr.	150 gr.
Graisse......................	100	84	60
Hydrates de carbone.......	240	404	263
Sels.............................	25	30	»
Eau.............................	2ᵏ,600	2ᵏ,800	»

CHAPITRE V

DE L'ÉNERGIE POTENTIELLE CONTENUE
DANS LES ALIMENTS

Pour donner aux chiffres qui précèdent toute leur signification, il convient de mesurer la part d'utilité attachée aux aliments qui composent la ration.

Cette utilité embrasse à la fois la quantité de substance mise à la disposition de l'organisme, et la quantité d'énergie potentielle que celui-ci peut extraire de la ration quotidienne. Sur le premier point il n'y a pas de difficulté, et la proportion des albuminoïdes contenues dans cette ration donne immédiatement la mesure du mouvement d'assimilation auquel elle peut satisfaire et auquel elle satisfait en réalité, réserve faite de la part qui échappe à la digestion.

Quant à la mesure de l'énergie, elle dépend de la solution d'un problème qui viendra plus tard : le mode de destruction des principes immédiats. Nous admettrons provisoirement, sauf à le démontrer ultérieurement, que les principes immédiats sont brûlés dans l'organisme, soit intégralement comme les hydrates de carbone, soit imparfaitement comme les albuminoïdes qui laissent un résidu combustible, l'urée. En tout cas, nous admettons que les phénomènes anaérobies qui interviennent nécessairement dans l'élaboration des principes immédiats ne modifient pas les effets de la combustion. En un mot, tout se passe comme si la combustion était le procédé exclusif de la dépense alimentaire.

Dès lors, l'énergie chimique contenue dans les aliments, à l'état potentiel, est représentée par la chaleur de combustion des principes immédiats. Mais avant de donner les résultats obtenus de ce côté, il est nécessaire de poser les équations de la combustion, et de déterminer les quantités de matière qu'elle met en œuvre.

Équation de la combustion du glycose.

$$\left. \begin{array}{l} C^6H^{12}O^6\,(180) \\ + 6O^2 \quad\;\; (192) \end{array} \right\} = \left\{ \begin{array}{l} 6\,CO^2 \quad (264) \\ + 6H^2O\,(108) \end{array} \right.$$

$$\overline{372} \qquad \text{Total égal } 372$$

D'où on tire que la combustion de 1 gramme de glycose réclame 1ᵍʳ,067 d'oxygène (soit en vol. 0ˡ,746) et produit 1ᵍʳ,467 de CO^2 (soit en vol. 0ˡ,746).

L'équation de la combustion de l'amidon fait ressortir pour l'oxygène $1^{gr},185$ et pour le CO^2 $1^{gr},630$.

Équation de la combustion des corps gras.

$$2\,(C^{57}H^{110}O^6)\ (1780) \atop \text{(Tristéarine)} \quad + 163\ O^2 \quad (5216) \atop \underline{6996} \Bigg\} = \Bigg\{ \begin{array}{l} 114\ CO^2 \quad (5.016) \\ + 110\ H^2O\ (1.980) \\ \overline{\text{Total égal}\ \ 6.996} \end{array}$$

D'où on tire que la combustion de 1 gramme de graisse réclame $2^{gr},930$ d'oxygène (soit en vol., $2^l,049$) et produit $2^{gr},817$ de CO^2 (soit en vol., $1^l,434$).

Équation de la combustion des albuminoïdes.
(En partant de la formule de Lieberkühn).

$$2\,(C^{72}H^{112}Az^{18}O^{22}S)\ (3.224) \atop \text{(Albumine.)} \quad + 154\ O^2 \quad (4.928) \atop \underline{8.152} \Bigg\} = \Bigg\{ \begin{array}{ll} 18\,(CO\,Az^2\,H^4)\ (1.080) \\ \quad \text{Urée.} \\ + 126\ CO^2 & (5.544) \\ + 76\ H^2O & (1.368) \\ + 2\ SO^3 & (\ \ 160) \\ \hline \text{Total égal...} & 8.152 \end{array}$$

D'où on tire que la combustion de 1 gramme d'albumine réclame $1^{gr},52$ d'oxygène (soit en vol., $1^l,063$). Elle produit $1^{gr},72$ de CO^2 (soit en vol., $0^l,868$) et $0^{gr},355$ d'urée.

Du quotient respiratoire des principes immédiats. — On appelle quotient respiratoire d'un principe immédiat, le rapport en volume de la quantité d'acide carbonique produit par la combustion de ce principe, à la quantité d'oxygène nécessaire à cette combustion. La notion du quotient respiratoire est d'une très grande importance dans l'étude des phénomènes de la nutrition, et il est utile de connaître la valeur prise par ce rapport dans les trois cas que nous venons de considérer. Elle se tire immédiatement des équations précédentes, en raison de ce fait qu'un volume de CO^2 contient un volume égal d'oxygène. Il suffit donc de prendre dans chacune de ces équations, le rapport des nombres de molécules de CO^2 et de O^2.

Il vient : pour les hydrates de carbone $\dfrac{CO^2}{O^2} = \dfrac{6}{6} = 1,000$.

    —   pour les graisses............. $\dfrac{CO^2}{O^2} = \dfrac{114}{163} = 0,700$.

    —   pour les albuminoïdes........ $\dfrac{CO^2}{O^2} = \dfrac{126}{154} = 0,818$.

La considération du quotient respiratoire est née de cette circonstance que dans la respiration des animaux, le volume de l'acide carbonique produit est presque toujours inférieur au volume de l'oxygène consommé dans le même temps. Ces deux gaz, évalués en volume, sont liés par un rapport qui a été désigné par Pflüger sous le nom de quotient respiratoire et qu'on exprime communément par la formule $\dfrac{CO^2}{O}$. D'après ce que nous venons de dire, le quotient respiratoire est d'ordinaire plus petit que l'unité, ce que l'on exprime en écrivant $\dfrac{CO^2}{O} < 1$. Mais sa valeur est très variable, ce qui ne veut pas dire indéterminée. Elle dépend au contraire très étroitement, et de la composition des aliments et des métamorphoses régressives qui leur sont imposées ; on conçoit donc qu'elle puisse apporter des témoignages précieux sur ces métamorphoses. Que si, par exemple, les principes immédiats alimentaires sont, chez un animal donné, exclusivement détruits par la combustion, le quotient respiratoire réel sera rigoureusement égal au quotient respiratoire théorique des principes immédiats constitutifs de la ration.

Les chaleurs de combustion. — Mesure de l'énergie contenue dans le potentiel alimentaire. — Rappelons que l'énergie contenue dans les principes immédiats de l'alimentation est représentée par la chaleur de combustion de ces mêmes principes. On appelle chaleur de combustion d'un corps, la quantité de chaleur produite par la combustion de 1 gramme de ce corps. Divers expérimentateurs se sont attachés par l'emploi des méthodes calorimétriques, à déterminer cette constante pour la plupart des substances organiques, et notamment, pour les principes immédiats de l'alimentation. Les résultats les plus récents sont en même temps les plus exacts, et nous retiendrons plus particulièrement ceux de Stohmann, de Rubner et de Berthelot. La concordance des chiffres obtenus isolément par ces différents expérimentateurs garantit leur exactitude.

Nous les exposons ci-dessous en nous bornant aux principes immédiats alimentaires et à l'urée.

$$
\begin{aligned}
&\text{Matière albuminoïde sèche} \dots\dots\dots\dots\dots\dots\dots\dots\dots\dots\dots\dots & 5^{cal},754 \\
&\text{Graisse de porc} \dots\dots\dots\dots\dots\dots\dots\dots\dots\dots\dots\dots\dots\dots\dots\dots & 9^{cal},423 \\
&\text{Amidon} \dots\dots\dots\dots\dots\dots\dots\dots\dots\dots\dots\dots\dots\dots\dots\dots\dots\dots\dots & 4^{cal},116 \\
&\text{Glucose} \dots\dots\dots\dots\dots\dots\dots\dots\dots\dots\dots\dots\dots\dots\dots\dots\dots\dots\dots & 3^{cal},692 \\
&\text{Urée} \dots\dots\dots\dots\dots\dots\dots\dots\dots\dots\dots\dots\dots\dots\dots\dots\dots\dots\dots\dots & 2^{cal},523
\end{aligned}
$$

Ces chiffres sont aujourd'hui universellement adoptés ; mais les divergences se manifestent quand il s'agit de déterminer la chaleur fournie à l'organisme par les albuminoïdes. Théoriquement elle se tire, par différence, des chiffres afférents aux matières albuminoïdes et à l'urée, en tenant compte de ce fait, que 1 gramme de matière albuminoïde fournit par son oxydation incomplète $0^{gr},355$ d'urée sèche.

La chaleur disponible dans l'albumine serait donc égale à

$$5,754 - (0,355 \times 2,523) = 4^{cal},860$$

C'est ainsi que procèdent Berthelot et Stohmann qui s'arrêtent au chiffre de $4^{cal},860$, comme mesure de la chaleur de combustion des albuminoïdes supposés brûlés jusqu'à l'urée. Pour des motifs, dont l'exposé serait en ce moment prématuré, Rubner adopte le chiffre de $4^{cal},047$. Quant à nous, nous dirons plus tard les raisons qui nous font préférer le chiffre de Berthelot.

Quoi qu'il en soit, il est utile, en terminant, de grouper tous les documents numériques relatifs à la combustion des principes immédiats, à la chaleur produite et aux gaz mis en œuvre dans cette combustion. C'est ce que nous faisons dans le tableau suivant :

Chaleur produite et gaz mis en œuvre dans la combustion des principes immédiats.

SUBSTANCES.	Chaleur produite par la combustion de 1 gramme.	Oxygène consommé dans cette combustion		Acide carbonique produit dans cette combustion		Quotient respiratoire.	Chaleur répondant à		Chaleur répondant à	
		en poids.	en volume.	en poids.	en volume.		1 gramme d'oxygène.	1 litre d'oxygène.	1 gramme de CO².	1 litre de CO².
	cal.	gr.	lit.	gr.	lit.		cal.	cal.	cal.	cal.
Substance musculaire sèche............ Albumine jusqu'à l'urée (1).............	4,860	1,520	1,063	1,720	0,868	0,818	3,197	4,576	2,825	5,599
Graisse de porc (2).	9,423	2,930	2,049	2,817	1,434	0,703	3,215	4,598	3,341	6,571
Glycose (2)..........	3,692	1,067	0,746	1,467	0,746	1,000	3,460	4,949	2,511	4,949
Amidon (2).........	4,123	1,185	0,828	1,630	0,828	1,000	3,479	4,979	2,529	4,979

(1) En partant de l'équation de la combustion (formule de Lieberkühn).
(2) A partir de l'équation de la combustion.

Calcul de l'énergie potentielle contenue dans les aliments. — Étant donnée la composition d'une ration, il suffirait pour mesurer la totalité de l'énergie qu'elle contient, de multiplier les quantités des divers principes immédiats qui la forment, par les chaleurs de combustion correspondantes, et de faire la somme des produits obtenus. Les zootechniciens procèdent autrement. On remarquera que les substances albuminoïdes et l'amidon ont sensiblement la même valeur énergétique (au moins si on admet le chiffre de Rubner pour l'albumine). Dans la pratique, on peut donc confondre, et on confond ces deux ordres de substances, en leur attribuant une chaleur de combustion égale à 4^{cal},1. Les graisses ont une chaleur de combustion 2,4 fois plus grande ; il suffit donc pour les évaluer en amidon ou en albumine, de multiplier leur quantité par 2,4. La totalité de la ration se trouve ainsi ramenée à une seule catégorie de principes qu'on embrasse dans la désignation commune de *principes nutritifs*. On dira, par exemple, avec Wolff, que la ration nécessaire à l'entretien d'un cheval de 500 kilogrammes réclame 4^{kg},200 de principes nutritifs et contient, $4{,}200 \times 4{,}1 = 17\,220$ calories. D'ailleurs, nous démontrerons plus tard que la puissance thermogène des aliments ne donne pas exactement la mesure de leur valeur nutritive.

DE LA DIGESTION

La digestion est l'ensemble des transformations imposées aux substances alimentaires, pour en extraire les principes immédiats et les rendre assimilables.

La digestion comprend donc deux séries d'opérations : les opérations extractives, d'ordre mécanique et physique, agissant de manière à libérer les principes immédiats et à les offrir à l'action des liquides digestifs ; les opérations chimiques, effectuées précisément par ces liquides, et aboutissant à une telle transformation de ces mêmes principes immédiats qu'ils sont directement assimilables.

Ces deux séries de faits procèdent de la nature même et de la composition des substances alimentaires. Celles-ci s'offrent, souvent, sous une forme complexe, plus ou moins grossière, tenant emprisonnés et dissimulés sous une gangue inerte et encombrante les principes alibiles.

De là la nécessité d'opérations mécaniques telles que la mastication, ayant pour effet d'imposer à la matière alimentaire un très grand état de division et de l'offrir à l'action dissolvante de l'eau et des liquides digestifs.

La nécessité de l'intervention des sucs digestifs procède de cette circonstance que les principes immédiats ne sont pas immédiatement utilisables par l'organisme. Le sucre de canne, par exemple, comme l'a établi Cl. Bernard, se retrouve intégralement dans les urines, quand on l'introduit directement dans la circulation, par une injection intra-veineuse ; il en est de même de l'albumine et, d'une manière générale, de toutes les substances protéiques. En un mot, les principes immédiats ne sont retenus et exploités par l'organisme, c'est-à-dire assimilés, qu'à la condition de subir l'action digestive. Ils deviennent alors des *nutriments* (Cl. Bernard) par opposition aux *aliments* qui sont seulement aptes à se transformer en nutriments.

De là une double définition : celle des aliments et celle de la digestion. Un aliment est toute substance qui, soumise à l'action digestive, se transforme en nutriment. La digestion est l'ensemble des opérations qui transforment les aliments en nutriments. La séparation des deux ordres de substances repose sur le critère expérimental introduit par Cl. Bernard, l'injection intra-veineuse ; c'est par cette épreuve qu'on reconnaît et qu'on détermine la valeur d'une substance à ce point de vue.

DES PROCÉDÉS DE LA DIGESTION
DES DIFFÉRENTS PRINCIPES IMMÉDIATS

Les transformations chimiques subies par les principes immédiats, au contact des sucs digestifs, sont des changements superficiels, de simples transformations isomériques, consistant surtout en dédoublements et hydratations. Or, cette opération du dédoublement avec hydratation est l'œuvre des ferments solubles, *diastases* ou *enzymes*, principes actifs sécrétés par les diverses glandes annexées à l'appareil digestif. Sauf les graisses, et encore faut-il faire, à leur sujet, quelques réserves, il n'est pas de principe immédiat alimentaire, qui ne réclame et ne subisse l'influence modificatrice d'une diastase.

Il convient, semble-t-il, de s'arrêter, tout d'abord, sur ces principes, d'en faire une étude générale et de rechercher de près leur influence.

CHAPITRE PREMIER

CONSIDÉRATIONS GÉNÉRALES SUR LES FERMENTS SOLUBLES OU DIASTASES

Il existe deux sortes de ferments : les ferments figurés et les ferments solubles.

Pour bien fixer la valeur des seconds, il convient de dire un mot des premiers. Les ferments figurés sont des êtres vivants ; ils appartiennent à ce monde des microbes qui, dépourvus de chlorophylle et également incapables de fixer l'azote atmosphérique, ne peuvent se nourrir que d'aliments préformés qu'ils trouvent dans les débris de la matière organique morte. Or, cette matière morte considérée dans ses principes immédiats, hydrates de carbone ou albuminoïdes, est mise en œuvre par les ferments de deux manières. D'une part, ceux-ci y trouvent la substance de leur accroissement et de leur multiplication. Par là ils font œuvre d'organisation et de création. Ils revivifient une partie de la matière morte qui se trouve ainsi partiellement ramenée et retenue dans le cycle vivant.

Mais cette œuvre d'organisation et de production trouve sa rançon très onéreuse dans la destruction corrélative d'une quantité de matière organique de beaucoup supérieure à celle qui a été assimilée. Pour prendre un exemple dans la fermentation alcoolique, la levure de bière détruit 10 grammes de sucre pour construire 1 gramme de levure. Sa dépense est donc dix fois plus considérable que sa production, et c'est là précisément la caractéristique des ferments vrais, qu'ils détruisent beaucoup plus qu'ils n'édifient. Ce n'est point le lieu de pénétrer autrement dans l'intimité de leur action. Il suffit de dire qu'elle va jusqu'à la dissolution et la destruction entière de tout ce qui a cessé de vivre, jusqu'à la restitution des éléments simples au monde minéral.

Pour avoir une expression chimique, d'ailleurs très puissante, l'œuvre des ferments est une fonction vitale, et c'est avec raison que ces fermentations destructives de la matière organique, sont désignées sous le nom de fermentations vitales, par opposition aux fermentations purement chimiques accomplies par les diastases.

Les premières sont fonction de la vie, de la nutrition et de la multiplication d'êtres vivants. Les secondes sont purement chimiques et ne sont *immédiatement* corrélatives d'aucun acte vital.

Les premières modifient profondément la matière vivante et aboutissent à sa destruction. Les modifications imposées par les secondes sont superficielles et ne font qu'effleurer la structure moléculaire. Enfin elles ne sont pas arrêtées, ni par les antiseptiques, ni par les anesthésiques, qui, au contraire, suspendent définitivement les fermentations vitales.

Classification des diastases. — Les considérations qui précèdent s'appliquent surtout aux diastases digestives et procèdent du point de vue qui doit dominer dans ce chapitre. Mais ce point de vue ne suffirait pas à la définition des ferments solubles et pour saisir toutes les circonstances communes à ces mystérieux agents, il faut constater la diversité de leurs fonctions. A ce point de vue, on ne saurait mieux faire que de reproduire la classification adoptée par M. Duclaux dans le récent ouvrage qu'il a consacré aux diastases. (*Traité de microbiologie*, t. II, Masson, Paris, 1899). M. Duclaux distingue les groupes suivants :

1° Les diastases *coagulantes*, telles que la *présure* qui coagule le lait et la *plasmase* (fibrin-ferment) qui coagule le sang.

2° Les diastases *décoagulantes*, représentées par la *caséase* qui dissout le caillot du lait, par la *fibrinase*, par la *trypsine* du suc pancréatique, la *pepsine* du suc gastrique, la *papaïne* ou pepsine végétale, et enfin la *cytase* qui dissout la cellulose.

3° Les diastases *hydrolysantes*, agissent particulièrement sur les hydrates de carbone et comprennent : l'*amylase*, qui dédouble l'amidon; l'*inulase*, qui agit de la même manière sur l'inuline ; la *sucrase* ou *invertine* chargée de dédoubler le sucre de canne; la *maltase* et la *lactase* intervenant de la même manière sur le maltose et le lactose. L'*émulsine* et la *myrosine* agissent, la première sur l'essence d'amandes amères, et la seconde sur l'essence de moutarde.

Ce groupe comprendrait encore la *lipase* dont on affirme la présence dans le suc pancréatique et qui présiderait au dédoublement et à la saponification des corps gras (voir page 79).

4° Les diastases oxydantes telles que la *laccase*, découverte par M. Bertrand, paraissent avoir une existence générale (Jacquet, Bourquelot, Abelous et Biarnès) et constituer les agents immédiats des combustions organiques

5° Les diastases *réductrices* ont surtout pour représentant le philothion de M. de Rey-Pailhade.

6° Les *zymases*, dont on ne connaît encore qu'une seule espèce découverte par M. Buchner, et qui a le pouvoir de dédoubler le glucose en alcool et en acide carbonique (1).

Il faut donc élargir la conception qu'on se faisait des diastases et la diversité de leurs fonctions oblige à penser qu'elles inaugurent toutes les opérations cellulaires. Il faut y voir les agents intermédiaires de tous les actes chimiques de la cellule. Les ferments figurés eux-mêmes, si la découverte de M. Buchner se généralise, n'opéreraient pas directement la destruction de la matière organisée et réclameraient le concours des diastases. Dans ce cas, la distinction qu'on a coutume de faire entre les fermentations vitales et les fermentations purement chimiques ne saurait être maintenue qu'avec les plus expresses réserves. Il y aurait, dans toute fermentation, une phase chimique caractérisée par l'action d'une diastase, et une phase vitale caractérisée par la sécrétion de cette diastase. Aussi bien, et même avant que la découverte de M. Buchner ne fût venue nous démontrer que la levure de bière agit sur le glycose par l'intermédiaire d'un ferment soluble, les fermentations chimiques n'étaient pas moins inaugurées par un épisode purement vital et dans lequel la cellule donne naissance à une diastase. C'est précisément cette circonstance qui paraît devoir se généraliser et servir de base à la notion fondamentale qui suit.

Les fonctions chimiques de la cellule vivante s'exercent toujours par l'intermédiaire d'une diastase. De là cette définition : les diastases sont les agents immédiats de toutes les opérations chimiques effectuées par la cellule vivante. On conçoit ainsi toute la diversité de ces agents et il n'est pas certain que la classification où nous les avons embrassés en ait épuisé tous les aspects.

Des diastases digestives. — La fonction des diastases, encore appelées *enzymes*, est, en particulier, de digérer les principes immédiats de l'alimentation, c'est-à-dire de les rendre utilisables par les tissus vivants, au moyen d'une modification préliminaire. C'est au point que l'action préalable des diastases précède nécessairement tout acte d'alimentation, et, par là même, la digestion apparaît comme une fonction générale inséparable de la vie et du mouvement nutritif. Aussi est-elle présente chez tous les êtres, sans exception, parce qu'il n'en est aucun qui puisse directement exploiter les principes alimentaires. C'est pourquoi les diastases se trouvent partout, chez les végétaux, comme chez les animaux, chez les mucédinées, et d'une manière générale chez les microbes qui se nourrissent surtout à la façon des animaux.

En ce qui touche les végétaux à chlorophylle, nous avons vu plus haut leur dualité réelle. Ce ne sont pas seulement des agents de synthèse, et dans le végétal créateur de matière organique, coexiste le végétal consommateur. Ce n'est que pour les dépenser, quand il conviendra, que la plante accumule ses réserves de sucre et d'amidon, et c'est surtout au moment de la floraison et de la germination qu'elle consomme ses réserves. C'est ainsi que la betterave dépense tout son sucre et le transforme presque entièrement, par oxydation, en eau et acide carbonique. Il en est de même d'une graine qui, pendant la germination, mobilise

(1) En 1889, M. Arloing a décrit sous le nom de bacillus heminecrobiophilus un microbe qui verse, dans son bouillon de culture, des diastases capables de produire des phénomènes de fermentation, au sein des tissus animaux, séparés et maintenus aseptiquement hors de l'organisme. C'est le premier exemple signalé de transformation de matières organiques, accompagnée de dégagement gazeux, sous l'influence de substances solubles séparées, par filtration, du microbe qui les engendre.

ses réserves d'amidon, et les dépense, aussi bien dans la respiration, que dans la formation des organes de la jeune plante. Or, ni le sucre de canne, ni l'amidon, ni la fécule ne sont directement assimilables. Ils doivent être convertis, le sucre cristallisable en sucre interverti, l'amidon en dextrine et en maltose, et cette conversion est précisément l'œuvre de diastases particulières sécrétées par les cellules de la graine et de la betterave. Le phénomène est général ; toute formation nouvelle d'organes, chez les végétaux, appelle un déplacement et un emploi des réserves alimentaires, avec leur modification préalable par les diastases.

De même les êtres inférieurs, tels que les mucédinées, les microbes, les ferments eux-mêmes, ne peuvent exploiter leurs aliments organiques qu'après leur avoir imposé l'action transformatrice de leurs diastases.

Spécificité des diastases. — Chaque espèce de principe immédiat réclame une diastase particulière qui agit sur elle et n'agit pas sur une autre. Ainsi la diastase qui transforme l'amidon, est incapable de transformer le sucre de canne. Chaque aliment appelle donc sa diastase, et le premier acte des mucédinées ou autres végétaux inférieurs qu'on ensemence dans un milieu de culture approprié, est de sécréter la diastase correspondant à l'aliment hydrocarboné qu'on a fait intervenir : amidon, sucre candi, ou sucre de canne (1).

Mode d'action des diastases. — Elles agissent sur les principes immédiats en opérant le dédoublement et l'hydratation de leur molécule. Ainsi la modification imposée au sucre de canne par le ferment inversif ou sucrase, s'exprime dans l'équation suivante :

$$C^{12}H^{22}O^{11} + H^2O = C^6H^{12}O^6 + C^6H^{12}O^6$$

Sucre de canne.   Lévulose.   Dextrose.

Cet exemple suffit, ici, pour donner une idée de l'opération exécutée par les ferments solubles ; on voit qu'elle donne lieu à des espèces chimiques dont la molécule est plus simple et moins lourde que la molécule attaquée.

Préparation des diastases. — Il a été impossible jusqu'ici de les obtenir à l'état de pureté. Outre qu'elles sont en très faible quantité dans les liquides qui les contiennent (suc gastrique, suc pancréatique, salive..., etc.), elles sont toujours combinées, soit avec des principes minéraux, soit avec des principes organiques dont on les isole difficilement. Nous verrons les procédés spéciaux qui conviennent plus particulièrement à la préparation de chacune d'elles. Disons seulement ici que, pour les obtenir en abondance, on fait infuser à chaud, et pendant plusieurs jours, les organes ou les muqueuses qui les sécrètent, après les avoir découpés en fragments. L'infusion se fait soit dans la glycérine (Wittich), soit dans une solution saturée d'acide borique (Herzen). Il est encore un excellent moyen d'avoir un liquide riche en diastases, c'est d'ensemencer une espèce quelconque de microorganismes dans un milieu nutritif approprié, et de la mettre en culture dans une étuve. Au fur et à mesure de la végétation du microbe, et tant que l'aliment de prédilection n'est pas épuisé, le ferment propre de cet aliment se produit et peut être révélé. C'est ainsi que dans une culture d'*Aspergillus niger* nourri au sucre de canne, on voit apparaître le ferment inversif ; c'est de l'amylase que l'on obtient, au contraire, si le milieu de culture

(1) Certains bacilles à qui l'on offre une alimentation complexe, sécrètent plusieurs diastases. Tel est par exemple, le *bacillus heminecrobiophilus* de M. Arloing qui sécrète dans ses cultures, de la trypsine, de l'invertine, de l'amylase et de la saponase (ou lipase).

contient de l'empois d'amidon au lieu de sucre. Enfin, dans le cas où on fournit du glycose pur, comme cette espèce de sucre est directement assimilable, la digestion est inutile et l'aspergillus niger ne sécrète pas de diastase. Ces exemples sont bien faits pour témoigner, à la fois, et de la spécificité des ferments à l'égard des principes immédiats, et de leur finalité et de leur origine.

Pour obtenir l'isolement des diastases ainsi obtenues dans leurs dissolutions naturelles, on les précipite (par l'alcool notamment), on décante et on reprend le précipité par l'eau jusqu'à complet épuisement ; on obtient alors, par évaporation, une poudre blanche, insipide et inodore, soluble dans l'eau, précipitée par l'alcool et l'acétate de plomb et douée de toutes les propriétés physiologiques du liquide qui les contenait.

Composition chimique des diastases. — Elle est très voisine de celle des substances albuminoïdes avec lesquelles les diastases partagent, d'ailleurs, un grand nombre de réactions.

Puissance d'action des diastases. — Elle est considérable et se manifeste par cette circontance qu'il n'y a pas de relation définie entre les quantités de diastase employée et la quantité de subtance transformée. La disproportion entre les deux termes dépasse toute mesure prévue. On a calculé, par exemple, que la présure peut coaguler 250 000 fois son poids de caséine. En même temps qu'ils expriment le pouvoir, en quelque sorte infini, des ferments solubles, de pareils chiffres dénoncent le caractère tout nouveau et très spécial du mode d'action de ces substances. C'est quelque chose d'analogue à l'action catalytique où le principe actif agit, non par sa substance, mais par sa seule présence (1).

Conditions des fermentations chimiques. — L'action transformatrice des diastases est subordonnée à un certain nombre de conditions telles que la température et la réaction du milieu. Chaque diastase a sa température optimum pour laquelle son pouvoir atteint le maximum d'intensité. Ces températures optima oscillent entre 30° et 60°. En deçà et au delà, l'activité des diastases diminue progressivement jusqu'à s'éteindre quand la température atteint les limites extrêmes incompatibles avec l'activité des ferments solubles.

En ce qui touche l'influence du milieu, l'action des diastases est favorisée tantôt par une réaction acide (pepsine), tantôt par une réaction alcaline (trypsine, amylase).

Parmi les conditions de milieu qui influencent les ferments solubles, il faut signaler la présence des produits de la fermentation. D'une manière générale, le pouvoir de transformation d'une diastase va s'affaiblissant au fur et à mesure que s'accumulent les produits de cette transformation. Il arrive même un moment, où l'opération est entièrement arrêtée, pour reprendre son cours dès que, par la dialyse, ou tout autre moyen, on enlève les produits accumulés qui sa-

---

(1) Il est bien plus simple de confesser qu'on ne sait rien sur le mode d'action des diastases. L'hypothèse d'une force catalytique est l'aveu bien mal déguisé de notre ignorance sur ce point. Les autres hypothèses produites pour expliquer l'action des diastases, sont plus précises, sans doute, mais non plus satisfaisantes. Dans l'hypothèse de Bunsen que l'on pourrait appeler la théorie du transport, la diastase se conduirait comme l'acide sulfurique dans l'éthérification ; elle serait alternativement libre et combinée avec la substance transformée. Dans une autre conception, plus audacieuse, celle de de Jager, on refuse toute réalité substantielle aux diastases et on les considère comme des forces analogues à la lumière ou à la chaleur. Cette théorie a été brillamment défendue par Arthus (1896).

turent le liquide. L'empêchement qui vient ici suspendre l'action des diastases est donc purement extérieur et ne tient pas à l'épuisement du principe actif qui demeure intact.

CHAPITRE II

DIGESTION DES HYDRATES DE CARBONE

Les aliments appartenant à ce grand groupe de principes immédiats ont pour type le glycose, et peuvent donner du glycose, sous l'influence des diastases chargées d'opérer leur transformation. On peut tenir pour certain que le glycose représente la forme dernière sous laquelle les hydrates de carbone sont utilisés par les tissus vivants, et la digestion de ces principes immédiats a précisément pour but et pour résultat de les transformer en glycose. Par ce caractère ils forment le grand groupe des *glycosides*, c'est-à-dire toute substance capable de fournir du glycose par dédoublement et hydratation. En nous plaçant à ce point de vue purement chimique qui s'accorde, d'ailleurs, avec le point de vue physiologique, la cellulose qui, par sa constitution, fait partie des principes ternaires neutres, doit être envisagée à part. Sa transformation en glycose dans l'organisme est, en effet, fort douteuse et elle est l'objet, dans l'appareil digestif, d'opérations très particulières, puisqu'elle est dissoute et décomposée par un ferment figuré. Il y a donc lieu d'examiner, à part, la digestion des glycosides et celle de la cellulose.

DIGESTION DES GLYCOSIDES.

Il convient de se reporter ici à la division établie pour les principes immédiats de cet ordre (voir la page 39).

Les espèces du premier groupe n'ont pas à nous arrêter autrement. La mannite qui en est l'unique représentant, est très peu abondante, même dans l'alimentation des herbivores, et sa digestion n'a été, nous croyons bien, l'objet d'aucune recherche.

Quant aux espèces du deuxième groupe ($C^6H^{12}O^6$), ce sont précisément les glucoses (glucose, lévulose, galactose). Elles ne diffèrent que par le sens et le degré de leur pouvoir rotatoire et sont directement assimilables.

Les saccharoses $C^{12}H^{22}O^{11}$ sont constituées par l'union de deux molécules de glycose avec soustraction d'une molécule d'eau. Nous y rencontrons le sucre de canne, le sucre de lait et le maltose.

Le *sucre de canne* se convertit en sucre interverti, mélange de glucose et de lévulose, d'après l'équation déjà exposée

$$C^{12}H^{22}O^{11} + H^2O = \begin{cases} C^6H^{12}O^6 \text{ (Dextrose)}. \\ C^6H^{12}O^6 \text{ (Lévulose)}. \end{cases}$$

La transformation a lieu dans l'intestin, sous l'influence du ferment inversif, (sucrase de Duclaux), découvert par Cl. Bernard dans le suc intestinal. La sucrase intestinale est probablement d'origine microbienne. Nous savons également que la part de sucre de canne qui pourrait échapper à la digestion et pénétrer directement dans la veine porte est intervertie dans le foie.

Lactose ou *sucre de lait.* Le lactose qui joue un rôle si considérable dans l'alimentation des jeunes n'est pas directement assimilable. Cela résulte des nombreuses expériences de Dastre qui a toujours retrouvé, dans les urines, le sucre de lait introduit en injections intra-veineuses. Ce physiologiste a également montré l'indifférence des tissus à l'égard du lactose, par la méthode des circulations artificielles. L'artère et la veine crurales étant isolées sur un chien, un membre postérieur de l'animal est embrassé dans une ligature qui le sépare du reste de l'organisme par l'interruption de toutes les circulations collatérales ; les deux vaisseaux cruraux, également liés, sont soumis à un lavage à l'eau salée (7 p. 1 000) et mis en communication avec un dispositif qui débite, par l'artère, la solution d'épreuve et la reprend par la veine. Or lorsque la solution d'épreuve est une solution de sucre de lait (8 à 10 grammes p. 1 000 de liqueur physiologique), la solution traverse les tissus sans s'y altérer et sans y laisser la moindre parcelle de lactose.

Le ferment du lactose est inconnu. Il n'est point douteux pourtant que ce principe ne se transforme en glycose en traversant l'organisme et cette transformation a été fort ingénieusement établie par Bourquelot et Troisier, dans des expériences instituées sur un diabétique. Le malade est soumis comparativement au régime ordinaire et au régime du lait additionné de quantités variables de lactose. Or les urines du sujet contiennent d'autant plus de sucre que son régime est plus riche en lactose. Il y a même souvent égalité entre le lactose ingéré et le sucre éliminé, et celui-ci est du glucose absolument pur. Le diabétique devient ainsi un appareil vivant de transformation qui reçoit du sucre de lait et fournit du glycose. Où et comment s'opère la transformation ? il est pour le moment impossible de répondre directement à cette question ; mais il est infiniment probable que le foie qui fait du sucre avec tous les aliments possibles, et dont nous aurons à étudier plus tard la fonction spéciale à cet égard, est ici l'agent transformateur. Quant au *maltose* qui fait également partie des saccharoses, il constitue l'un des termes de la digestion de l'amidon et c'est à ce propos que nous aurons à l'étudier.

De la saccharification de l'amidon. — L'amidon ou fécule fait partie du groupe des polysaccharides. C'est un polymère, un multiple indéterminé de la molécule $C^{12}H^{20}O^{10}$, et il peut être représenté par l'expression générale $(C^{12}H^{20}O^{10})^n$. On voit que dans les polysaccharides la molécule fondamentale du glycose est plus profondément atteinte, encore, que dans le groupe précédent. L'élimination de l'eau porte ici sur deux molécules et cette circonstance introduit une complexité nouvelle dans les transformations digestives de l'amidon. L'importance alimentaire des féculents vaut la peine qu'on s'arrête d'assez près sur les opérations qui en font sortir le glycose. L'amidon est transformé par la salive, (Leuchs, Mialhe) ; par le suc pacréatique, (Bouchardat et Sandras) et par le suc intestinal (Cl. Bernard). Mais c'est surtout dans l'intestin, et sous l'influence du suc pancréatique, que l'amidon est complètement digéré et transformé en glycose. Avec la salive, il ne donne que du maltose et de la dextrine. Ces derniers corps apparaissent, d'ailleurs, et sont des termes nécessaires de la saccharification des féculents, quelle que soit l'action digestive intervenue. En somme la digestion de l'amidon s'opère en deux étapes réclamant, chacune, l'intervention d'un ferment particulier. Les recherches de M. Bourquelot ont bien mis ces faits en lumière.

Dans la première étape, l'amidon se dédouble en dextrine et en maltose. Dans la seconde, le maltose est interverti et donne du glycose en présence d'un ferment spécial (maltase de Duclaux) dont la réalité a été établie par M. Bourquelot. La première opération a lieu en présence de la salive ou du malt, et c'est précisément en étudiant l'influence de la diastase végétale sur l'amidon, que Dubrunfaut découvrit le maltose en 1847. Jusque-là on l'avait confondu avec le glycose dont il possède l'action réductrice. C'est ce qui faisait croire à Leuchs, puis à Mialhe, que la salive opère la saccharification complète de l'amidon. La confusion s'est maintenue d'ailleurs, en dépit de Dubrunfaut, jusqu'en 1872, où le maltose a été remis en lumière par Cornelius O'Sullivan.

L'équation suivante rend compte de la réaction.

$$(C^{12}H^{20}O^{10})n + H^2O = (C^{12}H^{20}O^{10})n - 1 + C^{12}H^{22}O^{11}$$

Amidon.   Dextrine.   Maltose.

Il se produit donc une sorte de clivage qui arrache à l'amidon une molécule de la forme $C^{12}H^{20}O^{10}$ et la transforme en maltose par hydratation. Mais le groupement qui reste, la dextrine, peut subir à son tour un dédoublement du même ordre, donner une dextrine plus simple et fournir une nouvelle molécule de maltose. La série des transformations qui font descendre la molécule d'amidon à l'état de maltose serait donc exprimée par une série d'équations homologues telles que :

$$(C^{12}H^{20}O^{10})n - 1 + H^2O = (C^{12}H^{20}O^{10})n - 2 + C^{12}H^{22}O^{11}$$

Dextrine   Dextrine.   Maltose

$$(C^{12}H^{20}O^{10})n - 2 + H^2O = (C^{12}H^{20}O^{10})n - 3 + C^{12}H^{22}O^{11}$$

Dans sa forme très générale, cette expression que nous empruntons à M. Bourquelot, met bien en relief le procédé de la dislocation progressive de la molécule primitive. Elle est, d'autre part, d'accord avec ce fait, que pendant la durée d'une digestion d'amidon, on constate l'apparition successive de variétés distinctes de dextrine différant les unes des autres par le poids moléculaire. Les unes désignées par Brucke sous le nom d'*érythrodextrines*, donnent des solutions aqueuses se colorant en rouge par la teinture d'iode; les érythrodextrines sont en quelque sorte de l'amidon devenu soluble. Les autres dextrines, de molécule moins lourde que les précédentes, ne se colorent plus par l'iode et ont reçu, pour ce motif, le nom d'*achroodextrines*.

Le maltose, comme on voit, a la composition du sucre de canne, aussi est-il interverti par le suc intestinal et par le suc pancréatique. La saccharification de l'amidon conduite jusqu'au terme maltose sous l'influence de la ptyaline salivaire s'achève dans l'intestin d'après l'équation classique :

$$C^{12}H^{22}O^{11} + H^2O = C^6H^{12}O^6 + C^6H^{12}O^6.$$

Soumis à l'épreuve critère de Cl. Bernard le maltose serait directement assimilable, car il ne se retrouve pas dans les urines quand on l'administre par injection intra-veineuse. On est conduit à admettre que ce principe immédiat trouve dans le sang un ferment spécial, une invertine particulière distincte de la ptyaline, de la diastase végétale et de l'invertine de la levure de bière qui n'agissent pas sur le maltose. Ce ferment se trouverait, au contraire, dans le suc pancréatique et dans le suc intestinal. Cette hypothèse, introduite par M. Bourquelot, a été vérifiée par lui dans l'étude de la nutrition de l'aspergillus niger alimenté avec du maltose. La végétation obtenue est très belle et le produit de la macération du champignon dans l'eau distillée, transforme le maltose en glycose. De plus, par une technique spéciale, on peut extraire du champignon ainsi élevé sur un milieu riche en maltose un ferment soluble saccharifiant ce principe immédiat.

DIGESTION DE LA CELLULOSE.

La cellulose appartient au groupe des polysaccharides $(C^{12}H^{20}O^{10})^n$. Ce principe immédiat est doublement intéressant, et par l'importance de son rôle dans l'alimentation des herbivores, et par les circonstances de sa digestion. La cellulose est digérée dans l'appareil digestif, cela ne fait aucun doute ; elle l'est même dans de très grandes proportions, et contribue ainsi largement à l'alimentation du bétail. Elle est digérée, mais elle est réfractaire à l'influence de tous les sucs digestifs et de toutes les diastases connues. Ses transformations sont l'œuvre d'un ferment figuré, le *bacillus amylobacter* dont l'intervention constitue l'exemple le plus précis, sinon le seul, de l'intervention des microbes dans les opérations digestives.

Digestibilité de la cellulose. — Elle a été établie de bien des manières et bien des fois. Les recherches de Henneberg et Stohmann ont montré que le bœuf et le mouton digèrent 50 p. 100 de la cellulose de leurs aliments. Le lapin nourri de feuilles de choux en digère 90 p. 100 (Schmulewitsch). Le pigeon transforme également la cellulose dans de grandes proportions (Duclaux). Enfin, dans une longue série de recherches instituées sur le cheval, Müntz a montré que la digestibilité de la cellulose varie entre 48 et 85 p. 100.

Ferment de la cellulose. — Mistscherlitch, le premier, en 1850, entrevit le ferment de la cellulose connu aujourd'hui sous le nom de *bacillus amylobacter*. Il constata que l'eau dans laquelle on fait macérer des fragments de pomme de terre se peuple de bactéries, en même temps que le parenchyme végétal se désagrège, et que la cellulose se dissout, libérant l'amidon qui tombe au fond du vase. Le vibrion ainsi aperçu par Mistscherlitch est devenu le *bacillus amylobacter* de Trécul et de Van Tieghem.

Le ferment de la cellulose n'est pas exclusif. Il transforme tous les hydrates de carbone, qu'il préfère à la cellulose, et parmi les différentes variétés de cellulose, il dissout avec une énergie particulière celle des tissus jeunes et nouvellement formés. Mais les membranes cellulaires qui ont subi la transformation cuticulaire, subéreuse ou ligneuse lui résistent. Il en est de même de celle des fibres du liber, ce qui permet d'obtenir ces éléments par le rouissage. Les vaisseaux laticifères seraient également réfractaires à l'influence du bacille. Quant aux plantes aquatiques la résistance de leur cellulose est évidemment une condition de leur existence.

Mode d'action du bacillus amylobacter. — Ce ferment est un microbe anaérobie qui fait fermenter la cellulose et la dédouble en un certain nombre de produits secondaires bien étudiés par Tappeiner. Ce sont, d'une part, des produits gazeux, gaz des marais, acide carbonique et acide sulfhydrique, celui-ci en très faible quantité, et d'autre part, des acides organiques, l'acide acétique et l'acide butyrique. En étudiant la répartition des gaz dans l'appareil digestif des herbivores, Henneberg et Stohmann ont pu déterminer le siège particulier de la fermentation de la cellulose. Elle a lieu, surtout, dans la panse chez les ruminants, et dans le cæcum chez le cheval. Cette différence est ici un fait assez grave. Chez les ruminants, la dissolution de la cellulose a lieu avant l'intervention des sucs digestifs, qui peut ainsi se faire utilement sur l'amidon libéré par la destruction des parois cellulaires. Il en est tout autrement chez le cheval où les principaux agents de la digestion naturelle précèdent l'action du *bacillus amylobacter*. Aussi les ruminants sont-ils plus particulièrement aptes à digérer les aliments grossiers comme le foin; ils les digèrent, en tout cas, plus complètement que le cheval, dont l'appareil digestif est surtout propre à digérer les grains. Ainsi s'expliquent les assertions contradictoires des auteurs sur la digestion de la cellulose chez le cheval, l'assertion de Wolff niant toute modification de ce principe immédiat, et celle de Müntz dont nous avons vu plus haut les chiffres.

Chez les oiseaux granivores (Pigeons), la digestion de la cellulose, bien étudiée par Duclaux, a surtout lieu dans le jabot. Quand on examine les grains qui ont séjourné, quelques heures, dans ce viscère, on les trouve gonflés, s'écrasant facilement et donnant un suc laiteux qui, examiné au microscope, laisse voir les grains d'amidon libres au milieu de quelques cellules incomplètement dissoutes. La préparation contient, en même temps, des myriades de *Bacillus amylobacter*.

Du rôle alimentaire de la cellulose. — La dissolution, même partielle, de la cellulose a, au moins, pour effet de faire émerger et d'offrir aux sucs digestifs un grand nombre de principes immédiats jusque-là emprisonnés dans les parois cellulaires. La question qui se pose, maintenant, est de savoir si les produits de la fermentation cellulosique peuvent être assimilés et utilisés par l'organisme. A ne considérer que les termes extrêmes de cette fermentation, tels que les acides organiques, on pourrait douter de leur valeur alimentaire, quoique Zuntz, pour l'acide butyrique, et Mallèvre pour l'acide acétique, aient montré qu'ils sont entièrement brûlés par l'organisme. Mais il faut surtout tenir compte des termes intermédiaires, et notamment du terme glycose, qui apparaissent au début même de l'action du *Bacillus amylobacter* sur la cellulose. Celle-ci n'échappe point à cette loi générale que, pour être utilisé par un être vivant, tout principe immédiat doit d'abord être transformé en nutriment. Le premier acte d'un ferment figuré est de rendre fermentescible son aliment de prédilection, c'est-à-dire de le digérer. Le premier acte du *Bacillus amylobacter* est de dissoudre la cellulose au moyen d'un ferment soluble, la cytase. Il n'est pas douteux que la cellulose dissoute ne soit ensuite, au moins partiellement, transformée en sucre, puisqu'on trouve ce principe dans le jabot des oiseaux avant l'intervention des ferments ordinaires. Les préliminaires de la fermentation de la cellulose semblent donc comporter une phase de saccharification. L'absorption s'empare ensuite du sucre formé et l'enlève partiellement au processus de fermentation accompli par le *Bacillus amylobacter*.

CHAPITRE III

DIGESTION DES ALBUMINOÏDES

Sous l'influence du suc gastrique et du suc pancréatique, les substances albuminoïdes sont digérées, c'est-à-dire transformées en peptones, substances isomères. La production des peptones sous l'influence des sucs digestifs est due à l'action de ferments solubles : la *pepsine*, dans le suc gastrique, et la *trypsine*, dans le suc pancréatique. Nous aurons à examiner, plus tard, les conditions particulières de l'action de ces ferments. Pour le moment, nous n'avons qu'à nous arrêter sur le procès général de la peptonisation, sur la nature probable et les caractères des peptones.

Marche de la peptonisation. — Pour suivre les transformations des substances albuminoïdes en présence des sucs capables de les digérer, on institue des digestions artificielles. A cet effet, on recueille, soit du suc gastrique, soit du suc pancréatique, et mieux encore, on prépare artificiellement ces liquides par la méthode des infusions déjà indiquée. En employant la glycérine ou une solution boriquée comme liquides d'infusion, on obtient des sucs imputrescibles auxquels il suffit de donner la transparence par une bonne filtration. Quand on veut préparer du suc gastrique, il est indispensable d'ajouter à l'infusion 2 p. 1000 environ d'acide chlorhydrique. Pour instituer une digestion artificielle, on livre au liquide ainsi préparé une certaine quantité de substance albuminoïde, de fibrine par exemple, et le tout est placé dans une étuve à la température de 38 à 40 degrés.

Voici ce qu'on observe dans ces conditions. Au bout de quelques heures, la fibrine et l'albumine qui peuvent être prises pour type, sont presque entièrement dissoutes : il ne reste qu'un dépôt peu abondant, réfractaire à l'action digestive. Ce dépôt constitue la *dyspeptone* de Meisner. On le considère comme formé par les nucléines. La liqueur étant débarrassée de la dyspeptone par filtration, on la neutralise exactement par le sel marin qui produit un précipité, la *parapeptone* de Meisner. Cette parapeptone est une acidalbumine ou syntonine quand on opère avec le suc gastrique. Dans une digestion effectuée à l'aide du suc pancréatique, le terme correspondant est une alcalialbumine. La parapeptone étant à son tour enlevée par filtration, il reste dans la liqueur de la *propeptone* (Schmidt-Mulheim) ou *peptone A* de Meisner, et enfin de la *peptone* vraie.

La propeptone, encore désignée sous le nom d'albumose dans la terminologie de Kuhne, est obtenue par précipitation à l'aide du sulfate d'ammoniaque ou de l'acide nitrique. Pour employer ce dernier réactif, il faut au préalable fortement saler la liqueur.

En résumé, après l'entière dissolution de la fibrine on trouve dans la liqueur les produits suivants :

1° La dyspeptone (nucléines), réfractaire à la digestion.

2° La parapeptone (acidalbumine ou alcalialbumine), précipitée par addition de sel marin (neutralisation).

3° La propeptone de Schmidt-Mulheim (peptone A de Meisner, albumose de

Kuhne), précipitée par addition de sulfate d'ammoniaque ou par l'acide nitrique (après addition d'eau salée à saturation).

4° La peptone vraie.

Sauf la dyspeptone, qui est décidément insoluble dans les sucs digestifs, les autres substances sont des produits de transition, des termes successifs de la transformation définitive de l'albumine en peptone. On constate, en effet, que les proportions de parapeptone et de propeptone vont en diminuant au fur et à mesure que la digestion se prolonge, pendant que la quantité de peptone vraie va s'accroissant.

Théorie de la peptonisation. — Les peptones ont sensiblement la même composition que les albuminoïdes dont elles dérivent (Mialhe, Lehmann, Maly, Henninger). Il paraît pourtant établi qu'elles contiennent moins de carbone et d'azote et plus d'oxygène, et qu'ainsi, elles ont fixé une certaine quantité d'eau. De là la théorie qui les considère comme dérivant des substances albuminoïdes par hydratation. La pepsine du suc gastrique et la trypsine du pancréas n'agiraient donc pas autrement que les ferments solubles que nous avons vus intervenir dans la digestion des hydrates de carbone.

La théorie de l'hydratation concorde d'ailleurs avec les recherches d'Henninger, qui, en déshydratant les peptones à l'aide de l'acide acétique, restitue des substances possédant toutes les propriétés et toutes les réactions des albuminoïdes.

Kuhne et Chittenden vont encore plus loin dans la détermination des analogies, car, d'après ces auteurs, les ferments digestifs de l'albumine procéderaient à la fois par dédoublement et hydratation. Le terme albumose, en effet, serait formé de deux molécules : l'hémialbumose donnant l'hémipeptone, et l'antialbumose donnant l'antipeptone. Cette manière de voir, appuyée, par les auteurs, sur des réactions dont le détail ne pourrait trouver place ici, se reflète dans une théorie parallèle où la molécule si lourde et si complexe de l'albumine est conçue comme formée d'une molécule d'hémialbumine et d'une molécule d'antialbumine. La peptonisation produirait donc le clivage de la molécule d'albumine en même temps que son hydratation. L'idée du dédoublement se retrouve, il est vrai, dans les travaux de Mulder, Meisner, Mialhe, Lehmann, Maly, Herth.

Réactions principales des peptones. — Elles ne précipitent ni par la chaleur, ni par l'acide nitrique, ni par le ferrocyanure de potassium. Traitées par le *biuret* (soude caustique et traces de sulfate de cuivre), elles donnent une coloration rose. Elles sont précipitées par tous les réactifs des alcaloïdes : chlorure de platine, iodure double de potassium et de cadmium, acide phosphomolybdique, acide picrique et tanin.

Propriétés physiologiques des peptones. — Les peptones issues dans l'estomac et l'intestin, des opérations digestives, n'ont qu'une existence éphémère. Elles subissent, en effet, au moment de leur absorption, soit de la part de la muqueuse digestive, soit de la part du liquide sanguin lui-même, une nouvelle et dernière modification, car les peptones obtenues par les procédés les plus corrects de la digestion artificielle, non seulement ne sont pas des nutriments, mais elles déterminent, quand on les administre par injection intraveineuse, des troubles graves qui témoignent d'une véritable action toxique. A ce double point de vue, les peptones ont fait l'objet de nombreuses recherches, dont nous dirons sommairement les principaux résultats.

Les peptones administrées en injection intraveineuse retardent la coagulation du sang, produisent un arrêt passager de la sécrétion urinaire, déterminent une agitation plus ou moins durable suivie d'abattement et de narcose et, enfin, provoquent une chute plus ou moins profonde de la pression arté-rielle qui, d'après Abelous, serait due à la dilatation réflexe des vaisseaux abdominaux. Cette dépression est, d'ailleurs, passagère. On observerait aussi parfois, d'après le même auteur, un ralentissement du rythme du cœur.

L'action toxique des peptones n'est pas la seule singularité de ces principes immédiats. Hoffmeister et Wassermann avaient déjà montré que les peptones introduites par toute autre voie que l'intestin, s'éliminent par les urines sans avoir subi la moindre transformation. Cette assertion a été vérifiée par un cer-tain nombre d'auteurs et notamment Boulengier, A. Denaeyer et C. Devos. Il en résulte que, pour devenir assimilables, les peptones doivent subir l'action modificatrice de la muqueuse intestinale.

CHAPITRE IV

DIGESTION DU LAIT

La digestion des différentes espèces albuminoïdes s'opère d'après les lois générales que nous venons d'exposer. Il n'y a, à cet égard, à signaler d'autres particularités que celles qui tiennent aux circonstances de l'action des sucs digestifs, et nous les rencontrerons en temps et lieu. Une seule espèce, la caséine du lait, fait exception, en ce sens qu'elle réclame, pour être dissoute et trans-formée en peptone, des procédés nouveaux. Où qu'on l'examine, soit dans l'ap-pareil digestif des animaux supérieurs, soit dans la nutrition des microbes qui attaquent ce principe immédiat, la digestion de la caséine réclame l'interven-tion de deux ferments solubles : la *présure* et la *trypsine*.

Action de la présure sur la caséine. — La présure est un ferment qu'on extrait, notamment, de la caillette du veau et qui détermine la coagulation du lait. Si dans du lait frais on introduit des fragments de caillette de veau, le lait ne tarde pas à se séparer en deux parties : une partie solide, le caséum, et une partie liquide, le petit lait ou sérum. Le même phénomène a lieu pour le lait, introduit dans l'estomac ou mis en présence du suc gastrique.

On attribua longtemps cette coagulation, soit à l'influence de l'acide du suc gastrique, soit à l'acide lactique résultant de la fermentation du lactose. Comme l'a établi Hammarsten, elle est due à l'influence de la présure, ferment soluble désigné sous le nom de *lab* par cet auteur et de *pexine* par Pagès. Il y a, d'ail-leurs, des différences sensibles entre le coagulum dû aux acides et celui qui résulte de l'action du ferment. Il convient de signaler, notamment, cette diffé-rence qui deviendra, dans un instant, très significative. Le coagulum acide peut être aisément débarrassé de toutes ses substances minérales par des lavages réitérés; le coagulum de la présure, au contraire, ne peut être privé de ces mêmes substances minérales, et en particulier, il retient obstinément les sels de chaux, notamment les phosphates, comme s'ils lui étaient liés dans une combinaison. Enfin la coagulation du lait ou de la caséine est si bien due à la présure et non aux acides, qu'elle a lieu en milieu neutre ou même alcalin.

Causes de la coagulation de la caséine en présence du lab-ferment. — On doit à Hammarsten cette observation capitale : si à de la caséine toute pure, débarrassée, par conséquent, de tous les sels du lait, on ajoute du lab, la coagulation n'a pas lieu. Pour en déterminer la production, il suffit d'ajouter du phosphate de chaux. Les sels de chaux jouent donc un rôle considérable dans la coagulation de la caséine par le lab. Ce rôle se précise dans l'expérience suivante du même auteur.

Deux échantillons identiques d'une solution de caséine ont reçu, l'un du lab normal, l'autre du lab bouilli, et sont placés à l'étuve à 40°, pendant un certain temps. Si on ajoute du phosphate de chaux aux deux échantillons, le premier seul est coagulé.

Il résulte de ces faits que la modification imposée par le lab à la caséine est purement chimique. Ce n'est point le lab qui détermine la coagulation ; il se borne à modifier la caséine de telle manière que celle-ci devient apte à précipiter par les sels de chaux.

Il y avait un grand intérêt à étendre ces conclusions, en recherchant l'action du lab-ferment sur le lait lui-même. C'est ce qu'ont fait Arthus et Pagès dans une série d'expériences très soignées.

Pour montrer le rôle des sels de chaux dans la coagulation du lait transformé par la présure, ils procèdent à la décalcification de ce liquide, soit à l'aide du fluorure de potassium, soit et surtout, à l'aide de l'oxalate de potasse.

L'expérience suivante est décisive ; on prépare les deux mélanges suivants :

1°	Lait	100	cent. cubes.
	Oxalate neutre de potasse à 1 p. 100	5	—
	Lab à 1 p. 250 (1)	4	—
2°	Lait	100	—
	Oxalate neutre de KO à 1 p. 100	5	—
	Eau	4	—

Ces deux mélanges étant maintenus tous deux à 38°, pendant quarante minutes, ne présentent aucun signe de coagulation. Mais si on ajoute aux deux liquides la quantité de chlorure de calcium juste suffisante pour précipiter l'oxalate de potasse, on obtient une belle coagulation dans le mélange n° 1. Le rôle des sels de chaux est ainsi démontré.

Quant à la transformation opérée par le ferment, et qui rend le lait coagulable par les sels de chaux, elle se caractérise, d'autre part, dans les expériences suivantes.

Les deux mélanges précédents ayant été maintenus à la température de 38° pendant quarante minutes, on les fait bouillir. Le mélange n° 1 coagule abondamment, pendant que le mélange n° 2 reste liquide. Le lait transformé par le lab est donc coagulable par la chaleur. En procédant méthodiquement et en faisant agir la chaleur d'une manière progressive, on observe une première

(1) Une pastille de Hansen dissoute dans 200 centimètres cubes d'eau.

coagulation compacte et épaisse entre 60 et 70°, et une seconde légère et floconneuse qui n'a lieu qu'entre 95 et 100 degrés.

Il résulte de là que le lait décalcifié et transformé par le lab devient précipitable par les sels de chaux et par la chaleur. Ce qui est transformé par le lab, c'est évidemment la caséine, et il n'en faut pas d'autre preuve que ce fait : après l'entière coagulation du lait traité par le lab et par la chaleur, ce liquide ne contient plus trace de caséine.

Dédoublement de la caséine par le lab. — L'épreuve de la chaleur sur le lait décalcifié et transformé par le lab, montre, comme nous venons de le voir, l'existence de deux substances albuminoïdes coagulant, l'une au voisinage de 65° et l'autre tout près de 100°. La première entre complètement dans la formation du caséum, qui résulte, comme on l'a vu, de l'action des sels de chaux et d'une manière plus générale, des sels alcalino-terreux ; elle mérite donc le nom de substance *caséogène*. La deuxième substance dérivée de la caséine et qui reste en solution dans le lacto-sérum a les caractères suivants : elle coagule à 95-100°. Elle n'est pas précipitée par l'acide acétique même à chaud, ni par le chlorure de sodium ; mais elle précipite par un excès de sulfate d'ammoniaque en cristaux. On reconnaît là le caractère essentiel des propeptones (albumoses de Kuhne), et il devient visible que la présure a exercé une action digestive ; mais cette action est incomplète (Arthus et Pagès).

Des ferments digestifs de la caséine. — L'albumose provenant du dédoublement de la caséine achève sa peptonisation dans l'estomac et relève de la pepsine. Quant à la substance caséogène, elle ne peut être peptonisée que par la trypsine du suc pancréatique (*caséase* de Duclaux). Ces phénomènes ont été particulièrement éclairés par les travaux d'Arthus et Pagès. Nous en retiendrons ce fait essentiel : du caséum maintenu en présence du suc gastrique à 40° pendant vingt-quatre heures reste inaltéré ; en présence du suc pancréatique, ou mieux d'une infusion de pancréas, il est rapidement dissous et transformé en peptones. La digestion du lait commence donc dans l'estomac, mais elle relève entièrement de l'intestin grêle, pour sa deuxième phase. Cette succession nécessaire implique l'existence normale de la présure dans l'estomac, à tous les âges. Elle n'est contestée par personne à l'égard des jeunes mammifères. En ce qui touche les adultes, les assertions sont contradictoires. Mais Arthus et Pagès ont constamment vu apparaître la présure en faisant macérer dans l'eau acidulée à 2 p. 1000, la muqueuse de l'estomac. Elle préexisterait donc à l'état de proferment.

Quoi qu'il en soit, les phases de la digestion du lait sont les mêmes chez les adultes et chez les jeunes. L'ouverture de l'estomac d'un jeune chien après la tétée permet de constater l'existence d'un caséum abondant et d'un lactosérum plus ou moins riche en albumose. En opérant sur une série d'animaux sur lesquels on a pratiqué la ligature du pylore, après un repas de lait, on voit, par des autopsies convenablement échelonnées, que le caséum reste immuable tandis que les quantités d'albumose vont en décroissant jusqu'à disparaître. L'estomac digère donc l'albumose du lait, sans toucher à la substance caséogène qui est réservée au suc pancréatique, et cette conclusion s'étend aux adultes.

Ainsi la digestion complète de la caséine réclame l'action successive de deux ferments distincts, et cette dualité remarquable se retrouve jusque dans l'alimentation des ferments figurés qui attaquent le lait. Les différentes espèces de *thyrotrix*, par exemple, qui se nourrissent de caséine, opèrent le dédoublement de cette substance avant de la dissoudre entièrement et de la peptoniser. C'est au point que, dans les milieux de culture où on entretient ces microbes pour les étudier, on voit coexister les deux ferments nécessaires : la présure et la caséase. Les phases de la digestion, et notamment la coagulation, se discernent malaisément, parce que la caséase peptonise la substance caséogène au fur et à mesure de sa formation. Mais Duclaux, à qui on doit l'étude de ces faits, est parvenu, par des artifices dont le détail ne saurait trouver place ici, à séparer les deux ordres de phénomènes. La coexistence des deux ferments est, en tout cas, parfaitement significative.

CHAPITRE V

DIGESTION DES GRAISSES

A l'encontre de ce qui a lieu pour les autres principes immédiats, les graisses ne réclament pas, pour être absorbées et assimilées, une modification chimique préalable. Elles sont *émulsionnées*, c'est-à-dire amenées à un état de division extrême. Elles forment ainsi, une sorte de poussière dont les grains, visibles seulement au microscope, peuvent, en raison de leur ténuité, pénétrer par une véritable effraction à travers l'épithélium intestinal et le tissu conjonctif de la muqueuse, jusque dans les capillaires sanguins et les vaisseaux chylifères. L'émulsion des graisses est opérée dans l'intestin grêle par la bile et par le suc pancréatique, et, à propos de ces liquides, nous aurons à déterminer les conditions spéciales et l'importance relative de leur action dans la digestion des corps gras. Nous n'avons ici qu'à insister sur le mécanisme de cette action. Il paraît exclusivement résider dans une condition d'ordre physique invoquée par Duclaux. Pour produire l'émulsion de liquides non miscibles, ni solubles l'un dans l'autre, il faut, dit cet auteur, et il suffit que « les tensions superficielles des deux liquides soient égales ou voisines ». Or, cette condition est assurée, au moins, pour le suc pancréatique et les graisses. Elle est assurément moins précise dans le cas de la bile, mais aussi, l'émulsion opérée par ce liquide est-elle instable et passagère, au contraire de l'émulsion réalisée par le suc pancréatique qui se produit instantanément et demeure définitive.

Cl. Bernard avait émis l'hypothèse d'un ferment pancréatique, d'une diastase chargée de provoquer la saponification des corps gras par leur dédoublement séparant l'acide gras et la glycérine. Cette saponification est incontestable, mais elle est insignifiante et réclame pour se produire un temps très long. Elle dépend, soit des bactéries qui peuplent l'intestin ou qui envahissent les émulsions *in vitro*, soit de la *steapsine* du pancréas. Mais l'action de ce dernier ferment ne semble pas très efficace, car on ne trouve que des graisses neutres dans l'intestin du fœtus, pur encore de tout microbe. Enfin, circonstance décisive, les chylifères examinés au cours de la digestion ne contiennent non plus que des graisses neutres. Quant à la lipase, ferment saponifiant découvert par M. Hanriot dans le sérum sanguin de tous les mammifères, son rôle, encore assez mal déterminé, n'a aucun rapport avec la digestion des corps gras.

Le procédé essentiel de la digestion de ces corps, est donc l'émulsion, et l'explication fournie par Duclaux à l'égard de ce phénomène rend inutile l'hypothèse d'un nouveau ferment, introduite encore, par Cl. Bernard. L'action lente et prolongée des diastases ne s'accorde pas avec la production instantanée de l'émulsion pancréatique (Lambling).

CHAPITRE VI

DE LA DIGESTION SANS FERMENTS

On savait déjà, que les transformations digestives que nous venons d'étudier, et qui sont l'œuvre spéciale des ferments solubles, peuvent se réaliser *in vitro* sous l'influence d'agents extérieurs purement physiques ou chimiques.

C'est ainsi que la saccharification de l'amidon et l'inversion du sucre de canne sont obtenues par l'action des acides minéraux combinée à celle de la chaleur. De même, on transforme les albuminoïdes en peptones, en les soumettant aux effets d'une température très élevée, combinés avec l'influence des acides minéraux. Pour cela, on emprisonne, en tube scellé, soit de l'albumine, soit de la fibrine additionnées d'eau acidulée, et on chauffe à 180 degrés.

On savait également que les solutions salines, le sel marin, le fluorure de sodium, dissolvent les albuminoïdes et notamment la fibrine. M. Dastre a récemment étudié les circonstances de cette dissolution et il a montré qu'il s'agit, en réalité, d'une action bien plus complète et plus profonde allant jusqu'à la digestion véritable, jusqu'à la peptonisation.

Si, par exemple, on plonge de la fibrine fraîche, de l'albumine, de la caséine ou de la gélatine dans une solution saline neutre (fluorure de sodium à 2 p. 100, chlorure de sodium à 15 p. 100), la transformation s'accomplit lentement et donne lieu à trois sortes de produits: 1° de la fibrine réellement dissoute ; 2° des globulines coagulables à 56° et à 75° ; 3° des propeptones. Celles-ci se caractérisent notamment par leur incoagulabilité à la chaleur, par leur réaction rose avec le biuret et leur précipitation avec le sulfate d'ammoniaque.

De pareils faits tendraient à déposséder les ferments solubles de leur action spécifique, mais ils n'entament point l'importance physiologique de ces agents. Ils ne sont pas, d'ailleurs, dépourvus d'intérêt pratique, car ils rendent compte des succès obtenus à l'aide des albuminoïdes alimentaires administrés en solutions salines et en lavements.

CHAPITRE VII

DU ROLE DES MICROBES DANS LA DIGESTION

Les microbes sont répandus à profusion dans toute l'étendue de l'appareil digestif, et leur présence doit être considérée comme normale et inévitable. D'une part, leurs germes sont apportés du dehors avec les substances alimentaires, toujours plus ou moins souillées, et d'autre part la réaction alcaline des milieux constitués par les liquides digestifs, est une condition on ne peut plus favorable à leur développement.

Leur origine extérieure n'est pas douteuse. L'intestin ne peut les abriter et se prêter à leur végétation qu'après avoir été ensemencé. Il l'est au moyen des germes attachés aux aliments et introduits avec eux. Aussi l'appareil digestif du nouveau-né est-il complètement dépourvu de microbes, et dans les premiers jours qui suivent la naissance, il n'est le siège d'aucune fermentation bactérienne.

On trouve des microbes dans toutes les sections du tube intestinal. Dans la bouche, ils ont été surtout étudiés par Vignal, qui en a isolé et cultivé dix-neuf espèces, entre autres le *leptothrix buccalis*, le *bacillus subtilis*, le *micrococcus pyogenes aureus* (des furoncles), le *pneumocoque de Talamon-Fraenkel* (de la pneumonie fibrineuse). Les espèces les plus abondantes sont les bactéries filamenteuses embrassées dans la désignation générale de *leptothrix*. On leur attribue la formation du tartre dentaire et elles agiraient en précipitant les sels de chaux de la salive, à l'aide de l'acide carbonique issu des fermentations qu'elles déterminent.

La présence des microbes dans l'estomac est rare et accidentelle, en raison de la réaction acide du milieu, qui leur est défavorable. Mais l'action antiseptique du suc gastrique est inégale et incertaine. Elle est, dans tous les cas, sans effet sur un grand nombre de germes qui traversent impunément l'estomac et vont trouver, dans l'intestin, un milieu alcalin éminemment favorable à leur végétation. Aussi les bacilles sont-ils particulièrement abondants dans cette partie du tube digestif. On en a isolé une dizaine d'espèces, notamment le *bacillus coli commune* dont le rôle pathogène semble si considérable (1) et le *bacillus amylobacter*. Celui-ci est très abondant dans la panse des ruminants et le cæcum du cheval.

Tous ces microbes sont des ferments figurés et nous savons déjà qu'avant d'attaquer les matières organiques mortes, ils doivent au préalable les digérer en faisant agir sur eux une ou plusieurs diastases. Dès lors il n'est pas douteux que les microbes du tube intestinal ne participent aux opérations digestives et ne contribuent à la production du glycose et des peptones. On ne s'expliquerait pas, sans cela, la peptonisation des matières albuminoïdes qui s'accomplit dans la panse des ruminants en dehors de toute sécrétion active. Mais sauf pour le *bacillus amylobacter*, dont l'intervention a un caractère très précis et très particulier, il est impossible de définir et de mesurer la participation

____

(1) On lui attribue, en particulier, la diarrhée des veaux.

digestive des microbes. Ils n'apportent, sans doute, de ce côté, qu'une influence
accidentelle et contingente qui pourrait être supprimée sans dommage. Beaucoup d'auteurs, pourtant, inclinent à leur attribuer un grand rôle (Jeannerot,
Duclaux, Miller, Vidal) et sont tout près de les considérer comme les agents
essentiels de la digestion, ne laissant aux diastases glandulaires qu'une part très
secondaire. Cette manière de voir nous paraît contraire à la réalité des choses. En
somme, les microbes digèrent pour leur propre compte et ils ne laissent à leurs
hôtes qu'un bénéfice incomplet et plus ou moins diminué, par l'usage qu'ils
font eux-mêmes des principes immédiats après les avoir digérés. Ils les
détruisent par fermentation. Si peu considérable que soit le prélèvement qu'ils
exercent ainsi sur les aliments destinés à leur hôte, il faut en tenir un compte
d'autant plus sérieux que leur contribution digestive, pour être réelle, n'est
pas essentielle. A lui tout seul l'appareil digestif suffirait à sa tâche, et le concours des microbes nous semble plus nuisible qu'utile. Il n'est pas désintéressé,
nous l'avons vu, et il est souvent importun et dangereux par l'effet des gaz
et des substances toxiques dont la production accompagne les fermentations
intestinales (1).

CHAPITRE VIII

DE LA FAIM ET DE LA SOIF

Après l'étude générale qui précède, il convient, maintenant, de rechercher
les actes particuliers de la digestion et d'en suivre les phases successives, les
modes et les effets, dans les diverses sections de l'appareil digestif.

Arrêtons-nous, d'abord, sur les sensations initiales et provocatrices qui sollicitent impérieusement les animaux et les déterminent à manger et à boire. La
faim et la soif sont des sensations d'origine diffuse et qui, en dépit de
ce caractère, se résolvent, pour le patient, en impressions uniques et localisées. La faim est rapportée à l'estomac et la soif paraît être sentie dans
l'arrière-gorge. Mais ce sont là, sans doute, de pures illusions et des sensations subjectives. En ce qui touche la faim, on ne la fait pas disparaître par
la section des nerfs sensitifs de l'estomac, les nerfs pneumogastriques.
(Sédillot). Les chiens qui ont subi la section bilatérale de ces nerfs continuent
à manger. On est donc conduit à admettre que la privation d'aliments introduit
un état de souffrance générale qui se traduit dans les centres nerveux supérieurs par une sensation rapportée à l'estomac. Il est vrai que la faim est

(1) Nous ne nous laissons pas convaincre par des expériences récentes dans lesquelles
Schottelius (1899) montre que des poussins issus d'œufs préservés de l'invasion microbienne,
par le vernissage de la coquille, déclinent rapidement et meurent, si on les nourrit aseptiquement. Avant cet auteur, Thierfelder (1895) avait obtenu des résultats contraires, en expérimentant sur des cochons d'Inde. L'animal, à terme, est extrait aseptiquement de l'utérus,
et entretenu dans une enceinte stérilisée, avec du lait stérilisé. Or le sujet supporte parfaitement ce régime, et si on en fait l'autopsie au bout de quelques jours, on ne trouve aucun
microbe dans son appareil digestif.

apaisée par l'ingestion des aliments, dans ce viscère, et bien avant que les effets réparateurs du repas aient pu se manifester. La simple ingestion de corps inertes produit, d'ailleurs, le même résultat. Ce sont là des faits réciproques de celui de la faim. De même que celle-ci est un état subjectif et central donnant l'illusion d'une sensation localisée, de même, une sensation réellement localisée comme celle qui accompagne la réplétion de l'estomac corrige et neutralise l'illusion des centres nerveux.

La soif est un phénomène du même ordre. Elle est associée, il est vrai, à un changement physique de la muqueuse du pharynx et de la bouche, dont l'état de sécheresse pourrait être plus ou moins pénible. Mais elle est immédiatement apaisée par des injections intra-vasculaires de liquide ou par des bains assez prolongés. D'autre part, elle ne disparaît pas chez les chiens dont on a provoqué l'anesthésie du pharynx et de la bouche par la section des nerfs sensitifs de ces régions (glosso-pharyngien, pneumogastrique et lingual).

Quoiqu'il en soit de la nature obscure de ces sensations, elles sont très impérieuses et très sûres. Tout le monde sait, d'ailleurs, que la soif est beaucoup plus douloureuse et plus intolérable que la faim.

DE LA DIGESTION BUCCALE

CHAPITRE PREMIER

DE LA PRÉHENSION DES ALIMENTS

A partir de l'homme, l'adaptation locomotrice des membres antérieurs qui en fait des colonnes de soutien, leur enlève, à peu près complètement, leur rôle d'organes de préhension et il serait ici inopportun de parcourir tous les degrés, moins nombreux qu'on ne pense d'ailleurs, qui conduisent des quadrumanes aux ongulés herbivores. Étudions successivement la préhension des aliments solides et celle des aliments liquides.

Préhension des aliments solides. — Chez le cheval, la lèvre supérieure, douée d'une sensibilité exquise et d'une extrême mobilité, est un instrument essentiel de cet acte. Elle explore et elle conduit sous les incisives, qui le saisissent et s'en emparent définitivement, l'aliment mis à la disposition de l'animal. Ce premier acte accompli, elle maintient dans la bouche le bol déjà introduit, bol qui, à chaque écartement des mâchoires, devient libre et tomberait infailliblement, sans l'intervention de la lèvre supérieure. Le rôle de cet organe est à ce point fondamental que si, comme l'a fait Colin, on l'immobilise en fixant son extrémité libre par un point de suture qui l'attache à un pli cutané du chanfrein, l'animal s'épuise en vains efforts pour manger. Dès qu'un faisceau d'herbe ou de foin a été saisi et arraché par les incisives, il est abandonné et retombe dans la mangeoire au moment où se produit l'écartement des mâchoires destiné précisément à favoriser sa progression. Chaque tentative a la même issue, et ouvre le même cercle désespérément vicieux, au point que l'animal mourrait de faim devant la nourriture la plus savoureuse et la plus abondante.

Chez le bœuf, le rôle principal dans la préhension des aliments appartient à la langue. Très mobile et surtout très protractile, elle se projette au dehors, enlace la touffe d'herbes à sa portée et la conduit à l'entrée de la bouche, où elle est saisie entre les incisives inférieures et le bourrelet de la mâchoire supérieure, puis arrachée dans un mouvement brusque. Lorsque le fourrage est libre sur le sol, ou dans la mangeoire, ce dernier acte devient inutile, la langue suffisant à porter le bol sous les molaires.

Chez le mouton, la chèvre et les autres petits ruminants, comme la gazelle, la lèvre supérieure, douée d'une certaine mobilité, participe à la préhension des aliments secs. Mais au pâturage, l'herbe est coupée par les incisives inférieures, relevées et tranchantes, et agissant par leur appui sur le bourrelet qui remplace les incisives supérieures.

Chez les carnassiers, les incisives et les canines jouent le principal rôle dans la préhension des aliments mais elles sont fréquemment aidées par les mains qui maintiennent et immobilisent la proie sur le sol, quand elle est trop dure ou trop volumineuse.

Le porc est armé de son groin très puissant pour fouiller le sol, et y découvrir les racines. Mais cet organe, si utile à l'animal dans sa vie libre et primitive, lui devient plutôt un impedimentum importun, dans la domesticité. La bouche du porc est, d'ailleurs, aussi mal appropriée que possible aux conditions de la vie domestique. Avec son encolure courte, son groin saillant, ses incisives presque horizontales, sa lèvre inférieure quasi avortée, son orifice buccal ouvert en bas et en arrière, cet animal est obligé de mentir à toutes ses habitudes ancestrales pour s'accommoder à la forme de l'alimentation qui lui est donnée. Mais son avidité compense largement son inhabileté naturelle, et il tire le meilleur parti possible de ses mauvais instruments. Comme il est incapable de saisir les aliments ordinaires (grains ou farineux), il les attire en arrière avec son groin et les conduit sous l'ouverture buccale et à la portée de la lèvre inférieure. Quant à l'alimentation très aqueuse qui lui est ordinairement offerte il s'en empare par une véritable aspiration (action de humer) dont nous allons voir le mécanisme.

Chez les oiseaux, le bec constitue un excellent organe de préhension, toujours parfaitement approprié, dans la diversité de ses formes, à la nature variable de l'alimentation.

Préhension des aliments liquides. — Elle s'effectue par quatre modes : 1° La *succion* est employée par les jeunes mammifères à la mamelle. Elle consiste en un vide produit dans la bouche, soit par la rétraction de la langue, soit par la diminution de volume de cet organe. 2° Le *pompement* s'observe chez le cheval, les ruminants et presque tous les herbivores. Son mécanisme est aussi sûr qu'il est simple. La bouche est partiellement immergée dans le liquide et hermétiquement close dans toutes les parties qui ne plongent pas. La langue agit alors et fait piston, en se portant en arrière où elle remplit tout l'espace intermaxillaire. Son action est exclusive et ne réclame, en aucune façon, la participation du thorax. Celui-ci intervient, au contraire, dans l'acte suivant. 3° L'*aspiration* ou action de humer, se remarque exclusivement chez le porc. Le vide buccal résulte, ici, d'un mouvement d'inspiration, et comme la bouche est toujours imparfaitement close, ce vide est à la fois satisfait par l'air et par le liquide qui se précipitent bruyamment dans la cavité buccale. 4° Le *lappement* est employé par les carnivores qui ne pourraient effectuer le pompement sans immerger et par conséquent obturer les narines. La langue, plongée dans le liquide, se dispose à la façon d'une cuillère, et par son redressement brusque elle jette dans la bouche le liquide qu'elle a récolté.

La plupart des oiseaux boivent d'une façon singulière. Ils plongent le bec dans l'eau et le relèvent rapidement, entraînant dans la mandibule inférieure une faible quantité de liquide qu'ils font tomber dans l'arrière-gorge, en étendant la tête et l'encolure. Ils ont l'air de prendre un gargarisme. Quelques-uns, comme le pigeon, boivent à la façon du cheval et s'emparent des aliments liquides par un véritable pompement.

CHAPITRE II

DE LA MASTICATION DES ALIMENTS

La mastication est une opération mécanique ayant pour effet d'imposer aux substances alimentaires un état de division plus ou moins parfait, qui en facilite la déglutition, en multiplie la surface, et augmente par conséquent, dans la même mesure, le contact et la puissance des sucs digestifs.

Elle est le plus communément opérée dans la bouche, mais on la trouve parfois localisée dans l'estomac, chez les oiseaux par exemple, où le gésier fait l'office d'un appareil masticateur.

De la mastication buccale. — Chez les mammifères, la mastication est entièrement buccale et résulte du concours simultané des mâchoires et des dents, organes passifs, des muscles masticateurs, organes actifs, des lèvres, de la langue et des joues, organes auxiliaires. L'ensemble de ces organes forme l'appareil masticateur dont la disposition générale obéit partout au même plan, mais reçoit, selon le régime des animaux, les modifications commandées par la nature de l'alimentation. A cet égard on peut se borner à distinguer deux types : le type carnivore et le type herbivore, dont les caractères sont nettement tranchés.

Idée générale de l'appareil masticateur. — Chez les *carnivores*, la mastication est très sommaire et très superficielle en raison de la qualité des aliments qui, comme la viande et la graisse, sont immédiatement accessibles à l'influence des sucs digestifs. Il en est autrement des os, dont les carnassiers sont très friands et qui ne peuvent être déglutis qu'après avoir été broyés et réduits en petits fragments. De là, chez les carnivores, la puissance parfois énorme de l'appareil masticateur qui, par là même, devient, pour les animaux de ce groupe, un précieux instrument d'attaque ou de défense. Ses caractères résident précisément dans toutes les circonstances capables d'assurer la force ; telles la brièveté des mâchoires, la puissante saillie des apophyses, la largeur des insertions et la longueur des bras de levier offerts aux puissances musculaires.

En examinant une tête osseuse de chien, ou mieux encore, une tête de félin, on est frappé du grand développement des apophyses coronoïdes du maxillaire inférieur, de la longueur des arcades zygomatiques et de leur grand écartement du plan médian, de la profondeur de la fosse temporale et de la saillie des crêtes osseuses qui la limitent. Ces vastes insertions appellent des muscles volumineux et énergiques, comme le masséter et, notamment le crotaphite, qui, chez les carnivores, acquiert un volume et une puissance exceptionnels. De pareils agents réclament un mécanisme très précis et très sûr ; aussi l'articulation temporo-maxillaire forme-t-elle un ginglyme parfait, permettant uniquement des mouvements d'écartement et de rapprochement. Il en résulte que les mâchoires d'un carnivore fonctionnent avec la précision d'une paire de cisailles.

Aussi bien, les dents sont disposées surtout pour déchirer et pour couper. C'est ainsi que les incisives sont tranchantes, les canines saillantes et aiguës. Les molaires opposées sont également tranchantes et s'accordent à la façon de lames de ciseaux. Seules les arrière-molaires sont uniquement tuberculeuses et faites pour écraser. La carnassière, résumant tous ces caractères, est tranchante en avant et tuberculeuse en arrière.

Dans *le type herbivore* tous ces caractères se transforment en même temps que la fonction. La mastication est ici lente et laborieuse, parce qu'elle s'exerce sur des aliments durs, volumineux et encombrants, où les principes alibiles, rares et cachés sous une gangue importune, doivent être, en quelque sorte, extraits et dégagés par une action mécanique profonde et prolongée. Le mode de cette action est ici tout particulier.

L'appareil masticateur du bœuf et du cheval est, en effet, disposé, non pas seulement pour écraser et broyer les substances alimentaires, mais pour les moudre dans le frottement réciproque des molaires qui, comme l'indique leur nom, agissent à la façon d'une meule. C'est là le fait fondamental qui entraîne avec lui tous les caractères que l'on remarque dans l'appareil masticateur des herbivores. Et d'abord, les molaires offrent une table dentaire plane, rugueuse et inégale, tous caractères qui en font de vraies meules. Les inégalités de cette table dentaire sont dues aux lames d'émail qui, décrivant leurs sinuosités dans l'ivoire, viennent faire saillie à l'extérieur, et y dessiner des courbes caractéristiques. La table dentaire est donc constituée par des substances d'une dureté inégale qui, par là même, résistent inégalement à l'usure, et maintiennent à sa surface les aspérités nécessaires à sa fonction de meule. Une nouvelle circonstance purement organique intervient encore pour achever toute la finalité empreinte dans l'ensemble de ces dispositions. Nous voulons parler du mouvement incessant d'éruption qui, poussant les molaires hors de leur alvéole, compense ainsi les effets de leur usure, et maintient à un niveau constant leurs surfaces assemblées. Il en résulte un réglage automatique de l'appareil dentaire qui, sans cela, serait très rapidement faussé et hors d'usage. On ne trouve point cette action régulatrice chez les carnivores où elle était inutile; l'usure des dents, chez le chien, est négligeable pour les molaires et n'a point d'inconvénients graves pour les incisives.

Le mode d'action des dents, chez les herbivores, commande le mécanisme de l'articulation temporo-maxillaire qui est un ginglyme très imparfait et se plie à tous les mouvements possibles, notamment aux mouvements de latéralité indispensables pour assurer le frottement réciproque des arcades molaires.

Partout ailleurs, c'est-à-dire dans le squelette, tous les caractères que nous avons vus si saillants, chez le chien, s'effacent en grande partie; mais les signes de la puissance n'en sont pas exclus et on y trouve notamment de larges insertions pour le masséter et le ptérygoïdien interne qui sont les principaux muscles masticateurs chez les herbivores.

Chez les rongeurs qui, par le régime, se rattachent au type précédent, l'action triturante des molaires est obtenue, comme on sait, par les déplacements antéro-postérieurs de la mâchoire inférieure. Le sens de ces déplacements est déterminé par les dispositions de l'articulation temporo-maxillaire dont les surfaces articulaires, par une dérogation unique au plan accoutumé, ont pris la direction longitudinale. Ajoutons, pour n'avoir plus à revenir sur cet ordre de mammifères, que les mouvements de la mastication s'exécutent, chez les rongeurs, avec une extrême fréquence.

Chez les omnivores, nous trouverions une exacte association des caractères qui se rencontrent dans les deux premiers types; mais les limites où nous devons rester ne nous permettent pas d'entrer dans des détails qui nous exposeraient d'ailleurs, à des redites dont l'intérêt apparaîtrait malaisément.

Mouvements des mâchoires. — Après ce coup d'œil sur les principales dispositions de l'appareil masticateur, examinons les traits essentiels de son mécanisme fonctionnel. Il réside dans les mouvements des mâchoires et ces mouvements sont au nombre de cinq : l'écartement, le rapprochement, la propulsion, la rétropulsion et la diduction.

L'écartement est exclusivement produit par l'abaissement de la mâchoire inférieure qui est seule mobile. Ce mouvement se fait de haut en bas et le maxillaire décrit un arc de cercle autour de l'articulation temporo-maxillaire dont le condyle glisse et se porte en avant. L'écartement des mâchoires est placé sous la dépendance probablement exclusive du digastrique qui agit ici par un levier inter-puissant ou du troisième genre. On a également fait intervenir le sterno-maxillaire, mais le rôle de ce muscle est très contestable.

Le *rapprochement* est un mouvement simple dans lequel les mâchoires reprennent leurs rapports accoutumés. Il est déterminé par l'action synergique du crotaphite, du masséter et du ptérygoïdien interne. Tous ces muscles agissent par un levier du troisième genre ou inter-puissant, car leur insertion mobile est contenue dans un plan situé en arrière des dernières molaires.

La *propulsion*, impossible chez les carnivores, facile chez les herbivores et les omnivores, se produit, chez les rongeurs, avec une amplitude exceptionnelle. Elle dépend du masséter qui agit par la direction de celles de ses fibres qui sont obliques en haut et en avant; mais l'organe spécial de la propulsion est assurément le ptérygoïdien externe.

La *rétropulsion* est le mouvement inverse et corrélatif du précédent. Il lui succède forcément et alterne avec lui. Ces deux mouvements, si importants chez les rongeurs, ont un rôle moins exclusif chez les herbivores. Leur production, chez les animaux de ce groupe, devient apparente au dehors par les déplacements sous-cutanés du condyle qui se porte en avant, abandonnant la cavité glénoïde.

La *diduction* est un mouvement de totalité dans lequel la mâchoire inférieure subit une déviation angulaire qui déplace en sens inverse ses deux extrémités, avec cette circonstance que le maximum du déplacement a lieu à l'extrémité libre. Les mouvements de l'extrémité postérieure résident dans les articulations temporo-maxillaires dont les surfaces se déplacent en un sens qui dépend de la direction du mouvement exécuté. Ainsi la diduction à droite appelle une légère rétropulsion du même côté et une propulsion de plus grande amplitude du côté opposé. On pourrait donc dire que la diduction résulte de la production simultanée de la rétropulsion d'un côté et de la propulsion du côté opposé.

Un mouvement complet de diduction comprend deux périodes ou deux actes corrélatifs : 1° la diduction proprement dite; 2° le retour de la mâchoire inférieure à son point de départ.

La diduction a des effets très remarquables qui dépendent d'une disposition anatomique propre aux herbivores. Cette disposition réside dans ce fait que, pendant le repos, les arcades molaires supérieures débordent les arcades molaires inférieures. Il en résulte que lorsque les molaires supérieures et inférieures du même côté s'affrontent exactement et se superposent, celles du côté opposé abandonnent tout contact. En somme, les arcades molaires correspondantes ne peuvent s'affronter exactement et frotter utilement l'une sur l'autre que d'un seul côté, et la diduction a précisément pour effet de transporter la mâchoire inférieure de manière à réaliser cette exacte juxtaposition. Il en résulte que la mastication des herbivores est toujours et nécessairement unilatérale.

Les organes actifs de la diduction sont les deux ptérygoïdiens internes qui interviennent l'un après l'autre dans l'exécution d'un mouvement complet. Pour comprendre leur mode d'action, il faut se rappeler que les insertions supérieures et immobiles de ces muscles sont plus près du plan médian que leurs insertions inférieures et mobiles. Chaque muscle agissant isolément entraîne donc la mâchoire du côté opposé. Pour préciser, prenons le cas d'un animal qui mâche à droite. Dans chacun de ses mouvements masticateurs on voit intervenir successivement : 1º Le ptérygoïdien interne gauche qui transporte la mâchoire inférieure à droite et fait déborder les molaires inférieures de ce côté sur les supérieures. 2º Le muscle symétrique (le droit) qui détermine le retour de la mâchoire inférieure, de manière à provoquer le frottement et l'affrontement des molaires correspondantes. C'est dans cette deuxième période du mouvement de diduction que les puissances masticatrices donnent tout leur effort, et que dans leur frottement, les molaires écrasent et moulent les substances alimentaires.

Rôle des organes auxiliaires. — Ces organes sont la langue, les lèvres et les joues ; ils interviennent par leur sensibilité et leurs mouvements. La langue surtout a un rôle considérable. « Sa motilité, dit M. Colin, en fait une sorte de main qui attire les aliments dans la cavité buccale, les pousse sous les dents, les y ramène quand ils s'échappent et enfin les rassemble pour les diriger vers le pharynx lors de la déglutition. »

Les lèvres et les joues servent notamment à contenir les aliments et à les empêcher de tomber hors des arcades dentaires. Nous avons déjà vu sur ce point le rôle des lèvres ; celui des joues n'est pas moins intéressant. Lorsque, par suite de leur insensibilité qui les rend inertes, ou en raison d'une irrégularité dentaire qui les blesse, leur fonctionnement est empêché, les aliments s'accumulent à leur face interne et on dit alors que l'animal *fait magasin*.

De la mastication gastrique. — On en trouverait de nombreux exemples en parcourant la série animale, mais nous nous bornerons à étudier ce phénomène chez les oiseaux. Les animaux de ce groupe n'ont pas à proprement parler de digestion buccale ; la trituration de leurs aliments souvent durs et grossiers est pourtant indispensable et nous en trouvons l'organe spécial dans le gésier.

Le gésier est un diverticulum œsophagien dont les deux plans charnus, très puissants et asymétriques, agissent, en raison même de cette asymétrie, par frottement autant que par écrasement. Son action trouve des auxiliaires indirects dans les petits graviers, ingérés délibérément avec les substances alimentaires et qui font l'office de dents. Il en résulte un appareil masticateur artificiellement complété et qu'on peut comparer sans trop d'exagération à celui d'un herbivore. Cette comparaison devient absolument juste quand on considère le fonctionnement du gésier. Son action est rythmée comme celle des mâchoires d'un bœuf (Doyon), mais le rythme est ici, comme pour le cœur, un attribut, une propriété du tissu musculaire, car si on jette sur les nerfs moteurs du gésier une série d'excitations induites, on obtient une série de contractions simples et rythmées et non un tétanos (Doyon). Ces contractions sont brusques et puissantes et cette brusquerie constitue un caractère remarquable si on considère que la musculature du gésier est formée de fibres lisses, très volumineuses, il est vrai.

CHAPITRE III

DE L'INSALIVATION

L'insalivation consiste dans la participation de la salive aux phénomènes de la digestion.

La salive, versée dans la bouche par l'ensemble des glandes spéciales qui constituent l'appareil salivaire, exerce une action multiple. Sans parler encore de son rôle chimique qui peut passer pour secondaire, elle pénètre les aliments, les ramollit et facilite leur mastication. Par son action dissolvante, elle met les substances sapides en présence des terminaisons nerveuses et en rend la gustation possible. Enfin, elle enveloppe le bol alimentaire d'un revêtement visqueux et glissant, et en facilite la déglutition. A ne considérer que ces points de vue d'ordre purement physique et mécanique, la salive remplit donc un rôle considérable qu'elle doit aux propriétés de l'eau et de la mucine qu'elle contient. Mais on y trouve aussi un ferment soluble, la ptyaline ou diastase salivaire dont l'origine peut être discutée, mais dont le pouvoir saccharifiant très réel complète la physionomie de la fonction salivaire.

L'importance de l'insalivation est d'ailleurs variable : elle dépend exclusivement de la nature de l'alimentation, c'est-à-dire du régime et de l'organisation des animaux. Pour tout dire en un mot, le développement de l'appareil salivaire et son influence sont entièrement subordonnés à l'importance de la mastication. Aussi atteint-il toute sa perfection chez les herbivores, dont la mastication, si laborieuse et si soignée, exige le concours d'une grande quantité de salive.

Chez les carnivores, dont les aliments ne réclament pas une mastication prolongée, les glandes salivaires n'ont qu'un médiocre développement. Enfin la plupart des animaux aquatiques, comme les poissons, les cétacés, les phoques qui ne mâchent pas leurs aliments, ont des glandes salivaires rudimentaires.

Division des glandes salivaires. — La salive totale, celle qui accompagne les aliments dans l'estomac, résulte du mélange des salives partielles sécrétées par les différentes glandes, et ayant leurs caractères particuliers. Mais il est nécessaire de les classer. Pour nous en tenir à la division si légitime et si judicieuse établie par Duvernoy, nous les répartirons en deux systèmes : le *système antérieur*, comprenant la sous-maxillaire, la sublinguale, la molaire supérieure ou glande de Nuck, et toutes les glandules disséminées sous la muqueuse buccale. Le système postérieur est représenté par les parotides et la glande molaire inférieure (parotide accessoire).

Cette division repose sur la considération des caractères physiques de la salive dans chacun de ces groupes. La salive fournie par les glandes du système antérieur est, en effet, très riche en mucus et conséquemment filante et plus ou moins visqueuse. La salive parotidienne, au contraire, est très aqueuse, très liquide et sécrétée, généralement, en grande abondance.

Les deux systèmes distingués par Duvernoy ont, chez les différentes espèces animales, un développement inégal qui dépend du régime, et, sans entrer dans les détails, on peut poser comme une règle générale que le système antérieur prédomine chez les carnivores, et qu'il cède la place au système postérieur chez les herbivores. Ces différences se rattachent aux exigences de la mastication que nous avons vues si inégales dans ces deux groupes. Cette relation fonctionnelle s'affirme, avec une netteté singulière, chez les oiseaux qui ne mâchent pas leurs aliments, et chez lesquels on ne trouve pas trace de parotides. En revanche, le système antérieur a conservé dans ce groupe de vertébrés des représentants sous-muqueux plus ou moins développés, et dont le rôle est évidemment lié à la déglutition. Mais pour être, comme on voit, très légitime et pour répondre à des faits corrélatifs très naturellement distincts, la séparation établie par Duvernoy ne convient pas à l'étude méthodique et complète de l'insalivation.

Il reste nécessaire de procéder, d'abord, à l'étude des salives particlles envisagées dans leur origine et leurs qualités propres, puis à celle de la salive mixte et totale.

Étude de chaque salive en particulier. — Technique. — Pour faire cette étude on a recours à la méthode des fistules, qui consiste à placer une canule sur le canal excréteur d'une glande, et à dériver ainsi au dehors le liquide qu'elle sécrète. Introduite dès les premiers essais de la recherche expérimentale en physiologie, cette méthode a fourni à Colin, sur le point qui nous occupe, des résultats très précis et très importants.

De la sécrétion et de la salive parotidiennes. — Chez les solipèdes, la sécrétion parotidienne est intermittente. Nulle pendant l'abstinence, elle devient, par contre, très abondante pendant la mastication et à propos de la mastication. Elle n'est pas également abondante des deux côtés et tend à devenir unilatérale comme la mastication elle-même. La différence dans le débit de deux fistules parotidiennes, sur un cheval qui mange, a toujours lieu au bénéfice de la parotide correspondante au côté de la mastication. L'intensité de la sécrétion pour la même glande est donc très inégale, et peut varier du simple au double selon que l'animal mâche d'un côté ou de l'autre. Ainsi sur un cheval pourvu d'une fistule et mâchant du côté opposé à cette fistule, le débit s'élève, de 500 grammes environ en 15 minutes, à une production moyenne de 1 000 grammes dans le même temps, lorsque l'animal se met à mâcher du côté de la fistule.

La même inégalité se remarque chez le bœuf; mais l'observation en est malaisée parce que l'animal porteur d'une fistule s'obstine à mâcher du côté opposé, et l'activité de la glande dont on se proposait d'étudier la sécrétion, reste indéfiniment à son minimum. Que si on inflige deux fistules au même sujet, la mastication devient si difficile que l'animal en change le sens à chaque instant; il en résulte que les deux parotides reçoivent des sollicitations égales, et fournissent sensiblement la même quantité de salive. Les mêmes difficultés se présentent d'ailleurs, quoique à un moindre degré, chez les solipèdes, mais on peut en avoir raison en adoptant le perfectionnement introduit par M. Kaufmann dans la méthode des fistules. On place, sur le trajet des deux canaux de Stenon d'un cheval, un tube en T dont la branche horizontale permet l'écoulement de la salive dans la bouche, tandis que sa branche transversale communique la pression du liquide à un manomètre inscripteur. Comme on le voit, l'activité des glandes se mesure ici, non pas à l'écoulement de la salive, mais à la pression de ce liquide dans son canal excréteur. L'avantage de cette méthode est de laisser intacte la fonction salivaire, et de ne pas troubler la mastication; il est vrai que ses résultats sont incomplets, car elle ne fait connaître le débit de la glande que si on prend la précaution de graduer le manomètre, ce qui est toujours une opération incertaine. Chez les ruminants, la sécrétion parotidienne est continue mais rémittente. Elle atteint son maximum d'activité pendant la mastication, mais elle conserve, pendant l'abstinence, une intensité répondant, d'après Colin, à l'écoulement de 1 ou 2 kilogrammes de salive pendant la durée de cette période. Enfin, pendant la rumination et à l'occasion de la mastication mérycique, la sécrétion parotidienne retrouve une intensité nouvelle liée aux phénomènes digestifs qui s'accomplissent, à ce moment, dans le rumen.

Pour les autres espèces animales on a peu de renseignements. On sait cependant que chez l'homme, qui est souvent porteur de fistules accidentelles, la sécrétion parotidienne est intermittente. Il en est de même chez le chien sur lequel il est possible, quoique malaisé, d'instituer une fistule sur le canal de Sténon. L'opération est impossible chez l'homme, mais on tourne la difficulté en introduisant de petites canules d'argent par l'orifice buccal du canal excréteur (Eckhard, Ordenstein).

Caractères de la salive parotidienne. — La salive fournie par la parotide est un liquide à réaction alcaline et complètement dépourvu de mucus ; aussi est-elle très fluide, *très aqueuse*, et exempte de cette viscosité qui deviendra un des caractères physiques essentiels des autres espèces de salive.

De la sécrétion et de la salive de la sous-maxillaire. — La sécrétion de la sous-maxillaire, toujours étudiée par la méthode des fistules, est continue et rémittente chez le cheval, où elle atteint son maximum pendant la mastication, mais sans être influencée par le sens du phénomène. Les deux glandes ont une activité égale, quel que soit le côté duquel l'animal mâche ses aliments. Chez les ruminants, la sécrétion de la sous-maxillaire obéit aux mêmes lois, mais elle offrirait, d'après Colin, cette particularité curieuse et inattendue d'être complètement suspendue pendant la rumination.

Chez le chien, la sécrétion que nous étudions n'a lieu que pendant les repas. Une fistule du canal de Warthon observée sur un chien fixé sur une table, ne fournit pas une goutte de liquide. Mais l'expérimentateur peut à volonté déterminer la sécrétion de la glande ; il lui suffit de jeter un courant induit sur la *corde du tympan*, branche de la septième paire des nerfs crâniens. Quelques instants après le début de l'excitation, la canule fournit un jet de plus en plus abondant qui se prolonge pendant toute la durée de l'excitation, et qui cesse dès qu'on interrompt le courant. Telle est l'expérience fameuse introduite par Ludwig et fécondée par Cl. Bernard ; elle a servi de point de départ à toutes les recherches instituées sur l'innervation sécrétoire, et de fondement à la notion si audacieuse et si juste de la *motricité glandulaire*, dont nous verrons plus tard les développements. — On provoque également la sécrétion de la sous-maxillaire par l'excitation du filet du grand sympathique qui accompagne la corde du tympan (Cl. Bernard, Eckhard), mais la salive obtenue sous cette influence a des caractères différents de ceux qui appartiennent à la salive de la corde du tympan.

La salive qui s'écoule spontanément par les fistules du canal de Warthon sur un cheval est un liquide incolore, épais et filant, à réaction alcaline ; elle est riche en mucine et renferme un grand nombre d'éléments morphologiques. La salive de la corde du tympan se rapproche de la salive parotidienne par sa limpidité et sa fluidité. Elle contient pourtant un peu de mucine qui la rend filante et visqueuse. La salive sympathique est à ce point épaisse et visqueuse qu'elle s'écoule difficilement. C'est un liquide blanchâtre, très riche en mucus, mais renfermant aussi et surtout un grand nombre de corpuscules gélatineux atteignant $0^{mm},02$ à $0^{mm},04$. La salive sous-maxillaire spontanée est évidemment un mélange des deux liquides précédents.

De la sécrétion de la sublinguale. — Il est impossible de l'étudier chez le cheval en raison de la multiplicité et de la gracilité des canaux excréteurs de la glande. Mais chez le bœuf, la sublinguale est pourvue d'un canal excréteur distinct des canaux de Rivinus, et venant s'ouvrir au même point que le canal de Warthon, après un trajet parallèle à ce dernier. Cette heureuse disposition se prête fort bien à l'application des fistules, et Colin s'est empressé de l'utiliser. La sécrétion de la sublinguale est continue; elle s'exagère pourtant au moment des repas et fournit un liquide peu abondant, extrêmement épais et visqueux, au point de former un filet ininterrompu jusqu'au sol.

De la sécrétion des molaires. — Dans aucune espèce animale il n'est possible d'étudier isolément l'activité de ces glandes; mais on peut au moins juger, par la méthode de la macération, des propriétés de la salive qu'elles sécrètent. Or les résultats fournis par cette méthode permettent de conclure conformément à la systématisation de Duvernoy. La glande molaire supérieure fournit un liquide analogue à celui de la sublinguale, tandis que la molaire inférieure sécrète une salive douée des mêmes propriétés que la salive parotidienne, d'où le nom de parotide accessoire justement donné à cette glande.

De la sécrétion des glandes sous-muqueuses. — Quant aux glandules disséminées sous la muqueuse des lèvres, de la base de la langue et du voile du palais, ce sont assurément des glandes à mucus fournissant une salive épaisse et gluante comme la sublinguale et la sous-maxillaire. A défaut de l'observation directe qui n'est pas possible, les données de l'histologie établissent formellement cette conclusion. D'ailleurs, la salive sécrétée par un cheval porteur de quatre fistules qui dérivent à l'extérieur les produits des deux parotides et des deux sous-maxillaires, est un liquide très visqueux et fortement chargé de mucus.

De la sécrétion salivaire en général et de son débit. — Si nous résumons les faits qui précèdent, nous voyons que l'activité de l'appareil salivaire considéré dans sa totalité, est commandée par ces deux circonstances fondamentales, l'abstinence et la mastication, et que la participation des différentes glandes est, dans ces deux circonstances, très inégale. Toutes interviennent pendant la mastication, mais la plus large part, au moins chez les herbivores, est fournie par la parotide. L'activité de cette glande atteint une mesure vraiment extraordinaire et il est bien difficile de s'en faire une idée exacte tant qu'on n'a pas vu la salive couler à flots sur un cheval pourvu de ses fistules et mangeant du foin ou de l'avoine. Cette abondance de l'écoulement parotidien est d'autant plus saisissante qu'elle survient avec une très grande soudaineté. Ce brusque passage du repos le plus profond au maximum de l'activité est un des caractères les plus saillants de la sécrétion parotidienne du cheval. On ne le retrouve que sur la sous-maxillaire du bœuf dont la sécrétion est suspendue pendant la rumination, et la sous-maxillaire du chien qui n'entre en activité que sous l'influence des excitations portées sur ses nerfs ou des provocations attachées à la mastication. Pour toutes les autres glandes, il semble que leur activité soit simplement rémittente et atteigne son maximum pendant le repas.

Mais précisément parce que les diverses glandes salivaires interviennent inégalement, soit pendant l'abstinence, soit pendant la mastication, il est nécessaire d'évaluer la participation de chacune d'elles dans l'insalivation totale après avoir, au préalable, déterminé la mesure de cette dernière. Colin a réuni sur ces divers points des chiffres très instructifs. Ce physiologiste a dû adopter pour rechercher ce point particulier, la méthode des fistules œsophagiennes déjà introduite par la commission académique présidée par Magendie, et chargée, en 1845, par le ministre de la guerre, d'étudier la digestion du cheval.

Cette méthode fort simple consiste à ouvrir l'œsophage sur son trajet cervical et à lier le conduit au-dessous de l'orifice artificiel ainsi pratiqué. Dans ces conditions, tout ce qui est dégluti par l'animal est détourné de sa voie normale et peut être directement recueilli et pesé, dès sa sortie par la fistule œsophagienne. On peut donc mesurer très exactement l'activité de l'appareil salivaire, soit pendant l'abstinence, soit pendant le repas. Dans le premier cas, la fistule œsophagienne ne fournit que de la salive : c'est la salive de l'abstinence qui est déglutie au fur et à mesure de son accumulation dans la bouche, et la quantité en est donnée immédiatement par une simple pesée. Quant à la salive de la mastication qui accompagne les bols alimentaires, sa mesure est donnée par la double pesée du fourrage ingéré et de la masse fournie par la fistule œsophagienne. Tout consiste, comme on voit, à mesurer le débit œsophagien, sauf à en défalquer le poids de la masse alimentaire introduite par la déglutition.

Salive de l'abstinence. — Une fistule œsophagienne, sur un cheval observé dans l'intervalle de ses repas, débite environ, 100 ou 150 grammes de salive à l'heure, soit une moyenne de deux kilogrammes dans les vingt-quatre heures, si on se place dans les conditions adoptées par Colin dont les chevaux d'expérience consacraient six ou sept heures à leurs repas.

Chez les ruminants, la salive de l'abstinence est bien plus abondante. Elle s'élèverait à 1 kilogramme par heure, d'après Colin, soit en moyenne 16 kilogrammes par jour, si on admet encore, avec ce physiologiste, qu'un bœuf ne consacre que huit heures à l'ingestion et à la rumination de ses aliments.

La salive de l'abstinence a d'ailleurs, il ne faut pas l'oublier, des sources très différentes dans les deux groupes d'herbivores que nous venons de voir. Chez les solipèdes, elle procède en majeure partie des glandules sous-muqueuses et pour une très faible proportion de la sous-maxillaire ; la parotide, on l'a déjà vu, demeurant complètement inactive. C'est cette même glande, au contraire, qui chez les ruminants, fournit la plus grande partie de la salive de l'abstinence ; les autres glandes y contribuent cependant, pour une faible part, comme en témoigne la viscosité du liquide recueilli par les fistules œsophagiennes.

Salive de la mastication. — Elle est fournie par toutes les glandes dont l'activité atteint son maximum pendant le repas. M. Colin a vu que chez le cheval qui mange du foin, la fistule œsophagienne débite 5 à 8 kilogrammes de salive à l'heure. Cette quantité s'accroît de 1/3 quand l'animal mange de l'avoine. En revanche elle se réduit de moitié si le même animal mange du fourrage vert, et des 2/3 si ses aliments sont formés de racines molles, comme des betteraves ou des navets. La qualité des aliments a, on le voit, une grande influence et, comme on pouvait le prévoir, leur mastication réclame d'autant plus de salive, c'est-à-dire d'autant plus d'eau, qu'ils sont eux-mêmes moins pourvus de ce principe. Les expériences de la commission académique, présidée par Magendie, ont fourni sur ce point des chiffres d'autant plus probants qu'ils concordent avec les résultats obtenus, d'autre part, et d'une manière indépendante, dans les recherches de Lassaigne.

Les fourrages secs (foin, paille) réclament, pour être mâchés, quatre fois leur poids de salive, l'avoine un peu plus d'une fois. la farine près de deux fois et enfin les fourrages verts, qui sont déjà très aqueux, absorbent à peine la moitié de leur poids de salive. Ces chiffres mesurent ce qu'on pourrait appeler le *coefficient d'hydratation* des aliments. Ce coefficient est égal à 4 pour les fourrages secs ; 2 pour la farine ; 1 pour les fourrages verts ; 1/2 pour les racines. Les coefficients d'hydratation ne concordent pas nécessairement avec les quantités absolues de la salive déversée pendant la mastication des substances alimentaires correspondantes. Par exemple, on a vu plus haut que pendant un repas d'avoine, la sécrétion salivaire est notablement plus active que pendant un repas composé de foin ou de paille, ce qui semble contraire aux prévisions qu'on pourrait tirer des coefficients d'hydratation du foin et de l'avoine. Mais ce désaccord n'est qu'apparent, il s'explique fort aisément par cette circonstance que la mastication du foin est plus laborieuse que celle de l'avoine et que, dans le même temps, l'animal mange plus d'avoine que de foin.

En partant des bases fournies par les coefficients d'hydratation, il est facile de mesurer l'importance de la sécrétion salivaire dans les vingt-quatre heures. En prenant pour exemple les chevaux d'expérience de Colin qui recevaient et mangeaient par jour, en moyenne 5 kilogrammes de foin et 5 kilogrammes de paille, on voit que la mastication d'une pareille ration réclame $10 \times 4 = 40$ kilogrammes de salive. En y ajoutant les 2 kilogrammes sécrétés pendant l'abstinence on arrive au chiffre de 42 kilogrammes comme mesure du débit quotidien de l'appareil salivaire du cheval. Pour les ruminants, Colin arrive à un chiffre plus élevé encore. Ses expériences lui ont permis d'établir que pendant les huit heures qu'un bœuf emploie à mâcher et à ruminer sa ration quotidienne, les glandes salivaires déversent environ 40 kilogrammes de liquide, qui joints aux 16 kilogrammes de l'abstinence, font un total de 56 kilogrammes de salive versés en vingt-quatre heures dans le rumen.

Il est clair que les masses d'eau relativement énormes représentées par les chiffres précédents, sont prélevées sur le liquide sanguin qui traverse les glandes salivaires. Bien plus, la spoliation quotidienne infligée au sang par l'activité de ces glandes dépasse de beaucoup la masse même de ce fluide. Mais il ne faut point être surpris de ces phénomènes. La salive ingérée ne tarde pas à être reprise par la circulation et la spoliation salivaire du sang est rapidement neutralisée par une résorption compensatrice.

De la part de chaque glande dans la sécrétion salivaire totale. — Il n'existe aucun rapport entre le volume des glandes salivaires et l'abondance de leur sécrétion. Il est donc nécessaire de procéder à la mesure directe de la part contributive de chaque glande. Colin y est aisément parvenu en combinant la méthode des fistules salivaires avec celle de la fistule œsophagienne. La comparaison des quantités de salive fournies respectivement par l'œsophage et par les glandes opérées d'une fistule, donne immédiatement la part de ces dernières.

A l'aide de cette méthode, Colin a constaté que sur 2000 grammes de salive fournis par un cheval en vingt-cinq minutes de mastication, 1 400 grammes de ce liquide provenaient de la parotide ; soit, pour ces glandes, une part contributive de 70 p. 100.

Les sous-maxillaires ont, comme on pouvait le prévoir, une importance beaucoup moindre. Dans une série d'expériences analogues à la précédente, Colin a constaté que les deux sous-maxillaires produisaient, ensemble, 280 grammes de salive par heure, alors que le débit total était de 5^k,500, ce qui fait ressortir une participation de 1/20 seulement, pour les deux sous-maxillaires réunies. Ces résultats peuvent être résumés dans le tableau suivant :

Part contributive de chaque groupe de glandes dans la sécrétion salivaire totale.

Parotides... 70 p. 100
Sous-maxillaires .... 5 —
Sublinguales, molaires et glandes sous-muqueuses, en-
    semble... 25 —

On manque de documents précis sur le débit de la sécrétion salivaire dans les autres espèces. On a coutume de dire que, chez l'homme, il varie entre 1 000 et 1500 grammes par jour. Pour le chien, dont la sécrétion salivaire est très peu abondante, nous adopterons les chiffres de Jacubowitz qui estime la sécrétion quotidienne, dans cette espèce, à une centaine de grammes par jour, seulement.

Causes provocatrices de la sécrétion salivaire. — Il en est qui sont constamment présentes et qui agissent en permanence. Ce sont celles qui sollicitent la sécrétion salivaire dans l'intervalle des repas. Elles consistent en des provocations vagues et indéterminées procédant surtout de l'état du sang qui traverse les glandes et des impressions organiques indécises et inconscientes qui sortent de l'appareil digestif. Les causes provocatrices qui interviennent au moment du repas, résident essentiellement dans la mastication elle-même et dans la série des impressions sensitives qui lui font cortège. Telles l'odeur, la vue et surtout la gustation des aliments. Ces divers facteurs ne produisent tout leur effet que par leur association, et il est rare qu'en agissant isolément ils produisent un résultat sensible. C'est ainsi que l'écoulement de la salive sur un cheval porteur de fistules parotidiennes n'est déterminé ni par la vue, ni par l'odorat des fourrages qu'on lui offre. La mastication elle-même ne suffit pas à provoquer la sécrétion salivaire si elle agit seule; ainsi les fistules parotidiennes ne fournissent pas une goutte de liquide quand on fait mâcher à l'animal des substances insipides, comme des étoupes ou du linge. Les mêmes parotides du cheval sont réfractaires à l'influence des impressions gustatives et il n'est guère que le sel marin qui, mis en contact avec la muqueuse buccale soit capable d'exciter l'activité de ces glandes.

Ces résultats négatifs ne doivent pourtant pas être généralisés, car il est constant que la simple vue des aliments produit, chez l'homme, un afflux salivaire qui pour être peu considérable, n'en témoigne pas moins de la sensibilité des parotides à cet ordre de sollicitations. Il en est de même des impressions gustatives, surtout quand elles sont accompagnées d'une irritation vive de la muqueuse buccale. C'est ainsi qu'on détermine une abondante salivation chez les animaux, aussi bien que chez l'homme, en introduisant dans la bouche des substances agissant par leurs vapeurs ou par les principes âcres qu'elles renferment (acide acétique dilué, éther, poivre, racines de pyrèthre, d'angélique, etc.).

Les excitations mécaniques peuvent également suffire à provoquer un afflux salivaire, au moins chez l'homme et chez le chien. Beaucoup d'animaux de cette dernière espèce laissent couler des flots de salive, quand ils sont fixés sur la table de vivisection et qu'on leur maintient la gueule ouverte par l'écartement des branches du mors fixateur.

La sécrétion salivaire est enfin provoquée par certaines substances médicamenteuses qui, introduites par l'absorption intestinale ou sous-cutanée, sont éliminées par les glandes salivaires. Tels sont les effets des préparations mercurielles à l'égard desquelles les ruminants sont si susceptibles. Mais le plus puissant des *sialagogues* internes est assurément la pilocarpine. Il est vrai que son influence s'étend à toutes les sécrétions et son mode d'action très spécial ne saurait être examiné ici.

Le ptyalisme médicamenteux nous conduit naturellement à indiquer les diverses substances qui, introduites dans l'organisme, sont éliminées par la sécrétion salivaire. Telles sont : les iodures, les bromures alcalins, et d'une manière générale, tous les sels isomorphes avec les chlorures alcalins (Kuhne). Citons encore : le mercure, le plomb, l'antimoine, le chlorate de potassium. Certains sels se dédoublent, et produisent un sel qui s'élimine par la salive, tandis que le métal suit une autre voie. Tels l'iodure de fer, formant par dédoublement de l'iodure de potassium qui se retrouve dans la salive, et du fer à l'état libre qui est fixé par le foie et éliminé avec la bile.

Propriétés physiques et chimiques de la salive mixte. — La salive mixte (filtrée) est un liquide incolore, spumeux, opalescent, légèrement filant et à réaction alcaline. Elle n'est acide qu'accidentellement lorsque les intervalles dentaires contiennent des débris alimentaires en voie de décomposition. On a également observé la réaction acide dans certains cas pathologiques, tels que le muguet et la phtisie. La densité de la salive est très faible, 1 002 à 1006. Abandonné à lui-même dans une éprouvette, au contact de l'air, ce liquide se trouble d'abord, par la précipitation des sels de chaux qui se décomposent et abandonnent l'acide carbonique qui les tenait en dissolution. Mais il ne tarde pas à se partager en trois couches : une couche profonde, constituée par les précipités salins ; une couche moyenne, aqueuse, opalescente ; et une couche superficielle mousseuse, due au dégagement de l'acide carbonique.

La salive contient trois ordres de principes constituants : 1° l'eau ; 2° les principes organiques ; 3° les sels. Nous résumons sa composition dans le tableau suivant en nous inspirant des chiffres recueillis par Lassaigne sur les animaux domestiques.

<pre>
Eau... 990
                        (Mucus.............................)
Principes organiques   { Albumine........................... } 2,5
                        (Ptyaline...........................)
Sels... 7,5
</pre>

Il convient d'ajouter que la présence de l'urée a été fréquemment constatée dans la salive. Parmi les principes minéraux, on a signalé, dans la salive de l'homme, de faibles quantités de sulfocyanure de potassium qui donne, avec le perchlorure de fer, une belle coloration bleue.

Caractères microscopiques de la salive mixte. — On trouve dans la salive : 1° Les corpuscules salivaires, sortes de leucocytes de grande taille (8 à 11 μ). Le protoplasma de ces éléments est très riche en granulations animées de mouvements browniens; 2° Des cellules de l'épithélium buccal; 3° Les microbes de la cavité buccale signalés plus haut.

Rôle physiologique de la salive. — La salive exerce une action multiple : 1° Elle imprègne les substances alimentaires, les ramollit et en facilite la mastication, qui, sans elle, serait impossible. De là son importance capitale chez les herbivores. De là aussi, et par corrélation, la gravité des fistules salivaires chez ces animaux. Celles du canal de Stenon sont particulièrement graves. Les chevaux qui en sont affectés prennent l'habitude de mâcher constamment du même côté, celui de la parotide saine, et il en résulte, à bref délai, une inégalité des arcades dentaires qui va s'aggravant, au point de rendre la mastication très laborieuse et très imparfaite. La digestion et la nutrition se font mal, les animaux maigrissent, et leur santé générale est très gravement compromise. Par contre l'extirpation des glandes salivaires chez le chien n'a pas de résultats fâcheux (C. Fehr).

2° Chez les ruminants, la salive participe aux phénomènes digestifs qui s'accomplissent dans le rumen. Elle fournit, en effet, une grande partie de l'eau accumulée dans ce réservoir et dans laquelle macère la masse alimentaire. De là l'importance de la sécrétion parotidienne chez le bœuf. Elle n'est jamais suspendue et fournit de grandes quantités de liquide dans l'intervalle des repas.

3° Elle dissout les substances sapides, et rend la gustation possible.

4° Elle enveloppe le bol alimentaire d'une couche gluante de mucus et en facilite la déglutition.

Ces différentes attributions se confondent dans la salive mixte et il n'y a pas lieu de maintenir la systématisation de Cl. Bernard, qui faisait jouer un rôle différent à chaque espèce de salive. La salive parotidienne était préposée à la mastication, celle de la sous-maxillaire à la gustation, et enfin la salive de la sublinguale intervenait surtout dans la déglutition. Il est évident que ces attributions sont trop exclusives. Tout au plus peut-on et doit-on dire que la salive parotidienne joue un rôle prépondérant dans la mastication. On pourrait encore distinguer plus justement les salives aqueuses, particulièrement propres à la mastication, et les salives à mucus intervenant surtout dans la déglutition.

Rôle chimique de la salive. — Grâce à la ptyaline qu'elle contient, la salive saccharifie l'amidon, d'après un mode déjà décrit (voir page 70). L'action saccharifiante de la ptyaline dépend de certaines conditions. Elle atteint son maximum de 30° à 40°. Elle diffère par là de la diastase végétale, dont le maximum d'activité a lieu entre 54° et 63°. L'alcalinité et l'acidité faibles augmentent le pouvoir saccharifiant de la salive. Elles le diminuent, ou le suspendent quand elles sont trop fortes. C'est pourquoi la saccharification de l'amidon peut se poursuivre dans l'estomac, tant que l'acidité du suc gastrique n'est pas très intense.

Action saccharifiante des salives partielles. — Claude Bernard croyait que les salives isolées et pures sont dépourvues de ptyaline et n'agissent pas sur l'amidon. Dans sa pensée, la ptyaline n'apparaissait dans la salive mixte que par suite de l'altération de ce liquide au contact de l'air, pendant son séjour dans la bouche. L'opinion de Cl. Bernard est encore soutenue aujourd'hui par quelques chimistes, avec cette précision et cet achèvement apportés par les progrès de la science, que la ptyaline de la salive mixte est le résultat d'une sécrétion microbienne. En réalité les salives partielles et isolées contiennent toutes de la ptyaline et, dès leur sortie du canal excréteur de leur glande, elles sont immédiatement aptes à transformer l'empois d'amidon. (Longet, Vulpian, Wurtz, Robin.)

CHAPITRE IV

DE LA DÉGLUTITION

La déglutition est le passage du bol alimentaire, de la bouche dans le pharynx, l'œsophage et l'estomac. C'est un phénomène très rapide et très complexe et qui, en raison même de ces caractères, a donné lieu à des recherches aussi nombreuses qu'elles sont diverses par les méthodes employées. On s'est borné fréquemment à l'observation directe des faits par l'examen laryngoscopique, (Maissiat, Moura, Guinier), alors que déjà, on avait eu recours à la vivisection (Magendie, Longet). La méthode graphique ne pouvait manquer d'intervenir à son tour (Arloing, Carlet). Enfin, il convient de signaler le procédé ingénieux des *bols captifs*, qui consiste à offrir et à faire déglutir à un animal des boules d'ivoire ou de bois, retenues par un fil (Mosso, Lannegrace). Le procédé donne tous les renseignements qu'il est capable de fournir, lorsqu'on le complète à la manière de Ranvier, en attelant le bol artificiel à un chariot inscripteur; on obtient ainsi la courbe de sa progression.

Déglutitions isolées et déglutitions associées. — Le mécanisme du phénomène de la déglutition diffère par quelques détails, selon qu'il se produit à de longs intervalles, comme dans la déglutition des aliments solides, ou à des intervalles très rapprochés, comme dans la déglutition des liquides. Aussi a-t-on coutume d'étudier le phénomène dans chacune de ces deux circonstances. L'état physique des aliments exerce incontestablement une influence prépondérante, et c'est lui qui donne à la déglutition le rythme lent ou fréquent que nous avons vu. Mais il convient de remarquer qu'on peut boire à petites gorgées dans des déglutitions isolées, et qu'enfin, lorsqu'un animal a fini de boire, et alors même qu'il a mis une très grande avidité et une très grande précipitation dans son acte, il conserve dans sa bouche une certaine quantité de liquide qui doit être repris par une déglutition secondaire indépendante des autres, et séparée d'elles par un intervalle saisissable, en un mot par une déglutition isolée. C'est donc le rythme qui pèse sur le mécanisme des déglutitions, et c'est d'après le rythme que nous les distinguons, avec M. Arloing, en déglutitions isolées et en déglutitions associées et successives.

DES DÉGLUTITIONS ISOLÉES.

Un acte de déglutition comprend plusieurs étapes ou plusieurs temps, répondant à l'intervention successive de la bouche, du pharynx et de l'œsophage. De là la distinction des trois temps suivants établis par Magendie : le temps buccal, le temps pharyngien et le temps œsophagien. Comme il n'y a pas d'avantage bien appréciable à simplifier cette division du phénomène, nous la conserverons sans y rien changer.

Temps buccal. — C'est un temps préparatoire dans lequel, après qu'il a été élaboré par la mastication combinée à l'insalivation, l'aliment isolé et formant *bol* est conduit à l'isthme du gosier. A ce moment précis commence la déglutition proprement dite et le temps buccal peut être considéré comme appartenant à la mastication (Arloing). Quoiqu'il en soit, ce premier temps est l'œuvre de la langue, qui se renfle et dont la base ainsi gonflée se porte en arrière, refoulant le bol qui glisse aisément entre les plans inclinés que lui offrent la langue et la voûte palatine. Dans cette action simple la langue est assistée par le mylo-hyoïdien.

Immobilisation des mâchoires. — En même temps que ces phénomènes se produisent, l'action synergique des muscles masticateurs rapproche hermétiquement les mâchoires. On considère ce phénomène comme destiné à assurer la fixité des attaches des muscles qui ont à intervenir.

On a fait également remarquer que le rapprochement des mâchoires a pour effet de réduire au minimum la cavité buccale, et d'introduire, ainsi, une condition éminemment favorable à l'action exercée sur le bol par la langue et le mylo-hyoïdien. On peut déglutir, il est vrai, la bouche ouverte, à la condition de serrer entre les dents un corps dur servant de point d'appui, c'est-à-dire à la condition d'immobiliser les mâchoires. On a conclu de ces faits que cette immobilité avec la fixité des actions musculaires qui en est la conséquence, est bien la condition poursuivie et réalisée par les muscles masticateurs. Nous n'en sommes pas sûr, et la raison de notre doute est que, dans l'expérience qui précède, la déglutition est plus difficile, et que sa difficulté augmente avec le degré d'écartement des mâchoires, si immobilisées qu'elles soient par l'interposition d'un corps dur. Pour ce motif, nous inclinons à penser que le résultat poursuivi par le rapprochement des mâchoires est l'occlusion de la bouche et l'effacement aussi complet que possible de sa cavité. Il semble que cette interprétation trouve un argument favorable dans ce fait que l'effort des muscles masticateurs est d'autant plus puissant que le bol à déglutir a un plus petit volume. D'ailleurs, et cette circonstance paraît décisive, il est possible de déglutir sans immobiliser les mâchoires, à la condition d'appliquer la langue contre la voûte palatine et de fermer la bouche en avant.

Suspension des mouvements de mastication. — Il suffit de signaler le fait à sa place ; il est implicitement contenu dans ce qui précède.

Temps pharyngien. — Ce temps est infiniment plus complexe que le précédent. Dès que le bol a touché l'orifice antérieur de l'isthme du gosier, il sollicite immédiatement, et d'une manière irrésistible, la contraction péristaltique des constricteurs du pharynx qui s'emparent du bol et le font progresser. Mais cette action prépondérante et fondamentale du pharynx est accompagnée d'un grand nombre de phénomènes auxiliaires et corrélatifs. Tels sont les mouvements du voile du palais, les déplacements du larynx, l'occlusion des voies respiratoires et de la glotte et enfin, l'aspiration thoracique. Étudions successivement ces différents points.

Rôle du pharynx. — Le pharynx agit par la contraction péristaltique de ses muscles constricteurs. Cette contraction entraîne l'effacement progressif de sa cavité qui se ferme d'avant en arrière sur le bol, et le fait progresser. En même temps qu'il se rétrécit, le pharynx se raccourcit par l'élévation de son extrémité inférieure (contraction des faisceaux antérieurs du ptérygo-pharyngien). Le trajet pharyngien est ainsi d'autant plus abrégé que l'extrémité supérieure de l'œsophage, intéressée dans l'action du ptérygo-pharyngien et du crico-pharyngien, se porte en avant et marche en quelque sorte à la rencontre du bol. En résumé, les agents essentiels de la déglutition pharyngienne sont les constricteurs du pharynx. Le mécanisme de l'opération réside essentiellement dans l'action péristaltique de ces muscles, et ce mécanisme est à la fois si simple et

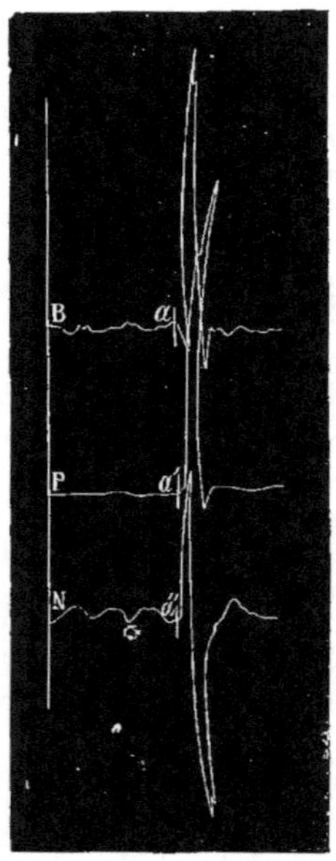

Fig. 15. — Courbes des changements de la pression dans les cavités nasales (N) et le pharynx P, au moment d'une déglutition (Arloing).

si inévitable, qu'on est surpris de voir se produire certaines théories dépossédant les constricteurs de tout usage. Telle, la théorie de l'aspiration soutenue notamment par Maissiat et par Guinier. Dans cette conception, le bol est appelé au fond du pharynx et à l'entrée de l'œsophage par un vide, encore hypothétique, et dont les auteurs négligent d'établir et la réalité et le mode de production. Sans doute, à ce moment de la déglutition, on peut constater, et M. Arloing a constaté, des pressions négatives qui surviennent au fond du pharynx et à l'entrée de l'œsophage. Mais ce fait n'est pas ici essentiel, et on ne saurait lui attribuer un rôle fondamental et exclusif dans la progression du bol.

Mouvements du voile du palais. — Dès l'accès du bol alimentaire dans l'isthme du gosier, le voile du palais se soulève brusquement (sans doute pour admettre le bol), mais il s'abaisse immédiatement après, s'appliquant sur ce même bol alimentaire avec lequel il serait dégluti s'il n'était retenu par ses attaches. Le voile du palais exécute donc une oscillation double que l'on démontre de plusieurs manières : on peut la percevoir directement à l'aide de l'observation laryngoscopique. Debrou l'a rendue sensible à l'aide d'un stylet introduit par les cavités nasales jusqu'à leur ouverture gutturale. Or ce témoin, actionné par le voile, décrit, à l'extérieur, une double oscillation tout à fait démonstrative. Maissiat se contentait d'ouvrir une de ses narines dans un tube de verre plongeant dans l'eau. On observe dans ce cas, dans le niveau du liquide, des changements en rapport avec les mouvements précités du voile du palais. Le tube de Maissiat constitue un véritable manomètre, accusant les changements de pression qui résultent des mouvements du voile et se font sentir dans les cavités voisines. Cette circonstance a permis l'introduction de la méthode graphique (Carlet, Arloing). Sur un cheval, les cavités nasales sont mises en relation avec un tambour inscripteur; d'autre part, la cavité pharyngienne reçoit l'extrémité d'une sonde exploratrice (doigt de gant matelassé de coton) reliée à un second tambour. On obtient alors des tracés comme ceux de la figure 15, qui rendent sensibles les variations inverses de la pression produite dans les cavités nasales et le pharynx à l'occasion des déplacements du voile du palais.

Quant aux puissances musculaires qui procèdent à ces déplacements, ce sont : pour la première oscillation du voile, le péristaphylin interne et le ptérygopharyngien, dont les faisceaux les plus éloignés constituent la base musculaire des piliers postérieurs du voile. Le mouvement inverse est opéré par le pharyngo-staphylin, et par le péristaphylin externe, tenseur propre du voile du palais.

Mouvements du larynx. — Pendant la durée du temps pharyngien, le larynx subit un déplacement de totalité qui le sollicite en haut et en avant et, dans un léger mouvement de bascule, en porte l'extrémité supérieure sous la base de la langue. Dès que le bol alimentaire a franchi l'arrière-gorge et a pénétré dans l'œsophage, le larynx retourne à sa place normale.

Le mouvement ascensionnel que nous venons de décrire est, à la fois, un effet mécanique du raccourcissement du pharynx, et un résultat direct de l'action synergique des muscles de l'appareil hyoïdien (génio-hyoïdien, stylo-hyoïdien, branche antérieure du digastrique). Il joue dans la déglutition un rôle considérable, car si le larynx se déplace comme nous venons de le voir, c'est pour protéger son entrée et mettre les voies respiratoires à l'abri du contact ou de la chute des matières alimentaires. Il constitue l'élément essentiel du phénomène que nous allons maintenant étudier.

Occlusion des voies respiratoires. — En se portant sous la base de la langue, le larynx réalise passivement son occlusion automatique. Ces deux organes, la langue et le larynx, vont en quelque sorte à la rencontre l'un de l'autre. Il ne faut pas oublier, en effet, que la langue, dont nous avons vu le rôle dans l'exécution du temps buccal, est là, toute disposée pour protéger le larynx qui vient chercher un abri sous sa base renflée.

L'occlusion des voies respiratoires est d'autant mieux assurée par le mécanisme précédent qu'en raison même de son exécution, l'épiglotte est passivement renversée en arrière sous la pesée de la langue et se couche sur l'entrée du larynx dont elle achève l'obturation. Le rôle de l'épiglotte a été contesté. On argue de l'expérience de Longet qui excise cet organe, chez le chien, sans apporter de troubles dans la déglutition, si ce n'est parfois dans la déglutition des liquides. On invoque, d'autre part, les ulcérations graves qui mutilent l'épiglotte et l'entament, parfois profondément, chez l'homme, sans qu'il en résulte aucun accident. On ne peut pourtant pas conclure que la fonction de l'épiglotte est d'être excisée par les physiologistes, ou déchirée par des ulcérations.

Quoi qu'il en soit, l'occlusion des voies respiratoires, obtenue par les mouvements inverses de la langue et du pharynx, avec ou sans le concours de l'épiglotte, est absolument parfaite. Les phénomènes qui précèdent ont amené une telle déformation dans les choses, que le pharynx a cessé d'être un vestibule commun aux voies digestives et aux voies respiratoires; il devient temporairement et très fugitivement, une voie exclusivement digestive. Le larynx ne s'ouvre plus dans sa cavité et n'est conséquemment pas menacé par les effets de la déglutition. Cette soustraction provisoire de l'orifice du larynx aux voies dont il fait normalement partie a été mise en évidence par Guinier dans l'expérience suivante : si on avale un bol coloré tel que du pain trempé dans l'encre, le bol ne laisse les traces de son passage que sur la face antérieure de l'épiglotte, la base de la langue, les gouttières laryngo-pharyngiennes et l'ouverture de l'œsophage. Mais la face postérieure de l'épiglotte et l'entrée du larynx ont conservé leur coloration normale. Cette méthode n'est sans doute pas assez précise pour dessiner exactement les limites du territoire préservé, mais elle suffit pourtant à fixer le point en litige, et elle apporte un nouveau témoignage en faveur de l'épiglotte.

Occlusion de la glotte. — Pendant toute la durée du temps pharyngien, c'est-à-dire pendant une très courte durée, la respiration est forcément interrompue. En corrélation de ce fait, la glotte se ferme. Le phénomène peut être aisément constaté sur les animaux à l'aide d'une fenêtre pratiquée dans le cartilage cricoïde, et permettant de procéder à l'exploration, par le toucher des cordes vocales, à l'instant du passage du bol. Or, on constate que ces deux organes se rapprochent et ferment hermétiquement la glotte. Nous verrons, dans un instant, comment la méthode graphique vient aussi apporter son témoignage sur ce point.

Il est difficile de dire pourquoi la glotte se ferme. Est-ce pour achever la protection des voies respiratoires ? Mais nous venons de voir comment cette protection est déjà assurée, de la manière la plus satisfaisante, par les déplacements combinés de la langue et du larynx. D'ailleurs, Longet a montré que l'occlusion de la glotte n'est pas indispensable. Si, en effet, on insère un écarteur entre les cordes vocales de manière à empêcher leur rapprochement, la déglutition s'accomplit normalement et n'est suivie d'aucun accident.

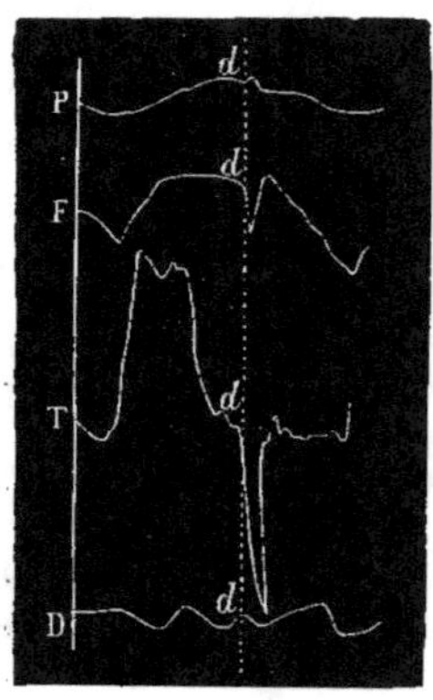

Fig. 16. — Graphiques démontrant l'aspiration thoracique dans la déglutition.

P, mouvements du thorax; F, mouvements de l'abdomen; T, variations de la pression de l'air dans la trachée; D, mouvements du diaphragme; *d*, contraction de ce muscle correspondant sur le tracé T au vide thoracique (Arloing).

L'occlusion de la glotte a été considérée par Longet comme un effet mécanique de l'action du crico-pharyngien (constricteur inférieur du pharynx). En fait elle n'est pas empêchée par la section des nerfs récurrents qui entraîne la paralysie des muscles propres du larynx (Longet), et c'est un motif péremptoire de chercher hors du larynx lui-même le mécanisme de l'occlusion de la glotte. Mais en dehors de l'action du crico-pharyngien dont l'intervention est ici malaisément saisissable, le rôle principal appartient aux puissances respiratoires dont il convient maintenant de dire un mot.

De l'intervention des puissances respiratoires et de l'aspiration thoracique. — Pendant la durée du temps pharyngien de la déglutition, le diaphragme exécute une contraction rapide dont l'effet est d'entraîner une chute brusque de la pression de l'air dans l'arbre trachéo-bronchique. Tel est le phénomène que M. Arloing a décrit sous le nom d'*aspiration thoracique*. Le tracé de la figure 16 en établit la réalité, et en fixe le mécanisme. La contraction du diaphragme qui le détermine, mal exprimée en *d* sur la courbe des mouvements de ce muscle, est beaucoup plus sensible sur les courbes des mouvements respiratoires du thorax (P) et de l'abdomen F. Elle se dénonce ici par les changements brusques qu'elle apporte dans le périmètre du thorax et de l'abdomen. Ce dernier subit une rapide augmentation, déterminée par la pression des viscères refoulés par le diaphragme, tandis que la ceinture thoracique, obéissant à la traction centripète exercée par ce dernier muscle, subit une légère réduction.

Le vide thoracique a évidemment un rôle à remplir dans la déglutition. Comme le fait remarquer M. Arloing, la contraction du diaphragme qui le provoque a au moins cet effet, de produire sur l'œsophage un effort de traction qui se transmet jusqu'à l'extrémité supérieure du conduit, en assure la fixité et permet la dilatation de son orifice pharyngien. M. Arloing lui fait également jouer un rôle dans l'occlusion passive de la glotte. Il se peut, en effet, que les cordes vocales cèdent à la différence de pression qui les sollicite à ce moment, et s'appliquent l'une contre l'autre.

Le vide thoracique joue peut-être encore un autre rôle, et concourt, dans une certaine mesure, à la progression du bol, pendant le temps pharyngien, en exerçant sur lui une aspiration plus ou moins efficace. Cette hypothèse est d'autant plus vraisemblable que la glotte n'est pas encore fermée au début de la contraction du diaphragme qui provoque le vide thoracique. Il y a donc un très court intervalle de temps pendant lequel ce vide peut se faire sentir dans le fond du pharynx et agir sur le bol. Mais cette intervention des puissances respiratoires, dans le deuxième temps de la déglutition, n'a qu'une importance très secondaire. Si on l'empêche de se produire en ouvrant largement la trachée d'un cheval, on ne trouble en aucune façon le mécanisme de la déglutition. Le péristaltisme pharyngien reste donc l'agent essentiel et indispensable de la progression du bol.

Du temps œsophagien. — Le bol saisi par l'œsophage est entraîné le long de ce conduit par les contractions péristaltiques de sa tunique charnue. Les caractères de l'onde contractile exécutée par l'œsophage ont été bien établis par les recherches de Chauveau, Mosso, Ranvier, Arloing. Nous les résumons comme suit :

a. Le péristaltisme œsophagien n'est sollicité que par des provocations ayant leur origine dans le pharynx. Un bol artificiel placé à l'origine même de l'œsophage, à l'aide d'une plaie intéressant toute l'épaisseur des parois de ce conduit, reste indéfiniment immobile et n'est pas entraîné (Chauveau). Le même bol placé au fond de la bouche à l'entrée de l'isthme du gosier est régulièrement dégluti et emporté dans l'estomac. Le péristaltisme de l'œsophage n'est donc point sollicité par des provocations portées sur le trajet de ce conduit, et la déglutition œsophagienne réclame, comme préliminaire indispensable, la déglutition pharyngienne.

b. La contraction péristaltique de l'œsophage se poursuit irrésistiblement jusqu'à l'estomac et indépendamment du bol, dès qu'elle a commencé (Chauveau, Mosso). Si, par exemple, on détourne le bol de son trajet par une fistule œsophagienne, l'onde contractile se poursuit au delà de la fistule et parvient jusqu'à l'estomac. Il en est de même lorsque le bol, imparfaitement humecté ou trop volumineux, est arrêté dans sa progression; le péristaltisme commencé ne s'en poursuit pas moins au delà de l'obstacle.

c. La contraction péristaltique de l'œsophage entraîne le bol dans un mouvement uniforme. On peut se rendre compte de ce détail en employant, comme Mosso, la méthode des bols captifs; mais la démonstration devient très précise si, comme l'a fait Ranvier, on attelle ce bol captif à un chariot inscripteur. On obtient alors la courbe de la marche du bol et on constate que chez le chien, cette courbe reste rectiligne, et exprime par conséquent un mouvement uniforme, jusqu'au cardia. A ce niveau, le bol subit un ralentissement qui paraît suffisant à M. Ranvier pour introduire un quatrième temps dans la déglutition.

On ne trouve point, chez le cheval, la même uniformité dans le péristaltisme œsophagien, la marche du bol se ralentit très sensiblement dans la portion thoracique de l'œsophage dont la tunique charnue finit par ne plus admettre que des fibres lisses dans sa composition. M. Arloing a mesuré la vitesse de progression du bol dans l'œsophage du cheval. A cet effet, il inscrit la courbe des mouvements du muscle, à l'aide de deux sondes qui explorent l'organe en deux points distincts séparés par un intervalle connu. Le passage de l'onde contractile en ces deux points produit deux courbes successives séparées par une durée qui se tire immédiatement de la vitesse connue du cylindre enregistreur. On a ainsi les deux éléments de la vitesse : l'espace qui sépare les deux points explorés et le temps mis par l'onde contractile à parcourir cet espace. M. Arloing a trouvé, de cette façon, pour l'onde contractile de l'œsophage, une vitesse de $0^m,200$ dans la portion rouge de ce muscle et de $0^m,050$ dans la portion blanche, soit une vitesse moyenne de $0^m,125$ par seconde. Le bol mettrait ainsi une dizaine de secondes à franchir le trajet œsophagien.

DES DÉGLUTITIONS ASSOCIÉES.

Premier et deuxième temps. — Le temps buccal et le temps pharyngien s'exécutent ici d'après le mécanisme précédemment décrit pour les déglutitions associées; mais les puissances musculaires intéressées, obligées à des mouvements fréquemment répétés, n'entrent jamais au repos dans l'intervalle de deux déglutitions. Il en résulte que les déplacements de totalité comme ceux du pharynx, et surtout du larynx, ont une moindre amplitude. Ainsi après s'être élevé une première fois pour la première déglutition de la série, le larynx reste suspendu au-dessus de sa position de repos, et dans ses mouvements rythmés d'oscillation, il flotte autour d'une région moyenne relativement élevée.

Cependant les divers phénomènes qui accompagnent le péristaltisme pharyngien continuent à se produire comme dans les déglutitions isolées. C'est ainsi que l'entrée des voies respiratoires est doublement protégée, et par le mouvement de bascule du larynx qui en porte l'extrémité supérieure sous la base renflée de la langue, et par l'occlusion de la glotte. C'est ainsi, enfin, que l'aspiration thoracique se produit aussi à chaque déglutition.

En conséquence des faits qui précèdent, la respiration est sensiblement modifiée pendant l'ingestion des boissons. Le passage de l'air est nécessairement interrompu par l'occlusion des voies respiratoires qui intervient à chaque déglutition, et la respiration prend une forme saccadée. C'est le moins qui puisse arriver, mais on constate parfois que l'animal, ayant très soif et buvant avec une grande avidité, suspend complètement l'exécution des mouvements respiratoires pendant toute la durée de son repas liquide. Dans tous les cas la respiration rencontre un obstacle qui la limite et qui oppose un empêchement plus ou moins grave aux échanges gazeux. Mais cet empêchement trouve bientôt une large compensation dans les grands mouvements respiratoires que produit l'animal dès qu'il a fini de boire.

Temps œsophagien. — Par une disposition des choses tout à fait inattendue et qui a été, pour la première fois, mise en évidence par M. Arloing, le muscle œsophagien demeure absolument inerte pendant la déglutition des liquides ; il se transforme en un simple tube chargé de conduire les ondes liquides, lancées avec force, par les contractions du pharynx.

L'inertie de l'œsophage se tire de l'expérience suivante instituée par M. Arloing : on établit deux fistules œsophagiennes vers le milieu du cou, et on pratique la ligature de la muqueuse entre les deux fistules. Celles-ci servent

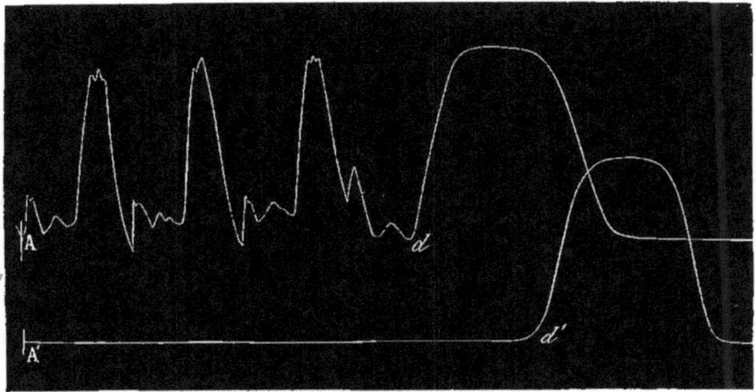

Fig 17. —Graphiques des ébranlements et des contractions de l'œsophage dans les déglutitions associées (Arloing).

ensuite à l'introduction de deux ampoules exploratrices qui sont poussées, l'une vers la tête, l'autre vers l'entrée de la poitrine. Lorsque tout est prêt on fait boire l'animal et on obtient des graphiques comme celui de la fig. 17. Seule l'ampoule cervicale est influencée par le passage des liquides et fournit, à chaque ondée, l'expression de l'ébranlement mécanique qu'elle a subi (de A en d). Quant à la sonde de la région thoracique, elle n'est en aucune façon modifiée, puisque la plume qui lui correspond reste sur la ligne des abcisses (de A' en d'). Il en serait autrement, comme nous l'avons vu plus haut, si l'œsophage se contractait, le péristaltisme œsophagien étant, par nature, incoercible et se poursuivant jusqu'à l'estomac, alors même que le bol est détourné au dehors par une fistule, ce qui est le cas ici. Mais dès que l'animal a fini de boire, il procède à une déglutition secondaire, isolée, faite pour entraîner le liquide resté dans la bouche, et cette déglutition réclame la participation active de l'œsophage. Le péristaltisme intervient comme de coutume et les courbes $d\ d'$, qui possèdent, cette fois, tous les caractères graphiques d'une contraction, trahissent le passage successif de l'onde contractile au-dessus et au-dessous de la fistule.

L'inertie de l'œsophage dans les déglutitions associées est donc parfaitement établie et contrairement à ce qu'on aurait pu croire, elle persiste, même lorsque l'animal boit la tête en bas et puise l'eau au niveau du sol. Aussi bien, il n'en pouvait être autrement. Le péristaltisme œsophagien n'avait plus à intervenir dans un acte trop rapide pour lui, car les bols liquides sont jetés dans l'estomac avec une vitesse qui dépasse considérablement la sienne ; l'onde œsophagienne ne réclame pas moins de dix secondes, nous l'avons vu, pour parcourir toute l'étendue de l'œsophage, et c'est à peine si l'ondée liquide réclame une seconde pour parcourir le même trajet

L'inertie de l'œsophage dans la déglutition des liquides a été aperçue plus tard par Kronecker, qui en a fait la base d'une théorie, au moins inattendue, sur le mécanisme de la propulsion des bols liquides. Dans cette conception, dont Kronecker partage la responsabilité avec ses collaborateurs, Meltzer et Falck, le bol est projeté, injecté en une seule fois par une forte poussée du mylo-hyoïdien et de l'hyo-glosse. Ce mouvement porte en arrière la base de la langue qui refoule et comprime l'air devant le bol. Ce serait donc la force élastique de l'air comprimé qui projetterait brusquement l'ondée liquide et l'enverrait, d'un seul trait, jusqu'au cardia. Appliquée aux solipèdes, la théorie de M. Kronecker prend une extension intéressante, car elle agrandit les fonctions de la langue. On a déjà vu comment cet organe agit à la façon d'un piston pour appeler les liquides dans la bouche. Si elle intervient aussi pour injecter les mêmes liquides dans l'estomac, elle devient l'instrument fondamental d'une pompe aspirante et foulante.

En réalité, la force assurément considérable qui pousse les ondes liquides et les jette d'un seul trait dans l'estomac, nous paraît résider dans le pharynx dont la puissante activité ressort, avec la plus entière évidence, des tracés obtenus par M. Arloing.

CHAPITRE V

DU VOMISSEMENT

Le vomissement consiste dans la réjection des matières contenues dans l'estomac. Il est le plus communément déterminé par l'indigestion, par l'introduction dans l'estomac de substances irritantes nuisibles ou simplement indigestes et par l'administration des émétiques. Chez le chien, il se produit avec une extrême facilité. Il en est de même chez les enfants pour lesquels il devient un dénouement sommaire et décisif aux embarras gastriques qui les importunent si fréquemment. Chez l'homme adulte, quoique plus rare et plus laborieux, il est encore très facile. Il est souvent l'expression de maladies graves de l'intestin, telles que le volvulus, l'invagination ou toute autre circonstance capable de produire l'obstruction intestinale. On l'observe aussi dans la péritonite, les coliques néphrétiques, etc.

On l'a très rarement constaté chez les ruminants, où, pourtant, les dispositions organiques en rendraient l'exécution très facile.

Chez les solipèdes, sa production est exceptionnelle et contient presque toujours une grave signification.

De la nausée. — Les efforts de vomissement sont précédés et sollicités par une sensation pénible et indéfinissable : la nausée. Celle-ci entraîne irrésistiblement, en même temps qu'une salivation plus ou moins abondante, l'action synergique de toutes les puissances musculaires qui interviennent dans le vomissement.

La source de la nausée procède ordinairement de l'estomac par l'intermédiaire des nerfs pneumogastriques. Il suffit, en effet, d'exciter le tronc de l'un de ces nerfs, sur un chien ou un cheval, pour faire naître des envies de vomir. Dans certains cas, la nausée s'éveille à l'occasion et sous l'influence de mauvaises odeurs ou de spectacles dégoûtants. Le simple souvenir de ces odeurs ou de ces spectacles suffit, parfois, chez les personnes très délicates, à en amener le retour. Dans ce cas, elle est d'origine centrale et purement subjective.

Les médicaments émétiques ne font vomir qu'en déterminant la nausée qui reste toujours un préliminaire inévitable du vomissement, et leur influence s'exerce, soit par une action périphérique portée directement sur l'estomac (vomitifs gastriques), soit par une action centrale localisée dans le bulbe rachidien (vomitifs bulbaires).

Signes extérieurs du vomissement. — L'attitude de l'animal qui vomit est caractéristique. Dès que la nausée se produit, le visage exprime l'inquiétude et le malaise ; la salive sécrétée en abondance provoque des mouvements de déglutition ; tout à coup l'animal se raidit et se campe, il étend sa tête sur l'encolure et ouvre la gueule. En même temps, les efforts de vomissement se produisent, le plus souvent efficaces, et aboutissent au rejet des matières contenues dans l'estomac. A ce moment, le thorax s'immobilise pour offrir un point d'appui aux efforts réitérés qui interviennent. Ces efforts s'expriment par des soulèvements brusques et violents des parois abdominales qui demeurent tendues pendant toute la durée de la réjection. Le plus ordinairement celle-ci a lieu en plusieurs temps successifs réclamant autant d'efforts du même ordre.

Mécanisme du vomissement. — La réjection est le résultat de la compression exercée sur l'estomac par le diaphragme et les muscles abdominaux, agissant synergiquement et en sens inverse. Le diaphragme se porte en arrière et en bas, tandis que la paroi abdominale se porte en haut et en avant. Ce mécanisme si simple ne laisse à l'estomac qu'un rôle secondaire, et il est singulier qu'on ait voulu attribuer à ce viscère une intervention active que son organisation lui interdit. Sa musculature, trop faible et trop lente dans son action, est incapable de ces efforts brusques, puissants, soutenus et réitérés qui caractérisent le vomissement. Aussi bien, la passivité de l'estomac a été établie dans les expériences suivantes de Magendie : un chien reçoit une dose suffisante d'émétique après avoir pris un bon repas ; on le couche sur une table et, par une large incision de la paroi abdominale, on déplace son estomac qui est porté hors du ventre. Les efforts ne tardent pas à intervenir mais ils restent stériles. L'estomac soustrait à l'influence mécanique du diaphragme et des muscles abdominaux, qui ne peuvent plus l'atteindre et le comprimer, ne parvient pas à se vider. Dans une expérience réciproque, Magendie pratique sur un chien la résection de l'estomac et lui substitue un estomac postiche fait d'une vessie reliée à l'œsophage, et remplie, au préalable, de matières alimentaires. Cette fois, l'émétique administré à l'animal produit tous ses effets et le vomissement a lieu.

Ces expériences démontrent l'intervention décisive du diaphragme et des muscles de l'abdomen, en même temps qu'elles établissent la quasi-neutralité de l'estomac. Mais ces deux points peuvent et doivent être précisés. Si on paralyse le diaphragme par la section des nerfs phréniques, le vomissement est laborieux et difficile. Il en est de même lorsqu'on réalise la paralysie des puissances musculaires de l'abdomen par la section de la moelle. Enfin le vomissement devient impossible si on pratique simultanément la section des nerfs phréniques et de la moelle.

En ce qui touche l'estomac, pour être secondaire, son rôle n'est pas tout à fait nul. Magendie a bien fait vomir des chiens porteurs d'un estomac postiche, mais le vomissement, chez ces animaux, est laborieux et imparfait. Il en est de même après la section des nerfs pneumo-gastriques, qui entraîne la paralysie de l'estomac (Schiff). Colin déclare même avoir constaté, dans ce cas, l'impossibilité du vomissement. L'estomac participe donc, en quelque manière, au mécanisme de la réjection, et on peut admettre avec Schiff qu'il intervient en accommodant l'orifice du cardia.

Du vomissement chez les solipèdes. — Les solipèdes ne vomissent pas, si ce n'est dans des circonstances tout à fait exceptionnelles. L'obstacle à la réjection réside dans la disposition du cardia. Cet orifice demeure, en effet, absolument imperméable aux matières qui, sous la poussée des efforts du vomissement, tendraient à abandonner l'estomac et à rétrograder vers l'œsophage. L'imperméabilité du cardia résiste à des épreuves décisives. On ne parvient pas à faire vomir les chevaux, même en leur administrant de fortes doses d'émétique. Ils font des efforts violents, réitérés mais inutiles. Tout le monde sait, d'autre part, qu'un estomac de cheval étant rempli d'air et fermé par la ligature du pylore, garde son contenu gazeux, quelque pression qu'on exerce sur lui. Il en est de même lorsqu'on emprisonne de l'eau dans ce viscère; les compressions les plus énergiques peuvent déterminer la rupture de ses parois, mais ne parviennent jamais à forcer son orifice œsophagien. Les expériences pratiquées sur le vivant ne sont pas moins démonstratives. Sur un cheval en pleine digestion et couché sur une table, Colin découvre l'estomac et enserre le pylore dans une forte ligature, puis par des pressions aussi énergiques que méthodiquement dirigées sur le viscère il s'efforce, vainement d'ailleurs, d'en produire l'évacuation. Il ne parvient qu'exceptionnellement à forcer l'orifice œsophagien, qui, dans ce cas, offre à l'autopsie une distension plus ou moins considérable témoignant de la violence qui lui a été infligée.

Cette distension du cardia, qu'il est exceptionnellement possible d'obtenir par des pressions énormes, n'est pas due à la lassitude ou à la paralysie de l'estomac, car on ne l'obtient pas plus aisément après la section double des nerfs vagues (Colin), et d'ailleurs, l'imperméabilité de l'orifice œsophagien n'est pas plus complète sur le vivant que sur le cadavre.

Les dispositions qui assurent cette imperméabilité sont on ne peut plus simples : c'est, d'une part, l'épaisseur croissante de la tunique blanche et charnue de l'œsophage qui atteint son maximum au niveau de cardia, et ne laisse subsister, à ce niveau, qu'une très étroite lumière. D'autre part, la muqueuse

œsophagienne, enserrée dans cet espace insuffisant, se dispose en plis longi-
tudinaux pour y trouver place et en achève l'obturation. Il n'y a point autre
chose, et on invoquerait inutilement, soit la disposition des cravates suisses qui
n'a rien de spécial chez le cheval, soit, en souvenir des procédés de l'uretère,
une insertion oblique de l'œsophage, qui avant de s'ouvrir dans l'estomac,
accomplirait un court trajet entre la tunique muqueuse et la tunique charnue
de cet organe. Cette disposition est purement imaginaire.

Le vomissement spontané n'est pourtant pas absolument impossible chez
le cheval. Il est d'ailleurs très rare, toujours incomplet et extrêmement pénible
et douloureux. Il se trahit par un signe spécial. En raison du grand développement du voile du palais, les matières alimentaires sont dérivées vers les cavités
nasales, et laissent des traces de leur passage sur les narines.

Le vomissement, chez les solipèdes, a presque toujours une signification
extrêmement grave. Quand il ne dénonce pas un jabot œsophagien, il procède
ou d'une indigestion avec surcharge, ou d'une affection intestinale à dénouement fatal telle que l'invagination ou le volvulus. D'autre part, les mêmes efforts
qui ont été assez puissants pour avoir raison de l'imperméabilité du cardia ont,
par là même, assez de violence pour amener la rupture de l'estomac; circonstance nouvelle qui ajoute encore à la gravité du pronostic, dans les maladies
du cheval se traduisant par le vomissement.

DE LA DIGESTION GASTRIQUE

La digestion gastrique comprend l'ensemble des transformations imposées aux aliments pendant leur séjour dans l'estomac. La modification essentielle porte sur les principes albuminoïdes qui sont transformés en peptones. Mais la masse alimentaire contenue dans l'estomac a subi, d'autre part, l'action des dents et de la salive ; ses caractères physiques déjà profondément modifiés trouvent encore, dans l'estomac, de nouvelles raisons de changement, et l'ensemble finit par se réduire en une bouillie plus ou moins homogène, fluide ou pâteuse qui prend le nom de *chyme*. A vrai dire, cette expression s'applique surtout aux aliments qui, ayant subi l'action de l'estomac, passent dans l'intestin grêle. Aussi désigne-t-on, sous le nom de chymification, l'action exercée par l'estomac sur les matières alimentaires. La peptonisation en est l'épisode principal, et il en faudra rechercher les agents et le mode.

L'estomac intervient par sa tunique charnue et par sa muqueuse ; il est à la fois une glande chargée de fournir le suc gastrique, et un muscle dont les contractions assurent le mélange de ce liquide avec les masses alimentaires qu'il doit modifier. Il y a donc à considérer, dans la digestion gastrique, deux ordres de phénomènes : les phénomènes mécaniques et les phénomènes chimiques.

CHAPITRE PREMIER

PHÉNOMÈNES MÉCANIQUES DE LA DIGESTION GASTRIQUE.

1° CHEZ LES MONOGASTRIQUES.

Sauf chez les rongeurs, au moins chez le lapin, l'estomac après une assez longue période d'abstinence est vide d'aliments et revenu sur lui-même. Pendant les repas, les matières admises dans le viscère se superposent dans l'ordre de leur arrivée, mais elles ne tardent pas à se mélanger, même chez les solipèdes, et en dépit de leur cohésion, sous la double influence du liquide qui les imprègne et des mouvements de l'estomac. Elles s'accumulent dans ce viscère et le distendent plus ou moins, selon la voracité des animaux et l'abondance du repas. Cette distension n'arrive jamais jusqu'aux limites extrêmes de la réceptivité de l'estomac, et ces limites subissent de nombreuses variations spécifiques ou individuelles. La capacité moyenne de l'estomac est de 5 à 10 litres chez le chien. Chez le cheval elle est en moyenne de 17 à 18 litres. Elle oscille entre un minimum de 10 litres et un maximum de 37 à 38 litres (Colin).

Mouvements de l'estomac. — Observés par Haller, Colin, Schiff, Morat, etc., les contractions de l'estomac ont un double but : maintenir les aliments emprisonnés dans le viscère et leur imprimer des mouvements qui renouvellent leur surface et assurent leur contact avec le suc gastrique. Le premier de ces effets est réalisé par l'*occlusion temporaire du cardia et du sphyncter pylorique.* Par l'observation directe à travers une fistule gastrique on peut explorer ce dernier orifice avec le doigt et constater qu'il s'ouvre périodiquement, pour laisser s'écouler le chyme, au fur et à mesure de sa formation.

Les contractions du second groupe sont péristaltiques, faibles et lentes, et leur direction est déterminée de façon à imprimer aux aliments soit un mouvement de révolution, chez les carnassiers, soit chez les solipèdes, un mouvement d'oscillations alternatives, d'un orifice à l'autre avec prédominance dans le sens cardio-pylorique (Colin). Chez l'homme, ils procéderaient de la grande à la petite courbure (Beaumont).

Il n'est point rare de constater, au cours d'observations faites sur le vivant, des contractions annulaires qui creusent un sillon profond à la surface de l'estomac. Ce phénomène, connu sous le nom de coarctation, est rare et peu important ; la coarctation transversale notamment est tout à fait exceptionnelle. Quant à la coarctation longitudinale, à laquelle on a voulu faire jouer un grand rôle, dans l'ingestion des aliments liquides, par la formation d'une gouttière cardio-pylorique, elle ne paraît répondre à aucun but précis, car sa production est fort irrégulière.

2° CHEZ LES POLYGASTRIQUES (RUMINANTS).

Dans ce groupe d'animaux, intervient la nécessité d'une deuxième mastication. La première a surtout pour résultat l'emmagasinement de la ration dans le rumen. Immédiatement après son repas l'animal se recueille et rejette sa ration sous les dents pour la soumettre à une nouvelle mastication qui achève la préparation physique des aliments et les rend définitivement accessibles à l'action des sucs digestifs. C'est la rumination. Avant d'étudier ce phénomène remarquable, il est nécessaire d'examiner les suites de la première mastication.

De la distribution des aliments dans les divers compartiments de l'appareil gastrique, pendant les repas. — Ce point a été étudié d'abord par Flourens, qui eut l'idée d'observer les phénomènes intérieurs des réservoirs gastriques à l'aide de fenêtres ouvertes dans le rumen à travers la paroi abdominale. En suturant les bords de la plaie abdominale avec ceux de la plaie viscérale, on obtient de véritables fistules qui peuvent être établies en permanence et se prêter à des observations variées, soit par la vue, soit par le toucher. Les fistules du rumen sont disposées, en effet, de manière à permettre l'introduction du bras dans ce réservoir et l'exploration de toutes les régions accessibles, telles que le cardia, la gouttière œsophagienne et le réseau. Colin a repris la méthode des fistules et l'a complétée en portant l'éclairage électrique dans le rumen. Quoi qu'il en soit, les indications fournies par la méthode des fistules sont très heureusement complétées par l'étude des viscères sur l'animal sacrifié en pleine digestion.

Voici en quelques mots les résultats fournis par l'emploi de ces diverses méthodes. Le rumen présente, on le sait, deux compartiments (fig. 18) : un compartiment supérieur ou gauche recevant la terminaison de l'œsophage et un compartiment inférieur ou droit. L'ensemble forme un réservoir dont la capacité, chez le

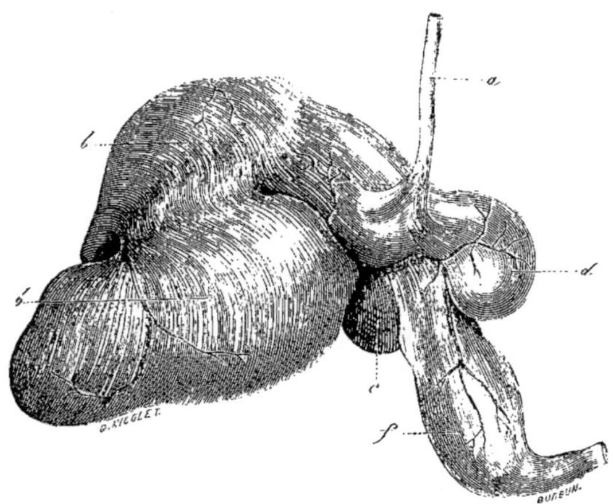

Fig. 18. — Appareil gastrique des Ruminants.

a, œsophage; *b*, cul-de-sac gauche ou supérieur du rumen ; *b'*, cul-de-sac droit ou inférieur; *d*, réseau ; *c*, feuillet ; *f*, caillette.

bœuf, ne compte pas moins de 150 ou 200 litres et qui, même en pleine abstinence, contient toujours une très grande quantité de matières alimentaires noyées dans l'eau. Donc, au moment du repas, le rumen est déjà rempli à moitié et contient notamment de grandes quantités de liquide. La proportion des solides reste toujours relativement faible, et c'est à peine si à la fin du repas elle forme le quart de la masse totale.

Si on observe la répartition des aliments au moment où ils sont ingérés, on constate les points suivants : Les liquides et les solides tendent à se superposer dans l'ordre de leur densité. Les premiers s'accumulent dans le cul-de-sac droit du rumen, dans le réseau et s'échappent en très minime quantité dans le feuillet et la caillette. Les aliments solides tombent surtout dans le rumen où ils s'accumulent pour émerger dans le cul-de-sac gauche. Quelques bols de petit volume ou des fragments de bols peuvent être exceptionnellement retenus par la gouttière œsophagienne et conduits dans le feuillet ou la caillette. Mais c'est l'exception et la masse presque entière de la ration s'engloutit dans le rumen. La répartition qui précède est d'ailleurs très instable et passagère. Sous l'influence des mouvements combinés du rumen et du réseau qui produisent une agitation incessante, les solides et les liquides tendent à former un mélange homogène.

La direction générale des contractions du rumen apparaît malaisément. On sait seulement qu'elles sont toujours partielles et se déplacent à la manière d'une onde péristaltique qui parcourt successivement toute la surface du viscère. Mais si la direction des contractions du rumen est obscure, leur effet se traduit de la manière la plus intéressante et la plus nette aux regards de l'observateur. La surface du mélange contenu dans le viscère est agitée, en effet, de mouvements incessants et déformée par des fluctuations lentes et douces qui réflètent par leurs caractères les propriétés de la musculature de la panse. Mais à certains moments, ce calme relatif est brusquement troublé par les mouvements du réseau dont les contractions rapides et énergiques interviennent périodiquement, et opèrent un véritable brassage.

Si complet que puisse être le mélange résultant de tous ces mouvements, il n'est pourtant pas absolument homogène. Tous les observateurs sont d'accord sur ce point que, dans une zone limitée autour du cardia, les liquides sont très abondants. Les aliments solides sont donc, dans cette région, plus rares et plus dilués que partout ailleurs et c'est une circonstance qu'il est très important de retenir.

Nous pouvons maintenant étudier la rumination.

DE LA RUMINATION.

La rumination est l'acte par lequel les aliments sont ramenés de la panse dans la bouche pour être soumis à une seconde mastication. La caractéristique de la fonction réside précisément dans son but qui est d'achever l'œuvre des mâchoires demeurée imparfaite au moment du repas.

Considérée comme fonction régulière et indispensable aux opérations digestives, la rumination est particulière à l'ordre des ruminants. Les faits de *mérycisme* observés chez l'homme, même avec cette circonstance fondamentale que dans quelques-uns d'entre eux les aliments ramenés à la bouche étaient soumis à une deuxième mastication, ne peuvent être considérés que comme une singularité individuelle procédant on ne sait de quel instinct rare et indécis.

Tout en dépendant étroitement de l'organisation de l'estomac et de sa division en plusieurs réservoirs distincts, la rumination n'est pas entièrement subordonnée à cette circonstance. D'une part, comme nous venons de le constater, on l'observe parfois chez l'homme, avec son caractère essentiel, la deuxième mastication, et d'autre part, elle ne se rencontre pas dans des espèces animales nettement polygastriques, comme les cétacés et certains édentés.

Il serait facile mais oiseux de rechercher la finalité de cet acte. Il suffit de dire qu'il constitue, chez les ruminants, une fonction *naturelle*, sollicitée par les sensations sourdes qui accompagnent l'ingestion des aliments et qu'il est *indispensable* à la digestion.

Conditions de la rumination. — La rumination ne peut s'exécuter si la panse ne se trouve dans un état de tension convenable. Cette tension est doublement nécessaire, soit pour éveiller les sensations organiques qui sollicitent le phénomène, soit pour introduire les bases mécaniques de sa production. Elle est naturellement réalisée par l'ingestion complète des matières alimentaires et de grandes quantités d'eau. Aussi dès que les animaux ont achevé leur repas ils boivent et se mettent à ruminer. Mais il leur faut pour cela beaucoup de calme et de recueillement. A l'état de liberté les ruminants recherchent la solitude, et se mettent à l'abri de toutes les causes qui pourraient troubler leur quiétude. A l'étable, rien ne vient menacer leur sérénité et dès qu'ils ont achevé leur ration ils se couchent pour ruminer. Normalement, la rumination réclamerait, en effet, une immobilité complète; mais cette condition n'est pas indispensable, et on voit beaucoup de bœufs qui ruminent au labour, soit pendant la marche, soit au bout du sillon, et dans l'intervalle de repos que le bouvier laisse à son attelage.

Parmi les conditions de la rumination, l'état de santé des animaux doit surtout être pris en considération. Le trouble fonctionnel le plus superficiel suffit, parfois, à l'empêcher ou à l'interrompre. Ce signe ne contient évidemment aucune indication précise, étant donnée la diversité des troubles qui peuvent arrêter la rumination, ou tout ou moins, introduire dans la fonction des interruptions plus ou moins prolongées. Mais les affections de l'appareil digestif et parmi elles, l'indigestion du rumen avec le météorisme qui l'accompagne, ont une influence décisive. Les ruminants sont particulièrement prédisposés au météorisme. Les masses alimentaires contenues dans le rumen sont, en effet, le siège de fermentations incessantes, donnant lieu au dégagement d'un grand nombre de gaz (CO^2, CH^4, Az, H). De là les éructations que l'on observe fréquemment, chez les bœufs, au cours de la rumination, et par lesquelles ces animaux se délivrent des gaz en excès dans le rumen. Il y a là comme une sorte de phénomène régulateur qui se trouve évidemment mis en défaut dans le cas d'indigestion grave et où le météorisme prend des proportions tellement menaçantes que l'animal peut périr d'asphyxie. Dans l'immense majorité des cas, on peut heureusement prévenir ce dénouement par une chirurgie sommaire, la ponction du rumen.

En dehors des maladies de l'appareil digestif, ce sont surtout les affections aiguës, capables de déterminer un mouvement fébrile, qui troublent la rumination ou en empêchent complètement l'exécution. Par contre, les affections chroniques les plus graves, comme la tuberculose, n'ont pas d'influence sensible, et ce n'est que dans les cas de phtisie très avancée que l'on assiste à des troubles digestifs intermittents, à des indigestions suivies de météorisme, et capables d'arrêter la rumination. Ces troubles sont précisément attribués à une influence purement mécanique se rattachant à l'hypertrophie des masses ganglionnaires du médiastin, envahies par la tuberculose. Il en résulterait une compression ou une gêne de l'œsophage capables d'empêcher l'évacuation régulière des gaz du rumen.

Signes extérieurs de la rumination. — Au moment où la réjection du bol rétrograde va s'accomplir, la mastication s'arrête. C'est le prélude d'une déglutition, la déglutition mérycique. Le bol suffisamment mâché est envoyé dans le rumen et on voit passer le long de l'œsophage une onde directe qui en trahit la progression. Cette déglutition est immédiatement suivie de la réjection du bol destiné aux mâchoires et l'œsophage est parcouru par une onde rétrograde qui dénonce le passage de ce bol, après quoi les mouvements de la mastication sont repris. La réjection comporte donc une *pause* des mâchoires remplie par deux ondes œsophagiennes : l'onde directe de la déglutition mérycique et l'onde rétrograde de la réjection. La durée totale de ces phénomènes atteint à peine quelques secondes. Ils se reproduisent périodiquement à intervalles réguliers, 40 ou 50 fois par heure. Mais il faut achever la peinture du phénomène : le bol rejeté sous les mâchoires est accompagné par une quantité assez grande de liquide qui ne saurait rester dans la bouche ;

aussi la réjection est-elle immédiatement suivie d'une ou deux déglutitions secondaires qui rejettent dans la panse le liquide entraîné avec le bol. Cette circonstance du liquide qui accompagne et porte, en quelque sorte, le bol rétrograde, est très importante et doit être retenue; elle interviendra dans le mécanisme de la réjection. Il en est de même des phénomènes suivants qui s'observent du côté de l'appareil respiratoire.

Au moment de la réjection, le ventre est agité par une secousse, une sorte de soubresaut dans lequel le périmètre abdominal subit un accroissement brusque et fugitif. En même temps, le périmètre thoracique, examiné au niveau des hypochondres, subit une modification de sens inverse. Ces mouvements corrélatifs de l'abdomen et du thorax dépendent, il importe de le dire dès à présent, d'une contraction énergique du diaphragme, et cette contraction est, comme nous l'allons voir, l'agent essentiel de la réjection.

Mécanisme de la réjection. — Le rumen et le réseau ont tour à tour été considérés comme les agents de la réjection. Daubenton attribuait le principal rôle au rumen. Perrault faisait intervenir le réseau. Il s'appuyait sur le résultat de certaines autopsies pratiquées sur des moutons et dans lesquelles ce viscère contenait une manière de bol disposé, semblait-il, et préparé pour la réjection. Mais Flourens a montré que la rumination s'exécute régulièrement, chez les moutons, après la résection du réseau. Ce dernier expérimentateur émit, à son tour, l'idée fausse que la gouttière œsophagienne est l'instrument spécial de la réjection. Il considérait cet organe comme une sorte de main chargée de préparer, de saisir le bol et de le porter à l'entrée de l'œsophage où son contact déterminait aussitôt l'onde rétrograde. Flourens se trompait. Si chez certaines espèces animales, comme le mouton et le bœuf, la gouttière œsophagienne est assez complète et présente une disposition capable de susciter l'induction qui précède, il n'en est pas ainsi partout et, par exemple, chez le lama, la gouttière n'est pas complète, elle ne possède qu'une seule lèvre, ce qui la rend absolument infirme pour l'exécution des actes complexes qui lui étaient attribués (Lemoigne). Aussi bien, l'hypothèse de Flourens a été écartée par les expériences de Colin. Ce physiologiste a montré que la rumination s'exécute régulièrement chez les animaux dont la gouttière œsophagienne est empêchée d'agir par la suture de ses deux lèvres. Mais les travaux de Colin sur la rumination, si utiles qu'ils soient, à certains égards, ne laissent dégager nettement aucune explication précise sur le mécanisme de la réjection. On y voit bien que l'auteur rattache cet acte à l'intervention du rumen et peut-être du réseau, mais le mode d'action de ces viscères est laissé dans l'ombre.

Théorie de l'aspiration thoracique. — M. Chauveau présentait dans son enseignement oral la théorie suivante : Le bol est appelé dans l'œsophage par une aspiration procédant de l'intervention du diaphragme. Ce muscle se contracte brusquement et détermine, dans l'atmosphère intra-pulmonaire, un vide partiel capable de produire un appel et dont l'action s'étend à tous les viscères creux de la région, y compris la portion thoracique de l'œsophage, jusqu'à sa terminaison. Sous l'appel de ce vide, une certaine quantité d'aliments se précipite dans l'œsophage et détermine les contractions antipéristaltiques de ce conduit. Cette théorie reposait sur les faits très réels dont il a déjà été fait mention à propos des signes extérieurs de la rumination. La contraction du diaphragme se dénonce, nous l'avons vu, par la dilatation soudaine du ventre,

un instant avant le passage du bol rétrograde. D'autre part, la très grande
fluidité des matières alimentaires occupant la région du cardia les rendrait
très dociles à l'appel d'un vide intra-œsophagien. On sait, enfin, que le bol
rétrograde est associé à une très grande quantité de liquide qui doit être
dégluti après la réjection.

La théorie de M. Chauveau, déjà si vraisemblable, a été soumise à l'épreuve
expérimentale par Toussaint, qui a mis en œuvre, pour analyser la rumination,
toutes les ressources de la méthode graphique. Tous les phénomènes liés à la
réjection ont été recueillis par des explorateurs *ad hoc* et enregistrés simultanément : Tels sont les mouvements des mâchoires, du thorax, de l'abdomen et
du diaphragme, les variations de la pression de l'air dans la trachée et dans les

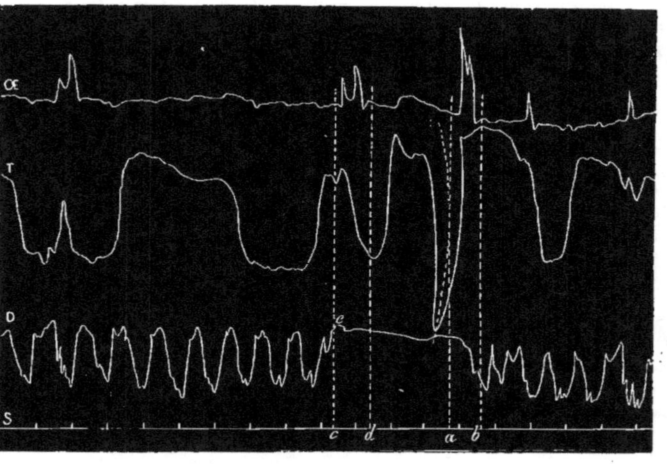

Fig. 19.

OE, mouvements de l'œsophage ; *cd*, déglutition précédant la réjection ; *ab*, passage du bol
rejeté sous les mâchoires ; D, mouvements des mâchoires ; de *c* en *b*, pause des mâchoires
pendant le passage des ondes œsophagiennes (réjection et déglutition préalable. Toussaint).

cavités nasales, le passage des bols déglutis et des bols rejetés. Les tracés suivants, que leur légende rend suffisamment explicites, établissent le synchronisme
et le mode de tous ces faits. Dans le tracé de la figure 19, on peut constater la
pause des mâchoires dont nous parlions plus haut et surprendre dans la courbe OE
des mouvements de l'œsophage, le passage des ondes caractéristiques c'est-à-
dire la déglutition mérycique, la réjection et les déglutitions liquides qui
suivent l'arrivée du bol dans la bouche. Mais les autres graphiques contiennent des renseignements directement liés à la théorie de M. Chauveau.

On y voit les choses suivantes : *a*. La réjection du bol est immédiatement
précédée d'une chute brusque de la pression intra-trachéale, et par conséquent
d'un vide intra-thoracique (fig. 20). — *b*. Ce vide est accompagné d'une
occlusion de la glotte qui le rend plus profond et plus efficace (fig. 21). — *c*. Il
est déterminé par une brusque contraction du diaphragme. — *d*. Les mouvements corrélatifs du thorax et de l'abdomen sont purement passifs et dé-

·pendent des déplacements opérés par l'oscillation du diaphragme (fig. 20).
Les points essentiels de la théorie de M. Chauveau sont donc rigoureurement

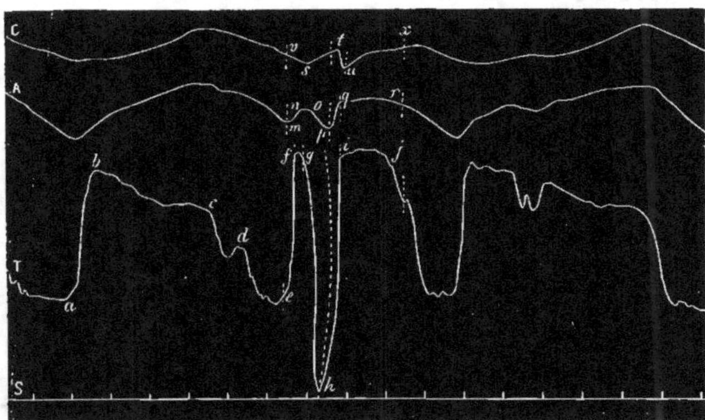

Fig. 20.

G, courbe des mouvements du thorax; A, courbe de l'abdomen; T, courbe de la pression
de l'air dans la trachée; *h*, dépression indiquant la chute de la pression intra-trachéale qui
se produit au moment de la réjection; *st*, *op*, variations corrélatives et inverses du périmètre
thoracique et du périmètre abdominal qui se produisent en fonction de la contraction du
diaphragme (Toussaint).

établis. Mais les expériences suivantes de Toussaint lui donnent une nouvelle
évidence. Après la trachéotomie, l'occlusion de la glotte n'a aucun effet et le

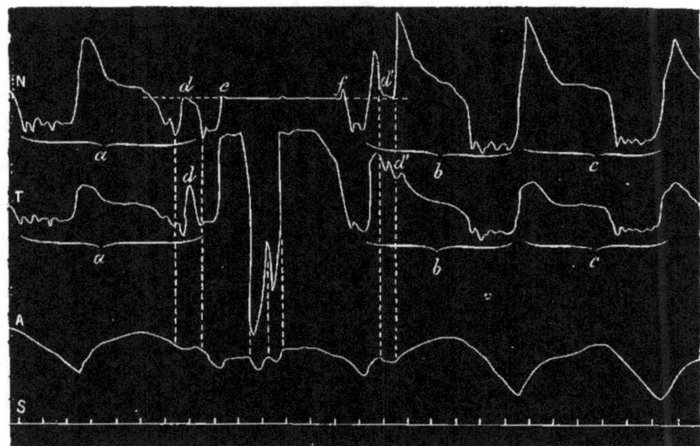

Fig. 21.

N, courbe des variations de la pression dans les cavités nasales; de *c*, en *f*, cette pression
reste à zéro pendant la réjection, ce qui prouve que la glotte est fermée (Toussaint).

diaphragme ne suffirait plus à produire un vide efficace; on constate alors que ce
muscle est assisté par les autres inspirateurs, et que le thorax, qui d'ordinaire

demeure passif et n'intervient pas dans la réjection, se dilate activement et ajoute son action aspiratrice à celle du diaphragme. Que si on paralyse le diaphragme par la section des nerfs phréniques, ce muscle est entièrement suppléé par les autres muscles inspirateurs qui interviennent d'une manière exceptionnellement énergique et produisent seuls le vide intra-thoracique.

Toussaint a couronné sa démonstration en réalisant la synthèse de la réjection. Pour obtenir ce résultat sur un bœuf, il suffit d'isoler les nerfs phréniques et de porter sur eux une courte série de chocs induits. Le diaphragme se contracte et la réjection a lieu ; mais l'expérience réussit beaucoup mieux si on prend la précaution de boucher le nez de l'animal, pendant la durée

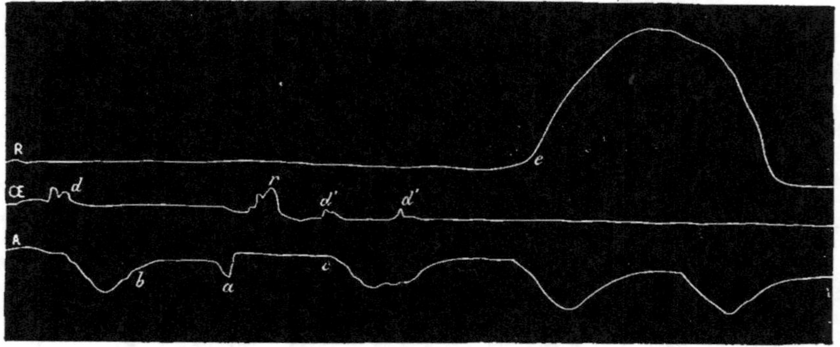

Fig. 22.

R, mouvements du rumen ; ŒE, mouvements de l'œsophage. Les contractions comme e, du rumen, interviennent longtemps après la réjection r et sont étrangères à la production de ce phénomène.

de l'excitation. Aussitôt, on assiste à une violente expulsion de matières alimentaires qui, associées à une grande quantité de liquide, sont rejetées avec force par la bouche de l'animal et lancées à plus de deux mètres de distance. On peut donc conclure définitivement : la réjection normale a pour cause immédiate une aspiration s'exerçant à l'entrée de l'œsophage, par suite du vide intrathoracique provoqué par la contraction du diaphragme. Cette aspiration est efficace en raison de la fluidité des aliments séjournant au pourtour du cardia (1).

De la part du rumen dans la réjection. — Colin faisait intervenir la panse dans la réjection. Il s'appuyait probablement sur les expériences dans lesquelles il a pu déterminer la production du phénomène par l'excitation électrique des nerfs vagues. Mais cet auteur a très vraisemblablement excité les nerfs intacts, et il a peut-être obtenu un simple vomissement par voie réflexe. D'ailleurs, les excitations centripètes du nerf vague peuvent déterminer, au début, une brusque inspiration et introduire précisément ce vide intra-thoracique que nous venons de voir.

Ce qu'on peut affirmer, c'est que le rumen n'intervient pas directement et par des contractions spéciales pour produire la réjection. Toussaint enregistre

(1) Tous les détails du mécanisme qui vient d'être exposé s'appliquent au mérycisme de l'homme (G. Lemoine et G. Linossier, 1893 et Singer, 1894).

les mouvements de cet organe en même temps que l'onde œsophagienne qui dénonce le passage du bol rejeté vers la bouche et il obtient des tracés comme celui de la figure 22. On voit que le rumen demeure absolument inerte avant et pendant la réjection. Ce n'est qu'un peu plus tard et à la suite des déglutitions liquides survenant après l'arrivée du bol dans la bouche, que le viscère inaugure une série de contractions, dont la première a inscrit sa courbe en *e* sur le tracé R de la figure 22. Ces contractions ont tous les caractères de durée et de lenteur propres aux mouvements des fibres lisses, et ne sauraient intervenir dans un phénomène aussi brusque et aussi rapide que la réjection.

De la part du réseau. — Le réseau, par contre, est capable de contractions brusques, et Colin pouvait d'autant plus songer à lui attribuer un rôle dans la réjection, qu'il dit avoir provoqué ce phénomène, en portant directement des excitations électriques sur le réseau. Mais cela ne suffit pas, et il aurait fallu rechercher, par la méthode graphique, les liens chronologiques de la réjection et des contractions du réseau. On constaterait, sans doute, en se livrant à cette recherche, que les deux phénomènes n'ont entre eux aucune relation.

De l'impossibilité de la rumination après la paralysie de l'appareil gastrique. — Après la section double des nerfs vagues, toute réjection est impossible et la rumination est définitivement abolie (Colin). Ce fait nous permet d'assigner leur véritable rôle aux réservoirs gastriques. S'ils ne sont pas les agents immédiats de la réjection, ils la préparent et la rendent possible en agissant sur la masse alimentaire et en lui conférant les qualités physiques indispensables. Lorsque la paralysie motrice arrête les mouvements du rumen et du réseau, la répartition des liquides et des solides obéit exclusivement aux lois de la pesanteur, et on ne voit plus se constituer, au seuil de l'œsophage, cette pâtée liquide qui, en temps normal, se prépare pour la réjection. Aussi bien, la section des nerfs vagues n'entraîne pas seulement la paralysie motrice, elle entame aussi très profondément la sensibilité des réservoirs gastriques et fait, par conséquent, disparaître ces sensations viscérales à peine conscientes, qui sollicitent tous les mouvements organiques, et, en particulier, la rumination.

De la mastication mérycique. — Elle a cela de spécial qu'elle est beaucoup plus lente et plus parfaite que la mastication ordinaire. Il s'écoule environ une minute entre deux déglutitions méryciques consécutives, et cet intervalle mesure exactement la durée de la mastication pour chaque bol. D'après les évaluations de Colin, le poids moyen de chaque bol est de 100 à 120 grammes. Nous savons, d'autre part, que la mastication du foin réclame 4 fois son poids de salive. En estimant à 15 kilogrammes de foin la ration quotidienne du bœuf, la quantité de matière ramenée à la bouche atteindrait 60 kilogrammes formant environ 500 bols dont la mastication réclamerait huit heures environ. En fait, la rumination dure, à peu près, six ou sept heures et remplit, par conséquent, plus du quart de la journée. L'animal ne consacrant que huit heures à ses repas, on voit toute l'importance relative de la rumination.

Insalivation mérycique. — On présume bien que la salive joue, dans la rumination, et notamment dans la mastication mérycique, un rôle prépondérant. Chez les animaux dont la salive parotidienne est dérivée par une double fistule des canaux de Sténon, la rumination, d'abord très laborieuse, très pénible et fréquemment interrompue, finit par s'arrêter complètement (Colin). Ce résultat ne réclame pas plus de deux ou trois jours. A l'autopsie, la panse et le feuillet contiennent du foin desséché formant des masses durcies et moulées dans les derniers compartiments gastriques. Ces phénomènes sont d'autant plus remarquables que les animaux d'expérience avaient de l'eau à discrétion.

De la répartition des aliments dans l'appareil gastrique pendant la rumination. — Les aliments ramenés par l'œsophage, après la mastication mérycique, tombent manifestement dans le rumen (Colin). Ils sont par là même exposés à retourner sous les dents et à subir plusieurs mastications successives ce qui en achève la préparation. La déglutition mérycique n'a donc pas pour effet de distribuer les aliments ruminés au feuillet et à la caillette. Cette distribution est un autre côté du phénomène et constitue une fonction à part. Le feuillet et la caillette s'alimentent directement dans le rumen avec ou sans le concours de la gouttière œsophagienne, que sa disposition ne désigne pour aucun rôle particulier, car elle varie d'une espèce animale à l'autre. En somme, la rumination a pour effet d'accumuler dans le rumen des aliments de plus en plus mous et de plus en plus divisés. Il en résulte une bouillie homogène livrée, peu à peu, et au fur et à mesure de sa préparation, aux autres réservoirs gastriques. C'est un des points les mieux établis par les observations instituées par Colin à l'aide de la méthode des fistules gastriques.

CHAPITRE II

PHÉNOMÈNES CHIMIQUES DE LA DIGESTION GASTRIQUE. ACTION DU SUC GASTRIQUE

Les phénomènes que nous allons décrire consistent essentiellement dans l'action exercée sur les aliments par le suc gastrique. Il est donc nécessaire d'étudier tout d'abord ce liquide.

Moyens employés pour se procurer le suc gastrique naturel. — Les anciens observateurs avaient recours à des procédés tout à fait insuffisants. Réaumur (1752), faisait ingérer à des oiseaux carnivores, des fragments d'éponge enfermés dans des sphères métalliques fenêtrées et, après un séjour plus ou moins prolongé, il en obtenait la restitution en administrant un vomitif à l'animal. Spallanzani envoyait aussi des éponges dans l'estomac des animaux d'expérience, mais il les retenait captives à l'extrémité d'un fil pour les retirer plus aisément quand il les jugeait suffisamment imprégnées.

Les fistules gastriques. — Aujourd'hui on emploie la méthode des fistules gastriques inaugurée par Blondlot et par Bassow. Elle consiste à ouvrir l'estomac au dehors par un orifice dont les bords se soudent et se cicatrisent avec ceux de l'orifice de la plaie abdominale. La fistule ainsi obtenue est, d'ailleurs, pourvue d'une canule à rebords saillants que l'on maintient fermée, en dehors des moments de l'observation.

Blondlot opérait la fistule, en deux temps, sur un chien en pleine digestion, et d'après le manuel opératoire suivant :

Pratiquer une incision médiane des parois abdominales à partir de l'appendice xiphoïde du sternum et sur une longueur de 7 à 8 centimètres. Attirer au dehors un pli gastrique qu'on perce de part en part avec un fil d'argent. Tordre les extrémités de ce fil sur un petit bâtonnet de manière à maintenir l'estomac en contact avec les bords de la plaie abdominale. L'inflammation et la cicatrisation surviennent, entraînant l'adhérence définitive de l'estomac avec les bords de l'orifice abdominal. On peut alors procéder au deuxième temps en toute sécurité, c'est-à-dire perforer l'estomac et introduire la canule.

Claude Bernard et Blondlot, lui-même, ont simplifié l'opération et l'ont réduite à un seul temps. Le pli gastrique étant saisi et attiré, on pratique autour du point saisi une suture circulaire à points passés et on perfore l'estomac au centre de la suture ; la canule est alors introduite et on serre la ligature de manière à bien fermer l'orifice de l'estomac sur la canule. Les chefs libres de la ligature servent, ensuite, à attacher l'estomac aux lèvres de la plaie abdominale.

Quelques précautions doivent être prises : 1° endormir le sujet; 2° distendre l'estomac par un repas copieux offert à l'animal après un jeûne prolongé, et mieux encore par une insufflation abondante; 3° opérer en suivant les règles d'une rigoureuse asepsie.

Les canules pour fistules gastriques se terminent par des rebords saillants qui les maintiennent automatiquement en place. Celle de Claude Bernard se composait de deux parties vissées l'une dans l'autre. Cette disposition permet de graduer la longueur de la canule et de l'adapter à l'épaisseur variable des bords enflammés de la plaie. Beaucoup d'expérimentateurs (Laborde, Dastre) ont modifié et perfectionné la technique des fistules gastriques, mais ce n'est pas le lieu de s'appesantir sur ces points de détail.

La méthode des fistules gastriques a été inspirée par les fistules accidentelles qui s'observent assez fréquemment chez l'homme et qui résultent du traumatisme. On en a enregistré plus de cent cas, dont celui du Canadien de Saint-Martin, observé par Beaumont. Beaucoup d'autres ont été, en Europe, l'occasion d'études intéressantes sur la digestion gastrique. En France, le cas de Marcelin, opéré par Verneuil, a été soigneusement observé par Richet.

Caractères et composition du suc gastrique. — Les fistules permettent d'obtenir du suc gastrique. Il suffit de provoquer la muqueuse, soit par une irritation mécanique, soit en administrant un repas formé de substances solides à l'animal laissé à jeun pendant quelque temps. En pratiquant l'œsophagotomie, comme Pavlow, on obtient le suc gastrique pur de tout mélange avec la salive et les matières alimentaires qui sont dérivées à l'extérieur pendant que la mastication suffit à déterminer dans l'estomac une sécrétion réflexe. Tout récemment, M. A. Frouin est parvenu à isoler l'estomac sur des chiens, en le sectionnant au cardia et au pylore et en reliant l'œsophage au duodénum. Le visière est ensuite fixé à la paroi abdominale et on procède à l'établissement d'une fistule. Le suc gastrique sécrété dans ces conditions, au cours d'un repas est tout à fait pur.

Le suc gastrique est un liquide clair, transparent, incolore, d'une odeur *sui generis* (de matières vomies) et d'une saveur aigrelette. Sa réaction est fortement acide. Il attaque le marbre et produit de l'effervescence. Après filtration, il se conserve indéfiniment et demeure imputrescible. Il doit ce caractère à l'acide chlorhydrique qui est, comme nous l'allons voir, un de ses éléments essentiels et dont l'action antiseptique est très puissante.

L'analyse permet de distinguer les principes suivants dans le suc gastrique :

	CHIEN — Suc mêlé de salive (Cl. Bernard).	CHIEN — Suc non mêlé de salive (Schmidt).	CHIEN — Estomac isolé par la méthode de Frouin.
Eau..............................	971,17	973,06	971,900
Résidu sec à 100°.....................	28,83	23,66	23,140
Pepsine présure et autres matières organ...	17,33	17,33	3,690
Matières minérales.......................	11,40	6,76	3,450

Tous ces éléments sont dissous dans l'eau, qui intervient dans une proportion considérable. Nous ne reviendrons pas sur la présure, qui a déjà été étudiée à propos de la digestion du lait; mais il convient de s'arrêter sur les autres principes.

De la pepsine. — La pepsine est un ferment soluble. On la prépare aujourd'hui, soit par le procédé de Wittich, soit par le procédé de Brucke. Dans le premier cas, la muqueuse gastrique, lavée et découpée en petits fragments, est mise en macération dans la glycérine et portée à l'étuve à 38° ou 40°. Au bout de quelque temps la liqueur est traitée par l'alcool qui précipite la pepsine. Le précipité obtenu par filtration est soumis à un lavage qui le redissout. On procède ainsi à une série alternante de précipités et de lavages qui donnent une pepsine de plus en plus pure, mais on ne parvient jamais à isoler ce ferment à l'état de pureté complète. Le procédé de Brucke, qui rappelle celui de Conheim pour la préparation de la diastase salivaire, ne donne pas, sous ce rapport, de meilleurs résultats. La liqueur résultant de la digestion à 40° de la muqueuse stomacale dans l'acide phosphorique étendue d'eau, est neutralisée par la chaux ; il se forme du phosphate de chaux qui se précipite et entraîne mécaniquement la pepsine. Le précipité est lavé et dissous dans l'acide chlorhydrique dilué. Le liquide ainsi obtenu est traité par la cholestérine dissoute dans quatre parties d'alcool et une partie d'éther. La cholestérine se précipite et entraîne la pepsine avec elle. On lave le précipité à grande eau et on le reprend par l'éther pour enlever la cholestérine. La pepsine s'obtient, ensuite, par évaporation de la partie aqueuse après qu'on a enlevé la couche éthérée par décantation.

Krasilnikoff obtient la pepsine par dialyse en agissant sur le suc gastrique pur ; elle est ensuite desséchée dans le vide et conservée à l'état de poudre.

C'est à la pepsine que le suc gastrique doit son pouvoir digérant ; elle atteint son maximum d'action à 38°, s'affaiblit à 40°, et perd toutes ses propriétés à 80°. Elle n'agit pas en milieu alcalin et y perd définitivement ses propriétés physiologiques.

De l'acide du suc gastrique. — La question de l'acide du suc gastrique a été une grosse question et très obscure tant qu'on fut privé d'une technique certaine pour fixer la nature de cet élément. On a longtemps soutenu que le suc gastrique doit son acidité à l'acide lactique (Lehmann, Cl. Bernard, Smith, Laborde). Disons, tout de suite, que cette opinion repose sur la présence assez fréquente de l'acide lactique dans l'estomac, mais que la production de ce corps est tout accidentelle et se rattache à la fermentation des hydrates de carbone. L'ensemble des faits introduits dans ces dernières années prouve : 1° que l'acide du suc gastrique est l'acide chlorhydrique ; 2° que ce corps est, au moins partiellement, à l'état de liberté.

Voici les procédés en usage pour le déceler : Schmidt effectue comparativement le dosage de toutes les bases qui fixent le chlore à l'état de chlorures, et celui du chlore total du suc gastrique. Or la comparaison des deux dosages fait ressortir un excès de chlore sur la quantité de ce principe qui serait nécessaire à la saturation des bases. Le chlore en excès ne peut exister qu'à l'état d'acide chlorhydrique.

Dans le procédé de Rabuteau, le suc gastrique est saturé de quinine, puis soumis à l'évaporation. Le résidu est traité par l'alcool amylique qui s'empare, par dissolution, du chlorhydrate de quinine. Richet a mis à profit le principe suivant de Berthelot : quand on mélange de l'éther à une dilution acide, l'éther et l'eau de la dilution se partagent l'acide dans une proportion définie et caractéristique. Chaque acide possède ainsi, à l'égard de l'éther, un coefficient de partage. Ce coefficient est très élevé pour les acides organiques et très faible pour les acides minéraux. L'éther n'appelle donc que de très faibles quantités d'acide quand il est mis en présence d'une dilution d'acide minéral, et c'est précisément ce qui arrive avec le suc gastrique.

Réactions colorées de l'acide chlorhydrique du suc gastrique. — L'acide chlorhydrique peut, d'autre part, être dénoncé, dans le suc gastrique, par un certain nombre de réactions colorées que nous indiquons ci-après. Par le *violet de méthyle*, on obtient avec le suc gastrique une teinte qui passe du bleu au vert. On obtient une réaction rouge en traitant le suc gastrique par un volume égal de la solution alcoolique suivante : phloroglucine 2 grammes, vanilline 1 gramme, alcool 100 centimètres cubes ; on évapore, au bain-marie, dans un verre de montre et il reste une tache rouge révélatrice. Citons encore la réaction par la *tropéoline* qui donne, avec le suc gastrique, une coloration rose. On doit à Contejean la méthode simple que voici : une goutte de suc gastrique saturé d'hydrocarbonate de cobalt est filtrée et évaporée dans un verre de montre : la goutte, d'abord rose, devient bleue en se desséchant, ce qui prouve qu'il s'est formé du chlorure de cobalt.

La question est donc résolue : l'acide du suc gastrique est l'acide chlorhydrique.

Action du suc gastrique sur les aliments. — Le suc gastrique n'agit que sur les principes albuminoïdes qu'il transforme en peptones. Examinons les circonstances particulières de cette peptonisation. Pour suivre la marche et les conditions de la digestion gastrique, on a plus particulièrement recours à la méthode des digestions artificielles et on prépare, à cet effet, du suc gastrique artificiel. On y parvient en faisant infuser à l'étuve la muqueuse gastrique dans des liquides convenables. On peut employer l'eau acidulée, mais il vaut mieux se servir de la glycérine (Wittich) ou de l'acide borique à 5 p. 100 (Herzen). Dans tous les cas, il est indispensable d'ajouter à l'infusion, de l'acide chlorhydrique, dans la proportion de 1 à 2 p. 1000. On peut encore obtenir un bon suc gastrique artificiel en le préparant avec la pepsine du commerce qu'on ajoute à l'eau acidulée à raison de 3 p. 1000.

De l'albumine ou de la fibrine mises en digestion (à 38°) dans du suc gastrique artificiel obtenu par l'un des moyens qui précèdent, disparaissent en quelques heures et sont entièrement dissoutes. La dissolution possède, en outre, ce caractère essentiel qu'elle est à la fois incoagulable par l'ébullition et par la neutralisation du liquide. La peptonisation est donc complète.

Or, la pepsine et l'acide jouent dans cette transformation un rôle également considérable ; ils sont tous deux indispensables, en sorte que nous nous trouvons, pour la première fois, en présence d'un ferment soluble qui ne peut agir seul et qui réclame le concours d'un agent auxiliaire.

Rôle de la pepsine. — La nécessité de l'intervention de la pepsine est démontrée par la constatation suivante. Quand de l'albumine ou de la fibrine sont mises en présence de l'acide chlorhydrique dilué (à 2 p. 1000), elles sont lentement dissoutes et on pourrait croire qu'elles sont digérées ; mais d'une part, la dissolution de ces principes immédiats réclame un temps très long, plusieurs jours, pour s'achever, alors que la digestion s'effectue en quelques heures, et d'autre part, l'albumine est précipitée quand on neutralise la liqueur acide où elle s'était péniblement dissoute. Elle n'était donc point transformée en peptone. Pour opérer cette transformation il suffit d'ajouter une faible quantité de pepsine. L'acide du suc gastrique est donc incapable, en agissant seul, d'opérer la peptonisation des substances albuminoïdes. Son intervention n'en est pas moins indispensable.

Rôle de l'acide. — Ce rôle est établi par l'expérience suivante de Schiff. Quand on a préparé un suc gastrique artificiel complet et par conséquent capable de digérer rapidement une substance albuminoïde quelconque, il suffit de le neutraliser exactement par l'addition d'un sel alcalin pour lui enlever tout son pouvoir digérant.

État de l'acide pendant la digestion. — L'acide chlorhydrique agissant dans une digestion n'est pas, au moins entièrement, à l'état de liberté ; il est doublement lié à la pepsine et au principe albuminoïde, formant ainsi une double association organique.

La combinaison chlorhydropeptique est établie par les faits suivants : l'acide chlorhydrique dilué dans l'eau intervertit le sucre de canne. Le suc gastrique est incapable d'opérer cette transformation (Laborde). Il n'est donc pas libre.

L'acide chlorhydrique diffuse facilement et rapidement ; un mélange d'acide chlorhydrique et de pepsine, ne diffuse que très péniblement et très lentement (Richet). L'acide est, dans ce cas, retenu par la pepsine qui est très peu ou pas diffusible.

La combinaison chlorhydropeptique paraît donc bien établie. Or cette combinaison n'agit utilement que sur l'acide-albumine. Un mélange de chlorhydropepsine et d'albumine crue et neutre ne présente, le lendemain, aucune trace de digestion (Herzen). Par contre, de l'acide-albumine offerte à une solution chlorhydropeptique est complètement digérée en quelques heures (Herzen).

La chlorhydropepsine digère également l'albumine cuite, et comme elle digère aussi l'acide-albumine précipitée par neutralisation, c'est-à-dire l'albumine qui a été fixée par l'acide, on est conduit à admettre que celui-ci impose à l'albumine une modification analogue à celle que détermine la cuisson.

Dans la digestion normale, pas plus que dans les digestions artificielles, la quantité d'acide chlorhydrique, présente dans le suc actif, ne suffirait pas à fixer la totalité de l'albumine introduite ; on est donc invinciblement conduit à admettre qu'il renouvelle incessamment sa combinaison organique, et que, libéré par la peptonisation de l'albumine qu'il avait d'abord fixée et modifiée, il reste constamment disponible pour de nouvelles associations. Ce serait là une sorte de circulation dans laquelle le même acide agirait par étapes successives sur la masse d'albumine qu'on lui donne à modifier. Cette circulation n'est pas complète comme celle que Schiff avait conçue et dans laquelle l'acide chlorhydrique se jetterait tour à tour sur la pepsine pour la rendre digérante et sur l'albumine pour la rendre digestible; mais il ne semble pas qu'il soit nécessaire de recourir à cette hypothèse.

Sécrétion du suc gastrique. — Le suc gastrique n'est sécrété que pendant le repas, sauf chez les animaux qui, comme le lapin, ont l'estomac constamment rempli d'aliments. Sur des chiens porteurs d'une fistule gastrique, on s'assure aisément que, dès l'accès des premiers bols alimentaires, la muqueuse de l'estomac se congestionne rapidement et laisse sourdre à sa surface un grand nombre de gouttelettes qui ne tardent pas à se réunir. La sécrétion gastrique est également déterminée par l'irritation mécanique de la muqueuse (ingestion de corps étrangers, sable, cailloux, chatouillement à l'aide d'un stylet, ou mieux, d'une barbe de plume). Les effets d'une excitation locale s'étendent, d'ailleurs, à toute la muqueuse qui sécrète par toute sa surface. Les excitations éloignées, comme les impressions gustatives, agissent de même, et on a vu, plus haut, que la sécrétion du suc gastrique est déterminée ou provoquée par l'ingestion des aliments, même quand ceux-ci sont détournés au dehors, par une fistule œsophagienne. La quantité de liquide qui peut être sécrétée par l'estomac est assez mal déterminée. On l'évalue au dixième du poids du corps dans les vingt-quatre heures.

Sécrétion du mucus. — A l'état de vacuité, la muqueuse de l'estomac se recouvre d'une couche épaisse de mucus dont la réaction est alcaline.

Indépendance de la sécrétion peptique et de la sécrétion acide. — Les deux principes essentiels du suc gastrique sont produits par la muqueuse de l'estomac dans des conditions et à des moments différents. Leurs sécrétions sont en quelque sorte disjointes et s'opèrent, chacune, par un acte isolé. Cette disjonction trouve sa démonstration dans un certain nombre de faits intéressants que l'on doit à Schiff : l'infusion aqueuse de la muqueuse gastrique enlevée à un animal récemment sacrifié donne un liquide non acide incapable de digérer et très facilement putrescible, mais il suffit d'ajouter à l'infusion de l'acide chlorhydrique (1 ou 2 p. 1 000), pour lui conférer toutes les propriétés du suc gastrique. La muqueuse contenait donc de la pepsine soluble dans l'eau. Ses glandes étaient chargées de ce ferment, mais elles ne renfermaient pas d'acide.

L'acide n'apparaît qu'au moment de la sécrétion du suc gastrique, mais sa production normale peut avoir lieu indépendamment de celle du ferment peptique. Ainsi le suc gastrique, tel qu'on l'obtient par l'irritation mécanique de la muqueuse stomacale, sur un chien porteur d'une fistule, est fortement acide, mais il ne renferme que des traces de pepsine et est incapable de digérer. Chose singulière, cette même muqueuse, qui ne donne pas de ferment quand on la provoque artificiellement, donnerait, par infusion dans l'eau acidulée, un suc artificiel parfaitement actif. Cette contradiction s'explique par ce que l'on sait aujourd'hui sur l'évolution de la pepsine. Elle préexiste dans les cellules glandulaires à l'état de propepsine, forme préliminaire sous laquelle elle ne possède pas encore le pouvoir digestif. La propepsine se transforme aisément en pepsine en présence des acides dilués, et c'est ainsi que l'infusion acidulée de la muqueuse gastrique peut donner un liquide très actif, alors que le suc naturel issu de la sécrétion provoquée n'a pas de pouvoir digérant. La propepsine est très soluble dans l'eau et se rencontre toujours dans les infusions aqueuses de la muqueuse gastrique. On la caractérise à l'aide de l'acide carbonique qui l'altère profondément et enlève aux infusions qui la tiennent en dissolution, la possibilité d'acquérir le pouvoir digérant (Langley). La propepsine, d'autre part, serait caractérisée par son extrême altérabilité en présence de la soude qui laisse la pepsine intacte (Langley).

Des substances peptogènes. — Il résulterait des recherches de Schiff que la production de la pepsine par les glandes de l'estomac dépendrait de l'absorption préalable de certaines substances telles que la dextrine, la gélatine, les os, la peptone. Ainsi, après une période d'abstinence assez longue, la muqueuse stomacale ne donnerait pas de suc actif. Schiff en conclut que le sang est épuisé de ses substances peptogènes. Que si on fait une injection intraveineuse de dextrine ou, si seulement on administre cette substance par le rectum, les glandes de l'estomac se chargent de ferment et le suc gastrique devient actif. Chose singulière, les peptogènes apportées dans l'intestin grêle à l'aide d'une sonde introduite par une fistule gastrique seraient complètement inefficaces.

La théorie des peptogènes, fort contestée dans le principe, a été reprise avec succès par son auteur et par son élève Herzen. Il est bien entendu, d'ailleurs, que, d'après ce que nous avons vu dans le paragraphe précédent, l'influence des peptogènes ne s'exerce directement que dans la production de la propepsine.

De la théorie des spécialisations glandulaires de l'estomac. — Les sécrétions du ferment et de l'acide du suc gastrique se produisent, nous venons de le voir, par des actes indépendants et isolés. C'est sans doute cette indépendance dans les actes qui a inspiré à Heidenhain la théorie de la spécialisation fonctionnelle des cellules glandulaires, théorie d'après laquelle la pepsine et l'acide auraient des origines épithéliales différentes. Pour préciser, les culs-de-sac glandulaires de l'estomac sont tapissés, en dehors des cellules caliciformes qui en forment le col, par deux sortes d'éléments : 1° les cellules *principales* (Heidenhain) ou *adélomorphes* (Rollet), petites, à contours indistincts, et circonscrivant immédiatement la lumière du tube glandulaire ; 2° les cellules *bordantes* (Heidenhain) ou *délomorphes* (Rollet), volumineuses, à contours vigoureux, avides de matière colorante et reposant sur la membrane d'enveloppe. Or, dans la théorie d'Heidenhain, la pepsine serait sécrétée par les cellules principales tandis que les cellules bordantes seraient spécialement préposées à la sécrétion de l'acide. On invoque à l'appui de ces spécialisations un certain nombre de faits : chez les grenouilles, la muqueuse œsophagienne est pourvue de glandes exclusivement constituées par des cellules principales et ne sécréterait que de la pepsine. Par contre, les glandes gastriques, qui ne renferment que de grosses cellules bordantes, ne produiraient que de l'acide (Swiecicki). La première partie de cette proposition est exacte. Si on emprisonne entre deux ligatures des fragments de viande dans l'œsophage de la grenouille, après quelques heures de séjour, ces fragments ne sont pas digérés, il est vrai, mais il suffit de les plonger dans l'eau acidulée à 2 ou 3 p. 1 000 pour les transformer en peptones (Contejean). On peut donc présumer qu'ils s'étaient chargés de pepsine pendant la durée de leur séjour dans l'œsophage. Quant aux glandes de l'estomac, quoiqu'elles ne renferment que des cellules délomorphes, elles fournissent un suc gastrique complet. Des morceaux de viande enfermés dans l'estomac d'une grenouille par la double ligature du cardia et du pylore sont bel et bien digérés (Contejean).

Il serait inutile d'insister autrement sur une théorie dûment réfutée par ce dernier fait, mais on en a cherché le fondement dans une expérience presque fameuse et qu'il n'est pas sans intérêt de rapporter. Il s'agit des fistules pyloriques pratiquées sur le chien par Heidenhain et Klemensievickz. Les glandes à pepsine et les glandes à acide obéiraient, chez le chien, à une répartition toute différente, et la région pylorique de l'estomac ne contiendrait que des glandes à pepsine. Elle serait donc incapable de fournir un suc actif et de digérer. C'est pour confirmer cette présomption que les auteurs ci-dessus ont pratiqué la fistule pylorique. L'opération consiste à réséquer le cul-de-sac gauche de l'estomac tout en établissant la continuité de l'œsophage avec le pylore ; le cul-de-sac droit devient ainsi indépendant, et si on affronte la plaie circulaire qui le termine avec les bords de la plaie abdominale, on obtient une fistule de la région pylorique. Or cette fistule ne donne qu'un suc alcalin incapable de digérer. Le fait n'est pas contestable, mais il peut recevoir une interprétation défavorable à la théorie. On pourrait soutenir, par exemple, avec Contejean, que le traumatisme a gravement troublé la sécrétion des glandes gastriques. Il est une autre manière plus douce d'imposer à la région pylorique un isolement fonctionnel complet, et qui a été employée par Contejean. Elle consiste à introduire dans l'estomac un bouchon en bois, une sorte de disque que l'on redresse de manière à l'interposer entre les deux culs-de-sac. La séparation définitive de ces deux régions est obtenue, ensuite, par une ligature circulaire embrassant l'estomac et modérément serrée sur le bouchon intérieur. Dans ces conditions, la section pylorique digère des morceaux de viande qui y sont emprisonnés par la ligature du pylore.

Il ne semble donc pas qu'il soit nécessaire de s'arrêter sur les autres faits invoqués à l'appui de la théorie localisatrice d'Heidenhain. Ce sont les mêmes cellules qui sécrètent le ferment et l'acide du suc gastrique, et cette confusion de fonctions différentes dans le même épithélium, n'a rien qui doive nous surprendre. Nous en trouverons plus tard des exemples saisissants et nombreux. Seul le mucus a une origine spéciale ; il est élaboré par les cellules caliciformes très nettement et très énergiquement spécialisées pour cet objet.

Des conditions de la digestion des albuminoïdes par le suc gastrique. — La peptonisation gastrique réclame un certain nombre de circonstances extérieures qui lui sont favorables ou indispensables.

Température. — Le pouvoir digérant du suc gastrique atteint son maximum à 38°. Il s'affaiblit au-dessus ou au-dessous de ce chiffre pour s'éteindre complètement à 80° et à 0°. Ces limites ne sont vraies que pour les animaux à sang chaud ; chez les animaux à sang froid, la pepsine digère encore à de très basses températures et même à 0°.

Acidité. — La digestion gastrique s'arrête en milieu alcalin et nous en avons vu plus haut la raison ; les bases alcalines neutralisent l'acide et l'empêchent d'exercer son rôle, qui est fondamental. On dit pourtant que le suc gastrique de certains invertébrés est alcalin. Par contre, son acidité devient énorme chez les poissons étudiés par Richet ; elle atteindrait jusqu'à 14 grammes pour 1 000 chez les raies et les roussettes.

Dilution. — Les principes actifs du suc gastrique ne doivent pas être trop concentrés, et les proportions où on les trouve à l'état normal sont assurément très convenables, mais elles pourraient être affaiblies sans danger. On possède en effet de curieuses expériences de Schiff montrant l'influence favorable de la dilution dans les digestions *in vitro*. Schiff partage la muqueuse d'un chien en dix parties égales qui servent à faire une série d'infusions acidulées à dilution croissante. Or le pouvoir digérant de ces infusions va augmentant avec le degré de la dilution jusqu'au neuvième terme, qui répond à 20 kilogrammes d'eau acidulée. Cette masse de suc gastrique artificiel peut digérer 7 kilogrammes d'albumine ; il en résulte que la totalité de la muqueuse est capable de digérer 70 kilogrammes d'albumine. Le suc normal n'atteint pas, tant s'en faut, une pareille puissance, mais par sa concentration relative il agit avec plus de rapidité. Le pouvoir digérant d'un suc gastrique se manifeste, en effet, par deux expressions : la quantité absolue d'albumine dissoute et la vitesse de la dissolution. Or ces deux expressions sont en raison inverse l'une de l'autre.

Agitation. — Elle intervient par un effet mécanique sur lequel il est inutile d'insister.

Dialyse. — Quand on observe la marche d'une digestion *in vitro* on constate qu'elle subit plusieurs temps d'arrêt. Elle s'arrête, une première fois, par insuffisance d'eau et une deuxième fois, par insuffisance d'acide. Elle recommence dès qu'on introduit ces deux principes en quantité convenable. Le troisième temps d'arrêt a une cause très particulière; il est dû à l'accumulation des peptones. Il suffit, en effet, d'enlever celles-ci à l'aide d'un dialyseur, pour voir la digestion reprendre son cours. Aussi, quand on veut instituer correctement une digestion artificielle, a-t-on soin de compléter l'appareil par un dialyseur.

Digestion naturelle. — Toutes les conditions favorables que nous venons d'énumérer sont réunies dans la digestion gastrique *in vivo*. La température du viscère est précisément celle qui convient le mieux à l'action de la pepsine ; l'acidité du suc gastrique et la dilution de ses principes actifs y trouvent une mesure on ne peut plus convenable ; la masse en digestion est soumise à une agitation permanente, grâce aux contractions de la tunique charnue et aux mouvements de l'estomac. Enfin l'accumulation des peptones est empêchée soit par l'effet de l'absorption, soit par l'écoulement du chyme dans l'intestin, au fur et à mesure de son élaboration.

Résistance de l'estomac à l'auto-digestion. — Cette résistance a été attribuée à l'influence protectrice de trois agents : le mucus, l'épithélium de la muqueuse et le sang circulant.

Le rôle du mucus ne saurait être invoqué. Les aliments contenus dans l'estomac sont, en effet, souvent enveloppés d'une couche épaisse de mucus qui ne les protège pas contre la digestion. D'autre part, l'estomac d'un chien digère avec une grande rapidité des mollusques vivants, comme des escargots ou des limaces qui cèdent à l'influence du suc gastrique, en dépit de leur abondante sécrétion muqueuse.

L'épithélium, dont l'influence ne saurait être complètement négligée, n'a pas un rôle indispensable, car si on l'enlève par le grattage avec l'ongle, comme l'a fait Schiff sur un chien porteur d'une fistule gastrique, l'autodigestion n'a pas lieu. On sait, d'autre part, que les plaies de l'estomac, comme celles de l'intestin guérissent très rapidement sans donner lieu à la production d'ulcères.

Le rôle du sang et de la circulation dans la défense de l'estomac contre l'auto-digestion a été établi par les expériences de G. Gaglio, Viola et Gaspardi, Contejean. Le premier de ces expérimentateurs injecte dans la vessie de lapins vivants, les uretères étant liés, du suc gastrique très actif et la muqueuse vésicale n'est point attaquée. Gaspard et Viola font pénétrer la rate dans l'estomac, sur des chiens et des chats, en ayant soin de préserver les vaisseaux spléniques de toute compression, et ils constatent que l'organe ainsi ectopié résiste à la digestion pendant une durée variant de douze à soixante-quatre heures. Par l'emploi de la même méthode, Contejean a constaté que l'intestin vivant résiste bien plus longtemps encore, et ne cède à l'action du suc gastrique que trois semaines ou un mois après son incarcération dans l'estomac.

La résistance des tissus vivants et vasculaires est donc très grande. Contejean l'attribue au balayage des ferments digestifs qui, au fur et à mesure de leur pénétration seraient absorbés et entraînés par le courant sanguin. Cette interprétation a le mérite d'être générale et d'expliquer, en même temps, la résistance de l'intestin à l'action digestive du suc pancréatique.

Pavy admettait que lorsque le suc gastrique pénètre les parois de l'estomac, il est neutralisé au fur et à mesure par l'alcalinité du sang. On voit que cette explication laissait de côté la résistance de la muqueuse intestinale à l'action digestive du suc pancréatique et du suc entérique.

Quoi qu'il en soit, les théories sanguines laissent encore sans explication les faits signalés par Pavy et reproduits par Cl. Bernard, faits où l'on voit l'estomac digérer la moitié inférieure d'une grenouille ou d'une anguille engagées vivantes, par la fenêtre d'une fistule gastrique, et maintenues attachées aux bords de la plaie. La même expérience réussit avec l'oreille d'un lapin.

Des effets de la résection de l'estomac. — L'ablation de l'estomac a été pratiquée, chez le chien, par un certain nombre de physiologistes (Czerny et Kaiser, Ogliata, Monari et Filippi, Carvallo et Pachon). D'après ces derniers auteurs, il ne serait pas possible de procéder, sur le chien, à une extirpation absolument complète et on serait toujours obligé de laisser une certaine partie du cardia. Il n'en est pas de même du chat où Carvallo et Pachon ont réussi à opérer la gastrectomie totale. De là, sans doute, la différence des résultats physiologiques consécutifs à l'opération dans ces deux espèces animales.

Tous les opérés, d'ailleurs, survivent et digèrent les albuminoïdes, sauf la viande crue. La digestion du lait est également imparfaite. Mais tandis que les chiens opérés survivent indéfiniment, les chats finissent par succomber et l'animal opéré par Carvallo et Pachon est mort six mois après l'opération. Il offrait, pendant sa vie, une particularité intéressante. Il n'éprouvait pas le besoin de manger et restait indifférent devant sa ration, au point que, sauf une courte période où il a mangé spontanément, il fallait le gaver pour l'entretenir en équilibre de nutrition ; mais on s'est lassé de cette opération, en sorte que l'animal est mort de faim. Les auteurs pensent que ce dénouement est dû à ce que l'extirpation de l'estomac avait été complète et qu'avec le viscère on avait supprimé les conditions et les organes sensitifs de la faim (?)

Considéré comme glande, l'estomac ne serait donc pas indispensable à la digestion et à la vie, mais il serait véritablement le siège des impressions organiques qui éveillent la sensation de la faim et le besoin de manger (?).

PARTICULARITÉS DE LA DIGESTION GASTRIQUE CHEZ LES PRINCIPALES ESPÈCES DOMESTIQUES.

A. — Chez les carnivores.

L'estomac des carnivores et des omnivores offre une grande capacité relative, qui lui permet d'admettre tous les aliments d'un repas. Il est également pourvu d'un sphincter pylorique très énergique qui ne laisse passer le chyme et ne l'admet dans l'intestin grêle qu'au fur et à mesure de sa peptonisation. Il en résulte que le séjour des aliments dans l'estomac est très prolongé et que la digestion s'effectue avec une très grande lenteur, mais aussi avec une grande perfection.

On en jugera par les chiffres du tableau suivant empruntés à Colin.

L'estomac d'un chien de :

7k,500 ayant reçu 500 gr. de viande contient 377 gr. d'aliments non digérés, 4 h. ap. le repas.
23 kilos   —   500   —   202   —   5   —
8 —   —   400   —   130   —   10   —
31 —   —   300   —   45   —   12   —
34 —   —   800   —   0   —   16   —

Il résulte de ces chiffres, que les chiens de petite taille, 8 kilogrammes environ, ont digéré de 20 à 30 grammes de viande par heure, tandis que les chiens de grande taille en ont digéré 50 à 60 grammes, dans le même temps. Mais si on rapporte ces chiffres au poids du corps, on obtient la véritable expression de l'intensité de la digestion, c'est-à-dire, dans l'espèce, la quantité de viande digérée par heure et par kilogramme. Les chiffres obtenus mesurent ce qu'on peut appeler le coefficient digestif (qu'il ne faut pas confondre avec le coefficient de digestibilité). Dans les expériences qui précèdent, le coefficient digestif a eu les valeurs suivantes :

Pour un chien de 7k,500............................ 4 grammes.
     —   8 kilos........................... 3gr,37
     —   8k,1 .... 2gr,6
     —   23 kilos........................... 2gr,54
     —   34 kilos........................... 1gr,47

On voit que le pouvoir digestif de l'estomac est en raison inverse de la taille des animaux et il est intéressant de constater, pour la première fois, l'intervention d'une loi générale que nous verrons intervenir dans tous les phénomènes physiques et chimiques de la vie.

Il est bien évident que le coefficient digestif subit de grandes variations qui dépendent à la fois des individus, de la nature des substances alimentaires et de leur abondance. Par exemple, quand la ration est très volumineuse et prise avec gloutonnerie, comme il arrive parfois chez les jeunes chiens et chez les porcs nourris à la viande, l'estomac abandonne à l'intestin grêle des parties très imparfaitement digérées et on trouve, dans ce dernier viscère, des fragments de viande absolument ou à peu près intacts. En ce qui touche la digestibilité des tissus animaux, Colin les place dans l'ordre suivant : glandes, muscles, foie, cartilage, os, tendons. Pour ces derniers, l'estomac déjoue leur résistance en leur imposant un séjour très prolongé. Comme l'a vu Réaumur, on retrouve dans l'estomac des carnassiers, des fragments d'os et de tendons, plusieurs jours après leur ingestion. Ces faits témoignent de la vigilance du pylore.

D'après Colin, la cuisson n'augmenterait pas sensiblement la digestibilité des aliments, si ce n'est celle des tendons.

B. — Chez les solipèdes.

Les aliments n'arrivent dans l'estomac des solipèdes qu'après avoir subi les profondes modifications que leur imposent la mastication et l'insalivation. On se rappelle l'importance de ces actions préliminaires et on en pourra juger encore par les observations suivantes de Colin. 2 kil. 500 de foin réclament, en moyenne, une heure de mastication et forment 200 bols. 2 500 grammes d'avoine demandent seulement 30 minutes et forment 50 à 60 bols. Mais si bien préparés qu'ils soient à subir l'action digestive de l'estomac, ces aliments n'en sont pas moins très encombrants, d'autant que leur volume se grossit encore de toute la quantité de salive employée à leur mastication et déglutie avec eux. Il en résulte cette circonstance fâcheuse, que le volume de l'estomac est très inférieur à celui des aliments et que ceux-ci ne peuvent y faire un séjour aussi prolongé qu'il conviendrait. Dès que l'estomac est parvenu à son état de distension moyenne, le chyme qui le remplit à ce moment commence à s'écouler par le pylore, de manière à laisser une place disponible aux aliments qui arrivent par le cardia. La réplétion cardiaque est compensée par l'évacuation pylorique, et finalement les aliments, ingérés pendant le repas, sont déplacés au fur et à mesure par les nouveaux venus, en sorte qu'il n'y a de place réelle que pour les derniers arrivés. On conçoit ainsi que, pendant la durée d'un repas, l'estomac se vide plusieurs fois d'une quantité de chyme égale à sa capacité moyenne et on peut, à l'aide des observations de Colin, rendre ce résultat sensible. L'estomac du cheval, en état de distension moyenne, a environ une capacité de 10 litres et si on admet une ration formée de 6 kilogrammes de foin, celle-ci forme avec les 24 kilogrammes de salive nécessaires à sa mastication, un volume total de 30 litres. Il en résulte que l'estomac a dû se vider deux fois pendant le temps consacré à la mastication de 6 kilogrammes de foin, soit, environ, trois heures. On voit que, dans cette succession inévitable, la ration se distribue en plusieurs lots de volume égal, qui se remplacent dans l'estomac et que le dernier lot seulement a le bénéfice d'un séjour très prolongé dans le viscère. Les lots précédents n'ont fait que le traverser et subissent imparfaitement l'action du suc gastrique.

Cette imperfection est beaucoup moins grave si l'animal reçoit une ration de grains. En supposant une ration de 3 kilogrammes d'avoine, la salive additionnelle forme avec cette ration un volume maximum de 10 litres, précisément égal à celui de l'estomac et, dans ce cas, la digestion gastrique peut retrouver les caractères qu'elle possède chez les carnivores. Il en serait de même si la ration de foin était peu volumineuse et si on la bornait à 2 kilogrammes ou $2^k,5$.

Ces faits se traduisent dans la pratique par une double indication. D'une part, il y a avantage à donner de faibles rations et à multiplier les repas pour permettre aux aliments de séjourner dans l'estomac et d'y subir une digestion complète. D'autre part, et réserve faite des indications économiques, il y a lieu d'introduire dans l'alimentation le plus de grains possible. On est ainsi assuré d'obtenir le bénéfice d'une digestion plus complète, en même temps qu'une grande économie de salive et d'efforts de mastication.

A propos de ces indications hygiéniques, il importe de considérer aussi l'influence des boissons. L'eau déglutie par l'animal est poussée abondamment et avec force dans l'estomac, et si, parfois, elle se ménage un courant sous la petite courbure et passe immédiatement dans l'intestin grêle, il lui arrive, le plus souvent, de faire irruption dans l'estomac et de bouleverser le chyme qu'elle chasse prématurément dans l'intestin. On peut prévenir ces effets par l'application d'une règle fort simple dans l'administration des aliments. Si le repas est complexe et comporte du foin et de l'avoine, on fait boire l'animal avant le repas, s'il y consent, et dans le cas contraire, on donne le foin d'abord, puis on fait boire avant d'administrer l'avoine.

Peptonisation. — On a vu qu'elle s'exerce inégalement sur les lots d'une ration qui traversent successivement l'estomac et que le dernier seul de ces lots a le bénéfice d'un séjour suffisamment prolongé dans le viscère. Pourtant la proportion des matières albuminoïdes transformées en peptones ne laisse pas que d'être assez considérable, s'il est vrai, comme le soutient Colin, qu'elle s'élève à 75 p. 100. Aussi bien, le suc gastrique du cheval a la même composition que celui des carnivores, et il n'y a pas de raison pour suspecter sa puissance digestive. Que si le cheval digère mal la viande, comme l'a montré Colin, cela tient à ce que cet aliment séjourne trop peu de temps dans l'estomac. Mais si la forme des aliments les oblige à un séjour prolongé, ils sont digérés dans un délai qui n'a rien d'excessif. Telles des grenouilles administrées intactes et que leur grand volume retient au pylore, ou des moules qui, grâce à l'écartement de leurs valves, sont encore empêchées de franchir l'orifice pylorique. Tels encore, des poissons introduits dans l'estomac, par une fistule, et retenus captifs à l'extrémité d'un fil.

Saccharification. — L'action de la salive sur l'amidon s'exerce très facilement et très complètement dans l'estomac, au début des repas, parce que le suc gastrique n'est pas encore très abondant et se trouve dilué dans la masse liquide qui imprègne les aliments. Mais au fur et à mesure que la sécrétion se poursuit et que le suc gastrique s'accumule, l'acidité du milieu va croissant et finit par empêcher l'action de la diastase salivaire. Aussi la saccharification n'atteint qu'une partie des hydrates de carbone, évaluée par Colin à 40 p. 100.

C. — Chez les ruminants.

Rôle de la panse. — Ce viscère remplit, tout d'abord, l'office d'un vaste réservoir destiné à admettre la masse des aliments et de la salive qui s'y accumulent, soit au moment des repas, soit pendant la rumination. Ainsi il constitue un magasin, où s'enfouissent provisoirement toutes les matières soigneusement élaborées déjà par les actes de la digestion buccale, et où s'alimentent les autres réservoirs gastriques chargés d'intervenir, à leur tour, dans la digestion. Mais le rumen ne se borne pas à ce rôle d'intermédiaire, et, si simple que soit son organisation anatomique, puisque sa muqueuse ne contient aucune glande et ne peut fournir aucune sécrétion digestive, il est néanmoins le siège d'un grand nombre d'opérations chimiques qui imposent aux aliments de profondes modifications.

Ces opérations sont : la saccharification de l'amidon, la digestion de la cellulose, la peptonisation des substances albuminoïdes et des fermentations diverses.

La saccharification des hydrates de carbone prend ici une importance considérable en raison de la masse alimentaire sur laquelle elle s'exerce et des conditions qui se réunissent pour favoriser l'action de la diastase salivaire, notamment la température et la réaction alcaline du milieu. Aussi trouve-t-on en abondance, dans le rumen, un sucre réduisant la liqueur cupro-potassique. C'est le maltose.

La digestion de la cellulose revêt ici un caractère d'autant plus intéressant que le rumen, comme nous l'avons vu déjà, en est le foyer principal. Le contenu des cellules végétales est ainsi mis en liberté, au moment le plus opportun et le plus utile, puisqu'il précède l'intervention de tous les liquides digestifs autres que la salive. Nous n'avons pas à revenir sur les procédés transformateurs de la cellulose ni à montrer comment cette transformation est l'œuvre d'une puissance auxiliaire apportée du dehors par un ferment figuré : le *bacillus amylobacter* (voy. p. 72).

Le rumen contient manifestement des peptones. Colin en a montré la présence par les réactions accoutumées, et, d'autre part, il a mis hors de doute la peptonisation des albuminoïdes en abandonnant au rumen des fragments de viande emprisonnés dans des sachets de toile et tenus captifs à l'extrémité d'un fil. Il devenait ainsi facile de suivre les transformations et la dissolution progressives de ces fragments. La peptonisation des albuminoïdes dans un viscère qui ne contient aucune trace de suc gastrique n'a rien qui doive nous étonner aujourd'hui, car le rumen contient une innombrable population d'infusoires et de ferments figurés, et nous savons que pour agir et avant d'agir sur la matière organique morte, ces ferments commencent par la digérer au moyen de leurs diastases. De là la présence des peptones dans le rumen ; elle est due à l'influence de la trypsine sécrétée par les infusoires ou les microbes.

Les infusoires du rumen sont représentés par un grand nombre de genres ; on y trouve des paramécies, des vorticelles, des stentors et il ne faut pas en être surpris, puisque la panse réunit toutes les conditions d'une infusion parfaite. De là la variété et le nombre des infusoires qui, d'après les estimations de Delafond, formeraient une masse de plus de 1 kilogramme.

Les ferments figurés appartiennent à deux groupes : les ferments des matières hydro-carbonées et les ferments des matières azotées. Parmi les premiers nous citerons, le bacillus amylobacter, le ferment lactique, le mycoderma aceti, le mycoderma vini et quelques levures alcooliques. Les seconds comptent surtout des tyrothrix et les divers microbes de la putréfaction.

Tous ces microorganismes pullulent et agissent en exerçant leurs diverses fermentations dont les produits s'accumulent dans le rumen. Ces produits constituent plusieurs groupes : des gaz, (CO^2, C^2H^4, SH, H, Az) dont la production est surtout liée à la fermentation de la cellulose ; des acides : acides acétique, butyrique, propionique, valérianique, caproïque etc; des traces d'alcool et les divers produits de la putréfaction, parmi lesquels le phénol et le scatol.

Le contenu du rumen présente le plus souvent une réaction alcaline due à l'abondance de la salive. Mais il peut devenir acide si les phénomènes de fermentation dépassent la mesure ordinaire et produisent des acides en excès.

Rôle du réseau. — En raison de sa déclivité, ce viscère reçoit l'excédent des matières qui débordent du rumen et il est le siège de phénomènes identiques à ceux qui viennent d'être étudiés. Il n'y a donc rien de bien spécial dans ce réservoir gastrique si ce n'est le mode et le rythme de ses contractions dont nous avons parlé plus haut.

Rôle du feuillet. — Le feuillet agit comme une sorte de filtre ou de régulateur chargé de graduer le passage des matières alimentaires fournies par le rumen. Mais ce filtre choisit. Il retient entre ses lames toutes les parties dures et grossières pour en achever la division, et il ne laisse passer que les parties molles suffisamment élaborées et déjà préparées à subir fructueusement l'influence de la caillette. Aussi le contenu du feuillet a-t-il des caractères nouveaux. Il est constitué par des lames alimentaires interposées entre celles du viscère où elles se trouvent comprimées et réduites aux parties solides. De là leur consistance. Cette disposition contient un danger qui se réalise parfois. Les lames solides contenues dans le feuillet sont exposées à subir la dessiccation et à perdre, en même temps, leur souplesse et leur mobilité. Il en résulte l'obstruction, c'est-à-dire l'indigestion du feuillet, incident pathologique très grave et auquel les animaux sont exposés dans toutes les maladies graves qui ont pour effet de suspendre longtemps la rumination. L'indigestion du feuillet peut être aussi le résultat d'une mauvaise alimentation faite de substances grossières et indigestes. On l'observait beaucoup, autrefois, pendant l'hiver et alors que l'insuffisance des récoltes ou l'imprévoyance des propriétaires amenait une disette de fourrages.

Rôle de la caillette. — La caillette est le véritable estomac des ruminants. Elle offre une grande surface de sécrétion, multipliée, encore, par le repli spiral de sa muqueuse, et fournit un suc gastrique très abondant et très puissant. La peptonisation trouve d'ailleurs, dans ce viscère, les conditions les plus favorables. Les aliments y pénètrent avec lenteur, sous la forme de petites ondées abandonnées par le feuillet, et dans un état de division extrême. Ils constituent ainsi une bouillie acide très molle, qui s'écoule fort lentement dans l'intestin grêle, de manière à subir complètement l'influence du suc gastrique.

De la digestion gastrique chez les oiseaux. — Elle offre des caractères différents chez les oiseaux de proie qui sont carnivores et monogastriques et chez les oiseaux granivores qui sont polygastriques. Les oiseaux de proie n'ont qu'un seul estomac qui sécrète un suc gastrique d'une puissance exceptionnelle. C'est grâce à cette circonstance que Réaumur et Spallanzani ont pu instituer, sur les animaux de ce groupe, leurs ingénieuses expériences et faire usage de leurs méthodes si particulières.

D'ailleurs, la digestion gastrique n'offre pas d'autres caractères particuliers chez les oiseaux de proie, si ce n'est que ces animaux ont l'habitude de vomir à la fin de chaque digestion les parties de leurs aliments demeurées réfractaires à l'action du suc gastrique, tels que les poils ou plumes et les os de trop grand volume. Ces parties se réunissent en une pelote très régulière qui est rejetée en bloc dès que la digestion est achevée. La formation de cette pelote est facile à comprendre. En général, les oiseaux de proie expédient leur victime dans l'estomac sans la diviser. La masse alimentaire est ainsi embrassée par les parois du viscère qui l'imprègnent de suc gastrique, la dissolvent progressivement et se resserrent sur elle au fur et à mesure de sa dissolution et de la réduction de son volume.

Chez les granivores, les aliments traversent successivement le jabot, le ventricule succenturié et le gésier.

Rôle du jabot. — Le jabot est une dilatation œsophagienne aux parois très extensibles. Il constitue ainsi un réservoir qui peut admettre de grandes quantités de grains et les tenir emmagasinés. Pendant leur séjour dans le jabot, les aliments ne semblent pas, tout d'abord, subir de profondes modifications. Mais contrairement à ces apparences, M. Duclaux a montré que les grains, en particulier, subissent l'influence du bacillus amylobacter qui dissout et fait fermenter la cellulose. Le jabot est ainsi le siège d'un phénomène digestif très important. Il se vide très lentement de son contenu qui suit une marche progressive vers le gésier à travers le ventricule succenturié. Le cours des matières est, d'ailleurs, subordonné au fonctionnement du gésier qui est chargé de la trituration finale des aliments et ne les abandonne qu'au fur et à mesure de leur écrasement.

Rôle du ventricule succenturié. — Ce réservoir constitue le véritable estomac des granivores et les glandes gastriques sont uniformément distribuées dans l'étendue de sa muqueuse. Cette circonstance n'a rien de singulier, il est vrai, mais elle doit être retenue à raison de ce fait que dans l'estomac simple des oiseaux carnivores, les glandes sont circonscrites sur une zone circulaire située à la partie moyenne de l'estomac.

Pendant leur séjour dans le ventricule succenturié, les aliments s'imprègnent seulement du suc gastrique, mais ils ne subissent pas la peptonisation parce qu'ils n'ont pas été divisés et qu'ils gardent encore leur forme et leurs apparences extérieures.

Rôle du gésier. — Le gésier est précisément l'organe de cette division et il devient l'agent d'une véritable mastication gastrique. A cet effet, sa tunique charnue, formée d'ailleurs de fibres lisses, se dispose en deux masses musculaires renflées en dehors et planes en dedans. De ce côté elles sont tapissées par la muqueuse, dont le revêtement superficiel est constitué par une cuticule très résistante et très épaisse.

Il résulte des observations de Doyon que le gésier se contracte à la façon du cœur. Il obéit à la loi du rythme, imitant ainsi l'action intermittente des mâchoires ordinaires. Sa puissance triturante est énorme et on a coutume d'en fournir la démonstration par des exemples devenus classiques. Il écrase des noyaux de pistaches et d'olives (Borelli). Chez nos oiseaux de basse-cour, il met en poussière des boules ou des tubes creux de cristal que le poids d'un homme ne suffirait pas à écraser (Redi, Réaumur). Chez le dindon, le gésier a pu aplatir et déformer des tubes de fer blanc qui avaient supporté sans fléchir un poids de 535 livres (Réaumur). Il aplatit des balles de plomb et brise les lames d'acier dont on les a hérissées (Spallanzani). Enfin le poulet ne rend, à l'autopsie, les pièces de monnaie qui lui ont été offertes, qu'après les avoir tordues et pliées de différentes façons. On voit pourquoi l'estomac de l'autruche a pu devenir légendaire.

DE LA DIGESTION INTESTINALE

Parvenus dans l'intestin à l'état de chyme, les aliments dont la digestion n'est pas achevée subissent l'action des divers liquides digestifs qui se déversent dans l'intestin grêle; ils se dépouillent peu à peu, par l'absorption, des produits de la digestion, sont entraînés progressivement par le péristaltisme intestinal et parviennent à l'extrémité du tube digestif, sous la forme de résidus excrémentitiels.

Nous étudierons successivement les phénomènes chimiques de la digestion intestinale et les modifications progressives subies par le chyme au cours de sa marche dans l'appareil digestif.

Les liquides sécrétés dans l'intestin sont au nombre de trois : la bile, le suc pancréatique et le suc entérique.

CHAPITRE PREMIER

DE LA BILE

La bile est un liquide limpide, filant (grâce à la mucine qu'elle contient), de saveur amère et de réaction alcaline. Elle dissout les globules rouges du sang, elle est douée d'un grand pouvoir tinctorial qu'elle doit à ses pigments. Sa coloration verte présente des nuances variées : jaunâtre chez l'homme et le porc, brune chez les solipèdes, émeraude chez la chèvre, le mouton et l'oie, jaune chez le chien.

Sa composition chimique est très complexe, elle comporte :

1° De la mucine (1 p. 100).
2° Des sels biliaires (7,5 p. 100).
3° Des pigments biliaires (non dosables).
4° De la cholestérine (2 p. 100).
5° De la lécithine, des graisses, des savons, de l'urée (non dosables).
6° Des sels minéraux.

Nous ajournons l'étude de ces divers principes, nous réservant de les examiner plus à propos et plus utilement, dans le chapitre consacré à la bile envisagée comme liquide excrémentitiel.

De la sécrétion biliaire. — On en étudie les lois à l'aide des fistules biliaires, dont l'emploi a été inauguré par Schwann (1844). La technique de cette opération a subi, depuis, de nombreux perfectionnements. Elle comporte deux temps : la résection du canal cholédoque et la mise en communication de la vésicule biliaire avec l'extérieur, par une plaie dont les bords se soudent avec ceux de la plaie abdominale. On a donné à la canule engagée dans cet orifice des dispositions diverses dont la meilleure est due à Dastre (1890).

L'établissement d'une fistule biliaire implique la connaissance des dispositions affectées par l'appareil excréteur de la bile dans les différentes espèces animales. Nous résumons ces dispositions ainsi qu'il suit, en fournissant quelques exemples.

Variétés de l'appareil excréteur de la bile.

Pourvu d'une vésicule biliaire		Bœuf, mouton, chien, homme, porc.
Dépourvu d'une vésicule biliaire		Solipèdes, cétacés, pintade, Pigeon, Autruche.
Insertion du canal cholédoque	en commun avec le canal de Wirsung.	Chèvre, homme, singes, mouton, dromadaire.
	par un orifice juxtaposé à celui du canal pancréatique.	Cheval, chat.
	par deux orifices éloignés.	Lapin, bœuf, porc, cochon d'Inde, chien.

Loi de la sécrétion biliaire. — La sécrétion biliaire est continue et uniforme (1) mais son excrétion est intermittente. Chez les animaux à vésicule biliaire, le canal cholédoque est pourvu à son embouchure d'un sphincter annulaire indépendant de la tunique charnue de l'intestin (Ruggero Oddi, 1887). Ce sphincter règle le passage de la bile dans l'intestin.

La bile est poussée et chassée hors de l'appareil excréteur par les contractions des fibres lisses distribuées dans les parois de la vésicule ou du canal cholédoque et dont la motricité a été mise en évidence par Doyon. Mais les agents de l'excrétion biliaire sont, surtout, des puissances auxiliaires et passives, telles que la pression croissante des viscères abdominaux dont le volume et la turgescence vasculaire augmentent après le repas, et les mouvements du diaphragme qui diminuent le volume de l'abdomen et accroissent la pression abdominale.

Mesure de la sécrétion biliaire. — Les quantités de bile sécrétées par le foie s'élèvent, d'après les auteurs, aux chiffres suivants :

Chez l'homme, on estime à 500 ou 650 centimètres cubes, la quantité de bile sécrétée dans les vingt-quatre heures (Ranke et Wittich). Les résultats obtenus sur les différentes espèces animales, par la méthode des fistules, sont exprimés par les chiffres ci-dessous :

(1) Les travaux de Dastre sur ce point (1890), ont pleinement confirmé cette loi. La méthode perfectionnée, introduite par ce physiologiste, est instituée de manière à prévenir la chute de la canule insérée dans la fistule et à assurer la récolte continue de la bile. Or les quantités recueillies sur un chien, dans ces conditions, sont sensiblement proportionnelles au temps. La vitesse de la sécrétion est donc uniforme, sauf des fluctuations de faible importance. Elle présente pourtant deux minima répondant aux moments des repas et deux maxima survenant 10 à 12 heures après ces mêmes repas.

Chien...............	0k,020	par kilogr. et par 24 heures (Bidder et Schmidt).	
Chat..............	0k,015	—	—
Mouton..........	0k,025	—	—
Lapin.............	0k,137	—	—
Cobaye...........	0k,175	—	—
Cheval...........	6k,000	par jour.	(Colin).
Bœuf.............	2k,640	—	
Mouton..........	0k,350	—	

Action de la bile dans la digestion. — On a eu recours, pour déterminer cette action, à deux méthodes : la méthode directe consistant à déterminer, *in vitro*, l'influence de la bile sur les aliments et la méthode indirecte dans laquelle on recherche les troubles de la digestion consécutifs à la dérivation permanente de la bile.

a. **Modifications des principes immédiats en présence de la bile.** — Les *hydrates de carbone* sont très faiblement influencés. La saccharification ne s'exercerait, d'une manière sensible, que sur l'empois d'amidon (Nasse, Wittich). La bile n'exerce aucune action sur les *albuminoïdes* ; mais elle précipite les peptones et on aurait pu en inférer que ses retours vers l'estomac pourraient troubler la digestion. Mais si, à la façon d'Oddi, puis de Dastre, on établit une fistule cholécystogastrique, amenant le déversement direct de la bile dans l'estomac, on constate que la digestion gastrique se poursuit sans aucun trouble. On arrive au même résultat, si on introduit la bile dans l'estomac, à la faveur d'une fistule gastrique, ou si on la porte dans le viscère à l'aide d'une sonde œsophagienne (Dastre).

Les *corps gras*, agités en présence de la bile, sont rapidement émulsionnés, mais l'émulsion est instable. Dès qu'on cesse d'agiter, la graisse émulsionnée reprend peu à peu ses caractères primitifs. La bile dissout les acides gras et très faiblement les graisses neutres. Par la soude qu'elle renferme, elle produit lentement la saponification partielle de ces dernières et facilite ainsi leur émulsion. Enfin elle permet la dialyse de l'huile dans un osmomètre dont la membrane a été préalablement imprégnée de bile.

b. **Effets de la dérivation permanente de la bile.** — Lorsque par l'établissement d'une fistule biliaire, on détourne la bile à l'éxtérieur, on constate que les corps gras sont imparfaitement digérés et qu'ils sont rejetés, en forte proportion, avec les fèces. La bile intervient donc dans la digestion des graisses, mais nous réservons ce point pour le rattacher bientôt à une étude d'ensemble consacrée, précisément, à la digestion des corps gras, et pour montrer que cette opération relève à la fois de la bile et du suc pancréatique.

c. **Actions secondaires et accessoires de la bile.** — En dehors de son rôle dans la digestion, la bile introduit dans l'intestin quelques influences utiles. Elle neutralise le chyme, d'où il résulte que celui-ci prend la réaction alcaline dès l'origine de l'intestin grêle. Elle exerce une action antiseptique puissante qui se manifeste par l'odeur nauséabonde des excréments chez les animaux pourvus d'une fistule dérivatrice. Elle serait douée d'un pouvoir excito-moteur qui aurait pour effet de solliciter le péristaltisme intestinal (?) Enfin la bile est un produit d'excrétion et concourt à la dépuration générale de l'organisme. Nous aurons à l'étudier, plus tard, à ce point de vue.

CHAPITRE II

DU SUC PANCRÉATIQUE

Le suc pancréatique est versé dans l'intestin par le canal de Wirsung, mais il est fort utile de constater que ce canal est souvent aidé, dans son rôle, par un canal accessoire dont Cl. Bernard a établi la présence chez le chien, le porc et le bœuf. Le canal accessoire, fréquemment anastomosé avec le canal principal, s'ouvre soit dans le canal cholédoque, soit directement dans l'intestin à côté de ce dernier.

Moyens d'étude. — On obtient le suc pancréatique en établissant des fistules. Celles-ci sont temporaires ou permanentes. Elles sont temporaires lorsque la canule est insérée sur le canal de Wirsung. Elles sont permanentes lorsqu'on se borne à établir une fistule duodénale en regard de l'orifice intestinal du canal pancréatique.

Caractères du suc pancréatique. — C'est un liquide incolore, inodore, visqueux et à réaction alcaline. Il se prend en masse par la chaleur et à 0°. On obtient difficilement le suc pancréatique pur, et celui qu'on recueille par une fistule temporaire témoigne bientôt de ses altérations par cette double circonstance que sa sécrétion devient continue et qu'il cesse d'être coagulable par la chaleur. On voit ainsi que la fistule a pour effet d'apporter un trouble sensible dans la fonction du pancréas. L'instabilité du suc pancréatique se manifeste encore par la rapidité avec laquelle il subit la fermentation putride. Il admet dans sa composition chimique les principes suivants : eau, 909,62 ; matières organiques, 81,84 ; matières minérales 8,54 (Schmidt). Au nombre des principes du deuxième groupe figurent les *ferments* du pancréas, le ferment des matières albuminoïdes, (*pancréatine* de Corvisart ou *trypsine* de Kuhne), le ferment de la caséine, (*caséase* de Duclaux) et le ferment de l'amidon, (*ptyaline pancréatique* ou *amylase* identique à la diastase salivaire). Le ferment des corps gras découvert par Cl. Bernard, la *stéapsine*, n'est pas admis par tous les chimistes. Ces différents ferments, sauf le dernier, ont été isolés d'une manière plus ou moins parfaite (Paschutin, Dufresne). Il résulterait même des recherches de Dastre, que la trypsine et l'amylase sont produits par des actes distincts et indépendants.

La *sécrétion pancréatique* est intermittente chez le chien et rémittente chez les herbivores. Elle se subordonne donc aux fluctuations de la digestion intestinale qui n'est jamais interrompue chez ces derniers animaux. Elle présente deux maxima qui ont lieu trois heures et dix heures après le repas. Ils correspondent au commencement et à la fin de la digestion gastrique.

L'intensité de la sécrétion pancréatique est évaluée par Colin aux chiffres suivants :

Chez le bœuf	0^{gr},6	par kilogr. d'animal et par heure.		
— cheval	0^{gr},7	—		—
— mouton	0^{gr},5	—		—
— porc	0^{gr},3	—		—
— chien	0^{gr},1	—		—

Rôle du suc pancréatique dans la digestion. — Pour étudier l'action exercée sur les aliments par le suc pancréatique, on a eu recours à diverses méthodes. La plus simple consiste à instituer des digestions *in vitro* à l'aide d'un suc pancréatique artificiel. Celui-ci est obtenu par la méthode ordinaire des infusions. Le pancréas découpé en fragments est mis en macération dans un liquide antiseptique dans la proportion de 1 gramme de pancréas pour 30 à 40 grammes de liquide. Celui-ci est formé, soit de glycérine pure (Wittich), soit d'une solution d'acide borique à 4 ou 5 p. 100 (Herzen). Le tout est placé pendant une heure, environ, dans une étuve à 35°.

On peut encore procéder à des ingestions artificielles d'aliments, dans la région pancréatique de l'intestin, au moyen d'une bouche duodénale ménagée à l'origine de l'intestin grêle. Enfin, les aliments peuvent être poussés dans une fistule duodénale instituée à la manière de Thiry. L'opération comprend les temps suivants : 1° réséquer une anse intestinale comprenant l'insertion du canal pancréatique; 2° rétablir par une suture la continuité de l'intestin réséqué; 3° ouvrir l'extrémité pancréatique de l'anse libérée, sur un orifice ménagé dans la plaie abdominale et fermer, par une suture, l'extrémité libre. On obtient ainsi un cœcum indépendant, ouvert au dehors et dans lequel on peut emprisonner les divers principes immédiats, pour éprouver l'action du suc pancréatique. Cette action s'exerce puissamment sur tous les principes organiques de l'alimentation.

a. Action du suc pancréatique sur les hydrates de carbones. — Le pouvoir saccharifiant du suc pancréatique, découvert par Valentin en 1844, est très puissant et très rapide. En quelques instants, on obtient, *in vitro*, la saccharification de l'amidon cru. Il convient de remarquer que chez les jeunes animaux à la mamelle, le suc pancréatique contient peu d'amylase et que son pouvoir transformateur est très faible et ne se constitue que très lentement. Il en résulte que les féculents sont mal tolérés par les jeunes animaux, après la lactation, et peuvent devenir l'occasion de ces diarrhées graves qu'on observe notamment chez les veaux. De là l'indication d'apporter quelques précautions dans le sevrage et de substituer progressivement le régime nouveau au régime du lait.

Par contre, la digestion pancréatique des hydrates de carbone acquiert une importance considérable chez tous les oiseaux granivores. Ces animaux étant à peu près dépourvus de glandes salivaires ou n'ayant que des glandes à mucus disséminées sous le derme buccal, la digestion des féculents relève exclusivement du suc pancréatique. Aussi, après l'atrophie du pancréas, qu'on peut obtenir sur des pigeons, par la ligature du canal excréteur, la digestion des féculents ne se fait pas, et les animaux succombent dans le marasme (Langendorff). Ils succombent aux effets d'une alimentation insuffisante.

b. Action du suc pancréatique sur les principes albuminoïdes. — La peptonisation des principes azotés opérée par le suc pancréatique offre un certain nombre de circonstances particulières. Elle a lieu en milieu alcalin; elle est arrêtée par les acides et elle ne souffre pas de l'accumulation des peptones formées. Réserve faite de ces circonstances tout à fait opposées à celles qui caractérisent la peptonisation gastrique, la digestion pancréatique des albuminoïdes constitue un processus identique, au fond, à celui de la digestion opérée par l'estomac. A la place des acide-albumines, on trouve les termes homologues constitués par des alcali-albumines, et c'est là l'unique différence. Mais elle n'est pas essentielle.

On a coutume de dire que le suc pancréatique exerce sur les albuminoïdes une action plus profonde que celle du suc gastrique. On invoque la présence, dans les produits de la digestion, de nombreux termes dérivés témoignant de la décomposition des principes albuminoides. Tels sont la leucine, la tyrosine, l'acide aspartique, des acides gras, l'hypoxanthine, des principes aromatiques tels que le phénol, l'indol et le scatol. L'apparition de tous ces produits se rattache, probablement, à l'extrême fragilité du suc pancréatique, et résulte d'une fermentation putride qui n'a rien de commun avec le processus de la peptonisation.

Conditions du pouvoir digérant du suc pancréatique. — La puissance digestive du pancréas atteint son maximum de la sixième à la huitième heure après le repas et son minimum à la treizième heure (Corvisart, Meissner, Schiff). Le suc pancréatique préparé avec une glande, prélevée sur des animaux à jeun, est dépourvu de toute influence digestive sur les matières albuminoïdes (Meissner, Schiff). Cette observation, très importante, est le point de départ d'une question plus précise touchant les relations physiologiques de la rate et du pancréas.

Influence de la rate sur le pouvoir digérant du pancréas. — L'incapacité digestive du suc pancréatique fourni par des chiens à jeun, implique l'intervention d'une condition à déterminer et capable de conférer à ce liquide la plénitude de ses propriétés. Or, tout concourt à démontrer que le pouvoir peptonisant du suc pancréatique est corrélatif de la congestion et de la dilatation de la rate, au cours de la digestion. Ce lien fonctionnel entre deux organes si différents, avait déjà été entrevu par Leuret et Lassaigne (1825) et par Dobson (1847). Mais il s'est précisé dans les recherches méthodiques de Schiff. Les expériences très laborieuses de ce physiologiste, ont consisté à éprouver comparativement la puissance digestive du pancréas, sur des chiens normaux et sur des chiens dératés ou dont la rate avait été séparée de la circulation par la ligature du hile splénique.

Les épreuves étaient faites, soit par la méthode des digestions artificielles, soit par la méthode déjà signalée et consistant dans l'établissement d'une bouche ou d'une fistule duodénale. Dans tous les cas, le suc pancréatique des animaux dératés a été incapable de digérer les albuminoïdes, et sur ce point, il est identique au suc pancréatique des animaux à jeun. Schiff concluait légitimement que le pancréas est dépossédé de sa fonction digestive, quand il est soustrait à l'influence de la rate, soit que celle-ci n'intervienne pas dans la période d'affaissement où elle se trouve pendant le jeûne, soit qu'on l'empêche d'intervenir en la supprimant.

Dans les deux cas, le suc pancréatique est privé de trypsine et très évidemment la production de ce ferment est subordonnée à l'intervention de la rate. Nous verrons bientôt la théorie de Schiff sur le mode de cette intervention.

En ce qui touche le fait lui-même, Herzen en a apporté une démonstration peut-être plus directe. Les infusions du pancréas prélevé sur des animaux à jeun ne digèrent pas les albuminoïdes, ou elles ne les digèrent que faiblement et lentement. Mais si on les mélange à des infusions de rate congestionnée, elles digèrent beaucoup et très rapidement. Pour conférer le pouvoir digérant à une infusion inactive, il suffit, d'ailleurs, d'y ajouter du sang veineux provenant d'une rate congestionnée, et le rôle de cet organe est tellement précis, que si on se borne à ajouter du sang artériel, on n'obtient aucun résultat. Il devient de plus en plus évident que la rate intervient ici par un acte de sécrétion interne, et qu'elle jette dans la circulation un produit spécial capable d'agir sur le pancréas. Pourtant, la participation de la rate dans la fonction digestive du pancréas, a été contestée par Dastre, Carvallo et Pachon qui opposent leurs résultats à ceux de Schiff et de Herzen. De là, une réponse de ce dernier qui a dû préciser les caractères distinctifs de la digestion pancréatique, selon que cette opération s'exécute avec ou sans l'intervention de la rate. Dans ce dernier cas, elle est tardive et lente au début, puis elle s'accélère et prend une rapidité croissante vers la fin. Inversement, la digestion effectuée avec le concours de la rate est très rapide et très puissante au début, pour se ralentir et s'affaiblir à la fin. Il en résulte que l'influence de la rate est manifeste, et qu'elle a pour effet de renverser le rythme des phénomènes et de conférer, d'emblée, au suc pancréatique, son maximum de puissance.

On peut inférer de tous ces détails une théorie rationnelle de la sécrétion pancréatique. Le pancréas sécrèterait tout d'abord un proferment, la protrypsine, ou substance zymogène. Celle-ci s'accumulerait pendant l'abstinence dans la zone interne des cellules pancréatiques (Heidenhain) et dès les premières heures de la digestion, elle serait transformée en trypsine par le produit de la sécrétion interne de la rate. La protrypsine se transforme également en trypsine sous l'influence de l'oxygène, et c'est pour ce motif que les infusions pancréatiques, inactives tout d'abord, quand elles proviennent d'un animal à jeun ou dératé, acquièrent peu à peu la puissance digestive, au fur et à mesure que l'action transformatrice de l'oxygène se fait sentir.

Quant à l'influence du pancréas sur la digestion des corps gras, elle se rattache à la question suivante.

De la digestion des corps gras sous l'influence de la bile et du suc pancréatique. — Il existe sur cette question un grand nombre de documents contradictoires que nous avons dû ordonner pour obtenir des conclusions précises.

Rappelons d'abord que l'action digestive exercée sur les graisses se borne à une émulsion, que ce phénomène est très rapide et exclusif de l'intervention de toute diastase et qu'enfin, le dédoublement des graisses avec formation d'acides gras et de savons, est un incident superficiel, imputable, sans doute, à l'action des microbes intestinaux autant qu'à l'influence de la stéapsine.

Quand on les fait agir isolément *in vitro*, la bile et le suc pancréatique produisent l'émulsion des graisses. Il est vrai que l'émulsion biliaire est instable, tandis que l'émulsion pancréatique est permanente et définitive ; mais il est difficile d'inférer de ces différences une conclusion précise sur l'importance relative des deux liquides dans la digestion des graisses. D'autres épreuves sont nécessaires. Elles consistent à observer les effets de la dérivation permanente de la bile et du suc pancréatique. Ces effets se jugent de plusieurs manières : a) par les apparences des vaisseaux chylifères, pendant la digestion et après un repas plus ou moins riche en graisse ; b) par le dosage comparatif des graisses dans les aliments et les excréments; c) par le dosage des graisses dans le canal thoracique.

Pour apprécier les diverses expériences entreprises de ce côté, il est utile de partir de deux faits très éloignés l'un de l'autre par le temps qui les sépare, mais extrêmement rapprochés par les conclusions qu'ils autorisent.

D'une part, Cl. Bernard avait observé, dès 1848, que chez le lapin en digestion les chylifères ne deviennent opaques et lactescents, et par conséquent ne sont chargés de graisse, qu'à partir du point de l'intestin où s'abouche le canal de Wirsung. Cl. Bernard en inférait que le suc pancréatique est l'agent exclusif de l'émulsion des corps gras. Mais cette conclusion était inexacte. Car, en regard de l'observation de Cl. Bernard, Dastre est venu, tout récemment, opposer les résultats d'une expérience réciproque dans laquelle les conditions réalisées naturellement chez le lapin sont introduites, en sens inverse, sur le chien. Dastre, innovant en ceci, opère sur le chien une fistule cholécysto-intestinale, en ayant soin de faire ouvrir la vésicule biliaire sur un point situé à un mètre plus bas que l'abouchement du canal pancréatique. Or, les chylifères ne deviennent lactescents qu'à partir du point arbitrairement et artificiellement choisi, où la bile se déverse dans l'intestin. L'observation de Cl. Bernard et l'expérience de Dastre contiennent donc cette circonstance commune que les chylifères ne deviennent lactescents qu'à partir du point où les deux liquides se réunissent, dans l'intestin, et agissent simultanément sur les corps gras.

Il en faut conclure que la digestion complète de ces corps réclame l'union de la bile et du suc pancréatique et que ces deux liquides sont également indispensables à l'émulsion des graisses; que ni l'un ni l'autre ne saurait être considéré comme l'agent exclusif de l'émulsion et qu'ainsi la digestion des corps gras reste au moins imparfaite, si on empêche l'intervention de la bile ou du suc pancréatique. C'est à la lumière de ce fait initial qu'il faut étudier les expériences instituées sur le rôle de ces deux liquides.

Effets de la dérivation permanente de la bile. — Tout d'abord les expérimentateurs (Magendie, Brodie, Tiedemann et Gmelin, Leuret et Lassaigne) se sont bornés à pratiquer la ligature du canal cholédoque sur le chien.

Dans ce cas, les chylifères contiennent moins de graisse qu'à l'ordinaire et restent transparents pendant la digestion.

Plus tard, et grâce à l'initiative de Schwann, on a réalisé la dérivation à l'aide des fistules biliaires, avec résection du canal cholédoque. Dans ces conditions, Schwann a échoué, il est vrai, mais Blondlot a conservé pendant cinq ans un chien porteur d'une fistule permanente. Un chien opéré par Nasse a survécu pendant cinq mois à l'opération. Les chiens opérés par Dastre ont été conservés plus d'un an. Ces animaux n'ont pas souffert autrement de la dérivation biliaire et on n'a pas constaté, chez eux, d'autre trouble qu'une grande voracité et un excès de graisse dans les excréments. La graisse était donc imparfaitement digérée; mais il importait de connaître la mesure de cette imperfection. Il suffit de doser comparativement la graisse des aliments et des excréments. On obtient ainsi, par différence, la proportion des graisses soustraites à la digestion par le fait même de la dérivation biliaire. Cette proportion a été de 50 à 60 p. 100 dans les expériences de Lenz, de Voit et de Rohmann, et elle s'est élevée à plus de 80 p. 100 dans celles de Bidder et Schmidt. Les expériences plus tardives de Munk et de Dastre montrent que l'effet de la dérivation biliaire s'exerce inégalement sur les différentes espèces de corps gras.

La graisse de porc ne subirait qu'un déchet de 33 p. 100 tandis que pour le suif ce déchet dépasse 60 p. 100. Par contre les acides gras sont complètement absorbés (Munk). La graisse du lait est absorbée dans la proportion de 57 à 65 p. 100 (Dastre). Hédon et Ville ont obtenu des résultats analogues et on voit par l'ensemble de ces faits que la part de la bile dans la digestion des graisses est considérable. On en pourrait inférer la part qui revient au suc pancréatique, mais il faut s'arrêter aussi sur les recherches directes instituées pour établir l'influence de ce liquide.

Influence du suc pancréatique dans la digestion des graisses. — Cette influence a été démontrée, pour la première fois, par Cl. Bernard qui la tenait pour considérable et exclusive. L'illustre physiologiste s'inspirait de l'observation rappelée au début de ce paragraphe et d'où il résulte que chez le lapin, où le canal de Wirsung s'ouvre très loin du canal cholédoque, la graisse n'est absorbée par les chylifères qu'à partir de l'insertion du canal pancréatique. C'était un motif suffisant pour attribuer une fonction nouvelle au suc pancréatique et pour étudier cette fonction. C'est alors que Cl. Bernard découvrit la propriété que possède ce liquide d'émulsionner les graisses et d'en faire une émulsion *stable*, caractère très significatif, car on ne le retrouve pas dans les émulsions préparées à l'aide des autres liquides alcalins. Dans une deuxième série d'expériences, Cl. Bernard constata que des chiens privés de leur pancréas par l'ablation de la glande, ou par l'atrophie résultant de l'oblitération de ses canaux, rejettent dans leurs excréments les graisses inaltérées, maigrissent et ne tardent pas à périr dans le marasme. Il en concluait que les chiens privés de leur pancréas ne digèrent pas les graisses et il attribuait leur mort à l'ensemble des troubles digestifs résultant de la suppression du pancréas. Cette conclusion était excessive, en ce sens que la mort des animaux était due, non pas à la suppression du suc pancréatique, mais bien à celle du pancréas qui, outre sa fonction digestive, intervient dans l'évolution du glycose par une sécrétion interne et remplit une fonction que nous appellerons provisoirement la fonction glycémique.

De la fonction glycémique du pancréas. — Il est nécessaire de préciser ce point et d'annoncer, par anticipation, que les animaux privés de leur pancréas, soit par l'ablation, soit par l'atrophie de la glande obtenue à l'aide d'injections oblitérantes (paraffine, huile), présentent tous les signes du diabète grave et succombent rapidement. Cette brillante découverte est due à von Mering et Minkowsky. Le pancréas intervient ici par une sécrétion interne, car il suffit de laisser subsister un fragment de cette glande, ou de la déplacer par une greffe qui lui fait perdre ses relations avec l'intestin, tout en respectant ses connexions vasculaires, pour préserver les animaux du diabète et de la mort. D'ailleurs on a là un moyen d'obtenir la disjonction des deux fonctions du pancréas et d'abolir la fonction digestive sans toucher à la fonction glycémique.

Suppression de la fonction digestive du pancréas. — On obtient ce résultat, comme Abelmann, en enlevant toute la portion duodénale du pancréas, ou, comme Hédon et Ville, en opérant la greffe sous-cutanée abdominale de cet organe. On observe alors que les graisses sont imparfaitement digérées et se retrouvent partiellement dans les excréments; mais le déchet paraît beaucoup moins considérable que celui résultant de la dérivation permanente de la bile. Quoi qu'il en soit, la conclusion de Cl. Bernard était exacte dans sa première partie, en ce sens que le suc pancréatique est un agent très réel et très utile de la digestion des graisses, mais elle était erronée dans sa deuxième partie, en ce sens que la mort des animaux dépancréatés n'a aucun lien avec la fonction digestive du pancréas.

Colin a vainement essayé d'infirmer la part de vérité contenue dans la découverte de Cl. Bernard. Il commence, il est vrai, par attribuer cette découverte à Eberlé dont les observations très superficielles avaient été oubliées, et, après l'avoir tenue pour exacte quand elle avait cette origine lointaine et cet inachèvement, il la déclare fausse quand elle est apportée par un contemporain. Il lui oppose deux objections : 1° Sur un bœuf pourvu d'une fistule pancréatique, la lymphe du canal thoracique contient une proportion normale de graisse. Mais cette expérience ne prouve rien, car une fistule du canal pancréatique sur le bœuf ne permet d'obtenir qu'une dérivation imparfaite, et une partie du suc pancréatique sécrété continue à se déverser dans l'intestin par le canal accessoire de la glande; 2° les chiens privés de leur pancréas continuent à se bien nourrir et survivent à l'opération. Mais si les animaux survivent, c'est que l'ablation du pancréas a été incomplète, et s'ils se nourrissent bien c'est que la graisse n'est pas indispensable à l'alimentation et que, d'ailleurs, elle est digérée, en grande partie, par la bile.

Effets combinés de la dérivation biliaire et de la dérivation pancréatique. — Au début de ce paragraphe nous avons montré que la graisse s'émulsionne dans l'intestin à l'instant même où la bile et le suc pancréatique peuvent opérer leur mélange. Réciproquement, si on empêche l'accès de ces deux liquides, on empêche du même coup l'émulsion et la digestion des corps gras. Pour obtenir ce résultat, il faut procéder comme Hédon et Ville et réaliser, sur le même animal, la dérivation permanente de la bile par une fistule, et l'abolition de la fonction digestive du pancréas, par l'ectopie et la greffe sous-cutanée de la glande. Dans ce cas, les excréments contiennent 80 à 90 p. 100 des graisses alimentaires.

CHAPITRE III

DU SUC ENTÉRIQUE

Le suc intestinal, ou entérique, est sécrété par les glandes de Lieberkuhn. Les glandes de Brünner, situées à l'origine de la région duodénale, sont des glandes à mucus, du type de la sous-maxillaire et leurs caractères histologiques semblent exclusifs de toute sécrétion digestive. Dans la pensée de Cl. Bernard, ces organes étaient préposés à ce qu'il appelait la déglutition duodénale. Mais cette attribution semble bien hypothétique. Quoi qu'il en soit, les glandes de Brünner ne sauraient apporter une contribution bien utile à la production du suc intestinal dont la source réside exclusivement dans les glandes de Lieberkuhn.

Manière d'obtenir le suc entérique. — Pour obtenir le suc entérique on peut employer divers procédés. Celui de Colin consiste à vider une anse intestinale, sur le vivant, et à l'isoler entre deux compresseurs qui la séparent du reste de l'intestin. Après quelques heures on sacrifie l'animal et on recueille le suc entérique accumulé dans la cavité de l'anse. La fistule de Thiry déjà décrite

(p. 141) donne un liquide très imparfait et résultant d'une sécrétion anormale. Quant au suc entérique qu'on pourrait obtenir par une fistule établie en un point quelconque de l'intestin, il est forcément mélangé de bile et de suc pancréatique. Le procédé de Colin est assurément le meilleur ; mais on peut également se servir de la méthode des infusions qui semble avoir donné un suc entérique artificiel de bonne qualité à quelques auteurs (Ellenberger, Hoffmeister).

Caractères du suc entérique. — Il constitue un liquide muqueux, clair, jaunâtre, salé, alcalin, et coagulable par la chaleur. D'après Schmidt il contient : eau, 980 ; substances organiques, 5 ; sels 15. Parmi les substances organiques figure le *ferment inversif* ou *invertine* découvert par Cl. Bernard.

Son action sur les aliments. — Grâce à cette dernière diastase le suc entérique transforme le sucre de canne, le maltose et le lactose, en sucre interverti, mélange de dextrose et de lévulose. Il a aussi la propriété de saccharifier l'amidon ce qui implique la présence d'un ferment analogue à la diastase salivaire (Colin, Frerichs, Bidder et Schmidt).

L'influence du suc entérique sur les albuminoïdes est très incertaine ; elle est tour à tour affirmée ou niée, par les divers auteurs, et nous devons en conclure que ce liquide contribue très faiblement à la peptonisation.

Comme tous les liquides alcalins, il est capable d'émulsionner les corps gras. Colin en a donné une démonstration directe en enfermant 150 grammes d'huile d'olives dans une anse de l'intestin grêle isolée, sur un cheval, entre deux compresseurs. L'autopsie, pratiquée une heure après, a fait voir que l'huile emprisonnée était presque entièrement à l'état d'émulsion. Mais ce résultat ne saurait atteindre les conclusions acquises, dans le chapitre précédent, sur le rôle de la bile et du suc pancréatique.

Progression et modifications du chyme dans l'intestin. — Chez les *carnivores*, le chyme pénètre lentement dans l'intestin grêle qui, de cette manière, peut concentrer toute son action sur de faibles quantités d'aliments et en achever la transformation digestive.

Ainsi favorisée par la distribution du chyme et la lenteur de son accès dans le duodénum, la digestion intestinale atteint une grande puissance et épuise tous ses effets dans l'intérieur même de l'intestin grêle. Ce point a été mis hors de doute par les essais de Macfadyen et Nencky à l'aide de fistules établies à l'extrémité de l'iléon et permettant d'analyser le chyme au moment de sa pénétration dans le gros intestin.

Chez les *solipèdes*, le chyme issu de l'estomac se partage très rapidement entre toutes les parties de l'intestin grêle et le cœcum. Il a d'ailleurs une très grande mobilité qu'il doit à la proportion considérable des liquides qui le composent, et dont la valeur atteint, en moyenne, 95 p. 100. La progression du chyme est donc très rapide et les mouvements péristaltiques qui le poussent jusque dans le cœcum, revêtent, dans l'intestin grêle, un caractère particulier de puissance et de rapidité. Cette circonstance n'est pas sans danger, car elle peut devenir l'occasion d'une invagination, accident dont l'issue est le plus communément fatale. Les mouvements péristaltiques sont beaucoup plus lents et plus faibles dans le gros intestin où d'ailleurs, et par là même, la progression du chyme est singulièrement ralentie. Mais ce ralentissement a une autre cause.

Par la disposition qu'il affecte chez les solipèdes, le cœcum introduit une résistance qui diminue la vitesse du chyme et en modifie la répartition. Retenus par la pesanteur au fond du viscère, les liquides marchent moins vite que les solides et sont en retard sur eux, au moment de leur pénétration dans le côlon replié. Aussi les matières contenues dans ce dernier organe sont-elles plus consistantes que dans le cæcum et forment-elles une masse pâteuse.

Le réservoir cæcal est pourvu, on le sait, d'un repli muqueux, la valvule iléo-cæcale, qui borde l'orifice d'abouchement de l'iléon et s'oppose à la rétrogression des matières. D'autre part, celles-ci ne trouvent, pour pénétrer dans le côlon replié, qu'un passage étroit et situé à un niveau plus élevé que l'orifice d'entrée. Il en résulte un double obstacle à la progression du chyme et une disposition on ne peut plus fâcheuse, car elle peut entraîner l'immobilisation de la masse alimentaire dans le cæcum, avec tous les phénomènes qui en sont la suite, météorisme, coliques, etc., et qui caractérisent l'indigestion du cæcum, accident heureusement rare mais presque toujours mortel.

Les nombreuses inflexions du côlon replié constituent autant d'obstacles mécaniques qui ralentissent la marche du chyme. Mais il n'en résulte aucune menace morbide, si ce n'est au niveau de la courbure sus-sternale qui, par sa position déclive, favorise la stase des liquides et la production des calculs. C'est là qu'on trouve ces masses calculeuses, de forme sphérique, à base de phosphate ammoniaco-magnésien et dont le volume atteint ces proportions démesurées qui frappent les yeux dans les collections d'anatomie pathologique.

En dehors de ses modifications physiques, le chyme subit, dans l'intestin, des changements chimiques dont il est facile de deviner le sens. Il devient alcalin dès son imprégnation par la bile, il abandonne progressivement ses principes alibiles à l'influence des sucs digestifs et à l'absorption, dont les effets se poursuivent jusque dans le côlon replié. Parvenu dans le côlon flottant, il n'offre plus de prise ni à l'absorption ni à la digestion et forme les excréments. Chez les ruminants, l'importance des réservoirs gastriques et des phénomènes chimiques qui s'y accomplissent donne à la digestion intestinale une physionomie tout à fait différente de celle qui lui appartient chez les solipèdes. La masse des matières contenues dans l'intestin n'y représente que le 1/10, environ, du contenu gastrique et il en résulte que la digestion intestinale ne s'effectue que lentement et n'atteint, à la fois, que de faibles quantités d'aliments.

Des excréments. — Les excréments sont les aliments dépouillés par la digestion et par l'absorption des principes immédiats alibiles et chargés de principes nouveaux qu'ils ont puisés pendant leur séjour dans l'appareil digestif. Leur composition est d'ailleurs très complexe. On y trouve : — a. des principes alimentaires qui sont demeurés réfractaires à la digestion, des grains d'amidon, parfois des grains d'avoine absolument intacts, des débris végétaux sous forme de cellules végétales encore remplies de chlorophylle, des fibres libériennes, des vaisseaux-trachées à spire intacte ou déroulée, des poils végétaux, etc. Chez les carnivores les excréments renferment des fibrilles ou des fragments de fibrilles musculaires, des fragments osseux, des gouttelettes de graisse, etc. — b. des éléments biliaires ou des produits de dérivation de la bile qui donnent aux excréments leur coloration particulière. Les sels biliaires se décomposent entièrement dans l'intestin et sont, en grande partie, résorbés. Mais l'évolution intestinale des principes de la bile sera étudiée avec plus de fruit à propos de l'excrétion biliaire. — c. des produits de fermentation et notamment de la fermentation putride, des acides gras volatils, tels que les acides acétique, valérianique, butyrique, caproïque, etc. ; des acides gras fixes comme l'acide lactique ; des principes aromatiques, phénol, indol, scatol, etc.

Coefficient de digestibilité. — L'occasion est meilleure que jamais d'évaluer l'utilité des aliments par la proportion des principes immédiats qu'ils abandonnent à la digestion et à l'absorption. Cette proportion est déterminée par l'analyse comparée des aliments et des excréments et elle constitue ce qu'on nomme le coefficient de digestibilité. Chez les carnivores, le coefficient de digestibilité est à peu près égal à 1 pour les trois catégories de principes immédiats. En ce qui touche les herbivores, nous empruntons à Grandeau et Leclerc les résultats qu'ils ont obtenus sur le cheval et nous les réunissons dans le tableau suivant.

Valeur du coefficient de digestibilité des divers principes immédiats alimentaires chez les chevaux des Petites Voitures de Paris (Grandeau et Leclerc).

CONDITION où se trouve l'animal.	GLUCOSE.	CELLULOSE.	AMIDON.	GRAISSES.	PRINCIPES azotés.
	p. 100.	p. 100.	p. 100.	p. 100.	p. 100.
Repos.................	100	47,65	84,73	56,11	74,88
Marche au trot..... ...	100	38,43	86,56	59,62	70,72
Travail au trot.........	100	31,33	84,91	57,51	69,48

On voit que l'exercice agit inégalement sur la digestion des divers principes immédiats, mais, qu'en somme, il constitue une circonstance défavorable, réserve faite, bien entendu, de l'heureuse influence qu'il exerce sur la santé générale de l'animal et dont le bénéfice reste acquis, pendant les jours de repos.

De la défécation. — C'est l'acte par lequel les fèces sont expulsées par l'anus. Les excréments ne sont pas rejetés au fur et à mesure de leur accès dans le rectum mais ils s'accumulent dans ce viscère, pour être éliminés à intervalles éloignés et sensiblement constants. Ils sont retenus dans le réservoir rectal par la tonicité du sphincter anal. Lorsque la tension des excréments dans le rectum acquiert un certain degré, elle éveille dans les centres nerveux des sensations conscientes qui répondent au besoin de la défécation et des sollicitations motrices qui déterminent cet acte. Dans certaines limites, la volonté peut neutraliser ces sollicitations et empêcher la défécation de s'accomplir ; mais cette inhibition est passagère et, pour un certain degré de pression des excréments, la défécation est irrésistible. Elle résulte de la poussée exercée par la tunique charnue du rectum dont les fibres légèrement spiroïdes se raccourcissent en même temps que celles du releveur propre de l'anus. Cette contraction synergique des deux muscles précités, coïncidant avec le relâchement et la dilatation de l'anus, les excréments sont poussés au dehors. Jusque-là l'acte de la défécation est involontaire, mais il trouve un auxiliaire dans la volonté qui place le thorax dans l'immobilité de l'effort par l'occlusion de la glotte, et détermine les contractions synergiques du diaphragme et des muscles abdominaux.

La quantité d'excréments rejetés dans les vingt-quatre heures varie avec les espèces animales et le régime. Chez les chiens nourris de viande elle atteint 30 grammes, environ, mais elle peut s'élever à 400 ou 500 grammes chez le même animal nourri au pain et à l'eau. Chez les herbivores, le poids des excréments atteint une valeur considérable. Il peut être évalué à 20 kilogrammes, à peu près, chez le cheval, et à 40 ou 45 kilogrammes chez le bœuf ; mais il tombe à 2 ou 3 kilogrammes, par jour, chez le mouton et le porc.

Durée de la digestion. — Elle embrasse le temps compris entre l'ingestion des aliments, pendant le repas, et leur expulsion par l'anus. Elle dépend d'un grand nombre de circonstances, parmi lesquelles le régime et l'espèce animale.

Chez les chiens, les aliments ne séjournent dans l'appareil digestif que seize à vingt heures, dont dix à douze sont consacrées à la digestion intestinale. Le tube digestif des carnivores est d'ailleurs très court ; il est environ cinq fois plus long que le corps chez le chien.

Chez le porc, la durée totale de la digestion embrasse trente-six à quarante-huit heures, mais l'expulsion des aliments à l'état d'excréments commence de la vingt-huitième à la vingt-quatrième heure après le repas. Dans cette espèce animale, l'intestin est environ 25 fois plus long que le corps et sa capacité est d'environ 20 litres, tandis que celle de l'estomac atteint 7 à 8 litres.

Chez les grands ruminants, les premiers excréments d'une ration sont expulsés trente à quarante-huit heures après le repas, mais la traversée complète de la masse emmagasinée ne réclame pas moins de sept à huit jours. Un pareil chiffre s'explique aisément en présence de ceux qui mesurent les dimensions de l'appareil digestif. L'intestin a une longueur de cinquante-sept mètres, environ, et une capacité de cent à cent dix litres, tandis que le volume des réservoirs gastriques atteint deux cent cinquante à trois cents litres (Colin). Mais la capacité et la longueur de l'appareil digestif ne sont pas, sans doute, les seuls facteurs capables d'influencer la durée de la digestion, car chez les petits ruminants dont le tube gastro-intestinal a seulement une capacité de quarante-cinq à cinquante litres, il ne faut pas moins de cinq à six jours pour que la totalité d'une ration ordinaire passe de la bouche à l'anus.

Chez le cheval, le tube digestif a une longueur moyenne de trente mètres et une capacité de trois cents litres environ ; les matières alimentaires séjournent très inégalement dans les segments successifs de ce tube et la durée totale de leur traversée remplit environ trois à quatre jours, dont six à douze heures pour l'estomac, douze heures pour l'intestin grêle, vingt-quatre heures pour le cæcum, vingt-quatre heures pour le côlon replié et vingt-quatre heures et plus pour le côlon flottant et pour le rectum.

III

DE L'ABSORPTION

CHAPITRE PREMIER

DE L'ABSORPTION EN GÉNÉRAL

Phases du phénomène. — Le dénouement naturel de la digestion est l'absorption des produits mêmes qui en dérivent. Mais ce n'est là qu'un cas particulier d'un acte très étendu et qu'il y a lieu d'examiner précisément à un point de vue général. Sous cet aspect, l'absorption consiste dans la pénétration des substances liquides à l'intérieur de l'appareil circulatoire. Au point de vue physiologique et quand on emploie comme réactif de l'absorption une substance médicamenteuse, le phénomène comporte trois phases distinguées par Cl. Bernard : la phase de pénétration, la phase de transport et la phase de localisation. Après avoir pénétré dans les vaisseaux, au niveau de la surface absorbante, le réactif est transporté par le courant sanguin et enfermé provisoirement dans le vase circulatoire à l'état de dilution dans le sang. Mais, par un phénomène inverse à celui qui a présidé à sa pénétration, il diffuse à travers les capillaires et tombe dans l'atmosphère qui enveloppe les éléments anatomiques. C'est là qu'il s'attache à celui des tissus qui l'appelle en vertu de son affinité, qu'il localise ainsi son action physiologique en exaspérant ou en diminuant les propriétés du tissu intéressé. C'est ainsi, par exemple, que la strychnine localise son action sur les cellules sensitives de la moelle et exalte provisoirement le pouvoir réflexe de l'axe gris, que le curare s'arrête sur les terminaisons motrices des nerfs et, par cette action exclusive, entraîne la paralysie générale. Ces exemples suffisent à préciser le domaine et les caractères de la localisation où aboutit nécessairement toute absorption. Sauf pour les substances indifférentes, il y a lieu de distinguer ces trois phases dans la pénétration des liquides, car cette pénétration ne vaut que par ses conséquences physiologiques et son dénouement sur un tissu de prédilection. Il est inutile de s'arrêter longuement sur la durée relative des trois phases qui viennent d'être exposées. Il suffit de dire que la première a une vitesse très variable dont nous verrons en détail les conditions, mais que les deux dernières sont toujours et nécessairement très brèves. Il ne faut pas plus de vingt secondes, par exemple, pour tuer un lapin par une injection directe de strychnine dans le bout central de la jugulaire.

Rapidité de l'absorption. — D'une manière générale, d'ailleurs, l'absorption est un phénomène très rapide et on pourrait réunir, sur ce point, un grand nombre de faits. En voici quelques-uns. Un pigeon mordu à la patte par une vipère meurt infailliblement, même si on procède à l'amputation du membre mordu, quinze secondes après la morsure (Fontana). Ségalas tue un pigeon avec la noix vomique en quinze secondes. L'acide cyanhydrique versé dans l'intestin grêle d'un cheval détermine la chute de l'animal une minute après (Colin). Les convulsions strychniques surviennent trois minutes après l'injection, dans les plèvres d'un cheval, de 32 grammes de noix vomique (Colin).

Agents de l'absorption. — Ils sont constitués par les capillaires sanguins et par les lymphatiques. Mais sur ce point la doctrine a varié. Avant la découverte des lymphatiques, les veines étaient naturellement considérées comme les agents exclusifs de l'absorption. Mais dès que les vaisseaux lymphatiques furent connus, cette fonction devint leur attribution caractéristique. Cet exclusivisme a été condamné par deux séries d'expériences réciproques où la participation des deux ordres de vaisseaux a été établie par l'oblitération de ceux qu'on voulait écarter de l'épreuve. La première série comporte des expériences démontrant le rôle des veines par l'exclusion des vaisseaux lymphatiques (Flandrin, Magendie, Delille). Après la ligature du canal thoracique, un chien reçoit une dose toxique de noix vomique et meurt dans les délais ordinaires. Sur un chien, on isole une anse intestinale et on sectionne tous les chylifères qui en procèdent ; l'animal succombe en six minutes sous l'influence d'une dose toxique de noix vomique introduite dans l'anse isolée. Sur un autre chien, on pratique l'amputation d'un membre postérieur à sa base, en ne laissant subsister que l'artère et la veine crurales ; une piqûre de la patte avec l'upas tieuté entraîne l'empoisonnement dans les délais ordinaires. On obtient le même résultat si on sectionne les vaisseaux eux-mêmes, en assurant leur continuité par l'intercalation d'un tube de verre. De cette manière on écarte la participation des voies lymphatiques qu'on pourrait supposer engagées dans les parois vasculaires.

Réciproquement, la deuxième série d'expériences montre que l'absorption a lieu par la voie des lymphatiques quand on supprime celle des veines. Colin empoisonne un chien en introduisant de la noix vomique dans une anse intestinale préalablement isolée sur l'animal, et dont les vaisseaux veineux ont été oblitérés par une ligature. Bischoff et Ludwig empoisonnent un chien par une injection sous-cutanée de strychnine, pratiquée sur un membre postérieur dont la veine crurale a été préalablement liée. Fodéra retrouve, dans le canal thoracique d'un chien, des sels qu'il a injectés dans le péritoine ou les plèvres de l'animal. De même, Colin retrouve dans les lymphatiques du cou des sels introduits cinq ou six minutes auparavant, par une injection sous-cutanée à la face.

La conclusion s'impose : les capillaires sanguins et les lymphatiques sont des voies également ouvertes à la pénétration des substances absorbables.

Mécanisme de l'absorption. — L'absorption relève des lois de l'osmose qui est, elle-même, un cas particulier de la diffusion. L'osmose consiste, en effet, dans la diffusion de deux liquides à travers une membrane. L'interposition de cette dernière met en évidence l'inégalité des liquides dans la tendance qu'ils ont à marcher l'un vers l'autre et à se mélanger.

Si, par exemple, comme l'a fait Traube, on place dans l'eau une vessie remplie d'une solution de gomme, on constate que l'eau pénètre dans la vessie, à travers ses parois, pour se mélanger à la solution gommée, et réciproquement, qu'une partie de la gomme passe dans l'eau à travers la membrane. Mais, dans ce mouvement inverse, l'eau du récipient marche plus vite que la gomme et met la vessie en tension. L'interposition de la membrane met donc en évidence deux courants : un courant fort et un courant faible. La différence des deux courants peut être mesurée à l'aide de l'endosmomètre ou osmomètre de Dutrochet. Cet appareil est formé d'un tube étroit largement évasé à son extrémité inférieure et fermé de ce côté par une membrane organique, faite le plus communément d'un morceau de parchemin. Pour instituer une épreuve on place le tube verticalement dans l'eau, et on remplit sa partie renflée avec la solution que l'on veut éprouver, une solution de sulfate de cuivre, par exemple ; le double courant s'établit, mais le courant fort a lieu vers la solution et le niveau du liquide s'élève dans le tube vertical. Dans le langage de Dutrochet, le courant fort constitue l'endosmose par opposition à l'exosmose qui désigne le courant faible. Mais ces expressions sont toutes relatives et le mot osmose suffit le plus souvent, à la condition de préciser le sens des phénomènes. Pour qu'il y ait osmose, il faut que les liquides en présence soient miscibles et puissent mouiller la membrane. Il faut aussi que la membrane soit perméable. En général, les liquides les moins denses marchent vers les liquides plus denses, et, par exemple, l'eau marche vers les solutions salines ; mais cette loi n'est pas absolue. Aussi Graham a-t-il distingué les substances colloïdes, comme la gélatine, qui diffusent mal et les substances cristalloïdes qui diffusent très rapidement. Celles-ci embrassent notamment les substances cristallisables. Mises à l'épreuve dans l'osmomètre, les substances colloïdes sont très osmogènes et très peu diffusibles, elles appellent énergiquement les secondes et traversent lentement la membrane. Les substances cristalloïdes sont très peu osmogènes et très diffusibles, elles cèdent à l'appel des premières et traversent rapidement la membrane. On pourrait mettre les différents liquides en une série dans laquelle chaque terme serait colloïde et osmogène par rapport à celui qui le précède et cristalloïde et diffusible par rapport à celui qui le suit. L'albumine est osmogène par rapport à l'albuminose qui est dix fois plus diffusible que la première.

Quand on suit la marche de l'osmose, on constate que le phénomène s'arrête et que le niveau s'immobilise dans l'osmomètre lorsque les deux liquides séparés par la membrane ont la même composition chimique et, par conséquent, le même pouvoir osmotique.

De la pression osmotique. — Il n'était pas mauvais de rappeler la théorie de l'osmose, telle qu'elle a été conçue dans les travaux initiateurs de Dutrochet et de parler encore le langage qui a prévalu si longtemps dans ce domaine particulier de la physique et de la physiologie. Tout le monde n'a pas renoncé à cette terminologie toujours exacte dans les apparences qu'elle exprime, et il convenait de la retenir. Mais la théorie de l'osmose a trouvé de nouvelles bases. Les nombreux travaux publiés dans ces vingt dernières années ont apporté des notions nouvelles du plus haut intérêt et auxquelles il est temps de faire place dans les ouvrages classiques. Telle est, en particulier, l'idée fondamentale de la pression osmotique. Cette idée, sortie de la physiologie végétale, était en germe dans les travaux de Dutrochet et des botanistes qui se sont inspirés de lui. Les phénomènes de la végétation dans les parties jeunes de la plante trahissent, en effet, et en dehors de leurs manifestations purement vitales, des forces de tension qui s'expriment par la turgescence des organes nouveaux et se manifestent, jusque dans leur défaillance même, par la flétrissure d'une tige ou d'une fleur fanée. Or, ces forces de tension relèvent manifestement de l'osmose cellulaire, et, du premier coup, la question se précise ; elle se délimite dans son objet essentiel qui est la cellule végétale, avec tous les changements que lui imposent les forces osmotiques. En même temps, le phénomène de l'osmose acquiert toute son importance et remplit tout son domaine qui, en physiologie, embrasse la totalité des échanges de la cellule avec son milieu.

A ne considérer que le point de vue physique, la cellule végétale peut être envisagée comme un osmomètre. Elle en a toute la structure ; son protoplasma chargé de sels ou de sucre est une sorte de solution séparée du liquide ambiant par une membrane osmotique. Si on la plonge dans l'eau, le protoplasma se gonfle de tout le liquide qu'il appelle et qui diffuse à travers son enveloppe cellulosique. Si, au contraire, on plonge cette même cellule dans une solution saline assez concentrée, le protoplasma abandonne de l'eau et se rétracte. L'osmose se manifeste donc ici très clairement et, circonstance très curieuse, elle se produit exclusivement en un sens ou en l'autre ; elle est unilatérale et ne comporte qu'un seul courant, qui est un courant d'eau. C'est qu'en effet, l'enveloppe cellulaire possède cette remarquable propriété de ne laisser diffuser que l'eau et d'arrêter *à peu près complètement* les substances dissoutes. Elle constitue, comme on le dit maintenant, une *membrane semi-perméable*. Tel est le fait capital qui a permis d'isoler la pression osmotique, d'en trouver la mesure et d'en fixer les lois.

Mesure de la pression osmotique. — Osmomètre à membrane semi-perméable. — C'est, en effet, de ce phénomène que Pfeffer s'est inspiré pour concevoir et construire un osmomètre artificiel à membrane semi-perméable. Avant tout, il faut connaître ce remarquable appareil. Il est fondé sur les propriétés de certains précipités chimiques déjà étudiés par Traube (1867) et qui ont le pouvoir de ne laisser passer que l'eau. Ils peuvent donc se prêter à la préparation artificielle d'une membrane semi-perméable, à la condition d'en conduire la production et de les soutenir. Pfeffer a trouvé la solution suivante : On prend des vases poreux de pile et on les lave soigneusement avec des acides et des alcalis. Puis on les rince jusqu'à ce que l'eau en sorte pure. Cela fait, on les essuie au papier buvard et on les remplit d'une solution de sulfate de cuivre à 3 p. 100. Dix minutes après, ils sont placés debout dans une solution de ferrocyanure de potassium également à 3 p. 100. Les deux liquides pénètrent en sens inverse dans la paroi du vase poreux et se rencontrent bientôt, pour former un précipité gélatineux qui a, précisément, les propriétés d'une membrane semi-perméable. Il suffit, pour compléter l'appareil, de sceller sur l'orifice du vase, un tube vertical.

Garnissons cet osmomètre d'une solution de sucre, par exemple, et plongeons le dans l'eau, il se produit aussitôt un courant unilatéral. L'eau, attirée vers le sucre, diffuse à travers le vase poreux semi-perméable, pénètre à l'intérieur de celui-ci et y développe une pression croissante qui s'exprime par l'ascension du liquide dans le tube vertical. Quand le niveau de la colonne liquide est devenu stationnaire, la hauteur de cette colonne fait équilibre à la force d'attraction exercée par le sucre et en donne la mesure. C'est cette force d'attraction qui constitue la pression osmotique.

En partant de l'expérience qui précède, et en considérant les choses au moment où l'osmomètre est en équilibre, on peut définir la pression osmotique par la contre-pression nécessaire et suffisante pour empêcher la pénétration de l'eau dans l'osmomètre, c'est-à-dire, pour neutraliser l'attraction exercée sur l'eau par la solution mise à l'épreuve. Elle peut atteindre plusieurs atmosphères.

Au fur et à mesure que les expériences se multiplient et se diversifient, la pression osmotique apparaît comme une constante physique caractéristique des solutions employées. Sa valeur croit avec le poids des substances dissoutes, mais à concentration égale, les diverses solutions ont chacune leur pression osmotique, comme elles ont leur densité. Par exemple, la pression osmotique d'une solution de sucre à 1 p. 100 est égale à 524 millimètres de mercure.

Mais jusque là, nous ne possédions qu'une relation empirique et il appartenait à de Vriès (1884) de montrer les liens profonds de la pression osmotique avec la structure moléculaire des solutions.

De la plasmolyse et de l'isotonie. — Loi de l'équimolécularité. — La cellule végétale, disions-nous plus haut, est un véritable osmomètre, et c'est un osmomètre à courant unilatéral. En sorte que, si on la plonge dans des solutions appropriées, l'osmose intervient et entraine dans le protoplasma des changements de volume qui dépendent exactement des solutions employées et qui, s'ils étaient facilement appréciables, deviendraient caractéristiques de ces solutions. Que si la solution d'épreuve n'entraine aucun changement dans le protoplasma des cellules observées, c'est qu'elle a la même pression osmotique que le suc cellulaire qui imprègne ce protoplasma; elle lui est *isotonique*. De même, deux solutions salines qui imposent des changements identiques au protoplasma sont isotoniques entre elles, et on aperçoit la possibilité de trouver dans la cellule végétale et dans ses changements un critère permettant de juger les solutions, de les comparer entre elles et de déterminer les degrés de leur concentration respective pour lesquels elles sont isotoniques. Or, le critère cherché, de Vriès le trouve dans la *plasmolyse*, c'est-à-dire la rétraction subie par le protoplasma végétal en présence d'une solution plus concentrée que le suc cellulaire. Mais la plasmolyse a tous les degrés possibles et elle passe par un nombre infini de phases, depuis l'instant où le protoplasma commence à se détacher, en quelques points, de la membrane d'enveloppe, jusqu'au moment où la masse cellulaire, complètement rétractée, flotte librement dans sa capsule de cellulose.

C'est cette première phase, très facile à saisir, c'est le début même de la plasmolyse que de Vriès consulte, pour déterminer le moment où l'isotonie est obtenue. Toutes les solutions qui provoquent l'apparition de la plasmolyse sont isotoniques. Il devient donc possible de préparer, avec les diverses substances solubles, une longue série de solutions isotoniques et de rechercher la loi de leur concentration. Or, les nombreux résultats accumulés par de Vriès, ont mis en lumière une relation simple de la plus haute portée scientifique : Les titres des solutions isotoniques sont entre eux comme les poids moléculaires des substances dissoutes. Il en résulte qu'à volume égal, toutes les solutions isotoniques contiennent le même nombre de molécules chimiques. Elles sont équimoléculaires. La pression osmotique devient ainsi une pure manifestation de la mécanique moléculaire. Elle est immédiatement fonction du nombre des molécules dissoutes et directement proportionnelle à ce nombre; en sorte que, pour employer l'heureuse expression de Dastre, « toute molécule quelle qu'elle soit, exerce, en dissolution, la même pression osmotique. »

Cette loi si remarquable évoque invinciblement le souvenir de la relation analogue qui régit la pression des gaz et leur volume. Elle appelle un rapprochement avec les principes d'Avogrado relatifs à la constitution et à la cinétique des gaz : Tous les gaz soumis à la même pression contiennent, à volume égal, le même nombre de molécules, ou bien, et par un corollaire facile à saisir, à volume égal, la pression des gaz est proportionnelle au nombre de molécules enfermées dans ce volume. On voit ainsi que la pression osmotique et la pression des gaz obéissent à la même loi que, pour simplifier, on pourrait appeler la loi de l'équimolécularité. Une si complète analogie était faite pour frapper les meilleurs esprits et Van t'Hoff y a trouvé le point de départ d'une conception très neuve sur la pression osmotique. L'hypothèse de Van t'Hoff (1887) consiste à admettre que les corps en solution se conduisent comme les gaz et produisent une certaine pression sur les parois du vase qui les contient. Les molécules de ces corps circuleraient dans le dissolvant et frapperaient les parois du vase, comme les molécules d'un gaz frappent les parois du récipient où il est enfermé. La pression osmotique aurait donc sa réalité et sa loi en dehors de l'osmomètre qui la met en évidence et, si elle ne se manifeste pas dans les solutions libres, c'est qu'elle est neutralisée par la cohésion qui maintient la masse liquide. Quoi qu'il en soit de cette conception, la pression osmotique d'un corps dissous, qu'elle soit ou non présente dans les solutions libres, prend sa forme réelle et trouve toute sa mesure dès qu'on soumet la solution à l'épreuve de l'osmomètre ou de la plasmolyse. Or, en rapprochant les résultats obtenus, soit par la méthode de Pfeffer, soit par celle de de Vriès, soit par d'autres méthodes dont il sera parlé plus loin, on constate que la pression osmotique d'un corps dissous obéit entièrement aux lois qui régissent la pression des gaz et des vapeurs; c'est-à-dire aux lois de Mariotte et de Gay-Lussac. Appliquées à la pression osmotique, ces lois ont été formulées par Van t'Hoff de la manière suivante :

1° *Loi de Mariotte*. — Pour une même masse de molécules dissoutes, la pression osmotique est inversement proportionnelle au volume de la solution ;

2° *Loi de Gay-Lussac*. — Pour une même masse de molécules dissoutes, la pression osmotique croît proportionnellement à la température absolue (1);

3° *Loi de Van t'Hoff*. — La pression osmotique est indépendante de la nature du dissolvant ;

4° *Loi d'Avogrado*. — La pression osmotique est la même, quand le nombre des molécules-grammes (2) dissoutes est le même dans un même espace, quelle que soit la matière.

Cette dernière proposition n'est, en somme, qu'un corollaire de la loi de l'équimolécularité.

On voit ainsi que la conception de Van t'Hoff sur la pression osmotique se vérifie complètement en ce sens qu'elle rend compte de toutes les apparences. Tout se passe comme si elle était exacte. On peut lui donner sa pleine signification en la traduisant dans un fait concret.

C'est ainsi, par exemple, que la pression osmotique d'un corps dissous, mesurée à l'osmomètre, est égale, en atmosphères, à celle que produirait ce corps si on le gazéifiait dans un espace égal au volume de la solution.

Les lois de la pression osmotique se vérifient pour toutes les substances organiques; mais un grand nombre de substances minérales solubles semblent y échapper. Par exemple, une solution de sel marin manifeste, dans l'osmomètre à courant unilatéral, une pression osmotique supérieure à celle d'une solution équimoléculaire de sucre. Mais de Vriès a montré que si, pour beaucoup de substances minérales, la pression osmotique n'est pas proportionnelle aux poids moléculaires, elle leur reste liée par un rapport simple. Pour préciser, les titres des solutions isotoniques, pour les substances

(1) La température absolue est comptée à partir de — 273° C, pris comme zéro et dit *zéro absolu*. Cette convention repose sur ce fait que le coefficient de dilatation des gaz est égal à $\frac{1}{273}$. Il en résulte qu'à la température de — 273° C, le volume des gaz est théoriquement nul. En réalité, il est seulement aussi petit que possible et il constitue une limite extrême vers laquelle tend le volume des gaz sous l'influence du refroidissement.

Quoi qu'il en soit, la température absolue d'un corps à t° étant comptée à partir de — 273° pris comme zéro, devient égale à 273 + t. On l'exprime par T et son intervention permet de simplifier la formule des lois qui régissent la dilatation et la pression des gaz en fonction de la température. Par exemple, la formule $V = V_0 (1 + \alpha t)$ devient $V = V_0 \alpha T$; il a suffi de faire $1 = \frac{273}{273}$.

(2) La molécule-gramme d'un corps est le poids de ce corps correspondant au nombre qui exprime le poids moléculaire. Ainsi la molécule-gramme de l'hydrogène représente 2 grammes d'hydrogène, celle de l'oxygène représente 32 grammes d'oxygène, celle de l'azote représente 28 grammes d'azote, etc...

Tous ces chiffres sont doubles de ceux qui expriment les poids atomiques, mais il ne faut pas perdre de vue que toutes les molécules gazeuses sont formées de deux atomes et occupent deux volumes.

qui se dérobent à la loi, sont proportionnels aux poids moléculaires multipliés par des nombres fractionnaires simples. ($\frac{3}{2}$ pour les sels monoatomiques, 2 pour les sels biato-miques et $\frac{5}{2}$ pour les sels alcalino-terreux.)

Ce sont ces nombres constants que de Vriès appelle les *coefficients isotoniques*.

L'anomalie obéit donc à un ordre réel dont l'hypothèse d'Arrhénius pourrait rendre compte. Arrhénius suppose que les sels en solution sont partiellement dissociés en leurs *ions*, c'est-à-dire en ceux de leurs éléments qui, dans un appareil à électrolyse, se portent à l'électrode positive (anions) et à l'électrode négative (cathions). L'effet de cette dissociation est d'augmenter le nombre *réel* des molécules et si la pression osmotique d'une solution excède la valeur théorique calculée à partir du nombre des molécules salines qu'elle renferme, c'est que ces molécules sont comptées comme s'il n'y avait pas de dissociation. En un mot, le nombre réel des molécules est supérieur au nombre théorique.

De l'Hématolyse. — On a vu plus haut que la pression osmotique peut être déterminée, soit d'une manière directe, à l'aide de l'osmomètre de Pfeffer, soit d'une manière indirecte par la méthode de la plasmolyse introduite par de Vriès. Dans ce dernier cas, on n'obtient que des valeurs relatives et on se borne à déterminer les degrés de concentration pour lesquels les solutions sont isotoniques au suc cellulaire et par conséquent isotoniques entre elles.

Dans le même ordre d'idées, Hamburger, à qui l'on doit sur ce point de si nombreuses recherches, a introduit une méthode fondée sur *l'hématolyse*. Quand les globules rouges du sang sont placés dans une solution saline de concentration insuffisante, ils abandonnent partiellement leur matière colorante. En augmentant progressivement le titre de la solution, on finit par obtenir un degré de concentration juste suffisante pour empêcher l'hématolyse. Dans ce cas, la solution est isotonique avec les globules sanguins. On peut, par ce moyen, préparer un certain nombre de solutions isotoniques avec les hématies et, par conséquent, isotoniques entre elles. On constate alors, comme l'a fait Hamburger, que les titres des solutions isotoniques sont proportionnels aux poids moléculaires, et on retrouve la loi de l'équimolécularité jusque dans les anomalies dues à la dissociation et qui avaient obligé de Vriès à introduire les coefficients isotoniques. Les travaux d'Hamburger sur le sang ont pris, d'ailleurs, les directions les plus diverses, et nous aurons à en exposer les résultats.

De la Cryoscopie. — Il convient maintenant de signaler une méthode physique, très employée aujourd'hui, pour la mesure de la pression osmotique. Nous voulons parler de la cryoscopie. Introduite par Raoult, qui, dans une série de belles recherches (1880-1896) en a fixé tous les principes et donné la technique, la cryoscopie repose sur la détermination du point de congélation des solutions. On savait depuis longtemps, par Blagden (1788), que l'abaissement du point de congélation de l'eau augmente avec le poids des substances dissoutes ; mais les recherches précises de M. de Coppet (1871) ont établi que les titres des solutions qui ont même abaissement du point de congélation, sont entre eux comme les poids moléculaires des substances dissoutes. Cela veut dire que toutes les solutions qui ont même abaissement du point de congélation sont équimoléculaires ; ou bien, l'abaissement du point de congélation dépend exclusivement du nombre des molécules dissoutes et non de leur poids total.

On voit que l'abaissement du point de congélation obéit à la même loi que la pression osmotique et subit les mêmes variations. Nous retrouverions donc ici les anomalies signalées à propos de la pression osmotique. En un mot, tous les corps n'ont pas le même abaissement du point de congélation et, à cet égard, ils forment quatre groupes établis par Raoult.

Dans chacun de ces groupes l'abaissement est invariable. Pour exprimer cet élément

en une constante définie et caractéristique, on le détermine en se servant de solutions
à 1 p. 100 et on multiplie les résultats par le poids moléculaire. On obtient alors ce
que Raoult appelle l'abaissement moléculaire.

Réciproquement, si on connaît le point de congélation C et le poids P de la substance
dissoute dans un litre d'eau, on peut en inférer le poids moléculaire.

En effet, tout ce qui vient d'être dit peut se résumer dans ce fait que le rapport $\frac{C}{P}$
multiplié par le poids moléculaire M donne un nombre constant. On a donc :

$$\frac{C}{P} \times M = \text{constante} = K,$$

d'où

$$M = K \times \frac{P}{C}.$$

K varie d'un dissolvant à l'autre. Pour l'eau, il a pour valeur 18,5.

On dispose donc d'une méthode précieuse pour la détermination des poids moléculaires et il n'est pas indifférent de la connaître, car elle a déjà été employée en biologie
pour déterminer la valeur du poids moléculaire moyen des substances dissoutes dans
certains liquides de l'organisme, comme l'urine (Bouchard).

D'ailleurs et d'une manière générale, la cryoscopie, en raison de la simplicité relative
de sa technique, s'est substituée aux autres méthodes pour comparer les liquides de
l'organisme au point de vue de leur pression osmotique et de leur concentration moléculaire.

Le problème qui se pose, surtout en physiologie est, en effet, d'évaluer la valeur
relative de la pression osmotique dans les liquides de l'organisme, soit à l'état normal,
soit à l'état pathologique. Or la cryoscopie rend, de ce côté, de très grands services, et
elle a été l'instrument d'un grand nombre de recherches : Dreser (1891), Koranyi (1894),
Winter (1896), Hedin (1897), Bousquet (1899), Vaquez et Bousquet (1899). En ce qui
touche le sérum sanguin, la méthode a fourni de nombreux résultats que nous aurons
à interpréter plus tard. Pour le moment, nous devons dire que l'abaissement du point
de congélation du sérum sanguin incline vers — 0°,55. Tous les autres liquides de
l'organisme, sauf le lait, les sérosités et le suc gastrique (d'après Winter) donnent un
chiffre plus élevé ; ce qui prouve que leur concentration moléculaire est supérieure
à celle du sang, et cette circonstance ne sera pas sans intérêt, quand nous aurons à
établir la théorie des sécrétions. Quoi qu'il en soit, il résulte de ces premières constatations que l'équilibre osmotique est, dans l'organisme, une exception, ce qui est fort
heureux, car cet équilibre impliquerait l'immobilité moléculaire et l'absence de tout
échange. En étendant ce point de vue, on aperçoit toute l'importance de l'osmose
dans la vie des éléments anatomiques. Toutes les cellules de l'organisme sont de
véritables osmomètres agissant sur le plasma qui les entoure et en subissant d'autant
plus l'influence, qu'à l'encontre des cellules végétales, les cellules animales sont des
osmomètres à courant bilatéral.

On présume, sans qu'il soit nécessaire d'insister, toutes les études qui peuvent être
entreprises de ce côté, et nous nous y arrêterons quand il y aura lieu.

Pour rester dans le domaine de l'absorption proprement dite, la théorie de la
pression osmotique en éclaire singulièrement le mécanisme, et pour terminer cet
ordre d'idées, nous dirons que le vase circulatoire est un vaste osmomètre où l'équilibre n'est jamais réalisé, parce que les liquides absorbés sont emportés au fur et à
mesure de leur pénétration. Grâce à cette circonstance, l'osmomètre sanguin est
constamment placé dans les conditions d'une expérience commençante.

Circonstances qui modifient la vitesse de l'absorption. — La vitesse
de l'absorption dépend précisément des conditions qui interviennent dans l'os-

mose : — a. *De la substance osmogène*, c'est-à-dire de l'état du sang et de son degré de saturation vis-à-vis de la substance offerte à l'absorption. Elle dépend aussi de l'état de la pression qui est d'autant plus favorable qu'elle est plus faible. De là les expériences dans lesquelles Magendie accélère ou ralentit la marche de l'absorption, en faisant alterner les saignées avec des injections intra-veineuses d'eau. De là l'indication de n'administrer les substances médicamenteuses que lorsque le sujet est à jeun. — b. *De la nature des substances* offertes à l'absorption et qui sont plus ou moins diffusibles. — c. *De la membrane*, c'est-à-dire, ici, de l'organisation variable des surfaces absorbantes. Elles sont plus ou moins riches en vaisseaux et revêtues d'un épithélium plus ou moins perméable. Mais, pour être étudiées convenablement, ces diverses circonstances et notamment la dernière doivent être recherchées sur les différentes surfaces de l'organisme.

———

CHAPITRE II

DE L'ABSORPTION SUR LES DIFFÉRENTES SURFACES DE L'ORGANISME

a. **De l'absorption par la peau.** — La peau *intacte* absorbe mal ou pas du tout, en raison de l'épaisseur et de la constitution de l'épiderme qui le rendent imperméable. Colin a vainement essayé de faire absorber de l'iodure ou du ferrocyanure de potassium en solution dans l'eau, et offerts à la peau d'un cheval, sous forme de lotions et d'arrosages persistants. Il a fallu plus de quatre heures pour retrouver la réaction de ces sels dans l'urine.

Néanmoins l'absorption cutanée n'est pas absolument impossible, et on peut triompher de l'imperméabilité du tégument en tenant compte : 1° du mode d'application. C'est ainsi qu'en faisant usage de la méthode des pulvérisations Rohrig a pu obtenir, sur le lapin, des signes d'empoisonnement par la morphine, la digitaline et le curare. En procédant de la même manière sur la peau de l'homme, on a pu obtenir l'absorption de l'acide salicylique et du salicylate de soude. De tous les modes d'application, il n'en est pas de plus puissant que la friction, par exemple quand on l'emploie pour faire pénétrer la pommade mercurielle ; 2° de la nature du dissolvant. L'absorption cutanée est encore possible, si on emploie, comme véhicules et dissolvants, des substances très diffusibles, telles que l'alcool, l'éther ou le chloroforme. Winternitz a réussi, de cette manière, à faire pénétrer la strychnine par la peau du lapin; 3° de la nature des substances. A cet égard, Bourget distingue les substances *kératolytiques* (ou oxydantes) telles que l'acide phénique, l'acide salicylique, le salol, qui sous forme de solutions alcooliques, seraient absorbées en quantités notables par la peau de l'homme. La nature du véhicule semble même indifférente puisque Bourget a pu traiter utilement le rhumatisme par des frictions avec de la pommade d'acide salicylique. Par contre, les substances dites *kératoplastiques* (ou réductrices) telles que l'iodure de potassium, le salicylate de soude, le tannin, la résorcine ne sont pas absorbées.

De l'absorption par le tissu conjonctif. — Le tissu conjonctif est très perméable et les substances liquides qu'on y fait pénétrer arrivent, sans obstacle, au contact des réseaux capillaires. Pour ces motifs, il constitue la voie préférée pour l'administration des alcaloïdes, et plus généralement, de toutes les substances médicamenteuses dont les effets sont puissants et dont on veut faire intervenir l'action avec la certitude, la précision et la mesure convenables.

Les injections sous-cutanées sont également employées pour faire pénétrer dans la circulation et en grandes quantités la liqueur dite physiologique (solution de sel marin à 9 p. 1000). Ces injections sont employées avec succès, soit pour opérer le *lavage* du sang, dans certaines maladies infectieuses (typhoïde), soit et surtout, pour rétablir la pression artérielle, et restituer la masse sanguine dans les cas d'hémorragies abondantes.

De l'absorption dans l'appareil digestif. — Les organes de la région sus-diaphragmatique sont on ne peut plus mal disposés pour l'absorption, soit que leur épithélium stratifié et pavimenteux ne se laisse pas pénétrer par les liquides, soit et surtout, qu'en raison de leurs fonctions, ils ne se prêtent pas au séjour des matières alimentaires. Mais les autres segments de l'appareil digestif sont, à des degrés divers, des surfaces absorbantes.

a. *Estomac.* — Le pouvoir absorbant de ce viscère varie avec les espèces animales. Sur le cheval il absorbe peu ou pas, comme en témoignent les expériences suivantes de Bouley et Colin. Si après avoir lié le pylore d'un cheval on paralyse l'estomac, par la section double des nerfs vagues, et qu'on administre à l'animal une dose toxique de strychnine, on n'obtient aucun signe d'empoisonnement ; et pourtant, le contenu de l'estomac a conservé sa toxicité comme on peut s'en assurer en enlevant la ligature pylorique ou en faisant l'épreuve de ce contenu sur d'autres animaux. Mais les choses sont moins simples que cela. Schiff a repris la démonstration de Bouley et Colin en la complétant de la manière la plus fructueuse. Il attend plusieurs heures avant d'enlever la ligature du pylore, et, dans ce cas, il n'y a pas d'empoisonnement. C'est qu'en réalité, dans le long délai dont il a pu disposer, l'estomac a absorbé lentement la strychnine, et que si l'alcaloïde n'a pas produit ses effets accoutumés, c'est qu'il était éliminé au fur et à mesure de sa pénétration. Le mouvement d'absorption était assez lent pour être exactement compensé par le mouvement inverse de l'élimination. Il faut donc conclure, non pas que l'estomac du cheval n'absorbe point, mais qu'il absorbe avec une extrême lenteur.

L'estomac du chien, du chat et du porc absorbe, au contraire, assez activement et on empoisonne facilement ces animaux, en reproduisant sur eux les expériences qui viennent d'être racontées. On peut aussi, à l'exemple de Tappeiner et Anrep, emprisonner dans l'estomac une quantité connue de sucre de raisin, et en dosant ce qui reste après quelques minutes, on s'assure que l'aliment a été partiellement absorbé.

b. *Intestin.* — L'intestin est spécialement chargé de l'absorption des produits de la digestion, et par tous les détails de son organisation, la délicatesse et la perméabilité de sa muqueuse, sa richesse vasculaire, les villosités qui couvrent sa surface en la multipliant, il s'adapte merveilleusement à sa fonction. Il est pourtant nécessaire de s'arrêter sur certaines particularités de l'absorption

intestinale. Cet acte s'exerce, tout d'abord, sur les produits des opérations digestives : le glycose, les graisses à l'état d'émulsion, de savons ou d'acides gras
et les peptones. L'absorption du glycose est un phénomène absolument simple
sur lequel il est inutile de s'arrêter. Il en est de même des savons et des acides
gras qui se produisent pendant la digestion des graisses, et dont l'absorption
obéit purement et simplement aux lois de l'osmose. Mais la presque totalité des
graisses alimentaires est absorbée à l'état d'émulsion, c'est-à-dire sous la forme
d'une poussière de granulations graisseuses qui, grâce à leur petit volume,
pénètrent, par effraction, à travers l'épithélium intestinal et les parois des vaisseaux sanguins, ainsi que du chylifère qui occupe l'axe des villosités. On admet,
il est vrai, que les cellules de l'épithélium intestinal offrent des voies préétablies,
sous la forme de canalicules droits extrêmement déliés et qui les traverseraient
d'outre en outre dans le sens de leur longueur. Cette disposition est probablement réelle si on en juge par l'orientation des granulations graisseuses engagées
dans les cellules. Elles y forment des traînées rectilignes et parallèles qui
s'expliqueraient malaisément si on n'admet pas la préexistence de trajets
creusés régulièrement dans l'épithélium.

La pénétration des graisses neutres est favorisée, d'ailleurs, soit par les mouvements sarcodiques des cellules épithéliales, soit et surtout par la contraction
des fibres musculaires lisses ordonnées parallèlement à l'axe des villosités. Il
en résulte des mouvements d'apparence reptilienne qui ne sont pas sans
influence sur la progression des granulations graisseuses. Celles-ci gagnent
rapidement le chylifère central et s'y accumulent comme on peut s'en assurer
par l'examen microscopique.

Aussi bien, l'apparence laiteuse et l'opacité des chylifères observés sur un
animal en pleine digestion, les caractères microscopiques de la lymphe contenue, à ce moment, dans ces vaisseaux, prouvent bien qu'ils sont préposés à
l'absorption des corps gras; mais ils partagent ce rôle avec les vaisseaux veineux,
car on trouve des granulations graisseuses dans le sang de la veine porte et
jusque dans les cellules hépatiques, sur les animaux nourris au lait ou dont
l'alimentation est riche en graisses neutres. La pénétration des corps gras dans
la circulation est d'ailleurs gravement influencée par leur état physique. Elle
dépend surtout de leur fusibilité. Les graisses liquides à la température du
corps, (huile d'olives, graisse d'oie ou de porc), n'abandonnent aux fèces que
2 ou 3 p. 100 de leur quantité totale. Le suif en laisse 7 à 11 p. 100. Et quant à
la stéarine dont le point de fusion est à 63°, elle échappe à la résorption intestinale dans la proportion de 86 à 91 p. 100 (Arnschink).

Absorption des peptones. — Nous avons déjà vu que, par une contradiction
singulière, les peptones, produits ultimes de la digestion des albuminoïdes, ne
sont pas absorbées, ou tout au moins, ne pénètrent pas, en nature, dans la
circulation. Le processus si complexe de la peptonisation serait une œuvre
vaine et ne donnerait lieu qu'à des produits éphémères.

En fait, on ne trouve pas de peptones dans le sang de la veine porte pendant
la digestion (Hofmeister), ou on n'en trouve que des traces (Schmidt-Mulheim).
Elles sont donc modifiées profondément par la muqueuse intestinale dès leur
pénétration et ramenées à l'état d'albumine. Elles subiraient ainsi, dans l'intimité même de la muqueuse qu'elles imprègnent, une seconde digestion à marche
ascendante qui restituerait les albuminoïdes dans leur complexité primitive.

Quant aux agents de cette élaboration à rebours ils seraient constitués par les leucocytes accumulés dans le derme et les follicules clos de la muqueuse intestinale (Rohmann). Cette hypothèse a, au moins, le mérite et la force que lui donne sa solitude; car on en imagine difficilement une autre et celle de Fano, supposant que les globules rouges sont chargés de fixer et de distribuer les peptones, est très évidemment une vue de l'esprit. Elle est contredite, d'ailleurs, par cette circonstance de fait que les peptones ne sont pas des nutriments et passent dans les urines si on les injecte directement dans les veines.

L'intestin absorbe en général toutes les substances solubles, mais il serait imperméable aux venins d'origine animale et au curare (Cl. Bernard). Il est plus rationnel d'admettre qu'il digère ces substances ou qu'il les modifie de manière à les rendre inoffensives. Cette interprétation est, au moins, exacte pour le curare, car cette substance est absorbée par le rectum, et introduite par cette voie, elle produit ses effets toxiques habituels.

Quant aux virus dont l'action pathogène relève des microbes, c'est-à-dire de corps solides, ils n'ont d'accès dans la circulation intestinale qu'à la condition que les vaisseaux soient accidentellement ouverts. C'est ainsi que les fourrages ordinaires arrosés avec des cultures de charbon bactéridien sont inoffensifs; mais si ces mêmes fourrages contiennent des aliments grossiers et pourvus de piquants en état de blesser la muqueuse digestive, tels que des chardons, les animaux sont inoculés et succombent à la fièvre charbonneuse. Ce n'est là qu'un pâle résumé des expériences fameuses instituées par Pasteur à Pouilly-le-fort et qui ont si brillamment inauguré les théories nouvelles sur la pathogénie des maladies contagieuses, en général, et du charbon en particulier. Mais la bactéridie charbonneuse est un microbe de très grande taille qui trouve dans sa forme même un obstacle à sa pénétration. Il n'en est pas de même pour toutes les infections qui ont, en général, des agents plus subtils et plus pénétrants. C'est ainsi que l'ingestion des matières tuberculeuses introduites dans l'alimentation des animaux entraîne à peu près fatalement le développement de la tuberculose et la mort des sujets inoculés par les voies digestives (Chauveau).

Ainsi le bacille de Koch passe là où la bactéridie charbonneuse ne passe pas. Il pénètre en raison de sa ténuité. Il n'est pas absorbé au sens physique de ce mot, il entre par effraction et devient lui-même l'agent mécanique de son inoculation. Bien d'autres infections trouvent leur voie dans l'intestin, ne fût-ce que la bactérie ovoïde, c'est-à-dire l'agent de ces septicémies hémorragiques décrites par Galtier sous le nom de pneumo-entérite, et qui sévissent, parfois, avec tant de sévérité, sur la plupart de nos animaux domestiques.

c. *Rectum.* — Le rectum absorbe très facilement et c'est pourquoi il est souvent choisi comme voie d'administration des substances médicamenteuses ou alimentaires. Parmi les lavements thérapeutiques il faut retenir surtout les lavements gazeux dirigés contre la tuberculose. Et quant aux lavements alimentaires, ils tirent leur efficacité de ce fait exposé plus haut (p. 80) que les sels alcalins sont capables de digérer l'albumine.

Absorption par l'appareil respiratoire. — Par sa vascularisation qui est d'une richesse incomparable, par la délicatesse de l'épithélium qui recouvre ses alvéoles, par l'étendue considérable de sa surface osmotique qui n'est pas inférieure à 200 mètres carrés, chez l'homme, le poumon est, par excellence, un organe d'absorption. Il est, par ses attributions mêmes, l'agent des échanges gazeux respiratoires et il absorbe les gaz avec une rapidité et une puissance rares. Les effets foudroyants des gaz toxiques, comme l'acide sulfhydrique ou les vapeurs de l'acide cyanhydrique, en sont la preuve. Mais le poumon absorbe encore les liquides avec une égale facilité, et Delafond en a donné une démonstration massive dans des expériences instituées sur le cheval. A l'aide d'un entonnoir ouvert dans la trachée, cet expérimentateur a pu envoyer au poumon et lui faire absorber 25 à 30 litres d'eau. L'absorption n'a pas d'autre limite que la pression intra-vasculaire qui s'élève avec la masse d'eau absorbée. Mais on a facilement raison de cette résistance, et par des effusions sanguines méthodiquement distribuées, on pourrait réaliser, avec le poumon d'un cheval, la fable du tonneau des Danaïdes.

L'extrême perméabilité de ce viscère devait naturellement suggérer l'idée de choisir cet organe, pour l'administration des substances médicamenteuses, à l'aide d'injections intra-trachéales. Malheureusement ces injections ont des effets désastreux et quelque précaution d'antisepsie que l'on prenne, elles entraînent fatalement des pneumonies graves et presque toujours compliquées de gangrène (Cadéac et Malet).

Absorption par l'appareil génito-urinaire. — De tous les organes de ce groupe il n'en est pas de plus intéressant que la vessie, parce qu'elle a été l'objet de nombreuses controverses et a donné lieu à des travaux contradictoires.

Par définition, la vessie est un réservoir parfaitement étanche et l'épithélium vésical doit être considéré comme imperméable tant qu'il est sain. Des travaux déjà anciens, comme ceux de Fleischer et Bruckmann, de Paul Bert et Jolyet avaient autorisé cette conclusion. Des substances toxiques, comme la belladone ou la strychnine, peuvent impunément être emprisonnées dans la vessie et y séjourner plusieurs heures après lesquelles on les retrouve intactes et en possession de toutes leurs propriétés toxiques. Ces résultats ont été pourtant contredits par Bazy et Sébastien qui ont obtenu des empoisonnements, en emprisonnant dans la vessie des alcaloïdes divers. Il est vrai que ces expérimentateurs se servaient de substances dont quelques-unes, telles que la vératrine ou l'aconitine, ont des propriétés manifestement irritantes, et qu'ils les employaient à doses massives. Ils sortaient évidemment des conditions d'une bonne expérience. On ne peut pas faire ce reproche aux recherches suivantes de Cazeneuve et Lépine, Cazeneuve et Levau, Boyer et Guinard. La méthode employée par ces expérimentateurs est toujours la même ; elle consiste à emprisonner dans la vessie une substance d'épreuve. Celle-ci est introduite, soit au moyen d'une sonde uréthrale, soit au moyen d'une seringue de Pravaz, par piqûre abdominale. La liqueur introduite est maintenue par la ligature du col. Or, les poisons les plus violents, tels que la strychnine, peuvent séjourner dans la vessie, pendant quinze ou vingt heures, sans entraîner aucun signe d'empoisonnement. Et, au bout de ce temps, l'urine recueillie dans la vessie possède la toxicité de la strychnine et empoisonne l'animal, si on la lui administre par injection sous-cutanée. Dans ces limites de temps, l'épithélium vésical résiste au contact importun de la substance étrangère mise en sa présence, mais il finit par s'altérer devant cette provocation incessante ; il subit une desquamation plus ou moins étendue, et l'absorption, qui ne trouve plus d'obstacle, se manifeste par l'apparition soudaine des symptômes de l'empoisonnement strychnique. Ce dénouement est si bien l'effet de l'altération épithéliale qu'on en peut précipiter l'apparition, en agissant directement sur l'épithélium, par des manœuvres extérieures dirigées sur la vessie et ayant pour effet de froisser son revêtement cellulaire et d'en produire la chute partielle. Ces résultats ne laissent aucun doute sur l'imperméabilité de l'épithélium sain et ce n'est que par un excès de scrupule que nous rappelons les faits nouveaux obtenus, sur eux-mêmes, par Pousson et Sigalas. Ces expérimentateurs ont adopté comme réactifs les sels de lithium, dont les moindres traces sont révélées par l'analyse spectrale, soit dans le sang, soit dans la salive. Or des solutions salines de lithium introduites dans la vessie par une sonde parcourant toute la longueur de l'urèthre, ne modifient ni la composition du sang ni celle de l'urine.

Urèthre, utérus. — Les muqueuses uréthrale et utérine absorbent, au contraire, assez facilement. En ce qui touche l'urèthre, on peut obtenir la preuve de son pouvoir absorbant, à l'occasion des expériences qui précèdent. Paul Bert, entre autres, a montré que si la sonde d'injection s'arrête sur le trajet de l'urèthre, on obtient, sur l'animal, des signes d'empoisonnement.

Les autres muqueuses, comme celles des canaux excréteurs des glandes, la conjonctive, etc., absorbent très facilement les diverses substances, mais il y aurait un médiocre intérêt à les étudier à ce point de vue.

Absorption par les séreuses. — Tout le monde sait que les séreuses absorbent très facilement les substances que l'on introduit, en solution, dans leur cavité. Les circonstances de l'absorption, par les séreuses, sont d'ailleurs si précises qu'on peut, dans certains cas, substituer les injections intra-péritonéales aux injections intra-veineuses. C'est ce qu'a fait M. Dastre pour montrer que le lactose n'est pas un nutriment. L'avantage de l'injection intra-péritonéale réside dans la lenteur méthodique avec laquelle s'opère l'absorption, lenteur qu'on ne pourrait obtenir dans l'injection intra-veineuse qu'au prix d'une très grande fatigue. Quand on procède à des injections dans les séreuses, il faut avoir soin de n'employer que des substances indifférentes et de les dissoudre dans la liqueur physiologique (sel marin à 9 p. 1000).

Nous terminerons ce chapitre en parlant des *plaies* dont le pouvoir absorbant n'est pas douteux. Les plaies bourgeonnantes sont, à la fois, très vasculaires et très mal protégées par une ébauche épithéliale, toutes circonstances qui favorisent l'absorption. Ces conditions sont réunies dans les plaies de vésicatoire que le médecin utilise, parfois, pour administrer des médicaments solubles déposés en poudre sur la surface même de la plaie (méthode endermique). Les accidents rénaux dus à la pénétration de la cantharidine constituent, d'ailleurs, un témoignage banal de l'absorption par cette voie.

Toute plaie est une porte ouverte à l'infection, parce qu'elle est fragile et facilement inoculable, mais encore faut-il, pour que les microbes de la septicémie, par exemple, qui venaient si malheureusement compliquer les grands traumatismes, avant l'emploi des méthodes antiseptiques, trouvent une porte ouverte, que les vaisseaux soient plus ou moins blessés. Une large plaie bourgeonnante peut impunément être arrosée avec des cultures de bactéridie charbonneuse. Mais l'inoculation a lieu et l'animal succombe au charbon si, à l'aide de quelques piqûres, on interrompt çà et là la continuité des vaisseaux (Jeannel et Laulanié). Il est vraisemblable que les microbes de la septicémie réclameraient cette condition.

En tout cas c'était autrefois, et c'est encore une indication formelle en chirurgie, de renouveler les pansements avec assez de précautions pour éviter les hémorragies, c'est-à-dire la blessure des vaisseaux.

IV

DU SANG

Nous serions conduits, maintenant, à étudier la circulation, mais il convient, auparavant, d'étudier les propriétés et les caractères du liquide mis en mouvement dans l'appareil circulatoire.

Le sang est à ce point indispensable à la vie que sa soustraction est immédiatement mortelle. C'est qu'il contient avec les aliments nécessaires à l'entretien et à l'activité des tissus, l'oxygène qui les met en œuvre et en fait sortir l'énergie.

En même temps qu'il abandonne aux tissus vivants les principes qui leur sont essentiels, le sang se charge des produits de la dénutrition, l'acide carbonique, l'urée et autres produits extractifs, pour les rejeter au dehors par les diverses voies ouvertes à l'excrétion. Il constitue ainsi l'instrument immédiat des échanges matériels qui s'accomplissent entre le monde extérieur et la profondeur de l'organisme. Il est l'intermédiaire qui fait pénétrer, jusque dans l'intimité des éléments anatomiques, l'ensemble des conditions externes que nous avons vues nécessaires aux manifestations de leurs énergies propres, et devient le milieu véritable où s'exécutent toutes les opérations intimes de la vie. Selon la forte expression de Cl. Bernard, il constitue le *milieu intérieur*, car il enveloppe les éléments anatomiques d'une atmosphère toujours renouvelée et toujours vivifiante.

Ce n'est point que les tissus plongent et vivent dans le sang. Ils vivent dans le plasma livré par le sang et transsudé à travers les minces parois des vaisseaux capillaires. C'est donc dans ce plasma, liquide incolore, que réside le véritable milieu intérieur.

Le sang doit ses propriétés physiologiques à ses propriétés physiques et chimiques et il convient de fournir, sur ces divers points, quelques renseignements sommaires.

On peut, sans inconvénient, rester ici fort élémentaire, car le sang est étudié en d'autres endroits, et notamment dans les cours d'anatomie générale et de chimie organique.

CHAPITRE PREMIER

PROPRIÉTÉS PHYSIQUES DU SANG

Le sang est un liquide rouge, visqueux, d'une densité moyenne de 1055, d'une odeur *sui generis*, de saveur salée et de réaction alcaline. Son alcalinité due aux sels de soude, équivaut à celle d'une solution saline à 2 ou 4 p. 1 000. Elle ne disparaît jamais, même lorsqu'on introduit des acides en forte proportion dans l'alimentation des animaux.

Le sang est spontanément coagulable. Dès qu'il a été extrait des vaisseaux il ne tarde pas à se prendre en masse pour se séparer ensuite en deux parties : une partie solide et de coloration rouge, le *caillot*, et une partie liquide présentant une teinte ambrée, le *sérum*.

Quantité du sang du corps. — Elle a été évaluée par des méthodes très diverses :

La méthode de la saignée. — L'animal est pesé avant et après une saignée à blanc (Herbst, Jones, Colin, etc.).

La méthode des mélanges (Valentin). — On prélève, sur un animal, un échantillon de sang qui sert à déterminer la proportion des principes fixes. On injecte ensuite une quantité connue d'eau distillée et, à l'aide d'un nouvel échantillon prélevé dans une deuxième saignée, on détermine la proportion des principes fixes dans le mélange. On obtient ainsi tous les éléments d'une règle de trois qui fournit l'inconnue.

La méthode de l'oxyde de carbone (Gréhant et Quinquaud). — On prélève, sur un animal, un échantillon qui sert à déterminer le pouvoir fixateur du sang à l'égard de l'oxyde de carbone. Puis on fait respirer l'animal dans ce dernier gaz, et en très peu de temps, le sang en est saturé. Il ne reste plus qu'à mesurer la quantité d'oxyde de carbone fixée par l'animal. C'est, comme on le voit, une heureuse modification de la méthode des mélanges.

La méthode colorimétrique (Welker). — On saigne à blanc un animal, après avoir prélevé un échantillon de sang. On obtient ainsi, par double pesée, la valeur de toute la masse sanguine qui peut être extraite des vaisseaux. Il ne reste qu'à déterminer le reliquat resté dans l'appareil circulatoire. A cet effet, on pratique le lavage des vaisseaux par un courant d'eau distillée maintenu jusqu'à ce que l'eau qui s'écoule soit devenue complètement incolore. L'eau de lavage, soigneusement recueillie et exactement pesée, constitue un mélange doué d'un certain pouvoir colorant. Cela fait, l'échantillon de sang préalablement recueilli est dilué dans une quantité d'eau distillée juste suffisante pour ramener son pouvoir colorant à celui de l'eau de lavage. On a, dès lors, tous les termes de la règle de trois à intervenir.

Nous n'insisterons pas sur les autres procédés qui tous comme ceux qui précèdent d'ailleurs, contiennent des causes d'erreur assez graves. On peut estimer, d'une manière assez approximative, la quantité de sang contenue dans le corps d'un animal en employant la méthode des saignées à blanc, sauf à tenir compte de la part d'erreur inhérente à cette méthode. On évalue au 1/5 de la quantité totale la proportion de sang retenue dans les vaisseaux à la fin de l'hémorragie.

Partant de cette base nous adopterons les résultats obtenus par Colin sur les animaux domestiques.

Chez le chien, la masse du sang équivaut au 1/17 du poids du corps ; chez le cheval au 1/18 ; chez le mouton au 1/24 ; chez le porc au 1/26 ; chez le bœuf au 1/29 ; chez le lapin au 1/31 ; chez le chat au 1/33 ; chez les oiseaux au 1/40 ou au 1/50.

D'après les constatations faites sur un supplicié par Lehmann et Weber, un

homme de 60 kilogrammes aurait donné 5 kil. 5 de sang, soit 1/10,8 du poids du
corps. Il nous paraît avantageux de traduire tous ces chiffres en fractions déci-
males. On peut dire sous cette nouvelle forme que :

La masse du sang équivaut, chez le chien, à …………… 5,90   p. 100 du poids
            —   chez le cheval, à 5,5   du corps
            —   chez le mouton, à………… 4.1
            —   chez le porc, à………… …. 3,84
            —   chez le bœuf, à… ……… . 3,44
            —   chez le lapin, à…… ……… 3,22
            —   chez le chat, à…………… 3,00
            —   chez les oiseaux, à………… 2 ou 2,5
            —   chez l'homme, à ………… 9,2

On peut inférer de ces chiffres la quantité de sang en circulation dans le
corps d'un animal d'un poids déterminé. Ainsi un cheval de 500 kilogrammes
aurait, environ, 27 kilogrammes de sang, tandis qu'un bœuf du même poids
n'en contiendrait que 17 kilogrammes. Enfin on en trouverait 5 à 6 litres dans
le corps d'un homme de 60 kilogrammes.

En ce qui touche les animaux domestiques, les chiffres qui précèdent peuvent
servir de base aux praticiens et aux physiologistes pour régler la mesure des
émissions sanguines, mais il ne faut pas perdre de vue que ces données sont
de simples moyennes, et que la masse du sang est sujette à des variations considérables pouvant aller du simple au double. Tantôt ces variations sont purement individuelles et dépendent de causes indéterminées, tantôt elles se
rattachent à l'état physiologique de l'animal, état de santé ou de maladie,
alimentation ou jeûne, embonpoint, pléthore, maigreur, etc. Aussi bien, l'influence de ces facteurs est loin d'être exactement déterminée et le plus sage,
dans la pratique des effusions sanguines, est de se tenir très éloigné des
données approximatives exposées ci-dessus.

Composition du sang. — Le sang se compose de deux parties : le *plasma*,
liquide incolore ou d'une teinte légèrement ambrée, et les *globules*, parmi lesquels les globules rouges, qui donnent au sang sa coloration.

Pour obtenir isolément ces deux parties, plasma et globules, il importe d'empêcher la coagulation qui engage une partie du plasma dans la constitution du
caillot. A cet effet, on recueille le sang, à sa sortie du vaisseau, dans un vase
entouré d'un mélange réfrigérant. Dans ces conditions, le sang reste liquide et
il suffit de l'abandonner au repos. Les globules, plus lourds que le plasma,
tombent lentement et s'accumulent dans la partie inférieure du vase où ils forment une couche de coloration rouge et d'une hauteur sensiblement égale à la
moitié de la hauteur totale. Le plasma peut alors être recueilli par décantation
dans un autre vase où il ne tarde pas à se coaguler. Il donne, ainsi, un caillot
blanc qui, sauf la présence des globules rouges, est identique à celui qui accompagne la coagulation ordinaire. Le caillot est surtout constitué par de la
fibrine en sorte que le sérum n'est pas autre chose que du plasma dépourvu de
fibrine. On obtient cette dernière en opérant le battage du sang, c'est-à-dire
en agitant le liquide dès sa sortie des vaisseaux à l'aide d'une baguette de
verre.

Des globules ou éléments figurés du sang. — Le sang contient deux sortes
de globules : les globules rouges et les globules blancs. Les globules rouges
ou hématies ont la forme de disques biconcaves d'un diamètre variant entre 7

et 8 μ. Ils sont dépourvus de noyau chez les mammifères. Ils sont elliptiques et nucléés chez les vertébrés ovipares (oiseaux, reptiles, poissons); sous le microscope, ils offrent une coloration jaune et se détachent avec vigueur sur le fond incolore du plasma. Ils ne prennent la coloration rouge que par suite de leur accumulation et sont par conséquent dichroïques. Ils sont constitués par un stroma albuminoïde chargé d'une matière colorante, l'*hémoglobine*, dont on verra bientôt l'importance considérable. L'hémoglobine imprègne le corps des globules sans y être indissolublement attachée, elle s'en sépare sous certaines influences, notamment celles de l'eau et du froid.

Les globules rouges ont l'apparence rigide et sont incapables de déformations spontanées. Mais ils sont doués d'une certaine élasticité qui leur permet de s'étirer quand ils traversent des capillaires trop étroits. Quand ils sont suspendus librement dans une préparation microscopique, on les voit peu à peu abandonner la répartition uniforme que leur avait donnée l'agitation circulatoire. Ils se rapprochent et s'agrègent en séries pour former des groupes analogues à des piles de monnaie.

Les globules rouges sont extrêmement nombreux. On en compte 5 ou 6 millions par millimètre cube. Les méthodes de numération usitées aujourd'hui (Malassez, Hayem) consistent à diluer le sang dans un liquide neutre (sérum artificiel, liquide de Hayem), et dans une proportion connue (1/100 par exemple). Les globules devenus plus rares se comptent facilement ; la numération reste, d'ailleurs, circonscrite à un champ défini de la préparation répondant à un volume connu du liquide.

Les *globules blancs* ou *leucocytes* sont incolores, granuleux et nucléés. On en compte seulement 1 pour 300 à 1000 globules rouges. On en distingue quatre principales variétés parmi lesquelles nous retiendrons les suivantes : les *globulins*, plus petits que les globules rouges, à noyau sphérique entouré d'une mince atmosphère de protoplasma. Les leucocytes proprement dits, qui atteignent jusqu'à 12 μ. de diamètre. Ils sont formés d'une masse protoplasmique granuleuse et d'un ou plusieurs noyaux. Quand le noyau est unique, il affecte le plus souvent la disposition d'un cordon diversement replié en C ou en 8 de chiffre. Les leucocytes sont contractiles; ils émettent des prolongements ou pseudopodes à l'aide desquels ils se déplacent activement à la manière des amibes. C'est grâce à leur contractilité et à leurs mouvements amiboïdes que ces éléments peuvent traverser les minces parois des vaisseaux capillaires (diapédèse), et émigrer hors de la circulation. Ce mouvement d'émigration est incessant et c'est ce qui explique l'extrême diffusion des globules blancs qui se retrouvent dans les mailles du tissu conjonctif, les ganglions et les vaisseaux lymphatiques, les séreuses, et d'une manière générale, dans tous les départements du système lymphatique. A l'état normal, la diapédèse est un phénomène discret et peu appréciable. Il en est autrement dans les territoires qui sont le siège d'un mouvement inflammatoire. Dans ce cas, l'émigration des leucocytes est annoncée et préparée par la leucocytose, c'est-à-dire l'accumulation de ces éléments dans les vaisseaux, artérioles, capillaires et veinules du territoire enflammé.

Dans leur mouvement d'émigration, les leucocytes seraient sollicités par leur sensibilité à l'égard des changements chimiques qui se produisent dans le milieu vivant. Cette sensibilité chimique constitue la *chimiotaxie*. Elle s'éveillerait surtout à propos des changements apportés dans le plasma, par les produits de la végétation des microbes pathogènes et serait le point de départ de la lutte engagée par les leucocytes contre les microbes envahisseurs et désignée par Metchnikoff sous le nom de *phagocytose*.

La contractilité des leucocytes exige, pour se manifester, certaines conditions, et, tout d'abord, la présence de l'oxygène. Quand on abandonne à elle-même une préparation de lymphe, on voit les leucocytes émigrer et s'accumuler sur les bords de la lamelle, au voisinage de l'air atmosphérique. Si on borde la préparation à la paraffine, les leucocytes ont bientôt épuisé l'oxygène dissous dans la lymphe et, dès lors, ils sont incapables de se mouvoir. On les voit s'immobiliser dans la forme sphérique et ils ne tardent pas à mourir. La mort des leucocytes s'annonce par deux caractères essentiels : la perte de la transparence et l'apparition du noyau qui, jusque-là, était demeuré invisible.

La température la plus favorable à la contractilité des leucocytes est celle du corps, 38° en moyenne. A 40° ils s'immobilisent et deviennent globuleux mais ils restent fortement réfringents. A 50° ils meurent. Les leucocytes sont très sensibles aux poisons qui affectent l'organisme, notamment les narcotiques et les anesthésiques, mais ce n'est point une raison pour soutenir que ces éléments sont les agents nécessaires de toute action médicamenteuse.

En dehors des éléments précités, il faut encore signaler les *hématoblastes*, sortes de granulations discoïdes, transparentes et incolores, qui atteignent à peine 1 μ de diamètre. Hayem les a considérés comme le point de départ des globules rouges et leur a donné, pour ce motif, le nom d'hématoblastes. Ils répondent manifestement aux objets décrits par Ranvier sous le nom de granulations fibrineuses, et forment ces agglomérations désignées par Bizzozero, sous le nom de plaquettes sanguines. Ils s'altèrent très rapidement dans le sang extrait des vaisseaux et, sur une préparation puisée dans le plasma obtenu comme ci-dessus, on les voit se rapprocher et se confondre pour former un grand nombre de plaques, hérissées, bientôt, d'un grand nombre de prolongements fibrineux, et restant engagées dans la structure du réseau de fibrine formé pendant la coagulation. Cette circonstance autorise à penser que les hématoblastes jouent un rôle actif dans la coagulation.

CHAPITRE II

COMPOSITION CHIMIQUE DU SANG

D'après ce que nous venons de voir, le sang en circulation est constitué par du plasma tenant en suspension les globules précédemment décrits. Dans cette association, les globules forment, environ, le tiers de la masse totale, le plasma constituant les deux autres tiers. Ce sont ces deux parties du sang qui doivent être maintenant examinées au point de vue chimique.

Composition chimique des globules. — Nous la résumons dans le tableau suivant :

1000 grammes de globules rouges contiennent.....	Eau...........................	660
	Hémoglobine...................	285
	Matières albuminoïdes..........	30
	Lécithine et cholestérine	10
	Sels........	15
		1000

Hémoglobine. — Cette substance constitue la matière colorante du sang dont elle forme à peu près les 13/100, à l'état normal et en moyenne. Très diffusible, elle abandonne aisément, comme nous l'avons vu, les globules rouges, sous l'influence de l'eau ou du froid. On conçoit donc que, par des procédés qu'il serait trop long d'exposer ici, on puisse l'isoler assez facilement et la préparer à l'état de pureté. On l'obtient, alors, à l'état de cristaux, ce qui montre qu'elle constitue une espèce chimique définie. Par sa composition elle se rapproche des principes albuminoïdes, mais elle offre cette particularité de contenir du fer.

Les cristaux d'hémoglobine, transparents, dichroïques et réfringents, ont une forme qui varie avec l'espèce animale, mais se rattache toujours au système rhomboïdal. Ils sont très solubles dans l'eau, ce qui permet d'en faire des solutions et d'étudier les propriétés de l'hémoglobine. La principale des propriétés de la matière colorante du sang est son avidité pour l'oxygène avec lequel elle forme une combinaison définie, mais instable : l'*oxyhémoglobine*. Traitée par un agent réducteur comme le sulfhydrate d'ammoniaque, une solution d'oxyhémoglobine abandonne, en grande partie, son oxygène et constitue l'*hémoglobine réduite*. L'hémoglobine que nous venons de voir si avide d'oxygène, est encore plus avide d'oxyde de carbone. C'est ainsi que ce gaz a la propriété de déplacer l'oxygène dans l'oxyhémoglobine et de se substituer à lui pour constituer l'*hémoglobine oxycarbonée*. Cette combinaison est beaucoup plus stable que l'oxyhémoglobine et c'est ce qui fait la gravité des empoisonnements par l'oxyde de carbone. On ne peut guère remédier à l'influence délétère de ce gaz, dont le mode d'action a été déterminé par Cl. Bernard, que par l'emploi méthodique de la transfusion.

Les trois formes précitées de l'hémoglobine exercent sur le spectre des modifications spéciales, et y produisent des bandes d'absorption caractéristiques de chacune d'elles ; mais nous nous arrêterons avec plus de fruit sur les résultats obtenus de ce côté, par l'analyse spectroscopique, quand nous étudierons les phénomènes physico-chimiques de la respiration.

Sous l'influence des acides et des bases, l'hémoglobine se décompose en deux corps la *globuline* et l'*hématine*. L'hématine a pour formule $C^{68}H^{70}Az^8Fe^2O^{10}$. On voit que celle-ci contient du fer, et il faut ajouter qu'elle contient tout le fer de l'hémoglobine. La proportion de ce métal est d'ailleurs très faible, comme en témoigne la formule ci-dessus. Dans l'ensemble de l'économie, cette proportion varie de 1 à 2/10 000 du poids sec et 1 kilogramme de sang contiendrait $0^{gr},5$ de fer (Dastre). Tout le fer du sang est attaché à l'hémoglobine, mais tout le fer de l'organisme n'est pas dans le sang. Il y en a aussi dans la rate, et le foie en contient une certaine quantité que nous verrons liée soit à l'évolution des pigments biliaires aux dépens de l'hémoglobine, soit à une fonction générale : la fonction martiale du foie (Dastre et Floresco).

Les transformations de l'hémoglobine produisent les substances dérivées suivantes :

La *méthémoglobine* qui se trouve partout où il y a du sang extravasé, depuis longtemps, dans les foyers hémorragiques anciens, ainsi que dans les taches de sang, sur le linge ; on la trouve encore dans l'urine, dans les cas d'hémoglobinurie. Elle résulte du dédoublement spontané de l'hémoglobine et en diffère par son incapacité de fixer l'oxygène.

L'*hématine réduite* se forme dans le cours de l'action exercée par les agents réducteurs sur l'hémoglobine.

L'*hématoïdine* accompagne la méthémoglobine, et se caractérise par ses cristaux qui revêtent une teinte orangée. On la considère comme identique à la *bilirubine*, pigment biliaire.

L'*hémine* est du chlorhydrate d'hématine. On la prépare en faisant agir l'acide chlorhydrique sur l'hémoglobine ; il se forme du chlorhydrate d'hématine qui se précipite en cristaux rhomboèdriques de très petit diamètre et, par là-même, caractéristiques. Aussi l'essai des taches suspectes au moyen de l'acide chlorhydrique constitue une épreuve très précise et très fréquemment employée dans les recherches de médecine légale.

Les *matières albuminoïdes des globules* appartiennent au groupe des globulines et des nucléines.

Sels. — Il est très intéressant et très utile de constater que les sels qui dominent dans les globules sont à base de potasse, par opposition à ceux du plasma, qui sont à base de soude.

Composition chimique du plasma. — Les principes contenus dans le plasma sont extrêmement nombreux, comme on peut le présumer en considérant le rôle du sang. On y trouve tous les matériaux engagés dans les échanges nutritifs et mis en œuvre dans les diverses réactions qui s'accomplissent dans l'organisme. Le plasma est l'aboutissant de tout ce qui est apporté du dehors, et on pourrait le définir une solution aqueuse de tous les principes chimiques qui se rencontrent dans l'organisme.

Pour simplifier, nous ferons entrer les principes constitutifs du plasma dans 5 groupes ; 1° l'eau ; 2° les matières albuminoïdes ; 3° les matières extractives ; 4° les principes alimentaires et 5° les sels.

Ces divers groupes sont associés dans les proportions suivantes :

	Eau	0,860
	Matières albuminoïdes	0,124
1000 grammes de plasma contiennent	Matières extractives	0,003
	Principes alimentaires	0,003
	Sels	0,010
		1,000

Matières albuminoïdes. — Parmi les principes albuminoïdes du plasma, il convient de citer, tout d'abord, les éléments formateurs de la fibrine, c'est-à-dire la *substance fibrinogène* et la *paraglobuline* (substance fibrino-plastique). Ces deux substances appartiennent au groupe des sérines. La fibrine ne préexiste pas dans le plasma. Elle se forme au moment de la coagulation et résulte, comme nous le verrons, dans un instant, de la précipitation de la substance fibrinogène associée à une partie de la paraglobuline. Obtenue par le battage du sang, la fibrine affecte la forme d'une gelée opaque blanchâtre et de faible consistance.

Elle est composée de filaments élastiques disposés en réseau. Abandonnée à elle-même, elle se dessèche, durcit et devient transparente et cassante comme la corne. Son volume est en disproportion avec sa masse réelle, puisque le sang n'en fournit que les 3 ou 4 millièmes de son poids. Elle devient, il est vrai, un peu plus abondante sous l'influence des maladies inflammatoires.

La *sérine*, encore appelée albumine du sérum, préexiste dans le sang; c'est une espèce d'albumine très analogue à celle de l'œuf. Elle coagule par la chaleur à 79° ou 75°.

A côté de la sérine on trouve encore une très faible proportion de *caséine*.

Principes alimentaires. — La glucose (2 p. 1 000 de sang environ) se trouve constamment dans le sang normal (Cl. Bernard). C'est un aliment de premier ordre dont l'histoire se retrouvera plus tard.

Les *matières grasses* se rencontrent dans le sang, soit à l'état d'acides gras, soit à l'état neutre et sous forme de fines granulations. Elles sont particulièrement abondantes dans le système de la veine porte, pendant la digestion, et lorsqu'elles sont introduites, en grande quantité, dans l'alimentation, elles donnent lieu au sérum lactescent.

Les *peptones*, produits de la digestion des matières albuminoïdes, se trouveraient également dans le sang de la veine porte, dans les heures qui suivent un repas de viande. Mais elles y sont toujours fort rares puisque, dès leur formation, elles sont transformées par une action élaboratrice de la muqueuse intestinale qui les fait passer à l'état d'albumine circulante (voir pages 75 et 162).

Matières extractives. — On désigne sous cette appellation vague, des produits azotés cristallisables dérivés des albuminoïdes par des procédés de simplification que nous verrons plus tard. Au sens de la physiologie, ce sont les résidus de l'utilisation des matières albuminoïdes dans l'organisme. Nous citerons l'urée ($COAz^2H^4$), le principal d'entre eux, l'acide urique, la créatine, la créatinine, l'hypoxanthine, etc.

Sels. — La totalité des sels du plasma, s'élève à la proportion de 8 p. 1000 environ. Ils se répartissent ainsi, d'après C. Schmidt :

	gr.	
Chlorure de sodium	5,546	p. 1000
— de potassium	0,359	—
Carbonate de soude	1,532	—
Phosphate de soude	0,271	—
— de chaux	0,298	—
— de magnésie	0,218	—
Sulfate de potasse	0,281	—
	8,510	

Il est intéressant de rapprocher ce tableau de celui qui, d'après le même auteur, donne la teneur des globules en sels :

	gr.	
Chlorure de potassium	3,679	p. 1000 gr. de globules.
Sulfate	0,132	—
Phosphate basique de potasse	2,343	—
— de soude	0,633	—
Phosphate tricalcique	0,094	—
Phosphate trimagnésique	0,060	—
Soude	0,341	—
	7,282	

La comparaison de ces deux tableaux montre bien l'inégale répartition des sels de potasse qui prédominent dans les globules et cèdent la place aux sels de soude dans le plasma.

Nous terminerons cette étude sommaire sur la composition chimique du sang en reproduisant l'analyse suivante de Hoppe-Seyler.

Composition générale moyenne du sang complet (d'après Hoppe-Seyler).

1000 parties de sang de cheval contiennent :

Globules : 326,2	Eau	184,3		
	Matières solides, hémoglobine, etc.	141,9	Eau :	790
Plasma : 673,8	Eau	605,7		
	Fibrine	6,3		
	Albumine	52,8		
	Matières grasses	0,8		
	Matières extractives	2,7		
	Sels	5,5		
1000		1000		

Gaz du sang. — En outre des principes ci-dessus, le sang contient encore de l'oxygène, de l'acide carbonique et de l'azote à l'état gazeux. Les deux premiers de ces corps sont partiellement dissous et partiellement combinés, mais ce n'est pas le lieu de s'arrêter sur ce point. L'histoire des gaz du sang trouvera plus opportunément sa place dans le chapitre consacré à la respiration.

CHAPITRE III

DE LA COAGULATION DU SANG

Dès que le sang est extrait des vaisseaux, il se coagule avec une rapidité variable. Le phénomène comporte deux phases répondant à la formation et à la rétraction du caillot. Dans la première, le sang se prend en masse et revêt la forme d'une gelée constituant un bloc unique. Mais, peu à peu, ce bloc se rétracte et abandonne progressivement un liquide transparent, clair et de teinte légèrement ambrée. C'est le sérum. Au fur et à mesure de la rétraction du caillot, le sérum s'accumule autour de lui, l'enveloppe de toutes parts, et finit par le submerger. Mais à un certain moment, le caillot qui était resté adhérent par sa base au fond du vase, cède à la poussée du liquide et se met à flotter. L'expulsion complète du sérum ne réclame pas moins de 24 à 36 heures. Le caillot affecte la forme d'un tronc de cône dont la production se rattache aux circonstances de la coagulation et à la répartition inégale des éléments qui le composent. Ces éléments sont la fibrine et les globules. Au moment où le sang est recueilli, et dans l'intervalle qui précède la coagulation, les globules rouges plus denses que le plasma inclinent à tomber, et sont entraînés dans une chute lente et inégale qui en modifie la distribution. Dans le caillot tout formé, le nombre des globules va donc croissant de haut en bas. Par corrélation, la fibrine obéit à une répartition réciproque et inverse et va croissant de bas en haut. Sa rétractilité agit dans le même sens et impose au caillot une réduction de diamètre qui marche de la base au sommet.

La coloration du caillot dépend de la distribution des globules rouges. Lorsque la coagulation se produit rapidement, ceux-ci n'abandonnent jamais complètement les régions supérieures et le caillot est rouge dans toute sa hauteur. Dans le cas contraire, les globules ont le temps de tomber, et le caillot ne contient, à son extrémité supérieure, que de la fibrine englobant des globules blancs. Il en résulte la production d'une zone plus ou moins épaisse, de couleur blanche, et désignée sous le nom de couenne. Ce phénomène est à peu près constant chez le cheval, en raison de la lenteur de la coagulation du sang dans cette espèce animale. La couenne ne mérite donc pas toujours le qualificatif « *inflammatoire* » dont on a l'habitude de l'accompagner. Il est vrai que, chez l'homme tout au moins, sous l'influence des affections fébriles, la fibrine devient relativement très abondante et donne lieu à la production d'une couenne, qui, dans ce cas, est un effet et un signe pathologique. Dès lors l'expression de couenne inflammatoire se justifie.

Vitesse de la coagulation. — La coagulation spontanée se produit avec une rapidité variable selon les espèces animales. Elle a lieu presque instantanément chez les oiseaux, dans les circonstances ordinaires : mais Delezenne a montré qu'en réalité le sang des oiseaux se coagule avec une extrême lenteur. Si, sur un canard, on recueille le sang à l'aide d'une canule en verre, aseptisée et introduite, avec précaution, dans la jugulaire de l'animal, le sang s'écoule sans toucher les tissus voisins et, pour ce seul motif, il met trois ou quatre heures à se solidifier. Le contact des tissus est donc la condition qui décide de la rapidité avec laquelle se coagule le sang des oiseaux quand on le recueille sans précaution. La coagulation est très rapide chez le chien et relativement lente chez le cheval. Il faut au moins cinq minutes, dans cette espèce, pour voir apparaître les premiers signes de la solidification du sang.

Mais certaines circonstances peuvent accélérer ou ralentir la coagulation.

Ainsi le phénomène se produit plus vite en présence d'une chaleur modérée. L'agitation l'accélère également, et c'est ainsi qu'on détermine la précipitation immédiate de la fibrine par le battage du sang à sa sortie des vaisseaux.

La coagulation devient également plus rapide sous l'influence de l'oxygène, ce qui ne l'empêche pas de se produire en présence de tout autre gaz, et même dans le vide.

Les hémorragies ont pour effet de rendre le sang plus coagulable. On peut se rendre compte de cette influence sur le cheval dont le sang normal se coagule avec une grande lenteur relative ; mais dès qu'on opère de larges soustractions sanguines, la coagulation se produit dans un délai d'autant plus court que les saignées sont plus abondantes et plus répétées.

Le froid, l'immobilité, agissent en sens inverse des conditions précédentes, et retardent la coagulation. C'est ainsi qu'on parvient à maintenir le sang liquide en le recevant dans un vase entouré d'un mélange réfrigérant. On arrive au même résultat par l'emploi des substances dites anticoagulantes, telles que les sels de soude (sulfate, bicarbonate). L'oxalate de potasse ou d'ammoniaque produisent les mêmes effets, mais par un mode tout différent que nous verrons bientôt. Les peptones introduites dans la circulation par injection intra-veineuse, rendent aussi le sang incoagulable, et il sera plus tard intéressant de s'arrêter sur les conditions de ce phénomène. Il est de notion courante que le sang asphyxique reste liquide et poisseux. On attribue ce résultat à l'influence de l'acide carbonique. C'est, sans doute, pour la même raison que le sang veineux est moins coagulable que le sang artériel. Enfin, le sang des vaisseaux capillaires et des veines sus-hépatiques serait incoagulable, sans qu'il soit possible de préciser la condition qui intervient ici.

Conditions de la coagulation. — Le sang ne se coagule jamais à l'intérieur des vaisseaux sains. Lorsque la coagulation a lieu sur le vivant, elle est toujours localisée, et procède invariablement d'une altération des parois vasculaires (phlébite ou artérite). La présence du caillot (*thrombose*), a pour effet de solliciter, dans la tunique interne du vaisseau intéressé, un mouvement de végétation qui aboutit à la résorption du coagulum et à l'oblitération définitive du vaisseau. Ce processus a été longtemps méconnu et considéré comme répondant à l'organisation du caillot.

Lorsqu'on place une ligature sur un tronc artériel ou veineux de manière à y suspendre le cours du sang, la coagulation ne se produit que tardivement, et lorsque la tunique interne, importunée par la constriction, commence à s'enflammer. En un mot, le sang ne se coagule que dans les vaisseaux modifiés par l'inflammation. Il y a là le point de départ d'une méthode fort élégante pour déterminer l'oblitération lente des vaisseaux et permettre l'établissement d'une circulation collatérale. Il suffit de les embrasser dans une ligature d'attente sans opérer la constriction. L'influence irritante de la ligature se propage bientôt à la tunique interne, et, dès cet instant, le caillot se constitue par apposition de couches successives qui diminuent progressivement la lumière du vaisseau et finissent par la remplir entièrement. C'est par ce procédé que l'oblitération lente de la veine porte a été réalisée, la première fois, par Oré.

L'action des parois vasculaires intactes sur la fluidité du sang a été établie par une vieille expérience d'Hewson souvent répétée depuis par beaucoup d'auteurs. Sur un cheval, on intercepte entre deux ligatures un segment de la jugulaire, et on en opère la résection. Or, le sang, ainsi emprisonné et maintenu enfermé dans un vaisseau désormais inerte et incapable de s'enflammer, se conserve indéfiniment à l'état liquide. Pour en déterminer la coagulation, il suffit de faire intervenir un corps étranger si discrètement que ce soit. Par exemple, une simple piqûre d'épingle traversant la paroi du vaisseau provoque immédiatement la coagulation. Cette expérience nous apprend, du même coup, que la présence de l'air n'est pas, comme on l'a soutenu longtemps, indispensable à la coagulation, mais que le contact d'un corps étranger est une des conditions nécessaires de ce phénomène.

Mode chimique de la coagulation. — Comment se forme la fibrine? C'est là toute la question. Les travaux de Denis (de Commercy) et de A. Schmidt y répondent d'une manière satisfaisante.

Denis a d'abord établi la préexistence dans le sang d'une substance albuminoïde particulière: la *plasmine*. On l'obtient à l'état de précipité albuminoïde, en traitant le plasma par du sel marin en poudre. Reprise et dissoute dans l'eau, la plasmine se comporte comme le sang complet et se coagule. Denis en a conclu que la coagulation est due au dédoublement de la plasmine en fibrine concrète formant le caillot et en fibrine dissoute. A. Schmidt est venu ensuite et a montré la complexité de la plasmine. Celle-ci est formée de l'association de deux corps, la substance fibrinogène et la paraglobuline ou substance fibrinoplastique. Ces deux substances préexistent à l'état d'espèces distinctes et indépendantes; mais, au moment de la coagulation, le fibrinogène se précipite, entraînant avec lui une partie de la paraglobuline, l'autre partie restant dissoute dans le plasma. Le rôle de la paraglobuline est, d'ailleurs, tout à fait accessoire et contingent, puisque Hammarsten, ayant préparé du fibrinogène pur, a obtenu la coagulation de cette substance.

Les travaux plus récents d'Arthus et Pagès ont permis de compléter l'histoire de ce processus. Ces expérimentateurs ont montré que le fibrinogène ne se précipite que par suite de sa combinaison avec les sels de chaux toujours présents dans le sang. La fibrine serait ainsi un composé calcique. En fait, le sang traité par l'oxalate ou le fluorate de potasse (1 partie de sel pour 1000 de sang), qui précipitent les sels de chaux, n'est plus spontanément coagulable ; il reste indéfiniment liquide et la suppression des sels de chaux par précipitation est si bien la cause qui empêche la coagulation que celle-ci se produit dès qu'on restitue les sels de chaux.

Causes de la coagulation. — Pour que la substance fibrinogène devienne apte à se combiner avec la chaux du sang, et à former ainsi un composé insoluble qui se précipite, il est indispensable qu'elle reçoive une modification préliminaire, et cette modification lui est imposée par un ferment soluble. Schmidt a isolé cette diastase sous le nom de fibrin-ferment. Frédéricq est également parvenu à la préparer. Hammarsten l'extrait du sérum en l'entraînant dans un épais précipité de magnésie. Au cours de ses recherches, Arthus a montré à la fois la réalité et la nécessité du fibrin-ferment dans la coagulation. Si, pour décalcifier le sang, on emploie un excès d'oxalate (0,5 p. 0/0 au lieu de 0,1 p. 0/0), l'addition ultérieure du fluorure de calcium détermine un abondant précipité d'oxalate de chaux qui entraîne mécaniquement le fibrinferment et la coagulation n'a pas lieu.

Certains transsudats, comme le liquide de l'hydrocèle, de l'ascite ou de l'hydrothorax ne sont pas spontanément coagulables. Or ils sont dépourvus de ferment et il suffit d'y ajouter de faibles quantités de sang ou de sérum pour en déterminer la solidification.

Le fibrin ferment ne préexiste certainement pas dans le sang en circulation. Il se forme dès que ce liquide est extrait des vaisseaux, et tout concourt à établir que sa production est placée sous la dépendance des leucocytes. On peut soutenir, en effet, que toutes les circonstances qui favorisent l'accès des leucocytes, augmentent la rapidité de la coagulation. C'est ainsi que les hémorragies sollicitent, par le vide provisoire qu'elles laissent dans les vaisseaux sanguins, un appel énergique de lymphe et de leucocytes, et qu'en même temps elles augmentent la rapidité de la coagulation. Les affections inflammatoires qui agissent dans le même sens, sont accompagnées d'une leucocytose plus ou moins abondante. Telle est en particulier la morve.

Le ferment élaboré par les leucocytes est-il mis en liberté par une sécrétion active, ou par la destruction de ces éléments? Beaucoup, et notamment Arthus, inclinent vers cette dernière hypothèse, mais il n'est pas démontré que les leucocytes sont morts au moment de la coagulation et, d'autre part, la rapidité de ce phénomène, qui dans certains cas est en quelque sorte instantané (sang des oiseaux), est exclusive de la mort des globules blancs. Il est, au contraire, intéressant de constater que toutes les circonstances qui accompagnent la coagulation, telles que la présence de l'air, l'agitation que subit le sang, au moment où on le recueille, sont de nature à solliciter l'activité des leucocytes. Il en est de même de toutes celles que nous avons vues favorables à la rapidité de la coagulation. A cet égard, il convient de signaler cette observation de Dastre et Floresco, d'après laquelle l'activité du fibrin-ferment s'exalte en milieu neutre, tandis qu'elle s'affaiblit en milieu alcalin. De là l'influence des solutions alcalines.

DES SUBSTANCES ANTICOAGULANTES.

Certaines substances injectées dans les veines d'un animal, ont pour effet de rendre le sang incoagulable pendant un temps plus ou moins long. Telles sont la peptone, l'extrait de tête de sangsue, le sérum d'anguille et les extraits de certains organes.

L'influence exercée, à cet égard, par les peptones est très particulière, très complexe, et elle a donné lieu à un grand nombre de recherches dont il faut indiquer les résultats.

Action de la peptone. — L'injection de peptone dans les vaisseaux d'un chien rend le sang de ce chien incoagulable pendant un temps variable (Schmidt-Mulheim, Albertoni).

Ses effets sont moins marqués sur le chat et à peu près nuls sur la chèvre, le lapin et probablement tous les herbivores (Albertoni).

L'action anticoagulante de la peptone s'exerce avec une très grande rapidité. Un échantillon de sang prélevé sur un chien, 30 secondes après une injection de peptone, ne se coagule pas et reste indéfiniment liquide (Fano).

Les effets de la peptone sont dus à la propeptone (Grosjean) qui est toujours associée à la peptone dans les produits livrés par le commerce, tels que la peptone de Witte. Les injections de peptone pratiquées lentement n'ont pas d'effet.

Une première injection de peptone qui a eu pour résultat de rendre le sang incoagulable, confère une *immunité* temporaire contre l'influence d'une deuxième injection (Schmidt-Mulheim, Albertoni, Fano).

L'immunité contre les effets coagulants de la peptone peut être également obtenue : a) par une première injection pratiquée assez lentement pour ne pas produire d'action anticoagulante (Fano); b) par une injection de peptone pure (Grosjean); c) par une injection de sang de peptone (Contejean). (Le sang de peptone est le sang incoagulable d'un animal qui a reçu une injection efficace de peptone, tandis que le sang peptonisé est un sang additionné de peptone.) L'immunité est acquise à l'instant même du retour de la coagulabilité.

La peptone est employée en solution à 10 p. 100 dans la liqueur physiologique (solution de sel marin à 9 p. 1000). On obtient à coup sûr l'incoagulabilité par des injections pratiquées à raison de 1 gramme de peptone par kilogramme d'animal. Mais c'est là une dose maximum rarement employée. D'après Gley et Lebas, qui se servaient de la peptone de Witte, une dose de $0^{gr},01$ par kilogramme est, en général, insuffisante pour provoquer l'incoagulabilité. Mais elle entraînerait toujours l'immunité. Avec des doses plus élevées on obtient à la fois l'incoagulabilité et l'immunité. D'une manière générale, l'effet produit augmente avec la dose, et, pour obtenir l'effet maximum, il suffit de $0^{gr},30$ par kilogramme d'animal. Dans ce cas, la durée de l'incoagulabilité peut atteindre huit à neuf heures. Pour les doses intermédiaires, cette durée varie de une à trois heures. Contejean employait des doses minima de $0^{gr},30$, et n'obtenait qu'une coagulabilité peu prolongée (une heure). Dastre injecte, en général, 1 gramme par kilogramme d'animal. Ces différences tiennent sans doute à l'inégalité des produits livrés par le commerce.

Mode d'action de la peptone. — **Rôle du foie.** — Il suffit de constater que la peptone n'agit pas sur le sang *in vitro*, pour en inférer qu'elle n'agit pas *in vivo* par sa propre substance. La même conclusion se tire de ce qu'elle ne produit aucun effet si on l'injecte avec lenteur (Schmidt-Mulheim, Albertoni, Fano). C'est au point que des doses énormes de peptone injectées dans le péritoine n'entraînent ni l'incoagulabilité ni l'immunité (Contejean).

On sait aujourd'hui, très pertinemment, que les injections de peptone agissent en sollicitant dans certains viscères, et notamment dans le foie, une réaction aboutissant à la production d'une substance anticoagulante. Fano avait, le premier, émis l'hypothèse d'une réaction organique et il était même parvenu à isoler dans le sang de peptone, par précipitation au moyen du CO_2, une substance anticoagulante capable d'agir sur le sang *in vitro*. Mais il attribuait l'origine de cette substance à une altération des albuminoïdes du plasma.

C'est Contejean qui, le premier, a eu l'idée de faire intervenir le foie dans le mécanisme de l'anticoagulation. Il a mis hors de doute le rôle de ce viscère en montrant que les injections de peptone ne produisent plus d'effet, lorsque le foie a été séparé de la circulation soit par la ligature de ses vaisseaux (tronc cœliaque, artères mésentériques et veine porte), soit par l'oblitération de l'aorte thoracique. Mais tout en attribuant au foie une action prépondérante, Contejean inclinait à faire intervenir, en même temps, les viscères abdominaux, plus ou moins intéressés dans les effets de l'anémie hépatique.

Un peu plus tard, Gley et Pachon annoncèrent que, pour empêcher les effets anticoagulants des injections de peptone, il suffisait de lier les vaisseaux lymphatiques du foie. Mais leurs expériences ont été infructueusement répétées par Starling et par Delezenne. Il paraît évident que les expériences de Gley et Pachon ne sont pas, sur ce point, décisives. Il n'en est pas de même de celles que ces physiologistes ont entreprises pour rechercher les effets de l'extirpation du foie. Ils ont montré que les injections de peptone cessent de produire leur action anticoagulante sur un animal, dont on a enlevé le foie, lobe par lobe et après une ligature élastique préalable de chaque lobe. Les mêmes résultats ont été obtenus par Delezenne. Mais l'extirpation du foie a nécessairement pour effet de supprimer la circulation porte et, par conséquent, de suspendre la circulation dans la masse intestinale. On resterait donc incertain de savoir s'il ne faut pas faire une part aux viscères abdominaux, autres que le foie, dans la production de la substance anticoagulante. Mais Hédon et Delezenne ont mis ces viscères hors de cause en associant la fistule d'Eck à l'extirpation totale du foie. La fistule d'Eck consiste dans l'établissement d'une anastomose directe de la veine porte avec la veine cave postérieure. Or l'opération a les mêmes conséquences que l'extirpation pure et simple de la glande hépatique.

Le rôle du foie a été mis en évidence, de la manière à la fois la plus simple et la plus brillante, par Delezenne, à l'aide des circulations artificielles de peptone dans le foie détaché du corps. Si on fait circuler, à travers le foie d'un chien, une solution de peptone, on obtient, à la sortie de la glande, une liqueur capable d'empêcher ou de retarder la coagulation du sang *in vitro*. D'autre part, ce même liquide injecté dans les veines d'un lapin rend le sang de l'animal incoagulable. Cette propriété lui est commune avec le sang de peptone dont Fano avait déjà montré l'action anticoagulante sur le sang du lapin.

Le sang de peptone et le liquide de peptone hépatique agissent d'une manière directe en vertu de la substance anticoagulante dont ils se sont chargés en traversant le foie.

Quant à la nature de cette substance anticoagulante, il est difficile de se prononcer et de dire si elle résulte, soit d'une transformation des peptones injectées, soit d'une sécrétion expresse du foie.

Mécanisme de l'action anticoagulante. — Le sang de peptone incoagulable, et mieux encore, le plasma de peptone obtenu par centrifugation et privé de tous ses éléments figurés, contient, à la fois, le fibrin-ferment et la substance fibrinogène. Il suffit, en effet, de neutraliser ces liquides, par addition de quelques gouttes d'acide acétique, pour provoquer leur coagulation (Dastre et Floresco). D'autre part, si on ajoute quelques gouttes de ce plasma de peptone à un liquide normalement incoagulable, comme la sérosité péritonéale, on détermine la coagulation de cette sérosité. Le plasma contient donc le ferment de la coagulation (les mêmes). Enfin, tous les liquides rendus incoagulables par injection de peptones ou par tout autre procédé sont très fortement alcalins. Par contre, les liquides coagulables se solidifient avec d'autant plus de rapidité qu'ils se rapprochent davantage de l'état neutre, c'est-à-dire d'un certain équilibre salin. Les auteurs concluent que les liquides anticoagulants agissent en rompant cet équilibre salin. En tout cas, on ne saurait admettre la théorie d'Athanasiu et Carvallo soutenant que les injections de peptone ont pour effet d'exalter la vitalité des leucocytes qui cesseraient ainsi de livrer le fibrin-ferment. On vient de voir en effet que le ferment existe dans le sang de peptone.

Les propriétés de la peptone se retrouvent dans un certain nombre de substances que nous allons sommairement passer en revue.

Le sérum d'anguille est, à cet égard, très remarquable. On sait, par les recherches de Mosso, qu'il est éminemment toxique, comme le sang de tous les murénides (anguille, murène, congres), et que le sang des animaux empoisonnés par ce sérum reste liquide après la mort. Delezenne a repris l'étude de ses propriétés anticoagulantes et il est arrivé aux résultats suivants :

Le sérum d'anguille n'agit pas sur le sang *in vitro*.

Par voie d'injection intraveineuse et à la dose de $0^{cc},2$ à $0^{cc},3$ par kilogramme d'animal, il rend le sang incoagulable. A dose plus élevée il tue. Il ne produit ces effets que sur le chien et se borne sur le lapin à retarder parfois la coagulation.

Dilué dans la solution physiologique ($0^{cc},50$ à 1 centimètre cube p. 100) et injecté dans un foie isolé, par la méthode des circulations artificielles, il donne un liquide agissant *in vitro* et doué de propriétés anticoagulantes sur le sang de tous les animaux. Après l'extirpation du foie sur un chien, l'injection de sérum d'anguille n'empêche pas la coagulation.

Le sérum d'anguille possède donc toutes les propriétés physiologiques de la peptone et il agit par un mécanisme identique.

Il en est de même des extraits de certains organes (muscles d'écrevisse, corps d'anodontes, foie et intestin du chien).

En étudiant leur action lymphagogue, Heidenhain avait observé l'action anticoagulante de ces extraits. Contejean et surtout Delezenne en ont repris l'étude, à ce point de vue, et les expériences de ce dernier ont manifestement établi leur identité physiologique avec la peptone.

Delezenne a surtout expérimenté avec l'extrait de muscles d'écrevisse qu'il préparait de la manière suivante : les muscles frais sont traités par l'eau bouillante, déshydratés par un séjour de plusieurs jours dans l'alcool absolu, puis séchés et réduits en poudre. La poudre est à son tour reprise par l'eau bouillante dans la proportion de 5 à 10 grammes pour 100 centimètres cubes d'eau. L'extrait ainsi préparé agit à la dose de 40 ou 50 centigrammes de poudre par kilogramme d'animal.

Les substances anticoagulantes interviennent donc toutes par le même procédé : elles n'agissent pas directement sur le sang *in vitro* et n'ont la plénitude de leur pouvoir anticoagulant que sur le sang du chien.

Elles agissent en sollicitant l'activité du foie et la sécrétion d'une substance anticoagulante. Celle-ci, difficile à isoler, se trouve dans les liquides préparés par la méthode des circulations artificielles à travers le foie. Quelle que soit sa provenance, elle produit indifféremment ses effets, sur le sang de tous les animaux, après injection et agit directement, *in vitro*, sur le sang.

L'une quelconque des substances qui provoquent l'intervention du foie, confère l'immunité contre l'action de toutes les autres; il n'en est point de même de la substance anticoagulante. Celle-ci, est, dans tous les cas, un produit secondaire et ne préexiste jamais dans les circonstances qui viennent d'être examinées.

Mais elle a son équivalent naturel dans l'extrait de tête de sangsues dont les propriétés ont été mises en évidence par Haycraft et utilisées par Contejean pour empêcher la coagulation, dans les expériences de longue durée, réclamant l'emploi des hémodynamomètres.

CHAPITRE IV

DE LA PRESSION OSMOTIQUE DU SÉRUM SANGUIN

De nombreuses et récentes recherches permettent d'attribuer un rôle très important à la pression osmotique du sérum sanguin. Elle intervient dans un grand nombre de circonstances physiologiques, et si on rapproche, à ce point de vue, les divers liquides de l'organisme, on trouve, dans cette comparaison, des résultats utiles à l'éclaircissement de certaines questions, telles que l'origine de la lymphe et l'excrétion urinaire. La mesure de la pression osmotique touche de très près à la solution d'un problème purement technique. Ce problème consiste dans la préparation des sérums artificiels, des liqueurs dites physiologiques parce qu'elles sont inoffensives pour les globules rouges du sang, et qu'on peut les introduire sans danger, dans la circulation, pour répondre aux indications de la thérapeutique ou aux exigences de la technique expérimentale.

Sur ce point, les premières tentatives appartiennent à Malassez (1872) qui se préoccupait exclusivement de préparer un liquide neutre, pouvant servir à diluer le sang, et à faire la numération des globules rouges. La question ne pouvait avoir, à ce moment, qu'un caractère purement technique, et Malassez ne recherchait qu'une solution empirique.

Les travaux ultérieurs d'Hamburger (1886) furent, au contraire, inspirés par le souci d'étendre aux tissus animaux, les faits remarquables que la plasmolyse avait mis en évidence, dans les recherches du botaniste de Vries.

Les globules rouges du sang s'imposaient nécessairement à Hamburger, comme l'objet d'études le plus facile à atteindre, et nous avons déjà vu (page 158), comment l'hématolyse a été, pour ce physiologiste, le repère qui lui a permis de fixer la loi de la concentration des solutions isotoniques et de retrouver le principe de l'équimolécularité.

Mais nous n'avons pas à revenir sur ce point de vue, si ce n'est pour dire que la question de l'isotonie n'est entrée dans le domaine de la physiologie animale, que grâce aux recherches obstinées d'Hamburger.

Quelques indications sommaires vont nous conduire à la mesure relative de la pression osmotique du sang, à l'aide de l'hématolyse.

Si on ajoute quelques gouttes de sang défibriné dans une solution de sel marin à 0,61 p. 100, la liqueur se teint légèrement en rouge et les globules abandonnent une faible partie de leur matière colorante. Il n'en est plus de même si on opère avec une solution à 0,62 p. 100. Une solution de titre intermédiaire est donc isotonique avec les globules rouges. Tout au moins elle les conserve. On obtiendrait des résultats analogues avec des solutions de nitrate de potasse à 1,02 p. 100, et de sucre de canne à 6,29 p. 100.

Mais, si ces solutions empêchent l'hématolyse, elles ne laissent pas que d'altérer les globules qui augmentent de diamètre, se gonflent et sont tout près de laisser diffuser leur matière colorante. Pour obtenir la conservation absolue des hématies, il faut employer une solution de sel marin à 0,9 p. 100. Le sang de grenouille donne lieu à des observations du même ordre. Une solution de sel marin à 0,22 p. 100 empêche l'hématolyse. Mais il faut une solution à 0,64 p. 100 pour assurer la fixité morphologique des globules.

On voit que la protection apportée par les solutions isotoniques s'exerce à deux degrés : un premier degré où elle empêche l'hématolyse, et un second où elle est vraiment conservatrice, car elle assure l'immutabilité des hématies. C'est évidemment à ce dernier degré qu'il faut s'arrêter pour obtenir un sérum artificiel vraiment physiologique. Jusqu'à ces derniers temps on employait des solutions à 0,7 p. 100, mais on voit qu'il faut aller au moins jusqu'à 0,9 p. 100 et dans ses dernières recherches sur l'altérabilité des globules rouges (1896), Malassez donne le chiffre de 1 p. 100. Il apparaît donc que la pression osmotique du sérum sanguin correspond à celle d'une solution de sel marin, dont le titre est compris entre 0,9 et 1 p. 100.

Limites de la résistance des globules à l'influence hématolytique de l'eau pure. — Les faits qui viennent d'être exposés contiennent une conséquence pratique du plus haut intérêt et qu'Hamburger a fait parfaitement ressortir : cette conséquence réside dans le fait que les limites dans lesquelles nous venons de voir enfermée l'action conservatrice des solutions salines sont, précisément, celles de la résistance des globules rouges à l'influence hématolytique de l'eau pure.

Le plasma du sang peut-être considéré, en effet, comme isotonique avec une solution de sel marin à 0,95 p. 100 environ. Mais une solution de 0,60 à 0,62 p. 100 suffit à empêcher l'hématolyse; on pourrait donc, sans provoquer ce dernier phénomène, diluer le plasma de manière à réduire sa pression osmotique à celle d'une solution de sel marin à 0,62 p. 100. On y parvient en l'additionnant de 50 p. 100 d'eau. Théoriquement, cette addition ne doit pas faire perdre leur matière colorante aux globules rouges et l'expérience a confirmé cette prévision. Hamburger a constaté, en effet, que le sang de bœuf peut être dilué de 50 p. 100 d'eau sans aucun dommage pour les hématies. Comme on pouvait le prévoir, le sang de la grenouille est encore plus tolérant. En fait, il peut être dilué à 250 p. 100 sans présenter les signes de l'hématolyse.

Ces chiffres sont faits pour étonner, quand ils sont donnés sans aucune information préalable, et ils viennent heurter l'idée préconçue que l'on a coutume de se faire sur l'action destructive de l'eau pure vis-à-vis des globules rouges. Grâce aux expériences d'Hamburger, cette idée se rectifie et se précise. Ces mêmes expériences montrent que les injections intra-veineuses d'eau ne seraient jamais nuisibles, si elles étaient poussées avec assez de lenteur pour maintenir le plasma en deçà des limites de la dilution nuisible.

Quoi qu'il en soit et pour revenir au sujet principal, la pression osmotique moyenne du sang peut être considérée comme équivalente à celle d'une solution de sel marin à 0,95 p. 100.

Cryoscopie du sérum sanguin. — La cryoscopie a donné des résultats identiques à ceux qui précèdent et comme elle est d'un usage plus facile, elle a permis de multiplier les faits et d'étendre les observations à un grand nombre d'espèces et de circonstances.

Constatons, en outre, au bénéfice de cette méthode, qu'on peut aisément traduire ses résultats et les évaluer en millimètres de mercure. On sait en effet qu'un abaissement de 1° dans le point de congélation d'une solution, équivaut à une pression osmotique de 896 cm. 37 de mercure ou de 121 m. 80 d'eau.

Dreser, le premier, a appliqué la cryoscopie au sérum (1892). Il trouva que pour le sang de l'homme, l'abaissement, Δ, du point de congélation est de — 0°,56. Pour le sérum du bœuf, $\Delta = - 0°,58$ à — 0°,59. Hamburger intervint ensuite et rapprocha les résultats fournis par la cryoscopie et par l'hématolyse, après avoir contrôlé les deux méthodes l'une par l'autre. Il a donné les chiffres suivants.

Pour le sérum du cheval, $\Delta = - 0°,596$, correspond à une solution de sel marin de 0,983 p. 100. Pour le sérum du bœuf, $\Delta = - 0°,647$, correspond à une solution de 1,07 p. 100.

Winter, à qui l'on doit un très grand nombre d'observations, attribue à Δ une valeur de $- 0°,56$, qui serait la même chez tous les mammifères et vers laquelle inclinerait la pression osmotique de tous les liquides de l'organisme. Si ces faits étaient exacts, ils trahiraient dans les liquides et les tissus vivants une tendance très remarquable vers l'équilibre moléculaire, et ce serait là, pour Winter, la loi des mouvements osmotiques qui président aux échanges nutritifs dans la vie des animaux. Mais nous allons voir que cette théorie est exagérée. Son auteur a été plus heureux en insistant sur l'importance du rôle osmotique du sel marin.

Ce principe, en effet, représente, à lui tout seul, les 2/3 des molécules salines en solution dans l'ensemble des liquides de l'organisme, et si on les exprime en chlorure de sodium, les divers chlorures du sérum atteignent une proportion de 0.61 p. 100 environ. Leur concentration est donc très voisine de celle à laquelle se produisent les débuts de l'hématolyse. Ces faits jettent une vive lumière sur le rôle alimentaire du sel marin et plaident tout à fait dans le sens que nous avons déjà indiqué à propos des aliments (page 40).

Quoiqu'il en soit, il importe d'être fixé sur la valeur de la pression osmotique du sérum sanguin et sur ce point, nous n'avons qu'à reproduire les chiffres que M. Bousquet a établis en dépouillant les résultats obtenus par les divers auteurs (Dreser, Hamburger, Koranyi, Fano et Botazzi, Winter, Bousquet). On peut ainsi assigner au point de congélation du sérum sanguin les valeurs moyennes suivantes :

$$
\begin{aligned}
\Delta = &- 0°,603 \quad \text{pour le sang du cheval.} \\
&- 0°,558 \quad\quad\quad\ \text{—} \quad\quad\ \text{du bœuf.} \\
&- 0°,614 \quad\quad\quad\ \text{—} \quad\quad\ \text{du lapin.} \\
&- 0°,590 \quad\quad\quad\ \text{—} \quad\quad\ \text{du chat.} \\
&- 0°,613 \quad\quad\quad\ \text{—} \quad\quad\ \text{du poulet.} \\
&- 0°,618 \quad\quad\quad\ \text{—} \quad\quad\ \text{du mouton.} \\
&- 0°,560 \quad\quad\quad\ \text{—} \quad\quad\ \text{de l'homme.}
\end{aligned}
$$

On voit que la pression osmotique du sérum n'a pas la fixité que lui attribue Winter. Elle offre des différences spécifiques assez sensibles et, en serrant les faits de plus près, on verrait qu'elle varie d'un individu à l'autre et que, sur le même individu, elle subit encore quelques changements.

Mais, en somme, les écarts spécifiques eux-mêmes ne sont pas très considérables, et il est intéressant de constater qu'ils sont toujours enfermés en deçà des limites de dilution que le plasma sanguin peut supporter sans menacer l'existence des globules rouges et ce point est bon à retenir.

Régulation de la tension osmotique du plasma. — Parmi les résultats acquis à la physiologie du sang par l'emploi des nouvelles méthodes, il en est peu d'aussi important que celui que nous exprimons dans le titre de ce paragraphe. Il résulte, en effet, des recherches d'Hamburger que la tension osmotique du sang, envisagée sur un sujet déterminé, demeure stationnaire en dépit des troubles introduits pour la modifier.

Les globules rouges trouvent d'abord, en eux-mêmes, un moyen de protection efficace. Ces éléments sont à la fois perméables aux sels et à l'eau, en sorte que si on les plonge dans une solution saline, ils échangent partiellement leurs sels avec ceux de la solution. Par exemple, ils livrent une partie de leur chlore à une solution isotonique d'azotate de soude et ils appellent une partie de ce sel. Or l'échange a lieu molécule à molécule et dans les proportions isotoniques.

Il en résulte que la tension osmotique des globules ne change pas.

Si, d'autre part, on agit directement sur le sang circulant, on met en évidence l'efficacité des actions compensatrices qui interviennent pour assurer la fixité de la tension osmotique dans le plasma.

Hamburger injecte dans la jugulaire d'un cheval, 7 litres d'une solution de sulfate de soude à 5 p. 100 dont l'effet devrait être de doubler la pression osmotique. Mais cet effet est neutralisé par les éliminations abondantes qui accompagnent l'injection et entraînent à la fois de grandes quantités d'eau et de grandes quantités de sulfate de soude. Le liquide éliminé par le rein, l'intestin, les glandes salivaires, les glandes lacrymales est, en effet, chargé de ce sel, en sorte que, dans les minutes qui suivent l'injection, la pression osmotique (déterminée par la cryoscopie) a retrouvé sa valeur initiale.

On obtient des résultats analogues en employant des injections hypoisotoniques de sulfate de soude à 1/2 p. 100 ou des alcaloïdes comme la pilocarpine et l'ésérine qui produisent l'anhydrémie. Les hémorragies ne sont pas plus efficaces et la pression osmotique se restitue très rapidement chez le cheval après la soustraction de quantités énormes de sang (10 à 20 litres).

Hamburger attribue ces résultats à l'influence de l'endothélium vasculaire qui interviendrait par une véritable action sécrétoire. Mais il est plus simple et peut-être plus exact d'admettre que les variations de la pression osmotique sont compensées par des phénomènes simples de diffusion et de résorption.

Fano et Botazzi qui ont multiplié les épreuves ont constaté aussi que la pression osmotique du plasma possède une constance relative et que les variations toujours très faibles, eu égard à la puissance des troubles intervenus, sont très rapidement corrigées. Ils attribuent ce résultat à l'ionisation, c'est-à-dire à la dissociation des molécules salines en leurs radicaux électro-positif et électro-négatif.

CHAPITRE V

DU SANG CONSIDÉRÉ COMME MILIEU INTÉRIEUR

Le sang, avons-nous dit, contient et apporte aux tissus vivants toutes les conditions externes des phénomènes de la vie. Il agit doublement et par ses globules rouges qui apportent l'oxygène et par sa pression qui règle la diffusion de ce gaz à travers les capillaires et sa distribution aux tissus. Or chez les animaux supérieurs, les tissus vivants ne tolèrent pas l'absence de l'oxygène qui n'est pas seulement pour eux, l'agent des combustions où ils alimentent leurs énergies, mais encore une cause extérieure d'excitation où ils trouvent la plénitude de leur irritabilité. Pour tout dire d'un mot, les tissus vivants privés d'oxygène perdent leur irritabilité. Le sang est donc indispensable et tout le monde sait la gravité des hémorragies abondantes.

Pour préciser, on peut dire que la suppression de l'irrigation sanguine abolit toute manifestation vitale dans le territoire organique anémié.

Les effets de l'anémie locale sont particulièrement saisissants, lorsqu'ils se produisent sur le système nerveux central qui, en raison de son étroite dépendance à l'égard des conditions externes, devient, ici, un réactif particulièrement

précieux. Legallois avait prévu que, par la ligature de tous les vaisseaux artériels qui distribuent le sang à la tête, on pourrait suspendre les manifestations
de l'activité cérébrale et provoquer le retour de ces manifestations en enlevant
les ligatures.

Cette prévision a été entièrement confirmée par Astley Cooper (1838) qui, le
premier, a pratiqué la ligature des deux carotides et des deux vertébrales, et a
pu réaliser, sur un animal, cet évanouissement et ce retour alternatifs de la vie
consciente annoncés par Legallois.

Cette étude a été méthodiquement reprise par Brown-Séquard (1858), qui a
introduit sur ce point des données aujourd'hui classiques.

L'anémie des centres encéphaliques ne peut pas être complètement obtenue,
en général, chez le chien, par les quatre ligatures de Legallois. Le plus souvent,
la circulation est partiellement assurée par des branches collatérales qu'il est
impossible d'atteindre. Nous résolvons la difficulté en réalisant la compression
de l'aorte antérieure, à l'aide d'une pince *ad hoc*, que nous faisons pénétrer dans
l'intervalle des deux premières côtes, en suivant le trajet des vaisseaux situés à
l'entrée de la poitrine. Mais on risque fort, dans cette opération, de perforer la
plèvre et d'amener un pneumothorax mortel. Fredericq obture l'aorte antérieure à l'aide d'une sonde introduite dans la carotide et terminée par une
ampoule élastique. Quand la sonde est en place, on pratique l'insufflation de
l'ampoule qui se dilate et oblitère le vaisseau.

Chez le lapin, il n'y a point de circulation collatérale et l'anémie cérébrale
complète est obtenue par la ligature simultanée des quatre vaisseaux artériels
qui se rendent à la tête.

Dans tous les cas, lorsque l'anémie cérébrale est obtenue, l'animal offre des
signes d'agitation, sa respiration devient anxieuse, ses pupilles se dilatent.
Mais l'apaisement ne tarde pas à venir, la sensibilité disparaît (perte du réflexe
cornéen), la respiration se ralentit et finit par s'arrêter. L'animal est alors en
état complet de mort apparente, il est absolument inerte et toute trace de
manifestation consciente s'est évanouie. A son tour, le cœur, déjà gravement
compromis, ralentit ses battements et ne tarde pas à s'arrêter.

Si, à ce moment, on enlève les ligatures, toutes les fonctions abolies reparaissent rapidement et on assiste à une véritable résurrection.

Mais pour obtenir ce retour à la vie, il est indispensable de procéder rapidement. Deux ou trois minutes après l'arrêt de la respiration volontaire, la mort
est définitive. Mais comme l'a montré Brown-Séquard, on peut éloigner ce
dénouement en pratiquant la respiration artificielle. Dans ces conditions, le
retour à la vie est possible dix, quinze et même dix-sept minutes après le dernier mouvement spontané de la respiration.

Des phénomènes du même ordre peuvent être obtenus par la ligature de
l'aorte, telle que Sténon l'a pratiquée le premier chez le lapin. L'anémie consécutive produit l'inertie absolue de toutes les régions inférieures, qui sont
paralysées de la sensibilité et du mouvement. L'animal, parfaitement vivant
dans sa moitié antérieure, traîne après lui un demi-cadavre. Mais si on enlève
la ligature assez tôt, le cadavre se ranime et l'animal retrouve l'entière possession de ses fonctions.

On pourrait rappeler, à ce propos, les expériences de Hayem et Barrier sur la
décapitation et les tentatives faites par ces auteurs pour ramener les manifesta-

tions de la vie consciente, par des transfusions rapides, dans la tête séparée du tronc. Hayem et Barrier ont expérimenté sur le chien dont ils tranchaient la tête au moyen d'une guillotine. Ils affirment que, sous l'influence de la transfusion, la tête de l'animal présente des signes non équivoques de sensibilité consciente et de pensée. Mais ces conclusions ont été vivement contestées par Loye.

Dans ces sortes d'expériences, c'est le système nerveux seul qui réagit et qui témoigne des effets de l'anémie. Les autres tissus n'offrent encore aucune expression et n'ont pas le temps de souffrir de la privation du sang et d'en témoigner. La susceptibilité du système nerveux domine donc toute la scène et lui donne sa physionomie; les centres nerveux sont à ce point, et de si près asservis aux conditions externes de la vie, résumées et contenues dans le sang, qu'ils n'en peuvent tolérer la suppression même passagère. Bien plus, si cette suppression se prolonge, c'est-à-dire si l'anémie est maintenue au delà de quelques minutes, ses effets en sont irrémissibles et les propriétés du tissu nerveux, tout d'abord et seulement évanouies, sont définitivement éteintes. C'est que les cellules nerveuses sont atteintes dans leur organisation même par l'anémie, et sont frappées de mort. Spronck, répétant sur le lapin la ligature de Sténon, a constaté que la paraplégie consécutive à la ligature de l'aorte est incurable lorsque la circulation reste interrompue pendant une heure. En certains cas, il a même suffi de dix minutes. Ces différences tiennent aux variétés individuelles de la circulation collatérale qui préserve, plus ou moins, la moelle de l'anémie complète.

L'anémie agit donc très rapidement sur les centres nerveux, elle agit en frappant de mort les cellules de la substance grise, dont Spronck a pu suivre la déchéance anatomique et observer la complète destruction sur des animaux paralysés par une ligature temporaire de l'aorte.

C'est précisément cette fragilité des cellules nerveuses qui fait le danger des hémorragies abondantes et rend stériles les transfusions tardives.

La grenouille se prête facilement à ces sortes d'études, parce que sur cette espèce on peut aisément réaliser une anémie générale et complète de tout l'organisme ; il suffit de mettre le cœur à découvert et de pratiquer la ligature de l'aorte. Mais ici les faits se déroulent avec une remarquable lenteur et il faut plusieurs heures pour obtenir l'abolition complète de tous les actes et de toutes les fonctions. A ce moment, l'animal est complètement inerte, il demeure immobile, ne répond à aucune provocation et garde toutes les positions qu'on lui donne. Une seule chose vit en lui et se manifeste, c'est le cœur qui, en dépit de la ligature, continue à battre et agit sur la masse sanguine qui le remplit. Quand on enlève la ligature de l'aorte, les tissus, de nouveau arrosés par le sang, retrouvent lentement leur irritabilité et, peu à peu, toutes les fonctions vitales sont restituées (1).

Dans les autres tissus, l'anémie produit des effets non moins significatifs et, par exemple, si on lie une artère fémorale sur un chien, on détermine l'impotence du membre postérieur correspondant. Mais il n'existe pas, que nous sachions, d'observations méthodiques de ce côté. Ce qui est certain, c'est que

---

(1) Si le cœur de la grenouille survit à la ligature de l'aorte c'est que le sang qui le remplit, suffit à entretenir son irritabilité. Chez les vertébrés à sang froid le cœur est d'ailleurs dépourvu de vaisseaux et le sang agit directement sur cet organe. Chez les mammifères l'irrigation sanguine du cœur est assurée par les deux artères coronaires, et on sait par les expériences d'un grand nombre d'auteurs, que l'oblitération d'un seul de ces vaisseaux entraîne, en quelques instants, l'arrêt des battements cardiaques.

dans tout organe privé de sang l'activité propre des tissus ne tarde pas à être suspendue. Tous les phénomènes de la vie et de la nutrition sont bientôt anéantis et les tissus frappés de mort subissent la dégénérescence graisseuse. Le bistournage est un des exemples les plus complets et les plus topiques de cet ensemble de phénomènes.

CHAPITRE VI

HÉMORRAGIES ET TRANSFUSION

Des hémorragies. — Les soustractions sanguines abondantes produisent simultanément leurs effets sur tous les tissus et sur tous les organes, et si elles dépassent certaines limites, elles sont infailliblement mortelles. On estime qu'un adulte ne peut supporter sans périr la perte de la moitié de son sang ; un chien meurt après avoir perdu une quantité de sang égale au 1/20 et très exceptionnellement au 1/15 de son poids.

Les femmes offrent aux hémorragies une résistance particulière qu'on attribue à une sorte d'accoutumance due aux menstrues. Par contre, les jeunes, les sujets débiles, les vieillards, les individus trop gras succombent rapidement à l'effet des soustractions sanguines.

Les animaux à sang froid offrent une telle résistance qu'ils peuvent perdre la totalité de leur sang sans mourir. On connaît les expériences de Conheim. En pratiquant sur une grenouille une série de saignées alternant avec des injections salées, Conheim arrive à remplacer la totalité du sang par une solution indifférente et pourtant l'animal survit et aucune de ses fonctions ne manifeste de troubles sensibles. C'est au point qu'OErtmann qui a repris les expériences de Conheim a constaté que chez les *grenouilles salées,* les combustions respiratoires ont l'intensité accoutumée.

Les hémorragies se traduisent par un grand nombre de signes : la pâleur, le refroidissement des téguments, la résolution musculaire, le vertige, la dyspnée, l'émission involontaire de l'urine et des excréments, la mydriase, la syncope, et enfin des convulsions générales. Ce dernier symptôme a, d'après Paul Bert, une signification particulièrement grave car il précède la mort de quelques instants, et au moment où il se produit, l'hémorragie a déterminé des désordres irréparables contre lesquels la transfusion elle-même est impuissante. On a vu plus haut l'explication de ce fait.

A la suite des saignées qui n'entraînent pas la mort, le sang se répare assez vite. L'eau et les sels sont rapidement restitués par la résorption interstitielle. La réparation des albuminoïdes et des globules est beaucoup plus lente. Il résulte, pourtant, des observations de Tolmatscheff et de Vinay que la restauration des hématies se manifeste déjà dans les premières heures qui suivent une émission sanguine et se caractérise, soit par l'accroissement du nombre des globules, soit par l'augmentation de la richesse du sang en hémoglobine. Mais la restauration complète réclame plusieurs jours.

De la transfusion du sang. — La transfusion du sang est née du mouvement d'esprit suscité par la découverte de la circulation du sang. Les premières expériences précises sont attribuées à l'anglais Potter (1638) qui eut un certain nombre d'imitateurs, particulièrement Robert Boyle et Lower. Mais jusque-là on n'avait fait de tentatives, d'ailleurs fructueuses, que sur les animaux et c'est à Paris que la première transfusion sur l'homme a été pratiquée par Pierre Denis (1667).

On aperçoit tous les motifs qui plaident en faveur de cette opération et on s'explique l'engouement dont elle a été l'objet, il est tout naturel qu'un sujet qui a perdu une grande partie de son sang retrouve la vie avec celui que lui donne un de ses semblables. On peut poser comme une loi qu'un animal mis en état de mort apparente est rappelé à la vie par une transfusion opérée dans les conditions requises.

La transfusion peut donc être employée avec fruit non seulement dans le traitement des hémorragies, mais contre une certaine catégorie d'intoxications, telles que l'empoisonnement par l'oxyde de carbone, l'éther, le chloroforme, le chloral, l'opium, la morphine, la strychnine. Dans ce cas, on fait une place au sang nouveau par une saignée préalable.

Le succès de la transfusion est lié à une circonstance très précise, l'origine du sang transfusé. Lorsque celui-ci est emprunté à un individu d'une espèce différente, on peut obtenir une amélioration passagère, mais le malade succombe à peu près infailliblement peu de temps après. Toutes les transfusions opérées sur l'homme avec du sang de mouton ou de veau ont donné des insuccès. De même, on tue infailliblement un mouton ou un lapin si on le transfuse avec du sang de chien.

Au contraire, un chien saigné à blanc est ramené à la vie par une transfusion opérée avec le sang d'un autre chien et, d'autre part, dans toutes les transfusions qui ont été suivies de guérison, chez l'homme, le sang avait été fourni par un parent ou un ami du malade.

En résumé, la transfusion est efficace ou mortelle selon que le sang transfusé est emprunté à un individu appartenant à la même espèce que le malade ou à une espèce différente.

Cette inégalité dans les résultats trouve son explication dans l'action réciproque que les sangs provenant d'espèces différentes exercent les uns sur les autres. D'une manière générale, les globules sanguins se dissolvent et abandonnent leur hémoglobine quand on les porte dans le sérum ou dans le sang provenant d'une espèce différente. Mais les phénomènes sont bien plus complexes dans la transfusion : a. — Les globules transfusés se dissolvent dans le sang du malade et abandonnent leur hémoglobine qui diffuse dans le sérum. De là l'hémoglobinurie, l'extravasation de la matière colorante dans les séreuses ou les bronches. De là aussi l'accroissement de l'excrétion biliaire dont nous verrons, plus tard, le mécanisme; b. — D'un autre côté, les globules non dissous s'agglutinent et forment des agglomérats plus ou moins volumineux et capables d'oblitérer les petites artérioles; e. — Enfin, et c'est sans doute le phénomène le plus menaçant, l'hémoglobine diffuse dans le plasma exerce une action coagulante démontrée par Naunyn et Francken, et qui se traduit par la formation de petits caillots disséminés dans les différents points du territoire vasculaire. De là des accidents multiples d'anémie locale, tels que de la dyspnée, des hémoptysies, des vomissements, de la contracture, des convulsions.

Cette scène si bruyante ne tarde pas à se dénouer dans une asphyxie mortelle.

L'hématolyse produite par un sérum sur les globules du sang d'une autre espèce a lieu de surprendre si on considère la faible valeur des écarts qui séparent la pression osmotique dans les différentes espèces (voir page 183). Les écarts constatés dans les valeurs moyennes des points de congélation atteignent à peine 1/10 et l'on sait que le sang d'un mammifère peut supporter une dilution de 50 p. 100. L'hématolyse produite par le sérum sur les globules d'une autre espèce se rattache donc à une circonstance nouvelle, pour le moment indéterminée.

L'action nuisible que les divers plasmas exercent sur les globules sanguins a de nombreux degrés. A cet égard, il convient de distinguer les animaux à globules résistants comme le chien, et les animaux à globules facilement solubles comme le mouton, l'homme et le lapin. Mais ce sont là de simples nuances qui ne doivent pas faire oublier les dangers certains qui viennent d'être signalés. Quant à la transfusion entre individus de la même espèce, elle est tout à fait inoffensive, réserve faite du mouvement intense de fièvre qui l'accompagne, et elle peut rendre de très grands services.

Nous n'insisterons pas sur la technique de la transfusion.

On peut agir soit avec le sang défibriné, soit avec le sang sortant des vaisseaux. Le sang défibriné, obtenu par battage, a sensiblement les mêmes propriétés que le sang pur et, si les circonstances le permettent, il y a lieu de le préférer. Avant de l'injecter dans la veine choisie pour l'opération, la basilique ou la saphène interne, chez l'homme, on le porte à une température très voisine de celle du corps.

La transfusion du sang pur peut être pratiquée directement ou indirectement. Dans le premier cas, on met une veine à découvert sur chacun des deux sujets et on établit la communication des deux vaisseaux en tenant compte de la direction du cours du sang; le bout périphérique de la veine du transfuseur est relié au bout central de la veine du transfusé.

Quand on opère sur les animaux, il n'y a aucun inconvénient à établir la communication entre deux artères.

Dans la transfusion indirecte, le sang offert s'écoule dans une pompe aspirante et foulante qui reçoit le liquide au moyen d'un entonnoir et le pousse dans une veine quelconque de l'opéré.

Dans bien des cas, on peut, avec fruit, substituer à la transfusion, les injections intra-veineuses de liqueur physiologique (solution de sel marin à 0,9 ou 1 p. 100). Ces injections peuvent suffire à conjurer les effets d'une hémorragie assez grave pour être mortelle et on a pu à leur aide rappeler à la vie des chiens saignés à blanc (Kronecker et Sander, V. Ott). On obtient de vraies résurrections et pour n'être pas surpris de ce merveilleux résultat, il suffit de réfléchir que le sang agit doublement sur les tissus : il agit par ses globules qui apportent l'oxygène et par sa pression qui règle les échanges. Or les injections d'eau salée n'ont pas d'autre effet que de ramener la pression à sa valeur normale, et si les réserves d'hémoglobine suffisent aux besoins de la respiration, le relèvement de la pression peut, à lui seul, assurer la guérison des hémorragies les plus alarmantes. On trouvera dans le cours de ce livre au sujet de la pression et de la pulsation artérielle un bel exemple des quasi-résurrections qu'on peut obtenir par l'emploi des injections d'eau salée.

V

DE LA CIRCULATION

A. — PRÉLIMINAIRES

CHAPITRE PREMIER

DISPOSITION GÉNÉRALE ET COMPOSITION
DU TUBE CIRCULATOIRE

Le sang se meut et circule dans un tube sans fin, de telle façon que tout élément sanguin partant d'un niveau déterminé de ce tube y retourne forcément, après avoir accompli une *révolution* complète. C'est là, proprement, le fait de la circulation demeuré si longtemps caché sous les apparences complexes qui le masquent et révélé, dans sa simplicité réelle, par Harvey.

Chez les vertébrés supérieurs, le tube circulatoire présente sur son trajet deux renflements contractiles, deux organes moteurs qui se juxtaposent tout en demeurant distincts, et forment un organe unique en apparence, le cœur.

En réalité il y a deux cœurs situés en des points très éloignés du tube circulatoire et que, pour l'intelligence des choses, nous laissons à leur place physiologique dans le schéma de la figure 23.

Ces deux organes ont, comme on sait, la même composition. Ce sont deux muscles creux présentant chacun deux cavités fort inégales : l'oreillette et le ventricule, celui-ci beaucoup plus puissant et beaucoup plus volumineux que celle-là.

C'est le cœur qui décide du mouvement du sang et de sa direction par les alternatives de son activité et de son relâchement. Les ventricules se remplissent pendant leur repos ou diastole et se vident pendant leur contraction ou systole ; mais grâce aux valvules auriculo-ventriculaires interposées entre les oreillettes et les ventricules et qui agissent comme des soupapes, le sang chassé du cœur ne peut refluer vers les oreillettes et il s'échappe tout entier dans le tube circulatoire. Le déplacement du liquide sanguin a donc lieu dans le sens indiqué par les flèches.

Dans les intervalles qui séparent les deux organes d'impulsion, le tube circulatoire se ramifie à l'infini. Il se résout ainsi en un grand nombre de branches qui naissent les unes des autres, deviennent de plus en plus déliées, et finissent par constituer des trajets capillaires invisibles et innombrables.

Les capillaires sont remarquables, encore, par l'extrême multiplicité de leurs anastomoses au moyen desquelles ils forment des réseaux. Il existe ainsi deux grands réseaux capillaires très différents par leurs rapports et leurs attributions. Le plus grand des deux, le *réseau périphérique*, est creusé dans la profondeur des tissus et enlace dans ses mailles les éléments anatomiques. Le milieu interne pénètre ainsi jusque dans l'intimité de la matière vivante à laquelle il livre l'oxygène et les principes immédiats alimentaires et dont il

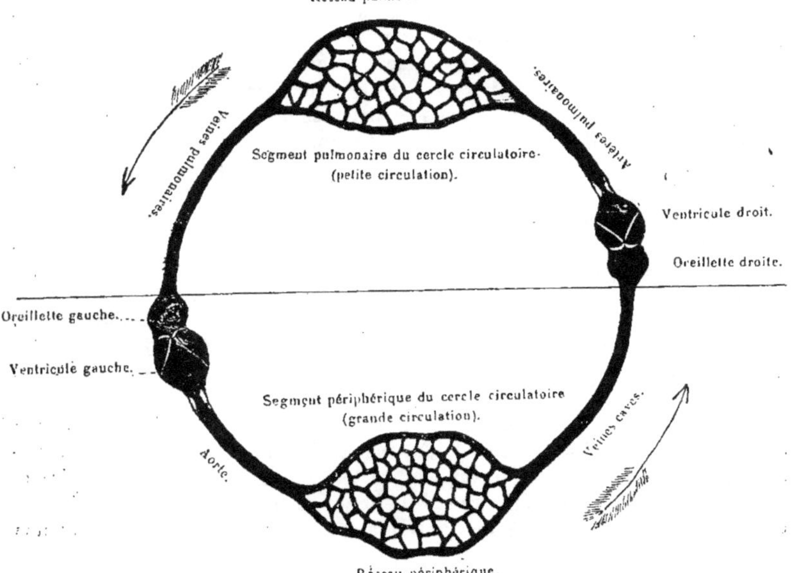

Fig. 23. — Schéma du cercle circulatoire.

reçoit les produits de dénutrition. Il est ainsi doublement altéré, il s'épuise de ce qu'il donne et il se souille de ce qu'il reçoit. Mais précisément son mouvement incessant l'emporte jusque dans le second réseau, *le réseau pulmonaire*, où il s'étale, au contact de l'air, sur une surface considérable, pour y puiser de l'oxygène et y jeter de l'acide carbonique et de la vapeur d'eau. Il subit là un renouvellement essentiel auquel il ne fallait pas moins qu'une spécialisation fondamentale du tube circulatoire.

Les autres relations du sang avec le milieu externe sont assurées par de simples dérivations dont la plus puissante est, assurément, la dérivation intestinale. C'est par elle que le sang renouvelle sa provision épuisée de principes immédiats alimentaires. Nous citons en bloc toutes les dérivations sécrétoires, qui, comme la dérivation rénale ou thyroïdienne, assurent l'élimination des produits de la dénutrition autres que l'acide carbonique. Mais, en somme, et au point de vue purement morphologique, toutes ces dérivations se confondent dans le département vasculaire afférent au réseau périphérique.

Donc, deux grands réseaux capillaires et deux cœurs. Ce sont là les adaptations locales les plus importantes et les plus singulières du tube circulatoire. Les segments intermédiaires sont des organes de transmission et il faut distinguer ici les vaisseaux qui partent des ventricules pour conduire le sang dans le réseau suivant, ce sont des artères, et ceux qui reçoivent le sang à sa sortie des réseaux et le conduisent à l'oreillette suivante, ce sont des veines.

Le cercle est ainsi complet, et on voit qu'il se compose de deux segments identiques ajoutés bout à bout et comportant chacun : un organe moteur, un système de vaisseaux de distribution, des artères ; un système de vaisseaux capillaires et un système de vaisseaux de retour, des veines.

Ces deux grands segments constituent ce qu'on appelle très faussement la grande et la petite circulation ; il n'y a qu'une circulation et il serait plus juste de distinguer les deux grands départements qui précèdent par la considération de leurs attributions et de leurs rapports essentiels. A ce point de vue on peut distinguer un segment *périphérique* préposé à l'irrigation sanguine des tissus et un segment *pulmonaire* ou respiratoire.

Le premier comprend : 1° le cœur gauche ou à sang rouge ; 2° l'aorte, tronc commun à toutes les branches artérielles de distribution ; 3° le réseau périphérique ; 4° le système des vaisseaux de retour qui viennent converger sur les veines caves et s'aboucher sur le cœur droit par leur intermédiaire.

Le second segment (petite circulation ou segment respiratoire du tube circulatoire) comprend : 1° le cœur droit ou à sang noir ; 2° l'artère pulmonaire avec ses divisions ; 3° le réseau capillaire respiratoire ; 4° les veines pulmonaires.

On voit par le schéma de la figure 23 que le cœur, placé à l'origine de ces deux segments, étend son action mécanique jusqu'à l'autre cœur et l'exerce successivement sur un système de vaisseaux artériels, sur un réseau capillaire et sur un système de vaisseaux veineux. Les deux segments sont donc limités mécaniquement par les embouchures auriculaires des veines où s'épuise l'influence motrice du cœur correspondant.

CHAPITRE II

DE LA MÉCANIQUE CIRCULATOIRE

La circulation du sang est un phénomène d'hydraulique pure qui, à ce titre, relève entièrement des lois de la mécanique. Il est donc nécessaire de rappeler les faits essentiels de l'écoulement des liquides.

Préliminaires sur les lois de l'écoulement des liquides. — Pour fixer les idées, prenons l'exemple d'un système de Bernouilli, c'est-à-dire d'un appareil comme celui qui est représenté dans la figure 24. Il consiste en une éprouvette cylindrique pourvue à son extrémité inférieure d'un tube d'écoulement horizontal *a b*.

Les tubes verticaux insérés sur le trajet de ce dernier servent de manomètres et sont ici désignés sous le nom de *piézomètres*.

L'appareil étant rempli d'eau, le liquide s'élève jusqu'au niveau N N, exerce sur le fond de l'éprouvette une pression égale à Na $=$ H. Il constitue une charge motrice de hauteur H qui se manifeste par deux effets.

Loi du double effet. — Sous l'influence de la charge, le liquide s'écoule par l'ori-

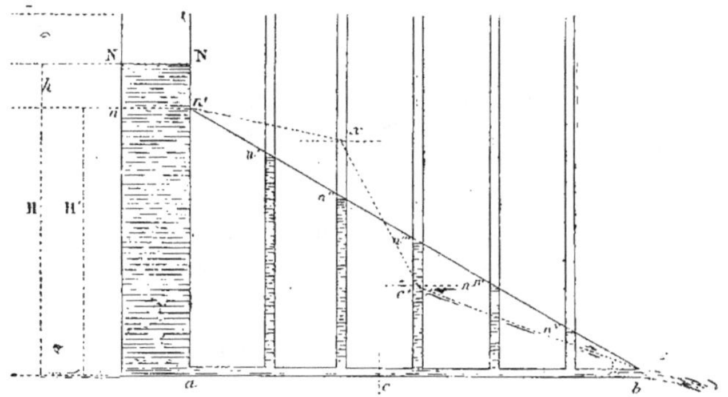

Fig. 24. — Système de tubes de Bernouilli.

fice b, et s'élève dans chaque piézomètre à une hauteur déterminée qui mesure la pression du liquide en ce point.

Donc le liquide se meut, et il se meut sous pression en fonction de la charge motrice. De là deux éléments à retenir et à examiner dans l'écoulement des liquides : la pression et la vitesse.

De la pression. — a. — La pression d'un liquide, en un point, est la force avec laquelle le liquide tend à s'échapper en ce point. S'il ne s'échappe pas dans les tubes de Bernouilli, s'il ne dépasse pas son niveau, c'est que sa poussée verticale est exactement équilibrée par le poids de la colonne d'eau contenue dans ces tubes.

b. — La pression d'un liquide, en un point, mesure les résistances qui ralentissent l'écoulement du liquide en ce point. Si, en effet, les piézomètres de Bernouilli ne se vident pas de leur contenu dans le tube d'écoulement horizontal, c'est que la colonne d'eau qu'ils renferment trouve une résistance qui l'équilibre, au niveau de l'orifice d'insertion.

La résistance, en un point, est constituée par la totalité de la surface interne du tube située en aval de ce point, et dont les frottements font obstacle à la marche du liquide. Elle est donc proportionnelle à la longueur du tube d'écoulement, à partir et en aval du point considéré.

Loi de la décroissance centrifuge de la pression. — De là cette conséquence : la résistance à l'écoulement et, partant, la pression qui en donne la mesure, décroît uniformément du centre à la périphérie.

C'est pour ce motif que, dans un système de Bernouilli, les niveaux successifs, n' n'' n'''... qui mesurent la pression au niveau de chaque piézomètre, sont situés sur une ligne droite inclinée vers l'orifice d'écoulement et passant par cet orifice. C'est la *ligne des niveaux.*

La pression est donc à la fois fonction de la charge motrice, dont elle est un des effets immédiats et de la résistance dont elle donne exactement la mesure.

Des changements de la pression produits par les trajets capillaires. — Supposons un court trajet capillaire en c sur le tube d'écoulement. Ce trajet constitue une résistance nouvelle et la pression qui mesure les résistances s'élèvera nécessairement en amont de l'obstacle. D'autre part, la puissance motrice émanant de la charge épuise partiellement ses effets sur le nouvel obstacle introduit, et se trouve considérablement amoindrie en aval de cet obstacle. Il en résulte que la pression, effet immédiat de la force motrice, subit de ce côté un abaissement corrélatif. Ainsi toute résistance locale introduite sur le trajet d'un tube d'écoulement augmente la pression en amont et la diminue en aval.

Ce double changement se traduit par une double brisure de la ligne des niveaux qui prend la direction $n'\,x\,y\,b$.

De la vitesse. — La vitesse du liquide est l'un des effets de la charge motrice. S'il n'y avait pas de résistance, toute la charge serait employée à faire progresser le liquide. Mais, comme nous l'avons vu, la charge est partiellement neutralisée par les résistances et son action motrice est diminuée d'autant. La vitesse est donc à la fois fonction de la charge et fonction des résistances. Examinons cette double relation.

Dans le cas simple où les résistances à l'écoulement sont nulles, la vitesse du liquide est dominée par le théorème de Torricelli qui peut se formuler ainsi : la vitesse d'un liquide s'écoulant par un orifice à bords minces, percé sur le fond horizontal d'un vase, est égale à celle d'une molécule tombant librement d'une hauteur H égale à la hauteur du liquide dans le vase. On sait que la vitesse s'exprime alors par la relation : $v = \sqrt{2gH}$. Mais dans le cas d'un système de Bernouilli qui comporte des résistances, cette formule ne demeure exacte qu'à la condition d'affecter H d'une diminution égale à celle que lui imposent les résistances totales du tube d'écoulement. Or, il est possible de déterminer expérimentalement la valeur de cette diminution. Considérons, en effet, un système de Bernouilli. La ligne des niveaux a une direction telle qu'elle vient couper la charge motrice en un point n'. La hauteur de ce point au-dessus du tube d'écoulement, mesure donc les résistances à l'origine même du tube d'écoulement. Toute cette portion $n'a = $ H' de la charge est ainsi neutralisée par la totalité des résistances du tube, et seule la différence H — H' $= h$ est employée à produire la vitesse du liquide dont la valeur est dès lors $v = \sqrt{2gh}$. C'est cette quantité h qui mesure la partie de la charge qui n'est pas dépensée dans les frottements et reste disponible pour le travail moteur; elle est appelée *charge de vitesse*.

Pour une charge variable et les résistances demeurant les mêmes, on démontre fort aisément que le rapport $\dfrac{h}{H}$ est constant. La charge de vitesse est donc une fraction déterminée et constante de la charge totale et il en résulte que *la vitesse varie dans le même sens que la charge*.

Les résistances exercent une influence toute contraire. La valeur h est une différence (H — H'), d'autant plus faible que H', c'est-à-dire la somme des résistances, est plus grande. La vitesse est donc en raison inverse des résistances. De là cette double relation, *la vitesse est en raison directe de la charge et en raison inverse de la résistance*.

Si nous rapprochons cette loi de celle qui a été énoncée plus haut sur les variations de la pression, nous voyons que la pression et la vitesse ne subissent pas toujours des variations parallèles. Leur dépendance respective à l'égard de la charge et de la résistance peut s'exprimer ainsi :

a. Les variations d'origine centrale (charge) produisent des variations de même sens dans la pression et la vitessse.

b. Les variations d'origine périphérique (résistance) produisent des variations de même sens dans la pression et des variations de sens contraire dans la vitesse.

Toutes ces lois trouveront bientôt un grand nombre d'applications dans l'étude des faits particuliers de la circulation. Pour le moment, il nous suffira d'indiquer les principales : le sang circule sous pression par cela seul qu'il est poussé par une force motrice qui produit les effets mécaniques d'une charge. La contraction des ventricules produit donc, comme le ferait une charge, un double résultat : 1° elle fait progresser le sang; 2° elle le met sous pression.

Comme dans un appareil d'écoulement simple, la pression du sang décroît dans le sens de l'écoulement. Sous une autre forme l'écoulement a lieu dans le sens de la moindre pression. Celle-ci a donc son maximum dans le cœur où, au moment de la contraction des ventricules, elle constitue la charge motrice. Cette charge doit être très puissante en raison de la résistance considérable offerte par les capillaires. Aussi la pression est-elle très élevée dans les artères où elle peut atteindre et même dépasser 200 mm. tout en obéissant, d'ailleurs, à la loi de la décroissance centrifuge.

Dans les capillaires, la pression baisse très rapidement car, ici, comme dans un système de Bernouilli, les résistances introduites par les trajets étroits brisent et amortissent l'impulsion de la charge motrice qui ne parvient que très affaiblie dans les veines. Aussi la pression moyenne est-elle peu élevée dans ces vaisseaux, et à l'extrémité de chaque segment du cercle circulatoire, c'est-à-dire au niveau de l'abouchement auriculaire des veines, qui représente l'orifice d'écoulement, elle tend à devenir nulle.

La valeur et les variations de la pression sur le trajet du tube circulatoire constituent donc un élément très important de la physionomie de la circulation. Il en est de même des variations de la vitesse du sang qui sont dominées par une loi fondamentale, la loi de l'égalité du débit.

Loi de l'égalité du débit. — *Le débit de la circulation est le même à tous les niveaux du tube circulatoire.* On appelle *débit* la quantité de sang qui traverse une section droite (1) du tube circulatoire dans l'unité de temps. Ici, comme dans un système de Bernouilli, cette quantité est la même à tous les niveaux, et par exemple le cœur gauche et le cœur droit ont le même débit. Il ne pourrait en être autrement sans les conséquences les plus graves. C'est qu'en effet, toute diminution du débit, en un point, entraîne l'accumulation et la stase du sang en amont de ce point. Il entraîne aussi, et par corrélation, l'évacuation partielle des vaisseaux situés en aval. Réplétion au-dessus, déplétion au-dessous, tel est le double effet mécanique d'un obstacle accidentel opposé au cours du sang. Si, par exemple, nous supposons un obstacle siégeant au niveau du cœur gauche (rétrécissement aortique, insuffisance mitrale), le débit de cet organe tend à devenir inférieur à celui du cœur droit et le sang s'accumule dans les veines pulmonaires et le réseau capillaire du poumon. La stase sanguine devient d'autant plus menaçante pour cet organe, que le cœur droit, exempt de toute lésion, fonctionne régulièrement et fournit son débit accoutumé. La stase se propage de proche en proche et pénètre à travers le cœur droit jusque dans les veines de la circulation générale, qui deviennent plus ou moins turgescentes et dérivent ainsi une quantité plus ou moins considérable de la masse sanguine.

Cette dérivation se fait naturellement aux dépens des artères, que le cœur gauche ne remplit pas suffisamment et qui se vident dans les veines à travers les capillaires. Aussi la pression artérielle est-elle très faible chez les cardiaques qui sont frappés d'une sorte d'anémie mécanique. Déplétion artérielle, réplétion veineuse, tels sont les deux faits qui caractérisent le changement opéré dans la répartition sanguine chez les malades. Cela équivaut à une hémorragie artérielle s'écoulant dans les veines.

Loi de l'inégalité des vitesses. — L'égalité du débit entraîne, par corrélation, l'inégalité de la vitesse du liquide sanguin dans les différentes parties du tube circulatoire. Dans un appareil d'écoulement quelconque, la vitesse du liquide en un point du tube d'écoulement est en raison inverse de la section droite du tube en ce point. Il en est ainsi dans le tube circulatoire et on peut déjà prévoir les variations de la vitesse dans les différents points de ce tube, en recherchant les changements de son diamètre. Or ce diamètre s'accroît, dans les artères, au fur et à mesure de l'émission et de

(1) On appelle *section droite* d'un corps, en un point, la surface déterminée par le passage d'un plan perpendiculaire au grand axe du corps, en ce point.

la multiplication des branches. La ramification se fait d'après une loi telle que la somme des sections droites de deux branches est plus grande que la section droite du tronc qui leur a donné naissance. La section droite de l'arbre artériel, c'est-à-dire la somme des sections droites contenues dans le même plan de section, va donc croissant du centre à la périphérie, et si on résume l'arborescence totale en un vaisseau unique, ce vaisseau prend la forme d'un cône dont le sommet s'ouvre sur le ventricule gauche et dont la base s'étale largement sur l'immense réseau périphérique de la circulation générale (1).

Au niveau des capillaires, la section droite totale prend une importance inimaginable et l'ensemble de ces vaisseaux constitue, à vrai dire, une sorte de lac au niveau duquel le tube circulatoire prend un élargissement soudain et disproportionné.

Les veines obéissent à la même loi que les artères, c'est-à-dire que le diamètre du vase veineux va décroissant de la périphérie au centre. Il est, d'ailleurs, toujours plus considérable que le diamètre correspondant du vase artériel. Le sang passe donc du cône artériel dans le cône veineux à travers le lac capillaire. L'ensemble peut être figuré par le schéma de la figure 25, qui nous informe en même temps des changements que subit la vitesse du sang. Elle est plus grande dans les artères que dans les veines, et elle décroît du centre à la périphérie pour atteindre son minimum dans les vaisseaux capillaires.

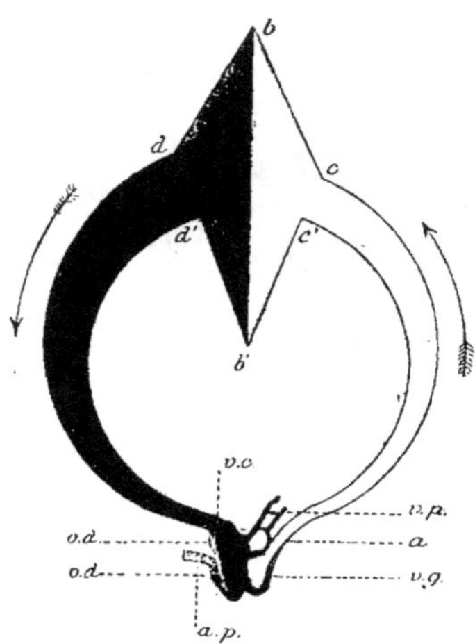

Fig. 25. — Schéma des variations du diamètre et des variations inverses de la vitesse dans le système artériel et dans le système veineux.

vp, veine pulmonaire; *vg*, ventricule gauche; *a*, tronc de l'aorte; *acc'*, arborescence artérielle; *cbdd'b'c'*, lac capillaire; *vc dd'*, arborescence veineuse; *vc*, veines caves se jetant dans l'oreillette droite *od*; *vd*, ventricule droit. L'artère pulmonaire *ap*, et les veines pulmonaires *vp*, soutiendraient un système analogue.

Les renseignements généraux, que nous venons d'acquérir dans ce chapitre, nous permettent maintenant d'aborder avec fruit l'étude des détails.

(1) On trouvera dans les « Leçons de physiologie comparée » de Milne-Edwards une étude historique des recherches instituées sur la forme générale du vase artériel. Les résultats de ces recherches ne sont pas absolument concordants et, à ne tenir compte que des données anatomiques, on pourrait douter que le vase artériel ait une forme conique, mais nous verrons ultérieurement que cette disposition est la seule qui puisse rendre compte des données de la physiologie.

DE LA CIRCULATION CARDIAQUE

CHAPITRE III

DIVISION DES PHÉNOMÈNES. — MOYENS D'ÉTUDE.
RÉVOLUTION CARDIAQUE

Division des phénomènes. — Le rôle du cœur est tout entier dans le mécanisme qui préside au cours du sang à l'intérieur de l'organe et en détermine la direction. Mais le fonctionnement du cœur entraîne des changements corrélatifs dans sa forme, son volume, sa consistance, sa situation, et ces changements, à leur tour, se traduisent au dehors par des expressions physiques ou mécaniques, qui deviennent les signes extérieurs de la circulation cardiaque. La physiologie du cœur comporte ainsi trois points principaux : 1° le mécanisme qui préside au cours du sang à l'intérieur du cœur, ou les phénomènes intérieurs de la circulation cardiaque; 2° les changements superficiels que subit l'organe au cours de son fonctionnement ; 3° les signes extérieurs de ce fonctionnement, c'est-à-dire le choc précordial ou pulsation cardiaque et les bruits du cœur.

Ces trois groupes de faits sont d'ailleurs absolument solidaires et corrélatifs. La difficulté était précisément de saisir le lien qui les attache entre eux, et notamment, de déterminer la signification physiologique des bruits et de la pulsation cardiaque, de savoir ce qu'expriment ces phénomènes, à quel état du cœur et à quel moment de son fonctionnement ils correspondent.

Tous ces points avaient déjà été établis par Harvey et la théorie de l'illustre physiologiste est demeurée entière. Les recherches considérables suscitées, de ce côté, par les besoins de la clinique, en ont établi la justesse, toutes les fois qu'elles ont été bien conduites, et les finesses de l'analyse contemporaine, tout en la rendant indiscutable dans ses traits essentiels, n'ont pu qu'en préciser quelques détails. Il est vrai que les recherches de Harvey avaient été conduites avec une merveilleuse sagacité et une méthode excellente. Arrêtons-nous un instant sur ce point.

De la méthode. — Pour étudier le fonctionnement du cœur, il est indispensable de procéder comme le faisait Harvey lui-même, c'est-à-dire de mettre le cœur à découvert sur un animal vivant, par la résection du thorax, dans la région précordiale.

Les expérimentateurs des comités anglais, chargés, en 1835 et 1836, par l'Association britannique pour l'avancement des sciences, de vérifier les conclusions de Harvey, plus ou moins compromises à cette époque par des théories conjecturales, ne procédaient pas autrement. Mais ils opéraient sur le chien qui n'est point un excellent objet d'étude. Les battements du cœur sont si fréquents, dans cette espèce, et les mouvements de l'organe sont si rapides, qu'on n'en peut observer aisément, ni les caractères, ni les diverses phases. D'autre part, les expérimentateurs anglais, avant de pratiquer la résection du thorax, assommaient l'animal, procédé brutal qui n'était pas sans avoir quelque retentissement fâcheux sur le fonctionnement du cœur.

En 1856, lorsque Chauveau et Faivre résolurent, à leur tour, d'étudier le cœur, et ils y furent sollicités par les effets désastreux de l'étrange théorie de Beau, ils prirent pour sujet d'étude le cheval, chez lequel le rythme cardiaque se prête mieux que dans toute autre espèce, par sa remarquable lenteur, à l'observation attentive des mouvements de l'organe. Dans la méthode de Chauveau et Faivre, on obtient l'immobilité et l'anesthésie complètes de l'animal, par la section méthodique du bulbe rachidien pratiquée à l'aide d'un myélotome introduit dans l'espace atloïdo-occipital. Un appareil à respiration artificielle, tout prêt à fonctionner, est mis aussitôt après la section du bulbe, en communication avec la trachée, préalablement pourvue d'un tube convenable. On procède ensuite soigneusement à la résection de la région précordiale du thorax, en évitant, autant que possible, les hémorragies, et en les arrêtant au fur et à mesure de leur production, à l'aide du fer chaud.

Quand les divers temps de cette laborieuse vivisection sont bien exécutés, la respiration artificielle étant convenablement entretenue, l'observation du cœur devient aussi aisée que possible. Rien n'est changé dans la vie de l'animal, si ce n'est qu'il est absolument paralysé de la motricité et de la sensibilité, dans toutes les régions du corps situées en arrière de la section atloïdo-occipitale du névraxe. Toutes ses fonctions s'accomplissent avec la plus parfaite régularité, au point qu'il n'est même pas entamé dans sa vie cérébrale et qu'il peut en témoigner, si on lui en fournit l'occasion, par la persistance de tous les actes psychiques. Dans une expérience de ce genre, dirigée par M. Arloing, au laboratoire de l'école vétérinaire de Toulouse, pour une démonstration devant les élèves, nous avons vu un âne manger très délibérément son avoine, alors qu'il était couché sur une table, le bulbe sectionné et le thorax ouvert. Si élémentaire qu'il paraisse, l'acte de la mastication n'en implique pas moins toute la série des opérations mentales contenues dans une action voulue et délibérée. Un témoignage pareil garantit suffisamment la régularité de l'irrigation sanguine du cerveau, et partant, du fonctionnement du cœur. En veillant soigneusement sur la respiration artificielle, on peut donner à de semblables expériences une durée de plusieurs heures.

Les résultats acquis sur les vertébrés supérieurs peuvent, avec la plus grande légitimité, être étendus à l'homme. D'ailleurs, il a été exceptionnellement possible d'étudier la physiologie du cœur dans cette espèce, et certains cas de tératologie ou de clinique ont permis de recueillir les observations et de faire les expériences les plus probantes. Tels sont les faits observés par Harvey lui-même sur le jeune vicomte de Montgomery, dont une blessure avait largement ouvert le thorax dans la région du cœur. Tels les cas de fissure sternale et d'ectopie congénitale, observés par Groux, de Hambourg, et par Bamberger. Telle enfin, l'ectopie étudiée par M. Fr. Franck, sur une jeune fille de vingt-quatre ans, et qui a été pour ce physiologiste l'occasion d'un travail très important.

Si intéressantes et si fécondes que soient ces exceptions, elles ne peuvent évidemment remplacer la vivisection, et elles seraient demeurées infructueuses sans les données antérieures de l'expérience directe, pratiquée sur les mammifères de grande taille.

Le cœur des vertébrés à sang froid (grenouille, tortue) peut fournir quelques utiles indications sur la mécanique circulatoire, mais il convient surtout, et il est indispensable, en raison de son extrême vitalité, à la solution de certaines questions qui touchent à la physiologie générale et à l'innervation du muscle cardiaque.

L'expérimentation directe sur le cœur mis à découvert avait suffi à résoudre tous les problèmes soulevés par la physiologie du cœur. Mais, par l'application de la méthode graphique, dont ils inauguraient l'introduction dans la physiologie française (1863), MM. Chauveau et Marey vinrent apporter une démonstration définitive des solutions acquises et leur donner une ampleur et une précision que pouvait seul leur conférer un moyen d'analyse aussi puissant. La cardiographie a pris d'ailleurs, entre les mains de ses initiateurs et de ceux qui les ont imités depuis, des formes variées et a fourni des résultats divers que nous ferons connaître au moment convenable.

Alternative du repos et de l'activité du cœur. — De la révolution cardiaque. — Quand on observe le cœur mis à découvert sur un animal vivant, on constate que chacun de ses battements est suivi d'une pause. Il est tour à tour en état de contraction et de repos. La contraction est appelée *systole* et le repos est appelé *diastole*. Cette alternance est la même pour les deux cœurs qui agissent simultanément et sont, en même temps, en état de systole et en état de diastole. Mais cette synergie d'action ne s'étend pas à toutes les parties du cœur. Ce sont les oreillettes qui commencent, et la série des faits qui remplissent tout l'intervalle compris entre deux battements successifs comporte la succession suivante : 1° systole auriculaire, 2° systole ventriculaire, 3° diastole générale, succession formant ce qu'on appelle une *révolution cardiaque*. On peut donc définir une révolution cardiaque, la série des actes qui remplissent l'intervalle compris entre deux systoles auriculaires successives.

Les temps principaux d'une révolution deviennent plus saisissables à l'aide d'une notation exprimant la durée relative et la succession de ses termes. Nous adopterons pour cet objet la méthode employée par Vincent et Goiffon pour la notation des allures. Dans la convention à la fois très ingénieuse et très précise

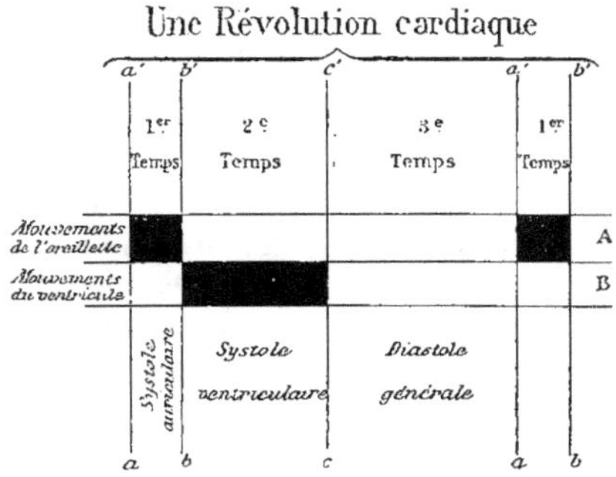

Fig. 26. — Notation d'une révolution cardiaque.

des deux professeurs d'Alfort, les actes successifs du même organe sont exprimés sur une portée analogue à une portée musicale, par des traits d'une longueur proportionnelle à la durée de ces actes et placés dans l'ordre de leur production. Si par exemple nous voulons noter l'alternance de la systole et de la diastole, nous aurons recours à la notation suivante (fig. 26) :

Les portées A et B sont découpées par les ordonnées *a*, *b*, *c*, *d*, en intervalles proportionnels à la durée des phénomènes à exprimer. Les traits pleins compris entre les ordonnées verticales *aa'*, *bb'* expriment la durée relative de la systole auriculaire et le moment de sa production. L'intervalle compris entre l'ordonnée *bb'* et l'ordonnée suivante *aa'* répond naturellement à la diastole auriculaire. En disposant une deuxième portée sous-jacente à la précédente, nous pouvons exprimer, de la même manière, la contraction et le repos des ventricules, en tenant compte de cette circonstance, que la systole ventriculaire se produit immédiatement après la systole auriculaire. Cette relation s'exprime dans la notation en mettant sur la même ordonnée la fin de la systole des oreillettes et le début de la systole des ventricules. La notation de la révolution cardiaque a l'avantage de rendre particulièrement sensibles toutes les relations chronologiques de ses termes, et on en verra toute l'utilité quand il y aura lieu d'introduire dans les divers temps de cette révolution, le choc et les bruits du cœur et d'en marquer la place dans la notation. Pour le moment nous nous bornons à remarquer que la révolution cardiaque comprend trois temps successifs marqués, le premier par la systole auriculaire, le deuxième par la systole ventriculaire et le troisième par la diastole générale.

CHAPITRE IV

PHÉNOMÈNES QUI SE PRODUISENT A LA SURFACE DU CŒUR AU COURS D'UNE RÉVOLUTION CARDIAQUE.

A. — PENDANT LA SYSTOLE.

Ces phénomènes doivent être examinés successivement dans les trois grands moments qui composent une révolution complète.

La *systole auriculaire* est remarquablement brève et brusque. Au moment de sa production, les oreillettes durcissent, se couvrent de rides qui trahissent la direction des faisceaux musculaires, et diminuent de volume parce qu'elles se vident de leur contenu. Les auricules se rapprochent par leurs pointes et tendent à embrasser le faisceau artériel qui émerge de la base du cœur.

La *systole ventriculaire* se fait remarquer par son énergie et sa durée ; elle entraîne dans la masse des ventricules des changements soudains très remarquables. Le durcissement du muscle cardiaque est particulièrement saisissant, et quand on l'explore par le toucher, sur le cheval, on recueille l'impression d'une rigidité quasi métallique qui laisse deviner toute la puissance de la contraction du cœur et demeure inoubliable quand, une fois, on l'a éprouvée.

Changements des diamètres du cœur. — En même temps la masse ventriculaire change de forme et tend à devenir globuleuse, par suite de l'augmentation soudaine de son diamètre transversal et de la diminution des deux autres diamètres. Par corrélation, les deux bords, antérieur et postérieur, de la masse ventriculaire se rapprochent et la pointe du cœur subit un mouvement d'ascension que l'on peut rendre très sensible à l'aide du cœur d'un chien nouveau-né rapidement excisé. L'organe continue à battre pendant un temps assez long et si on le tient suspendu par les gros vaisseaux qui en émergent, en faisant toucher la pointe sur un repère horizontal, on constate que celle-ci abandonne le repère à chaque systole.

Tous ces changements sont dus à l'accroissement brusque de la pression intra-ventriculaire au moment de la contraction. La poussée du liquide se produit dans tous les sens et sur tous les éléments de la paroi, qui sont sollicités normalement à leur direction. De là la forme globuleuse que tend à prendre le cœur.

Les changements de la forme du cœur, en systole, ont une très grande importance pour l'interprétation du choc précordial et il ne faut pas les perdre de vue. Le cœur semble bondir sous le doigt qui l'explore et on pressent bien l'effet qu'il doit produire sur les parois thoraciques avec lesquelles il est en rapport. Comme nous le verrons, l'augmentation brusque et rapide du diamètre transversal est ici le fait capital, et sa réalité est indiscutable, soit qu'on la saisisse directement sur le cœur mis à nu, soit qu'on la rende sensible à l'aide d'un cardiographe à exploration directe.

Diminution du volume du cœur. — Le cœur se vidant de son contenu pendant la contraction ventriculaire, son volume diminue de toute l'ondée sanguine jetée dans les artères. Pour quelques auteurs, la diminution systolique du volume du cœur semble inconciliable avec l'accroissement du diamètre transversal, et M. Colin est particulièrement frappé de ce fait, dans lequel il est tout près de voir un paradoxe inintelligible. Il n'y a pourtant là rien que de très naturel, car la réduction des deux autres diamètres suffit à compenser et au delà l'augmentation du diamètre transversal.

Mouvement de torsion du cœur pendant la systole ventriculaire. — La direction spirale des fibres unitives a pour effet d'entraîner sur le cœur qui se contracte une torsion dans le même sens. Ce mouvement de déformation se propage de la base à la pointe ; le bord antérieur se dévie à droite et le postérieur à gauche, pendant que la pointe du cœur se porte à gauche et en haut. Ces phénomènes s'observent encore très bien sur le cœur d'un jeune chien, excisé et soutenu, à la main, par les gros vaisseaux.

Locomotion du cœur. — Le cœur subit deux sortes de déplacements : 1° un déplacement vertical, dépendant des effets mécaniques de la contraction ventriculaire ; 2° un déplacement antéro-postérieur, lié aux oscillations respiratoires du diaphragme et des poumons.

Dans le premier de ces mouvements, la base du cœur, ou plutôt la masse ventriculaire, dans sa presque totalité, descend et marche vers la pointe. Il en résulte que le mouvement ascensionnel de celle-ci est exactement compensé et que sur le cœur examiné en place, la pointe du cœur paraît immobile. Le déplacement vertical du cœur a été rattaché à diverses causes : Le redressement de la courbure des deux aortes (Senac, Hunter), l'inégalité de pression qui survient dans le cœur au moment de l'ouverture des valvules sigmoïdes et qui introduit toutes les conditions du phénomène connu en physique sous le nom de phénomène du recul (Iliffelsheim, O'Brian), l'inégalité d'action des deux ventricules (Levié), la disposition des fibres spiroïdes du cœur (Hoppe, Parchappe, Bérard), et enfin l'action des muscles papillaires. De toutes ces circonstances, les deux premières nous paraissent seules pouvoir intervenir d'une manière efficace.

Dans son mouvement antéro-postérieur (vertical chez l'homme), le cœur accompagne les poumons dans les déplacements que leur impriment les oscillations du diaphragme. Mais comme il est attaché au rachis par les gros troncs qui se détachent de sa base, il ne peut exécuter, sous cette influence, qu'un mouvement pendulaire dont l'amplitude est, d'ailleurs, très faible.

Frottement des feuillets du péricarde. — La résultante de tous ces déplacements ou déformations est un mouvement composé auquel le feuillet pariétal du péricarde ne saurait obéir, en raison des attaches de la lame fibreuse qui le soutient. Il en résulte entre les deux feuillets du péricarde un frottement réciproque qui demeure silencieux à l'état normal, mais peut, à l'occasion, se traduire par des bruits pathognomoniques de certaines altérations de la séreuse.

B. — PENDANT LA DIASTOLE.

La *diastole auriculaire* a une durée d'autant plus grande que la systole elle-même est plus courte ; elle débute en même temps que la systole ventriculaire et remplit tout le reste de la révolution cardiaque ; elle se caractérise surtout par le gonflement et la turgescence des oreillettes qui se remplissent de sang, par l'effacement des rides systoliques et l'écartement des auricules.

La *diastole ventriculaire* ouvre la période de repos complet du cœur, c'est-à-dire la diastole générale. Au moment de son relâchement, le muscle cardiaque s'affaisse et la flaccidité de ses parois fait le contraste le plus saisissant avec leur dureté systolique. Le cœur se moule, en quelque sorte, sur la surface qui le soutient, et son inertie s'affirme doublement : et par son attitude et par l'étonnante mollesse de ses parois. En présence de ces caractères qui frappent ensemble l'œil et le toucher, on demeure convaincu de la passivité absolue de l'organe pendant la diastole. Le cœur se relâche et se repose, ne prenant aucune part active au phénomène qui se produit à ce moment dans ses cavités, et dont on peut aisément surprendre la nature. Pendant la diastole, en effet, la masse ventriculaire se gonfle et son volume s'accroît de toute la quantité de sang qui pénètre dans ses cavités. Le cœur se remplit.

CHAPITRE V

PHÉNOMÈNES INTÉRIEURS DE LA CIRCULATION CARDIAQUE.

Cours du sang à l'intérieur du cœur. — Mécanisme de la progression du sang. — Les changements superficiels subis par le cœur au cours d'une révolution, et notamment les changements de son volume, nous ont permis d'acquérir deux renseignements essentiels : le cœur se remplit de sang pendant la diastole et se vide pendant la systole. Cette réplétion et cette déplétion alternatives pourraient être inférées uniquement des variations corrélatives du volume du cœur, mais on en a d'autres démonstrations. Le cœur des vertébrés à sang froid est, à cet égard, très intéressant, parce qu'il laisse apercevoir le sang à travers ses parois transparentes. Pendant la diastole, cet organe est rouge et turgescent. Il se décolore progressivement et devient absolument pâle pendant la systole. C'est que le cœur, vide de tout le sang qui a été expulsé des ventricules, est réduit à sa substance musculaire, qui apparaît seule, avec sa coloration propre.

La déplétion du cœur en systole avait été, d'autre part, démontrée par cette observation de Harvey, que le jet de sang obtenu par la piqûre d'une artère, subit un accroissement très marqué pendant la systole ventriculaire. Ainsi le cœur se vide en systole, et il se vide dans les artères. On voit également que le sang qui le remplit pendant la diastole lui est fourni par les veines. Il suffit, pour s'en assurer, de comprimer les troncs veineux à quelque distance de leur abouchement auriculaire; tout le segment central se vide de son contenu qui s'écoule vers le cœur (Harvey).

Ces observations sommaires permettent donc de surprendre la progression du sang dans le cœur, d'en établir la direction et d'en pressentir le mécanisme. Le cœur agit en se remplissant du sang qui lui vient des veines et en poussant ce même liquide dans les artères. Examinons les détails de ce phénomène en suivant tous les termes d'une révolution cardiaque.

Effets de la systole auriculaire. — A la fin de la diastole, les cavités cardiaques sont complètement remplies et le sang pèse sur l'oreillette et sur le ventricule de toute la poussée veineuse. La systole auriculaire intervient alors et a pour effet d'achever la réplétion ventriculaire. Elle pousse, tout au moins, dans les ventricules, la quantité de sang qui peut encore y être admise, l'excédent refluant dans les veines. Le résultat hydraulique de ce phénomène est assurément médiocre, mais l'effet physiologique n'en est point négligeable. L'ondée auriculaire augmente certainement la pression dans les ventricules, car si, répétant l'expérience de Harvey, on excise la pointe du cœur, le jet auriculaire devient manifeste, à chaque systole, par un accroissement subit et bref de l'hémorragie. La systole ventriculaire survenant immédiatement après, il semble que l'ondulation auriculaire ait surtout pour résultat d'apporter aux ventricules une excitation provocatrice. Ce rôle provocateur des oreillettes se concilie très bien avec la faible importance de leur fonctionnement hydraulique. En somme, les oreillettes ne paraissent apporter qu'une influence médiocre, car Chauveau et Faivre ont pu en produire l'inertie par des excitations électriques réitérées sans compromettre, en aucune manière, le cours du sang à l'intérieur du cœur. Les oreillettes ne contiennent d'ailleurs aucune disposition précise pour déterminer le sens du courant liquide; leurs orifices veineux ne portent aucune soupape, et pendant leur contraction le sang se détermine simplement dans le sens de la moindre pression. Aussi le voit-on refluer fréquemment vers les veines, et déterminer dans ces vaisseaux une pulsation rétrograde, que nous étudierons sous le nom de « *pouls veineux pré-systolique* ». Il suffit de la moindre gêne circulatoire pour déterminer l'apparition de ce phénomène et on le voit survenir presque infailliblement chez les chevaux couchés et contenus sur le lit d'opération. Chez le bœuf, il apparaît après le plus léger exercice et on peut le considérer comme normal dans cette espèce.

Effets de la systole ventriculaire. — La contraction des ventricules est, avons-nous vu, très puissante. Le sang pressé dans toutes les directions tend à s'échapper par tous les orifices ouverts devant lui. Mais du côté de l'orifice auriculo-ventriculaire, les valvules mitrale et tricuspide, sollicitées par la pression soudainement accrue, se soulèvent, s'affrontent par leurs bords et empêchent le sang de rétrograder. Du côté de l'orifice artériel, les valvules sigmoïdes, jusque-là tenues abaissées sous la pression artérielle, se soulèvent sous la pression plus forte et victorieuse des ventricules, et livrent passage à l'ondée cardiaque qui passe ainsi de l'intérieur des ventricules à l'intérieur de l'aorte et de l'artère pulmonaire. Nous verrons prochainement l'importance du travail mécanique accompli par le cœur dans la déplétion systolique. Pour le moment, il importe de rendre indiscutable le rôle des valvules, tel que nous venons de l'exposer et tel que l'avait conçu Harvey.

Rôle des valvules auriculo-ventriculaires. — Le soulèvement et l'affrontement de ces voiles membraneux, avec l'occlusion de l'orifice auriculo-ventriculaire qui en est la conséquence, sont établis par l'observation directe. Sur le cœur mis à découvert sur un cheval, à l'aide de leur méthode, et fonctionnant très régulièrement, Chauveau et Faivre explorent l'orifice auriculo-ventriculaire, en introduisant le doigt dans le cœur, au moyen d'une incision juste suffisante, pratiquée au sommet d'une auricule. Ils constatent l'abaissement et le soulèvement alternatifs des valvules, ils perçoivent leur disposition au moment de leur affrontement et remarquent que pendant la systole elles forment par la juxtaposition, bord à bord, de leurs festons, un dôme multiconcave au-dessus du sang ventriculaire. En poussant le doigt assez profondément, ils éprouvent, au moment de la systole, une sensation de constriction douce, qui étreint mollement le doigt explorateur et qui témoigne de l'effort des valvules pour affronter leurs bords à l'instant même de leur soulèvement systolique. A côté de l'observation directe de Chauveau et Faivre, il faut citer aussi l'expérience classique de Lower ; sur un cœur de bœuf on excise l'oreillette gauche et on résèque les valvules sigmoïdes de l'orifice aortique ; on pousse alors avec force une injection d'eau par l'aorte et aussitôt les festons de la valvule mitrale, dont le fonctionnement a été rendu visible par l'ablation de l'oreillette gauche, se soulèvent et s'affrontent, forment un voile horizontal tendu sur le liquide introduit, et arrêtent brutalement l'injection. On peut procéder encore plus simplement : sur un cœur frais de cheval on excise les deux oreillettes, de manière à rendre les valvules bien apparentes, et on remplit d'eau les deux cavités ventriculaires ; on retourne brusquement le cœur et pas une goutte de liquide ne s'écoule par les orifices auriculo-ventriculaires. C'est que ces orifices ont été brusquement et automatiquement fermés par les valvules, qui, sous le poids et la pression du liquide, se sont tendues et affrontées de manière à ne laisser subsister entre elles aucune fissure.

Dans tous les faits qui précèdent, et qui sont la synthèse du fonctionnement normal des valvules, une condition est toujours présente : c'est l'accroissement brusque de la pression dans le liquide intra-ventriculaire. Cette condition est nécessaire et suffisante au soulèvement et à la tension valvulaires ; en sorte que, et c'est là le caractère fondamental du mécanisme valvulaire, l'occlusion de l'orifice auriculo-ventriculaire est absolument passive, en ce sens que, dans le mécanisme qui la réalise, les piliers charnus du cœur n'interviennent que comme de simples organes de soutien et peut-être aussi d'accommodation.

A la théorie de l'occlusion passive, déjà soutenue par Haller, Magendie, etc., on a essayé d'en substituer d'autres impliquant l'intervention active des piliers du cœur qui, dans ces conceptions nouvelles, deviennent les agents prépondérants sinon exclusifs de l'occlusion et de la déplétion des ventricules. Ces théories ont un caractère commun, l'obscurité. La plus accréditée aujourd'hui a été conçue par Kuss, de Strasbourg, qui lui donna sa première expression. Mathias Duval a beaucoup contribué à sa propagation, et, dans un long mémoire, Marc Sée a essayé de lui donner l'appui de l'anatomie. En fait, et bien qu'elle soit adoptée par quelques auteurs, elle ne nous semble pas devoir retenir autrement l'attention, pour ce double motif qu'elle reste encore une simple vue de l'esprit et ne rend pas compte des faits, tandis que la théorie ancienne explique fort bien les choses, en même temps qu'elle repose sur l'expérience et l'observation directes.

Mais, pour n'être point les agents essentiels du fonctionnement des valvules, les piliers du cœur, qui sont, en somme, autant de petits muscles, ne demeurent évidemment pas étrangers au phénomène, et nous inclinons volontiers à adopter les vues de Sandborg et Von Muller, qui en font des agents d'accommodation. Par leur raccourcissement systolique, ils règlent la longueur des cordages tendineux qui soutiennent les valvules et ils maintiennent celles-ci dans la position *optima* pour laquelle l'occlusion est assurée.

Rôle des valvules sigmoïdes. — Il est immédiatement évident. Les valvules artérielles sont disposées pour se soulever pendant la systole et s'abaisser à l'instant précis où les ventricules se relâchent. Le premier point est fort simple ; le second ne l'est pas moins. Dès que le cœur se relâche et entre en diastole, la pression tombe brusquement à zéro dans les ventricules, et reste très élevée dans les artères. Le sang contenu dans ces vaisseaux est, par là même, sollicité dans le sens de la moindre pression et tend à rétrograder vers le cœur ; mais les valvules, poussées dans le même sens, s'abaissent devant lui et lui ferment la route.

Effets de la diastole. — La réplétion du cœur se fait par la marche naturelle du sang qui ne trouve aucune résistance dans les parois affaissées et inertes de l'organe. Ses cavités vides sont toutes disponibles et admettent, sans obstacle, le sang qui s'écoule des veines, sous la double poussée de la pesanteur et de la réaction élastique de ces vaisseaux. La diastole est donc absolument passive, contrairement à l'opinion de ceux qui admettent une action propre du muscle cardiaque capable d'opérer une véritable aspiration. Il est constant, d'ailleurs, qu'à l'instant précis du relâchement cardiaque, la pression tombe brusquement au-dessous de zéro, elle devient négative ; un vide réel, le *vide post-systolique*, se réalise donc dans les cavités du cœur, et contribue à leur réplétion par un appel du sang ; mais ce vide ne résulte pas d'une action propre et déterminée des parois du cœur ; il dépend surtout du vide pleural qui enveloppe constamment l'organe et trouve ses parois plus ou moins dociles, selon qu'elles sont en activité ou en repos. Mais cette question se rattache très étroitement à celle de la pression intra-cardiaque qui, pendant le cours d'une révolution, subit des oscillations d'une très grande amplitude. Pour le moment, il convient de constater que la pression du sang dans le cœur est une force dont l'intensité est presque exclusivement subordonnée aux phases et aux degrés de l'activité des ventricules. Elle est donc capable de refléter ces phases, et de fournir la courbe de la révolution cardiaque. On conçoit aussi, et c'est là surtout ce qui nous intéresse, que les courbes obtenues nous apportent des témoignages irréfutables sur les points encore incertains et controversés des théories précédentes. Le moment est donc venu d'étudier les renseignements apportés par la méthode graphique dans la physiologie du cœur.

DE LA CARDIOGRAPHIE.

La cardiographie est l'application de la méhode graphique à l'étude du fonctionnement du cœur; elle a été inaugurée par Chauveau et Marey qui l'employèrent sur le cheval, sujet d'étude où ils étaient assurés de trouver les conditions les plus favorables.

Il faut faire connaître les dispositions qu'elle a reçues et les résultats qu'elle a fournis touchant l'analyse des faits directement observés jusque-là.

La cardiographie comporte des organes explorateurs, des organes de transmission et des organes inscripteurs. Ces deux dernières séries d'organes sont déjà connues (voir page 26 et suivantes). Quant aux explorateurs, chacun d'eux a reçu la forme d'une ampoule à parois élastiques, introduite dans une cavité cardiaque et subissant les effets variables de la pression du sang dans cette cavité. Cette ampoule exploratrice est formée d'un tube de caoutchouc à minces parois, lié à ses deux extrémités sur un squelette métallique. Il en résulte une capsule cylindrique dont les parois latérales sont élastiques et peuvent se tendre dans la mesure de la pression exercée sur elles, grâce aux tiges solides qui les soutiennent. La cavité de la capsule exploratrice s'ouvre au dehors par un long tube à parois résistantes et terminé par un embout qui permet de le relier à un tambour inscripteur; on fait ainsi une sonde cardiographique.

Il faut évidemment une sonde cardiographique pour chacune des cavités du cœur abordables par les gros vaisseaux de la région cervicale. Par la jugulaire on pénètre directement dans l'oreillette et le ventricule du cœur droit. Par la carotide on ne peut aborder que le ventricule gauche. Les sondes exploratrices

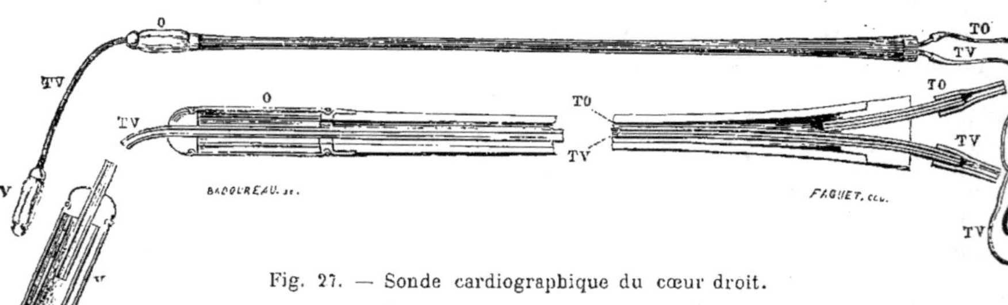

Fig. 27. — Sonde cardiographique du cœur droit.

O, ampoule exploratrice de la cavité auriculaire; V, ampoule exploratrice de la cavité ventriculaire; TO, TV, tubes faisant communiquer isolément ces cavités avec les tambours à levier inscripteur.

sont construites en conséquence. La sonde du cœur gauche est toute simple. Le tube qui la prolonge est rigide et forme avec l'ampoule un angle très obtus, mesuré sur l'incidence de l'aorte antérieure. Une petite tige transversale sert de repère à l'opérateur pendant la manœuvre assez délicate de l'introduction de la sonde.

Les sondes du cœur droit (fig. 27), sont réunies en un seul faisceau, par une gaine commune qui les enveloppe; l'ampoule de l'oreillette et celle du ventricule communiquent au dehors par deux tubes distincts qui se séparent à l'extrémité de l'instrument. On a ménagé entre elles un intervalle correspondant à

celui qui sépare les parties moyennes des cavités auriculaire et ventriculaire.
Les conduits et la gaine commune de la sonde double du cœur droit n'ont pas la
rigidité de la sonde du cœur gauche ; ils sont découpés sur des tubes en gutta-
percha et possèdent ainsi la souplesse indispensable à l'introduction de l'appareil dans la jugulaire.

Nous ne pouvons pas insister ici sur le manuel opératoire à intervenir dans
une expérience de cardiographie ; rappelons seulement quelques points essentiels. La jugulaire étant mise à découvert, sur une grande étendue, on interrompt
la circulation dans ce vaisseau en prenant toutes les précautions nécessaires
pour prévenir les hémorragies ultérieures. A cet effet, le bout céphalique de la
veine est fortement serré par deux ligatures superposées ; une ligature unique
cède fréquemment à la pression du sang accumulé dans le vaisseau et glisse
lentement jusqu'à l'orifice de pénétration de la sonde. On est averti de cet acci-

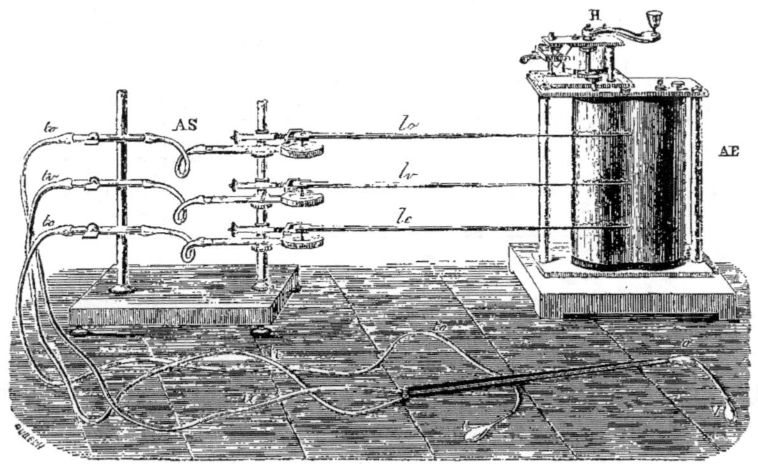

Fig. 28. — Ensemble d'un appareil servant à l'inscription des courbes cardiographiques.

lo, tube transmettant les mouvements de l'oreillette droite ; *lv*, tube transmettant les mouvements du ventricule droit ; *lv'*, tube transmettant les mouvements du ventricule gauche.

dent par une hémorragie abondante, qui vient malencontreusement interrompre
l'expérience. En ce qui touche le bout central, une simple ligature modérément
serrée sur la sonde suffit amplement. Sur certains chevaux de petite taille, il
suffit même d'une ligature d'attente prête à opérer la constriction de la jugulaire
au moment de l'extraction de la sonde. Il faut se garder de toute brutalité
dans l'introduction de la sonde du cœur gauche ; l'ampoule étant poussée jusqu'au niveau de l'orifice artériel, vient se heurter le plus ordinairement sur les
valvules sigmoïdes abaissées en diastole. C'est à l'opérateur à tâtonner et à
profiter habilement d'une systole pour pousser l'instrument dans le ventricule.

Toutes les opérations se font, bien entendu, sur le cheval debout et il est intéressant de constater que l'oblitération d'une jugulaire et d'une carotide et que
la présence des sondes dans le cœur, n'apportent aucun trouble ni dans la cir-

culation cardiaque ni dans les autres fonctions. Le sujet conserve la plénitude de sa santé et permet de recueillir des courbes absolument normales, et par conséquent absolument exactes.

Quand on a réussi à placer convenablement les sondes sur un cheval, l'exploration porte simultanément sur trois cavités : celles du cœur droit et le ventricule du cœur gauche. On obtient ainsi trois courbes simultanées. Il ne faut point oublier que pour établir les relations chronologiques des différents faits

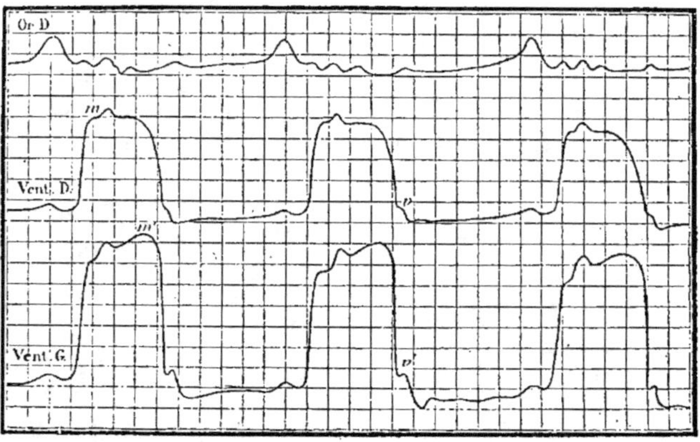

Fig. 29. — Courbes cardiographiques.

Or. D, courbe des variations de la pression dans l'oreillette droite; Vent. D, courbe des variations de la pression dans le ventricule droit; Vent. G, courbe des variations de la pression dans le ventricule gauche.

qui remplissent une révolution cardiaque, il convient de placer les extrémités des trois plumes sur la même ordonnée verticale, c'est-à-dire sur la même génératrice du cylindre enregistreur. Pour plus de sûreté, on prend de temps en temps quelques repères, en interrompant la marche du cylindre. La figure 28 montre l'ensemble du dispositif. Quand tout marche bien, on obtient des courbes comme celles de la figure 29.

Des cardiogrammes et de leur interprétation. — Les courbes de cette figure n'apportent pas seulement la confirmation de quelques-uns des faits acquis par l'observation directe, elles fournissent aussi beaucoup de détails nouveaux et permettent d'achever l'analyse de la révolution cardiaque. Examinons : La synergie des deux ventricules est évidente, car les courbes de la pression dans ces cavités débutent au même instant et sont superposables. Nous trouverons également bientôt la preuve de la synergie des oreillettes. La systole ventriculaire se produit immédiatement après la systole auriculaire ou plutôt et pour être plus exact, elle n'est séparée d'elle que par un très court intervalle. La systole auriculaire est remarquablement brève et médiocrement énergique. La systole ventriculaire est très puissante et a une durée beaucoup plus considérable que la première.

Ainsi nous retrouvons par la méthode graphique les caractères essentiels des faits qui remplissent une révolution cardiaque, avec cette circonstance que nous en pouvons déterminer avec précision la durée relative et construire avec exactitude la notation qui les exprime.

Durée relative des phases de la révolution cardiaque. — Les chiffres

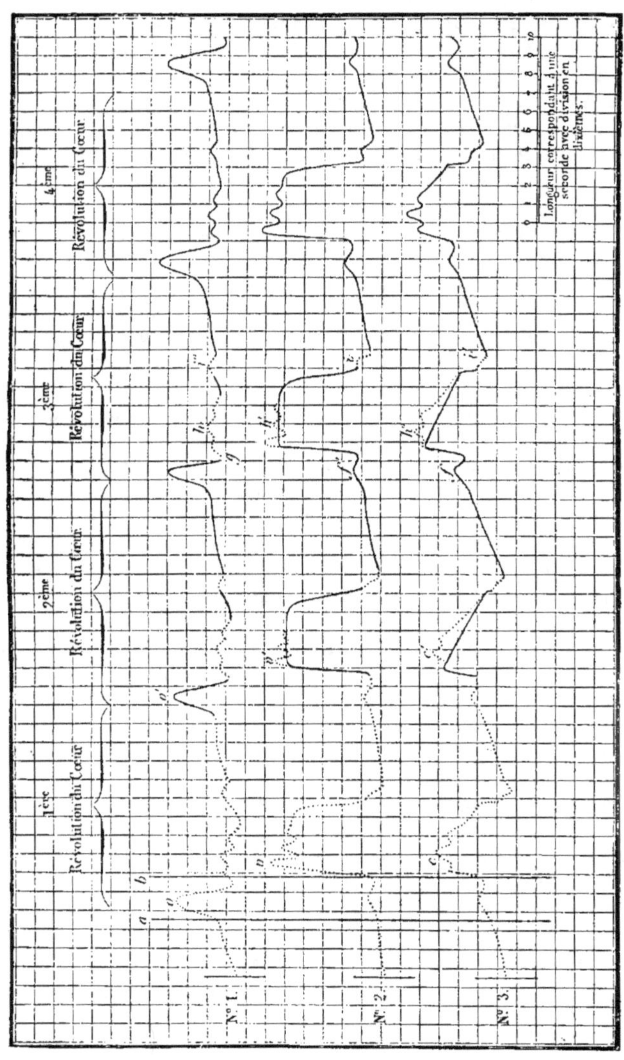

Fig. 30. — Durée relative des phases de la révolution cardiaque.

obtenus par Chauveau et Marey répondent au cas d'un cheval dont le cœur battait 60 fois par minute, en fournissant les cardiogrammes de la figure 30. Les ordonnées équidistantes qui découpent la feuille répondent à un dixième de seconde. En se repérant sur ces ordonnées on trouve les durées suivantes : 1/10 de seconde pour la systole auriculaire ; 4/10 de seconde pour la systole ventriculaire ; 5/10 de seconde pour la diastole générale.

En se servant de courbes recueillies sur l'homme et fournies par la pulsation cardiaque, Landois et Gibson ont donné des mesures d'une très grande rigueur. L'évaluation du temps était obtenue par l'inscription des cardiogrammes sur une plaque enfumée portée par l'une des branches d'un diapason en vibration. Mais une semblable rigueur est tout à fait vaine ; les chiffres ne valent que pour le moment et le fait particulier auquel ils se rattachent, car la durée relative des phases de la révolution cardiaque varie avec le rythme ou la fréquence des battements du cœur. Or toutes les phases ne sont pas également influencées et on peut poser comme une loi que les variations de la fréquence des battements du cœur sont obtenues par des changements qui n'atteignent que la durée de la phase diastolique.

Du plateau systolique. — Les cardiogrammes mettent bien en lumière la grande durée relative de la systole ventriculaire ; cette durée s'exprime par un plateau ondulé qui sépare l'ascension brusque de la plume de sa chute également très brusque. Les ventricules demeurent donc contractés pendant tout l'intervalle qui correspond à l'inscription du plateau. Remarquons incidemment que la contraction du ventricule gauche est plus puissante que celle du ventricule droit (graphique de la figure 29).

Relâchement ventriculaire. — Les ventricules se relâchent brusquement comme l'indique la chute verticale de la plume, et on doit être frappé du caractère de ce relâchement qui ne comporte aucune activité : le cœur entre au repos avec une brusquerie égale à celle de sa contraction. Le relâchement des ventricules peut être indifféremment rattaché à la fin de la systole ou au début de la diastole, mais il y a avantage à le considérer comme le premier épisode de la diastole.

Ondulations du plateau systolique. — Le plateau systolique présente toujours des ondulations qui ont été diversement interprétées. Pour Chauveau elles expriment les variations de la pression dues aux vibrations des valvules auriculo-ventriculaires, brusquement et violemment tendues au moment de la systole. Pour Marey, elles répondent aux vibrations élastiques des parois de l'aorte ébranlées par l'ondée cardiaque. On a soutenu enfin (Frédéricq), qu'elles trahissent les secousses musculaires (contractions élémentaires) qui composeraient la contraction ventriculaire. Nous ne pouvons en ce moment discuter cette dernière interprétation, mais nous la retrouverons, pour l'écarter, quand nous étudierons la nature de la contraction cardiaque.

Pour nous, les ondulations du plateau systolique expriment les vibrations de totalité du sac cardiaque brusquement soumis à la forte pression qui ébranle soudainement ses parois. Nous en faisons aisément la synthèse en conjuguant deux vessies remplies d'eau ; toute pression brusque exercée sur l'une de ces vessies se transmet instantanément à tout le système, qui se met à vibrer et dont on peut facilement inscrire les vibrations. On obtient ainsi des diagrammes tout à fait analogues à des courbes cardiographiques. L'élasticité des parois est ici indifférente ; les vibrations procèdent de l'inertie du liquide contenu dans une poche inextensible et soumis à un accroissement soudain de la pression ; la poche qui le renferme tend à prendre la forme sphérique, mais la dépasse et vibre autour de cette forme moyenne et définitive. Il en est absolument de même pour le cœur.

Ondulation sigmoïdienne, limites de la systole ventriculaire. — La courbe systolique présente, vers la partie inférieure de la descente, une ondulation (v, v', fig. 29) qui se présente à peu près constamment, mais avec une netteté variable dans les cardiogrammes du cheval ; elle accuse un léger accroissement de la pression dû à la clôture des valvules sigmoïdes, qui au moment du relâchement du cœur sont refoulées par la pression artérielle et font une saillie plus ou moins prononcée à l'intérieur des ventricules. L'ondulation sigmoïdienne est un repère précieux, car elle indique la fin de la systole ventriculaire, dont les limites se trouvent ainsi exactement précisées.

Ce point si clair a été remis en question par quelques physiologistes allemands (Martius, Landois) qui placent la fin de la systole sur une des ondulations du plateau systolique. Mais M. Chauveau a pris récemment la peine d'apporter une solution péremptoire à ce litige, en réalisant simultanément l'inscription électrique des mouvements valvulaires et celle des changements de la pression dans les ventricules.

Il est clair que les limites de la systole ventriculaire sont physiologiquement déterminées par le fonctionnement des valvules auriculo-ventriculaires et sigmoïdes. Sa durée et sa place dans le temps sont exactement définies, soit par l'intervalle compris entre le soulèvement et l'abaissement des valvules auriculo-ventriculaires, soit par l'intervalle identique qui sépare les mouvements synchrones et inverses des valvules sigmoïdes.

Le problème était donc d'obtenir l'inscription de ces divers mouvements. A cet effet, une sonde cardiographique construite comme celle du cœur droit soutient une portion d'un circuit de pile pourvue, sur son trajet, d'un signal

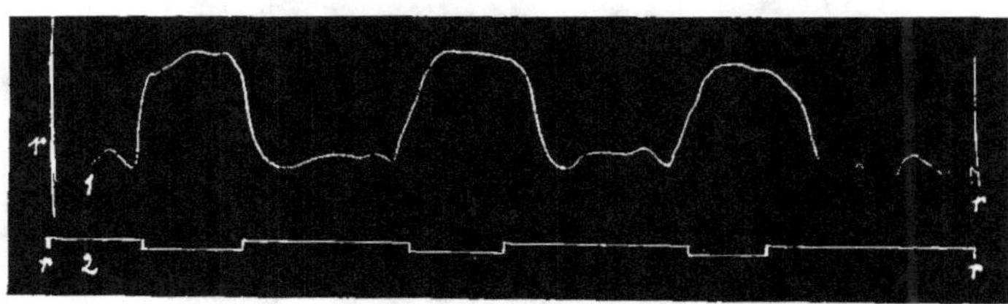

Fig. 31. — Jeu de la tricuspide.

1, tracé de la pression du ventricule droit ; 2, indications du signal électrique actionné par les mouvements de la tricuspide ; r,r, repères naturels.

électrique. Un contact à ressort est disposé sur la sonde de manière à fermer le courant quand il est pressé par l'affrontement des valvules et à l'ouvrir quand ces mêmes valvules reprennent leur place. Les courbes reproduites dans les figures 31 et 32 ont été obtenues avec cet appareil et elles sont assez explicites pour qu'il soit inutile d'y insister.

Elles donnent avec une précision nouvelle les limites de la systole ventriculaire.

Réplétion diastolique. — Après la chute exprimant le relâchement ventriculaire, la courbe se relève lentement et pendant toute la durée de la diastole.

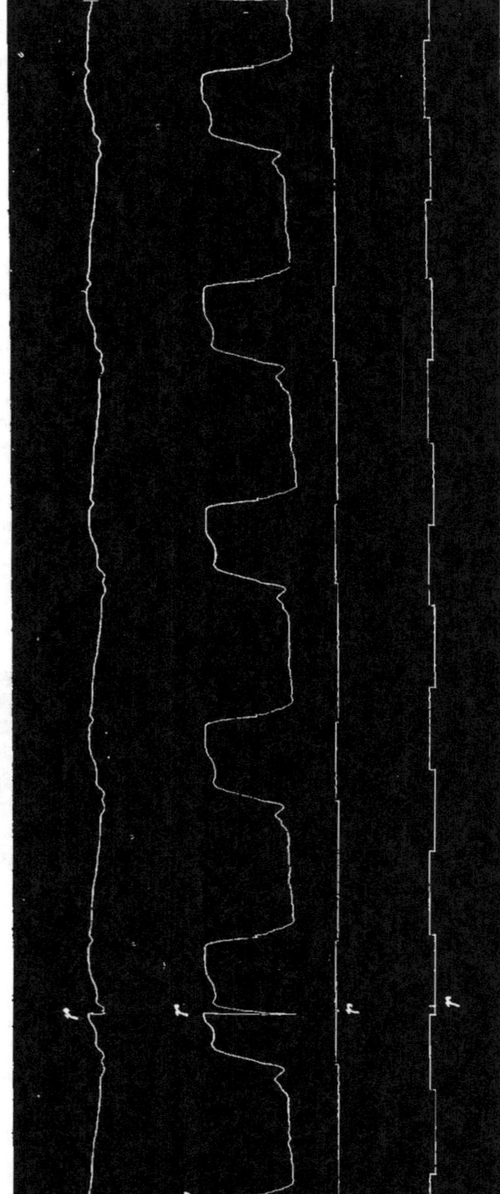

Fig. 32. — Jeu des valvules sigmoïdes de l'aorte.

1, pulsation aortique ; 2, pulsation ventriculaire ; 3, indications du signal actionné par les sigmoïdes aortiques ; 4, indications du chronographe (1/2 seconde); r,r,r,r, repères naturels.

Cette ascension exprime fidèlement l'accumulation du sang dans les ventricules. La réplétion diastolique ne peut avoir lieu, en effet, sans entraîner une distension progressive des parois du cœur et une lente élévation de la pression que les sondes exploratrices ne manquent pas de ressentir et d'exprimer.

Action réciproque des deux systoles. — Les variations de la pression qui se produisent dans les ventricules ont un retentissement immédiat dans les oreillettes et réciproquement. Cette influence réciproque est dénoncée par les tracés. Ainsi, les ondulations du plateau systolique se retrouvent, sur la courbe de la diastole auriculaire. De même la systole auriculaire trouve son expression graphique sur la courbe de la diastole ventriculaire et à son extrémité terminale. Cette circonstance permet d'obtenir la courbe éloignée de l'oreillette gauche, qui ne peut recevoir un organe explorateur. On a ainsi le moyen de se convaincre de la synergie des deux oreillettes.

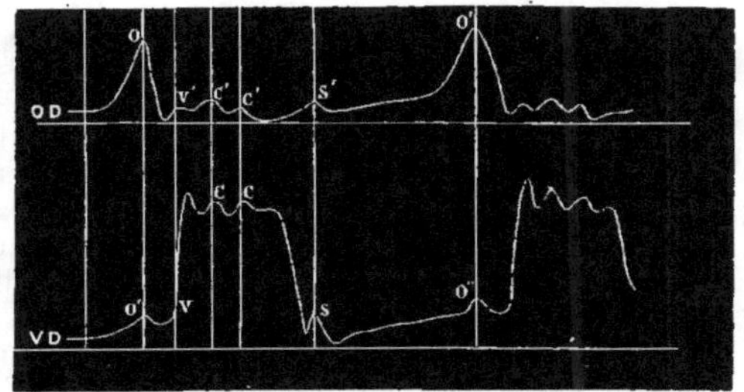

Fig. 33. — Action réciproque des deux systoles.

V'C'C', ondulations de la courbe auriculaire correspondant aux ondulations VCC du plateau ventriculaire ; O', ondulation de la courbe ventriculaire provoquée par la systole auriculaire O ; SS', ondulation sigmoïdienne.

Tous ces faits se voient bien sur les courbes de la figure 30 et de la figure 33.

Depuis la publication du travail initiateur de Chauveau et Marey, on s'est efforcé d'appliquer au chien la méthode de ces expérimentateurs, et on y a réussi, en dépit des difficultés tenant au faible calibre des vaisseaux cervicaux, qui, dans cette espèce animale se prêtent mal à l'introduction des sondes (Frédéricq, Roy et Adami, von Frey et Krehl, Fr. Franck, Hurtley, Gley, Meyer.) Les cardiogrammes du chien ne diffèrent pas essentiellement de ceux du cheval et il n'y a pas lieu de s'y arrêter pour le moment (1).

(1) Cette formule est peut-être un peu sommaire et il est bon de la compléter par un mot d'histoire. L'interprétation donnée à leurs cardiogrammes par Chauveau et Marey a été confirmée par la plupart des auteurs cités plus haut dans le texte. Seul Von Frey a fait entendre une note discordante. A l'aide d'une technique imparfaite, cet expérimentateur a obtenu des courbes inachevées où le plateau systolique est remplacé par un sommet arrondi. Il en conclut que le plateau est un résultat artificiel dû à l'insensibilité des ampoules exploratrices. L'interprétation inattendue de V. Frey a eu, au moins, l'heureux résultat d'inspirer à Contejean d'une part, à Bayliss et Starling, d'autre part, les élégantes démonstrations qui suivent : Contejean a étendu au cœur du chien la méthode des courbes *hémotaugraphiques* inaugurée par Landois pour l'inscription de la pulsation artérielle. Un tube de verre horizontal et terminé, à son extrémité libre, par un trajet capillaire, s'ouvre d'autre part, dans la cavité du ventricule gauche mis à découvert sur un chien, par la résection du thorax. Tout est disposé pour que le jet sanguin qui est projeté à chaque systole, vienne se heurter sur une bande verticale de papier animée d'un mouvement uniforme, et y laisser sa trace. On voit bien que celle-ci est la courbe même des variations de la pression intra-ventriculaire, pendant la systole et que cette courbe est précisément obtenue dans des conditions qui n'en sauraient altérer la forme. Or cette courbe présente tous les caractères essentiels des cardiogrammes classiques, y compris le plateau ventriculaire. La méthode de Bayliss et Starling est également exclusive de tout intermédiaire et par conséquent de toute cause d'erreur. Un tube de verre vertical est ouvert dans le ventricule gauche, et se termine, au dehors, par une extrémité effilée et fermée à la lampe. Le sang faisant irruption dans le tube y refoule l'air jusque

De la pression intra-cardiaque et de ses variations. — La pression intra-cardiaque sert de base, comme nous le verrons, à l'évaluation de la force du cœur (Borelli, Hales, Poiseuille, Ludwig, Cl. Bernard). Elle peut être inférée déjà de la pression du sang dans l'aorte et dans l'artère pulmonaire, que les deux ventricules doivent respectivement surmonter et qu'on peut estimer en moyenne à 175 ou 220 millimètres, pour l'aorte, et 40 à 50 millimètres pour l'artère pulmonaire. Il est évident que la pression maxima du cœur doit dépasser ces valeurs et la mesure directe en serait la preuve ; mais il est malaisé d'introduire des manomètres dans le cœur et de les mettre en communication directe avec les cavités cardiaques. Chauveau et Marey ont résolu la difficulté par une bonne graduation préalable des sondes cardiographiques. Les chiffres qu'ils ont obtenus par cette détermination indirecte sont en général un peu faibles. Cela tient, sans doute, à l'état physiologique des chevaux qui ont été employés dans ces expériences et dont la vigueur laissait vraisemblablement à désirer. Pourtant la pression systolique du ventricule gauche atteignait, dans une expérience, une valeur de 230 millimètres de mercure.

Des pressions négatives. — Ce sont les pressions minima. Elles se produisent à la fin des systoles, au moment même du relachement cardiaque et on en peut trouver l'indication dans les cardiogrammes ordinaires.

Les graphiques de la figure 29 permettent, en effet, de constater qu'au moment du relâchement des ventricules, la courbe tombe au-dessous de la ligne des abscisses. Les pressions négatives sont donc indiscutables, mais il convenait d'établir leur valeur. Chauveau et Marey l'ont déterminée à l'aide d'une sonde cardiographique d'une construction spéciale (sonde à pressions négatives). Elle consiste en une ampoule métallique percée d'un grand nombre d'orifices et coiffée d'un doigt de gant ; les dimensions de cette enveloppe de caoutchouc sont choisies de façon à ce qu'elle s'applique exactement, *sans se tendre*, sur l'ampoule métallique. Un explorateur ainsi fait n'est pas influencé par les pressions positives, mais il s'agrandit sous l'influence de toute pression négative, et l'air qu'il renferme subit une raréfaction aussitôt transmise au tambour inscripteur. L'appareil n'inscrit donc que les pressions négatives et la plume reste sur l'abscisse pour toutes les pressions égales ou supérieures à zéro (1). Convenablement graduée, la sonde en question a fourni, comme valeurs extrêmes des pressions passives du cœur droit : dans l'oreillette, — 2 ou 3 à — 33 millimètres ; dans le ventricule, — 16 à + 20 millimètres. Goltz et Gaule ont fait usage d'un manomètre à minima et ont trouvé des pressions négatives

dans la portion effilée et s'y arrête à un niveau variant, à chaque instant, avec l'intensité de la pression. Or l'image *continue* de ce niveau, obtenue par la chronophotographie donne une courbe identique aux cardiogrammes ordinaires et pourvue d'un plateau systolique.

On a également contesté la place de l'ondulation sigmoïdienne et quelques expérimentateurs comme Fredericq, Roy et Adami la localisent à l'origine même de la chute qui termine la systole, et marque le début du relâchement ventriculaire. Nous croyons volontiers que cette ondulation se déplace avec la sensibilité des instruments et qu'on peut la trouver à des hauteurs variables de la ligne de descente exprimant le relâchement cardiaque. Mais sa signification ne change pas et elle traduit toujours un phénomène qui est fonction du relâchement ventriculaire c'est-à-dire la clôture des valvules sigmoïdes.

Aussi bien, Chauveau et Marey avaient montré que si on empêche le fonctionnement de ces valvules, l'ondulation sigmoïdienne disparaît sur les cardiogrammes.

(1) Le zéro correspond à la pression atmosphérique. Toute pression supérieure à la pression atmosphérique est *positive*. On appelle, au contraire, pression *négative* toute pression inférieure à la pression atmosphérique.

dans les deux ventricules. De Jager, Moens, ont fait des constatations du même ordre.

Théorie de la diastole active. — La réalité et la profondeur des pressions négatives au début de la diastole ont suscité l'hypothèse de la diastole active soutenue notamment par Wedemeyer, Gunther, de Jager. Dans cette hypothèse, le cœur exercerait sur le sang veineux une aspiration directe par une action propre de ses parois musculaires et au moyen d'une contraction dont les agents seraient encore indéterminés. Il fonctionnerait ainsi comme une pompe aspirante et foulante. Cette interprétation n'est pas soutenable, elle ne peut se concilier avec la mollesse, la flaccidité et par conséquent l'inertie du muscle cardiaque, dès son relâchement.

Les pressions diastoliques négatives et l'aspiration très réelle qu'elles exercent sur le sang ont une autre origine : elles sont dues surtout au vide pleural constamment entretenu dans le thorax par l'élasticité pulmonaire. Le sac pulmonaire, fortement élastique, tend sans cesse à se rétracter et à abandonner les parois thoraciques. On en a la double et grossière démonstration, et dans la profonde dépression du diaphragme sur les cadavres, et dans la pénétration bruyante de l'air dans les plèvres, quand on pratique une ouverture dans le thorax. La rétractilité pulmonaire est donc là, toujours présente ; elle fait l'office d'un piston infatigable qui produit automatiquement le vide pleural et fait ventouse sur tous les organes intra-thoraciques.

Les mesures directes effectuées à l'aide de manomètres ouverts dans les plèvres ont montré que la valeur du vide pleural oscille entre 4 et 10 millimètres de mercure. Ces variations sont subordonnées à celles de l'élasticité pulmonaire qui atteint son maximum en inspiration et son minimum en expiration.

Ainsi tous les organes creux du thorax sont soumis à l'influence inévitable de l'aspiration pleurale, qui lutte sans cesse contre leur pression intérieure. En ce qui touche le cœur, la pression du sang dans ses cavités est donc soumise à deux forces antagonistes : celle des parois musculaires de l'organe, qui par leurs contractions rythmées, élèvent périodiquement la pression, et celle du vide pleural, qui agit constamment pour la diminuer. Or le relâchement des ventricules a pour effet de supprimer brusquement la cause la plus puissante de l'accroissement de la pression. L'action du vide pleural, toujours présente, devient tout à coup victorieuse et fait tomber la pression au dessous de zéro. Les parois molles et inertes du cœur obéissent docilement à l'aspiration qui les enveloppe continuellement et qui jusque là avait été neutralisée et masquée par une force plus puissante.

Mais la pression ne reste pas longtemps au dessous de zéro, l'accès progressif du sang veineux ne remplit les cavités du cœur qu'en distendant ses parois et en pressant sur elles de toute la force qui fait progresser le sang dans les veines. Le « *vide post-systolique* » qui vient d'être décrit est donc très fugitif ; il est suivi d'un mouvement inverse dans lequel la pression intra-cardiaque s'accroît progressivement pendant toute la durée de la diastole, jusqu'à devenir égale à la pression veineuse (1).

(1) A l'état normal il n'y a à considérer que le vide post-systolique dont il vient d'être parlé et qui est dû particulièrement au vide pleural. Celui-ci est au moins l'agent prépondérant de la dépression qui se produit dans les ventricules au début de la diastole. Gaule soutient, il est vrai, qu'on observe encore des pressions négatives sur l'animal dont le thorax est ouvert. Si cette observation est exacte, on pourrait invoquer les propriétés du muscle cardiaque qui

Pression cardiaque et pression aortique. — Les variations de la pression intra-cardiaque ont, comme on vient de le voir, une amplitude extraordinaire. Entre le maximum systolique (200 millimètres en moyenne) et le minimum diastolique (— 25 millimètres), il existe un écart de 225 ou 250 millimètres de mercure, environ. Et il ne faut point oublier que cet écart se produit avec une brusquerie sans égale. A l'instant précis du relâchement cardiaque la pression subit une chute soudaine de 225 ou 250 millimètres ; c'est là une circonstance très particulière qu'il convient d'opposer à l'uniformité relative de la

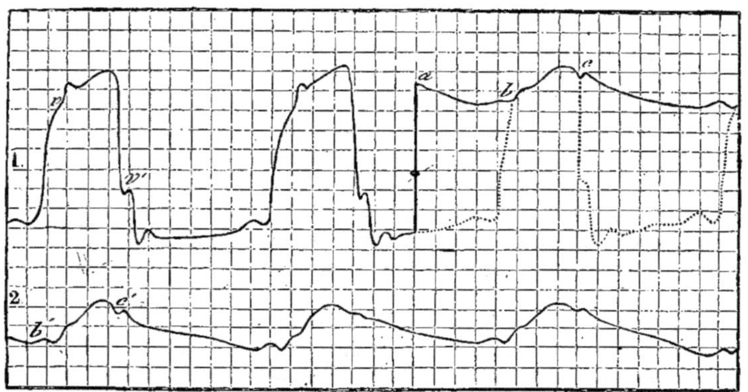

Fig. 34. — Pression cardiaque et pression aortique.

1, Courbe de la pression dans le ventricule gauche. A partir de *a*, la sonde exploratrice est appelée dans l'aorte ; 2, courbe de la pression dans l'aorte.

pression dans l'aorte. Au moment où le vide post-systolique a lieu dans le cœur, la clôture des valvules sigmoïdes isole l'aorte qui devient provisoirement indépendante du cœur et conserve une très haute pression. Les fluctuations qui s'y produisent ne dépendent que de la pénétration de l'ondée systolique qui est intermittente, et de l'écoulement par les capillaires qui est continu. Or ces deux influences antagonistes se compensent de telle façon que la pression dans l'aorte conserve toujours une très grande valeur moyenne et que ses variations ont, par rapport à celles qui se produisent dans le cœur, une très faible amplitude.

pendant sa contraction mettrait en jeu sa propre élasticité et emmagasinerait de la force élastique. Au moment de son relâchement il libère cette force élastique et lui obéit pour s'agrandir en diastole. Le cœur serait, dès lors, comparable à une poire de caoutchouc qui se dilate automatiquement après sa compression (?)

Les pressions négatives affectent une forme singulière et énigmatique dans le phénomène connu sous le nom de *vide pré-systolique*, et observé dans quelques circonstances par Chauveau et Marey. Il se produit exclusivement dans le ventricule droit et à l'instant qui précède la systole. Son interprétation est très-difficile. On ne saurait l'attribuer à la rétractilité pulmonaire, qui est à ce moment neutralisée par la réplétion ventriculaire. Arloing incline à y voir l'effet d'une intervention active du cœur. Il a constaté, en effet, dans certains tracés que le vide pré-systolique coïncide avec un accroissement de pression dans le ventricule gauche. De là l'idée fort légitime, qu'à ce moment il se produit une contraction puissante des muscles papillaires, capable d'infléchir le septum cardiaque vers le cœur gauche et d'entraîner ainsi une forte dépression dans le ventricule droit.

Ces différences entre le cœur et les artères deviennent très sensibles dans l'expérience suivante de Chauveau et Marey. La sonde du cœur gauche étant convenablement placée, la courbe des variations de la pression dans les ventricules s'inscrit de la manière accoutumée ; on tire alors sur la sonde, de façon à faire passer l'ampoule exploratrice dans l'aorte, immédiatement au dessus des valvules sigmoïdes. Aussitôt le tracé change de forme et n'exprime plus que les variations de la pression dans l'aorte (fig. 34). Or la courbe de ces variations occupe le niveau du plateau systolique et reproduit la forme de ce plateau. Mais son ascension systolique et sa chute diastolique ont une très faible amplitude. Nous prendrons cette occasion pour faire remarquer que le maximum systolique de la pression ventriculaire est forcément supérieur à la pression aortique qu'elle est obligée de surmonter, pour forcer l'entrée de l'orifice artériel. Fick et ses élèves n'ont évidemment pu constater le contraire qu'avec une technique défectueuse et leur erreur ne réclame pas une autre réfutation. Elle a, au moins, fourni l'occasion à Chauveau et Marey, de montrer que toutes les fois que la pression systolique des ventricules n'atteint pas une valeur supérieure à celle de l'aorte, la systole demeure insuffisante et pas une goutte de sang ne pénètre dans les artères.

DE LA FRÉQUENCE DES BATTEMENTS DU CŒUR OU DU RYTHME CARDIAQUE.

La fréquence et le rythme sont deux expressions qui sont devenues synonymes ; elles s'entendent pourtant de deux choses différentes : la première désignant le nombre des battements du cœur dans l'unité de temps, la seconde, le mode de succession de ces battements (1). A l'état normal, et sauf une exception très curieuse offerte par le chien, les battements du cœur se succèdent à intervalles égaux et le rythme est régulier. Dans ce cas, il se confond avec le nombre, et c'est de là sans doute que vient la synonymie des deux expressions.

La fréquence des battements du cœur est extrêmement variable. Elle est subordonnée à un grand nombre de circonstances que nous allons passer successivement en revue.

Influence de l'espèce. — Chez l'homme adulte, le rythme du cœur est de 72 battements par minute. Pour les autres espèces animales, il a les valeurs qui figurent dans le tableau ci-dessous :

Cheval.....................	36 à 40	battements à la minute	(Delafond).
Ane, mulet....	46 à 50	—	—
Bœuf.....................	46 à 50	—	—
Mouton et chèvre..........	70 à 80	—	—
Porc.....................	70 à 80	—	—
Chien....................	90 à 100	—	—
Lapin....................	120 à 150	—	—
Éléphant.................	25 à 28	—	(Colin).
Chameau.................	25 à 32	—	—
Girafe...................	66	—	(Dubois).
Lion	40	—	(Colin).
Oie.....................	110	—	(Prévost et Dumas).
Poule	140	—	—
Pigeon	136	—	—
Moineau.................	138	—	(Colin).

(1) Le rythme s'entend aussi de la durée relative et de la succession des faits qui remplissent une révolution cardiaque.

Influence de la taille. — Les chiffres ci-dessus montrent, déjà, que chez les petites espèces animales, la fréquence des battements est plus grande que chez les espèces de grande taille. L'influence de la taille se fait également sentir et s'exerce dans le même sens sur les sujets de la même espèce, mais il n'y a pas de rapport simple entre la taille des individus et leur rythme cardiaque. Rameau prétendait pourtant exprimer la relation de ces deux termes dans l'égalité $\frac{n}{n'} = \sqrt{\frac{d'}{d}}$ où n n' désignent le rythme et d d', la taille de deux individus inégaux. Wolkmann préfère une autre formule ; mais il ne semble pas que des faits de cet ordre puissent être embrassés dans une expression algébrique.

Chez quelques individus le rythme du cœur s'éloigne sensiblement du chiffre ordinaire, soit en un sens, soit dans l'autre.

Influence de l'âge. — Elle a été très bien déterminée chez l'homme par un grand nombre d'auteurs dont les observations sont assez concordantes. Il résulte de celles de Wolkmann, que le rythme, qui est de 134 dans la première année, descend régulièrement les années suivantes pour s'arrêter à 72 vers la vingtième année et conserver cette valeur. Pourtant dans l'extrême vieillesse le rythme du cœur se relève et atteint 75 à 80.

Pour les espèces domestiques, nous empruntons les documents suivants à Delafond.

ESPÈCE ANIMALE.	JEUNE AGE.	VIEILLESSE.
Cheval	70 — 72	32 — 38
Ane et mulet	65 — 75	55 — 60
Bœuf	60 — 70	40 — 45
Mouton et chèvre	85 — 95	55 — 60
Porc	100 — 110	55 — 60
Chien	110 — 120	60 — 70
Chat	130 — 140	100 — 120

Muller, Hering ont fait, sur le cheval, des observations précises qui ont donné les résultats suivants :

Age.	Rythme.
A la naissance	160
A 15 jours	90 à 100
A 3 mois	68 à 76
A 6 mois	64 à 72
A 1 an	48 à 56
A 2 ans et demi	40 à 48
A 4 ans	38 à 40 / 32 à 40

Chez le veau, à la naissance, on a compté de 92 à 132 battements à la minute ; à un mois, 68 ; à six mois, 56 ; à un an, 58.

Influence du sexe. — Le rythme du cœur est un peu plus fréquent chez les femelles que chez les mâles. On sait notamment que chez les étalons de l'espèce chevaline le nombre des battements du cœur oscille entre 26 et 36 par minute. Chez l'homme, l'influence du sexe augmenterait la fréquence de 1/8 environ, au bénéfice de la femme (Guy, cité par Milne-Edwards). On n'a point, que nous sachions, réuni de documents pour d'autres espèces animales.

Influence de l'activité musculaire. — L'accélération du rythme cardiaque provoqué par l'exercice musculaire est d'observation banale. Nous nous bornerons à cet égard à fournir les chiffres suivants recueillis par Colin :

> Sur l'animal au repos le rythme est de 40 battements à la minute.
> Après 5 minutes de marche au pas il atteint...... 55 battements
>   —   trot   —   78   —
>   —   galop   —   98   —

On voit que la fréquence des battements du cœur, en fonction de l'exercice musculaire, ne croît pas proportionnellement à l'intensité des efforts produits. C'est qu'elle trouve bientôt une limite physiologique infranchissable, imposée aussi bien par les nécessités du fonctionnement du cœur, que par les propriétés de ses fibres musculaires. En tenant compte des chiffres précédents, on voit que le maximum de l'accélération physiologique est égal à 2 fois et demie, environ, le rythme du repos.

L'activité musculaire manifeste son influence, d'autre part, dans tous les modes et les degrés du repos que nous allons examiner.

Influence de l'attitude. — Elle a été étudiée surtout chez l'homme qui a présenté les rythmes suivants :

	(Robinson).	(Guy) moyennes de 79 observations portant sur 79 sujets différents.
Couché..............................	64	66
Assis................................	68	70
Debout..............................	73	78

Ces chiffres révèlent un écart maximum de 1/6.

Chez le bœuf, l'influence de l'attitude est encore plus marquée, car le rythme s'accroît de 1/4, environ, quand l'animal passe de l'attitude couchée à l'attitude debout.

Influence du sommeil. — Le sommeil qui est la forme normale du repos, le repos le plus parfait, est accompagné d'une diminution du rythme qui est à peu près de 1/10 à partir de l'attitude couchée.

Influence de l'hibernation. — Elle est considérable. Il résulte des observations isolées de Saissy et de Prunelle sur la marmotte, que le rythme du cœur, qui dans cette espèce atteint 90 à l'état de veille, tombe à 12 et même à 8 battements par minute, pendant le sommeil hibernal.

L'influence de la *digestion* n'a été étudiée, semble-t-il, que chez l'homme où, dans la première heure qui suit le repas, le rythme s'élève de 72 à 80 ou 82; mais il retombe graduellement à sa valeur normale dans les cinq ou six heures suivantes (Lichtenfels, Frolich, cité par Milne-Edwards).

L'*inanition* agit en sens inverse et fait tomber le rythme à 56 ou 60 battements par minute.

Influence de la respiration. — Il paraît y avoir entre le rythme respiratoire et le rythme cardiaque une relation déterminée, car, en général, le nombre des battements du cœur est 4 fois plus élevé, environ, que celui des mouvements respiratoires.

Dans certaines espèces, comme le chien, la relation n'est pas seulement numérique. Le rythme du cœur subit, en effet, des variations périodiques étroitement subordonnées aux mouvements respiratoires. Il s'accélère en inspiration et se ralentit en expiration, comme en témoignent les courbes de la figure 35. Comme nous le verrons plus tard, ces variations périodiques du rythme, en fonction de la respiration, tiennent à l'influence du système nerveux. Qu'il suffise de dire

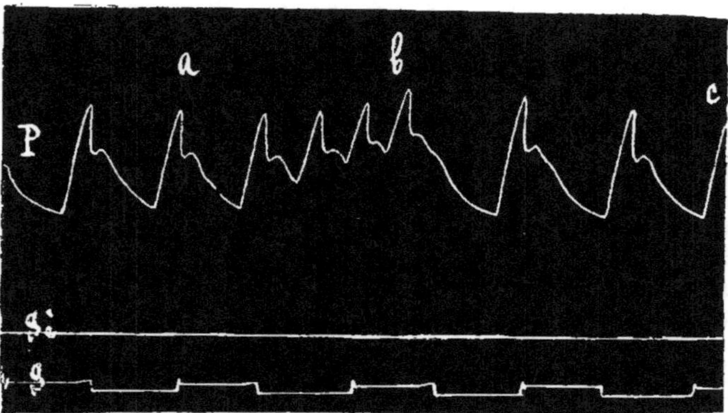

Fig. 35. — Variations périodiques du rythme du cœur chez le chien, en fonction de la respiration.

P, pouls de la fémorale, S, secondes. De *a* en *b*, Inspiration. De *b* en *c*, expiration.

ici, qu'après la section double des nerfs pneumogastriques, le rythme du cœur échappe à l'influence du rythme respiratoire et devient uniforme. Il subit d'ailleurs, après cette opération, une accélération très marquée, comme dans toutes les espèces animales, et nous retrouverons ce fait dans le chapitre consacré à l'innervation du cœur.

Chez l'homme, on observe assez fréquemment une accélération du rythme cardiaque pendant l'expiration. Marey rattache ce phénomène à la diminution du vide pleural qui a lieu dans cette phase de la respiration, et laisse au cœur une plus grande liberté. L'accélération qui se produit constamment dans le rythme du cœur, pendant l'effort, la glotte étant fermée, pourrait recevoir la même interprétation. Mais nous aurons à revenir plus tard, sur ce fait, pour en achever l'explication.

Nous devons rappeler à ce propos, que certains physiologistes ont constaté, sur eux-mêmes, qu'il est possible de supprimer quelques battements cardiaques, ou même d'arrêter le cœur, en produisant soit un violent effort d'expiration, (E. F. Weber) soit une inspiration très profonde (Muller, Chauveau). Ces épreuves ne sont pas sans danger et, quant aux faits qu'elles mettent en évidence, ils se rattachent à l'influence du système nerveux sur le cœur et nous les retrouverons, plus tard, à leur vraie place.

Influence de la température extérieure. — L'élévation de la température est suivie d'une accélération plus ou moins marquée du rythme cardiaque. Aussi la fréquence des battements du cœur est-elle plus grande en été qu'en hiver sur toutes les espèces. L'écart est d'environ 5/100. Il s'exagère notablement dans certaines conditions, telles que l'encombrement des animaux dans les étables, encombrement qui a pour effet d'élever la température extérieure. Ce détail n'est pas sans intérêt quand on procède à un examen clinique. L'influence de la température sur le cœur a d'ailleurs trouvé de nombreuses expressions expérimentales. Delaroche ne comptait pas moins de 160 battements à la minute après un séjour de quelques minutes dans une étuve à 60° (cité par Milne-Edwards). La chaleur procède, dans tous les cas, en agissant directement sur le muscle cardiaque. Calliburcès en a donné la preuve par quelques expériences fort simples pratiquées sur la grenouille : une application directe d'eau chaude sur le cœur d'un de ces animaux, accélère le rythme de l'organe qui bat deux fois plus vite. Le résultat est le même si l'eau est appliquée en un point quelconque du corps. Dans ce cas, le cœur est échauffé par le sang en circulation qui a subi l'action directe de l'eau chaude. L'influence de la chaleur est encore plus nette quand l'animal tout entier est plongé dans un bain chaud, et, dans une de ses expériences, Calliburcès a vu le rythme s'élever de 18 à 94 battements par minute.

Dans tous les cas, il s'agit bien d'une influence qui s'exerce immédiatement sur la fibre musculaire du cœur, sans l'intermédiaire du système nerveux, car l'expérience fournit les mêmes résultats après la destruction de la moelle. Le cœur est donc, comme tous les muscles, très sensible à l'action excitante de la chaleur.

Influence de la pression atmosphérique. — La fréquence des battements du cœur subit des variations inverses de celles de la pression atmosphérique. Elle diminue chez les ascensionnistes ou les aéronautes. Elle augmente, au contraire, de la manière la plus sensible, chez les sujets plongés dans des bains d'air comprimé (Pravaz).

DU DÉBIT DU CŒUR.

Le débit du cœur se mesure, nous l'avons vu, à la quantité de sang qui le traverse pendant l'unité de temps, la minute. Nous avons constaté également (page 195) que le débit est le même à tous les niveaux du cercle circulatoire et que, par conséquent, les deux ventricules livrent à l'aorte et à l'artère pulmonaire la même quantité de sang.

Le débit cardiaque est exclusivement fonction du nombre et du volume des ondées sanguines jetées dans les artères à chaque systole, ce qui s'exprime dans l'égalité $V = nv$. Le facteur n est directement fourni par une simple numération des battements du cœur, mais il est plus malaisé de connaître le volume des ondées cardiaques. Aussi s'est-on borné à mesurer la capacité des ventricules à l'aide de diverses méthodes. Legallois pesait comparativement le cœur plein et vide ; il a trouvé ainsi, sur le cœur de l'homme, une contenance de 86 centimètres cubes, pour le ventricule droit et de 78 centimètres cubes, pour le gauche. Ces chiffres sont visiblement trop faibles. Megg pratiquait rapidement la ligature des vaisseaux du cœur, à l'instant précis de la fin de la diastole, et mesurait ensuite la quantité de sang emprisonné dans les ventricules, par la ligature. En répétant l'observation sur un certain nombre de mammifères, il est arrivé à estimer que le volume du sang qui remplit l'organe est égal aux 9/10 du poids du cœur. Appliquée au cœur de l'homme cette relation fait ressortir une capacité de 180 à 360 centimètres cubes pour chaque ventricule.

Vierordt, Wolkmann ont déterminé le débit en partant de la vitesse du sang dans l'aorte et de la surface de l'orifice artériel. Celle-ci est estimée à 340 milli-mètres carrés ; la vitesse du sang dans l'aorte est considérée comme égale à $0^m,261$, soit un débit de $0^l,207$ à la seconde. Ce résultat implique pour l'ondée sanguine jetée par chaque ventricule, à chaque systole, un volume de 180 à 185 centimètres cubes.

Colin mesure directement la quantité de liquide que peuvent admettre les ventricules sur un cœur récemment détaché, en prenant la précaution d'attendre que la rigidité cadavérique soit dissipée. Il trouve ainsi pour la capacité des ventricules, les chiffres moyens suivants :

	Ventricule droit.	Ventricule gauche.
Ane	$0^l,265$	$0^l,175$
Petit cheval.	$0^l,771$	$0^l,673$
Chevaux de taille moyenne	1 litre	$0^l,850$
Chevaux de grande taille	$1^l,300$	$1^l,206$
Chien de 20 kilos	$0^l,073$	$0^l,055$
Porc de 91 kilos	$0^l,056$	$0^l,048$
Mouton de 39 kilos	$0^l,052$	$0^l,042$

Le ventricule droit aurait donc une capacité supérieure à celle du ventricule gauche. Cette inégalité est attribuée, par l'auteur, à la gêne périodique éprouvée par le cœur droit pour lancer le sang dans le poumon, pendant l'expiration, gêne qui résulte de la diminution du vide pleural à ce moment, et du rétrécis-sement mécanique des capillaires. Quoi qu'il en soit de l'explication, l'inégalité de volume dans les cavités ventriculaires n'entraîne pas, si elle est bien réelle, l'inégalité du débit. La compensation est assurée par l'inégale déplétion des deux ventricules pendant la systole.

Les documents forcément inexacts et péniblement obtenus sur la capacité des ventricules peuvent servir de base à un calcul approximatif du débit, à la condition de défalquer, pour chaque systole, la quantité de sang qui reste dans le cœur à la fin de sa contraction. Ce reliquat est évalué par Colin au tiers de la capacité des ventricules. Pour un cheval de taille moyenne, le débit du cœur, à chaque systole, serait donc de $0^l,666$, soit, en vingt-quatre heures, un total rond de 380 hectolitres, en supposant 40 battements par minute. Ce chiffre très incertain a, au moins, le mérite de donner une idée des effets hydrauliques du fonctionnement du cœur ; mais nous n'étendrons pas le calcul à d'autres espèces ; il ne serait ni plus exact ni moins illusoire.

Variations du débit du cœur. — Le débit du cœur est d'ailleurs va-riable ; mais il convient de rechercher d'abord la relation simple qui unit ses deux facteurs. Rappelons, pour cela, la loi des changements de la fréquence du rythme cardiaque. Ces changements sont obtenus par une modification inverse dans la durée de la phase diastolique. Plus exactement, le nombre des batte-ments du cœur est en raison inverse de la durée de la phase diastolique. Or, cette phase de la révolution cardiaque est consacrée à la réplétion des ventri-cules. Le volume du sang accumulé dans ces cavités, à la fin de la diastole, et par conséquent, le volume des ondées cardiaques, est donc proportionnel à la durée de la diastole et inversement proportionnel à la fréquence des batte-ments.

Il en résulte que les deux facteurs du débit v et n sont en raison inverse l'un de l'autre, en sorte que leur produit, c'est-à-dire le débit du cœur, serait cons-tant si la relation d'inversionnalité que nous venons de constater était absolument rigoureuse. Mais il faut compter avec le reliquat laissé dans les ventricules à chaque systole, et dont le volume est certainement variable.

Influence de la pression artérielle sur les facteurs du débit. — Parmi les conditions qui peuvent faire varier solidairement les deux facteurs v et n, il n'en est pas de plus puissante que la pression artérielle, c'est-à-dire que la résistance que le cœur doit surmonter pour forcer l'entrée de l'orifice aortique. Cette résistance éveille, par ses changements, la sensibilité du cœur qui, par un phénomène d'adaptation fonctionnelle, règle le nombre et la puissance de ses battements sur la grandeur des obstacles qu'il rencontre.

La méthode de Ludwig est très propre à mettre cet ordre de faits en évidence. Elle consiste à faire peser une charge variable sur un cœur détaché de tortue ou de grenouille. La disposition adoptée, pour cet objet, par Ludwig et ses élèves est assez complexe. Marey l'a fort heureusement simplifiée tout en lui donnant une forme qui en fait l'instrument d'une méthode générale permettant d'étudier toutes les propriétés physiologiques du muscle cardiaque. Comme on peut le voir par la figure 36, et sa légende, le dispositif de M. Marey permet d'étudier simultanément les variations du volume du cœur (débit) et de la pression. La valeur de la charge est donnée par la hauteur du réservoir veineux.

Quelle que soit sa disposition, la méthode de Ludwig permet entre autres choses d'étudier l'influence de la pression

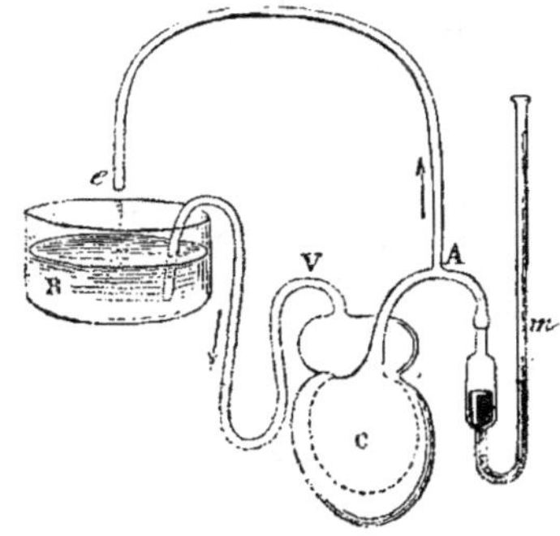

Fig. 36. — Schéma de l'appareil de M. Marey pour faire varier la charge sur le cœur des vertébrés à sang froid.

sur le débit du cœur et sur ses deux facteurs, le nombre n et le volume v des ondées ventriculaires. Bornons-nous à considérer le premier de ces éléments.

Le rythme est étroitement subordonné à la hauteur de la charge. Il acquiert son maximum pour une valeur moyenne de la pression au dessus et au dessous de laquelle il devient de plus en plus rare et le cœur cesse de battre pour les valeurs extrêmes. La pression agit donc comme un excitant de l'appareil cardiaque, et sollicite ses contractions quand elle est modérée. Elle les ralentit ou les arrête quand elle est trop forte ou trop faible. Pour la série des valeurs de la pression comprises entre certaines limites, on peut donc formuler cette loi : Le cœur bat d'autant plus vite qu'il éprouve moins de peine à se vider (Marey). Le rythme serait ainsi en raison inverse de la pression. Mais nous trouverons bien des circonstances dans lesquelles cette relation n'est point observée et qui montrent que la pression sanguine n'agit point sur le cœur comme une simple résistance mécanique, mais qu'elle lui apporte des indications qui sont en quelque sorte interprétées par le muscle cardiaque, et le sollicitent en un sens ou en l'autre.

De la force du cœur.

La force du cœur est l'effort total développé par l'organe, aux moments efficaces de la systole ventriculaire. Si on pouvait atteindre la mesure de cet effort, on aurait du même coup la mesure de la puissance motrice du cœur, et on conçoit que ce problème ait beaucoup préoccupé les physiologistes qui l'ont abordé d'ailleurs, avec des vues et des méthodes très différentes. Nous ne parlerons ni des conceptions étranges ni des évaluations fantastiques de Borelli, qui n'a même pas formulé nettement la question. Or c'est le point sur lequel il faut s'entendre, tout d'abord, pour bien établir les facteurs de la force cardiaque. Cette force n'a point, en soi, d'autre mesure que la pression maxima supportée par chaque ventricule, aux moments efficaces de la systole, multipliée par la surface de ces mêmes ventricules.

L'évaluation de la pression est relativement aisée, et Hales la mesurait assez exactement par la hauteur à laquelle s'élève le sang dans un tube vertical inséré sur l'aorte. Le tube de Hales a été employé par Colin sur le cheval avec cette particularité qu'il l'insérait sur la carotide. Disons, tout de suite, que la hauteur moyenne de la colonne sanguine qui s'élève dans un tube de Hales est environ de 2 mètres dans un gros vaisseau du système aortique, et de 30 à 50 centimètres dans l'artère pulmonaire. Les tentatives de Colin pour atteindre le deuxième facteur de la force cardiaque, c'est-à-dire pour mesurer la surface des ventricules, ont été doublement infructueuses. Et d'abord, la recherche de cette surface est tout à fait illusoire. C'est un élément insaisissable, pour ce motif qu'il n'est jamais le même aux divers moments de la systole, et toute l'ingéniosité déployée par divers physiologistes pour prendre l'empreinte des ventricules et en déterminer soigneusement l'étendue, s'est dépensée vainement; l'empreinte obtenue est une empreinte cadavérique qui n'a qu'un rapport éloigné avec la surface agissante.

La mesure immédiate de cette surface étant irréalisable, M. Marey essaye de la déterminer indirectement, en la supposant égale à celle d'une sphère ayant pour volume le volume de l'ondée ventriculaire soit 180 centimètres cubes, environ, pour l'homme, et 0^{l},666 pour un cheval de taille moyenne. Mais cette conception soulève, à son tour, bien des objections et il est plus sage de renoncer à une détermination impossible.

C'est le parti auquel s'était arrêté Poiseuille qui a eu le double mérite de limiter convenablement le problème et d'introduire les manomètres à mercure dans la mesure de la pression sanguine.

De la force statique du cœur. — Poiseuille s'est proposé en effet de déterminer ce qu'il a appelé « la force statique du cœur », c'est-à-dire la résistance qui pèse sur la surface de l'orifice aortique, et que le cœur doit déplacer. Cette résistance est égale au poids de la colonne de mercure ayant pour hauteur la mesure de la pression dans l'aorte, et pour base la surface même de l'orifice aortique. Poiseuille s'est servi pour mesurer la pression artérielle d'un manomètre à mercure très simple, ouvert dans la carotide, et auquel il a donné le nom d'*hémodynamomètre*. Sa méthode s'est rapidement propagée comme nous le verrons, quand nous étudierons en détail ce point de technique, et on possède aujourd'hui un grand nombre de données qui permettent d'estimer à 200 millimètres, environ, la pression moyenne du sang à l'orifice aortique chez la plupart des Mammifères.

Le diamètre de cet orifice, chez l'homme, atteindrait, d'après Poiseuille, 34 millimètres. Or une colonne de mercure ayant pour hauteur 200 millimètres et pour base un cercle de 34 millimètres de diamètre, pèse exactement

$2^{kg},443$, soit en chiffres ronds $2^{k},400$. Telle serait la force statique du cœur gauche de l'homme, en supposant que la pression, à l'origine de l'aorte, atteint 200 millimètres.

Chez le cheval, le diamètre de l'orifice aortique est évalué par Colin à 4 centimètres. En restant dans l'hypothèse d'une pression de 200 millimètres, ce chiffre fait ressortir une surface de 12,53 centimètres carrés et une force statique de $3^{k},383$, soit en chiffres ronds, $3^{k},400$.

DU TRAVAIL DU CŒUR.

En partant de ce principe bien connu que, dans toute machine, le travail moteur est égal au travail résistant, on peut à l'aide de la force statique arriver aisément à l'évaluation du travail cardiaque. La force statique représente, en effet, la résistance déplacée par le cœur ; il suffirait de connaître la valeur du déplacement, c'est-à-dire la vitesse du sang au niveau de l'orifice aortique. Or, la résistance à ce niveau est déplacée, à chaque systole, d'une quantité égale à la longueur de la colonne liquide introduite par le cœur. Ces déplacements successifs se fondent en une vitesse moyenne qu'il est impossible d'atteindre directement, mais qu'on peut évaluer avec assez d'approximation. Il résulte, en effet, des recherches de Vierordt, que la vitesse du sang dans la carotide est, en chiffres ronds, de $0^{m},300$ par seconde. En tenant compte de l'élargissement du vase artériel au niveau de la carotide, Vierordt évalue à 400 millimètres la vitesse du sang dans l'aorte. Appliquons ces données au cheval. Le travail effectué par le ventricule gauche, en une seconde, serait égal, dans cette espèce, à $3,4 \times 0^{m},4 = 1^{kgtre}260$, ce qui, pour les vingt quatre heures, fournit une somme de 117504 kilogrammètres.

La pression du sang dans l'artère pulmonaire est égale au quart, environ, de la pression dans l'aorte ; mais le diamètre est sensiblement le même dans les deux vaisseaux, en sorte que tous les autres éléments du travail du cœur droit sont les mêmes que ceux du cœur gauche. Le premier est donc égal, à peu près et en moyenne, au quart du second, et le travail total sera obtenu en multipliant celui du cœur gauche par 1,25. Il vient ainsi : 146880 kilomètres, soit en chiffres ronds : 146000 kilogrammètres par jour.

L'application de cette méthode au cœur de l'homme fait ressortir un travail quotidien de 98 000 kilogrammètres.

Ces chiffres sont, sans doute, un peu forts ; cela tient à ce que nous avons majoré la pression artérielle qui, en réalité, n'atteint qu'exceptionnellement 200 millimètres dans l'aorte. Sa valeur moyenne est évidemment plus faible, et pour l'établir avec assez d'exactitude, il faudrait dépouiller les résultats disséminés dans les divers travaux relatifs à la pression artérielle. Cette recherche est inutile. Il suffit de savoir que les chiffres précédents ont été obtenus en partant d'une pression de 200 millimètres dans l'aorte.

Conversion thermodynamique du travail cardiaque. — Le sang déplacé par le cœur retourne au cœur. De même qu'un mobile jeté verticalement, à une certaine hauteur, retombe à son point de départ et annule par le travail négatif de sa chute, le travail positif de l'ascension, de même, le travail du cœur, stérilisé par le retour du sang, n'a point d'effet mécanique utile. Il

s'épuise en travail négatif de frottement, équivalent à une chute, et par conséquent, il se convertit en chaleur. En partant des chiffres ci-dessus, le travail cardiaque représente pour le cheval 330 calories et pour l'homme
230 calories qui demeurent acquises au bénéfice de la chaleur animale.

———

CHAPITRE VI

DES SIGNES EXTÉRIEURS DE LA RÉVOLUTION CARDIAQUE

Dans les chapitres précédents nous avons appris à connaître le fonctionnement
du cœur et ses effets hydrauliques. Il convient maintenant d'étudier les phénomènes par lesquels ce fonctionnement se dénonce au dehors, et qui en deviennent ainsi les signes extérieurs. Cette étude a une très grande importance
pratique. En précisant la valeur des signes normaux de la circulation cardiaque,
elle fournit au clinicien des repères certains pour apprécier les altérations
introduites par l'état morbide.

Les signes extérieurs de la circulation cardiaque sont au nombre de deux :
le choc précordial ou la pulsation cardiaque, et les bruits du cœur.

DU CHOC PRÉCORDIAL OU DE LA PULSATION CARDIAQUE.

A chacune de ses révolutions, le cœur presse avec force sur la région du thorax
avec laquelle il est en rapport ; il y produit un soulèvement qu'on peut toujours
percevoir à la main, et qui devient parfois perceptible aux yeux. Chez l'homme,
il se manifeste au niveau du cinquième espace intercostal, sous le mamelon
gauche. C'est ce mouvement qu'on désigne sous le nom de choc précordial ou
de pulsation cardiaque. Il était connu dès la plus haute antiquité et Harvey n'a
pas manqué de s'y arrêter.

**Relations chronologiques de la pulsation du cœur avec les actes de
la révolution cardiaque.** — La première question à résoudre est de déterminer le moment précis de la révolution cardiaque où se produit la pulsation
du cœur. Or le choc précordial est un phénomène systolique ; il coïncide avec
la systole ventriculaire et cette coïncidence ne saurait aujourd'hui être mise en
doute par personne.

Harvey l'avait très exactement déterminée dans ses observations sur le jeune
vicomte de Montgomery. Dès 1827, D. Barry en fournissait la preuve méthodique dans l'expérience suivante : Sur un cheval debout, il pratiquait une
incision ouverte dans les parois abdominales et dans le diaphragme ;
puis, insérant la main entre le cœur et le thorax, il percevait très nettement la
pulsation cardiaque, au moment précis du durcissement systolique. Cette
belle expérience reproduite, trente ans plus tard, par Chauveau et Faivre,
devenait la base de la théorie rationnelle du choc, en même temps qu'elle éta-

blissait, une fois encore, que le choc est un phénomène systolique. Enfin la méthode graphique est venue confirmer toutes ces indications et démontrer, d'une façon péremptoire, la coïncidence de la pulsation cardiaque et de la systole ventriculaire. Cette démonstration est obtenue par l'inscription simultanée des deux phénomènes dont on se propose de fixer les relations chronologiques.

L'explorateur de la pulsation cardiaque employé par Chauveau et Marey, dans cette circonstance, est une ampoule formée d'un doigt de gant dont les parois sont soutenues intérieurement par un matelas de coton fonctionnant comme un ressort. L'ampoule exploratrice est insérée dans la région précordiale du cheval, au niveau du cinquième espace intercostal, entre les deux muscles intercostaux. Il suffit de la relier à un tambour inscripteur pour avoir la courbe du phénomène. Or, en inscrivant simultanément tous les actes de la révolution cardiaque par la méthode accoutumée, on obtient des graphiques comme ceux de la figure 30. Ces graphiques montrent le synchronisme parfait de la systole ventriculaire et du choc précordial. Les courbes des deux phénomènes sont d'ailleurs exactement superposables, réserve faite de l'inclinaison du plateau, qui, dans la courbe de la pulsation cardiaque, dénonce la déplétion des ventricules pendant la systole.

Le choc précordial est donc placé sous la dépendance de la systole ventriculaire, et cette circonstance est exclusive de toute théorie, comme celle de Beau qui rattachait le phénomène à l'influence de l'oreillette. Beau (1835) attribuait la pulsation du cœur à la dilatation opérée dans les ventricules par la poussée du sang projeté dans leurs cavités, au moment de la systole auriculaire. Cette interprétation est à ce point étrange, que nous ne l'aurions pas rappelée, si elle n'avait été reprise, au moins partiellement, par M. Potain, et si elle ne trouvait dans l'autorité de son récent protagoniste, la raison d'un succès immérité.

C'est peut-être pour conjurer ce danger que M. Chauveau, dans un mémoire tout récent, a pris la peine de reprendre ses démonstrations antérieures, et de mettre en pleine évidence les relations chronologiques de la pulsation du cœur avec tous les actes de la révolution cardiaque.

La méthode demeure invariable et consiste à recueillir simultanément les courbes cardiographiques et celles de la pulsation du cœur. Or, en parcourant la longue série des graphiques de M. Chauveau, on y trouve la pleine confirmation de ce fait que la pulsation du cœur coïncide avec la systole ventriculaire, dont elle devient l'expression extérieure :

a. Les courbes de la pulsation du cœur et de la systole ventriculaire sont superposables et limitées exactement par les mêmes ordonnées verticales ;

b. Que si la systole auriculaire peut intervenir dans la courbe de la pulsation, cette intervention est exceptionnelle et n'apporte qu'un élément précurseur, étranger, par conséquent, à la constitution de la courbe ;

c. La systole auriculaire est d'ailleurs trop faible, en général, pour produire des effets mécaniques sensibles au dehors ;

d. Toutes les anomalies de la systole ventriculaire se reflètent avec une fidélité implacable dans les graphiques de la pulsation. Si la première fait défaut, elle entraîne la disparition de la seconde, et la systole auriculaire, dont le rythme n'a pas été troublé, continue à demeurer invisible. Nous n'insisterons pas autrement, car nous avons hâte d'achever la théorie de la pulsation. Nous nous bornerons à reproduire les tracés de la figure 37 qui mettent en pleine

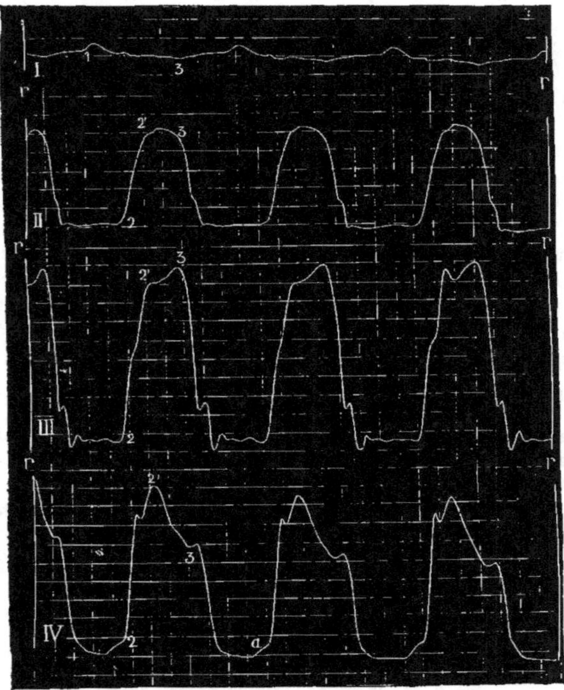

Fig. 37. — Rapports de la pulsation cardiaque avec les systoles de l'oreillette droite, du ventricule droit et du ventricule gauche.

I, *oreillette droite*; II, *ventricule droit*; III, *ventricule gauche*; IV, *pulsation cardiaque*; *r*, repères naturels; 1, début de la systole auriculaire; 2, début de la systole ventriculaire et de la pulsation cardiaque. (Chauveau).

évidence le synchronisme de la pulsation du cœur et de la systole ventriculaire.

Cause de la pulsation cardiaque. — Le choc précordial procède des changements .qui se produisent dans la forme et la consistance de la masse ventriculaire, au moment de la systole. Ces changements nous sont déjà connus. Le cœur qui se contracte devient globuleux et durcit, et ce changement est soudain comme un éclair. Or la forme globuleuse du cœur n'est acquise que par l'accroissement de son diamètre transversal. En fait, cela se traduit par son épaississement. Donc le cœur s'épaissit et durcit pendant la systole avec cette circonstance que l'épaississement a une amplitude considérable et se produit instantanément, avec une très grande force. Les expérimentateurs du comité de Dublin délégué par l'Association britannique pour l'avancement des sciences (1835), ont constaté, sur un âne, que le cœur, mis à découvert, soulève aisément un poids de un kilogramme, à chacun de ses épaississements systoliques. Il y a donc là le dégagement soudain d'une très grande force, et c'est cette force dont les effets mécaniques se font sentir sur le thorax, et produisent le choc précordial.

Les apparences du choc se tirent d'ailleurs exclusivement de la soudaineté et de l'intensité du phénomène.

Le moment est venu, en effet, de retenir cette constatation importante que le cœur ne frappe que des régions qu'il touchait déjà, mais sur lesquelles il était mollement appliqué. En diastole, il est flasque et inerte, il se moule passivement sur les surfaces voisines et notamment sur les parois thoraciques. En procédant à l'exploration du cœur à la manière de Barry, Chauveau et Faivre ont bien constaté ce rapport préalable du cœur avec la région précordiale du thorax ; ils l'y ont trouvé mollement appliqué pendant la diastole. Dans de pareilles conditions, la main remplace la paroi thoracique et elle éprouve ces alternatives de pression forte et de pression faible que le cœur exerce, tour à tour, sur une surface qu'il n'abandonne jamais. Le choc perçu à la main dans la poitrine, toutes choses étant à leur place normale, consiste donc en un brusque accroissement de la pression permanente du cœur sur le thorax.

La théorie précédente avait été affirmée d'une manière plus ou moins explicite par les comités anglais, dont nous relatons plus haut celle de leurs expériences qui l'éclaire. Ludwig, Muller, l'auraient également soutenue, mais c'est assurément Chauveau et Faivre qui lui ont donné sa dernière et sa plus nette expression.

Il devient donc inutile de s'appesantir sur la théorie du recul introduite par Hiffelsheim, et en vertu de laquelle le cœur, obéissant aux lois de la balistique, irait frapper de sa pointe les parois thoraciques. D'une part, la pointe du cœur demeure immobile, et d'autre part l'explication d'Hiffelsheim a le tort de ne pouvoir s'étendre aux quadrupèdes, sur lesquels la pulsation a lieu en regard des faces latérales du cœur et non de sa pointe.

L'effet mécanique de l'épaississement systolique du cœur se fait sentir à l'endroit du thorax où s'appuie l'organe pendant la diastole. Il y a là une surface de contact très intéressante, comme nous allons le voir, et qu'il serait bon de fixer par une appellation ; nous la désignerions volontiers sous le nom de « *zone pleuro-cardiaque* ». Cette zone fort étroite d'ailleurs, occupe chez les quadrupèdes, la partie moyenne et renflée de la masse ventriculaire ; chez l'homme elle est située plus bas et intéresse surtout la pointe du cœur. Au dehors, la zone pleuro-cardiaque répond à la place d'élection pour l'auscultation et la palpation du cœur, c'est-à-dire à la région précordiale ; mais celle-ci est beaucoup plus étendue.

Cardiogrammes de la pulsation cardiaque. — Le choc précordial est un repère extérieur extrêmement précieux. Il est le reflet de la systole ventriculaire et on a pu voir dans la figure 37 que sa courbe se prête à l'analyse de la révolution cardiaque. Il était donc désirable que la méthode graphique pût être appliquée, sans vivisection, à l'étude de la pulsation du cœur. L'initiative de Chauveau et Marey a suscité un grand nombre de cardiographes qui fonctionnent par une simple application sur la région précordiale. Nous citerons notamment le cardiographe à coquille de Marey (fig. 38) et le cardiographe à ressort, du même auteur (fig. 39). Le cardiographe double, représenté dans la figure 40, est destiné aux petites espèces comme le lapin.

On peut obtenir avec ces instruments de très beaux cardiogrammes. Mais tous les sujets ne s'y prêtent point de la même manière; d'autre part, l'application exacte des cardiographes comporte de très grandes difficultés et réclame beaucoup de soins. Appliqués en dehors de la zone pleuro-cardiaque, ils donnent des courbes négatives. Le cœur, se vidant de son contenu pendant la systole, diminue de volume et exerce autour de lui une aspiration que nous verrons retentir dans les voies respiratoires et jusque dans l'œsophage. Or cette aspiration, n'épargne pas les parois thoraciques. Elle influence les points qui entourent immédiatement la zone pleuro-cardiaque et qui, au lieu d'être repoussés pendant la systole, sont attirés en dedans.

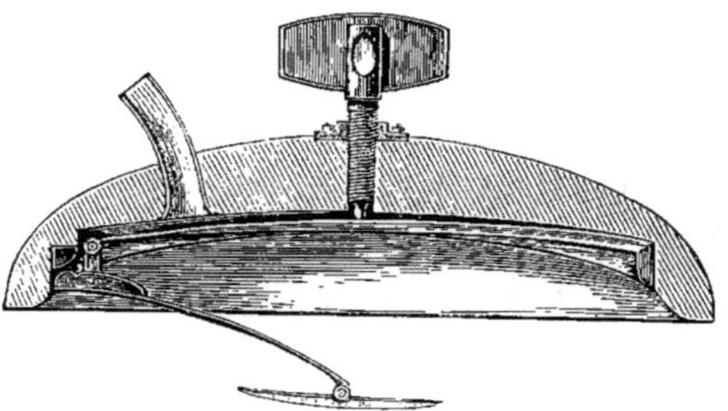

Fig. 38. — Cardiographe à coquille de Marey.

Si l'explorateur repose sur ces points, c'est une diminution et non une augmentation de pression qu'il recueille et qu'il transmet. On a ainsi des courbes négatives qui peuvent devenir le point de départ de méprises très graves, surtout quand elles inspirent à un auteur, comme Haycraft, la singulière affirmation que les seuls cardiogrammes vrais sont les cardiogrammes négatifs.

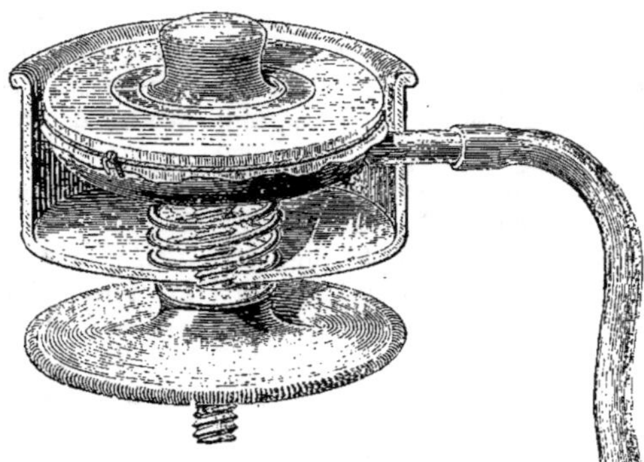

Fig. 39. — Cardiographe à ressort de Marey.

Les cardiographes superficiels, c'est-à-dire ceux qui fonctionnent par une simple application sur le thorax, sont donc d'une fidélité incertaine. Ils sont trop éloignés du cœur pour l'explorer complètement et n'explorer que lui. Si donc ils peuvent rendre quelques services à la clinique, on peut soutenir que pour l'analyse physiologique, ce sont des instruments médiocres et incommodes. C'est pour avoir été frappé de leurs nombreux inconvénients que nous leur avons substitué le cardiographe direct à aiguille réprésenté dans les figures 9 et 11. Cet appareil convient particulièrement pour le chien. Mais nous nous en sommes servi assez fréquemment sur le cheval. La partie essentielle de cet explorateur est l'aiguille *a b* recourbée à angle droit. L'animal étant couché à droite sur la table de vivisection, on détermine, avec précision, la place de la zone pleuro-cardiaque, en recherchant, par la palpation, le point où le choc atteint son maximum d'intensité. Ce point est très souvent indiqué aux yeux par le soulèvement que lui impose la pulsation cardiaque. Sa position est d'ailleurs variable, en raison de la mobilité relative du cœur chez le chien, et il se déplace avec l'attitude que l'on donne au sujet. Mais il reste fixe pour chacune de ces attitudes.

Cela fait, on enfonce franchement, et d'un seul coup, la portion recourbée de l'aiguille exploratrice, en pénétrant dans l'espace intercostal correspondant. Celle-ci est alors redressée et enfoncée pour aller à la recherche du cœur sur lequel on l'appuie aussi normalement que possible. A ce moment l'aiguille transmet la pulsation du cœur et fournit à la main qui la dirige, des sensations musculaires et tactiles qui équivalent presque à une exploration directe ; on perçoit avec une clarté singulière les changements de consistance du cœur dans les diverses phases de son activité. A chaque systole, la main est repoussée avec force et retrouve dans une impression unique les deux facteurs du choc précordial, c'est-à-dire l'épaississement du cœur et son durcissement soudain. Il y a là un moyen d'exploration à la fois très sommaire, très simple et très instructif, et les indications fournies par une aiguille exploratrice sont d'autant plus claires et d'autant plus persuasives, que déjà on possède les documents qui ont fondé la théorie du choc. Mais il faut remplacer la main par un tambour

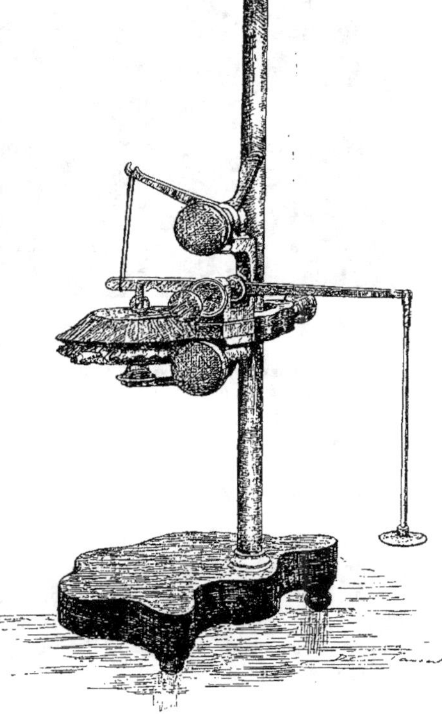

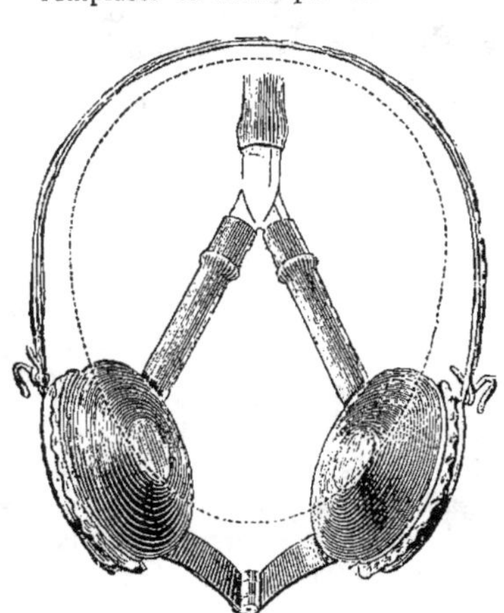

Fig. 40. — Cardiographe double de Marey, pour les petites espèces animales.

Fig. 41. — Explorateur direct du cœur mis à découvert par la résection du thorax.

explorateur. A cet effet, on fixe d'abord le support métallique, qui est pourvu de deux agrafes soutenues par des liens de caoutchouc et à l'aide desquelles on embrasse deux plis cutanés. Ce moyen d'attache est implacable et le cardiographe une fois installé ne bouge plus.

La figure 9 montre, sans qu'il soit besoin d'insister, toutes les dispositions prises pour guider l'aiguille et placer le tambour. Celui-ci n'est introduit qu'au dernier moment, quand l'aiguille, soigneusement guidée, se meut librement et sans obstacle. C'est alors qu'on lui offre le tambour dont la membrane est tendue par un ressort à boudin et porte une petite cupule, chargée de recevoir l'extrémité de l'aiguille. La figure 11 donne une idée d'ensemble de la disposition de l'expérience.

D'ailleurs nous avons contrôlé les résultats donnés par le cardiographe à aiguille à l'aide du cardiographe à levier représenté par la figure 41 et qu'on applique sur le cœur mis à découvert par la résection du thorax. La figure est par elle-même assez

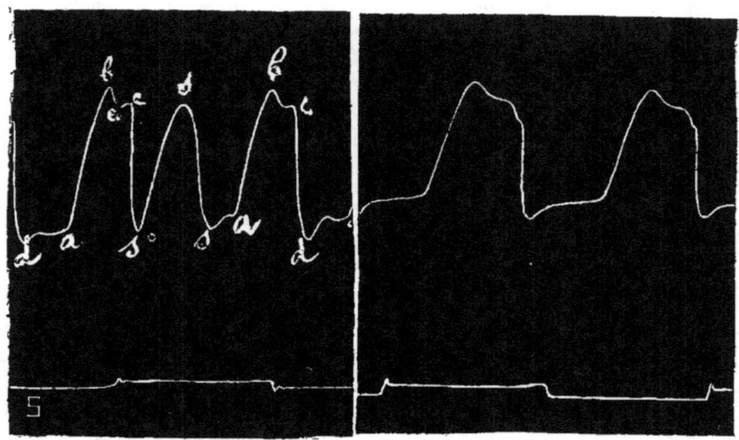

Fig. 42. — Courbes de la pulsation du cœur. A gauche, cardiogrammes du chien.
A droite, cardiogrammes du cheval.

ab, épaississement de la masse ventriculaire ; *bc*, plateau systolique à direction descendante ; *cd*, relâchement des ventricules ; *sss*, pulsation du cœur répondant à une systole stérile.

démonstrative pour nous dispenser de toute description et on voit bien que l'instrument procède à une exploration directe. Or, les courbes fournies par les deux méthodes sont absolument identiques. Nous en présentons un certain nombre dans la figure 42.

On y voit successivement les faits suivants : en *a*, *b*, l'épaississement systolique du cœur dont la brusquerie est affirmée par la direction verticale de la courbe. De *b* en *c*, le cœur se vide de son contenu pendant la systole et diminue de volume tout en conservant son durcissement, sa forme et sa tension. Un seul changement se produit, c'est la diminution du diamètre transversal, liée à la déplétion cardiaque. Ce phénomène a son expression dans l'inclinaison du plateau systolique.

En *c*, la courbe tombe brusquement et annonce l'affaissement soudain du cœur qui se relâche et retrouve son diamètre primitif ; de *d* en *a* pendant toute la phase diastolique, la courbe se relève lentement et exprime l'accroissement du diamètre transversal du cœur qui se remplit de sang.

Les graphiques de la pulsation cardiaque contiennent donc bien des renseignements sur le fonctionnement du cœur. Ils ne sont point seulement l'illustration et la confirmation de la théorie du choc, ils nous rendent sensibles presque tous les faits d'une révolution cardiaque, ou tout au moins du fonctionnement des ventricules : la systole avec sa brusquerie, sa force, sa durée, son effet hydraulique, c'est-à-dire la déplétion ventriculaire ; le relâchement cardiaque avec son instantanéité singulière ; la diastole avec sa durée et son effet hydraulique, c'est-à-dire la réplétion ventriculaire.

La déplétion du cœur est exprimée par la direction descendante du plateau *bc*.

Lorsqu'on comprime l'aorte de manière à empêcher la déplétion du ventricule gauche, les deux saillies *b* et *c* sont placées sur la même horizontale. L'inclinaison du plateau a donc bien la signification que nous venons de dire. On ne saurait la méconnaître, bien que l'attention en soit détournée par l'ondulation *b* qui marque le début du plateau et la dépression *c* qui vient ensuite. Ce phénomène est très général et se produit presque toujours sur les cardiogrammes du cœur normal. Il exprime l'oscillation du liquide brusquement secoué par l'accroissement systolique de la pression intra-ventriculaire. On le fait disparaître par des saignées abondantes et on l'exagère par des injections intraveineuses d'eau salée à 7 p. 1000. Il dépend donc de la présence du liquide sanguin dans le cœur et de sa pression. Aussi, quand le cœur se contracte avant de s'être rempli, il donne des pulsations à plateau arrondi et uniforme, comme cela est arrivé dans le graphique de la figure 42. On y voit une pulsation *sss* survenant immédiatement après la systole précédente, sans interposition de la phase diastolique. Cette courbe est l'expression de la contraction pure du cœur vide, d'une systole inefficace. On peut donc dire que les courbes de la pulsation cardiaque contiennent la synthèse de la contraction et de l'hydraulique du cœur.

BRUITS DU CŒUR.

Quand on ausculte le cœur, on entend à chacune de ses révolutions, deux bruits distincts par leur timbre et le moment de leur production.

Le premier est grave, sourd et prolongé. Chez l'homme il est plus particulièrement perceptible au niveau de la pointe du cœur. Le second bruit, bref, aigu et d'une très grande netteté, s'entend surtout au niveau de la base de l'organe.

Les deux bruits sont séparés l'un de l'autre par un intervalle de durée relativement faible : le *petit silence*. L'intervalle compris entre le deuxième bruit et le premier de la série suivante constitue le *grand silence*. La succession entière est donc la suivante : premier bruit, petit silence ; deuxième bruit, grand silence. Elle obéit à une mesure à trois temps quand le rythme du cœur est normal et régulier.

Relations chronologiques des bruits. — Ces phénomènes n'avaient point échappé à Harvey ; mais Laënnec, le premier, en fit une étude méthodique. C'est qu'il était du plus haut intérêt, pour les cliniciens, d'être fixés sur la signification des bruits normaux du cœur, pour pouvoir interpréter les altérations qu'ils présentent dans les maladies de cet organe. Il était donc indispensable de leur assigner leur place dans la révolution cardiaque et de déterminer la cause et le mécanisme de leur production. Ce n'est qu'après cette double détermination que les bruits peuvent devenir des repères extérieurs capables de renseigner le médecin. Sur le premier point il n'existe aucun doute. Les bruits du cœur coïncident, le premier, avec le début de la systole ventriculaire, le second, avec le début de la diastole, et pour être plus précis, avec le relâchement cardiaque. La systole ventriculaire commence et se termine par un bruit ; le début et la fin de la contraction cardiaque sont sonores.

Ces coïncidences avaient déjà frappé les premiers observateurs et tous les physiologistes et les médecins étaient unanimes pour les admettre. Une seule note discordante se produisit. Beau rattachait le premier bruit à la systole des oreillettes et le deuxième bruit à la diastole de ces mêmes cavités (BEAU, *Traité d'auscultation*). Il en inférait une théorie très particulière, mais très fausse, des bruits du cœur.

Or il est constant que le premier bruit se fait entendre à l'oreille à l'instant précis où le cœur bat sur le thorax et produit sa pulsation, et que le deuxième bruit annonce le début de la diastole. Il faut rendre ces points indiscutables. Les expériences de Chauveau et Faivre, renouvelées de celles des comités anglais, ont été, à cet égard, décisives. Quand on explore avec le doigt le cœur du cheval mis à découvert, et qu'on pratique en même temps l'auscultation de l'organe à l'aide d'un stéthoscope à transmission, on constate que le premier bruit se produit au moment précis où le cœur durcit et se soulève sous le doigt qui l'explore, et que le deuxième bruit survient à l'instant même où le muscle ventriculaire se relâche, mollit et s'affaisse. On arrive au même résultat quand, à l'exemple de Chauveau et Marey, on ausculte un cheval pendant le développement des tracés cardiographiques ; on peut même pousser plus loin l'analyse et enregistrer les bruits du cœur en même temps que ses mouvements. Il suffit, pendant l'inscription des courbes de la pression, et sans se préoccuper d'elles en aucune façon, d'actionner à la main un signal électrique (Landois), qui laisse ses indications sur le graphique, au moment où on perçoit les bruits, ou un tambour inscripteur (Chauveau et Marey), qui remplit le même office.

Tout récemment M. Hurthle, de Breslau, est même parvenu à obtenir l'inscription automatique des bruits du cœur. A cet effet, il applique dans la région précordiale un téléphone placé sur le trajet d'un courant électrique. Sur le même circuit on interpose le nerf sciatique d'une grenouille disposée comme pour une recherche de myographie. Les variations apportées dans l'intensité du courant par les bruits du cœur, agissant sur le téléphone, excitent le nerf et provoquent une secousse. Or si on recueille en même temps les tracés du cœur, on observe que les secousses musculaires indicatrices des bruits coïncident avec le commencement et la fin de la systole.

En résumé, *le premier bruit a lieu au début de la contraction et le second se produit au moment du relâchement des ventricules, c'est-à-dire au commencement de la diastole*.

Cause des bruits. — Il devient maintenant plus aisé de surprendre la cause de ces bruits. Elle réside, assurément, dans l'un des phénomènes qui s'accomplissent au moment de leur production et la recherche se trouve, par là même, étroitement circonscrite. Or, parmi les phénomènes qui sont capables de produire un bruit au commencement de la systole et de la diastole ventriculaires, les vibrations valvulaires tiennent assurément la première place. Elles ont servi de base à la théorie fondamentale de Rouanet, qui attribue le premier bruit à la vibration des valvules auriculo-ventriculaires, et le second à la vibration des valvules sigmoïdes. Rouanet trouva le fondement de sa théorie dans l'étude des propriétés des membranes inextensibles, et en constatant que ces membranes vibrent et produisent un son, quand elles sont tendues dans l'eau avec force et brusquerie.

Or toutes ces conditions sont réalisées dans le fonctionnement des valvules du cœur. La théorie acquiert, par là même, un très haut degré de vraisemblance, et l'expérimentation a pu aisément en établir l'exactitude.

Les résultats de l'auscultation directe, pratiquée sur le cœur mis à découvert sur un cheval, apportent déjà une présomption favorable à la théorie de Rouanet. Les expérimentateurs des comités anglais, et après eux, Chauveau et Faivre, ont constaté, en effet, que le deuxième bruit est plus particulièrement perceptible et acquiert son maximum d'intensité quand le stéthoscope est placé au niveau des valvules sigmoïdes. Le premier bruit, au contraire, s'entend à peu près uniformément dans toute l'étendue de la masse ventriculaire. Cette dernière circonstance fait présumer que la vibration des valvules auriculo-ventriculaires n'est pas le seul élément du premier bruit. Aussi rechercherons-nous, tout d'abord, les conditions plus simples du deuxième, qui est causé uniquement par la vibration des valvules sigmoïdes. Sur ce point, Rouanet avait déjà fourni une première démonstration en faisant la synthèse du second bruit. Pour reproduire son expérience, on résèque un fragment d'aorte en y laissant attaché un lambeau cardiaque, autour de l'insertion des valvules sigmoïdes. Le vaisseau étant ainsi détaché, on le prolonge en haut par un long tube de verre de même diamètre, et on remplace le cœur par une vessie remplie d'eau. Quand on exerce une compression sur la vessie, le liquide pénètre et s'élève dans le tube. Dès que la compression cesse, la colonne liquide retombe de tout son poids sur les valvules sigmoïdes, et on entend, en même temps, un bruit analogue au second bruit du cœur.

Les expérimentateurs anglais ont ajouté les faits suivants. Quand, par des moyens variés, on trouble ou on empêche le fonctionnement des valvules sigmoïdes, on affaiblit ou on fait disparaître le second bruit. Ce résultat a été obtenu de bien des manières. Quand on pince l'aorte ou l'artère pulmonaire à leur origine, les valvules sigmoïdes ne fonctionnent plus et le deuxième bruit disparaît aussitôt. Il disparaît également quand, après l'excision de la pointe du cœur, le sang trouvant une issue assez large, ne pénètre plus dans les troncs artériels et ne détermine pas le fonctionnement des valvules. Il en est de même quand on pratique de larges ouvertures dans l'aorte et dans l'artère pulmonaire ; au moment du relâchement des ventricules, la pression artérielle est trop affaiblie pour mettre les valvules en tension brusque et les faire vibrer.

Les mêmes expérimentateurs neutralisaient, enfin, le rôle des valvules sigmoïdes et éteignaient le second bruit, en soulevant ces valvules et en les maintenant écartées au moyen de tiges métalliques introduites par perforation à travers les deux gros troncs artériels. Chauveau et Faivre ont repris plus tard cette expérience, à l'aide d'une technique plus simple et plus précise, qui permet de réaliser plus facilement la démonstration.

Il ne saurait donc subsister aucun doute sur le rôle exclusif des valvules sigmoïdes dans la production du second bruit.

Le premier bruit est moins simple que le second, en ce sens qu'il résulte de la fusion de plusieurs éléments. Et d'abord, la vibration des valvules auriculo-ventriculaires en est l'élément principal. Il est remplacé, en effet, par un bruit de souffle quand on empêche le fonctionnement des valvules, soit par la ténotomie des cordages tendineux qui les soutiennent, soit par leur excision (Chauveau et Faivre, 1856). Une constatation du même ordre avait été faite déjà par le comité anglais (Second report British Ass. Glasgow, 1840), mais avec des résultats opposés. Les expérimentateurs anglais se sont mépris assurément sur les caractères du bruit qui remplace le premier, après la destruction des valvules auriculo-ventriculaires. La conséquence inévitable de l'insuffisance valvulaire ainsi réalisée, est la production d'un bruit de souffle.

Mais il faut compter avec un autre fait qui permet de discerner dans la production du premier bruit un second élément : le son propre du cœur en contraction. Les membres de l'une des commissions chargées par l'Association britannique de poursuivre les recherches sur les bruits du cœur, firent la constatation suivante : un cœur d'âne extrait de la poitrine et continuant à battre, fait entendre le premier bruit, un peu affaibli, il est vrai.

Plus récemment, Ludwig et Dogiel ont fait la même observation : un cœur de chien excisé et vide de sang reste sonore à chacune de ses contractions. Il y a donc deux éléments dans le premier bruit, l'élément valvulaire et l'élément musculaire. Vintrich prétend même discerner ces deux facteurs à l'aide de son polyscope. En tout cas, ils sont physiquement distincts ; il résulte en effet de l'analyse récente de Haycraft que le son musculaire du cœur vide de sang contient seulement 40 vibrations, tandis que le son normal en contient 100 à 200.

Ainsi, d'une part, le cœur qui se contracte vibre et sonne comme un muscle ordinaire et, d'autre part, la soudaine tension des valvules pendant la systole modifie les caractères du son fondamental et lui donne plus d'intensité. Tels sont les deux éléments qui par leur fusion produisent le premier bruit du cœur. Les autres facteurs qu'on pourrait invoquer, tels que le frottement du sang contre les parois des ventricules pendant la systole, ou le soulèvement des valvules sigmoïdes, sont absolument secondaires et négligeables. Les considérations qui précèdent nous permettent d'écarter, sans autre débat, les autres théories émises sur les bruits du cœur.

Nous connaissons, maintenant, tous les faits qui remplissent une révolution cardiaque et il convient de leur assigner leur place exacte à l'aide de la notation déjà adoptée.

La figure 43 est un résumé chronologique complet, en même temps qu'un tableau synoptique. Il est inutile d'en rappeler le principe déjà exposé plus

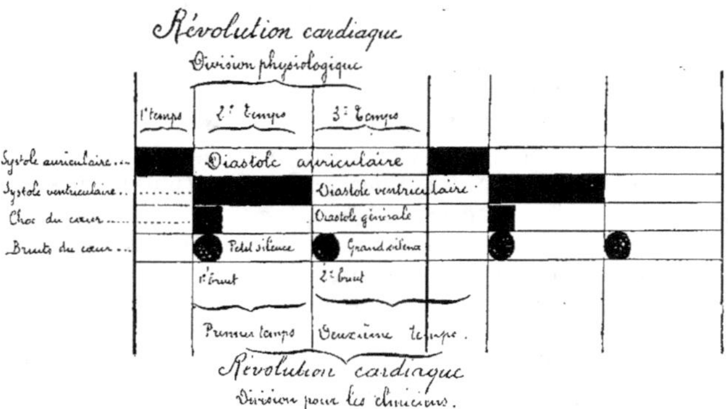

Fig. 43. — Notation de la révolution cardiaque.

haut (Voy. p. 199). On y voit très clairement que la révolution cardiaque comporte trois temps inégaux ; nous avons adopté pour leur durée relative les proportions indiquées par Chauveau et Marey. Quant aux divers incidents qui remplissent chacun de ces temps, ils sont disposés en série verticale, où il est aisé de les discerner, en même temps que d'apercevoir leurs relations de coïncidence. A l'aide de cette notation, on dresse facilement le tableau suivant :

1er temps...
  { Systole auriculaire.
  { Fin de la diastole ventriculaire.
  { Fin du grand silence.

2e temps....
  { Commencement de la diastole auriculaire.
  { Systole ventriculaire.
  { Choc précordial ou pulsation du cœur.
  { Premier bruit. Petit silence.

3e temps....
  { Diastole générale.
  { Deuxième bruit. Commencement du grand silence.

On voit que le deuxième temps est le plus fertile en incidents; et, par là, il acquiert une très grande importance clinique. Aussi, pour les praticiens, la révolution cardiaque ne comporte-t-elle que deux temps : *a.* — un premier temps répondant au deuxième temps de la physiologie et marqué par le choc du cœur, la déplétion des ventricules et le premier bruit; *b.* — un deuxième temps ouvert et caractérisé par le second bruit.

DES VARIATIONS DE VOLUME DU CŒUR ET DE LA PULSATION CARDIO-PNEUMATIQUE.

Le volume du cœur varie à chaque révolution de toute la quantité de sang qu'il reçoit des veines et de celle qu'il jette dans les artères. Ces variations sont donc égales au débit ventriculaire et en donnent la mesure. Par des dispositifs spéciaux (Marey, François Franck), on peut obtenir l'inscription des variations du volume du cœur, et par conséquent, la courbe de son débit. Mais les recherches de cet ordre ont un intérêt trop spécial pour trouver place ici. Nous nous bornerons à dire que les courbes volumétriques du cœur sont inverses des courbes de la pression intra-cardiaque. Ce sont, en quelque sorte, des pulsations renversées.

Si nous avons retenu le fait des variations du volume du cœur, c'est qu'il produit dans le thorax des effets mécaniques qui peuvent être recueillis au dehors et devenir un nouveau signe extérieur de {la circulation cardiaque. Ces effets consistent en des variations de la pression intra-thoracique qui retentissent dans le poumon, les bronches et la trachée. C'est au point que, si on fait communiquer la trachée d'un chien avec un tambour inscripteur, la courbe de la pression de l'air subit, à chaque systole, une chute brusque qui dénonce le vide produit par le cœur à l'instant de sa déplétion systolique, et constitue la pulsation cardio-pneumatique. Mais pour obtenir les courbes de la pulsation cardio-pneumatique, il est indispensable de ralentir sinon d'arrêter complètement la ventilation pulmonaire. La section double des nerfs vagues chez le chien a précisément pour effet d'introduire dans le rythme de la respiration de longues pauses dans lesquelles la pression intra-trachéale demeure invariable et ne reflète que les seuls changements dus aux variations du volume du cœur. Le graphique de la figure 44 a été obtenu dans ces conditions. Il convient de faire remarquer pourtant, que la névrotomie double des vagues ne suffit pas

toujours à amener l'apparition des pulsations cardio-pneumatiques sur les
courbes de la pression intra-trachéale. Dans ce cas, il suffit d'introduire une

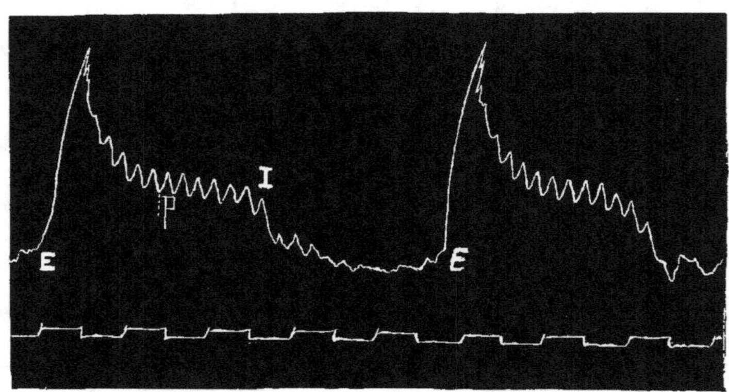

Fig. 44. — Graphique des variations de la pression de l'air dans la trachée sur un chien
qui a subi la section double des nerfs vagues.

De E en I, expiration; de I en E, inspiration; P, pulsations cardio-pneumatiques. (Variations du volume du cœur).

excitation centrifuge plus ou moins prolongée sur l'un des deux nerfs pour
obtenir, à peu près à coup sûr, la production des pulsations cardio-pneumatiques. C'est le cas du graphique de la figure 44.

DE LA CIRCULATION ARTÉRIELLE

CHAPITRE PREMIER

DE LA PRESSION ARTÉRIELLE

ÉLASTICITÉ ET TENSION ÉLASTIQUE DES ARTÈRES.

L'écoulement du sang dans les artères est un phénomène d'hydraulique ordinaire, dans lequel s'introduisent plusieurs circonstances nouvelles qui lui impriment des traits particuliers.

Ces circonstances résident : 1° dans l'élasticité des parois artérielles ; 2° dans la résistance des capillaires, 3° dans la contractilité des artères.

La contractilité s'accroît du centre à la périphérie et atteint son maximum dans les artérioles, c'est-à-dire dans l'intimité des tissus. Elle permet à ces vaisseaux de distribution de graduer l'irrigation sanguine dans les organes et de la régler sur leur activité fonctionnelle et sur leurs besoins.

Elle est, d'ailleurs, placée sous la dépendance du système nerveux, qui préside aux variations locales de la circulation, et à ce titre, elle fera l'objet d'un chapitre particulier. Pour le moment nous n'avons à la retenir que pour les changements qu'elle apporte dans les résistances périphériques à l'écoulement.

Quant à la résistance des capillaires et à l'élasticité artérielle, elles donnent à la pression sanguine sa grandeur et sa forme.

De la pression du sang dans les artères. — Nous avons vu dans les préliminaires d'hydraulique introduits à l'étude de la circulation, que la pression est un effet immédiat et inévitable de la charge motrice. Sa réalité dans les artères est démontrée *ipso facto*, puisque la force motrice du cœur agit mécaniquement comme une charge, avec cette particularité que son action est intermittente, ce qui ne change rien aux lois de l'écoulement.

Tension élastique des artères. — Sous la pression du sang, les artères se laissent distendre, et leur élasticité est mise en jeu. La pression met les artères en tension et développe dans leurs parois une certaine quantité de « *force ou tension élastique* », qui en est la mesure et en devient une nouvelle expression.

Pression et volume du sang. — Les artères ne peuvent se distendre sous la poussée sanguine sans se dilater et sans augmenter de volume. La capacité du vase artériel augmente donc au fur et à mesure que le sang y est poussé par le cœur et s'y accumule.

La tension élastique des artères, et par conséquent la pression, sont donc immédiatement fonction de la quantité de sang contenue dans le vase artériel, et lui sont proportionnelles, dans les limites de l'extensibilité des vaisseaux.

Il y a là une nouvelle traduction et une nouvelle mesure de la pression qui nous seront fort utiles.

Origine mécanique et signification de la tension élastique des artères. — La tension élastique des artères, envisagée dans sa valeur actuelle et pour un régime défini de pression et d'écoulement, représente une avance de travail mécanique livrée par le cœur, dans une série de contractions antérieures qui n'ont pas eu d'autre effet utile. Pour fixer les idées, supposons que le cœur commence à battre sur les artères vides. La première systole pousse une ondée liquide; mais en raison de la résistance des capillaires, cette première ondée reste presque entièrement enfermée dans le vase artériel et ne s'écoule que très imparfaitement à travers les capillaires ; elle est donc employée à peu près complètement à distendre les artères, c'est-à-dire à créer de la tension élastique. Il en est de même pour les systoles suivantes, et pendant quelque temps, l'afflux cardiaque l'emporte sur l'écoulement périphérique. Le sang poussé par le cœur s'accumule dans les artères et les met en tension jusqu'à ce que cette tension fasse équilibre aux résistances à l'écoulement. A ce moment le régime est établi et l'écoulement périphérique devient égal au débit cardiaque. On voit donc que, dans les conditions envisagées, avant de s'employer à la progression du sang, le cœur a transformé presque tout son travail et l'a mis en dépôt sous la forme de « tension élastique ».

Il est d'ailleurs possible, non pas d'obtenir une évaluation exacte du travail ainsi emmagasiné par le cœur dans les artères, mais de connaître le nombre des systoles employées à sa création. On dispose sur un chien tout ce qui est nécessaire pour inscrire la pression artérielle et on arrête le cœur par l'excitation du bout périphérique d'un nerf vague sectionné. La pression tombe à un minimum très faible (10 millimètres environ), pour lequel les artères sont ramenées à leur calibre naturel et dépourvues de toute tension. C'est ce qu'on nomme la pression de déplétion. Quand on suspend l'excitation, le cœur reprend ses battements; mais en examinant le graphique qui se développe, on constate que la pression ne retrouve sa hauteur première qu'après cinq ou six contractions du cœur.

La tension élastique acquise, à ce moment, par les artères, représente donc, sauf la faible quantité de sang écoulé à la périphérie, le travail de cinq ou six contractions du cœur.

Telle est la mesure approximative de l'avance d'énergie livrée par le cœur aux artères, comme une première mise dont nous allons voir toute l'utilité.

Rôle de l'élasticité artérielle. — 1° Elle assure la continuité du cours du sang. Si les artères étaient des tubes inertes, la marche et la pression du sang y subiraient les effets de l'intermittence cardiaque, et offriraient des fluctuations d'une amplitude insupportable pour les tissus. Mais à chaque diastole, les artères distendues reviennent sur elles-mêmes et pressent sur le sang qui continue à s'écouler par les capillaires. Le cours du sang n'est donc jamais interrompu et le premier effet de l'élasticité artérielle est d'assurer la continuité de l'irrigation sanguine dans les organes. On remarquera qu'à chaque diastole, les artères restituent une partie du travail cardiaque qu'elles tiennent emmagasiné ; mais elles réparent à chaque systole la dépense qu'elles viennent de faire, et la tension élastique s'entretient à sa valeur moyenne par une transformation et une restitution incessantes du travail cardiaque.

Ainsi les artères constituent par leur élasticité un appareil de transformation et d'accumulation, chargé d'emmagasiner le travail du cœur et de fixer son action intermittente pour en dispenser les effets d'une manière continue.

2° L'élasticité artérielle économise le travail cardiaque. Elle est interposée, en effet, entre la puissance motrice du cœur et les résistances représentées par la somme des frottements. Elle constitue donc un intermédiaire élastique et, comme tel, elle amortit la violence du choc dans lequel irait se briser et s'éteindre une partie du travail cardiaque. Le développement brusque de toute action motrice a pour effet inévitable de produire un choc, c'est-à-dire un travail d'ébranlement moléculaire et de vibrations intérieures parfaitement stérile en lui-même, et se traduisant par une perte sèche. Mais si, tout en conservant sa brusquerie, l'action s'exerce par un intermédiaire élastique, celui-ci dérive et transforme en élasticité le travail intérieur du choc, puis il le restitue en travail utile. L'élasticité a donc pour effet d'assurer une meilleure utilisation du travail moteur et d'augmenter le rendement de la machine qui le produit.

M. Marey a d'ailleurs établi cette dernière conséquence d'une manière fort simple. Un vase, plein d'eau, est pourvu d'un tube d'écoulement en caoutchouc, qui se bifurque et donne naissance à deux branches : l'une de ces branches est en verre et l'autre est un tube de caoutchouc de même diamètre et de même longueur. Par des pressions exercées à intervalles égaux sur le tronc commun de ces deux branches, l'écoulement est interrompu et devient intermittent. La charge motrice contenue dans le vase agit ainsi comme le cœur, d'une manière intermittente. Or, on constate, par des mesures appropriées, que l'écoulement est plus abondant par le tube de caoutchouc que par le tube de verre.

Aussi bien, la pathologie vient fréquemment apporter la preuve de l'influence de l'élasticité artérielle sur le rendement du travail cardiaque. Sous l'influence de la sclérose sénile, les artères se durcissent souvent chez les vieillards, et perdent une partie de leur élasticité. Il en résulterait une diminution fatale dans le débit cardiaque ; mais comme les besoins de la circulation sont demeurés les mêmes, il importe que le cœur continue à fournir la même quantité de sang aux tissus et il y parvient par des efforts plus soutenus et plus puissants. Il répare ainsi, par un surcroît de travail, les pertes qui résultent de la rigidité artérielle. Or, cette hyperactivité du cœur n'est pas sans avoir des conséquences fâcheuses. Obligé à des efforts nouveaux, le ventricule gauche s'hypertrophie et témoigne ainsi, par sa lésion, et des obstacles que lui opposent les artères et du surmenage qui lui est infligé.

MESURE ET VARIATIONS DE LA PRESSION ARTÉRIELLE.

Technique. — Le procédé primitif de Hales n'a été, sans doute, employé systématiquement que par Colin. La méthode est assurément fort légitime, mais elle est encombrante et incommode, et en adoptant le manomètre à mercure, Poiseuille fit faire un grand progrès à cette partie de la technique physiologique. Son hémodynamomètre (fig. 45) est un tube en U porté sur une planchette graduée dans les deux sens à partir du zéro. Le mercure est introduit dans l'appareil de manière à venir affleurer à ce dernier niveau. La dénivellation produite par l'irruption du sang artériel est égale dans les deux branches et le chiffre constaté à la lecture doit être multiplié par deux. Ce petit inconvénient a été écarté dans le « cardiomètre » de Magendie.

La branche fixe de ce manomètre, celle qui doit être mise en communication avec l'artère, s'ouvre dans un flacon plat et large formant cuvette. La branche libre pénètre profondément dans la cuvette et s'enfonce dans le mercure qui remplit celle-ci jus-

qu'à mi-hauteur. Avec une parcille disposition, la déni-vellation du mercure dans la cuvette devient négli-geable, et le chiffre constaté

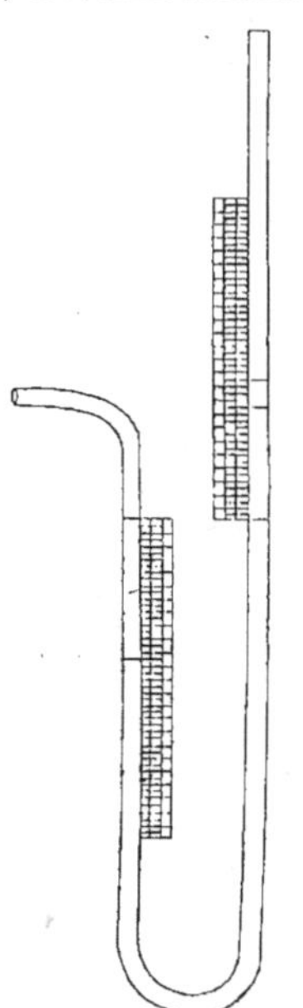

Fig. 45. — Manomètre
de Poiseuille.

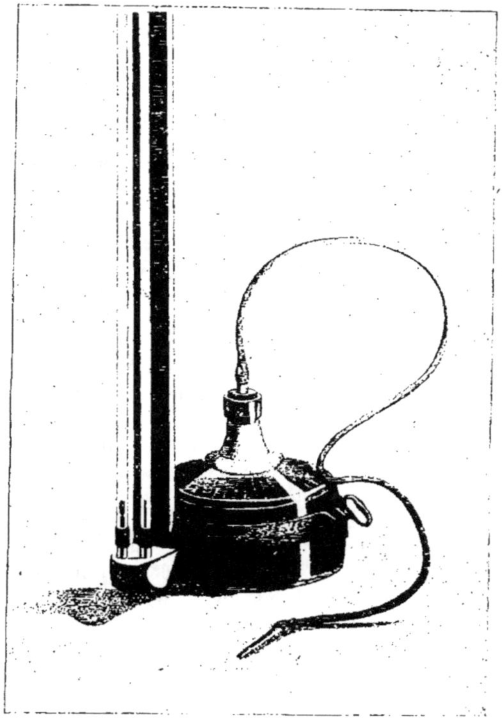

Fig. 46. — Manomètre compensateur de Marey.

à la lecture donne d'emblée la mesure de la pression. Pour plus d'exactitude on peut, d'ailleurs, mobiliser la règle graduée et placer le zéro sur le niveau du mercure, dans la cuvette, au moment de la lecture.

Avec les manomètres de ce type, les variations périodiques de la pression, qui ont lieu à chaque révolution cardiaque, entraînent des déplacements incessants dans le niveau du mercure et rendent la lecture fort malaisée. Marey a fait disparaître cet inconvénient à l'aide de son « *manomètre compensateur* » (fig. 46). Cet instrument est un cardiomètre dans lequel les oscillations de la colonne de mercure sont arrêtées par la seule interposition d'un trajet capillaire entre la cuvette et la branche verticale. Grâce à cette disposition, le niveau du mercure se fixe dans une position intermédiaire aux limites extrêmes de sa course et fournit la valeur de la *pression moyenne*.

Mais il demeure très important de mesurer l'influence exercée par la systole ven-triculaire sur la valeur de la pression et les manomètres ordinaires sont pour cela indispensables. Pour supprimer les inconvénients tenant aux difficultés de la lecture, Ludwig eut l'idée d'inscrire les déplacements de la colonne de mercure. A cet effet il lui confia une plume soutenue par un flotteur et convenablement guidée. Le manomètre inscripteur de Ludwig reçut le nom de « *kymographion* » (fig. 47). Cette méthode a été adoptée sans réserve par quelques physiologistes, et notamment par M. Fr. Franck, dont les nombreuses recherches sur la circulation ont été instituées à l'aide d'un manomètre inscripteur du type de Ludwig, mais singulièrement perfectionné (fig. 48).

Les courbes fournies par les manomètres inscripteurs permettent de suivre aisément les oscillations de la colonne de mercure et les variations de pression qu'elles trahissent. Ces oscillations sont de deux sortes : les unes dépendent du cœur et les autres de la respiration. Nous négligerons, pour le moment, ces dernières, pour nous

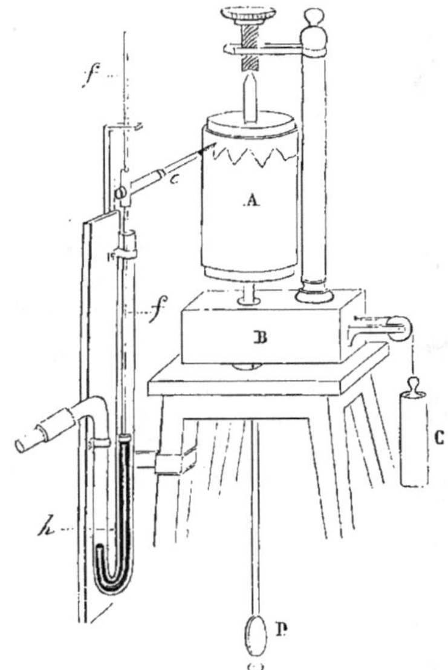

Fig. 47. — Manomètre inscripteur (*kymographion*) de Luwdig.

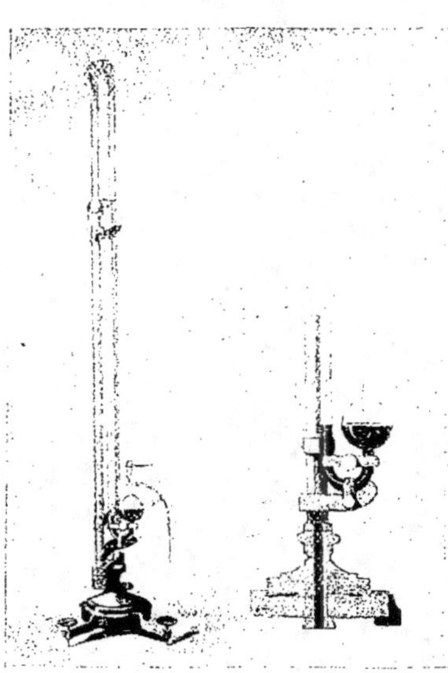

Fig. 48. — Manomètre inscripteur de Fr. Franck.

arrêter sur les autres et introduire des définitions dès à présent indispensables. Les oscillations périodiques de la courbe (fig. 49), se rattachent aux changements apportés dans la pression artérielle, à chaque révolution du cœur. Pendant la diastole les artères se vident d'une manière continue par leurs extrémités périphériques et la pression tombe à un minimum *ab*, qui demeure constant pour un régime déterminé dans le débit cardiaque et dans l'écoulement périphérique. La pression correspondant à ce minimum est appelée « *pression constante* ». La pression constante peut donc être définie, la *pression acquise à la fin de chaque diastole*. Au moment de chaque systole la pression subit un accroissement passager, dû à la pénétration de l'ondée ventriculaire, puis retombe à sa valeur diastolique. Cette fluctuation périodique de la pression est appelée « *pression variable* ». Celle-ci pourrait donc se définir *l'accroissement systolique de la pression constante*.

La courbe décrite par les manomètres inscripteurs à mercure n'est pas exacte, car elle est déformée par les effets de l'inertie du métal. Pour éviter cette déformation on a recours aux « *manomètres élastiques* ». Ce sont des instruments dans lesquels les variations systoliques de la pression actionnent un organe élastique dont les déformations sont enregistrées par des moyens divers. Le plus simple et le plus commode de ces instruments est assurément le « *sphygmoscope* » de Chauveau et Marey. Il consiste en un doigt de gant de caoutchouc (fig. 50), enchâssé à l'aide d'un bouchon à l'ouverture d'une chambre à parois rigides, qui reste remplie d'air. Un simple tube de verre de gros diamètre remplit ce dernier office. Un tube pénétrant à travers le bouchon et ouvert dans la cavité du doigt de gant permet de relier ce dernier à un vaisseau artériel. Les changements de volume imprimés au doigt de gant par la poussée sanguine déterminent dans la chambre à air des variations de pression que l'on enregistre par les procédés ordinaires.

Dans le *manomètre métallique inscripteur* de M. Marey (fig. 51), l'organe élastique est constitué par une capsule métallique anéroïde ; celle-ci est enfermée dans une chambre à eau terminée par un goulot étroit. Les déformations de l'anéroïde entraînent dans le niveau du liquide des déplacements proportionnels qui sont enregistrés à l'aide d'un tambour

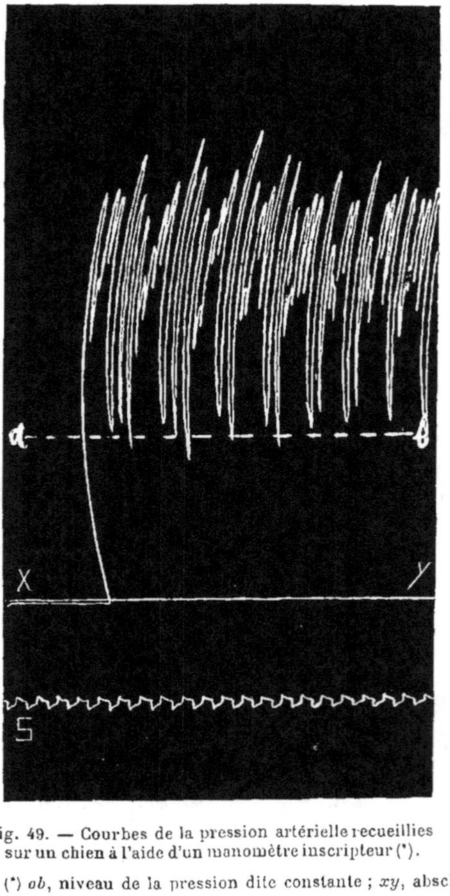

Fig. 49. — Courbes de la pression artérielle recueillies sur un chien à l'aide d'un manomètre inscripteur (*).

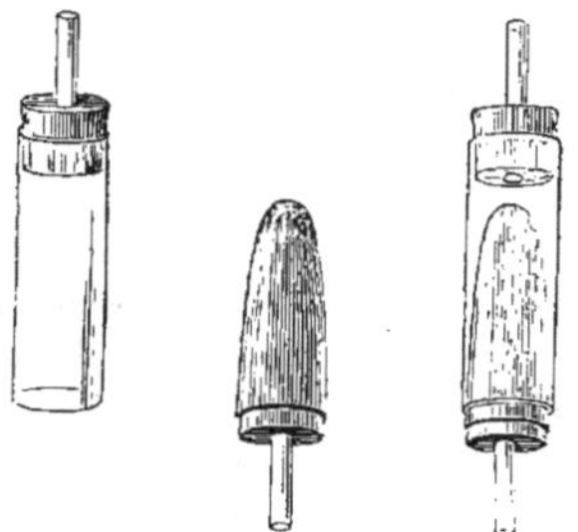

Fig. 50. — Sphygmoscope de Chauveau et Marey.

(*) *ob*, niveau de la pression dite constante ; *xy*, abscisse; *s*, secondes.

inscripteur. Après avoir pénétré dans l'anéroïde, le sang peut se jeter dans un petit manomètre ordinaire par une voie collatérale, en sorte qu'on obtient en même temps la mesure et la courbe de la pression.

Dans le *manomètre de Fick* (fig. 52), le sang fait irruption dans un tube anéroïde recourbé et fixé à l'une de ses extrémités. L'autre extrémité se meut librement et actionne une plume inscrivante convenablement articulée.

Le *manomètre de Gad* est constitué par un simple tambour fermé par une mince membrane métallique. Ce sont les déformations de cette membrane qui sont enregistrées.

Les manomètres élastiques fournissent la courbe exacte des variations systoliques de la pression, mais pour obtenir, à leur aide, la valeur absolue de la pression, évaluée en centi-

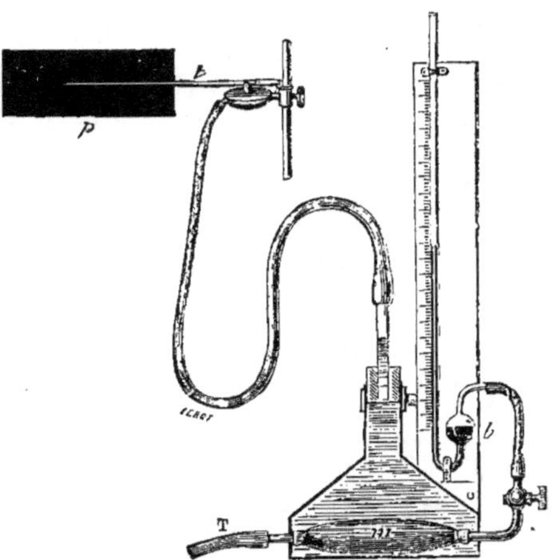

Fig. 51. — Manomètre métallique inscripteur de Marey (*).

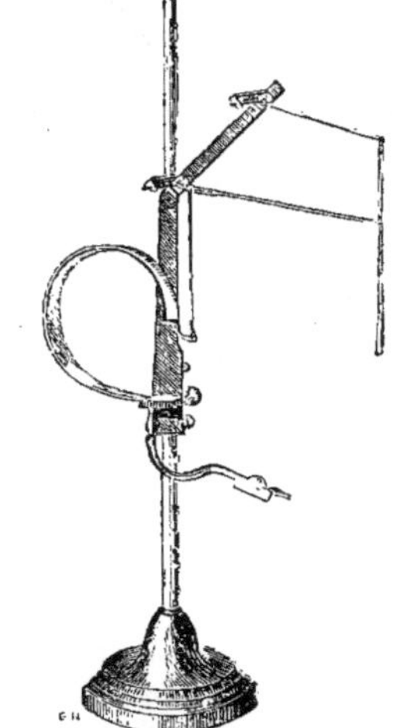

Fig. 52. — Manomètre de Fick.

(*) *m*, manomètre anéroïde relié à une artère par le tube T.

mètres de mercure, il est indispensable de les graduer, opération qui n'est pas sans

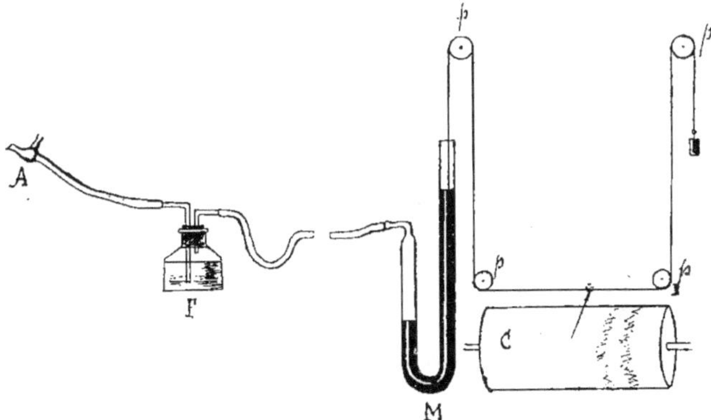

Fig. 53. — Manomètre à transmission de M. Chauveau (Schéma inspiré de Morat et Doyon).

A, canule reliée à une artère; F, flacon à moitié rempli d'une solution anticoagulante de sulfate de soude; M, manomètre à mercure recevant les effets de la pression, par l'intermédiaire de la masse d'air comprise entre M et F. p,p,p,p, poulies de renvoi transmettant à une plume inscrivante les mouvements d'un flotteur porté par la colonne de mercure du manomètre M.

difficulté et qui expose à l'inexactitude. De telle sorte que si on veut enregistrer les variations réelles de la pression, il faut toujours avoir recours à des manomètres à mercure. C'est ce qu'on fait dans plusieurs laboratoires. Nous avons vu comment procède Fr. Franck. Dans le laboratoire de M. Chauveau, où les enregistreurs sont horizontaux, les déplacements verticaux de la colonne de mercure sont transformés par des poulies de renvoi (fig. 53). Le fil qui part du flotteur subit une première inflexion qui le placé horizontalement le long du cylindre inscripteur, après quoi il s'infléchit de nouveau et retombe verticalement. A son extrémité libre, il porte un contrepoids qui fait exactement équilibre au flotteur métallique et lui donne une docilité absolue. La plume est portée sur la partie moyenne du trajet horizontal et s'applique de son propre poids sur l'enregistreur. Ce dispositif, d'apparence très compliquée, fonctionne avec une grande précision et les choses sont groupées de telle sorte qu'on peut faire marcher simultanément quatre manomètres.

Quoi qu'on fasse, les manomètres à inscription directe sont d'un emploi fort incommode, car il est nécessaire de les placer contre l'enregistreur et de subir le voisinage immédiat de l'animal en expérience. Pour obvier à cet inconvénient, on a recours aux « *manomètres inscripteurs à transmission* ».

Un moyen fort sommaire de transmettre les déplacements de la colonne de mercure consiste à relier le tube vertical du manomètre à un tambour inscripteur ; on obtient ainsi de très belles courbes, mais elles ne sont pas comparables entre elles, car d'une expérience à l'autre, et même au cours d'une expérience, le tambour ne reste pas semblable à lui-même. D'autre part il faut renoncer à toute graduation de l'appareil.

Dans ces derniers temps, M. Chauveau a obtenu une transmission aussi lointaine que fidèle à l'aide d'une méthode très spéciale. Le manomètre à mercure reste disposé comme nous l'avons dit, sur l'enregistreur, mais il reçoit l'influence de la pression artérielle par l'intermédiaire d'une colonne d'air (fig. 53). A cet effet, l'artère s'ouvre par un tube vertical au fond d'un flacon de petit volume et rempli à moitié ou aux trois quarts d'une solution de sulfate de soude. Par un second tube non plongeant, le flacon est relié au manomètre à l'aide d'un tube de caoutchouc. L'appareil étant bien étanche opère une transmission fidèle, car la pression de l'air intermédiaire est précisément égale à la pression du sang. Il est vrai que l'air interposé joue le rôle d'un appareil d'amortissement et qu'il éteint les oscillations dues à la pression variable. L'appareil ne convient donc que pour inscrire la pression moyenne, mais il la transmet avec exactitude et il peut la transmettre très loin. ,

Dans notre laboratoire, nous enregistrons la pression artérielle par une transmission obtenue à l'aide de deux manomètres conjugués. Le manomètre en communication directe avec l'artère est relié, d'un autre côté, par sa branche libre, avec un manomètre inscripteur dont les mouvements sont amplifiés par une poulie pourvue d'une plume inscrivante (fig. 54).

Dans ces conditions, il existe un rapport constant entre les déplacements du mercure dans l'explorateur et ceux du même liquide dans l'inscripteur. De plus ce rapport peut être facilement déterminé, une fois pour toutes, et la graduation du manomètre demeure définitive.

Tous les appareils qui précèdent ont cela de commun qu'ils sont mis en continuité directe avec un vaisseau artériel et reçoivent le sang dans leur cavité. Or l'insertion d'un manomètre sur une artère réclame quelques précautions dont il faut dire sommairement un mot. Le plus communément, l'instrument est placé sur le bout central du vaisseau, le bout périphérique étant lié. Cette disposition a pour effet d'arrêter la circulation dans l'artère, d'accroître la pression et par conséquent de fausser quelque peu les résultats. Il vaudrait donc mieux insérer le manomètre à l'aide d'un tube en T, qui laisserait toute sa liberté au cours du sang.

Avant d'être fixés sur l'artère, les manomètres, avec le tube de communication qui doit les relier au vaisseau, sont remplis d'un liquide dont le double effet est de chasser tout l'air qui aurait pu s'interposer, et de retarder la coagulation. On emploie pour cela des solutions salines (sulfate et bicarbonate de soude, oxalate d'ammomaque) qui réussissent plus ou moins bien. Mais il faut toujours compter avec la

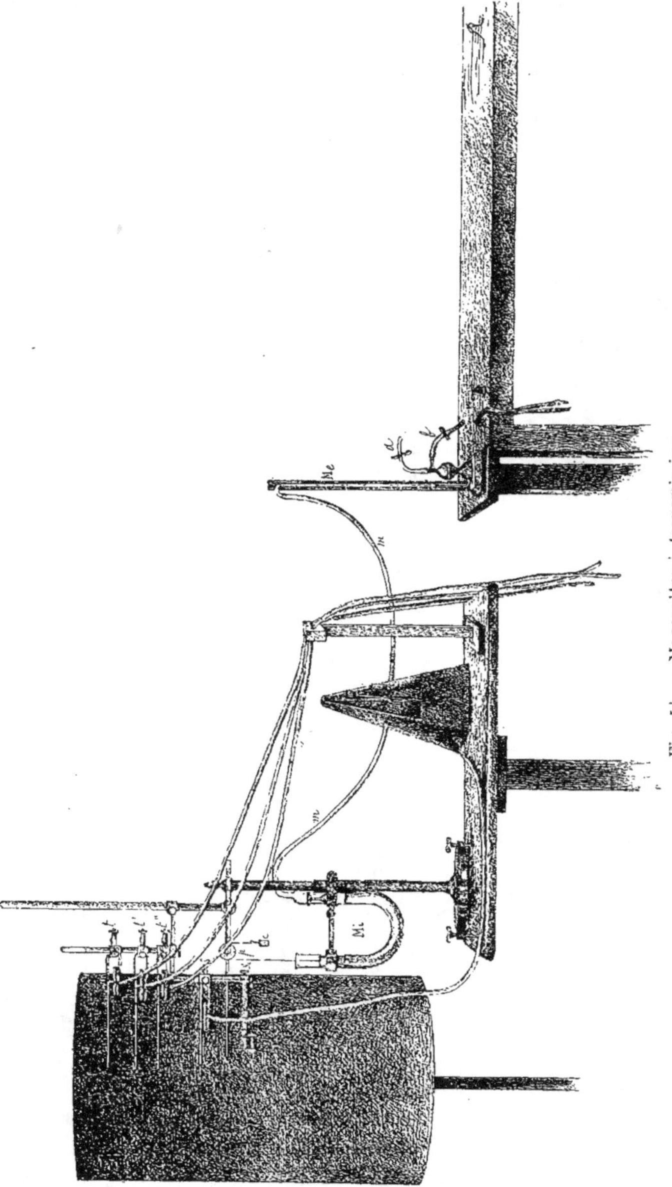

Fig. 54. — Manomètre à transmission.

Mc, manomètre explorateur relié à l'artère, Mi, manomètre inscripteur relié au précédent à l'aide du tube m ; p, poulie de renvoi pourvue d'une plume inscrivante.

coagulation qui vient malencontreusement interrompre l'expérience. Cette échéance inévitable peut pourtant être éloignée avec beaucoup de précautions. Si l'outillage, et notamment les canules sont très propres, l'inscription peut être prolongée parfois plus d'une heure, ce qui suffit dans bien des cas.

Mesure de la pression artérielle chez l'homme. — Ce n'est qu'exceptionnellement qu'il est possible de mesurer directement la pression sur une artère de l'homme, et, si on a pu placer un manomètre sur l'artère principale d'un membre destiné à l'amputation, ce moyen est trop rare pour devenir pratique. Il faut donc user de moyens indirects.

La pression dans une artère est égale à la contre-pression exercée sur le vaisseau par un fluide extérieur et juste suffisante pour arrêter la marche du sang. Tel est le principe qui a inspiré d'abord les tentatives de Marey et de Von Basch et qui a trouvé sa réalisation pratique dans le *sphygmomanomètre de Potain* (fig. 55). Cet appareil se compose de trois parties; une ampoule A qui se place sur la radiale, un manomètre métallique M, et un tube intermédiaire chargé de relier ce dernier à l'ampoule exploratrice.

La branche collatérale C, pourvue d'un robinet, permet d'insuffler la quantité d'air nécessaire pour réaliser la contre-pression. L'ampoule étant maintenue avec force sur la radiale, un aide réalise progressivement la contre-pression, pendant qu'on observe le pouls en aval, et il interrompt l'insufflation dès que le pouls cesse d'être perceptible.

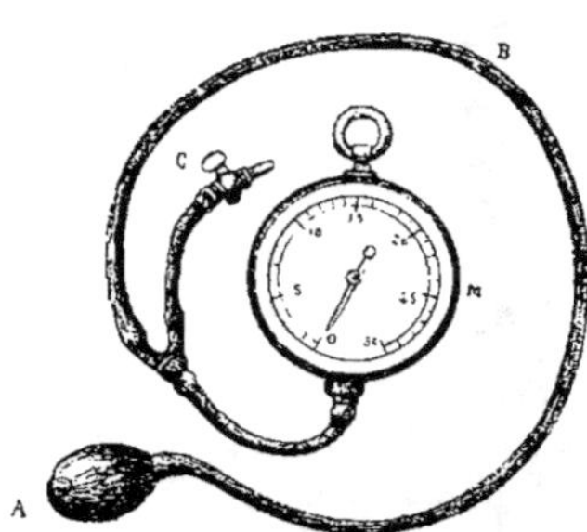

Fig. 55. — Sphygmomanomètre de Potain.

On peut encore procéder du principe suivant mis en évidence par Marey.

Lorsque par une contre-pression extérieure enveloppant un organe, on neutralise la

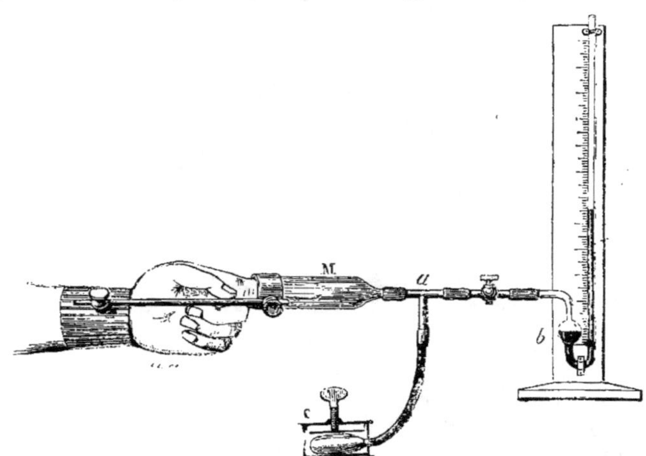

Fig. 56. — Appareil de Marey pour la mesure de la pression chez l'homme.

M, enceinte enfermant le doigt; c, ampoule élastique servant à faire la contre-pression; b, manomètres mesurant cette contre-pression.

tension élastique des vaisseaux, les parois artérielles atteignent leur maximum de mobilité et la contre-pression extérieure est précisément égale à la pression intérieure. Ce principe est d'une rigueur absolue et s'interprète fort aisément. Dès que les parois vasculaires sont également sollicitées en dehors et en dedans, elles perdent leur tension élastique et flottent indifférentes entre les deux forces antagonistes qui se neutralisent. Dans ces conditions, leur mobilité atteint son maximum, et elles cèdent, sans résistance, aux accroissements systoliques de la pression interne. Si donc on dispose les choses de manière à réaliser sur un organe isolé, comme la main ou un doigt, une contre-pression à l'aide d'un appareil communiquant avec un manomètre, la contre-pression est égale à la pression dès que les oscillations du manomètre atteignent leur maximum d'amplitude. Ces dispositions sont très heureusement réalisées dans l'appareil de Marey que nous nous bornerons à présenter dans la figure 56, suffisamment explicite. Le manomètre de Mosso est fondé sur le même principe et ne diffère pas essentiellement de celui de Marey.

A l'aide des deux méthodes qui viennent d'être exposées, on peut obtenir une mesure assez exacte de la pression dans les artères périphériques de l'homme et constater que sa valeur oscille de 12 à 15 centimètres. Dans la carotide du cheval ou du chien, elle atteint en moyenne 170 millimètres.

VARIATIONS DE LA PRESSION.

Loi de la décroissance centrifuge. — La pression décroît du centre à la périphérie ; elle a son maximum dans l'aorte et son minimum dans les petites artères comme la faciale ou la métatarsienne. On sait déjà le motif de cette décroissance : il réside dans la diminution des résistances, qui, on l'a vu, sont dans tous les points proportionnelles à la surface de frottement offerte par les vaisseaux en aval et à partir des points considérés.

Nous avons vu que la pression varie avec le volume du sang accumulé, à un certain moment, dans le vase artériel. Or, ce volume dépend des relations établies entre le débit cardiaque et l'écoulement périphérique ; il s'accroît avec le premier et décroît quand le second augmente. En un mot, la pression est en raison directe du débit cardiaque et en raison inverse de l'écoulement périphérique. Il y a donc lieu de distinguer, avec Marey, deux ordres de variations selon qu'elles procèdent du cœur ou de la périphérie. Mais les changements de volume du sang peuvent être produits immédiatement, par des modifications qui atteignent directement sa masse ou qui portent primitivement sur la capacité du vase artériel. En un mot, les variations de la pression dépendent tout d'abord des changements apportés dans le volume du contenu ou dans la capacité du contenant.

Variations dues à des changements dans la masse du sang. — Ces changements sont obtenus simplement par des hémorragies ou des injections intra-vasculaires de liquides indifférents. Les hémorragies accidentelles diminuent toujours la pression et pour étudier cette diminution, il suffit de provoquer, soit des hémorragies artérielles, soit des hémorragies veineuses. La chute est d'autant plus rapide et d'autant plus brusque que l'hémorragie est plus abondante ; mais elle ne se produit pas dans la mesure de la quantité de sang soustraite à l'animal. Bien plus, après des saignées peu abondantes, elle retrouve très rapidement sa valeur première. Ce résultat est obtenu, soit par une accommodation des vaisseaux, qui, par leur contractilité, règleraient leur calibre sur la masse du sang (Worm Muller, Lesser), soit par des résorptions interstitielles, qui permettraient à la masse liquide de se reconstituer (Regeczy).

La déplétion du vase artériel peut être obtenue encore par une dérivation qui accumule le sang dans la veine porte. Il suffit de lier ce dernier vaisseau ; la pression artérielle subit alors une chute profonde, traduisant ainsi les effets de la dérivation du sang dans le système porte.

Les accroissements de la pression par augmentation de la masse sanguine ne s'observent guère qu'après l'ingestion abondante de boissons, mais on peut étudier expérimentalement les effets des injections intra-vasculaires de liquides indifférents, tels qu'une solution de sel marin à 9 p. 1000. L'influence de ces injections est particulièrement remarquable quand on les exécute sur des sujets préalablement appauvris par des hémorragies abondantes et amenés tout près de la mort. L'effet est immédiat et qua si-merveilleux ; nous avons pu ramener à la vie des chiens saignés à blanc et qui assurément auraient succombé à la perte de leur sang. Après avoir fait tomber la pression à cinq ou six centimètres, par une forte saignée artérielle, nous la relevons progressivement à 18 ou 20 par des injections réitérées.

L'expérience peut être répétée plusieurs fois sur le même animal, qui passe ainsi, et cela impunément, par des alternatives de pression faible et de pression forte. Dans une de nos expériences, sur un chien de 20 kilogrammes, nous avons pu relever la pression après une série alternante de saignées et d'injections, pendant laquelle on avait soustrait aux vaisseaux de l'animal 1 kil. 700 de liquide. Il est bien évident, dès lors, que la guérison des hémorragies par les injections intra-vasculaires, est due au relèvement mécanique de la pression. Le sang subit, en effet, une dilution considérable, et si la dilution est trop forte, la capacité respiratoire de ce liquide peut être amoindrie au point d'amener la mort de l'animal par asphyxie. Mais on est averti du danger par les symptômes de dyspnée qui surviennent.

Ici se placent les recherches de Dastre et Loye sur le lavage du sang. Une solution à 7 p. 1000 injectée méthodiquement dans les vaisseaux veineux d'un chien normal, s'élimine au fur et à mesure par les diverses voies (le rein et surtout l'intestin) à la condition que la vitesse d'introduction soit convenablement graduée (1 cc. par minute et par kilogramme). L'ensemble du système vasculaire est en quelque sorte insatiable ; il s'adapte si bien que la pression artérielle ne change pas sensiblement, pendant la durée de l'expérience. La composition du sang elle-même, n'est pas visisiblement altérée, sauf une légère dilution qui augmente sa masse totale de un huitième environ. Nous retrouvons ici, sous une nouvelle forme, le phénomène de la « stabilité de la pression ». Il implique une sorte de fonction régulatrice dont la réalité se manifeste plus spécialement par cette circonstance qu'elle ne s'exerce pas chez les jeunes animaux, ni chez les animaux anesthésiés. La transsudation du liquide en excès à travers les vaisseaux du rein, du tissu conjonctif et de l'intestin est donc réglée par le système nerveux. Ces faits ont une autre portée et peuvent être envisagés à un autre point de vue intéressant la médecine. Le courant d'eau salée qui, dans les expériences de Dastre, traverse la circulation, n'entraîne que des principes solubles indéterminés, des produits de dénutrition et exerce ainsi un véritable lavage du sang, qui pourrait répondre à certaines indications thérapeutiques. Quoi qu'il en soit et en résumé, la masse du sang et la pression tendent à rester stationnaires, soit par l'effet de l'accommodation des parois artérielles, soit par l'effet de l'osmose périphérique. La pression artérielle se trouve ainsi subordonnée à une influence régulatrice apportée par le système nerveux et dont les effets ne peuvent être surmontés passagèrement que par des artifices capables d'introduire brutalement des modifications brusques dans la masse du sang.

Variations de la pression dues à des changements dans la capacité du vase artériel. — Nous ne voulons parler ici que des modifications introduites dans la contenance du vase artériel par des actions mécaniques extérieures. Tel est l'effet des ligatures et des compressions, qui ralentissent ou suspendent le cours du sang dans une artère. La pression augmente toujours, en pareil cas, dans le bout central du vaisseau et cet accroissement se propage même à tout le système artériel, si le tronc oblitéré dessert un territoire étendu, comme les crurales ou les carotides. De même, en comprimant l'aorte dans la région lombaire, on produit dans tout le territoire de l'aorte antérieure, un accroissement de pression considérable.

Les variations périodiques de la pression sous l'influence mécanique des mouvements respiratoires peuvent entrer dans cette catégorie de faits; sous cette influence, la pression artérielle subit des variations inverses de celles du vide pleural. Elle augmente pendant toute la durée de l'inspiration et elle va s'affaiblissant pendant l'expiration.

Chez le chien, les variations respiratoires de la pression artérielle se produisent en sens inverse. Cela tient à ce que les effets du vide pleural sont neu-

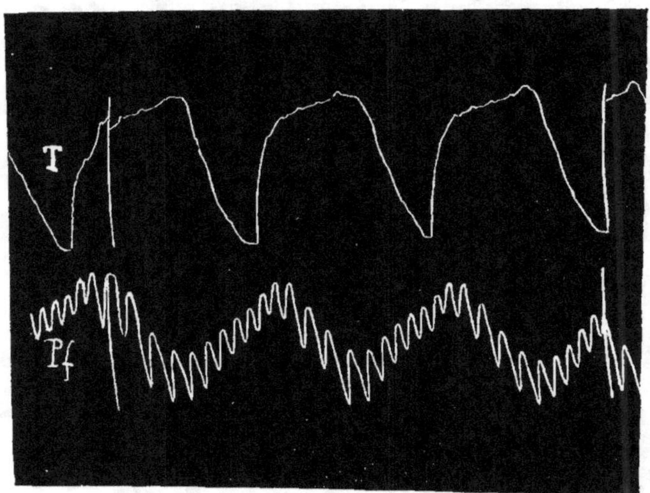

Fig. 57. — Variations de la pression chez le chien, en fonction de la respiration.

T, mouvements respiratoires (l'inspiration est descendante); Pf, pression dans la fémorale.

tralisés par l'action prépondérante du rythme cardiaque, qui se ralentit en expiration et s'accélère en inspiration. Il en résulte des changements parallèles, dans le débit du cœur et conséquemment dans la pression artérielle (fig. 57).

Après la section des nerfs vagues, le cœur échappe à ces fluctuations. Il bat uniformément et abandonne la pression artérielle à l'influence exclusive de l'aspiration pulmonaire.

Abordons maintenant l'étude des variations de la pression résultant des changements survenus, soit dans le débit cardiaque, soit dans l'écoulement périphérique, c'est-à-dire les variations de cause centrale et les variations de cause périphérique.

Variations de cause centrale. — La pression artérielle est en raison

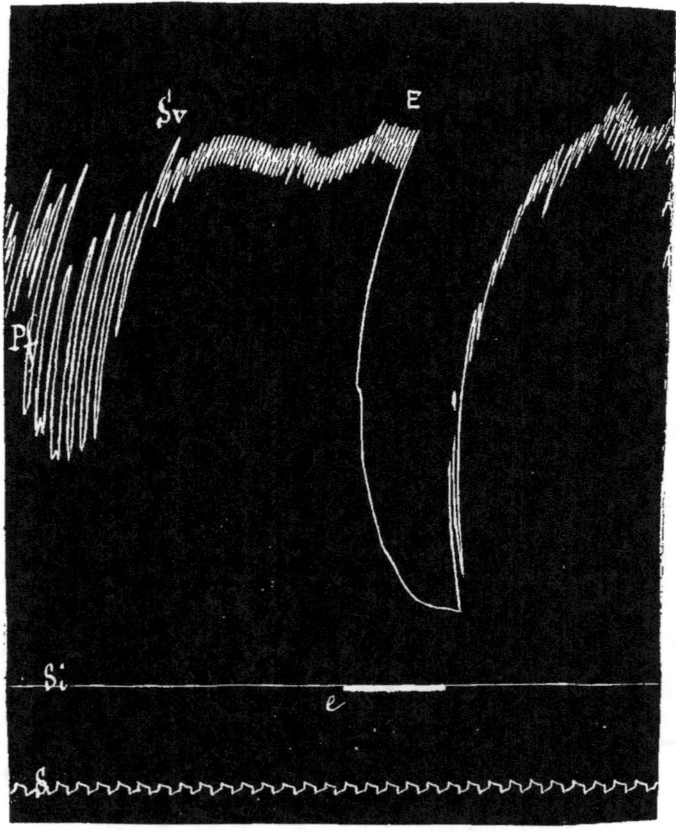

Fig. 58. — Accroissement de la pression artérielle chez le chien, sous l'influence de l'accélération du rythme du cœur.

Pf, pression dans la fémorale. A l'instant Sv, section double des nerfs pneumogastriques entraînant l'accélération du rythme cardiaque. A l'instant E, excitation du bout périphérique du nerf gauche.

directe de la puissance motrice du cœur et par conséquent du nombre et de l'effet de ses contractions. Elle s'accroît dans les circonstances suivantes : pendant la mastication, en raison de l'accélération du rythme du cœur ; après la section double des nerfs vagues pour le même motif (fig. 58), sous l'influence des émotions, qui accélèrent également le rythme du cœur. Le repos, le sommeil, l'anesthésie, produisent des effets inverses et amènent ainsi un abaissement de la pression.

On diminue expérimentalement la pression, par l'excitation du bout périphérique d'un nerf pneumogastrique sectionné (fig. 59). Le cœur, arrêté par les premiers effets de l'excitation, ne tarde pas à reprendre ses battements, mais son rythme ralenti est insuffisant pour relever la pression constante qui conserve une très faible valeur pendant toute la durée de l'excitation.

Variations de cause périphérique. — Les variations dans la résistance à l'écoulement périphérique, sont sous la dépendance des actions vasomotrices qui dilatent ou resserrent toutes les artérioles terminales et dont l'effet se propage jusqu'aux capillaires vrais. Comme exemple d'actions constrictives qui ralentissent l'écoulement, et par conséquent, augmentent la pression, nous signalerons l'effet des douches et des bains froids dont l'influence s'étend à tous les vaisseaux cutanés.

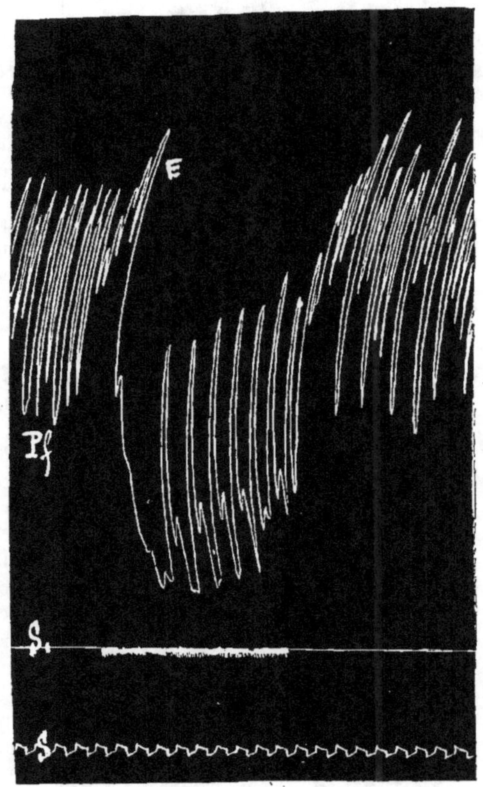

Fig. 59. — Abaissement de la pression chez le chien par l'effet du ralentissement du rythme cardiaque.

A l'instant E. Excitation du bout périphérique du pneumogastrique gauche ; S*i*, signal électrique ; S, secondes.

Les excitations portées sur les nerfs sensitifs produisent le même résultat, et quand elles sont dirigées sur le bout central du nerf vague, leurs effets constricteurs atteignent une intensité exceptionnelle, comme on peut en juger par le graphique de la figure 60.

Les vaso-dilatations expérimentales, par excitations nerveuses, sont plus difficiles à obtenir, mais il en est une, d'ordre physiologique, qui offre le plus grand intérêt. C'est la dilatation des vaisseaux provoquée par l'activité musculaire. C'est une loi absolument générale que dans tous les organes qui fonctionnent, l'irrigation sanguine devient extrêmement abondante. Dans les muscles qui travaillent, elle deviendrait 5 ou 6 fois plus considérable qu'au repos (Chauveau et Kauffmann). Cela veut dire que les vaisseaux périphériques se sont fortement dilatés et offrent au liquide sanguin une large voie d'écoulement. Le phénomène prend un intérêt nouveau, quand il s'étend à tout l'appareil musculaire, comme cela arrive dans la locomotion. M. Kauffmann l'a étudié sur le cheval, à l'aide d'une piétineuse qui permet à l'animal de marcher sans se déplacer. Or, sur un cheval marchant au pas, la pression baisse dans les artères et augmente dans les veines, et ces changements inverses sont les témoins irréfutables de l'abondance de l'écoulement périphérique et de la dilatation des capillaires. La diminution de la pression est, d'ailleurs, une circonstance fâcheuse ; aussi le cœur accélère-t-il ses battements et s'efforce-t-il de compenser par l'accroissement de son débit les effets dépresseurs de l'écoulement périphérique. Mais cet effort de compensation demeure insuffisant et les veines se remplissent aux dépens des artères, comme en témoignent la turgescence du réseau veineux sous-cutané, chez les chevaux fins, après l'exercice.

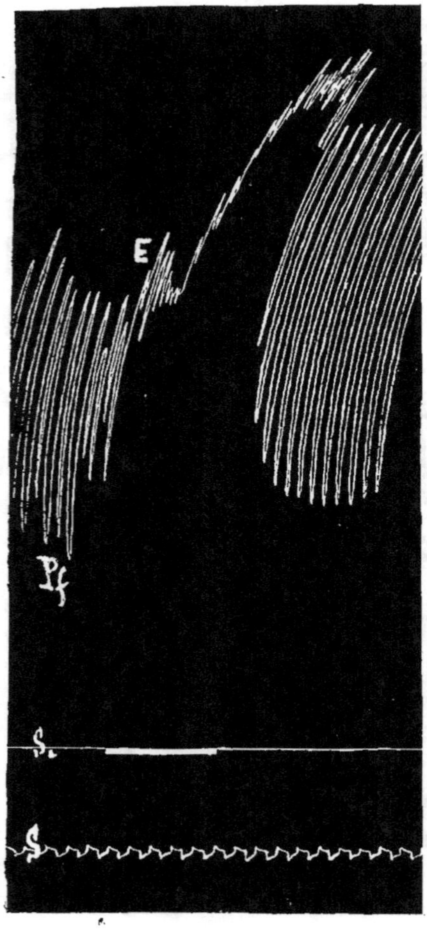

Les substances toxiques et médicamenteuses exercent aussi sur la pression artérielle une très grande influence, mais leur action est très complexe et son étude appartient à la thérapeutique générale.

Fig. 60. — Accroissement de la pression chez le chien par excitation d'un nerf sensitif (pneumogastrique).

A l'instant E, début de l'excitation du bout central de l'un des nerfs vagues ; S*i*, indications du signal électrique.

DE LA PRESSION VARIABLE.

La pression variable consiste, nous l'avons vu, dans les changements subis par la pression artérielle à chaque révolution cardiaque. Elle comporte successivement : 1° un accroissement systolique dû à la pénétration de l'ondée ventriculaire ; 2° une diminution diastolique due à l'écoulement par la périphérie d'une quantité de sang égale au volume de l'ondée ventriculaire. Elle dépend, comme on voit, des modifications apportées par le cœur dans les deux facteurs de la pression : l'afflux cardiaque et l'écoulement périphérique. Pendant la systole des ventricules, l'afflux l'emporte sur l'écoulement et la pression augmente. Pendant la diastole, l'écoulement se produit seul et fait baisser la pression. Ces deux phases de la pression variable ont la même importance hydraulique, puisque, pour un régime régulier de pression constante, la déplétion diastolique des artères est exactement équivalente à leur réplétion systo-

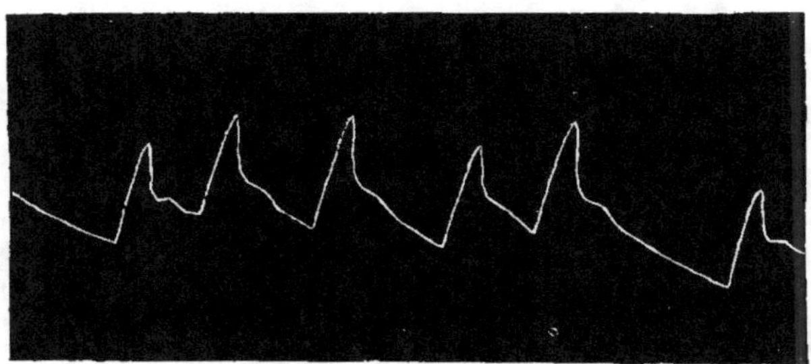

Fig. 61. — Courbe de la pression variable recueillie sur la fémorale d'un chien, à l'aide du sphygmoscope.

lique ; mais elles n'ont pas la même durée. Elles dépendent, à cet égard, de la systole et de la diastole ventriculaires dont elles sont l'expression. Les courbes de la pression variable, quand on les recueille avec un instrument bien construit et bien fidèle, reflètent naturellement l'inégalité de ces deux phases. On voit, en effet, dans la figure 61, que la courbe parvient rapidement à son sommet mais qu'elle retombe lentement sur son abscisse. La réplétion artérielle est un phénomène brusque et bref, comme la systole qui la détermine, et s'exprime par une ascension rapide de la plume ; sa déplétion participe des caractères opposés de la diastole et s'exprime par une descente relativement lente de la courbe.

Amplitude de la pression variable. — Sur les graphiques, l'amplitude de la pression variable se mesure à la hauteur des maxima au-dessus de la ligne des minima fixant la valeur de la pression constante. En fait, elle correspond, au manomètre, à des oscillations de la colonne de mercure qui, selon les cas, mesurent seulement quelques millimètres, ou peuvent atteindre 5 et même 10 centimètres. C'est assez dire que l'amplitude de la pression variable peut avoir des valeurs très différentes.

La pression variable dépend, en effet, du volume de l'ondée sanguine jetée par le cœur dans les artères, à chaque systole ventriculaire. Or ce volume est formé par trois facteurs essentiels : 1° la durée de la phase diastolique, pendant laquelle les ventricules se remplissent; 2° la pression artérielle, qui mesure l'obstacle à la déplétion ventriculaire; 3° la puissance des systoles employées à surmonter cet obstacle. En un mot le volume de l'ondée sanguine dépend de la quantité de sang contenue dans les ventricules à la fin de la diastole ; de l'énergie que ceux-ci mettent à la pousser dans les artères, et de l'aptitude de celles-ci à la recevoir. On peut donc formuler la loi suivante : *l'amplitude de la pression variable est en raison inverse du rythme cardiaque et de la pression artérielle. Elle est en raison directe de la force du cœur, et par conséquent de la puissance des systoles.*

Nous trouverons bientôt, à propos de la pulsation artérielle, qui réflète la pression variable, l'occasion de vérifier ces lois et d'en montrer quelques applications.

CHAPITRE II

DE LA VITESSE DU SANG DANS LES ARTÈRES

Technique. — La vitesse du sang ne peut pas être calculée, pour ce motif que les données sur lesquelles reposerait le calcul, ne sont jamais celles de la réalité. L'illusion de Hales est, à cet égard, un exemple instructif des erreurs de méthode qui peuvent être commises, en physiologie, par l'emploi inopportun des mathématiques. Hales calculait la vitesse du sang dans une artère, en partant du théorème de Torricelli comme donnée théorique, et de la hauteur à laquelle s'élève le sang dans un tube vertical inséré sur le vaisseau, comme donnée expérimentale. Il appliquait alors la formule : $V = \sqrt{2gh}$. Mais on a vu que le théorème de Torricelli ne s'applique que dans le cas idéal où l'écoulement a lieu sous l'influence de la pesanteur, par un orifice à bords minces percé au fond du vase qui contient le liquide. Il serait oiseux d'insister pour montrer que ces conditions ne sont pas réalisées dans la circulation artérielle, et l'erreur de Hales n'est pas amoindrie pour avoir été déguisée par Sauvages, qui appelle « vitesse virtuelle », la vitesse qu'aurait le sang, s'il coulait dans les conditions exigées par le théorème de Torricelli.

Les autres tentatives de détermination théorique n'ont pas été plus heureuses. Pour connaître la vitesse du sang, il faut la mesurer empiriquement par des méthodes directes que nous classerons avec Fr. Franck,

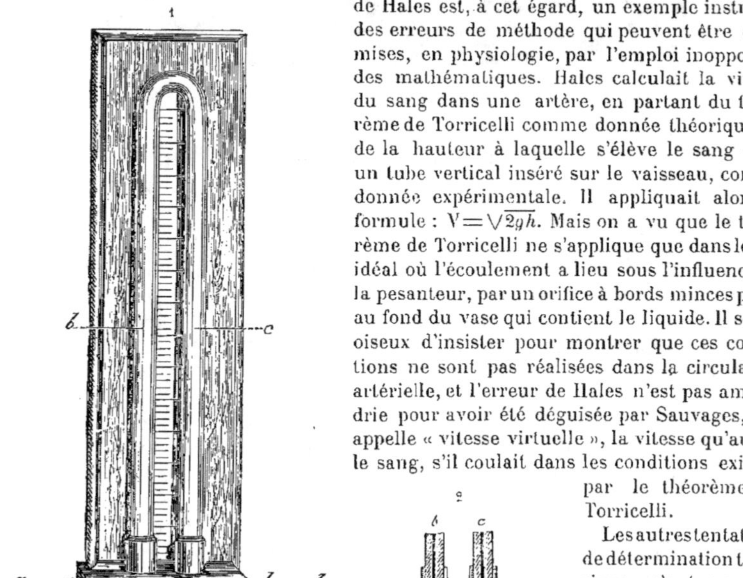

Fig. 62. — Hémodromomètre de Volkmann.

1, vue d'ensemble de l'appareil ; 2, disposition des robinets à trois voies après la mise en communication de l'artère avec le tube en U, *bc*.

d'après le principe sur lequel elles sont instituées. Nous distinguerons donc les méthodes volumétriques et les méthodes mécaniques.

Les *méthodes volumétriques* comprennent les appareils de Volkmann, de Jolyet, de Ludwig et Dogiel.

L'hémodromomètre de Volkmann (fig. 62) consiste en un long tube en U, en verre, dont les deux branches sont reliées par un tube transversal. Celui-ci se place sur le trajet du vaisseau sur lequel on veut évaluer la vitesse du sang. Aux points d'union, sont placés deux robinets à trois voies, dont les mouvements sont rendus solidaires. Quand on veut procéder à la détermination de la vitesse du sang, l'appareil, préalablement rempli d'eau, est placé sur le trajet d'une artère, et ses robinets sont orientés, d'abord, de manière à déterminer le cours du sang vers la branche transversale exclusivement. Par une manœuvre convenable de ces robinets, le sang change de direction, pénètre dans le tube en U et déplace la colonne d'eau qui y est contenue. Il suffit de mesurer exactement la durée nécessaire à ce déplacement. Le volume du tube étant connu et déterminé à l'avance, on obtient par une simple division le débit de l'artère au niveau de l'insertion de l'appareil. Il est facile ensuite d'en inférer la vitesse du sang, en tenant compte du diamètre du vaisseau.

L'hémodromomètre de Jolyet est une simplification du précédent. Le tube à déplacement subit une double inflexion, en cor de chasse, qui le ramène à son point de départ et rend inutile l'interposition de la branche transversale.

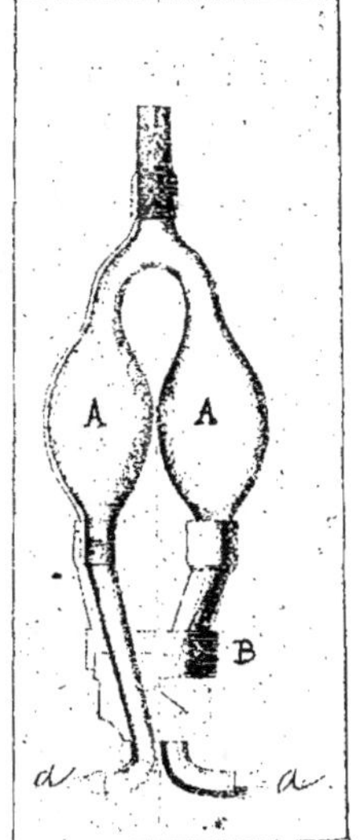

Dans les expériences de ce genre il faut compter avec la résistance propre du tube et avec celle des capillaires plus ou moins impressionnés par le contact de l'eau déplacée par le sang. Les phénomènes de diffusion viennent d'autre part troubler la netteté des limites qui séparent la colonne sanguine de celle du liquide incolore, et les instants précis du passage du sang aux deux extrémités du système ne sont pas très exactement déterminés. Enfin on ne peut procéder qu'à une seule expérience et à une seule mesure.

L'appareil de Ludwig et Dogiel (*strohmur*, fig. 63) fait disparaître toutes ces causes d'erreur. Les deux branches du tube en U de Volkmann, sont remplacées par deux boules ellipsoïdes A, A, prolongées par les tubes *a, a*, qui s'ouvrent sous le disque B, en regard de tubes correspondants, portés par une platine fixe. Ces deux tubes, pourvus chacun d'un robinet, sont destinés à établir la continuité de l'appareil avec l'artère. Les choses sont disposées de telle sorte que le

Fig. 63. — Hémodromomètre de Ludwig et Dogiel (Strohmur).

système des boules avec leur disque terminal peut pivoter sur un axe vertical, et intervertir les relations des boules avec le bout central et le bout périphérique du vaisseau artériel. Quand on veut procéder à une détermination de la vitesse du sang dans une artère, on remplit les deux boules, l'une avec de l'huile, l'autre avec du sang défibriné et on insère le strohmur sur le vaisseau, en ayant soin de placer la boule à huile du côté du cœur. Quand le sang pénètre, il chasse l'huile de la boule centrale dans la boule périphérique qui se vide complètement de son sang défibriné. En faisant faire un demi-tour aux boules, les choses sont replacées dans les conditions d'une expérience commençante, et on peut ainsi mesurer, plusieurs fois de suite, le temps nécessaire à l'huile pour passer de la boule centrale dans la boule périphérique. Les boules étant fort exactement jaugées, on obtient la mesure du débit de l'artère, et cela d'une manière d'autant plus rigoureuse que la durée du déplacement liquide a été déterminée plusieurs fois et s'exprime par une moyenne où se compensent toutes les erreurs.

Les *méthodes mécaniques* sont représentées par le « tachomètre de Vierordt et l'hémodromomètre de Chauveau.

Le premier de ces instruments (fig. 64), est une petite caisse plate et rectangulaire, fermée sur ses faces latérales par une lame en verre; elle porte à l'intérieur un cercle gradué sur lequel peut se mouvoir l'extrémité d'un pendule. Deux tubes latéraux permettent de placer le tachomètre sur le trajet d'une artère, après qu'on l'a rempli d'un liquide indifférent. Dès que le sang pénètre, sa force vive imprime au pendule une déviation proportionnelle dont la mesure se lit sur le cadran. Il suffit de graduer l'instrument, c'est-à-dire de déterminer le rapport qui lie la vitesse du liquide en mouvement, avec la déviation correspondante du pendule. A cet effet, on le place sur le trajet d'un tube dans lequel on fait couler un liquide avec une vitesse connue.

L'année même où Vierordt introduisit son tachomètre, (1858) Chauveau, sans connaître les recherches du physiologiste allemand, publia son hémodromomètre. Cet instrument (fig. 65) fondé

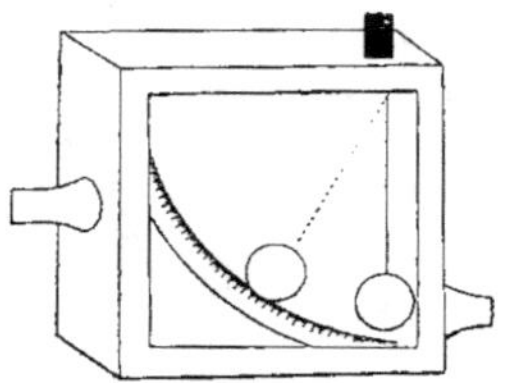

Fig. 64. — Tachomètre de Vierordt.   Fig. 65. — Hémodromomètre de Chauveau (*).

(*) *a*, tube placé sur le trajet d'une artère; *d*, aiguille recevant l'impulsion du sang; 2, palette terminale de l'aiguille; 3, 4, dispositifs permettant l'insertion de l'aiguille.

sur le même principe que le précédent, consiste en un tube métallique offrant en son milieu un élément de paroi élastique. La lame de caoutchouc qui constitue ce dernier est traversée par une tige extrêmement légère qui pénètre à frottement dur et se termine par une palette transversale; l'autre extrémité se meut librement sur un cadran. Quand le sang pénètre dans l'instrument, il pousse sur la palette intérieure et l'extrémité libre de la tige s'incline et oscille autour d'une position moyenne d'autant plus inclinée que la vitesse du sang est plus grande. Il suffit encore de graduer l'appareil avec des écoulements liquides de vitesse connue, pour traduire exactement ses indications.

Nous ne citerons ici que pour mémoire l'appareil de Marey fondé sur les tubes de Pitot car cet appareil ne peut pas servir à la détermination de la vitesse du sang.

Résultats. — Ces diverses méthodes ont fourni un certain nombre de résultats enregistrés dans les livres classiques, et que nous reproduisons. Parmi ces résultats, on a coutume de retenir surtout ceux de Volkmann, qui donne pour la valeur moyenne de la vitesse du sang dans les artères, les chiffres suivants:

	Carotide.	
Chez le cheval..................	546 mm. à 631 mm. par seconde.	
—	254	—
Chez le chien...................	272	—
—	357	—
—	357	—
Chez la chèvre..................	218	—

La série suivante, due à Vierordt, est empruntée au cheval :

Dans l'aorte............................	400 millimètres.
Dans la carotide........................	300 —
Dans la maxillaire externe....:.........	165 —
Dans la métatarsienne...................	56 —

La vitesse du sang dans l'aorte a été inférée de celle de la carotide, en tenant compte de la différence des sections droites du vase artériel au niveau de la carotide et de l'aorte. On voit, en effet, que la vitesse du sang dans les artères décroît très notablement du centre à la périphérie, en raison de la forme générale du vase artériel, qui affecte la disposition d'un cône à base périphérique. L'accroissement progressif de la section droite, qui résulte de cette disposition, rend parfaitement compte de la décroissance centrifuge de la vitesse, et ici on peut penser que les renseignements fournis par la physiologie viennent fixer les incertitudes de l'anatomie sur la forme réelle du tube artériel.

De la vitesse variable et des hémodromographes. — Les méthodes précitées ne font connaître que la vitesse moyenne, mais il se produit inévitablement dans la marche du sang artériel des accroissements et des ralentissements procédant de diverses causes, et notamment de l'action du cœur. A côté de la vitesse moyenne et constante dans une artère déterminée, il y a donc lieu de considérer la vitesse variable. Celle-ci échappe à toute mesure directe et ne peut être surprise que par des instruments capables de l'inscrire, c'est-à-

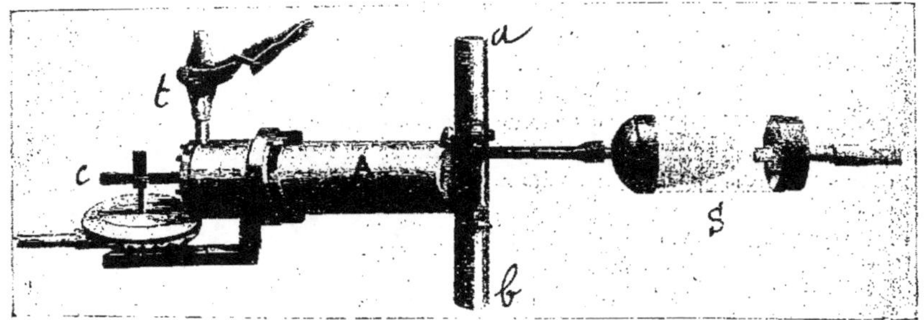

Fig. 66. — Hémodromographe de Chauveau.

dire par des « *hémodromographes* ». Par une transformation très simple de son « tachomètre », Vierordt fait aisément un hémodromographe; il lui suffit de prolonger la tige du pendule par une plume inscrivante. M. Chauveau n'avait pas non plus de grandes difficultés à approprier son hémodromomètre pour en faire un appareil inscripteur; mais celui-ci a subi bien des modifications. Sous sa première forme, il a servi aux recherches de Lortet, exécutées au laboratoire de physiologie de l'École vétérinaire de Lyon. Le modèle actuel, qui date de 1877, est disposé de la manière suivante (fig. 66). Il consiste en un tube en T, dont la branche horizontale *ab*, est insérée sur le trajet du vaisseau. L'autre branche laisse passer, par une fente percée dans une membrane de caoutchouc, la tige rigide *c*, qui offre à la poussée sanguine la résistance de sa palette terminale. Par son autre extrémité, elle est reliée à un tambour explorateur, au moyen d'une double articulation. La marche du sang ayant lieu dans le sens *ba*, sa force vive actionne la tige qui s'incline et presse sur le tambour par son extrémité extérieure. Toute variation dans la vitesse et dans la force vive du sang entraîne des changements proportionnels dans la position de l'aiguille et dans la pression subie par le tambour explorateur. Ces changements sont transmis à un tambour inscripteur et recueillis d'après le mode accoutumé sur un enregistreur. L'hémodromographe de M. Chauveau est disposé en outre de manière à recevoir l'insertion d'un sphygmoscope. On peut ainsi obtenir simultanément les courbes de la pression et de la vitesse du sang dans les artères, et fixer les lois de leurs variations corrélatives. Ces lois pouvaient être présumées, à priori, identiques à celles qui règlent l'écoulement des liquides dans un système de Bernouilli. L'expérience (Marey, Lortet) a confirmé ces prévisions et nous n'avons qu'à renouveler ici ce que nous disions plus haut (page 194) en appropriant les termes aux nouvelles circonstances.

1° Les variations de la pression et de la vitesse dues à l'influence du cœur se produisent dans le même sens et ont lieu simultanément.

2° Les variations de la pression et de la vitesse, dues à l'influence des résistances périphériques (écoulement), se produisent simultanément et en sens inverse.

Les deux lois qui précèdent dépendent des conditions qui régissent la vitesse et la pression dans l'écoulement des liquides, et qui s'appliquent également à la circulation. Ces conditions sont telles que :

1° La vitesse du sang dans les artères est proportionnelle à l'écoulement périphérique et à l'afflux cardiaque.

2° La pression du sang dans les artères est en raison inverse de l'écoulement périphérique et en raison directe de l'afflux cardiaque.

Tout cela peut s'exprimer dans le schéma suivant où le sens des flèches indique soit un rapport direct, soit un rapport inverse :

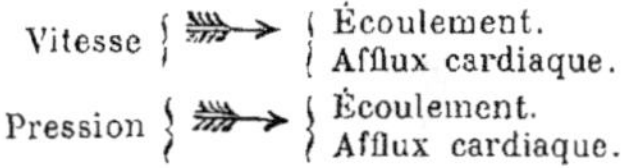

$$\text{Vitesse} \left\{ \text{⟶} \right. \left\{ \begin{array}{l} \text{Écoulement.} \\ \text{Afflux cardiaque.} \end{array} \right.$$

$$\text{Pression} \left\{ \text{⟶} \right. \left\{ \begin{array}{l} \text{Écoulement.} \\ \text{Afflux cardiaque.} \end{array} \right.$$

On voit que les variations de cause centrale se produisent nécessairement dans le même sens et que les variations de cause périphérique se produisent en sens inverse.

Nous trouverons, dans les faits suivants, quelques exemples de ces variations. Mais de toutes les influences centrales qui agissent parallèlement sur la vitesse et sur la pression, il n'en est pas de plus précise et de plus intéressante, par son ampleur, que celle que le cœur apporte à chacune de ses révolutions. Nous avons déjà étudié sous le nom de pression variable les changements introduits dans la pression constante par la systole et la diastole ventriculaires. Or la marche du sang subit des changements simultanés et de même sens, c'est-à-dire une accélération systolique et un ralentissement diastolique. Voilà pourquoi l'inscription simultanée de la pression et de la vitesse fournit à chaque révolution du cœur deux courbes exactement superposables (fig. 67).

L'influence de l'afflux cardiaque se manifeste, d'autre part, dans les conditions suivantes : la section des nerfs vagues accélère le rythme et augmente le débit du cœur. Il en résulte une accélération de la vitesse du sang et un accroisse-

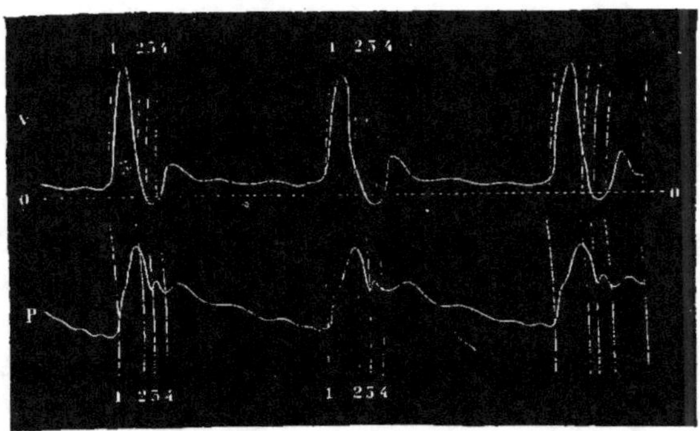

Fig. 67. — Courbes de la pression variable et de la vitesse variable V, recueillies sur la carotide d'un cheval (Lortet).

ment de la pression. L'excitation du bout périphérique de l'un des nerfs sectionnés ralentit le rythme cardiaque et agit en même temps sur la pression constante et sur la vitesse pour les diminuer.

L'influence des résistances et de l'écoulement périphérique s'exerce avec la plus grande netteté, lorsqu'on pratique une compression sur une artère. La pression augmente en amont du point comprimé, tandis que la vitesse diminue ou même devient nulle si la compression est suffisante pour oblitérer le vaisseau. Il est d'ailleurs extrêmement difficile d'agir isolément sur le centre et sur la périphérie. Les mouvements du cœur et ceux des petites artères, qui par leur contractilité règlent les résistances périphériques, sont liés par une telle solidarité fonctionnelle, qu'ils obéissent toujours ensemble aux influences modificatrices. Les variations corrélatives de la pression et de la vitesse du sang résultent donc, dans l'immense majorité des cas, et pour tout dire, dans le jeu normal des fonctions, non pas d'une action exclusive du cœur ou des vaisseaux, mais de la prédominance de l'une de ces actions. Ainsi l'exercice musculaire a pour effet d'augmenter simultanément le débit cardiaque et l'écoulement périphérique ; mais il agit différemment sur la pression et la vitesse du sang, selon qu'il est local, ou qu'il intéresse tout l'appareil locomoteur. La mastication, par exemple, entraîne une dilatation énorme dans les vaisseaux de tous les organes engagés dans l'action, muscles et glandes, et y précipite l'écoulement. Il en résulterait, et il en résulte en effet, un abaissement de la pression locale, mais en même temps le cœur précipite ses battements et augmente son débit de manière à compenser et neutraliser les effets dépresseurs de l'écoulement local, en sorte que la pression générale mesurée dans les grosses artères subit un accroissement parallèle à celui de la vitesse. La variation prend alors le caractère d'une variation de cause centrale.

Que si, au lieu de faire manger l'animal pourvu de l'hémodromographe et du sphygmoscope, on le fait marcher sur une piétineuse, à l'exemple de M. Kaufmann, l'écoulement périphérique devient si abondant et si général, que le cœur, en dépit de ses efforts pour accroître son débit, est incapable de remplir complètement le vide laissé dans les artères, et en même temps que la vitesse du sang subit un accroissement considérable dans ces vaisseaux, la pression y est affectée d'une diminution très sensible. Dans ce cas, l'action des vaisseaux périphériques l'emporte sur celle du cœur et la variation prend le caractère d'une variation de cause périphérique.

———

CHAPITRE III

DES SIGNES EXTÉRIEURS DE LA CIRCULATION ARTÉRIELLE

Le fonctionnement du cœur détermine dans les artères des changements extérieurs plus ou moins saisissables qui reflètent les phases du cours du sang dans ces vaisseaux et constituent les signes extérieurs de la circulation artérielle. Ce sont : la dilatation, la locomotion des artères et la pulsation artérielle ou le pouls.

DILATATION DES ARTÈRES.

L'ondée liquide poussée par le cœur ne détermine pas un écoulement synchrone, à la périphérie. L'analyse de la pression variable nous a montré, en effet, que la déplétion artérielle se poursuit pendant la diastole des ventricules, et fait suite à la réplétion. Pendant la systole, l'ondée ventriculaire doit donc provisoirement trouver place dans les artères dont le volume total augmente en proportion.

L'accroissement de volume des artères, à chaque poussée cardiaque, est obtenu, et par leur dilatation, et par leur allongement. Ainsi les artères s'allongent et se dilatent sous la poussée de la systole ventriculaire.

La dilatation a été rendue sensible par Poiseuille dans l'expérience suivante : une artère, la carotide, par exemple, est isolée sur une partie de son trajet et enfermée dans une boite rectangulaire remplie d'eau et pourvue d'un tube de verre de très faible diamètre. A chaque systole le niveau de l'eau dans le tube s'élève d'une faible quantité et dénonce ainsi la dilatation du vaisseau. Celle-ci est d'ailleurs très faible, car l'accroissement de volume du segment vasculaire ainsi emprisonné est environ le 1/23 du volume initial.

LOCOMOTION DES ARTÈRES.

La locomotion des artères résulte de leur allongement. Elle n'est sensible que sur les vaisseaux superficiels, comme la temporale, qui décrivent un trajet sinueux, et dont les diverses courbures s'accentuent à chaque systole. Elle apparaît également au cours des vivisections, quand on met une artère à découvert et qu'on l'isole sur une étendue plus ou moins considérable de son trajet, en la libérant de ses attaches avec le tissu conjonctif. Empêché de se mouvoir à chacune de ses extrémités, le vaisseau s'infléchit à chaque systole dans sa portion libre et par conséquent s'allonge. Enfin, au cours des opérations, on a fréquemment l'occasion de constater que les artères sectionnées dans l'épaisseur des muscles font saillie à chaque battement du cœur.

En somme, l'allongement et la dilatation des artères sont des phénomènes peu considérables et qu'on ne saisit que par des artifices. Leur importance pratique est donc médiocre. Il en est tout autrement du pouls ou de la pulsation artérielle.

DU POULS.

Le pouls est ce mouvement qu'on perçoit sur les artères, à chaque systole ventriculaire, quand on les explore convenablement par le toucher.

Nature du pouls. — Envisagé dans sa nature, le pouls est la traduction extérieure de la pression variable. Les premiers expérimentateurs avaient déjà vu sa coïncidence avec les battements du cœur et l'avaient rattaché à sa véritable cause. Une expérience très simple permet d'autre part de se rendre compte de sa vraie nature. Quand on explore la pulsation artérielle sur une grosse artère, comme la carotide, après avoir pratiqué une piqûre sur le vaisseau, on constate que la pulsation est perçue par le doigt à l'instant même de l'accroissement systolique du jet artériel. On pourrait également faire une constatation de même valeur en explorant le pouls sur une artère pourvue d'un manomètre ; on verrait la pulsation coïncider avec l'ascension de la colonne de mercure.

Conditions de l'exploration du pouls. — Ce que l'on perçoit dans une artère, quand on l'explore avec le doigt, ce sont les changements de sa consistance qui accompagnent la pression variable. La dilatation a trop peu d'amplitude pour être perceptible et on ne sent pas la pulsation par une simple application tangentielle du doigt. Pour explorer le pouls, il faut s'adresser à une artère qui repose sur une surface osseuse, comme la radiale, chez l'homme, ou la maxillaire externe chez le cheval, et déformer le vaisseau par une légère compression. De même, une artère isolée par la vivisection ne donne pas la pulsation aux doigts qui la saisissent sans la presser et la déformer. En un mot, l'artère doit être comprimée au préalable pour frapper le doigt qui l'explore. Cette condition nécessaire montre que la dilatation des artères n'est point un élément visible de la pulsation, et du même coup, elle en met en relief l'élément essentiel, c'est-à-dire la pression variable.

Soit, en effet, une artère convenablement explorée. Sous la pression du doigt elle prend une forme aplatie et elliptique. A chaque systole ventriculaire, la pression supplémentaire, due à l'irruption de l'ondée cardiaque, agit soudainement à l'intérieur du vaisseau et presse dans tous les sens normalement à la surface. Ainsi sollicitée, l'artère tend à reprendre sa forme circulaire et repousse le doigt qui la presse. Ce mouvement a la brusquerie d'un choc et en donne la sensation. On voit donc que la pulsation artérielle réside dans le mouvement accompli par le vaisseau, préalablement déprimé, pour retrouver sa forme circulaire.

Marey a bien montré l'importance exclusive de la déformation préalable des artères dans la production du pouls. Il intercale sur le trajet de la carotide un segment tubulaire de même diamètre et fait d'une étoffe souple mais inextensible. Or, sur ce vaisseau non dilatable, on perçoit le pouls comme sur une artère ordinaire, à la condition de le déformer par une légère compression.

La déformation des artères est donc la condition nécessaire et suffisante de la production du pouls. Elle agit en fournissant à la pression variable l'occasion de produire un travail mécanique extérieur et sensible.

Importance du pouls. — Ce travail mécanique est l'œuvre du cœur. Le pouls devient ainsi le témoin éloigné de l'organe central de la circulation dont il permet de mesurer les battements, et dans leur nombre et dans leur puissance. Il fournit d'autre part sur l'état de la circulation artérielle des indications précieuses qui se tirent et du volume et de la consistance du vaisseau exploré. En un mot, le clinicien trouve dans les impressions tactiles que lui apporte la pulsation artérielle un ensemble de témoignages qui le guident dans l'appréciation des états morbides. L'importance et la fécondité de l'exploration directe sont telles qu'il y avait tout à espérer d'une méthode capable de donner une expression sensible et durable aux caractères physiques du pouls et de fixer dans une forme ineffaçable les impressions sommaires et fugitives qui les traduisent au toucher. Aussi les médecins ont-ils accueilli avec empressement les applications de la méthode graphique à l'analyse de la pulsation artérielle et sont-ils intervenus eux-mêmes par des contributions techniques et théoriques.

Sphygmographes et sphygmographie. — On désigne ainsi les instruments et la méthode adoptés pour obtenir la courbe de la pulsation artérielle et en poursuivre l'analyse approfondie.

Les courbes obtenues sont des *sphygmogrammes*.

Le premier sphygmographe est dû à Vierordt, mais les organes fondamentaux de cet instrument étaient trop lourds, et leur inertie les empêchait d'obéir exactement aux mouvements du vaisseau exploré. Aussi donnait-il des courbes déformées et inexactes.

Le sphygmographe à ressort de Marey a de tels mérites qu'il est universellement répandu dans les hôpitaux et en général préféré à tous ceux qui sont venus après lui. Nous le décrirons sommairement.

La condition nécessaire et suffisante de la production du pouls consiste, nous l'avons vu, dans la déformation préalable du vaisseau par une pression convenable. Dans la construction d'un sphygmographe, on se propose : 1° d'opérer cette compression ;

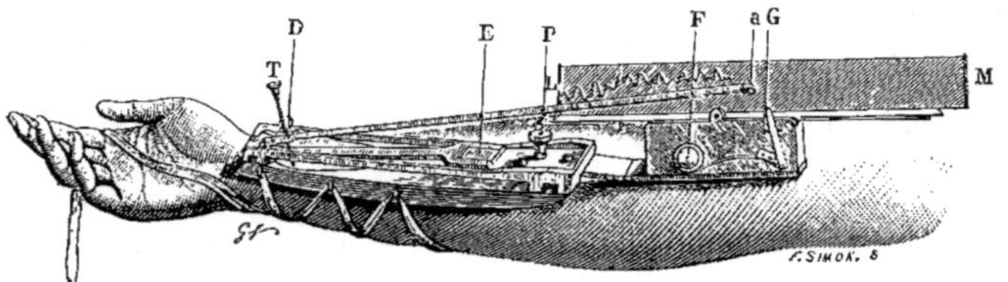

Fig. 68. — Sphygmographe à ressort de Marey, vu en place.

2° d'employer le travail mécanique produit par l'artère dans son redressement, en lui faisant actionner une plume inscrivante. Voici comment M. Marey a résolu ce double problème dans son sphygmographe à ressort (fig. 68 et 69).

La compression est exercée par un ressort fixé solidement à son extrémité et portant à son autre extrémité un bouton A qui s'applique sur l'artère et la déforme. Une vis de réglage P permet de graduer la pression exercée par le ressort et de lui donner

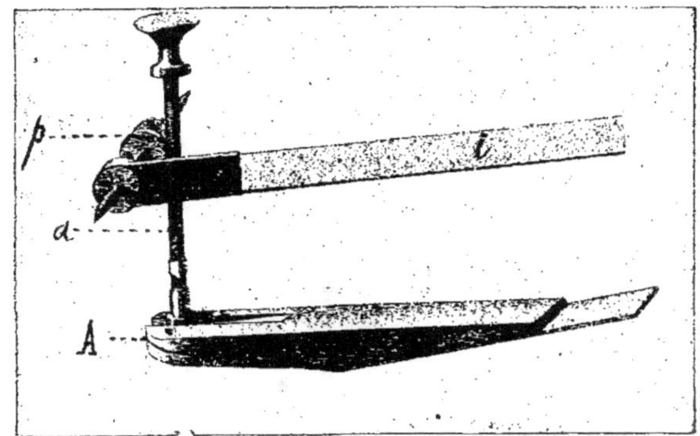

Fig. 69. — Détails du sphygmographe à ressort.

dans chaque cas, le degré qui convient le mieux. A chaque pulsation, le bouton terminal est soulevé par l'artère qui se redresse et, à son tour, il ramène l'artère à sa forme initiale et l'aplatit de nouveau, pendant la diastole.

Il fallait transformer ces faibles oscillations rectilignes du bouton explorateur et les inscrire en les multipliant. A cet effet, le bouton A porte à sa face supérieure une tige parcourue par une vis sans fin et entraînant dans ses mouvements la rotation du petit pignon p contre lequel elle est appliquée par une pression douce et suffisante. Les mouvements rectilignes du bouton explorateur sont ainsi transformés en mouvements angulaires d'une amplitude d'autant plus grande que le rayon du pignon est plus petit. Enfin l'axe du pignon porte un stylet inscripteur i qui agrandit encore les mouvements du vaisseau, en reflète toutes les phases et les enregistre. L'inscription se fait sur une petite feuille de papier enfumé, entraînée devant la plume par un mouvement d'horlogerie. Le tout est porté sur un cadre métallique pourvu de liens qui permettent d'appliquer exactement le sphygmographe sur le bras et de l'immobiliser dans ses rapports avec la radiale.

M. Marey a fait construire un second modèle dans lequel les mouvements de la tige a actionnent immédiatement la membrane d'un tambour explorateur, lequel est relié à un tambour inscripteur. L'appareil devient ainsi un *sphygmographe à transmission*.

Nous n'insisterons pas sur les sphygmographes très nombreux et parfois très ingénieux, imaginés à l'envi par les physiologistes et, notamment, par les médecins. La plupart, d'ailleurs, procèdent de celui de Marey et leur description ne pourrait guère convenir que dans une monographie spéciale. Nous nous abstiendrons d'en parler.

De la sphygmographie en physiologie. — Tous les sphygmographes ont été inspirés, d'ailleurs, par les besoins de la clinique et ne conviennent, ni aux exigences, ni aux problèmes de la physiologie qui poursuit uniquement l'analyse de la pulsation artérielle dans toutes les conditions que l'expérimentation peut introduire. Or les sphygmographes de l'homme ne peuvent pas devenir les instruments d'analyse réclamés par la physiologie. Ils ne peuvent pas, en effet, s'appliquer sur les animaux qui ne consentent jamais à s'immobiliser pour les recevoir, et sur lesquels il serait sans doute très difficile de trouver une artère aussi propice que la radiale de l'homme. Pour bien analyser la pulsation artérielle sur le chien ou sur le cheval, il faut se résoudre à la vivisection et adopter un sphygmographe de laboratoire. C'est avec cette préoccupation que nous avons conçu notre *pince sphygmographique*. Un simple coup d'œil jeté sur la figure 70 suffit à faire comprendre le fonctionnement très simple de cet instrument. Nous pouvons nous borner à indiquer les traits essentiels de sa construction : 1° Le bras de levier de la puissance est égal au bras de levier de la

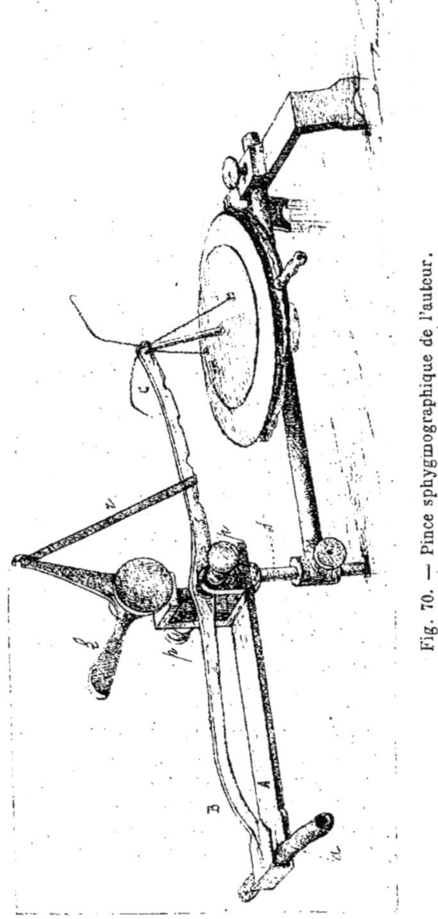

Fig. 70. — Pince sphygmographique de l'auteur.

A, branche fixe de la pince ; BC, branche mobile soutenue par l'articulation à pointes *pp* ; *r*, ressort tenseur servant à déformer l'artère ; *s*, support recevant le tambour explorateur.

résistance ; 2° l'articulation qui réunit au milieu les deux branches de la pince est une articulation à pointes d'une justesse absolue ; 3° la compression du vaisseau est effectuée par un ressort en caoutchouc dont on gradue la tension élastique par la manœuvre d'un levier coudé.

Nous n'avons obtenu un bon instrument qu'après bien des essais et bien des tâtonnements. Mais le modèle que nous venons de décrire est tout près de la perfection et nous semble définitif. Convenablement appliqué sur une artère et relié à un tambour inscripteur, il fournit de très belles courbes sphygmographiques.

CARACTÈRES DE LA PULSATION ARTÉRIELLE.

Nous ne voulons parler dans ce paragraphe que des caractères révélés par la méthode graphique.

Retard du pouls. — Quand on recueille simultanément la pulsation cardiaque et le pouls dans l'aorte, la carotide et la fémorale, on constate que les débuts des courbes sont placés sur des ordonnées différentes et échelonnées dans l'ordre de l'éloignement du vaisseau par rapport au cœur. Les courbes de la

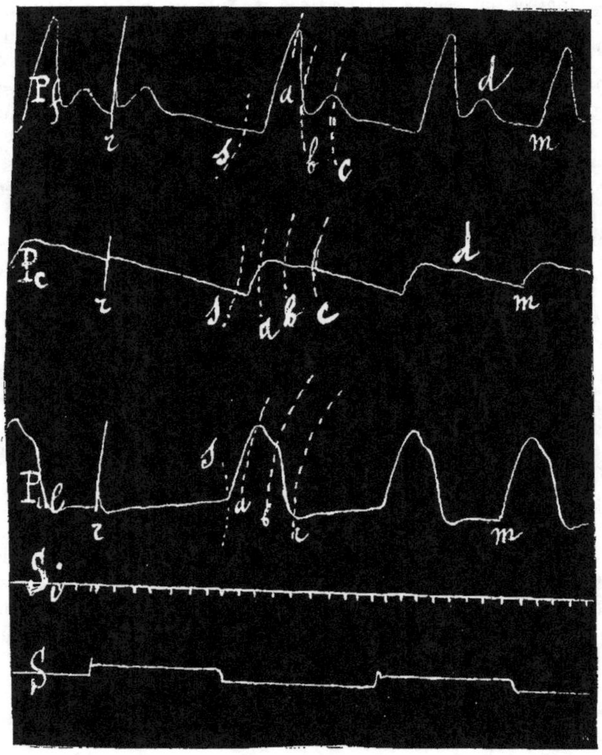

Fig. 71. — Retard du pouls. Courbes recueillies simultanément sur un chien.

Pul, pulsation cardiaque; P*c*, pulsation de la carotide; P*f*, pulsation de la fémorale; *r*, repères naturels ; *s*, instant du début de la pulsation cardiaque ; *abc*, repères artificiels montrant la correspondance de l'ondulation dicrote et du relâchement cardiaque.

figure 71, recueillies sur un chien, établissent bien cette succession, sauf pour l'aorte dont le pouls n'a pas été enregistré. La pulsation artérielle ne débute donc pas au même instant dans tout le système artériel. Elle est en retard sur la systole et son retard va croissant du centre à la périphérie. Tel est le phénomène qu'on nomme « le retard du pouls ».

Il faut bien se garder de le confondre avec le retard essentiel (Chauveau) du pouls aortique qui se rattache à la période latente de la systole ventriculaire, c'est-à-dire au temps qui s'écoule entre le début de la systole ventriculaire et l'irruption de l'ondée cardiaque dans l'aorte.

Ici il s'agit de ce fait que le pouls se propage le long des artères, avec une très grande rapidité d'ailleurs, et y progresse à la manière d'une onde. A ce point de vue, il se rattache au phénomène très général de la propagation des ondes liquides dans les tubes élastiques.

La vitesse de l'onde pulsatile dans les artères a été mesurée par Weber qui l'évalue à 9 mètres par seconde. Il l'a tirée de l'intervalle de temps compris entre le pouls de la pédieuse et celui de la maxillaire externe. Le pouls a donc une très grande vitesse de propagation, au point qu'il parvient à l'extrémité de l'arbre artériel pendant la durée de la systole à laquelle il se rattache. Il en résulte que toutes les artères, même les plus éloignées, battent pendant la durée de la systole ventriculaire.

Analyse graphique de la pulsation artérielle. — Considérons le sphygmogramme de la fémorale du chien (fig. 71 Pf). Il comprend une partie ascendante, une partie descendante et un sommet.

Le sommet est simplement le point le plus élevé de la courbe et il ne sera point possible, pour le moment, de lui donner une autre définition, c'est-à-dire de le rattacher à un incident déterminé de la révolution cardiaque.

La partie ascendante ne présente pas d'autre particularité que sa direction presque verticale qui témoigne de la rapidité du phénomème qu'elle exprime.

La partie descendante des sphygmogrammes présente constamment une ondulation particulière (*d*), l'*ondulation dicrote* ou *dicrotisme* qui prendra dans un instant une très grande importance.

Ondulation dicrote; phases systolique et diastolique de la pulsation. — Ces premières constatations ne peuvent suffire à donner une interprétation complète de la courbe. Pendant la période d'ascension, l'afflux cardiaque l'emporte sur l'écoulement périphérique et l'inverse se produit dans la période de descente. C'est tout ce que nous pouvons dire. Mais ce qui importe, avant tout, c'est de déterminer, sur la courbe de la pulsation, les limites de la phase systolique répondant à la contraction des ventricules, et de la phase diastolique répondant à leur repos. Pour cela il est indispensable de trouver un repère constant et saillant : ce repère réside dans l'ondulation dicrote et nous allons voir, en effet, que le début de la phase diastolique est annoncé par le dicrotisme. Il suffit pour s'en convaincre de superposer les courbes de la pulsation artérielle à celles de la pulsation du cœur, comme cela a été fait dans la figure 71.

On voit que l'ondulation dicrote *d* dans les deux sphygmogrammes répond au relâchement des ventricules, c'est-à-dire au début de la diastole.

La phase systolique et la phase diastolique sont donc désormais nettement déterminées dans les courbes de la pulsation artérielle ; elles sont séparées par le dicrotisme.

Le dicrotisme ou rebondissement dicrote est un élément normal et constant de la pulsation artérielle. Il est quelquefois multiple et le pouls est dit alors *polycrote*. Dans certaines circonstances rares, le dicrotisme est perceptible au toucher et l'artère semble frapper, deux fois, le doigt qui l'explore. Aussi dans l'ancien langage, le pouls dicrote était désigné sous le nom de *bis feriens*. On l'avait observé dans certaines affections fébriles, notamment dans la fièvre typhoïde, et il a passé longtemps pour un phénomène exceptionnel et pathologique. Vierordt, qui ne trouvait pas l'ondulation dicrote dans les courbes inexactes que lui donnait son sphygmographe, la considérait, aussi, comme une expression symptomatique, et niait qu'elle fût un élément normal de la pulsation. Or, tous les bons sphygmographes la rendent visible et on ne saurait la considérer comme un phénomène artificiel dû à l'inertie de la plume, car elle demeure on ne peut plus nette dans les courbes *hémautographiques* obtenues par l'ingénieux procédé de Landois. Ce procédé consiste à recueillir un jet artériel très fin sur une bande de papier animée d'un mouvement de translation uniforme. On obtient ainsi des courbes d'une pureté absolue. Or, elles ne diffèrent pas des courbes ordinaires et présentent aussi l'ondulation dicrote.

Le mécanisme de l'ondulation dicrote a été très diversement interprété. On accepte généralement aujourd'hui la théorie de Buisson et de Marey qui fait procéder le dicrotisme du rebondissement du sang sur les valvules sigmoïdes à l'instant de leur clôture. Au moment où la systole prend fin, le sang exclusivement soumis à la tension élastique des artères, tend à s'écouler dans toutes les directions. Mais il est immédiatement arrêté dans sa tendance rétrograde par les valvules sigmoïdes sur lesquelles il se heurte pour rebondir aussitôt. Ce rebondissement détermine un accroissement de pression qui se transmet du centre à la périphérie et progresse, en constituant une deuxième pulsation, une onde secondaire. L'ondulation dicrote est, finalement, une onde secondaire directe due au rebondissement de la colonne sanguine sur les valvules sigmoïdes fermées. La clôture des valvules artérielles est ainsi une condition essentielle de la production de cette onde secondaire qui, par là, mérite bien le nom d'*onde de clôture* par laquelle on la désigne quelquefois.

La théorie de Buisson, reprise et accréditée par Marey, repose sur les faits suivants : D'une part, l'ondulation dicrote disparaît quand on empêche le fonctionnement des valvules sigmoïdes et, d'autre part, les courbes simultanées de la pression intra-cardiaque et du pouls établissent que l'ondulation dicrote, dans la courbe de la pulsation, se superpose à l'ondulation sigmoïdienne dans le tracé du cœur. La figure 72 montre très clairement cette superposition.

L'ondulation dicrote, dont la signification et la cause viennent d'être déterminées, constitue donc bien le repère visible qui, dans les courbes sphygmographiques, sépare la phase systolique de la phase diastolique. Ce point étant bien établi, il va être plus facile d'interpréter les différentes formes de la pulsation artérielle.

Formes de la pulsation artérielle. — La forme de la pulsation artérielle présente une extrême diversité due à la multiplicité des facteurs qui interviennent dans sa constitution. Le pouls est, avant tout, le produit de la systole ventriculaire et on y devrait retrouver tous les éléments de cette systole ; mais l'influence fondamentale du cœur est plus ou moins modifiée, soit par les effets de l'élasticité artérielle, soit par les effets de l'écoulement du sang. Cette dernière circonstance est une cause d'altération particulièrement efficace, comme il est facile de s'en rendre compte. Pendant la phase systolique, l'état de l'artère est fonction de l'afflux cardiaque et de l'écoulement périphérique qui agissent en sens contraire. La modification subie par le vaisseau est donc la synthèse ou la résultante des changements inverses que lui imposent l'arrivée du sang poussé par le cœur, et le départ de ce liquide entraîné par l'écoulement périphérique. On conçoit donc que les caractères de la pulsation se modifient profondément selon la prédominance de l'un ou l'autre de ces deux facteurs. Il en résulte une diversité fort grande qui doit être recherchée, d'abord et surtout, dans la forme de la phase systolique.

Pour interpréter avec clarté les différentes variétés de la pulsation, nous partirons d'un type qu'on peut considérer comme complet, en ce sens qu'il repro-

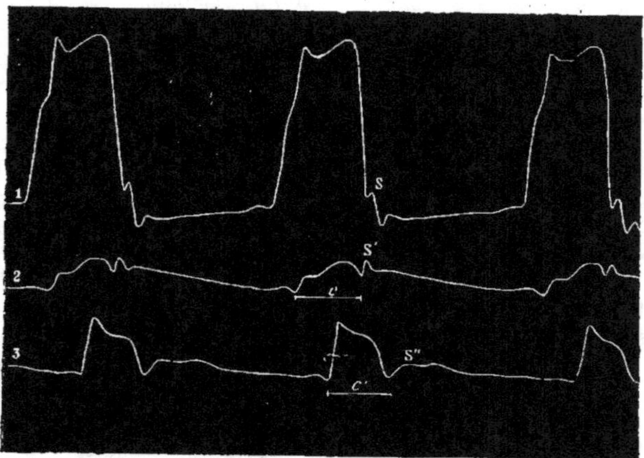

Fig. 72. — Synchronisme de l'ondulation dicrote dans la pulsation artérielle et de l'ondulation sigmoïdienne dans la systole ventriculaire.

1, courbes des variations de la pression dans le ventricule gauche, sur un cheval; 2, courbes de la pulsation aortique; 3, courbes de la pulsation de la fémorale; S', S'', ondulation dicrote dans le pouls de l'aorte et de la fémorale; S, ondulation sigmoïdienne dans la courbe de la pression intra-ventriculaire.

duit tous les éléments de la systole ventriculaire. Ce type est réalisé par le pouls aortique du cheval tel qu'il a été recueilli, maintes fois, par Chauveau et Marey (fig. 72). Mais nous le retrouvons encore dans la courbe I de la figure 73.

La phase systolique de cette pulsation comprend : L'ascension *ab* terminée par une ondulation *b* que nous considérons comme une ondulation d'élasticité due à la vibration de l'artère, quand elle est frappée par le flot ventriculaire. Un plateau *bc* superposable au plateau ventriculaire et témoignant par sa direction ascendante, de la prédominance de l'afflux cardiaque sur l'écoulement périphérique. Une chute *cc'* précédant l'ondulation dicrote *d* et que nous appellerons la *chute pré-dicrotique*. Elle exprime le retrait de l'artère quand ce vaisseau est libéré de la poussée cardiaque, au moment du relâchement ventriculaire. Elle constitue le préliminaire indispensable du dicrotisme et forme, avec celui-ci, une vibration double. La phase systolique de la pulsation est donc limitée par deux vibrations : la vibration de pénétration et la vibration de relâchement.

Le pouls de type aortique se retrouve dans le pouls digital de l'homme c'est-à-dire dans le pouls total des artérioles du doigt. On verra plus bas comment nous recueillons ce phénomène, et pourquoi il est légitime de le rapprocher du pouls artériel proprement dit. La courbe qui l'exprime dans la figure 73 (I) a été recueillie, le matin, sur un sujet à jeun et au repos. Dans ces conditions, l'écou-

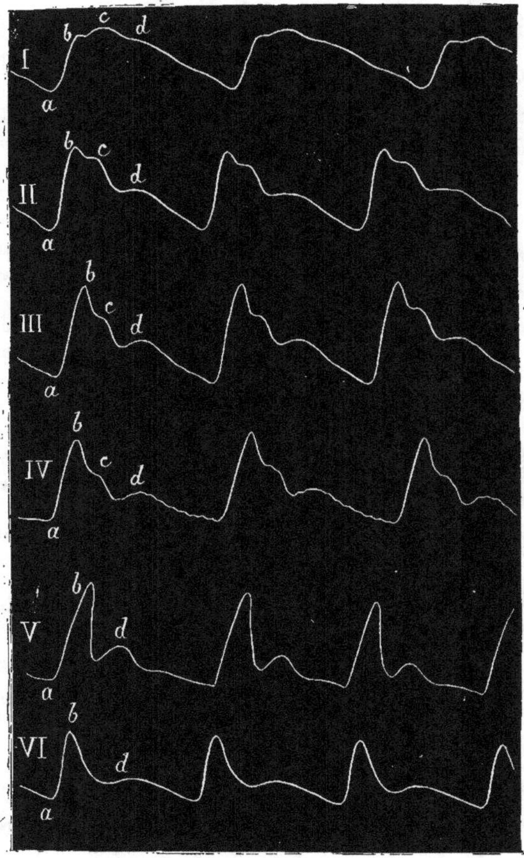

Fig. 73. — Variations de la forme du pouls par l'effet de la prédominance croissante de l'écoulement périphérique sur l'afflux cardiaque.

I, pouls digital de l'homme recueilli le matin sur le sujet à jeun ; II, III, pouls digital de l'homme recueilli après le déjeuner ; IV, pouls de la radiale de l'homme obtenu dans les mêmes conditions ; V, pouls de la fémorale du chien ; VI, pouls digital de l'homme recueilli pendant l'effort (Vitesse moyenne du cylindre de Marey).

lement du sang est difficile, et la courbe obtenue reproduit tous les caractères du pouls aortique.

La série de la figure 73 est disposée de manière à montrer les modifications progressives introduites dans la forme type, par la prédominance croissante de l'écoulement.

On voit que ces modifications affectent primitivement le plateau systolique qui devient descendant, s'incline de plus en plus et finit par se confondre avec la chute pré-dicrotique. La courbe réalise alors une forme simple comportant seulement deux ondulations : l'ondulation ventriculaire et l'ondulation dicrote.

La chute pré-dicrotique devient de plus en plus profonde, par l'effet de la diminution dans la tension des parois artérielles dont toutes les vibrations ont, alors, plus d'amplitude. Or, la profondeur croissante de la chute pré-dicrotique a pour effet de déplacer le dicrotisme qui s'éloigne de plus en plus du sommet pour se rapprocher de la base, et c'est là un des traits les plus saillants de la physionomie des courbes.

Tous ces caractères atteignent leur plénitude dans le pouls de l'effort (VI) où, par un mécanisme qui sera étudié plus tard, le débit cardiaque et la pression artérielle sont réduits à leur mimimum. On réalise ainsi artificiellement des conditions identiques à celles qui sont réalisées spontanément dans certains états fébriles, comme la fièvre typhoïde.

La série des courbes de la figure 73, va nous permettre, incidemment, de donner sa vraie valeur à l'ondulation *c* que certains physiologistes allemands, comme Landois, s'obstinent à confondre avec l'ondulation dicrote, pour ne voir dans cette dernière qu'une ondulation d'élasticité. Or, il est de toute évidence que l'ondulation *c* est un incident systolique, puisqu'elle s'efface peu à peu et finit par disparaître lorsque le plateau descendant se confond avec la chute pré-dicrotique. Et pendant ce temps, l'ondulation dicrote conserve sa place chronologique et sa signification.

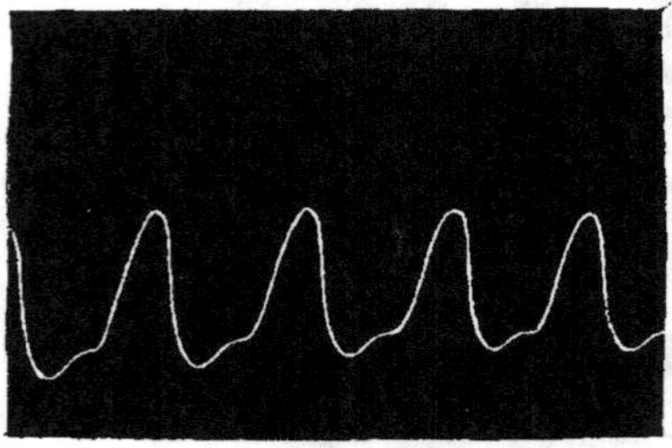

Quant à la phase diastolique de la pulsation elle s'exprime toujours par une ligne descendante plus ou moins inclinée et tombant uniformément vers l'abscisse. C'est surtout par les inégalités de sa durée qu'elle pèse sur la physionomie des sphygmogrammes. Quand le rythme du cœur s'accélère, la phase diastolique s'abrège et toute la *région sous-dicrotique* des courbes finit par disparaître en sorte que le sphygmogramme se termine par le dicrotisme qui se place sur la ligne des abscisses et alterne avec les ondulations primaires de chaque pulsation (voir la fig. 74).

Fig. 74. — Pouls de la fémorale du chien, après la section double des nerfs vagues. La fréquence du rythme a entraîné la disparition de la région sous-dicrotique. (Vitesse moyenne du cylindre de Marey).

En résumé, et en ne tenant compte que des formes les plus saillantes figurant dans notre série on peut distinguer trois types de pulsations :

a. *Les pulsations complètes* (pouls aortique, pouls carotidien du cheval, pouls digital de l'homme à jeun). La caractéristique de ce type est dans le plateau systolique ascendant ou horizontal, le dicrotisme peu saillant, très haut et près du sommet.

b. *Les pulsations simples* (pouls de la fémorale du chien, pouls de l'effort, de la fièvre typhoïde, etc.,) sont caractérisées par la disparition complète du plateau systolique, la profondeur de la chute pré-dicrotique et le déplacement de l'ondulation dicrote qui se rapproche de l'abscisse. Ces pulsations sont for-mées de deux ondulations succes-sives simples : l'ondulation systo-lique (primaire) et l'ondulation dicrote (secondaire).

Les pulsations mixtes (radiale de l'homme, pouls digital de l'homme après déjeuner, etc.) ont un plateau descendant, une chute pré-dicrotique très accusée et une ondulation dicrote bien marquée.

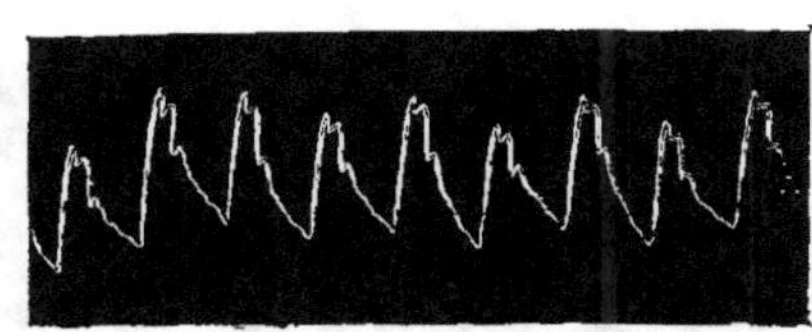

Fig. 75. — Pouls sénile de la radiale recueilli sur un vieillard de 71 ans. (Axe lent du cylindre enregistreur de Marey).

Il découle de ce qui précède que le plateau est un élément normal du pouls et qu'il faut se déshabituer d'y voir un caractère propre au pouls des vieillards. Le pouls sénile n'en a pas moins une physionomie très particulière caractérisée par la rigidité de ses lignes et l'horizontalité du plateau (fig. 75).

Amplitude du pouls. — L'amplitude du pouls se mesure à la hauteur du sommet au-dessus de l'abscisse passant par le début de la courbe. Nous avons montré plus haut que les mêmes lois dominent les variations de l'amplitude du pouls et de la pression variable. Nous rappelons ici la proposition qui les résume. L'amplitude du pouls est en raison inverse du rythme cardiaque et de la pression artérielle. Elle est en raison directe de la puissance des systoles. Il est bien difficile, sinon impossible, d'agir isolément sur l'un de ces facteurs pour en montrer l'influence. Ils sont à ce point solidaires, que toute modi-fication primitive de l'un entraîne des modifications corrélatives dans les deux autres. On ne peut pas agir sur la pression artérielle, par exemple, sans déter-miner des changements dans le rythme du cœur et l'énergie de ses battements. De même toute modification primitive du rythme entraîne des changements inévitables de la pression. Les trois facteurs de l'amplitude du pouls restent donc toujours associés, et les changements introduits dans le caractère de la pulsation artérielle résultent de la combinaison de leurs effets. On en jugera par l'examen de quelques faits particuliers.

Influence du rythme cardiaque. — Quand le rythme du cœur s'accélère, l'amplitude du pouls diminue. Pour obtenir l'accélération primitive du cœur, il suffit de pratiquer la section double des nerfs vagues. Les effets sont immé-diats, et on obtient simultanément un accroissement de la pression constante et une diminution considérable dans l'amplitude des pulsations artérielles. Cette diminution résulte à la fois de l'accélération du rythme cardiaque et de l'accroissement de la pression ; à l'influence primitive du rythme s'ajoute l'in-fluence secondaire de la pression artérielle.

Le ralentissement du rythme cardiaque produit des effets inverses qui appa-raissent avec clarté dans la figure 76. Par une excitation centrifuge de l'un des vagues sectionnés, on diminue la fréquence des battements du cœur. Aussitôt l'amplitude des pulsations subit un accroissement considérable. Ici encore le phénomène a deux causes. La première réside dans la grande durée relative de la phase diastolique qui permet aux ventricules de se remplir au maximum. La seconde est constituée par l'abaissement secondaire de la pression qui leur permet de se vider plus aisément. Ainsi l'ondée liquide poussée dans les artères est plus volumineuse qu'à l'état normal et sa pénétration est plus facile.

La synthèse des deux faits qui précèdent est réalisée naturellement chez le

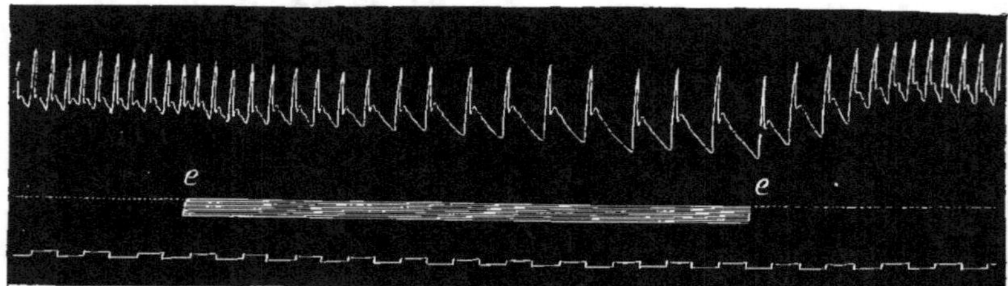

Fig. 76. — Accroissement de l'amplitude du pouls lié au ralentissement du rythme cardiaque
(fémorale du chien).

ee, indication d'une excitation électrique portée sur le bout périphérique du nerf vague gauche.

chien, en raison des variations périodiques du rythme cardiaque qui ont lieu spontanément dans cette espèce. Ces variations déterminent des changements inverses dans l'amplitude du pouls.

L'influence du rythme n'atteint pas seulement l'amplitude, elle modifie également la forme du pouls en un sens qu'il est facile de saisir par un simple coup d'œil jeté sur les figures qui précèdent. Au fur et à mesure que le rythme s'accélère, la durée des pulsations s'abrège, mais l'abréviation porte notamment sur la phase diastolique ; les courbes sont progressivement entamées de bas en haut, aux dépens de la région sous-dicrotique qui finit par disparaître complètement. On obtient alors, quand le rythme est très fréquent, des pulsations comme celles de la figure 74. Elles répondent à ce que les Allemands appellent le pouls anacrote. Cette forme a un très grand intérêt. La pulsation est réduite, comme on voit, à la phase systolique, sauf l'instant très court qui correspond au relâchement des ventricules et à la production du dicrotisme. Il en résulte que l'artère se remplit et se vide pendant la durée de la phase systolique et que la réplétion et la déplétion ont la même durée.

Influence de la pression artérielle. — *A priori* toute augmentation primitive de la pression doit diminuer l'amplitude des pulsations, et inversement, toute diminution primitive de la pression doit augmenter cette même amplitude. En fait, c'est le plus ordinairement le contraire qui se produit. En effet, toute modification primitive de la pression a son retentissement immédiat sur le rythme, et parfois sur la force des battements cardiaques, dont l'influence est toujours prédominante.

C'est ainsi, par exemple, que la compression de l'aorte est constamment suivie d'un ralentissement du rythme cardiaque, et par suite, d'un accroissement de l'amplitude du pouls. Dans ce cas particulier, le ralentissement du cœur procède de l'obstacle mécanique artificiellement opposé à son effort systolique. C'est en présence de faits de cet ordre que M. Marey a pu formuler la loi bien connue : « le cœur bat d'autant plus fréquemment qu'il éprouve moins de peine à se vider.

Cependant, il n'est pas impossible d'obtenir une diminution de l'amplitude du pouls, en déterminant l'accroissement de la pression par une action purement mécanique comme la compression d'une artère. C'est ce qu'on pourra voir dans la figure 77. Mais ici encore, l'effet de la pression ne se manifeste pas dans toute sa pureté, car il se complique d'un accroissement du rythme cardiaque qui suffirait à lui seul à produire la diminution d'amplitude. On voit donc que, dans tous les cas, le cœur est sensible aux changements de la pression artérielle et qu'il modifie son rythme en un sens ou en l'autre, soit qu'il lutte victorieusement contre l'obstacle, quand celui-ci n'est pas trop considérable et alors il accélère ses battements (fig. 77), soit qu'il ne puisse les surmonter comme dans l'expérience de Marey (compression de l'aorte) et alors il ralentit son rythme.

Influence de la force des systoles sur l'amplitude du pouls. — Il est impossible d'agir primitivement et isolément sur la force des systoles. Aussi bien, celle-ci n'a aucune raison de se modifier si les conditions générales de la circulation restent les mêmes. Mais on conçoit *a priori*, sans qu'une démonstration spéciale soit nécessaire, que l'amplitude des pulsations dépend de l'énergie avec laquelle l'ondée ventriculaire est jetée dans les artères, à chaque systole.

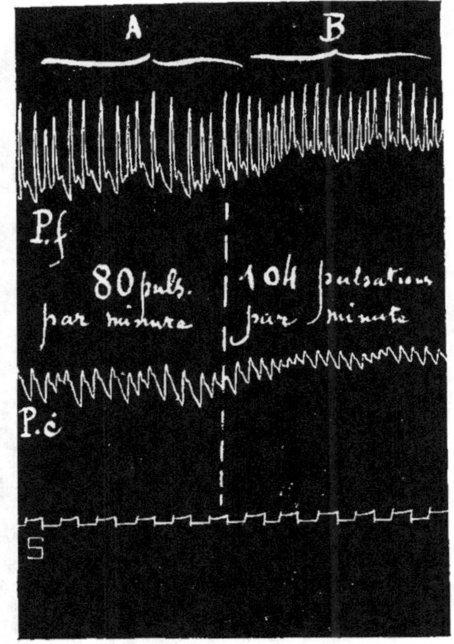

Fig. 77. — Changements dans l'amplitude et le nombre des pulsations artérielles chez le chien, déterminés par la compression d'une carotide.

Pf, pulsations de la fémorale; Pc, pulsations de la carotide ; A, avant la compression ; B, pendant la compression.

Les quelques exemples que nous avons introduits plus haut ont bien montré la solidarité des trois facteurs de l'amplitude du pouls et l'impossibilité de les faire intervenir isolément. L'un de ces facteurs, la force des systoles, se discerne malaisément au milieu des changements introduits, mais il subit évidemment lui-même des modifications corrélatives. Nous en avons la preuve dans les effets des réflexes du bout central du nerf vague (fig. 78). Ainsi donc la pression artérielle, le rythme du cœur et la puissance de ses contractions sont des faits corrélatifs. Ils forment une trinité inséparable dans laquelle chacun d'eux agit sur les deux autres, et c'est là que réside l'impossibilité de les séparer par l'analyse expérimentale. Leur solidarité va s'affirmer de nouveau dans les faits suivants.

Influence de la saignée sur les caractères de la pulsation artérielle. — De toutes les influences qui agissent sur la pulsation artérielle, il n'en est pas, sans doute, de plus puissante que celles de l'hémorragie ou de la transfusion.

Les documents recueillis sur cette question ne parlent pas tous dans le même sens, ce qui prouve que le déterminisme des phénomènes n'est pas

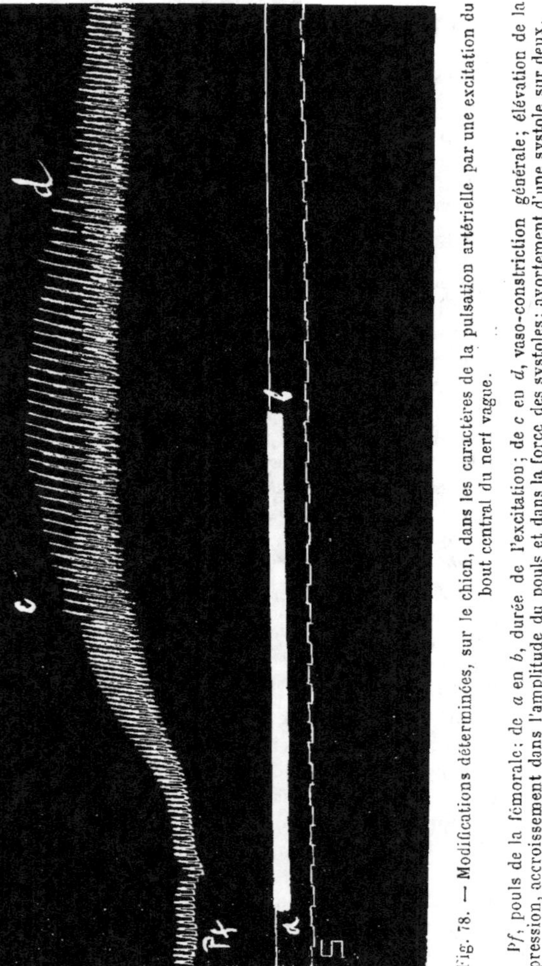

Fig. 78. — Modifications déterminées, sur le chien, dans les caractères de la pulsation artérielle par une excitation du bout central du nerf vague.

Pf, pouls de la fémorale : de *a* en *b*, durée de l'excitation ; de *c* en *d*, vaso-constriction générale ; *élévation de la pression, accroissement dans l'amplitude du pouls et dans la force des systoles ; avortement d'une systole sur deux.*

encore complètement établi. Aussi nous bornerons-nous à exposer le résultat de nos expériences. Elles se ressemblent toutes et les figures 79 et 80 résument l'une d'elles. Si on consulte la figure 79 avec sa légende, on voit que l'amplitude du pouls décroît progressivement au fur et à mesure de l'effusion du sang ; cette diminution commence d'ailleurs immédiatement dès la première saignée, ce qui nous autorise à croire que la modification primitive porte sur le cœur, dont la puissance motrice est immédiatement affaiblie. Au fur et à mesure que le volume de la masse sanguine diminue, les ondées ventriculaires deviennent,

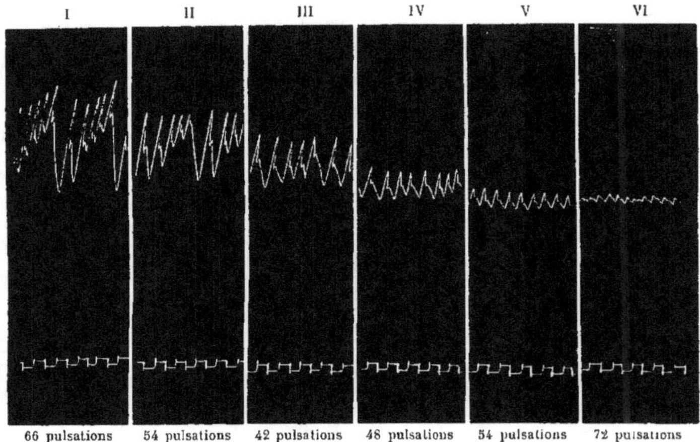

Fig. 79. — Effets d'une hémorragie croissante sur le rythme et l'amplitude du pouls; les courbes ont été recueillies sur un chien de 15 kilogrammes, à l'aide de la pince sphygmographique de l'auteur.

I, pouls normal; II, après une hémorragie de 100 grammes; III, après une hémorragie de 150 grammes; IV, après une troisième hémorragie de 150 grammes; V, après une quatrième hémorragie de 100 grammes; VI, après une cinquième hémorragie de 100 grammes. L'hémorragie totale a soustrait 600 grammes de sang.

elles-mêmes, de plus en plus faibles et c'est une nouvelle raison d'ordre purement mécanique pour diminuer l'amplitude du pouls qui, finalement, devient filiforme.

Les variations du rythme cardiaque ne se produisent pas dans le sens que la théorie ferait prévoir. La diminution de la pression résultant de la spoliation sanguine devrait augmenter, au moins au début, la fréquence des battements du cœur. C'est l'inverse qui a lieu, et il devient évident que l'affaiblissement du muscle cardiaque se manifeste doublement, et dans le nombre et dans la puissance de ses contractions ; que si le rythme se relève et s'accélère à la fin, et quand l'hémorragie atteint sa limite extrême, cette accélération est due, sans doute, à l'influence excitante de l'ischémie sur les centres accélérateurs du cœur. En résumé, les hémorragies diminuent la force et le nombre des battements cardiaques et pèsent aussi sur l'amplitude du pouls qui finit par devenir filiforme.

Les hémorragies agissent moins, semble-t-il, par les propriétés physiologiques du sang que par sa quantité ; le cœur est influencé d'abord, beaucoup plus par la diminution de la pression que par la soustraction du liquide sanguin considéré comme l'excitant général de l'activité. La preuve en est donnée par les effets curatifs des injections intra-veineuses d'un liquide indifférent comme la solution de sel marin à 7 p. 1000. On s'en rendra compte aisément en consultant la figure 80. On y voit que les caractères normaux de la circulation sont rapidement restitués, dès la pénétration du sérum artificiel. On s'explique ainsi comment les injections de sel marin peuvent suppléer la transfusion et

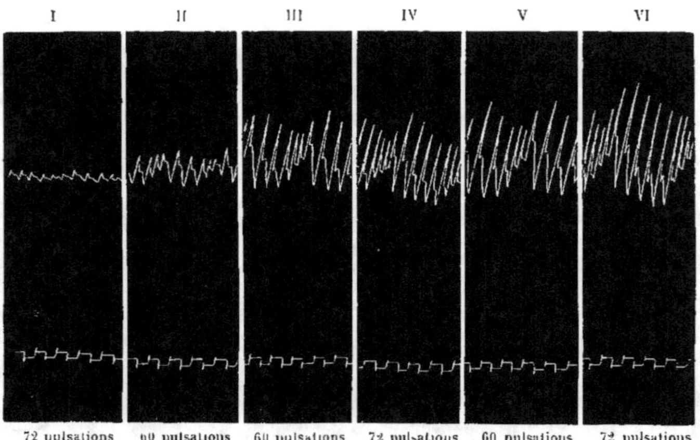

Fig. 80. — Effets des injections intra-veineuses de sel marin à 7/1000 survenant après une hémorragie abondante.

1, pouls filiforme après l'hémorragie de l'expérience précédente (fig. 79); II, changement du pouls après une injection intra-veineuse de 100 centimètres cubes; III, après une deuxième de 200 centimètres cubes; IV, après une troisième de 100 centimètres cubes; V, après une quatrième de 100 centimètres cubes; VI, après une cinquième de 100 centimètres cubes.

qu'elles aient pu intervenir, d'une manière décisive, dans le traitement des hémorragies accidentelles. Dans bien des cas elles réussissent à coup sûr. Il suffit que les vaisseaux contiennent encore assez de sang et d'hémoglobine pour suffire aux premiers besoins de la respiration.

Influence de l'activité musculaire sur l'amplitude du pouls. — Les travaux les plus récents (Chauveau et Kaufmann, Kaufmann, Athanasiu et Carvallo) autorisent sur ce point les conclusions suivantes : L'exercice partiel ou modéré de l'activité musculaire (mastication, mouvements de la main et du bras) *augmente* le nombre et la puissance des battements du cœur, la pression artérielle et l'*amplitude du pouls*. Dans ce cas le cœur est supérieur à sa tâche.

L'exercice général de l'activité musculaire, tel qu'il a lieu dans la locomotion, augmente le nombre et la puissance des systoles ventriculaires, mais il *diminue* la pression artérielle et l'*amplitude du pouls*. Dans ce cas, le cœur est inégal à sa tâche et il ne parvient pas à compenser les effets de la vitesse du sang qui s'écoule par les capillaires de tous les muscles avec une abondance exceptionnelle (Chauveau et Kaufmann, Kaufmann).

De la force du pouls. — Les graphiques de la pulsation ne peuvent pas nous renseigner directement sur la force du pouls. L'amplitude des pulsations dépend, nous venons de le voir, d'un grand nombre de circonstances, et elle n'est pas nécessairement l'expression de la puissance des systoles cardiaques. Elle ne prend à cet égard de signification que si on est renseigné, en même temps, sur la valeur de la pression artérielle. Or, les sphygmographes ne fournissent de ce côté que des renseignements indirects. Ils indiquent bien les changements de la pression, puisqu'ils inscrivent les variations du volume des artères, mais ils n'en donnent pas la valeur absolue. On tourne la difficulté, chez l'homme, en employant des sphygmomanomètres. Mais, d'une manière générale, les cliniciens jugent de l'état de la pression par le degré de consistance de l'artère.

DE LA CIRCULATION CAPILLAIRE

LIMITES DU TERRITOIRE ET PROPRIÉTÉS DES CAPILLAIRES.

Les capillaires sont interposés entre les artérioles et les veinules. Au point de vue de l'anatomie générale, ils sont caractérisés par leur disposition en réseaux et par la simplicité de leur structure. Ils sont réduits à la tunique interne, endothéliale, et ne possèdent pas de tunique moyenne à fibres lisses. Celles-ci sont caractéristiques des artérioles ou des veinules. Les capillaires vrais ne sont donc pas contractiles, ou bien ils ne possèdent que la contractilité lente et incertaine du protoplasma. Encore faut-il, sur ce point, faire des réserves, car d'après les observations de Stricker, Rouget et François Franck, leurs mouvements ne produisent que des étranglements locaux dus aux contractions sarcodiques des cellules conjonctives de la tunique externe. Ils n'obéissent pas, d'ailleurs, aux excitations électriques, car les capillaires de la membrane péri-œsophagienne de la grenouille, observée vivante sous le microscope, conservent leur diamètre invariable pendant le passage d'un courant induit, tandis que les artérioles et les veinules pourvues de fibres lisses se resserrent très visiblement (Ranvier). Les changements de diamètre que l'on observe sur tous les capillaires d'un réseau parcouru par le sang, sont des changements passifs qui dépendent du diamètre des artérioles et des variations de l'afflux sanguin. Le territoire des capillaires vrais paraît donc défini, au point de vue de l'anatomie générale, par les limites de la contractilité des artérioles et des veinules. Mais au point de vue de l'hydraulique circulatoire, les capillaires embrassent tous les vaisseaux microscopiques disposés en réseaux et offrant, par leur étroitesse même, une grande résistance au passage du sang. Sous cet aspect, leur territoire s'agrandit et comprend les artérioles et les veinules.

Les capillaires ont été découverts en 1661 par Malpighi qui, sur des fragments de poumon de grenouille desséchés et étalés sous le microscope, aperçut la continuité de ces vaisseaux avec les artères et les veines. Cette continuité fut établie également par l'usage de la méthode des injections fines dont la technique s'inaugura, presque en même temps, avec beaucoup d'éclat. Aujourd'hui rien n'est plus facile que d'assister au magnifique spectacle de la circulation capillaire et de suivre le sang, dans son passage des artères aux veines, à travers les réseaux capillaires interposés. Il suffit d'observer des membranes vasculaires que leur disposition permet d'étaler sous le microscope, sans les séparer de l'animal et sans rompre leurs relations circulatoires. Telles sont la membrane interdigitale, la langue, le mésentère et le poumon de la grenouille. Pour observer ce dernier organe, il est nécessaire de l'insuffler au préalable et de le maintenir tendu par l'oblitération de la trachée. Ce premier temps étant exécuté, on ouvre l'abdomen par une incision longitudinale qui livre passage à l'un des poumons. Celui-ci est conduit sous le microscope, et interposé entre deux disques de verre très minces, dont le rapprochement a pour effet de ménager sur le viscère une surface plane facile à observer. Toutes ces conditions peuvent être aisément réalisées dans l'appareil de Holmgrem. La circulation capillaire s'observe également, de la manière la plus convenable, sur l'épiploon ou le mésentère des petits mammifères, notamment le lapin. Mais ici, il convient de se servir d'une platine chauffante.

CARACTÈRES DE LA CIRCULATION CAPILLAIRE.

Le cours du sang dans les capillaires est *continu* et *uniforme*, et lorsque la circulation est très régulière, on n'aperçoit aucune variation dans le cours et la marche du sang observés au microscope. Ces caractères sont sous la dépendance de l'élasticité artérielle qui, nous l'avons déjà vu (p. 240), a pour effet de substituer à l'action intermittente du cœur, la poussée continue de la force élastique emmagasinée dans les artères.

Pourtant, dans les cas de dilatation vasculaire, ou lorsque la pression artérielle est très basse, la systole ventriculaire entraîne dans les capillaires une accélération de vitesse et de pression qui retentit jusque dans les veines et donne lieu au *pouls veineux direct*. Ce phénomène peut être observé, notamment, sur les vaisseaux de la glande sous-maxillaire du chien et à l'occasion de la vasodilatation provoquée par l'excitation de la corde du tympan (Claude Bernard). D'autre part, toutes les causes capables d'amoindrir l'influence régulatrice de l'élasticité artérielle amènent la production du pouls dans les capillaires. Il en est ainsi, par exemple, dans la circulation de l'embryon qui n'a pas encore le bénéfice de l'élasticité artérielle et dans celle des vieillards qui l'a perdue.

Couche adhésive ou immobile (de Poiseuille). — Dans les vaisseaux capillaires, les parois agissent avec une grande puissance sur la marche du sang pour la retarder. Cette action, due au frottement, atteint son maximum au voisinage immédiat des parois. Il en résulte que les molécules pariétales du liquide sanguin trouvent là leur minimum de vitesse. Elles forment ainsi une couche caractérisée par son ralentissement et désignée par Poiseuille sous le nom de *couche adhésive ou immobile*, et mieux, sous celui de *couche retardée*, par Marey. On peut donc distinguer deux grands courants dans les capillaires : un courant pariétal et coronaire, à marche lente, et un courant central, à marche rapide. Cette inégalité dans la vitesse du sang entraîne une répartition très particulière des éléments figurés. Les globules rouges sont exclusivement portés par le courant central, tandis que le courant pariétal ne contient que du sérum et des leucocytes. Les hématies forment une colonne à peu près indépendante circulant, avec sa vitesse propre, dans un étui incolore de plasma.

Cette localisation des globules rouges dépend exclusivement de leur inertie. Ils cèdent passivement au courant le plus fort, et s'ils tombent accidentellement dans la couche adhésive, c'est pour céder bientôt à un autre hasard qui les rejette dans le courant central. Les leucocytes, au contraire, sont des éléments actifs, doués de contractilité, visqueux et capables de se fixer spontanément sur les parois des capillaires. Aussi trouve-t-on un grand nombre de ces éléments appliqués sur la face interne de ces vaisseaux, à laquelle ils sont attachés par une surface plane. Bien plus, ils sont capables d'émettre des prolongements actifs, de perforer les capillaires et d'émigrer hors des vaisseaux pour tomber dans les mailles du tissu conjonctif. Ce phénomène, connu sous le nom de *diapédèse*, est fort discret à l'état normal, mais on peut l'observer en permanence et il constitue un trait caractéristique de la circulation capillaire. La diapédèse prend une importance particulière dans les phénomènes inflammatoires où on la voit intervenir, soit dans la formation des œdèmes ou des exsudats, soit dans la production du pus. Dans tous les cas le processus a un préliminaire inévitable, la *leucocytose*, c'est-à-dire l'accumulation des globules blancs dans les vaisseaux du territoire enflammé. On détermine et on observe aisément la leucocytose expérimentale par des irritations artificielles dirigées sur les tissus vasculaires. Il suffit, par exemple, d'injecter dans le péritoine d'un lapin des grains de lycopode, en suspension dans l'eau tiède, pour pouvoir observer, quelques heures après, une leucocytose très abondante dans les capillaires de l'épiploon et pour assister à un mouvement intense de diapédèse. Devant ces faits, on est disposé à admettre la théorie proposée par Conheim, pour expliquer la production du pus. Les globules purulents sont des leucocytes émigrés, vivants ou morts. Ce n'est pas le lieu de produire ici, dans tous leurs détails, les faits qui justifient si complètement cette explication. Nous nous bornerons à retenir ceux dans lesquels, le pus se formant très rapidement, les leucocytes se retrouvent parfaitement vivants et en possession de tous leurs caractères histologiques, notamment de leurs noyaux si particulièrement significatifs.

De la pression et de la vitesse du sang dans les capillaires. — La pression du sang dans les capillaires se mesure à la contre-pression nécessaire pour faire pâlir les tissus et y arrêter la circulation. Kries l'évalue à $37^{mm},7$ pour la peau de la dernière phalange, Nathausan à 70 millimètres, Roy et Graham à 21 millimètres. Elle oscillerait donc autour d'une valeur moyenne de 50 millimètres.

La vitesse du sang, dans les capillaires, est très difficile à mesurer. Vierordt a essayé de la déterminer, soit en suivant la marche d'un globule rouge entre deux points faciles à repérer dans le champ du microscope, soit en s'appuyant sur la *vision entoptique* des globules dans les capillaires de la rétine. Il estime cette vitesse à 5 à 8 dixièmes de millimètre par seconde, et il en infère que l'aire ou plutôt la section droite de la totalité des capillaires est 800 fois plus étendue que celle de l'aorte. Wolkmann s'arrêtait au chiffre de 500, mais, de toute façon, on voit que l'ensemble des vaisseaux capillaires forme, à l'extrémité de l'arbre artériel, un élargissement soudain et démesuré du tube circulatoire et qu'en passant des artères dans les capillaires, le sang s'écoule dans une sorte de vaste lac où sa vitesse subit un ralentissement considérable.

Le sang s'étale, ainsi, sur une large surface qui lui permet de se mettre en relation indirecte avec tous les éléments anatomiques. En fait, le réseau capillaire tout en constituant un système de vaisseaux fermés, réalise, en même temps, une vaste membrane osmotique très mince et très perméable, et devient l'instrument des échanges qui s'accomplissent entre le sang et les tissus. C'est à travers cette membrane que transsude le liquide, qui, sous le nom de plasma, va constituer l'atmosphère des éléments anatomiques et résumer le véritable milieu intérieur. Les échanges s'opèrent donc entre le sang et le plasma, à travers l'immense membrane osmotique formée par le système des réseaux capillaires.

VARIATIONS CORRÉLATIVES DE LA CIRCULATION CAPILLAIRE
ET DU VOLUME DES ORGANES.

Mais, précisément, l'intensité de ces échanges est placée sous la dépendance de la circulation capillaire, et l'abondance de celle-ci se règle sur les besoins variables des organes. Elle atteint son maximum pendant le travail, et son minimum pendant le repos. De là, la notion des *circulations locales*, c'est-à-dire de ce fait que l'irrigation sanguine, en un point quelconque, est indépendante de la circulation dans les autres points et se règle sur les besoins locaux. Cette régulation est placée sous la dépendance du système nerveux et des nerfs vaso-moteurs qui agissent sur les artérioles terminales pour en produire soit le resserrement, soit la dilatation, et graduer ainsi le passage du liquide sanguin. L'irrigation sanguine est donc éminemment variable ; mais elle n'est pas seulement influencée par les actions vaso-motrices locales et elle dépend aussi des changements qui peuvent survenir dans le débit cardiaque ou dans les circonstances mécaniques de la circulation veineuse. Quoi qu'il en soit, les changements de la circulation capillaire, dans un organe, entraînent nécessairement des changements corrélatifs dans le volume de cet organe, et on s'est proposé de recueillir et d'inscrire ces changements.

Pléthysmographie. — A cet effet, l'organe est enfermé dans un espace inextensible, rempli d'un liquide neutre dont les déplacements sont mesurés ou inscrits. Les appareils de ce genre constituent des *pléthysmographes*, (πλεθυσμος affluence). L'idée première de la pléthysmographie appartient à Pegu (1846), mais elle a été réalisée bien des fois, depuis, par un grand nombre d'expérimentateurs (Chelius, Fick, Buisson, Marey, François Franck, Mosso, Roy, Hurtley, Hallion et Comte, etc.).

Dans la plupart de ces appareils, on se borne à explorer la main ou le bras, mais on peut se proposer d'étendre la méthode à des viscères facilement isolables comme le rein ou la rate. L'oncographe de Roy (fig. 81) a été construit dans ce but. Il est constitué par une boîte rigide formée de deux valves hémisphériques sur lesquelles on a ménagé une échancrure pour laisser passer le hile de l'organe. Dans l'intervalle compris entre ce dernier et la paroi métallique, est un sac membraneux disposé à la façon d'une séreuse. La cavité de ce sac, remplie d'eau, est mise en communication avec un tambour de Marey et, mieux encore, avec un tambour à eau (de Roy) qui inscrit les variations du niveau liquide. Dans le schéma de la figure 81, le système se termine par un tube vertical pourvu d'un flotteur qui actionne une plume inscrivante portée par une poulie de renvoi.

L'emploi de ces différents appareils permet de distinguer le volume constant et le volume variable des organes. Le volume variable désigne le changement qui se produit à chaque révolution cardiaque. Il a la même cause que la pulsation artérielle et s'exprime par une courbe analogue. Le volume constant est le volume de l'organe à la fin de chaque diastole. Il s'exprime dans la courbe par la ligne des minima.

Les variations du volume constant sont d'origine réflexe ou d'origine mécanique.

Mais les premières seront plus fructueusement étudiées à propos de l'innervation vaso-motrice. Les variations d'origine mécanique peuvent être facilement étudiées sur la main. Par la compression de l'artère principale du membre, par l'aspiration du

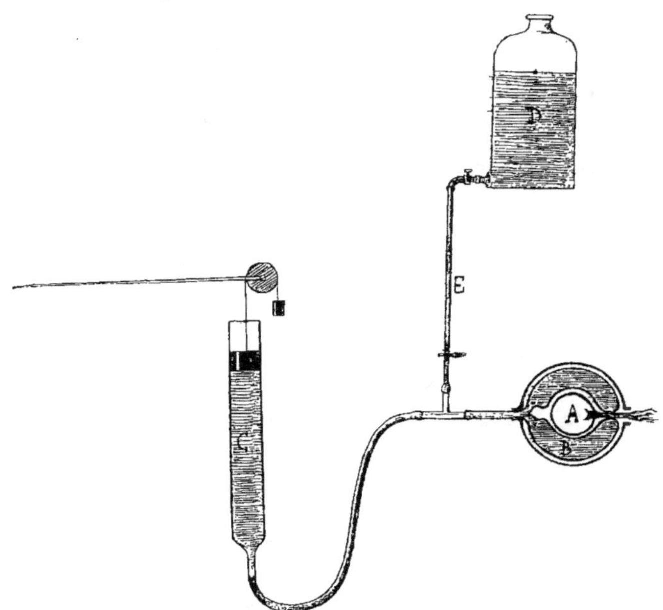

Fig. 81. — Schéma de l'oncographe de Roy (Inspiré de Morat et Doyon).

A, rein ; B, enveloppe liquide en continuité avec la colonne C; D, charge d'eau disposée pour remplir l'appareil.

sang vers d'autres organes à l'aide d'une ventouse de Junod, on obtient et on enregistre une diminution du volume de la main.

L'augmentation, au contraire, est obtenue, soit par la compression veineuse, soit par l'élévation du bras opposé. La respiration produit tour à tour l'augmentation et la diminution du volume de la main et ces changements sont parallèles à ceux de la pression artérielle.

DU POULS CAPILLAIRE.

De toutes les variations produites dans le volume des organes, il n'en est sans doute pas de plus intéressantes que les variations rythmiques qui se produisent à chaque révolution cardiaque. Elles s'expriment, disions-nous plus haut, par des courbes analogues à celles de la pulsation artérielle. C'est qu'elles répondent, en effet, à de véritables pulsations, et résument les pulsations totalisées des artérioles contenues dans l'organe exploré. Les artérioles interviennent seules, puisque la circulation capillaire est uniforme et ne reflète pas l'intermittence de l'action cardiaque.

On n'en a pas moins l'habitude de désigner ces pulsations sous le nom de pouls capillaire. Or le pouls capillaire, entendu au sens qui vient d'être dit, peut-être recueilli par des appareils beaucoup plus simples que les pléthysmographes. On devait déjà à Fr. Franck (1890) un appareil décrit par cet auteur sous le nom de sphygmographe volumétrique, et disposé de manière à fournir la courbe des changements, non plus du volume, mais simplement de l'épaisseur du doigt exploré.

A cet effet, le doigt supporte un levier dont les déplacements sont amplifiés et inscrits grâce à une combinaison de leviers multiplicateurs.

Plus récemment, nous avons fait construire un sphygmographe digital remplissant les mêmes fonctions que celui de Fr. Franck. Mais la construction en est différente et confère, sans doute, à l'appareil de nouvelles qualités (fig. 82). La multiplication est obtenue par la combinaison d'un levier et d'une poulie pourvue d'une plume inscrivante.

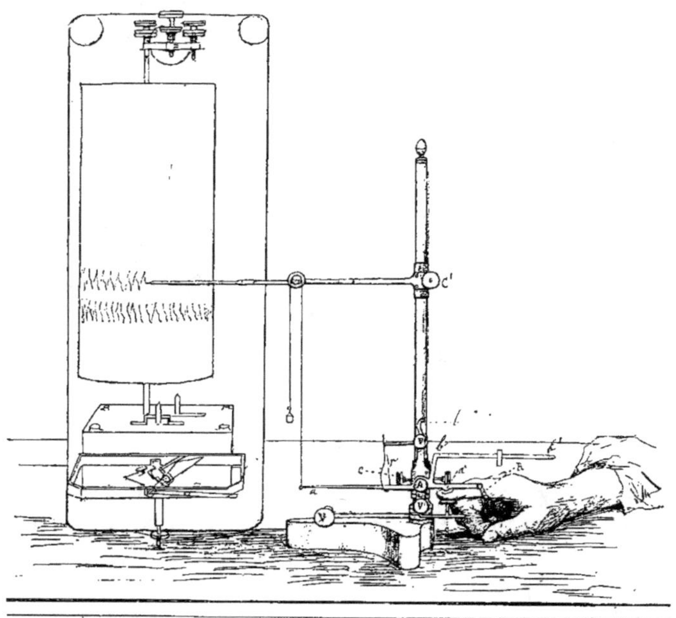

Fig. 82. — Sphygmographe digital de l'auteur.

aa', levier d'aluminium supporté par l'extrémité de l'index et reposant sur la base de l'ongle ; *bb'*, tige graduée portant un curseur chargé d'opérer la compression des artérioles du doigt ; *r*, ressort de caoutchouc actionné par le levier *l*, et pouvant remplir le même office ; C' potence à crémaillère portant une poulie multiplicatrice et inscrivante ; R, bouton placé à l'extrémité du levier *aa* et pouvant s'appliquer sur l'artère radiale.

Les mouvements du levier soulevé par le doigt, à chaque systole ventriculaire, sont transmis à la poulie inscrivante et considérablement multipliés. C'est l'introduction de cette poulie qui constitue le détail caractéristique de l'appareil, et c'est grâce à elle que notre sphygmographe peut acquérir une sensibilité assez grande pour donner de belles courbes, et assez faible pour ne pas menacer la justesse des indications.

Après bien des tâtonnements nous nous sommes arrêtés à une multiplication de 50 fois. Pour obtenir le maximum d'amplitude dans les courbes, il est nécessaire d'exercer sur le doigt offert à l'appareil, une pesée juste convenable et la mesure optima de cette pesée est obtenue par le déplacement d'un poids de 10 grammes qui se meut sur une tige horizontale et graduée. On obtient ainsi une notion très intéressante, car le poids optimum supporté par la surface de l'ongle est proportionnel à la pression artérielle. Pour apprécier les effets de l'inertie du contre-poids, nous avons introduit un ressort en caoutchouc qui peut remplir le même office. Or les effets de ce ressort ne diffèrent pas de ceux que fournit le contrepoids.

Le sphygmographe digital permet d'obtenir tous les faits qu'on recueille au moyen d'un pléthysmographe; mais nous espérons, surtout, en faire un instrument de clinique et le substituer aux sphygmographes ordinaires destinés au pouls de la radiale. Il suffirait pour cela que le pouls digital pût être considéré comme le substitut légitime du pouls de l'artère radiale et lui fût à peu près identique.

Cette identité ne nous semblait pas évidente *a priori*, et pour en rechercher les conditions, nous avons introduit, dans notre appareil, une disposition additionnelle qui permet de recueillir le pouls de la radiale et d'obtenir, dans les mêmes circonstances, les courbes de la pulsation artérielle et de la pulsation digitale. Voici les résultats que nous avons obtenus : l'amplitude de la pulsation digitale est proportionnelle à la dilatation des vaisseaux cutanés.

Lorsque la dilatation des vaisseaux cutanés atteint son maximum normal, la courbe des pulsations digitales est identique et superposable à celle des pulsations de la radiale obtenues dans les mêmes conditions. On en pourra juger par les deux séries de sphygmogrammes groupées dans la figure 83 et dans lesquelles on retrouve les mêmes détails, notamment le plateau systolique. Ce plateau ne diffère, dans les deux courbes, que par le degré de l'inclinaison. Mais il faut convenir que la différence est peu appréciable.

Au fur et à mesure que la dilatation vasculaire diminue, l'amplitude des pulsations digitales diminue elle-même jusqu'à disparaître ou à ne donner que de très faibles ondulations. Mais si faible que soit cette amplitude, on retrouve tous les détails d'une pulsation artérielle, y compris le dicrotisme, à la condition de régler très exactement la pesée optima qui déforme l'extrémité du doigt.

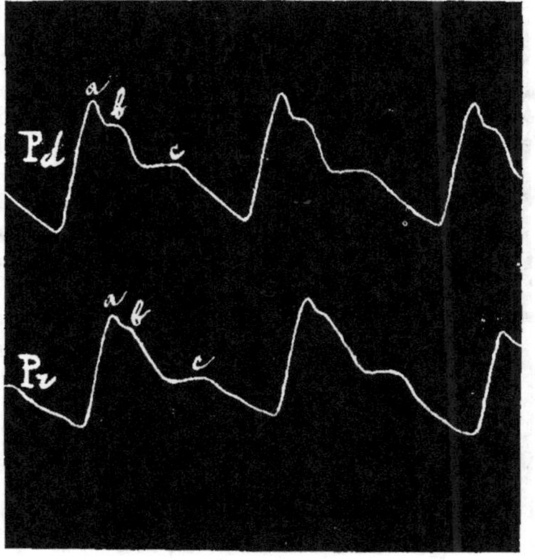

Fig. 83. — P*d*, pulsations des artérioles du doigt (Pouls digital).

P*r*, pulsations de l'artère radiale recueillies sur le même sujet, dans les mêmes conditions; *a,b*, ondulations du plateau systolique; *c*, dicrotisme (vitesse moyenne de l'enregistreur de Marey).

D'ailleurs, et cette remarque est très importante, les premières pulsations données par un sujet qui offre son doigt au sphygmographe, ont presque toujours une faible amplitude. Mais, peu à peu, le pouls se relève et la hauteur des courbes s'accroît régulièrement, jusqu'à son maximum. C'est ce qui s'est produit pour la série de la figure 84 et ce qui se produit toujours quand le sujet vient de se livrer à un exercice modéré.

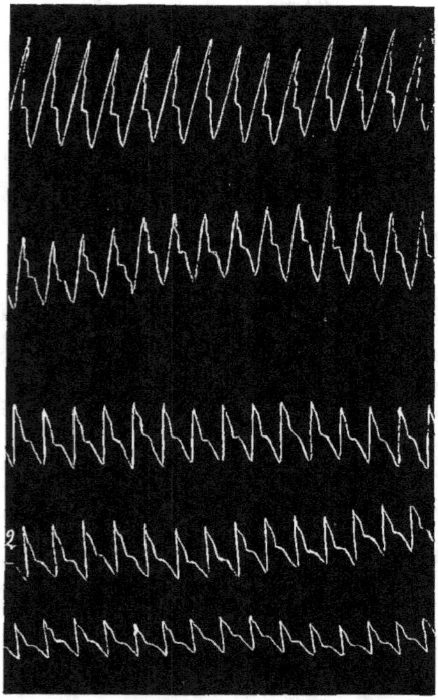

Le type de pulsations réalisé dans cette figure ou dans la figure 83, indique une circulation capillaire facile et abondante. On l'obtient constamment sur certains sujets, après leur déjeuner ou toute autre cause d'excitation. Mais lorsque la circulation est calme, le pouls digital donne des courbes comme celles de la figure 85, et qui, par la direction ascendante du plateau systolique et la position très élevée du dicrotisme, trahissent les résistances qui ralentissent le cours du sang.

Fig. 84. — Amplitude croissante des pulsations digitales après un exercice modéré (petite vitesse du cylindre enregistreur de Marey).

Chez les vieillards, les difficultés de l'écoulement périphérique se compliquent de la perte de l'élasticité des artérioles et on obtient, sur eux, [des] sphygmogrammes très carastéristiques comme ceux de la figure 86.

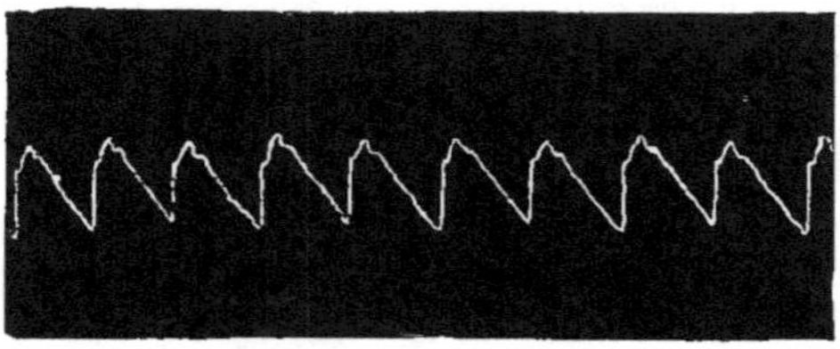

Ces diverses particularités étant bien établies, le pouls digital peut, aussi bien que le pouls de la radiale, porter témoignage des troubles pathologiques de la circulation et ses indications sont d'autant plus précieuses qu'on peut les

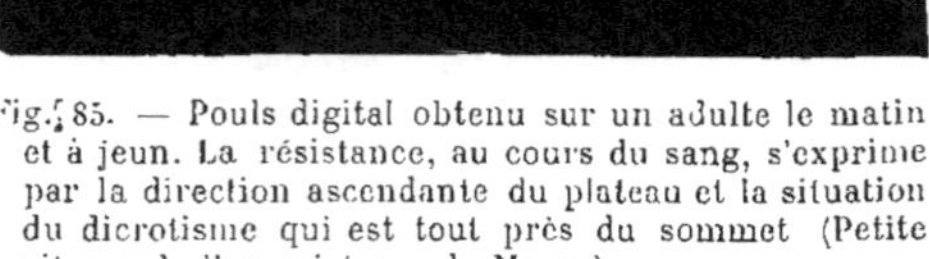

Fig. 85. — Pouls digital obtenu sur un adulte le matin et à jeun. La résistance, au cours du sang, s'exprime par la direction ascendante du plateau et la situation du dicrotisme qui est tout près du sommet (Petite vitesse de l'enregistreur de Marey).

recueillir immédiatement et sans rencontrer aucune difficulté technique.

Dans la pratique, il y a toujours avantage à obtenir l'amplitude maxima des

pulsations et si les vaisseaux cutanés sont en état de constriction, ce qui est la
règle en hiver, il suffit de déterminer un réflexe vaso-dilatateur. Le moyen le
plus simple consiste à se chauffer les mains, en se rapprochant d'un poêle ou

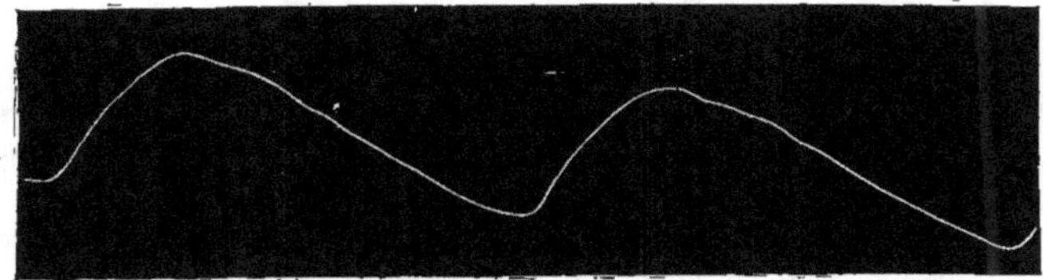

Fig. 86. — Pouls digital recueilli sur un vieillard de 81 ans (Vitesse moyenne de l'enregistreur
de Marey).

en les exposant au rayonnement d'une chaufferette. Si la température du laboratoire ou du local où l'on opère est assez élevée (15° à 20°), la chaleur ambiante
suffit à produire, avec la dilatation des vaisseaux cutanés, l'accroissement progressif de l'amplitude des pulsations.

DE LA CIRCULATION VEINEUSE.

CARACTÈRES DES VAISSEAUX VEINEUX.

Les veines sont faiblement élastiques et très dilatables. Mais quand leur
élasticité est épuisée par une tension suffisante, elles deviennent inextensibles
et résistent, sans se rompre, à des pressions de 4 à 6 atmosphères. Elles sont
contractiles comme les artères, et leur contractilité se manifeste, en certains
endroits, par des contractions rythmées (veines marginales de l'oreille du
lapin, de l'aile de la chauve-souris, veines caves du cheval); mais ces contractions
n'interviennent pas dans la progression du sang. Il n'y a d'exception que pour
les veines caves qui, au niveau de leur abouchement sur l'oreillette droite, contiennent des fibres striées et participent à la systole auriculaire (Waleus, Lan-
cisi, Colin).

La capacité du système veineux est considérable; elle équivaut à deux fois
ou deux fois et demie celle du système artériel. Cette inégalité dans le volume
des deux systèmes vasculaires tient, à la fois, au nombre et au diamètre des
vaisseaux veineux. Les artères sont souvent accompagnées de deux veines, et,
grâce à leur extensibilité, celles-ci peuvent acquérir, sous la poussée du sang,
un diamètre de beaucoup supérieur à celui des artères. Il en résulte que le
système veineux constitue un réservoir toujours disponible, et destiné à
recevoir le trop plein qui déborde du système artériel. On a vu plus haut,
comment on peut vider la presque totalité des artères dans la veine porte par
la ligature de ce dernier vaisseau (page 250). Ce déplacement partiel de la
masse sanguine se produit aussi sous l'influence de l'exercice musculaire,
par suite de l'énorme dilatation des vaisseaux capillaires, ou bien encore,

sous l'influence des lésions de la valvule mitrale, qui amoindrissent les effets de la systole ventriculaire et mettent ainsi obstacle à la réplétion artérielle (Voy. page 195).

COURS DU SANG DANS LES VEINES.

Mais le rôle essentiel des vaisseaux veineux est de ramener le sang vers le cœur et cette attribution repose sur ce fait essentiel que, dans les veines, le cours du sang est centripète. Il marche de la périphérie au centre. Ce fait, déjà constaté par Césalpin, a été mis en pleine évidence par les expériences de Harvey. Quand on arrête le cours du sang, dans une veine, par une ligature, le bout central du vaisseau se vide et s'affaisse, pendant que le bout périphérique se remplit et devient turgescent. De même si, par une compression méthodique, on chasse le sang enfermé dans un segment veineux, le sang se précipite dans l'espace vide dès qu'on interrompt la compression sur le point le plus éloigné du cœur.

CAUSE DE LA PROGRESSION DU SANG DANS LES VEINES.

La cause initiale et unique de la marche du sang dans les veines réside dans la systole ventriculaire. L'action motrice de chacun des deux cœurs franchit le réseau capillaire qui lui est subordonné, et ne s'épuise que sur l'oreillette suivante. L'impulsion communiquée par le ventricule gauche ne s'arrête qu'à l'oreillette droite, et réciproquement, l'impulsion communiquée par le ventricule droit franchit tout le réseau pulmonaire et parvient jusqu'à l'oreillette gauche. L'hypothèse des cœurs périphériques, imaginée par Bichat, est une simple vue de l'esprit et la contractilité des vaisseaux capillaires ne saurait intervenir que pour régler le cours du sang et lui faire obstacle. Aussi bien, la présence et l'efficacité de l'action motrice du cœur se manifestent clairement dans certains organes, quand la dilatation vasculaire lui permet de se transmettre jusque dans les veines avec son intermittence, et de produire ce qu'on appelle le *pouls veineux direct ou systolique*. C'est ainsi que lorsqu'on excite la corde du tympan après avoir mis à découvert la glande sous-maxillaire et blessé les vaisseaux veineux de l'organe, le sang s'écoule par saccades au niveau de la blessure ouverte. (Cl. Bernard). D'autre part, si on arrête la circulation sur l'artère principale d'un membre, elle s'arrête aussi dans la veine collatérale. Cet arrêt n'a pas lieu immédiatement, il est vrai, et le sang paraît continuer sa marche pendant quelques instants dans la veine ; mais ce n'est là qu'une apparence due à la rétraction des artères qui, libérées de la tension sanguine, reprennent leur diamètre minimum et se vident de leur contenu qui passe dans les veines.

Enfin, l'action motrice du cœur est si puissante et si efficace qu'il est difficile de la neutraliser en certains cas. Tous les physiologistes qui ont fait des expériences de cardiographie sur le cheval savent, par exemple, qu'il est nécessaire d'enserrer la jugulaire dans une double ligature. Sans cette précaution, la poussée sanguine qui se constitue sous l'influence du cœur dans le bout périphérique du vaisseau, deviendrait assez forte pour faire glisser une ligature unique et entraîner une hémorragie encombrante. On voit, dans ces sortes de faits, l'expression de ce qu'on a appelé la *vis a tergo*. Mais si cette expression ne désigne pas la force motrice du cœur, elle ne signifie rien ; elle est trop vague, elle semble désigner une puissance mystérieuse indéterminée, et il faut la rejeter comme dangereuse et capable d'induire en erreur.

Causes adjuvantes de la progression du sang dans les veines. — A lui tout seul le cœur suffirait à déterminer le cours du sang dans les veines, mais il reçoit le concours de puissances auxiliaires, de phénomènes mécaniques qui, pour se rattacher à d'autres fonctions très éloignées, interviennent cependant d'une manière indirecte et sont exploitées au bénéfice de la circulation veineuse ; telles sont les contractions musculaires et l'aspiration thoracique.

Effets des contractions musculaires. — Les contractions musculaires peuvent concourir à la marche du sang dans les veines, grâce aux valvules insérées sur la face interne de ces vaisseaux.

Découvertes et bien décrites par Fabrice d'Aquapendente, les valvules veineuses, groupées le plus communément au nombre de deux, ont leur bord libre tourné du côté du cœur ; elles s'ouvrent dans le sens même du cours du sang c'est-à-dire du côté du cœur et se ferment en sens inverse, c'est-à-dire du côté des réseaux capillaires originels. Elles sont particulièrement répandues dans les vaisseaux des membres, et font défaut dans la veine rénale, les veines utérines, les veines pulmonaires et les sinus de la dure-mère. On n'en trouve pas davantage dans les petites veines dont le diamètre est inférieur à deux millimètres.

En dehors de l'appui qu'elles offrent à la contraction musculaire pour concourir à la marche du sang, les valvules ont un rôle immédiat considérable, qui est d'assurer toute son utilité au travail du cœur, en empêchant la rétrogression du sang vers les capillaires. Que si, pour une cause quelconque, la marche de ce liquide trouve un obstacle qui la ralentit ou l'arrête, toutes les valvules situées au-dessous de l'obstacle se ferment, soutiennent la colonne sanguine et l'empêchent de rétrograder. Il en résulte que tout l'effet produit, jusque-là, par le travail du cœur est et demeure définitivement acquis. C'est ainsi que les choses se passent, par exemple, à l'occasion d'une contraction durable et soutenue dans un groupe musculaire traversé par un gros vaisseau veineux. Dans les contractions rythmées de toutes les masses musculaires qui se succèdent dans les actes locomoteurs, les valvules interviennent encore d'une manière fort utile. A chaque contraction, les veines qui passent au voisinage des muscles, et qui parfois traversent leur épaisseur, sont comprimées et se vident de leur contenu. Or, grâce aux valvules, la déplétion a toujours lieu vers le cœur. L'influence de l'activité musculaire sur la progression du sang s'exerce plus directement encore par la dilatation qu'elle entraîne dans les vaisseaux capillaires des muscles, et qui a pour effet de faciliter la pénétration du sang dans les veines.

Effets de l'aspiration thoracique. — Nous avons exposé plus haut le mécanisme du vide pleural et montré comment il résulte de la force élastique en tension dans le poumon. Or, l'intensité du vide pleural subit des variations parallèles à celles de l'élasticité pulmonaire. Elle augmente en inspiration et parvient à son maximum à la fin de ce mouvement. Il en résulte qu'à chaque inspiration, le vide pleural exerce sa puissance d'appel sur tous les viscères dépressibles de la poitrine, et notamment dans les gros vaisseaux veineux qui cèdent à cet appel et se dilatent dans toute l'étendue de leur trajet thoracique. Ces vaisseaux sont le siège de pressions négatives et subissent un vide partiel qui est immédiatement satisfait par l'appel d'une certaine quantité de sang.

L'efficacité de l'aspiration thoracique se manifeste par les changements apportés dans la pression à chaque mouvement respiratoire. Mais elle a été mise en évidence, il y a bien longtemps, dans une expérience instituée par Barry sur le cheval (1825). La jugulaire est isolée à la base du cou et mise en relation, par un tube coudé, avec un vase reposant sur le sol et rempli d'un liquide coloré. A chaque inspiration, le niveau du liquide s'élève dans le tube à une certaine hauteur, et témoigne ainsi de l'appel exercé par le vide pleural. On voit donc, ce qu'il était facile de présumer, que cet appel s'étend au delà du thorax pour atteindre des vaisseaux plus ou moins éloignés et y solliciter un vide partiel qui se manifeste, soit par l'affaissement des parois, soit par une accélération dans la marche du sang. Ce vide se propage très aisément à la jugulaire sur les grands animaux domestiques, en raison des aponévroses qui soutiennent les gros vaisseaux, à l'entrée de la poitrine, et les maintiennent toujours béants. Il devient ainsi la source d'un grave danger et si l'opérateur n'y prend pas garde, d'un accident très redoutable, la pénétration de l'air dans le vaisseau au moment de la saignée. L'accident s'annonce par un bruit de sifflement assez fort et il a parfois des effets foudroyants dus à des embolies gazeuses qui font obstacle, soit à la circulation pulmonaire, soit à la circulation cérébrale, si les bulles d'air parviennent à franchir le réseau du poumon. Il est heureusement très facile de prévenir la pénétration de l'air dans la jugulaire au moment de la saignée il suffit de comprimer le vaisseau au-dessous de la plaie et de maintenir la compression pendant toute la durée de l'émission sanguine.

Les effets du vide pleural retentissent, en outre, dans la cavité abdominale et concourent très utilement à la circulation de la veine porte. Après avoir franchi le réseau intestinal, le cours du liquide sanguin trouverait de nouvelles résistances dans le réseau hépatique de la veine porte. Mais tous les vaisseaux du foie sont très énergiquement attachés au tissu de la glande et ne s'affaissent jamais. Il en résulte que les pressions négatives de la veine cave postérieure se transmettent immédiatement aux veines sus-hépatiques également béantes, et étendent leur appel sur toute la circulation du foie qui trouve là le concours d'une puissance auxiliaire très efficace.

Les effets de la respiration se manifestent en sens inverse dans la veine cave postérieure et dans la veine porte, au-dessus et au-dessous du diaphragme. c'est d'ailleurs ce dernier muscle qui est l'agent principal de ces changements inversés. En se portant en arrière pendant l'inspiration, le diaphragme concourt à la production du vide pleural et des pressions négatives dans la veine cave, mais, d'autre part, il comprime tous les viscères abdominaux et par conséquent la veine porte dont la pression augmente. Rosapelly a mis ce point en évidence en inscrivant simultanément les variations respiratoires de la pression, dans la veine cave et dans la veine porte. Les courbes obtenues sont disposées en sens inverse.

Les effets mécaniques et hydrauliques du vide pleural ont été mis en évidence par Jolyet dans une très ingénieuse expérience. On supprime le vide pleural sur un chien en perforant le thorax, ce qui oblige à pratiquer la respiration artificielle. Cela fait, on dresse l'animal sur ses pattes de derrière et on le maintient verticalement. Le sang n'étant plus retenu par le vide pleural dans les gros troncs veineux du thorax, retombe et s'accumule dans la veine porte où il est dérivé aux dépens des artères. Il ne pénètre plus dans le cœur en quantité suffisante et la pression baisse dans les artères.

Les effets de l'aspiration thoracique sur la circulation veineuse trouvent encore une expression indirecte dans les changements produits par le phénomène de l'effort sur la circulation artérielle.

Pour se mettre en état d'effort, on procède à une grande inspiration qui remplit le poumon d'air. Puis la glotte étant fermée, on fait agir synergiquement toutes les puissances expiratrices. Dans ces conditions, la pression devient positive dans le thorax et le vide pleural est remplacé par une compression qui s'exerce sur tous les organes creux de la poitrine. Au lieu d'être favorisée, la circulation veineuse est contrariée et son ralentissement retentit inévitablement sur la circulation artérielle. On en peut juger en étudiant sur soi-même les changements du pouls radial ou du pouls digital. Les graphiques de la figure 87 permettent de bien analyser ces changements et de les interpréter.

Dès le commencement de l'effort on assiste, d'abord, à un accroissement de la pression artérielle dû à ce que l'aorte comprimée se vide dans les vaisseaux périphériques; mais ce phénomène est nécessairement fugitif et il fait bientôt place aux effets complexes de l'effort. Les grosses veines du thorax, fortement comprimées, se remplissent imparfaitement et le sang arrêté dans sa marche

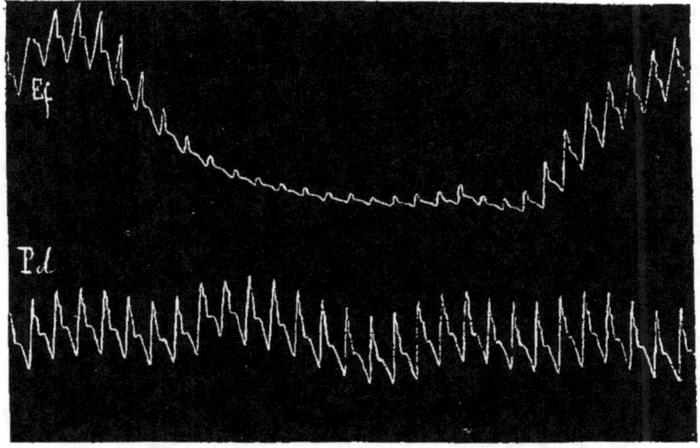

Fig. 87. — Influence de l'effort sur la circulation.

Pd, pouls digital normal ; *Ef*, modifications du pouls et de la pression artérielle pendant la durée d'un effort (Petite vitesse de l'enregistreur de Marey).

reflue dans les veines du cou qui deviennent turgescentes. La circulation trouve donc là un obstacle et un ralentissement dont les effets vont se propager rapidement au cœur gauche à travers le cœur droit et les vaisseaux du poumon. Le ventricule gauche, ne recevant que de faibles quantités de sang, ne suffit plus à remplir l'aorte et la pression baisse dans toutes les artères, ce qui entraîne la diminution du volume du doigt et s'exprime dans les graphiques par la chute des minima au-dessous de la ligne des abscisses (fig. 87). Nous ne pouvons pas nous dispenser de noter incidemment les changements corrélatifs qui surviennent dans la forme et le rythme du pouls. Pendant toute la durée de l'effort, les pulsations plus fréquentes ont une très faible amplitude, la région sus-dicrotique est très saillante, sans plateau, et l'ondulation dicrote est placée très bas. Quant à l'accélération du rythme, elle est due, sans doute, à la diminution de la pression artérielle et des résistances que rencontre le cœur, en conformité de la loi de Marey sur la constance du travail cardiaque.

Dès que l'effort cesse, le sang pénètre abondamment dans les gros vaisseaux veineux du thorax, fait irruption dans le cœur droit, le poumon et le cœur gauche et finalement dans les artères où il rétablit la pression. Les pulsations ralentissent leur rythme, leur amplitude augmente, le plateau reparaît et le dicrotisme se rapproche du sommet.

Parmi les causes adjuvantes qui concourent à la progression du sang dans les veines, il faut également compter avec l'aspiration résultant du vide produit par la diminution du volume du cœur à chaque systole ; mais cette déplétion est compensée en partie par la réplétion de l'aorte et de l'artère pulmonaire, en sorte que la marche du sang veineux en est médiocrement influencée. Il faut compter aussi avec les pressions négatives qui se produisent dans le cœur à certains moments de sa révolution et dont nous avons exposé plus haut la théorie (p. 215). Mais, parmi ces pressions négatives, il faut signaler surtout la dépression produite dans les oreillettes à chaque systole ventriculaire. Chauveau a montré qu'elle est due à l'abaissement des valvules auriculo-ventriculaires dans le mouvement de totalité qui entraîne la base du cœur et la fait marcher vers la pointe.

SIGNES EXTÉRIEURS DE LA CIRCULATION VEINEUSE.

Le plus important de tous ces signes est le pouls veineux pré-systolique que nous avons déjà signalé à propos de la systole auriculaire. Il est dû au reflux du sang provoqué par cette systole et à la production d'une onde rétrograde.

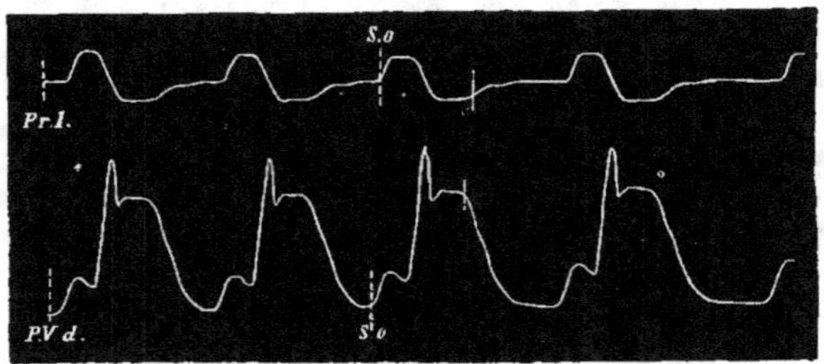

Fig. 88. — Tracés du pouls veineux sur le chien.

Prj, pression latérale dans la jugulaire ; *Pvd*, pulsation du ventricule droit ; *S.o*, systole de l'oreillette.

Il est constant chez l'homme, mais on l'observe également chez les animaux et les courbes de la figure 88 ont été recueillies sur le chien par Marey.

Quant au pouls veineux systolique, il coïncide avec la systole ventriculaire et constitue un des signes de l'insuffisance de la valvule tricuspide.

Le pouls veineux direct dû à la propagation des pulsations artérielles à travers les capillaires est exceptionnel. Il exprime une vaso-dilatation puissante, comme celle qu'on obtient sur la sous-maxillaire par l'excitation de la corde du tympan.

PRESSION ET VITESSE DU SANG DANS LES VEINES.

La pression dans les veines est, en général, très faible et on en a vu la raison dans le chapitre consacré aux considérations générales sur l'hydraulique. Elle est toujours positive dans la plupart des veines extra-thoraciques, mais elle devient nulle ou négative en inspiration, dans les veines intra-thoraciques ou voisines du thorax, comme la jugulaire.

En tout cas, pour prendre commodément la mesure de la pression veineuse, il faut recourir à un manomètre à eau. Un manomètre à mercure n'aurait pas assez de sensibilité. Il est également nécessaire de se servir de canules en T, sous peine d'arrêter le cours du sang et d'obtenir un accroissement considérable mais artificiel de la pression. Sur le bout périphérique des veines liées, la pression est précisément égale, ou à peu près, à celle de l'artère collatérale.

La vitesse du sang dans les veines est moindre que dans les artères. Il y a deux ou trois veines pour une artère ; le passage est donc deux ou trois fois plus large et, en vertu de la loi de l'égalité du débit, la vitesse du sang dans les veines est deux ou trois fois moins considérable que dans les artères.

DE LA PETITE CIRCULATION
OU DE LA CIRCULATION PULMONAIRE.

Les organes de la circulation pulmonaire forment une série identique à ceux de la grande circulation. Elle réclame donc le même mécanisme et relève des mêmes lois. Mais elle offre certaines particularités dont la principale est dans la faible mesure de la pression qui existe dans l'artère pulmonaire et qui dépend de la somme des résistances représentées par le réseau capillaire du poumon.

Jolyet a eu l'idée à peu près exacte et très ingénieuse d'évaluer ces résistances par la masse à mouvoir et à déplacer dans le poumon, et, quant à la mesure de cette masse liquide, Jolyet l'infère de la vitesse du sang dans la petite circulation. Il détermine cette vitesse par le procédé de Hering qui consiste à injecter, au point de départ, du prussiate de potasse et à révéler ce réactif, au terme de son parcours, à l'aide d'un sel de fer ; il se forme du bleu de prusse. Le temps écoulé entre le moment de la pénétration et le moment de la réaction du prussiate de potasse mesure précisément la durée du trajet parcouru par le réactif. La technique est difficile : un aide fait l'injection dans le ventricule droit, un autre effectue les prises sur le ventricule gauche avec une seconde seringue de Pravaz. Chaque manœuvre est indiquée par un signal inscrit sur un cylindre enregistreur tournant avec une vitesse connue. Sur le chien, la réaction apparaît six secondes environ après l'injection, et comme la révolution sanguine a, dans cette espèce, une durée totale de vingt-quatre secondes, on en peut inférer approximativement que la capacité du système de la petite circulation équivaut au quart du système sanguin tout entier. Le calcul de Jolyet doit être assez juste, car, en fait, la pression dans l'artère pulmonaire est, environ, de 40 à 50 millimètres, c'est-à-dire quatre fois moins forte, à peu près, que la pression aortique. Ce fait domine toute la circulation pulmonaire. Il donne tout d'abord sa mesure aux efforts et au travail du cœur droit. Ces efforts et ce travail sont trois ou quatre fois moins intenses que ceux du cœur gauche et cette inégalité concorde bien avec l'inégale épaisseur des parois dans les deux ventricules.

On ne voit pas ces différences dans le cœur du fœtus, où l'absence de la circulation pulmonaire et la présence du canal artériel ont pour effet de placer les deux ventricules dans les mêmes conditions mécaniques.

Un des traits les plus remarquables de la petite circulation réside dans le bénéfice exceptionnel qu'elle tire de l'aspiration thoracique. Le poumon plonge tout entier dans le vide pleural, qui couvre toute sa surface d'une sorte de ventouse enveloppante. Grâce à cette circonstance, les vaisseaux du réseau pulmonaire sont constamment béants, ce qui diminue singulièrement leur résistance. D'autre part, ils cèdent à l'accroissement du vide pleural pendant l'inspiration et parviennent alors à leur dilatation maximum. De là un appel très énergique qui s'ajoute aux efforts du cœur droit et accélère la marche du sang dans les vaisseaux pulmonaires. D'ailleurs, les expériences directes d'Heger et de d'Arsonval ont pleinement démontré l'accroissement périodique du débit de l'aorte à chaque mouvement respiratoire.

La respiration artificielle produit des effets inverses. Le cours du sang se ralentit pendant l'insufflation du poumon, au point de s'arrêter, et il se rétablit quand le poumon se rétracte. De là l'indication de pratiquer, quand on le peut, la respiration artificielle, en agissant sur les parois du thorax.

DE LA RÉVOLUTION SANGUINE. — SA DURÉE.

La révolution sanguine embrasse le trajet parcouru par un globule sanguin partant d'un point quelconque du cercle circulatoire et y retournant. Sa durée a été déterminée par Hering (1829). Ce physiologiste injecte chez le cheval, par le bout central de la jugulaire, une solution de ferrocyanure de potassium; au bout de trente secondes, le sel apparaît dans le sang de l'autre jugulaire, et décèle sa présence au contact du perchlorure de fer. Plus tard, Vierordt apporta à cette méthode des perfectionnements permettant de déterminer avec plus de précision le moment exact de l'arrivée du ferrocyanure dans la jugulaire. A cet effet, le réactif révélateur (perchlorure de fer) est distribué dans une série de verres à essais disposés sur le bord d'un disque animé d'un mouvement uniforme et de vitesse connue. L'appareil est placé près du vaisseau ouvert et disposé de manière à recevoir le sang qui s'écoule goutte à goutte et tombe dans les verres à essai. Vierordt a trouvé ainsi que la révolution sanguine a une durée de 15″2 chez le chien et de 7 secondes chez le lapin.

D'une manière générale, cette durée, chez les différentes espèces, est égale au temps que le cœur met à exécuter vingt-sept battements.

DE LA CIRCULATION LYMPHATIQUE.

Les vaisseaux lymphatiques ne forment pas un système clos à la façon du cercle circulatoire : ils constituent les voies d'un courant centripète dont les racines procèdent de tous les points de l'organisme et dont les troncs principaux, au nombre de deux, se déversent dans le système veineux. Ils semblent constituer un appareil de dérivation chargé de restituer au sang l'excédent du plasma transsudé au niveau des capillaires et à travers leur mince paroi.

Les vaisseaux lymphatiques sont difficiles à mettre en évidence et la détermination du système entier a réclamé une série de découvertes. En 1622, Gaspard Aselli découvrit les chylifères (veines lactées) sur le mésentère des animaux en digestion. En 1649, Pecquet vit ces canaux converger sur le réservoir qui porte son nom et découvrit le canal thoracique. Enfin, en 1651, Rudbeck, en Hollande, Bartholin, à Copenhague, Jolyffe, à Cambridge, trouvèrent des vaisseaux lymphatiques dans presque tous les tissus et en établirent l'universalité et l'importance.

La lymphe emprunte à son origine même ses principaux caractères chimiques. Elle a la composition générale du plasma sanguin, mais elle est moins riche en principes organiques. D'après les analyses de C. Schmidt et de Nasse, elle contiendrait 95 p. 100 d'eau et 4 à 5 p. 100 de matières solides dont 3 p. 100 environ, de matières albuminoïdes. Parmi ces dernières figurent le fibrinogène et la substance fibrino-plastique. La lymphe comme le sang, est spontanément coagulable.

Les gaz de la lymphe sont les mêmes que ceux du sang, mais leur proportion est toute différente. D'après Hammarsten, l'extraction de ces gaz donnerait, pour 100 centimètres cubes de lymphe : $0^{cc},1$ d'oxygène, 40 centimètres cubes de CO^2 et $1^{cc},5$ d'azote.

Les leucocytes de la lymphe sont les seuls éléments figurés de ce liquide ; ils ne diffèrent pas de ceux du sang d'où ils procèdent, en grande partie, par diapédèse. Quelques-uns sont fournis par les ganglions et entraînés au passage par le courant de la circulation lymphatique.

Origine de la lymphe. — Le liquide en mouvement dans les vaisseaux lymphatiques est emprunté au plasma qui remplit les mailles du tissu conjonctif et forme le milieu profond qui enveloppe et sollicite les éléments anatomiques. La lymphe est donc fournie par le sang, et résulte du mouvement de filtration qui s'opère à travers les capillaires sanguins. Sur ce point essentiel, il ne saurait y avoir de désaccord, mais les divergences se produisent quand il s'agit de préciser le rôle des capillaires sanguins. On les a considérés comme de pures membranes osmotiques et on admettait que la lymphe se constitue par une

simple filtration du plasma. Cette interprétation a pour elle un grand nombre
de faits établissant que l'intensité de la circulation lymphatique est placée sous
la dépendance des conditions qui agissent sur la circulation capillaire et sur
la transsudation du plasma. C'est ainsi que la ligature des veines augmente
l'écoulement de la lymphe (Tomsa, Paschutin). Le fait est facile à vérifier sur
le cheval où on peut aisément établir une fistule sur un des gros troncs lymphatiques qui accompagnent la carotide.

Or, l'écoulement de la lymphe augmente sensiblement si on place une ligature sur la jugulaire, et il reprend sa valeur ordinaire dès qu'on enlève la ligature. Si on fait manger l'animal, l'intensité de l'écoulement atteint son maximum,
et on a le droit de supposer que cette accélération est due à la dilatation des
capillaires qui accompagne l'activité des muscles masticateurs. Par contre, la ligature de la carotide entraîne une diminution marquée dans le débit de la fistule.

L'influence de la pression artérielle sur l'écoulement de la lymphe se manifeste encore dans l'expérience suivante de Colson. Si, sur un chien, on réalise
l'oblitération de l'aorte, l'écoulement de lymphe par le canal thoracique ne tarde
pas à se ralentir et même à s'arrêter, mais il reprend son cours accoutumé dès
qu'on interrompt la compression de l'aorte. Cette expérience est particulièrement démonstrative parce qu'elle embrasse le département le plus considérable
de la circulation lymphatique. L'ensemble de ces faits paraît bien établir que
l'écoulement de la lymphe dépend étroitement de la pression artérielle et plaide
en faveur de l'explication physique donnée plus haut sur l'origine de ce liquide.
Mais Heidenhain s'est efforcé de faire prévaloir l'hypothèse de la sécrétion
consistant à admettre que l'endothélium des capillaires sanguins règle le passage
du plasma et par conséquent la production de la lymphe. La théorie
d'Heidenhain, accueillie avec empressement par quelques physiologistes, tels que
Hamburger et Barlow, se réclame d'un certain nombre de faits dans lesquels
l'écoulement et la constitution de la lymphe paraissent échapper à l'influence
prochaine de la circulation sanguine.

Les substances cristalloïdes (sel marin, sucre, urée) injectées dans le sang,
augmentent l'écoulement de la lymphe sans accroître la pression artérielle. De
plus, les mêmes substances se retrouvent dans la lymphe du canal thoracique
à un degré de concentration plus élevé que dans le sang (Heidenhain, Barlow).
D'autres substances comme la peptone, l'extrait de muscles d'écrevisse, considérées comme des lymphagogues par Heidenhain, augmentent aussi l'écoulement
de la lymphe tout en déterminant l'abaissement de la pression artérielle
(Heidenhain).

L'écoulement de la lymphe recueillie sur un cheval par un des lymphatiques
du cou augmente dès qu'on fait marcher l'animal, bien que la pression artérielle
subisse un abaissement considérable à raison de la dilatation de tous les capillaires musculaires (Hamburger).

La lymphe continue à s'écouler plusieurs heures après la mort par une fistule
pratiquée sur le canal thoracique (Heidenhain, Wertheimer).

Enfin, la pression osmotique de la lymphe serait parfois supérieure à celle
du sérum sanguin (Hamburger, Barlow).

Nous sommes persuadés que tous ces faits pourraient se concilier avec la
théorie physique de la filtration. Il est d'autre part évident qu'ils n'amoindrissent pas la valeur de ceux qui plaident directement en faveur de cette

théorie et nous inclinons à penser avec Starling et Cohnstein que l'hypothèse d'Heidenhain est inutile.

Forces qui mettent la lymphe en mouvement. — La théorie d'Heidenhain est d'ailleurs incomplète, car s'il faut faire une part à l'endothélium des capillaires sanguins dans le mouvement de transsudation qui donne naissance à la lymphe, on ne peut plus le faire intervenir dans le mouvement inverse qui fait pénétrer la lymphe dans les voies lymphatiques. Et, ici, il semble bien vraiment qu'il n'y ait de place que pour des forces purement physiques dépendant de l'osmose ou de la capillarité.

Mais, pour préciser, il faudrait être parfaitement éclairé sur l'origine réelle des vaisseaux lymphatiques, et, sur ce point, les solutions de l'histologie ne semblent pas définitives. Il est fort probable qu'en dehors des réseaux fermés originels, tels qu'on les met en évidence par la méthode des injections au mercure, les lymphatiques s'ouvrent librement dans les mailles du tissu conjonctif comme ils s'ouvrent dans les séreuses (Ranvier). Au nombre des faits qui militent en faveur de cette conception, nous signalerons celui-ci : quand, sur un cheval, on pratique la ligature de la jugulaire, on détermine la production d'un œdème volumineux, c'est-à-dire une abondante transsudation du plasma. Mais ce plasma n'est pas pur, car les capillaires, distendus à l'excès, laissent passer un grand nombre de globules sanguins. Or ces globules pénètrent très rapidement dans la lymphe et on les retrouve, peu de temps après la ligature de la veine, dans le liquide qui s'écoule d'une fistule installée au préalable sur un des lymphatiques du cou (Laulanié). Il est difficile d'admettre que ces éléments, absolument inertes, ont pénétré dans les lymphatiques en perforant la paroi de ces vaisseaux. On conçoit très bien que, sous la poussée qui les déterminait dans les capillaires sanguins, ils aient pu sortir, par effraction, en traversant l'endothélium vasculaire ; mais le mouvement inverse qui les ferait pénétrer à travers un endothélium lymphatique paraît moins aisé, et il est infiniment probable que s'ils entrent si facilement dans les lymphatiques, c'est qu'ils trouvent des voies librement ouvertes et préétablies.

Les forces initiales qui, chez les mammifères et les oiseaux, poussent le plasma dans les lymphatiques, semblent être les uniques agents de la circulation de la lymphe ; on ne trouve pas chez eux les réservoirs contractiles connus sous le nom de cœurs lymphatiques, et qui, chez les vertébrés inférieurs comme la grenouille, sont placés sur le trajet des lymphatiques et concourent activement à la progression de la lymphe par leurs mouvements rythmés. On a observé, il est vrai, des mouvements de ce genre dans les chylifères du bœuf (Colin) et du cobaye (Heller), et si ces mouvements peuvent intervenir utilement grâce aux valvules qui sont si nombreuses dans les vaisseaux lymphatiques, ils semblent constituer un phénomène local propre aux chylifères. Ils ne sont pas assez répandus pour intervenir utilement dans le mécanisme de la circulation lymphatique. Les seules puissances auxiliaires qui concourent au mouvement de la lymphe sont celles que nous avons déjà vu agir sur la circulation veineuse : les contractions musculaires rythmées de la locomotion et l'aspiration thoracique.

Pression de la lymphe dans les vaisseaux. — Elle ne peut être mesurée que sur le canal thoracique. A l'aide d'un manomètre à mercure inséré sur ce canal, Weiss a vu la pression s'élever à 11^{mm}, 59. Sur le canal thoracique du bœuf, Colin a vu la lymphe s'élever, en cinq minutes, à $1^m,14$, sur un tube vertical, et rester stationnaire. Ces chiffres relativement élevés donnent une idée précise des forces qui poussent le plasma dans le système lymphatique.

Vitesse de la circulation lymphatique. — Elle est très faible et voici une élégante expérience de Ranvier qui montre bien la lenteur relative des déplacements de la lymphe. Sur l'oreille d'un lapin vivant, on fait une injection interstitielle de bleu de prusse, à l'aide d'une seringue à pointe très fine et très acérée, enfoncée dans l'épaisseur du derme. Le réseau lymphatique correspondant est injecté en même temps que les troncs qui accompagnent l'artère et la veine auriculaires. Or il faut deux ou trois minutes pour que ces troncs soient décolorés et, qu'au bout de ce temps, on retrouve le bleu de prusse dans les ganglions. Les expériences de S. Tschirwinsky plaident dans le même sens. Si on injecte du salicylate de soude (1 gr. p. 10 kil. d'animal) dans la jugulaire d'un chien, cette substance, révélée par le perchlorure de fer, n'apparaît dans la lymphe recueillie par une fistule du canal thoracique, qu'au bout de quatre à sept minutes. Mais on retrouve le sel dans les lymphatiques de la patte deux ou trois minutes après l'injection. Enfin la lymphe du canal thoracique donne encore la réaction du salicylate de soude six heures après l'introduction de ce sel dans les veines.

Mais ces faits ne donnent pas une mesure exacte de la vitesse de la lymphe. Cette mesure a été obtenue par Colin dans des expériences instituées sur le bœuf et fondées sur une méthode consistant à déterminer la quantité de lymphe écoulée en un temps donné par une fistule du canal thoracique. Les résultats obtenus font connaître le débit du canal et il ne reste plus qu'à diviser le débit observé par le nombre qui mesure la surface de section de ce vaisseau. Il résulte des chiffres obtenus par Colin que la lymphe aurait, dans le canal thoracique, une vitesse de 1^m,07 par minute ; soit 18 millimètres par seconde. Si on admet que le sang marche dans l'aorte avec une vitesse de 400 millimètres (chiffre généralement adopté), on voit que la marche de la lymphe est environ trente fois plus lente que celle du sang.

Mesure du déversement de la lymphe dans le système veineux. — Les expériences instituées pour mesurer le débit du canal thoracique répondent précisément à la question posée. Colin a fait un grand nombre d'essais consistant à mesurer directement sur les diverses espèces domestiques la quantité de lymphe livrée en vingt-quatre heures par une fistule du canal thoracique. En dépouillant les nombreux résultats obtenus par ce physiologiste, on peut estimer que la quantité de lymphe versée dans le sang veineux est de 5 grammes par kilog. et par heure, soit pour un cheval de 500 kilogrammes, une somme totale de 60 kilogrammes par jour. Exceptionnellement, une vache du poids de 480 kilogrammes donna dans les vingt-quatre heures 95 kilogr. 386 de lymphe.

V

DE LA RESPIRATION

Définition.— Classification des phénomènes. — La respiration est l'ensemble des actes par lesquels les êtres vivants consomment de l'oxygène et produisent de l'acide carbonique. On a déjà vu que cette fonction est un acte primordial, inséparable de toute manifestation vitale et source de l'énergie attachée à ces manifestations. A ce point de vue, la respiration est une fonction diffuse dans tout l'organisme et n'a point de siège déterminé, puisque le siège en est partout. Il n'y a pas un foyer local de la respiration, pour ce motif que ce sont les tissus vivants, c'est-à-dire les éléments anatomiques qui respirent. En fait, la respiration se ramène à une combustion alimentaire qui a lieu en fonction des tissus et à leur bénéfice. Mais en raison même de leur profondeur, les tissus vivants ne peuvent pas puiser directement au dehors l'oxygène qu'ils consomment, ni y rejeter l'acide carbonique qu'ils produisent. Ils ne peuvent accomplir leurs échanges gazeux avec l'atmosphère que par l'intermédiaire du sang, qui se charge des gaz de la respiration. A son tour, l'appareil circulatoire se spécialise localement pour constituer l'appareil respiratoire affecté au renouvellement de l'atmosphère gazeuse du sang. A cet effet, le tube circulatoire se résout en un vaste réseau d'une richesse prodigieuse et supporté par une mince membrane exposée au contact de l'air.

L'appareil de la respiration est donc un moyen de perfectionnement, et la fonction dont il est le siège est une fonction auxiliaire et intermédiaire destinée à rendre possibles les actes essentiels et profonds de la respiration.

La respiration, chez les animaux supérieurs, comprend trois groupes de phénomènes :

1° Les phénomènes d'échanges gazeux entre le sang et les tissus : ce sont les phénomènes de la *respiration interne*.

2° Les phénomènes *physico-chimiques* ou pulmonaires, consistant dans les échanges gazeux qui s'accomplissent dans le poumon entre l'air extérieur et le sang.

3° Les *phénomènes mécaniques*, qui assurent la ventilation du poumon et maintiennent au contact du sang une atmosphère de composition constante.

Nous allons étudier ces trois groupes de faits dans un ordre inverse à celui de leur énumération.

Mais il sera nécessaire d'achever l'étude de la respiration en exposant la théorie de la combustion, qui donne sa signification à ce grand acte et en recherchant la mesure des combustions respiratoires, dans les circonstances diverses de la vie normale. Enfin, nous consacrerons un dernier chapitre aux troubles de la respiration et parmi eux, à l'asphyxie.

A. — PHÉNOMÈNES MÉCANIQUES
DE LA RESPIRATION

Idée générale de l'appareil respiratoire. — L'appareil respiratoire est essentiellement formé par le poumon et par la cavité thoracique qui le contient. Le poumon consiste en un sac membraneux ouvert au dehors par l'intermédiaire des bronches, de la trachée, du larynx et des cavités nasales.

La paroi du sac pulmonaire est très élastique, très mince et très diverticulée, de manière à offrir une surface d'échange extrêmement considérable. Sur sa face interne, et séparé seulement de l'air extérieur par un mince endothélium, se répand le réseau capillaire du poumon, le plus riche qui soit, et sur lequel le sang, extrêmement divisé, s'étale en lame mince au contact de l'atmosphère.

L'air contenu dans le sac pulmonaire ne tarderait pas à être souillé par les produits de la respiration. Mais il est régulièrement renouvelé par l'effet des mouvements respiratoires qui, tour à tour, appellent de l'air dans le poumon et en chassent un volume égal. Ces mouvements sont ceux de l'inspiration et de l'expiration.

Le mécanisme de la ventilation pulmonaire est très simple. Il est lié aux effets des changements de volume du thorax, et ces effets dépendent de deux circonstances corrélatives particulières aux mammifères.

1° Le sac pulmonaire est élastique.

2° Il est placé dans le vide de la cavité thoracique.

Par sa face externe ou pleurale il est donc libre de toute pression ; mais il est constamment distendu par l'effet de la pression atmosphérique, et sa distension n'a pas d'autre limite que les parois de la cavité thoracique. Il remplit donc entièrement la cavité pleurale, et il la remplit quel que soit le volume actuel de cette cavité. Le poumon est ainsi assujetti à tous les mouvements des parois thoraciques, puisqu'il ne peut les abandonner, et son volume est toujours égal à celui du thorax. Il s'agrandit et appelle de l'air quand le thorax se dilate, il se rétracte et chasse de l'air quand les parois du thorax se rapprochent. Ce mécanisme emporte donc la réunion des conditions suivantes : 1° Vide pleural. 2° Mise en jeu de l'élasticité du poumon plus ou moins distendu par la pression atmosphérique et plus ou moins rempli d'air selon le volume de la cavité thoracique. 3° Variations de volume de la cavité thoracique, appelant des variations parallèles dans le vide pleural, la force élastique et le volume du poumon.

Schéma du mécanisme respiratoire. — Pour réaliser les diverses conditions mécaniques présentes dans le fonctionnement de l'appareil respiratoire, on a recours à des schémas, c'est-à-dire à des appareils artificiels, dont la disposition ne s'éloigne jamais beaucoup de celle qui est représentée dans les figures 89 et 90. La cloche *Th* représente la cavité thoracique : elle est fermée à sa base par une membrane élastique solidement attachée sur ses bords et durovue à son centre d'un lien qui permet de la déplacer

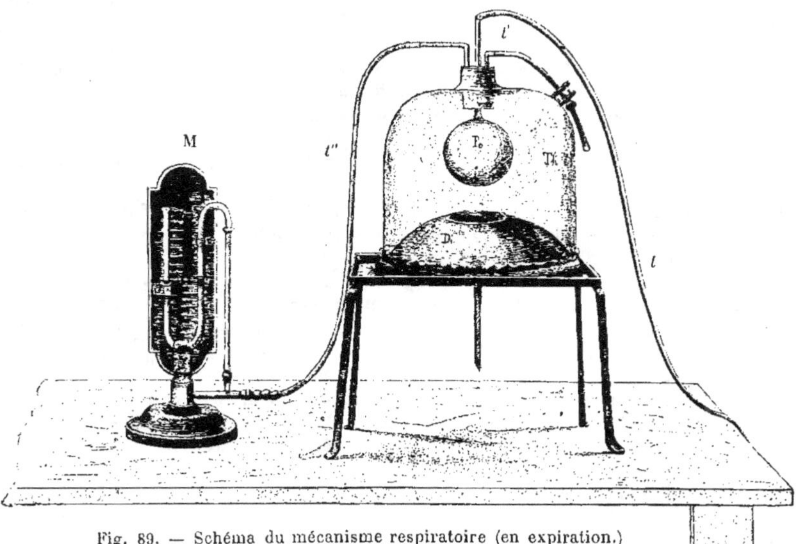

Fig. 89. — Schéma du mécanisme respiratoire (en expiration.)

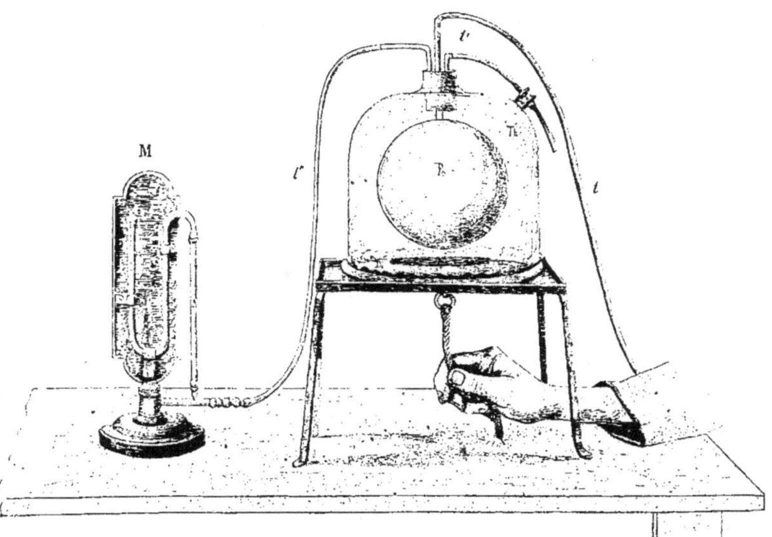

Fig. 90. — Schéma du mécanisme respiratoire (en inspiration.)

par des tractions verticales. Cette membrane représente le diaphragme. La douille de la cloche est pourvue d'un bouchon à trois trous qui livrent passage aux organes suivants : un tube *t* représentant la trachée et s'ouvrant à l'intérieur de la cloche dans un ballon de caoutchouc Po, très extensible, qui représente le poumon ; un tube *t'* relié à un manomètre à mercure M ; un tube *t'* pourvu d'une pince à pression et s'ouvrant dans l'espace T*h* qui représente la cavité de la plèvre. Pour mettre l'appareil en état de fonctionne r on commence par réaliser le vide pleural. A cet effet on ouvre le tube *t'* et on insuffle le poumon qui se distend et se gonfle en chassant de la cavité pleurale un volume d'air égal à celui dont il s'est accru. Quand la distension est acquise, on ferme le tube *t'* et on abandonne le poumon artificiel à lui-même ; la tension élastique dont on l'avait chargé devient libre et il se rétracte énergiquement en faisant dans l'espace T*h* un vide proportionnel à sa rétraction. Le diaphragme élastique appelé par ce vide se déprime et fait saillie dans la cloche, où il affecte précisément la disposition du diaphragme (fig. 89).

Dans ces conditions, la tension élastique du poumon artificiel fait équilibre à celle du diaphragme et au vide pleural dont la mesure est indiquée par le manomètre. L'appareil est ainsi placé dans l'état où se trouve l'appareil respiratoire lui-même à la fin de l'expiration. Si on exerce sur le lien A une traction suffisante pour abaisser le diaphragme artificiel, on accroît le volume de la cloche en même temps que le vide pleural. Le poumon aspiré par ce vide cède à la pression atmosphérique et se distend en se remplissant d'air en même temps que sa tension élastique augmente dans la mesure même du vide pleural. L'appareil est alors dans l'attitude de l'inspiration (fig. 90).

Si on suspend l'effort exercé sur le diaphragme, les divers organes reprennent passivement leur état primitif sous l'influence du vide pleural, de la rétraction pulmonaire et de la pression atmosphérique. Le diaphragme reprend sa forme concave et le schéma réalise à nouveau les circonstances de l'expiration (fig. 89).

Examinons maintenant le mode par lequel se réalisent la dilatation et le resserrement alternatifs de la cavité thoracique c'est-à-dire l'inspiration et l'expiration.

CHAPITRE PREMIER

DE L'INSPIRATION

Mécanisme de l'inspiration. — L'agrandissement du thorax est réalisé, chez les quadrupèdes, par l'accroissement du diamètre transversal et du diamètre longitudinal de cette cavité. Sauf chez l'homme et quelques espèces animales, telles que les singes et les oiseaux, le diamètre vertical ou vertébro-sterna demeure à peu près invariable, dans l'immense majorité des cas.

a) *Augmentation du diamètre transversal.* — Elle est obtenue par le déplacement des côtes qui se portent en dehors et en avant, en sorte que la distance transversale qui sépare deux côtes symétriques est accrue d'une certaine quantité. La mobilité dans chaque côte augmente de l'extrémité dorsale à l'extrémité sternale. Il en résulte, pour chacune d'elles, une oscillation pendulaire, d'ailleurs de très faible amplitude, autour de son extrémité dorsale. Le déplacement des côtes a pour effet d'accroître les intervalles qui les séparent. On peut s'en rendre compte en jetant les yeux sur la fig. 91. On y voit que *bc*, qui mesure un de ces intervalles en expiration, est plus petit que *ab*, mesurant ce même intervalle en inspiration. Ce phénomène se traduit extérieurement par l'*agrandissement des espaces intercostaux*.

D'après Colin, cet agrandissement atteindrait chez le cheval une valeur de 1/2 centimètre.

La mobilité des côtes n'est pas uniforme. Elle s'accroît de la première à la quinzième, chez le cheval, pour décroître ensuite, jusqu'à la dernière.

Chez tous les quadrupèdes, les côtes sternales qui reçoivent l'insertion du membre antérieur et sont affectées à la sustentation du corps, ont une mobilité nulle ou insignifiante. Il en est ainsi notamment chez les grands herbivores où l'appropriation locomotrice des premières côtes est d'autant plus précise que la masse du corps est plus pesante. Ces organes ne participent donc pas au mécanisme respiratoire, si ce n'est dans des cas de dyspnée extrême. C'est ainsi que chez les grands ruminants atteints de tuberculose avancée, l'anxiété respiratoire se dénonce par une

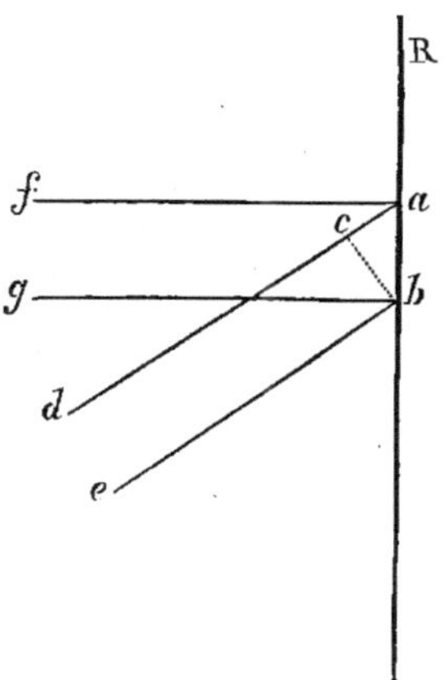

Fig. 91. — Schéma de l'agrandissement des espaces intercostaux.

attitude caractéristique : les coudes s'éloignent du thorax et le membre antérieur tout entier s'écarte du plan médian. Il y a là l'indication non douteuse d'un effort dirigé pour libérer les côtes sternales et leur permettre d'intervenir dans l'exécution des mouvements respiratoires.

L'accroissement du diamètre transversal est, en somme, peu considérable. Il atteint seulement 3 ou 4 centimètres de chaque côté dans les régions les plus mobiles du thorax (Colin). Mais il suffit à produire un accroissement de volume considérable, pour cette raison purement géométrique que les volumes sont proportionnels aux cubes des dimensions linéaires.

Des muscles inspirateurs qui agissent sur les côtes. — Nous nous bornerons à les citer, sans fournir des développements oiseux sur le mécanisme évident de leur action. Ce sont les sus-costaux, les intercostaux externes sur lesquels on a si inutilement disserté, le petit dentelé antérieur, le scalène dont l'influence respiratoire est tout à fait nulle chez le cheval, mais très réelle et parfois assez puissante chez le chien, et même chez le bœuf, quoiqu'à un degré beaucoup moindre. Son rôle devient très précis chez les espèces où le sternum et les premières côtes atteignent toute leur mobilité (homme et singe). Le grand dentelé, l'angulaire de l'omoplate, le grand dorsal n'interviennent pas dans la respiration normale ; ce sont surtout des muscles locomoteurs.

b) *Accroissement du diamètre longitudinal. Rôle du diaphragme.* — L'accroissement du diamètre longitudinal du thorax est assuré par la contraction du diaphragme qui tend à devenir plan, mais n'y parvient jamais, comme on peut s'en assurer par l'étude de ce muscle sur des animaux observés, le ventre ouvert, et comme on peut le présumer en considérant les rapports nécessaires qui l'attachent à la base du poumon, dont il ne se sépare jamais. Le diaphragme fait donc saillie dans le thorax par sa face antérieure ou convexe. La périphérie de sa bande charnue s'insère sur la face interne de l'hypochondre et empiète plus ou moins sur les limites de la cavité thoracique. C'est au point que, chez le cheval, une aiguille qu'on enfoncerait dans le dernier espace intercostal ne pénétrerait pas dans le thorax mais bien dans l'abdomen. Chez le bœuf, cette disposition s'exagère encore par suite des insertions costales du diaphragme qui sont situées très en avant et ce n'est point seulement le dernier mais l'avant-dernier espace intercostal qui répond à la cavité abdominale. Cette disposition n'est pas indifférente pour la chirurgie, et on peut l'utiliser dans la ponction du rumen. Mais la pénétration de l'abdomen dans le thorax ne résulte pas seulement de ces dispositions anatomiques ; elle est liée à la courbure du diaphragme, qui, sous l'influence du vide pleural et de la pression atmosphérique, fait saillie dans la cavité thoracique et offre du côté de l'abdomen une surface concave très profonde. Il en résulte que la limite extrême des deux cavités voisines répond à un plan vertical passant tangentiellement à la surface convexe du diaphragme. Chez le bœuf ce plan répondrait, d'après Colin, au niveau de la sixième côte.

Cette disposition, qui procède d'un fait d'adaptation purement mécanique, n'est point sans présenter des inconvénients. Elle devient pour les grands ruminants un véritable danger, lorsque l'indigestion du rumen entraîne une tympanite assez intense pour faire obstacle aux mouvements du diaphragme. Il arrive fréquemment que l'asphyxie ne peut être prévenue que par l'intervention chirurgicale (ponction du rumen).

En dépit des obstacles apportés par la masse des viscères abdominaux, si lourde chez tous les grands herbivores et si encombrante chez les ruminants, la course du diaphragme ne laisse pas que d'être assez considérable. Elle atteint 10 à 12 centimètres chez le cheval (Colin), et les déplacements de la cloison diaphragmatique contribuent puissamment à la ventilation pulmonaire. Aussi le diaphragme est-il un muscle inspirateur par excellence. L'importance de son rôle se manifeste de la manière la plus saisissante par la dyspnée très pénible et l'accélération du rythme respiratoire qui surviennent chez les animaux dont on paralyse le diaphragme par la section des nerfs phréniques.

Il serait absolument oiseux de s'arrêter sur l'action que le diaphragme peut exercer sur les dernières côtes. En dépit de son médiocre intérêt, cette question a pourtant retenu l'attention de Magendie, Beau et Maissiat, Duchenne de Boulogne et Paul Bert. Tous ces expérimentateurs admettent que dans sa contraction, le diaphragme soulève les dernières côtes. Ce mouvement est assurément possible, si on réfléchit que le muscle peut prendre un point d'appui par son centre phrénique sur la masse abdominale. Mais c'est là un effet local tenant aux liens mécaniques du muscle avec la face interne de l'hypochondre. Pour étudier l'influence que le diaphragme exerce sur la cavité thoracique, il faut placer une ceinture pnéographique sur le thorax et l'abdomen, en même temps qu'on enregistre les variations de la pression de l'air dans la trachée. Les nerfs phréniques étant isolés, on les place sur les électrodes d'un courant induit et on fait passer une série d'excitations rythmées qui provoquent autant de contractions du diaphragme. On obtient ainsi des graphiques démonstratifs. Chaque secousse du diaphragme produit un puissant effet inspirateur qui s'exprime par la chute brusque et profonde de la pression intra-trachéale. En même temps, le périmètre abdominal subit une augmentation brusque. Mais le périmètre thoracique subit un changement inverse et chaque secousse diaphragmatique entraîne un rapide rétrécissement de la poitrine. Nous attribuons ce rétrécissement à l'appel du vide pleural brusquement accru par chaque convulsion du muscle artificiellement excité.

Mais ce phénomène, pas plus que le soulèvement des dernières côtes, n'entre dans les attributions fonctionnelles du diaphragme. Ce sont de simples épisodes mécaniques dont la manifestation est masquée, à l'état normal, par le fonctionnement régulier du mécanisme respiratoire et ne devient saisissable que sous l'influence des excitations artificielles portées sur les nerfs phréniques.

Accroissement du diamètre vertébro-sternal. — (Vertical chez les animaux, antéro-postérieur chez l'homme.) Chez les quadrupèdes, le diamètre vertical du thorax ne subit pas de modifications sensibles. Il est cependant possible d'observer un faible déplacement du sternum sur quelques singes et un certain nombre de carnassiers. Mais ce déplacement intéresse à peu près exclusivement l'appendice xyphoïde.

CHAPITRE II

DE L'EXPIRATION

Mécanisme de l'expiration. — Dans la respiration ordinaire, l'expiration est un phénomène purement passif. Elle s'opère par le retour automatique à leur disposition normale, des organes élastiques qui ont été déformés par les muscles inspirateurs. Les cartilages costaux, les ligaments articulaires, les parois et les viscères de l'abdomen, le poumon sont élastiques à des degrés divers et l'inspiration a pour effet de les mettre en tension. Dès que les muscles inspirateurs se relâchent, la force élastique ainsi emmagasinée devient libre et ramène à leur disposition initiale tous les organes déformés pendant l'inspiration et par les agents actifs de cet acte.

Élasticité pulmonaire. — Parmi ces organes, le plus important est le poumon. Ce viscère est en état permanent de tension élastique, et il incline, sans cesse, à se rétracter et à se vider de son contenu. Mais grâce au vide pleural et à l'absence de toute pression à sa face externe, le poumon est maintenu dans un état de distension permanente par la pression atmosphérique. Pour mettre en évidence et en liberté la force élastique qu'il possède, même en état d'expiration et sur le cadavre, il suffit de pratiquer une ouverture dans le thorax. L'air se précipite avec force dans la cavité pleurale, et le poumon, désormais sollicité sur ses deux faces par la pression atmosphérique, se rétracte librement et se vide de son contenu jusqu'à l'épuisement de sa force élastique. A l'aide du schéma représenté dans la figure 89, on réalise aisément une expérience de ce genre. L'appareil étant en état d'expiration, comme dans la figure 89, on ouvre le tube t' ; l'air se précipite aussitôt dans l'espace pleural Th et va neutraliser la pression atmosphérique qui pèse à l'intérieur du sac Po. Dès lors, la force élastique emmagasinée jusque-là dans les parois de ce dernier devient libre, et le sac se rétracte jusqu'à l'épuisement de sa force élastique.

La rétraction du poumon après l'ouverture du thorax n'a pas pour effet de vider complètement cet organe. Celui-ci conserve dans ses alvéoles béants une grande quantité d'air qui ne pourrait être enlevée que par l'action d'une puissante machine pneumatique.

La force élastique en réserve dans le poumon, après la mort, ou à la fin de chaque expiration, se mesure à la pression qui se manifeste dans l'organe quand on met sa cavité en communication avec un manomètre, au moment d'ouvrir le thorax. A cet effet, la trachée du cadavre étant isolée et sectionnée, on en relie hermétiquement le segment inférieur avec l'une des branches d'un manomètre à eau. Cela fait, on ouvre la poitrine et la rétraction du poumon agit aussitôt sur le manomètre. L'élasticité pulmonaire fournit ainsi sa mesure par la pression qu'elle fait naître dans le poumon quand elle devient libre. Cette pression s'élèverait, d'après Carson (1820) à 30 ou 45 centimètres chez le bœuf, le mouton et le chien de grande taille, à 15 ou 25 centimètres chez le chat et le lapin. D'après Paul Bert, elle atteint 80 à 90 centimètres sur le chien, lorsque le poumon a été préalablement insufflé.

On voit que la force élastique du poumon doit subir des fluctuations en rapport avec les mouvements respiratoires. Elle atteint son maximum à la fin de l'inspiration et son minimum à la fin de l'expiration.

Sur le vivant, et le thorax étant intact, l'élasticité pulmonaire agit pour faire le vide pleural et elle est équilibrée par le vide pleural. Elle en donne donc la mesure. La pression négative des plèvres est égale et contraire à la force élastique des poumons. D'après Frédéricq, le vide thoracique atteindrait chez l'homme 10 à 15 millimètres de mercure dans les inspirations ordinaires et 30 millimètres dans les inspirations forcées. Dans la respiration ordinaire, l'étendue de ses variations, en expiration, serait de 4 à 8 millimètres de Hg.

La force élastique du poumon est une force permanente et infatigable. Elle est soumise à des variations rythmées placées sous la dépendance des mouvements respiratoires, mais elle n'abdique jamais, et par l'intermédiaire du vide pleural, qui en est la traduction, elle agit en permanence à l'intérieur du thorax, et fait l'office d'une ventouse dont nous avons vu l'influence sur l'hydraulique circulatoire.

L'homme peut, par l'artifice, imposer au vide pleural de très grandes variations. Que si on fait une profonde inspiration après avoir fermé la glotte à la fin d'une expiration forcée, le vide thoracique devient très profond au point de retenir le sang veineux dans les oreillettes. Les veines se remplissent pendant que les artères se vident et le pouls devient imperceptible. Cette expérience est fort dangereuse car elle peut entraîner l'arrêt du cœur.

Par contre, dans le phénomène de l'effort, la pression dans le poumon peut atteindre 250 millimètres de Hg (Valentin); il en résulte que le vide pleural est remplacé par une pression positive égale à 250 millimètres — 10 ou 15 millimètres.

Quoi qu'il en soit, le vide pleural et l'élasticité pulmonaire jouent dans le mécanisme respiratoire un rôle considérable. Ils rendent l'inspiration possible et ils interviennent à peu près exclusivement dans l'expiration (1). C'est pourquoi, si

---

(1) Il n'en est pas ainsi chez les oiseaux où le poumon adhère par sa face externe à la face interne du thorax au moyen d'une couche de tissu conjonctif assez dense. Le mécanisme respiratoire présente d'ailleurs, chez les oiseaux, un grand nombre de particularités fort curieuses, sur lesquelles il nous est malheureusement impossible de nous arrêter. On pourra consulter, à ce sujet, soit l'*Anatomie* de Chauveau et Arloing, soit la *Physiologie* de Bérard.

on ouvre largement le thorax sur un animal, les mouvements respiratoires n'ont plus d'efficacité et le poumon ne se remplit plus en inspiration. Il reste affaissé et l'animal périt asphyxié en 3 ou 4 minutes. Si l'ouverture du thorax a un diamètre inférieur à celui de la glotte, la ventilation pulmonaire est seulement imparfaite et les animaux peuvent survivre au traumatisme. Après la cicatrisation, l'air enfermé dans les plèvres se résorbe rapidement. Chez le fœtus, même à terme, le poumon est vide d'air et ne se rétracte pas après l'ouverture du thorax. L'élasticité pulmonaire et le vide pleural ne sont pas constitués. Ils n'apparaissent d'ailleurs que tardivement chez les nouveau-nés et ne s'achèvent qu'à un âge encore indéterminé, mais qui assurément ne dépasse pas les premiers temps de l'enfance.

Puissances actives de l'expiration. —Si les expirations paisibles sont purement passives, il n'en est pas de même des expirations forcées, c'est-à-dire de celles qui, après l'achèvement régulier d'une expiration ordinaire, continuent le mouvement commencé et produisent l'expulsion d'une nouvelle quantité d'air. Elles réclament alors l'intervention des puissances musculaires expiratrices. Il en est de même dans l'effort, dans l'émission de la voix, la toux, l'expectoration, l'éternuement, etc. D'une manière générale, les expirations qui empruntent le concours des muscles sont dites actives, par opposition à la passivité des expirations calmes. Les muscles expirateurs sont : les intercostaux internes, le petit dentelé postérieur, l'intercostal commun et les muscles de l'abdomen, notamment le grand droit et le grand oblique.

Des types respiratoires. — Beau et Maissiat, les premiers, ont distingué les différences qui se manifestent dans le mécanisme respiratoire par la prédominance des côtes ou du diaphragme dans l'inspiration. Ces différences sont individuelles, sexuelles ou spécifiques. Dans le *type abdominal*, l'air est surtout appelé par le diaphragme ; l'influence de ce muscle, tout au moins, est prépondérante et se manifeste par le gonflement du ventre à chaque inspiration : de là l'expression de type abdominal. Chez l'homme, ce type s'observe constamment dans le premier âge, quel que soit le sexe, mais avec les années il disparaît chez les jeunes filles et chez quelques jeunes garçons, pour persister chez la plupart des hommes. Le chat, le lapin, le cheval (1) respirent d'après le type abdominal. Dans le type *costo-inférieur*, l'inspiration s'effectue, surtout, au moyen des sept dernières côtes, ce qui entraîne un déplacement angulaire du sternum dont l'extrémité inférieure se porte en avant. La paroi abdominale ne se gonflerait pas pendant l'inspiration (Beau et Maissiat). Ce type ne s'observe jamais chez la femme ; on le rencontre chez l'homme aussi fréquemment que le type abdominal et, chez le chien, il constitue le mode exclusif de la respiration.

Le type *costo-supérieur* est particulier à la femme ; il est caractérisé par un mouvement de totalité de la poitrine, de sorte qu'on voit la clavicule, le sternum et la première côte se soulever au delà des limites accoutumées. En même temps l'action des côtes se propage, mais va s'affaiblissant jusqu'à la partie inférieure du thorax. Ce type respiratoire est facile à constater, à la scène, sur les actrices qui ont à simuler des émotions vives.

Il est inexact d'attribuer à l'usage du corset les particularités de la respiration féminine, car elles apparaissent chez les toutes jeunes filles avant l'adop-

(1) Il n'est pourtant pas rare d'observer, chez le cheval, une respiration *costale.*

tion de ce vêtement. Selon l'opinion de Haller, la respiration costo-supérieure serait liée à la génération et destinée à prévenir la dyspnée mécanique qui résulterait de la grossesse.

De la locomotion du poumon. — Les changements de forme imposés au thorax et au poumon par les mouvements respiratoires entraînent des changements corrélatifs dans les rapports du contenant et du contenu. Les déplacements du poumon dépendent, notamment, des oscillations du diaphragme sur lequel il ne cesse jamais d'être appliqué par sa face concave et qu'il est obligé d'accompagner. Le sens de la locomotion du poumon est ainsi bien déterminé. Ce viscère progresse d'avant en arrière pendant l'inspiration, et d'arrière en avant pendant l'expiration. On peut aisément rendre ces mouvements visibles, soit à l'aide d'une aiguille implantée dans le poumon à travers un espace intercostal, soit à l'aide d'une résection du thorax pratiquée de manière à laisser intacte la plèvre pariétale.

La progression du poumon dans le thorax est facilitée par l'état des surfaces en présence. Comme toutes les séreuses, les plèvres sont, en effet, des organes de glissement. A l'état normal, le frottement réciproque des deux feuillets est absolument silencieux ; mais lorsque la plèvre est enflammée, il se traduit par des bruits spéciaux, dits de frottement, que l'on perçoit à l'auscultation.

<hr>

CHAPITRE III

DU ROLE DES VOIES RESPIRATOIRES

Le caractère général des voies respiratoires est d'offrir un libre et facile accès au passage de l'air, par leur état de béance permanente. Aussi les mouvements y sont-ils rares et de peu d'amplitude. Les narines elles-mêmes sont très peu mobiles dans la plupart des espèces animales, sauf chez les solipèdes qui font exception ; chez le cheval, les ailes du nez obéissent à un mouvement rythmé parallèle à celui de la respiration et reflètent avec fidélité l'état de cette fonction. C'est ainsi que dans la dyspnée provoquée soit par un violent exercice, soit par la pousse, la dilatation des naseaux atteint un tel degré, qu'elle découvre la pituitaire et la rend visible à une grande profondeur.

Les *cavités nasales* et les *sinus* sont, par la nature de leurs parois, absolument indéformables. Aussi bien, les sinus sont placés en dérivation sur les cavités nasales, et bien qu'ils reflètent les changements de pression liés à la ventilation pulmonaire, leur contenu aérien n'est soumis qu'à un lent renouvellement.

Le *pharynx* est disposé de telle manière que, dans la plupart des espèces, les animaux peuvent indifféremment respirer par la bouche ou par le nez. Les solipèdes font exception. Le voile du palais a, chez eux, un tel développement qu'il empêche le passage de l'air par la bouche. C'est au point qu'on peut asphyxier un cheval par la seule oblitération des cavités nasales.

La *glotte* se resserre et se dilate alternativement. Les mouvements des cordes vocales qui produisent les variations rythmées de l'orifice glottique peuvent être facilement explorés par une fenêtre pratiquée dans le cartilage cricoïde. Chez le cheval, la paralysie unilatérale du crico-aryténoïdien postérieur entraîne parfois l'inertie d'une corde vocale et produit le cornage. Goubaux attribuait cette paralysie à la compression exercée par le collier sur le nerf récurrent, qui, à gauche, occupe une situation très superficielle et serait exposé à subir les atteintes du harnais.

La *trachée* semble conserver un diamètre immuable et le rôle de sa tunique charnue reste fort énigmatique. Il en est de même des grosses bronches (1).

Contractilité pulmonaire. — La contractilité des bronches de petit calibre n'est pas douteuse, et on pourrait l'affirmer *a priori*, ne fût-ce qu'en invoquant la présence des anneaux de fibres musculaires lisses, les fibres de Reissessen, qui enveloppent la muqueuse. Williams Edwards l'avait déjà mise en lumière sous le nom de contractilité pulmonaire, en montrant que par des excitations électriques atteignant en masse les deux poumons, on détermine un resserrement sensible de ces viscères. Paul Bert l'a rendue indiscutable à l'aide de la méthode graphique. La trachée étant mise en relation avec un tambour inscripteur, on excite le nerf pneumogastrique qui est le nerf moteur des bronches. Aussitôt la plume abandonne l'abscisse et décrit une courbe de contraction. L'accroissement de pression dénoncé par cette courbe se rattache évidemment au resserrement de toutes les bronchioles et à la diminution corrélative de la cavité pulmonaire.

Quant au mode de la contraction des bronches, à son rythme et à son rôle, ils sont parfaitement inconnus. Cette contraction n'obéit sans doute pas au rythme des mouvements respiratoires, car les variations rythmées du diamètre des bronches dépendent visiblement, comme celles des alvéoles, des variations du vide pleural, en inspiration et en expiration. La ceinture musculaire des bronches s'emploie, peut-être, à la progression du mucus et à son expulsion. Cadiat y voit un régulateur de la distribution de l'air dans les diverses parties du poumon, et pour M. Arthaud les fibres de Reissessen constitueraient des anneaux à élasticité et à tension variables, chargés de graduer la vitesse de l'air pénétrant dans les lobules et les alvéoles pulmonaires.

CHAPITRE IV

FRÉQUENCE DES MOUVEMENTS RESPIRATOIRES

Elle dépend d'un grand nombre de circonstances et d'abord de l'espèce, comme en témoignent les chiffres suivants :

(1) D'après Nicaise, la tunique membraneuse de la trachée et des grosses bronches est dans un état de tonicité variable qui lui permet de régler le diamètre et la longueur des tubes aériens. C'est ainsi que dans les expirations fortes, comme l'effort, la toux, le chant, la trachée et les grosses bronches se dilatent et s'allongent sous la pression de l'air enfermé dans l'appareil respiratoire.

Le cheval respire................	9 à	10 fois par minute.
L'homme —		16	—
Le bœuf —	15 à	18	—
Le chien —	18 à	20	—
Le lapin —	} 80 à 120	—
Le cobaye —		

Ces différences spécifiques dépendent en grande partie de *la taille* des animaux. L'influence de cette condition se précisera plus tard à propos de la chaleur animale, mais déjà elle se manifeste clairement ici, et on en trouve des exemples particulièrement saisissants dans la classe des oiseaux. C'est ainsi que chez le casoar, on ne compte que deux ou trois respirations par minute, tandis que les oiseaux de petite taille, comme le moineau ou le serin, en exécutent quatre-vingt-dix ou cent dans le même temps. L'influence de *l'âge* est peu sensible chez les animaux. Ainsi le poulain respire dix à douze fois par minute et le veau dix-huit à vingt fois. Elle est beaucoup plus considérable chez l'homme, et Quetelet donne, pour cette espèce, les chiffres suivants :

Nouveau-nés.........................	44 mouvements par minute.
A 5 ans................................	26	—
A 15 ou 20 ans	20	—
A 20 ou 25 ans	18	—
A 25 ou 30 ans	16	—
A 30 ou 50 ans	18	—

Tout le monde connaît l'influence des émotions et nous n'insisterons pas sur ce point. Pendant le *sommeil*, la fréquence des mouvements respiratoires subit une réduction très marquée et tombe au cinquième ou au quart de sa valeur normale. L'*hibernation* agit encore avec plus de puissance, et sur un hérisson observé par Colin, la respiration qui, à l'état de veille, comportait 40 à 50 mouvements, est progressivement tombée à 10, 5, et finalement à un mouvement par minute, exprimant ainsi la profondeur croissante de l'engourdissement hibernal.

L'accélération respiratoire déterminée par l'*activité musculaire* est bien connue. Elle se précise dans les chiffres suivants de Colin. Sur un cheval au repos, on compte 10 ^{mts} par minute. Après 5 minutes de pas, ce chiffre s'élève à 18 ; il monte à 52 après cinq minutes de trot et à 60 ou 70 après cinq minutes de galop. Dans les travaux pénibles, exécutés au pas, comme dans le labour ou la traction des lourds fardeaux, l'accélération respiratoire ne se traduit que dans les périodes de repos laissé à l'animal. Pendant le travail, en effet, le thorax fonctionne comme organe locomoteur et s'immobilise dans le phénomène de l'effort, à chaque coup de collier. Il doit donc suppléer au nombre forcément restreint de ses mouvements par une amplitude compensatrice.

En ce qui touche l'exercice normal de la locomotion, il résulterait des observations récentes de Varaldi que, chez le cheval, la fréquence des mouvements respiratoires est précisément égale à celle des pas dans chaque allure. La température extérieure exerce, dans certaines espèces, une influence considérable sur le rythme de la respiration. C'est ainsi que, dans le phénomène étudié par Richet sous le nom de polypnée thermique, le nombre des mouvements respiratoires atteint et dépasse même 300 par minute, chez les chiens qui luttent contre la chaleur.

CHAPITRE V

DU RYTHME ET DE LA FORME DES MOUVEMENTS RESPIRATOIRES. — PNÉOGRAPHIE

Le rythme s'entend non pas seulement du nombre des mouvements respira-

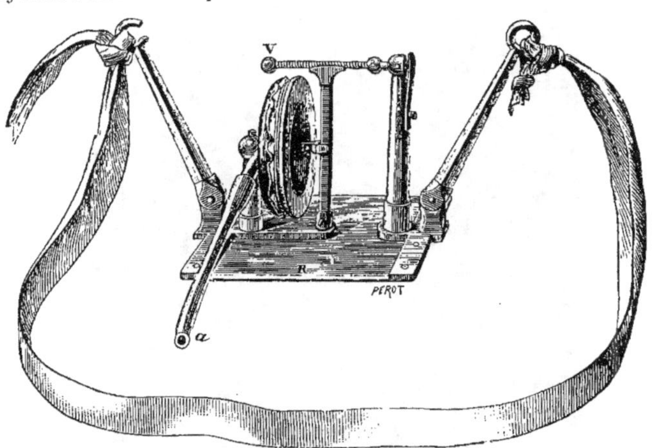

Fig. 92. — Pnéographe de Marey.

toires, mais de la durée relative de l'inspiration et de l'expiration, de leurs

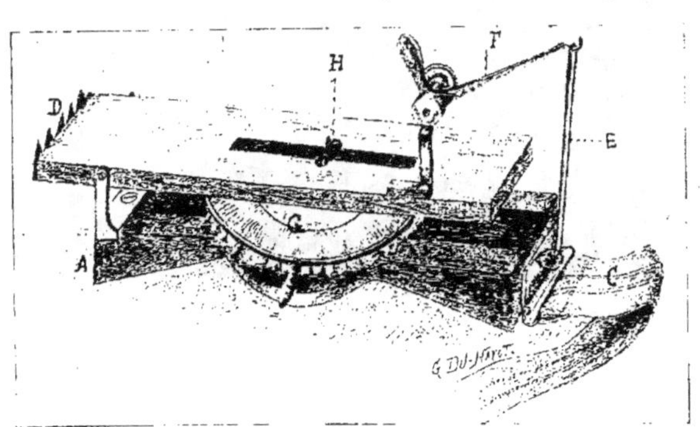

Fig. 93. — Pnéographe de l'auteur.

AB, plaque de bois portant le tambour explorateur; C, ceinture entourant le thorax ou l'abdomen et venant s'attacher sur le peigne D. La traction exercée sur D se transmet au tambour; E, ressort de caoutchouc servant à graduer la tension de l'appareil.

phases et de leur mode de succession. Ces éléments ne peuvent être exactement appréciés que par la méthode graphique.

La courbe des mouvements respiratoires est fournie par des instruments appelés pnéographes. Ce sont des ceintures embrassant le thorax et l'abdomen et sur la continuité desquelles on intercale une cavité à parois élastiques formant explorateur. A chaque inspiration, cette cavité se laisse distendre par la dilatation du thorax et la pression de l'air qu'elle contient subit une diminution corrélative. En expiration, c'est l'inverse. Il suffit de relier l'explorateur à un tambour inscripteur.

L'idée d'appliquer la méthode graphique à l'analyse de la respiration chez les animaux

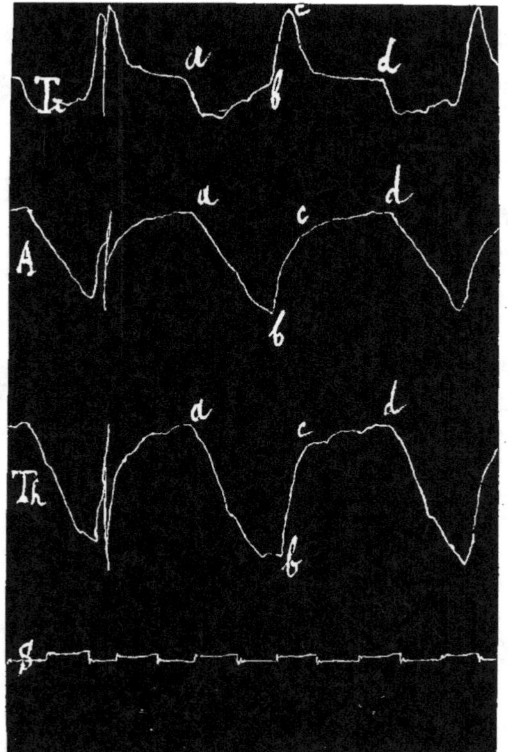

Fig. 94. — Courbes de la respiration chez l'homme.

Tr, courbe des variations de la pression de l'air dans la trachée ; *A*, courbe des variations du périmètre de l'abdomen ; *Th*, courbe des variations du périmètre du thorax ; *ab*, inspiration ; *bcd*, expiration ; *cd*, pause respiratoire.

appartient à Rodet qui, en 1868, imagina presqu'en même temps un pnéoscope et un pnéographe.

L'un des pnéographes les plus simples est celui que nous représentons dans la figure 92 et qui a été imaginé par Marey.

Il existe un grand nombre de pnéographes qu'il serait oiseux de décrire. Celui qui est représenté dans la figure 93 et dont nous nous servons au laboratoire a l'avantage de permettre une application très facile et très stable. A l'exemple de Boschetti, il

serait bon, quand on applique des pnéographes sur les grands herbivores, d'assurer la
fixité de ces appareils par un harnais spécial.

Dans les courbes pnéographiques, l'inspiration s'exprime par une ligne descendante
et l'expiration par une ligne ascendante. Le sens de ces indications paraît contradictoire
à quelques physiologistes qui se sont attachés à construire des instruments donnant
des courbes inverses, ascendantes en inspiration et descendantes en expiration (Saint-

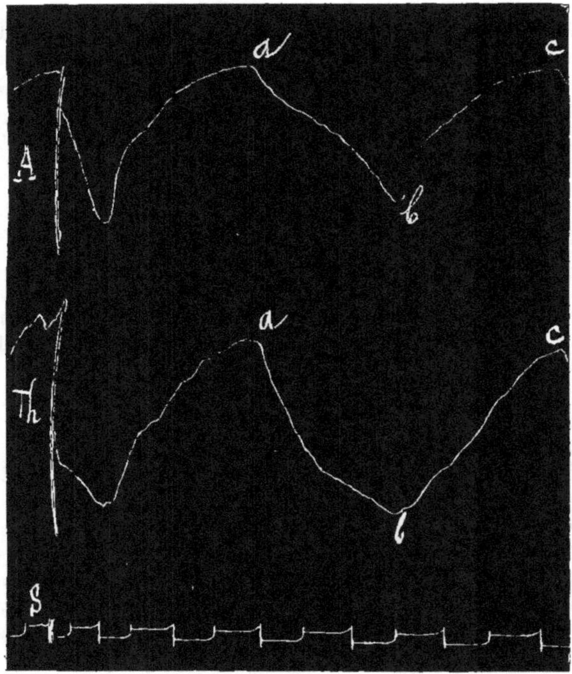

Fig. 95. — Courbes des mouvements respiratoires chez le cheval.
Les lettres ont la même signification que dans la figure précédente.

Cyr, Boschetti, Guinard, etc.). Ce résultat est très facile à obtenir, mais il est inutile
et par certains côtés il est également contradictoire, car si les courbes s'accordent avec
la mentalité du physiologiste et avec la forme extérieure des mouvements respiratoires, elles sont en désaccord avec les changements contemporains qui se produisent
dans la pression intra-pulmonaire.

Les graphiques des figures suivantes expriment les courbes des mouvements
du thorax et de l'abdomen recueillies simultanément et fournies par différentes
espèces animales.

Celles de l'homme (fig. 94) ont une très grande analogie avec celles du chien.
On voit par ces graphiques que dans ces deux espèces, l'expiration a une durée
plus longue que l'inspiration. Celle-ci s'accomplit rapidement et à peu près en

un seul temps, car elle se termine par une phase très courte de ralentissement. L'expiration s'exécute en deux temps : un premier temps brusque et rapide, un second temps lent, prolongé, mais d'effet médiocre. Ce deuxième temps s'exprime, en effet, par une ligne presque horizontale ou très faiblement ascendante, ce qui témoigne d'un très faible resserrement du thorax. On pourrait même penser que la respiration est suspendue pendant cette phase. Pour en exprimer les apparences, on la désigne sous le nom de pause respiratoire. La pause respiratoire est affirmée par les uns et niée par les autres avec une égale vérité. Si on entend dire que le thorax est immobile, on exagère, puisque la direction réelle de la courbe indique un lent et faible resserrement de cette cavité. Mais on a raison, si, par le mot pause, on veut dire qu'à ce moment la ventilation pulmonaire est inappréciable.

Chez le cheval, la forme de la respiration a, sur la plupart des individus, des caractères particuliers et nouveaux. Les deux mouvements qui la composent sont uniformes et se succèdent sans pause apparente ou réelle, et à tous les moments la ventilation pulmonaire a toujours une vitesse sensible (fig. 95).

Du parallélisme des mouvements respiratoires dans le thorax et dans l'abdomen. — On voit, par les figures ci-dessus, que les courbes du thorax et de l'abdomen sont superposables ; cela veut dire que dans la respiration normale, les variations du périmètre thoracique et du périmètre abdominal ont lieu, dans le même sens, et dans le même temps. Ce parallélisme a sa cause dans le fonctionnement du diaphragme qui, pendant l'inspiration, repousse en arrière les viscères abdominaux, en sorte que ceux-ci ne peuvent trouver place qu'en distendant les parois abdominales.

La courbe des mouvements de l'abdomen exprime donc les phases de l'activité du diaphragme, et il convient de constater ici que, chez le cheval, l'activité de ce muscle, au cours d'un mouvement complet de la respiration, passe par deux phases également uniformes et à peu près isochrones : une phase d'énergie croissante, pendant l'inspiration, et une phase d'énergie décroissante, pendant l'expiration. On voit donc que ce muscle ne se relâche pas brusquement et qu'il reste actif pendant toute la durée de l'expiration. Son activité est seulement décroissante, et il procède à la façon d'un muscle qui soutient un poids à la descente, après l'avoir élevé à une certaine hauteur. De même, pendant la durée de l'expiration, le diaphragme soutient le poids des viscères abdominaux après l'avoir déplacé. Ces observations trouveront bientôt leur utilité.

De la discordance des mouvements respiratoires. — Quand le parallélisme des mouvements thoraciques et abdominaux est rompu, il y a discordance des mouvements respiratoires et, dans ce cas, les courbes fournies par le thorax et l'abdomen sont inverses l'une de l'autre. Les variations du périmètre abdominal sont donc inverses des variations du périmètre thoracique. Le ventre se resserre pendant que le thorax se dilate en inspiration, et, réciproquement, le ventre se dilate pendant que le thorax se resserre en expiration.

La condition nécessaire et suffisante de la discordance absolue des mouvements respiratoires réside dans la paralysie du diaphragme. Il suffit de réaliser cette paralysie par la section des nerfs phréniques pour obtenir des courbes abdominales et thoraciques absolument inverses l'une de l'autre comme celles de la figure 96. Réciproquement si, en clinique, on obtient sur un cheval des courbes ainsi disposées, on peut diagnostiquer à coup sûr la paralysie du diaphragme.

L'inversion des mouvements respiratoires consécutive à la paralysie du diaphragme
est facile à expliquer. Dès que ce muscle est inerte, les changements du périmètre
abdominal sont désormais soustraits à son influence, et restent placés sous la dépen-

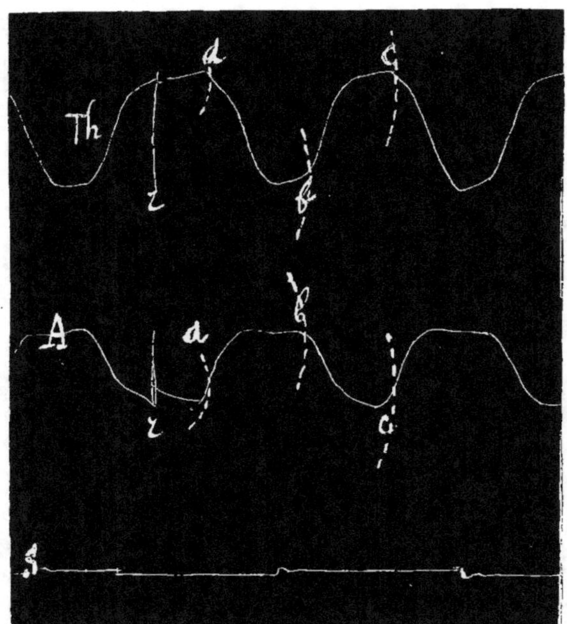

Fig. 96. — Courbes des mouvements respiratoires, chez le cheval, après la paralysie
du diaphragme obtenue par la section double des nerfs phréniques.

Les lettres ont la même signification que dans la figure précédente.

dance exclusive des hypochondres, auxquels est attachée et suspendue la sangle
abdominale. Quand les hypochondres se soulèvent, se portent en dehors et en avant
pendant l'inspiration, ils entraînent dans le même sens le plancher abdominal et le
ventre se resserre. C'est l'inverse qui a lieu pendant l'expiration.

La discordance absolue des mouvements respiratoires considérée au point de vue
clinique, chez le cheval, ne contient qu'une seule signification; elle exprime la paralysie
du diaphragme et n'exprime que cela. Elle ne saurait donc constituer un symptôme
pathognomonique de l'hydrothorax ou de la pousse, comme le voulait le professeur
Saint-Cyr. Le diaphragme peut être, sans doute, paralysé au cours de ces affections,
mais cette complication est rare et nous n'en connaissons qu'un seul cas authentique
observé et décrit par nous. On peut la constater fréquemment chez le chien au cours
de l'anesthésie, car la paralysie du diaphragme constitue, dans cette espèce, un des
premiers signes de l'intoxication chloroformique.

En dehors de sa condition nécessaire, la paralysie du diaphragme, la discordance
des mouvements respiratoires n'est jamais absolue, elle ne saurait être que particelle
c'est-à-dire bornée à un moment plus ou moins durable d'un mouvement respiratoire
complet et on en saisit facilement le mécanisme. Les effets de la section des nerfs

phréniques ont pour résultat de laisser se manifester exclusivement l'action des hypochondres sur les variations du périmètre abdominal. A l'état normal, cette action est neutralisée par l'influence antagoniste et victorieuse du diaphragme, mais dès qu'elle nous devient évidente par un artifice expérimental, nous réfléchissons qu'elle est présente en dehors de cet artifice, et nous pouvons conclure : les variations du périmètre de l'abdomen dépendent des influences antagonistes du diaphragme et des hypochondres. La première est en général prédominante, mais on conçoit que celle des hypochondres puisse l'emporter passagèrement, au cours d'un mouvement respiratoire. De là une discordance partielle dont on trouve parfois l'expression même dans la respiration normale.

CHAPITRE VI

DES SIGNES EXTÉRIEURS DE LA RESPIRATION

Les signes extérieurs de la respiration doivent être distingués en signes mécaniques et en signes physiques, nous allons les étudier dans cet ordre.

A. — SIGNES MÉCANIQUES.

Ils procèdent des mouvements du thorax et du flanc, et se traduisent de la manière suivante : du côté du thorax, pendant l'inspiration, les côtes deviennent saillantes, les espaces intercostaux s'agrandissent et se dépriment. Pendant l'expiration, le relief des côtes s'efface et la dépression des espaces intercostaux se remplit. Les signes fournis par le flanc sont plus intéressants et plus expressifs. En inspiration, le creux du flanc se déprime, le fuyant s'éloigne du plan médian et le ventre s'abaisse. L'expiration produit des phénomènes inverses. Les mouvements du ventre et du flanc dépendent, comme on l'a vu plus haut, du diaphragme. Quant à la dépression du creux du flanc qui survient en inspiration, son mécanisme est très simple. La masse des viscères abdominaux, repoussée en arrière par le diaphragme, pèse sur le plancher abdominal, et sa masse, sollicitée par la pesanteur, tend à s'éloigner du plafond de l'abdomen et à y faire le vide. Aussi les régions dépressibles de ce plafond, telles que le creux du flanc, cèdent à l'appel du vide et se dépriment de manière à remplir l'espace formé par la chute des viscères. Pendant l'expiration, les organes déplacés reprennent automatiquement leur situation, sous la double poussée de l'élasticité des parois du ventre, et de la pression atmosphérique.

Du soubresaut. -- A l'état normal, les mouvements du flanc s'exécutent d'une manière lente et uniforme. Ils sont diversement modifiés à l'état pathologique et présentent des altérations plus ou moins graves. Parmi ces altérations, il en est une dont l'interprétation relève de la méthode expérimentale et dont, pour ce motif, nous dirons quelques mots. Nous voulons parler du soubresaut, c'est-à-dire de ce phénomène qui a été longtemps considéré par la loi comme le signe pathognomonique de **la**

pousse. Il y a lieu de distinguer deux soubresauts : le soubresaut de l'inspiration ou diaphragmatique et le soubresaut de l'expiration ou abdominal. Le premier est très fréquent et très connu et c'est lui que nous analyserons tout d'abord.

Le *soubresaut diaphragmatique* a lieu exactement à la fin de l'inspiration et constitue le premier épisode de l'expiration. Il consiste en un soulèvement brusque du flanc et des parois abdominales qui, dans la pousse outrée, semblent intervenir, au début même de l'expiration, par une action convulsive et sont agitées par une brusque secousse suivie d'un léger rebondissement. En même temps, les hypochondres sont légèrement repoussés en dehors, comme s'ils recevaient un choc à leur face interne. Les apparences sont telles que l'expiration semble s'exécuter en deux temps : un premier temps brusque, rapide, énergique, d'apparence convulsive ; un deuxième temps, prolongé, pendant lequel l'expiration se poursuit et s'achève avec les caractères accoutumés. Nous donnons dans la figure 97 l'expression graphique de ces phénomènes.

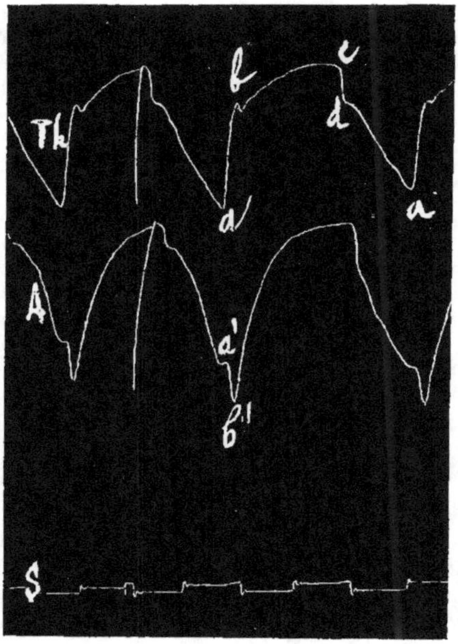

Mécanisme du soubresaut. — Le soubresaut est lié à l'intervention du diaphragme comme le prouvent les faits suivants : 1° le soubresaut disparaît infailliblement chez les chevaux poussifs dont on paralyse le diaphragme par la section bilatérale des nerfs phréniques. 2° Il ne se manifeste pas chez les chevaux poussifs chez lesquels, par une complication ou une coïncidence exceptionnelle autant que démonstrative, le diaphragme ayant subi la dégénérescence granulo-graisseuse, est devenu inerte et a cessé de fonctionner. 3° Sur un cheval sain on détermine infailliblement la production artificielle du soubresaut par un obstacle mécanique à la respiration, mais cette production artificielle devient radicalement impossible quand on a préalablement paralysé le diaphragme par la section des nerfs phréniques.

Fig. 97. — Courbes des mouvements respiratoires fournies par un cheval poussif.

A, courbes du thorax ; *Th*, courbes de l'abdomen ; *ab*, rétraction brusque des parois abdominales au début de l'expiration (soubresaut diaphragmatique) ; *a'b'*, écartement des hypochondres au moment du soubresaut ; *cd*, chute des parois abdominales au début de l'inspiration (soubresaut abdominal.)

Le diaphragme produit le soubresaut par le mode de son relâchement qui est brusque et instantané, tandis qu'à l'état normal ce phénomène remplit toute la durée de l'expiration et se manifeste par une décroissance progressive dans l'activité du muscle. L'explication qui précède trouve sa confirmation dans les faits suivants : 1° le relâchement du diaphragme a lieu précisément au début de l'expiration comme le soubresaut ; 2° il rend compte de toutes les apparences extérieures de ce phénomène, car si on suppose que le diaphragme devient brusquement inerte à la fin de son oscillation active, la force élastique emmagasinée dans les parois et dans les viscères abdominaux devient libre soudainement, et opère la brusque rétraction du ventre ; 3° si on explore le diaphragme en plongeant la main dans le ventre par une fenêtre ouverte dans le flanc d'un cheval poussif, on constate que lorsque le muscle est arrivé au terme de sa course en inspiration, il se relâche brusquement et retombe inerte à sa position de repos ; 4° On réalise la synthèse du soubresaut, en introduisant précisément la condition que nous disons nécessaire à la production de ce phénomène, c'est-à-dire le relâchement brusque du diaphragme. A cet effet, sur un cheval sain on pratique la névrotomie double des phréniques et on place le bout périphérique de ces nerfs sur les électrodes d'un courant induit. Dès que le courant passe, le diaphragme entre en tétanos et se maintient en contraction pendant toute la durée de l'excitation. A l'instant même où celle-ci est interrompue, le diaphragme se relâche brusquement et cesse de soutenir la masse des viscères ; la paroi abdominale, libérée de la tension qui pesait sur elle, se rétracte brusquement et réalise ainsi toutes les apparences du soubresaut.

Le *soubresaut abdominal* ou d'expiration est très rare. Quand il existe, il accompagne, en général, le premier avec lequel il alterne, en sorte que les deux soubresauts marquent le rythme des deux mouvements de la respiration. Le soubresaut abdominal, étudié sur nos indications, par M. Montané, a lieu à la fin de l'expiration et il constitue le premier épisode de l'inspiration. Il consiste dans le relâchement brusque des muscles abdominaux qui, exceptionnellement et en raison de la dyspnée dont souffre le sujet, sont obligés d'intervenir activement dans l'expiration. Mais, parvenus au terme de leur soulèvement, ils retombent comme épuisés, et le ventre s'affaisse lourdement, sous le poids brusquement victorieux de la masse des viscères.

On peut donc caractériser et définir la respiration soubresautante par la circonstance mécanique fondamentale qui intervient dans sa production, c'est-à-dire l'abdication soudaine des muscles respirateurs dès l'achèvement de leurs actes fonctionnels.

B. — DES SIGNES PHYSIQUES DE LA RESPIRATION.

Ils consistent dans les bruits perçus à l'auscultation des différentes parties de l'appareil respiratoire. Ce sont les **bruits normaux de la respiration.** L'auscultation se pratique directement, par l'application de l'oreille sur les régions d'élection, ou par l'intermédiaire d'un stéthoscope. Le plus simple de ces instruments, et le plus commode, consiste en un entonnoir de petit diamètre dont la base est appliquée sur la région à explorer, et dont le sommet est relié à l'oreille par un tube de caoutchouc. Il est très facile d'improviser un pareil dispositif et il est singulier qu'on n'y ait pas plus communément recours dans l'auscultation des animaux de grande taille, où l'opération oblige l'observateur à des attitudes forcées, peu propres à aiguiser son oreille. Le stéthoscope de M. Chauveau a aussi la disposition d'un entonnoir, mais la cavité de celui-ci est creusée dans une masse métallique et fermée à sa base par une mince membrane de caoutchouc (fig. 98). Cette masse a pour effet, et il est difficile d'en dire la raison physique, de renforcer les sons et de les rendre plus perceptibles.

Les bruits normaux de la respiration sont au nombre de deux : le *souffle laryngo-trachéal* ou glottique, et le *murmure respiratoire* ou *vésiculaire*. Pour percevoir le premier, il faut ausculter la trachée ; on entend alors un bruit fort et rude, au timbre nettement soufflant. Son intensité s'accroît de la base de l'encolure au niveau du larynx où elle atteint son maximum. Le souffle trachéal est également perceptible pendant la durée de l'inspiration et de l'expiration. Mais le bruit inspiratoire, plus fort et plus rude, demeure perceptible pendant toute la durée de l'inspiration, tandis que le bruit expiratoire, bref,

moins fort, souvent interrompu, n'occupe que la première partie de l'expiration, qui s'achève silencieusement.

Le *murmure respiratoire* s'entend sur toute l'étendue de la surface auscultable du thorax. Celle-ci a pour limites : en haut, le bord externe de la masse musculaire ilio-spinale ; en bas, le bord supérieur du grand pectoral ; en avant le bord postérieur de la masse des muscles olécrâniens. La limite postéro-inférieure pourrait être définie par les insersions directes du grand oblique de l'abdomen ; mais il convient de se tenir éloigné autant que possible des hypochondres, où on ne trouve que le bord aminci de la base du poumon, et où les bruits normaux de la respiration risquent d'être masqués par les bruits abdominaux (borborygmes).

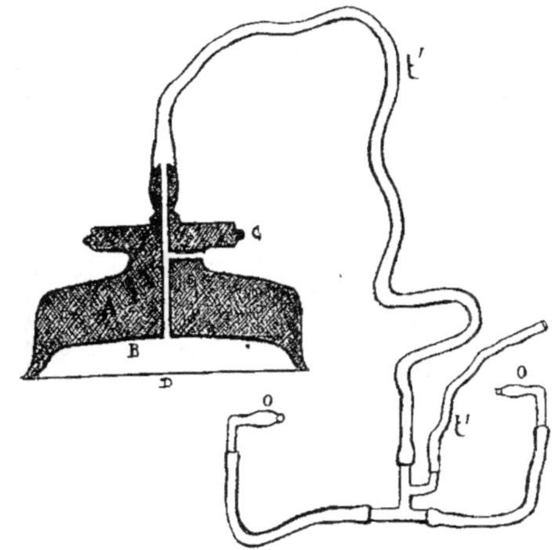

Fig. 98. — Stéthoscope de M. Chauveau (figure à demi schématique.)

B, cavité en entonnoir creusée dans une masse métallique et fermée par une membrane élastique ; D*t*, tube reliant la cavité aux conduits auditifs par l'intermédiaire des embouts *o* ; *t'* tube collatéral dont la présence améliore le son. Ce tube est inutile quand la caisse métallique est elle-même pourvue d'un orifice collatéral, ce qui est le cas dans la figure.

Le murmure respiratoire est un bruit léger, uniforme, moelleux, comparable à celui « que fait entendre un homme qui, pendant un sommeil profond mais paisible, fait de temps en temps une grande inspiration ». (Laennec.) Chez le cheval, il se perçoit pendant toute la durée de l'inspiration, mais de l'*inspiration seule*. L'*expiration est absolument silencieuse* et c'est là un caractère spécifique très important. Dans les autres espèces, le murmure respiratoire est également perceptible pendant l'expiration, mais, comme le souffle laryngo-trachéal, il ne remplit que la première partie de ce mouvement et il a un timbre nettement soufflant.

Ces différences s'expliquent par la cause et l'origine de bruits normaux de la respiration.

Origine et mécanisme des bruits de la respiration. — Lorsqu'on sectionne la trachée sur un cheval, ou un chien, au-dessous du larynx, en tirant au dehors le bout inférieur devenu libre, l'auscultation fait constater la disparition complète du souffle laryngo-trachéal et la persistance du murmure respiratoire.

Cette expérience, inaugurée par Delafond, a été reproduite et complétée par un grand nombre d'expérimentateurs (Raciborski, Barth et Roger, Trasbot et Bergeron, Chauveau et Bondet).

Lorsque le souffle trachéal a disparu par suite de l'amputation de la trachée, il suffit, pour le faire reparaître, d'introduire un rétrécissement sur l'orifice béant de l'organe sectionné. Ces premiers faits permettent de conclure que le souffle trachéal est engendré par le rétrécissement glottique et que le murmure respiratoire a son origine et son siège dans le poumon. Quant au mécanisme de ce dernier bruit, il a été déterminé dans les expériences suivantes de Chauveau et Bondet : La section unilatérale du nerf pneumogastrique est suivie de la disparition du murmure respiratoire dans le poumon correspondant et d'autre part, la section bilatérale du même nerf abolit le murmure respiratoire des deux côtés. Celui-ci est donc engendré au niveau des sphincters musculaires qui atteignent toute leur puissance, au niveau des bronchioles terminales, et y produisent un rétrécissement.

La condition commune à la production de tous les bruits respiratoires est donc la présence d'un rétrécissement sur le trajet du courant d'air : rétrécissement glottique pour le souffle laryngo-trachéal, rétrécissement bronchique terminal pour le murmure vésiculaire. De là la théorie des bruits respiratoires introduite par Chauveau et Bondet et tirée d'une loi physique élémentaire. Le passage d'un fluide d'un espace étroit dans un espace élargi produit une veine vibrante.

Ce n'est pas le lieu de s'étendre autrement sur des considérations qui, dans les limites où nous les avons enfermées, constituent un préliminaire suffisant aux applications pathologiques.

CHAPITRE VIII

DE LA VENTILATION PULMONAIRE

L'inspiration appelle de l'air dans le poumon et l'expiration en expulse une quantité théoriquement égale.

Ces courants inverses ont lieu naturellement dans le sens de la moindre pression et ils dépendent des changements qui se produisent dans cette pression en fonction des mouvements respiratoires.

Les variations de la pression intra-pulmonaire. — Elles ne peuvent pas être directement mesurées, mais on pourrait les inférer assez approximativement de celles qui se produisent dans la trachée. A cet effet, on insère sur la trachée d'un animal un manomètre à mercure, en prenant la précaution de laisser au courant d'air toute la liberté de son passage. Or les changements de la pression ainsi constatés sont très faibles. Dans l'inspiration ordinaire, la pression devient négative (inférieure à la pression atmosphérique), et tombe de 1 millimètre environ. Pendant l'expiration, elle devient positive et s'élève à 2 ou 3 millimètres.

Il est aisé d'enregistrer la courbe des variations de la pression intra-trachéale, il suffit de plonger un trocart dans la trachée de l'animal, de retirer le mandrin et de relier le tube à un tambour inscripteur. Chez l'homme, on peut relier ce tambour avec une des narines au moyen d'un tube de verre à extrémité olivaire et dont le diamètre excède légèrement celui de la narine. Cette circonstance suffit à en assurer la fixité. On obtient alors des courbes comme celles de la figure qui, rapprochées des courbes des mouvements respiratoires, montrent l'étroite solidarité de tous ces phénomènes. On voit, en effet, que les graphiques respiratoires et ceux de la pression sont superposables. Il convient pourtant de remarquer que, dans la respiration calme, les changements de la pression ne sont perceptibles qu'au début des mouvements du thorax. Ainsi dans l'expiration, la courbe s'élève brusquement au début, mais elle retombe aussitôt sur l'abscisse et demeure horizontale pendant toute la durée de l'expiration. Ce n'est pas que le courant d'air soit interrompu et que la pression soit nulle ; mais l'excès de la pression est trop faible pour agir sur l'appareil. Cette sorte de pause apparente disparaît dès que la respiration devient plus énergique et plus fréquente. Elle ne se produit pas en général chez le cheval.

Quantités d'air mises en mouvement dans la respiration. — Pour mesurer la quantité d'air mise en mouvement à chaque respiration, on fait communiquer le poumon, soit avec un compteur à gaz, soit, et mieux encore, avec un gazomètre parfaitement équilibré et soigneusement gradué. Sur le trajet du tube de communication on insère un système de soupapes chargées de déterminer la direction du courant d'air. L'une de ces soupapes s'ouvre pendant l'inspiration et permet l'accès de l'air extérieur dans le poumon tandis que la seconde s'ouvre pendant l'expiration et conduit l'air expiré dans le gazomètre.

Il est très difficile de construire de bonnes soupapes.

Il en est pourtant dont le fonctionnement est impeccable. Ce sont les soupapes de Muller. Chacune d'elles est formée par un flacon dont l'extrémité supérieure laisse passer deux tubes. L'un de ces tubes pénètre dans le flacon et s'enfonce dans l'eau à une profondeur de 3 ou 4 millimètres, tandis que le second tube s'ouvre librement au-dessus du liquide. Pour faire fonctionner les soupapes de Muller, on les groupe en un système disposé comme dans la figure 99 ; le tube G qui termine la série, à droite, est relié au poumon. soit à l'aide d'un embout placé dans la bouche d'un homme qui respire le nez fermé, soit à l'aide d'un tube très court inséré sur la trachée d'un animal. Pendant l'inspiration, le vide produit appelle l'air par le tube plongeant de la soupape B et fait monter l'eau dans le tube plongeant de la soupape A jusqu'à une faible hauteur, précisément égale au vide qui appelle l'air. Dans l'expiration, le fonctionnement des soupapes est renversé. L'air comprimé sort aisément par le tube plongeant de la soupape A et fait monter l'eau dans le tube correspondant de la soupape B à une hauteur précisément égale à la pression qui sollicite le mouvement de l'air. L'alternance de ces deux effets détermine un courant d'air indiqué par la direction des flèches.

Un pareil système peut être relié à un soufflet clos qui devient alors une pompe aspirante et foulante. Dans le cas particulier du soufflet thoracique dont nous voulons mesurer la puissance motrice, le tube libre de la soupape gauche communique avec le gazomètre, tandis que le tube plongeant de la soupape droite s'ouvre librement au dehors.

Ce dispositif étant établi, on recueille dans le gazomètre un certain volume d'air expiré et on divise ce volume par le nombre des mouvements respiratoires qui ont été employés à le mettre en mouvement.

Air de respiration. — On obtient ainsi une quantité désignée sous le nom d'air de respiration, c'est-à-dire la quantité d'air déplacé à chaque mouvement respiratoire. Elle est évaluée chez l'homme à un demi litre environ et chez le cheval à 3 litres ou 3 trois litres et demi.

La physiologie et la clinique de l'homme ont à compter avec d'autres éléments qu'il est impossible de recueillir chez les animaux domestiques mais dont il convient pourtant de dire quelques mots.

On appelle *capacité respiratoire* ou *capacité vitale*, la quantité d'air qui peut être mise en mouvement, par une expiration forcée, après une inspiration forcée. Elle se mesure à l'aide d'un dispositif analogue à celui de tout à l'heure, avec cette circonstance que les soupapes ne sont pas nécessaires. Le sujet à l'épreuve procède à une inspiration forcée et rejette l'air dans un gazomètre,

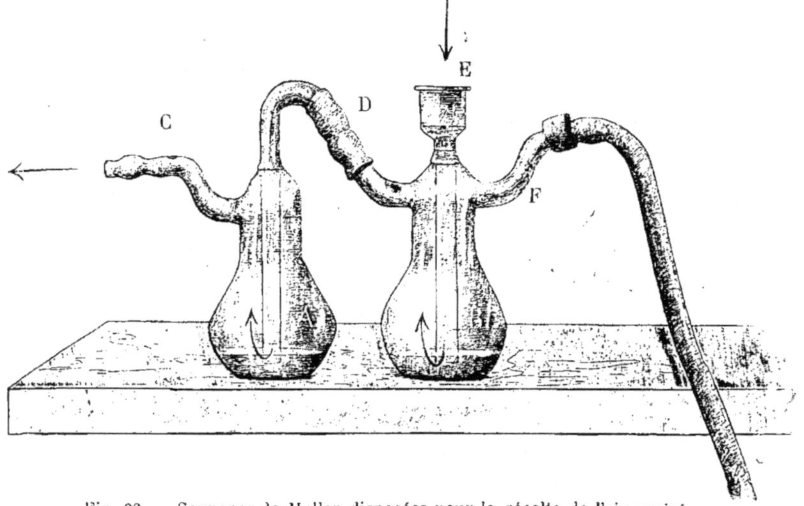

Fig. 99. — Soupapes de Muller disposées pour la récolte de l'air expiré.

Cr, tube relié à l'appareil respiratoire; B, soupape ne laissant passer que l'air inspiré qui pénètre en E ; A, soupape ne laissant passer que l'air expiré qui sort par le tube C. Quand les soupapes fonctionnent, celui-ci est relié à un gazomètre.

par une expiration forcée. Ce gazomètre, soigneusement construit, constitue dans ce cas un *spiromètre*. La spirométrie, introduite par Hutchinson, permet de mesurer la capacité respiratoire, d'en apprécier les altérations et d'en inférer des conclusions intéressantes sur l'importance, ou même la nature des lésions chroniques de l'appareil respiratoire, qui limitent les mouvements de la cage thoracique.

Chez l'homme sain, la capacité vitale atteindrait 3^l,770 ; elle varie avec la taille et avec le sexe ; elle est plus faible chez la femme que chez l'homme.

D'après Arnold qui a multiplié, sur ce point, les observations, les valeurs extrêmes de la capacité vitale en fonction de la taille seraient de 2^l,633 pour des hommes de 1^m,54 à 1^{m}57 et de 4^l,034 pour des hommes de 1^m,795 à 1^m,82.

Mais la totalité de l'air qui peut être ainsi mobilisée dans un mouvement respiratoire forcé, comporte plusieurs éléments qu'il convient de séparer :

1° L'*air de respiration*, évalué à .... $0^l,500$
2° L'*air complémentaire*, c'est-à-dire celui qui peut être appelé dans le poumon, après une inspiration ordinaire, par une inspiration forcée ; il est évalué à .... $1^l,670$
3° L'*air de réserve*, celui qui peut être chassé, après une expiration ordinaire, par une expiration forcée .... $1^l,600$

Soit un total de .... $3^l,770$

mis en mouvement par une expiration forcée, après une inspiration forcée.

Les expirations les plus profondes laissent toujours, dans le poumon, un certain volume d'air qui ne peut être expulsé et qu'on nomme *air résidual* ou *résidu respiratoire*. Son évaluation ne peut être obtenue qu'indirectement et à partir de la *capacité pulmonaire* (Gréhant), c'est-à-dire du volume de l'air contenu dans le poumon après une expiration ordinaire. C'est le volume du poumon au repos. Gréhant détermine cet élément par la *méthode de l'hydrogène*. On inspire un litre d'hydrogène exactement mesuré et contenu dans un gazomètre *ad hoc*, puis on exécute 5 à 6 mouvements respiratoires, dans le même gazomètre, pour assurer la complète diffusion du gaz inspiré ; on a soin de s'arrêter exactement à la fin d'une expiration ordinaire. Or, après le mélange, l'air du gazomètre contient 23,5 pour 100 d'hydrogène ; le poumon en a donc gardé 76,5 pour 100, d'où on infère que son volume $= \dfrac{76,5}{23,5} = 3^l,255$; si on en défalque l'air de réserve (1 600 centimètres cubes), il reste pour mesure de l'air résidual : 1 655 centimètres cubes.

Chez les animaux, la capacité pulmonaire ne peut pas être déterminée par une méthode précise. Il faut se borner à évaluer la quantité d'air que peut admettre le poumon détaché du corps et soumis à l'insufflation. C'est de cette manière, nécessairement sommaire, que Colin a pu attribuer au poumon du cheval un volume de 35 litres environ.

B. — PHÉNOMÈNES PHYSICO-CHIMIQUES
DE LA RESPIRATION

Ces phénomènes consistent dans les modifications réciproques subies par l'air et par le sang mis en présence sur toute l'étendue de la surface respiratoire du poumon.

Surface respiratoire. — Elle est considérable dans toutes les espèces de mammifères, si on en juge par les chiffres adoptés pour l'homme. Le nombre des vésicules pulmonaires est évalué, dans cette espèce, à 1700 ou 1800 millions qui formeraient une surface totale de 200 mètres carrés. On estime que la surface du réseau capillaire sanguin est égale aux trois quarts de ce chiffre, soit 150 mètres carrés. En admettant que la surface respiratoire est proportionnelle à l'air de respiration, elle serait six fois plus considérable chez le cheval que chez l'homme et atteindrait, dans cette espèce, 900 mètres carrés.

Il convient de placer, en regard de ces chiffres, ceux qui mesurent les masses gazeuse et sanguine qui viennent, dans la journée, s'étaler sur la surface d'échange. On y arrive aisément en tenant compte du rythme cardiaque, du rythme respiratoire, du volume moyen de l'ondée ventriculaire et de l'air de respiration. On obtient ainsi :

Pour l'homme.	Masse gazeuse mise en mouvement dans les vingt-quatre heures	12 960 litres.
	Masse sanguine	18 662 —
Pour le cheval.	Masse gazeuse	50 400 —
	Masse sanguine	38 361 —

Ces chiffres sont faits pour donner une impression saisissante de la grandeur des phénomènes qui s'accomplissent dans le poumon.

CHAPITRE PREMIER

CHANGEMENTS SUBIS PAR L'AIR DANS LA RESPIRATION

A. — CHANGEMENTS PHYSIQUES.

Les changements physiques de l'air dans la respiration touchent à l'état hygrométrique et à la température. La température de l'air expiré se mesure, comme l'a fait Valentin, en plaçant un thermomètre à l'intérieur d'un tube à travers lequel on exécute une série d'expirations, jusqu'à ce que le niveau de la colonne de mercure soit devenu stationnaire; le thermomètre marque alors 35°. L'air s'échauffe donc beaucoup dans l'appareil respiratoire. Il faut remarquer, d'ailleurs, que cet échauffement commence dès les premières voies qui sont très vasculaires et fournissent beaucoup de chaleur; l'échauffement se poursuit dans la trachée et s'achève, sans doute, dans les grosses bronches. Il en résulte que l'air arrive au poumon à une température assez élevée pour ne pas offenser cet organe.

En ce qui touche l'état hygrométrique de l'air expiré, il suffit de dire que cet air est saturé de vapeur d'eau à la température qu'il possède à sa sortie; on peut en inférer que la quantité de vapeur d'eau exhalée par la respiration dépend exclusivement de la température extérieure et de l'état hygrométrique de l'air. Les facteurs physiologiques donnés par l'organisme (rythme respiratoire, air de respiration) ont, en effet, une valeur quotidienne à peu près invariable pour chaque individu.

Exhalation de la vapeur d'eau et transpiration pulmonaire. — On voit, par ce qui précède, que la quantité d'eau rejetée par la respiration pulmonaire est égale à la différence des poids de la vapeur contenue dans l'air expiré et dans l'air inspiré. Pour les raisons précitées, le premier de ces termes est invariable. L'intensité de la transpiration pulmonaire n'est donc influencée que par le second terme, qui dépend de la température extérieure et de l'état hygrométrique de l'air. Dalton, Valentin, Gréhant, tenant compte de ces divers éléments, ont déterminé, par le calcul, la quantité d'eau éliminée par le poumon dans les vingt-quatre heures. Cette quantité serait, en moyenne, et en chiffres ronds, de 500 grammes, chez l'homme. Elle atteindrait par conséquent 2 k. 500 à 3 kilos chez le cheval, si on tient compte de la ventilation pulmonaire dans cette espèce.

B. — CHANGEMENTS CHIMIQUES.

Ils sont donnés par la composition de l'air expiré. L'analyse de l'air expiré a été faite bien des fois et par beaucoup d'auteurs. (Brünner et Valentin, Vierordt, Ludwig... etc). Nous nous bornerons à dire comment nous procédons nous-même.

L'air expiré est recueilli dans un grand gazomètre à glycérine contenant une cinquantaine de litres, parfaitement équilibré et relié au sujet par un système de soupapes de Muller. La récolte étant faite, nous procédons à l'analyse à l'aide de notre eudiomètre représenté dans la figure 100.

Cet appareil est disposé comme une pompe à gaz; il permet ainsi d'appeler l'échantillon d'air à analyser et de l'envoyer successivement dans un laboratoire à potasse (KO) où il se dépouille de son acide carbonique et dans un laboratoire à phosphore Ph où il se dépouille de son oxygène. Nous ne pouvons insister ici sur le détail des manœuvres qui interviennent dans une analyse complète et nous nous bornons aux indications de la légende.

Grâce à l'avidité du phosphore humide pour l'oxygène, les analyses sont très rapides et ne réclament pas plus de 10 minutes, dont trois pour la fixation de l'oxygène.

Composition de l'air expiré. — La composition de l'air expiré est très variable ; elle dépend, comme nous allons le voir, de la fréquence des mouvements respiratoires. Les analyses que nous avons faites sur nous-même, nous ont donné

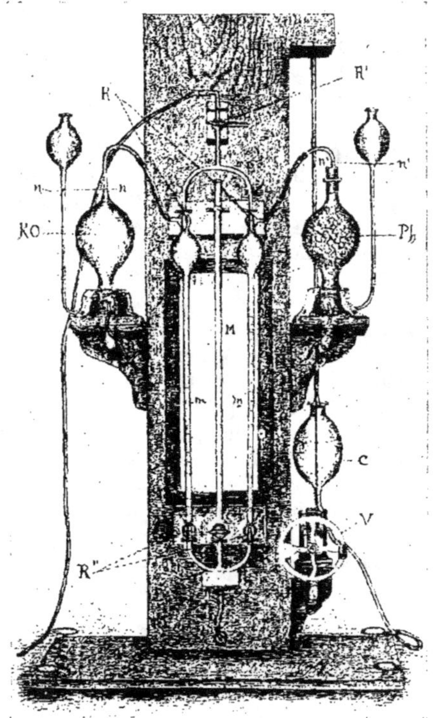

Fig. 100. — Eudiomètre double, à phosphore, de l'auteur.

m,m, tubes mesureurs d'une contenance de 100 centimètres cubes ; R, robinets à trois voies établissant les communications nécessaires des tubes mesureurs ; C, cuvette actionnée par la vis tangente V et permettant l'appel ou l'expulsion des gaz ; R', robinet à trois voies établissant la communication des mesureurs avec le dehors ou avec le réservoir contenant le mélange gazeux à analyser ; KO, laboratoire à potasse pour fixer le CO_2 ; Ph, laboratoire à phosphore pour fixer l'oxygène ; M, manomètre pour ramener les gaz à la pression atmosphérique.

des résultats nombreux que nous résumons en une moyenne dans le tableau suivant, en les mettant en regard de la composition de l'air atmosphérique.

On voit clairement qu'en traversant le poumon, l'air abandonne de l'oxygène (3, 9 pour 100) et se charge d'une certaine quantité d'acide carbonique (3,25 pour 100). On voit aussi que le volume de l'acide carbonique exhalé est inférieur à celui de l'oxygène consommé. Dans l'immense majorité des cas, il en est ainsi et on a $CO_2 < O$. Or, comme l'acide carbonique contient un volume d'oxygène égal au sien, on voit que l'oxygène consommé dans la respiration n'est pas entièrement restitué sous forme d'acide carbonique et n'est pas employé exclusivement à la combustion du carbone. Il ressort ainsi de ces premières constatations : 1° que la respiration comporte, surtout, une combustion de carbone ; 2° que l'acide carbonique n'est pas le produit unique de la combustion respiratoire.

GAZ.	AIR ATMOSPHÉRIQUE.	AIR EXPIRÉ.	DIFFÉRENCES.
Azote	79,1	79,75	»
Oxygène	20,9	17	—3,9
Acide carbonique	2 à 4 dix millièmes.	3,25	+3,25
Totaux	100	100	»

On exprimerait les mêmes faits en disant que l'oxygène consommé excède l'acide carbonique produit. Pour se rendre compte de l'emploi de cet excédent d'oxygène, il suffit de se rappeler la composition des principes immédiats qui alimentent la combustion et de constater qu'en dehors du carbone, ces corps contiennent de l'hydrogène non saturé et dont la combustion produit de la vapeur d'eau.

Soit, par exemple, un corps de la formule CH^4O. Ce corps peut s'écrire $C(H^2O) + H^2$. Sur les quatre équivalents d'hydrogène, deux sont déjà saturés par l'oxygène et ne relèvent plus de la combustion, mais il en reste deux autres qui sont disponibles et dont la combustion réclamera une part d'oxygène tout à fait distincte de celle qui est réservée au carbone ; la combustion totale de ce corps devra donc s'exprimer dans le schéma suivant :

$$C \quad (H^2O) \quad H^2$$
$$CO^2 \quad O^2 + O \quad H^2O$$

où l'on voit que sur trois volumes d'oxygène employés dans la combustion, deux se dirigent sur le carbone pour former deux volumes de CO^2, tandis que le troisième se dirige sur l'hydrogène non saturé pour former deux volumes de vapeur d'eau. Dans ce cas, l'analyse de l'air expiré fera ressortir un excédent d'oxygène sur le CO^2 précisément égal à un tiers. On prévoit que cet excédent a, dans tous les cas, une valeur déterminée et qu'il obéit à des lois précises. Mais il faut en donner tout d'abord l'expression accoutumée et revenir sur la notion du quotient respiratoire.

Du quotient respiratoire. — On désigne ainsi, avec et depuis Pflüger, le rapport, en volume, de l'acide carbonique produit, à l'oxygène consommé dans la respiration des animaux et on l'exprime dans le symbole $\dfrac{CO^2}{O}$. Si nous reprenons l'inégalité $CO^2 < O$, on en tire que $\dfrac{CO^2}{O} < 1$, ce qui veut dire que le quotient respiratoire est en général plus petit que l'unité. D'après ce qui a été dit plus haut, sa valeur dépend surtout de la nature des aliments et des quantités relatives d'hydrogène non saturé et de carbone entrant dans la composition de ces aliments. En un mot, il se rapproche, plus ou moins, du quotient respiratoire théorique des principes immédiats qui dominent dans l'alimentation. Nous

nous sommes arrêtés, à la page 60, sur ce quotient théorique; il sera fort intéressant d'en rapprocher le quotient réel quand nous ferons la critique de la théorie de la combustion. Bornons-nous à rappeler que ce rapport est égal à 1 dans la combustion du sucre, à 0,818 dans la combustion de l'albumine et à 0,700 dans la combustion des graisses.

Changements corrélatifs de la proportion centésimale de l'azote dans l'air expiré. — L'analyse de l'air expiré nous a montré un léger accroissement dans la proportion centésimale de l'azote, mais cet accroissement n'implique en aucune manière un changement de la quantité absolue de ce gaz qui, pratiquement, peut être considéré comme indifférent dans les phénomènes de la respiration. L'accroissement que nous constatons est tout relatif; il dépend de ce que, par suite de l'inégalité $CO^2 < O$, le volume de l'air expiré est inférieur au volume de l'air inspiré; il en résulte que la quantité absolue d'azote, étant la même dans ces deux volumes, tient une plus grande place dans le plus petit de ces volumes, c'est-à-dire dans l'air expiré.

Il convient d'insister sur ce fait que l'inégalité $CO^2 < O$ s'exprime nécessairement par une diminution dans le volume de l'air expiré. Un animal dont le quotient respiratoire est plus petit que l'unité, est un animal qui prend à l'atmosphère plus de gaz qu'il ne lui en restitue. Physiquement, il dépouille cette atmosphère et la raréfie, il la diminue d'un volume égal à l'excédent de l'oxygène consommé sur l'acide carbonique produit. Le phénomène devient grossièrement évident, si on fait respirer un animal dans une enceinte parfaitement close et pourvue d'un manomètre. Dès que l'équilibre de température est établi, le manomètre indique un abaissement progressif de la pression dans l'enceinte. L'expérience réussit à souhait et à coup sûr, sur un animal à jeun, parce qu'alors le quotient respiratoire tombe à son minimum et que l'excédent de l'oxygène consommé sur le CO^2 produit atteint son maximum. La raréfaction de l'atmosphère est, dans ce cas, très rapide et très manifeste. En reliant l'enceinte à un gazomètre inscripteur, on obtiendrait la mesure exacte du volume perdu par la masse d'air enveloppant l'animal et, par l'analyse des gaz, on constaterait que ce volume est précisément égal à l'excès de l'oxygène consommé sur l'acide carbonique produit pendant la durée de l'expérience.

Rôle de l'azote dans la respiration. — Cette question sera traitée avec plus d'opportunité et plus de fruit dans le chapitre consacré à la statique chimique de la nutrition.

Influence des changements volontaires du rythme respiratoire sur la composition de l'air expiré. — Vierordt a montré que les altérations de l'air expiré suivent une marche inverse à celle de la fréquence des mouvements respiratoires. On saisira bien les effets et les raisons de cette loi, en parcourant les résultats que nous avons obtenus sur nous-même, en restant autant que possible dans des conditions invariables et que nous avons exposés dans le tableau suivant. L'air expiré était récolté dans un gazomètre à l'aide d'un système de soupapes de Muller, le sujet respirant par la bouche, le nez hermétiquement fermé par une pince *ad hoc*.

Pour faire varier le rythme, il suffit de faire varier les résistances placées sur le trajet du courant d'expiration, ce qu'on obtient aisément, soit à l'aide d'un robinet, soit à l'aide d'une pince à pression embrassant et étreignant plus ou moins un raccord de caoutchouc.

Influence du rythme de la respiration sur la composition de l'air expiré.

	NOMBRE des MOUVEMENTS respiratoires par minute.	VENTILATION horaire.	AIR de RESPIRATION.	CO^2 p. 100.	DÉFICIT d'oxygène p. 100.	QUOTIENT RESPIRATOIRE.	VOLUME de L'OXYGÈNE consommé en une heure.
		litres.	lit.				lit.
1	13	530	0,679	2,65	3,35	0.791	17,655
2	13	550	0,705	2,75	3,3	0,833	18,150
3	12	440	0,611	2,9	3,8	0,760	16,720
4	10,6	450	0,707	3,5	3,95	0,886	17.775
5	6,83	415	1,014	3,6	4,2	0,857	17,430
6	5	380	1,263	4,05	4,8	0,844	18,240

On voit que l'intensité de la respiration conserve une valeur sensiblement uniforme et se traduit par une consommation moyenne de 17 litres d'oxygène à l'heure. Dès lors, les variations qui se produisent dans les altérations de l'air expiré ne peuvent dépendre que du volume d'air mis en mouvement en fonction du rythme choisi, dans chaque cas particulier. Le rythme n'agit qu'en modifiant la ventilation et en diluant plus ou moins les quantités absolues d'acide carbonique gagné ou d'oxygène perdu par l'air expiré. On voit, en effet, que la ventilation pulmonaire suit une marche parallèle à celle du rythme, tandis que l'air de respiration suit une marche inverse (1). Plus le rythme est fréquent, plus la ventilation est abondante et plus les altérations de l'air expiré sont faibles. La relation est telle que, pour un sujet déterminé et placé dans des conditions invariables, sauf le rythme respiratoire, le produit de la ventilation pulmonaire par les altérations de l'air expiré est un nombre constant.

CHAPITRE II

CHANGEMENTS SUBIS PAR LE SANG DANS LA RESPIRATION

En traversant le poumon, le sang passe de l'état de sang veineux à l'état de sang artériel. Il s'artérialise et sa transformation se traduit par un changement de couleur; le sang devient rutilant, il passe de l'état de sang noir à l'état de sang rouge. Mais ce phénomène n'est que l'expression superficielle des changements apportés par l'*hématose* dans la composition des gaz du sang, c'est-à-dire dans la teneur de ce liquide en oxygène et en acide carbonique.

Analyse des gaz du sang. — Pour faire l'analyse des gaz du sang, il faut d'abord les extraire.

La première tentative d'extraction remonte à Davy qui employait la chaleur, mais qui n'obtenait ainsi que de faibles quantités de gaz. En 1837, Magnus procéda, tout d'abord, en déplaçant les gaz du sang par un courant de gaz indifférent, azote ou

(1) Il faut bien se rappeler que l'air de respiration est la quantité d'air déplacée dans chaque mouvement respiratoire.

hydrogène, qu'il faisait barbotter dans le liquide. Mais la méthode du déplacement ne lui ayant donné que de fort médiocres résultats, il utilisa l'influence du vide pneumatique combinée avec celle de la chaleur.

En dépit de l'imperfection de ses procédés, Magnus obtint des résultats suffisants pour lui permettre d'apercevoir la direction des phénomènes et d'introduire la théorie de la respiration dans une voie nouvelle.

Magnus fut suivi par Setschenoff qui améliora ses procédés, (1860), et par Lothar Meyer qui employa le vide obtenu par l'ébullition de l'eau (1857).

Cependant, les physiologistes ne tardèrent pas à appliquer le vide barométrique à l'extraction des gaz du sang et la première pompe employée à cet usage appartiendrait, d'après Paul Bert, au physicien français Regnault. Mais Ludwig et ses élèves précédés

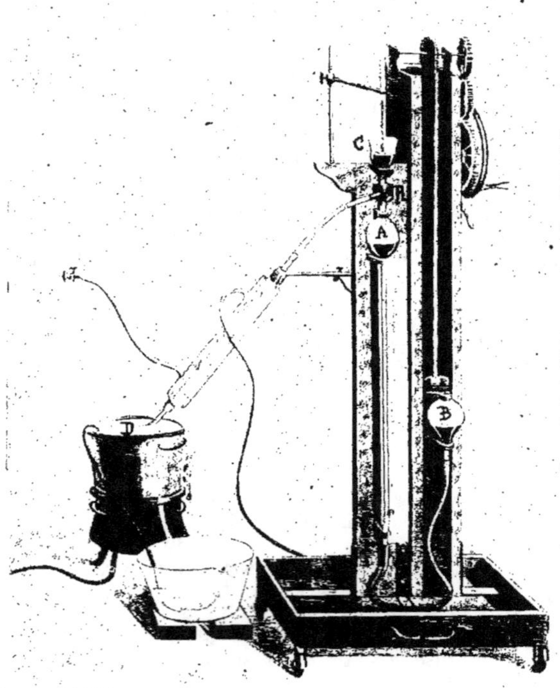

Fig. 101. — Pompe à gaz servant à l'extraction des gaz du sang, par l'emploi du vide barométrique.

B, cuvette reliée au tube barométrique et déplaçant les gaz dans ses mouvements de descente ou d'ascension qui entraînent le mercure ; R, robinet à trois voies pouvant fermer la chambre A ou la faire communiquer soit avec l'extérieur, soit avec le ballon D où on se propose de faire le vide.

d'ailleurs par Hoppe-Seyler, ont doté la physiologie d'un instrument vraiment pratique. La pompe de Ludwig a été améliorée par presque tous ceux qui ont eu à s'en servir (Pflüger, Geisler, en Allemagne, Gréhant, Paul Bert, Mathieu et Urbain, Chauveau, en France). La pompe installée par M. Chauveau à l'Institut de physiologie du Muséum est double et, ce qui est très important, elle permet de faire simultanément l'extraction des gaz dans le sang artériel et dans le sang veineux. Le modèle le plus usité dans les laboratoires est représenté dans la figure 101 que nous empruntons à l'ouvrage de Paul Bert sur la pression barométrique. Il consiste en un baromètre dont la cuvette, mobile, peut être déplacée verticalement au moyen d'un système de poulies et d'engrenages. Le tube barométrique se termine en A par une ampoule d'une contenance de 1 demi-litre ou 1 litre. Il est pourvu en R d'un robinet à trois voies qui est la pièce essentielle de l'instrument. Une voie collatérale permet de relier la chambre barométrique avec le ballon D destiné à recevoir l'échantillon de sang dont on se propose de faire l'analyse.

On commence tout d'abord par faire le vide dans le ballon. A cet effet, on remplit la chambre barométrique de mercure en faisant monter la cuvette B et on expulse ainsi tous les gaz. Puis le robinet passe de la position n° 1, qu'il avait dans cette première manœuvre, à la position n° 2 pour laquelle le tube barométrique est isolé de toute communication (fig. 102). On descend alors la cuvette de manière à réaliser le vide baro-métrique dans l'ampoule A. Le robinet étant ensuite placé dans la position n° 3, l'air du ballon se précipite dans le vide et se met en équilibre de pression dans le ballon et dans la chambre A.

Le robinet est alors replacé dans la position n° 1 et il suffit d'élever la cuvette pour expulser tout l'air appelé du ballon dans la chambre barométrique. On renou-velle cette série de manœuvres jusqu'à ce que le vide soit complètement réalisé dans le ballon, et on en est averti par le coup de marteau qui se produit lorsque le robinet, étant placé dans la position n° 2

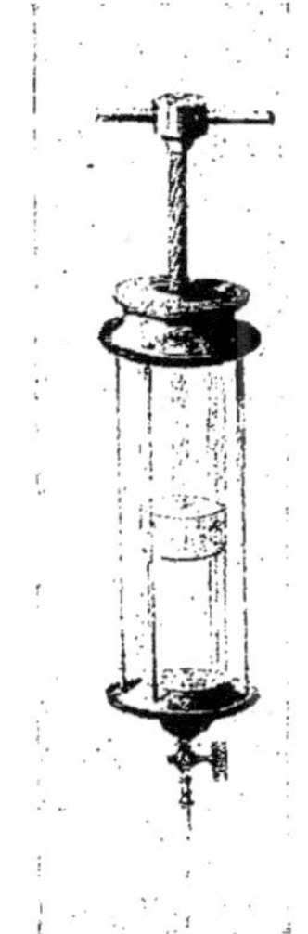

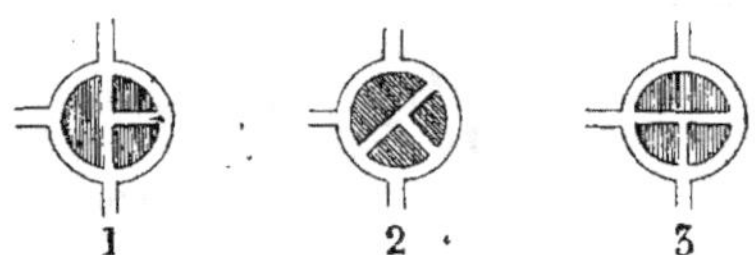

Fig. 102. — Positions du robinet à trois voies dans les différents temps de l'extraction des gaz.

Fig. 103. — Seringue graduée servant à effectuer les prises de sang destiné à l'extraction et à l'analyse des gaz.

pour laquelle il obture complètement la chambre barométrique, le mercure est appelé dans cette chambre par la manœuvre de la cuvette.

Le vide étant obtenu, on fait une prise de sang sur l'animal choisi pour cela, et on emploie, pour cette prise, la seringue graduée représentée dans la figure 103. Avant de l'ouvrir dans le vaisseau de prise on y introduit une certaine quantité d'une solution de sulfate de soude préalablement débarrassée de ses gaz par l'ébullition. On appelle alors 25 à 30 centimètres cubes de sang qui se mêle à la solution et ne se coagule pas.

Cela fait la seringue est soigneusement ouverte dans le ballon où elle se vide auto-matiquement de son contenu liquide sous la poussée de la pression atmosphérique. Les gaz du sang se dégagent aussitôt en bulles extrêmement nombreuses qui forment une mousse abondante et tumultueuse avec le sang qu'elles entrainent. Cette mousse est, d'ailleurs, très importune et pour l'empêcher d'être entrainée par l'appel du vide jusque dans la chambre barométrique, on dispose un courant réfrigérant qui enveloppe le long col du ballon.

Le vide ne parvient pas à extraire tous les gaz et il y faut associer l'action de la chaleur. A cet effet, le ballon est plongé dans l'eau bouillante pendant toute la durée des opérations.

Quand l'extraction est achevée, ce dont on est averti par l'apaisement de l'effervescence, on fait de nouveau le vide dans le ballon ; mais au lieu d'expulser les gaz on les recueille dans une éprouvette graduée remplie de mercure et renversée sur la petite cuve qui surmonte la chambre barométrique. Il ne reste plus qu'à analyser les gaz ainsi recueillis. Le CO_2 est fixé par la potasse, et l'oxygène par l'acide pyrogallique, mais nous n'insisterons pas sur les détails de cette opération usuelle.

Pour certaines recherches on peut se borner à déplacer l'oxygène du sang à l'aide de l'oxyde de carbone. Cl. Bernard et après lui, Lothar Meyer et Nawroky, ont employé cette méthode avec succès.

Les recherches sur les gaz du sang ont été fort nombreuses, mais parmi les résultats obtenus nous nous bornerons à relever les chiffres suivants que nous empruntons aux travaux de Mathieu et Urbain et que nous embrassons dans des moyennes.

Composition des gaz du sang.

	OXYGÈNE.	CO²	Az
Pour 100 c c. de sang { artériel.......	19ᶜᶜ,66	48ᶜᶜ,02	2
veineux.......	11ᶜᶜ,98	55ᶜᶜ,47	2
Différences...........	—7ᶜᶜ,68	+7ᶜᶜ,45	0

Le sens des phénomènes apparaît avec la plus grande évidence. En traversant le poumon et en se mettant au contact de l'air, le sang s'enrichit en oxygène et se dépouille d'une partie de son acide carbonique. Cependant, comme nous l'avons vu plus haut, l'air subit des changements réciproques et inverses. Il perd de l'oxygène et il se charge d'acide carbonique. Les phénomènes physico-chimiques de la respiration consistent donc en un échange gazeux qui s'opère entre l'air et le sang à travers la double membrane, d'ailleurs très mince, constituée par l'endothélium pulmonaire et l'endothélium des capillaires. Dans cet échange, l'air cède de l'oxygène au sang pendant que le sang rejette de l'acide carbonique dans l'air. Étudions maintenant le mécanisme de cet échange.

CHAPITRE III

MÉCANISME DES ÉCHANGES RESPIRATOIRES

L'interposition des endothéliums pulmonaire et capillaire entre les gaz de l'atmosphère et les gaz du sang laisse présumer l'intervention des lois de l'osmose et de la diffusion des gaz dans la production des échanges respiratoires. Il faut également compter avec la solubilité de ces gaz dans le liquide sanguin et la respiration pulmonaire semble tout d'abord dépendre de toutes les forces physiques qui viennent d'être énumérées. Cependant, nous allons voir que ces forces ne sont que des auxiliaires médiocres et que l'hématose est, surtout, un phénomène chimique. Mais pour faire nettement la part des forces physiques et des forces chimiques dans l'accomplissement des échanges respiratoires, il est indispensable de bien connaître les deux atmosphères en présence : l'atmosphère alvéolaire et l'atmosphère sanguine.

De l'atmosphère pulmonaire et de la composition de l'air dans les alvéoles. — La composition de l'air alvéolaire est à la fois fonction de l'intensité des échanges qui l'altèrent et de la ventilation qui le renouvelle. Or ce renouvellement est relativement lent, étant donnés les volumes relatifs du poumon (capacité pulmonaire) et de l'air mis en mouvement à chaque respiration. Celui-ci est environ le dixième de celui-là, et il faudrait au moins dix mouvements respiratoires pour déplacer la totalité de l'atmosphère pulmonaire. Mais les choses se passent encore plus lentement, car l'air appelé dans un mouvement d'inspiration ne reste pas entièrement dans le poumon et une partie en est rejetée dans l'expiration suivante. Gréhant a déterminé ainsi la valeur de cette partie : un homme inspire exactement 500 centimètres cubes d'hydrogène et rejette, dans l'expiration suivante, 500 centimètres cubes de gaz qui contiennent encore 170 centimètres cubes d'hydrogène : le poumon n'a donc gardé que 330 centimètres cubes de ce gaz, c'est-à-dire juste les 2/3 de la quantité inspirée. Il en eût été de même évidemment si le sujet eût inspiré de l'air atmosphérique.

Du coefficient de ventilation. — Rapprochée de la capacité pulmonaire, la portion d'air inspiré conservée par le poumon, après chaque expiration, constitue le coefficient de ventilation. Dans l'expérience ci-dessus, la capacité pulmonaire étant 2ˡ,930, le coefficient de ventilation avait pour valeur $\frac{330}{2930} = 0{,}113$

Ce rapport varie évidemment avec le rythme des mouvements respiratoires, leur amplitude et leur durée, mais dans la respiration normale sa valeur ne s'éloigne pas sensiblement du chiffre qui précède.

En résumé, le renouvellement de l'atmosphère gazeuse du poumon porte seulement sur 1/10 environ de sa masse, à chaque respiration. Il en résulte que l'air des alvéoles doit être profondément altéré. Gréhant en a déterminé la composition de la manière suivante : il inspire 500 centimètres cubes d'hydrogène et il fait une expiration très profonde répartie en deux lots. Un premier lot de 700 centimètres cubes et un deuxième de 647 centimètres cubes. Celui-ci présente la composition suivante :

$$\left.\begin{array}{l} H = 13,1 \text{ p. } 100 \\ CO^2 = 7,5 \quad - \\ O = 11,2 \quad - \\ Az = 68 \quad\; - \end{array}\right\} \begin{array}{l} \text{en substituant l'air} \\ \text{atmosphérique} \\ \text{à l'hydrogène.} \end{array} \left\{\begin{array}{l} \text{\textquotedbl} \\ 7,5 \\ 13,92 \\ 78,6 \end{array}\right.$$

En remplaçant l'hydrogène par une quantité égale d'air atmosphérique, on aurait les chiffres de la deuxième colonne qui traduisent, à peu de chose près la composition de l'air alvéolaire : car, grâce à la méthode employée, l'air soumis à l'analyse a été appelé des profondeurs du poumon. D'une part il est appelé par sa diffusion vers l'hydrogène et, d'autre part il n'a été retenu pour l'analyse que les dernières parties de l'air expiré, celles qui offrent les altérations les plus graves.

Paul Bert a trouvé dans l'air alvéolaire 8 à 10 p. 100 de CO^2, à l'aide d'une méthode toute différente. Elle consiste, à l'instant précis où commence l'expiration sur un chien, à ouvrir rapidement la trachée de l'animal dans un ballon de deux ou trois litres, dans lequel on a préalablement fait le vide. La puissance d'appel de ce vide est si grande que presque toujours les côtes de l'animal qui reposent sur la table sont brisées toutes à la fois.

Il ressort de tous ces faits qu'en réalité nous respirons dans une atmosphère très viciée, contenant 8 à 10 p. 100 de CO^2 et réduite à 12 ou 13 p. 100 d'oxygène.

De l'atmosphère sanguine, état des gaz dans le sang. — Nous connaissons déjà la composition de l'atmosphère sanguine. Mais pour savoir comment elle peut se modifier en présence de l'atmosphère alvéolaire, il faut déterminer l'état dans lequel se trouvent les gaz dans le sang. Ces gaz sont-ils à l'état de simple dissolution ou à l'état de combinaison ? Les recherches de Fernet en France, Lothar Meyer et Hoppe-Seyler en Allemagne, ont permis de résoudre la question. La méthode, inaugurée par Fernet, consiste à rechercher pour chaque gaz mis en présence d'un échantillon de sang, si son absorption obéit, ou non, à la loi de Dalton sur la dissolution des gaz dans les liquides. (Les gaz se dissolvent dans les liquides, proportionnellement à leur coefficient de solubilité et à leur pression partielle. La pression partielle d'un gaz dans un mélange est égale à la pression totale multipliée par la proportion de ce gaz dans le mélange) (1).

Appliquée à l'azote, à l'oxygène et à l'acide carbonique, la méthode a fourni les résultats exposés ci dessous :

L'azote obéit entièrement à la loi de Dalton, car le volume de ce gaz, qu'on peut extraire du sang après saturation, répond à son coefficient de solubilité et à sa pression partielle, Mais il n'en est pas de même pour les deux autres gaz de la respiration et il convient de leur consacrer une étude spéciale.

A. — ÉTAT DE L'OXYGÈNE DANS LE SANG.

La loi de Dalton ne rend compte que d'une minime partie de l'oxygène qu'on peut extraire du sang, après saturation. Ce gaz n'est donc pas seulement dissous

---

(1) Par exemple, la pression partielle de l'oxygène dans l'air atmosphérique est égale à $\frac{20,9}{100}$ d'atmosphère ou $\frac{760^{\text{mm}} \times 20,9}{100} = 159$ millimètres ; celle de l'azote est égale à $\frac{79,1}{100}$ d'atmosphère ou $\frac{760 \times 79,1}{100} = 601$ millimètres.

mais fixé. Si maintenant on éprouve comparativement le pouvoir fixateur du sang pur et du sérum, on constate que 100 c. c. de sérum absorbent à peine 1 c. c. d'oxygène, tandis qu'à volume égal le sang en absorbe 25 fois plus. On apprend, du même coup, la proportion de l'oxygène fixé par rapport à l'oxygène dissous et on est informé que l'agent fixateur de ce gaz réside dans les globules et, pour préciser, dans la matière colorante qui les imprègne, l'hémoglobine.

Propriétés et rôle de l'hémoglobine dans la respiration. — Ils ont été soigneusement établis dans un certain nombre de travaux et notamment ceux de Hoppe-Seyler. L'hémoglobine est un principe azoté, défini, cristallisable. La forme des cristaux varie avec les espèces animales. (Ils sont tétraédriques chez le cochon d'Inde ; rhomboédriques chez le cheval, le chien, l'homme ; hexagonaux chez l'écureuil ; cubiques chez le dindon). Préparée et isolée sous sa forme cristalline, on en peut faire des solutions titrées qui se saturent facilement d'oxygène. L'hémoglobine constitue alors l'*oxyhémoglobine*. Celle-ci cède facilement son oxygène aux agents réducteurs, limaille de fer, sulfure d'ammonium, sulfate ferreux en solution légèrement alcaline, et devient alors de l'*hémoglobine réduite*.

L'hémoglobine est particulièrement avide d'oxyde de carbone. Mis en présence d'une solution d'oxyhémoglobine, ce gaz se substitue entièrement à l'oxygène, volume à volume, et forme avec la matière colorante du sang une combinaison définie, l'*hémoglobine oxycarbonée*. Ce fait a servi de base à Cl. Bernard pour fonder sa méthode d'extraction de l'oxygène et pour interpréter la toxicité de l'oxyde de carbone.

Traitée par les alcalis et par les acides, l'oxyhémoglobine se décompose et donne : 1° l'*hématine*, matière colorante brune et ferrifère ; 2° une substance albuminoïde (alcali ou acide-albumine). L'hématine forme des sels, en particulier le chlorhydrate d'hématine, qui sont cristallisables (*hémine* ou cristaux de Teichmann). Cette réaction est utilisée en médecine légale pour caractériser les taches de sang.

La combinaison de l'hémoglobine avec l'oxygène obéit à la loi des proportions définies : 100 grammes d'hémoglobine réduite fixent 160 centimètres cubes d'oxygène et, réciproquement, 100 grammes d'oxyhémoglobine abandonnent 160 centimètres cubes de ce gaz aux agents réducteurs.

C'en est assez pour penser que le sang doit ses propriétés respiratoires à l'hémoglobine attachée à ses globules rouges. D'ailleurs, les faits suivants confirment pleinement cette prévision. Le sang et l'hémoglobine produisent dans le spectre des modifications identiques. Ainsi le spectre du sang artériel est le même que le spectre de l'oxyhémoglobine dissoute ; il est caractérisé par des raies d'absorption situées entre le jaune et vert (fig. 104, 1). Dans le spectre du sang veineux, ces deux raies se confondent en une raie unique (fig. 104, II) et il en est absolument de même pour le spectre de l'hémoglobine réduite. Les propriétés optiques du sang sont donc précisément celles de l'hémoglobine et les modifications que ce liquide impose au spectre varient selon que l'affinité de l'hémoglobine pour l'oxygène est ou non satisfaite. Enfin, et pour préciser encore davantage, le pouvoir fixateur du sang à l'égard de l'oxygène est exactement égal au pouvoir fixateur de l'hémoglobine qu'il contient. Sous une autre forme, la quantité d'oxygène fixée par le sang est exactement égale à celle qui serait fixée par l'hémoglobine contenue dans ce liquide. Ainsi, 100 grammes du sang d'un chien analysés par Hoppe-Seyler, contiennent 13 grammes d'hémoglobine. Théoriquement, et en tenant compte de l'affinité de cette substance pour l'oxygène, ces 100 grammes de sang devraient absorber 23 centimètres cubes d'oxygène. En fait, on a pu en extraire 22^{cc},2, quantité à peu près identique à la quantité théorique. Il résulte de tous ces faits que la fixation de l'oxygène de l'air, dans la respiration, résulte d'une combinaison de ce gaz avec l'hémoglobine réduite apportée par le sang veineux. L'hématose relève donc à peu près exclusivement de l'affinité chimique et les conditions physiques extérieures n'interviennent qu'autant qu'elles peuvent influencer cette affinité. Ces conditions sont relatives à la tension extérieure de l'oxygène et à la tension de dissociation de ce gaz combiné avec l'hémoglobine. On

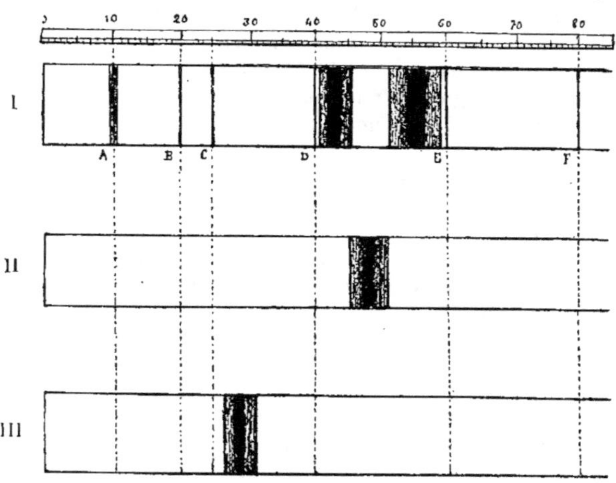

Fig. 104. — Spectre de l'hémoglobine.

I, spectre de l'oxyhémoglobine ou du sang artériel ; II, spectre de l'hémoglobine réduite ou du sang veineux ; III, spectre de l'hématine.

appelle *tension de dissociation d'un gaz combiné* la tension extérieure de ce gaz pour laquelle il abandonne entièrement sa combinaison (Donders). Relativement à l'hémoglobine, la tension de dissociation de l'oxygène est égale à 3,3 p. 100 d'atmosphère, c'est-à-dire 25 millimètres de Hg. Réciproquement pour toutes les tensions supérieures à sa tension de dissociation, l'oxygène se combine, au moins partiellement, avec l'hémoglobine. Or, cette condition est largement réalisée dans les alvéoles pulmonaires où la tension de l'oxygène atteint, nous l'avons vu, 12 ou 13 p. 100 d'atmosphère, soit près de 100 millimètres, c'est-à-dire une pression quatre fois plus forte que la tension de dissociation. Pour neutraliser l'affinité de l'hémoglobine pour l'oxygène, il faudrait que la tension extérieure de ce gaz tombât précisément à la mesure de la tension de dissociation, et c'est ce qui arrive toutes les fois qu'on fait périr un animal par l'asphyxie en vase clos.

La composition de l'atmosphère devenue mortelle et irrespirable est, en effet, très significative. Elle contient 3 ou 4 p. 100 d'oxygène. L'animal meurt asphyxié précisément quand l'hémoglobine est physiquement incapable de fixer et de retenir l'oxygène devenu trop rare dans l'air et les précisions de la physiologie sont ainsi pleinement d'accord avec les déterminations de la chimie.

Il résulte en même temps de ces faits que la respiration est placée sous la dépendance de la pression atmosphérique et les recherches suivantes de Paul Bert ont servi à fixer le sens de cette dépendance. Il est très différent selon que la pression est forte ou faible.

Influence de la pression atmosphérique sur la fixation de l'oxygène dans le sang. — *Effets de la pression croissante.* — Contrairement à ce qu'on aurait pu prévoir, le sang d'un animal soumis à des pressions croissantes ne s'enrichit pas sensiblement en oxygène. Ainsi, à une atmosphère, le sang d'un chien contient et livre à l'extraction 20 centimètres cubes d'oxygène pour 100 centimètres cubes de sang ; à dix atmosphères, il n'en absorbe et n'en livre que 23 centimètres cubes. L'accroissement est insignifiant et notablement inférieur à celui que réclamerait la seule application de la loi de Dalton. Il en est autrement dans les expériences *in vitro*. Ici la teneur du sang en oxygène (*dissous*) s'accroît avec la pression extérieure et en fonction de la loi de Dalton. Mais pour obtenir ce résultat, il est indispensable de soumettre l'échantillon de sang à une vive agitation, condition qui fait défaut dans le sang circulant.

Effets de la pression décroissante. — Lorsque la pression diminue, la teneur du sang circulant en oxygène diminue en même temps que la pression.

Aussi voit-on que, dans les atmosphères raréfiées, la respiration devient de plus en plus difficile jusqu'au moment où elle devient impossible.

Il résulte de l'ensemble de ces faits que :

1° Pour les pressions supérieures à une atmosphère, la fixation de l'oxygène est indépendante de la pression et reste à peu près exclusivement fonction de l'affinité de l'hémoglobine pour ce gaz.

2° Pour les pressions inférieures à une atmosphère, la fixation de l'oxygène diminue avec la pression et l'affinité de l'hémoglobine ne peut être entièrement satisfaite, soit que l'oxygène dissous dans le plasma soit insuffisant pour alimenter cette affinité, soit qu'elle-même s'affaiblisse avec la pression.

De la capacité respiratoire du sang. — On appelle *capacité respiratoire du sang* la quantité d'hémoglobine contenue dans l'unité de poids. On conçoit l'intérêt qui s'attache à la détermination de ce facteur dans le domaine de la clinique et dans l'étude et le traitement des diverses formes de l'anémie. Pour évaluer la capacité respiratoire du sang on a recours à diverses méthodes et notamment aux *méthodes colorimétriques* qui sont les plus simples. Elles consistent à comparer l'intensité de la couleur du sang dilué à celle d'une série de teintes dont le pouvoir colorant répond à une richesse connue en hémoglobine. Ces séries sont constituées soit avec une solution d'hémoglobine (Hoppe-Seyler), soit avec une solution de picro-carminate d'ammoniaque (Malassez). D'autres emploient une collection de lames de verre rouge de nuances graduées (Jolyet) ou de simples bandes de papier coloré (Hayem).

Le dispositif adopté pour rapprocher le sang d'épreuve de sa teinte équivalente est très variable, et nous ne pouvons nous arrêter à décrire ses diverses réalisations. Dans tous les cas, il répond d'une manière plus ou moins approximative à une question spéciale qui est d'évaluer la richesse en hémoglobine, du sang provenant d'un malade et sur lequel l'analyse ne peut pas épuiser tous ses moyens. En physiologie, le problème est différent; il est de déterminer la richesse normale du sang dans les diverses espèces animales. Il peut dès lors être résolu par les procédés ordinaires et le moyen le plus direct est de déterminer le volume d'oxygène qu'on peut extraire du sang saturé de ce gaz : sachant que 1 gramme d'hémoglobine fixe $1^{cc},68$ d'oxygène, on obtient par une simple division le résultat cherché. C'est ainsi qu'ont procédé Quinquaud et Gréhant. Le premier de ces expérimentateurs a obtenu les chiffres suivants :

Chez l'homme 1000 gr. de sang contiennent 127 gr. d'hémoglobine.		
— la femme	—	108	—
— le taureau	—	118	—
— le bœuf	—	113	—
— la vache	—	99	—
— le bélier	—	80	—
— le mouton	—	75	—
— la brebis	—	70	—
— le pigeon	—	83	—
— le moineau	—	61	—
— la tanche	—	33	—
— la grenouille	—	23	—

B. — ÉTAT DE L'ACIDE CARBONIQUE DANS LE SANG.

L'acide carbonique est en partie dissous et en partie combiné (Fernet, Hoppe-Seyler). Les éléments fixateurs de ce gaz résident dans le plasma, car deux volumes égaux de sang et de sérum fixent sensiblement la même quantité de CO^2.

L'essai comparatif des différents sels du plasma a montré que le CO^2 est fixé dans le sang à l'état de bicarbonates, de carbonates alcalins et d'un sel complexe : $PhO^5,2CO^2,2NaO,HO$, appelé sel de Fernet.

Les globules fixent également une certaine quantité de CO^2, ce qui tient à ce que ce gaz est un faible agent réducteur de l'oxyhémoglobine et forme avec l'hémoglobine une combinaison définie et d'ailleurs fort instable. On estime à 1/5 de l'acide carbonique total la part de ce gaz qui serait attachée aux globules.

Sauf les carbonates qui sont fixes et ne cèdent qu'aux acides, les autres combinaisons de l'acide carbonique sont très instables et se dissocient quand la tension partielle de ce gaz est au-dessous de 26 p. 100, soit à peu près 200 millimètres de Hg. C'est la mesure de la tension de dissociation de l'acide carbonique. Or, la tension maxima du CO^2 dans l'air alvéolaire atteint à peine 8 ou 10 p. 100. Toutes les conditions sont donc réunies pour que l'acide carbonique abandonne ses combinaisons et soit facilement excrété.

Pour empêcher son excrétion, il faudrait que sa tension extérieure fût supérieure à sa tension de dissociation. Or cela n'est jamais réalisé, pas même dans l'asphyxie en vase clos où l'atmosphère irrespirable et mortelle ne contient que 14 à 15 p. 100 de CO^2 (Paul Bert). Cette remarque faite en passant, prouve que, dans l'asphyxie en vase clos, les animaux meurent par privation d'oxygène et non par excès de CO^2 (Paul Bert). Pour tuer les animaux par excès d'acide carbonique dans l'asphyxie en vase clos, il faut reculer les limites de cette asphyxie en introduisant dans l'enceinte des atmosphères suroxygénées. On constate alors, quand l'animal meurt, que l'atmosphère mortelle est encore très riche en oxygène, mais qu'elle contient 24 à 28 p. 100 d'acide carbonique, chiffre précisément égal à la tension de dissociation de ce gaz. A cette limite, l'excrétion de l'acide carbonique est empêchée et les animaux meurent, non plus par privation d'oxygène, mais par excès d'acide carbonique qui s'accumule dans le sang et les empoisonne.

L'influence toxique de ce dernier gaz est ici d'autant plus évidente que, grâce à l'artifice employé par Paul Bert, les animaux succombent en présence d'une atmosphère pouvant contenir jusqu'à 70 p. 100 d'oxygène, si on a introduit tout d'abord de l'oxygène pur.

Du rôle des globules rouges dans l'excrétion du CO². — Du sérum, épuisé de son CO^2 par les procédés d'extraction, livre encore de nouvelles quantités de ce gaz, après addition de globules préalablement soumis à l'action du vide. On est donc autorisé à admettre que, dans la respiration pulmonaire, ces éléments concourent à enlever l'acide carbonique à ses combinaisons. Quelques auteurs, notamment Preyer, expliquent cette intervention des hématies en supposant que l'oxyhémoglobine (qui ne fait jamais défaut dans le sang veineux) remplit la fonction d'un acide à l'égard des carbonates du sang. Mais Gréhant et Quinquaud ont montré que, dans l'expérience ci-dessus, on obtient les mêmes résultats en substituant à l'action des globules celle d'une poudre inerte comme le bioxyde de manganèse ou la poudre de lycopode. Il s'agirait donc, simplement, d'une action purement physique, d'ailleurs difficile à expliquer.

La théorie qui vient d'être exposée sur les échanges respiratoires paraît complète et nous ne pensons pas qu'il soit nécessaire d'en chercher l'achèvement en admettant les vues de Christian Bohr sur le rôle sécréteur de l'endothélium pulmonaire.

En résumé, on voit que le *mécanisme des échanges respiratoires dépend finalement de la valeur des tensions de dissociation des gaz combinés et fixés dans le sang, vis-à-vis de la tension partielle de ces gaz dans l'atmosphère pulmonaire.* C'est la théorie de Donders. A ne considérer que les conditions physiques qui président à l'affinité des gaz pour leurs principes fixateurs, on voit que les gaz se déterminent dans le sens de la moindre pression. On s'est efforcé de donner à cette formule une rigueur littérale en considérant non plus les tensions de dissociation, mais la tension réelle des gaz dans le sang vis-à-vis de leur tension partielle dans les alvéoles. On appelle tension d'un gaz dans un liquide la tension extérieure de ce gaz qui lui fait équilibre et on la détermine à l'aide d'instruments appelés *aérotonomètres* (Pflüger et Strasburg, Fredericq). A cet effet, et en ce qui concerne les gaz du sang, un échantillon de ce sang est agité en présence des gaz introduits dans l'aérotonomètre à une pression voisine de leur pression probable dans le liquide. L'équilibre s'établit entre la pression interne et la pression externe et il ne reste plus qu'à faire l'analyse de l'atmosphère qui s'est constituée en présence du sang.

Wolffberg a déterminé la tension des gaz dans les capillaires du poumon en procédant au cathétérisme des alvéoles fonctionnant comme aérotonomètre. A cet effet, il introduit une sonde qui pénètre jusqu'à l'extrémité d'une petite bronche et qui, à ce niveau, est pourvue d'un manchon élastique pouvant se dilater et faire bouchon quand on l'insuffle. De cette manière, on emprisonne, dans un territoire circonscrit du poumon, une certaine quantité d'air qui reste à l'abri du renouvellement respiratoire et dont les gaz se mettent en équilibre de tension avec ceux du sang. Pour en faire l'analyse, on appelle cet air dans une éprouvette à l'aide d'une pompe à gaz. Ces diverses méthodes ont fourni les résultats suivants :

	TENSION DES GAZ			
	dans l'air.	dans les alvéoles.	dans le sang	
			artériel.	veineux.
Oxygène............	158^{mm},8 (20,9 p. 100)	106 mm. (14 p. 100) au plus	29^{mm},6 (3,9 p. 100)	22 mm. (2,9 p. 100)
CO²	0	45 mm. (6 p. 100) au moins	21 mm. (2,8 p. 100)	41 mm. (5,4 p. 100)

Pour l'oxygène, la tension est régulièrement décroissante et varie dans un sens favorable à l'hématose. Il en est autrement pour l'acide carbonique. Le chiffre qui mesure sa tension dans le sang veineux est manifestement trop faible car il est inférieur à celui qui exprime sa tension partielle dans les alvéoles, tension que nous avons pourtant évaluée de la manière la plus timide. La tension du CO² dans le sang veineux est donc certainement supérieure à 45 millimètres ; sans cela il ne serait pas excrété.

C. — DE LA RESPIRATION INTERNE

Le sang veineux contient plus d'acide carbonique et moins d'oxygène que le sang artériel, et c'est cette différence qui précise l'ordre des changements subis par le sang dans son passage à travers le poumon. Mais elle fait ressortir avec une égale évidence l'ordre des changements que subit ce liquide dans son passage à travers les tissus, changements qui sont inverses de ceux qu'il subit dans le poumon.

En présence des tissus, l'air abandonne de l'oxygène et se charge d'un excédent d'acide carbonique. La respiration comporte donc deux foyers d'échanges gazeux : un premier foyer diffus dans tout l'organisme et dans tout le réseau de la circulation générale où il altère sa composition, et le foyer pulmonaire où il la renouvelle.

Les échanges gazeux périphériques mettent encore en présence deux atmosphères, l'atmosphère sanguine et l'atmosphère des tissus. Nous connaissons la première, et pour déterminer la seconde, il est nécessaire de procéder comme nous l'avons fait, il y a un instant, en déterminant la tension des gaz dans les tissus vivants. De ce côté on ne peut procéder que d'une manière indirecte et en supposant que les liquides qui émanent des tissus, salive, urine, bile, lymphe, liquide péritonéal, ont la même composition gazeuse que le plasma qui enveloppe et imprègne ces mêmes tissus. En appliquant à ces liquides leur méthode des aérotonomètres, Pfluger et Strasburg ont obtenu les résultats suivants :

a. La tension de l'oxygène est à peu près nulle dans les divers liquides de l'organisme.

b. Pour la tension du CO_2, on a trouvé des chiffres très élevés : dans l'urine, 60 millimètres; dans la bile, 50 millimètres; dans la lymphe, $33^{mm},4$ à $35^{mm},2$; dans le liquide péritonéal, 58 millimètres. Ces constatations permettent de saisir le mécanisme des échanges gazeux qui ont lieu entre le sang et le plasma dans les capillaires de la circulation générale. D'une part, l'oxygène du sang se trouvant en présence d'une tension nulle abandonne sa combinaison avec l'hémoglobine; il diffuse à travers les parois des capillaires et se dissout dans le plasma où il est consommé au fur et à mesure par les tissus. Il y a là comme un écoulement incessant d'oxygène.

Inversement, l'acide carbonique possède dans le plasma une tension supérieure à celle qu'il a dans le sang et il diffuse vers ce liquide pour se mettre en équilibre de tension. On voit ainsi qu'abstraction faite des forces chimiques qui interviennent ici, comme dans les échanges pulmonaires, mais qu'il est difficile de préciser, le mouvement des gaz se détermine dans le sens de la moindre pression. A ce point de vue il n'est pas mauvais d'embrasser la série des étapes parcourues par les deux gaz de la respiration dans les mouvements inverses qui les dirigent sur les tissus, ou les rejettent au dehors. Il suffira pour cela de mettre en regard la série des pressions décroissantes qui sollicitent l'oxygène et l'acide carbonique.

		Air atmosph.		Alvéoles.		Sang artériel.	Tissus.
Pressions décroissantes	de l'oxygène.	$158^{mm},8\,(20,9\,0/0$	$>$	$(106\,mm.\,(14\,0/0)$	$>$	$29\,mm.\,(3,9\,0/0)$ $>$	0
		Tissus.		Sang veineux.		Alvéoles.	Air atmosph.
	de l'acide carbonique ...	53 mm. (moyenne)	$>$	50 mm. (?)	$>$	45 mm.	$>$ 0

D. — THÉORIE DE LA RESPIRATION

Il y a dans la respiration deux actes : 1° les échanges gazeux qui viennent d'être examinés ; 2° la combustion qui rend ces échanges nécessaires. La théorie de la respiration consiste précisément à ramener cette fonction à l'acte primordial et universel dont elle est l'expression et le moyen. A cet égard on peut dire qu'elle réside dans la combustion des aliments effectuée dans l'intimité des tissus, en fonction de leur activité et pour alimenter leurs énergies propres. Nous avons à voir, dans ce chapitre, comment cette formule n'est que l'expression achevée et définitive de la théorie de Lavoisier. Avant d'interpréter les échanges respiratoires dans le sens d'une combustion, Lavoisier avait fondé la chimie, et on ne peut mesurer la haute portée de son œuvre et en apercevoir le caractère génial, que si on imagine la puissance de pensée et l'indépendance d'esprit dont il a fourni la preuve, en se séparant des hommes de son temps et en secouant le joug de la théorie du phlogistique acceptée par tous, à ce moment là. D'ailleurs, et on l'oublie trop, pour étendre aux phénomènes respiratoires la théorie de la combustion par laquelle il venait de transfigurer et d'illuminer la chimie, Lavoisier a dû déterminer la composition de l'acide carbonique. Il ne suffisait pas de savoir que, dans la respiration, les animaux remplacent l'*air vital* par de l'*air sylvestre*, il fallait déterminer les relations chimiques de ces deux gaz, et constater que l'acide carbonique est formé par l'union de l'oxygène et du carbone ; qu'en un mot, il est le produit de la combustion du carbone. Aucune découverte ne saurait dépasser celle-là, parmi celles de ses contemporains qu'on oppose à Lavoisier avec l'espérance de leur faire une égale part de gloire et d'initiative dans la science nouvelle.

Lavoisier laissait deux lacunes ou deux erreurs dans sa théorie. Il se trompait, et sur le siège et sur les matériaux de la combustion respiratoire. Nous allons voir comment sa théorie s'est complétée peu à peu sur ces deux points.

CHAPITRE PREMIER

SIÈGE ET AGENTS DE LA COMBUSTION RESPIRATOIRE.

Dans ses premiers travaux (1777), Lavoisier ne se prononça pas nettement sur cette question, et ce n'est qu'après ses recherches avec Laplace sur la production de la chaleur (1780) qu'il adopta nettement l'hypothèse de la combustion localisée dans le poumon. Cette interprétation paraissait immédiatement infirmée par ce fait que la température du poumon n'excède pas celle des autres organes. Lavoisier avait prévu cette difficulté et l'avait écartée en invoquant la chaleur spécifique du sang et en admettant que l'excès de la chaleur produite dans le poumon est emportée par la circulation et uniformément répartie dans tout l'organisme grâce à la rapidité du cours du sang (1).

Néanmoins Lagrange retint l'objection (1789) qui lui parut très forte et qu'il grossit en établissant par le calcul que, si tout le carbone du CO_2 était brûlé dans le poumon, il en résulterait un excès de température intolérable pour cet organe. Il en inféra que la combustion s'opère progressivement dans le sang, à partir du moment où ce liquide a prélevé l'oxygène de l'air, et qu'elle a lieu partout où le sang circule. Lagrange atteignait à une vue partielle de la vérité et sa conception n'allait pas tarder à recevoir l'appui de nouvelles expériences établissant la préexistence de l'acide carbonique dans le sang veineux.

Préexistence du CO_2 dans le sang veineux. — Au cours de ses recherches sur la respiration, (1803 et 1807) Spallanzani montra que des escargots et des grenouilles placés dans des atmosphères de gaz indifférents et impropres à la respiration, tels que l'azote ou l'hydrogène, continuent à exhaler de l'acide carbonique dans d'assez fortes proportions. Dès lors ce gaz ne pouvait plus être considéré comme le produit d'une combustion immédiate et il fallait admettre qu'il préexiste dans le sang veineux. Mais cette interprétation ne fut pas admise tout d'abord, pas même par Spallanzani qui resta fidèle à la théorie de la localisation pulmonaire. Les vues de Lavoisier continuèrent donc à prévaloir jusqu'au moment où Williams Edwards reprit les expériences de Spallanzani (1821-1824). Ce grand physiologiste put même en étendre les résultats aux mammifères en expérimentant sur des nouveau-nés qui supportent assez longtemps la privation d'oxygène, et dont le poumon, de très petit volume, ne contient que de faibles réserves de ce gaz. Il était donc établi que les animaux continuent à dégager de l'acide carbonique dans des atmosphères privées d'oxygène. Williams Edwards en inféra nettement que le CO_2 n'est pas le produit d'une combustion immédiate, qu'il est préformé, qu'il préexiste dans le sang veineux avant d'être rejeté par le poumon, et qu'enfin cet organe n'est pas le foyer de la combustion mais l'instrument des échanges respiratoires. L'interprétation de Williams Edwards fut adoptée par Collard de Martigny (1830), par Muller et par Bergmann qui reproduisirent ses expériences avec le même succès.

On était donc conduit à reprendre la conception de Lagrange et à étendre le foyer de la combustion à toutes les parties de l'organisme. Mais la démonstration était loin d'être complète. Si les expériences de Williams Edwards l'avaient autorisé à admettre que le CO_2 préexiste dans le sang veineux, si même ce physiologiste pouvait invoquer à cet égard l'autorité de Vauquelin, qui était parvenu à extraire les gaz du sang en agitant ce liquide en présence de l'hydrogène, le fait n'avait pas toute la netteté désirable, ni sa mesure, ni sa forme réelles. Tous ces desiderata furent satisfaits par les travaux de Magnus.

Extraction et analyse des gaz du sang. — Bien des expérimentateurs avant Magnus s'étaient efforcés d'extraire les gaz du sang (Humphry, Davy, Vauquelin, etc.), soit par la méthode du déplacement par un gaz inerte, soit à l'aide de la chaleur, soit à l'aide du vide pneumatique ; mais ils n'avaient

---

(1) D'ailleurs, les calculs de Berthelot ont, sur ce point, donné raison à Lavoisier.

obtenu que des résultats médiocres et sans grande portée. Magnus employa aussi le vide pneumatique, mais il disposa sa technique de manière à agir sur un grand volume de sang et à obtenir des quantités notables de gaz (le mémoire de Magnus a été traduit dans les *Annales des sciences naturelles*, 1837, 2ᵉ série, t. VIII, p. 79).

Les faits apportés par Magnus eurent une importance considérable parce qu'ils établirent la direction et la nature du phénomène, en précisant les différences qui séparent le sang artériel et le sang veineux. Le premier contient toujours plus d'oxygène et moins d'acide carbonique que le second. Il apparaissait ainsi clairement qu'en traversant le poumon, le sang s'enrichit en oxygène et se dépouille d'une partie de son acide carbonique. Et comme l'air subit au même instant des changements réciproques et inverses, il fallait conclure que les phénomènes pulmonaires de la respiration consistent en un échange de gaz entre l'air et le sang. L'acide carbonique rejeté avec l'air expiré était simplement apporté par le sang veineux et n'était pas produit dans le poumon. Le foyer de la combustion respiratoire était donc reculé, du côté de la périphérie, dans le réseau de la circulation générale, là où le sang artériel perd ses caractères pour se charger d'acide carbonique et abandonner une quantité correspondante d'oxygène. Or ce changement lui est imposé au moment même où il traverse les tissus vivants, et la combustion dont il porte le témoignage a évidemment lieu dans le voisinage immédiat des tissus et en fonction des tissus.

L'histoire de la respiration entrait donc dans une voie nouvelle, et il ne restait plus qu'à préciser le rôle du sang et des tissus dans cette combustion universelle dont le siège était désormais précisé.

Respiration des tissus. — Respiration élémentaire. — Or ce sont les tissus qui respirent et qui sont les agents essentiels de la combustion, et le sang se borne toujours et exclusivement à son rôle d'intermédiaire. Si, dans un espace clos, par exemple une cloche renversée sur une cuve à mercure, on place des tissus vivants récemment séparés de l'organisme, on constate, au bout d'un certain temps, que l'air emprisonné avec les tissus a subi des changements identiques à ceux que lui impose la respiration. Il a perdu une partie de son oxygène et il s'est souillé d'une certaine quantité d'acide carbonique. Ce fait, d'une signification si considérable, appartient à Spallanzani (1807). Le phénomène de la respiration est ainsi surpris dans toute sa pureté et dans un isolement absolu. Ce sont les tissus qui respirent, qui consomment de l'oxygène et qui produisent, en échange, de l'acide carbonique. C'est là ce qu'on a appelé la respiration élémentaire, la respiration des éléments anatomiques, et il en ressort que les tissus sont les agents immédiats de la combustion respiratoire. Les expériences de Spallanzani ont été reproduites par un grand nombre d'auteurs (Hermann, Paul Bert, Regnard, Quinquaud, Tissot), et parmi les résultats obtenus, il faut retenir l'inégalité naturelle manifestée par les différents tissus dans leur puissance respiratoire; ils forment, à cet égard, une hiérarchie dont les termes ont été déterminés par Paul Bert, et qui s'exprime dans la série suivante.

```
100 gr. de muscles ont consommé 50ᶜᶜ  d'O²  et produit 50ᶜᶜ de CO²
   —       cerveau        —       45,8       —       42,8     —
   —       reins          —       37,0       —       15,6     —
   —       rate           —       27,3       —       15,4     —
   —       testicules     —       18,3       —       27,5     —
   —       os brisés      —       17,2       —        8,1     —
```

Les tissus ont conservé le même ordre dans la série des déterminations obtenues par Quinquaud.

				par kilogramme et par heure.
100 gr. de muscles absorbent en 3 h.,		23^{cc} d'oxygène		76 cent. cub.
—	cœur	—	21	—	70	—
—	cerveau	—	12	—	40	—
—	foie	—	10	—	33	—
—	rein	—	10	—	33	—
—	rate	—	8	—	26	—
—	poumon	—	7,2	—	24	—
—	tissu adipeux	—	6	—	20	—
—	os	—	2	—	16	—
—	sang	—	0,8	—	0,26	—

On voit que les muscles occupent le sommet de cette hiérarchie et que le sang est au bas de l'échelle. Ce liquide n'exerce sur l'air qui l'entoure que des modifications extrêmement superficielles et sa neutralité deviendra tout à l'heure fort instructive.

La respiration des tissus a été considérée comme un phénomène cadavérique. Hermann, en particulier, attribuait à la fermentation putride la production du CO^2 dégagé par les tissus séparés du corps. Il est certain que tous les expérimentateurs n'ont pas pris les précautions nécessaires pour éviter la putréfaction, avec le dégagement de CO^2 et d'hydrogène qui l'accompagne. Mais, d'une part, la putréfaction est un phénomène qui se produit assez tardivement et on ne peut lui attribuer les altérations constatées, dès les premières heures et produites par des tissus frais, dans l'atmosphère qui les enveloppe. D'autre part, la consommation d'oxygène, qui a lieu dans les mêmes circonstances, reste en dehors de l'objection soulevée par Hermann. La respiration élémentaire est donc bien un phénomène vital, et Tissot a mis cette conclusion hors de toute contestation en instituant des expériences à l'abri de tout reproche. Il opérait sur les muscles gastro-cnémiens de la grenouille, à l'aide d'un outillage très soigné, qui lui permettait d'assurer une asepsie complète et de procéder à une mesure rigoureuse des gaz.

On peut résumer en quelques propositions les laborieuses recherches de Tissot.

Lorsque les muscles sont mis en vase clos sans précautions d'asepsie, la consommation d'oxygène va décroissant et trahit la vitalité décroissante des tissus, tandis que la production du CO^2 suit une marche ascendante, exprimant ainsi les progrès de la putréfaction.

Lorsque les muscles sont mis à l'abri de la putréfaction par une asepsie rigoureuse, la production du CO^2 suit la même marche que la consommation d'oxygène et va décroissant comme la vitalité des muscles.

L'intensité de la respiration élémentaire subit des variations parallèles à celles de l'irritabilité et de la vitalité des tissus. Elle décroît progressivement, nous venons de le voir, pendant toute la durée de l'expérience, en même temps que les tissus eux mêmes perdent insensiblement leur irritabilité, et elle augmente dans de fortes proportions, si on provoque cette irritabilité en déterminant des contractions en série dans les muscles à l'étude. Sur les muscles dont l'irritabilité est épuisée par une série de contractions, la respiration élémentaire tombe à une très faible intensité.

Les muscles morts ne respirent pas. Lorsque un muscle préalablement tué par la chaleur est mis en vase clos, dans les conditions d'une rigoureuse asepsie, l'atmosphère qui l'entoure conserve indéfiniment sa composition et reste inaltérée. D'autre part, lorsqu'un muscle aseptisé a séjourné, pendant une vingtaine de jours, dans une atmosphère indifférente (hydrogène), on a le droit de présumer qu'il est mort ; en tout cas, si on le met dans l'appareil, il ne modifie pas l'atmosphère qui l'entoure. La respiration élémentaire, ainsi bien isolée de toutes les circonstances qui en peuvent altérer l'expression, est donc bien un phénomène de la vie et non une manifestation de la mort.

La respiration élémentaire a tous les caractères d'une combustion lente, car le rapport $\dfrac{CO^2}{O}$ conserve sensiblement la même valeur pendant toute la durée d'une expérience. Cette valeur est inférieure à l'unité, si on défalque du CO^2, trouvé à l'analyse, le CO^2 préformé. Le CO^2 préformé est la partie de ce gaz qui imprègne la substance du muscle, au moment où on le recueille, et lui reste attachée quand on place le muscle dans l'appareil. La mesure du CO^2 préformé s'obtient en faisant séjourner le tissu d'épreuve dans une atmosphère indifférente pendant quelques heures.

Toutes ces propositions ont une importance considérable. Pour le moment, elles mettent en pleine lumière la nature vivante de la respiration élémentaire, et d'autre part nous aurons bientôt à les invoquer dans l'étude d'autres problèmes.

Rôle du sang. — Les tissus respirent et cet acte leur appartient exclusivement. Le sang qui traverse le réseau capillaire remplit seulement la fonction d'un intermédiaire ; il apporte l'oxygène aux tissus qui le réclament, et il leur enlève l'acide carbonique qu'ils produisent. Le réseau de la circulation générale n'est pas le foyer véritable de la combustion ; il est l'instrument des échanges gazeux attachés à cette combustion. En un mot, le sang ne respire pas pour son propre compte et on a, de ce fait, un grand nombre de preuves. Déjà les chiffres obtenus par Quinquaud sur la respiration élémentaire suffisent à établir l'incapacité respiratoire du milieu intérieur. D'autre part, si on recueille du sang dans un vase, on constate que l'oxygène contenu dans le liquide disparaît avec une extrême lenteur. Et par corrélation, si on ajoute au sang des substances facilement oxydables, comme du glycose ou de l'urate de soude, ces substances ne sont pas altérées et se retrouvent intactes longtemps après (Hoppe-Seyler). En revanche, l'oxygène est rapidement consommé si on plonge des tissus vivants dans du sang débrifiné ou dans une solution d'hémoglobine, et le spectroscope permet d'assister à la formation rapide de l'hémoglobine réduite.

Dans une expérience très élégante et très facile, Vierordt a fait la même démonstration sur le vivant. Au moyen d'un spectroscope portatif, on examine la pulpe du doigt éclairée par le soleil, et on aperçoit les bandes d'absorption caractéristiques de l'oxyhémoglobine dans le sang en circulation. Cela fait, on étreint la base du doigt par une ligature en caoutchouc de manière à arrêter la marche du sang ; en deux ou trois minutes les bandes d'absorption de l'oxyhémoglobine sont remplacées par la bande unique de l'hémoglobine réduite. On a ainsi la preuve de la rapidité avec laquelle les tissus vivants s'emparent de l'oxygène fixé sur l'hémoglobine du sang en circulation. Dans le même ordre d'idées se place la belle expérience de Schutzenberger. Cette expérience consiste à faire circuler lentement du sang rouge défibriné dans des tubes de baudruche mince, plongés dans une culture de levure de bière. Or après avoir traversé cette circulation artificielle, où la levure tient la place des tissus vivants, le sang présente tous les caractères du sang veineux.

Pour terminer cette série de faits, nous rappellerons la fameuse expérience dans laquelle OErtmann remplace tout le sang d'une grenouille par un sérum artificiel formé d'une solution de sel marin. Or les grenouilles salées continuent à vivre, et leur respiration est presqu'aussi intense qu'à l'état normal. On est ainsi conduit à invoquer l'exemple de tous les êtres inférieurs dont les tissus respirent sans le concours du sang.

L'ensemble de tous ces faits met en pleine opposition la passivité du milieu interne et l'activité des tissus dans les combustions respiratoires. Le sang n'est décidément qu'un intermédiaire, et c'est en vain que par le rapprochement arbitraire de documents disparates et d'origines très diverses, Estor et Saint-Pierre se sont efforcés de mettre en évidence des phénomènes de combustion dans le sang. Ces auteurs soutiennent que, dans le sang artériel, l'oxygène diminue du centre à la périphérie, pendant que la quantité de CO_2 suivrait une marche inverse. En réalité, la composition des gaz, dans le sang artériel, reste invariable dans toute l'étendue de son trajet, comme on peut s'en assurer en analysant des prises, faites simultanément, sur des artères inégalement éloignées du cœur.

CHAPITRE II

MATÉRIAUX DE LA COMBUSTION

Les matériaux de la combustion sont constitués par les aliments et non par la substance même des tissus, comme on le dit encore bien souvent.

Bien plus, nous prendrons cette occasion pour montrer dans ce paragraghe que, non seulement les aliments apportent les matériaux de la respiration, mais encore que la combustion constitue le procédé principal de leur destruction.

a. **Respiration des êtres inférieurs.** — Quand on assiste à la végétation d'un être inférieur comme l'*aspergillus niger*, on constate que ce champignon respire à la façon d'un animal, c'est-à-dire qu'il consomme de l'oxygène et produit du CO_2. Or, dans sa respiration, ce microorganisme procède purement et simplement à la combustion de l'aliment dissous dans son milieu de culture. Si cet aliment est du sucre, la plante brûle du sucre, si c'est de l'alcool, elle brûle de l'alcool et la mesure des échanges gazeux donne des quantités d'oxygène et de CO_2 précisément conformes à l'équation de la combustion de l'aliment brûlé, sucre ou alcool. On a fait des constatations analogues sur le *mycoderma vini* qui brûle complètement l'alcool, et le *mycoderma aceti* qui le brûle imparfaitement jusqu'au terme acide acétique. Ici les phénomènes ont une simplicité et une pureté particulières très propres à notre démonstration, et il serait légitime de penser que les choses ne se passent pas autrement dans la respiration des tissus vivants chez les animaux. Mais il convient d'invoquer toutes les preuves.

Du quotient respiratoire; principe de l'égalité des quotients. — Nous avons vu (page 60) que le rapport $\dfrac{CO_2}{O}$ prend une valeur précise et nettement définie, quand on le détermine en partant de l'équation de la combustion des principes immédiats alimentaires. Il constitue alors le quotient respiratoire théorique des aliments, par opposition au quotient réel, tel qu'on l'obtient par la mesure des échanges gazeux de la respiration. Or nous sommes conduits par l'expérience à admettre que le quotient respiratoire réel est égal au quotient théorique, c'est-à-dire que sa valeur est exactement définie par la nature des principes immédiats formant la base de l'alimentation. Sous l'empire de l'enseignement de Paul Bert, on a admis longtemps l'extrême instabilité du quotient respiratoire, et on a considéré les variations de ce rapport comme échappant, en quelque sorte, à toute loi. Cette interprétation semble tout d'abord justifiée par les apparences. On obtient, en effet, les résultats les plus disparates, quand on étudie les échanges gazeux dans des conditions particulières. C'est ainsi que l'analyse des gaz du sang ou de l'atmosphère altérée par la respiration des tissus séparés de l'organisme, fait ressortir, pour le quotient respiratoire, des valeurs très inégales sans qu'on aperçoive la raison de ces inégalités. On en inférait volontiers, que le CO_2 n'est pas immédiatement lié à l'influence prochaine de l'oxygène, que sa dépendance à l'égard de ce gaz est médiate et lointaine, et qu'ainsi on peut l'envisager comme le dernier terme d'un processus complexe pouvant laisser place à un grand nombre d'opérations anaérobies. Mais en ce qui touche les gaz du sang, si perfectionnée que soit la technique employée, on n'est pas sûr d'en obtenir l'extraction complète, et les résultats de l'analyse des gaz obtenus sont nécessairement faussés. En ce qui touche la respiration élémentaire des tissus en vase clos, le quotient respiratoire a pu prendre toutes les valeurs possibles et déjouer toutes les prévisions tant qu'on ne s'est pas mis à l'abri de la putréfaction et tant qu'on n'a pas tenu compte de l'acide carbonique préformé. Les recherches précitées de Tissot ont eu précisément pour effet de montrer que le quotient respiratoire n'a plus cette variabilité désordonnée, dès qu'on prend soin d'écarter ces deux causes d'erreurs.

On pourrait invoquer encore, il est vrai, certains faits très curieux et d'un grand intérêt pour la physiologie générale. Pflüger a montré, par exemple, en répétant les expériences de Williams Edwards, que des grenouilles peuvent vivre pendant plusieurs heures dans une atmosphère privée d'oxygène et continuent à exhaler du CO_2. Mais, d'une part, ce CO_2 préexistait en grande partie dans le sang veineux, et d'autre part, les faibles quantités de ce gaz réellement produites pendant la durée de l'expérience, se rattachent à l'action et à l'emploi de l'oxygène fixé sur l'hémoglobine, et constituant, pour un animal inférieur, une réserve suffisante pour quelques heures.

Des muscles frais de grenouilles continuent à se contracter quand on les excite, et à dégager du CO_2 dans un espace clos privé d'oxygène. Mais ici encore, comme l'a montré Tissot, il faut compter avec l'acide carbonique préformé, et d'autre part, il est bien possible que, dans les muscles placés dans les conditions de l'asphyxie, la contraction musculaire trouve les sources de son énergie dans des réactions anaérobies. Mais ce qui est en question, c'est de déterminer les matériaux de la combustion normale, et non de préciser les conditions nouvelles de la vie asphyxique chez un animal inférieur.

La vérité est que, parmi les circonstances qui viennent d'être énumérées, il n'en est aucune qui soit propre à l'étude du quotient respiratoire, et on n'en peut rien inférer sur les lois des variations de ce rapport.

Mais quand on détermine la valeur du quotient respiratoire par l'analyse de l'air expiré dans la respiration normale d'un animal, on voit que cette valeur est étroitement définie par les conditions présentes de l'alimentation et, dans le cas simple d'*un animal en équilibre de nutrition et au repos*, elle dépend exclusivement de la nature des aliments. Dans ce cas, le quotient respiratoire devient égal au quotient théorique des principes immédiats de la ration et, dès lors, il devient le témoin irrécusable de leur combustion. Cette proposition devient de plus en plus précise, et grâce aux travaux de Speck, Von Mering et Zuntz, Wolfer, Potthast, etc., elle a pris le caractère d'une vérité démontrée. Pour nous, nous sommes en mesure d'affirmer résolument les faits suivants : 1° chez un chien nourri à la soupe au lait et contenant une quantité variable de sucre en dissolution, le quotient respiratoire devient égal à l'unité ou très voisin de l'unité. Il prend la valeur qu'il aurait si le sucre était directement brûlé et il garde cette valeur aussi longtemps que l'intestin livre du glycose à la circulation ; 2° quand un chien est nourri à la viande, le quotient respiratoire prend une valeur voisine de 0,818, celle qu'on obtient en partant de l'équation de l'albumine brûlée jusqu'à l'urée ; 3° quand un chien, en bon état d'embonpoint, est mis en inanition, dès que les réserves de son dernier repas sont épuisées, l'animal vit surtout aux dépens de sa graisse et partiellement de l'albumine de ses tissus. A l'instant même le quotient respiratoire prend une valeur très voisine de 0,750, valeur intermédiaire entre les quotients de la graisse et de l'albumine. Ces faits suffisent, et ils prouvent que le quotient respiratoire prend la valeur qu'il devrait prendre dans l'hypothèse de la combustion immédiate. L'hypothèse est par là même vérifiée (1).

Bilan de la respiration et de l'alimentation. — En poursuivant le développement logique de ce qui précède, on aboutit aux deux propositions suivantes : l'oxygène consommé par un animal recevant une ration d'entretien est précisément égal à celui qui serait nécessaire à la combustion des principes immédiats *désassimilés* dans le même temps, par cet animal. De même l'acide carbonique excrété, dans ces conditions, est précisément égal à celui qui résulterait de la combustion de ces mêmes principes immédiats. Ces deux propositions sont corrélatives et il suffit de tenter la vérification de la première.

Nous y sommes parvenus en dépouillant les documents réunis sur la ration de l'homme et des animaux et sur l'intensité des combustions respiratoires. Mais nous nous bornerons à retenir le bilan de la nutrition établi sur lui-même par Vierordt. Ce document, devenu classique, montre que le volume d'oxygène, théoriquement exigé pour la combustion des principes immédiats réellement désassimilés par Vierordt, dans une journée de vingt-quatre heures, s'élève à 532 litres 644 ; or le volume d'oxygène réellement consommé par l'expérimentateur a été de 520 litres 556. L'écart entre les prévisions de la théorie et

(1) Il serait prématuré d'examiner les objections opposées récemment à cette conclusion par Berthelot et plus récemment encore par Sanson. Aussi bien ce n'est pas une hypothèse que nous produisons, c'est l'expression d'une loi générale qui se vérifie avec certitude, toutes les fois qu'on étudie la respiration d'un animal recevant une ration d'entretien et maintenu en équilibre de poids et de nutrition.

la réalité est tout à fait négligeable et on imaginerait malaisément une démonstration plus formelle de la théorie de la combustion.

Bilan de la combustion et de la chaleur produite. — Parmi les faits qui peuvent être invoqués encore, à l'appui de cette théorie, on peut placer aux premiers rangs celui-ci :

La chaleur de combustion des principes immédiats *réellement désassimilés* par un animal, rend exactement compte de la chaleur produite, par cet animal, dans le même temps. Cette proposition résume les travaux récents de Rubner et nous en établirons la justesse dans le chapitre consacré à la chaleur animale. Pour le moment il suffit de la retenir comme un élément de démonstration.

De la part des phénomènes anaérobies. — Il est établi que les matériaux de la combustion respiratoire sont fournis par les aliments et que la combustion paraît être le procédé dominateur, sinon exclusif, de la dépense alimentaire. Dans ce cas, il serait impossible de faire une part appréciable aux phénomènes anaérobies. On commettrait pourtant une grave erreur en méconnaissant les phénomènes de dédoublement, d'hydratation ou de déshydratation qui président à l'élaboration du potentiel alimentaire. Nous aurons précisément à étudier ces phénomènes et à voir comment ils interviennent dans la préparation du combustible. Nous verrons qu'ils constituent des réactions préliminaires chargées de concourir à l'élaboration du potentiel glycose, aliment essentiel de la respiration, mais que précisément ils n'ont aucune influence sur l'intensité des échanges gazeux mesurés à partir de la combustion pure et simple des aliments désassimilés. *Tout se passe comme si la combustion intervenait seule.* C'est en ce sens qu'il faut entendre ce que nous appelons la neutralité des réactions anaérobies.

Mécanisme des combustions organiques. — La combustion, dont nous venons de déterminer le siège et les matériaux, est une oxydation lente, et cette oxydation possède ce caractère très particulier qu'elle n'a lieu que dans l'organisme. En un mot les principes immédiats, l'albumine et le glycose ne s'oxydent pas spontanément à l'air ; leur combustion, à l'air libre, réclame le concours ou d'oxydants très énergiques comme l'acide azotique et le permanganate de potasse, ou de très hautes températures. Cette oxydation rencontre donc, dans l'organisme, une condition qu'on ne sait pas réaliser dans les laboratoires et le problème est précisément de déterminer cette condition.

Théorie de l'ozone. — On a supposé, et cette hypothèse a joui d'une très grande faveur, que l'oxygène se trouve dans le sang et agit sur les principes immédiats, à l'état d'ozone (Gorup-Bezanez). Il est constant qu'en présence de l'ozone, les oxydations organiques ont lieu spontanément et à des températures qui ne dépassent pas celle du sang. On sait aussi, par le même auteur et conformément à une vue ancienne de Liebig, que la présence des alcalins favorise l'oxydation des substances organiques sous l'influence de l'ozone. Mais l'existence de l'ozone dans le sang est une simple vue de l'esprit dont Pflüger et Probrowski ont montré la fausseté. On pourrait encore invoquer cette circonstance particulière : que l'oxygène agit à l'état naissant et au moment où il abandonne sa combinaison avec l'hémoglobine. Cette circonstance est évidemment très favorable aux oxydations organiques, mais elle ne suffit pas à les déterminer.

Pflüger suppose qu'au point même où ont lieu les réactions chimiques de la vie, la température peut être localement très élevée sans se manifester visiblement. Mais la pétition de principes est manifeste ; la température ne peut s'élever que sous l'influence des combustions et la théorie de Pflüger fait préexister l'effet à la cause.

Théorie des oxydases. — On admet aujourd'hui que les oxydations organiques se produisent sous l'influence de ferments solubles sécrétés par les tissus vivants et connus sous le nom d'*oxydases*. On a fini par isoler ces ferments, mais ils avaient été prévus par Jacquet, dont on peut dire qu'il a ouvert la question et suscité les recherches qui l'ont éclairée.

Et d'abord, le sang lui-même n'exerce qu'une influence très secondaire dans la combustion des substances organiques. Schmiedeberg met en contact avec du sang artériel, et pendant un temps très prolongé, certains corps de la série aromatique facilement oxydables, tels que l'aldéhyde salycilique et l'alcool benzylique ; il n'observe pas d'oxydation sensible, mais si l'on vient à faire circuler le sang contenant ces substances, à travers un organe isolé, poumon ou rein, l'oxydation devient manifeste.

Jacquet, reprenant ces expériences, fait circuler, pendant cinq heures, dans un poumon de bœuf, un litre de sang défibriné et additionné d'un gramme d'alcool benzylique. A la fin de l'expérience, il trouve dans le liquide 185 milligrammes d'acide benzoïque résultant de la combustion de l'alcool. Il obtient le même résultat en remplaçant le sang défibriné par du sérum artificiel.

L'action oxydante qui s'effectue au sein des organes est indépendante de leur état de vie et ne réclame pas leur intégrité anatomique et physiologique. En effet, Jacquet a montré que l'oxydation se produit encore au contact du tissu pulmonaire mortifié, soit par congélation, soit par une immersion de quarante-huit heures dans une solution d'acide phénique à 2 p. 100, ou dans l'alcool absolu. Elle a lieu encore avec la pulpe du tissu pulmonaire ou du tissu rénal écrasé et désorganisé.

On est ainsi conduit à admettre, avec Jacquet, que « la puissance d'oxydation des tissus animaux est due à l'intervention d'une substance chimique soluble dans l'eau, insoluble dans l'alcool et qui se comporte à la manière des ferments solubles. » Les propriétés oxydantes des tissus sont, en effet, promptement anéanties par la chaleur (température d'ébullition de l'eau).

Les choses en étaient là, lorsqu'en 1894, G. Bertrand découvrit, dans le latex de l'arbre à laque, un ferment oxydant auquel il donna le nom de *laccase*. Ce même ferment a été retrouvé ensuite par Bertrand et par Bourquelot dans un grand nombre de plantes phanérogames et de champignons. Cette diastase possède un certain nombre de réactions caractéristiques. Or, quelques-unes de ces réactions ont été réalisées, avec le sang (Abelous et Biarnès, 1896) ; avec des fragments d'un cancer (Hugounenq et Paviot, 1896) ; avec les tissus de certaines ascidies (Giard, 1896) ; avec la salive et quelques autres sécrétions (Paul Carnot, 1896) ; avec les branchies et le sang de certains mollusques acéphales (Pieri et Portier, 1897).

Abelous et Biarnès, qui se sont particulièrement occupés de la répartition du ferment oxydant dans l'organisme, ont montré que ce ferment existe dans le sang, surtout chez les animaux jeunes, qu'il est irrégulièrerement réparti dans l'organisme et plus spécialement localisé dans certains organes (foie, poumon, rate), et qu'enfin le pouvoir oxydant des divers organes est, en général, plus énergique chez les jeunes animaux que chez les adultes.

E. — INTENSITÉ DES ÉCHANGES RESPIRATOIRES

Du coefficient respiratoire. — L'intensité des combustions respiratoires a pour mesure les quantités d'oxygène consommé et d'acide carbonique produit, en un temps donné, par un animal donné. Mais pour que les chiffres obtenus dans une expérience aient une signification précise et contiennent l'expression réelle de l'intensité, il est indispensable de les ramener à l'unité de temps et à l'unité de poids : l'heure et le kilogramme. On obtient ainsi les coefficients respiratoires en oxygène et en acide carbonique, c'est-à-dire les quantités de ces gaz consommées ou produites pendant une heure, et par kilogramme d'animal. Les coefficients respiratoires doivent être exprimés en volume parce que, sous cette forme, ils conduisent immédiatement à la valeur du quotient respiratoire qui, dans un grand nombre de circonstances, est un document du plus haut intérêt. Dès lors, il devient inutile de donner la valeur du coefficient respiratoire en CO_2, la respiration d'un animal étant complètement définie et caractérisée par le coefficient respiratoire en oxygène, et par le rapport $\dfrac{CO_2}{O}$, dans les conditions où ces deux éléments ont été déterminés par l'expérience.

Dès qu'on ne retient que le coefficient respiratoire en oxygène, il n'y a pas lieu de spécifier et on pourra se borner à l'expression de coefficient respiratoire.

Cette terminologie est claire, précise, et elle dit tout ce qu'on veut savoir. Si par exemple, on est informé que, chez l'homme, le coefficient respiratoire est en moyenne, de $0^l,300$ et qu'il s'élève à 10 litres, environ, chez un petit oiseau chanteur, on atteint immédiatement la mesure exacte de l'intensité des phénomènes chimiques de la vie, dans ces deux espèces, et on est frappé de la différence grave qui les sépare, à cet égard.

Dans ce domaine très général, il est inutile et impossible d'introduire le quotient respiratoire, parce que la valeur de ce rapport dépend des circonstances physiologiques où se trouve placé l'animal telles que l'alimentation, le sommeil ou la veille, l'activité ou le repos, l'hibernation, etc.

Mais le rapport $\dfrac{CO_2}{O}$ devient au contraire un élément très précieux toutes les fois qu'on recherche la valeur prise par les échanges respiratoires, sous l'influence d'une condition déterminée, et on en trouvera de nombreux exemples dans la suite de ce paragraphe.

Si le quotient de Pflüger nous est, pour le moment, inutile, il n'en est pas de même du coefficient respiratoire, qui doit, au contraire, être précieusement retenu comme le témoin le plus fidèle du mouvement vital. Il représente, pour l'individu normal et moyen, dans chaque espèce, une constante caractéristique de ce mouvement et, pour en saisir tout l'intérêt, il suffit de s'inspirer de ce fait dominateur : *L'intensité des combustions respiratoires se règle exclusivement sur les besoins de l'organisme ;* elle exprime la totalité des dépenses chimiques consacrées à l'entretien de l'animal, et par conséquent, nécessaires pour assurer la fixité de son poids et de sa température centrale.

Ces dépenses se résument finalement dans la somme des énergies transformées et dans l'effort total qu'elles représentent. Envisagé sous cet aspect, le coefficient respiratoire revêt bientôt des apparences saisissantes qui trouvent aisément dans l'esprit une place légitime et une forme durable.

Dire, par exemple, que le coefficient respiratoire de l'homme est de $0^1,300$, cela veut dire qu'un adulte de 70 kilogr. consomme par jour 500 litres d'oxygène qui répondent à une ration de 96 grammes d'albumine et de 480 grammes d'hydrates de carbone, soit une énergie potentielle de 2.400 colories environ qui, exprimées en travail mécanique, équivalent à 1,020,000 kilogrammètres. Et voilà que, par la seule considération du coefficient respiratoire, nous atteignons la mesure de l'effort vital quotidien de l'homme et que nous lui donnons une expression mécanique. Cet effort équivaut à celui qui, en 24 heures, porterait 1000 kilogrammes à 1.000 mètres de hauteur. Chez le cheval, nous trouverions un effort vital équivalent à cinq ou six millions de kilogrammètres par jour.

CHAPITRE PREMIER

TECHNIQUE

La mesure des échanges respiratoires peut-être obtenue, soit par des méthodes indirectes, en partant, comme Boussingault, du bilan nutritif, soit par des méthodes directes comportant l'emploi d'appareils spéciaux. Dans ce cas, elle réclame la mise en œuvre d'une technique particulière. Les appareils imaginés par les physiologistes sont extrêmement nombreux ; mais il est aisé de les grouper en partant des principes généraux sur lesquels repose leur construction. Et d'abord il faut distinguer deux grands groupes d'appareils, selon que la mesure des échanges gazeux porte exclusivement sur la respiration pulmonaire ou qu'elle embrasse en même temps la respiration cutanée. Dans ce dernier cas, les appareils permettent de déterminer la totalité des échanges gazeux de la respiration, et c'est par eux que nous commencerons notre étude.

A. — APPAREILS SERVANT A LA MESURE DE LA TOTALITÉ DES ÉCHANGES GAZEUX DANS LA RESPIRATION PULMONAIRE ET LA RESPIRATION CUTANÉE.

Pour réaliser le but que l'on se propose, il est absolument nécessaire d'enfermer l'animal dans une enceinte dont l'atmosphère, renouvelée ou non, subira des altérations à déterminer.

Tous les appareils de ce groupe ont donc un organe commun et fondamental, une *enceinte ou chambre respiratoire.*

Dans les uns on ne renouvelle pas l'atmosphère qui reste limitée autour de l'animal et subit les effets chimiques de sa respiration. L'air s'altère progressivement; il se charge d'acide carbonique et perd de l'oxygène. Il suffit de déterminer, par l'analyse, la mesure acquise par ces altérations, en un temps donné.

Dans les autres appareils, on renouvelle l'atmosphère, soit par des procédés chimiques, soit par des procédés mécaniques. Dans le premier cas, on fixe l'acide carbonique au fur et à mesure de sa formation et on dispose les choses de manière à ce que, le vide produit dans l'enceinte, en raison de cette fixation, soit constamment satisfait par un courant d'oxygène. Dans le second cas, l'enceinte est soumise à une ventilation plus ou moins énergique et parcourue par un courant d'air. A sa sortie, ce courant présente des altérations chimiques dues à la respiration de l'animal, et qu'il suffira de déterminer, en les rapportant au volume total de l'air passé pendant la durée de l'expérience.

De là, trois méthodes et trois groupes d'appareils : la méthode du confinement, la méthode du renouvellement chimique de l'atmosphère et celle du renouvellement mécanique.

a. Appareils fondés sur la méthode du confinement. — La méthode consiste, nous l'avons vu, à déterminer les altérations subies, en un temps donné, par une atmosphère limitée autour d'un animal mis en vase clos. Soit V le volume de l'enceinte, v le volume de l'animal, $\frac{n}{100}$ la proportion du CO^2 trouvée par l'analyse de l'atmosphère, à la fin de l'expérience et $\frac{n'}{100}$ la proportion de l'oxygène perdu par cette atmosphère ; on a : pour le volume du CO^2,

$$x = \frac{(V - v)n}{100}$$

et pour celui de O^2,

$$x' = \frac{(V - v)n'}{100}$$

Il n'y a plus qu'à faire les corrections de température et de pression.

C'est par ce moyen simple que Lavoisier a inauguré ses inoubliables recherches. Spallanzani, Williams Edwards l'ont également adopté. Lassaigne l'a appliqué à la mesure des échanges respiratoires chez le cheval. Hirn en a fait la base de ses recherches sur la thermodynamique biologique ; Kaufmann en a obtenu récemment d'excellents résultats et M. Chauveau en a fait usage dans ses derniers travaux sur la thermodynamique.

La méthode du confinement est une des plus exactes. D'une part, les altérations de l'air sont faciles à mesurer, en raison de leur importance, et d'autre part, le volume de l'enceinte est relativement très peu considérable. Dans l'expression $\frac{(V-v)n}{100}$ l'erreur commise dans la détermination de n a peu de gravité et le facteur V qui la multiplie, est très faible.

Mais la méthode du confinement soulève l'objection que, dès les premiers moments, l'atmosphère contient des altérations assez graves pour mettre obstacle aux échanges gazeux et fausser les résultats physiologiques. Cette objection n'est pas fondée car dans des recherches sur la marche des altérations de l'air dans l'asphyxie en vase clos, nous avons montré que ces altérations suivent une marche uniforme tant que la tension du CO^2 ne dépasse pas 6 à 7 p. 100 d'atmosphère et que celle de l'oxygène n'est pas tombée au-dessous de 14 à 12 p. 100. Dans la limite de ces tensions nuisibles, la respiration conserve son intensité initiale, et la méthode du confinement peut être employée avec d'autant plus de sûreté, que cette limite est relativement très éloignée, et qu'il est facile de disposer les choses de manière à ne jamais l'atteindre (1).

(1) Après avoir soumis la méthode du confinement aux épreuves qui en ont établi la légitimité, nous ne pouvions nous dispenser de l'adopter. Nous nous proposons de l'appliquer à

b. **Appareils fondés sur la méthode du renouvellement chimique de l'atmosphère.** — Lavoisier est encore ici l'initiateur, mais il ne nous a laissé aucune description de l'appareil dont il se servait. La méthode a reçu, pour la première fois, tout son développement dans l'appareil de Regnault et Reiset, et entre les mains de ces expérimentateurs elle a fourni des résultats d'une très grande importance qui sont demeurés classiques.

Le problème, on l'a vu, est de renouveler l'atmosphère de l'enceinte habitée par l'animal, en fixant l'acide carbonique produit et en restituant l'oxygène au fur et à mesure de sa consommation. Voici comment Regnault et Reiset ont disposé les choses.

Leur appareil, représenté dans la figure 105, comprend trois parties :

1° L'*enceinte*, constituée par une cloche et hermétiquement close par une fermeture

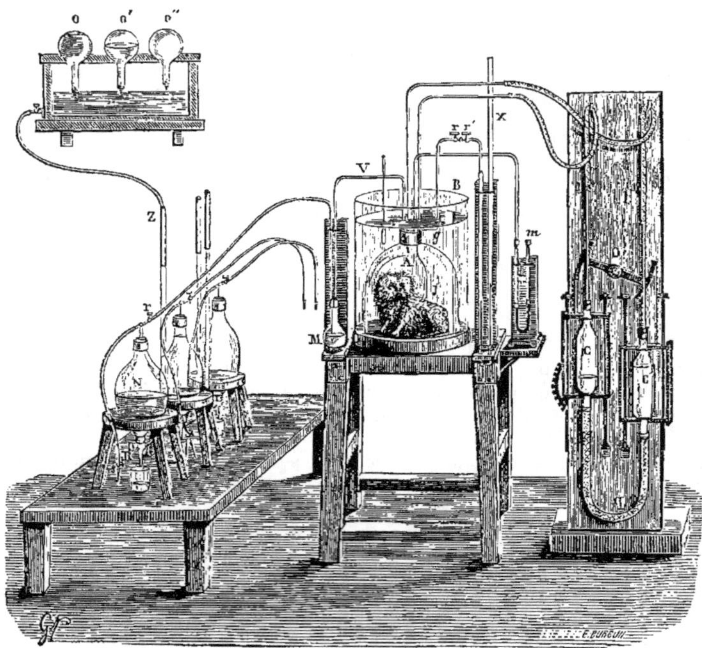

Fig. 105. — Appareil de Regnault et Reiset.

à écrous, est enveloppée d'une masse d'eau destinée à assurer la fixité de la température.

2° Le *condenseur* chargé de fixer l'acide carbonique. Il est constitué par un système de deux pipettes C C' reliées par un tube de caoutchouc et contenant une solution de potasse en quantité juste suffisante pour remplir l'une d'elles. Par leur orifice supérieur elles communiquent isolément avec l'enceinte, au moyen de deux tubes de caoutchouc qui, par l'intermédiaire de deux raccords de verre, vont s'ouvrir

l'étude de la respiration chez nos grands herbivores domestiques. Dans ce but, nous avons fait établir une chambre à confinement d'une contenance de 50 mètres cubes et dont l'étanchéité est obtenue à l'aide d'une porte autoclave.

à l'intérieur de la cloche et à des hauteurs inégales. Les deux pipettes sont suspendues à l'extrémité d'un fléau actionné par une manivelle et chargé de leur imposer un mouvement alternatif d'ascension et de descente. Pendant que l'une monte, l'autre descend. Par suite de cette disposition, les deux pipettes forment une véritable pompe à gaz qui imprime à l'atmosphère de la cloche un mouvement de va-et-vient, dans lequel l'air se met en contact avec la potasse et se débarrasse de son acide carbonique.

Le vide laissé par la fixation du CO^2 est satisfait par l'oxygène en réserve dans la troisième partie de l'appareil. Mais il faut compter avec une autre source d'appel qui intervient toutes les fois que le quotient respiratoire est plus petit que l'unité.

Dans ce cas, la différence $O^2 - CO^2$ représente l'excédent de l'oxygène consacré à la combustion de l'hydrogène des aliments et à la production d'une certaine quantité d'eau qui n'a pas de volume appréciable. En définitive, le vide dépend de la forme donnée aux produits de la combustion respiratoire. Le plus important, le CO^2, est fixé par la potasse, et le second, la vapeur d'eau, disparaît par condensation. Il en résulte que le vide se produit dans la mesure où l'oxygène est consommé. Mais ce vide est satisfait au fur et à mesure par le courant d'oxygène qu'il sollicite et qu'il emprunte au magasin destiné à fournir ce gaz. Dans l'appareil de Regnault et Reiset, ce magasin était constitué par une série de flacons $o, o'o''$, bien jaugés et renversés sur une cuve contenant une solution de chlorure de calcium destinée à prendre la place de l'oxygène au fur et à mesure de son départ. Mais on peut introduire à la place de ce dispositif compliqué un simple gazomètre parfaitement équilibré et soigneusement gradué.

L'appareil de Regnault et Reiset présentait un certain nombre d'imperfections et les nombreux auteurs qui l'ont adopté lui ont apporté des modifications faites pour l'améliorer (Seegen et Nowack, Regnard et Jolyet, Jolyet, Bergonié et Sigalas, D⁰ Saint Martin, etc.).

Nous avons adopté aussi l'appareil de Regnault et Reiset et nous lui avons donné différentes formes disposées pour fournir la courbe de l'oxygène consommé. Notre modèle définitif est intéressant par le condenseur très précis et très puissant dont il est pourvu (fig. 106).

Ce condenseur a pour organe essentiel une pompe à gaz P que nous désignons sous le nom de pompe annulaire double. Elle est constituée par un gros tube disposé en arc de cercle et contenant une quantité de mercure juste suffisante pour obturer sa lumière. Ce mercure remplit l'office d'un piston immobile dans l'espace, et retenu par la pesanteur sur la verticale passant par le point de suspension. Lorsque le tube annulaire est soumis à un mouvement pendulaire commandé par le cône G et la manivelle M, il se déplace sur le mercure qui fait piston en sens inverse, dans chacune de ses branches. La seule interposition du mercure a donc pour effet de donner naissance à deux corps de pompe formés par les deux branches du tube annulaire. Chacune des deux pompes est reliée à l'enceinte par un système de deux flacons laveurs fonctionnant en même temps comme des soupapes de Muller et contenant chacun 500 centimètres cubes d'une solution concentrée de potasse.

L'air mis en mouvement par chaque pompe est ainsi soumis à une circulation sur le trajet de laquelle il barbotte deux fois dans la potasse et laisse son CO^2. Il est donc obligé de déplacer toute la hauteur du liquide qui s'élève dans les tubes plongeurs des flacons et il en résulte des changements de pression considérables, dont le retentissement sur le gazomètre à oxygène aurait les plus graves inconvénients s'ils n'étaient neutralisés automatiquement, par le jeu même de l'appareil. Celui-ci comprend en effet deux pompes, qui fonctionnent en même temps, mais en sens inverse et neutralisent, par conséquent, leurs effets mécaniques.

L'oxygène est fourni par un gazomètre inscripteur C, et avant de pénétrer dans l'enceinte, il traverse un petit flacon laveur qui remplit un double office. Il sert de témoin et il empêche la diffusion des gaz en présence. Une plume fixée sur la cloche du gazomètre

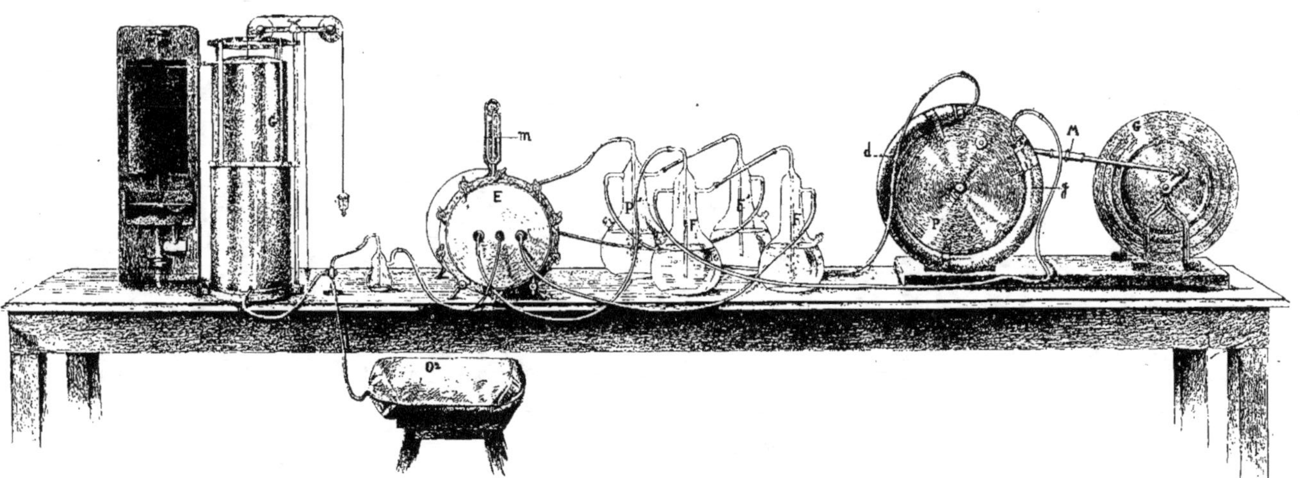

Fig. 106. — Oxygénographe de l'auteur.

E, enceinte parfaitement étanche renfermant l'animal; P, pompe à gaz actionnée par la marche du cône C et faisant circuler l'air de l'enceinte à travers les flacons laveurs EF, E'F' qui fonctionnent à la fois comme soupapes et comme condenseurs. L'appareil détermine deux courants inverses et indépendants. Cr, gazomètre fournissant l'oxygène et inscrivant sa chute sur un cylindre enregistreur; O^2 réservoir d'oxygène pour remplir le gazomètre ou se substituer à lui, quand on veut interrompre l'inscription. La substitution est réalisée par la manœuvre d'un robinet à trois voies.

permet d'inscrire la chute de ce réservoir et d'obtenir la courbe de l'oxygène consommé.

c. **Appareils fondés sur le renouvellement mécanique de l'atmosphère.** — L'enceinte habitée par l'animal est placée sur le trajet d'un courant d'air dont le débit est connu et dont les altérations, à la sortie, font connaître la mesure des échanges respiratoires ; l'expression de cette mesure est donnée par la formule générale $x = \dfrac{V \times n}{100}$, V désignant la quantité d'air qui a traversé l'enceinte, pendant la durée de de l'expérience, et $\dfrac{n}{100}$ la teneur de cet air en CO_2, ou le déficit d'oxygène. Tout se passe comme si l'animal habitait une enceinte de capacité croissante, et, précisément, dans l'évaluation totale des échanges respiratoires, il faut également tenir compte de l'enceinte et des altérations de l'air qu'elle contient à la fin de l'expérience. L'expression complète de la mesure devient alors $x = \dfrac{Vn + vn'}{100}$, v désignant la capacité de l'enceinte et n' la proportion de CO_2 ou du déficit d'oxygène dans l'air de cette enceinte, à la fin de l'expérience.

Ce deuxième terme $\dfrac{vn'}{100}$ ne saurait être négligé à moins que v ne soit très petit et V très grand, ce qui a lieu dans le cas d'une ventilation très puissante.

Cette méthode a des origines très lointaines et sa première réalisation appartient, sans doute, à Allen et Pepys (1808). L'appareil de ces expérimentateurs est formé par l'association de deux grands gazomètres reliés l'un à l'autre et se vidant alternativement l'un dans l'autre, à travers l'enceinte.

La même disposition a été adoptée par Despretz et par Dulong dans leurs recherches sur la chaleur animale. Elle est assurément très simple et comporte un haut degré d'exactitude, à la condition de garnir les gazomètres avec un liquide indifférent comme l'huile, la glycérine ou l'eau salée.

Dans l'appareil de Scharling (1843), le courant d'air est déterminé par un aspirateur, et celui-ci est constitué par un simple tonneau, rempli d'eau au commencement de l'expérience et se vidant pendant sa durée. Il est relié à l'enceinte par un tube pourvu d'une série de flacons laveurs chargés de fixer l'acide carbonique. La méthode ne comporte pas la détermination de l'oxygène consommé.

Le dispositif de Scharling a trouvé toute son ampleur dans l'appareil de Pettenkoffer et Voit, auquel les auteurs ont donné des proportions grandioses. L'enceinte a une contenance de 20 mètres cubes et peut se prêter au séjour de l'homme et des grands animaux. La ventilation, extrêmement puissante, est assurée par une pompe mue par une machine à vapeur. Comme on ne peut prétendre recueillir tout l'air mis en mouvement et en fixer l'acide carbonique, un courant dérivé ayant un rapport défini avec le courant principal, entraîne une faible partie de l'air souillé par la respiration dans des flacons laveurs chargés de baryte et fixant l'acide carbonique de cet air. La vapeur d'eau est retenue par de la pierre ponce chargée d'acide sulfurique. L'analyse porte donc sur un échantillon régulièrement prélevé sur le courant d'air, au moment où celui-ci abandonne l'enceinte. D'ailleurs elle est réservée exclusivement à la détermination du CO_2, et quant à l'oxygène consommé, Pettenkoffer et Voit en obtenaient la mesure, par différence, et en partant de la comparaison des ingesta et des excreta solides et liquides. Sur un animal en équilibre de poids et de nutrition, les entrées (ingesta) sont égales aux sorties (excreta). On a donc en désignant l'oxygène par x :

$$x + \text{ingesta} = \text{excreta} + CO_2.$$

D'où :

$$x = \text{excreta} + CO_2 - \text{ingesta}.$$

Mais cette équation suppose que le poids de l'animal reste stationnaire, circonstance purement idéale et qui n'est jamais réalisée au sens pratique.

Il en résulte que les auteurs allemands n'ont jamais mesuré exactement l'oxygène consommé. Ils ont commis, sans doute, des erreurs aussi graves dans la détermination du CO^2 parce que, la ventilation ayant une puissance exceptionnelle, la proportion de

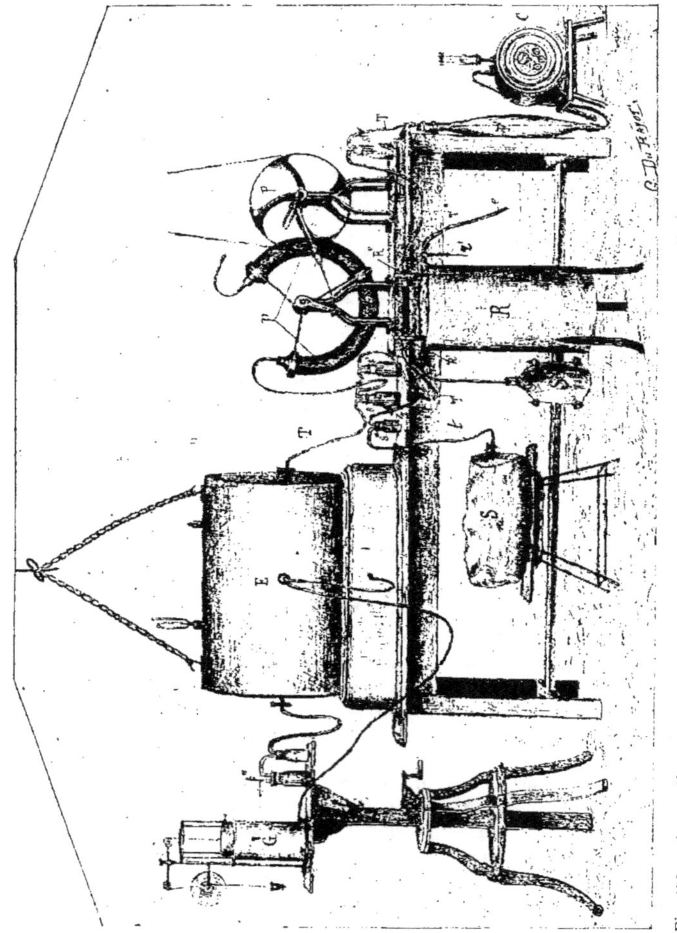

Fig. 107. — Appareil pour la mesure des échanges respiratoires à l'aide d'un échantillonnage continu et proportionnel.

E, enceinte contenant un chien de grande taille ; P, pompe à gaz produisant la ventilation de l'enceinte, grâce à l'interposition de deux soupapes de Muller. Le courant principal est dirigé sur le compteur C tandis qu'un courant dérivé s'échappe dans le sac S et servira d'échantillon pour l'analyse eudiométrique.

ce gaz, était très faible dans l'atmosphère entraînée. D'ailleurs on se bornait à le fixer sur un échantillon de cinq litres, ce qui augmente les chances d'erreur, et cette erreur inévitable était multipliée par un facteur énorme, le volume de l'air passé pendant l'expérience. Aussi bien, Pettenkoffer et Voit ont obtenu des résultats manifestement erronés et dont l'inexactitude se traduit dans les valeurs inadmissibles données parfois au quotient respiratoire.

La méthode de Pettenkoffer et Voit eût été excellente si les auteurs, moins soucieux de l'influence de l'acide carbonique sur les échanges respiratoires, avaient introduit une ventilation moins rapide dont l'effet eût été d'entraîner dans le courant d'air, des altérations assez graves pour se prêter à une analyse eudiométrique. C'est en nous inspirant de cette considération, que nous avons institué nos appareils. Mais avant de nous arrêter sur nos propres recherches, mentionnons les tentatives de Delsaux, de Corin et Van Beneden qui ont fructueusement appliqué la méthode à de petites espèces animales, comme le pigeon, et ont réduit l'erreur au minimum en fixant la totalité de l'acide carbonique entraîné par le courant d'air. C'est le retour pur et simple à l'appareil primitif de Scharling. L'appareil adopté par Arloing et consacré, également, aux petites espèces, diffère du précédent par l'emploi d'un courant de dérivation dirigé sur un condenseur, et assez puissant pour diminuer les chances d'erreur.

Quoi qu'il en soit, les expérimentateurs qui ont adopté la méthode de Scharling ne se sont préoccupés que de l'acide carbonique et ils ont négligé la détermination de l'oxygène consommé, que les imperfections de la technique ne leur permettent pas d'atteindre. On ne saurait admettre une pareille lacune.

Il est pourtant très facile de déterminer les deux éléments des échanges respiratoires dans un dispositif comme celui qui vient d'être étudié. Il suffit de recueillir, soit la totalité, soit un échantillon de l'air entraîné hors de l'enceinte par la ventilation et de le soumettre à l'analyse eudiométrique. Nous avons réalisé de diverses manières ce double desideratum.

Dans l'appareil représenté par la figure 107, la ventilation est effectuée par notre pompe annulaire double reliée à l'enceinte par un système de soupapes de Muller à

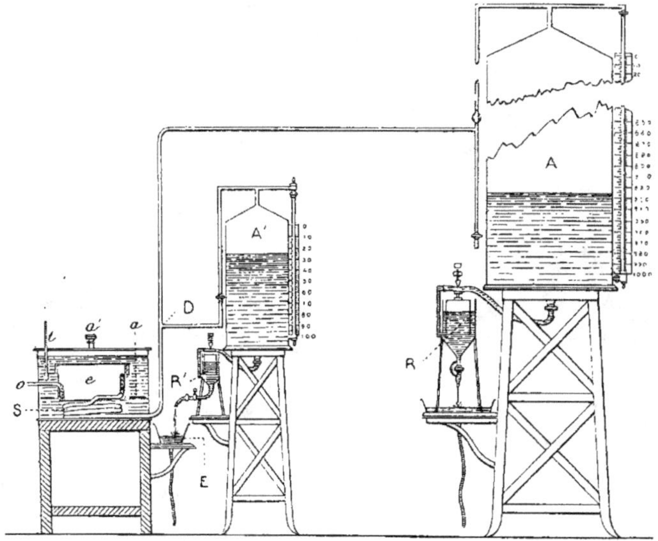

Fig. 108. — Appareil pour la mesure des échanges respiratoires (Projection verticale).

mercure. Après avoir appelé l'air, la pompe le refoule dans un courant principal aboutissant à un compteur à gaz, et par une dérivation collatérale, dans un gazomètre à glycérine d'une contenance de 50 litres, ou dans un sac de caoutchouc. La dérivation étant produite par la même pompe qui détermine le courant principal, est toujours proportionnelle à ce dernier, et l'air qu'elle jette dans le gazomètre constitue un échantillon absolument fidèle de l'air total, et un témoin irrécusable de ses altérations. L'appareil, ainsi constitué, s'applique surtout à la respiration chez les espèces de taille moyenne, comme les grands chiens, le mouton et le porc, mais pour les espèces de petite taille, on peut le modifier fort heureusement en remplaçant la pompe par un aspirateur et, du même coup, on est dispensé de l'emploi d'un moteur et de la dépense qui y est attachée.

Sous sa nouvelle forme, l'appareil prend la disposition représentée dans les figures 108 et 109. Les deux grands aspirateurs A, A, ont une contenance de 1000 litres et en les faisant alterner on peut donner aux expériences une durée indéfinie. Ils appellent et ils retiennent tout l'air de la période correspondante à leur fonctionnement et on peut employer directement cet air à l'analyse eudiométrique. On peut aussi

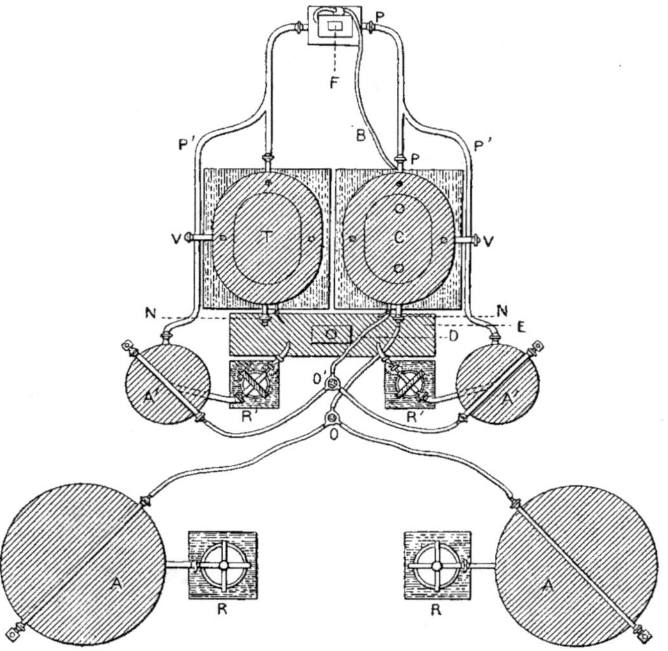

Fig. 109. — Appareil de la figure 109 (Projection horizontale).

C, Enceinte calorimétrique ; T, calorimètre témoin.

procéder, pour cet objet, à   récolte continue et proportionnelle d'un échantillon au moyen des aspirateurs A', A', placés en dérivation et dont la contenance est de 100 litres. Pour obtenir une dérivation proportionnelle au courant principal, nous disposons les choses de manière à réaliser un écoulement uniforme dans le grand et le petit gazomètre. A cet effet, nous plaçons sur le trajet du tube d'écoulement, les régulateurs R et R' dont on comprendra le mécanisme par la seule inspection de la figure 110.

Le mélange gazeux appelé par les aspirateurs est préservé de toute altération, grâce à une couche d'huile qui le soustrait à l'influence dissolvante de l'eau. Les analyses ont ainsi toute leur exactitude. Elles sont faites à l'aide de notre eudiomètre à phosphore (fig. 100), et pour les rendre plus faciles et plus exactes, nous employons une ventilation assez intense pour ne pas troubler la respiration de l'animal, et assez

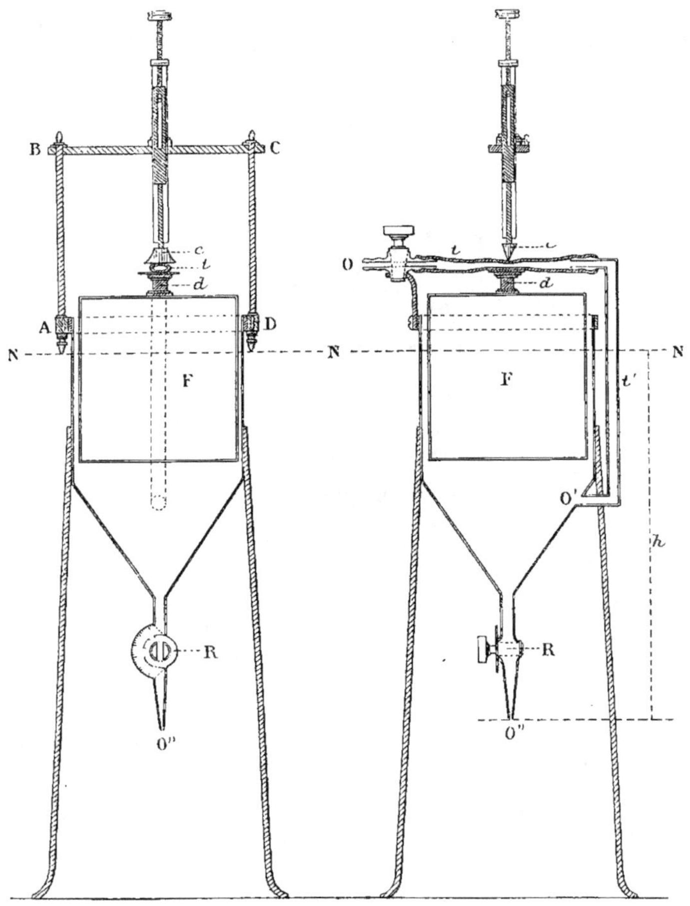

Fig. 110. — Régulateur à écoulement.

faible pour obtenir dans l'air recueilli des altérations très sensibles et très faciles à déterminer.

En général, les choses sont conduites de manière à obtenir une proportion de 2 ou 3 p. 100 de CO_2 dans l'atmosphère entraînée, et cette proportion, qui s'étend jusqu'à l'air de l'enceinte, est tout à fait inoffensive en même temps qu'elle apparaît avec la plus grande exactitude, à l'analyse eudiométrique.

Exploration du chimisme respiratoire. — L'uniformité obtenue dans la marche de l'air par l'emploi de notre régulateur à écoulement a pour conséquence d'introduire dans l'air en mouvement un régime d'altérations invariables, tant que les échanges respiratoires de l'animal conservent leur intensité. Mieux encore, l'intensité des altérations, dans le courant d'air, est exclusivement fonction de l'intensité des échanges gazeux de la respiration et elle en donnerait la mesure, si on pouvait la déterminer à un moment quelconque de l'expérience, par une sorte d'exploration.

Nous obtenons aisément ce résultat en plaçant sur le trajet du courant d'air, un gazomètre à double courant comme celui qui est représenté dans la fig. 111. Grâce aux

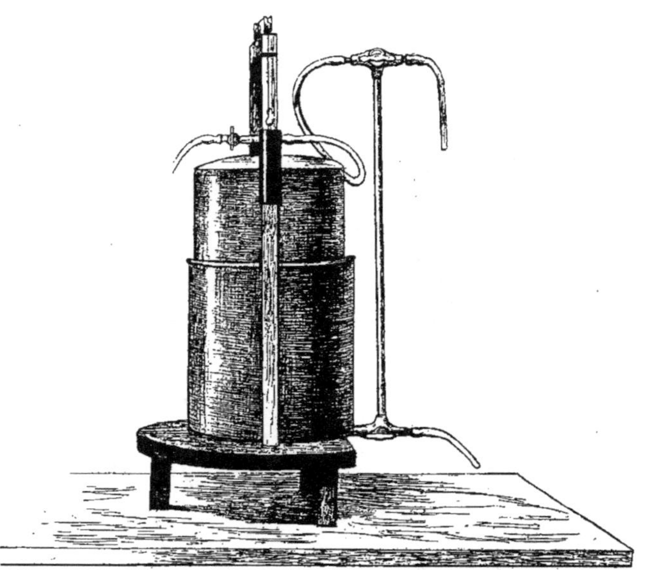

Fig. 111. — Gazomètre à double courant pour l'exploration du chimisme respiratoire.

robinets à 3 voies placés sur un tube collatéral, on peut faire passer l'air soit par la cloche, soit par ce tube. Dans ce dernier cas, la cloche devient disponible pour une analyse eudiométrique.

On peut donc multiplier les explorations et échelonner les analyses, à la condition de ménager entre elles un intervalle suffisant pour permettre le renouvellement de l'air dans l'enceinte et dans la cloche du gazomètre.

B. — APPAREILS POUR LA MESURE DES ÉCHANGES GAZEUX DANS LA RESPIRATION PULMONAIRE.

Ici l'animal n'est pas enfermé dans une enceinte et les instruments en usage doivent être mis en étroite relation avec l'appareil respiratoire du sujet mis à l'épreuve. En général, ces instruments sont disposés de manière à assurer la récolte ou simplement l'échantillonnage de l'air expiré, et dans ce cas, l'air est mis en mouvement par l'animal lui-même. Dans d'autres circonstances plus rares, celui-ci respire dans un courant d'air. De là deux groupes d'instruments :

Dans le premier groupe, l'air mis en mouvement par l'animal est dirigé par un système de soupapes, soit dans un sac (Muller, Sanson), soit dans un flacon dont il déplace le contenu (Brunner et Valentin), soit enfin, dans un gazomètre bien équilibré et bien gradué (Saint-Martin), et il ne reste plus qu'à faire l'analyse de l'air recueilli pendant l'expérience, en tenant compte de son volume.

Quand on veut instituer des expériences de longue durée, il est indispensable de se borner à récolter un échantillon de l'air expiré à l'aide d'un courant placé en dérivation sur le courant principal, celui-ci aboutissant à un compteur à gaz (Zuntz); on peut se

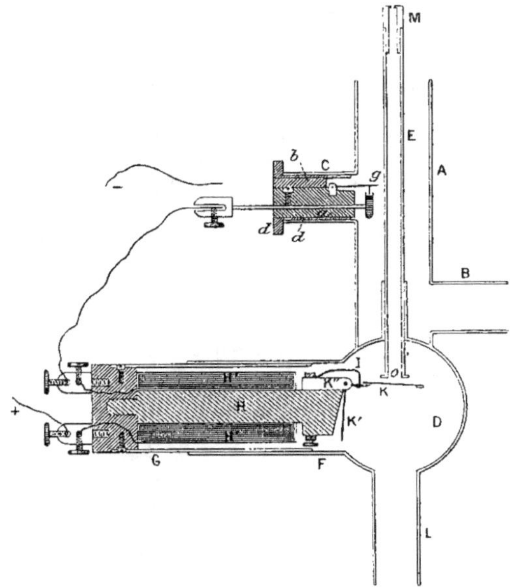

Fig. 112. — Appareil de Chauveau et Tissot pour l'échantillonnage et la mesure de l'air expiré.

A, tube principal mis en continuité, pendant l'expérience, avec la caisse de la figure 112 qui s'ouvre dans les narines par les embouts N et N'; B, tube latéral pour le courant principal; M, tube central de dérivation; KK' soupape qui reste ouverte pendant la durée de l'expiration et ferme le tube E pendant l'inspiration; g, contact actionné pendant l'expiration et fermant un circuit de pile; H, fer doux d'un électro-aimant placé sur le trajet du circuit et agissant sur K' pour tenir ouverte la soupape K en expiration; L, tube s'ouvrant dans une vessie où se distribuent les prises du courant dérivé.

passer de compteur si on établit expérimentalement le rapport qui existe entre le courant principal et le courant dérivé. C'est ainsi qu'ont procédé Chauveau et Tissot, dans leur appareil, en prenant soin d'assurer l'invariabilité des résistances dans les deux courants (Voir fig. 112 et 113).

Par une association ingénieuse de compteurs, Hanriot et Richet ont institué un appareil qui donne la mesure des échanges gazeux par une simple lecture (fig. 114). L'air en mouvement passe successivement par trois compteurs: le compteur n° 1 et le compteur n° 2 sont destinés, le premier à mesurer l'air inspiré, et le second à mesurer l'air expiré. Après avoir traversé le compteur n° 2, l'air expiré passe dans un condenseur très puissant où il perd la totalité de son acide carbonique, puis il passe dans le compteur n° 3. L'écart entre les compteurs n°s 1 et 2 donne l'excédent $O^2 - CO^2$ de l'oxygène consommé sur l'acide carbonique produit, et l'écart entre les compteurs n°s 2 et 3 donne directement le volume du CO^2. Cette méthode est passible de quelques objections graves. La pression de l'air en mouvement va décroissant dans le sens même du mouvement et les indications des compteurs placés aux extrémités du circuit ne sont pas rigoureusement comparables.

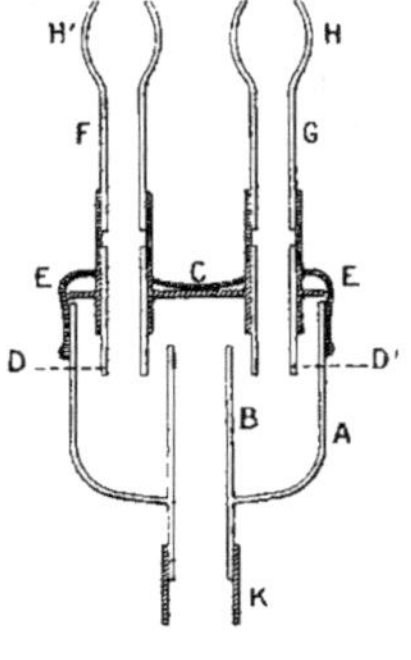

Fig. 113.

Zuntz et Rohrig d'une part, Fredericq de l'autre, ont disposé les choses de manière à obtenir la courbe de l'oxygène consommé. A cet effet, l'animal, un lapin, respire dans une cloche graduée remplie d'oxygène, soigneusement équilibrée, et renversée sur un bain de chlorure de calcium. Sur le trajet du courant d'air, entre la cloche et la trachée de l'animal, on intercale deux flacons laveurs chargés de KO, qui fonctionnent à la fois comme soupapes et comme condenseurs. Par sa descente, la cloche donne la mesure de l'oxygène consommé, et un style inscrivant fixé sur le contrepoids enregistre la courbe de la chute. L'appareil peut s'appliquer à l'homme à la condition d'augmenter les dimensions de la cloche et de remplacer les flacons laveurs par deux caisses d'absorption de Schwann, contenant un mélange de chaux et de soude caustique.

En ce qui touche les appareils du deuxième groupe, ils sont représentés par celui qu'Andral et Gavarret ont institué pour l'étude de la respiration chez l'homme. Le

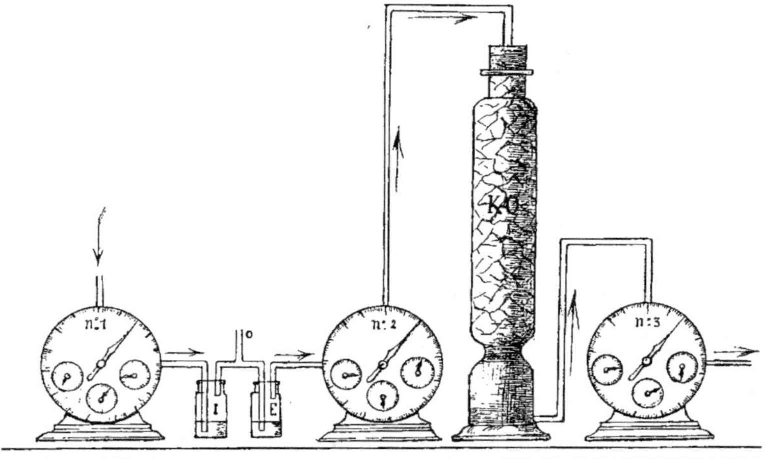

Fig. 114. — Schéma de l'appareil de Hanriot et Richet.

O, tube relié à l'appareil respiratoire de l'animal ; n° 1, compteur mesurant l'air inspiré ; n° 2 compteur mesurant l'air expiré ; KO, condenseur ; n° 3 compteur mesurant l'air expiré privé de son CO_2.

sujet respire le nez fermé au moyen d'un embout placé sur la bouche, dans un courant d'air sollicité par des ballons soigneusement jaugés au préalable et où on a fait le vide.

Méthode indirecte. — Elle a été employée par Boussingault à l'occasion de ses recherches sur la statique chimique de la nutrition. Elle consiste à déterminer le déficit de carbone, d'oxygène et d'hydrogène dans la totalité des excreta solides et liquides par rapport aux ingesta de même nature. Elle est aussi inexacte que laborieuse. Nous en verrons les bases théoriques dans le chapitre consacré à la statique chimique de la nutrition.

CHAPITRE II

RÉSULTATS. — MESURE DE LA RESPIRATION NORMALE DANS LES DIFFÉRENTES ESPÉCES ANIMALES

Nous réunissons dans le tableau suivant les chiffres qui mesurent la valeur du coefficient respiratoire dans les différents groupes d'animaux :

ESPÈCES.	OXYGÈNE CONSOMMÉ par heure et par kilogramme (coefficient respiratoire).	SOURCES.
Homme	$0^l,300$	Vierordt.
Cheval	$0^l,233$	Zuntz et Lehmann.
Bœuf	$0^l,220$	A partir de la ration.
Veau, porc et mouton	$0^l,300$ à $0^l,350$	Regnault et Reiset.
Chien (de petite taille)	$0^l,900$	Id.
Lapin	$0^l,687$	Pflüger.
Cobaye	$1^l,110$	Colasanti.
Poulet	$0^l,750$ à 1 litre	Regnault et Reiset.
Canard	$1^l,160$	(Nobis).
Petits oiseaux chanteurs	9 à 10 litres	Regnault et Reiset.
Moineau	$6^l,170$	Id.
Marmotte en hibernation	$0^l,030$	Id.
Grenouille	$0^l,044$ à $0^l,073$	Id.
Lézard	$0^l,134$	Id.
Anguille	$0^l,048$	Jolyet et Regnard.
Raie	$0^l,047$	Id.
Crabe	$0^l,107$	Id.
Ecrevisse	$0^l,038$	Id.
Hanneton	$0^l,700$	Regnault et Reiset.
Ver à soie	$0^l,600$ à $0^l,800$	Id.
Huitre	$0^l,0135$	Jolyet et Regnard.
Lombric	$0^l,070$	Regnault et Reiset.
Sangsue	$0^l,022$	Jolyet et Regnard.
Astérie	$0^l,032$	Id.

Influence de l'espèce et de la taille. — Les documents recueillis sur nos grandes espèces domestiques sont en petit nombre. Le coefficient respiratoire que nous donnons pour le cheval est une moyenne tirée des expériences de Zuntz et Lehmann, expériences dans lesquelles la détermination des échanges gazeux était faite par la récolte et l'analyse de l'air expiré (1). Les résultats fournis par Sanson ont été obtenus par une méthode analogue, mais dans des expériences dont la durée (deux minutes) nous semble trop courte (2).

(1) Nos récentes et trop rares recherches instituées à l'aide de notre chambre à confinement nous ont donné les chiffres de $0^l,243$ pour le cheval, et $0^l,224$, pour le bœuf.

(2) Les moyennes des expériences entreprises par Sanson font ressortir, pour le cheval, une production de $0^{gr},555$ de CO^2 par 100 kilos de poids vif et dans une période de deux minutes. Chez le bœuf ce chiffre tombe à $0^{gr},522$. Si nous inférons de ces quantités la valeur du coeffi-

Lassaigne qui a employé la méthode du confinement, a obtenu des chiffres qui n'ont aucune valeur puisqu'ils ne sont pas mis en regard du poids des animaux, et qu'on ne peut pas en tirer la mesure du coefficient respiratoire.

En partant des résultats de Boussingault déterminés par la méthode indirecte, nous obtenons, pour mesure du coefficient respiratoire, les chiffres 0^{l}392 pour le cheval, 0^l,320 pour le bœuf, 0^l,861 pour le porc et 0^l,850 pour le mouton. Ces chiffres sont manifestement trop élevés. En partant de la composition de la ration, formulée dans les tables de Wolff (page 58) et en multipliant les quantités des divers principes immédiats qui entrent dans la composition de cette ration, par le volume d'oxygène nécessaire à la combustion de 1 gramme de chacun de ces principes (page 62), nous nous approchons assurément très près de la vérité. Bien entendu, nous avons tenu compte, dans nos calculs, du coefficient de digestibilité, et nous avons obtenu, pour la mesure du coefficient respiratoire dans les différentes espèces, les valeurs suivantes :

> Pour le cheval......................... 0^l,240 (au repos).
> Pour le bœuf.......................... 0^l,220   ld.
> Pour le mouton....................... 0^l,281   ld.

On voit que les chiffres obtenus, par le calcul, ne diffèrent pas, sensiblement, de ceux que fournit la méthode directe. Nous avons fait les mêmes calculs, pour l'homme, en partant des rations indiquées à la page 59, mais sans nous préoccuper du coefficient de digestibilité qui, chez l'homme, est très voisin de l'unité. Pour un homme de 70 kilogrammes, ces diverses rations font ressortir un coefficient moyen de 0^l,319 également très voisin de celui que Vierordt a obtenu sur lui-même, par l'emploi des méthodes directes.

Si on parcourt la série des chiffres qui mesurent l'intensité de la respiration normale chez les différents animaux, on aperçoit de très grandes différences qui trahissent, à la fois, l'influence de l'espèce et du rang zoologique. A ce dernier point de vue, l'infériorité des animaux à sang froid apparaît considérable et la faible intensité de leurs combustions trahit la pauvreté de leur vie. Les insectes font exception. Ils respirent à la façon d'un poulet, d'un lapin, d'un chien, et cette puissance respiratoire s'accorde pleinement avec la puissance de leurs manifestations vitales.

Le même tableau démontre, sans conteste, que les oiseaux ont une respiration un peu plus intense que les mammifères de même taille. La différence n'est pas discutable, quoi qu'on ait soutenu sur ce point, et elle se rattache à l'excès de la température propre des oiseaux sur celle des mammifères.

Les inégalités qui séparent les espèces du même groupe sont liées, tout d'abord, à l'influence de l'énergie spécifique des tissus dans ces différentes espèces. Paul Bert a mis ce point hors de doute en montrant, par exemple, qu'à poids égal, le tissu musculaire du moineau consomme plus d'oxygène que celui du poulet. Mais l'influence la plus considérable appartient, sans doute, à la taille. On voit, en effet, que l'intensité de la respiration suit une marche inverse à celle de la taille. Il suffit de comparer le cobaye au cheval ou les petits oiseaux au poulet.

cient respiratoire, en supposant que le quotient de Pflüger soit de 0^l,900, nous arrivons, pour le cheval, à un coefficient respiratoire de 0^l,090 et de 0^l,088, pour le bœuf ! Ces résultats nous semblent bien faibles, ils sont séparés de ceux de Zuntz et des nôtres par un écart qui atteint presque les deux tiers.

La direction de ce phénomène a sa raison dans une relation géométrique très simple. Les deux éléments qui pèsent sur l'intensité des combustions respiratoires sont la surface et le poids du corps. La surface donne sa mesure au rayonnement calorifique, et par conséquent aux combustions chargées de compenser les effets de ce rayonnement. D'une manière générale, et toutes choses étant égales, la valeur absolue des combustions est donc proportionnelle à la surface du corps. Mais pour obtenir leur intensité, il faut rapporter leur valeur absolue, fonction de la surface, au poids de l'animal. On voit ainsi que l'intensité de la respiration est fonction d'un rapport où la surface est au numérateur, tandis que le poids est au dénominateur $\left(\mathrm{I} = \mathrm{K}\,\dfrac{\mathrm{S}}{\mathrm{P}}\right)$, K étant une constante indéterminée.

En résumé, l'intensité des combustions est, *a priori*, directement proportionnelle à la surface et inversement proportionnelle au poids du corps. Or, la surface croit moins vite que le poids. La première varie proportionnellement au carré des dimensions linéaires telles que la taille ; tandis que le second varie, comme le volume, proportionnellement au cube de ces mêmes dimensions. Si donc on suppose une série d'animaux dont la taille va croissant, le rapport $\dfrac{\mathrm{S}}{\mathrm{P}}$ qui tient sous sa dépendance la valeur de l'intensité des combustions va, au contraire, en décroissant pour ce seul motif que le dénominateur P augmente plus rapidement que le numérateur S. C'est ce qu'on exprime en disant que les petits animaux ont, par rapport à leur poids, une surface plus grande que les animaux de taille plus élevée. Pour préciser davantage, si on exprime la surface S et le poids P, en fonction de la taille faite égale à r, la formule ci-dessus devient :

$$\mathrm{I} = \mathrm{K} \times \frac{r^2}{r^3} = \mathrm{K} \times \frac{1}{r}$$

A ne considérer que la géométrie, on voit ainsi que l'intensité des combustions devrait être, en toute rigueur, inversement proportionnelle à la taille.

Mais les choses de la vie n'ont pas cette simplicité, et nous devons nous borner à constater simplement que l'intensité des combustions subit des variations inverses de celles de la taille. M. Richet a réuni sur ce point beaucoup de chiffres ; mais nous nous bornerons à résumer nos propres observations d'où il résulte que le coefficient respiratoire est de $0^l,400$ ou $0^l,450$ chez les chiens de grande taille (20 à 30 kilogrammes) ; de $0^l,500$ à $0^l,600$ chez les chiens de taille moyenne (10 kilogrammes à 15 kilogrammes) et de $0^l,700$ à 1 litre chez les chiens de petite taille (3 à 4 kilogrammes).

De même, si on ne considère que la géométrie et la physique, la valeur absolue des combustions, devrait être, en toute rigueur, directement proportionnelle à la surface. Dans cette hypothèse, la surface, par l'influence qu'elle exerce directement sur le rayonnement calorifique, réglerait l'intensité de tous les phénomènes chimiques de la vie, et par conséquent, de l'alimentation qui fournit les matériaux de ces réactions chimiques. Il n'y aurait donc plus qu'à établir la formule qui, au moyen de données empiriques, permettrait de mesurer la surface d'un animal. Cette formule a été recherchée par divers auteurs (Rameaux, Rubner et Meeh). On admet, en général, celle qui a été proposée par ce dernier physiologiste : $S = K\sqrt[3]{P^2}$ dans laquelle K est une constante déterminée empiriquement une fois pour toutes. Cette constante serait égale, d'après M. Meeh, à 11,2. On peut donc rechercher si, véritablement, la loi de la surface a toute la précision géométrique voulue par la théorie. C'est ce que MM. Hanriot et Richet ont tenté, dans un grand nombre de déterminations expérimentales, et pour donner à leurs résultats toute leur signification, ils les ont exprimés en les ramenant à l'unité de surface, le mètre carré. Ils obtiennent, de cette manière, ce qu'on pourrait appeler le *coefficient respiratoire superficiel*, c'est-à-dire la quantité de CO_2 produite, dans chaque espèce, par heure et par mètre carré.

Si la géométrie intervient seule, ce coefficient doit avoir la même valeur pour tous les animaux à sang chaud. Il est loin d'en être ainsi, comme on peut en juger par les chiffres suivants empruntés à Richet et Hanriot :

Poids.	Espèce.	CO_2 produit en une heure par mètre carré.
500 kil.	Bœufs..	3gr,70
70	Moutons	2 ,25
60	Hommes	2 ,00
3	Oies...	1 ,85
1,700	Poules.......................................	1 ,72
2	Chats...........................	1 ,48
2	Lapins.......................................	1 ,34
1	Marmottes...................................	1 ,07
0,300	Pigeons et tourterelles.................	1 ,00

En présence de ces résultats, si différents les uns des autres, il nous est impossible de conclure, avec les auteurs à qui nous les devons, que l'intensité des combustions est proportionnelle à la surface. La surface n'est qu'un des nombreux facteurs qui agissent sur la respiration, et son influence se combine avec celle d'un grand nombre d'autres conditions qui vont être examinées. On ne peut ici poser une loi générale, qu'à la condition d'introduire, dans sa formule, l'expression d'un idéal inaccessible, à savoir l'identité de toutes les autres conditions qui pèsent sur la vie des animaux. On dira par exemple : toutes choses étant égales, l'intensité des combustions est proportionnelle à la surface. Or ce « *toutes choses étant égales* » est, comme on vient de le voir, une abstraction pure.

Telles sont les réflexions générales que peuvent inspirer les chiffres qui donnent la mesure du coefficient respiratoire dans les différentes espèces. Ces chiffres font connaître l'intensité moyenne et normale des combustions, et à ce titre, ils ont une très grande importance, car ils servent de repère pour mesurer les changements introduits dans la respiration sous l'influence des nombreuses conditions qui viennent, tour à tour, modifier la vie des animaux. Ces changements seront étudiés méthodiquement et conformément à l'ordre où ils figurent dans le tableau suivant.

Changements subis par l'intensité des combustions respiratoires.

A. Changements procédant du comburant (oxygène)............................
- *a.* Influence des atmosphères suroxygénées.
- *b.* Influence des atmosphères raréfiées ou altérées par la respiration.
- *c.* Influence du sang et des hémorragies.

B. Changements procédant du combustible.
- *a.* Influence de l'état de jeûne.
- *b.* — de l'inanition.
- *c.* — de l'alimentation.

Changements subis par l'intensité des combustions respiratoires (suite).

C. Changements procédant des besoins des tissus	Besoins introduits par les conditions internes.	*a.* Influence du travail musculaire.		
		b. — du sommeil	Nuit et jour. Anesthésie. Hibernation.	
		c. — de la résolution musculaire.		
		d. — de l'âge.		
		e. — du sexe.		
	Besoins introduits par les conditions externes.	*a.* Influence de la température extérieure.		
		b. — de l'état du tégument (vêtements, toute et vernissage).		

A. — CHANGEMENTS PROCÉDANT DU COMBURANT.

Influence des atmosphères suroxygénées. — L'intensité des échanges respiratoires conserve sa valeur normale quand les animaux respirent dans l'oxygène pur ou dans une atmosphère suroxygénée. Ce fait, déjà constaté par Lavoisier et Séguin, par Regnault et Reiset, a été pleinement confirmé dans des recherches récentes instituées par M. Saint-Martin, et dirigées sur le cobaye, le rat et l'homme. Il en résulte que l'intensité des combustions organiques se règle exclusivement sur les besoins normaux de l'organisme et ne dépend, en aucune manière, de la tension de l'oxygène dans l'air, lorsque cette tension excède la tension ordinaire. Ce fait concorde exactement avec les observations faites par Paul Bert et d'où il résulte que la teneur du sang en oxygène n'est pas sensiblement augmentée par les accroissements de la pression extérieure. On est ainsi autorisé à présumer que l'action thérapeutique exercée par les inhalations d'oxygène pur est, dans l'immense majorité des cas, absolument négligeable.

Influence des atmosphères raréfiées. — Lorsque la tension partielle de l'oxygène tombe au-dessous d'une certaine limite, l'intensité des échanges respiratoires diminue, et cette diminution se traduit par un état asphyxique qui domine la symptomatologie du mal des montagnes ou des accidents qui menacent les aéronautes dans leurs ascensions. D'après ce qui a été dit plus·haut (p. 337), il est facile de concevoir comment la diminution des échanges respiratoires, dans ces différents cas, est dûe à ce que la teneur du sang en oxygène s'amoindrit elle-même, lorsque la tension extérieure de ce gaz tombe au-dessous d'une certaine limite. Pour le même motif, on s'explique aussi, très aisément, que les inhalations d'oxygène aient une efficacité absolue et fassent disparaître, comme par enchantement, les accidents du mal de montagne ou de l'aérostation.

Il importerait maintenant de préciser la limite au-dessous de laquelle la tension de l'oxygène devient insuffisante pour assurer complètement l'hématose et laisser aux échanges gazeux de la respiration toute leur plénitude. Nous y sommes parvenus, par une voie détournée, en étudiant la marche des altérations de l'air dans l'asphyxie en vase clos. Nos expériences, qui ont été instituées sur le lapin, nous ont apporté les conclusions suivantes :

Dans l'asphyxie en vase clos, l'intensité du chimisme respiratoire conserve sa valeur initiale et normale tant que la tension de l'oxygène n'est pas tombée au-dessous de 13-11 p. 100 d'atmosphère, et que celle de l'acide carbonique n'atteint pas 6 ou 7 p. 100. Au-delà de ces limites, l'intensité de la respiration subit une chute progressive qui, vers la fin de l'asphyxie, la fait tomber au tiers environ de sa valeur normale. D'ailleurs, les valeurs prises par l'intensité de la respiration dans le cours de l'asphyxie en vase clos ont, avec la tension de l'oxygène, des rapports définis qui se précisent dans les chiffres suivants :

TENSION de l'oxygène.	20,9 à 13-11 0,0	10 à 9 0/0	8 à 7 0/0	7 à 6 0/0
Valeurs prises par l'intensité des échanges respiratoires........	1	0,75	0,66	0,33

Il est évident, dès lors, que, contrairement à l'opinion soutenue par Sanson, les variations superficielles de la pression atmosphérique, dans les limites où elles se produisent sous les influences météoriques, n'entraînent aucun changement dans les échanges gazeux de la respiration.

Influence du sang et des hémorragies. — On pourrait penser *a priori* que l'intensité des combustions respiratoires est diminuée par les soustractions sanguines dans la mesure même de la diminution de l'hémoglobine totale. Mais il résulte des recherches de MM. Pembrey et A. Guerber (1894) que les hémorragies qui laissent survivre l'animal et qui n'excèdent pas 2 p. 100 du poids du corps, n'ont qu'une très médiocre influence sur l'intensité des échanges respiratoires.

A la condition de rétablir la pression artérielle par des injections intra-veineuses de sérum artificiel, les changements de la respiration produits par les soustractions sanguines ne dépassent pas la limite des modifications qui peuvent survenir, sans cause apparente, dans la vie des animaux.

Un certain nombre de physiologistes (Hanover, Pettenkoffer et Voit, Voit et Rauber) avaient fait antérieurement des constatations analogues et il apparaît bien que, sur ce point encore, les phénomènes de la respiration obéissent à la loi générale exposée au début de ce chapitre et en vertu de laquelle l'intensité des combustions se règle exclusivement sur les besoins de l'organisme.

B. — CHANGEMENTS PROCÉDANT DU COMBUSTIBLE.

Sous l'influence du *jeûne,* les échanges respiratoires subissent une diminution qui a été diversement appréciée par les différents auteurs. Elle atteindrait environ 50 p. 100 chez la tourterelle, d'après Boussingault, et chez le chat d'après Bidder et Schmidt. Chez l'homme, d'après les chiffres de Vierordt, elle n'atteindrait que 0,142. Valentin et Scharling ont obtenu des résultats analogues. En dépouillant les chiffres fournis par Speck, Pettenkoffer et Voit, Jolyet, Bergonié et Sigalas, Hanriot et Richet, nous constatons que, sous l'influence du jeûne, la production de l'acide carbonique subit, chez l'homme, une diminution de 14 p. 100 environ. On voit que la privation d'aliments a plus d'influence sur les animaux de petite taille que sur les grandes espèces. D'après nos propres recherches, sur des chiens de 3 à 4 kilogrammes, la consommation d'oxygène peut tomber de 1/4 ou même de 1/3, vingt-quatre heures après le repas.

Mais, parmi les effets du jeûne, il convient d'indiquer d'une manière particulière la chute subie par le quotient respiratoire. Sa valeur moyenne, dans nos diverses expériences, a été de 0,755, comme le veut la théorie de la combustion. Il prend, en effet, une valeur comprise entre celles du quotient théorique de la graisse et de celui de l'albumine, c'est-à-dire des principes empruntés aux tissus et fournissant les matériaux de la combustion, dans l'état de jeûne.

Chez l'animal *alimenté*, les combustions, abstraction faite des moments consacrés au repas et où interviennent des influences étrangères à l'alimentation, les combustions atteignent leur maximum d'intensité dès les premières heures qui suivent le repas. En même temps, le quotient respiratoire prend une valeur très voisine du quotient théorique des principes qui forment la ration. Nous n'insisterons plus sur ce fait essentiel, dont la signification a déjà été établie dans un des précédents paragraphes. A partir de leur maximum, les combustions décroissent progressivement, et si on attend assez longtemps, elles atteignent leur minimum au moment où les réserves alimentaires du dernier repas sont épuisées et où le quotient respiratoire atteint sa valeur la plus faible. L'intervalle compris entre le moment du maximum et celui du minimum qui annonce le début du jeûne véritable, a une durée moyenne de vingt-quatre heures, mais il peut excéder cette mesure et atteindre quarante-huit heures, sur les animaux qui ne prennent qu'un seul repas par jour et très abondant.

L'*inanition* est un jeûne prolongé. D'une manière générale on peut dire qu'elle est sans aucune influence sur l'intensité des combustions respiratoires. Nous voulons entendre que, pendant toute la durée de l'inanition, le coefficient respiratoire conserve la valeur minima à laquelle il était tombé au début du jeûne. Les quantités absolues d'oxygène consommé diminuent, il est vrai, progressivement, mais elles subissent une chute parallèle à celle du poids de l'animal, en sorte que la valeur de la consommation horaire par unité de poids demeure invariable. Cette loi, qui se vérifie très aisément sur le chien, n'a pas la même netteté chez le lapin, et il serait intéressant d'en rechercher la forme dans les différentes espèces domestiques par des recherches méthodiquement conduites. Si elle était tout à fait générale, elle prendrait un réel intérêt et on pourrait peut-être voir, dans le coefficient respiratoire minimum de l'état de jeûne, la mesure réelle des dépenses et des besoins alimentaires d'un animal. Cette opinion est d'ailleurs soutenue par certains physiologistes, notamment Zuntz et Lehmann. Ces expérimentateurs soutiennent que l'alimentation n'ajoute rien, par elle-même, à l'intensité des combustions, que celle-ci se règle exclusivement sur les besoins de l'organisme et non sur l'abondance des aliments, et que si les combustions s'exagèrent après le repas, cette exagération est exclusivement due à l'influence du travail digestif. Zuntz et Lehmann font reposer leur interprétation sur des expériences dans lesquelles des injections intra-veineuses de glycose ou de peptones administrées à des lapins, ne sont pas suivies d'une exagération dans les combustions, et n'ont pas d'autre effet qu'un changement dans la valeur du quotient respiratoire, qui prend une valeur voisine du quotient théorique de la substance injectée. Pour bien interpréter ces expériences il faut se rappeler que les injections étaient poussées avec une très grande lenteur, sur des animaux maintenus immobiles dans des bains chauds. Ces conditions sont faites, évidemment, pour écarter l'influence du travail digestif et pour ne pas modifier les besoins des tissus vivants. Mais ce ne sont pas des conditions normales et la question est précisément de savoir si, sous l'influence de l'alimentation normale, la seule présence des principes immédiats, dans la circulation, n'a pas pour effet d'exagérer l'irritabilité des tissus, d'accroître leurs besoins et d'augmenter par là-même l'intensité des combustions, en dehors de l'influence du travail digestif. Or il résulte de nos propres recherches que l'influence directe des principes immédiats ne se manifeste que dans des circonstances exceptionnelles. Si par exemple on administre à un chien inanitié du glycose à haute dose, soit en l'associant à la ration, soit en l'introduisant par injection intra-veineuse, on observe un accroissement considérable des combustions qui peut se maintenir plusieurs heures après le repas. Mais, réserve faite de ce cas particulier, l'alimentation ordinaire ne paraît pas exercer une action directe sur l'intensité des échanges respiratoires.

Il résulte de tout cela que l'alimentation doit se mesurer sur l'intensité normale des combustions dont elles fournissent les matériaux, et la valeur du coefficient respiratoire de l'état de jeûne, déterminé vingt-quatre heures après le dernier repas, deviendrait assurément un excellent repère pour calculer la ration alimentaire.

C. — CHANGEMENTS PROCÉDANT DES BESOINS INTRODUITS PAR LES CONDITIONS INTERNES.

Influence du travail musculaire. — L'exagération des combustions respiratoires qui accompagne l'activité musculaire est de notion commune. Elle n'avait pas échappé à Lavoisier qui l'a observée, le premier, chez l'homme, et a vu que, sous l'influence du travail, les échanges gazeux augmentent à peu près de 300 p. 100.

Des résultats analogues ont été observés également sur l'homme, par un grand nombre d'expérimentateurs : Proust, Scharling, Vierordt, E. Schmidt, Valentin, Ludwig, Hirn, Pettenkoffer et Voit, Hanriot et Richet, etc. Les expériences de ces divers physiologistes démontrent que les échanges respiratoires deviennent trois et même cinq fois plus considérables, sous l'influence de l'activité musculaire. On peut également déterminer un accroissement considérable dans les combustions, sur des chiens ou des lapins, en sollicitant chez ces animaux une activité régulière quoique artificielle, à l'aide d'excitations induites, étendues à tout l'appareil musculaire et de rythme uniforme. La méthode des excitations électriques est très capable de fournir des résultats curieux et utiles, mais au point de vue que nous envisageons, il est préférable de rechercher l'influence du travail spontané. A ce titre, les expériences instituées sur le cheval, par Zuntz et Lehmann, apportent des renseignements inattendus et du plus haut intérêt.

Nous résumons ainsi les résultats obtenus par ces auteurs, en ramenant la consommation d'oxygène à l'heure et au kilogramme (voy. tableau p. 374).

Les expériences ont été faites à l'aide d'une piétineuse dont on peut faire varier l'inclinaison et qui, laissant l'animal au même point de l'espace, permet de mettre sa trachée en communication avec l'appareil destiné à la récolte de l'air expiré.

MODES DE L'ACTIVITÉ MUSCULAIRE	COEFFICIENTS RESPIRATOIRES du cheval.	ACCROISSEMENTS en fonction du travail.
Repos...............................	$0^l,226$	»
Travail au pas, sans traction ni charge.	$0^l,734$	1 à 3,24
Travail au trot, sans traction ni charge.	$1^l,389$	1 à 6,14
Travail au pas, sur pente faible.........	$1^l,256$	1 à 5,55
Travail au pas, sur pente forte..........	$1^l,578$	1 à 6,?8
Travail au pas, avec traction...........	$1^l,374$	1 à 6,03
Travail au pas, en chemin montant.....	$1^l,842$	1 à 8,15

Parmi les changements introduits par le travail musculaire dans les échanges gazeux, il faut noter avec soin *l'accroissement du quotient respiratoire*. Ce rapport s'élève toujours et se rapproche de l'unité. Il tend donc à prendre la valeur du quotient théorique du glycose, et nous aurons à retenir et à interpréter ce fait quand nous étudierons les sources chimiques du travail musculaire. Il n'est pas moins intéressant de constater, dès ce moment, que, dans les périodes de repos consécutif au travail, le quotient respiratoire suit un mouvement inverse et tombe au-dessous de la valeur qu'il possédait avant le travail. Nous retrouverons également ce fait, pour y voir, avec M. Chauveau, l'expression du renouvellement du glycose dépensé pendant la durée du travail et nous verrons qu'il résulte de la production du sucre par oxydation imparfaite des graisses, phénomène qui réclame un grand excédent d'oxygène.

Influence du sommeil. — Le repos ordinaire nous conduit à considérer les diverses formes du repos et les divers degrés de la résolution musculaire. L'influence du sommeil a été étudiée par Pettenkoffer et Voit et par le Dr Saint-Martin. Pour en démontrer les effets, il est nécessaire de déterminer la valeur des échanges respiratoires, sur le même animal, pendant douze heures de jour et pendant douze heures de nuit. Les résultats obtenus par Saint-Martin ont été poursuivis avec une grande rigueur et, pour ce motif, nous les exposerons en premier lieu. Ils ont été fournis par une tourterelle du poids moyen de 155 grammes, et dans trois expériences, comportant chacune douze heures de jour et douze heures du nuit. Nous les résumons dans le tableau suivant en ramenant, comme toujours, les résultats à l'heure et au kilogramme.

ÉCHANGES RESPIRATOIRES.	JOUR.	NUIT.	DIMINUTION.
Coefficient respiratoire en oxygène....	$2^l,580$	$2^l,296$	11 0/0
— en CO^2	$2^l,148$	$1^l,740$	22 0/0
Quotient respiratoire	0,832	0,733	»

Ainsi le sommeil a pour effet de réduire l'intensité des combustions, mais cette réduction affecte inégalement la consommation de l'oxygène qui n'est diminuée que de 11 p. 100, et la production de l'acide carbonique qui s'abaisse de 22 p. 100. Il en résulte une chute très grave du quotient respiratoire que nous n'hésitons pas à interpréter comme précédemment et à considérer comme l'expression du renouvellement du glycose dépensé pendant le jour.

Les résultats obtenus par Pettenkoffer et Voit plaident dans le même sens et nous les réunissons dans le tableau qui suit, après les avoir ramenés à l'heure et au kilogramme. Mais nous faisons les plus expresses réserves sur l'exactitude des valeurs données pour le quotient respiratoire. Ce rapport subit des variations d'une amplitude qui semble démesurée et qu'on ne trouve, ailleurs, que dans les expériences de Pettenkoffer et Voit.

Influence du sommeil sur un homme de 60 kil. (d'après Pettenkoffer et Voit).

	JOURS DE REPOS.		JOURS DE TRAVAIL.	
	Pendant 12 h. de jour.	Pendant 12 h. de nuit.	Pendant 12 h. de jour.	Pendant 12 h. de nuit.
CO^2 produit par kilogr. et par heure..	$0^l,376$	$0^l,268$	$0^l,625$	$0^l,281$
Oxygène consommé par kilogr. et par heure	$0^l,228$	$0^l,458$	$0^l,286$	$0^l,640$
Quotient respiratoire $\left(\dfrac{CO^2}{O}\right)$	$1,64$	$0,585$	$2,18$	$0,440$

Les chiffres de ces auteurs ont, au moins, le mérite d'accentuer la direction du phénomène et de donner une rare évidence à l'abaissement du quotient respiratoire qui se produit pendant la nuit.

Influence de l'hibernation. — Les phénomènes chimiques de la respiration, chez les hibernants, ont été étudiés surtout par Saissy, Regnault et Reiset et par Raphaël Dubois. Si on en juge par le chiffre donné par Regnault et Reiset et qui figure au tableau de la page 366, l'intensité des combustions est réduite par le sommeil hibernal à 1/20, au moins, de sa valeur normale. Les dépenses et les exigences chimiques sont ramenées, chez l'hibernant, à un minimum insignifiant. Ce phénomène est, d'ailleurs, général et Newport a constaté, sur les chrysalides de certains coléoptères, que l'intensité des combustions peut tomber au 1/20 ou au 1/25 de la valeur qu'elle prend chez l'insecte parfait.

L'une des expressions les plus curieuses revêtues par la respiration des hibernants est assurément la chute énorme et authentique, cette fois, que subit le quotient respiratoire. Regnault et Reiset ont vu ce rapport descendre à 0,399 chez la marmotte engourdie. Il en résulte que l'excès de l'oxygène consommé sur l'acide carbonique produit, atteint une mesure exceptionnelle. Cet excès inaccoutumé permet de se rendre compte de l'augmentation de poids, que des naturalistes comme Sachs, ou des physiologistes comme Raphaël Dubois, ont constatée sur les hibernants, en observant les animaux dans l'intervalle de deux mictions, ou en tenant compte du poids de l'urine éliminée.

Influence de la résolution des muscles. — La résolution musculaire peut être obtenue, soit par la section de la moelle, soit par l'intoxication avec le curare. Nous ne connaissons de documents que sur les effets de cette dernière substance; on les doit à Rohrig et Zuntz, à Pflüger et à Heger qui ont observé sur des chiens curarisés une réduction de 35 à 40 p. 100 dans la consommation de l'oxygène. Mais la production de l'acide carbonique subit une diminution beaucoup plus sensible. Dans les expériences de Heger, cette diminution dépasse 50 p. 100, tandis que la consommation de l'oxygène est seulement réduite de 40 p. 100. Il en résulte que le quotient respiratoire subit un abaissement considérable et, par exemple, dans les expériences que nous relatons, il tombe de 0,893 qui était sa valeur initiale, à 0,655 pendant la durée de l'intoxication curarique. Ainsi, au fur et à mesure que les muscles cessent de participer aux combustions respiratoires dans les divers modes de leur repos, on voit constamment apparaître le même fait, c'est-à-dire l'abaissement du quotient respiratoire, et le phénomène est d'autant plus accusé que le repos des muscles est plus profond. Nous avons déjà annoncé, nous réservant d'en faire plus tard une démonstration rigoureuse, que ce phénomène réside dans la production du glycose par oxydation imparfaite des graisses.

Influence de l'âge. — Dans certaines espèces animales, les nouveau-nés se font remarquer par la faible intensité de leurs combustions respiratoires, ce qui est l'indice d'une vie médiocre et d'une faible activité dans leurs tissus, qui dépensent peu et n'ont pas de grandes exigences.

De là, la tolérance de ces nouveau-nés à l'égard de l'asphyxie et on a sur ce point, à côté des observations modernes, les observations anciennes de Buffon, de Legallois, de Williams Edwards. Celui-ci eut la sagacité de discerner que la singularité dont nous parlons appartient exclusivement aux animaux qui naissent inachevés et poursuivent leur développement sous la protection étroite de leur mère. Tels sont les chiens, les chats, les lapins qui naissent les yeux fermés, et témoignent par là de leur inachèvement. Tel est aussi l'homme qui, pour naître les yeux ouverts, n'en présente pas moins, à sa naissance, tous les signes d'une infirmité radicale. Or, dans toutes ces espèces, les nouveau-nés respirent peu et tolèrent longtemps la privation d'oxygène. Sans accepter les chiffres fantastiques donnés par les anciens auteurs, il paraît y avoir des faits authentiques, établissant que des enfants nouveau-nés ont pu être ramenés à la vie après avoir séjourné plusieurs heures dans des atmosphères irrespirables.

Au contraire, les combustions ont une grande intensité chez les animaux qui, dès leur naissance, peuvent exercer dans toute leur plénitude leurs fonctions de relation, comme le poulain, le veau, le mouton. D'ailleurs, et d'une manière générale, les combustions ont une très grande intensité chez les jeunes, dans toutes les espèces, et chez l'enfant, dans l'espèce humaine. Chez tous, la vie très pleine et très exubérante, réclame de très grandes dépenses chimiques consacrées aux besoins de la croissance et de la calorification.

Andral et Gavarret ont déterminé, chez l'homme, les changements subis, avec l'âge, par l'intensité des combustions respiratoires. Ils donnent les chiffres suivants comme mesure de la production d'acide carbonique, aux différents âges.

15 litres à l'heure pour les enfants de	12 à 16 ans.
20 —	adolescents de	17 à 19 —
22 —	adultes de	25 à 32 —
15 —	vieillards de	63 à 92 —

Bien que les auteurs ne fassent pas connaître le poids moyen de leurs sujets d'expérience, on voit que l'intensité des combustions a son maximum chez les enfants et son minimum chez les vieillards.

Les observations de Sanson, sur les animaux domestiques, plaident dans le même sens et en parcourant les nombreux résultats réunis par cet expérimentateur, on peut s'assurer que chez les poulains, et surtout chez les veaux qui ont été observés en plus grand nombre, la production de l'acide carbonique est près de deux fois plus considérable que chez les adultes de leur espèce.

Influence du sexe. — Les résultats obtenus par Andral et Gavarret semblent établir que chez l'homme l'intensité des combustions excède la mesure qu'elle atteint chez la femme. L'influence du sexe se manifesterait également chez les animaux, car Sanson a constaté sur un taureau de deux ans une excrétion de CO^2 deux fois plus abondante que chez l'ensemble des femelles de la même espèce étudiées par l'auteur.

D. — CHANGEMENTS PROCÉDANT DES BESOINS INTRODUITS
PAR LES CONDITIONS EXTERNES.

Influence de la température extérieure. — Dans cet ordre de faits, l'intensité des combustions est réglée par les besoins de la calorification et, à ce point de vue, il existe la différence la plus grave entre les animaux à sang froid et les animaux à sang chaud. Ces derniers règlent leur température propre et la maintiennent à un degré sensiblement invariable et relativement élevé (37° à 43°). Chez les animaux à sang froid, la fonction régulatrice fait défaut et leur température propre subit toutes les fluctuations de la température extérieure. Dès lors, ils constituent des foyers où l'intensité des réactions est placée immédiatement sous la dépendance de la température extérieure qui agit, ici, par une influence analogue à celle qu'elle apporte dans les réactions ordinaires de la chimie. Il en résulte que, chez les animaux à sang froid, l'intensité des combustions suit une marche parallèle à celle de la température extérieure. On a, sur ce point, les observations de Spallanzani, Williams Edwards, Moleschott, Regnault et Reiset, Pflüger, Hugo Schultz, etc. Ce dernier a montré que chez la grenouille l'intensité des combustions croît avec la température, mais plus rapidement qu'elle. A la température de 1°, cette intensité est à peu près nulle. Elle augmente ensuite régulièrement et faiblement jusqu'à 25° pour subir, au-delà de ce terme, un accroissement très rapide, au point que, vers 33° ou 34°, elle prend une valeur égale à celle qu'on trouve chez l'homme. C'est pour ce motif que, chez les animaux à sang froid, la résistance à l'asphyxie atteint son maximum aux basses températures. Au voisinage de 0°, une grenouille peut séjourner impunément, pendant trois ou quatre jours, dans une atmosphère privée d'oxygène et constituée par un gaz indifférent, tandis qu'elle y périt en moins de deux heures pendant l'été (Pflüger).

On devine que l'irritabilité des tissus et la puissance des manifestations vitales obéissent à la même loi que les combustions. Elles sont donc, comme ces dernières, asservies à toutes les fluctuations de la température extérieure et la vie des animaux à sang froid est d'une intensité fort inégale. Elle est en quelque sorte suspendue, pendant l'hiver, et reprend son essor à la belle saison. Elle est *discontinue*. Au contraire, la vie des animaux à sang chaud est uniforme et, sauf chez les hibernants, elle s'affranchit de l'influence des grands froids, pour conserver, à tous les moments, la plénitude de sa puissance. Cette continuité dépend précisément de la fixité de la température centrale qui conserve toujours le même degré et le plus convenable aux manifestations de l'irritabilité des tissus. Or, pour assurer la fixité de la température centrale, c'est-à-dire la permanence d'une condition purement physique du milieu interne, il ne faut pas moins qu'une fonction nouvelle : la régulation de la température. Dès lors la production de la chaleur se mesure à sa déperdition ; elle dépend donc de l'excès de la température centrale sur la température extérieure et on conçoit que l'intensité des combustions où s'alimente la production de la chaleur obéisse à la même loi. Elle subit des variations inverses de celles de la température. Colosanti en a suivi méthodiquement la marche sur le cobaye soumis à l'influence croissante de la chaleur ou du froid, et on a d'ailleurs, sur ce point, l'assentiment de tous les physiologistes qui ont étudié la respiration. Sous toutes ses formes, le froid détermine un accroissement souvent considérable dans l'intensité des combustions, tandis que la chaleur produit un effet inverse. Pourtant, au delà de certaines limites assez mal déterminées, les températures élevées provoquent une sorte de mouvement fébrile accompagné d'une exagération des combustions respiratoires. Dans ce cas, la chaleur agit comme excitant, et nous retrouverons, plus tard, ce côté de la question dans le chapitre consacré à la chaleur animale.

Influence de l'état des téguments. — L'homme nu a une respiration plus intense que l'homme habillé. De même, les animaux à poils ras ont un coefficient respiratoire plus élevé que les animaux couverts d'une fourrure épaisse. C'est ainsi que, sur un chien épagneul de 3 kilogrammes, le coefficient respiratoire n'atteint que 0^l400 ou 0^l500 tandis que, sur un autre chien de même poids, et à poils ras, l'intensité des combustions s'exprime par un chiffre de 0^l900 à 1^l000. Ces différences se rattachent, comme précédemment, à l'exercice de la fonction régulatrice et dépendent de l'intensité du rayonnement calorifique.

Influence de la tonte et du vernissage de la peau. — Sous l'influence de la tonte, l'intensité des combustions augmente, chez le lapin, de 40 p. 100 environ. Le vernissage de la peau produit des effets beaucoup plus puissants encore. Pratiqué sur des lapins rasés, il détermine un accroissement des combustions atteignant presque 100 pour 100. Nous résumons dans le tableau suivant les résultats de nos propres recherches sur ces deux points.

Influence de la tonte et du vernissage sur l'intensité des combustions respiratoires (chez le lapin).

	COEFFICIENT RESPIRATOIRE en oxygène.			QUOTIENT RESPIRATOIRE.		
	Normal.	Après la tonte.	Après le vernissage.	Normal.	Après la tonte.	Après le vernissage.
Moyennes de huit expériences....	$0^l,754$	$1^l.064$	$1^l,447$	0,898	0,840	0,766
Accroissements..	1	1,41	1,92	»	»	»

Les effets de la tonte sont variables. Ils dépendent surtout de la saison, du soin avec lequel l'opération est pratiquée et de l'âge des animaux. Ils sont très intenses, sur les chiens, à la condition d'agir sur des individus à poils longs comme les épagneuls. Nous manquons de documents précis pour le cheval, mais il n'est pas douteux que, dans cette espèce, la tonte ne provoque l'exagération des combustions respiratoires et n'augmente les dépenses chimiques de l'organisme. De là l'indication de compenser l'excès de ces dépenses par un supplément de ration, sous peine de provoquer l'amaigrissement des animaux. A propos de la calorification, nous insisterons davantage sur tous les effets physiologiques de la tonte. Il en sera de même de ceux du vernissage. Nous nous bornerons ici à constater que l'exagération des combustions qui fait suite au vernissage est immédiatement liée à l'accroissement du pouvoir émissif de la peau.

F. — DES TROUBLES DE LA RESPIRATION.

De la dyspnée. — La dyspnée se caractérise par la fréquence et l'amplitude des mouvements respiratoires. Elle intervient dans tous les cas où la respiration rencontre un obstacle qui restreint l'étendue normale des échanges respiratoires et constitue, par conséquent, un des signes de l'asphyxie ou un symptôme essentiel dans les affections de l'appareil respiratoire. Nous verrons plus tard que les centres nerveux qui président aux mouvements de la respiration sont directement sollicités par le sang veineux. Il en résulte que la dyspnée est liée à l'exagération des caractères propres à ce liquide, c'est-à-dire l'insuffisance de l'oxygène et l'excès du CO^2.

L'apnée est provoquée, au contraire, par l'excès de l'oxygène dans le sang ; elle se caractérise par l'interruption plus ou moins longue des mouvements respiratoires survenant après une série d'inspirations forcées. On la détermine expérimentalement, chez un chien, à l'aide d'une respiration artificielle dépassant les besoins normaux de l'animal. Quand on interrompt l'insufflation, les mouvements spontanés du thorax ne reparaissent pas tout de suite. Ils sont précédés d'une pause. On réalise facilement l'apnée chez les oiseaux. Bordoni (1890) opérant sur le pigeon, établit un courant d'air qui pénètre par la trachée de l'animal et ressort par un sac aérien abdominal. L'apnée a lieu immédiatement. Il en est de même quand on fait passer un courant d'oxygène. Pour faire cesser l'apnée, il suffit de faire une insufflation d'acide carbonique ou de fermer le sac aérien.

DE L'ASPHYXIE.

L'asphyxie peut être définie : l'ensemble des troubles dus à la suspension des échanges respiratoires.

Elle procède, soit de *causes mécaniques* agissant par un obstacle brutal au passage de l'air, comme la strangulation ou la submersion, soit de *causes chimiques* agissant par l'altération de l'atmosphère qui devient irrespirable. Tel est le cas des gaz indifférents, comme l'azote et l'hydrogène, ou des changements progressifs qui surviennent dans une atmosphère limitée autour d'un animal, et résultant de l'exercice même de la respiration. Ainsi envisagée, l'asphyxie ne saurait être confondue avec les troubles dus à la présence de gaz toxiques dans l'atmosphère.

L'asphyxie d'origine mécanique est nécessairement rapide. L'asphyxie d'origine chimique se développe avec une lenteur variable qui dépend de la gravité des altérations de l'air et de leur marche.

Symptômes de l'asphyxie. — Ils diffèrent précisément selon que l'asphyxie est lente ou rapide. Pour les observer dans le premier cas, il suffit de placer un animal dans les conditions d'une asphyxie progressive, ce qu'on obtient aisément en l'emprisonnant dans une enceinte parfaitement étanche. On réalise ainsi l'asphyxie en vase clos, ou par confinement. L'atmosphère non renouvelée se charge progressivement de CO_2, en même temps qu'elle se dépouille de son oxygène et ses altérations suivent une marche d'autant plus rapide que l'enceinte a moins de capacité. Par là on est maître de la durée des phénomènes et on peut les observer à loisir, à la condition d'agir avec une enceinte dont les parois sont transparentes. En enfermant un lapin de 2 ou 3 kilogrammes sous une cloche de 20 à 25 litres, on réalise les meilleures conditions possibles pour faire de bonnes observations. Mais cette méthode ne permet pas d'atteindre toutes les manifestations de l'état asphyxique, comme celles qui se produisent du côté du cœur ou de la pression artérielle. On tourne aisément la difficulté, en opérant sur des chiens et en faisant respirer les animaux dans des sacs de caoutchouc reliés à la trachée. On peut encore ouvrir la trachée de l'animal dans un tube assez long pour que sa capacité soit égale ou inférieure à l'air de respiration. Dans ce cas l'animal agit toujours sur une colonne d'air qui ne communique avec l'atmosphère que par l'extrémité libre du tube et dont le renouvellement est excessivement lent. En graduant convenablement la longueur du tube, on obtient un renouvellement partiel mais insuffisant qui conduit l'animal à respirer dans une atmosphère de composition constante et dont les altérations atteignent l'intensité que l'on veut. Ce moyen, dont nous nous servons depuis longtemps dans notre laboratoire, a été indiqué par Richet.

Symptômes de l'asphyxie lente. — Ils se manifestent dès que les altérations de l'air confiné atteignent une certaine gravité que nous aurons à déterminer et se développent en trois périodes. Dans la première période, la dypsnée se traduit par la fréquence des mouvements respiratoires. L'animal présente de la dyspnée ; il est agité, anxieux. S'il est en vase clos, il recherche avec avidité les moindres fissures pouvant lui donner un peu d'air ; on observe de la mydriase (dilatation de la pupille) ; la cyanose envahit les téguments et se trahit notamment sur les muqueuses. Si l'animal respire dans un sac ou un long tube, on peut étudier la circulation. On constate alors l'accroissement de la pression artérielle et l'accélération des battements cardiaques. Le cœur bat fréquemment sur une pression forte, ce qui implique l'accroissement de sa puissance motrice. La deuxième période est caractérisée par l'accélération persistante du rythme cardiaque et du rythme respiratoire, par de la somnolence, de l'ivresse, de la titubation, des spasmes, des convulsions (rares), et du myosis (resserrement de la pupille).

Dans la troisième période, les symptômes nerveux s'aggravent. L'animal s'affaisse et tombe sur le sol. La paralysie sensitive accompagne la paralysie motrice et se caractérise par la disparition du réflexe cornéen. Les battements du cœur se ralentissent et deviennent de plus en plus faibles, la pression baisse, les mouvements respiratoires, déjà très ralentis, deviennent de plus en plus rares et finissent par s'arrêter. C'est la syncope respiratoire. Mais le cœur survit et si faibles que soient ses battements, il est encore possible de ramener les animaux à la vie en pratiquant la respiration artificielle.

Parmi les symptômes qui précèdent, les convulsions ont donné lieu à des interprétations contradictoires dont nous devons dire un mot. Ce phénomène est, d'ailleurs, inconstant et on l'observe très rarement dans l'asphyxie lente. Quoi qu'il en soit, il a été rattaché tantôt à l'insuffisance de l'oxygène (Paul Bert), tantôt à l'accumulation du CO_2 (Brown-Sequard). Ce dernier physiologiste considérait, tour à tour, l'acide carbonique comme un narcotique ou un convulsivant, selon les périodes de l'asphyxie et les symptômes qu'il y avait à expliquer. Si l'interprétation ne manque pas de simplicité, elle pourrait manquer d'exactitude et il était nécessaire de la soumettre à l'épreuve expérimentale. L'asphyxie implique l'influence de deux facteurs essentiels : la privation d'oxygène et l'accumulation du CO_2. Pour faire la part de ces deux facteurs et de leur action sur le système nerveux, nous avons employé une voie détournée consistant à observer les manifestations offertes par les animaux rappelés à la vie, après la syncope respiratoire et asphyxiés avec ou sans la participation du CO_2. Pour réaliser le second de ces deux modes, nous placions l'animal dans un appareil du type Regnault et Reiset, en ayant soin de substituer l'air atmosphérique à l'oxygène destiné à renouveler l'atmosphère. Dans ces conditions, l'acide carbonique est fixé au fur et à mesure de sa production et l'oxygène consommé n'est remplacé que par de l'air atmosphérique, c'est-à-dire par un cinquième de son volume. Le renouvellement de ce gaz est donc absolument imparfait et devient rapidement insuffisant. Les résultats que nous avons obtenus sont tout à fait constants : les animaux asphyxiés avec la participation du CO_2 ne présentent jamais de convulsions, quand on les rappelle à la vie par la respiration artificielle. Les animaux asphyxiés sans la participation du CO_2 et par simple privation d'oxygène présentent, au réveil, des convulsions cloniques et toniques d'une violence rare et d'une très grande durée. On en doit conclure que la privation d'oxygène est convulsivante et que l'acide carbonique intervient comme un anti-spasmodique qui neutralise les effets convulsivants de la privation d'oxygène.

Symptômes de l'asphyxie par strangulation. — Un animal dont on oblitère la trachée, offre tous les signes d'une angoisse respiratoire inexprimable. Il fait des efforts inouïs pour respirer et ses mouvements thoraciques ont une ampleur et une force rares. Ces mouvements ne pouvant appeler de l'air sont compensés par les déplacements de la masse abdominale et du diaphragme, en sorte que la respiration est complètement discordante. L'animal est en proie à une agitation extrême, à des convulsions d'une violence inaccoutumée. Mais ces troubles ne sauraient durer longtemps et ils font bientôt place à la paralysie motrice, l'obnubilation sensorielle, la syncope et la mort.

Symptômes de l'asphyxie par submersion. — Quand un animal est plongé dans l'eau, et maintenu dans une cage, il conserve pendant quelques instants un calme relatif. Mais il ne tarde pas à se débattre et à faire de grands efforts, violents et désordonnés, pour se soustraire aux liens qui le retiennent. La respiration est complètement et volontairement interrompue. Puis l'animal s'abandonne, il perd connaissance, exécute alors quelques mouvements respiratoires inconscients, suivis de l'introduction d'une certaine quantité d'eau dans le poumon.

Causes de la mort par l'asphyxie. — La question qui se pose est de savoir si la mort par l'asphyxie est due à la privation d'oxygène ou à l'excès du CO_2. Les animaux à sang chaud meurent par privation d'oxygène, comme le prouvent les faits suivants : on a déjà vu, plus haut, comment la fixation du CO_2 dans l'asphyxie en vase clos n'empêche pas le dénouement. Mais, pour bien poser la question, il convient de connaître la composition de l'atmosphère devenue mortelle dans l'asphyxie en vase clos. Si divers que soient les chiffres obtenus par Paul Bert sur ce point, ils ne s'écartent pas très sensiblement des moyennes suivantes : 3 à 4 p. 100 d'oxygène et 15 à 16 p. 100 de CO_2, chiffres que nous avons constamment obtenus nous-mêmes. Or, on doit se rappeler que la proportion de l'oxygène dans l'atmosphère mortelle répond précisément à la tension de dissociation de l'oxyhémoglobine, tension pour laquelle la fixation de l'oxygène est impossible. Quant à la proportion du CO_2, elle n'est point suffisante pour empêcher l'excrétion de ce gaz et lui permettre d'exercer une action nuisible. Il faut encore se rappeler, à cet égard, que pour faire périr un animal par excès de CO_2, il est nécessaire de reculer les limites de l'asphyxie, en employant une atmosphère suroxygénée. Dans ces conditions, l'atmosphère de l'enceinte contient, au moment de la mort, un excès plus ou moins considérable d'oxygène et une proportion de CO_2 variant de 25 à 30 p. 100. Or ce chiffre répond à la limite de tension pour laquelle l'excrétion de l'acide carbonique est empêchée, ce qui lui permet d'exercer son influence toxique. En résumé, dans l'asphyxie en vase clos, l'atmosphère irrespirable est composée de telle manière que l'oxygène y est trop rare pour se combiner avec l'hémoglobine et que le CO_2 n'y a pas acquis une tension assez élevée pour empoisonner l'animal. La mort par l'asphyxie en vase clos est donc causée par l'insuffisance de l'oxygène et par l'arrêt de l'hématose. Que si on emploie des atmosphères suroxygénées, l'oxygène est toujours en excès et les animaux ne succombent pas à l'asphyxie proprement dite, mais bien aux effets toxiques de l'acide carbonique. Nous sommes ainsi conduits à constater que le phénomène essentiel de l'asphyxie réside dans l'absence ou l'insuffisance de l'oxygène. Cette conclusion s'accorde très exactement avec les résultats de l'analyse des gaz, dans le sang des animaux asphyxiés. Les recherches de Quinquaud ont montré que ce liquide ne contient pas d'oxygène ou n'en contient que de faibles quantités, et que, d'autre part, la proportion du CO_2 n'excède pas sensiblement la mesure accoutumée. L'intervention de ce dernier gaz dans l'asphyxie des animaux à sang chaud est donc tout à fait précaire et inefficace. Il n'en exerce pas moins une action toxique très réelle. On vient de la voir se manifester, quand on fait périr les animaux dans des atmosphères suroxygénées. Mais, déjà, elle avait été mise en évidence par Collard de Martigny, dans des expériences où on étudiait comparativement les effets d'un gaz indifférent (azote, hydrogène) et de l'acide carbonique. Les animaux (grenouilles) succombent très rapidement en présence de ce dernier gaz et survivent plusieurs heures dans une atmosphère simplement privée d'oxygène. L'influence toxique du CO_2 apparaît encore avec une élégante clarté, dans l'expérience suivante de Cl. Bernard. Un animal est placé en vase clos dans une atmosphère suroxygénée, sous la cloche d'une machine pneumatique. Lorsque le CO_2 commence à produire ses effets toxiques, il suffit d'abaisser la pression de ce gaz par quelques coups de piston, pour faire disparaître tous les symptômes d'empoisonnement présentés par l'animal.

L'acide carbonique agit comme un stupéfiant et un narcotique, il produit le coma et l'anesthésie, et il est très intéressant de constater que les reptiles, et peut-être tous les animaux à sang froid, sont particulièrement sensibles à son influence. C'est au point que, dans l'asphyxie en vase clos, ces animaux succombent, non pas à la privation de l'oxygène, mais aux effets toxiques du CO². Paul Bert a montré, en effet, que l'atmosphère altérée par le séjour d'une grenouille ou d'un lézard et devenue mortelle pour ces animaux, contient assez d'oxygène pour entretenir, longtemps encore, la respiration d'un mammifère. Les résultats obtenus par Paul Bert ne sont peut-être pas assez multipliés, mais, en admettant qu'une enquête plus étendue en établisse la constance et la généralité, ils prouveraient simplement que les animaux à sang froid sont empoisonnés par de faibles doses d'acide carbonique. Or c'est là une circonstance tout à fait insignifiante et facile à écarter. Il suffit, un reptile étant placé en vase clos, de fixer le CO² au fur et à mesure de sa production, pour amener le sujet à périr à la manière d'un mammifère et pour faire entrer tous les animaux dans la loi commune. L'asphyxie tue par privation d'oxygène. Il n'en faut pas moins retenir, avec soin, la sensibilité des animaux à sang froid et de leurs tissus, vis-à-vis de l'acide carbonique, en même temps que leur tolérance à l'égard de l'asphyxie vraie. Kronecker a inspiré sur ce point de curieuses expériences dans son laboratoire : Le cœur de la grenouille continue à battre dans le sang défibriné et privé d'oxygène, mais il arrête ses battements dans le même liquide chargé de CO² (Mac Guire). Des poissons peuvent vivre deux jours dans de l'eau maintenue à l'abri de l'air ; mais cette eau, chargée de CO² est immédiatement mortelle pour un autre poisson qu'on introduit, sans préparation, à côté de ses congénères. Il y a dans ce fait une expression du phénomène de l'accoutumance que nous allons rencontrer dans un instant.

Les faits qui précèdent suggèrent quelques réflexions utiles : l'asphyxie ne doit être définie que par la seule circonstance qui la caractérise vraiment au point de vue de la physiologie générale, à savoir : l'insuffisance ou l'absence de l'oxygène dans l'atmosphère offerte à la respiration.

Elle consiste exclusivement dans l'état d'un animal dont les combustions respiratoires sont ralenties ou empêchées par un obstacle extérieur.

Et, quant à l'intoxication par l'acide carbonique, elle n'apporte dans le procès de l'asphyxie qu'un épisode contingent dont l'importance dépend de la susceptibilité des animaux vis-à-vis de l'action toxique du CO². Son intervention dans l'asphyxie en vase clos peut se caractériser très simplement comme suit : un animal à sang chaud est asphyxié avant d'être empoisonné tandis qu'un animal à sang froid est empoisonné avant d'être asphyxié. Mais cette différence, qui porte exclusivement sur le mécanisme de la mort, est insuffisante pour masquer l'unité réelle des lois de la vie dans les deux groupes d'animaux.

Les uns et les autres ont besoin d'oxygène et leur inégalité, sur ce point, dépend exclusivement des exigences de la régulation thermique qui s'est constituée chez les animaux à sang chaud et appelle une grande consommation d'oxygène. Mais si faible que puisse devenir cette consommation chez les animaux à sang froid, elle n'est jamais nulle et, si elle a pour effet de reculer les limites de l'asphyxie par privation d'oxygène, elle ne va pas jusqu'à la rendre impossible.

Le besoin de respirer est toujours présent, et la respiration apparaît bien comme une fonction nécessaire et universelle dans le règne animal. La critique permet, aujourd'hui, d'écarter sommairement toutes les légendes et tous les récits fantastiques où on prétendait montrer que certains animaux supérieurs peuvent vivre sans respirer. Le crapaud, qui est le héros accoutumé de ces histoires, est assurément très tolérant, mais si faible que puisse devenir sa respiration, elle ne souffre pas d'interruption et ne saurait être empêchée sans entraîner la mort dans un délai plus ou moins prochain. Sans doute, les crapauds scellés dans le plâtre, enfermés dans une boîte métallique et ensevelis dans le sol, peuvent être retrouvés vivants, plusieurs mois, et même plusieurs années après leur enfouissement (Hérissaut). Mais, si au lieu d'être enterrée dans le sol, la boîte qui tient les animaux emprisonnés, est, elle-même, hermétiquement scellée ou plongée dans l'eau, il suffit d'attendre quelques heures pour retrouver les animaux d'expérience parfaitement morts et dûment asphyxiés (Williams Edwards). En un mot, l'animal finit par succomber dès qu'il est séparé de l'air atmosphérique par un obstacle impénétrable.

Il ne faut pas abandonner cette comparaison entre les animaux à sang chaud et les animaux à sang froid sans en tirer tous les enseignements qu'elle peut nous donner sur la question que nous étudions. Elle nous apprend en particulier que la persistance de l'irritabilité des tissus est en raison inverse de leurs besoins en oxygène. Aussi est-elle très fragile chez les animaux à sang chaud où elle ne survit pas plus de quelques instants à l'organisme. Elle offre au contraire chez les animaux à sang froid une remarquable persistance et continue à se manifester plusieurs heures après la mort. De là la tolérance relative de ces animaux pour la privation d'oxygène. Si donc les animaux à sang chaud peuvent offrir, dans certains cas, une résistance exceptionnelle à l'asphyxie, c'est que leurs tissus, soit en raison de leurs aptitudes naturelles, soit par l'effet d'un acte spécial d'adaptation se rapprochent de ceux des animaux à sang froid et vivent économiquement. Ils règlent leurs dépenses d'oxygène sur les médiocres ressources dont ils peuvent disposer.

Durée de l'asphyxie lente. — De l'accoutumance. — La durée de l'asphyxie dépend de la résistance variable offerte par les animaux à la privation d'oxygène ; elle dépend aussi des conditions et de la forme de l'asphyxie. Dans l'asphyxie lente, ou en vase clos, elle est subordonnée à la capacité de l'enceinte qui enferme l'animal et on en peut indéfiniment reculer les limites. Cette circonstance a permis à Cl. Bernard de mettre en relief le phénomène de l'accoutumance. Un animal, un moineau, placé en vase clos modifie progressivement son atmosphère ; il en tolère passagèrement les altérations parce qu'elles n'atteignent pas d'emblée leur intensité mortelle, parce qu'elles s'aggravent lentement et par degrés. Ainsi, chaque terme l'habitue et le prépare au terme suivant. Sa résistance est si bien l'effet de l'accoutumance que, si à l'instant même où il témoigne encore d'une très grande vitalité, on introduit à côté de lui un animal de même espèce et de même taille, celui-ci succombe immédiatement.

Accoutumance et transformation des animaux à sang chaud en animaux à sang froid. De la mort par le froid, dans l'asphyxie. — C'est grâce à l'accoutumance, qu'en prolongeant la durée de l'asphyxie lente, il est possible de transformer un animal à sang chaud en animal à sang froid. Pour obtenir ce résultat, il faut conduire l'asphyxie de manière à faire vivre les animaux dans une atmosphère pauvre en oxygène, riche en acide carbonique, mais de composition invariable. Il suffit, pour cela, de renouveler l'air de l'enceinte par une ventilation insuffisante mais rigoureusement uniforme. Avec un courant de cinq litres d'air à l'heure, par exemple, dans une enceinte contenant un lapin, il s'établit un régime d'altérations tel que l'animal vit dans une atmosphère ne contenant que 5 ou 6 p. 100 d'oxygène, proportion insuffisante pour assurer l'exécution régulière des échanges gazeux de la respiration. L'intensité de ces échanges subit ainsi une réduction considérable et le sujet se trouve placé dans un état d'asphyxie permanente et uniforme. Cette uniformité tient à ce que la composition de l'atmosphère qui se déplace lentement autour de l'animal, est maintenue invariable par l'effet d'une régulation automatique dont le mécanisme est facile à saisir. La ventilation étant uniforme, la composition de l'atmosphère ne dépend plus que de la respiration de l'animal qui, à son tour, est subordonnée à la tension de l'oxygène. Or, toute variation dans la tension de ce gaz entraîne une variation de même sens dans la consommation qui en est faite, et la tension est ramenée à sa valeur initiale.

Dans cet état d'asphyxie permanente et invariable, déterminé par une atmosphère dont la composition est voisine de l'atmosphère mortelle, le sujet obéit évidemment à la loi de l'accoutumance. En tout cas, il s'adapte à ce milieu artificiel et malsain et son adaptation s'exprime par cette circonstance curieuse, qu'il règle sa température au seul niveau que ses combustions abaissées peuvent entretenir. C'est ainsi que, sur un lapin vivant dans une atmosphère ne contenant que 5 ou 6 p. 100 d'oxygène, la température centrale descend à 30°, environ, et se retrouve à ce degré, si on l'examine douze heures ou vingt-quatre heures après. En diminuant encore la ventilation, on produit un tel abaissement des combustions que la température descend à un niveau incompatible avec la vie (23° ou 24°) et l'on obtient ce résultat simplement curieux de faire mourir un animal de froid par l'asphyxie en vase clos.

Durée de l'asphyxie rapide. — Les animaux à sang chaud succombent très rapidement aux effets de la strangulation et de la submersion. L'homme ne résiste pas plus de 4' à 5'. Quant aux autres mammifères, la durée moyenne de leur résistance à l'asphyxie par submersion s'exprime dans les moyennes suivantes empruntées à Paul Bert : 4'25" pour le chien ; 2'55" pour le chat ; 2'6" pour le rat, 3' à 4' pour le poulet. Les oiseaux de petite taille résistent beaucoup moins encore. C'est ainsi que, dans une expérience de Paul Bert, il n'a pas fallu plus de 20 secondes pour noyer un roitelet.

C'est l'occasion de constater que les réserves d'oxygène attachées au sang des animaux suffisent, à peine, à la respiration, pendant la durée de la survie asphyxique. Un chien de 25 kilogrammes, par exemple, possède environ 2 litres de sang, qui, à raison de 20 centimètres cubes par 100 grammes, contiennent 0ˡ,400 d'oxygène. Or, en admettant que l'animal n'ait qu'un coefficient respiratoire de 0ˡ,400, il consomme 10 litres d'oxygène à l'heure, soit 0ˡ,166 par minute. On voit donc, qu'en moins de trois minutes, il aurait épuisé sa faible provision d'oxygène. On s'explique ainsi la rapidité de l'asphyxie par submersion et, si la résistance des noyés peut excéder quelque peu les réserves d'oxygène contenues dans le sang, c'est à raison des modifications fonctionnelles qui accompagnent l'asphyxie et notamment, le ralentissement du cœur.

Ce ralentissement va jusqu'à produire la perte de la conscience, c'est-à-dire jusqu'à la syncope, et il en résulte une diminution des échanges gazeux et des besoins de l'organisme. De là un moyen de défense sur lequel plusieurs auteurs, Richet en particulier, ont insisté, et sur lequel nous avons nous-même appelé l'attention.

Résistance des nouveau-nés à l'asphyxie. — Les expériences déjà anciennes de Buffon et de Legallois avaient, sur ce point, apporté des résultats précis. Buffon, expérimentant sur des chiens nouveau-nés, observa que ces animaux pouvaient séjourner impunément dans le lait tiède, pendant une demi-heure. Legallois opérait sur des fœtus de lapin qu'il mettait à découvert sur la mère qui les portait, et dont il comprimait le cordon ombilical; la compression pouvait être maintenue pendant 25′ ou 30′ sans entraîner la mort des animaux. Paul Bert a repris ces sortes de recherches sous une autre forme et a constaté que, chez les chats nouveau-nés, la résistance à l'asphyxie par submersion peut atteindre au maximum 27 à 30′, et 30′ chez les petits rats. Cette résistance est en raison inverse de la température de l'eau.

Cause de la résistance des nouveau-nés. — Constatons, d'abord, avec Williams Edwards, que cette résistance est le privilège des nouveau-nés qui naissent inachevés et viennent au monde avec les yeux fermés et la peau nue (lapins, chiens, chats... etc).

Or, chez ces animaux, la respiration est très peu intense et leurs tissus se font remarquer par leurs faibles exigences en oxygène, en même temps que par leur extrême vitalité. Cette vitalité s'exprime par la survivance de leurs propriétés physiologiques dont on peut provoquer les manifestations longtemps après la mort brusque de l'animal tué par décapitation. Il en est tout autrement chez l'adulte dont les muscles et les nerfs cessent de répondre aux excitations et dont le cœur cesse de battre, quelques minutes après la mort. Chez les nouveau-nés, le cœur peut survivre plus d'une heure et rester le dernier témoin de l'autonomie et de l'énergique vitalité des tissus vivants. A cet égard, les tissus des mammifères nouveau-nés se conduisent comme ceux des animaux à sang froid et c'est dans la persistance de leurs propriétés, notamment celles du cœur qui apporte sur ce point le plus saisissant témoignage, que réside le secret de la résistance des nouveau-nés à l'asphyxie. Cette résistance se rattache à cette loi de physiologie générale rappelée plus haut et en vertu de laquelle l'irritabilité des tissus est en raison inverse de l'intensité de leurs besoins et de leurs dépenses chimiques. Cette explication nous dispense d'examiner longuement la théorie émise par Kay et consistant à admettre que grâce au canal artériel et au trou de Botal, le réseau pulmonaire chez les nouveau-nés cesse d'être placé sur le trajet de la circulation et d'opposer à la marche du sang les résistances qui se constitueraient chez l'adulte, pendant l'asphyxie. Cette théorie n'est point admissible. D'une part, comme l'a établi expérimentalement Bichat, l'asphyxie mécanique n'entraîne pas, chez l'adulte, l'imperméabilité du réseau pulmonaire et la circulation ne trouve pas, de ce côté, un obstacle suffisant pour ralentir sa marche. D'autre part, la résistance des nouveau-nés à l'asphyxie se manifeste encore et alors que les orifices embryonnaires du cœur sont oblitérés, comme il arrive quatre ou cinq jours après la naissance, chez le rat (Paul Bert). Enfin, les poussins, qui possèdent aussi un canal artériel et un trou de Botal, ne résistent pas à l'asphyxie et succombent après deux ou trois minutes de submersion. C'est que, précisément, les poussins appartiennent à cette catégorie d'animaux à sang chaud qui, dès leur naissance, possèdent la plénitude de leurs fonctions de relation (sensibilité, motricité) et dont les tissus se font remarquer, à la fois, par l'intensité de leurs dépenses chimiques et par leur fragilité physiologique.

Résistance des animaux plongeurs. — On trouve également une très

grande résistance à l'asphyxie chez certaines espèces d'animaux plongeurs.
C'est ainsi que le canard ne succombe qu'après dix ou quinze minutes de submersion. D'après Gratiolet, l'hippopotame peut séjourner sous l'eau, pendant
un quart d'heure et on s'accorde à reproduire le récit de Scoresby racontant
qu'une baleine, après avoir plongé, n'était revenue à la surface que 30' après sa
disparition. Il n'est point facile d'expliquer ce privilège acquis exceptionnellement à certaines espèces animales, en vertu de l'adaptation à leur milieu et à
leurs mœurs. En ce qui touche les mammifères plongeurs, Gratiolet a appelé
l'attention sur certaines de leurs dispositions organiques dont la finalité ne
semble point douteuse. C'est ainsi que, chez l'hippopotame et chez la baleine,
la veine cave présente, au niveau du diaphragme, un sphincter très puissant,
qui agit pendant toute la durée de la submersion et produit, par la dérivation
veineuse, une puissante déplétion sanguine dans le système artériel. De même,
les carotides sont placées sous l'influence des muscles du cou qui sont disposés
de manière à en réaliser la compression. En un mot, tout semble préparé pour
obtenir la diminution de la pression artérielle et l'anémie relative des tissus,
notamment du système nerveux central. Les réseaux admirables, disposés
autour de la moelle et à la base de l'encéphale, concourent à ce résultat par les
résistances qu'ils introduisent au cours du sang. Et quand aux effets de l'anémie
dont nous venons de voir le mécanisme, on pourrait admettre qu'elle agit
en diminuant l'activité de tous les organes placés sous la dépendance du
système nerveux et en réduisant au minimum le besoin et la dépense
d'oxygène. Aucune des dispositions que nous venons de voir ne se rencontre
chez le canard, dont la résistance à l'asphyxie est également très grande. Ici
on n'aperçoit tout d'abord aucune raison satisfaisante de cette résistance et
c'est inutilement que Paul Bert invoque la masse relativement considérable
du sang qui serait enfermée dans les vaisseaux du canard. La provision
d'oxygène attachée à l'hémoglobine est toujours insignifiante par rapport aux
besoins de la respiration et nous venons de montrer, par un calcul très
simple, que cette provision serait épuisée en moins de trois minutes, en
supposant même que le sang artériel est saturé d'oxygène au moment où
commence l'asphyxie. La seule provision notable de ce gaz est enfermée dans
le poumon et c'est le motif pour lequel les animaux plongeurs procèdent à
une inspiration forcée avant de disparaître sous l'eau. Ils disposent ainsi
d'une réserve d'oxygène maximum que les sphincters placés à l'orifice des
narines, comme on le voit chez les cétacés, par exemple, leur permet de
conserver et d'utiliser en toute sécurité.

Les expériences récentes de Richet, sur le canard, ont bien mis en relief
l'importance des réserves pulmonaires d'oxygène. La plupart des individus de
cette espèce ferment la glotte dès qu'ils sont plongés dans l'eau. Ils gardent
intacte leur provision d'air et vivent sur cette provision, pendant la durée de
leur immersion. D'autres, inhabiles à protéger leurs voies respiratoires, y laissent
pénétrer l'eau et succomberaient rapidement en quatre ou cinq minutes; mais il
suffit de leur lier la trachée pour leur conférer l'aptitude à rester sous l'eau pendant dix, quinze ou vingt minutes. Chose curieuse, les canards à trachée liée
succombent très rapidement, si on les laisse à l'air libre. Ils ne résistent à
l'asphyxie que si on les immerge dans l'eau. L'influence du milieu se précise,
ainsi, de la manière la plus intéressante et va nous permettre de fixer la

condition générale de la résistance à l'asphyxie. M. Richet a constaté, en effet, que, chez les canards plongés dans l'eau, les battements du cœur et les échanges gazeux de la respiration subissent un ralentissement profond. Le contact de l'eau a donc pour effet d'entraîner, par voie réflexe, l'amoindrissement des dépenses chimiques de l'organisme. Les animaux n'usent qu'avec la plus stricte économie de leurs réserves aériennes et leur vie se prolonge d'autant plus qu'elle est plus ralentie. On voit, ainsi, que la résistance à l'asphyxie, chez les animaux plongeurs, dépend à la fois et des artifices qui assurent l'utilisation de l'air pulmonaire et de ceux qui en réduisent la consommation. Ces derniers, comme le ralentissement du rythme cardiaque observé chez les canards, ou comme les dispositions qui, chez les cétacés, assurent la dérivation du sang dans les veines, agissent mécaniquement. en produisant la chute de la pression artérielle et par suite, en restreignant, avec le champ de la circulation capillaire, l'étendue de la surface respiratoire offerte aux tissus vivants. Les éléments anatomiques conservent peut-être toute l'intensité de leurs besoins, mais ils sont astreints à réduire leurs dépenses chimiques. Comme les habitants d'une ville assiégée, ils sont strictement rationnés.

DES TROUBLES DE LA RESPIRATION DUS AUX CHANGEMENTS DE LA PRESSION ATMOSPHÉRIQUE.

a. **Diminution de la pression**. — La diminution de la pression extérieure entraîne l'abaissement de la pression partielle de l'oxygène et les troubles qu'elle provoque sont dus à l'insuffisance de ce gaz. Ces troubles se manifestent, soit à l'occasion des ascensions en montagne, soit à l'occasion des ascensions en ballon, c'est-à-dire toutes les fois que l'on passe, sans transition, ou plutôt sans adaptation préalable, de l'air ordinaire dans un air très raréfié. On éprouve alors un malaise étrange, désigné sous le nom de *mal des montagnes* et caractérisé par les symptômes suivants : sentiment de fatigue extrême, hors de proportion avec le travail accompli, accélération des battements du cœur et des mouvements respiratoires dont le rythme devient irrégulier, faiblesse musculaire, bourdonnements d'oreille, éblouissements, vertiges, épistaxis, nausées, vomissements.

Au début de l'ascension, ces troubles disparaissent après quelques instants de repos, mais ils s'aggravent dès qu'on atteint des altitudes plus hautes et finiraient par devenir mortels.

Lorsque Crocé-Spinelli et Sivel trouvèrent la mort dans l'ascension du *Zénith* (1875), ils s'étaient élevés à une hauteur de 8,600 mètres. La pression atmosphérique était descendue à 262 millimètres, ce qui réduisait la pression partielle de l'oxygène à 52 millimètres, soit environ 7 p. 100 d'une atmosphère.

Paul Bert a montré, dans des recherches fameuses, que la mort dans les atmosphères raréfiées est due à l'insuffisance de l'oxygène et qu'on peut la prévenir en faisant respirer ce gaz pur aux malades.

Des animaux, des moineaux, qui meurent sous la machine pneumatique dès que la pression est tombée à 200 millimètres continuent à vivre sous une pression de 130 millimètres, si on fait arriver de l'oxygène pur dans la cloche. Si les infortunés ascensionnistes du *Zénith* n'ont pu éviter leur sort, c'est que précisément leur état de faiblesse ne leur a pas permis d'atteindre les sacs d'oxygène qu'ils avaient emportés, sur les indications de Paul Bert et qui leur avaient été si utiles dans une ascension antérieure où ils étaient parvenus à 7 500 mètres.

L'organisme s'accoutume aux pressions basses. Les animaux et les hommes qui habitent dans les Andes péruviennes et sur les hauts plateaux du Mexique ou du Thibet vivent impunément à ces hautes altitudes et n'éprouvent aucun trouble imputable à la raréfaction de l'air. Le secret de cette adaptation nous a été donné par les observations de Viault. Il réside dans l'accroissement de la richesse globulaire du sang. Les globules sont, à la fois, plus nombreux et plus riches en hémoglobine et la capacité respiratoire du sang est accrue dans la même proportion. L'insuffisance de l'oxygène, à l'extérieur, est ainsi exactement compensée par l'accroissement du pouvoir fixateur du sang. Grâce à ce mécanisme si simple, le milieu interne reste respirable pour les tissus au sein d'une atmosphère physiquement irrespirable pour les animaux non adaptés.

Tout récemment, Mosso a produit une nouvelle théorie du mal des montagnes. Une partie des troubles qui accompagnent les fortes dépressions serait liée à la diminution de l'acide carbonique dans le sang, par suite de la raréfaction de l'air. C'est ce phénomène que Mosso appelle l'*acapnie*. Ce physiologiste essaye de justifier son interprétation en montrant que la respiration de l'oxygène pur, dans l'air raréfié, ne fait pas disparaître tous les accidents, notamment l'affaiblissement et l'accélération du pouls. Au contraire, le pouls redeviendrait normal si, en même temps que l'oxygène, on respire de l'acide carbonique. Ce gaz agirait directement sur le cœur droit, dont il exciterait et réglerait en quelque sorte la motricité.

Tout récemment Lœvy s'est élevé avec force contre cette interprétation. D'une part, la diminution de la tension du CO_2 dans le sang n'est rien moins que démontrée et, d'autre part, si l'inspiration du CO procure une dissipation passagère de quelques symptômes du mal des montagnes, ce n'est là qu'un effet physique très fugitif et rien ne saurait faire oublier l'action curative des inhalations d'oxygène pur dont tous les aéronautes s'accordent à proclamer l'efficacité.

b. **Augmentation de la pression.** — Tant qu'elle est contenue dans certaines limites, l'augmentation de la pression extérieure n'exerce aucune influence fâcheuse. Les scaphandriers, les plongeurs qui se livrent à la pêche des éponges, des perles ou du corail, supportent des pressions de 40 ou 50 mètres d'eau. Les ouvriers qui travaillent dans les chambres pneumatiques ménagées pour la construction des piles de pont, vivent dans un air comprimé à cinq atmosphères et ne sont pas incommodés quand on comprime à dix atmosphères.

Au delà de ces limites, on verrait survenir des accidents très graves dus à l'action toxique de l'oxygène à haute pression. Paul Bert a démontré que lorsque la pression partielle de ce gaz dépasse trois atmosphères, il agit comme un violent poison dont les effets sont, en tout, comparables à ceux de la strychnine. Son influence s'étend, d'ailleurs, à tous les êtres vivants, et atteint par conséquent les plantes et les ferments figurés dont il arrête la végétation et les actions chimiques.

Dans les œuvres de l'industrie humaine qui réclament l'emploi de l'air comprimé, on n'arrive jamais à ces limites extrêmes de pression pour lesquelles l'oxygène devient un poison tétanisant. Mais le danger n'est pas moins menaçant, et pour être d'une autre nature, il n'est pas moins réel ni moins grave. Il apparaît au moment de la décompression et quand les ouvriers avant la sortie sont ramenés à la pression normale. C'est ce qui leur fait dire qu'on ne paye qu'en sortant. Tout à coup, l'homme tombe foudroyé et le plus ordinairement pour ne plus se relever. De même, si un animal qui a résisté à une pression de dix atmos-phères est ramené, sans transition, à la pression ordinaire, il est frappé d'une mort foudroyante et, à l'autopsie, on trouve le cœur et les gros vaisseaux remplis de bulles gazeuses formées surtout par de l'azote. La pathogénie des effets de la décompression brusque devient alors facile à comprendre. Ces effets sont dus à la mise en liberté des gaz et, notamment, de l'azote dissous en excès dans le sang, sous l'influence de la compression. Ce gaz se dégage brusquement, à l'état gazeux, lorsque la pression diminue trop brusquement et il en résulte des embolies multiples qui arrêtent la circulation dans le poumon ou dans le cerveau. On prévient, avec certitude, tous ces accidents, en effectuant la décompression avec lenteur. Dans ce cas, le gaz en excès peut se dégager avec discrétion et s'éliminer par le poumon, au fur et à mesure.

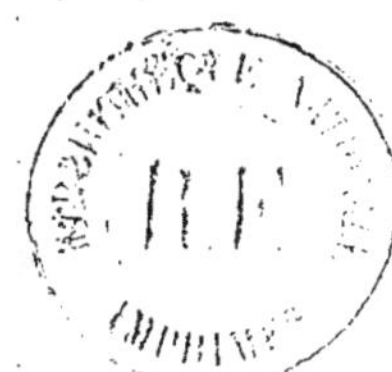

VII

DES SÉCRÉTIONS

Idée générale. — Les sécrétions peuvent être définies : les actes chimiques accomplis par les glandes et consistant dans l'élaboration ou l'isolement d'un produit spécial, distinct de la substance même de l'épithélium glandulaire.

Dans l'immense majorité des cas, les produits élaborés par les glandes sont, en effet, des substances chimiques et l'activité glandulaire se manifeste surtout par des opérations chimiques. Or, si l'on ne considère que ces opérations et si l'on y fait reposer le critère principal de la sécrétion, ce phénomène revêt un caractère très général et se retrouve sur presque tous les éléments anatomiques. C'est ainsi que le globule rouge du sang sécrète l'hémoglobine et que les cellules adipeuses sécrètent la graisse. De même, les cellules cartilagineuses produisent la chondrine comme les ostéoblastes président à la formation de la substance osseuse. Le glycogène est élaboré par les muscles comme il l'est par le foie. Enfin, la production de la chlorophylle par le protoplasma végétal est un acte de sécrétion au même titre que la synthèse de l'amidon. Le phénomène de la sécrétion envisagé au point de vue chimique, qui est vraiment essentiel, prend ainsi une étendue considérable et, pour embrasser toutes ses manifestations, il faudrait distinguer les sécrétions *glandulaires* et les *sécrétions extra-glandulaires*. Mais le domaine de celles-ci est sans bornes, car il comprend presque toutes les manifestations chimiques de la vie cellulaire et il n'est point de cellule vivante qui ne soit le siège d'élaborations chimiques aboutissant à la formation de produits plus ou moins distincts. On ne saurait donc maintenir la séparation qui précède que pour laisser aux glandes leur véritable part et circonscrire avec plus de précision le domaine de ces organes. La sécrétion devient leur attribut fondamental ; elle contient toute leur fin et suffit à les définir ; elle n'est point exclusive aux glandes, mais les glandes sont spécialement faites pour sécréter. Ce sont des masses ou des surfaces épithéliales spécialisées pour la sécrétion.

Quant à la caractéristique chimique de la sécrétion, c'est-à-dire l'élaboration d'un produit spécial, elle a une telle importance qu'il suffit d'y réfléchir un instant pour apercevoir toute la précarité et la contingence de l'appareil excréteur qui, dans certaines glandes, permet l'élimination des produits sécrétés. Le canal excréteur n'entre donc pas nécessairement dans la définition des glandes, et à côté des sécrétions dont le produit est rejeté à l'extérieur et qui, pour ce motif, méritent le nom de *sécrétions externes*, il faut distinguer les *sécrétions internes*, dont le produit est versé dans la circulation. Telles sont les sécrétions internes du foie (glycogène, urée), du pancréas, du corps thyroïde, des parathyroïdes, et quelques-uns de ces exemples suffisent à montrer que les glandes pourvues d'un canal excréteur peuvent aussi être les agents d'une ou plusieurs sécrétions internes.

Différences entre la sécrétion et la nutrition. — On a coutume de rapprocher ces deux actes en s'inspirant de ce que la sécrétion emprunte l'un des procédés de la nutrition, c'est-à-dire la synthèse ; mais il faut bien accorder qu'il n'y a entre les deux faits qu'une ressemblance lointaine. La synthèse assimilatrice, dans laquelle les tissus vivants s'organisent ou renouvellent leur substance, ne saurait être confondue avec l'élaboration de la ptyaline ou du glycogène. La synthèse assimilatrice aboutit à l'organisation et à la vie : la synthèse sécrétoire n'a qu'un résultat purement chimique.

Modes de la sécrétion. — La sécrétion emprunte, d'ailleurs, des moyens très variés et la diversité de ses modes permet de distinguer les groupes suivants :

$$\text{Sécrétions} \begin{cases} \begin{array}{l} \textit{chimiques} \\ \text{(qui élaborent} \\ \text{des produits} \\ \text{chimiques).} \end{array} \begin{cases} \textit{Créatrices} : \text{dont les produits ne préexistent pas} \\ \qquad\qquad \text{dans le sang (pancréas, mamelle, etc.} \\ \textit{Dialytiques} : \text{dont les produits préexistent dans} \\ \qquad\qquad \text{le sang (rein).} \end{cases} \\ \textit{morphologiques} : \text{qui élaborent et mettent en liberté des éléments} \\ \qquad\qquad\qquad \text{figurés (spermatozoïdes et ovules).} \end{cases}$$

Malgré les motifs qui pourraient nous en dissuader, nous maintenons le groupe des glandes morphologiques, c'est-à-dire le testicule et l'ovaire, mais nous ne devons pas dissimuler les arguments qui autorisent quelques auteurs à ne pas considérer ces organes comme des glandes. La sécrétion est un acte chimique. La production des germes, mâle ou femelle, spermatozoïde ou ovule, est le premier épisode du développement embryonnaire. Elle n'est donc pas un acte de sécrétion, pas plus que la prolifération cellulaire dans ses différents modes et ses dessins divers, pas plus que le développement embryonnaire lui-même. Que si le testicule et l'ovaire doivent être considérés comme des glandes, ce n'est pas à raison des phénomènes morphologiques dont ils sont le théâtre, mais à raison des sécrétions réelles dont ils sont en même temps les agents et qui sont destinées à favoriser la migration ou la nutrition du germe. Telle est la sécrétion du liquide spermatique, telle est aussi la sécrétion du liquide qui remplit l'ovisac et produit sa déhiscence. Telle est enfin la sécrétion du vitellus nutritif dans les œufs méroblastiques. A tous ces points de vue, mais à ces points de vue seulement, les glandes sexuelles sont des glandes.

Conditions générales de la sécrétion. — La sécrétion réclame le concours de trois ordres d'influences : l'activité épithéliale des glandes, l'influence de la circulation et celle du système nerveux.

a. *Activité épithéliale.* — Tout produit de sécrétion réclame l'initiative et l'intervention de l'épithélium glandulaire. Cette intervention est nécessaire et universelle, et on la voit se produire dans tout acte de sécrétion, y compris dans les sécrétions dialytiques, malgré la préexistence des produits élaborés. C'est ainsi que si le rein ne crée pas l'urée ni l'acide urique, l'épithélium spécifique de cette glande est indispensable à la fixation et à l'élimination de ces produits azotés. Il n'en opère pas la synthèse, mais il les discerne en quelque sorte au milieu de tous les autres et il les sépare. Il les sécrète au sens véritable et littéral de ce mot. L'endothélium pulmonaire lui-même pourrait être envisagé à ce point de vue. On peut affirmer que le poumon est une glande ou le nier avec une égale justesse. Ce viscère constitue, dans tous les cas, un organe d'excrétion préposé à l'élimination de l'acide carbonique. Or, si réduit que soit le rôle de l'épithélium alvéolaire dans cette élimination, on ne saurait le négliger entièrement. Il a au moins cette qualité qu'il est présent et qu'il s'introduit avec la valeur d'un symbole ou d'une expression représentative dans le schéma de la glande et de la sécrétion.

L'activité épithéliale a, comme on peut le présumer, une importance très variable et ses modes sont très divers; mais, sous la diversité de ses expressions, elle est dominée par une loi générale : contrairement à l'opinion émise par Heidenhain, l'épithélium survit à la sécrétion dans l'immense majorité des cas. Il n'y a peut-être d'exception à cette loi, au moins chez les vertébrés supérieurs, que pour les glandes sébacées, dont les cellules subissent une évolution parallèle à celle de leur produit. Sous la poussée du sébum qui les remplit peu à peu, elles subissent de graves altérations et se réduisent à des débris méconnaissables qui sont entraînés avec le produit de la sécrétion.

Dans toutes les autres glandes, l'évolution épithéliale est indépendante de celle des produits de la sécrétion, et sur ce point les expériences de Ranvier sur la sous-maxillaire du chien, de Renaut et Arloing sur la sous-maxillaire de l'âne ne laissent aucun doute.

La part prépondérante de l'activité épithéliale peut, en certaines circonstances, se trahir dans une expression mécanique. Si, à l'exemple de Ludwig, on place un manomètre sur le bout central du canal excréteur d'une glande en activité, comme la sous-maxillaire du chien, la pression s'élève dans le manomètre sous la poussée de la salive et devient sensiblement supérieure à la pression artérielle. Il est ainsi évident que la sécrétion n'est pas l'effet d'une simple transsudation, mais d'un véritable effort, d'un travail réel accompli par l'épithélium glandulaire.

b. *Influence de la circulation.* — L'activité sécrétoire est accompagnée d'une hyperactivité circulatoire, entraînant le passage d'une quantité de sang plus considérable qu'à l'état de repos. Dans les glandes à sécrétion intermittente, l'accroissement de l'irrigation sanguine n'a lieu qu'au moment de l'activité et il dépend des actions vaso-dilatatrices liées aux circonstances provocatrices de la sécrétion. On en détermine aisément l'apparition sur la sous-maxillaire du chien par l'excitation de la corde du tympan. Pour la provoquer dans tout le système salivaire d'un cheval, il suffit de faire manger l'animal. C'est dans ces conditions que M. Chauveau a constaté que dans la parotide le coefficient de l'irrigation sanguine est trois fois plus considérable que pendant le repos de la glande.

Au nombre des caractères qui trahissent l'exagération circulatoire dans les glandes en activité, il convient de signaler la turgescence des veines, et surtout la rutilance du sang qui circule dans ces vaisseaux. Le liquide sanguin traverse les capillaires glandulaires avec une telle rapidité qu'il ne peut se saturer d'acide carbonique et conserve les apparences du sang artériel. Il faudrait se garder d'en conclure que les combustions sont diminuées, car si le sang qui traverse une glande en activité est moins riche en acide carbonique que le sang de la glande au repos, il est plus abondant et il entraîne une quantité absolue de CO^2 supérieure à celle du repos.

Quoi qu'il en soit, la rutilance du sang veineux est une des expressions et un des effets de l'activité glandulaire. Aussi ce caractère est-il constant dans le sang veineux du rein, dont l'activité est permanente.

c. *Influence du système nerveux.* — Les sécrétions sont placées sous la dépendance du système nerveux, qui intervient par des actions réflexes. Nous ferons plus tard une enquête sur l'innervation glandulaire. Pour le moment, il suffit, mais il est nécessaire de constater que les épithéliums glandulaires sont sollicités à l'activité par des excitations qui leur sont apportées par des nerfs centrifuges analogues à des nerfs moteurs. A ce point de vue, l'action sécrétoire peut être rapprochée de la contraction musculaire, et ce rapprochement fait naître la notion de la *motricité glandulaire.* Il est bien entendu que par cette expression on veut seulement rappeler la direction centrifuge des excitations sécrétoires et leur analogie, à ce point de vue, avec les excitations motrices. L'exemple de nerfs sécrétoires le plus familier et le plus ancien est fourni par la corde du tympan. Ce filet nerveux contient des filets centrifuges qui se terminent dans la sous-maxillaire et y portent les excitations provocatrices. Pour le démontrer, il suffit de sectionner la corde du tympan et d'en exciter le bout périphérique. Aussitôt la salive s'écoule abondamment par le canal de Warton (Ludwig, Cl. Bernard).

Rôle et classification des sécrétions. — Le rôle des sécrétions est d'une diversité infinie ; chacune d'elles remplit un but distinct qui ne permet pas aisément de la rapprocher d'une autre et qui lui donne sa valeur propre au point de vue de la physiologie. Il est par là même impossible de tenter une classification des sécrétions fondée sur la considération de leur utilité. Il y en a peu ou pas qui soient autonomes et presque toutes sont attachées à l'achèvement d'une grande fonction, comme les sécrétions digestives ou la sécrétion mammaire. Pour ce motif, elles ont été déjà étudiées ou seront étudiées à l'occasion des fonctions où elles se trouvent engagées. Nous n'avons donc à retenir dans ce chapitre que celles des sécrétions qui peuvent être considérées en elles-mêmes et que nous ne pourrions pas étudier ailleurs. Telles sont, d'une part, les sécrétions dont l'effet ou le but est de rejeter au dehors les produits résultant de la dépense alimentaire et, d'autre part, celles dont le produit est versé dans la circulation.

Mais cette distinction ne suffit pas encore à définir les limites de notre tâche, et nous préciserons nos intentions en disant que ce chapitre sera consacré : 1° à l'étude des excrétions ; 2° à celle des fonctions des glandes vasculaires sanguines, ce qui sera l'occasion de quelques considérations générales sur les sécrétions internes. Nous terminerons par l'étude des auto-intoxications et de la fonction antitoxique.

EXCRÉTIONS

Nous retiendrons dans ce premier groupe, la sécrétion urinaire, la sécrétion biliaire, les sécrétions cutanées, la sécrétion du mucus et la desquamation épithéliale. De tous ces actes, la sécrétion urinaire est la seule qui soit complètement spécialisée pour l'élimination des résidus de la dépense alimentaire. Mais, tout en remplissant d'autres buts, les autres sécrétions envisagées ici ont en même temps pour effet de concourir, elles aussi, à l'excrétion de la matière transformée par l'organisme. Il faut donc en tenir compte, aussi bien que de la sécrétion urinaire ou de la respiration pulmonaire, pour asseoir les bases du bilan nutritif.

DE LA SÉCRÉTION URINAIRE

Idée générale. — La sécrétion urinaire est chargée d'éliminer les produits azotés résultant de la décomposition des matières albuminoïdes ; mais l'urine entraîne également de l'eau, des sels, des principes étrangers à l'alimentation et qui traversent accidentellement l'organisme, comme les substances médicamenteuses ; enfin elle contient un grand nombre des produits toxiques dérivés de la nutrition. Le rein constitue par là même un émonctoire de la plus haute importance.

Continuité de la sécrétion urinaire. — La sécrétion urinaire est continue, et il suffit pour s'en assurer de pratiquer une fistule sur les uretères : l'urine s'écoule goutte à goutte et, si son écoulement subit des fluctuations, il n'est jamais interrompu. La continuité de la sécrétion urinaire est en harmonie avec la permanence des actes de la nutrition d'où elle dérive, c'est-à-dire la désorganisation de la matière vivante et la décomposition des albumines alimentaires. Quelques auteurs, comme Hermann, ont parfois observé une inégalité plus ou moins marquée dans le débit des deux uretères, et ils ont vu là un phénomène normal qu'ils considèrent comme l'expression d'une sorte d'alternance fonctionnelle des deux reins. Mais Bardier et Frænkel, qui ont repris la question, n'ont pas constaté de différences dans les quantités d'urine fournies par les deux uretères, si ce n'est lorsqu'un obstacle mécanique gêne l'écoulement dans l'un des deux conduits.

Caractères de l'urine. — Chez l'homme et les carnivores, l'urine est un liquide clair au moment de son émission, d'une odeur spécifique souvent très forte, comme chez le chat, et d'une saveur salée ; sa couleur est d'un jaune plus ou moins foncé dont la nuance dépend, au moins chez l'homme, du moment de la journée où elle a été sécrétée. On distingue à cet égard l'*urina sanguinis* ou du matin, qui est très foncée, l'urine des boissons (*urina potùs*), d'un jaune très pâle, et l'urine des repas (*urina cibi*), dont la nuance tient le milieu entre celles des deux autres. Chez les herbivores, et en particulier chez le cheval, l'urine est trouble, épaisse, filante, de couleur jaune très foncée et d'odeur aromatique (Porcher et Masselin). Le trouble qui caractérise l'urine des herbivores est dû à un sédiment presque entièrement formé de grains mûriformes de carbonate de chaux, qui font effervescence par les acides.

La densité de l'urine est en moyenne de 1,020 chez l'homme et 1,045 chez le cheval.

Réaction. — L'urine est acide chez les carnivores et alcaline chez les herbivores. L'acidité est due aux phosphates acides de chaux et de soude qui prédominent chez les animaux du premier groupe. Elle équivaut à 2 grammes d'acide oxalique par litre environ. L'alcalinité procède des bicarbonates de potasse et des phosphates alcalins très abondants chez les herbivores. La réaction de l'urine dépend exclusivement du régime, au point qu'elle devient alcaline chez des carnivores, comme le chien, nourris au pain ou à la soupe, et que réciproquement elle devient acide chez les herbivores privés d'aliments et placés par cet artifice dans les conditions du régime azoté. De même, enfin, elle devient passagèrement alcaline chez l'homme après le repas, notamment si celui-ci renferme des légumes en assez grande abondance.

Mesure de la sécrétion urinaire. — Elle s'exprime par les chiffres moyens suivants :

Chez l'homme......................	1 200 à 1 500 gr. par jour (Becquerel).
— le cheval......................	4 à 5 litres (Porcher et Masselin).
— le bœuf......................	7 à 9 — (Boussingault, Sacc).
— le porc......................	8 kilogr. —
— le mouton......................	900 grammes. —

Nous devons maintenant étudier l'urine à un grand nombre de points de vue répondant à autant de chapitres.

———————

CHAPITRE PREMIER

COMPOSITION CHIMIQUE DE L'URINE

On trouve dans l'urine trois ordres de principes : de l'eau, des matières organiques et des matières minérales. La proportion de l'eau est toujours considérable et celle des deux autres groupes varie avec les espèces animales. A cet égard, et en partant des chiffres d'Isidore Pierre, on peut distinguer trois types d'urines : les urines concentrées (cheval, bélier, bœuf), les urines diluées (chèvre, porc, veau), et les urines mixtes (homme). Nous donnons ci-dessous la composition moyenne de chacun de ces types.

Composition moyenne de l'urine dans les trois types précités.

	URINES CONCENTRÉES (Cheval, bélier, bœuf).	URINES DILUÉES (Chèvre, porc, veau).	URINES MIXTES (Homme).
Eau......................	906,7	986	952
Matières organiques...........	61,3	5,5	35
Matières minérales...........	32	8,5	13
Totaux................	1 000	1 000	1 000

Mais il est indispensable de donner des précisions nouvelles par l'indication de quelques faits particuliers contenant l'analyse détaillée de l'urine dans certaines espèces animales. Nous utiliserons tout d'abord les recherches exécutées par Boussingault sur l'urine des animaux domestiques et nous résumerons les résultats obtenus par l'illustre agronome dans le tableau suivant :

Composition de l'urine chez quelques espèces domestiques (d'après Boussingault).

SUBSTANCES.	CHEVAL.	VACHE.	PORC.
Urée....................................	31,0	18,5	4,9
Hippurate de potasse.................	4,7	16,5	0,0
Lactates alcalins.....................	20,1	17,2	indéterminés.
Bicarbonate de potasse...............	15,5	16,1	10,7
Carbonate de magnésie...............	4,2	4,7	0,9
Carbonate de chaux..................	10,8	0,6	traces.
Sulfate de potasse....................	1,2	3,6	2,0
Chlorure de sodium...................	0,7	1,5	1,3
Silice................................	1,0	traces.	0,1
Phosphates	0,0	0,0	1,0
Eau et matières indéterminées........	910,8	921,3	979,1
Total....................	1 000	1 000	1 000

Pour l'urine de l'homme, nous empruntons à M. A. Gautier les chiffres contenus dans le tableau ci-dessous :

Composition de l'urine de l'homme (d'après A. Gautier).

MATÉRIAUX	SÉCRÉTÉS en 24 heures.	CONTENUS dans 1000 parties d'urine.
Quantité d'urine.............................	1 300 gr.	»
Densité.....................................	1,020	»
Eau...	1 243 gr.	956,0
Matières solubles...........................	57	44,0
	1 300	1 000
Urée	33,5	25,37
Acide urique	0,52	0,40
Xanthine...................................	0,006	0,004
Créatine, créatinine.........................	1,3	1,0
Acide hippurique............................	0,365	0,35
Composés aromatiques..................	traces.	traces.
Acides gras.................................	Id.	Id.
Glucose, inosite.............................	Id.	Id.
Matières colorantes.........................	Id.	Id.
Chlorure de sodium.........................	13,30	10,06
Sulfates alcalins............................	4,03	3,1
Phosphates alcalins et terreux...............	2,860	2,20
Acide silicique..............................	traces.	traces.
Ammoniaque................................	Id.	Id.

DES MATIÈRES ORGANIQUES DE L'URINE.

On peut les distribuer dans les groupes suivants :

1° Les principes azotés ; 2° les corps de la série grasse ; 3° les corps de la série aromatique ; 4° les pigments ou matières colorantes.

a. *Principes azotés.* — **De l'urée.** — Ce corps constitue chez les mammifères le plus considérable et le plus important des principes spécifiques de l'urine ; il représente l'un des derniers termes, et le plus abondant, de la décomposition des principes albuminoïdes. L'urée a été découverte par Rouelle en 1773 ; sa formule, $COAz^2H^4$, répond à un poids moléculaire de 60 ; sa composition en fait un amide de l'acide carbonique ou *carbamide*, dont la structure s'exprime dans l'expression suivante :

$$CO \begin{cases} AzH^2 \\ AzH^2 \end{cases}$$

Ce point doit être éclairé. L'acide carbonique est considéré comme un hydrate, CO^2,H^2O et s'exprime dans la formule $CO^3 \begin{cases} H \\ H \end{cases} = CO \begin{cases} HO \\ HO \end{cases}$. Ce corps n'a d'ailleurs qu'une existence virtuelle et n'a été conçu que pour répondre aux exigences de la théorie. Par corrélation, l'acide carbonique réel est considéré comme dérivant du précédent par déshydratation, ce qu'on veut rappeler par l'expression d'anhydride carbonique.

D'autre part, on appelle *amide* tout corps formé par la substitution du groupe AzH^2 au groupe HO dans les acides. En opérant cette substitution sur l'acide carbonique, la molécule $CO \begin{cases} HO \\ HO \end{cases}$ devient :

$$CO \begin{cases} AzH^2 \\ AzH^2 \end{cases} = COAz^2H^4 = \text{urée.}$$

Wöhler a fait la synthèse de l'urée en 1828 par le mélange en solution du sulfate d'ammoniaque et du cyanate de potassium. On évapore jusqu'à siccité et il se forme du cyanate d'ammonium $AzCO,AzH^4$, qui se transforme en urée, son isomère.

La synthèse de l'urée aurait été également obtenue par Béchamp (1856) par l'oxydation lente de l'albumine en présence du permanganate de potasse. Mais, comme nous le verrons un peu plus bas, les résultats de Béchamp sont très contestables.

Préparation. — On peut obtenir l'urée soit en traitant par l'alcool de l'urine de chien préalablement soumise à l'évaporation, soit encore en précipitant l'urée par l'acide nitrique. On obtient par évaporation des cristaux de nitrate d'urée que l'on décompose ensuite par le carbonate de baryte.

Propriétés. — L'urée se présente sous la forme de longs prismes incolores pourvus souvent d'un canal central. Elle est très soluble dans l'eau et plus encore dans l'alcool, surtout quand il est bouillant. L'urée se transforme facilement en carbonate d'ammoniaque, notamment en présence du ferment ammoniacal, le *Micrococcus ureæ* (Cohn).

La transformation peut s'exprimer par l'équation suivante :

$$CO \begin{cases} AzH^2 \\ AzH^2 \end{cases} + 2H^2O = CO \begin{cases} AzH^4O \\ AzH^4O \end{cases}$$

La fermentation se produit un temps variable après la miction. Elle se traduit par une forte odeur ammoniacale et par le changement de la réaction qui devient alcaline ; elle est accompagnée de la production de cristaux de phosphate ammoniaco-magnésien qui se précipitent et forment un dépôt caractéristique dans les urines putréfiées.

L'urée joue le rôle d'une base et forme des sels avec les acides. Elle se décompose en CO^2, Az et H^2O en présence des hypobromites alcalins selon la formule suivante :

$$CO(AzH^2)^2 + 3\,NaOBr = 3\,NaBr + CO^2 + 2\,Az + 2H^2O.$$

Le nitrate acide de mercure produit les mêmes résultats.

Très abondante dans l'urine des mammifères, des batraciens et des poissons, l'urée est très rare dans l'urine des reptiles et des oiseaux où elle est remplacée par l'acide urique. Elle représente environ les 9 dixièmes de l'azote total de l'urine des mammifères et peut donner ainsi la mesure presque complète de la dépense d'albumine dans l'organisme. De là l'importance de son dosage.

La quantité d'urée produite par les animaux dans les vingt-quatre heures est très variable et dépend du régime alimentaire. On l'évalue chez l'homme à 25 ou 30 grammes par jour ; chez le cheval à 200 grammes environ ; chez le bœuf, le mouton et le porc, on manque de chiffres précis. En partant de la teneur de la ration d'entretien en albuminoïdes, on obtient pour mesure approximative de l'excrétion quotidienne d'urée dans les différentes espèces domestiques, les chiffres suivants :

```
Pour 100 kilos de cheval...................... ........   33 grammes (environ).
     —         de bœuf............................   30     —
     —         de porc (à l'engrais).............  140     —      (?)
     —         de mouton.........................   45     —
```

L'influence du régime sur l'excrétion de l'urée est facile à démontrer sur le chien. Les expériences entreprises par Bischoff et Voit montrent en effet que la quantité d'urée éliminée dans les vingt-quatre heures augmente avec la ration de viande donnée à l'animal. On en pourra juger par la série suivante dont nous ne donnons que quelques termes :

Ration.	Urée excrétée en 24 heures.	Quantité correspondante d'urine.
0..........................	12 à 15 grammes.	194 cent. cubes.
300 grammes de viande........	32,6 —	318 —
1 200 —	67,8 —	643 —
2 500 —	172,7 —	1l,800

L'accroissement de l'urée n'est pas proportionnel à celui de la ration. Cela tient évidemment à ce que toute la viande n'était pas digérée, et aussi sans doute à ce que le rapport de l'urée à l'azote total des urines n'a pas une valeur invariable.

A l'état normal, l'excrétion de l'urée, ou, d'une manière plus précise, la dépense de l'albumine n'est influencée que par le régime alimentaire et sa richesse en principes albuminoïdes. On a soutenu, il est vrai, qu'elle augmente sous l'influence du travail musculaire. Mais nous démontrerons que cette augmentation est insignifiante, hors de proportion avec le travail produit, et qu'en un mot le travail ne réclame aucune dépense particulière d'albumine.

Acide urique ($C^5H^4Az^4O^3$). — Il se trouve dans l'urine à l'état d'urates alcalins très peu solubles. Pour le préparer, il suffit d'ajouter quelques gouttes d'acide chlorhydrique à de l'urine. Au bout de vingt-quatre ou trente-six heures, on obtient des cristaux d'acide urique qui se déposent à la surface du liquide et sur les parois du vase. Ces cristaux affectent la forme de prismes rhomboïdaux opaques et microscopiques.

Très rare dans l'urine des carnivores, où il atteint à peine 1 à 2 p. 1 000, absent dans l'urine des herbivores, l'acide urique constitue le principal terme de la destruction des principes albuminoïdes chez les oiseaux et les reptiles écailleux. Il a donc, dans ces deux classes de vertébrés, la même signification physiologique que l'urée dans l'urine des mammifères, des poissons et des batraciens.

L'acide urique contient moins d'oxygène que l'urée. En présence des agents oxydants, il se dédouble avec production d'urée, et si on l'administre à un animal par la voie gastro-intestinale, il passe à l'état d'urée et s'élimine sous cette forme par les urines.

Mais l'urée n'est pas l'unique produit de l'oxydation de l'acide urique. En présence des agents oxydants, celui-ci donne une nombreuse série de substances dérivées, telles que l'alloxane ($C^4H^2Az^2O^4$), l'allantoïne ($C^4H^6Az^4O^5$), l'acide parabanique ($C^3H^2Az^2O^3$), l'acide mésoxalique ($C^2H^2O^5$), l'acide oxalique ($C^2H^2O^4$), l'acide carbonique, etc. Parmi ces produits, l'allantoïne mérite une mention particulière.

Allantoïne. — Découverte par Vauquelin dans les eaux de l'amnios, elle a été retrouvée dans l'urine des nouveau-nés, des femmes enceintes et dans celle du chien. Elle est très peu soluble dans l'eau froide, ce qui permet d'en amener la précipitation en faisant évaporer l'urine des jeunes veaux et en laissant refroidir.

Acide hippurique ($C^9H^9AzO^2$). — Ce corps est particulier à l'urine des herbivores, où on le trouve à l'état d'hippurate de soude. Il se présente sous la forme de cristaux prismatiques à base quadrangulaire.

L'acide hippurique est formé par l'union du glycocolle avec l'acide benzoïque issu de la fermentation intestinale. Il a donc partiellement une origine alimentaire. Si on administre à un animal de l'acide benzoïque, celui-ci se combine avec le glycocolle et passe dans les urines à l'état d'acide hippurique (Wöhler). La synthèse de l'acide hippurique s'opère dans le rein, comme l'ont établi Bunge et Schmiedeberg (1876) par la méthode des circulations artificielles. Si on fait circuler dans le rein, du sang défibriné contenant un mélange d'acide benzoïque et de glycocolle, le liquide qui s'échappe par la veine rénale contient de grandes quantités d'acide hippurique. De même, des fragments de tissu rénal plongés dans du sang contenant du glycocolle et de l'acide benzoïque déterminent l'union de ces deux corps.

La quantité d'acide hippurique produite dans les vingt-quatre heures par un grand herbivore varie de 5 à 15 p. 1 000 d'urine. On n'en trouve jamais dans l'urine des carnivores, mais il peut se rencontrer exceptionnellement dans l'urine de l'homme après un repas comprenant certains aliments végétaux, comme les prunes ou les asperges, qui contiennent de l'acide benzoïque.

Créatinine ($C^4H^7Az^3O$). — Cette base dérive de la créatine $C^4H^9Az^3O^2$ par déshydratation. On la trouve dans l'urine des carnassiers, qui en produisent de $0^{gr},50$ à 1 gramme dans les vingt-quatre heures. La quantité augmente avec le poids de la ration de viande, ce qui prouve qu'elle dérive de la créatine musculaire.

Bases xanthiques. — Elles constituent ce qu'on appelle les matières extractives de l'urine ; elles dérivent des nucléines et sont aussi désignées sous le nom de bases de la nucléine ou bases alloxuriques. Elles sont très nombreuses et nous nous bornerons à citer la xanthine, la paraxanthine, l'hypoxanthine, l'adénine, etc.

Les bases xanthiques sont précipitées de l'urine par les sels d'argent et représentent une masse totale de 25 à 50 milligrammes dans l'urine des vingt-quatre heures.

b. *Corps de la série aromatique.* — La molécule d'albumine contient un noyau de benzène C^6H^6 qui se détache au moment de la décomposition bactérienne de l'albumine dans l'intestin et forme des produits aromatiques que Salkowski a rattachés à trois groupes : le groupe phénol (tyrosine, phénol, crésol), le groupe phénylique et le groupe de l'indol qui comprend en particulier l'indol et le scatol.

Ces principes sont résorbés et s'éliminent par les urines à l'état de dérivés éthérés de l'acide sulfurique dont nous allons donner le mode de formation.

Déchets sulfurés (soufre des matières albuminoïdes). — Le soufre attaché à la constitution des matières albuminoïdes s'oxyde et passe à l'état d'acide sulfurique. Celui-ci obéit à deux directions différentes et revêt deux formes sous lesquelles sera éliminée la totalité du soufre des albuminoïdes.

Une première partie de cet acide sulfurique est saturée par les bases et produit des sulfates alcalins.

Une seconde partie forme des éthers avec les corps aromatiques et sera éliminée à l'état d'éthérosulfates alcalins.

Pour fixer ce point, prenons l'exemple de l'éther produit par l'union de l'acide sulfurique avec le phénol.

L'acide sulfurique peut s'écrire $SO^4\begin{cases} H \\ H \end{cases}$ et on voit qu'il peut former deux ordres de sels selon que le métal remplace un seul ou deux atomes d'hydrogène. De même, si l'acide sulfurique agit sur un alcool, il peut former deux éthers. Avec le phénol C^6H^5, il donne naissance soit au sulfate de phényle $SO^4\begin{cases} C^6H^5 \\ C^6H^5 \end{cases}$, qui est simplement un éther, soit au sulfate monophénylique, $SO^4\begin{cases} H \\ C^6H^5 \end{cases}$, qui est à la fois éther et acide et constitue un acide sulfoconjugué, l'acide phénylsulfurique. Si maintenant l'hydrogène est remplacé par un atome de soude, on a le phénylsulfate de soude. On montrerait de la même manière la formation des crésylsulfates ou des indoxylsulfates qui, avec le précédent, constituent les dérivés sulfoconjugués les plus importants.

Indican. — Parmi ces derniers, il en est un qui offre un intérêt particulier ; c'est l'indican ou indoxylsulfate de potasse. Sous l'influence des corps oxydants, il se transforme en bleu d'indigo. L'indican n'apparaît qu'exceptionnellement dans l'urine de l'homme et dans des circonstances pathologiques, comme la péritonite et l'obstruction intestinale. Dans ce cas, les urines se colorent en bleu au moment de la putréfaction. Mais si l'indican est, chez l'homme, un produit exceptionnel de la sécrétion urinaire, il serait, d'après Porcher et Masselin, un constituant normal et constant de l'urine du cheval.

En dehors des corps qui précèdent, il faut encore signaler la cystine et la taurine qui échappent à l'oxydation et constituent ce qu'on appelle parfois le *soufre difficilement oxydable*.

c. *Corps de la série grasse*. — Ils sont représentés par des acides gras (formique, acétique, propionique, butyrique, etc.). Ces acides dérivent en général du groupement hydrocarboné de la molécule d'albumine, mais on n'en trouve dans l'urine que des quantités extrêmement faibles.

L'acide oxalique est probablement d'origine alimentaire ; on en trouve environ 0^{gr},002 dans l'urine des vingt-quatre heures.

L'acide acétylacétique et l'acétone n'apparaissent dans les urines qu'à propos des affections entraînant une dénutrition rapide, comme le diabète.

L'acide lactique peut se former dans le tube digestif aux dépens des hydrates de carbone. Quand il a cette origine, il est formé par l'union d'une molécule d'acide droit avec une molécule d'acide gauche. Il est partiellement résorbé dès sa formation pour être éliminé par oxydation à l'état d'eau et d'acide carbonique. On ne le rencontre que dans l'urine des herbivores à l'état de lactates alcalins.

L'acide lactique qu'on peut trouver dans l'urine de l'homme est l'acide sarcolactique (déviant à droite le plan de la lumière polarisée) ; il se forme sous l'influence du surmenage physique et de l'extrême fatigue.

d. *Pigments de l'urine*. — On connaît surtout l'*urobiline* qui a été découverte par Jaffé. Nous montrerons plus loin comment l'urobiline dérive de la bilirubine et, par conséquent, de la matière colorante du sang.

MATIÈRES MINÉRALES.

Les sels de l'urine comprennent des chlorures, des sulfates, des carbonates et des bicarbonates, tous alcalins ou alcalino-terreux.

Les *chlorures* sont surtout représentés par le chlorure de sodium, dont on a pu remarquer la grande abondance dans l'urine de l'homme et la rareté dans celle des herbivores (Voy. le tableau de la page 399).

Les *phosphates* de soude, de chaux et de magnésie sont particulièrement abondants dans l'urine des carnivores ; ils procèdent en partie de l'alimentation et en partie de la désassimilation des matières albuminoïdes par oxydation du phosphore qui entre dans la composition de ces corps. Quand l'urine devient alcaline après la miction, les phosphates de chaux et de magnésie se précipitent.

Les *sulfates* ont une origine analogue à celle des phosphates. Ils dérivent donc partiellement de la désassimilation des matières albuminoïdes et du soufre qui entre dans la constitution de ces corps. Pour ce motif, ils continuent à être éliminés avec l'urine pendant l'inanition et, dans ce cas, leur excrétion suit une courbe parallèle à celle de l'azote total.

Les *carbonates* et les *bicarbonates* sont particulièrement abondants dans l'urine des herbivores et très rares dans l'urine des carnivores. Ils sont associés aux lactates alcalins qui ne se rencontrent que chez les animaux du premier groupe.

CHAPITRE II

ORIGINE ET MODE DE FORMATION DES PRODUITS AZOTÉS DE L'URINE

Le problème se circonscrit à l'urée et à l'acide urique.

ORIGINE ET MODE DE FORMATION DE L'URÉE.

Preexistence de l'urée dans le sang. — La question est dominée par ce fait essentiel découvert en 1821 par Prévost et Dumas : L'urée préexiste dans le sang et n'est pas formée dans le rein. La préexistence de l'urée dans le sang fut démontrée par Prévost et Dumas par les effets de la néphrectomie double.

Dès que, sur un chien, on enlève les deux reins, l'urée s'accumule dans le sang de l'animal. On obtient le même résultat en suspendant les fonctions du rein par d'autres moyens, tels que la ligature des uretères, de l'artère rénale, ou par la section des nerfs du plexus rénal. Ces diverses opérations ont été exécutées avec un constant succès par un grand nombre d'expérimentateurs (Cl. Bernard et Bareswill, Marchand, Simon, Hervick, Verdeil, Picard, Gréhant). Dans tous les cas la suppression de la sécrétion urinaire entraîne l'accumulation de l'urée dans le sang. Il est vrai que Zalewsky a soutenu que cette accumulation ne se produit pas après la néphrectomie et que, pour l'obtenir avec certitude, il faut pratiquer la ligature des uretères. La vérité est que, comme l'ont établi Cl. Bernard et Bareswill, dans les différents modes de la suppression rénale, l'excrétion azotée peut trouver partiellement une voie de dérivation dans l'intestin et s'y produire sous la forme de sels ammoniacaux ; mais cette dérivation est toujours insuffisante et l'urée s'accumule dans le sang, quand elle ne peut pas passer par le rein. Il en résulte que le rein ne produit pas l'urée, et, pour parler le langage employé plus haut, cet organe constitue une glande dialytique et non une glande créatrice. Aussi bien, cette proposition s'est confirmée et précisée dans des travaux ultérieurs : Picard a fourni, sur l'accumulation de l'urée dans le sang après la néphrectomie double, des chiffres démonstratifs. Il a déterminé, au préalable, le taux de l'urée dans le sang normal et il a obtenu les chiffres suivants :

1º Sur le chien en digestion de viande......... 1^{gr},110 p. 1 000 (12 chiens).
2º Sur le chien à jeun........................ 0^{gr},393   —   (14   —).
3º Sur le lapin (régime herbivore)............ 0^{gr},260   —

Or, après la néphrectomie double, Picard a trouvé les chiffres suivants sur un chien en digestion de viande :

24 heures après l'opération................................ 3^{gr},5 p. 1 000
48   —   —   .... 6^{gr},3   —

La fonction dialytique du rein se précise encore par les différences signalées par le même chimiste entre le sang artériel et le sang veineux du rein. Cet auteur a trouvé sur des chiens à jeun :

Taux de l'urée.
Sang de l'artère rénale............	0^{gr},360 à 0,400 p. 1 000
Sang de la veine rénale...........	0^{gr},180 à 0,200 —

Il devient ainsi évident que le sang abandonne de l'urée au rein qu'il traverse.

Enfin, et pour clore cette série de documents, nous signalerons les recherches par lesquelles Gréhant a établi que l'urée accumulée dans le sang après la néphrectomie équivaut précisément à celle qui aurait été éliminée par le rein pendant le même temps.

Lieu de formation de l'urée. Fonction uropoiétique du foie. — *Répartition de l'urée dans les tissus. — Sa prédominance dans le foie. —* Il y a de l'urée dans tous les tissus et dans tous les liquides de l'organisme; mais sa répartition ne semble pas obéir à des lois bien précises, si l'on en juge par les résultats et les conclusions des divers auteurs. Un seul fait se dégage avec netteté, c'est la prédominance considérable de l'urée dans le foie. Ce fait, signalé pour la première fois par Meissner (1864), a été pleinement confirmé par divers auteurs et en particulier par Kaufmann.

Données de la clinique. — Dans les altérations destructives du foie (cirrhose, ictère grave), l'excrétion de l'urée est considérablement diminuée (Charcot, Brouardel, Lecorché) et, dans ce cas, l'azote qui n'a pu revêtir la forme de l'urée est éliminé à l'état d'ammoniaque (Stadelmann). Au contraire, dans les affections congestives qui surexcitent l'activité des cellules hépatiques, l'excrétion de l'urée est augmentée.

Effets des obstacles apportés aux fonctions du foie. — On a d'autre part essayé de démontrer le rôle du foie dans la production de l'urée par des artifices capables d'en restreindre ou d'en supprimer la fonction. C'est ainsi que l'extirpation partielle du foie chez le chien peut diminuer le taux de l'urée dans les urines et provoquer l'excrétion de l'azote à l'état d'ammoniaque (Meister).

L'extirpation complète du foie chez les grenouilles laisse survivre les animaux plusieurs jours (deux ou trois semaines), grâce aux anastomoses de la veine porte et des veines rénales. On opère sur trois cents ou quatre cents animaux, de manière à obtenir de grandes quantités de liquide. Or, ici encore, l'urée disparaît à peu près complètement pour faire place à l'ammoniaque.

La ligature de l'artère hépatique peut également donner d'utiles renseignements. Pratiquée sur le lapin, cette opération détermine constamment la nécrose du foie (Conheim et Litten); sur le chien elle avait donné des résultats contradictoires, tantôt positifs (Arthaud et Butte), tantôt négatifs (Stolnikow, Dominicis). Mais Doyon et Dufourt (1898) ont rattaché ces inégalités aux variétés anatomiques de l'artère hépatique, et ils ont montré que pour réussir à coup sûr, il faut lier le tronc du vaisseau et ses collatérales. De cette façon, on obtient la nécrose du foie en moins de vingt-quatre heures et on constate que, dans l'urine excrétée après l'opération, le rapport de l'urée à l'azote total est très sensiblement diminué.

Répartition de l'urée dans la circulation. — Mais les documents les plus démonstratifs sont fournis par l'étude de la répartition de l'urée dans l'appareil circulatoire.

Gschleiden (1871), Picard (1881), pensaient que le sang veineux contient plus d'urée que le sang artériel. Ils en concluaient que l'urée se forme partout et dans l'intimité des tissus. Mais Gréhant et Quinquaud n'ont pas trouvé de différences entre le sang artériel et le sang veineux (1884). D'après Kaufmann, les écarts qui se manifestent entre les deux liquides au point de vue de leur teneur en urée sont insignifiants et se produisent tantôt en un sens, tantôt dans l'autre ; ils sont donc contenus dans la limite des erreurs de détermination, et l'auteur conclut à l'égale répartition de l'urée entre le sang artériel et le sang veineux.

On est donc conduit à abandonner l'hypothèse d'une production diffuse de l'urée. Par contre, Cyon a démontré que le sang des veines sus-hépatiques contient plus d'urée que celui des veines sous-hépatiques. Le même expérimentateur a montré, d'autre part, la production de l'urée dans le foie par la méthode des circulations artificielles. Si l'on fait circuler du sang défibriné dans un foie détaché du corps, le liquide sortant de l'organe s'enrichit de quantités notables d'urée. L'ensemble de tous ces faits permet de conclure que l'urée ou tout au moins la plus grande partie de ce principe se forme dans le foie.

Mode de formation de l'urée. — On admit tout d'abord l'hypothèse que l'urée se forme par l'oxydation directe de l'albumine et on invoquait les résultats annoncés par Béchamp, puis par Ritter, sur la synthèse de l'urée par oxydation lente de l'albumine en présence du permanganate de potasse. Mais ces résultats sont fort contestables, car ils n'ont jamais pu être retrouvés par les expérimentateurs qui ont employé la méthode de Béchamp (Stædeler, Subbotin, Lœw, Tappeiner). D'ailleurs, en admettant qu'il soit possible de faire la synthèse de l'urée à l'aide de cette méthode, on n'obtiendrait que des quantités infimes de ce principe et, dès lors, l'hypothèse ne peut pas rendre compte de la production de l'urée dans l'organisme.

Il est hors de doute que l'urée dérive de l'albumine par les procédés de la vie anaérobie et que tout au moins les premiers termes de la dislocation de l'albumine résultent d'une série de dédoublements et d'hydratations. Mais il importe au plus haut degré de remarquer que l'intervention des phénomènes anaérobies laisse à la combustion une part considérable dont la mesure se précise dès qu'on réfléchit à la constitution de l'albumine. La molécule d'albumine contient en effet deux groupements : un groupement azoté et un groupement hydrocarboné. Or, on peut concevoir tels modes de dédoublement et d'hydratation capables de réduire le groupe azoté à la constitution même de l'urée et de libérer le groupement hydrocarboné sous la forme de sucre ou de graisse. L'équation suivante adoptée par M. A. Gautier rend parfaitement compte de ce qui pourrait se passer :

$$C^{72}H^{112}Az^{18}O^{22}S + 14H^2O = \begin{cases} 9COAz^2H^4 \text{ (urée).} \\ + C^{51}H^{98}O^6 \text{ (palmitine).} \\ + C^3H^6O^3 \text{ (acide lactique).} \\ + 9CO^2 \\ + S \end{cases}$$

$$\text{(albumine)}$$

On voit ainsi que toute opération qui parvient à distraire les éléments de l'urée a pour effet de libérer presque tout le groupe hydrocarboné sous l'une des formes les plus répandues de son utilisation dans l'organisme, et, comme les principes ternaires se résolvent en CO^2 et H^2O par la combustion, il devient évident que la presque totalité de l'albumine utilisable, c'est-à-dire l'albumine moins l'urée, devient un aliment de la combustion. Cette conclusion aura plus tard une grande importance et nous la retrouverons.

Revenons maintenant à la formation de l'urée. Il est infiniment probable qu'elle ne se constitue pas d'emblée par un dédoublement qui s'achèverait en un seul temps comme celui que nous exprimions dans l'équation de M. Gautier, mais nous ne pouvons prétendre connaître la série complète des termes qui précèdent l'urée, et tout l'effort des chimistes s'est dirigé jusqu'à présent sur la détermination des termes immédiatement précurseurs. A cet égard, on a recueilli un certain nombre de faits qui peuvent se grouper autour de trois théories.

Dans la *théorie des amides*, l'urée est conçue comme dérivant des acides amidés (glycocolle, leucine, asparagine, sarcine). Cette conception est fondée sur ce fait que les acides amidés sont éliminés à l'état d'urée quand on les administre aux animaux (Schultzen, Nencki, Knierin, Salkowski). D'autre part, dans les maladies destructives du foie, qui empêchent ou restreignent la production de l'urée, ces principes se trouvent en abondance dans l'urine.

La *théorie de l'ammoniaque* a été développée par Schmiedeberg. Dans cette conception, la dislocation du groupe azoté de l'albumine aboutit à l'acide carbonique et à l'ammoniaque. Le carbonate d'ammoniaque ainsi formé perd deux équivalents d'eau et se transforme en urée :

$$\text{CO} \left\{ \begin{array}{l} \text{AzH}^4\text{O} \\ \text{AzH}^4\text{O} \end{array} \right. - 2\text{H}^2\text{O} = \text{CO} \left\{ \begin{array}{l} \text{AzH}^2 \\ \text{AzH}^2 \end{array} \right.$$

L'hypothèse de Schmiedeberg repose sur un certain nombre de faits intéressants :

Chez les herbivores, l'ingestion des sels ammoniacaux, quel qu'en soit l'acide, détermine un accroissement proportionnel dans la production et l'excrétion de l'urée. Chez l'homme et chez les herbivores, ce résultat n'est obtenu qu'avec des sels d'ammoniaque à acides faibles, comme l'acide carbonique ou les acides organiques. Si, chez les carnivores, les sels à acides forts, comme le chlorhydrate d'ammoniaque, ne sont pas transformés, cela tient à ce que l'ammoniaque, fortement retenue par l'acide, ne peut pas réagir avec le CO^2. Mais chez les herbivores l'alimentation végétale contient en abondance des carbonates alcalins qui réagissent en présence du chlorhydrate d'ammoniaque et produisent du carbonate par double décomposition.

On voit que les acides peuvent avoir une grande influence sur la production de l'urée par l'action qu'ils exercent sur l'ammoniaque. C'est ainsi que dans les affections qui accélèrent la désassimilation, comme le diabète, et qui entraînent la production abondante des acides dérivés de l'albumine, l'ammoniaque retenue par ces acides ne se transforme pas complètement en urée et passe dans les urines en assez grandes quantités. Stadelmann en a trouvé jusqu'à 3 et 6 grammes dans l'urine des vingt-quatre heures. L'inanition est également accompagnée d'une production abondante d'acides, ce qui entraîne l'excrétion de grandes quantités d'ammoniaque. Cette base représente alors 13 à 16 p. 100 de l'azote total, tandis qu'à l'état normal elle n'équivaut qu'à 2 ou à 5 p. 100.

Pour terminer la série des faits relatifs à la dérivation ammoniacale de l'urée, citons encore les expériences de Knierin et de Schrœder. Les sels d'ammoniaque à acides faibles se retrouvent dans les urines à l'état d'urée, si on les injecte par la veine porte (Knierin). Ils parcourent la circulation sans se modifier si on les injecte par une veine de la circulation générale (Schrœder).

La *théorie du carbamate d'ammoniaque,* soutenue par Dreschel, ne diffère pas essentiellement de la précédente. Elle consiste à admettre que le carbonate d'ammoniaque se déshydrate en deux temps, ce qui donne naissance à un terme intermédiaire, le carbamate d'ammoniaque :

$$CO \left\{ \begin{array}{l} AzH^4 \\ AzH^4 \end{array} \right. - H^2O = CO \left\{ \begin{array}{l} AzH^2 \\ AzH^4O \end{array} \right.$$

A son tour le carbamate d'ammoniaque se déshydrate et donne de l'urée :

$$CO \left\{ \begin{array}{l} AzH^2 \\ AzH^4O \end{array} \right. - H^2O = CO \left\{ \begin{array}{l} AzH^2 \\ AzH^2 \end{array} \right.$$

L'introduction de ce nouveau terme se justifie par les effets de la *fistule d'Eck.* L'opération consiste à réunir sur un chien la veine porte et la veine cave, par une anastomose artificielle et à lier la veine porte en avant de cette anastomose. Le foie est désormais soustrait à la circulation porte et il n'est plus arrosé que par le sang de l'artère hépatique.

Cette opération, inaugurée par Eck, a été reproduite par un grand nombre d'auteurs (Hahn, V. Massen, Nencki, Pawlow) et a fourni les résultats suivants : les chiens opérés conservent pendant quelque temps les apparences de la santé, mais au bout de huit à dix jours, on voit survenir des signes d'empoisonnement : troubles respiratoires, anesthésie générale, cécité, somnolence, faiblesse, convulsions cloniques et toniques, coma et mort. A l'autopsie, on trouve les urines chargées d'acide carbamique et il n'est point douteux que tous les effets consécutifs à la fistule d'Eck ne soient dus à l'action toxique de ce principe. D'ailleurs, on peut les obtenir directement par l'injection intraveineuse du carbamate d'ammoniaque. Mais, ingéré dans l'estomac, ce sel n'est toxique que pour les animaux porteurs d'une fistule d'Eck.

Tous ces faits mettent bien en évidence les liens physiologiques de l'ammoniaque, de l'urée et du foie. S'ils ne prouvent pas que l'ammoniaque est le précurseur immédiat de l'urée, ils démontrent qu'elle en devient le substitut toutes les fois que les fonctions de la glande hépatique sont empêchées ou ralenties. Ils prouvent en même temps l'importance du foie dans la production de l'urée.

ORIGINE ET LIEU DE FORMATION DE L'ACIDE URIQUE.

Sa préexistence dans le sang. — De même que l'urée, l'acide urique préexiste dans le sang. Après l'extirpation des reins sur un oiseau ou une couleuvre, le sang et les tissus de l'opéré se chargent d'acide urique (Schräder).

Quant au siège de la formation de l'acide urique, il réside aussi dans le foie comme le prouvent les faits suivants : Chez les oiseaux la ligature du tronc de la veine porte peut être opérée sans entraîner de troubles circulatoires, grâce au canal de Jacobson qui unit la veine porte à la veine cave à travers le rein. Si donc on pratique la ligature du premier de ces vaisseaux en avant de son anastomose avec le second, le foie peut être extirpé et l'animal survit une vingtaine d'heures. Or, après l'opération, l'excrétion et par conséquent la formation de l'acide urique, sont considérablement diminuées.

Chez les oiseaux, l'acide urique est la forme excrémentitielle la plus parfaite des albuminoïdes ; il représente 60 à 70 p. 100 de l'azote total, tandis que l'urée n'en représente que 2 à 4 p. 100. Mais, après l'extirpation du foie, l'acide urique ne forme plus que 6 ou même 3 p. 100 de l'azote total, tandis que l'ammoniaque associée à l'acide lactique équivaut à 50 ou 60 p. 100 (Minkowski).

Mode de formation de l'acide urique. — Le mode de formation de l'acide urique est encore mal connu. On l'a considéré longtemps comme un terme précurseur de l'urée, parce qu'il est moins oxydé que l'urée et qu'il passe à l'état d'urée quand on le soumet à l'influence des agents oxydants ou à celle des tissus vivants. Mais cette interprétation longtemps classique se rattache à la théorie fausse de la formation de l'urée par oxydation directe de l'albumine. D'autre part, la relation entre l'azote de l'acide urique et l'azote total n'obéit à aucune loi définie comme le voudrait la théorie (Salkowski).

Dans le même ordre d'idées, on était persuadé que, dans les maladies comme la goutte, où la production de l'acide urique est abondante, les combustions sont ralenties, ce qui est tout à fait inexact. Aussi bien, ni l'asphyxie (Senator), ni les hémorragies abondantes (Naunyn et Rieu) n'augmentent la production de l'acide urique.

Dans la conception qui tend à prévaloir aujourd'hui, on considère l'acide urique et les corps xanthiques de l'urine comme constituant les produits spéciaux de la désassimilation des nucléines (Horbaczewski). En fait, l'ingestion des aliments riches en nucléines, comme le thymus, augmente l'excrétion de l'acide urique (Weintraud, Ness et Schmoll). Remarquons pourtant que si cette théorie est exacte pour les mammifères, elle ne l'est assurément pas pour les oiseaux et les reptiles écailleux, où l'acide urique représente le produit le plus considérable de la destruction de l'albumine.

CHAPITRE III

MÉCANISME DE LA SÉCRÉTION URINAIRE

Coup d'œil sur la structure du rein. — Pour bien saisir le mécanisme de la sécrétion urinaire, il est bon de rappeler les dispositions essentielles de la structure du rein (Voy. fig. 115). Chaque tube urinifère commence par une de ces dilatations ampullaires connues sous le nom de capsules de Bowmann et embrassant un faisceau d'anses capillaires, le glomérule de Malpighi. Les glomérules et leur capsule constituent les corpuscules de Malpighi.

A partir de son extrémité ampullaire, le tube urinifère subit des inflexions variées, donnant lieu aux sections suivantes : 1° le tube contourné (*t.c*), 2° la branche descendante, grêle, et la branche ascendante de l'anse de Henle (*h*) ; 3° le tube d'union (*t.u*) ; 4° le tube droit. Les tubes droits d'un certain nombre

de tubes convergent et se terminent à diverses hauteurs sur un tronc commun,
le tube collecteur (*t.c*). Les diverses parties du tube urinifère affectent, dans la
substance corticale du rein, une distribution systématique qui donne à cette
région sa physionomie caractéristique. L'origine des tubes collecteurs, les tubes
droits, les branches de l'anse de Henle sont localisés dans les faisceaux diver-

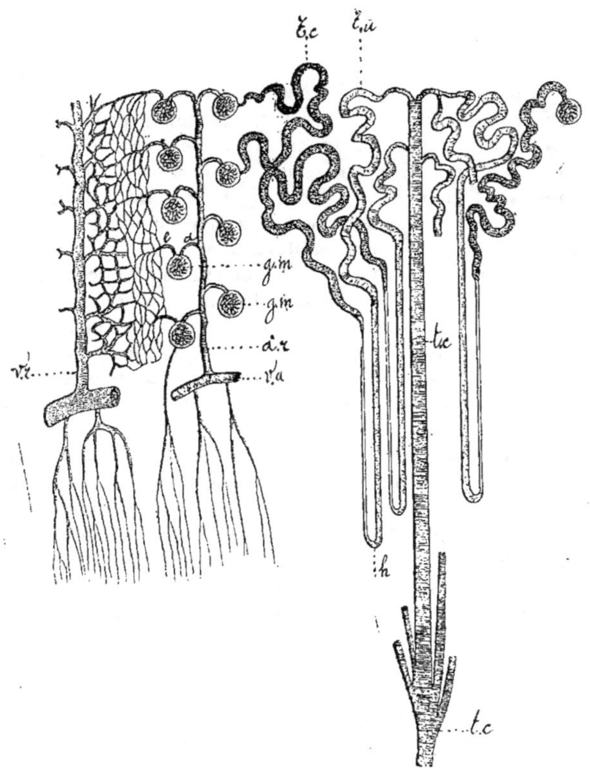

Fig. 115. — Schéma de la structure du rein.

t.c, tube contourné; *h*, anse de Henle; *t.u*, tube d'union; *t.c. t.c*, tubes collecteurs; *v.a*,
voûte artérielle du rein fournissant les artères radiées, *a.r*; *a*, vaisseau afférent du glomérule
de Malpighi, *g.m*; *e*, vaisseau efférent du glomérule, se jetant dans le réseau général du
rein; *v.r*, veine radiée issue de ce réseau.

gents qui émanent comme des irradiations de la substance médullaire et
forment les *pyramides de Ferrein*. Les intervalles qui séparent les pyramides
de Ferrein constituent le labyrinthe. C'est dans le labyrinthe que les tubes
contournés et les tubes d'union développent leurs sinuosités et que sont régulièrement distribués les corpuscules de Malpighi. La disposition qui précède
permet de circonscrire les lobules du rein. Chaque lobule comprend : un axe
constitué par une pyramide de Ferrein, une enveloppe discontinue et cylin-

drique formée par les corpuscules de Malpighi, et entre ces deux formations une gaine labyrinthique. L'épithélium du labyrinthe a des caractères très spéciaux. Il est formé de cellules cubiques dont le protoplasma granuleux contient, avec un gros noyau sphérique, des corps réfringents disposés sous la forme de bâtonnets à direction radiée. Partout ailleurs l'épithélium est banal et constitue un simple épithélium de revêtement. Dans le labyrinthe, ses caractères singuliers appellent l'idée d'une fonction.

Vascularisation du rein. — Dès sa pénétration dans le hile, l'artère rénale se partage en branches divergentes qui pénètrent dans la substance médullaire et, parvenues à la limite des deux couches, s'anastomosent à plein canal par des branches transversales. Ces anastomoses, situées sur le même plan, sont assemblées dans un réseau général constituant la *voûte artérielle* (*v.a*). Celle-ci émet les *artères radiées* (*a.r*), vaisseaux très déliés qui pénètrent entre les lobules élémentaires du rein. A leur tour, les artères radiées émettent sur toute l'étendue de leur trajet des branches transversales qui se résolvent dans un glomérule de Malpighi et en constituent le vaisseau afférent (*a*). Le glomérule lui-même donne naissance à un vaisseau efférent (*e*) dont le diamètre est inférieur à celui du premier. Le vaisseau efférent du glomérule n'est point une veine, car il va se jeter dans le réseau capillaire général du rein, et c'est dans ce réseau que se constituent les racines et les origines des *veines radiées* (*v.r*). Les glomérules de Malpighi forment ainsi un vaste système de réseaux admirables, indépendant du réseau de la circulation générale et superposé, en quelque sorte, à ce réseau.

La physionomie du système glomérulaire s'achève encore dans l'inégalité des diamètres du vaisseau afférent et du vaisseau efférent. Celui-ci, par son exiguïté, introduit un motif de résistance qui augmente la pression et ralentit le cours du sang dans le glomérule. Les circonstances mécaniques de la circulation glomérulaire deviennent ainsi très spéciales : résistance au cours du sang, pression forte, vitesse ralentie, grande surface d'osmose et toutes ces conditions sont éminemment favorables à l'accomplissement des phénomènes de diffusion.

En résumé, la structure du rein comporte deux dispositions singulières : l'épithélium à bâtonnets et la circulation glomérulaire. Ces dispositions sont évidemment liées au mécanisme de la sécrétion rénale et nous allons les voir intervenir.

Ce mécanisme a été interprété dans trois théories dont les deux premières sont imparfaites et exclusives.

La *théorie de Ludwig*, par exemple, fait surtout intervenir le glomérule et considère la sécrétion urinaire comme une simple filtration. Les glomérules, agents essentiels de cette filtration, laisseraient passer le sérum sanguin moins l'albumine. Le sérum transsudé se transformerait en urine, dans son trajet le long des tubes urinifères, par un échange osmotique avec le réseau capillaire qui enveloppe les tubes. Dans cet échange, le sérum transsudé abandonnerait de l'eau au sang, tandis que le sang abandonnerait tous les principes diffusibles tels que les sels et les principes spécifiques de l'urine.

Cette théorie n'est point soutenable, car une filtration par dialyse ne pourrait fournir qu'un liquide très pauvre en urée comme le sang, et ne rendrait pas compte de l'abondance de ce principe dans l'urine.

Dans la *conception de Kuss*, la sécrétion urinaire comprend deux actes : 1° la transsudation du sérum sanguin dans sa totalité à travers les glomérules ; 2° la résorption de l'albumine pendant le trajet du sérum dans les tubes urinifères. Cette théorie est passible de la même objection que la précédente. Elle est d'ailleurs en opposition absolue avec les faits, car il n'y a pas d'albumine dans les glomérules.

La *théorie de Bowmann* réunit aujourd'hui tous les suffrages et doit être exposée avec quelques détails. La sécrétion urinaire comprend deux opérations distinctes et indépendantes : 1° la sécrétion des principes spécifiques de l'urine par l'épithélium du labyrinthe qui s'imprègne de ces principes et les attache passagèrement dans une combinaison instable ; 2° la sécrétion de l'eau et des sels qui a lieu par transsudation à travers les glomérules. L'eau issue de cette transsudation circule dans les tubes urinifères et entraîne au passage les principes fixés par l'épithélium.

Rôle de l'épithélium dans la fixation de l'urée et de l'acide urique. — Il est mis en évidence par les faits suivants :

1° Dans le rein des oiseaux, les cellules de l'épithélium à bâtonnets contiennent des cristaux d'acide urique (Heidenhain).

2° Dans le rein des escargots, on peut assister à la fixation de l'acide urique dans les cellules à bâtonnets où il apparaît sous forme de globes cristallins logés dans des vacuoles, et dont le volume va croissant jusqu'à leur élimination définitive (Girod).

3° Si, pendant plusieurs jours, on injecte de l'acide urique dans les veines d'un lapin (0^{gr},4 dans une solution de pipérazine), on trouve dans le rein des sphérolithes d'urates contenus dans les cellules épithéliales ou libres dans les tubes urinifères (W. Ebstein et Nicolaïer).

4° Le rôle de l'épithélium peut se manifester indépendamment de la pression sanguine et en dehors de toute filtration glomérulaire. Le rein de la grenouille se prête bien à la démonstration de ce fait, car l'appareil glomérulaire et l'appareil épithélial sont desservis par deux systèmes distincts de vaisseaux. Les glomérules de Malpighi dépendent de l'artère rénale, tandis que l'épithélium est arrosé par le sang de la veine porte rénale qui est une branche de la veine fémorale. Or, si on lie l'artère rénale et si, par conséquent, on supprime la fonction glomérulaire, on n'empêche point la sécrétion de l'urée. Celle-ci, en effet, se retrouve dans l'urine si on l'introduit dans la circulation par injection intraveineuse. Il n'en est pas ainsi du sucre ou des peptones, qui ne sont plus éliminés par le rein dès qu'on a lié l'artère rénale.

5° Les expériences instituées par Heidenhain sur les mammifères démontrent avec une égale clarté le rôle de l'épithélium à bâtonnets et son initiative dans le choix des principes spécifiques de l'urine.

Si on injecte dans le sang d'un animal (chien ou lapin) une solution peu concentrée de sulfate d'indigo, le rein et l'urine présentent une coloration bleue à l'exclusion des autres tissus ou organes. Le rein a donc sécrété le bleu d'indigo. Pour préciser le siège de cette sécrétion, Heidenhain supprime le passage de l'eau, c'est-à-dire la fonction glomérulaire. Il suffit pour cela d'abaisser la pression artérielle par une forte saignée ou par la section sous-bulbaire de la moelle, ou bien encore d'établir une contre-pression par la ligature des uretères. Sur les animaux ainsi préparés, la sécrétion urinaire est suspendue ; or, si l'on procède à une injection de bleu d'indigo, les préparations du rein ne laissent voir la matière colorante que dans l'épithélium des tubes du labyrinthe et des branches ascendantes de l'anse de Henle.

Il est légitime de conclure que cet épithélium sécrète l'urée comme il sécrète le bleu d'indigo. Pour être indirecte, la démonstration n'est pas moins probante, et d'ailleurs Heidenhain lui a donné une forme plus immédiate en substituant l'urate de soude au bleu d'indigo, dans des expériences analogues à celles qui viennent d'être exposées. Les résultats ont été les mêmes.

6° Mais, en dehors de tous ces faits, le rôle de l'épithélium rénal se trahit avec une clarté particulière dans les circonstances mêmes de la sécrétion urinaire et notamment dans les différences graves qui séparent le sang et l'urine au point de vue de leur teneur en urée. L'urine contient vingt-cinq à trente fois plus d'urée que le sang, et cette disproportion ne peut être obtenue que par l'intervention d'un agent fixateur empruntant le concours de l'affinité chimique et pouvant ainsi remplir le rôle d'un accumulateur.

Rôle de l'appareil glomérulaire et de la pression sanguine. — La sécrétion chimique de l'épithélium à bâtonnets est complétée par la filtration glomérulaire. La fonction des glomérules est de pousser dans les tubes urinifères une solution saline capable de balayer l'épithélium et de lui enlever les principes diffusibles dont il s'est chargé, tels que l'urée et l'acide urique.

Ce phénomène de filtration et de transsudation relève de forces purement physiques et dépend exclusivement de la pression dans les glomérules. Son expression est dans le volume de la masse liquide qui transsude et par conséquent dans la mesure quantitative de la sécrétion urinaire. On dispose ainsi d'un témoin qui permet de préciser les conditions du phénomène. Or ces conditions sont d'ordre mécanique et se rattachent à l'abondance variable de la circulation du rein.

On peut poser cette loi que l'intensité de la sécrétion urinaire varie proportionnellement à l'abondance de l'irrigation sanguine dans le rein. Sous une autre forme, *la quantité d'urine sécrétée est proportionnelle à la quantité de sang qui traverse le rein.*

Pour vérifier cette loi, il faut modifier la circulation rénale et recueillir les changements corrélatifs de la sécrétion urinaire. On peut modifier la circulation rénale à l'aide de plusieurs moyens : 1° en déterminant des actions vaso-motrices ; 2° en agissant sur la pression artérielle générale ; 3° en agissant directement sur l'artère et sur la veine rénales. Dans une quatrième série de faits, on neutralise les effets de la tension du sang dans les glomérules par une contre-pression réalisée au moyen de la ligature des uretères. Examinons ces différents points.

Effets des actions vaso-motrices. — Les actions vaso-motrices du rein se jugent, soit d'après les variations du volume du rein enregistrées à l'aide d'un oncographe, soit d'après les variations simultanées de la pression dans les artères de la circulation générale et dans la veine rénale. On enregistre en même temps l'écoulement de l'urine en plaçant une canule sur les uretères et en faisant tomber les gouttes sur un tambour communiquant avec un deuxième tambour inscripteur. On peut se borner à compter les gouttes et mieux encore à mesurer le débit des uretères en recueillant l'urine dans une éprouvette graduée.

Pour déterminer des actions vaso-motrices dans le rein, on peut avoir recours soit à l'influence du froid employé sous la forme d'affusions cutanées d'eau froide ou de glace, soit en administrant des substances médicamenteuses capables de produire la vaso-constriction ou la vaso-dilatation. L'influence du froid a été étudiée en particulier par Wertheimer et par Delezenne. Le premier de ces expérimentateurs a nettement démontré que l'application du froid sur la peau d'un chien entraîne la constriction réflexe de tous les vaisseaux du rein, constriction qui s'affirme par les changements inverses de la pression artérielle qui s'élève et de la pression dans la veine rénale qui s'abaisse. En regard et en corrélation de cette action vaso-constrictive, Delezenne a constaté dans un grand nombre d'expériences que le débit des uretères subit une diminution très marquée. Ces résultats sont en contradiction avec d'autres travaux, comme ceux de Lambert; mais dans les expériences que nous examinons ils se sont toujours produits avec une telle constance et une telle régularité qu'on ne saurait douter de leur direction. Les divergences observées sur ce point viennent d'ailleurs à l'appui de la théorie mécanique de la dialyse rénale, car le froid produit souvent des effets secondaires comportant des actions vaso-dilatatrices accompagnées d'une hypersécrétion urinaire.

L'influence vaso-motrice des substances médicamenteuses n'est pas moins démonstrative. Il résulte des recherches récentes de Bardier et Frænkel que, par exemple, l'antipyrine, qui selon tous les cliniciens ralentit considérablement la sécrétion urinaire, produit en même temps une vaso-constriction très énergique. Inversement, le salicylate de soude détermine, dès les premiers moments de son administration, une diurèse très abondante en même temps qu'une action vaso-dilatatrice très intense. Il en serait probablement de même de toutes les substances diurétiques.

Effets des changements de la pression artérielle. — La sécrétion urinaire diminue quand on abaisse la pression artérielle par des saignées, par la section de la moelle au-dessous du bulbe, ou par l'excitation du bout périphérique du nerf vague. Elle augmente quand on élève la pression, soit par la compression de l'aorte dans la région lombaire, soit par l'excitation d'un nerf sensitif.

Pour tous ces faits, si on recueillait simultanément les variations du volume du rein et de l'excrétion urinaire, on obtiendrait des courbes parallèles.

Compression de l'artère et de la veine rénales. — Ce sont là des actions mécaniques dirigées de manière à arrêter la sécrétion urinaire. La ligature ou la compression, soit de l'artère, soit de la veine rénales, empêchent la filtration glomérulaire parce qu'elles entraînent l'anémie du rein ou qu'elles arrêtent la circulation dans cet organe.

Effets d'une contre-pression opposée à la tension glomérulaire. — Si l'on place un manomètre à mercure sur le bout central de l'uretère, la colonne de mercure s'immobilise et la poussée urinaire s'arrête à l'instant précis où la pression dans l'uretère devient égale à la pression artérielle (Ludwig, Heidenhain). A ce moment, le sang des glomérules, sollicité par deux pressions égales et contraires, se borne à continuer son cours sans rien laisser transsuder. Il n'y a pas de fait plus propre à montrer que la dialyse glomérulaire est exclusivement subordonnée aux conditions mécaniques de la circulation du rein. Il est d'autant plus démonstratif que, dans bon nombre de glandes, la pression développée dans le canal excréteur par l'insertion d'un manomètre sur le bout central excède sensiblement la pression artérielle et témoigne par cet excès, de la part de l'épithélium dans la poussée sécrétoire. Dans le rein, le rôle de l'épithélium est tout à fait indépendant et ne saurait se traduire par des effets mécaniques. Il apparaît donc bien que la sécrétion urinaire comporte deux éléments tout à fait distincts qui ont chacun leur foyer et leur organe propres : un élément chimique, la sécrétion proprement dite qui relève de l'épithélium labyrinthique, et un élément physique, la dialyse glomérulaire qui relève de la circulation rénale.

CHAPITRE IV

EXCRÉTION ET ÉMISSION DE L'URINE

Sensibilité de la vessie à la tension. — Besoin d'uriner. — L'urine fournie par les tubes urinifères s'écoule dans le bassinet et de là dans les uretères dont elle sollicite la contractilité. Sous la poussée de la sécrétion continue qui la produit, elle pénètre dans la vessie qu'elle remplit peu à peu et qu'elle met en tension. Quand la tension est suffisante, elle fait naître le besoin d'uriner et sollicite le réflexe de la miction. Ces divers points ont été étudiés avec soin par quelques expérimentateurs (Mosso et Pellacani, Falc, Dubois, Guyon, Genouville, etc.) qui ont déterminé les conditions capables de mettre en jeu soit la contractilité de la vessie, soit la *sensibilité* de ce viscère *à la tension*. On procède en général à l'aide d'un manomètre à eau relié à la vessie à l'aide d'une sonde parcourant le canal de l'urètre et pourvue d'une voie collatérale munie d'un robinet pour permettre la miction.

La tension de la vessie est due à la mise en jeu de l'élasticité naturelle de cet organe, en même temps qu'à sa contractilité.

La tension suffisante pour faire naître le besoin d'uriner correspond à une pression de 15 ou 20 centimètres d'eau chez l'homme (Genouville), de 18 à 20 centimètres chez la femme, de 20 à 25 centimètres chez la chienne (Mosso et Pellacani). Ces chiffres répondent à 200 ou 250 grammes d'urine ; mais chez les grandes espèces comme le cheval et le bœuf, les quantités d'urine éliminées à chaque miction sont bien plus considérables et mesurent un ou plusieurs litres.

Genouville a bien étudié les liens qui unissent la tension vésicale et le besoin d'uriner. Ces deux faits suivent la même marche. Par des injections de solutions saturées d'acide borique on fait varier la tension à volonté et on éveille en même temps une envie d'uriner dont l'intensité est en proportion des quantités de liquide injecté. Avec des pressions maxima de $1^m,40$ ou $1^m,50$ elle devient extrêmement violente et intolérable.

Lorsque la vessie est maintenue en état de réplétion, par un obstacle expérimental, l'envie d'uriner et la pression subissent des fluctuations parallèles. On observe des paroxysmes d'envie coïncidant avec des contractions de la vessie et par suite avec l'accroissement de la pression. Dans l'intervalle, la vessie se relâche, la pression tombe et l'envie disparaît. On observe des faits analogues sur les malades atteints de rétention d'urine.

Mécanisme de la miction. — Le mécanisme de la miction est fort simple.

L'expulsion de l'urine est due à la contraction de la vessie et au relâchement des sphincters placés sur le col de ce réservoir. Tant que l'envie d'uriner n'est pas satisfaite, l'urine est retenue dans la vessie par la contraction d'un sphincter à fibres lisses dont l'action est involontaire, et par le muscle de Wilson qui est au contraire placé sous l'influence de la volonté. Au moment de la miction, les deux sphincters se relâchent et l'urine est poussée par la contraction soutenue et *involontaire* de la vessie. Cette contraction est accompagnée d'un effort des muscles abdominaux avec occlusion de la glotte ; mais ce préliminaire n'est pas indispensable. Magendie a montré que la miction s'opère régulièrement chez les chiens dont on a divisé les muscles abdominaux. Mosso et Pellacani suppriment volontairement l'intervention de l'effort et constatent que cette suppression n'a pas d'autre effet que d'entraîner un léger retard dans le début de la miction. L'effort n'en est pas moins inévitable parce qu'il est instinctif ; mais il ne suffirait pas à déterminer l'expulsion de l'urine. La miction est impossible chez les ataxiques et les névropathes dont la vessie est paralysée, et l'urine reste dans la vessie malgré l'intervention volontaire des muscles abdominaux (Genouville).

La vessie est donc l'unique agent mécanique de la miction. Sa contractilité échappe à la volonté et la contraction de sa tunique charnue est purement réflexe. Si la volonté paraît intervenir, c'est que l'idée de la miction éveille l'envie d'uriner et sollicite le réflexe vésical (Janet) ; mais son influence directe se borne à l'inhibition volontaire des sphincters.

CHAPITRE V

VARIATIONS DE LA SÉCRÉTION URINAIRE

a. **Variations de quantité.** — La sécrétion urinaire augmente sous l'influence des boissons, du régime du vert, du séjour des animaux dans les pâturages, sous l'influence du froid et de l'humidité. Aussi est-elle plus abondante en hiver qu'en été.

A ce point de vue il se produit entre les fonctions du rein et celles de la peau un balancement bien connu et qui en fait varier l'intensité en sens inverse, sous l'influence des climats et des saisons. Cette inégalité fonctionnelle entre les deux émonctoires rénal et cutané se reflète dans le domaine pathologique, au point que les maladies cutanées sont particulièrement fréquentes dans les régions tropicales, tandis que les maladies du rein se constatent surtout dans les zones septentrionales ou tempérées.

La sécrétion urinaire subit dans la journée et même d'un jour à l'autre de très grandes variations dont il est difficile de saisir la loi (Roger). Ces variations ont une très grande amplitude chez certaines espèces comme le lapin. Chez l'homme, elles paraissent surtout dépendre du repas, qui amène la polyurie alimentaire. Il paraît également évident que la sécrétion urinaire est plus abondante pendant le jour que pendant la nuit.

De toutes les conditions qui augmentent la sécrétion urinaire chez les carnivores, l'influence du poids de la ration mérite une mention particulière. La quantité d'urine produite dans les vingt-quatre heures augmente régulièrement avec le poids de la ration de viande (tableau de la page 401) : on peut attribuer ce résultat à l'action très puissamment diurétique de l'urée. Pourtant le taux de l'urée dans les urines suit une marche plus rapide que le volume de l'urine des vingt-quatre heures.

Quant à l'action des diurétiques proprement dits : nitrates alcalins, alcool, scille, etc., il suffit de la rappeler sans s'y attacher autrement. Mais il faut donner une mention particulière à l'influence diurétique des différentes formes de sucre et particulièrement du glycose.

Le glycose réclame ou entraîne avec lui de grandes quantités d'eau. Il en résulte que lorsque ce principe est en excès dans le sang, il sollicite un mouvement d'osmose qui appelle l'eau des tissus à l'intérieur des vaisseaux et accroît la pression artérielle. De là, la polyurie des diabétiques et la polydipsie qui en est la conséquence naturelle.

Variations de qualité. — Les variations portant sur la qualité de l'urine procèdent surtout du régime alimentaire, et il nous suffira de marquer ici les caractères différentiels de l'urine des carnivores et de celle des herbivores. Chez les premiers, elle est claire et acide ; elle contient beaucoup de phosphates et de l'acide urique. L'urine des herbivores est trouble, riche en mucus et très pauvre en phosphates. Elle contient, au contraire, beaucoup de carbonates, ce qui lui permet de faire effervescence par les acides. Elle est dépourvue d'acide urique et contient en revanche de l'acide hippurique.

L'urine subit aussi, sous l'influence des maladies, des variations caractéristiques et dont l'étude intéresse au plus haut degré le diagnostic. Tout le monde sait la signification qui s'attache à la présence du glycose ou de l'albumine dans les urines, et nous aurons bientôt à nous arrêter sur la technique employée pour mettre ces principes en évidence ou en faire le dosage. Il convient dès à présent de constater que la présence de l'albumine n'a plus nécessairement une signification grave. Plusieurs auteurs (Capitan, Finot) ont établi, dans des recherches méthodiques, le fait de l'albuminurie transitoire chez l'homme sain. Ce phénomène est à la fois très fréquent et très peu intense. Il atteint son maximum sous l'influence de la fatigue physique ou du surmenage intellectuel.

Il convient de s'arrêter un instant sur les changements accidentels que peut subir l'urine, sous l'influence des substances médicamenteuses ou autres qui sont partiellement éliminées par la sécrétion rénale. Telles sont : l'iode, le soufre, l'arsenic, l'antimoine, le mercure, le fer, la quinine et un grand nombre de sels. Il est d'autres substances qui modifient la couleur de l'urine. Elle prend une teinte jaune très accusée sous l'influence de la gomme-gutte, de la chélidoine, de la rhubarbe. Les préparations d'indigo la colorent en bleu. Enfin elle prend une teinte rouge chez les animaux qui ont ingéré des merises, des mûres, des baies de sureau ou du bois de campêche. Les changements peuvent également ment porter sur l'odeur. C'est ainsi que l'urine affecte l'odeur de la violette sous l'influence de l'essence de térébenthine ; la valériane lui communique l'odeur de myrrhe, et tout le monde connaît l'odeur fétide qui la caractérise après une ingestion d'asperges.

Modifications de l'urine après la miction. — Après la miction, l'urine ne tarde pas à se foncer, et ce changement paraît dû à l'oxydation de la matière colorante et à la production de l'urobiline. En même temps elle subit un trouble dû à la précipitation de certains sels et à la formation de sédiments. Chez l'homme et les carnassiers, les sédiments sont dus à la précipitation : 1° de l'urate de soude, qui est très peu soluble et se précipite par le seul effet du refroidissement de l'urine après la miction ; 2° de l'oxalate de chaux ; 3° du phosphate de chaux, dont le précipité résiste à l'ébullition mais se redissout par addition d'acide acétique. Chez les herbivores, le sédiment, très abondant, est dû à la précipitation de l'oxalate de chaux, du carbonate de chaux et du phosphate ammoniaco-magnésien.

L'altération la plus profonde de l'urine après la miction est due à la fermentation ammoniacale. Comme nous le disions plus haut, cette fermentation est due à l'influence d'un ferment figuré, le *Micrococcus ureæ* (Cohn). Ce microbe agit par l'intermédiaire d'une diastase qui détermine l'hydratation de l'urée et sa transformation en carbonate d'ammoniaque (page 400).

La fermentation ammoniacale a lieu quelquefois dans la vessie, et quelques auteurs (Bastian) ont cru à la production spontanée de ce phénomène. Mais Pasteur a montré qu'il était toujours précédé d'une inoculation involontaire, c'est-à-dire de l'importation du microcoque spécifique par des cathétérismes antérieurs et malpropres.

CHAPITRE VI

TECHNIQUE UROLOGIQUE

Nous étudierons dans ce paragraphe les procédés les plus usuels employés pour la détermination ou le dosage des principes entrant dans la composition normale ou pathologique de l'urine.

DOSAGE DES MATIÈRES AZOTÉES.

Dosage de l'urée. — La méthode la plus rigoureuse pour le dosage de l'urée est celle de Liebig. Elle comporte les opérations suivantes : préparer une solution mercurielle titrée correspondant à un centigramme d'urée par centimètre cube. A cet effet, dissoudre 96^{gr},855 de chlorure mercurique dans l'eau, précipiter par la soude ou la potasse, laver, dissoudre dans une quantité suffisante d'acide nitrique et étendre d'eau jusqu'au litre. La solution mercurielle étant introduite dans une burette graduée, la laisser tomber goutte à goutte dans 10 centimètres cubes d'urine jusqu'à ce que toute l'urée soit précipitée. Pour reconnaître si la réaction est achevée, porter une goutte du mélange dans un verre de montre contenant du carbonate de soude ; il se produit un précipité blanc tant que l'urée est en excès et jaune dans le cas contraire.

Mais, dans la pratique courante des laboratoires, on fait usage de la méthode fondée sur la décomposition de l'urée en présence des hypochlorites ou des hypobromites alcalins.

Lecomte faisait agir l'hypochlorite de soude. Mais Yvon, en même temps que Knopp et Hueffner, a fait prévaloir l'hypobromite, dont l'action est bien plus énergique et plus rapide.

En présence de ces réactifs, l'urée se dédouble en volumes égaux d'azote et d'acide carbonique (Voy. page 401). Mais ce dernier gaz est fixé par l'excès de la soude, et l'azote reste seul comme mesure de l'urée décomposée.

L'hypobromite de soude peut se préparer d'après la formule suivante que nous empruntons à Burdon Sanderson :

       Eau distillée .... 500 grammes.
       Soude caustique à l'alcool 200   —
       Brome pur .... 50 cent. cubes.

Faire dissoudre la soude et ajouter le brome après refroidissement.

La réaction s'opère dans des appareils appelés uréomètres. On a imaginé un grand nombre de ces instruments et on a le choix entre ceux d'Yvon, Regnard, Thierry,

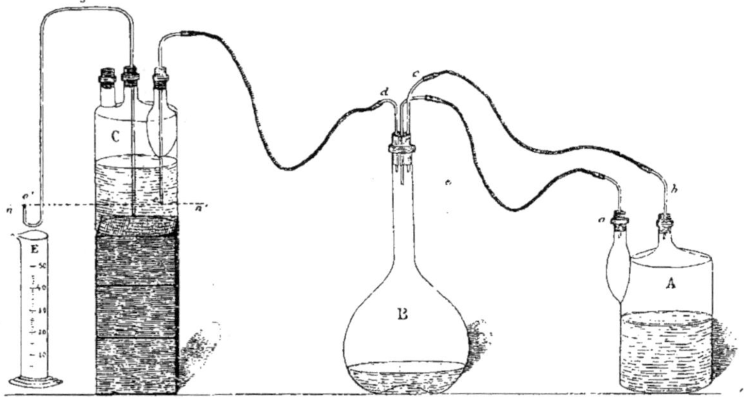

Fig. 116. — Uréomètre de l'auteur.

A, flacon contenant la réserve d'hypobromite de soude; B, flacon contenant l'échantillon d'urine à analiser ; *a.c*, *b.e*, tubes de caoutchouc, réunissant A et B et permettant de verser le réactif, sans changement de pression ; *e*, orifice par où s'écoule le réactif ; C, vase de Mariotte servant à recevoir le gaz dégagé ; E, éprouvette graduée mesurant le liquide déplacé et le volume du gaz dégagé.

Moreigne, etc. Pour nous, nous avons coutume d'employer le dispositif suivant (fig. 116) :

La provision de réactif est enfermée dans une burette A pourvue d'un tube de déversement et fermée par un bouchon portant la tubulure *b*. L'échantillon d'urine à analyser est placé dans un petit flacon B fermé par un bouchon à trois tubulures. La tubulure médiane, terminée en pointe effilée, communique avec *a*, la tubulure *c* communique avec *b* et la tubulure *d* est reliée, soit à une cloche graduée et renversée sur l'eau, soit avec un vase de Mariotte dans lequel l'orifice d'écoulement est placé sur le plan horizontal passant par l'extrémité du tube intérieur. Dans ces conditions, le vase de Mariotte constitue un appareil à déplacement dans lequel la quantité du liquide écoulé mesure le volume du gaz introduit. Pour faire une réaction, on soulève et on incline la burette A de manière à faire arriver le réactif dans le flacon B et à le faire tomber goutte à goutte sur l'échantillon d'urine déposé au fond du flacon. La réaction a lieu immédiatement et l'azote produit détermine un déplacement de volume égal, soit dans la cloche graduée, soit dans le vase de Mariotte. De temps en temps on agite le flacon B et on fait arriver du réactif jusqu'à ce que le dégagement gazeux s'arrête. A ce moment la réaction est achevée.

Cette méthode offre un certain nombre d'avantages : 1° on n'a pas à se préoccuper du volume du réactif introduit ; 2° on peut opérer avec toute la lenteur nécessaire pour éviter l'échauffement dû à la réaction. Enfin et surtout notre méthode permet de s'assurer que la réaction est bien achevée, ce qui a lieu lorsque l'addition d'une nouvelle quantité d'hypobromite ne produit plus aucun effet.

Il est bien évident que le volume du gaz recueilli doit subir les corrections de température et de pression, et nous devons supposer connues les règles qui président à cette correction. Si l'on emploie un vase de Mariotte pour recueillir le gaz, il faut tenir compte de la dépression attachée au fonctionnement même de cet appareil. Cette dépression a pour mesure la hauteur de la colonne d'eau au-dessus de l'orifice d'écoulement. Elle peut donc devenir aussi faible que l'on veut et, dans la pratique, on peut la négliger.

Pour opérer convenablement et ménager la provision de réactif, il est indispensable d'agir sur de l'urine diluée. On peut faire une dilution au cinquième ou au dixième, selon la richesse de l'urine en urée. Quand on opère sur des urines très riches, comme celle d'un chien nourri à la viande, et qui contiennent plus de 100 grammes d'urée par litre, on emploie de préférence les fortes dilutions. Si on opère sur l'urine des vingt-quatre heures, ce qui est indiqué dans la plupart des circonstances, et si cette quantité est faible, il y a avantage à faire la dilution en ajoutant une quantité d'eau juste suffisante pour faire un litre. C'est ainsi que nous procédons sur les chiens de petite taille qui ne donnent que 120 à 150 grammes d'urine dans les vingt-quatre heures.

La mesure de l'urée à partir de l'azote résultant de sa décomposition repose sur ce fait que 1 gramme d'urée produit 371 centimètres cubes d'azote (à 0° et à 760 millimètres). Si donc on obtient un volume V d'azote, le poids correspondant de l'urée est égal à $\frac{V}{371}$ ou $V \times \frac{1}{371}$. Or, en fraction décimale, ce facteur constant, $\frac{1}{371}$, devient 0,0027. Cela veut dire que chaque centimètre cube d'azote répond à $0^{gr},0027$ d'urée. Tel est le facteur par lequel il faut multiplier le volume de l'azote recueilli pour avoir le poids de l'urée contenue dans l'échantillon analysé ; et si celui-ci représentait exactement 1 centimètre cube d'urine, en multipliant par 2,7 le volume de l'azote recueilli on a immédiatement le taux de l'urée par litre d'urine. La quantité absolue s'obtient en multipliant ce dernier résultat par le volume de l'urine des vingt-quatre heures.

Les résultats obtenus par l'action de l'hypobromite de soude ne sont pas absolument exacts, parce que ce réactif décompose également la créatine, la créatinine, l'acide urique et les urates. D'autre part, l'hypobromite ne dégagerait que 92 p. 100 de l'azote de l'urée. On pourrait admettre que les deux erreurs se compensent, mais, d'après le Dr Mehu, la décomposition de l'urée serait complète en présence du glycose ou du sucre ordinaire. Dans ce cas on obtiendrait, par un procédé bien simple, la détermination de l'azote total des urines. Il y aurait le plus grand intérêt à vérifier l'exactitude de ces différentes assertions, parce que les procédés employés pour le dosage de l'azote total et que nous allons maintenant étudier sont particulièrement laborieux et délicats.

Dosage de l'azote total. — Le dosage de l'urée n'apporte qu'une évaluation approchée mais incertaine de l'excrétion azotée, et par conséquent de l'albumine dépensée par l'organisme. Pour avoir la mesure de cette dépense, il est indispensable de procéder au dosage de l'azote total de l'urine des vingt-quatre heures. Parmi les méthodes employées à cet effet, nous ne retiendrons que la méthode de Kjeldahl, la plus sûre et la plus accréditée. Cette méthode consiste à transformer en ammoniaque les principes azotés de l'urine et à doser l'ammoniaque résultant de cette transformation. Elle comporte donc deux opérations : la production de l'ammoniaque aux dépens des principes azotés et le dosage de cette ammoniaque. La première de ces opérations repose sur ce fait : quand on fait bouillir une matière organique quelconque avec de l'acide sulfurique concentré, la matière organique est complètement détruite et tout son azote passe à l'état de sulfate d'ammoniaque. Voici comment on procède : on introduit dans un ballon d'une contenance de 200 centimètres cubes, 5 centimètres cubes d'urine et 25 centimètres cubes d'acide sulfurique additionné d'acide phosphorique anhydre, à raison de 200 grammes par litre. L'acide phosphorique sert à fixer l'eau de l'urine et à empêcher la déshydratation de l'acide sulfurique.

Ce mélange étant préparé, on le fait bouillir de manière à évaporer l'eau et les gaz qui se forment, et on poursuit l'ébullition jusqu'à ce que le liquide soit devenu parfaitement limpide et ait pris une coloration de teinte ambrée, ce qu'on obtient au bout d'une heure ou une heure et demie. A ce moment, tout l'azote de l'urine est passé à l'état de sulfate d'ammoniaque. Après refroidissement, on ajoute environ 200 grammes d'eau et on sursature le liquide avec de la soude qu'on ajoute lentement de manière à éviter le déplacement et l'évaporation de l'ammoniaque. Quand l'opération est terminée, on bouche le flacon et il ne reste plus qu'à doser l'ammoniaque.

Pour effectuer ce dosage, on soumet à la distillation tout ou partie du liquide précédent, et l'ammoniaque qui se dégage est reçue dans une quantité connue d'une liqueur acide titrée. En déterminant de nouveau le titre de cette solution après la distillation, on obtient la quantité d'acide neutralisée par l'ammoniaque et on en infère la quantité d'azote.

DOSAGE DES SELS DE L'URINE.

En physiologie, on emploie le plus couramment, pour cette opération, les méthodes volumétriques.

Dosage des chlorures. — Dix centimètres cubes d'urine sont additionnés de 1 gramme de carbonate de soude et de 1 gramme d'azotate de potasse purs. Le carbonate a pour effet d'éviter toute perte de l'acide chlorhydrique qui peut se former par l'action des phosphates agissant sur les chlorures à haute température. L'azotate agit comme comburant et favorise la combustion des matières organiques de l'urine.

Évaporer le mélange puis l'incinérer au rouge naissant. Dissoudre dans l'eau la masse fondue. Aciduler très légèrement par l'acide nitrique pur et saturer l'excès d'acide par un excès de carbonate de chaux en poudre. Ajouter quelques gouttes d'une solution de chromate neutre de potasse et faire tomber goutte à goutte une solution d'azotate d'argent jusqu'à production d'une teinte rouge persistante. (Le chromate n'est précipité à l'état de chromate d'argent que lorsqu'il ne reste plus de chlorures et le résultat est indiqué précisément par la coloration rouge du chromate d'argent.) La solution d'argent contient 29^{gr},075 d'azotate par litre et 1 centimètre cube de la solution précipite exactement 1 centigramme de chlorure de sodium.

Dosage des phosphates. — Le principe de la méthode est analogue à celui qui précède. Lorsqu'une solution acide et chaude contient à la fois des phosphates et du ferrocyanure de potassium, si l'on fait intervenir un sel d'urane, celui-ci précipite d'abord les phosphates et n'agit sur le ferrocyanure qu'après l'entière précipitation de ces sels. Les phosphates d'urane précipitent en blanc jaunâtre tandis que le ferrocyanure d'urane est brun.

De là les opérations suivantes : ajouter à l'urine de l'acide acétique libre ; additionner la liqueur d'un grand excès d'acétate de soude pour neutraliser les acides minéraux de l'urine qui redissoudraient le phosphate d'urane. Ajouter du ferrocyanure de potassium, faire chauffer ; laisser tomber goutte à goutte une solution titrée d'acétate d'urane jusqu'à ce que la liqueur prenne une teinte brun rougeâtre.

La solution titrée est faite avec 35 grammes d'acétate d'urane dissous dans un litre d'eau acidulée par un peu d'acide acétique. Un centimètre cube de cette solution répond à 5 milligrammes d'acide phosphorique.

Quant à la solution acétique d'acétate de soude, elle se prépare avec 100 grammes d'acétate de soude cristallisé dissous dans une faible quantité d'eau. On introduit 100 centimètres cubes d'acide acétique glacial et on ajoute de l'eau jusqu'au litre.

Pour faire le dosage, on procède de la manière suivante : mélanger dans un verre 50 centimètres cubes d'urine filtrée et 5 centimètres cubes de la solution acétique d'acétate de soude ; chauffer au bain-marie bouillant ; faire tomber goutte à goutte la solution d'acétate d'urane. Au moment où le précipité semble stationnaire, mettre en présence, dans une capsule de porcelaine blanche, une goutte du mélange analysé et une goutte de la solution de ferrocyanure de potassium. Si la réaction n'apparaît pas, on ajoute quelques gouttes de la solution d'urane et on recommence l'essai jusqu'à l'apparition de la réaction rouge brun caractéristique.

Dosage des carbonates. — On se contente de doser l'acide carbonique dont on provoque le dégagement en traitant l'urine par un acide minéral. Les gaz de l'urine acidulée sont chassés au préalable par l'ébullition.

Dosage des sulfates. — Il n'y a pas de méthodes pour le dosage volumétrique des sulfates. On est donc obligé de recourir à l'incinération, qu'on effectue après avoir soumis l'urine à l'évaporation. Les cendres obtenues sont reprises par l'eau, qui dissout les sulfates, et on acidule la liqueur par addition d'acide acétique ou d'acide chlorhydrique. On ajoute un excès d'une solution de chlorure de baryum qui précipite les sulfates à l'état de sulfate de baryte. La liqueur contenant le précipité est maintenue au bain-marie bouillant pendant quelques heures, après quoi on filtre, on lave le précipité et on le calcine avec le papier filtre. Il ne reste plus qu'à peser le sulfate de baryum calciné.

Un gramme de sulfate de baryum correspond à 0,4205 d'acide sulfurique (SO^4H^2).

URINES PATHOLOGIQUES.

Urines sucrées. — Le sucre de l'urine est du glycose que l'on décèle à l'aide des liqueurs cupro-potassiques, la liqueur de Fehling ou la liqueur de Violette. Nous n'avons rien à ajouter d'essentiel à ce que nous avons exposé à la page 37 pour la détermination ou le dosage du glycose. Mais nous indiquerons quelques particularités intéressantes dans la pratique.

Avant de se servir de la liqueur de Fehling, il faut bien s'assurer qu'elle ne se réduit pas spontanément par la chaleur, ce qui arrive le plus communément quand elle est vieille.

Il faut compter aussi avec la présence de certains principes, comme la créatine, qui peuvent se trouver en excès et, dans ce cas, empêchent la réaction en dissolvant l'oxydule de cuivre au fur et à mesure de sa production.

D'autre part, l'acide urique et la créatinine réduisent aussi la liqueur de Fehling. Si l'on a sur ce point quelque soupçon, il faut employer une solution de sel de bismuth. En présence d'un excès d'alcali caustique, les sels de bismuth sont réduits à l'ébullition par le glycose et précipitent en noir. Pour faire la réaction, on dissout 4 grammes de sel de Seignette dans 100 centimètres cubes d'une solution de soude caustique à 10 p. 100 et on fait digérer au bain-marie dans cette liqueur 2 grammes de sousnitrate de bismuth ; 1 centimètre cube de ce réactif est ajouté à 10 centimètres cubes d'urine et on porte le tout à l'ébullition. Si l'urine contient du sucre, on obtient une coloration jaune qui passe au jaune brun et donne enfin un dépôt noir formé de bismuth métallique pulvérulent.

Urines albumineuses. — L'albumine est décelée par un grand nombre d'épreuves parmi lesquelles nous retiendrons en particulier celles qui suivent :

1° *Épreuve de l'ébullition*. — Aciduler l'urine, si elle est neutre ou alcaline, en ajoutant un peu d'acide acétique. On évite ainsi la précipitation, à la température d'ébullition, du phosphate tribasique de chaux contenu dans l'urine et dissous à la faveur de l'acide carbonique.

L'ébullition se fait dans un tube à essai sur la lampe à alcool. Si l'urine contient de l'albumine, celle-ci donne un précipité albumineux, dont en cas de doute on pourra vérifier la nature en employant l'une des réactions colorées qui vont être décrites.

2° *Épreuve par l'acide nitrique*. — Dans un verre à précipité, on verse de l'acide nitrique fort et, au-dessus, une couche d'urine en faisant couler le liquide sur les parois de manière à éviter le mélange. Si l'urine contient de l'albumine, il se forme à la limite des deux liquides un anneau blanc nuageux.

3° *Épreuve par le ferrocyanure de potassium acétique*. — Si on additionne l'urine de 2 p. 100 d'acide acétique (20 centimètres cubes d'urine et 5 centimètres cubes d'acide acétique à 10 p. 100) et de quelques gouttes d'une solution de ferrocyanure de potassium (à 5 p. 100), il se forme un précipité; celui-ci est séparé par un filtre, lavé et soumis aux réactions colorées.

Réactions colorées de l'albumine. — a. *Réaction xantho-protéique*. — Sous l'influence de l'acide nitrique bouillant, les substances albuminoïdes se colorent en jaune serin très clair. Si, après refroidissement, on ajoute un alcali caustique, de l'ammoniaque par exemple, la liqueur prend la coloration jaune orangé.

b. *Réaction du biuret*. — Traitées par un grand excès de lessive de potasse ou de soude et par une faible quantité d'une solution très diluée de sulfate de cuivre, les substances albuminoïdes donnent une coloration bleu violacé.

Pour faire la réaction, on ajoute à la liqueur suspecte 4 à 5 volumes de lessive de soude caustique (à 30 p. 100) et quelques gouttes d'une solution de sulfate de cuivre à 1 p. 100. Si l'urine contient de l'albumine, la réaction est immédiate.

c. *Réactif de Millon*. — Le réactif de Millon est une solution d'azotate de mercure dans l'acide nitrique. Il détermine dans les liqueurs albumineuses un précipité blanc qui se colore lentement en rouge-brique à la température ordinaire et immédiatement à la température d'ébullition. Pour préparer le réactif, on fait dissoudre une partie de mercure dans deux parties d'acide nitrique, d'abord à froid, puis en élevant légèrement la température. Quand la dissolution est achevée, on ajoute deux volumes d'eau.

Urines sanguines. — Les éléments du sang qui peuvent se trouver dans l'urine (hématurie, hémoglobinurie) sont décelés, soit à l'aide de l'analyse spectrale, soit en déterminant la production des cristaux d'hémine qui sont ensuite examinés au microscope.

Urines biliaires. — Les sels et les pigments biliaires sont facilement décelés à l'aide des réactions décrites à la page 427.

CHAPITRE VII

DE LA PRESSION OSMOTIQUE ET DE LA CONCENTRATION MOLÉCULAIRE DE L'URINE

La tension osmotique de l'urine est beaucoup plus élevée que celle du sérum sanguin (Dreser). Elle s'exprime par un point de congélation très bas. D'après Winter, l'abaissement Δ du point de congélation de l'urine est de $-1°,15$ en moyenne; pour Koranyi, il atteint $-1°,80$ et, d'après Bouchard, $-1°,35$.

. La pression osmotique de l'urine, ou l'abaissement Δ du point de congélation qui en donne la mesure, doit être retenue comme un témoin du degré de concentration de ce liquide et de ses variations dans les circonstances normales ou pathologiques. La cryoscopie peut donc ici rendre de très grands services en permettant de juger de la perméabilité du rein (Vaquez et Bousquet).

A l'état normal, le point de congélation Δ du sérum sanguin est $- 0°,56$; celui de l'urine, Δ', est compris entre $1°,50$ et $- 2°$, soit un rapport $\dfrac{\Delta'}{\Delta}$ compris entre 2,6 et 3,5.

Or, dans les néphrites, qui altèrent à des degrés divers la perméabilité rénale, Δ augmente et Δ' diminue, comme on peut en juger par les moyennes suivantes que nous tirons des chiffres réunis par Vaquez et Bousquet :

$$\begin{aligned} \Delta' &= - 0°,67 \\ \Delta &= - 0°,58 \end{aligned} \quad \text{d'où} \quad \frac{\Delta'}{\Delta} = 1,15.$$

. Il faut s'empresser d'ajouter que la détermination de Δ n'est pas indispensable et que la diminution de Δ' suffit à caractériser l'imperméabilité du rein.

A d'autres points de vue, la tension osmotique de l'urine offre un nouvel intérêt. Elle conduit à la considération, non plus de la concentration moléculaire, c'est-à-dire du nombre des molécules dissoutes, mais du poids moléculaire moyen, au sens chimique, des substances azotées de l'urine. C'est ce que M. Bouchard appelle la *molécule urinaire élaborée moyenne*. Il faut bien comprendre ce point. Si l'urine était une solution simple d'urée, le poids de la molécule serait de 60 et nous n'aurions qu'à l'inférer de la formule de l'urée. Mais, en même temps que ce corps, l'urine contient un grand nombre d'autres substances azotées, et le problème se pose de déterminer le poids moléculaire moyen de toutes les substances azotées de l'urine comme s'il n'y en avait qu'une. Il suffit d'appliquer la formule $M = \dfrac{C}{P} \times K$ que nous avons exposée à la page 159 et dans laquelle la constante $K = 18,50$. Mais l'opération ne laisse pas que d'être très laborieuse. Il faut déterminer le poids du résidu sec, en défalquer les sels et notamment le chlorure de sodium, en défalquer aussi les substances pathologiques, glycose ou albumine s'il y en a, calculer le point de congélation du sel marin trouvé dans l'urine en partant de sa proportion et de son abaissement moléculaire ($\Delta = - 0°,66$). Enfin, il faut déterminer le point de congélation de l'urine.

D'après M. Bouchard, le poids normal de la molécule élaborée moyenne est de 76,2. Il ne serait pas beaucoup plus grand que celui de l'urée, d'après Winter, et oscillerait peu au-dessus de 60. On peut mesurer par ces chiffres la déchéance profonde et la simplification subies par la molécule d'albumine, qui pèse près de 6 000, et voir comment elle s'est dégradée dans le procès complexe de la nutrition. Or cette déchéance comporte un grand nombre de termes intermédiaires formés par des molécules de plus en plus légères, mais d'un poids toujours supérieur à celui de la molécule moyenne. En sorte que si la nutrition se ralentit, ce ralentissement se manifestera nécessairement par la persistance de quelques-uns des termes intermédiaires précités et par l'accroissement du poids de la molécule élaborée moyenne. Ces prévisions sont conformes à la réalité, et M. Bouchard a constaté que, dans certaines affections comme le diabète, le cancer, la tuberculose, cette molécule devient très lourde. Il en est ainsi également dans les néphrites, tant que le rein est perméable. Mais, comme on pouvait le prévoir, la molécule s'allège et tombe au-dessous de son poids normal, dès que la perméabilité du rein est compromise.

Du rôle de la pression osmotique dans le mécanisme de la sécrétion urinaire. — La pression osmotique ne saurait rendre compte du mécanisme de la sécrétion urinaire. On ne voit pas d'ailleurs d'autre force, pour appeler les principes spécifiques de l'urine vers l'épithélium à bâtonnets, que l'affinité chimique du protoplasma épithélial pour les produits azotés de l'urine. En admettant que le rein constitue un osmomètre à membrane semi-perméable, on voit bien que le sérum sanguin doit marcher vers l'urine dont la concentration moléculaire est beaucoup plus élevée. Mais précisément, ce qui est en cause, c'est le haut degré de concentration moléculaire et c'est lui qui détermine la différence des pressions osmotiques entre les liquides en présence. Lorsqu'on fait intervenir cette inégalité de pression avant qu'elle ne soit constituée, on fait une pétition de principes. Les tentatives de Koranyi pour ramener la sécrétion urinaire à une manifestation de la pression osmotique sont donc absolument vaines.

DE LA SÉCRÉTION BILIAIRE

Nous avons déjà étudié la bile dans ses rapports avec la digestion (page 39). Il nous reste à considérer ce liquide en tant que liquide excrémentitiel. Avant tout, il faut nous arrêter quelques instants sur sa composition chimique.

COMPOSITION CHIMIQUE DE LA BILE.

La bile contient les substances suivantes :
1° De la mucine (1 p. 100) ;
2° Des sels biliaires (7,5 p. 100) ;
3° Des pigments biliaires (non dosables) ;
4° De la cholestérine (2 p. 100) ;
5° Des lécithines, des graisses, des savons, de l'urée (non dosables) ;
6° Des sels minéraux.
Un mot sur ces différents corps :

Sels biliaires. — Ils sont caractéristiques de la bile, pour cette double raison qu'ils sont élaborés par le foie et qu'on ne les trouve pas ailleurs que dans la bile.

Ils ont une base commune, la soude, associée à deux acides organiques, l'acide *glycocholique* et l'acide *taurocholique*, avec lesquels ils forment le glycocholate et le taurocholate de soude. Ces deux acides sont formés par l'union d'un acide commun, l'*acide cholalique*, avec deux produits dérivés des substances albuminoïdes, le glycocolle et la taurine. Pour simplifier, nous résumons ces faits dans le schéma suivant :

$$
\text{Acide cholalique} + (C^{24}H^{40}O^5).
\begin{cases}
\text{Glycocolle } (C^2H^5AzO^2) - H^2O = \text{Acide glycocholique } (C^{26}H^{43}AzO^6) \\
\text{Taurine } (C^2H^7AzSO^3) - H^2O = \text{Acide taurocholique } (C^{26}H^{45}AzSO^7)
\end{cases}
+ NaO =
\begin{cases}
\text{Glycocholate de soude.} \\
\text{Taurocholate de soude.}
\end{cases}
$$

Les sels biliaires sont insolubles dans l'éther, mais solubles dans l'eau ou dans l'alcool, et ces circonstances permettent de les préparer.

On procède de la manière suivante : obtenir le résidu sec par évaporation. Traiter par l'alcool qui dissout les sels biliaires en même temps que la cholestérine, la lécithine et les matières grasses. Décolorer la solution alcoolique par le noir animal. Traiter par l'éther qui précipite les acides biliaires à l'exclusion de toutes les autres substances. Décanter, reprendre par l'éther et laisser évaporer.

On obtient ainsi « *la bile cristallisée de Plattner* », c'est-à-dire un amas cristallin formé de longues aiguilles soyeuses et fasciculées.

Réaction des acides biliaires. — Elles sont au nombre de deux : la réaction de Pettenkofer et celle de Strasburg. Il est bon de les connaître, car il est parfois nécessaire en pathologie de déceler la présence des sels biliaires dans l'urine.

1° *Réaction de Pettenkofer.* — Précipiter l'albumine, s'il y en a, dans le liquide suspect (de l'urine en général), ajouter au liquide quelques gouttes d'une solution de sucre de canne au dixième, puis les deux tiers en volume d'acide sulfurique. Maintenir le tout à la température de 70° environ. On obtient une coloration rouge-cerise, puis pourpre.

2° *Réaction de Strasburg.* — Elle est beaucoup plus simple. Immerger un morceau de papier à filtrer dans le liquide urinaire préalablement sucré, laisser sécher le papier et, quand il est sec, le toucher avec un agitateur trempé dans l'acide sulfurique concentré. On obtient bientôt une belle coloration violette.

Des pigments biliaires. — On en distingue deux. La *bilirubine* ($C^{32}H^{46}AzO^6$) forme la matière colorante de la bile chez les carnivores et les herbivores ; elle est insoluble dans l'eau, peu soluble dans l'alcool et l'éther, mais très soluble dans le chloroforme, la benzine et l'essence de térébenthine ; elle remplit une fonction acide et forme des *bilirubinates alcalins* très solubles dans l'eau. Elle se transforme par oxydation et par fixation d'une molécule d'oxygène (O^2) en *biliverdine* qui constitue la matière colorante de la bile chez les herbivores. Cette transformation a lieu spontanément, en présence de l'eau et sous l'influence de la lumière, mais elle s'opère plus rapidement sous l'influence de la chaleur. En présence des agents réducteurs, elle se transforme en hydrobilirubine identique sans doute à l'*urobiline* ou *urochrome*, une des matières colorantes de l'urine (Maly).

Dastre et Floresco ont découvert dans la bile de la vésicule deux autres pigments, les pigments bilipraziniques : la *biliprazine*, qui est un pigment vert, et le *biliprazinate de soude*, qui est un pigment jaune brun. Ces deux pigments passent facilement de l'un à l'autre. Le premier donne le second sous l'influence des alcalis, et le second retourne au premier sous l'influence des acides.

Les pigments bilipraziniques constituent des termes intermédiaires entre la bilirubine et la biliverdine. En sorte que l'oxydation de la bile par exposition prolongée à l'air produit toute la gamme des pigments biliaires. Les pigments bilipraziniques se rencontrent surtout dans la bile de quelques herbivores (veau, lapin) à laquelle ils communiquent une teinte jaunâtre.

Réaction des pigments biliaires : réaction de Gmelin. — Verser de la bile diluée ou du liquide suspect sur une petite quantité d'acide nitrique fumant. On voit apparaître à la limite des deux liquides une série de couches colorées, disposées de bas en haut dans l'ordre suivant : jaune, rouge, violet, bleu et vert. Cet ordre est constant et caractéristique au point qu'on n'est pas autorisé à croire à l'existence des pigments biliaires s'il est interverti.

Réaction de Maréchal Rosin. — Verser dans un tube à réaction une solution étendue de bile ; ajouter 2 ou 3 centimètres cubes d'une solution alcoolique d'iode à 10 p. 100. Au niveau de la surface de séparation des deux liquides on voit apparaître un disque vert-pré, dû à la biliverdine qui s'est formée sous l'influence oxydante de l'iode.

La **cholestérine** ($C^{26}H^{47}O$) est un alcool. Elle forme la base des calculs biliaires. Elle n'est soluble que dans la bile à la faveur des acides biliaires. Elle se précipite en aiguilles soyeuses ou en tables rhomboïdales, qui s'accumulent parfois pour former des calculs.

Les **lécithines** sont des corps gras azotés et phosphorés. Elles diffèrent des graisses en ce que, brûlées sur une lame de platine, elles donnent un charbon acide, parce que leur phosphore s'oxyde et passe à l'état d'acide phosphorique. Elles sont solubles dans l'éther et dans l'alcool et saponifiables comme les graisses. On les trouve surtout dans le cerveau, le jaune d'œuf, la laitance des poissons et enfin dans la bile.

Les **matières grasses**, très rares d'ailleurs, se présentent sous toutes les formes, graisses neutres, acides gras et savons. Elles n'offrent ici aucun intérêt.

L'**urée** ne se trouve dans la bile qu'en très faible quantité.

Les **sels** sont constitués surtout par des chlorures, des carbonates, des phosphates alcalins et des phosphates terreux. La potasse des sels alcalins est un élément intéressant, en ce qu'il est lié à la toxicité de la bile qui sera examinée plus tard à ce point de vue.

ORIGINE DES ÉLÉMENTS DE LA BILE

Origine des acides biliaires. — Les acides biliaires sont formés dans le foie, et cette origine est démontrée par les faits suivants : on ne trouve aucune trace de ces principes ni dans le sang, ni dans aucun autre liquide de l'organisme. Ils sont par là même éminemment caractéristiques de la bile qui en a le monopole exclusif. Les acides biliaires ne préexistent donc pas à l'acte de sécrétion qui en opère la synthèse.

On sait comment, chez les oiseaux, l'anastomose établie entre la veine porte et la veine cave par le canal de Jacobson, permet d'opérer l'extirpation du foie sans entraîner la mort immédiate des animaux d'expérience. Ceux-ci survivent de dix à vingt heures et laissent à l'expérimentateur la possibilité d'étudier les conséquences de l'extirpation de la glande hépatique. Il n'en est pas de même des mammifères, qui succombent infailliblement dans les deux heures qui suivent l'opération. Or après l'extirpation du foie chez les oiseaux, les acides biliaires ne s'accumulent pas dans le sang, ce qui ne manquerait pas de se produire s'ils préexistaient dans ce liquide et si le foie avait pour unique fonction de les éliminer (Stern, Minkowski et Naunyn).

Enfin l'origine hépatique des acides biliaires est établie par une troisième série de faits, dans lesquels les cellules hépatiques sont placées de manière à réaliser *in vitro* la synthèse directe de ces acides. Des fragments de foie, même broyés et délayés dans du sérum en présence d'une certaine quantité de glycose ou de glycogène, opèrent cette synthèse et, en quelques heures, le mélange donne la réaction de Pettenkofer (Kallmeyer et Al. Schmidt).

Origine des pigments biliaires. — Les pigments biliaires ne préexistent pas non plus dans le sang et leur présence en dehors de la bile a toujours, comme nous allons le voir, un caractère accidentel. L'extirpation du foie, chez les oiseaux, n'entraîne pas l'ictère et la production des pigments biliaires est entièrement supprimée (Stern, Minkowski et Naunyn).

Ces principes sont donc directement formés dans le foie et on peut en réaliser la synthèse directe par un mélange de fragments de foie, d'hémoglobine et de glycose ou de glycogène (Klein, Hoffmann). On voit que les hydrates de carbone sont encore indispensables à la production *in vitro* des pigments, comme ils l'étaient à celle des acides biliaires ; mais ici il faut encore ajouter de l'hémoglobine, et cette circonstance fait entrevoir la solution qui va être développée : les pigments biliaires ne préexistent pas dans le sang, mais ils dérivent par oxydation du pigment sanguin. — Les faits qui suivent mettent cette proposition hors de doute :

a. Toutes les conditions qui libèrent l'hémoglobine dans le sang par la destruction des globules rouges sont accompagnées d'un accroissement dans la sécrétion des pigments biliaires, et cet accroissement peut être constaté soit directement sur les animaux porteurs d'une fistule biliaire, soit par l'examen des urines qui ne tardent pas à présenter la réaction de Gmelin. La mise en liberté de l'hémoglobine peut être obtenue de bien des manières : il suffit d'introduire par injection intraveineuse des substances capables de détruire les globules sanguins : de l'eau distillée (Tarchanoff, Hermann); des acides biliaires (Frerichs); de l'ammoniaque, du chloroforme ou de l'éther (Nothnagel); du sérum sanguin emprunté à un animal d'une autre espèce (Landois).

b. Au lieu de réaliser la libération de l'hémoglobine attachée aux hématies, on peut se borner à injecter directement de l'hémoglobine en solution (Kuhne, Tarchanoff).

c. La surproduction des pigments biliaires est encore obtenue si on fait ingérer à un chien de grandes quantités de sang défibriné (Naunyn et Nasse). Dès le deuxième jour qui suit l'ingestion on trouve les pigments dans l'urine, soit à l'état de bilirubine, soit à l'état d'urobiline.

d. Beaucoup d'autres faits viennent témoigner d'une manière plus directe encore de la formation des pigments biliaires aux dépens de l'hémoglobine. Tels sont les phénomènes consécutifs aux épanchements sanguins, dont on peut suivre aisément toutes les phases, quand ils ont lieu dans le tissu conjonctif sous-cutané. Les colorations successives de l'ecchymose reproduisent tous les aspects d'une réaction de Gmelin et trahissent les phases de l'oxydation lente qui fait passer l'hémoglobine à l'état de biliverdine.

L'hématoïdine cristallisée qu'on trouve au cours de la régression d'un épanchement sanguin serait d'ailleurs complètement identique à la biliverdine (Jaffé, Hoppe-Seyler et Salkowski).

Le processus de l'ecchymose peut être directement obtenu par des injections sous-cutanées, soit de sang défibriné (Quinke), soit d'oxyhémoglobine cristallisée (Latschenberger). Ces opérations ont été faites sur le cheval et ont mis aisément en évidence la dérivation sanguine des sels biliaires.

Origine de la cholestérine. — Contrairement aux autres éléments de la bile, la cholestérine préexiste dans le sang; on la trouve encore dans la substance nerveuse, dans le sperme, le lait, la sueur, les œufs, la laitance de poisson, etc. On la trouve enfin dans les végétaux. Elle paraît donc constituer un produit de désassimilation qui se formerait surtout dans les foyers de prolifération cellulaire. En tout cas elle ne procède pas de l'alimentation, et si même on l'administre directement par les voies digestives, on ne la retrouve pas dans la bile (Doyon et Dufourt). Les parois de la vésicule biliaire contribueraient aussi à sa production (Naunyn, Krausch, Doyon et Dufourt). On peut donc conclure qu'elle affecte tous les caractères d'un produit de désassimilation dont l'élimination est assurée par le foie.

Quant aux sels minéraux de la bile, il est à peine besoin de dire qu'ils préexistent dans le sang et qu'ils ne trouvent dans le foie qu'une porte de sortie.

Rôle de la cellule hépatique dans la sécrétion biliaire. — L'action de la glande hépatique dans la sécrétion de la bile est ainsi bien établie et nous savons la part qu'il faut faire à son œuvre de synthèse dans la constitution des sels biliaires. Le foie produit de toutes pièces les acides et les sels biliaires, et si l'on considère la nature chimique de ces principes, on voit qu'ils résultent surtout d'un processus d'oxydation comportant une série complexe de réactions exothermiques. Selon la judicieuse remarque de Dastre, ces réactions contribuent évidemment pour leur part à la thermogenèse si intense dont le foie est le siège et à laquelle il doit sa température si élevée. (La température du sang des vaisseaux sus-hépatiques excède d'au moins 1 degré la température du sang qui pénètre dans le foie par la veine porte.)

La question ne se pose plus de savoir si le foie est anatomiquement une glande double et si la production de la bile a, dans cet organe, des agents distincts de ceux qui président à l'élaboration du sucre et de l'urée. La diversité des opérations chimiques qui s'accomplissent dans le foie prouve seulement la multiplicité des aptitudes et des fonctions dévolues à la cellule hépatique. Or ces fonctions ne sont pas exclusives l'une de l'autre, et la distance qu'on avait mise entre elles n'avait pas d'autre fondement que la surprise des physiologistes devant la découverte de la glycogénie hépatique. De là la conception, admise par Cl. Bernard lui-même, d'une glande biliaire juxtaposée à une glande glycogénique, conception justifiée, il faut le dire, par les apparences d'une anatomie encore inachevée. Mais on sait aujourd'hui que l'appareil biliaire se poursuit jusqu'au contact des cellules hépatiques et les enveloppe d'un réseau initial de canalicules d'une extrême finesse et *complètement dépourvus d'épithélium*. Le système des vaisseaux biliaires revêt donc partout les caractères d'un instrument d'excrétion et il se dispose pour aller recueillir la bile au foyer même de sa production, c'est-à-dire dans la cellule hépatique. Cet élément demeure ainsi l'instrument unique de toutes les fonctions chimiques du foie.

Rôle de la veine porte et de l'artère hépatique dans la sécrétion biliaire. — Cette question trahit encore, chez ceux qui l'ont ouverte, un souci de spécialisation analogue à celui que nous venons de traduire. On a coutume d'exprimer la différence des fonctions attribuées aux deux vaisseaux du foie dans une formule sommaire, et on dit que l'artère hépatique serait le vaisseau nutritif du foie, tandis que la veine porte en serait le vaisseau fonctionnel. Les expériences que nous avons racontées sur ce point, à propos de l'origine des produits azotés de l'urine (page 406), ne permettent pas d'adopter une séparation aussi formelle dans les attributions de ces deux vaisseaux. Mais la question reste obscure et peut-être un peu oiseuse, en sorte que nous n'irions pas au delà si nous n'avions à retenir quelques faits précis sur le rôle de l'artère hépatique et de la veine porte dans la sécrétion de la bile. Ils sont dus à Rohrig, qui a institué sur le lapin et le chien un grand nombre d'expériences dont voici les principaux résultats.

Les animaux sont immobilisés par le curare et entretenus vivants par la respiration artificielle. Une canule étant placée sur le conduit hépatique, on procède à la compression méthodique des vaisseaux du foie. — *a.* La compression simultanée de l'artère hépatique et de la veine porte arrête immédiatement l'écoulement de la bile. — *b.* La compression de la veine porte imprime à cet écoulement un ralentissement très marqué, mais ne l'arrête pas d'une manière absolue. — *c.* La compression de l'artère hépatique ne produit qu'un ralentissement inappréciable. Ces faits mettraient ici en évidence la part prépondérante de la veine porte dans la circulation fonctionnelle du foie et la part infime, sinon nulle, de l'artère hépatique. On peut soutenir, il est vrai, que ces deux vaisseaux interviennent ici proportionnellement au volume du sang qu'ils apportent au foie (Dastre).

DE LA BILE CONSIDÉRÉE COMME SÉCRÉTION EXCRÉMENTITIELLE

La sécrétion biliaire a toutes les apparences d'une sécrétion excrémentitielle. Elle est continue comme tous les phénomènes de cet ordre, elle n'est pas interrompue par le jeûne et elle se poursuit pendant l'hibernation. Enfin elle apparaît dès l'achèvement de l'organisation du foie et, pendant la vie fœtale, ses produits s'accumulent dans l'intestin où ils forment le méconium.

Les chiffres qui mesurent la sécrétion biliaire (page 140) donneraient immédiatement l'intensité du mouvement d'excrétion qui y est attaché, si tous les éléments de la bile étaient éliminés avec les excréments. Mais il est loin d'en être ainsi, et, comme nous allons le voir, les acides biliaires subissent une évolution au cours de laquelle ils sont décomposés et repris par l'absorption intestinale pour devenir dans le foie l'objet de nouvelles synthèses. Ce point mérite d'être examiné.

Évolution des principes de la bile dans l'intestin. — a. *Évolution des sels biliaires.* — On ne trouve pas de sels biliaires au delà des premières parties de l'intestin grêle. Ces principes sont rapidement décomposés et ils se dédoublent en acides amidés, d'une part (taurine et glycocolle), et acide cholalique, d'autre part. A son tour, celui-ci forme par hydratation un produit nouveau, la dyslisine, et de l'acide choloïdique (mélange de dyslisine et d'acide cholalique (Hoppe-Seyler). Cette décomposition est l'œuvre des microbes intestinaux, car elle n'a pas lieu dans l'intestin du fœtus. Les acides amidés eux-mêmes disparaissent et ne laissent aucune trace ni dans le gros intestin ni dans les excréments. On n'y rencontre que de l'acide cholalique, qui seul est éliminé et constitue l'unique représentant de l'excrétion biliaire. Son élimination est d'ailleurs très incomplète, car il résulte des recherches de Hoppe-Seyler que l'acide cholalique des excréments ne représente que le dixième environ des éléments biliaires.

On voit que la plus grande partie des acides biliaires est retenue dans l'organisme et qu'elle est résorbée pour être soumise à une nouvelle élaboration. Quel est le sens de cette élaboration ? Il n'y a aucune difficulté à admettre que l'acide cholalique, qui est un hydrate de carbone, est ramené par la combustion à l'état d'eau et d'acide carbonique. Quant aux acides amidés, on peut faire à leur égard deux hypothèses ; ou bien ils contribuent à la production de l'urée et sont éliminés sous cette forme, ou bien ils sont l'objet d'une nouvelle synthèse qui les fait passer à l'état d'acides biliaires et ils retournent dans l'intestin après avoir retrouvé leur état primitif. On assisterait ainsi à une véritable circulation de la bile : la circulation entéro-hépatique.

Circulation entéro-hépatique de la bile. — L'hypothèse de la circulation entéro-hépatique a pour elle un certain nombre de faits :

a. La bile du cobaye ne donne pas la réaction de Pettenkofer. Or, si on introduit de la bile de bœuf dans l'intestin d'un cobaye, la bile sécrétée par cet animal donne la réaction de Pettenkofer. Schiff, à qui l'on doit cette expérience (1870), sur laquelle il a précisément fait reposer l'hypothèse de la circulation entéro-hépatique, croyait que la bile est résorbée en nature. Nous venons de voir que, sur ce point, Schiff était dans l'erreur.

b. L'injection intra-veineuse de sels biliaires, sur un chien porteur d'une fistule, entraîne un accroissement très sensible de la sécrétion biliaire et cet accroissement ne se manifeste que douze ou quatorze heures après l'injection (Huppert).

c. Si à un animal porteur d'une fistule biliaire, on administre par la voie gastro-intestinale un sel biliaire qui ne figure pas normalement dans sa bile, on retrouve ce sel dans la bile sécrétée ultérieurement par l'animal. C'est ainsi que le glycocholate de soude ingéré par un chien se retrouve dans la bile sécrétée par cet animal et recueillie par la fistule dont il est porteur (A. Weiss, Prévost et Binet). Il est évident que dans cette expérience le glycocolle livré au foie par l'intestin n'a pas été transformé en urée, au moins d'une manière complète.

d. On a également utilisé comme repère les pigments biliaires. Citons notamment l'expérience faite par Wertheimer et instituée sur ce fait que la bile du bœuf et celle du mouton présentent un spectre particulier caractérisé par quatre bandes d'absorption dues à la cholohématine (Mac-Mum). Or, si on pratique sur un chien porteur d'une fistule biliaire une injection intraveineuse de bile de bœuf, ou si on lui administre ce liquide par la voie gastro-intestinale, la bile sécrétée par l'animal présente, au bout de dix minutes, le spectre caractéristique de la bile du bœuf. Toutes ces expériences sont évidemment très favorables à l'hypothèse que nous examinons et qui sera reprise dans un instant.

b. Évolution des pigments biliaires. — Les pigments biliaires sont en grande partie éliminés avec les excréments, qui leur doivent leur coloration. Mais les excréments ne donnent pas la réaction de Gmelin, ce qui prouve que les pigments biliaires ne sont pas éliminés en nature. La bilirubine subit en effet dans l'intestin une réduction qui la fait passer à l'état d'hydrobilirubine ou urobiline. Cette réduction est l'œuvre des ferments figurés, car elle n'a pas lieu dans l'intestin du fœtus.

c. Évolution de la cholestérine. — Elle est éliminée en nature et presque en totalité avec les excréments où elle représente très nettement un produit de désassimilation.

Nous pouvons maintenant envisager dans son ensemble le rôle de la sécrétion biliaire dans l'élimination excrémentitielle des produits de désassimilation. Or, seuls les pigments biliaires et la cholestérine ont franchement ce caractère, et on peut le refuser aux acides biliaires. La réalité de la circulation entéro-hépatique ne semble pas douteuse, et les expériences relatées plus haut démon-

trent clairement qu'une partie tout au moins des acides biliaires retournent à
l'intestin après avoir été repris par le foie. Que si, dans ce va-et-vient incessant, ils entrent partiellement dans le processus de l'uropoïèse, cette part reste
indéterminée et elle peut être très faible. Quoi qu'il en soit, les acides biliaires
ne remplissent pas entièrement leur fonction d'excrément, et par là même le rôle
de la sécrétion biliaire, considérée comme sécrétion excrémentitielle, perd une
grande partie de son importance.

Il en résulte une nouvelle difficulté pour comprendre et définir toute la fonction de la bile. Cette fonction ne laisse pas que d'être très considérable si on
réfléchit que la plupart des chiens et tous les autres animaux porteurs d'une
fistule permanente finissent par succomber aux effets de la dérivation biliaire.

Il apparaît bien, dès lors, que le fait essentiel de la sécrétion biliaire ne
réside pas dans l'excrétion qui en est la suite, puisque les animaux succombent
lorsque cette excrétion atteint toute sa plénitude. D'autre part, la suppression
des différents actes attribués à la bile, tels que la digestion des corps gras,
l'antisepsie intestinale, l'excito-motricité de la tunique charnue de l'intestin,
n'a pas, en elle-même, assez de gravité pour rendre compte de la mort consécutive à la dérivation biliaire. Il faut donc avouer que nous ne connaissons
pas toute la signification de la sécrétion de la bile.

DU ROLE DU FOIE DANS L'ÉLABORATION ET L'ÉLIMINATION DU FER.

De la fonction hématolytique du foie. — Le fer subit dans l'organisme
une évolution dans laquelle le foie prend une part très spéciale que les travaux récents de Lapicque, de Dastre et Floresco (1898) imposent à l'attention.

Et tout d'abord on savait, par les recherches d'un grand nombre de chimistes,
que le foie contient du fer dont la séparation se rattache à la production des
pigments biliaires aux dépens de l'hémoglobine. Il se forme ainsi dans la glande
hépatique une véritable réserve, et cela en vertu d'une sorte de fonction indépendante que ses actes essentiels permettent de désigner sous le nom de *fonction hématolytique.*

L'autonomie de cette fonction ne semble pas douteuse, car le foie est plus
riche en fer que tous les autres organes, et sa richesse à peu près invariable est
indépendante du jeûne et de l'alimentation, alors qu'elle subit l'effet des graves
changements physiologiques, comme la croissance, les maladies, les hémorragies.

Sur ce point il faut des chiffres, et ceux de Lapicque sont de nature à bien
montrer la réalité de la fonction hématolytique.

La quantité de fer contenue dans l'ensemble de l'économie varie de 1 à 2
p. 10 000 du poids sec ; mais sa répartition est très inégale.

1 kilogramme de sang contient en moyenne.........	0^{gr},5 de fer.	
1 — de foie —	....	1^{gr},5 —

Ainsi le sang serait cinq fois plus riche en fer que le reste de l'organisme, et le
foie serait trois fois plus riche que le sang. Ces différences trahissent bien les
effets d'une sorte d'accumulation et de mise en réserve dans la glande hépatique.

Pour bien préciser l'origine du fer hépatique, il est intéressant d'étudier les effets du fer alimentaire. Or il résulte des recherches de Hamburger que la presque totalité du fer ingéré avec les aliments est éliminée par les excréments ou par l'urine. Par exemple, un chien reçoit en treize jours 180 milligrammes de fer contenus dans son alimentation. Il en élimine $136^{mgr},3$ par les excréments et $38^{mgr},4$ par les urines, tandis que la portion rejetée par la bile atteint à peine 2 milligrammes.

De son côté, Dastre a observé sur un chien de 25 kilogrammes une élimination quotidienne de $2^{mgr},34$ de fer dans la bile.

Il est dès lors manifeste que les réserves de fer contenues dans le foie ont leur source dans les transformations du pigment sanguin, et la fonction hématolytique paraît se préciser de plus en plus. Elle semblait d'autant plus authentique qu'on croyait pouvoir affirmer en même temps et qu'on affirmait l'absence du fer dans le foie et dans le sang des invertébrés.

De la fonction martiale du foie. — Mais précisément cette assertion est inexacte (Dastre et Floresco). Il n'y a pas de fer, il est vrai, dans le sang des invertébrés, où les pigments sanguins sont à base de cuivre (hémocyanine). Mais il y en a et il y en a beaucoup dans le foie qui en contient de cinq à vingt-cinq fois plus que le reste du corps. On est donc en présence d'un acte spécial où le fer s'accumule dans le foie en dehors de toute participation des pigments sanguins. De là l'idée émise par Dastre et Floresco d'une fonction martiale du foie, indépendante de la fonction hématolytique qui n'existe pas chez les invertébrés. Quant à la signification du fer hépatique, les auteurs supposent qu'il a pour but de favoriser les nombreuses combustions organiques qui ont leur siège dans le foie. Mais nous ne saurions les suivre dans cet ordre d'idées quelque peu conjecturales.

DES SÉCRÉTIONS CUTANÉES

DE LA SÉCRÉTION SUDORALE

La sueur est le liquide sécrété par les glandes sudoripares.

Lorsque la sécrétion sudorale est exactement compensée par l'évaporation qui a lieu à la surface de la peau, elle constitue la *transpiration insensible*. Elle devient la *sudation* lorsque, la production de la sueur l'emportant sur son évaporation, le liquide se répand d'une manière plus ou moins abondante à la surface de la peau.

Mais, quelles que soient ses apparences, le phénomène a toujours la même nature et le liquide produit est toujours fourni par les glandes sudoripares. Ce point a été mis hors de doute par M. Aubert, de Lyon, de la manière suivante : une feuille de papier blanc est appliquée étroitement sur la peau, où on la laisse séjourner une ou deux minutes. Au bout de ce temps, elle est trempée dans une solution de nitrate d'argent à 50 p. 100 et exposée à la lumière. Partout où la sueur s'est produite il se forme des taches de chlorure d'argent, affectant dans leur ensemble, l'aspect d'un pointillé très abondant. Chacune de ces taches minuscules répond à l'orifice d'une glande sudoripare.

La transpiration insensible a elle-même des degrés ; mais son intensité normale doit être suffisante pour entretenir à la surface de la peau un certain degré d'humidité, de souplesse et de fraîcheur qui sont l'expression d'une bonne santé générale. En dehors de cette mesure, elle entraîne ou la sécheresse de la peau ou sa moiteur.

Mesure de la sécrétion sudorale. — La détermination de la quantité de sueur produite peut être obtenue directement ou indirectement. Dans le premier cas, et selon la méthode de Lavoisier et Seguin, le sujet nu est enfermé dans un sac imperméable de taffetas qui l'enveloppe entièrement à l'exception de la tête ; on se borne parfois à une détermination partielle et, dans ce cas, le sac est disposé de manière à emprisonner seulement une partie du corps, telle qu'un membre supérieur ou un membre inférieur. Quoi qu'il en soit, la sueur accumulée dans le sac imperméable est recueillie par un orifice ouvert au fond de ce sac et pourvu d'un robinet.

Quand on fait usage de la méthode indirecte, on tient compte de l'eau ingérée dans les vingt-quatre heures et de l'eau éliminée dans le même temps par les différentes voies (excréments, urines, transpiration pulmonaire). La différence mesure la part de la transpiration cutanée, à la condition que le poids du sujet ait retrouvé à la fin de l'expérience la valeur qu'il avait au commencement. Cette méthode réclame l'emploi de la balance, et Sanctorius en a fait un grand usage ; c'est la seule qu'on puisse appliquer aux animaux.

Les résultats obtenus par ces divers procédés sont très variables, notamment chez les animaux.

Chez l'homme, la sécrétion sudorale est évaluée à une moyenne de 1 000 à 2 000 grammes par jour. Chez les animaux, elle n'est pas exactement déterminée, car les résultats qu'on a obtenus sur eux par l'emploi de la méthode indirecte se confondent avec les produits de la transpiration pulmonaire.

D'après les chiffres obtenus par Grandeau et Leclerc sur les animaux de la Compagnie des petites voitures, la transpiration totale varierait chez le cheval de 3 à 12 kilogrammes par jour. Ces variations dépendent des conditions physiologiques (repos ou travail) où se trouve placé l'animal, et il sera très intéressant de préciser l'influence de ces conditions quand nous étudierons la calorification et la régulation de la température.

Les indications fournies par Grandeau et Leclerc montrent l'extrême variabilité de la transpiration cutanée chez le cheval et ne nous permettent pas d'attacher une grande importance aux évaluations de Boussingault qui estime à 5 litres par jour la sécrétion sudorale dans cette espèce. Par contre, dans ses recherches sur la statique chimique de la nutrition, le même expérimentateur a constaté, sur une vache laitière, que la quantité d'eau éliminée par l'évaporation, à la surface de la peau et du poumon, atteignait 33 kilogrammes par jour. Ce chiffre cessera de nous surprendre si nous réfléchissons que, sous l'influence de la lactation et du régime particulier exigé pour l'accomplissement de cet acte, l'animal ingérait 72 kilogrammes d'eau dans les vingt-quatre heures.

Les évaluations fournies par Sac sont très différentes. D'après cet observateur, la transpiration quotidienne atteindrait 9 à 11 kilogrammes chez le bœuf et 6 à 7^{kg},5 chez le cheval.

Variations de la transpiration cutanée. — L'extrême diversité des résultats précédemment exposés s'explique par la multiplicité des conditions qui font varier l'intensité de la transpiration cutanée. Ce phénomène est influencé, en effet, par la température extérieure, les saisons, le climat, l'état hygrométrique de l'air, la quantité et la température des boissons ingérées, le repos ou l'exercice musculaire.

Ces diverses conditions agissent d'une manière si précise et leur effet est si connu que nous ne nous y arrêterons pas davantage. D'autres causes d'ailleurs interviennent qui imposent à la production de la sueur des variations d'un caractère tout différent. C'est ainsi qu'il y a lieu de distinguer des variations diurnes, comportant deux maxima, le premier un peu après midi et le second un peu après minuit ; des variations locales : certaines régions du tégument, les pieds, les mains, la poitrine, sécrètent la sueur avec une abondance particulière. Il faut aussi compter avec les différences individuelles dont l'étendue est de notion commune et qui se rattachent souvent aux inégalités de la santé générale

Sous l'influence des maladies, la production de la sueur subit de très grandes variations et offre des caractères très divers qui contiennent souvent pour le médecin de précieuses indications.

Quant aux différences spécifiques, elles sont très nettes. L'homme et le cheval suent très facilement. Chez le bœuf, les glandes sudoripares ont moins d'activité que dans ces deux espèces, mais il faut faire exception pour celles du mufle. Aussi cette région du tégument est-elle constamment couverte d'une sorte de rosée dont l'absence a presque toujours une signification fâcheuse. Le chien, qui, contrairement à l'opinion courante, est pourvu de très belles et très nombreuses glandes sudoripares, ne sue pas ou sue très difficilement. Il en est de même du lapin et il ne faut pas moins qu'une longue série de tétanos électrique pour déterminer une légère moiteur sur la peau de ces animaux.

Caractères de la sueur. — Pour étudier la sueur normale, il faut agir sur des échantillons obtenus par la méthode de Lavoisier et Seguin. Mais il peut y avoir intérêt à opérer sur de grandes quantités de liquide. Dans ce cas, on sollicite sur un sujet une sudation très abondante en le plaçant dans une étuve. C'est à l'aide de ce moyen que Favre a pu recueillir 2500 grammes de sueur en une heure et demie.

a. *Caractères physiques.* — La sueur est un liquide transparent, incolore, de saveur salée et dont l'odeur souvent très pénétrante varie avec les régions du corps et avec les espèces animales. Sa densité est en moyenne 1,004.

b. *Réaction.* — La sueur est tour à tour alcaline ou acide, selon les conditions de sa production ou de sa récolte. La sueur naturelle, obtenue sur une peau bien lavée et débarrassée des résidus alcalins qui la souillent après l'évaporation des acides gras, est constamment acide (Tourton). Dans le cas de sudation abondante, la sueur est d'abord acide puis neutre, et enfin elle devient alcaline (Favre, Robin). Elle serait constamment alcaline chez le cheval (Colin).

c. *Composition chimique de la sueur.* — La sueur l'emporte sur tous les autres liquides organiques par sa richesse en eau. Par corrélation, elle est très pauvre en matières dissoutes qui, au maximum, atteignent 22,60 p. 1000 (Schottin) et au minimum 4,427 p. 1000 (Favre). La sueur est, comme on voit, une solution toujours très diluée, dont les inégalités, à cet égard, dépendent des conditions de la récolte. Elle est plus ou moins riche en matières solubles, selon qu'elle est le produit d'une sécrétion spontanée (méthode de Lavoisier et Seguin) ou d'une sécrétion provoquée (méthode de Favre).

Les matières dissoutes comprennent :

1° *Des acides gras volatils :* les acides acétique, formique, butyrique, caproïque, propionique, tous combinés avec des bases alcalines et formant des sels peu stables qui abandonnent facilement leur acide. C'est le dégagement des acides gras qui donne son odeur spéciale à la sueur. Quant à l'acide sudorique décrit par Favre, on peut douter de sa spécificité.

2° *Des sels :* les chlorures de sodium et de potassium, des sulfates et des phosphates alcalins en très faibles quantités.

3° *De l'urée*, dont la présence est constante mais dont la proportion toujours très faible atteint à peine 0,5 p. 1 000.

La sueur peut contenir, en outre et éventuellement, un grand nombre de substances médicamenteuses qui s'éliminent par la peau. Telles sont : l'arsenic (sous forme de sels), le sublimé, l'iode, les iodures, les antimoniaux, l'ipéca, le camphre, le musc, la valériane, l'éther, l'opium, l'alcool, la quinine, l'ail, l'acide tartrique, etc.

Rôle de la sécrétion sudorale. — La sueur intervient surtout, et de ce côté son rôle est particulièrement efficace, dans la régulation de la température. Nous aurons plus tard à la considérer à ce point de vue.

Elle joue aussi un certain rôle dans l'exercice du toucher qu'elle favorise en assurant la souplesse de la peau et en rendant plus immédiates les impressions tactiles.

Les glandes sudoripares peuvent, enfin, être envisagées comme organes d'excrétion capables d'exercer une action dépuratrice.

Pourtant elles ne semblent pas jouer à cet égard un rôle considérable, si ce n'est quand elles assurent l'élimination d'une certaine quantité d'acides gras.

Quoi qu'il en soit, les glandes sudoripares ne sauraient, en aucun cas, être considérées comme chargées de suppléer les reins. Elles forment, disent les anatomistes, une masse équivalente à la moitié d'un de ces organes, mais cette relation dépasse singulièrement l'importance de leur rôle comme agents d'excrétion. La sueur ne contient que de très minimes proportions d'urée, si ce n'est dans le choléra, ou encore dans l'urémie, lorsque la sécrétion sudorale s'exaspère passagèrement chez les malades. Mais ce sont là des faits exceptionnels, dans lesquels d'ailleurs les glandes sudoripares seraient au-dessous du rôle vicariant qu'on leur attribue, puisqu'elles ne le remplissent pas d'une manière satisfaisante.

Mais, à ce propos, la question s'élargit et c'est la peau tout entière qui est envisagée comme organe d'émonction. Après l'avoir considérée comme un suppléant du rein, on y a vu un auxiliaire du poumon. Or sa fonction respiratoire est nulle, car, selon les évaluations les plus larges, elle éliminerait seulement 10 grammes de CO^2 par jour chez l'homme. Au point de vue de la respiration, la peau n'intervient que chez les reptiles à peau nue et sans aucun doute chez tous les animaux inférieurs dont les organes respiratoires ne sont pas nettement spécialisés.

En ce qui touche les Batraciens, tout le monde connaît les curieuses expériences dans lesquelles Spallanzani, puis Williams Edwards ont montré que, chez des grenouilles privées de leurs deux poumons, les échanges gazeux s'accomplissent exclusivement par la peau et conservent leur intensité accoutumée. Il est inutile de dire que, si intéressante qu'elle soit au point de vue de la physiologie comparée, cette singularité reste le privilège de quelques espèces inférieures et on peut tenir pour certain, nous y insistons intentionnellement, que chez les animaux supérieurs, les fonctions respiratoires de la peau doivent être pratiquement considérées comme nulles.

On ne saurait pourtant méconnaître l'importance des fonctions cutanées, car on en trouve le double témoignage et dans l'effet des arrêts de transpiration et dans les troubles mortels qui surviennent chez les animaux dont la peau a été revêtue d'un enduit imperméable.

La pathogénie des arrêts de transpiration avec les inflammations viscérales, la pneumonie notamment, qui en sont l'expression fréquente, reste encore fort incertaine. Les théories vaso-motrices sont tout à fait insuffisantes, et s'il est vrai que les impressions vives qui atteignent la peau au moment où, fortement congestionnée et couverte de sueur, elle reçoit l'action du froid, s'il est vrai que ces impressions déterminent solidairement un réflexe cutané vaso-constricteur et des réflexes vaso-dilatateurs dans les viscères profonds, on ne voit pas de raison pour que ces réflexes survivent à leur cause et deviennent le premier épisode d'un processus morbide plus ou moins grave. L'explication la plus satisfaisante de ces processus paraît être contenue dans la théorie du microbisme latent (Verneuil). L'arrêt de transpiration n'est pas par lui-même une cause pathogène, mais il provoque une dépression générale, un amoindrissement de l'organisme qui diminue ses résistances et prépare le terrain au développement des germes morbides qu'il recèle. De là la pneumonie par exemple. En fait, nous avons expérimentalement constaté que, sous l'influence d'une ventilation très puissante infligée à des lapins, l'intensité des échanges respiratoires subit une diminution très marquée. N'y a-t-il pas là l'expression de cet amoindrissement préliminaire qui devient la condition intime et profonde de la pullulation microbienne?

Quant à la pathogénie des effets du vernissage, elle fait le sujet d'une question très spéciale que nous étudions dans le chapitre consacré à la fonction antitoxique.

SÉCRÉTION SÉBACÉE

Les glandes sébacées s'ouvrent, comme on sait, dans les follicules pileux et forment autour de ces organites une couronne de trois à cinq acini ayant chacun leurs canaux excréteurs distincts. Elles forment donc une masse d'autant plus considérable qu'il y faut ajouter les glandes qui siègent dans les régions glabres du tégument. Telles sont celles que l'on trouve dans les mamelons, la couronne du gland, le prépuce et les petites lèvres. Elles ne sont absentes qu'au niveau de la plante des pieds et de la paume de la main.

En certaines régions elles subissent des adaptations qui en font des organes spéciaux par leurs fonctions, comme les glandes de Meibomius et surtout les glandes odorantes que l'on trouve parfois si développées dans diverses espèces animales. Telles les poches anales des carnassiers, comme le lion, l'hyène, la civette, le putois; les follicules préputiaux de certains ruminants comme le chevrotain où elles fournissent le musc, ou de certains rongeurs comme le castor où elles donnent le castoreum. Le larmier qu'on trouve chez un grand nombre de ruminants (cerfs, antilopes), est une poche cutanée logée dans une dépression du maxillaire supérieur et dans laquelle s'ouvrent un grand nombre de glandes sébacées. Les poches préputiales des rongeurs, les sinus interdigités des ruminants, les pores inguinaux de la gazelle et du mouton sont des organes de même nature. Dans cette dernière espèce les glandes sébacées s'ouvrent en commun avec les glandes sudoripares et concourent à la formation de ce produit mixte qui souille la laine et qu'on désigne sous le nom de *suint*.

Quant aux glandes cérumineuses, qui par la nature de leur sécrétion pourraient passer pour des glandes sébacées, ce sont en réalité des glandes sudoripares.

Le sébum sécrété par les glandes sébacées est un produit peu abondant, de réaction alcaline, et formant à la surface de la peau un enduit gras et onctueux. Au microscope, on le voit formé de gouttelettes ou de granulations graisseuses associées à des débris épithéliaux.

Dans certaines régions, comme la peau du nez chez l'homme, le sébum forme souvent des amas que l'on fait sortir par compression et au centre desquels on trouve un ou plusieurs *démodex*. Ces amas blanchâtres et d'apparence vermiforme sont connus sous le nom de *comédons*. Chez le chien les glandes sébacées peuvent également servir d'habitat au démodex; mais ici, ce parasite, absolument inoffensif chez l'homme, engendre chez le chien une gale spéciale qui est demeurée jusqu'ici réfractaire à toutes les tentatives de la thérapeutique et détermine, le plus ordinairement, la mort des animaux.

Au point de vue chimique, le sébum est un mélange de graisse (oléine et palmitine), de savons alcalins, de cholestérine et de sels minéraux (phosphates, sulfates et chlorures alcalins). Le rôle du sébum est celui d'un vernis protecteur qui entretient la souplesse de la peau et la préserve contre les excès de l'évaporation (?).

La graisse est le plus important de ces principes. Sa proportion excède 50 p. 100.

PRODUCTION DU MUCUS. — DESQUAMATIONS ÉPITHÉLIALES

Au point de vue de l'*excrétion azotée*, il faut également tenir compte de la production du mucus et de la desquamation épithéliale.

Le mucus versé à la surface des muqueuses est sécrété, soit par les cellules caliciformes (estomac, intestin), soit par des glandes en grappe (pituitaire). Il constitue un liquide filant alcalin, contenant de l'eau, des sels et de la mucine. Celle-ci est une substance filante, visqueuse, insoluble dans l'eau où elle se gonfle, également insoluble dans l'alcool, l'éther, les acides étendus, mais soluble dans les alcalis. La mucine se rapproche de l'albumine dont elle se distingue par l'absence de soufre.

Tous les épithéliums de revêtement sont soumis à un renouvellement permanent qui est lié à l'évolution même de leurs cellules composantes, et dont le mode apparaît bien sur l'épiderme.

Les cellules épidermiques naissent à la surface du derme et prolifèrent dans la couche de Malpighi ; mais à partir de ce niveau elles se chargent d'éléidine puis de kératine, s'aplatissent et parviennent à la surface où elles ne tardent pas à se détacher. Leurs débris accumulés constituent le furfur ou la couche furfuracée.

Les phanères se renouvellent aussi, soit qu'elles tombent et que d'autres les remplacent comme les cheveux et les poils, soit que, comme les ongles et toutes les productions cornées, elles s'usent par le frottement et que cette usure soit compensée par une poussée équivalente. Tout cela se traduit par le déplacement d'une certaine quantité d'azote qui est ainsi éliminé au dehors et avec lequel il faudra compter dans le bilan de la nutrition.

DES SÉCRÉTIONS INTERNES

Le premier exemple d'une sécrétion interne, c'est-à-dire d'une glande versant dans la circulation un produit utile à l'organisme, est celui de la glycogénie hépatique. Dès 1855, sa brillante découverte devenait pour Cl. Bernard l'occasion de s'élever à l'idée générale des sécrétions internes et, dans son rapport sur les progrès de la physiologie, il exprime nettement la pensée que « le milieu intérieur doit être regardé comme un produit de sécrétion des glandes vasculaires internes ».

En 1856, Brown-Séquard démontra que l'extirpation des capsules surrénales détermine chez le chien des troubles infailliblement mortels et il établissait ainsi que ces organes remplissent une fonction indispensable à la vie et exercent une influence qui ne pouvait se transmettre que par l'intermédiaire du sang.

Si rares que fussent à cette époque les faits bien établis de sécrétion interne, Brown-Séquard n'hésita pas à donner à cette notion son expression la plus large et, dès 1869, il enseignait que « toutes les glandes, pourvues ou non de canaux excréteurs, donnent au sang des principes utiles dont l'absence se fait sentir quand elles sont extirpées ou détruites par une maladie ».

Les découvertes ultérieures ont pleinement confirmé ces vues et la théorie des sécrétions internes est aujourd'hui fondée sur un grand nombre de documents.

L'extirpation des thyroïdes détermine des troubles trophiques mortels ; celle des parathyroïdes entraîne la mort des opérés par auto-intoxication ; les animaux privés de leurs capsules surrénales meurent empoisonnés par une substance curarisante qui entraîne, avec la paralysie générale, l'arrêt des mouvements respiratoires ; l'extirpation du pancréas détermine l'apparition d'un diabète si grave qu'il aboutit fatalement au marasme et à la mort.

Voilà donc une série d'organes dont le fonctionnement est indispensable à la vie et qui, comme nous le montrerons dans nos développements ultérieurs, agissent par l'intermédiaire d'une sécrétion interne.

On sait enfin, par les belles recherches de Phisalix et Bertrand, que le sang de la vipère, de la couleuvre et de la salamandre est éminemment toxique et qu'il doit sa toxicité à une diastase livrée à la circulation par la glande à venin de la vipère ou par la glande homologue, dans les deux dernières espèces. Ainsi, le même organe est tantôt une glande à sécrétion à la fois externe et interne, tantôt une glande à sécrétion unilatérale et interne, si elle est dépourvue d'appareil excréteur.

On était autorisé à présumer que les glandes à sécrétion interne restent imprégnées des principes qu'elles produisent et que dans les affections caractérisées par leur insuffisance fonctionnelle, on pourrait suppléer à cette insuffisance en administrant aux malades, soit le tissu frais de ces glandes prélevées sur des animaux sains, soit leur extrait obtenu par dissolution aqueuse. De là est née l'idée de l'*organothérapie*, ou, pour employer l'expression introduite par Landouzy, de l'*opothérapie* (οποδ, suc), c'est-à-dire une thérapeutique fondée sur l'emploi des glandes à sécrétion interne, ou des sucs qu'on peut en extraire par une macération convenable.

Brown-Séquard a été un des plus ardents promoteurs de la méthode ; mais on peut penser que son initiative fut prématurée et malheureuse. Sa première communication (1889) eut le retentissement qu'elle méritait bien. Il annonçait qu'il avait retrouvé la jeunesse en se mettant sous la peau quelques centimètres cubes de suc testiculaire de cobaye. Brown-Séquard avait été conduit à son entreprise et à ses espérances par la considération très juste des effets de la castration et de la corrélation évidente qui existe entre le développement des glandes sexuelles et les facultés du corps et de l'esprit. Mais justement ce n'est là qu'une corrélation et il n'est pas prouvé le moins du monde qu'elle s'exerce par l'intermédiaire d'une sécrétion interne.

En fait, l'emploi de l'extrait testiculaire dans le traitement de la vieillesse et des nombreuses affections contre lesquelles on l'a dirigé, paraît avoir produit ses plus grands effets sur l'imagination des médecins et sur celle de leurs clients.

L'opothérapie a heureusement d'autres ressources, mais il ne nous appartient pas d'étudier la méthode ni de la juger. La question est du domaine de la médecine et de la compétence des médecins (1). Pour nous, notre tâche doit se borner à l'étude physiologique des sécrétions internes, sauf à emprunter à l'opothérapie les éclaircissements qu'elle peut fournir à la physiologie.

Les glandes à sécrétion interne ont des fonctions extrêmement diverses et n'agissent pas toutes de la même manière.

Les unes opèrent la synthèse d'un principe chimique nettement défini, comme le glycose ou l'urée élaborés par le foie.

D'autres, telles que la rate et le pancréas, versent dans le sang de véritables diastases qui vont agir à distance sur certains organes ou certains tissus.

Certaines glandes vasculaires sanguines produisent des substances indéterminées dont la réalité s'annonce par le rôle antitoxique qu'elles remplissent en permanence. Telles sont les parathyroïdes et les capsules surrénales. Cette diversité d'action servirait de base à notre étude si nous avions à retenir dans ce chapitre toutes les sécrétions internes ; mais il convient de reproduire ici la distinction introduite dans le chapitre précédent entre les sécrétions qui paraissent indépendantes et peuvent être considérées en dehors de tout autre objet et celles qui ne valent que par leur intervention dans une fonction définie. Nous n'étudierons ici que les sécrétions du premier groupe.

(1) Le professeur Mossé a enregistré l'état actuel de l'opothérapie dans le rapport dont il fut chargé au quatrième congrès français de médecine (Montpellier, 1898).

FONCTIONS DE L'APPAREIL THYROIDIEN

CHAPITRE PREMIER

EFFETS DES ALTÉRATIONS OU DE LA SUPPRESSION DE L'APPAREIL THYROIDIEN

L'appareil thyroïdien comprend les glandes thyroïdes et les glandes parathyroïdes. Ces derniers organes ne sont connus que depuis peu de temps et il convient d'en indiquer les principaux caractères anatomiques.

Les parathyroïdes sont au moins au nombre de quatre : deux de chaque côté. Chaque thyroïde est donc accompagnée de deux parathyroïdes, une superficielle et externe, l'autre profonde et située à la face interne des corps thyroïdes. Tous ces organes sont extrêmement petits, et il est d'autant plus difficile de les discerner que souvent ils sont enchâssés, soit à la surface des corps thyroïdes (chien), soit dans leur profondeur (chèvre).

Les deux parathyroïdes externes ont été découvertes en 1880 par un médecin suédois, Samström, qui les a décrites chez l'homme, le cheval, le bœuf, le chat, le chien et le lapin. Les deux autres n'ont été décrites qu'en 1895 par Nicolas (de Nancy) et par Kohn. Quoi qu'il en soit, les parathyroïdes, et ce point est très important, ont une structure toute différente de celle des corps thyroïdes ; elles affectent les caractères histologiques d'un tissu embryonnaire plein et homogène. Il faut donc se garder de les confondre avec les *glandes thyroïdiennes accessoires*, qui sont des lobules isolés et aberrants de la glande thyroïde. Au dire de Fuhr, de Prana, etc., ces glandules pourraient même se trouver très loin de l'organe principal, le long de la trachée, à l'entrée du thorax et même entre les deux lames du médiastin.

Tout en ayant des fonctions distinctes, les thyroïdes et les parathyroïdes sont intimement associées et se pénètrent au point que les parathyroïdes ont longtemps échappé à la sagacité des anatomistes. Les premières recherches expérimentales et cliniques sur l'appareil thyroïdien portaient donc sur la totalité de cet appareil et tous les résultats recueillis étaient attribués aux thyroïdes, sans qu'il fût possible de discerner la part qui revient aux parathyroïdes encore inconnues.

De là une confusion qui remplit la première période de l'histoire physiologique de l'appareil thyroïdien et qui s'est encore aggravée de cette circonstance que les parathyroïdes ont été découvertes en deux fois. Il en résulte que l'évolution de nos connaissances physiologiques sur l'appareil thyroïdien reflète les vicissitudes de son histoire anatomique. Il nous a paru intéressant de subordonner notre exposé à cette histoire qui, on va le voir, comporte trois phases

Première phase, avant la découverte des parathyroïdes. — **Données de la clinique.** — On a longtemps ignoré la fonction des corps thyroïdes et on les tenait pour des organes énigmatiques que le temps et l'évolution avaient dépossédés de toute influence. Ils remplissent pourtant un rôle essentiel et, dès 1859, Schiff annonçait que l'extirpation des corps thyroïdes, chez le chien, détermine les troubles nerveux les plus graves et entraîne fatalement la mort. Mais la découverte de Schiff, noyée dans un travail sur la glycogénie, passa inaperçue.

L'attention fut de nouveau appelée sur le corps thyroïde par les deux chirurgiens Reverdin (1882) et par Kocher 1883), qui signalèrent l'apparition de troubles trophiques et intellectuels extrêmement graves chez un grand nombre de malades atteints de goitre et traités par l'extirpation *totale* des corps thyroïdes. Les troubles offerts par les opérés se caractérisent par de la faiblesse, de la fatigue, des douleurs musculaires, des sensations de froid. La peau devient pâle, sèche et dure, les cheveux tombent, les plis cutanés s'effacent et le tissu conjonctif sous-cutané est envahi par un œdème dur et abondant qui augmente le volume du corps. Les malades sont tristes et taciturnes, leur intelligence est affaiblie, leur parole hésitante ; ils ont des vertiges, des syncopes, des suffocations, parfois des convulsions ; ils finissent par tomber dans le marasme qui les conduit à la mort. Tel est l'ensemble morbide désigné par Reverdin sous le nom de myxœdème post-opératoire et de cachexie strumiprive par Kocher. Les troubles qui le caractérisent étaient attribués par ces chirurgiens à la suppression totale des glandes thyroïdes et ils apportaient l'indication d'intervenir avec réserve dans l'opération du goitre et de se borner à une extirpation partielle des lobes envahis.

D'autre part, on connaissait une forme spontanée de myxœdème sur laquelle les cliniciens avaient déjà réuni un grand nombre d'observations (Gull, Morvan, Charcot, Fournier, Hamilton, Virchow, etc.), et l'intérêt de cette nouvelle affection se tirait de sa liaison, souvent constatée, avec l'atrophie des corps thyroïdes.

Ces enseignements nouveaux apportés par la clinique étaient faits pour frapper l'attention des physiologistes et susciter un mouvement de recherches expérimentales. Schiff s'empressa de rappeler ses expériences oubliées et il en apporta de nouvelles. Les chiens privés de leurs corps thyroïdes succombent après avoir présenté des accidents aigus où dominent les phénomènes convulsifs. Sur soixante chiens opérés par Schiff, cinquante-neuf succombèrent et le dénouement apparaissait comme à peu près fatal. Les troubles consécutifs à la thyroïdectomie double doivent être exposés en détail. Nous les avons observés sur dix chiens qui ont succombé aux suites de l'opération.

Symptômes consécutifs à la thyroïdectomie double chez le chien. — Ces symptômes paraissent se partager en trois périodes : la *période prodromique* commence dès le deuxième jour. Elle est caractérisée par la tristesse et l'abattement des malades. La démarche est raide et saccadée ; la respiration est difficile, comme en témoignent la polypnée et l'essoufflement. Dans la *période d'état*, remplie par des accidents convulsifs, les opérés offrent une prodigieuse variété de manifestations. Tantôt celles-ci sont discrètes et partielles pour se borner à des tremblements convulsifs localisés sur quelques muscles et en particulier sur le crotaphite. Le plus communément, les troubles sont plus étendus et affectent le caractère de convulsions générales, de contractions cloniques d'apparence choréique ou épileptiforme. Mais les contractions sont souvent toniques et donnent lieu à de véritables accès de tétanos qui immobilisent le thorax et tueraient les malades par asphyxie mécanique, si on n'intervenait en pratiquant la respiration artificielle.

Parfois les convulsions sont déformantes et imposent aux sujets les attitudes les plus étranges. Le corps des opérés est infléchi ou tordu de mille façons et jeté sur le sol avec violence. On les dirait atteints du vertige de Meynière. Les phénomènes vertigineux sont d'ailleurs très variés et se manifestent encore par des mouvements en tonneau ou en manège.

Ces diverses manifestations ne sauraient avoir une grande durée ; elles procèdent par accès qu'il est très facile de provoquer par des excitations extérieures. Dans l'intervalle des accès, les chiens se recueillent, ils recherchent les coins obscurs où ils resteraient blottis indéfiniment.

On pense bien que les grandes fonctions sont gravement altérées : les animaux ont très peu d'appétit, ils ne mangent presque pas et maigrissent avec une très grande rapidité. La sécrétion rénale très ralentie fournit de faibles quantités d'urine, dont nous verrons bientôt les caractères. Enfin, la température centrale est toujours abaissée, sauf pendant les accès convulsifs qui déterminent l'hyperthermie. Le plus communément, les animaux succombent dans cette période et meurent du quatrième au neuvième jour ; mais si les accès sont rares et peu intenses, ils permettent aux malades de survivre quelque temps et on voit s'ouvrir une troisième période, *période de cachexie* caractérisée par l'amaigrissement, le marasme et l'abaissement de la température. Dans ce cas la mort ne survient que du vingt-septième au trentième jour.

Les observations de Schiff suscitèrent un grand nombre de recherches de contrôle. Colzi (1884), Sanguirico et Canalis, Albertoni et Tizzoni, Fuhr, Rogowitch (1886), Fano et Zanda (1889) retrouvèrent facilement les résultats annoncés par Schiff et les étendirent à d'autres carnivores comme le chat et le renard. Parmi toutes ces recherches, il convient de retenir avec une attention particulière celles de Horsley (1885), qui produisit le myxœdème expérimental chez les singes par l'extirpation des glandes thyroïdes.

Dans la même période, la plupart des expérimentateurs obtinrent des résultats négatifs sur le lapin (Colzi, Tizzoni, Ughetti et di Mattei, Rogowitch, 1885), sur l'agneau (Sanguirico et Orecchia), sur le poulet (Alara, 1885), sur le pigeon (J.-R. Ewald). Chez les ruminants, les solipèdes et le porc adultes, la thyroïdectomie est également sans effets (Horsley, Moussu).

Dualité clinique des effets de la thyroïdectomie. — Ce qui frappe dans les manifestations de la cachexie strumiprive opératoire ou expérimentale, c'est la dissemblance des symptômes offerts par les opérés. Ils permettent de séparer nettement deux types cliniques qu'il ne suffit pas de distinguer en type aigu et en type chronique. Ces deux formes morbides sont caractérisées, semble-t-il, par deux groupes de symptômes tout à fait dissemblables et irréductibles : les troubles trophiques et les manifestations convulsives. Il est vrai que ces deux groupes d'expression peuvent coexister sur les malades. Beaucoup de chirurgiens ont constaté des phénomènes de tétanie chez les myxœdémateux. Les singes opérés par Horsley ont offert aussi des désordres de cette nature. Mais, en somme, les accidents convulsifs sont rares et discrets dans le myxœdème, et, d'autre part, il est impossible d'apercevoir des troubles trophiques mêlés aux accidents aigus de la thyroïdectomie chez les carnivores. Les déchéances graves et profondes de la nutrition qu'on observe chez les chiens quand les accidents aigus sont tardifs, n'ont rien de commun avec le myxœdème.

Il faut retenir avec soin cette dualité clinique parce qu'elle appellera bientôt l'idée d'une dualité fonctionnelle. Mais en attendant que ce point se précise dans nos développements ultérieurs, arrêtons-nous sur une solution intermédiaire.

Deuxième phase.—**Première conception sur le rôle des parathyroïdes. — Théorie de la suppléance.** — On a dû s'apercevoir que la découverte de Samström faite en 1880 était demeurée stérile. Mais en 1892, les deux parathyroïdes superficielles furent retrouvées par Gley qui en établit aussitôt la haute importance fonctionnelle. On admettait jusque-là que le lapin supporte impunément l'extirpation des corps thyroïdes. M. Gley démontra : 1° que la seule extirpation des glandes thyroïdes laisse survivre les opérés ; 2° qu'après l'extirpation des thyroïdes, les parathyroïdes s'hypertrophient ; 3° que l'extirpation isolée de ces derniers organes est également inoffensive ; 4° que l'extirpation totale des thyroïdes et des parathyroïdes détermine les accidents convulsifs de la cachexie aiguë et la mort rapide des animaux.

On apprenait ainsi que les herbivores ne sont pas réfractaires aux suites de la thyroïdectomie comme on l'avait pensé jusque-là, et que les parathyroïdes ont un rôle considérable. Ce rôle ne semblait pas douteux et les apparences autorisaient pleinement à affirmer que les parathyroïdes sont des organes vicariants chargés de suppléer les corps thyroïdes. Telle fut la conclusion de Gley et c'est vainement que Moussu s'efforça de la combattre. D'une part, les parathyroïdes s'hypertrophient après l'extirpation des thyroïdes et alors qu'on s'imagine n'enlever que les thyroïdes. D'autre part, l'extirpation des parathyroïdes associée à celle des thyroïdes entraîne la mort. Ces faits ne pouvaient être interprétés que dans le sens d'une suppléance exercée par des parathyroïdes qu'on croyait complètement connaître.

Les résultats obtenus par Gley furent retrouvés par Cadéac et Guinard (1894), par Rouxeau (1895) et par Christiani qui dirigea ses recherches sur le rat avec le même succès. D'autre part, Gley institua sur le chien des expériences analogues consistant à détacher les parathyroïdes adhérentes aux thyroïdes et à n'extirper que ces derniers organes. Les animaux survécurent et la théorie de la suppléance paraissait définitivement acquise et acceptée par la généralité des physiologistes. De toutes les objections de Moussu une seule avait à ce moment quelque valeur ; elle est fondée sur ce fait que les parathyroïdes hypertrophiées après l'extirpation des thyroïdes conservent toujours leur structure propre et ne subissent à aucun moment la spécialisation thyroïdienne. On pressent l'explication que va trouver bientôt ce fait embarrassant, constaté d'ailleurs par Gley lui-même et par Nicolas. Mais dans l'état de nos connaissances sur les parathyroïdes, ce fait n'était point exclusif de la théorie de la suppléance et il ne pouvait pas utilement être relevé contre elle. Il en était de même des faits nouveaux apportés par Moussu et par lesquels celui-ci montrait que l'extirpation des seules thyroïdes sur certains jeunes mammifères, comme des porcelets et des chevreaux à la mamelle, détermine l'arrêt du développement et le crétinisme. Si intéressants qu'ils fussent, ces faits n'étaient points exclusifs d'un rôle vicariant rempli par les parathyroïdes.

Cependant l'idée juste mais encore tout hypothétique d'une disjonction fonctionnelle entre les thyroïdes et les parathyroïdes commençait à se faire jour dans l'esprit de Moussu. Après avoir été jusqu'à nier l'existence de ces derniers organes, il consent à leur faire leur part et, dès 1893, il exprime nettement l'idée « qu'on supprime peut-être deux fonctions et non une seule en faisant à la fois l'ablation des thyroïdes et des parathyroïdes » (*Biologie*, 1893).

L'hypothèse de Moussu allait bientôt devenir une vérité démontrée, en même temps que la théorie de la suppléance, jusque-là victorieuse, allait succomber sous l'évidence d'un fait nouveau qui enlevait aux expériences de Gley leur signification primitive.

Troisième phase. — **Théorie de la dualité fonctionnelle. — Fonction thyroïdienne et fonction parathyroïdienne.** — Le fait qui est venu porter le coup mortel à la théorie de la suppléance est d'ordre anatomique. En 1895, Kohn et Nicolas, indépendamment l'un de l'autre, découvrirent, chez le chien et le lapin, une deuxième parathyroïde située de chaque côté à la face interne des glandes thyroïdes et méconnue jusque-là par les physiologistes. Lorsque Gley croyait enlever les parathyroïdes du lapin, il laissait subsister ces deux glandules internes qui suppléaient les glandules enlevées et permettaient à l'animal de survivre. De même, quand ce physiologiste enlevait les glandes thyroïdes, il enlevait en même temps les deux parathyroïdes internes, ce qui déterminait l'hypertrophie des glandules restantes. Celles-ci suppléaient les parathyroïdes et non les thyroïdes enlevées. Les premiers résultats obtenus par Gley trouvaient, dès ce moment, leur exacte interprétation qui allait s'achever dans de nouvelles recherches. Dès 1896, Vassale et Generali pratiquèrent chez le chien l'ablation des quatre parathyroïdes et obtinrent les accidents aigus de la thyroïdectomie complète. Rouxeau obtint des résultats analogues sur le lapin. Gley lui-même réussit à faire naître les accidents aigus de la thyroïdectomie totale par l'extirpation isolée des parathyroïdes sur le lapin et sur le chien. Que si l'opération ne réussit pas toujours, l'insuccès peut aisément se rattacher soit à l'inachèvement opératoire, soit à l'immunité naturelle des animaux survivants, immunité déjà établie dans les recherches de la première période.

La science possédait à ce moment assez de faits pour affirmer que les thyroïdes et les parathyroïdes ont chacune des fonctions distinctes et irréductibles correspondant aux deux groupes de symptômes produits par l'extirpation isolée de ces glandes. Mais, sauf Moussu, personne n'inclinait encore à cette conclusion, si légitime qu'elle fût.

Cependant la découverte des deux parathyroïdes internes avait transfiguré l'aspect du problème et suscité des faits démontrant que, contre toute raison, Moussu avait eu raison tout de même. Celui-ci s'est naturellement empressé d'accumuler les matériaux et de poursuivre ses recherches à la lumière du fait anatomique qui venait d'être introduit, et, dès 1897, il était en mesure d'affirmer que les thyroïdes et les parathyroïdes ont des fonctions distinctes et indépendantes.

A l'égard de la *fonction thyroïdienne*, les expériences de ce physiologiste établissent les faits suivants: *a*. L'extirpation isolée des thyroïdes paraît absolument inoffensive dans presque toutes les espèces animales, quand elle est pratiquée chez les adultes. — *b*. Chez les animaux à la mamelle la suppression de la fonction thyroïdienne provoque fatalement le crétinisme expérimental. — De ce côté, les expériences de Moussu ont porté sur des porcelets, des chevreaux, des lapins, des chiens, des chats et des oiseaux, au total une vingtaine d'expériences dont les résultats furent constants ; ils se caractérisent par les troubles trophiques les plus graves : arrêt de développement, nanisme, largeur démesurée du corps, peau rude, poils longs, raides et grossiers, myxœdème (au moins chez les porcelets), voix grêle, atrophie de l'appareil génital, apathie, hébétement, indifférence, tels sont les troubles souvent mortels qui accompagnent la thyroïdectomie.

A l'égard de la *fonction parathyroïdienne*, Moussu a borné ses recherches aux carnivores, et sur 55 individus opérés de la parathyroïdectomie, 32 ont succombé avec les accidents aigus classiques pendant que 23 survivaient à l'opération pour les motifs déjà exposés.

Il résulte de cet ensemble de faits que désormais on est maître des phénomènes et qu'on peut à volonté produire soit des troubles trophiques, soit des troubles nerveux, selon qu'on extirpe isolément les thyroïdes ou les parathyroïdes. Ces deux groupes d'organes ont des fonctions distinctes : les premiers président au développement du premier âge et à la croissance ; les seconds préservent le système nerveux contre l'influence d'une substance toxique.

Cette notion constitue un grand progrès dont le mérite appartient incontestablement à Moussu. Il est vrai qu'Hoffmeister et Eiselberg avaient obtenu autrefois le crétinisme expérimental (1892-1894) en opérant sur de jeunes animaux ; mais à cette époque personne, sauf Moussu, ne songeait à interpréter ces résultats dans le sens d'une spécialisation fonctionnelle des thyroïdes et des parathyroïdes. Aussi bien, il est aussi juste que facile de faire à chacun sa part. Il suffit de dire que Moussu n'aurait pas pu préciser le rôle des parathyroïdes, si d'une part Gley n'avait montré l'importance fonctionnelle de ces organes et si d'autre part Kohn et Nicolas, en découvrant les parathyroïdes internes, n'avaient éclairé les expériences de la veille et suscité celles du lendemain.

La question n'est pas épuisée, et il nous reste à faire une remarque. L'appareil thyroïdien a des fonctions inégales d'une espèce à l'autre, au moins en ce qui touche les corps thyroïdes proprement dits. Le rôle de ces organes paraît terminé chez les adultes dans la plupart des espèces animales. Il n'y a d'exception que pour l'homme et pour le singe, à moins qu'on ne tienne compte des cas où les phénomènes aigus de la thyroïdectomie, chez le chien, évoluent avec lenteur et prennent une apparence chronique.

Enfin il est un groupe d'animaux, les grands herbivores tels que le cheval et le bœuf, chez lesquels les thyroïdes ne semblent intervenir à aucun moment de la vie.

Quant aux parathyroïdes, sauf chez les mêmes grands herbivores où on peut les extirper impunément (Moussu), elles semblent avoir partout ailleurs la même importance. A cette occasion, nous rappellerons que la thyroïdectomie entraîne parfois de la tétanie chez l'homme et chez le singe. Ces manifestations, observées dans les recherches de la première période, dépendent évidemment de ce que les opérateurs enlevaient à leur insu les parathyroïdes internes.

CHAPITRE II

MODE D'ACTION DE L'APPAREIL THYROIDIEN
(THÉORIE SÉCRÉTOIRE)

Les phénomènes exposés jusqu'ici laissent présumer que les organes de l'appareil thyroïdien interviennent dans la vie des animaux par la sécrétion de produits spéciaux versés dans la circulation, c'est-à-dire par une sécrétion interne. Cette interprétation aujourd'hui indiscutable nous dispense d'examiner les théories insuffisantes produites autrefois pour expliquer les fonctions des glandes thyroïdes.

D'après ce qui vient d'être dit, notre démonstration ne saurait porter en même temps sur les thyroïdes et sur les parathyroïdes. Si les fonctions de ces deux groupes d'organes sont vraiment distinctes, ce ne sont point les mêmes faits qui peuvent en établir le mode. Il nous paraît donc utile à la clarté de ce qui va suivre, d'étudier séparément la sécrétion thyroïdienne et la sécrétion parathyroïdienne.

Sécrétion interne de la thyroïde. — Greffe thyroïdienne. — Si les thyroïdes interviennent par une action purement chimique, on pourra les déplacer et les transplanter, soit sur le même animal, soit d'un animal à l'autre, sans interrompre leur sécrétion. De là l'idée de la greffe. La greffe thyroïdienne a été réalisée pour la première fois par Schiff (1884) qui eut, par la suite, beaucoup d'imitateurs : Carle (1888), Fano et Zanda, Zuccaro (1890), Eiselberg (1890-92), Sgobbo et Lamari, Canizzaro, Ughetti (1892) et enfin Cristiani (1894 et 1895) qui a jeté sur cette question une vive lumière.

La thyroïde transplantée a été greffée le plus souvent dans le péritoine, quelquefois sur les muscles voisins comme le sterno-hyoïdien (Canizzaro). Eiselberg, qui faisait ses expériences sur le chat, insérait le greffon dans une poche ménagée entre le péritoine et l'aponévrose des muscles abdominaux.

Les résultats obtenus par les divers expérimentateurs jusqu'à Cristiani peuvent se résumer ainsi :

La greffe thyroïdienne réussit très difficilement. Quand elle réussit, elle préserve quelques animaux des suites ordinaires de la thyroïdectomie, pratiquée le jour de la greffe ou peu de temps après la greffe. Si, après s'être assuré que la thyroïdectomie est inoffensive, on extirpe la greffe, les accidents aigus ne tardent pas à éclater avec leur violence accoutumée et les animaux succombent dans les délais ordinaires.

L'immunité acquise aux opérés par la greffe thyroïdienne n'est pas indéfinie, parce que la glande, transplantée et liée à l'organisme par de nouveaux vaisseaux, s'atrophie peu à peu et se réduit à un lobule insuffisant.

La difficulté de la prise et l'instabilité de la greffe thyroïdienne étaient autant d'obstacles qui limitaient singulièrement l'emploi de la méthode. Mais, grâce à une nouvelle technique, Cristiani réussit à coup sûr et il obtient des greffes persistantes qui s'installent à demeure et deviennent des organes permanents. Cristiani a fait ses recherches sur le rat, et, au lieu de transplanter tout un lobe thyroïdien, il procède à des greffes partielles au moyen de petits fragments d'une glande thyroïde. Sur ce point, il s'est inspiré d'Eiselberg, dont les succès tardifs sur le chat étaient dus à cette méthode. Les greffes permanentes ont été pour Cristiani l'occasion de suivre l'évolution histologique du tissu transplanté. Cette évolution comporte trois phases : une phase de tuméfaction trouble, où les cellules et surtout les noyaux deviennent indistincts ; une phase de prolifération abondante amenant la substitution d'un tissu embryonnaire au tissu adulte, et une phase de différenciation thyroïdienne reproduisant la structure de la glande normale.

Parmi les faits annoncés par les expérimentateurs, il en est un qui concentre tout l'intérêt par sa signification. C'est celui où l'on voit que la thyroïde transplantée fonctionne à la façon d'une thyroïde ordinaire, et comme elle a perdu toutes ses autres relations organiques, y compris ses relations avec le système nerveux, il est visible qu'elle agit par l'intermédiaire d'une sécrétion. Mais est-ce bien au tissu thyroïdien reconstitué au siège de la greffe que celle-ci emprunte son influence préservatrice? Cette interprétation n'est pas acceptable, à moins qu'on ne consente à admettre que l'expérimentation peut nous apporter des faits contradictoires. Or nous sommes informés, d'une part, que les thyroïdes normaux laissés à leur place ne protègent pas les animaux contre les accidents convulsifs et la mort résultant de l'extirpation des parathyroïdes, et, d'autre part, un fragment ectopié de thyroïde suffirait à empêcher cette explosion de phénomènes aigus et ce dénouement. Une greffe thyroïdienne ferait ce que ne peut faire la glande normale. Il y a évidemment contradiction, et pour l'un des deux faits le déterminisme est resté inachevé. De nouvelles expériences sont donc nécessaires pour rechercher si la greffe thyroïdienne n'abrite pas du tissu parathyroïdien dont la présence expliquerait tout.

En attendant, les résultats obtenus par la greffe plaident non pas pour les thyroïdes mais pour les parathyroïdes. La sécrétion interne de ces premiers organes a d'ailleurs d'autres manifestations que nous allons voir.

Action physiologique de l'extrait thyroïdien. — Les propriétés de l'extrait thyroïdien (extrait aqueux) sont les mêmes *a priori* que celles des produits de sécrétion qui imprègnent la glande. Il y a donc lieu de les rechercher.

Vassale et presque en même temps Gley (1891-1892) annoncèrent qu'on obtient sur le chien l'atténuation passagère des accidents aigus consécutifs à la thyroïdectomie, en pratiquant sur les malades des injections intraveineuses d'extrait thyroïdien. Nous reviendrons plus bas sur ce fait. Mais il suffit ici de dire qu'il a été le point de départ d'une des plus brillantes applications thérapeutiques de ce temps.

C'est de lui, en effet, que Bouchard et surtout Murray se sont inspirés pour introduire l'extrait thyroïdien dans le traitement du myxœdème sous toutes ses formes. Le traitement est devenu bien plus facile depuis que Howitz a démontré que les principes actifs de la thyroïde ne sont pas altérés par les liquides digestifs. On a donc pu substituer l'ingestion de la glande elle-même ou des produits pharmaceutiques qui en dérivent, à celle de son extrait. C'est au point que le traitement du myxœdème par l'*opothérapie* thyroïdienne est devenu classique, et que les succès ne se comptent plus. Cet effet thérapeutique suffit à démontrer avec certitude la réalité de la sécrétion interne des thyroïdes et donne un nouvel intérêt à l'étude de l'extrait glandulaire.

Les modifications physiologiques produites par l'extrait thyroïdien annoncées par Ewald (1886), ont été méthodiquement étudiées chez les animaux et observées chez les myxœdémateux soumis au traitement opothérapique. Ce traitement produit tout d'abord une diurèse plus ou moins abondante (Fenwick), une accélération dans la circulation lymphatique (Slosse et Godart) et une action vaso-dilatatrice très puissante, bien étudiée par Haskovec. Mais ce sont là des effets vulgaires, et il faut surtout retenir les troubles particuliers à la médication thyroïdienne tels qu'on peut les obtenir expérimentalement sur les animaux. Signalons en particulier : l'amaigrissement parfois très rapide, l'azoturie, l'accélération du rythme cardiaque, l'hyperthermie, la polypnée, la polyurie, la polyphagie, la polydipsie, parfois de la glycosurie (Georgecwski). Vient ensuite une période de dépression avec faiblesse générale, anorexie, vomissements, paraplégie, perte des réflexes, convulsions et mort. Tel est l'ensemble des troubles qui dénoncent le thyroïdisme, c'est-à-dire l'intoxication thyroïdienne, et dont les manifestations doivent être surveillées avec le plus grand soin, sur les malades. Tous ces signes ont en clinique une valeur particulière et il serait bon de les reprendre à ce point de vue, si cette étude n'était pas hors de notre sujet. Nous retiendrons seulement quelques faits qui témoignent d'une remarquable accélération dans le mouvement nutritif. Signalons surtout l'azoturie avec son cortège accoutumé, l'amaigrissement et la polyphagie. Elle a été observée par bien des auteurs (Treupel, Dinkler, Ord, Wite) et surtout par Ver Ecke (1894-1897) qui a insisté d'une manière particulière sur les liens de la glande thyroïde avec la nutrition. En regard de cette exagération dans le mouvement de désorganisation qui entraîne la matière vivante, il convient de signaler l'accroissement parfois considérable des échanges respiratoires (Magnus Lévy). Tout cela prouve que la médication thyroïdienne entraîne une exagération manifeste de la nutrition considérée dans ses deux expressions essentielles. Et ce phénomène est d'autant plus significatif que, précisément, l'insuffisance thyroïdienne telle qu'elle a lieu dans le myxœdème se caractérise, au contraire, par un ralentissement marqué de la nutrition.

Substances spécifiques de la sécrétion thyroïdienne. — On voit, par ce qui précède, que les produits de la sécrétion interne de la glande thyroïde manifestent leur influence dans une expression physiologique très nette. Un grand progrès serait réalisé si la chimie pouvait donner à ces produits leur forme réelle et les isoler à l'état d'espèces chimiques.

Les recherches entreprises sur ce point ont eu un succès variable, au moins en ce qui touche l'authenticité des produits isolés. Tels furent tout d'abord la *thyroïdine* de Vermehren (1895), la thyroprotéide et la thyréoïdine de Nothing, et enfin la thyréoantitoxine de Frænkel. L'avenir dira ce qu'il faut penser de la légitimité de ces déterminations.

De l'iodothyrine. — Mais on ne saurait conserver aucun doute sur l'importance de l'iodothyrine découverte par Baumann en 1896. On n'a point vu d'autre combinaison iodée chez les animaux, et si, à l'exemple de Gley, on fait une enquête sur la répartition de l'iode dans les divers tissus ou liquides de l'organisme, on constate que ce métalloïde est extrêmement rare partout ailleurs que dans la glande thyroïde. Tout laisse penser que cet organe est chargé de retenir l'iode apporté par les aliments et de le fixer dans une combinaison albuminoïde. Aussi bien, les thyroïdes des nouveau-nés ne contiennent pas trace d'iode et ce n'est que peu à peu qu'on voit ce corps s'installer dans ces glandes et y atteindre la proportion caractéristique de l'âge adulte. Cette sécrétion iodée doit avoir une très grande importance, et les propriétés de l'iodothyrine justifient le rôle que la médecine attribuait à l'insuffisance de l'iode alimentaire dans le développement du goitre. Il importe donc de rappeler sommairement les propriétés qu'il est actuellement permis d'attribuer à l'iodothyrine : *a*. La glande thyroïde ne fonctionne pas sans iode (Baumann, Gley). — *b*. Quand la thyroïde est malade (goitre strumeux), elle ne contient pas d'iode ou en contient très peu (Baumann). Elle en contient, au contraire, dans le cas de goitre colloïdal qui d'ailleurs n'est pas suivi de cachexie strumiprive (Oswald, 1897).

Les propriétés de l'iodothyrine sont les mêmes que celles de l'extrait thyroïdien ; elle guérit le myxœdème, mais elle n'empêche pas les accidents aigus de la thyroïdectomie ordinaire chez le chien (J.-A. Notkine, 1896 ; Wormser, 1897 ; Stabel, Gley, 1897). Cette dernière constatation a la plus grande importance, car si l'iodothyrine est le produit essentiel de la sécrétion thyroïdienne, on voit une fois de plus que la thyroïde est étrangère aux accidents aigus qui accompagnent l'extirpation des parathyroïdes et que ces deux groupes de glandes ont des fonctions très distinctes. Il est vrai qu'on attribue à la thyréoantitoxine de Frænkel le pouvoir d'arrêter provisoirement les convulsions caractéristiques de la parathyroïdectomie. Nous verrons plus bas ce qu'il faut penser de cette assertion.

Pour achever le parallèle physiologique de l'iodothyrine et de l'extrait thyroïdien, il nous suffira de dire que cette substance exerce sur la nutrition une influence identique à celle que possède l'extrait de la glande. Comme lui, elle produit l'exagération des échanges nutritifs ; elle détermine l'azoturie et augmente l'intensité des échanges respiratoires (Roos, Gluzinski et Lemberger, Bartelt, Voit).

Mode d'action de la sécrétion thyroïdienne. — Le rôle des glandes thyroïdes vient de se préciser. Ces organes sont manifestement indispensables à l'équilibre de la nutrition. D'une part, leur altération ou leur insuffisance (athyroïdie) entraîne le myxœdème chez l'homme, et leur extirpation chez les jeunes animaux détermine un ensemble de troubles trophiques extrêmement graves, où dominent l'arrêt du développement et le crétinisme. D'autre part, la médication thyroïdienne guérit le myxœdème, et, s'il nous était permis d'épuiser le sujet, nous verrions que ses bienfaits s'étendent à un grand nombre de déchéances nutritives (obésité).

Il est donc manifeste que la thyroïde dirige la nutrition et qu'elle la dirige au moyen d'une sécrétion interne. Mais c'est tout ce que nous pouvons dire. La relation de la cause à l'effet ne saurait être plus évidente, mais rien n'est plus obscur que le mode par lequel la cause produit ses effets. Pour le moment, on n'entrevoit aucune solution à ce problème et c'est tout au plus si on peut affirmer que la thyroïde agit directement et sans emprunter l'intermédiaire du système nerveux.

Sécrétion interne des parathyroïdes. — Les caractères, la forme, la violence des troubles présentés par les animaux privés de leurs parathyroïdes éveillent invinciblement l'idée d'une intoxication, d'un véritable auto-strychnisme. On est donc conduit à penser que les parathyroïdes ont pour fonction, soit de neutraliser directement des toxines convulsivantes issues du mouvement nutritif, soit de sécréter un antidote. De toutes manières, les parathyroïdes remplissent une fonction antitoxique, et sous ce rapport, leur rôle se dessinerait merveilleusement si on pouvait isoler les toxines qui imprègnent le système nerveux après l'extirpation des glandes. Mais jusqu'ici la réalité de ces toxines n'a reçu qu'une démonstration indirecte et d'ailleurs de forme variable.

Rogowitsch, Fano et Zanda ont établi que le sang des chiens éthyroïdés et en proie aux accidents aigus de la thyroïdectomie est toxique et détermine des accidents semblables si on l'injecte à des animaux sains.

D'autre part, la toxicité des urines subit chez les chiens éthyroïdés un accroissement manifeste que nous avons fait connaître en 1891 et sur lequel M. Gley apportait, en même temps, des documents identiques aux nôtres.

Les expériences ultérieures de Masoin, Bajenow, Cadéac et Guinard, de Luca et d'Angerio plaident dans le même sens, ce qui nous fait croire que Moussu est mal informé quand il soutient que la toxicité des urines n'augmente pas après la thyroïdectomie.

La vérité est que ce signe n'a sans doute pas toute la valeur qu'on inclinerait à lui attribuer. Bien des causes peuvent augmenter la toxicité des urines après la thyroïdectomie. Elles sont, comme nous l'avons vu, éminemment convulsivantes; mais rien ne dit qu'elles n'empruntent pas ce caractère aux éléments biliaires que nous y avons toujours rencontrés ou à un excès de potasse dû à l'amaigrissement très rapide des malades. Pour pouvoir conclure sans hésitation, il faudrait établir que la suppression des parathyroïdes a pour effet d'ajouter aux urines un nouvel élément de toxicité, un élément spécial et précisément révélateur de la fonction de ces glandes. A cet égard, nous attachons une signification particulière aux lésions aiguës que nous avons toujours rencontrées à l'autopsie des chiens ayant succombé aux suites de la thyroïdectomie. Ces lésions atteignent le foie et le rein, c'est-à-dire les voies ouvertes à l'élimination des déchets nutritifs, et elles ont des caractères particulièrement significatifs que nous devons rappeler.

Le foie est turgescent, il se fait remarquer par la netteté avec laquelle se dessine sa lobulation comme dans le foie cardiaque.

Au premier abord, les reins ne paraissent pas altérés, mais il en est autrement sur les surfaces de section, où les irradiations corticales de la substance médullaire forment une zone nettement tranchée par sa couleur jaune et dessinent la topographie des pyramides de Ferrein.

L'analyse histologique nous a révélé les faits suivants : dans le foie : ectasie des capillaires remplis de sang dont l'irruption dissèque et comprime les travées hépatiques qui s'amincissent et deviennent filiformes, au centre des lobules. La congestion procédant de la périphérie au centre et aboutissant, de ce dernier côté, à une quasi-destruction des travées hépatiques, étouffées, semble-t-il, par la dilatation des vaisseaux, on s'explique la netteté de la délimitation des lobules à l'œil nu.

L'atrophie s'étend, d'ailleurs, à toutes les cellules hépatiques dont, sur certains foies ou en certaines régions du même organe, le protoplasma est coagulé, le noyau invisible et les contours indistincts. A côté et en dehors de ces lésions, je m'attache aussi et surtout à la dégénérescence graisseuse des cellules hépatiques, qui procède également du centre à la périphérie et délimite des îlots jaunâtres dont la dissémination régulière se voit fort bien à de faibles grossissements et donne la mesure de l'importance et de l'étendue de la lésion.

Il y a là deux faits principaux : la congestion (qui va parfois jusqu'à l'hémorragie) avec atrophie consécutive des travées hépatiques, et l'altération régressive des éléments, telle que la dégénérescence graisseuse. Ces deux sortes de lésions coexistent dans le même organe, dans la même préparation, mais non pas dans le même lobule. Nous ne saurions dire si et comment elles dérivent l'une de l'autre, mais toutes deux sont des lésions aiguës; ce sont celles que l'on trouve dans les hépatites toxiques.

Dans le rein ce sont des faits du même ordre; mais le dessin en est tout à fait particulier. Invariablement, l'épithélium des tubes qui forment les pyramides de Ferrein a subi la dégénérescence graisseuse. La lésion revêt ainsi un caractère systématique, elle atteint et frappe dans sa totalité la formation axiale de

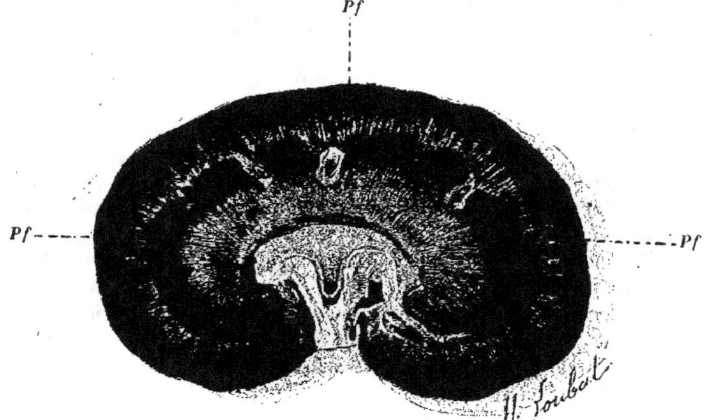

Fig. 117. — Altérations du rein chez les chiens qui ont succombé aux suites de la thyroïdectomie totale (coupe longitudinale, faible grossissement). *Pf*, *Pf*, *Pf*, pyramides de Ferrein atteintes de dégénérescences graisseuses.

tous les lobules du rein et s'y délimite avec une telle rigueur qu'elle se traduit à l'œil nu, comme nous l'avons vu plus haut, par la constitution d'une couche spéciale de couleur jaune qui dessine la topographie des pyramides de Ferrein; on pourra s'en rendre compte par la figure 117 dessinée d'après nature sur la coupe longitudinale d'un rein malade.

La congestion est toujours très intense et peut aboutir encore, ici comme dans le foie, à la production de foyers hémorragiques.

Or ces lésions aiguës du rein et du foie, avec les dégénérescences graisseuses systématiques qui leur font cortège, ont la plus grande analogie avec les néphrites et les hépatites toxiques. Elles semblent donc prouver d'une manière presque directe la réalité d'une substance toxique qui offense les organes d'élimination et témoigne de son passage par les lésions qu'elle y détermine.

Il devient ainsi de plus en plus probable que les parathyroïdes sont chargées de combattre les effets d'une substance toxique en lui opposant un antidote. Dans cette hypothèse, les injections d'extrait parathyroïdien devraient produire l'apaisement des symptômes présentés par les chiens opérés de la thyroï-dectomie totale. Moussu affirme qu'il en est ainsi. Sur un chien privé de ses parathyroïdes et traité par une injection intraveineuse d'extrait parathyroïdien, les accidents convulsifs disparaissent pendant plusieurs heures ou plusieurs jours, mais ils reprennent leur intensité accoutumée et l'animal succombe. Le moment est venu de rappeler que, d'après Vesale et Gley, le même effet palliatif peut être obtenu par des injections d'extrait aqueux thyroïdien. Mais, étant donné ce que nous avons appris depuis le moment ou ces auteurs faisaient leurs expériences, il est devenu bien difficile de comprendre comment les glandes thyroïdes, qui n'empêchent pas les accidents de la parathyroïdectomie, peuvent livrer dans un extrait un principe assez actif pour neutraliser ces mêmes accidents. C'est toujours la même contradiction, et nous ne pouvons la résoudre qu'en admettant que les vertus attribuées à l'extrait thyroïdien appartiennent en réalité au tissu des parathyroïdes enlevées en même temps que la glande principale, à l'insu des expérimentateurs. Cette interprétation est d'autant plus admissible que, d'une part, l'iodothyrine n'exerce, on l'a vu plus haut, aucune action palliative et que, d'après M. Gley, le succès du traitement par l'extrait thyroïdien est fort rare et fort incertain.

Ajoutons pour terminer que, d'après Fano et Zanda, les transfusions pratiquées avec le sang d'un animal sain sur un chien en proie aux accidents toxiques de la thyroïdectomie totale produisent une amélioration très sensible des intoxiqués. Il en résulterait que l'organisme d'un animal sain est imprégné de la substance antitoxique sécrétée par les parathyroïdes.

Loin d'être en désaccord avec la théorie de la dualité fonctionnelle de l'appapareil thyroïdien, les faits exposés dans ce paragraphe lui donneraient plutôt une nouvelle vraisemblance, et nous n'avons aucune hésitation à l'adopter. M. Gley admet que, pour avoir des fonctions distinctes, les thyroïdes et les parathyroïdes sont néanmoins solidarisées dans une association fonctionnelle qui permettrait à chacune d'elles d'achever l'œuvre de l'autre. M. Gley invoque à l'appui de cette conception le fait que les parathyroïdes élaborent, elles aussi, de l'iodothyrine et que ces glandes contiennent, à poids égal, plus d'iode que les thyroïdes elles-mêmes. Il est vrai que ce fait est fort intéressant; mais sa signification n'apparaît pas clairement et l'association fonctionnelle des glandes de l'appareil thyroïdien attend encore sa démonstration. Si la théorie qui l'exprime se vérifie plus tard, ce sera, non pas pour se substituer à celle de la dualité fonctionnelle, mais pour la compléter.

FONCTIONS DE L'HYPOPHYSE

On ne sait rien ou à peu près rien sur le rôle de cet organe. Rogowitsch a soutenu pendant quelque temps que la glande pituitaire s'hypertrophie constamment chez les animaux qui ont subi la thyroïdectomie totale. Mais on a reconnu depuis que ce n'est là qu'une apparence. Gley serait parvenu à extirper cet organe sur un lapin qui avait résisté à la thyroïdectomie et il aurait ensuite observé l'apparition des phénomènes aigus racontés plus haut. Mais cette expérience unique soulève bien des objections et ne saurait conduire à une interprétation précise. Enfin Cyon considère le corps pituitaire comme lié au corps thyroïde par une association fonctionnelle où reposerait le mécanisme régulateur de la circulation cérébrale. Cette conclusion commande aussi les plus grandes réserves.

FONCTIONS DES CAPSULES SURRÉNALES

On ne savait rien sur ces organes avant 1856. A cette époque, un médecin anglais, Addison, démontra l'étroite relation qui existe entre la *maladie bronzée*, connue aujourd'hui sous le nom de maladie d'Addison, et l'altération des capsules surrénales. La maladie bronzée se caractérise par des taches pigmentaires disséminées à la surface de la peau et des muqueuses, par une perte de force considérable et l'incapacité de supporter la fatigue, et enfin par une cachexie progressive et mortelle. A l'autopsie des malades, on trouve constamment des altérations graves dans les capsules surrénales (1).

Dans la même année, Brown-Séquard étudia expérimentalement le rôle de ces organes. Il vit que leur destruction complète entraîne fatalement la mort et il démontra ainsi qu'elles remplissent une fonction indispensable à la vie. .

La nature de cette fonction a été établie par Abelous et Langlois, dont les premières recherches remontent à 1891.

Dans la pensée que chez les animaux à sang froid, les phénomènes seraient plus durables et plus faciles à observer, ces deux physiologistes dirigèrent leurs premières expériences sur la grenouille. Mais, dans cette espèce animale, les capsules surrénales sont développées dans l'épaisseur des veines du rein et plongent dans le sang. Il faut donc renoncer à les extirper sous peine de provoquer des hémorragies intarissables. Les auteurs ont tourné la difficulté en détruisant les capsules par la cautérisation, à l'aide d'un petit cautère porté au rouge sombre. Cette méthode leur a donné les résultats suivants : *a.* la destruction d'une seule capsule est inoffensive et ne modifie en aucune manière, ni les fonctions, ni la santé de l'animal ; *b.* la destruction complète des deux capsules entraîne bientôt les troubles les plus graves. La grenouille *acapsulée* n'offre d'abord rien d'anormal, mais après un temps variable dont la durée dépend de la température extérieure, l'animal présente des phénomènes de paralysie qui s'étendent rapidement à tous les muscles et entraînent la mort en deux ou six jours. *Les grenouilles acapsulées meurent d'une paralysie générale.*

Abelous et Langlois se sont aussitôt préoccupés de déterminer le mécanisme de cette paralysie mortelle et leur analyse physiologique les a conduits aux plus brillants résultats. Un premier fait fut d'abord mis en lumière qui suffisait à orienter les recherches. Si sur une grenouille acapsulée et en pleine paralysie on excite le nerf sciatique, l'excitation ne produit aucun effet sur le muscle,

(1) Dans certains cas pourtant les capsules n'ont pas présenté de lésions apparentes. Mais alors l'asthénie faisait défaut chez les malades.

tandis qu'elle détermine des contractions très énergiques quand elle est portée directement sur le muscle. Tout se passe donc comme si la grenouille acapsulée était empoisonnée par le curare qui, on le sait, localise son action sur les plaques terminales motrices des nerfs. L'animal charrie sans doute dans son sang un poison curarisant. Pour confirmer cette présomption, il suffisait de reproduire la fameuse expérience de Cl. Bernard, en remplaçant le curare par le sang d'une grenouille acapsulée ; c'est ce qu'ont fait Abelous et Langlois.

La cuisse d'une grenouille est embrassée dans une ligature qui n'intéresse pas le nerf sciatique ; les capsules surrénales de l'animal sont détruites au thermocautère. Cela fait, on injecte sous la peau le sang d'une autre grenouille acapsulée depuis quelques jours et parvenue à la période ultime de la paralysie. La grenouille injectée ne tarde pas à se paralyser à son tour et les nerfs moteurs ne transmettent plus les excitations au muscle. Il n'y a d'exception que pour le sciatique de la patte liée et dont les terminaisons motrices ont été préservées du contact du poison par la ligature et l'anémie consécutive. Il résulte de cette expérience : 1° que le sang d'une grenouille acapsulée et paralysée charrie une substance toxique ; 2° que cette substance est un poison curarisant ; 3° que ce poison curarisant ne manifeste son action que si on en fait l'épreuve sur une autre grenouille récemment privée de ses capsules.

Le rôle de ces derniers organes se précisait déjà d'une manière très claire, et pour en achever l'étude il suffisait de déterminer l'origine de la substance toxique qui s'accumule dans la circulation après la destruction des capsules surrénales. Or Albanèse a montré que chez les animaux acapsulés la mort est plus hâtive si on détermine des contractions musculaires par des séries d'excitations tétanisantes. D'autre part, si on injecte à des grenouilles normales l'extrait alcoolique de muscles épuisés par une longue série d'excitations tétanisantes, l'injection ne produit que des troubles passagers ; mais si cette même injection est faite sur une grenouille récemment acapsulée, elle entraîne la paralysie rapide et la mort (Langlois).

L'ensemble de ces faits démontre que le rôle des capsules surrénales est de neutraliser des toxines produites en fonction de l'activité musculaire.

Les auteurs ont étendu leurs recherches aux mammifères, lapins, cobayes, chiens, et ils ont obtenu des résultats analogues qui permettent de généraliser la conclusion précédente.

Dans les expériences instituées sur les mammifères on procède purement et simplement à l'extirpation des capsules surrénales, ce qui permet d'étudier les effets des extirpations partielles. Or il suffit de laisser un fragment de l'un de ces organes (un onzième du poids total), pour ne pas supprimer la fonction et pour permettre la survie des opérés (1). Cela prouve deux choses : 1° que les effets de l'extirpation ne peuvent pas être attribués au traumatisme, et 2°, que les capsules surrénales agissent par l'intermédiaire d'une sécrétion interne.

Propriétés de l'extrait capsulaire. — L'insuffisance surrénale des addisoniens entraînant l'asthénie, et la suppression des capsules surrénales entraînant la paralysie, il y avait lieu de présumer que ces symptômes pourraient être amendés par des injections d'extrait capsulaire. Cette présomption a été complètement infirmée par l'expérience. L'extrait capsulaire ne produit aucun

---

(1) Chez quelques animaux on trouve des capsules surrénales accessoires qui s'hypertrophient et suppléent les glandes principales après leur destruction.

·effet sensible ni sur les addisoniens que l'on a essayé de traiter par l'opothérapie ni sur les animaux acapsulés.

Mais pour n'avoir aucune influence palliative ou curative, l'extrait capsulaire n'en possède pas moins de remarquables propriétés étudiées par Cybulski, ·Olivier et Schäffer, Langlois et Gottlieb. Injecté dans les veines, il détermine le ralentissement des battements du cœur, une vaso-constriction générale et une ·élévation considérable de la pression artérielle. Ces phénomènes sont d'ailleurs passagers et ne durent pas plus de quatre ou cinq minutes sur un chien normal. Ils se prolongent au delà d'un quart d'heure, si on a soin de refroidir l'animal, ·et, par exemple, l'hypertension a duré dix-sept minutes sur un chien refroidi à 30°.

Les effets vasculaires et cardiaques de l'extrait capsulaire ont été attribués à un principe actif désigné par Frænkel sous le nom de *sphygmogénine.*

Nous n'insisterons pas sur les discussions dont ce principe a été l'objet, ni sur les interprétations chimiques auxquelles il a donné lieu (1); nous nous bornerons à dire que ses propriétés se manifestent jusque dans le sang veineux de la capsule surrénale. Le plasma de ce liquide, obtenu par centrifugation et injecté dans les veines d'un chien, fait monter la pression artérielle de 8 centimètres de mercure (Cybulski, Langlois). Le sang veineux des capsules surrénales est d'ailleurs rutilant comme le sang veineux du rein, ce qui est l'indice d'une sécrétion permanente.

FONCTIONS DU THYMUS

Le thymus est un organe transitoire, si ce n'est chez les reptiles où il persiste toute la vie. Dans les autres classes de vertébrés il atteint tout son développement pendant la vie fœtale, mais il s'atrophie dès la naissance pour ne laisser chez l'adulte que des vestiges adipeux.

Dans la pleine maturité de son développement chez le fœtus, il affecte tous les caractères d'un organe lymphatique et peut être assimilé à un ganglion. Il ·est formé d'un véritable tissu lymphoïde avec le tissu conjonctif réticulé caractéristique et des follicules identiques aux follicules clos de l'intestin. Mais ce ·qu'il y a de curieux dans cet organe, c'est que sa spécialisation lymphatique s'est faite aux dépens d'un tissu tout différent. Primitivement, et dès ses premières ébauches, le thymus est une formation épithéliale, c'est-à-dire une véritable glande, issue par bourgeonnement de l'ectoderme des fentes branchiales. Puis cette première formation recule devant l'envahissement progressif du tissu lymphoïde, pour ne laisser derrière elle que des lobes épithéliaux (corpuscules ·de Hassall) témoins de son existence éphémère.

Ainsi, l'évolution du thymus comporte deux spécialisations organiques distinctes et traverse deux phases : une phase glandulaire et une phase lymphatique, toutes les deux très fugitives.

(1) Sa présence paraît liée à une réaction spéciale offerte par la substance médullaire des capsules surrénales et découverte par Vulpian et par Virchow (1856). Si on traite par le perchlorure de fer une section longitudinale de la glande, toute la surface correspondant à la substance médullaire se colore en brun verdâtre. Avec la teinture aqueuse d'iode, on obtient une belle teinte rose-carmin.

On s'explique ainsi l'ignorance où nous sommes de ses fonctions. Au moment où chez les jeunes mammifères nouveau-nés il pourrait relever de la physiologie expérimentale, la spécialisation lymphatique lui a fait perdre l'importance de son rôle pendant la vie fœtale. Aussi les résultats obtenus par les expérimentateurs sont-ils peu significatifs. Taralli et Monaco ont cru pourtant observer une certaine diminution de la force musculaire, chez les jeunes chiens, après l'extirpation du thymus. Quant aux recherches d'Abelous et Billard sur le thymus de la grenouille, elles comportaient des causes d'erreur qui, de l'aveu même de ces physiologistes, en ont complètement faussé les résultats.

On ne sait donc rien sur les fonctions du thymus.

FONCTIONS DE LA RATE

Sécrétion interne de la rate. — Nous avons déjà signalé l'intervention de la rate dans la digestion pancréatique (p. 143), en exposant sommairement les travaux de Schiff et de son élève Herzen, qui démontrent cette intervention. Pour résumer les conclusions acquises à cet égard, il suffit de dire que la rate est l'agent d'une sécrétion interne dont le produit est chargé de hâter la transformation de la protrypsine pancréatique en trypsine.

En rappelant ici la théorie de Schiff-Herzen, nous devons mentionner les travaux de Gachet et Pachon, qui sont venus la confirmer, en l'appuyant d'une démonstration irréfutable (1898). L'espace nous manque pour raconter en détail les expériences de ces auteurs. Elles prouvent avec la plus grande évidence : 1° que la rate verse dans le sang, par un acte de sécrétion interne, une substance spéciale qui confère au pancréas toute sa puissance digestive ; 2° que cette substance est un ferment soluble, car si on l'étudie dans une solution aqueuse, on constate qu'elle perd son activité à 100° et qu'elle est précipitée par l'alcool.

La rate doit donc être rangée à côté des glandes vasculaires sanguines intervenant par une sécrétion interne dans les phénomènes de la nutrition. Mais elle doit être envisagée à un autre point de vue qui va être examiné dans le paragraphe suivant.

De la fonction hématopoiétique de la rate. — La rate est incontestablement un des foyers où se renouvellent les globules rouges du sang. On en pourrait trouver la preuve dans la richesse du tissu splénique en fer.

D'après Nasse, la rate contiendrait 2,4 de fer p. 1 000 alors que le sang n'en contient que 0,50 à 1 p. 1 000. Mais, comme nous le verrons, ce fait pourrait recevoir une interprétation contraire à la théorie de l'hématopoièse, et il faut chercher ailleurs les fondements de cette théorie.

A ce point de vue, la rate a été l'objet d'un grand nombre de recherches qui ne laissent subsister aucun doute sur son rôle hématopoiétique. Heureusement pour la physiologie, Laudenbach a récemment consacré à ces recherches une revue historique et critique (*Archives de physiologie*, 1896), qui n'était d'ailleurs, pour le savant russe, qu'une introduction à ses propres travaux, et dont nous nous sommes beaucoup inspiré.

La fonction hématopoiétique de la rate a été mise en évidence par l'emploi de plusieurs méthodes.

Étude des modifications du sang après la saignée. — L'extirpation de la rate a souvent été pratiquée chez l'homme, à titre de traitement chirurgical et pour des causes bien diverses. Mais les suites de l'opération et son influence sur la composition du sang ont été rarement étudiées. L'extirpation de la rate a été en général accompagnée d'une diminution plus ou moins sensible dans la richesse globulaire du sang, mais dans ce changement il est malaisé de discerner la part qui doit être faite à l'opération ou aux causes morbides qui l'avaient rendue nécessaire. Il vaut donc mieux consulter les résultats de l'expérimentation et, sur ce point, les auteurs sont à peu près unanimes. Pouchet (1878), qui a extirpé la rate sur un grand nombre d'espèces animales (tritons, poissons, pigeons chats, chiens), est le seul physiologiste qui ait obtenu des résultats négatifs.

Tous les autres, et ils sont nombreux (Mosler, 1872 ; Malassez et Picard ; Zezas, Winogradoff, 1883 ; Trauber, 1889 ; Lockart-Gibson, Kourloff, 1889 ; Emelianoff, 1889 ; Vulpius, 1891 ; Laudenbach, 1896-1897), ont obtenu des faits qui démontrent le rôle hématopoiétique de la rate et que nous allons brièvement résumer.

L'extirpation de la rate produit une diminution du nombre des globules rouges et de la richesse du sang en hémoglobine (ou en fer, Mosler) ; elle entraîne un changement inverse dans le nombre des globules blancs qui augmente.

Après un délai variable, le sang se reconstitue et retrouve ses caractères normaux.

Les variations de l'hémoglobine sont moins rapides que celles du nombre des globules rouges.

La réparation du sang après la saignée est plus tardive et plus laborieuse chez les animaux dératés que chez les individus normaux. Le retour à l'état normal établit l'existence d'organes vicariants.

En résumé, tous les auteurs sont d'accord sur le sens de ces phénomènes, mais non sur leur intensité et leur importance. On observe dans les résultats obtenus de très grandes inégalités, soit en ce qui touche le degré de l'aglobulie et le moment de son apparition, soit en ce qui touche la durée des délais nécessaires au retour de l'état normal. Dans les expériences de Laudenbach, si nombreuses et si soignées, la diminution du nombre des globules rouges survient assez tardivement et ne commence que vers le deuxième mois après l'extirpation de la rate. Elle n'atteint son maximum que dans le cours du troisième mois. D'autre part, elle a des degrés très variables. Son minimum a été de 20 p. 100 et son maximum a atteint 80 p. 100. Mais cette dernière limite est exceptionnelle et incompatible avec la survie des animaux, qui succombent à l'anémie.

Cet ensemble de faits prouve clairement que la fonction hématopoiétique de la rate est à la fois très réelle et très inégale. Ses inégalités dépendent de la participation très variable des organes ou des tissus vicariants, au processus de l'hématogenèse. On voit d'ailleurs que le rôle de ces derniers est considérable, puisque, sauf dans des circonstances tout à fait rares, ils permettent aux animaux de survivre à l'extirpation de la rate. Le principal de ces organes vicariants est constitué par la moelle osseuse.

Neumann (1869) observa, le premier, les changements subis par la moelle osseuse dans la leucémie et, parmi eux, l'apparition de cellules à protoplasma chargé d'hémoglobine. Bizzozero et Torre (1880) retrouvèrent ces éléments chez tous les vertébrés ovipares. Malassez (1882) les a étudiés très soigneusement et en a observé l'évolution. Mais le rôle hématopoiétique de la moelle osseuse a été établi dans des expériences directes consistant à rechercher sur le chien les changements subis par la moelle des os, sous ¡l'influence de saignées réitérées (Litten et Orth, 1877). Or le tissu gras de la moelle osseuse prend peu à peu les caractères d'un tissu jeune rosé, lymphoïde, et contient un grand nombre de cellules de Neumann. D'ailleurs, la plupart des expérimentateurs qui ont pratiqué l'extirpation de la rate ont constaté que l'opération produit des résultats identiques à ceux que donnent les saignées abondantes et réitérées. Laudenbach, en particulier, affirme que la moelle osseuse des chiens dératés contient toujours un grand nombre de globules rouges en voie de formation.

On a également songé à faire intervenir les ganglions lymphatiques dans l'hématopoièse (Winogradoff), mais il ne semble pas que le rôle de ces organes soit nettement établi.

Présence des cellules hémoglobiques parmi les éléments de la rate. — D'après Bizzozero et Salvioli, on trouverait dans le tissu splénique, chez les jeunes animaux, des éléments considérés par ces auteurs comme des globules rouges nucléés. Mais ces prétendus globules ne sont que des cellules de Neumann ou des cellules hémoglobiques de Malassez (1).

Enfin, et c'est par là surtout que la structure de la rate peut nous renseigner sur sa fonction, les cellules hémoglobiques deviennent très abondantes chez l'adulte après la saignée. Les émissions sanguines ont donc pour effet d'éveiller dans la rate un mouvement manifeste d'hématogenèse. A côté des observations de Bizzozero et Salvioli sur ce point, il faut citer encore les recherches concordantes d'Howel et d'Eliasberg (1893).

Composition du sang veineux splénique. — De tous les faits qui concourent à établir la fonction hématopoiétique de la rate, il n'en est pas de plus immédiatement démonstratif que celui-ci : le sang veineux de la rate contient plus de globules rouges que le sang artériel. Il est vrai que les auteurs ne sont pas unanimes sur ce point, et cette divergence s'explique par la différence des méthodes employées. Il importe, pour faire de bonnes observations, de ne pas ralentir le cours du sang dans la rate et de prélever l'échantillon de sang dans la veine efférente sans produire la moindre stase. C'est sans doute pour avoir négligé cette précaution que les anciens auteurs (Wiss, 1847 ; Lehmann, 1853 ; Béclard, 1848) ont trouvé moins de globules rouges dans le sang veineux de la rate que dans le sang artériel.

Mais dans les recherches ultérieures, la différence s'est toujours produite en sens inverse et au bénéfice de la veine (Malassez et Picard, 1874 ; Bizzozero et Salvioli, Gibson, Otto, etc.). Il paraît donc évident qu'en traversant la rate le sang s'enrichit en globules rouges et en hémoglobine.

L'influence de la rate a été établie encore par des moyens moins directs. C'est

(1) Les cellules hémoglobiques sont des leucocytes spécialisés. Mais leur évolution est différente chez les vertébrés ovipares et chez les vivipares. Chez les premiers, elles se spécialisent *in toto* et deviennent des globules rouges nucléés. Chez les mammifères, elles produisent par bourgeonnement des hématoblastes anucléés qui se transforment en hématies (Malassez).

ainsi que Grigorescu (1891), pratiquant la numération des globules rouges sur un chien à divers moments de la journée, constate que le nombre des hématies atteint son maximum trois ou quatre heures après le repas et au moment où la pression dans la rate atteint sa plus grande valeur. Middendorff, Glass, Gurwitsch recourent à un autre procédé et dosent comparativement l'hémoglobine et les parties solides dans le sang veineux splénique et dans le sang artériel. La différence se prononce toujours en faveur du sang veineux de la rate.

De l'hématolyse splénique. — Pour peindre la confusion et l'incertitude où l'on est longtemps resté sur les fonctions de la rate, on aime à dire, avec quelque ironie, que cet organe a été tour à tour considéré comme le berceau ou comme le tombeau des globules rouges. Mais cette ironie ne prouve rien, et la vérité est que l'hématopoièse splénique est contemporaine d'un phénomène d'hématolyse plus ou moins intense.

Cette hématolyse se trahit avec clarté dans l'existence d'un certain nombre de leucocytes contenant des débris de globules rouges (Kœlliker, Scherer). D'autre part, on trouve dans la rate de grandes quantités de pigment d'origine hématique (Meya, Eliasberg).

Enfin, Schwartz et après lui Laudenbach, ont montré, dans des expériences *in vitro*, que les cellules propres de la rate attaquent l'hémoglobine. La pulpe splénique est diluée dans une solution physiologique de sel marin et soumise à l'influence d'un appareil de centrifugation. On obtient ainsi un liquide qui, d'après Schwartz, ne contiendrait que les corps incolores de la rate, les cellules spléniques, tout à fait comparables, d'ailleurs, aux globules blancs du sang. Or, si on ajoute à ce liquide une solution d'oxyhémoglobine, celle-ci subit des altérations qui la font passer successivement à l'état de méthémoglobine et d'hémoglobine réduite. La transformation complète ne réclamerait pas plus de vingt-quatre heures, à la température de 38° C. (Laudenbach). En regard de ces phénomènes, et pour leur donner leur signification, il faut ajouter que les solutions pures d'oxyhémoglobine ne s'altèrent que très lentement et que, si on les soumet à l'influence des globules blancs du sang, leur passage à l'état de méthémoglobine s'opère avec une extrême lenteur et ne réclame pas moins de huit à dix jours. Les cellules de la rate ont donc à cet égard une activité particulière qui paraît liée à l'hématolyse.

Rôle de la rate dans la circulation. — La charpente de la rate est constituée par une enveloppe fibreuse qui jette dans la profondeur de l'organe un grand nombre de prolongements lamellaires, s'anastomosant entre eux, et formant un réseau à nombreuses trabécules. Ces trabécules sont formées de tissu conjonctif, de fibres élastiques et de fibres musculaires lisses. Le tissu propre de la rate est enfermé dans les mailles de ce réseau.

Quant aux vaisseaux, ils présentent une disposition très spéciale : l'artère se continue avec la veine par l'intermédiaire d'un système de lacunes creusées dans le tissu adénoïde de l'organe et dépourvues de parois propres.

Toutes ces dispositions permettent à la rate de se resserrer par la contraction des fibres lisses et de restreindre le passage du sang ou de céder à la poussée de ce liquide et d'en admettre de grandes quantités. La rate peut ainsi dériver une partie de la masse sanguine et recevoir l'excès de ce liquide. On peut la considérer comme un réservoir chargé de régler la circulation abdominale.

DE LA PRODUCTION ET DE L'ÉLIMINATION DES POISONS DANS L'ORGANISME. FONCTION ANTITOXIQUE.

CHAPITRE PREMIER

PRODUCTION DES POISONS

L'organisme recèle, à l'état normal, des substances toxiques qui imprègnent les tissus et sont charriées par le sang. La production de ces substances est incessante ; elles sont souvent une cause de trouble et elles deviendraient rapidement une cause de mort certaine si elles n'étaient éliminées ou neutralisées au fur et à mesure de leur production.

Le corps de tout animal est donc pour lui-même une source de dangers éventuels ; il contient une menace permanente d'auto-intoxication, heureusement conjurée, à l'état normal, par une série d'actes constituant dans leur ensemble une véritable fonction : la fonction antitoxique. Mais si, sous l'influence des causes morbides les plus diverses, la production des poisons devient plus intense, ou si la neutralisation en est empêchée, ils produisent tous leurs effets toxiques et jouent un rôle essentiel dans les manifestations, la marche et le dénouement des maladies.

Ainsi envisagée, la question des auto-intoxications considérées dans leur rôle pathologique est née des travaux du professeur Bouchard, qui l'a ouverte dans son enseignement et lui a consacré un lumineux ouvrage que tout le monde a lu et dont nous nous sommes beaucoup inspiré dans la rédaction de ce paragraphe.

Mais nous ne pouvons pas pénétrer autrement dans le domaine de la pathologie et nous devons nous borner à étudier les poisons intraorganiques au seul point de vue de leur évolution dans l'organisme normal. Et d'abord, que sont ces poisons et d'où viennent-ils ?

ORIGINE ET NATURE DES POISONS INTRAORGANIQUES.

Les poisons qui imprègnent l'organisme dérivent de plusieurs sources : l'alimentation, la putréfaction intestinale, les sécrétions et la nutrition.

Les poisons alimentaires sont en général de nature minérale, comme la potasse. Mais les principes minéraux de l'alimentation sont contenus dans la juste limite qui convient aux besoins de l'organisme, et il n'y aurait à en tenir compte que dans le cas où leur élimination serait empêchée. Quant aux aliments, ils ne sont pas toxiques par eux-mêmes, si ce n'est quand ils sont avariés et dans ce cas ils ne relèvent plus de la physiologie. Les poisons issus de la putréfaction intestinale sont extrêmement nombreux ; ils comprennent : des acides de la série grasse (acides acétique, butyrique, propionique, etc.); de l'ammoniaque et des ammoniaques composées ; des corps de la série aromatique et des dérivés albuminoïdes parmi lesquels il faut retenir surtout les ptomaïnes, c'est-à-dire les alcaloïdes provenant des phénomènes de dédoublement et d'hydratation attachés à la vie anaérobie des ferments figurés. Ces derniers principes ont été l'objet de nombreux travaux qui ont permis d'en discerner les différentes espèces et d'en établir les caractères essentiels.

Les alcaloïdes de la putréfaction, découverts en 1869 par Zulzer et Sonnenstein, ont été étudiés par Selmi (1871), A. Gautier (1872), Brouardel et Boutmy (1880). Ils concourent évidemment, et pour une part difficile à déterminer, à la toxicité d'ailleurs très grande des matières putrides prises en masse. Dès 1822, Gaspard démontrait expérimentalement cette toxicité par la méthode des injections intraveineuses. Les animaux à qui on administre, par cette voie, les matières provenant de la putréfaction de la viande ou du sang, succombent après avoir présenté tous les signes d'une véritable intoxication : abattement, diarrhée, vomissements, congestion et rougeur des muqueuses, etc. Ces résultats ont été confirmés par Panum, Bergmann, Billroth, et ils procèdent, sans aucun doute, d'un empoisonnement direct dans lequel l'infection microbienne n'a aucune part, puisqu'ils conservent les mêmes caractères après la stérilisation préalable des liquides injectés (Panum).

Cela étant, on devine la part considérable qui doit être faite aux effets de la putréfaction intestinale dans l'élaboration des poisons qui pénètrent l'organisme. M. Bouchard a d'ailleurs établi la présence des alcaloïdes de la putréfaction dans les matières fécales (1852), et on savait, par les expériences de Stich (1853), que ces matières sont toxiques. Leur toxicité est même très énergique, car l'extrait alcoolique de 17 grammes de matières a suffi à déterminer la mort de un kilogramme de lapin en provoquant de grandes convulsions.

Les sécrétions des glandes à ferments sont toxiques, mais il faut bien considérer que ces ferments n'exercent leur action qu'à la surface de l'organisme, c'est-à-dire dans l'intestin, et il n'y a pas sans doute à tenir compte de leur toxicité. Parmi les produits glandulaires, la bile tient le premier rang par sa toxicité et nous l'étudions plus bas à ce point de vue.

Quant aux substances toxiques issues du mouvement même de la nutrition, elles se rattachent à la désassimilation des matières albuminoïdes. Leur production dépend de ce fait primitif que la molécule d'albumine, avec sa fragilité essentielle, s'altère très facilement et devient aisément toxique. Une déchéance même superficielle lui confère la toxicité, comme en témoignent les peptones qui pourtant n'ont pas une structure très éloignée de celle de l'albumine.

On conçoit donc qu'en dehors des leucomaïnes mises en évidence par M. A. Gautier, le processus général de la désassimilation donne naissance à des toxalbumines ou à des diastases qui, pour rester indéterminées en tant qu'espèces chimiques, se révèlent par les propriétés physiologiques qu'elles confèrent au sang et aux tissus, comme nous allons le voir dans un instant.

En résumé, les poisons intraorganiques ont des origines très diverses : l'alimentation qui apporte surtout des toxiques de nature minérale; les sécrétions qui apportent leurs ferments ou des produits complexes comme la bile; la nutrition avec ses dérivés albuminoïdes, et enfin la putréfaction intestinale qui est sans doute le foyer toxique le plus intense et le plus menaçant.

DIFFUSION DES SUBSTANCES TOXIQUES. — TOXICITÉ DU SANG NORMAL ET DES TISSUS.

Dès leur formation, les divers poisons que nous venons de voir sont nécessairement entraînés par la circulation et dirigés sur les différentes voies de sortie, sur les nombreux émonctoires qui en débarrassent l'organisme et parmi lesquels l'émonctoire rénal est, on le présume bien, le plus important. Le sang doit donc nécessairement charrier des substances toxiques, et l'épreuve expérimentale de la toxicité du milieu interne vient confirmer cette juste présomption.

M. Bouchard a le premier établi la toxicité du sang. Il a montré que 25 centimètres cubes de sang de chien provoquent régulièrement la mort de un kilogramme de lapin. La puissance toxique de ce liquide dépend d'ailleurs de sa source, et elle atteint son maximum dans le sang de la veine porte, qui charrie les poisons d'origine intestinale. Il suffit alors d'injecter 14 centimètres cubes pour tuer un kilogramme de lapin. Les recherches ultérieures de Rummo et Bordoni, de Charrin, de Leclainche et Rémond, de Bosc et Mairet, de Guinard et Dumarest, Otto Weiss, etc., sont venues ajouter de nouvelles précisions. D'après Rémond et Leclainche, on tue un kilogramme de lapin avec :

<pre>
119 centimètres cubes de sérum de cheval.
 87   —   —   de lapin.
 40   —   —   de chien.
 26   —   —   d'âne.
 25   —   —   de mouton.
 23   —   —   d'homme.
 23   —   —   de chat.
 22,5   —   —   de vache.
</pre>

Ces divers chiffres mesurent ce qu'on peut appeler le pouvoir ou le coefficient séro-toxique.

Le liquide provenant du caillot dilacéré et écrasé agit encore plus activement que le sérum, et le coefficient de toxicité prend les valeurs suivantes : 26cc,4 pour le cheval, 15 pour le mouton, 13,8 pour la vache, 12 pour l'âne, 7,1 pour le lapin, 7 pour l'homme, 6 pour le porc et 5 pour le chien.

On commettrait une grossière erreur, si on voyait dans ces divers chiffres la mesure réelle de la toxicité du sang. En admettant, par exemple, que 25 centimètres cubes de sang humain tuent un kilogramme de lapin, on voit que les 5 litres de sang d'un homme, de taille moyenne, contiendraient une quantité de poisons suffisante pour tuer 200 kilogrammes de substance vivante, en sorte que le sang d'un seul individu serait assez toxique pour en empoisonner trois. Pour résoudre cette antinomie, il suffit de réfléchir que la toxicité du sang d'un animal n'a toute sa plénitude et n'atteint le degré déterminé dans les expériences précitées, que si ce liquide est administré à un animal d'une espèce différente. Tous les animaux jouissent d'une immunité relative vis-à-vis des effets toxiques de leur propre sang ou du sang de leurs congénères. Mais pour bien comprendre cette immunité, il importe de rechercher les éléments de la toxicité du sang.

Rappelons d'abord l'action globulicide et l'action coagulante exercée par le sérum sanguin sur le sang d'une espèce différente, action dont nous avons montré l'influence nuisible, dans la transfusion. Or le pouvoir globulicide du sérum, qui nous est connu par les travaux déjà anciens de Landois, Panum, Hayem, disparaît par le chauffage à 50° ou 60°, comme l'a démontré Daremberg. Hayem a établi, d'autre part, que l'action coagulante est détruite par le même procédé. On arrive au même résultat en traitant le sérum par un mélange de sulfate de soude et de sel marin à raison de 0gr,50 de NaCl et 1 gramme de sulfate de soude pour 60 centimètres cubes de sérum (Mairet et Bosc). L'expérimentateur dispose donc d'une méthode qui permet d'éprouver la puissance toxique du sérum sanguin après l'avoir dépossédé de ses propriétés globulicides et coagulantes. Or, la toxicité du sang ne semble pas diminuée par les traitements précités, et les travaux de Mairet et Bosc ont bien mis ce point en lumière.

Ces deux expérimentateurs ont insisté sur les conditions de la toxicité du sang et sur les symptômes présentés par les animaux d'épreuve. Ils se sont servis notamment du sang de l'homme et du sang du chien. Le premier tuerait à raison de 15 centimètres cubes par kilogramme de lapin et le second à raison de 21 centimètres cubes. On observe les symptômes suivants : myosis douteux et passager, accélération du rythme respiratoire, puis ralentissement, respiration difficile, profonde, saccadée, interrompue par des pauses ; accélération du rythme cardiaque qui peut atteindre 250 battements par minute et conserve cette fréquence jusqu'à la mort ; affaiblissement progressif, résolution musculaire, puis, brusquement, mouvements convulsifs et mort foudroyante.

D'autre part, Leclainche et Rémond avaient déjà montré que le sang reste toxique même quand on l'administre par injection intrapéritonéale. C'est ainsi que le sérum de la chèvre, de la vache, du mouton, déterminent chez le cobaye une hypothermie progressive qui tue de la huitième à la dix-septième heure en faisant tomber la température jusqu'à 29°, 27° et même 23°.

La toxicité du sérum est donc indépendante de l'action que ce liquide exerce sur les globules du sang.

Nous restons en présence de ce fait que le sang d'un animal est très toxique pour un animal d'une autre espèce et peu toxique pour lui-même. Les expériences de M. Bouchard permettent d'évaluer à 100 grammes environ la quantité de sang de lapin nécessaire pour tuer un kilogramme de lapin, tandis que 20 à 25 grammes de sang de chien suffisent à amener ce résultat. Il faut donc distinguer très soigneusement la toxicité *spécifique*, qui est celle que le sang d'un animal exerce contre un animal d'une autre espèce, et la toxicité *réelle*, qui est celle que le sang d'un animal exerce sur cet animal lui-même ou sur un animal de la même espèce.

On est ainsi conduit à admettre que tout animal est immunisé par l'accoutumance contre les effets toxiques de son propre sang. On trouve des exemples saisissants d'une pareille immunité chez les animaux dont le sang possède naturellement une toxicité violente et spéciale. Ainsi, un centimètre cube de sang frais de vipère administré à un cobaye par injection intraveineuse produit des effets foudroyants, car l'animal succombe en moins de deux heures, après avoir présenté tous les désordres que provoque le venin lui-même de la vipère (parésie progressive, chute énorme de la pression artérielle, congestions viscérales, taches hémorragiques, hypothermie).

Les beaux travaux de Phisalix et Bertrand, à qui nous devons la connaissance de ces faits, nous ont appris que le sang de la couleuvre a les mêmes propriétés que celui de la vipère. Voilà donc des animaux qui charrient dans leur sang des quantités énormes d'un poison terrible qui ne produit sur eux aucun effet ; ils sont donc immunisés par l'accoutumance. Il en est de même des murénides étudiés par Mosso.

Parmi les résultats acquis par les recherches de Phisalix et Bertrand, il en est un qu'il faut retenir avec un soin particulier, parce qu'il permet d'utiles rapprochements : nous voulons parler de ce fait que le principe actif du sang de la vipère ou de la couleuvre présente les caractères des diastases, car il est insoluble dans l'alcool et il est retenu par les filtres de porcelaine. Or il résulte des recherches de Héricourt et Richet et de Charrin que l'extrait alcoolique du sang des mammifères ou des oiseaux serait dépourvu de toute toxicité. En un mot, les poisons du sang, au moins les plus actifs, sont précipités par l'alcool à la manière des diastases. Il faudrait donc admettre que l'élément principal de la toxicité du sang réside dans les ferments charriés par ce liquide (1).

Cette conclusion va sans doute au delà de la vérité. Il ne faut pas oublier, en effet, que le milieu interne est l'aboutissant nécessaire de tous les produits abandonnés par les organes et qu'il contient toutes les substances toxiques dont nous esquissions plus haut les origines diverses. Nous apprenons qu'il faut faire une grande part aux

(1) D'après Brieger et Uhlenluth les substances toxiques du sérum sont, il est vrai, précipitables par l'alcool, mais elles conserveraient leurs propriétés après dialyse ou filtration sur porcelaine.

ferments, mais ce n'est point un motif pour écarter les autres principes nuisibles. La vérité est que la toxicité du sang doit être posée surtout comme un fait sommaire démontrant l'imprégnation de l'organisme par des substances toxiques. Mais il ne faut pas espérer aller bien au delà de ce fait essentiel ni prétendre discerner dans le milieu interne tous les éléments de la toxicité intra-organique. On peut dire pourtant que parmi ces éléments les diastases et les toxalbumines paraissent tenir la place la plus considérable.

Toxicité des tissus. — Les tissus sont toxiques, comme le démontrent les épreuves faites à l'aide des extraits aqueux préparés avec divers organes. On tue un kilogramme de lapin avec les produits livrés à l'eau par 216 grammes de muscle et 117 grammes de foie. M. Bouchard, à qui on doit ces résultats, préparait les extraits avec de l'eau chaude. Mais Roger a montré que la toxicité des tissus devient plus considérable, si on les traite par l'eau froide (eau salée à 6 p. 1 000). Dans ce cas, il suffit d'un extrait correspondant à 60 ou 80 grammes de muscles et 20 ou 24 grammes de foie. De même les extraits de 14 à 20 grammes de rein ou de cerveau suffisent à tuer un kilogramme de lapin.

Les recherches récentes de Brieger et Uhlenluth prouveraient que les divers tissus de l'organisme ont une puissance toxique beaucoup plus grande encore que ne l'indiquent ces chiffres.

CHAPITRE II

ÉLIMINATION ET NEUTRALISATION DES POISONS INTRA-ORGANIQUES. — FONCTION ANTITOXIQUE

La réalité et la mesure approximative de l'imprégnation toxique étant établies, nous pouvons étudier les moyens qui protègent l'organisme contre l'auto-intoxication. Ces moyens sont fournis par les sécrétions qui interviennent, soit indirectement par l'élimination des poisons, soit directement par leur neutralisation. Le premier groupe comprend tous les émonctoires : l'émonctoire rénal le plus puissant de tous, l'émonctoire cutané, l'émonctoire intestinal, l'émonctoire pulmonaire et l'émonctoire hépatique. Par un côté de ses fonctions, ce dernier appartient aux organes du deuxième groupe, dans lequel figurent notamment l'appareil thyroïdien et les capsules surrénales. Étudions successivement ces différents organes.

ROLE ANTITOXIQUE DES REINS.

Toxicité urinaire. — L'influence préservatrice des reins est établie par les propriétés toxiques de l'urine, et ces propriétés ont été surabondamment démontrées dans de nombreuses recherches (Cl. Bernard, Frerichs, Feltz et Ritter, Schiff, Bouchard). C'est à ce dernier qu'on doit les études les mieux conduites et les plus précises. Si on injecte lentement et progressivement de l'urine normale dans la veine marginale de la face postérieure de l'oreille d'un lapin, on voit se produire au cours de l'injection les symptômes suivants : la pupille se rétrécit (myosis), les battements du cœur et les mouvements respiratoires s'accélèrent, puis surviennent l'affaiblissement de l'animal, la résolution musculaire, la somnolence, l'exophthalmie, l'hypothermie. Enfin on voit soudainement éclater des convulsions plus ou moins violentes et l'animal meurt brusquement. Il faut en moyenne 45 à 50 centimètres cubes d'urine de l'homme pour tuer un kilogramme de lapin.

Mais l'épreuve physiologique de l'urine ne renseigne pas rigoureusement sur sa toxicité vraie. Elle donne la mesure de la toxicité globale. Selon la remarque de MM. Claude et Balthazard (1899), celle-ci embrasse la toxicité *vraie* due à la présence des substances chimiques et la toxicité résultant du défaut d'isotonie entre l'urine et les liquides de l'organisme. Les urines ont, comme nous l'avons vu, une tension osmotique de beaucoup supérieure à celle du sérum. Il en résulte une influence nocive qui s'ajoute à la toxicité réelle et que les auteurs précités désignent sous le nom d'*osmotoxicité*.

Claude et Balthazard se sont préoccupés de mesurer les effets de l'osmotoxicité et de lui faire sa part. Il suffirait pour cela de diluer l'urine jusqu'à ce que sa tension osmotique devienne égale à celle du sang et d'éprouver ensuite la toxicité de l'urine isotonique. Nous ne pouvons suivre les auteurs dans les essais qu'ils ont poursuivis de ce côté et nous nous bornerons à constater que, si leurs expériences et leurs calculs sont exacts, la part de l'osmotoxicité serait environ de 25 p. 100. Mais si grande que soit cette part, son intervention ne saurait troubler gravement les lois de la toxicité urinaire. Quoi qu'il en soit, le problème qui se pose pour le physiologiste ou le médecin n'est pas précisément de déterminer la puissance toxique d'un échantillon d'urine. Ce qui importe, c'est de savoir si un sujet déterminé produit et élimine beaucoup de poisons, c'est d'évaluer l'intensité du foyer toxique représenté par un homme ou un animal. Il fallait tout d'abord arrêter le choix d'une bonne unité de mesure et fixer le langage. M. Bouchard a répondu à ce double desideratum de la manière la plus satisfaisante. Avec l'éminent professeur, on appelle *urotoxie* l'unité de toxicité urinaire, c'est-à-dire la quantité d'urine nécessaire et suffisante pour tuer un kilogramme de lapin. Le *coefficient urotoxique* exprime la quantité d'urotoxies produites en vingt-quatre heures par kilogramme d'animal. Soit, par exemple, un homme de 60 kilogrammes donnant en vingt-quatre heures 1 200 grammes d'urine. Si 50 centimètres cubes de cette urine tuent un kilogramme de lapin, l'urine des vingt-quatre heures contient $\frac{1\,200}{50} = 24$ urotoxies. Le sujet pesant 60 kilogrammes, chaque kilogramme produit $\frac{24}{60} = 0,04$ urotoxie, et ce dernier chiffre mesure précisément le coefficient urotoxique du sujet à l'épreuve. On voit que, pour atteindre la mesure légitime et complète de la toxicité urinaire, l'épreuve de cette toxicité doit porter sur l'urine des vingt-quatre heures.

L'exemple précédent répond à la moyenne des déterminations recueillies sur l'homme normal et on en peut tirer une conséquence intéressante. On a vu qu'un homme de 60 kilogrammes donne, dans les vingt-quatre heures, une quantité de substances toxiques suffisante pour tuer 24 kilogrammes de matière vivante. Pour tuer le même homme de 60 kilogrammes, il suffirait des poisons éliminés par les urines de cet homme dans un temps égal à $\frac{60 \times 24}{24} = 60$ heures, soit deux jours et demi, mettons deux ou trois jours pour ne pas donner l'illusion d'une précision irréalisable en ces sortes de choses.

Mais, si incertaines que soient les évaluations précédentes, elles suffisent à montrer l'imminence du péril attaché à l'interruption des fonctions rénales. Et si l'analyse des poisons urinaires pouvait être complète, elle donnerait la théorie de l'urémie et de l'intoxication urémique qui accompagnent l'imperméabilité du rein. Les recherches de M. Bouchard ont fait faire un grand pas à cette question, et nous devons en dire quelques mots.

Sources de la toxicité urinaire. — Or, la toxicité de l'urine ne saurait être attribuée à aucune des substances révélées dans ce liquide par les procédés accoutumés de l'analyse, et pouvant être isolées à l'état d'espèces chimiques nettement définies.

Cette conclusion résulte des épreuves dirigées sur les divers principes connus de l'urine auxquels on a pu attribuer les propriétés toxiques de ce liquide.

Écartons immédiatement l'eau, qui manifestement n'est pas un poison. Administrée par injection intraveineuse, elle ne tue qu'à des doses très élevées et, selon M. Bouchard, il faut 122 centimètres cubes d'eau pure pour tuer un kilogramme de lapin. L'eau agit évidemment par l'action dissolvante qu'elle exerce sur les globules ; mais dans l'urine, dont la pression osmotique est de beaucoup supérieure à celle du sang, il n'y a pas à compter avec l'hématolyse. Comme on l'a vu plus haut, c'est plutôt un phénomène inverse qu'il faudrait redouter.

Quant à l'*urée*, qui a été considérée longtemps comme le facteur essentiel de l'intoxication urémique (Wilson), elle doit être envisagée, au contraire, comme une substance éminemment utile. Sa toxicité ne dépasse pas celle des corps les plus inoffensifs et elle ne se manifeste que si on l'administre à des doses démesurées. Si, d'autre part, on considère sa puissante influence diurétique, supérieure à celle de tous les diurétiques connus, on est conduit à y voir un précieux auxiliaire de la sécrétion urinaire et on aperçoit le rôle considérable qu'elle remplit indirectement dans l'élimination des poisons intra-organiques.

Les autres produits azotés de l'urine, l'acide urique, l'acide hippurique, la créatinine, ne sont ni assez abondants ni assez actifs pour contribuer en quoi que ce soit à la toxicité de ce liquide.

Les principes minéraux n'interviennent pas davantage. Car si quelques-uns, comme la soude et la potasse, sont toxiques par eux-mêmes, ils ne sont pas assez abondants pour manifester leurs effets. Il est vrai que le taux de la potasse dans l'urine est très voisin de la dose toxique, et on peut admettre que, dans certaines circonstances, cette base puisse être excrétée en assez grandes quantités pour donner sa note dans l'action convulsivante de l'urine. Mais c'est là une éventualité rare, et on peut conclure que les substances connues de l'urine sont étrangères à ses propriétés toxiques. Ce n'était pas un motif pour renoncer à toute détermination, et les tentatives de M. Bouchard ont donné quelques résultats intéressants, soit au point de vue chimique, soit au point de vue physiologique.

a. Sur le premier point, les *matières colorantes* paraissent jouer un grand rôle. L'urine décolorée par son passage sur le charbon perd un tiers de sa toxicité et ne donne plus le myosis.

Mais le charbon arrête en même temps tous les alcaloïdes de l'urine. Il en résulte que les deux tiers de la toxicité urinaire n'appartiennent ni aux alcaloïdes ni aux matières colorantes. Il est vrai que les recherches de Mairet et Bosc permettraient d'attribuer une part bien plus considérable à l'influence des matières colorantes de l'urine.

b. La solution de l'extrait sec des matières *solubles dans l'alcool* produit la somnolence, le coma, la diurèse et une salivation très abondante.

c. La solution de l'extrait sec *insoluble dans l'alcool* produit le myosis, les convulsions et l'hypothermie.

On arrive ainsi à un premier degré de dissociation dans les effets physiologiques de l'urine et on peut en inférer la pluralité des espèces toxiques contenues dans ce liquide. Ces espèces seraient au nombre de sept et se distinguent, autant par les symptômes qu'elles déterminent, que par le moment d'apparition de ces symptômes. — En voici l'énumération et la caractéristique essentielle :

1° Une substance *diurétique*, l'urée (non toxique).

2° Une substance *narcotique*, soluble dans l'alcool, non fixée par le charbon.

3° Une substance *sialogène*. Elle a les mêmes propriétés chimiques que la précédente. Elle ne se manifeste pas dans les épreuves de l'urine en nature parce qu'elle y est trop rare. Ses effets ne deviennent sensibles que si on emploie des extraits provenant de grandes quantités d'urines.

4° et 5° Deux substances *convulsivantes* : *a.* la première, d'origine minérale, la potasse ; *b.* la deuxième d'origine organique. Celle-ci est retenue par le charbon et insoluble dans l'alcool. Ses effets sont rares et ne se manifestent clairement que dans les urines du sommeil.

6° Une substance qui *contracte la pupille*. Elle est retenue par le charbon, ce qui établit sa nature organique. Elle est insoluble dans l'alcool, ce qui prouve qu'elle n'est pas un alcaloïde. Elle ne se confond pas avec la précédente, puisque ses effets sont constants et se manifestent dans les urines qui ne sont pas convulsivantes. Elle est très abondante, car le myosis apparaît sur les lapins dès l'injection du dixième ou du quinzième centimètre cube.

7° Une substance *hypothermisante*, se fixant sur le charbon et insoluble dans l'alcool. Sa spécificité se tire de la disproportion entre ses effets et ceux des autres substances.

Manifestation des substances toxiques de l'urine dans les symptômes de l'urémie. — L'analyse qui précède n'aura pas été inutile puisqu'elle permet de fonder une théorie rationnelle de l'urémie en partant des éléments toxiques de l'urine.

On retrouve en effet, dans les manifestations de l'intoxication urémique consécutive à l'imperméabilité du rein, tous les symptômes qui viennent d'être énumérés et rattachés à leur cause (1). Le coma et les convulsions dominent tour à tour et constituent les symptômes les plus bruyants. Le myosis est un élément constant de l'urémie. Il en est à peu près de même de l'hypothermie. On a parfois observé de la salivation (Robin), et si la diurèse fait défaut, c'est précisément parce que l'urée n'agit pas sur un rein malade. La dyspnée, qui est un des symptômes les plus pénibles de l'urémie, constituerait un phénomène nouveau, si on n'en trouvait l'indication dans l'accélération respiratoire qui accompagne les injections intraveineuses d'urine.

Variations de la toxicité urinaire. — La toxicité urinaire subit des variations normales et pathologiques. Les premières dépendent en particulier de l'*espèce*.

D'après M. Guinard, l'urotoxie correspondrait à 193 centimètres cubes d'urine chez le chien, 132 chez l'homme, 53 pour le porc, 38 pour le bœuf, 35 pour le cobaye, 33 pour le mouton, 32 pour la chèvre, 30 pour le cheval et l'âne, 16 pour le lapin et 13 pour le chat. Les chiffres donnés pour le chien et pour l'homme sont trois fois plus grands que les chiffres classiques, et cette disproportion est faite pour surprendre. Quant aux autres, ils valent seulement par eux-mêmes et ne permettent pas de dégager une loi.

Le *régime* n'aurait pas d'influence sensible (Lapicque et Marette). Mais la toxicité urinaire augmente avec l'intensité des fermentations intestinales jugées par la proportion des acides sulfo-conjugués de l'urine. Par corrélation, elle diminue sensiblement sous l'influence de la diète. Chose singulière, le régime lacté, qui diminue les fermentations intestinales, augmente la toxicité urinaire. Ne serait-ce pas que le lait agit comme diurétique et favorise l'élimination des poisons ?

Les urines du *sommeil* sont beaucoup moins toxiques que celles de la *veille* et elles sont franchement convulsivantes, tandis que les urines de la veille provoquent surtout la narcose (Bouchard).

Contrairement aux prévisions qui paraissent découler de ce premier fait, le *travail musculaire modéré* diminue la toxicité des urines et son influence se poursuit plusieurs heures après son exécution (Bouchard). Il agit sans aucun doute en sollicitant l'oxydation plus parfaite des dérivés albuminoïdes doués de propriétés toxiques.

En revanche, le surmenage, le travail physique excessif, la fatigue augmentent très sensiblement la toxicité urinaire. Cet accroissement est attribué par Moscatelli et Colasanti à la formation de l'acide paralactique dans les muscles, sous l'influence de la fatigue.

---

(1) On a signalé certains cas d'anurie sans urémie, ou plutôt sans intoxication urémique (Brown-Séquard). A la vérité, il s'agit surtout de faits d'anurie dans lesquels les signes de l'intoxication urémique se sont montrés tardivement, du huitième au onzième jour.

Les variations pathologiques de la toxicité de l'urine ne paraissent pas obéir à une direction bien précise, et nous garderons sur ce point une prudente réserve. On sait pourtant que la toxicité urinaire est en raison inverse de la perméabilité rénale et que sa mesure peut servir de critère pour juger de l'état des reins. On trouverait d'ailleurs des indications du même ordre dans la détermination du point de congélation de l'urine (voir page 424). Encore faut-il remarquer que, sur ce point, les avis des médecins sont très partagés.

Par contre, il n'existe aucun doute sur la toxicité particulière des urines dans les maladies caractérisées par une dénutrition et un amaigrissement rapides, comme le diabète ou l'ictère. L'accroissement de la toxicité dans ces cas est dû à la potasse qui est mise en liberté par la résolution de l'albumine vivante et entraînée dans les urines. C'est ainsi que les choses se passent encore chez les animaux dont l'inanition est abrégée par des causes exceptionnelles de dépense, et sur lesquels le mouvement de l'histolyse s'exagère pour alimenter cette dépense. Tels sont les lapins rasés privés d'aliments ou ceux dont la peau a été revêtue d'un enduit imperméable.

ROLE ANTITOXIQUE DE L'ÉMONCTOIRE CUTANÉ.

Les médecins et le vulgaire croient volontiers que la peau est une voie largement ouverte à l'élimination de certaines substances nuisibles et que la suppression de ses fonctions entraîne des accidents toxiques. Les physiologistes inclinent à une présomption toute différente. Il est vrai que la peau élimine les poisons contenus dans la sueur, notamment des acides gras et des bases volatiles ; mais ces principes sont très rares et on peut présumer que si leur élimination ne pouvait se faire par la peau, ils trouveraient ailleurs une voie de sortie.

Toxicité de la sueur. — Avant de prendre parti, il importe de résoudre un point de fait. La sueur est-elle toxique ?

On ne possédait jusqu'ici que des résultats rares et contradictoires, et les physiolologistes, qui niaient, en général, la toxicité de la sueur, trouvaient les motifs de leur certitude dans l'extrême dilution des principes spécifiques de ce liquide.

M. Arloing a repris la question, et ses expériences, qui paraissent irréprochables, ont mis hors de doute la toxicité de la sueur. Cabitto et Mavrojanis ont également obtenu des résultats positifs. Ces résultats dépendent évidemment de la technique adoptée pour recueillir la sueur, et ce point prend ainsi une grande importance.

Pour obtenir de grandes quantités de liquide on peut, à l'exemple de M. Arloing, solliciter par l'exercice une abondante sudation sur un sujet porteur d'une flanelle très propre et traiter cette flanelle de manière à en obtenir l'extrait aqueux. Un moyen plus direct, et également employé par M. Arloing, consiste à déterminer la sudation par l'emploi de l'étuve sèche. Le sujet se place dans l'étuve après avoir pris un bain et récolte sa propre sueur à l'aide d'une éponge qu'il exprime dans un flacon.

Obtenue dans ces conditions, la sueur tue à la dose très faible de 20 à 25 centimètres cubes par kilogramme de lapin. Pour Cabitto, la dose mortelle serait de 44 centimètres cubes ; elle s'élève à 65 ou 75 centimètres cubes dans les expériences de Mavrojanis et de Charrin. Ces inégalités se rattachent, sans aucun doute, aux différences dans la technique adoptée par les divers expérimentateurs.

Les troubles produits par la sueur administrée en injection intraveineuse sont très manifestes chez le chien, où ils déterminent un empoisonnement suraigu dont l'évolution embrasse une durée de quinze à trente heures. Ils se traduisent par des tremblements, de l'hyperthermie, des vomissements, de la diarrhée. La respiration est petite et accélérée ; le pouls devient bientôt filiforme ; les extrémités se refroidissent et l'animal meurt dans un état de prostration extrême avec une température centrale inférieure à la normale. A l'autopsie, on observe une congestion plus ou moins vive de tous les viscères abdominaux. Ces désordres sont bien dus aux propriétés toxiques de la sueur et non, comme le soutient Brieger, à une infection accidentelle, car la sueur reste toxique après sa stérilisation par la chaleur, et les doses non toxiques ne produisent aucun désordre (Arloing).

Il est donc évident que la peau concourt à la dépuration de l'organisme, et si on admet les chiffres de M. Arloing, la sueur sécrétée en vingt-quatre heures suffirait à tuer un homme de 65 kilogrammes.

Du vernissage de la peau. — On a essayé de juger les fonctions de la peau en les supprimant. A cet effet, on recouvre le tégument d'un enduit imperméable (huile, goudron) et on suppose qu'entre autres effets, l'opération empêche l'élimination des produits que la peau verse au dehors quand elle est intacte. Aussi parmi les hypothèses produites pour expliquer la mort consécutive au vernissage figure celle de l'intoxication par rétention des produits toxiques qui, dans les conditions normales, seraient éliminés par la peau. Les faits récemment apportés par M. Arloing paraissent justifier cette hypothèse; mais, pour en démontrer complètement la justesse, il faudrait établir, d'une part, que le vernissage entraîne réellement la suppression des sécrétions cutanées et, d'autre part, qu'il ne produit que ce résultat. Or les effets du vernissage sont très complexes; ils ont suscité bien des interprétations et ils méritent, par conséquent, une analyse particulière.

C'est en 1838 que Fourcault a démontré, pour la première fois, que les animaux dont la peau a été revêtue d'un enduit imperméable ne tardent pas à succomber. Peu après, Bouley expérimentait sur des chevaux et les voyait mourir neuf à dix jours après le vernissage. Ce dénouement, considéré comme fatal dans toutes les espèces, a suscité de nombreuses explications qui peuvent être embrassées dans trois théories. La *théorie de l'asphyxie*, émise par Bouley et acceptée avec quelques variantes par Castex et par Béclard, n'a plus qu'une valeur historique. Non seulement les combustions respiratoires ne sont pas amoindries par le vernissage, mais, comme nous l'avons vu (page 379), elles subissent une exagération considérable. La *théorie du refroidissement* repose sur deux faits précis, solidaires et absolument constants : le refroidissement des animaux vernis et l'augmentation du rayonnement cutané. Elle a été émise d'abord par Valentin et adoptée par Becquerel Breschet, par Laschewitsch, Lomikowsky, François Franck, etc. La *théorie de l'intoxication* consiste à admettre que l'empoisonnement des animaux vernis est dû à la rétention de certains produits toxiques de la nutrition. Edenhuizen attribue cette intoxication à la rétention de l'ammoniaque; Lang admet une intoxication urémique consécutive à l'altération des reins incapables de suffire à l'activité exceptionnelle où les oblige l'abolition des fonctions cutanées. Enfin les représentants les plus autorisés de la doctrine médicale moderne (Bouchard, Charrin) n'hésitent pas à admettre la théorie de l'intoxication, sans se prononcer sur la nature des principes toxiques incriminés.

Théorie de l'inanition. — Nos propres recherches, dirigées sur le lapin et sur le chien, nous ont conduit à admettre que les animaux vernis meurent de faim. Cette interprétation repose sur la considération des faits suivants :

a. Les combustions respiratoires et le rayonnement calorifique augmentent de 100 p. 100 environ, chez les animaux vernis; cet accroissement réclamerait une augmentation proportionnelle dans les dépenses alimentaires.

b. Ces dépenses n'ont pas la mesure nécessaire et ne suffisent pas aux besoins de la régulation thermique, puisque les animaux vernis subissent un refroidissement progressif et meurent refroidis.

c. Le refroidissement n'est pas la cause de la mort, car il n'a pas un degré invariable et n'atteint pas nécessairement les limites incompatibles avec la vie. Les températures extrêmes constatées au moment de la mort, sur nos animaux, ont été, en effet, 21° au minimum et 36°,4 au maximum. Or, si, dans le premier cas, on peut soutenir que la mort est due au refroidissement, il n'en est plus de même pour le second, et il apparaît visiblement que les animaux vernis ne meurent pas de froid.

d. L'observation attentive des animaux vernis permet de constater tous les signes d'une dénutrition rapide. Cette dénutrition se manifeste par la diminution du quotient respiratoire et par l'abaissement rapide du poids des animaux à partir du moment où ils sont vernis. Le quotient respiratoire, dans nos expériences, a eu une valeur moyenne de 0,766, mais nous l'avons vu tomber à 0,720, ce qui montre que la respiration prend, à cet égard, les caractères qu'elle a dans l'inanition. Quant à la chute du poids, elle a une vitesse extraordinaire. Nos animaux, dont la survie a été en moyenne et en chiffres ronds de trois jours, perdaient 60 grammes par jour et par kilogramme, tandis que les lapins normaux soumis à l'inanition ne perdent que 30 grammes environ.

e. Les lapins vernis mangent deux fois moins qu'à l'état normal et trois fois moins que lorsqu'ils sont rasés, et comme, en même temps, ils sont obligés à des dépenses chimiques exceptionnelles pour couvrir les pertes de chaleur dues à l'accroissement de leur rayonnement cutané, ils sont bientôt dans l'empêchement absolu de faire les frais de cette dépense. Pour donner sa vraie mesure à cette disproportion entre les recettes alimentaires et les dépenses, il suffit de constater, d'après nos chiffres, que les combustions respiratoires sont à peu près doublées et que, d'autre part, l'alimentation est réduite de moitié. Les dépenses sont donc, au moins, quatre fois plus considérables que les recettes alimentaires, et les animaux sont rapidement conduits à la banqueroute, c'est-à-dire à la mort. Ils meurent en état d'inanition.

f. L'inanition à laquelle succombent les lapins vernis est abrégée, en ce sens que ces animaux meurent très rapidement et qu'au moment de leur mort ils n'ont perdu que 17 p. 100 environ de leur poids. Au contraire, les lapins normaux résistent pendant dix à douze jours en moyenne à la privation d'aliments et ils ne succombent qu'après avoir perdu 35 à 40 p. 100 de leur poids.

Si les lapins vernis succombent si vite à l'insuffisance de leur alimentation, c'est que le mouvement de l'histolyse chargé de combler le déficit alimentaire n'est pas assez rapide pour satisfaire aux dépenses excessives de l'animal. L'inanitié ordinaire vit au jour le jour et très normalement à l'aide des ressources intérieures qu'il tire de la résolution alimentaire de ses propres tissus. On peut ainsi penser qu'il va jusqu'au bout de ces ressources et qu'il épuise tout le pouvoir alimentaire de sa propre substance. Mais si on exige de cet inanitié des dépenses exceptionnelles, la consommation attachée à ces dépenses excède les ressources de l'histolyse et le cycle de l'inanition est abrégé. On peut aisément réaliser un pareil état physiologique. Il suffit de raser un lapin et de le priver de tout aliment solide. Un lapin rasé et pesant 2 kil. 055 est privé d'aliments ; il meurt au bout de deux jours avec une température centrale de 20° et après avoir perdu 280 grammes de son poids, soit 69 grammes par jour et par kilogramme. Au degré près, les courbes du refroidissement et de la dénutrition sont donc identiques chez un lapin verni et chez un lapin rasé privé d'aliments. L'inanition est abrégée chez tous les deux en raison de l'excès de leurs dépenses artificiellement provoquées, sur les ressources alimentaires offertes par les tissus.

Nous concluons que le vernissage produit un double effet : 1° un effet physique consistant dans l'accroissement du pouvoir émissif de la peau et entraînant l'exagération des dépenses chimiques mesurées aux combustions respiratoires ; 2° un effet physiologique consistant dans l'interruption des fonctions digestives et mettant les animaux dans l'impossibilité de recevoir une alimentation égale à leurs nouveaux besoins.

L'effet physique exercé sur la peau par le vernissage n'a par lui-même aucune gravité, et les lapins vernis compenseraient aisément l'excès de déperdition calorifique entraîné par l'opération, s'ils pouvaient manger. On en a la preuve dans ce fait qu'on peut retarder la mort des animaux vernis, en les préservant contre le refroidissement (Laschewitsch, Laulanié).

Nous pensons avoir déterminé le mécanisme de la mort consécutive au vernissage ;

mais une dernière question se pose : pourquoi les animaux vernis ne mangent-ils pas ? Il serait toujours loisible de soutenir que cette anorexie presque complète est due à une auto-intoxication ; mais dans cette hypothèse, il devient impossible d'expliquer pourquoi les chiens vernis à l'huile ne succombent pas. En fait, tous les chiens que nous avons observés et vernis dans les mêmes conditions que le lapin ont résisté aux effets du vernissage en mesurant leur alimentation sur l'excès de leur déperdition calorifique et de leurs combustions. Il est pourtant évident qu'une couche d'huile produit ses effets physiques et mécaniques aussi bien sur la peau d'un chien que sur celle d'un lapin. Et si elle agissait en empêchant l'élimination de certaines substances toxiques, elle déterminerait la mort, par le même mécanisme, dans un cas comme dans l'autre. On voit que la question soulève encore bien des problèmes.

Des brûlures. — Essayer de juger les fonctions de la peau par les effets des brûlures étendues serait une étrange entreprise. Les brûlés ont tant de raisons de mourir qu'il serait puéril de rattacher leur mort à la suppression des fonctions cutanées, et nous ne savons plus les noms de ceux qui ont accueilli cette explication extraordinaire. Il est vrai que, parmi les troubles multiples qui accompagnent les brûlures, quelques-uns se rattachent à l'influence de principes toxiques. Mais la présence de ces principes n'est pas due à l'incapacité fonctionnelle de la peau. Ce sont des produits formés secondairement, soit qu'ils résultent de l'altération des éléments du sang directement atteints et détruits par la brûlure, soit qu'ils dérivent des troubles de la nutrition chez les brûlés. Reiss a démontré la grande toxicité des urines après les brûlures, et il l'attribue à certains produits de la combustion brutale des tissus, produits qu'il considère comme des substances aromatiques du groupe de la pyridine.

D'après Kianicine, on peut extraire des tissus du malade et préparer une ptomaïne spéciale qui ne se rencontre que chez les brûlés et qui dériverait des troubles chimiques de la vie cellulaire. En somme, ce que l'on sait le mieux sur cette question, c'est que les urines des brûlés sont éminemment toxiques (Boyer et Guinard), mais que ce supplément de toxicité n'a aucune relation avec les fonctions de la peau.

ROLE ANTITOXIQUE DE L'INTESTIN ET DU POUMON.

Le rôle antitoxique de l'intestin ne réclame pas de longs développements. Nous n'avons qu'à constater à nouveau la grande toxicité des matières fécales dont l'élimination suffit à préciser le rôle antitoxique de l'intestin, par un de ses côtés. Mais il faut se rappeler aussi que ce viscère agit d'une manière plus directe encore, lorsque la muqueuse intestinale transforme les peptones ou les toxines albuminoïdes issues de la végétation microbienne, et qu'elle en neutralise les effets nuisibles.

Parmi les produits toxiques éliminés par le poumon, on ne connaît avec certitude que l'acide carbonique. Brown-Séquard et d'Arsonval ont pourtant soutenu que l'air expiré possède une toxicité propre liée à la présence de principes autres que le CO^2. Leurs expériences paraissaient d'ailleurs démonstratives. Un certain nombre de cobayes sont placés l'un à la suite de l'autre dans une série de chambres parcourues par un courant d'air qui, dans l'intervalle de chacune d'elles, traverse un condenseur chargé de fixer le CO^2. Or les animaux succomberaient dans l'ordre inverse de leur place dans la série. L'air expiré par chacun d'eux contribue à intoxiquer ceux qui le suivent, en sorte que le premier de la série échappe à l'intoxication.

Dans d'autres expériences, Brown-Séquard et d'Arsonval auraient également constaté que le liquide obtenu par la condensation des vapeurs contenues dans l'air expiré est toxique pour les lapins à qui on l'administre par injection intraveineuse ou par toute autre voie.

Malgré leur netteté et celle des conclusions qu'ils ont inspirées, ces résultats sont fort contestables. Les nombreux expérimentateurs qui, par des moyens divers, ont éprouvé la toxicité de l'air expiré sont unanimes à déclarer qu'ils n'ont jamais obtenu que des résultats négatifs. Dastre et Loye ont vainement reproduit les expériences de Brown-Séquard et d'Arsonval ; A. Russo, Ghiberti et Alessi n'ont pas réussi davantage, malgré les conditions favorables où ils se sont placés. Ils ont employé le liquide obtenu par la condensation de l'atmosphère dans des salles d'école habitées et hermétiquement closes. Or ce liquide ne détermine aucun accident toxique chez les animaux qui le reçoivent par injection sous-cutanée, à doses énormes. Il semble donc qu'il se soit glissé quelque cause d'erreur dans les recherches de Brown-Séquard et d'Arsonval.

Il n'en reste pas moins à expliquer les accidents consécutifs à l'encombrement et dont on a enregistré quelques exemples.

ROLE ANTITOXIQUE DU FOIE.

Toxicité de la bile. — La bile est éminemment toxique (Bouchard). De la bile de bœuf diluée au tiers tue un kilogramme de lapin à la dose de 4 ou 6 centimètres cubes. Elle détermine, en particulier, l'hématolyse et provoque des convulsions, sans doute à l'aide de la potasse mise en liberté par l'action dissolvante que la bile exerce sur les globules rouges et sur les tissus vivants.

Les éléments nuisibles de la bile résident surtout dans les pigments et les sels biliaires. C'est ainsi que la bile décolorée par son passage sur le noir animal perd les deux tiers de sa toxicité (Bouchard) ; et si on isole la bilirubine, on constate avec Bouchard et Tanret qu'elle tue à la dose de 5 centigrammes par kilogramme. D'autre part, les sels biliaires, administrés isolément, tuent à la dose de 0 gr. 50 environ par kilogramme d'animal.

A l'état normal, l'organisme est doublement protégé contre l'action toxique de la bile, et par l'excrétion partielle dont ce liquide est l'objet et par le fait même de la circulation entéro-hépatique de la bile. Que si l'écoulement de ce liquide dans l'intestin trouve un obstacle accidentel ou expérimental (ligature du canal cholédoque), la bile est résorbée, elle passe dans la circulation, imprègne les tissus et trahit sa présence par l'ictère. Il est très remarquable de voir que, dans ce cas, l'organisme se protège complètement contre les effets si puissants de la toxicité biliaire. Le mécanisme de cette préservation réside dans ce fait que les sels et les pigments biliaires sont entièrement fixés par les tissus inertes du système conjonctif, qui agissent vis-à-vis de la bile comme des accumulateurs et résistent à son action dissolvante (Bouchard).

Incidemment, le phénomène de la résorption biliaire soulève la question de savoir par quelles voies la bile passe dans la circulation. Wertheimer et Lesage ont démontré que la résorption provoquée par la ligature du canal cholédoque n'est ni empêchée, ni même retardée par la ligature du canal thoracique. Elle a donc lieu aussi bien par les capillaires sanguins que par les voies lymphatiques.

Rôle du foie dans la neutralisation des poisons venus de l'intestin. — L'action protectrice du foie s'exerce contre tous les poisons nés ou introduits dans l'intestin.

La glande hépatique agit d'abord sur les *poisons vulgaires*. On sait, par les observations d'Orfila, de Cl. Bernard, d'Heidenhain, que le foie arrête en grande partie les sels de cuivre, de fer, de mercure, d'antimoine, de zinc, d'argent, l'acide phénique, la térébenthine. Injectées lentement par la veine porte, ces diverses substances sont retenues par les cellules hépatiques, qui ne les abandonnent que peu à peu à la circulation et à l'élimination rénale. Injectées au contraire dans une veine de la circulation générale, elles passent dans les urines et provoquent les troubles qui leur sont spéciaux, quand elles sont toxiques.

Les *alcaloïdes* sont également arrêtés par le foie : une dose toxique de nicotine ne produit rien, si on l'injecte par la veine porte (Schiff, Heger). Roger, qui a bien étudié ce côté des fontions hépatiques, a montré que, d'une manière générale, la plupart des alcaloïdes perdent la moitié de leur toxicité en passant par le foie. Mais il faut, pour obtenir ce résultat, que les doses toxiques soient très diluées et poussées lentement dans la veine porte. Roger a éprouvé notamment, à ce point de vue, l'atropine, le curare, la quinine, la morphine.

Les *poisons organiques*, tels que la bile, l'urine, les produits de la putréfaction, donnent des résultats analogues. Il en est de même des *poisons d'origine alimentaire*, comme la glycérine, les savons, les principes aromatiques (phénol, indol, scatol), les acides sulfo-conjugués, les ptomaïnes, les peptones. Aussi, dans la vie ordinaire, celles de ces substances qui ne sont pas déjà neutralisées par la muqueuse intestinale, subissent, dans le foie, des modifications profondes qui en diminuent la nocivité.

Le rôle antitoxique du foie se manifeste avec une puissance particulière *dans les infections*. D'après Roger, le foie serait capable de neutraliser 64 doses mortelles de culture charbonneuse et 7 à 10 doses mortelles de staphylocoque doré. Werigo a montré, d'autre part, qu'après l'inoculation charbonneuse faite par une veine périphérique ou par une injection sous-cutanée, on constate dans le foie une phagocytose intense.

Le rôle protecteur du foie serait intimement lié à l'intégrité de sa fonction glycogénique, et son action antitoxique serait très affaiblie quand la glande cesse de contenir du glycogène (Roger). Mais il est probable que le glycogène n'est qu'un témoin de l'activité des cellules hépatiques.

Des phénomènes d'intoxication consécutifs à la suppression des fonctions hépatiques. — Jusqu'ici il ne s'est agi que de la protection exercée par le foie contre les poisons venus du dehors. Or la glande hépatique exerce aussi une fonction antitoxique permanente dont l'influence se manifeste par les désordres qui apparaissent lorsqu'on suspend toutes les fonctions de la glande. On arrive à ce résultat par divers moyens : *par la ligature de la veine porte* (Cl. Bernard, Heidenhain, Roger). L'opération est rapidement mortelle. Les chiens dont on a lié la veine porte succombent dans l'espace d'une à trois heures, après avoir présenté les troubles les plus graves : affaiblissement rapide, parésie, hypothermie, narcose. Or la chute de la pression artérielle et l'anémie produites par la dérivation du sang dans la veine porte ne suffisent pas à expliquer tous ces phénomènes, qui semblent bien porter le témoignage d'une intoxication. Quant à la ligature lente de la veine porte, telle qu'elle a été réalisée pour la première fois par Oré, elle ne produit aucun effet, parce que la lenteur de l'oblitération permet l'établissement des circulations collatérales.

En ce qui touche les effets de la fistule d'Eck associée à la ligature de la veine porte, nous avons exposé plus haut (page 409) et nous n'avons qu'à rappeler ici que les opérés présentent au bout de quelques jours tous les signes d'une intoxication par l'acide carbamique.

Les faits qui précèdent suffisent à faire prévoir les dangers attachés aux altérations fonctionnelles du foie, comme il en survient dans les différentes formes de la cirrhose. Mais nous touchons ici à une question très complexe, très obscure, celle de l'insuffisance hépatique, et que son caractère purement médical nous interdit d'aborder.

ROLE ANTITOXIQUE DES GLANDES PARATHYROIDES ET DES CAPSULES SURRÉNALES.

Les recherches instituées pour établir la fonction de ces organes ont eu précisément pour résultat d'établir que cette fonction réside essentiellement dans la neutralisation de certains principes éminemment toxiques et issus de la nutrition du système nerveux ou des muscles. Nous n'avons qu'à nous en référer à ce qui a été exposé plus haut sur ce point.

VIII

DE LA NUTRITION

On a coutume de dire que la nutrition embrasse la série des métamorphoses chimiques imposées aux aliments, depuis le moment de leur absorption, jusqu'à celui de leur élimination à l'état de produits excrémentitiels. Mais ces métamorphoses ne sauraient être envisagées seulement pour elles-mêmes et au seul point de vue de la chimie pure. Si ce point de vue suffisait, notre tâche serait à moitié remplie puisque l'étude de la respiration et des excrétions nous a mis en présence des processus destructeurs qui résolvent la matière alimentaire et en rejettent à l'extérieur les débris désormais inutiles.

En fait, les transformations subies par les principes immédiats n'ont d'intérêt pour nous que parce qu'elles se confondent avec la fonction réelle des aliments et qu'elles sont les moyens de cette fonction. Elles conduisent les principes immédiats dans deux directions et tendent vers deux résultats : 1° la préparation des réserves alimentaires ; 2° la dépense de ces réserves attachée aux deux actes permanents de la vie, c'est-à-dire la rénovation de la matière vivante et la production de ses activités. Nous retrouvons donc ici la dualité fonctionnelle des aliments et c'est le moment de redire, pour embrasser cette dualité dans une formule sommaire, que les aliments sont les dépositaires de la matière et de l'énergie transformées dans l'organisme. D'une part, la matière vivante se renouvelle en vertu de cette instabilité énigmatique qui est un des attributs du protoplasma et, d'autre part, elle agit, elle produit ses énergies propres, et convertit en chaleur toute l'énergie qu'elle emprunte à la destruction des aliments.

Tel est le double fait qui caractérise la vie des tissus et qui remplit leurs besoins.

Ces besoins ne s'alimentent pas directement dans les principes immédiats apportés par l'absorption intestinale. Ceux-ci sont d'abord employés à constituer des réserves toujours disponibles, et dont la présence a pour effet d'effacer les inégalités ou les intermittences de l'alimentation intestinale pour y substituer la continuité de l'alimentation interne.

La nutrition comprend donc deux séries de faits :

1° La formation des réserves alimentaires.

2° L'utilisation de ces réserves, c'est-à-dire la dépense alimentaire engagée dans le renouvellement de la substance des tissus et dans la production de leurs énergies propres.

Les faits du premier groupe répondent à ce qu'on appelle, parfois, l'*assimilation*. Dans le même langage, les phénomènes de dépense constituent la *désas-*

similation. Mais prises au sens littéral, ces expressions ne sont exactes qu'à la condition de désigner seulement les métamorphoses de l'albumine attachées au renouvellement de la matière vivante.

La question étant ainsi bien et clairement posée, nous ne refusons pas d'introduire le langage par lequel on a coutume, depuis quelque temps, d'exprimer les grands processus de la nutrition.

On appelle *métabolisme* tout le procès chimique de la nutrition, c'est-à-dire l'ensemble des métamorphoses imposées aux aliments depuis le moment de leur absorption jusqu'à celui de leur élimination.

Comme la formation des réserves alimentaires emprunte les procédés de la synthèse et impose aux principes immédiats des métamorphoses ascendantes, on a cru qu'on donnerait une peinture de ces faits en employant l'expression d'*anabolisme*.

Au contraire, la dépense des principes immédiats comporte surtout des métamorphoses descendantes qui les mènent à la ruine définitive par une série de déchéances, et tout cela se trouve enfermé dans le mot *catabolisme*.

Toutes ces expressions, fondées sur un point de vue purement chimique, ne sont pas toujours exactes. Mais elles sont inoffensives dès qu'elles ne parviennent plus à faire oublier le point de vue physiologique qui est seul légitime et que nous avons pris soin de mettre en relief dès l'ouverture de ce grand chapitre. C'est que la connaissance des processus de synthèse ou de destruction n'a d'intérêt qu'autant qu'elle nous éclaire sur la destination fonctionnelle des principes immédiats et sur le rôle qu'ils remplissent dans les actes permanents et essentiels de la vie, rappelés plus haut.

Mais quelques remarques sont encore nécessaires à ce point de vue. Les transformations de l'énergie dans l'organisme se résolvent à l'extérieur en travail mécanique et en chaleur et si l'animal est au repos, la chaleur reste le seul témoin et la seule expression des dépenses alimentaires. Or la production de cette chaleur est dominée, chez les animaux supérieurs, par les besoins de la régulation de la température centrale.

Comme nous le disions dans notre introduction, la régulation thermique constitue un épisode de l'évolution greffé sur un fait de mécanique générale, c'est-à-dire sur la conservation nécessaire de l'énergie. A ce dernier point de vue, la production de la chaleur n'est que le dénouement inévitable des transformations de l'énergie attachées à l'activité des tissus. Elle n'est qu'un résultat ou un résidu et elle n'a pas d'autre caractère chez les animaux à sang froid. Mais dès que la régulation se constitue, la chaleur devient un but préparé et obtenu par un effort spécial. Elle est produite pour elle-même et pour compenser les pertes dues au rayonnement. Elle devient un besoin dont l'intensité est exclusivement dominée par une circonstance physique, la température extérieure.

Une alimentation suffisante doit donc répondre à ces trois besoins essentiels de la vie : besoin de matière pour renouveler la substance vivante entraînée dans une ruine permanente ; besoin d'énergie pour la production du travail et besoin d'énergie pour la production de la chaleur. Notre programme se dessine ainsi avec précision et l'étude des dépenses alimentaires comprendra nécessairement trois chapitres consacrés : le premier au renouvellement de la matière vivante ; le second à la production des énergies ou du travail, sous toutes ses formes; le troisième à la calorification. Mais au préalable, il sera nécessaire d'examiner l'élaboration des réserves chargées d'accumuler et de fournir les matériaux de la dépense alimentaire. De là trois chapitres distincts consacrés : 1° à la glycogénie, 2° à l'adipogénie et 3° à l'albuminogénie.

Un autre point de vue apparaît. L'emploi et l'utilisation des aliments comportent des recettes dont la mesure est dans la composition même de la ration, et des dépenses qui peuvent être évaluées par l'analyse des diverses excrétions. La comparaison des recettes et des dépenses constitue la statique chimique de la nutrition. Elle a une très grande importance par les renseignements qu'elle fournit sur le mode d'utilisation des aliments et la détermination des rations. C'est par elle que nous commencerons notre étude.

STATIQUE CHIMIQUE DE LA NUTRITION.
BILAN NUTRITIF

Quand la ration d'un animal suffit exactement à ses besoins, le poids de celui-ci demeure invariable. Il est en équilibre de nutrition. Dès lors les dépenses sont nécessairement égales aux recettes et tous les éléments simples de la ration doivent se retrouver dans les excreta. C'est ce qu'on exprime en disant qu'il y a équilibre d'oxygène, d'hydrogène, de carbone et d'azote. Lorsque la ration est insuffisante, l'équilibre est rompu aux dépens de l'organisme, dont le poids diminue de toute la substance qui est prélevée sur les tissus pour compléter la ration et concourir à l'entretien de la chaleur animale. Dans ce cas, les excreta sont en excédent sur les ingesta et leur analyse donne la part des principes immédiats empruntés à l'organisme pour parfaire la ration.

Lorsque celle-ci est surabondante, l'équilibre de nutrition est rompu au profit de l'organisme, dont le poids augmente de toute la part de la ration qui a été fixée, soit à l'état d'albumine, soit à l'état de graisse. Dans ce cas les excreta présentent un déficit vis-à-vis des ingesta et leur analyse permet de déterminer la part d'albumine fixée à l'état de chair musculaire ou celle de la graisse produite.

Au nombre des excreta figurent en première ligne l'azote urinaire et le carbone de la respiration. Nous verrons comment on peut en inférer les dépenses réelles de l'organisme et faire la part de l'albumine et des graisses dans ces dépenses, comment enfin la détermination du bilan nutritif par la comparaison des ingesta et des excreta permet de juger la nutrition.

Les recherches sur le bilan nutritif ont été inaugurées par Boussingault. Le but que se proposait l'illustre agronome est étranger aux préoccupations actuelles de la science. Il recherchait si l'azote gazeux de l'atmosphère peut être directement mis en œuvre dans la nutrition et assimilé par les animaux. Nous verrons dans un instant la solution que comporte cette question. Pour le moment il faut retenir la méthode inaugurée par Boussingault pour l'obtenir. Elle consiste à faire l'analyse quantitative des ingesta et des excreta, c'est-à-dire à peser comparativement le carbone, l'oxygène, l'hydrogène et l'azote introduits avec les aliments et rejetés dans les diverses excrétions. La même enquête peut s'étendre à l'eau et aux sels.

Boussingault entreprit ses recherches en 1837 à la ferme expérimentale de Bechelbronn en Alsace. Il fut immédiatement suivi par Valentin, Baudement et Hoffmeister, puis par Barral qui précisa le bilan nutritif chez l'homme. En 1876, Wolff, installé à la station agronomique d'Hohenheim, ouvrit une deuxième période de recherches et suscita chez ses élèves de nombreux travaux (Funke, Kreuzhage, O'Kellner). A cette même période se rattachent les recherches instituées par Muntz à la compagnie générale des omnibus de Paris. L'année 1882 vit s'ouvrir une troisième période remplie par les travaux de Grandeau et Leclerc à la compagnie des petites voitures de Paris, ceux de Pettenkofer et Voit, de Vierordt, de Bischoff, de Bidder et Schmidt, de Zuntz et Lehmann, de Ranke, de C.-V. Noorden, etc. Toutes ces recherches ont permis d'accumuler des documents précieux soit sur l'alimentation du bétail et la détermination des rations, soit sur les faits généraux de la nutrition. C'est sous ce dernier aspect que nous avons surtout à les envisager dans ce chapitre.

Il y a, nous l'avons vu plus haut, à considérer trois cas différents, selon que la ration est suffisante, insuffisante ou surabondante.

<hr>

CHAPITRE PREMIER

DU BILAN NUTRITIF QUAND L'ÉQUILIBRE DE NUTRITION EST ASSURÉ PAR UNE RATION SUFFISANTE

Dans ce cas tous les principes organiques sont en équilibre et pour juger de leur répartition dans les excreta et des modes de la dépense alimentaire, nous reproduirons les résultats obtenus par Boussingault sur les animaux domestiques et par Vierordt sur l'homme.

Bilan de la nutrition chez une vache laitière maintenue depuis plusieurs jours en équilibre de poids et de nutrition (d'après Boussingault).

	CARBONE.	HYDROGÈNE.	OXYGÈNE.	AZOTE.	MATIÈRES ANALYSÉES.
Recettes.........	kil. 4,813	kil. 0,595	kil. 4,034	kil. 0,201	Aliments solides des 24 heures.
Dépenses........	2,601	0,332	2,082	0,174	Excréments, urine et lait des 24 heures.
Différences......	—2,212	—0,263	—1,952	—0,027	»

Bilan de la nutrition chez un cheval maintenu depuis plusieurs jours en équilibre de poids et de nutrition (d'après Boussingault).

	CARBONE.	HYDROGÈNE.	OXYGÈNE.	AZOTE.	MATIÈRES ANALYSÉES.
Recettes.........	kil. 3,938	kil. 0,446,5	kil. 3,209	kil. 0,139,4	Aliments solides des 24 heures.
Dépenses........	1,472	0,191,3	1,363	0,115	Excréments et urines des 24 heures.
Différences	—2,465	—0,255,2	—1,846	—0,024	»

Boussingault ne déterminait pas la mesure des échanges gazeux de la respiration. Les recettes ne comportent donc pas l'oxygène consommé et les excreta n'embrassent pas le CO^2 exhalé par le poumon. Ces lacunes n'empêcheraient pas d'interpréter les résultats et de s'arrêter sur les observations auxquelles donne lieu l'équilibre des différents éléments organogènes. Mais nous donnerons d'abord les chiffres d'un bilan nutritif complet, tel que Vierordt l'a établi sur lui-même.

Statique chimique de la nutrition chez l'homme (d'après Vierordt).

I. — BUDGET DES RECETTES.

INGESTA.	CARBONE.	HYDROGÈNE.	AZOTE.	OXYGÈNE.	EAU.	SELS.	TOTAUX.
120 gr. d'albuminoïdes contenant..	gr. 64,18	gr. 8,60	gr 18,88	gr. 28,34	gr. »	gr. »	gr. 120
90 gr. de graisse....	70,20	10,26	»	9,54	»	»	90
330 gr. d'hydrates de carbone....	146,82	20,33	»	162,85	»	»	330
Oxygène respiré.......	»	»	»	744,11	»	»	744,11
Eau........	»	»	»	»	2,818	»	2,818
Sels	»	»	»	»	»	32	32
Totaux......	281,20	39,19	18,88	944,84	2,818	32	4,134

II. — Budget des dépenses.

EXCRETA.	CARBONE.	HYDROGÈNE.	AZOTE.	OXYGÈNE.	EAU.	SELS.	TOTAUX.
Respiration.	gr. 248,8	gr. »	gr. »	gr. 651,15	gr. 330	gr. »	kil. 1,230
Transpiration cutanée........	2,6	»	»	7,20	660	»	670
Urines	9,8	3,3	15,8	11,10	1700	26	1,766
Excréments.	20	3	3	12	128	6	172
Totaux	281,2	6,3	18,3	681,45	2^{kil},818	32	3,838

III. — Balance.

	CARBONE.	HYDROGÈNE.	AZOTE.	OXYGÈNE.	EAU.	SELS.	TOTAUX.
Ingesta.....	gr. 281,20	gr. 39,19	gr. 18,88	gr. 944,84	kil. 2,818	gr. 32	kil. 4,134
Excreta.....	281,20	6,30	18,88	681,45	2,818	32	3,838
Différences .	0	—32,89	0	—263,39	0	0	—0^{kil},296

A l'aide de ces deux sortes de documents pris pour exemple, étudions l'équilibre des différents éléments simples de la ration.

Équilibre de l'oxygène et de l'hydrogène. — La balance des recettes et des dépenses fait ressortir, dans tous les cas, un déficit d'oxygène et d'hydrogène ; mais les poids de ces gaz en déficit sont exactement, ou à très peu de chose près, dans le rapport $\frac{1}{8}$ où ils sont unis pour former de l'eau. Ainsi, dans le bilan nutritif de Vierordt, on a un déficit de 263^{gr},39 d'oxygène et de 32^{gr},89 d'hydrogène, chiffres dont le rapport $\frac{263,9}{32,89}$ est précisément égal à $\frac{1}{8}$. Ils répondent donc à 263,89 + 32,89 = 296 grammes d'eau gardés par l'organisme. Si maintenant nous considérons le cas du cheval, les poids d'oxygène et d'hydrogène en déficit s'élèvent à 1^{k},846 pour le premier et 255,2 pour le second. Or, le déficit d'oxygène divisé par 8 donne le chiffre 230 au lieu de 255,2. Il ne reste donc qu'un excédent de 15^{gr},2 d'hydrogène qui, sans doute, ont été l'objet d'une combustion directe à moins qu'ils ne procèdent d'une erreur d'analyse.

Équilibre du carbone. — Le bilan dressé par Boussingault n'embrasse pas, comme nous l'avons vu, les gaz de la respiration. Le carbone de l'acide carbonique exhalé dans les vingt-quatre heures n'est donc pas porté en dépense et le chiffre des excreta est affecté d'un déficit précisément égal au poids de ce carbone. On atteint du même coup la mesure de l'acide carbonique produit dans les vingt-quatre heures, par l'animal en expérience, et on voit comment la statique chimique de la nutrition peut devenir la base d'une méthode indirecte pour la détermination des échanges respiratoires. Le cheval de Boussingault rejetait par le poumon $2^k,465$ de carbone répondant à $9^k,021$ de CO_2, soit en volume 4,556 litres en vingt-quatre heures. Malheureusement nous ignorons le poids de l'animal et nous ne pouvons pas inférer du chiffre précédent l'intensité de sa respiration. Mais épuisons cette question qui s'ouvre incidemment et recherchons comment le bilan nutritif réduit aux excreta solides et liquides permet également de déterminer la quantité d'oxygène consommé dans les vingt-quatre heures. Cette quantité s'obtient par différence, en partant de l'équation générale exprimant l'égalité des recettes et des dépenses, et en faisant entrer dans les deux membres de l'équation les gaz de la respiration. On peut écrire, en effet :

$$\text{Ingesta} + O_2 = \text{excreta} + CO_2.$$

D'où :

$$O_2 = (\text{excreta} + CO_2) - \text{ingesta}.$$

De là cette règle : le poids de l'oxygène consommé est égal à la différence des poids entre la totalité des excreta, y compris le CO_2, et la totalité des ingesta solides et liquides.

Pour que l'équation ci-dessus soit satisfaite, il faut, bien entendu, que l'équilibre de nutrition soit absolument parfait et que le poids de l'animal retrouve exactement, à la fin de l'expérience, la valeur qu'il avait au commencement. Mais cette condition est très incertaine et ne peut être obtenue que par l'effet d'une heureuse rencontre introduisant une périodicité absolument régulière dans les déjections de l'animal. De là sans doute l'imperfection des résultats obtenus par Pettenkofer et Voit dans leurs recherches sur la respiration, au moyen de la méthode indirecte.

Cet incident étant vidé, poursuivons l'étude de l'équilibre du carbone en prenant pour base les chiffres d'un bilan nutritif complet comme celui de Vierordt. On voit que ce corps se répartit très inégalement dans les excreta et il convient de distinguer : 1° le carbone intestinal ; 2° le carbone respiratoire et 3° le carbone urinaire. Examinons successivement ces trois termes.

Carbone intestinal. — Le carbone intestinal mesure la part des principes immédiats qui ont échappé à la digestion et il est impossible de lui assigner une origine précise. Sa proportion dépend, en particulier, de la puissance digestive des animaux et du régime, c'est-à-dire de la nature et du coefficient de digestibilité des aliments. A ce point de vue les grands herbivores sont en état d'infériorité manifeste et si on se reporte aux tableaux de Boussingault, on sera frappé de la grandeur du chiffre qui mesure le carbone des aliments non utilisés. Même en en défalquant le carbone urinaire qui n'a pas été mis à part dans ces tableaux et dont le poids est négligeable, le carbone non employé conserve une valeur considérable ; il atteint presque la moitié du carbone total des aliments. Cet énorme déchet se rattache à l'abondance de la cellulose dans l'alimentation des herbivores et à l'indigestibilité relative de ce principe.

Les aliments de l'homme ont un rendement digestif de beaucoup plus considérable et dans le bilan de Vierordt, le carbone intestinal atteint à peine les 0,07 du carbone total des aliments.

Du carbone respiratoire. — Le carbone rejeté avec le CO_2 de la respiration atteint toujours un chiffre très élevé. Si on admet que ce CO_2 procède entièrement de la combustion des aliments, sa signification dépend de la nature même des principes immédiats qui ont fourni les matériaux de la combustion et, sur ce point, on trouvera dans le tableau de la page 63, tous les renseignements nécessaires. Mais il convient de pouvoir atteindre la mesure des divers principes immédiats à partir du carbone et il suffit pour cela de se reporter à la composition centésimale de ces principes et à leur teneur en carbone. Cette teneur est de 52,80 p. 100 pour les albuminoïdes ; de 40 p. 100 pour le glycose et de 76 p. 100 pour les graisses.

On en infère les relations suivantes :

$$1 \text{ gramme de carbone répond à } \begin{cases} 1^{gr},90 \text{ d'albumine.} \\ 2^{gr},50 \text{ de glycose.} \\ 1^{gr},32 \text{ de graisse.} \end{cases}$$

Ce sont là des constantes qu'il est bon de connaître et de fixer une fois pour toutes, parce qu'elles interviennent à chaque instant dans les calculs.

Du carbone urinaire. — La presque totalité du carbone utilisé par l'organisme et procédant des métamorphoses alimentaires, s'élimine par le poumon sous forme de CO^2. Mais il faut compter également avec le carbone urinaire qui, comme on le voit dans le budget des dépenses dressé par Vierordt, atteint une proportion assez élevée et que M. Bouchard a interprété de la manière la plus utile et la plus intéressante.

Chez les carnivores dont les urines sont très pauvres en carbonates, la presque totalité du carbone urinaire est d'origine organique. Il procède des aliments et il ne peut procéder que de la destruction de l'albumine puisque celui des hydrates de carbone est entièrement rejeté par le poumon à l'état de CO^2. Si toute l'albumine était ramenée à l'état d'urée, le carbone urinaire aurait avec l'azote total une relation définie et invariable liée à la composition centésimale de l'urée.

L'urée contient 20 p. 100 de carbone et 46 p. 100 d'azote. Le rapport idéal du carbone et de l'azote urinaire, $\dfrac{\text{C. total}}{\text{Az. total}}$ est donc égal à $\dfrac{20}{46} = 0,43$.

Mais, dans la réalité, ce rapport est toujours supérieur à sa valeur idéale, parce que l'urée n'est pas le seul terme de la destruction de l'albumine et que les autres produits azotés de cette destruction contiennent plus de carbone que l'urée. Il en résulte que le rapport $\dfrac{\text{C. total}}{\text{Az. total}}$ est d'autant plus grand que les termes azotés de la destruction de l'albumine sont plus nombreux et partant que la nutrition est moins parfaite. L'emploi le plus économique et le plus complet de l'albumine est en effet celui dans lequel le groupement hydrocarboné distrait pour les besoins de la respiration atteint son maximum. Or ce maximum n'est réalisé que si toute l'albumine est conduite jusqu'à l'urée et dans ce cas le rapport $\dfrac{\text{C. total}}{\text{Az. total}}$ tombe à sa valeur minimum.

On voit que cette relation apporte un témoignage rigoureux sur l'état de la nutrition, c'est-à-dire sur la destruction plus ou moins complète de l'albumine, sur le nombre variable des termes azotés intermédiaires qui précèdent l'urée et dont la production introduit un nouvel élément de toxicité.

Équilibre de l'azote. — L'équilibre azoté aurait son expression et sa réalité dans l'égalité absolue de l'azote ingéré avec les albuminoïdes alimentaires et de l'azote rejeté par les diverses voies d'excrétion. Cette égalité n'est pas contestable, mais la question se pose tout d'abord de savoir si l'analyse peut atteindre tout l'azote des excreta ou si une part de cet azote n'échappe pas aux déterminations de la balance, soit qu'il s'élimine par le poumon comme le voulait Boussingault, soit qu'on ne puisse tenir compte de celui qui est entraîné avec les produits de la desquamation épidermique. S'il en était ainsi, la balance entre l'azote ingéré et l'azote excrété ne serait pas exacte et le bilan nutritif ferait ressortir dans les excreta un déficit plus ou moins considérable. Telle est la question qui se pose et qui doit être étudiée ici.

Comme on le voit par les tableaux reproduits ci-dessus (pages 479 et 480), Boussingault trouvait dans les excreta un déficit d'azote, très faible, il est vrai, mais pourtant assez sensible, qu'il interprétait en admettant l'exhalation pulmonaire d'une certaine quantité d'azote à l'état gazeux. Ce déficit s'accorde avec ce fait établi pour la première fois par Regnault et Reiset, dans leurs mémorables recherches sur la respiration, que l'air expiré contient un peu plus d'azote que l'air inspiré. Ce phénomène serait constant, sauf dans le cas de l'inanition où, au contraire, le poumon absorberait une quantité, très faible d'ailleurs, d'azote atmosphérique. Ces conclusions ont été reprises et soutenues de nouveau très résolument par Seegen et Nowack.

Il faudrait donc admettre la réalité d'une intervention de l'azote dans les échanges gazeux de la respiration pulmonaire et la constatation de ce fait pourrait conduire à une conclusion assez grave. L'azote gazeux de l'atmosphère perdrait l'indifférence chimique et l'inertie qu'on lui attribue et pourrait s'engager directement dans les phénomènes de la nutrition. Voyons ce qu'il faut penser de cette interprétation. Et d'abord il est nécessaire de bien préciser le sens et la réalité des faits. Pettenkofer et Voit repoussent avec la plus grande force l'idée d'une exhalation ou d'une absorption d'azote par le poumon. Ils affirment avoir toujours vu ce gaz rester étranger aux phénomènes de la respiration et ont constamment retrouvé dans les excreta solides et liquides la totalité de l'azote alimentaire. Cette assertion est contredite par beaucoup d'observations et, aux résultats de Boussingault, de Regnault et Reiset, de Seegen et Nowack, nous pouvons ajouter ceux que Grandeau et Leclerc ont obtenus sur la statique chimique de la nutrition chez les chevaux de la Compagnie des petites voitures. Nous donnons dans le tableau ci-après les chiffres établissant le bilan de l'azote sur ces animaux.

Bilan de l'azote sur les chevaux de la Compagnie des petites voitures de Paris
(d'après Grandeau et Leclerc).

CONDITIONS.	AZOTE de la ration.	AZOTE DES EXCRETA.		TOTAL de l'azote excrété.	DÉFICIT.	DÉFICIT p. 100 de l'azote de la ration.
		Urine.	Fèces.			
Repas...............	gr. 93,967	gr. 59,240	gr. 23,592	gr. 82,832	gr. 11,135	11,8
Transport au pas......	103,528	75,044	25,088	101,032	2,496	2,41
Transport au trot......	102,210	72,741	29,810	102,551	+ 0,341	»
Travail au pas.........	137,729	92,289	36,199	128,428	9,301	6,73
Travail au trot........	140,090	82,430	48,170	130,600	9,490	6,71

On ne saurait donc douter de la réalité d'un déficit d'azote dans les excreta. Mais on peut l'interpréter à un point de vue très différent de celui où se plaçait Boussingault. Grandeau et Leclerc le rattachent très justement aux effets de la desquamation épidermique qu'on n'avait pas retenus jusqu'ici et à ceux des fermentations ammoniacales qui peuvent intervenir au cours des analyses et distraire une partie de l'azote.

En dehors de ces causes de déperdition, qui sont indiscutables, on peut, avec M. Duclaux, faire aussi une part aux putréfactions intestinales donnant lieu à une certaine quantité d'azote gazeux éliminé par le poumon. Et quant à l'azote dont on a observé l'absorption pulmonaire chez les inanitiés, il s'expliquerait, d'après le même auteur, par la diminution de la tension de ce gaz dans le sang.

En résumé, si on tient compte de tous les faits qui précèdent, le mouvement de l'azote dans la respiration se réduit à de très faibles proportions et ne saurait, en aucun cas, impliquer une assimilation ou une désassimilation directes.

L'azote pulmonaire exprimerait simplement un phénomène d'osmose de très médiocre importance et on peut soutenir que tout l'azote alimentaire se retrouve dans les excreta *si on fait entrer dans cette expression les produits de la desquamation épidermique*. — Mais, cette dernière réserve devient inutile pour les animaux de petite taille ou pour ceux chez lesquels, comme l'homme, l'évolution quotidienne des productions épidermiques n'a pas d'effets saisissables. En fait, le bilan nutritif établi par Vierordt démontre la parfaite égalité chez l'homme de l'azote ingéré et de l'azote excrété par les voies ordinaires.

On peut donc admettre pratiquement la réalité de l'équilibre azoté chez les animaux dont la ration couvre exactement les dépenses d'entretien. Cela posé, interprétons l'azote des excreta. Il se répartit en deux lots : l'azote fécal et l'azote urinaire.

Azote fécal. — La majeure partie de l'azote fécal mesure la part des matières albuminoïdes qui a échappé à la digestion.

Cette part atteindrait, chez le cheval, 30 p. 100 environ de l'azote total, et 15 p. 100 chez l'homme ; mais, selon la remarque de M. Bouchard, l'azote des excréments embrasse deux parts inégales : l'azote provenant de l'albumine non digérée et celui qui procède de l'excrétion biliaire ou de la desquamation épithéliale de l'intestin et qui répond à une dépense réelle d'albumine. Ce dernier est distingué par M. Bouchard sous le nom d'*azote intestinal* et il lui fait une place à côté de l'azote urinaire que nous allons maintenant étudier.

Azote urinaire. — L'étude de la sécrétion urinaire nous a montré comment l'azote total des urines mesure la quantité d'albumine désassimilée dans les vingt-quatre heures, réserve faite de la part correspondante à l'azote intestinal. En laissant de côté, pour le moment, cette part peu importante, la mesure de l'albumine dépensée peut être inférée de l'azote urinaire, en partant de la composition centésimale de l'albumine. Celle-ci contient 16 p. 100 d'azote, d'où il suit que : 1 gramme d'azote répond à 6^{gr},25 d'albumine et c'est encore là un facteur constant qu'il est bon d'enregistrer.

Si on veut tenir compte de l'azote intestinal, on peut admettre, avec M. Bouchard, qu'il représente 5 p. 100 de l'albumine dépensée, de sorte que l'azote urinaire n'en représente que 95 p. 100. Dès lors, pour avoir la mesure réelle de la dépense d'albumine, il faudrait adopter comme facteur de l'azote urinaire le chiffre 6,55 au lieu de 6,25. Mais la plupart des calculs institués sur la nutrition reposent sur ce dernier facteur.

Du coefficient azoturique. — Sous ce nom, M. Bouchard désigne le rapport de l'azote de l'urée à l'azote total :

Le coefficient azoturique, $\dfrac{\text{Az. urée}}{\text{Az. total}}$, a la même signification que le rapport déjà étudié à propos du carbone urinaire. Sa valeur dépend de la destruction plus ou moins parfaite de l'albumine et de l'abondance des produits azotés autres que l'urée. Il est d'autant plus grand que la destruction de l'albumine est plus parfaite et produit une plus grande quantité d'urée. L'utilisation optima de l'albumine répond au cas où sa destruction la conduit jusqu'à l'urée,

et c'est précisément alors que le rapport $\dfrac{\text{Az. urée}}{\text{Az. total}}$ atteint son maximum.

CHAPITRE II

DU BILAN NUTRITIF QUAND LA RATION EST INSUFFISANTE

Lorsque la ration est insuffisante ou nulle, l'équilibre de la nutrition est rompu aux dépens de l'organisme dont le poids diminue. Dans ce cas la balance de la nutrition fait ressortir, dans les excreta, un excédent de carbone et d'azote qui nous renseigne sur la répartition des pertes subies par l'organisme. Pour bien interpréter cet excédent, étudions le cas simple où le sujet ne reçoit aucune nourriture. Le fait suivant, emprunté à Ranke (cité par Lambling), va nous éclairer. Il s'agit d'un homme de 69 kilogrammes soumis à un jeûne de quarante-huit heures. Pour mettre hors de cause les réserves provenant du dernier repas, on ne tient compte que des excreta recueillis dans les dernières vingt-quatre heures. L'analyse de ces excreta donne :

Azote total des urines	$8^{gr},024$
Carbone total	$184^{gr},5$
Albumine dépensée	$8,024 \times 6,25 = 50^{gr},15$
Carbone répondant à cette albumine et fourni par l'albumine	$50,15 \times 0,535 = 26^{gr},88$
Carbone fourni par les corps ternaires	$184,5 - 26,88 = 157^{gr},62$

On voit que l'albumine dépensée dans l'état de jeûne ne fournit qu'une minime partie du carbone consacré aux besoins de la respiration. Le reste de ce carbone, soit $157^{gr},62$, n'a pu être livré que par les graisses de l'organisme, puisque les réserves de glycogène et de glycose répondant au dernier repas étaient complètement épuisées. Quant à la quantité de graisse empruntée à l'organisme pour alimenter les combustions et entretenir la chaleur animale, elle s'élève dans le cas examiné à $157,62 \times 1,32 = 206$ grammes. Il suit de là qu'un animal privé d'aliments vit surtout aux dépens de ses graisses et que si son alimentation est insuffisante, le supplément nécessaire à l'entretien de la chaleur animale est fourni par les graisses de l'organisme.

CHAPITRE III

DU BILAN NUTRITIF QUAND LA RATION EST SURABONDANTE

Lorsque la ration est surabondante, l'équilibre de la nutrition est rompu au profit de l'organisme et le poids du sujet augmente. Dès lors la balance des recettes et des dépenses fait ressortir dans les excreta un déficit de carbone et d'azote dont l'interprétation nous renseigne sur la répartition des gains effectués par l'organisme. Prenons, cette fois, un exemple emprunté à C.-V. Noorden (d'après Lambling).

Les recettes alimentaires comprennent :

Albumine...............................	190 grammes.
Graisses...............................	60 —
Hydrates de carbone....................	500 —
Azote de l'albumine....................	16 —
Carbone de l'albumine.................	$53^{gr},6$
— des graisses.................	$45^{gr},9$
— des hydrates de carbone........	200
Total du carbone ingéré....	$299^{gr},5$

Budget des dépenses.

Azote excrété {	Urine.....................	$13^{gr},8$
	Excréments	$1^{gr},2$
	Total..........	$15^{gr},0$
Carbone excrété {	Urine	$8^{gr},0$
	Excréments	$5^{gr},0$
	Respiration	$256^{gr},5$
	Total...............	$269^{gr},5$

Rapprochons dans un tableau ces deux budgets :

	AZOTE.	CARBONE.
Recettes.........................	16^{gr}	$299,5^{gr}$
Dépenses.........................	15	269,5
Déficit dans les excreta.............	1	30

L'organisme a donc retenu 1 gramme d'azote et 30 grammes de carbone qui ont été fixés à l'état de chair musculaire et de graisse. La quantité d'albumine gagnée est égale à $1 \times 6,25 = 6^{gr},25$ qui détiennent $6,25 \times 0,535 = 3^{gr},35$ de carbone.

Il reste donc $30 - 3,35 = 26^{gr},65$ de carbone qui ont été prélevés sur les principes ternaires de la ration et qui ont servi à grossir les réserves de graisse. La graisse formée en vingt-quatre heures s'élevait ainsi chez le sujet étudié par Noorden à $26,65 \times 1,32 = 35^{gr},17$.

Les principes exposés dans ce chapitre et les exemples qui les éclairent suffisent à préciser les documents et les méthodes dont il sera fait usage dans les chapitres suivants.

CHAPITRE IV

ÉVALUATION DES DÉPENSES A PARTIR DES COMBUSTIONS RESPIRATOIRES.

Les méthodes qui viennent d'être exposées sont d'une application difficile ; elles réclament des installations spéciales et comportent des opérations de longue durée. Elles sont donc d'un emploi très onéreux et d'autre part elles ne peuvent pas se prêter à l'évaluation rapide des dépenses de l'organisme et des variations qu'elles peuvent subir sous l'influence d'une condition déterminée.

Mais on peut recourir à une méthode plus simple et presque aussi exacte, qui consiste à juger les dépenses d'un animal, pendant un temps déterminé, à partir de l'oxygène consommé et de l'acide carbonique produit par cet animal dans le même temps.

Cette méthode permet au moins d'évaluer la quantité des principes immédiats qui ont été dépensés dans l'ensemble des combustions organiques. L'oxygène consommé dans la respiration n'a pas d'autre destination possible que la combustion des aliments et il donne avec la plus grande exactitude la mesure de cette combustion. D'autre part, si les conditions de l'expérience ne sont pas de nature à altérer la valeur du quotient respiratoire, celui-ci renseigne immédiatement sur la qualité des principes immédiats engagés dans la combustion.

L'évaluation de la dépense alimentaire à partir de l'oxygène consommé repose sur ce fait qu'il existe un rapport constant entre la quantité des principes organiques dépensés dans la combustion et l'oxygène employé dans cette combustion. La valeur de ce rapport dans les différents cas, figure au tableau de la page 63. On en tire que : la consommation de 1 litre d'oxygène implique la combustion de $0^{gr},937$ d'albumine, $0^{gr},488$ de graisse ou $1^{gr},20$ d'amidon. La difficulté, si on n'a pas d'autres renseignements, est de faire la part de ces trois ordres de principes dans l'ensemble des combustions, et sur ce point on ne peut avoir que des présomptions, assez justes d'ailleurs, tirées du régime de l'animal ou de la composition de la ration telle qu'on peut l'établir à l'aide des indications fournies par les tables de Wolff. (Voir page 55.)

Le problème se simplifie lorsqu'on se propose simplement d'évaluer la dépense faite en principes nutritifs entendus au sens des Zootechniciens de l'école allemande. On a vu (page 63) que les albuminoïdes, les graisses et les hydrates de carbone sont confondus en une seule catégorie de principes dont la chaleur de combustion est considérée comme égale à $4^{cal},1$. Pour connaître la quantité de ces principes qui correspond à l'oxygène consommé par un animal dans une expérience, il suffit de connaître le pouvoir thermogène de l'oxygène.

Du pouvoir thermogène de l'oxygène. — Nous désignons par cette expression le rapport invariable qui existe entre la chaleur produite par la combustion d'un principe immédiat et l'oxygène nécessaire à cette combustion. Ce rapport se traduit par la quantité de chaleur répondant à l'emploi de 1 litre d'oxygène et ses différentes valeurs figurent au tableau de la page 63.

On voit que :

1 litre d'oxygène employé à brûler de l'albumine produit..........	$4^{cal},576$
— — de la graisse...................	$4^{cal},598$
— — du glycose....................	$4^{cal},949$
— — de l'amidon...................	$4^{cal},979$
	Moyenne....... $4^{cal},775$

Il est très intéressant de remarquer que, par une coïncidence fort curieuse, ces différents chiffres ont à peu près la même valeur. L'écart maximum qui les sépare atteint à peine un dixième, et on voit que l'oxygène dépensé dans les combustions organiques produit sensiblement la même quantité de chaleur quel que soit le régime des animaux. Aussi bien, dans la réalité pratique des choses, on se trouve toujours en présence d'une alimentation nettement définie, qui permet d'assigner sa valeur réelle au pouvoir thermogène de l'oxygène. Il est clair, par exemple, que chez les carnivores ou chez les animaux à jeun, ce coefficient est très voisin de $4^{cal},6$, tandis qu'il ne s'éloigne pas beaucoup de $4^{cal},980$ chez les herbivores. On peut donc, sans erreur sensible, partir de l'un ou l'autre de ces chiffres, quand le régime est nettement défini, et, dans le cas contraire, prendre comme base de calcul la valeur du pouvoir thermogène moyen de l'oxygène, soit en chiffres ronds $4^{cal},800$. Ce chiffre répond à peu près exactement au cas d'une alimentation mixte.

Cela posé, soit un cheval de 500 kilogrammes qui, placé pendant vingt-quatre heures, dans une écurie étanche permettant de déterminer la mesure de ses échanges respiratoires, consomme pendant la journée, en même temps que sa ration, 3 000 litres d'oxygène. Ce dernier chiffre implique la production de

$$3\,000 \times 4,8 = 144\,000 \text{ calories et par conséquent la dépense de } \frac{144\,000}{4,1} = 3\,500\text{ gr.}$$

de principes nutritifs digérés. Pour compléter ce dernier résultat, il suffirait de le majorer en le divisant par le coefficient de digestibilité. On obtiendrait ainsi la quantité totale des principes contenus dans la ration elle-même. Par cela même que la valeur des échanges gazeux de la respiration permet d'atteindre la mesure des dépenses de l'organisme en principes nutritifs, elle fait connaître *ipso facto* la composition de la ration. La méthode qui vient d'être examinée revêt ainsi un caractère pratique qui l'impose à l'attention.

DE LA CONSTITUTION DES RÉSERVES ALIMENTAIRES

I

DE LA GLYCOGÉNIE HÉPATIQUE

Le rôle alimentaire du glycose est considérable. Nous démontrerons dans un chapitre ultérieur que ce principe immédiat est l'aliment prochain et très probablement exclusif des combustions qui engendrent le travail physiologique et notamment celui des muscles. Il doit donc se trouver constamment à la disposition des tissus qui sont inhabiles à exploiter tout autre aliment et qui, en son absence, cessent d'agir, de respirer et de participer à la thermogenèse. Les inanitiés se refroidissent et meurent à l'instant même où le glycose leur fait défaut.

Or, la totalité du glycose ou des hydrates de carbone disponibles dans l'organisme constitue une provision très peu considérable et à peine suffisante pour les besoins d'une journée de vingt-quatre heures. Si on dresse le bilan du sucre ou de ses équivalents disséminés dans les différents points du corps, on trouve à peu près les quantités suivantes : 100 à 120 grammes pour un chien de 20 kilos, 3 à 4 kilogrammes pour un cheval de 500 kilos, 300 à 400 grammes pour un homme moyen. Or ces chiffres répondent à peine à la quantité de glycose dépensée tous les jours dans les combustions. Il en résulte que l'activité des tissus, la production de la chaleur et la vie des animaux seraient à la merci du moindre incident capable de suspendre l'alimentation. De là l'intervention et la nécessité d'une fonction qui assure la présence du sucre dans l'organisme, même quand l'alimentation n'en apporte pas. Cette fonction est la glycogénie hépatique.

Le foie produit du sucre dans la mesure même où les tissus réclament cet aliment et il le verse dans la circulation. Cette production n'est jamais interrompue et demeure indépendante de tous les changements qui peuvent survenir dans le régime des animaux. Elle a lieu chez les carnivores aussi bien que chez les herbivores. Elle se poursuit encore pendant l'inanition et jusqu'à sa période agonique. On a ainsi la preuve que le foie peut fabriquer du sucre avec toute espèce de principes immédiats et que si l'alimentation est suspendue et ne lui apporte pas les matériaux de son élaboration glycogénique, il les trouve dans les produits de l'histolyse, c'est-à-dire dans l'albumine morte abandonnée par les tissus vivants et dans la graisse en réserve dans le tissu adipeux. Or tout cela se fait avec un ordre et une mesure impeccables. Nous voulons dire que la production du sucre hépatique et sa distribution aux tissus se règlent sur les besoins de l'organisme. Tel est dans ses grands traits le fait considérable dont la science doit la possession à Claude Bernard.

CHAPITRE PREMIER

DU GLYCOSE DU SANG ET DE SON ORIGINE HÉPATIQUE

De la glycémie normale. — L'histoire de la glycogénie hépatique est dominée par un fait essentiel, la *glycémie*, c'est-à-dire la présence normale du sucre dans le sang. C'est en 1849 que Claude Bernard a démontré, pour la première fois, que le glycose est un élément constant, normal et nécessaire de la constitution du sang. Jusque-là la présence du glycose dans la circulation était considérée comme rare et accidentelle ; on ne connaissait, à cet égard, que les observations de Mac Grégor qui avait trouvé du sucre dans le sang des diabétiques, et de Bouchardat qui l'avait signalé dans le sang des animaux recevant une alimentation riche en hydrates de carbone.

Ce qui faisait la gravité et l'importance de la brillante découverte de Claude Bernard, c'est que la présence du sucre dans le sang est absolument indépendante de l'alimentation et qu'elle se constate chez les animaux privés d'aliments ou nourris à la viande aussi bien que chez les herbivores. La permanence de la glycémie et son indépendance vis-à-vis du régime constituent un fait capital qu'on ne doit jamais perdre de vue.

La connaissance de la glycémie n'a pu être acquise que par l'introduction d'une technique spéciale permettant de déterminer le sucre du sang et d'en faire le dosage. Le procédé imaginé par Claude Bernard n'a point subi de graves modifications et c'est le moment de dire en quoi il consiste.

Dosage du glycose dans le sang. — Pour soumettre le sang à l'épreuve d'une liqueur cupro-potassique comme la liqueur de Violette, il faut le mettre en état de réagir, c'est-à-dire *préparer la liqueur sucrée*. On procède de la manière suivante : Recevoir dans une capsule de porcelaine tarée 15 à 30 grammes de sang auquel on ajoute un poids égal de sulfate de soude cristallisé en poudre et quelques gouttes d'acide acétique ; faire bouillir, et quand le coagulum est devenu noir et spongieux, additionner d'eau pour rétablir le poids primitif. On exprime, on filtre et on dose le glycose dans le liquide filtré. A cet effet, le réactif (liqueur de Violette) est additionné de ferrocyanure de potassium (on fait dissoudre 1 gramme de ferrocyanure dans 100 centimètres cubes de la liqueur cupro-potassique et on ajoute de l'eau jusqu'au litre). On prélève 10 centimètres cubes de ce mélange et on le verse dans le ballon de l'appareil (Voy. fig. 14). La quantité de réactif est ainsi de un centimètre cube.

L'addition du ferrocyanure a pour effet de dissoudre l'oxydule de cuivre et de permettre le virage. Celui-ci a lieu du bleu pâle à l'incolore si la matière sucrée ne contient pas de matières organiques. Dans le cas contraire, la liqueur se fonce, passe au violet, s'éclaircit, devient pourpre et passe au jaune madère (Dastre).

Taux du glycose dans le sang normal. — La proportion du glycose dans le sang de la circulation générale atteint 1 ou 2 p. 1 000. Au delà de cette limite il y a *hyperglycémie* et l'excès du glycose passe dans les urines. C'est la *glycosurie*. Ce phénomène relève entièrement des propriétés osmotiques du glycose qui diffuse rapidement à travers les vaisseaux du rein, dès que sa tension dans le sérum sanguin excède la mesure répondant à une proportion de 2 p. 1000 environ. La glycosurie ne peut pas se produire et ne se produit pas chez les oiseaux dont les urines presque solides ne se prêtent pas aux phénomènes de diffusion.

D'où vient le sucre en circulation dans les vaisseaux et où va-t-il? Telle est la double question qui se pose maintenant.

Source du glycose contenu dans le sang. — Rôle producteur du foie. — L'origine du glycose ne pouvait être déterminée que par une enquête précise sur la répartition de ce principe dans les divers départements de la circulation. Cl. Bernard ne constata pas de variations sensibles dans le domaine de la circulation générale ; mais il en fut autrement pour le territoire de la circulation hépatique et le dosage du glycose lui révéla des différences notables dans le sang de la veine porte et dans celui des vaisseaux sus-hépatiques. Le sens de ces différences dépend d'ailleurs de l'état de l'animal. Quand celui-ci est privé d'aliments ou quand il est soumis au régime carnivore, le sang des vaisseaux sus-hépatiques contient beaucoup plus de glycose que celui de la veine porte qui parfois en est complètement dépourvu. Que si, au contraire, l'animal est soumis au régime herbivore et reçoit une nourriture riche en hydrates de carbone, la différence se renverse et le sang de la veine porte contient de grandes quantités de glycose apportées par l'absorption intestinale, tandis que dans le sang des vaisseaux sus-hépatiques, le taux du glycose n'excède pas sensiblement la mesure accoutumée. Il y a là deux faits : d'une part, le foie produit du sucre quand l'alimentation n'en apporte pas et, d'autre part, il arrête et élabore celui que l'absorption intestinale lui apporte en excès. En sorte que le taux du glycose dans la circulation générale reste contenu dans les limites qui lui permettent de ne pas diffuser dans le rein. Le fonctionnement du foie comporte donc deux actes essentiels : la production du sucre et sa mise en réserve.

La production du sucre dans le même organe qui produit la bile était de nature à procurer quelque surprise et à susciter quelque résistance. Sa réalité, il est vrai, apparaissait indiscutable en présence de ce fait que le sang de la veine porte s'enrichit en sucre quand il traverse le foie d'un animal, à toutes les périodes de l'inanition, jusqu'au moment du refroidissement mortel. Mais la démonstration prit une forme vraiment saisissante, dans la fameuse et brillante *expérience du foie lavé*.

Sur un animal récemment sacrifié par effusion de sang, on enlève le foie vivant et, au moyen d'une circulation introduite par la veine porte, on lave le viscère par un courant d'eau tiède. L'eau de lavage entraîne tout le glycose qui imprégnait le foie au moment de son extirpation et celui-ci n'en contient plus de traces comme on s'en assure par l'analyse d'un échantillon prélevé sur le viscère. Mais le foie privé de son sucre reste vivant et continue son œuvre. Il continue à produire du sucre et l'analyse en révèle des quantités croissantes au fur et à mesure qu'on s'éloigne du début de l'expérience. Dalton a trouvé les quantités suivantes :

```
Cinq minutes après le lavage........    1gr,8 de glycose pour 1 000 de foie.
Quinze minutes      —      ........ .   6gr,8                —
Une heure           —      ........   10gr,3                —
```

La réalité de la glycogénie hépatique apparaît ainsi dans les conditions d'une pureté absolue qui la rendent indiscutable.

Dépense périphérique du glycose fourni par le foie. — Avant d'aller plus loin, il est nécessaire de connaître la destination du glycose livré par le foie. Sur ce point, les expériences instituées par M. Chauveau en 1856 furent décisives. Elles ont établi que le sang veineux contient moins de glycose que le sang artériel. Cela veut dire que le sang abandonne du glycose aux tissus qu'il traverse et qu'il leur livre ainsi un aliment essentiel. Le sucre fourni par le foie est dépensé par les tissus.

Par une erreur que l'histoire a longtemps consacrée, cette notion si importante a été attribuée à Claude Bernard. Mais il est juste d'en laisser le mérite à celui qui l'a introduite, car elle donne toute sa signification à la glycogénie hépatique et la brillante découverte de Claude Bernard y trouve son achèvement et sa clarté. La production hépatique du glycose ne devient intelligible qu'à l'instant où on sait qu'elle répond aux besoins alimentaires des tissus vivants.

CHAPITRE II

DU GLYCOGÈNE

L'action régulatrice du foie, déjà visible dans la fixation du glycose apporté en excès par le sang de la veine porte, la production même de ce principe lorsque l'alimentation n'en contient pas, impliquent l'intervention d'une substance intermédiaire constituant une forme de transition et destinée à se transformer en glycose. Cette substance existe en effet et constitue le *glycogène* ou amidon animal (zoamyline de Rouget).

Le glycogène a été découvert dans le foie par Claude Bernard. On peut le préparer de la manière suivante : Un lapin bien nourri est sacrifié après un bon repas contenant du sucre. Le foie, rapidement extrait, est découpé en fragments que l'on jette aussitôt dans l'eau acidulée bouillante pour neutraliser les ferments qui transforment le glycogène en glycose. Ces fragments sont ensuite écrasés, mis en bouillie dans un mortier et soumis à l'ébullition dans la même eau. On précipite les matières albuminoïdes par addition d'un mélange d'acide chlorhydrique et d'iodo-mercurate de potassium (liqueur de Brucke) ; on filtre et on ajoute de l'alcool qui précipite le glycogène. On obtient encore ce principe par la méthode de Fränkel qui est, en général, préférée par les physiologistes. Elle repose sur l'emploi de l'acide trichloracétique qui remplit plusieurs rôles. Il arrête la saccharification ; il libère le glycogène et il précipite les albuminoïdes ; ses sels sont solubles dans l'alcool et se séparent du glycogène au moment de la précipitation. Voici comment on se sert de ce réactif : Les fragments de foie étant rapidement hachés dans une solution d'acide trichloracétique à 2 ou 4 p. 100, les jeter dans l'eau distillée et les écraser. Puis filtrer, relaver avec la même solution, précipiter par deux volumes d'alcool et décanter ; laver le précipité sur un filtre avec de l'alcool de plus en plus concentré, puis avec de l'éther.

Pour faire le dosage du glycogène, on dessèche le précipité dans le vide, jusqu'à poids constant, et on le pèse.

Le glycogène se présente sous la forme d'une poudre amorphe, blanchâtre, inodore, insipide. Il est soluble dans l'eau, avec laquelle il forme des solutions opalescentes, mais il est insoluble dans l'alcool et dans l'éther. Il a la constitution de l'amidon et répondrait à la formule $6(C^6H^{10}O^5) + H^2O$ donnée par Kulz. Il se colore en brun acajou par l'iode, dévie à gauche le plan de la lumière polarisée, ne réduit pas la liqueur de Fehling et ne fermente pas avec la levure de bière. Il se transforme en glycose sous l'influence des diastases qui saccharifient l'amidon. Il se trouve dans les cellules hépatiques, soit à l'état de granulations (Schiff), soit à l'état de diffusion (Ranvier). Quoique soluble, le glycogène n'est pas dialysable et les cellules hépatiques le cèdent difficilement à l'eau froide, ce que Fränkel explique en supposant qu'il est à l'état de combinaison et retenu par une substance albuminoïde.

Il convient de retenir avec soin l'opposition qui existe entre l'extrême mobilité du sucre et la fixité presque absolue du glycogène. Cette opposition est manifestement liée aux attributions fonctionnelles propres à ces deux principes. Le glycose revêt la forme qui lui permet d'être entraîné dans la circulation et de remplir sa fonction alimentaire. Le glycogène est une réserve. A ce titre il demeure immobile et il est si bien retenu par les cellules hépatiques qu'il ne pénètre pas dans la circulation où l'on n'en trouve que des traces (Salomon, Happert, Kaufmann).

La quantité de glycogène contenue dans le foie est très variable. Elle atteint en moyenne 30 ou 40 p. 1 000. Mais, sous l'influence de l'alimentation et notamment après un repas riche en hydrates de carbone, elle peut atteindre 100 et même 120 p. 1 000 (Arthus).

Répartition du glycogène dans l'organisme. — Le glycogène n'est pas exclusivement localisé dans le foie. On le trouve aussi dans les muscles où il a été découvert par Sanson et, peu après, par Claude Bernard et par Nasse. Il remplit ici une fonction considérable que nous étudierons bientôt sous le nom de *glycogénie musculaire*.

Le glycogène se trouve aussi, mais en très faibles quantités, dans la lymphe où il est fixé sur les leucocytes (Dastre). Celui dont nous signalons plus haut la présence dans le sang se localise très probablement encore sur les globules blancs. En résumé, on voit que chez l'adulte le glycogène ne se trouve que dans son foyer d'élaboration, le foie, et dans la substance même des éléments contractiles (muscles et leucocytes). Par contre, il est très répandu dans les tissus de l'embryon et du fœtus (Claude Bernard, Rouget) ; dans le placenta et dans les enveloppes de l'œuf (Claude Bernard). Les cellules épithéliales de l'amnios, en particulier, en sont saturées et on voit ces éléments former des amas disséminés à la surface de la membrane et contenant des provisions abondantes de glycogène. Serres a également décrit des corps glycogéniques dans la membrane ombilicale des oiseaux. L'abondance de l'amidon animal dans les tissus et dans les annexes du fœtus est évidemment liée au développement et, si on rapproche ce fait de sa présence dans les muscles, on incline à penser que le glycogène intervient partout où il y a un grand effort à produire, une grande énergie à dépenser (1).

---

(1) Dans le même ordre d'idées, on peut signaler la présence du glycogène observée par un grand nombre d'histologistes dans les cellules des tumeurs en voie de développement (Cornil et Ranvier, Schiele, Langhans, Brault).

Évolution du glycogène. — Le glycogène est le point de départ du glycose livré par le foie et l'aboutissant de toutes les opérations que ce viscère impose aux matières alimentaires pour en tirer le sucre. En un mot, il se transforme en glycose et il dérive de la transformation des aliments.

Transformation du glycogène en glycose. — Le glycogène n'a pas et ne peut pas avoir d'autre fin que sa transformation en glycose et il constitue la source, peut-être exclusive, en tout cas la plus abondante du glycose versé par le foie dans la circulation générale. Cette destination du glycogène est établie par un grand nombre d'épreuves consistant à suivre la marche de la glyco-génie *post mortem* et à doser comparativement le glycogène et le glycose du foie. Déjà Claude Bernard avait fait cette recherche à l'occasion de ses expériences sur le foie lavé et il avait nettement établi que le taux du glycose augmente dans la mesure même où celui du glycogène diminue.

Cette relation, qui démontre si clairement la transformation du glycogène en sucre, a été retrouvée par un grand nombre d'expérimentateurs (Bœhm, Hoffmann, Chittendem, Butte, Garnier et Lambert, Cavazzani, Morat et Dufourt, etc.).

Dans les recherches qu'il a consacrées à cet objet, Butte a trouvé un accord parfait entre les quantités du glycogène disparu et celles du glycose produit. En sorte que la somme des hydrates de carbone recueillis dans le foie, au moment du premier dosage, conserve la même valeur dans les dosages suivants.

Dans les expériences de Garnier et Lambert on ne trouve pas une concordance aussi exacte entre les deux termes de la transformation, mais le phénomène garde la même direction et plaide dans le même sens.

Il est possible d'accélérer la production du glycose opérée dans le foie aux dépens du glycogène et de suivre, sur ces phénomènes agrandis par l'artifice, la marche inverse des deux termes de la transformation. Cavazzani obtient ce résultat par l'excitation des nerfs du plexus cœliaque sur un chien vivant. Cette excitation a pour effet d'éveiller un mouvement plus intense de glycogenèse et les dosages convenablement échelonnés mettent en pleine lumière la conversion exacte du glycogène en glycose. L'expérience donne les mêmes résultats quand elle est exécutée sur un chien sacrifié par effusion de sang. Sous cette forme elle laisse aux phénomènes toute leur pureté et montre bien qu'ils sont sous la dépendance exclusive de la cellule hépatique. Dans le même ordre de faits, Levenne a, d'autre part, constaté que l'excitation du nerf vague augmente le sucre du foie et diminue le glycogène de cet organe. Morat et Dufourt ont utilisé pour exalter la glycogenèse les excitations résultant de l'asphyxie. Dastre a montré en effet, et nous aurons à revenir sur ce fait, que l'asphyxie exagère la production du sucre dans le foie. En disposant convenablement les choses, Morat et Dufourt ont pu montrer que cette hyperproduction a lieu aux dépens du glycogène préexistant. Signalons encore les intéressantes expériences de Gérard établissant qu'un foie dépourvu de glycogène ne donne plus de sucre après la mort, mais que la production du sucre a lieu, si on place le foie dans une solution de glycogène. Tous ces faits suffisent à établir le point essentiel annoncé dans ce paragraphe, et pour achever la théorie de la glycogénie hépatique il ne nous reste plus qu'à indiquer le processus chimique de cette opération. Or il ne diffère pas de ceux que nous avons déjà vus intervenir dans la digestion. La transformation du glycogène a lieu par hydratation, mais il n'est point prouvé qu'elle réclame l'influence d'un ferment soluble. Les recherches de Dastre sur ce point laissent la question ouverte, mais ce physiologiste a montré que la cellule hépatique paraît être l'agent immédiat de l'opération. Dès lors, l'intervention directe des éléments vivants du foie rendrait inutile l'hypothèse d'un ferment.

Origine du glycogène. — *Chez l'animal alimenté.* — Le glycogène hépatique dérive de la transformation des principes immédiats de l'alimentation qui sont tous appelés à subir l'influence du foie et tous, sauf peut-être les graisses, abandonnent du glycogène en présence des cellules hépatiques.

Rôle des féculents et du sucre dans la production du glycogène. — Le rôle des hydrates de carbone est considérable et son importance se manifeste par l'accroissement que subit le taux du glycogène dans le foie, en fonction d'une alimentation riche en féculents ou en sucre de canne. Ce taux étant de 2 à 3 p. 100 chez un chien à jeun, s'élève rapidement à 10 ou 12 p. 100 dès que l'animal reçoit un repas de soupe ou de lait additionné de sucre (Cl. Bernard, Seegen). On obtient aussi l'accumulation du glycogène dans le foie si on injecte du glycose par une veine mésaraïque ou une veine rectale (Cl. Bernard).

Le glycogène dérive immédiatement du glycose alimentaire par déshydratation et cette explication, on peut dire inévitable, se défend par sa simplicité même contre la *théorie de l'épargne* imaginée par Weiss. Dans cette conception le glycose alimentaire s'offrirait immédiatement aux combustions organiques à la place du glycose hépatique qui serait ainsi épargné et pourrait s'accumuler dans le foie à l'état de glycogène. Il n'y a aucune raison de penser que la nature procède par une voie aussi indirecte.

Rôle des albuminoïdes. — Il avait déjà été établi par Cl. Bernard dont les expériences ont été répétées avec le même succès par un grand nombre d'auteurs. Ces expériences mettent en évidence le fait suivant : le taux du glycogène hépatique augmente, à partir de l'état de jeûne, sous l'influence d'un régime exclusivement azoté (Naunyn, Von Mering, Wolberg).

Seegen éprouve les effets de l'alimentation azotée sur la production du glycogène par les changements du taux du glycose qui imprègne le foie. Sa méthode est très légitime et a donné les résultats suivants : sur un chien laissé à jeun pendant plusieurs jours, le taux du glycose hépatique est de 4 ou 5 p. 1 000 ; sur un chien de même poids et également à jeun, la proportion du glycose hépatique s'élève à 9 ou 10 p. 1 000 après l'ingestion de peptones en solution. On obtient les mêmes résultats en injectant la solution de peptones (7 à 16 grammes dans 50 grammes d'eau) par la veine porte et en exécutant l'analyse du foie dix ou quarante minutes après l'injection.

On connaît, d'autre part, un grand nombre de faits établissant que le glycogène augmente dans le foie sous l'influence d'une alimentation azotée : les chiens exclusivement nourris avec de la viande bouillie, et par conséquent dépouillée de tous ses hydrates de carbone, augmentent leurs provisions de glycogène hépatique. Il en est de même de ceux que l'on nourrit exclusivement avec de la fibrine, de la caséine et de l'albumine du sang ou de l'œuf (Kulz).

Les hasards de l'expérimentation ont apporté un moyen de démontrer avec une évidence rare la part qu'il faut faire aux albuminoïdes dans l'origine du sucre. V. Mering a découvert que la phloridzine administrée à un chien à la dose de 1 à 2 grammes a la propriété de déterminer chez l'animal un diabète intense caractérisé notamment par une glycosurie abondante et par de l'azoturie. On veut dire par cette dernière expression, que l'azote total éliminé par les urines excède l'azote ingéré avec les aliments, et que si l'animal cesse d'être alimenté, l'azoturie se poursuit en même temps que la glycosurie et s'exprime par ce fait que l'excrétion urinaire dépasse singulièrement les limites accoutumées qui la caractérisent pendant l'inanition. Nous verrons plus bas la pathogénie probable du diabète phloridzique; mais quoi qu'il en soit de ce point de détail, la phloridzine donne naissance à un état pathologique où la production exagérée du sucre marche de pair avec une dépense exagérée de principes albuminoïdes. Il apparaît ainsi manifestement que le sucre produit dérive, au moins en grande partie, de la transformation de l'albumine.

Étant donné ce que nous avons déjà appris sur le glycogène, on ne songerait pas à mettre en question l'intervention de ce principe dans la dérivation albuminoïde du glucose et l'on incline irrésistiblement à penser que ce corps est un intermédiaire inévitable et qu'il correspond à une phase nécessaire de l'évolution du glucose à partir des principes albuminoïdes. Mais la question a été ouverte de savoir si cette dérivation ne se faisait pas directement et s'il ne pouvait pas y avoir de la glycogénie sans glycogène. Seegen n'hésite pas à répondre affirmativement et il apporte à l'appui de sa doctrine des expériences où il prétend montrer la production *in vitro* du sucre aux dépens des albuminoïdes. Des fragments de foie vivant sont placés dans des solutions de peptone avec 50 grammes de sang, dans un flacon maintenu pendant trois ou quatre heures à la température de 30 à 35° et parcouru par un courant d'air destiné à l'artérialisation du sang. D'autres fragments sont placés comme témoins dans du sang non peptonisé. Or, au bout de quelque temps le mélange de foie avec peptone contiendrait plus de sucre que le mélange de foie sans peptone.

Il nous est impossible de nous arrêter sur les nombreuses recherches critiques suscitées par les assertions inattendues de Seegen. Il nous suffira de dire que les travaux de Bœhm et Hoffmann, de Girard, de Delprat, de Bial, n'en ont rien laissé subsister. Les conclusions de Seegen devaient inspirer d'autant plus d'hésitations que déjà, avec la collaboration de Kratschmer, ce physiologiste avait affirmé, contrairement à toutes les démonstrations apportées sur ce point, que dans les phénomènes de glycogénie *post mortem*, le taux du glycogène demeure à peu près invariable en dépit de l'accroissement du taux du glycose.

La question de la glycogénie sans glycogène n'en demeure pas moins ouverte et il faut dire sommairement les faits qui pourraient être invoqués en faveur de la théorie de Seegen. On soutient que le foie d'un animal exclusivement nourri à la viande ne contient pas plus de glycogène que celui d'un animal en inanition (Afanasieff); mais cette assertion est infirmée par tous les résultats acquis jusque-là et nous nous expliquons mal qu'on ait pu la produire. Il est vrai que les chimistes ont multiplié les faits qui établissent que la molécule d'albumine contient virtuellement une molécule de glucose. Ils sont même parvenus à produire du glucose, ou tout au moins des corps capables de réduire l'oxyde de cuivre, en soumettant les diverses espèces d'albuminoïdes à l'influence des acides (Voy., pour l'historique de cette question : Lépine, *Semaine médicale*, 13 décembre 1889).

Mais, d'une part, les substances albuminoïdes traitées par les acides ne produisent que des quantités négligeables de glycose et, d'autre part, cette question ne paraît contenir qu'un intérêt chimique qui, si grand qu'il soit, ne saurait nous attacher autrement. Tout ce que nous pouvons dire en restant sur le terrain de la physiologie, c'est que si l'hypothèse de la production directe du sucre aux dépens des albuminoïdes ne semble pas justifiée, elle ne soulève pourtant aucune objection, ni de fait ni de principe. Si le foie peut produire du glycogène, il semble bien qu'il puisse aussi produire du glycose directement. Remarquons, d'ailleurs, qu'à ne considérer que la fin, le but de la glycogénie hépatique, il devient indifférent de savoir si les albuminoïdes donnent d'abord du glycogène ou du glycose, et on peut admettre que ces deux processus interviennent tour à tour et selon les besoins. C'est la solution que nous adoptons dans les pages qui suivent.

Rôle des graisses. — L'ingestion des graisses n'augmente pas les réserves de glycogène du foie. Tout concourt à démontrer, d'ailleurs, que dès son absorption, la graisse des aliments va se jeter dans les réserves constituées par le tissu adipeux, et ce sont ces réserves qui peuvent fournir les matériaux de la glycogénie. A cet égard, elles tiennent dans la nutrition une place considérable et elles doivent être considérées comme un vaste réservoir d'énergie prêt à livrer le glycogène et, par dérivation, le glycose réclamé par les tissus pour les besoins de leur activité et de la calorification. On peut tenir pour certain, dès ce moment, que les graisses ne sont pas employées en nature et que le glycose est l'aliment exclusif des combustions qui engendrent l'énergie vivante.

Il apparaîtra avec la même évidence que toutes les fois que l'alimentation est nulle ou insuffisante, le supplément d'énergie chimique indispensable à la production du travail et de la chaleur est nécessairement livré par les graisses à l'état de glycose (ou de glycogène). L'exemple tiré de l'inanition suffira pour le moment à donner à ce fait une première expression qui trouvera toute son ampleur et toute son évidence quand nous étudierons les sources de l'énergie musculaire.

Dans cet ordre de faits, on peut signaler les observations de Colin, d'où il résulte que chez les animaux gras et privés d'aliments, on trouve du glycogène dans le foie à tous les moments de l'inanition. Il n'est donc pas douteux que les graisses de l'organisme ne participent à la glycogénie. Il ne nous reste donc plus qu'à choisir, parmi celles qui pourraient se produire, l'hypothèse la plus propre à expliquer l'intervention des graisses dans la production du glycogène. Or, nous adoptons, sauf à en établir bientôt l'extrême vraisemblance, la théorie de M. Chauveau sur la production du glycose par oxydation imparfaite des graisses (1894). La transformation s'exprimerait dans l'équation suivante :

$$\left.\begin{array}{l} \underbrace{C^{57}H^{10}O^6(0^{kg},890)}_{\text{Stéarine.}} \\ + \ 670\,(1^{kg},072) \end{array}\right\} = \left\{\begin{array}{l} \underbrace{8(C^6H^{12}O^6)\,(1^{kg},440)}_{\text{Glycose.}} \\ + \ 18CO^2(0^{kg},396) \\ + \ 14H^2O(0^{kg},126) \end{array}\right.$$

$$\overline{(1^{kg},962)} \qquad\qquad \text{Total égal...}\ \overline{(1^{kg},962)}$$

D'ou l'on infère que 1 gramme de graisse fournit par oxydation imparfaite : $1^{gr},61$ de glycose, $0^{gr},44$ de CO^2 et $0^{gr},14$ de H^2O.

La réaction de M. Chauveau a été adoptée par M. Bouchard qui ne l'a modifiée, très justement d'ailleurs, qu'en lui faisant produire du glycogène.

Elle possède, en tout cas, ce caractère on ne peut plus intéressant qu'elle produit très peu d'acide carbonique et réclame un grand volume d'oxygène. Le rapport $\dfrac{CO^2}{O} = \dfrac{18}{67} = 0{,}268$ est donc extrêmement faible et la glycogénie par oxydation imparfaite des graisses doit se dénoncer *a priori* par l'abaissement du quotient respiratoire.

Le processus de la glycogénie par oxydation imparfaite des graisses, contient donc une expression extérieure capable d'en trahir au dehors la réalisation et de témoigner en faveur de la théorie dont elle est la base.

Cette expression réside dans l'abaissement du quotient respiratoire et c'est à ce signe qu'on pourra surprendre les manifestations de la glycogénie par oxydation imparfaite des graisses, quand ce processus aura assez d'intensité pour dominer provisoirement les autres faits de la nutrition. Il en est ainsi pendant l'hibernation et c'est dans la chute souvent énorme que subit le quotient respiratoire pendant le sommeil hibernal que M. Chauveau a trouvé l'argument le plus puissant en faveur de sa théorie. Dans leurs mémorables recherches sur la respiration, Regnault et Reiset ont vu ce rapport tomber à 0,399. La respiration des hibernants emprunte donc un excès considérable d'oxygène au point que, durant les périodes qui séparent deux mictions consécutives, le poids des animaux engourdis augmente sensiblement.

Regnault et Reiset, à qui la glycogénie hépatique était inconnue, n'ont essayé aucune explication et se sont bornés à enregistrer le fait. Pettenkofer et Voit ont fait l'hypothèse gratuite d'un emmagasinement d'oxygène dont on ne voit ni l'utilité ni le mode. En réalité, l'excédent de l'oxygène consommé par les hibernants est employé à la production du glycogène par oxydation imparfaite des graisses (1). Les hibernants ne sont pas de simples inanitiés. L'inanition a chez eux ce caractère qu'elle n'emporte pas de dépense sensible et laisse toute leur prépondérance aux phénomènes de synthèse. Pendant toute la durée de leur torpeur, les animaux engourdis fonctionnent à la façon du végétal accumulateur et ils emmagasinent dans leur foie et dans leurs muscles de grandes provisions de glycogène destinées à suffire aux dépenses du réveil. Or la totalité de leurs graisses est engagée dans le processus. Elle émigre vers le foie pour s'y transformer en glycogène.

M. Berthelot objecte qu'on n'a point fait le bilan de la graisse disparue et du glycogène formé. Il est vrai que le phénomène n'a pas trouvé sa mesure à la balance, mais il garde sa direction, sa signification et son importance.

La glycogénie par oxydation imparfaite des graisses est sans doute un phénomène très fréquent et il faut s'attendre à le voir intervenir et se manifester par la même expression extérieure, dans toutes les circonstances faites pour renouveler les provisions du glycogène dépensé en excès. Il en est ainsi dans tous les modes du repos et on a vu, dans des pages précédentes, comment le quotient respiratoire s'abaisse à des degrés variables et d'autant plus profondément que le repos des muscles est lui-même plus profond (Voy. p. 376).

M. Bouchard s'est pleinement rattaché à la théorie de M. Chauveau et il en a

____

(1) Dans une note publiée dans les comptes rendus de la Société de biologie (*Sur le mécanisme de l'autonarcose carbonique*, 21 décembre 1895), M. Raphael Dubois adopte nettement cette interprétation mais il paraît y renoncer dans le beau livre qu'il consacra l'année suivante à la *Physiologie comparée de la marmotte* (1896).

poursuivi la vérification dans des expériences directes qui lui ont permis de surprendre, sur des sujets à jeun et au repos, un accroissement sensible de poids lié à l'excès de l'oxygène consommé sur l'acide carbonique produit. Dans des expériences instituées sous sa direction par M. Degrez, sur des chiens soumis à l'inanition pendant quelque temps et recevant de l'huile d'olive, on a pu constater aussi un accroissement de poids ; mais la recherche du glycogène n'a révélé un accroissement sensible de ce principe que dans les muscles. Faudrait-il admettre que dans la nutrition des animaux supérieurs les muscles seuls sont le siège de la glycogénie adipeuse ? Il serait imprudent et prématuré de conclure.

Du processus de la glycogénie aux dépens des albuminoïdes. — On ne peut faire à cet égard que des hypothèses, mais parmi les équations capables d'exprimer la transformation des albuminoïdes, nous retiendrons tout d'abord celle de M. A. Gautier, qui a été adoptée par M. Bouchard.

$$
\left. \begin{array}{ll}
C^{72}H^{112}Az^{18}O^{22}S \ldots & 1612 \\
\text{(Albumine.)} & \\
+\ 20\,H^2O \ldots & 360 \\
\hline
\text{Total} \ldots & 1972
\end{array} \right\} = \left\{ \begin{array}{ll}
7COAz^2H^4 \ldots & 420 \\
\text{(Urée.)} & \\
+\ 5C^{12}H^{20}O^{10} \ldots & 860 \\
\text{(Glycogène.)} & \\
+\ C^{26}H^{44}O \ldots & 372 \\
\text{(Cholesterine.)} & \\
+\ 3(C^2H^5AzO^2 \ldots & 189 \\
\text{(Glycocolle.)} & \\
+\ C^2H^7AzSO^3 \ldots & 125 \\
\text{(Taurine.)} & \\
+\ 6H \ldots & 6 \\
\hline
\text{Total égal} \ldots & 1972
\end{array} \right.
$$

D'où l'on tire que 1 gramme d'albumine donne 0^{gr},260 d'urée, 0^{gr},540 de glycogène, 0^{gr},230 de cholestérine, 0^{gr},117 de glycocolle et 0^{gr},070 de taurine.

Cette réaction ne donne que 54 p. 100 de glycogène, ce qui constitue un rendement un peu faible et probablement insuffisant. En revanche elle donne 37 p. 100 de cholestérine, ce qui paraît contradictoire avec ce que l'on sait sur l'excrétion de ce corps qui est toujours fort minime.

M. Chauveau s'est rattaché à l'équation suivante proposée aussi par M. Gautier :

$$
\left. \begin{array}{ll}
C^{72}H^{112}Az^{18}O^{22}S \ldots & 1612 \\
\text{(Albumine.)} & \\
+\ 14H^2O \ldots & 252 \\
\hline
\text{Total} \ldots & 1864
\end{array} \right\} = \left\{ \begin{array}{ll}
9COAz^2H^4 \ldots & 540 \\
\text{(Urée.)} & \\
+\ C^{51}H^{98}O^6 \ldots & 806 \\
\text{(Palmitine.)} & \\
+\ C^3H^6O^3 \ldots & 90 \\
\text{(Acide lactique.)} & \\
+\ 9CO^2 \ldots & 396 \\
+\ S \ldots & 32 \\
\hline
\text{Total égal} \ldots & 1864
\end{array} \right.
$$

D'où l'on tire que 1 gramme d'albumine fournit 0^{gr},50 de graisse qui, à leur tour, pourraient se transformer par oxydation imparfaite et fournir $0,50 \times 1,61 = 0,805$ de glycose.

Dans ce cas, le rendement atteint en chiffres ronds 80 p. 100 et nous verrons que ce chiffre s'accorde avec les résultats obtenus par M. Chauveau dans ses recherches comparatives sur le pouvoir nutritif des divers principes immédiats évalués en sucre.

De la glycogénie dans l'inanition. — La glycogénie est une fonction continue et permanente. Le sang des inanitiés contient toujours du glycose qui lui est livré par le foie dans la mesure où il est consommé par les tissus.

Le glycose ne disparaît dans l'inanition que dans la période agonique. A ce moment même, les combustions respiratoires subissent une diminution considérable, les animaux se refroidissent et meurent, ce qui permet déjà de prévoir que le glycose est l'aliment essentiel des combustions et de la chaleur animale (Chauveau). La production du sucre dans l'inanition a toujours la même source et le même foyer, car le foie élabore manifestement du glycogène chez les inanitiés.

D'après Heynsius, cette élaboration aurait lieu jusqu'aux dernières périodes de l'inanition et il ne faudrait pas moins de deux à trois semaines de jeûne pour entraîner la disparition complète du glycogène hépatique. On admet pourtant, en général, qu'à partir du huitième ou du dixième jour on ne trouve plus de glycogène dans le foie ou qu'on n'en trouve que des traces. Mais le sang contient du sucre jusqu'au refroidissement mortel. Ce sucre est toujours fourni par le foie qui le prélève sur les albuminoïdes et les graisses de l'organisme.

CHAPITRE III

RÉGULATION DE LA GLYCOGÉNIE ET TROUBLES DE CETTE RÉGULATION

La production du sucre dans le foie se règle sur la dépense périphérique. Le foie ne livre que le glycose qui est nécessaire à la vie des tissus et à leur consommation. Et cet équilibre se maintient en dépit de l'alimentation ou de l'histolyse qui apportent au foie les matériaux de la glycogénie.

C'est que précisément le produit immédiat des opérations hépatiques est le glycogène qui n'est point diffusible et qui, d'ailleurs, est peut-être enchaîné dans une combinaison albuminoïde. Le glycogène représente ainsi une forme de transition qui permet au combustible de s'immobiliser jusqu'à la transformation qui le rendra disponible. De là, la fixité relative du taux du glycose dans le sang. Elle dépend du juste équilibre établi entre la transformation du glycogène en glycose et la dépense de ce glycose. Tout cela implique un mécanisme régulateur, et ce mécanisme est à ce point précis, que si l'on injecte lentement du saccharose dans la veine porte, le taux du glycose dans la circulation générale n'est point modifié ou reste dans les limites qui lui permettent de ne pas diffuser à travers le rein.

La régulation glycogénique peut cependant être troublée et ses troubles se manifestent par un signe constant, la glycosurie. Mais l'équilibre entre la production et la dépense du glycose peut être altéré de bien des manières, et la glycosurie a bien des formes qu'il faut sommairement examiner.

Glycosurie alimentaire. — Elle résulte d'un grand excès de sucre dans l'alimentation. L'extrême abondance des féculents ne suffit pas à la déterminer (Worms, Muller, Seegen). Mais elle peut accompagner l'usage du sucre à hautes doses et sous ses différentes formes : saccharose, lévulose, maltose, lactose qui sont éliminés en nature. Elle est toujours minime sur les sujets bien portants et atteint au maximum 4 p. 100 du sucre ingéré. Il faut compter d'ailleurs avec la tolérance individuelle qui est très variable. Dans les expériences de Linossier et Roger, les quantités de sucre qui ont pu être entièrement retenues ont varié de 50 à 350 grammes. D'après Krauss et Ludwig, un homme peut ingérer 200 grammes de sucre chimiquement pur sans présenter de la glycosurie. Un jeune homme de dix-sept ans, observé par M. Bouchard, pouvait ingérer et garder 600 grammes de saccharose distribués en plusieurs fois, dans une journée.

Mais si le sucre est administré par voie d'injection intra veineuse, en grande abondance ou avec une trop grande rapidité, on obtient à coup sûr la glycosurie, même quand on injecte du sucre assimilable comme le glycose. On détermine alors une hyperglycémie intense, et dans de pareilles conditions, nous avons vu le taux du glycose dans le sang, atteindre 4 à 6 p. 1 000. Butte, Gréhant avaient déjà fait des observations analogues.

Glycosuries nerveuses. — La glycosurie peut être obtenue, plus ou moins abondante, par un grand nombre de provocations dirigées sur le système nerveux. Le premier fait de ce genre est dû à Claude Bernard qui obtint la glycosurie par la piqûre du plancher du quatrième ventricule, au-dessous de l'origine des nerfs vagues. On obtient le même résultat par des excitations portées sur les régions les plus diverses du système nerveux. Citons en particulier l'assommement (Cl. Bernard), la piqûre des couches optiques, du pédoncule cérébral, des pédoncules cérébelleux, les lésions de la protubérance et des faisceaux antérieurs de la moelle (Schiff); l'excitation du nerf vague (Cl. Bernard); d'un nerf mixte quelconque; du bout central du nerf dépresseur (Laffont); la section des nerfs vertébraux, la destruction du ganglion cervical inférieur et des deux premiers thoraciques (Pavy),... etc.

Toutes ces actions sont transmises au foie par trois sortes de rameaux fournis : par le pneumogastrique et notamment le gauche, par les nerfs phréniques et par le plexus cœliaque.

Claude Bernard enseignait et on a admis longtemps que ces nerfs agissaient en déterminant des actions vaso-dilatatrices. Mais cette théorie vasculaire a fait place à la théorie des nerfs sécrétoires et on admet aujourd'hui que le système nerveux agit directement sur la cellule hépatique. Morat a prouvé l'existence des nerfs glycosoformateurs en montrant que l'excitation des pneumogastriques ou des splanchniques reste sans effet sur les chiens atropinisés.

Glycosurie asphyxique. — Dastre a établi que pendant le cours de l'asphyxie qu'on peut obtenir sur un chien en faisant respirer l'animal dans un sac de caoutchouc, le taux du glycose s'élève dans le sang et la glycosurie se produit.

L'hyperglycémie et la glycosurie asphyxiques résultent assurément de l'excitation exercée sur le système nerveux par le sang surchargé de CO^2. Il faut voir dans ces phénomènes une expression de la solidarité qui attache la respiration et la consommation du sucre. Le besoin de respirer appelle le besoin du combustible et l'asphyxie éveille au plus haut degré ces deux besoins si naturellement associés.

Glycosuries toxiques. — Un grand nombre de substances, le chloroforme, la morphine, la strychnine, le chloral, l'acide lactique à hautes doses, etc., etc., déterminent une glycosurie passagère qu'il faut signaler en passant sans s'y appesantir. La glycosurie qui se produit chez les animaux curarisés serait plus intéressante si elle se rattachait, comme on le dit, à ce que les muscles paralysés ne consomment plus de sucre. Mais cette interprétation doit être inexacte, car si rien n'était troublé dans les fonctions du foie, le sucre non consommé serait aisément ramené à l'état de glycogène.

De toutes les substances qui agissent sur la glycémie, il n'en est pas de plus curieuse que la phloridzine, dont nous parlions plus haut, et dont Von Mering a découvert les propriétés.

Le diabète phloridzique, étudié par Von Mering, Moritz, Pransnitz, Hédon, Contejean, etc., a de grandes ressemblances extérieures avec le diabète clinique. Il se manifeste, comme lui, par la glycosurie, l'azoturie et l'amaigrissement des animaux ; il est indépendant de l'alimentation et la phloridzine produit tous ses effets chez les animaux soumis à un long jeûne. Un des traits les plus caractéristiques de ce diabète artificiel réside dans l'*hypoglycémie*. Le taux du glycose est inférieur à la normale, ce qui fait penser que la phloridzine agit en augmentant la perméabilité du rein pour ce principe. La glycosurie serait, dans ce cas, entièrement rénale.

Les différents modes de glycosurie qui viennent d'être rappelés mettent en évidence l'action régulatrice qui préside à la glycogénie hépatique, précisément parce qu'elles établissent que cette action peut être troublée. Il nous reste à rechercher son mécanisme et à montrer le rôle joué par le pancréas dans l'accomplissement régulier de la fonction glycogénique.

———————

CHAPITRE IV

ROLE DU PANCRÉAS DANS LA RÉGULATION DE LA GLYCOGÉNIE

Du diabète pancréatique. — L'extirpation du pancréas détermine chez le chien l'explosion de tous les symptômes d'un diabète grave aboutissant rapidement au marasme et à la mort. Cette brillante découverte, due à Von Mering et Minkowski (1889) met en pleine évidence le rôle capital du pancréas dans l'évolution du glycose et l'accomplissement régulier de la glycogénie hépatique. Dès qu'elle fut connue, elle suscita aussitôt des recherches de contrôle et tous les faits annoncés par les auteurs allemands furent rapidement vérifiés. Un des premiers, M. Lépine parvint à réaliser l'extirpation complète du pancréas et obtint le diabète pancréatique. Hédon intervint ensuite et on doit à ce physiologiste un grand nombre de faits intéressants. On verra aussi, dans ce chapitre, la part qui doit être faite aux travaux de Chauveau et de Kaufmann dans l'histoire du diabète pancréatique.

Identité du diabète expérimental et du diabète clinique. — Le diabète clinique paraît avoir, sinon de nombreuses formes, au moins de nombreux degrés, et sous les efforts persévérants de Lancereaux, il avait fallu faire une place distincte à une forme particulièrement grave, désignée par le clinicien français sous le nom de *diabète maigre*. Celui-ci est constamment lié à des altérations graves du pancréas et il aboutit aussi constamment au marasme et à la mort.

Or, il y a la plus complète identité entre le diabète déterminé expérimentalement par l'extirpation du pancréas et le diabète maigre de Lancereaux. Ces deux formes morbides se traduisent par les mêmes symptômes : glycosurie, polyurie, polydipsie, polyphagie, azoturie, amaigrissement rapide, chute des poils, des dents, marasme, coma, mort en un ou deux mois. Hédon distingue deux formes de diabète expérimental : une forme aiguë, à marche rapide, caractérisée par une glycosurie et une azoturie extrêmement intenses. La cachexie marche avec une rapidité foudroyante et la mort survient du quinzième au trentième jour. La forme lente dure plusieurs mois. La glycosurie est irrégulière et intermittente, mais les autres symptômes du diabète, la polydipsie, la polyurie, l'azoturie persistent dans les intervalles de la glycosurie et on a du diabète insipide. C'est ainsi que chez un chien de $13^k,400$ qui recevait 1 kilogramme de viande par jour, soit 35 grammes d'azote, l'excrétion azotée a oscillé de $51^{gr},3$ à $76^{gr},5$ par jour, tandis que la glycosurie faisait complètement défaut.

Il faut retenir avec attention cette disjonction possible de la glycosurie et de l'azoturie ; elle est assez fréquente et deviendra un élément de discussion fort important dans la théorie du diabète et du rôle du pancréas. Dans l'expérience précitée de Hédon elle était si parfaite que l'addition de glycose à la ration de viande ne faisait pas reparaître la glycosurie. D'ailleurs, d'une manière générale, lorsque la glycosurie est légère, comme il arrive dans les diabètes à forme lente, elle n'est point aggravée par l'ingestion des matières sucrées. Il en est autrement dans le diabète à marche rapide. Ici tout le sucre envoyé dans l'estomac par une sonde œsophagienne passe intégralement dans les urines et augmente le degré de la glycosurie (Hédon).

Indépendance de la fonction digestive du pancréas et du rôle de cette glande dans la glycogénie. — Les troubles qui viennent d'être décrits sommairement ne sont dus en aucune manière à la suppression des fonctions digestives du pancréas. La preuve en est donnée par ce fait que, pour obtenir le diabète, il faut procéder à l'*extirpation complète* de la glande. Que si l'opération est imparfaite et laisse subsister un fragment de l'organe, la santé générale de l'opéré n'est altérée en aucune manière et celui-ci survit indéfiniment en dépit de la suppression des fonctions digestives du pancréas. Au dire de Minkowski, il suffit de laisser 1/10 de cette glande pour assurer la régulation de la glycogénie hépatique. On voit immédiatement que le pancréas *intervient dans la glycogénie par l'intermédiaire d'une sécrétion interne*. La réalité de cette sécrétion a été mise en évidence, par Minkowski, de la manière la plus nette et la plus élégante à l'aide de la *greffe pancréatique*. L'opération a été reproduite avec le plus grand succès par Hédon qui en a précisé le manuel opératoire. Dans un premier temps, la portion non duodénale du pancréas est réséquée et placée sous la peau du ventre, avec cette circonstance qu'on a eu soin de conserver le faisceau vasculaire qui lui est propre et qui assure sa nutrition après l'ectopie, jusqu'à l'installation définitive de la greffe. Dans un deuxième temps on extirpe la portion duodénale du pancréas. Quand la cicatrisation est obtenue, l'animal offre tous les caractères de la santé la plus parfaite et ne présente pas le plus petit signe de diabète. La régularité de la fonction glycogénique est donc assurée par la greffe, c'est-à-dire par un fragment de pancréas complètement étranger aux fonctions digestives. Or, à ce moment, il suffit d'extirper la greffe pour déterminer l'apparition du diabète classique avec tous les signes accoutumés.

Effets de la sclérose du pancréas. — L'extirpation du pancréas est une opération très délicate et très difficile ; les animaux succombent fréquemment aux effets du traumatisme et ne peuvent pas être observés plus de deux ou trois jours. Devant les incertitudes de l'opération on s'est efforcé d'obtenir le diabète par une voie détournée et, dans ce but, on a déterminé la sclérose du pancréas par la méthode des injections oblitérantes inaugurée par Cl. Bernard. Si on pousse dans le canal de Wirsung une injection d'huile, de suif ou de paraffine fondus, la glande rétrograde et subit la sclérose. Hédon, Gley, Thiroloix, ont employé ce moyen en ayant soin de colorer la matière à injection pour s'assurer si la glande a été complètement pénétrée. Gley employait de la paraffine colorée avec du violet de méthyle ; mais on peut encore, à la manière de Thiroloix, injecter de l'huile d'olive tenant en suspension de la poudre de charbon très fine (suie de cheminée). Les résultats de la sclérose pancréatique sont très intéressants, quand on réussit à les obtenir, ce qui est rare. Le diabète consécutif à cette sclérose est toujours incomplet (Hédon), la glycosurie est exceptionnelle et toujours peu intense, mais on observe tous les autres signes du diabète insipide : azoturie, voracité extraordinaire et amaigrissement rapide. Finalement le marasme survient et conduit à la mort. Nous trouvons là un nouvel exemple de la disjonction que nous signalions plus haut, entre la glycosurie qui peut faire défaut, et l'azoturie qui est inévitable.

La sclérose du pancréas a, disions-nous plus haut, des résultats fort incertains ; Hédon échoua dans ses premières tentatives ; Gley n'a pas pu obtenir le diabète et ses opérés paraissent avoir succombé aux troubles digestifs résultant de la sclérose du pancréas. Thiroloix affirme que le pancréas sclérosé n'est pas dépossédé de sa fonction de glande à sécrétion interne. Tout cela prouve que les injections oblitérantes n'entraînent pas avec certitude la résolution de l'épithélium glandulaire et que la méthode ne produit que très exceptionnellement le diabète.

MODE D'ACTION DU PANCRÉAS. — PATHOGÉNIE DU DIABÈTE.

Nous savons avec certitude que le pancréas est indispensable à la régulation de la glycogénie hépatique et qu'il intervient par l'intermédiaire d'une sécrétion interne, d'un ferment qu'il verse constamment dans la circulation.

La question est donc de déterminer le mode d'action de ce ferment pancréatique.

Nous écartons sommairement l'hypothèse de l'intoxication par suppression d'une sécrétion antitoxique. Les animaux privés de leur pancréas ne sont pas empoisonnés. Ils sont diabétiques.

Théorie de la glycolyse. — M. Lépine, aidé de M. Barral, a émis l'opinion que le pancréas sécrète un *ferment glycolytique* chargé de détruire et de faire disparaître le glycose versé en excès par le foie dans le sang de la circulation générale. La théorie du ferment glycolytique repose sur ce fait que le glycose d'un échantillon de sang recueilli à sa sortie des vaisseaux, diminue progressivement et finit par disparaître. La théorie du ferment glycolytique a été victorieusement combattue par Arthus. — *a*. La glycolyse spontanée du sang extrait des vaisseaux est indéniable ; il est également vrai que cet acte dépend d'un ferment qui cesse d'agir à la température de 55°. — *b*. Mais ce ferment glycolytique ne préexiste pas dans le sang circulant, car on empêche la glycolyse par tous les moyens qui retardent la coagulation. Ainsi le sucre se conserve indéfiniment dans un échantillon de sang emprisonné entre deux ligatures, dans un segment de la jugulaire que l'on détache et que l'on suspend dans un flacon. — *c.* La glycolyse se produit avec la même intensité dans le sang des animaux dépancréatés. — *d.* Le ferment glycolytique est produit par les leucocytes, comme on peut s'en assurer par l'épreuve du sang conservé liquide dans un segment de jugulaire. La colonne sanguine comprend trois étages : un étage supérieur où le plasma est presque pur et dont le pouvoir glycolytique est médiocre, un étage moyen très riche en leucocytes et dont le pouvoir glyco-lytique est très énergique. Enfin un étage inférieur complètement dépourvu de globules blancs et incapable d'agir sur le sucre. La démonstration est péremptoire et nous sommes bien assurés maintenant que la glycolyse est un phénomène cadavérique, fonction des globules blancs et complètement indé-pendant du pancréas.

Théorie de l'action frénatrice du pancréas. — Le trouble de la fonc-tion glycogénique dans le diabète se caractérise par ces deux faits corrélatifs : l'hyperglycémie et la glycosurie.

Il en résulte, qu'à tous les moments, la circulation générale du malade con-tient un excès de sucre qui, joint à celui qui déborde dans les urines, mesure le trouble apporté dans la régulation de la glycogénie hépatique. Quelque solution qui intervienne sur le rôle du pancréas, il est évident qu'après l'extir-pation de cet organe, le foie laisse tomber trop de sucre dans la circulation. Il en distribue une quantité supérieure à celle que réclame l'organisme, si grands ou si faibles que soient ces besoins. Il y a, ne l'oublions pas, deux actes inverses dans la fonction du foie : 1° la production du glycogène et 2° la trans-formation du glycogène en sucre. Or, le premier de ces actes contient le fait capital de la régulation. La production du glycogène, soit aux dépens des aliments, soit aux dépens des matériaux apportés par l'histolyse, constitue l'artifice chimique par lequel le foie fixe provisoirement le combustible pour ne le livrer qu'au fur et à mesure des besoins. Le foie agit tour à tour en immo-bilisant et en mobilisant le glycose. Et que si, dans le diabète pancréatique, le glycose déborde dans le sang au point de traverser le rein, c'est évidemment que le foie a perdu l'aptitude à le retenir. De toutes manières, il apparaît avec la plus grande évidence que le foie privé du concours du pancréas est devenu inhabile à immobiliser et à retenir le glycose dans la forme provisoirement inerte du glycogène. Là est la lésion et si on suppose un instant qu'elle est ailleurs et que, par exemple, l'excès de glycose en circulation est dû à l'amoin-drissement de la dépense périphérique, comment se fait-il que le foie ne reprenne pas cet excès et ne le ramène pas à l'état de glycogène? C'est qu'il est devenu incapable de répondre à ce côté de sa fonction.

En cette matière, il ne faut jamais perdre de vue que la régulation de la glycémie est un phénomène unilatéral. *Ce n'est pas aux tissus qu'il appartient de régler leur consommation sur les livraisons faites par le foie. Mais c'est le rôle de cette glande de régler ses livraisons en glycose sur les demandes qui lui sont faites par les tissus, si fortes ou si faibles que soient ces demandes.*

Si donc, comme dans la théorie de M. Bouchard, on rattache l'hyperglycémie à l'insuffisance de la consommation du sucre par les tissus, on affirme implicitement, et sans le vouloir, que le foie est incapable de reprendre l'excès du glycose refusé par ces mêmes tissus. A l'instant même où l'on se propose de mettre le foie hors de cause, on proclame son insuffisance fonctionnelle. L'erreur même fait surgir la vérité, à savoir que la consommation périphérique du glycose est étrangère aux troubles de la glycogénie. Cette consommation fût-elle nulle, l'hyperglycémie imminente serait immédiatement corrigée par le foie, si cet organe n'avait pas perdu la faculté de régler ses livraisons sur les commandes qui lui sont faites par l'organisme.

Aussi bien nous savons ce qui se passe de ce côté. Les besoins des tissus ne sont en aucune manière modifiés dans le diabète pancréatique. L'entretien de la chaleur animale ne se fait pas à meilleur marché que dans la vie normale et il réclame les mêmes dépenses. Nous savons d'ailleurs, par les recherches de Chauveau et Kaufmann, que le dosage comparé du sucre, dans le sang artériel et dans le sang veineux des diabétiques, donne des résultats identiques à ceux que fournissent les animaux sains; la différence se produit toujours dans le même sens et au même degré. En un mot, la consommation périphérique du sucre conserve sa mesure normale et accoutumée, aussi bien dans le diabète pancréatique que dans les glycosuries nerveuses que Chauveau et Kaufmann ont étudiées, à ce point de vue, dans toutes leurs formes si diverses.

D'autre part Voit, Léo, ont montré que l'intensité des combustions respiratoires n'est pas diminuée chez les chiens privés de leur pancréas. Kaufmann a fait les mêmes constatations en les complétant par des mesures calorimétriques. Il faut donc conclure que *chez les animaux privés de leur pancréas, l'hyperglycémie est due à un excès dans la glycogénie hépatique.* Le foie livre trop de glycose. Le fait est acquis, mais il peut dépendre de deux causes : ou bien le glycogène a perdu la stabilité qui le caractérise à l'état normal, ou bien la glycogénie est directe et le foie produit immédiatement du glycose en partant des matériaux bruts de l'alimentation ou de l'histolyse. Nous retrouvons là l'idée de la glycogénie sans glycogène. Dans ce cas, l'hyperglycémie serait due à la suppression d'un terme dans l'élaboration du glycose, ce qui abrégerait le processus et ne lui laisserait aucun frein. Dans le premier cas, le glycogène se transforme prématurément en glycose et sa transformation cesserait de se régler sur les besoins de l'organisme. Dans l'état actuel des choses, il ne nous semble pas possible de choisir entre ces deux formes de la déviation que peut subir la fonction du foie. Quoi qu'il en soit, cette déviation a de tels effets qu'elle permet d'indiquer avec certitude l'action exercée par le pancréas. A l'état normal cette glande verse dans la circulation un principe capable de refréner le processus de la glycogénie hépatique et de graduer le déversement du glycose dans la circulation générale.

Mais il y a ou il peut y avoir dans le diabète un autre trouble, plus général, c'est l'exagération de l'histolyse qui apporte au foie un excès de matériaux et notamment un excès de principes albuminoïdes qui subiront la transformation en sucre. De là l'azoturie, l'amaigrissement rapide, la voracité des animaux et l'insuffisance de leur ration si abondante qu'elle soit. En sorte que les sécrétions internes du pancréas dominent à la fois la glycogénie et l'histolyse. Son action régulatrice est double et nous sommes conduit à dire avec Kaufmann que l'action frénatrice du pancréas intervient dans deux actions distinctes pour graduer la production du sucre et la désorganisation de la matière vivante.

C'est le moment de rappeler que les deux faits essentiels du diabète, la glycosurie et l'azoturie, sont, dans une certaine mesure, indépendants l'un de l'autre. Loin d'être liés par un rapport constant, ils prédominent tour à tour selon les cas et l'un d'eux peut faire défaut; faudrait-il admettre que le pancréas sécrète deux ferments internes? Il est légitime d'ouvrir cette question mais il serait prématuré d'y répondre.

Il nous reste à résoudre un dernier point. L'action frénatrice exercée par le ou les ferments pancréatiques se produit-elle directement ou par l'intermédiaire du système nerveux? Dans leurs premières recherches si multipliées et si intéressantes, MM. Chauveau et Kaufmann avaient cru pouvoir conclure dans ce dernier sens et ils ont admis que la sécrétion interne du pancréas agissait sur des centres glycoso-frénateurs. Mais Kaufmann a démontré dans des recherches ultérieures : 1° que l'énervation complète du foie, obtenue par la section des rameaux fournis par le pneumogastrique, les nerfs phréniques et le plexus cœliaque, n'entraîne aucun trouble dans la santé de l'animal ; 2° que si, sur un animal dont le foie a été isolé du système nerveux par la section des branches précitées, et guéri de l'opération, on procède à l'extirpation du pancréas, le diabète apparaît immédiatement et se développe avec ses caractères ordinaires. Il faut donc conclure que la sécrétion interne du pancréas agit directement sur le foie et sur les tissus pour assurer la stabilité du glycogène et de la matière vivante. Mais il faudrait se garder de croire que le système nerveux est dépossédé de toute influence, il ne cesse pas d'agir sur la sécrétion interne du pancréas aussi bien que sur la production des diastases hépatiques.

II

ADIPOGÉNIE OU FORMATION DE LA GRAISSE

Dès que la question fut posée, elle reçut trois solutions exclusives : Dumas et Boussingault soutinrent que toute la graisse de l'organisme procède exclusivement de la graisse alimentaire. A la même époque, Liebig, s'appuyant sur la composition de la ration des animaux à l'engrais, affirma que la réserve adipeuse se constitue aux dépens des hydrates de carbone. Enfin, pour Pettenkofer et Voit, les graisses procédaient exclusivement de la transformation des substances albuminoïdes. En fait, tous les principes immédiats peuvent concourir à la production de la graisse et ils y concourent, en effet, selon les circonstances et dans la mesure où on les fait intervenir dans l'alimentation. Leur contribution doit être examinée à part pour chacun d'eux.

A. — PRODUCTION DE LA GRAISSE AUX DÉPENS DES GRAISSES ALIMENTAIRES.

Le rôle des graisses alimentaires est évident *a priori* et n'aurait pas besoin d'être prouvé. Mais quelques expérimentateurs ont réuni sur ce point un certain nombre de faits qui ne peuvent pas être ignorés. On doit à Munk l'expérience suivante : un chien laissé à jeun pendant dix-neuf jours perdit 52 p. 100 de son poids et épuisa très vraisemblablement toutes ses réserves de graisse. Il reçut en quatorze jours 3 ^{kg},800 de viande et 2 ^{kg},850 de suif. Son poids augmenta de

17 p. 100. A l'autopsie on trouva dans les lieux de prédilection des provisions abondantes d'une graisse offrant partiellement les caractères de la graisse de mouton ; son point de fusion, en particulier, se rapprochait de celui du suif, qui fond à 40°, tandis que la graisse de chien fond à 20°. D'autres épreuves du même genre, mais faites, cette fois, avec de l'huile de colza, ont permis au même auteur de retrouver dans la graisse formée par un chien quelques-unes des propriétés de l'huile de colza. Lebedeff a obtenu des résultats analogues. Retenons également le fait suivant raconté par Hoffmann. Un chien étant complètement privé de ses graisses par un long jeûne, reçoit en cinq jours 1^{kg},854 de graisse et 254 grammes d'albumine. A l'autopsie il donna 1^{kg},353 de graisse qui ne pouvait avoir d'autre source que la graisse alimentaire.

B. — PRODUCTION DE LA GRAISSE AUX DÉPENS DES HYDRATES DE CARBONE.

Le rôle des hydrates de carbone est établi par trois ordres de preuves qui sont exposées ci-après.

a. **Preuves tirées des effets d'une alimentation exclusive.** — Elles reposent sur les résultats obtenus dans les recherches entreprises sur les abeilles par un grand nombre d'auteurs (Huber, F. Gundlach (1842); Dumas et Milne-Edwards (1843). Le fait constant qui se dégage de toutes ces recherches est celui-ci : les abeilles nourries exclusivement avec du miel produisent de la cire : or la totalité de la graisse produite sous cette forme et de la graisse mise en réserve dans le tissu adipeux, excède celle qui préexistait au début de l'expérience et qu'on avait soigneusement mesurée par l'analyse de plusieurs individus.

b. **Preuves tirées de la composition de la ration.** — D'une manière générale, la graisse formée par un animal à l'engrais excède considérablement celle qui aurait pu se former par la transformation des graisses et des albuminoïdes de la ration.

Cette conclusion se dégage avec la plus grande évidence des recherches d'un grand nombre d'auteurs. Citons en particulier les expériences de Persoz sur des oies (1844); celles de Boussingault sur des oies et des canards (1845) de Lawes et Gilbert sur des bêtes bovines ; de Soxhlet sur des porcs (1881) ; de Schultze (1882), de Sanson sur les grands ruminants. Pour déterminer la quantité de graisse formée, on expérimente sur des animaux du même âge et de même poids, ce qui est facile si on choisit des sujets de la même portée ou de la même couvée. Un ou plusieurs d'entre eux sont retenus comme témoins et sacrifiés au début même de l'expérience pour permettre l'évaluation des réserves initiales de graisse. A la fin de l'expérience on mesure la totalité des réserves adipeuses sur les animaux engraissés et on obtient par différence la totalité de la graisse formée. Quelques chiffres ne seront pas inutiles ; nous les empruntons à une expérience de Soxhlet. Un porc nourri pendant quatre-vingt-deux jours avec du riz absorbe dans cet intervalle :

Albumine............................... 11^{kg},314
Graisse................................ 0^{kg},343
Fécule................................. 120^{kg},000

Il forme avec ces divers éléments 22 kilogrammes de graisse. Or, en admettant que l'albumine ait, en graisse, un rendement de 50 p. 100 (Voy. p. 500), elle aurait produit $5^{kg},657$ de graisse qui, joints aux 343 grammes apportés directement par l'alimentation, feraient un total de 6 kilogrammes seulement. L'animal a donc emmagasiné un excès de 16 kilogrammes de graisse qui ne peuvent provenir que de la transformation des hydrates de carbone. Ajoutons que toute l'albumine de la ration n'a certainement pas contribué à l'adipogénie et qu'il en faut déduire la part réservée à l'assimilation.

Pour assister à la formation de la graisse aux dépens des hydrates de carbone de la ration, on peut encore procéder à la manière de Munk et engraisser un animal après l'avoir dépossédé par un long jeûne de toutes ses réserves antérieures. Une jeune chienne étudiée par Munk fut soumise à un jeûne de trente-un jours qui lui fit perdre 30 p. 100 de son poids et probablement toute sa graisse. A partir de ce moment, elle reçut une alimentation mixte et produisit, en vingt-six jours, 1 070 grammes de graisse dont la moitié environ n'avait pu se former qu'aux dépens des hydrates de carbone de la ration.

c. **Preuves tirées du bilan nutritif.** — Les faits de ce groupe se rattachent à une méthode particulièrement démonstrative. Elle consiste à établir le bilan du carbone sur des animaux à l'engrais. Si l'on donne à un animal une alimentation surabondante dont l'excédent est constitué par des hydrates de carbone, l'animal augmente de poids. Or, si l'on compare le carbone ingéré avec les aliments, au carbone rejeté avec les excréments et éliminé par la respiration, on constate que la totalité du carbone excrété est en déficit sur le carbone contenu dans les hydrates de carbone. L'animal a donc prélevé sur ces principes une certaine quantité de carbone qui ne peut avoir été retenu qu'à l'état de graisse. Sous une autre forme, la graisse répondant au carbone retenu par l'organisme excède les quantités qui auraient pu se constituer par la transformation de l'albumine et des graisses de la ration. Cette méthode a été employée avec un succès constant par un grand nombre d'auteurs, tels que Meissl et F. Strohmer (1883), Tscherwinski (1883), S. Chaniewski, Voit et Lehmann (1885), Max Rubner (1886), qui ont expérimenté sur différentes espèces animales.

d. **Preuves tirées des changements subis par le quotient respiratoire sous l'influence des hydrates de carbone.** — La production des graisses aux dépens des hydrates de carbone ne peut avoir lieu que par dédoublement avec dégagement d'acide carbonique. L'opération peut s'exprimer dans une équation comme celle de M. Hanriot.

$$13(C^6H^{12}O^6) = C^{55}H^{104}O^6 + 23CO^2 + 25H^2O.$$

$$\underbrace{\phantom{13(C^6H^{12}O^6)}}_{\text{Glycose.}} \qquad \underbrace{\phantom{C^{55}H^{104}O^6}}_{\substack{\text{Oléostéaro-}\\\text{palmitine.}}}$$

On voit que la réaction entraîne le dégagement d'une grande quantité d'acide carbonique qui, dans l'hypothèse d'un dédoublement avec production de graisse, doit modifier la composition de l'air expiré. En fait, chez tout animal à qui l'on fait ingérer une quantité plus ou moins considérable de glycose le quotient respiratoire devient plus grand que l'unité dès les premiers moments qui suivent l'ingestion. L'air expiré contient ainsi un excès de CO^2 qui ne peut provenir de la combustion du glycose puisque, dans ce cas, le quotient respiratoire serait au plus égal à l'unité. Il résulte donc du dédoublement de ce principe, et la production de la graisse aux dépens des hydrates de carbone trouve ainsi une expression extérieure et immédiate dans le changement du quotient respiratoire. Hanriot, à qui l'on doit cette observation, assure que lorsqu'un homme à jeun ingère 50 grammes de sucre, l'excès de l'acide carbonique devient tel que le quotient respiratoire atteint, en moins d'une heure, une valeur voisine de 1,3. Nous n'avons jamais observé un chiffre aussi grand, mais nous pouvons assurer que chez les chiens qui ont reçu un copieux repas de soupe au lait mélangé de sucre, le quotient respiratoire dépasse toujours l'unité et reste supérieur à l'unité, dans les premières heures qui suivent le repas.

C. — PRODUCTION DE LA GRAISSE AUX DÉPENS DES PRINCIPES ALBUMINOÏDES.

Les méthodes déjà employées pour faire la part des hydrates de carbone ont été appliquées aux albuminoïdes et ont donné des résultats identiques.

a. **Preuves tirées des effets d'une alimentation exclusive.** — Des animaux exclusivement nourris avec des principes albuminoïdes produisent de la graisse qui ne peut provenir que de l'albumine alimentaire. Les recherches de Hoppe (1852) et de Hemmerich (1866) sont à cet égard très démonstratives. Il suffira de retenir une expérience due à ce dernier. Une chienne en lactation est exclusivement nourrie avec de la viande bouillie et dégraissée. Or le poids de l'animal reste invariable, ce qui prouve que tout le beurre de son lait a été emprunté à l'albumine de la ration. Subbotin (1870) raconte que des chiens très maigres et nourris avec de la viande dégraissée et de l'huile de palme ont augmenté de poids et fourni, à l'autopsie, de la graisse riche en stéarine. Or celle-ci ne pouvait provenir que de l'albumine alimentaire, puisque l'huile de palme ne contient pas de stéarine.

b. **Preuves tirées de la composition de la ration.** — Ce groupe de faits comprend les recherches d'Hoffmann sur le développement des larves de mouche (1872). Hoffmann fait éclore des œufs de *muscida vomitoria* sur du sang défibriné dont la teneur en graisse est soigneusement déterminée à l'avance. Or les larves analysées au terme de leur développement, contiennent dix fois plus de graisse qu'elles n'en ont pu trouver dans leur alimentation.

c. **Preuves tirées du bilan nutritif.** — Nous trouvons ici les recherches de Pettenkofer et Voit. Un chien est exclusivement nourri de viande et reçoit une ration qui dépasse les besoins de son entretien; il s'engraisse et augmente de poids. Tout l'azote des aliments se retrouve dans les excreta, mais le carbone éliminé par les diverses voies est en déficit sur le carbone ingéré avec les albuminoïdes de la ration. Or ce déficit rend exactement compte de la graisse produite par l'animal.

Les travaux de Kaufmann reposent sur la détermination du bilan nutritif et de la chaleur produite par les animaux d'expérience. Sur des chiens recevant une ration surabondante de viande, on détermine l'oxygène consommé, l'acide carbonique produit, l'azote éliminé par les urines et la chaleur rayonnée dans le même temps. Or, l'albumine dépensée et mesurée à l'azote total des urines, aurait donné une quantité de chaleur supérieure à celle qui a été recueillie au calorimètre; elle contenait, d'autre part, une quantité de carbone supérieure à celui de l'acide carbonique produit par l'animal. Sous une autre forme, la chaleur rayonnée par le sujet d'expériences est inférieure à la chaleur qui aurait été livrée par la combustion de l'albumine désassimilée. De même le carbone brûlé dans le même temps et rejeté à l'état de CO^2 est en déficit sur le carbone de la ration. De même, enfin, et par corrélation, l'oxygène consommé par l'animal est inférieur à la quantité de ce gaz qui aurait été nécessaire à la combustion de l'albumine désassimilée.

On voit clairement que si l'alimentation est surabondante, toute l'albumine de la ration n'est pas consacrée à l'entretien de l'animal et qu'une part de cette albumine est distraite pour être employée à l'accroissement des réserves adipeuses.

III

ALBUMINOGÉNIE

Il n'y a point à proprement parler d'albuminogénie, en ce sens que l'organisme est incapable d'opérer la synthèse de l'albumine comme il fait celle de la graisse ou du glycose. L'albumine est apportée toute faite par l'alimentation et elle tient dans l'organisme une place considérable. D'une part, elle forme la trame chimique de la matière vivante, et d'autre part elle constitue l'albumine circulante dans le sang, la lymphe, le chyle, etc.

C'est la totalité de cette albumine organisée et de l'albumine circulante qui constitue les réserves de substance protéique.

L'albuminogénie consisterait donc dans l'entretien de ces réserves et en particulier de l'albumine circulante. Car c'est à partir de l'albumine circulante que les tissus vivants opèrent cette synthèse par excellence dans laquelle ils organisent l'albumine inerte et lui donnent la vie. D'une manière générale, le protoplasma de la cellule vivante, sous toutes ses formes, fait du protoplasma. Chez les jeunes en état de croissance ou chez les sujets épuisés par un jeûne prolongé, comme dans la convalescence qui suit une longue maladie, l'organisation et la vivification de l'albumine alimentaire acquièrent une importance particulière et se traduisent dans l'augmentation du poids des sujets. Chez les animaux en équilibre de nutrition, les tissus vivants se bornent à réparer les pertes procédant de l'instabilité de leur substance et de la destruction nécessaire dont elle est l'objet. Nous sommes ainsi conduits à considérer les phénomènes qui sont le but et l'essence de la nutrition, c'est-à-dire les phénomènes de dépense.

DÉPENSES ALIMENTAIRES

1

RÉNOVATION DE LA MATIÈRE VIVANTE

Il est dans la loi du protoplasma de mourir sans cesse et d'abandonner une partie de lui-même. La matière vivante est entraînée dans un mouvement irrésistible de désorganisation et de ruine, qui met en liberté de l'albumine morte. Cette déchéance continuelle est la loi même de la vie. Elle relève d'une propriété immanente du protoplasma, de cette instabilité déjà étudiée (page 4) et qui par sa nécessité, par sa constance, prend le caractère d'un attribut essentiel. On ne voit pas, il est vrai, la raison de cette fragilité nécessaire, qui se pose provisoirement comme un fait premier et irréductible, mais elle donne toute sa clarté au rôle de l'albumine alimentaire, et on se trompe quand on dit que ce rôle est inconnu. Il est aussi apparent que possible. L'albumine des aliments est faite pour remplacer l'albumine morte et pour devenir vivante à son tour. [Consulter sur ce point : *la Vie et l'énergie*, par Chauveau (Asselin et Houzeau 1894).]

Permanence de l'excrétion azotée. — La destruction de l'albumine trouve sa preuve et sa mesure dans l'excrétion de l'azote urinaire.

Car l'excrétion azotée est permanente ; elle dépend, il est vrai, de la quantité des albuminoïdes de la ration et diminue avec cette quantité ; mais elle ne devient jamais nulle et se poursuit chez les animaux privés de toute nourriture. Par cela même que l'excrétion azotée est incoercible, elle témoigne du mouvement incessant de désorganisation qui entraîne la matière vivante, quel que soit le régime des animaux.

On soutiendrait vainement que l'albumine prélevée sur les tissus pendant l'inanition n'a qu'un rôle alimentaire et qu'elle est dépensée pour les besoins de la calorification. La contribution chimique qu'elle apporte dans les transformations de l'énergie, chez l'animal à jeun, est très faible et il nous suffira, pour préciser ce point si important, de reprendre l'expérience instituée par Ranke et dont nous avons exposé plus haut les résultats (page 486). Il ressort de cette expérience qu'un homme à jeun emprunte à ses tissus $50^{gr},15$ d'albumine et 206 grammes de graisse dans les vingt-quatre heures. Exprimée en calories, cette dépense quotidienne se traduit par les chiffres suivants :

Chaleur produite par la combustion de l'albumine............................	$50,15 \times 4,860 =$	$243^{cal},729$
Chaleur produite par la combustion de la graisse	$206 \times 9,400 =$	$1\,936^{cal},400$
Total....................		$2\,180^{cal},129$
Part de l'albumine dans la production de la chaleur totale...		$0,111$

Nous retrouvons ici ce fait déjà établi dans un chapitre antérieur, que pendant le jeûne, l'aliment essentiel de la calorification est emprunté aux réserves de graisse. Cette conclusion si importante ressort avec la plus grande évidence du bilan nutritif. Le carbone trouvé dans les excreta et dépensé pour les besoins de la calorification excède considérablement celui de l'albumine détruite, et comme il ne peut provenir des réserves en hydrates de carbone qui sont complètement épuisées dès les premiers jours du jeûne, il ne peut avoir d'autre source que les graisses de l'organisme.

L'énergie dépensée dans l'inanition pour fournir les calories nécessaires à l'entretien de la température centrale est donc empruntée, pour la plus grande part, à la graisse et pour une très faible proportion à l'albumine enlevée aux tissus vivants.

Ce processus se poursuit d'ailleurs pendant toute la durée de l'inanition, avec cette circonstance que la part respective des graisses et de l'albumine dépend de l'état de l'animal, de l'importance de ses réserves adipeuses et des phases de l'inanition. Au début du jeûne, l'excrétion azotée est influencée pendant quelque temps par les effets de l'alimentation antérieure, mais elle tombe bientôt à un minimum qui reste à peu près invariable jusqu'à l'épuisement des réserves de graisses. A ce moment, la dépense d'albumine subit un accroissement brusque, mais passager, qui est le prélude d'une déchéance irrémédiable et le signe avant-coureur de la mort. Chez les animaux gras, on n'observe pas dans l'inanition cet accroissement final de l'excrétion azotée. Ils continuent à vivre sur leurs provisions de graisse et succombent avant de les avoir complètement épuisées. La graisse leur permet d'*épargner* leur albumine et de survivre plus longtemps aux effets de l'inanition. Pour bien apprécier ce rôle de la graisse dans l'utilisation de l'albumine, il suffira de rapprocher de l'expérience de Ranke, les observations faites à Berlin sur le jeûneur Cetti. Le sujet qui a servi dans le premier cas avait d'abondantes réserves adipeuses, au point que les neuf dixièmes de la chaleur produite trouvaient leur source dans ces réserves. Mais Cetti, qui était maigre, dépensait au premier jour du jeûne :

$$
\begin{array}{llr}
\text{Albumine}\ldots\ldots\ldots & 88 \text{ grammes donnant} & 427^{cal},680 \\
\text{Graisses}\ldots\ldots\ldots & 160 \qquad\quad — & 1\,504^{cal},000 \\
& \text{Total}\ldots\ldots\ldots & 1\,931^{cal},680 \\
\end{array}
$$

Part de l'albumine dans la production totale....   22,1 p. 100

Au dixième jour du jeûne, cette part est tombée à 20 p. 100. Terminons cet exposé par un dernier fait fourni par Pettenkofer et Voit et dont nous empruntons les détails à Lambling comme nous l'avons fait d'ailleurs pour ceux qui précèdent.

Il s'agit d'un chien de 20 kilogrammes, qui au dixième jour du jeûne dépensait 28 grammes d'albumine et 83 grammes de graisse.

$$
\begin{array}{lr}
\text{Chaleur produite par l'albumine}\ldots\ldots & 28 \times 4,860 = 136^{cal},08 \\
\text{—} \qquad\qquad \text{— la graisse}\ldots\ldots & 83 \times 9,4 = 780^{cal},00 \\
\text{Total}\ldots\ldots & 916^{cal},08 \\
\end{array}
$$

Part de l'albumine dans la production totale.....   0,148

Ces différents exemples prouvent que la contribution des principes azotés à la production de la chaleur, dans l'état de jeûne, varie de 10 à 20 p. 100 environ. Elle est donc toujours très faible et il est impossible de soutenir que la destruction de l'albumine vivante est commandée par les besoins de la calorification. Elle reste trop loin du but pour qu'il soit légitime de l'y rattacher. Le mouvement de désorganisation de la matière vivante a donc ses motifs en lui-même ou, mieux, dans des conditions invisibles, mais indépendantes des besoins thermiques de l'organisme. Aussi bien, il se poursuit chez les animaux recevant une ration d'hydrates de carbone ou de graisse égale et même supérieure à leurs besoins d'énergie chimique. Il est ralenti comme l'a montré Rubner, mais il ne s'arrête pas, ce qui prouve qu'il est irrésistible.

Du besoin d'albumine et du minimum d'albumine alimentaire. — La quantité d'albumine de la ration nécessaire pour compenser les pertes dues à la destruction incoercible de l'albumine vivante, semble pouvoir être évaluée à partir des chiffres qui mesurent cette destruction, chez l'animal à jeun.

La destruction spontanée de l'albumine se tire aisément de la détermination de l'azote total dans l'urine des vingt-quatre heures. On peut l'évaluer, chez les différentes espèces, aux valeurs moyennes suivantes :

Quantité d'albumine détruite chez l'animal à jeun, par vingt-quatre heures et par kilogramme.

Chez l'homme.........	$0^{gr},75$ à $0^{gr},80$ (Ranke).	
—	$0^{gr},93$ à $1^{gr},43$ (C. Von Norden).	
Chez le chien.........	2 à 3 (Falc).	
Chez le bœuf.........	$0^{gr},30$ à $0^{gr},50$ ⎫	
Chez la vache laitière..	$0^{gr},75$ ⎬ Chiffres admis par les zootechniciens.	
Chez le mouton........	$0^{gr},50$ ⎭	

Mais l'expérience montre qu'en fait, pour obtenir l'équilibre azoté, il faut que la ration d'un animal contienne une quantité d'albumine supérieure au minimum dépensé par cet animal à l'état de jeûne. Voit estimait à 2 ou 2,5 le rapport du premier terme au second, mais ce rapport est éminemment variable et il n'est pas de meilleur moyen, pour déterminer le minimum d'albumine indispensable à l'équilibre azoté, que de rechercher le taux de ce principe dans l'alimentation spontanée de l'homme ou dans les rations d'entretien scientifiquement établies par les zootechniciens, pour les animaux.

Sur le premier point, nous pouvons d'abord nous inspirer des rations données à la page 60. Elles contiennent une moyenne de 126 grammes d'albumine, soit pour un homme de 70 kilogrammes, un minimum de $1^{gr},8$ par kilogramme et par jour ; en tenant compte du coefficient de digestibilité ce chiffre tombe à $1^{gr},6$.

La ration proposée par Pettenkofer et Voit contient 118 grammes d'albumine, ce qui donnerait un minimum de $1^{gr},7$ par kilogramme et par jour, et $1^{gr},5$ seulement, après défalcation de l'albumine qui échappe à la digestion.

Mais ces chiffres sont évidemment trop considérables et nous allons voir que le minimum d'albumine nécessaire à l'entretien de l'équilibre azoté chez l'homme est beaucoup moins élevé. D'après Lambling, qui a multiplié les dosages de l'azote urinaire total des vingt-quatre heures, chez des personnes très bien nourries et en parfait état de santé, ce minimum serait compris entre 1 gramme et $1^{gr},3$. Enfin, les recherches de Lapicque ont montré que dans certaines conditions de climat et de régions, ce chiffre peut encore être abaissé. Et d'abord, nous savons par cet expérimentateur que, chez les peuples de l'Orient, qui sont très sobres et dont les aliments, tels que le riz ou le sorgho, contiennent peu de principes azotés, la dépense quotidienne d'albumine est très faible. C'est ainsi que la ration des Abyssins ne contient que 50 grammes d'albumine, soit un minimum de 0^{gr},96 par jour et par kilogramme. Celle des Malais en contient 60 grammes, ce qui fait 1^{gr},15 d'albumine par kilogramme et par jour.

D'autre part, les résultats d'un grand nombre d'expériences entreprises par divers auteurs prouvent que l'équilibre azoté peut être obtenu avec des quantités encore plus faibles d'albumine. On en jugera par les chiffres suivants qui ont été réunis par Lapicque.

	POIDS du sujet.	ALBUMINE consommé.	CHALEUR produite dans les 24 heures.	ALBUMINE par kilogramme et par 24 heures.
	kilog.	gr.	Calories.	gr.
Herscheld......................	73	39	3318	0,60
Kumagara......................	48	54,7	2478	1,14
Peschel.......................	77	33	3550	0,42
Breisacher....................	55	67,8	2867	1,23
Soldat japonais, d'après Mori....	59	60	2579	1,01
Etudiant japonais, d'après Tsuboi et Murato.....................	46	52	2355	1,19
Sujet n° 2, de Lapicque et Marette.	73	57	3027	0,78
Abyssin (Lapicque)	52	50	2000	0,96
Malais (Lapicque)...............	52	60	2072	1,15

Il résulte de ces faits que le minimum d'albumine a pu être réduit à de très faibles valeurs (0^{gr},78, 0^{gr},60 et 0^{gr},42); mais ces valeurs exceptionnelles ont été obtenues dans des expériences qui n'ont pas duré plus d'un mois et dont il est légitime de penser qu'elles n'auraient pas pu se prolonger sans entraîner la rupture de l'équilibre azoté et l'amaigrissement des sujets d'expérience.

Les autres faits ont été obtenus dans des conditions plus conformes aux exigences de l'état normal et on en peut inférer avec Lapicque que le minimum d'albumine indispensable à l'entretien de l'équilibre azoté est très voisin de 1 gramme par jour et par kilogramme.

En ce qui touche les animaux domestiques, les documents que nous avons réunis sur la composition des rations (Voy. pages 57 et suiv.) font ressortir les chiffres suivants :

Espèces.	Albumine ingérée par kilogramme et par jour.	
Cheval..........................	1^{gr},0	(Wolff et Lehmann).
—	1^{gr},43	(Grandeau et Leclerc).
Bœuf...........................	0^{gr},7	(Wolff et Lehmann).
Mouton	1^{gr},3	

Tous ces chiffres ne sont que des moyennes et il ne faut pas oublier que le mouvement de désorganisation qui entraîne l'albumine vivante s'exagère sous l'influence de certaines conditions. On sait par exemple que l'excrétion azotée augmente sous l'influence du sel marin, ou par l'ingestion de grandes quantités d'eau. Les affusions d'eau froide déterminent aussi une poussée d'azote dans les urines (Chauveau). Enfin, nous verrons que le travail peut accélérer, lui aussi, d'une manière plus ou moins sensible, la destruction de l'albumine, bien que cette dépense supplémentaire ne soit pas faite pour engendrer l'énergie transformée dans le travail.

Mais nous ne devons pas, pour le moment, nous préoccuper de ces influences particulières qui altèrent la mesure des dépenses normales et nous n'avons qu'à retenir le minimum d'albumine indispensable pour assurer l'équilibre de l'azote, chez les animaux maintenus au repos et recevant une alimentation suffisante. Ce minimum étant établi, nous devons nous demander ce qui arrive lorsqu'il est dépassé. Ici, nous nous trouvons en présence d'une loi très rigoureuse et très importante.

Loi de l'équilibre azoté. — D'une manière générale, sur un animal dont la ration suffit à couvrir les besoins de la calorification, tout l'azote alimentaire se retrouve dans les excreta. En un mot, il y a équilibre d'azote. Mais cet équilibre peut être obtenu avec des quantités fort inégales d'albumine, à la condition que la ration ait toujours la même teneur en calories. C'est ce que M. Lambling exprime en disant que « l'organisme tend à adapter toujours la désassimilation azotée à la grandeur de l'apport azoté alimentaire ». Prenons le cas d'un sujet dont la ration juste suffisante contient une quantité d'albumine supérieure au minimum indispensable. C'est le cas le plus général. Or si, dans ces conditions, on change le taux de l'albumine, tout en modifiant en sens inverse le taux des principes ternaires, de manière à laisser à la ration la même teneur en calories, l'équilibre de l'azote n'est rompu que passagèrement et il se rétablit en très peu de jours. Si, par exemple, on diminue le taux de l'albumine, les effets du régime antérieur se font encore sentir pendant deux ou trois jours et les excreta contiennent une quantité d'azote supérieure à l'azote ingéré, mais cet excédent va décroissant et disparaît bientôt. A ce moment l'équilibre est rétabli, mais l'organisme a diminué sa masse d'albumine dans la mesure de l'azote excrété en excès.

Que si, au contraire, on augmente la teneur de la ration en albumine, on assiste à des phénomènes inverses. Les excreta présentent, pendant deux ou trois jours, un déficit d'azote, déficit qui va décroissant et disparaît rapidement pour faire place à un nouvel équilibre. Mais dans le temps nécessaire au rétablissement de cet équilibre, l'organisme a augmenté sa masse d'albumine dans la mesure de l'azote qu'il a retenu.

Ainsi, tout changement dans le taux des albuminoïdes d'une ration *suffisante* entraîne un changement inverse et rapide dans la masse des réserves albuminoïdes. Il en résulte une rupture très passagère de l'équilibre azoté, qui se rétablit promptement. On voit que si les changements dans le taux de l'albumine d'une ration sont corrigés par des changements compensateurs dans la proportion des principes ternaires, en sorte que la ration conserve la même puissance thermogène, les conditions de l'équilibre azoté sont très simples. Qu'arrive-t-il lorsque l'alimentation est surabondante ?

Effets d'une alimentation surabondante. — Cette question est dominée par une loi de la plus haute importance et sur laquelle nous avons déjà insisté à propos de la respiration. L'intensité des combustions respiratoires et, sous une forme plus large, *l'intensité des dépenses chimiques effectuées par les tissus vivants se règle sur les besoins de l'organisme*.

Et quant à l'intensité de ces besoins, elle dépend à peu près exclusivement, chez un animal au repos, du degré de la température extérieure qui pèse immédiatement sur la valeur du rayonnement calorifique. Toutes choses étant égales, il n'y a point de raison pour que le rayonnement augmente si la température ne change pas.

Si, donc, on donne à un animal une ration supérieure à ses besoins de calories, l'excès de cette ration n'est pas employé à produire un surcroît de chaleur. En un mot, *il n'y a pas de consommation de luxe.* Telle est l'idée générale qui se dégage des résultats obtenus sur l'étude de la respiration. Les recherches dirigées sur ce point, prouvent que l'excès des combustions lié à l'alimentation se rattache aux dépenses réclamées pour l'exécution des travaux digestifs (Lévy, Voit, Zuntz et Lehmann).

Ce point étant établi, quels peuvent être les effets d'une alimentation surabondante? Si le supplément de ration porte sur l'albumine, la loi de l'équilibre azoté intervient et le sujet, après avoir bénéficié d'un gain d'albumine s'arrête à un nouvel équilibre d'azote. A partir de ce moment, la totalité de l'albumine alimentaire est détruite comme de coutume, mais la partie de son noyau hydrocarboné correspondant au surplus de la ration, est retenue dans les réserves adipeuses et l'animal augmente de poids.

Si la majoration de la ration d'entretien porte sur les principes ternaires, on constate une diminution dans l'excrétion azotée et dans la dépense de l'albumine. L'addition d'un surplus d'hydrate de carbone ou de graisse a donc pour conséquence l'épargne d'une certaine quantité d'albumine (Hoppe, Bischoff et Voit, Pettenkofer et Voit). L'influence des féculents est, à cet égard, plus favorable que celle des graisses ; elle procure une épargne de 10 à 15 p. 100 de l'albumine qui se détruisait avant leur introduction. L'économie réalisée par les graisses atteindrait seulement 7 p. 100 (Expériences de Voit sur le chien).

Quoi qu'il en soit, il importe de remarquer que la part empruntée au supplément d'hydrates de carbone ou de graisse et qui est dépensée à la place de l'albumine épargnée, ne représente qu'une minime fraction de ce supplément, 4 à 5 p. 100 environ. Le reste est retenu à l'état de graisse et augmente les réserves adipeuses de l'organisme. On voit donc que, de toute manière, l'alimentation surabondante, à la condition toutefois d'être tolérée et digérée, aboutit fatalement à l'engraissement et à l'accroissement du poids. Nous sommes ainsi conduits à étudier les diverses circonstances de l'engraissement.

De l'engraissement. — *Engraissement azoté et engraissement adipeux.* — Toutes les espèces et, dans la même espèce, tous les sujets ou toutes les races n'ont pas la même aptitude à l'engraissement.

L'homme, en particulier, s'accommode mal d'une alimentation intensive. Un adulte vivant dans l'abondance, et que ses aliments maintiennent depuis longtemps en équilibre de poids et d'azote, tolère malaisément un supplément de ration et n'en tire qu'un bénéfice très passager. Il n'a été fait sur ce point qu'une seule expérience instituée par Krug sur lui-même (cité par Lambling d'après Noorden) et dont il convient de retenir les résultats, parce qu'ils jettent une vive lumière sur la physiologie de l'engraissement.

La ration d'entretien de Grug représentait 2590 calories ; il ajouta un excès de graisse et de sucre répondant à 1700 calories par jour, ce qui, pour les quinze jours qui ont mesuré la durée de l'expérience, constitue un excédent de 25500 calories. Le gain d'albumine épargné dans le même temps et fixé à l'état de chair musculaire fut de 30 grammes, représentant 1230 calories. Il reste donc 24 270 calories qui ont été économisées et qui répondent à 2ᵏᵍ,606 de graisse. Ce bilan si intéressant deviendra peut-être plus démonstratif si nous le résumons.

Valeur en calories de la ration d'entretien.............. 2 590 calories.

Valeur du supplément quotidien formé d'hydrates de carbone et de graisse................................. 1 700 calories.

Calories emmagasinées en quinze jours.................. 25 500 calories.
Albumine épargnée en quinze jours et passée à l'état de
chair musculaire : 30 grammes qui, évalués en calories,
donnent....................................... 1 230 calories.

Reste.................. 24 270 calories

$$\text{Graisse correspondant à ce reste} = \frac{24\,270 \text{ calories}}{9,4} = 2^{kg},106$$

On voit immédiatement la disproportion considérable qui existe entre la quantité d'albumine fixée dans la chair musculaire et la masse de graisse qui s'est accumulée dans le même temps ; 5 p. 100 des calories excédentes ont servi à l'engraissement azoté, tandis que le reste, 95 p. 100, a servi à l'accroissement des réserves adipeuses.

L'expérience de Krug, unique en son genre, est un tour de force qui n'a pas pu être poussé au delà du quinzième jour et qui a dû prendre fin devant les répugnances de l'expérimentateur.

Par contre, tout le monde sait que la plupart de nos animaux domestiques s'engraissent facilement et il ne nous appartient pas de donner sur ce point les renseignements techniques que l'on trouve dans les ouvrages spéciaux. Nous ne nous attacherons qu'au point de vue qui nous a retenu plus haut, celui de la statique chimique de l'engraissement.

L'expérience de Krug faisait ressortir une disproportion considérable entre l'albumine fixée à l'état de chair musculaire et la graisse formée. Pour être moins étendu, l'écart qui se manifeste, dans l'engraissement des animaux, entre ces deux produits de la synthèse organique, acquiert encore une très grande valeur. Il résulte des recherches de Lawes et Gilbert que les divers principes acquis par un animal, au terme de son engraissement, se répartissent dans les proportions suivantes pour les principales espèces :

Quantités pour cent des divers principes entrant dans l'accroissement du poids d'un animal engraissé.

	CHAIR MUSCULAIRE.	GRAISSE.	MATIÈRES minérales.	EAU.
Bœuf...............	7,69	66,2	1,47	24,6
Mouton............	7,13	70,4	2,34	20,1
Porc...............	7,76	63,1	0,53	28,6
Moyennes......	7,52	66,6	1,44	24,4

L'uniformité de ces résultats est fort démonstrative et fort utile ; elle nous permet de résumer dans des moyennes, les chiffres obtenus pour les différentes espèces animales.

En ne tenant compte que des réserves de chair musculaire et de graisse, on voit que la production de la graisse est près de neuf fois plus rapide et plus abondante que la formation de la viande.

II

PRODUCTION DU TRAVAIL PHYSIOLOGIQUE. — SOURCES CHIMIQUES DU TRAVAIL MUSCULAIRE.

L'activité des tissus vivants, c'est-à-dire la production du travail physiologique ou de l'énergie vivante, s'alimente, nous le savons, dans une dépense contemporaine d'énergie chimique, en sorte que l'activité permanente des tissus est un des facteurs les plus puissants de la dépense alimentaire.

La recherche des matériaux qui sont engagés dans cette dépense devient ainsi un des chapitres les plus intéressants de la nutrition. Le problème est de déterminer les sources chimiques de l'activité des tissus vivants et, pour en atteindre la solution, il importe d'abord de choisir un bon objet d'étude. Il n'en est pas de meilleur que les muscles. D'une part, les phénomènes chimiques attachés à la contraction musculaire ont une grandeur exceptionnelle qui en permet aisément la détermination, et, d'autre part, les conclusions obtenues sur les muscles peuvent s'étendre à tous les autres tissus. Enfin, les solutions acquises sur les sources de l'énergie musculaire contiennent les bases physiologiques de l'alimentation des moteurs animés et par là elles pénètrent dans le domaine de l'économie politique, ce qui leur donne une importance nouvelle.

Ainsi défini, le problème se restreint à la détermination du potentiel chimique dépensé dans la production du travail musculaire. Parmi les principes immédiats, albumine, hydrates de carbone, graisses, en est-il un qui soit plus spécialement consacré à alimenter la force musculaire ou peuvent-ils indifféremment jouer ce rôle? En un mot, quelle est la fonction des différents principes immédiats dans la genèse de l'énergie transformée dans le travail?

On connaît la doctrine de Liebig, et les vues de l'illustre chimiste sur les attributions des principes immédiats ont déjà été exposées dans ce livre (Voy. p. 53). « Les muscles, disait Liebig, tirent leur énergie des matières azotées qui les composent » et l'albumine alimentaire devenait ainsi l'instrument chimique de la force, tandis que les hydrates de carbone et les graisses étaient réservés à la production de la chaleur animale. Nous avons déjà fait justice de cette conception qui attribue des origines distinctes à la chaleur et à la force. Ces deux modes de l'énergie sont les termes successifs d'un même cycle énergétique et ils dérivent nécessairement de la même source. Il fallait pourtant rappeler la théorie de Liebig parce qu'elle trouve encore de rares adhérents qui continuent à considérer l'albumine comme l'aliment exclusif du travail.

Les pages qui suivent seront consacrées au développement de la théorie du glycose, envisagée non pas comme une hypothèse préférée par tel ou tel physiologiste, mais comme un exposé des faits de la physiologie générale, établissant que le glycose est l'aliment prochain et immédiat de l'énergie musculaire. S'il fallait donner un nom à cette théorie, elle prendrait celui de M. Chauveau qui en a réuni les principaux éléments.

CHAPITRE PREMIER

ACCROISSEMENT DES COMBUSTIONS RESPIRATOIRES PENDANT LE TRAVAIL.

Il y a peu de faits mieux établis, plus familiers à tous et plus démonstratifs que l'exagération des combustions respiratoires liée à l'activité musculaire. Il n'en est pas de plus significatifs et de plus importants au point de vue de l'énergétique biologique. On y voit, en effet, de la manière la plus saisissante, comment toute production d'énergie vivante trouve nécessairement sa rançon dans une dépense contemporaine d'énergie chimique. L'accroissement des combustions respiratoires pendant le travail, constitue ainsi la manifestation la plus répandue, la plus claire et la plus puissante de la loi de la conservation de l'énergie dans l'ordre des phénomènes de la vie.

On a déjà vu (p. 374) les documents essentiels qui établissent l'intensité nouvelle des combustions pendant le travail et nous n'aurions pas à y revenir ; mais si la respiration pulmonaire est la somme et par conséquent le témoin des combustions élémentaires qui ont lieu dans tous les tissus, elle n'exclut pas la recherche des combustions dans leur foyer musculaire et nous devons nous arrêter sur ce point.

De l'accroissement des combustions intra-musculaires. — Nous ne parlerons ici que pour mémoire de la méthode employée par Matteucci. Le train postérieur d'une grenouille est suspendu, par les nerfs lombaires, aux électrodes d'un courant induit, à l'intérieur d'un flacon contenant une faible quantité d'eau de chaux. Dès qu'on procède aux excitations et que les muscles se contractent, l'eau de chaux, restée limpide jusque-là, se trouble rapidement en présence de l'excès de CO^2 produit dans la contraction. Mais ce n'est là qu'une expérience de cours, ne comportant aucune précision.

La méthode inaugurée par Cl. Bernard est autrement rigoureuse. Elle consiste à faire comparativement l'analyse des gaz, dans le sang artériel et le sang veineux d'un muscle placé alternativement dans les conditions de l'activité et du repos. On obtient ainsi, par différence, la quantité d'oxygène prélevé par le muscle sur le sang qui le traverse et d'acide carbonique dont ce fluide s'est chargé dans le même temps.

Cl. Bernard a expérimenté sur le muscle couturier du chien, observé successivement dans l'état de repos, d'inertie et de contraction. L'inertie est obtenue par la section des nerfs moteurs du muscle et la contraction par l'excitation électrique de ces mêmes nerfs. Les résultats recueillis par Cl. Bernard sont tout à fait incomplets, mais ils suffisent à fixer le sens des phénomènes et à montrer que la respiration musculaire est plus intense au repos que dans l'inertie et qu'elle s'exagère encore pendant la contraction.

La même méthode a été employée par un certain nombre d'auteurs, Sczelkow, Schöffer, Frey, Gruber, etc., mais il ne nous semble pas qu'elle ait été ailleurs plus fructueuse que dans les recherches de Chauveau et Kaufmann, grâce aux nombreuses précautions prises par les expérimentateurs pour assurer l'exactitude des résultats.

Et d'abord, il convenait de se placer dans les conditions de l'activité normale et régulière des muscles. M. Chauveau s'est adressé pour cela au masséter et au releveur de la lèvre supérieure du cheval, c'est-à-dire à des muscles dont on peut aisément éveiller l'activité spontanée et provoquer le fonctionnement normal, en faisant manger l'animal.

Pour que les résultats des analyses fussent exactement comparables, les prises du sang veineux et du sang artériel étaient faites simultanément. On a ainsi la certitude que les changements subis par la composition des gaz du sang se rattachent exclusivement à la respiration intra-musculaire. Mais ces changements ne sont pas le seul élément de la détermination poursuivie. L'excès de CO_2 et le déficit d'oxygène trouvés dans le sang veineux ne mesurent pas seuls l'intensité des échanges intra-musculaires. Il y faut joindre le débit des vaisseaux explorés. La vitesse de la circulation s'exagère, en effet, beaucoup pendant le travail des muscles, et pour donner l'expression des échanges réels, sous l'influence de l'activité spontanée, les résultats de l'analyse des gaz doivent être multipliés par l'accroissement de la vitesse du sang dans les muscles actifs.

Expériences sur le masséter du cheval. — Les expériences suivantes faites sur le masséter vont rendre tout cela très sensible. On s'est borné ici à faire la somme des gaz mis en œuvre par le muscle pendant le repos et pendant le travail. Voici les moyennes de trois expériences :

$$\left.\begin{array}{l}\text{Pendant le repos.............} \quad O + CO^2 = 20^{cm3},40 \\ \text{Pendant le travail............} \quad O + CO^2 = 23^{cm3},18\end{array}\right\} \text{ pour } 100^{cm3} \text{ de sang.}$$

O et CO^2 désignent, bien entendu, l'oxygène perdu par le sang artériel et l'acide carbonique gagné par le sang veineux. A ne considérer que ces chiffres, il semble que le travail n'apporte aucun changement sensible dans la valeur des échanges gazeux. Mais sous l'influence de la mastication, la circulation du masséter devient trois fois plus abondante que pendant le repos. L'intensité réelle des échanges devient donc : $O + CO^2 = 23^{cm3},18 \times 3 = 69,54$, soit une respiration musculaire 3,4 fois plus intense.

Expériences sur le releveur de la lèvre supérieure. — Les résultats obtenus sur le releveur de la lèvre supérieure ont une grandeur inattendue et témoignent d'une intensité singulière dans le mouvement chimique qui accompagne l'activité fonctionnelle du muscle. Ils sont en même temps plus complets et permettent de déterminer la *valeur absolue* des échanges gazeux. On a pris soin, en effet, de déterminer avec exactitude le débit de la circulation dans le muscle, pendant le repos et pendant le travail. Cette détermination est ici possible, en raison de ce fait que le releveur de la lèvre supérieure n'est pourvu, en général, que d'une seule veine efférente; il suffit donc de mesurer la quantité de sang qui s'écoule, en un temps donné, par cette veine ouverte, pour avoir l'intensité de l'irrigation sanguine. En rapportant les résultats à l'unité de temps et de poids, on obtient le coefficient de l'irrigation sanguine du muscle releveur, dans les deux états physiologiques où on l'étudie.

On détermine ensuite d'une manière très simple, les coefficients respiratoires en O^2 et en CO^2 (quantités rapportées à l'heure et au kilogramme). Il suffit de multiplier les résultats de l'analyse des gaz par le coefficient d'irrigation.

Les expériences de M. Chauveau sur le releveur sont au nombre de quatre : nous les résumons et nous en fournissons les moyennes dans le tableau suivant.

Intensité des échanges gazeux et de l'irrigation sanguine dans le releveur de la lèvre supérieure du cheval.

QUANTITÉS PAR HEURE ET PAR KILOGRAMME.	REPOS.	TRAVAIL.	ACCROISSEMENT.
Volume du sang traversant le muscle.....	lit. 12,229	lit. 56,321	De 1 à 4,6
Oxygène consommé	0,307	6,207	De 1 à 20,21
Acide carbonique produit..............	0,221	7,835	De 1 à 35,5
Quotient respiratoire..................	0,719	1,26	»

Le rapprochement des chiffres renfermés dans ce tableau emporte des conclusions claires et immédiates. Le travail spontané du releveur de la lèvre supérieure entraîne dans le muscle un accroissement énorme dans la rapidité de la circulation et dans l'intensité des combustions intra-musculaires.

Il convient de remarquer que la consommation de l'oxygène et la production du CO^2 paraissent suivre une marche très inégale. Mais il ne faut pas juger de ces changements corrélatifs par la seule considération des valeurs absolues. Leur véritable expression réside dans les changements subis par le quotient respiratoire, $\dfrac{CO^2}{O}$ qui, de 0,719 au repos, est passé soudainement à 1,26 pendant le travail.

L'activité n'aurait pas seulement pour effet de grandir la valeur du quotient de Pflüger, mais encore de renverser le sens de ce rapport. Plus petit que l'unité pendant le repos, il la dépasserait pendant le travail. Ce dernier fait est, pour le moment, très difficile à interpréter, car si le quotient respiratoire envisagé dans les échanges pulmonaires incline vers l'unité pendant le travail, il ne la dépasse jamais. Ce désaccord se rattache sans aucun doute, aux difficultés de l'extraction des gaz et à l'imperfection nécessaire de l'opération. Quoi qu'il en soit, l'exagération des combustions attachées au travail musculaire prend ici une ampleur exceptionnelle qui dépasse singulièrement celle que nous avons constatée pour le masséter. Les expériences de M. Chauveau révèlent donc entre les divers muscles, de très grandes inégalités dont la cause réside certainement dans la différence des conditions mécaniques où ils sont placés et qui donnent à leurs efforts une efficacité variable.

Mais toutes les inégalités de cet ordre qui pourraient être surprises dans les actes moteurs des différents muscles, se compensent et se résument dans les échanges respiratoires du poumon.

En somme et pour conclure, le travail musculaire exige une dépense chimique considérable et le potentiel dépensé produit, par sa combustion et très rapidement, une grande quantité d'acide carbonique. Il est donc très aisément combustible.

———————

CHAPITRE II

NATURE DU POTENTIEL CHIMIQUE DÉPENSÉ DANS LES COMBUSTIONS QUI ENGENDRENT L'ÉNERGIE MUSCULAIRE.

Le problème est maintenant de déterminer dans quelle catégorie de principes immédiats le muscle trouve l'aliment de ses combustions et de son énergie propre. L'ensemble des faits acquis à cet égard et qui vont être exposés fait ressortir les constatations suivantes :

a. *Relativement aux albuminoïdes.* — L'intensité de l'excrétion azotée n'est pas influencée par le travail musculaire. La production du travail ne réclame aucune dépense spéciale d'albumine.

b. *Relativement aux hydrates de carbone.* — Le glycose est l'aliment immédiat et exclusif des combustions intra-musculaires et de la force qu'elles engendrent.

c. *Relativement aux graisses.* — Les réserves adipeuses de l'organisme fournissent la matière du renouvellement du potentiel glycose dépensé pendant le travail. Examinons ces différentes propositions.

A. — ROLE DES ALBUMINOIDES.

Invariabilité de l'excrétion azotée pendant le travail. — Nous connaissons les raisons qui plaident *a priori* contre la théorie de Liebig, mais il n'en est pas moins nécessaire d'examiner si les albuminoïdes sont dépensés en fonction du travail musculaire. Or, l'expérience s'est prononcée de la manière la plus catégorique. L'excrétion azotée n'est pas modifiée par le travail, l'activité des muscles n'entraîne pas une dépense spéciale d'albumine.

La destination naturelle de l'albumine est de servir au renouvellement de la matière vivante. C'est là sa fonction essentielle et le travail des muscles n'a pour effet ni de la détourner de son courant normal, ni même de précipiter ce courant, dans les conditions de l'alimentation ordinaire.

Nous allons passer en revue les faits principaux relatifs à cette question et constater que s'ils nous obligent à tempérer quelque peu la rigueur littérale de notre proposition, ils en établissent la justesse fondamentale. Ils se rangent dans deux groupes de faits, selon que le travail est modéré ou excessif et prolongé.

1° *Cas du travail modéré.* — *Expériences de Fick et Wislicenus.* — Voici d'abord les résultats de l'expérience fameuse entreprise par Fick et Wislicenus. Ces deux expérimentateurs ont fait ensemble l'ascension du Faulhorn (Alpes), dont l'altitude atteint 2936 mètres ; ils ont dosé l'azote total : 1° dans les urines de la nuit qui a précédé l'ascension ; 2° dans les urines recueillies le jour de l'ascension, et 3° enfin dans les urines de la nuit qui a suivi l'ascension. Pour interpréter clairement les résultats, nous les rattacherons à deux périodes de douze heures correspondant, l'une à l'excrétion azotée du repos et l'autre à l'excrétion azotée du travail. Pour chacune de ces périodes nous réunissons en une somme unique les résultats fournis isolément par les deux ascensionnistes.

Résumé de l'expérience de Fick et Wislicenus.

	Période embrassant l'ascension.	Période égale de repos nocturne.
Somme de l'albumine dépensée pendant douze heures, par Fick et Wislicenus.	75gr,29	79gr,70

On peut tenir ces chiffres pour égaux et cette égalité est tout à fait probante.

Les *recherches de Pettenkofer et Voit* sur l'homme plaident dans le même sens. Elles ont cet intérêt de mettre en relief et en opposition l'invariabilité de l'excrétion azotée et l'exagération des combustions qui accompagnent le travail.

Résultats d'une expérience de Pettenkofer et Voit sur l'homme (d'après Wolff).

		ALBUMINE décomposée.	ACIDE CARBONIQUE produit.	OXYGÈNE consommé.	
I. Période de jeûne.	Repos...	gr. 79	gr. 716	gr 762	En 24 heures.
	Travail..	75	1187	1072	
II. Régime alimentaire moyen.	Repos...	137	928	832	
	Travail..	137	1209	1006	

En parcourant la série des chiffres de l'albumine dépensée, on voit que cette dépense dépend exclusivement de l'alimentation et n'est en aucune façon influencée par le travail.

Voit a fait, d'autre part, sur le chien, des expériences qui ont donné les résultats suivants :

Urée excrétée dans les vingt-quatre heures.	Jours de repos	109gr,5
	Jours de travail	110gr,5

L'animal recevait 1 500 grammes de viande par jour et il a été observé dans deux périodes successives de repos et de travail, qui avaient, chacune, une durée de trois jours.

Expériences de Wolff à Hohenheim. — Les recherches entreprises au laboratoire d'Hohenheim par Wolff et ses élèves ont une grande importance. Elles ont ce mérite particulier d'avoir été faites sur le cheval et de se traduire dans des chiffres que leur grandeur rend particulièrement démonstratifs. Nous embrassons dans le tableau suivant les résultats d'une de ces expériences.

PÉRIODES.	TRAVAIL QUOTIDIEN en kilogrammètres.	AZOTE ÉLIMINÉ dans les 24 heures.	EXCÉDENT du travail.	EXCÉDENT de l'azote excrété.
I.	475.000	gr. 99	kgmt. »	gr. »
II.	950.000	109	475.000	10
III.	1.425.000	116	950.000	17

Les faits enregistrés dans ce tableau ont été recueillis par Wolff sur un cheval du poids moyen de 520 kilogrammes, dans une expérience comportant cinq périodes de quinze jours chacune et durant lesquelles l'animal effectuait, chaque jour, un travail défini et mesuré en kilogrammètres. Pendant toute la durée de l'expérience, la ration a toujours eu la même composition. Elle comprenait 5 kilogrammes de foin de prairie, 6 kilogrammes d'avoine et $1^{kgr},5$ de paille hachée, qui ensemble fournissaient, en moyenne, 5861 grammes de principes nutritifs digestibles.

On voit clairement qu'il n'y a pas de relation entre la production du travail et l'excrétion azotée. Ces deux faits suivent une progression tellement inégale qu'on ne peut pas les rapprocher. Le travail croît comme 1, 2, 3, tandis que la dépense de l'albumine ne croît que comme 1, 1,10, et 1,17. On peut donc négliger ce léger excès dans la dépense de l'albumine qui, s'il est lié au travail, n'est manifestement pas fait pour couvrir les dépenses de ce travail.

Expériences de M. Chauveau pour déterminer la courbe de l'excrétion azotée en fonction du travail et du repos. — Dans ses récentes recherches, M. Chauveau a donné à l'invariabilité de l'excrétion azotée pendant le travail, une apparence très particulière et très persuasive. Il ne s'est pas borné à doser l'azote total dans l'urine des vingt-quatre heures ; il a construit la courbe de l'excrétion azotée par des dosages effectués, toutes les deux heures, sur l'urine puisée par le cathétérisme dans la vessie de l'animal. Or, la production du travail reste sans influence sur la direction de la courbe. Celle-ci affecte la même direction les jours de travail et les jours de repos.

On en jugera par les résultats suivants que nous empruntons à l'une des expériences de M. Chauveau. L'animal est un chien de $11^{kgr},500$, nourri depuis deux jours avec 650 grammes de viande crue. Le travail quotidien (300 kilogrammètres) est exécuté douze heures après le repas.

DÉPENSE D'AZOTE.	1er JOUR. — REPOS.	2e JOUR. — TRAVAIL.
Azote de la ration.	gr. 23,510	gr. 22,920
Azote urinaire.		
De 8 heures du soir à 6 heures du matin.	10,482	11,822
De 6 heures à 8 heures du matin.	2,086	1,941 } travail
De 8 heures à 10 heures du matin.	2,060	2,064 } travail
De 10 heures à 12 heures du matin	1,896	1,853
De 12 heures du matin à 2 heures du soir. . .	1,483	1,726
De 2 heures à 4 heures du soir	1,364	1,490
De 4 heures à 6 heures du soir.	1,190	1,228
De 6 heures à 8 heures du soir.	1,010	0,870

L'excrétion azotée suit donc la même marche et atteint la même mesure les jours de travail et les jours de repos. Cette similitude se retrouve sur l'animal à jeun ou nourri à la gélatine.

Les faits recueillis sont donc assez nombreux pour justifier et rendre indiscutable la conclusion que nous avons annoncée.

Le processus destructeur de l'albumine n'est ni accéléré ni déformé par le travail ; il demeure à peu près invariable et laisse l'albumine à sa destination et à sa fonction exclusives. C'est à peine s'il trahit une légère accélération que le travail paraît imprimer au mouvement de rénovation de la matière vivante. Si, en regard de cette invariabilité dans la dépense de l'albumine, on place l'exagération parfois énorme des combustions attachées au travail, *on est bien obligé de convenir que ces combustions ne s'alimentent pas dans l'albumine.*

2° *Cas du travail excessif et prolongé.* — Cette condition a pour effet d'entraîner une dépense d'albumine vivante qui se traduit par un excès d'excrétion azotée. Mais cette dépense anormale et exceptionnelle est hors de proportion avec l'excès du travail produit et n'en explique qu'une minime partie.

On en peut juger d'abord par les expériences que Voit a poursuivies sur le chien, dans une série complémentaire de celles que nous avons relatées plus haut. Ici, l'animal était maintenu à jeun et soumis à des périodes alternatives de repos et de travail, qui duraient chacune trois jours. Le travail quotidien était considérable, mais nous n'en connaissons point la mesure.

Voici les résultats :

Urée excrétée en vingt-quatre heures (Jours de repos .... 12^{gr},45
par l'animal à jeun............... (Jours de travail.......... 14^{gr},18

Mais la disproportion entre l'excès de l'azote excrété et celui du travail produit apparaît avec toute son importance et toute sa précision dans la série expérimentale poursuivie sur le cheval, à la station agronomique d'Hohenheim, par Kellner.

L'animal est le même cheval qui a servi dans les expériences précédentes. On l'a soumis, sans augmenter sa ration, à des périodes successives de trois ou quatre semaines chacune, comportant un travail quotidien toujours considérable. Sa ration très azotée comprenait 7^{kgr},5 de foin de prairie et 4 kilogrammes de féveroles. Voici les résultats :

PÉRIODES.	TRAVAIL QUOTIDIEN.	AZOTE urinaire des 24 heures.	POIDS net de l'animal.
I....................	kgmt. 808.000	gr. 198,6	kil. 496,800
II	2.424.000	211,3 (minimum) 234,3 (maximum).	482,4 462,5
III.................	808.000	199,6	457

On voit que dans la deuxième période la production du travail a été triplée tandis que l'excrétion azotée s'est élevée seulement de 198^{gr},6 à un maximum de 234^{gr},3 par jour, soit un excès de 35^{gr},7 en regard d'un excédent de travail qui n'atteint pas moins de 1 616 000 kilogrammètres. Il est intéressant d'évaluer cette disproportion.

Excès du travail produit......................	1.616.000 kilogrammètres.
Excès maximum de l'excrétion azotée.......	35^{gr},7 d'azote
Albumine correspondante...................	223^{gr},125
Énergie de l'albumine évaluée en kilogrammètres $= 223{,}125 \times 4{,}860\,(1) \times 425\,(2)$......	461.125 kilogrammètres.
Différence entre le travail produit et le travail représenté par l'albumine............	1.154.000 kilogrammètres.
Part de l'albumine dans la production du travail	28 p. 100

Ainsi, d'une part, l'excès d'albumine dépensée équivaut à peine au quart du travail produit en plus et il reste près de 1 200 000 kilogrammètres dont nous ne retrouvons l'équivalent chimique ni dans la ration de l'animal ni dans l'albumine arrachée à ses tissus.

Il importe, d'ailleurs, d'observer que nos calculs portent sur la fin de la 2e période, au moment où l'excrétion azotée atteint sa plus grande intensité. Au début de cette même période l'excès de l'azote excrété atteint seulement 12^{gr},7 et l'albumine correspondante (79^{gr},375) ne produit, par sa combustion, que 385^{cal},762, c'est-à-dire 163 948 kilogrammètres, soit exactement 10 p. 100 du travail produit en excès. C'est au point que, cette fois, la valeur du travail mécanique, dont l'équivalent chimique ne peut être retrouvé ni dans la ration de l'animal ni dans l'albumine dépensée en excès, atteint le chiffre énorme de 1 452 052 kilogrammètres. Il est évident que le potentiel chimique dépensé dans la production de ce travail n'a pu être fourni que par les graisses de l'organisme. Nous retrouvons donc ici un corollaire de la loi déjà étudiée à propos des sources de l'énergie chez l'animal en état de jeûne. On peut exprimer ainsi ce corollaire : lorsque la ration d'un moteur animé ne suffit pas à couvrir les dépenses du travail, le supplément d'énergie chimique nécessaire à la production de l'excès de travail est emprunté surtout aux graisses de l'organisme. L'albumine empruntée aux tissus ne fournit donc qu'une très faible part de cette énergie supplémentaire et on ne peut pas soutenir que cet emprunt exceptionnel est destiné à couvrir les frais du travail, puisqu'il n'atteint pas le but. Il est plus exact de dire que l'excès d'excrétion azotée attaché au travail excessif exprime seulement l'accélération que cette condition anormale et antiphysiologique vient imprimer au mouvement de rénovation de la matière.

Les travaux ultérieurs de Hirschfeld, Krumacker, Munk ont fourni des résultats analogues à ceux de Kellner et autorisent les mêmes conclusions.

B. — ROLE DES HYDRATES DE CARBONE, GLYCOSE ET GLYCOGÉNIE.

Nous avons annoncé que le glycose est l'aliment prochain et immédiat des combustions intra-musculaires dans le travail. Cette proposition repose sur un certain nombre de faits précis qui vont être exposés dans les deux paragraphes suivants et que nous pouvons énoncer ainsi :

(1) Chaleur de combustion de l'albumine brûlée jusqu'à l'urée.
(2) Équivalent mécanique de la chaleur.

1° Le glycose dépensé dans l'intimité des muscles, pendant le travail, rend compte des combustions intra-musculaires attachées à ce travail.

2° Le glycose est à ce point indispensable à la production de la force musculaire que sa présence dans les muscles, à l'état de glycogène, est constamment assurée par deux fonctions : la glycogénie musculaire et la glycogénie hépatique. Examinons ces deux propositions.

a. **Bilan des combustions intra-musculaires et du glycose dépensé pendant le travail.** — Dans les expériences qu'il a instituées sur les muscles masticateurs, M. Chauveau ne s'est pas borné à mesurer la respiration des muscles en activité ; il a déterminé aussi la dépense corrélative de glycose effectuée par le muscle, par l'emploi de la méthode qu'il avait inaugurée dès 1856 et qui repose sur l'analyse comparée du sang artériel et du sang veineux (p. 523). Or, nous allons voir que la quantité de sucre réellement dépensée par les muscles, considérés tour à tour au repos et à l'activité, s'accroît avec l'intensité de ces combustions et qu'elle suffit à rendre compte de ces combustions.

Pour le muscle masséter, cette relation est immédiatement évidente dans les chiffres suivants :

$$\text{Sucre enlevé par le masséter à 1 000 cen-} \left\{ \begin{array}{ll} \text{Pendant le repos.......} & 0^{gr},115 \\ \text{Pendant le travail......} & 0^{gr},408 \end{array} \right.$$

$$\text{Accroissement de la dépense en fonction du travail : } 1 \text{ à } \frac{408}{115} = 1 \text{ à } 3,26$$

Rapprochés des changements corrélatifs de la respiration du masséter, ces chiffres font ressortir un accord presque absolu entre la dépense de glycose et la production de CO^2 par le muscle.

Les résultats obtenus sur le releveur de la lèvre supérieure plaident dans le même sens, mais ils n'ont pas, à ce point de vue, une évidence immédiate parce qu'ici la dépense du potentiel glycose se combine avec son élaboration dans le muscle et sa mise en réserve dans les périodes de repos. Pour étudier le phénomène en détail, nous embrassons, dans le tableau suivant, les résultats moyens obtenus par M. Chauveau dans quatre expériences. En regard des coefficients respiratoires déjà enregistrés plus haut nous mettons les quantités correspondantes du sucre prélevé par le muscle.

		REPOS.	TRAVAIL.	ACCROISSEMENTS
		lit.	lit.	
	Irrigation sanguine......	12,229	56,321	1 à 4,6
Quantités par kilogramme de muscle et par heure.	Oxygène consommé.....	0,307	6,207	1 à 20,1
	Acide carbonique produit	0,221	7,835	1 à 35,45
	Sucre prélevé..........	$2^{gr},042$	$8^{gr},439$	5 à 4,13

A ne tenir compte que des chiffres bruts, on ne trouve pas dans ce tableau la relation annoncée entre le sucre disparu et l'acide carbonique produit, mais on y découvre une indication très curieuse. Pendant le repos, le sucre prélevé par le muscle excède manifestement les besoins de la combustion et pendant le travail le phénomène se renverse; le sucre disparu ne suffit pas entièrement à alimenter les combustions. Pour donner toute sa précision à ce grave détail, supposons provisoirement que le CO_2 dérive, en effet, de la combustion du glycose et évaluons la quantité de sucre brûlé en partant de l'acide carbonique produit. Cette évaluation repose sur ce fait que 1 litre de CO_2 répond à 1 gr, 35 de glycose. La comparaison, sur ces nouvelles bases, est exposée dans le tableau suivant :

	Repos.	Travail.
	gr.	gr.
Sucre prélevé par le muscle (P).................	2,042	8,436
Sucre brûlé (B) et dépensé.....................	0,300	10,65
$\dfrac{P}{B}$	6,80	
P — B	+ 1,742	— 2,214
	(Réserve.)	(Déficit.)

Si nous admettons ces données, nous voyons que la dépense du glycose n'aurait pas sa mesure ni son expression dans le sucre abandonné au muscle par le sang artériel et qu'il faudrait distinguer soigneusement la *fixation* et la *dépense* de ce principe immédiat. Pendant le repos la fixation l'emporterait sur la dépense et le glycose se mettrait en réserve dans le muscle. Pendant le travail, au contraire, la dépense excéderait la fixation, et les combustions ne trouveraient leur aliment complet qu'en prélevant le supplément qui leur manque dans les réserves du repos.

Moyennant cette hypothèse de l'accumulation du potentiel pendant le repos, le sucre dépensé par le muscle pendant le travail rend exactement compte des combustions attachées au travail de ce muscle. Or cette fiction est, comme nous allons le voir, une réalité solidement établie et notre conclusion provisoire sur le rôle du glycose va devenir définitive. C'est qu'en effet une fonction spéciale intervient pour assurer la présence constante du glycose à l'état de glycogène dans l'intimité des muscles. Le moteur se charge de potentiel dans les périodes de repos pour y trouver un supplément d'énergie capable de satisfaire aux besoins éventuels de son activité. Cette fonction est la glycogénie musculaire et il importe de s'y arrêter quelques instants.

De la glycogénie musculaire. — Une partie du glycose prélevé par les muscles, pendant le repos, se transforme en glycogène. La présence normale et constante de ce principe dans le tissu musculaire a été établie pour la première fois par Sanson en 1857 et peu après par Cl. Bernard (1859). Plus tard, de nouvelles précisions furent apportées par Nasse (1869 et 1877).

Quant au rôle du glycogène musculaire considéré comme réserve d'énergie chimique, il découle d'un grand nombre de faits groupés autour d'une loi très simple : La proportion du glycogène augmente dans les muscles pendant le repos et diminue pendant l'activité. Dès 1859, Cl. Bernard avait fait des constatations fort précises sur cet objet. Mais voici des chiffres plus récents : ceux de Weiss (1871) ont été obtenus dans des expériences où l'on dose comparativement le glycogène dans les muscles gastro-cnémiens de la grenouille laissés au repos et dans les muscles symétriques épuisés par une série de tétanisations.

Poids du glycogène dans 1000 grammes de muscle......................	Muscles inactifs......	1 gr,730
	Muscles tétanisés. ...	1 gr,180

M. Chauveau a obtenu des résultats analogues sur le masséter du cheval.

Poids du glycogène dans 1 000 grammes { Avant le travail...... $1^{gr},774$
de masséter....................... { Après le travail...... $1^{gr},396$

Les expériences de Marcuse, Krauss, Moritz, Werther, Külz plaident dans le même sens.

A ces données expérimentales, il faut joindre les curieuses observations de Grothe sur l'inégale répartition du glycogène dans l'appareil musculaire et sa prédominance dans les muscles peu actifs, comme ceux de l'aile chez le poulet ou des pattes chez les chauves-souris. Tous ces faits suffisent à montrer que le glycogène musculaire se dépense pendant le travail et se renouvelle pendant le repos; mais ce double mouvement de dépense et de réparation trouve une de ses manifestations les plus élégantes et les plus démonstratives dans les expériences suivantes de Chandelon (1876). Ces expériences se partagent en deux groupes de faits réciproques :

1° Dans les muscles anémiés par la ligature de leurs vaisseaux, le glycogène se dépense sans pouvoir se renouveler. Il se dépense pour alimenter le travail physiologique du tonus, mais il ne peut se renouveler puisque par la ligature des vaisseaux on a tari la source de glycose où il se régénère. Ici la dépense est continue et le renouvellement est empêché. La conséquence est la disparition totale du glycogène.

2° Réciproquement, dans les muscles placés dans l'état d'inertie par la section de leurs nerfs moteurs, mais dont la circulation est intacte, la dépense est nulle ou à peu près, tandis que le renouvellement ne trouve aucun obstacle ; aussi voit-on le glycogène s'accumuler.

En résumé, le glycogène s'épuise dans les muscles actifs mais privés d'aliments, tandis qu'il s'accumule dans les muscles inertes mais alimentés.

En réalisant simultanément l'anémie et la paralysie des muscles, on supprimerait à la fois la dépense et le renouvellement, et le taux du glycogène demeurerait invariable. Dans ces derniers temps, Morat et Dufourt (1892) ont utilisé ce dernier fait et introduit dans la question de nouveaux résultats, à l'aide d'expériences instituées sur le chien. L'aorte de l'animal est liée au-dessus de l'origine des branches terminales et les nerfs cruraux sont isolés et sectionnés des deux côtés. Des deux groupes symétriques de muscles, l'un est laissé dans l'inertie et sert de témoin, le second est soumis à des excitations électriques jetées sur le nerf crural correspondant et maintenues jusqu'à l'épuisement de l'excitabilité musculaire.

Dans ces conditions, la provision de glycogène des muscles témoins demeure invariable et l'analyse comparée des deux masses crurales fait connaître, par différence, la mesure exacte de la dépense. Or cette dépense, dans les muscles épuisés par la contraction, emprunte 40 à 80 p. 100 du glycogène emmagasiné au moment de l'anémie.

Cette dépense excessive réclame évidemment un mouvement de réparation particulièrement intense et il est fort intéressant de l'observer dans les faits qui achèvent les expériences de Morat et Dufourt. Cette réparation trouve sa mesure et ses éléments dans le glycose prélevé sur le sang par les muscles épuisés de glycogène par une longue série d'excitations tétanisantes. Dès que cet épuisement est obtenu, on enlève la ligature de l'aorte et on dose comparativement le glycose dans le sang artériel et le sang veineux des muscles épuisés. Or, le glycose cédé par le sang à ces muscles affamés atteint des proportions exceptionnelles, supérieures même à celles qu'on observe pendant le travail de la contraction. La méthode de Morat et Dufourt permet ainsi de séparer, en les grossissant, ces deux actes fondamentaux : la dépense et le renouvellement du potentiel mis en œuvre par la machine.

Tout cela suffit et nous pouvons conclure. Les muscles ont la faculté d'entretenir en eux une réserve toujours disponible de glycogène. Il y a là une véritable fonction, la glycogénie musculaire, qui règle et assure l'alimentation du moteur d'une manière plus prochaine et plus immédiate.

Il est également visible, et les expériences précitées nous sont l'occasion d'insister sur ce point, que le potentiel de l'énergie physiologique imprègne la substance de l'organe et que ses transformations s'opèrent dans l'intimité même des éléments anatomiques.

Les résultats obtenus par Seegen dans des recherches plus récentes ne sauraient menacer ces conclusions. Le physiologiste allemand est conduit à admettre que, dans les muscles tétanisés *in situ*, la dépense du glycogène excède considérablement les besoins du travail accompli et qu'au contraire, dans le travail spontané, le glycogène perdu par le muscle ne peut pas rendre compte de l'énergie mécanique produite. Le premier de ces faits ne saurait amoindrir le rôle physiologique du glycogène et, quant au second, il est mal interprété. Le glycogène perdu par le muscle ne mesure pas la dépense de ce principe immédiat mais bien l'excès de sa dépense sur son renouvellement. La préoccupation de Seegen est de montrer que toute l'énergie musculaire est fournie directement par le glycose prélevé sur le sang et, sur ce point, l'expérimentateur allemand n'a fait que reprendre la pensée, la méthode et les résultats de M. Chauveau. Assurément le glycose est le seul aliment de la force musculaire, mais cette attribution n'est pas exclusive d'une transformation passagère de ce principe et de sa fixation provisoire à l'état de glycogène. L'accumulation de l'aliment dans la substance même du moteur n'est point faite pour en diminuer l'importance fonctionnelle, mais bien pour en assurer la meilleure utilisation possible.

Quant à la question de savoir si le potentiel qui imprègne la substance contractile est brûlé à l'état de glycose ou de glycogène, elle est sans gravité et provisoirement sans solution. Le débat ouvert sur l'origine de l'acide lactique formé pendant le travail et qui, pour les uns, procéderait du glycogène (Marcuse, Werther), tandis que pour d'autres (Böhm), il n'a pas de liens avec cette substance, n'est pas encore clos et on ne voit pas la lumière qu'il pourrait apporter dans la question.

Intervention de la glycogénie hépatique pendant le travail. — Le mouvement qui entretient et renouvelle le glycogène dans les muscles réclame nécessairement un mouvement corrélatif et parallèle dans la fonction glycogénique du foie, et il fallait s'attendre à trouver, de ce côté, des changements subordonnés au travail musculaire.

En fait, la production du sucre dans le foie s'exagère toujours pendant et après le travail. M. Chauveau a montré, à l'occasion de ses expériences sur les muscles masticateurs, que le taux du glycose augmente toujours dans le sang artériel sous l'influence d'un travail musculaire local, comme celui de la mastication. Que si on envisage, à cet égard, les effets d'un travail plus étendu, comme celui de la locomotion, qui réclame l'activité de tous les muscles, le sang artériel s'appauvrit, il est vrai, en glycose à raison des livraisons qu'il est obligé de faire aux muscles, mais il s'enrichit en même temps des recettes qu'il prélève sur le foie et qui ne tardent pas à rétablir sa teneur en glycose. Le fonctionnement des muscles sollicite donc dans le foie une suractivité de la fonction glycogénique destinée au renouvellement du potentiel dépensé.

La consommation périphérique appelle toujours une production compensatrice et les deux actes sont liés par une telle solidarité que les organes consommateurs sont invariablement préservés de la disette. Dès lors, comme le fait remarquer M. Chauveau, le foie est très rigoureusement et très exactement le collaborateur indirect des muscles, et on comprendra toute l'importance de cette collaboration, si on réfléchit que l'appareil musculaire d'un moteur animé comme le cheval, consomme, au moins, 3 ou 4 kilogrammes de glycogène dans les vingt-quatre heures.

Dans le même ordre d'idées, on peut citer encore les expériences de Külz (1890). Sur un chien en inanition on trouve encore du glycogène dans le foie au quinzième et même au vingtième jour. Or, si on fait travailler un chien inanitié et si on procède à l'analyse du foie immédiatement après le travail, on n'y trouve plus de glycogène ou on n'en trouve que des traces. Tel est le fait; on y voit avec évidence l'origine hépatique de l'aliment et de la force musculaires.

C. — ROLE DES GRAISSES.

Les graisses interviennent à coup sûr et apportent la matière de la glycogénie lorsque le travail est excessif ou que l'alimentation est insuffisante. A ce propos nous n'avons qu'à rappeler le bilan nutritif du cheval qui, dans les expériences de Kellner relatées plus haut (p. 528), recevait une alimentation inférieure au travail qu'on exigeait de lui. Nous avons vu que ce bilan fait ressortir un excédent de 1 200 000 kilogrammètres, dont l'équivalent chimique ne se trouve ni dans l'alimentation de l'animal, ni dans l'excès de l'albumine enlevée à ses tissus par le mouvement exceptionnel de désintégration attaché au travail excessif. Le potentiel destiné à couvrir ces 1 200 000 kilogrammètres a donc été nécessairement emprunté aux graisses de l'organisme.

Assurément, l'aliment immédiat du travail reste toujours le glycose (ou le glycogène). C'est désormais une loi de physiologie générale, qu'il faut tenir pour indiscutable, qu'au moment où les muscles travaillent, ils consomment du sucre et ne consomment que du sucre. Il faut en inférer que dans le cas d'alimentation insuffisante, les graisses livrent aux muscles obligés à un excès de travail le potentiel glycose nécessaire à la production de ce travail supplémentaire. Nous sommes ainsi conduits à considérer les graisses de l'organisme comme un vaste réservoir d'énergie, un véritable accumulateur prêt à livrer le potentiel glycose réclamé par les exigences de l'activité musculaire. Nous ne reviendrons pas ici sur les procédés chimiques de la glycogénie adipeuse. Nous nous en référerons aux développements consacrés à cette question dans un chapitre spécial (p. 498) où nous avons exposé la théorie de l'oxydation imparfaite des graisses soutenue par M. Chauveau. Rappelons simplement que cette réaction glycogénique réclame un excédent énorme d'oxygène et se trahit au dehors par l'abaissement du quotient respiratoire.

Mais une question nouvelle doit être examinée maintenant. Il s'agit de savoir si la formation du glycose par oxydation imparfaite des graisses n'est pas un processus permanent qui interviendrait dans tous les cas, même quand les réserves alimentaires sont suffisantes. Dans cette hypothèse, soutenue par M. Chauveau, le procédé se dénoncera nécessairement au dehors par l'abaissement du quotient respiratoire au moment du travail. C'est ce qu'il faut rechercher dans une étude distincte.

DES CHANGEMENTS DU QUOTIENT RESPIRATOIRE LIÉS A L'ÉVOLUTION DU POTENTIEL GLYCOSE DANS LE TRAVAIL MUSCULAIRE.

L'influence exercée par le travail sur les échanges gazeux de la respiration se manifeste pendant et après le travail. Il faut donc examiner séparément ces deux cas.

Des changements du quotient respiratoire pendant le travail. — Un grand nombre d'auteurs sont d'accord pour admettre que le quotient respiratoire augmente pendant le travail (Pettenkofer et Voit, Speck, Hanriot et Richet, Chauveau et Laulanié, Laulanié). Si le fait était constant et si on prouvait qu'il est exclusivement placé sous la dépendance du travail, sa signification serait fort claire. Il serait lié à la combustion intra-musculaire du glycose, combustion dont l'intensité excède, à ce moment, celle de tous les autres phénomènes de la nutrition. On aurait ainsi un témoignage extérieur et sensible de la dépense du potentiel où s'alimente exclusivement l'énergie engendrée dans les muscles qui travaillent. Mais les variations du quotient respiratoire pendant le travail n'ont pas toujours le même sens et nous rencontrons sur ce point les assertions les plus opposées. Contrairement à l'opinion émise par les expérimentateurs précités, Katzenstein, Lévy, Zuntz et Lehmann soutiennent que le quotient respiratoire demeure invariable pendant le travail et qu'il témoigne ainsi, par sa constance, de l'uniformité des procédés nutritifs. Enfin, dans des recherches toutes récentes poursuivies sur le chien, M. Chauveau a constamment observé l'abaissement du quotient respiratoire pendant le travail et il y voit la preuve que le glycose dépensé dans la contraction musculaire dérive des graisses de l'organisme par oxydation imparfaite. Nous nous trouvons donc en présence de trois groupes de faits dûment constatés et qui prouvent la diversité des changements que peut subir le quotient respiratoire pendant le travail. Il apparaît avec évidence que le déterminisme du phénomène n'est point achevé et qu'il y a lieu d'instituer de nouvelles recherches pour se rendre maître des conditions qui laissent le quotient respiratoire invariable ou le font changer soit en un sens, soit dans l'autre. Mais déjà on connaît, ou, tout au moins, on a invoqué un certain nombre de circonstances secondaires qui seraient de nature à provoquer l'accroissement du quotient de Pflüger pendant le travail et qui n'ont pas de lien avec les combustions intra-musculaires.

L'une d'elles se rattache aux conditions de l'osmose des gaz dans le poumon et intervient toutes les fois que le rythme respiratoire détermine par son exagération une ventilation plus abondante. Ses effets ont été déterminés par Finkler et Œrtmann. Lorsque la ventilation pulmonaire augmente, le renouvellement de l'atmosphère alvéolaire est plus rapide et la tension de l'acide carbonique est diminuée de toute la partie de ce gaz qui a été expulsée en excès. Celle-ci se traduirait évidemment dans l'analyse de l'air expiré par une élévation du quotient $\dfrac{CO_2}{O}$. Mais le phénomène est passager. L'acide carbonique enlevé à l'atmosphère pulmonaire par les effets d'une ventilation plus puissante laisse un vide qui appelle l'acide carbonique du sang et un nouvel équilibre osmotique s'établit entre l'atmosphère lavéolaire et l'atmosphère sanguine. Quoi qu'il en soit, il y a là une cause secondaire qui peut artificiellement faire monter la valeur du quotient respiratoire dans les premières phases du travail. Nous avons eu l'occasion fréquente d'en surprendre les effets et même de constater que sous son influence le quotient respiratoire peut excéder l'unité pendant quelques minutes.

On admet d'autre part que, si le travail est excessif, l'oxygène ne parvient pas aux muscles en quantité suffisante, et qu'alors il se produit un excès de CO_2 dû au dédoublement de l'albumine musculaire. Pflüger, à qui on doit cette interprétation, invoque les phénomènes observés dans les contractions anaérobies des muscles de la grenouille (Hermann). Une grenouille enfermée dans une atmosphère privée d'oxygène et dont on provoque les contractions par des excitations électriques dégage du CO_2 dont la production n'est plus liée à une consommation correspondante d'oxygène et qui procède de la décomposition de la substance azotée des muscles. Enfin, l'accroissement du quotient respiratoire pendant le travail correspondrait toujours à un accroissement de l'excrétion azotée et serait lié à la décomposition de la substance musculaire.

Katzenstein, Lœvy, Zuntz et Lehmann adoptent entièrement cette interprétation. Ils soutiennent que le quotient respiratoire est invariable pendant le travail normal et que s'il subit un accroissement, c'est que le travail est excessif et que les muscles, n'ayant pas assez d'oxygène, subissent une décomposition partielle avec dégagement de CO_2.

Les expériences que nous avons instituées sur le chien, et qui sont malheureusement inachevées, nous ont conduit aux observations suivantes (1). Lorsque le travail est modéré et ne réclame pas de grandes quantités d'oxygène ($1^l,600$ à $1^l,800$ par heure et par kilogramme), le quotient respiratoire reste invariable pendant toute la durée de l'expérience. Lorsque le travail, sans être excessif, réclame de grandes quantités d'oxygène (2^l à $2^l,500$ par heure et par kilogramme), le quotient respiratoire conserve pendant toute la durée de l'expérience, c'est-à-dire *pendant plusieurs heures*, une valeur moyenne supérieure à sa valeur initiale et normale.

Sous cette forme et avec ces caractères d'intensité et de durée le phénomène ne nous paraît pas relever des circonstances invoquées par les physiologistes

---

(1) L'animal à l'épreuve est placé dans une enceinte circulaire qui est soumise à un mouvement de rotation uniforme commandé par un moteur à gaz. Grâce à une disposition spéciale, la rotation a lieu sur un axe creux et immobile, sans que l'étanchéité de l'appareil soit compromise un seul instant. Le courant d'air destiné au renouvellement de l'atmosphère pénètre par une des extrémités de l'axe, se répand dans l'enceinte, à l'aide d'une grille et sort par l'autre extrémité.

allemands et il nous semble lié à l'intensité des combustions intra-musculaires. Nous continuons donc à penser que le quotient respiratoire peut s'élever sous l'influence du travail et trahir, en même temps que l'intensité de la combustion du glycose, la prédominance de ce phénomène sur les procédés actuels de la glycogénie.

Quant à l'abaissement du quotient respiratoire lié à la reconstitution du glycose par oxydation imparfaite des graisses, il doit être entendu en ce sens que la valeur moyenne du rapport $\dfrac{CO_2}{O}$ pendant le travail est inférieure à sa valeur initiale et normale. Or, sous cette forme, qui serait la loi d'après les récentes recherches de M. Chauveau, nous n'avons observé le phénomène qu'une seule fois, sur un chien très gras et soumis à un travail modéré. D'ailleurs, nous ignorons encore et nous ne savons pas faire intervenir la condition qui déterminerait à coup sûr la chute du quotient de Pflüger, pendant le travail.

En revanche, toutes les fois que le quotient respiratoire s'élève pendant le travail, tout en conservant durant plusieurs heures une valeur moyenne supérieure à sa valeur normale, il subit toujours un abaissement lent et progressif qui le fait pencher vers sa valeur initiale. Il trahit sans aucun doute, par ce mouvement de descente, l'intervention croissante du processus d'oxydation imparfaite des graisses lié au renouvellement du potentiel glycose.

Pour résumer l'impression provisoire que nous donnent les faits acquis sur cette question, nous dirions volontiers : La valeur du quotient respiratoire pendant le travail dépend des opérations antagonistes qui président, d'une part à la dépense du potentiel glycose dans les combustions intra-musculaires, et d'autre part au renouvellement de ce même potentiel, par les procédés actuels de la glycogénie. Lorsque le travail est modéré, le renouvellement du glycose compense exactement la dépense qui en est faite par les muscles et le quotient respiratoire ne change pas. Lorsque le travail est excessif, la dépense l'emporte sur le renouvellement et le quotient respiratoire s'élève, trahissant ainsi la prédominance des combustions intra-musculaires. Mais, sous ce changement lié à la dépense du potentiel glycose, on aperçoit les effets de l'opération antagoniste, à savoir le renouvellement du glycose par oxydation imparfaite des graisses, et le quotient respiratoire fléchit pendant toute la durée du travail.

De l'abaissement du quotient respiratoire pendant le repos consécutif au travail. — Ici, les phénomènes ont une direction plus constante, et par conséquent plus significative. Dans les heures de repos qui suivent le travail, le quotient respiratoire tombe toujours au-dessous de sa valeur normale. Nous avons observé cette diminution dans la plupart de nos expériences et elle n'a jamais manqué dans celles de M. Chauveau. Nous retrouvons là l'application d'une loi générale dont nous avons surpris déjà et enregistré les multiples expressions. Tous les modes du repos musculaire entraînent l'abaissement du quotient de Pflüger. Il en est ainsi dans l'hibernation, dans le sommeil ordinaire ou dans l'immobilité paralytique (Voy. p. 375 et 376). Nous n'hésitons pas à adopter ici l'interprétation de M. Chauveau, et à voir dans ce phénomène un effet, c'est-à-dire un témoignage de la production du sucre par oxydation imparfaite des graisses. Ce témoignage est d'autant plus probant que son expression devient de plus en plus sensible au fur et à mesure que le repos des muscles est plus profond, et qu'ils participent moins aux combustions respiratoires.

En résumé, le quotient de Pflüger peut devenir l'expression extérieure et sensible de l'évolution du potentiel glycose, de sa dépense certaine pendant le travail et de son renouvellement non moins certain pendant le repos consécutif. Les deux opérations sont assurément contemporaines, et dans le cours de la vie normale elles se compensent exactement et ne se trahissent pas dans les fluctuations du quotient respiratoire, qui reste assujetti à la nature de l'alimentation. Mais, sous l'influence du travail, les deux actes de la dépense et de la reconstitution du potentiel prédominent, tour à tour, l'une sur l'autre et, par la nature des réactions qu'ils introduisent, ils pèsent immédiatement sur le quotient respiratoire. La valeur de ce dernier est fonction de deux opérations inégales et antagonistes.

ENSEIGNEMENTS FOURNIS PAR LES DONNÉES ACQUISES SUR L'ALIMENTATION DES MOTEURS ANIMÉS.

Les conclusions qui viennent d'être développées sur la fonction des divers principes immédiats et sur le rôle prépondérant du glycose dans la production de la force, trouvent leur pleine confirmation dans les résultats de la pratique industrielle. Les hydrates de carbone ont, en effet, dans l'alimentation des moteurs animés une prédominance significative qui se trahit dans la valeur du rapport connu sous le nom de relation nutritive.

De la relation nutritive. — Rappelons qu'on désigne sous ce nom le rapport des matières azotées aux matières non azotées. On l'exprime par le symbole $\dfrac{MA}{MNA}$. Or la relation nutritive observée dans l'alimentation des chevaux employés dans les grandes industries voiturières est toujours très faible. Elle a une valeur moyenne inférieure à $\dfrac{1}{6}$, ce qui veut dire que dans la réalité concrète de la pratique, les principes ternaires fournissent la presque totalité de l'énergie transformée par les moteurs animés.

Composition de quelques rations de travail.

RENSEIGNEMENTS.	POIDS MOYEN du moteur.	ALBUMINOÏDES.	HYDRATES de carbone.	GRAISSES.	RELATION nutritive.	TOTAL des principes nutritifs.	PART consacrée au travail.	SA VALEUR en énergie (kilogrammètres).	TRAVAIL effectué.	RENDEMENT du moteur.
	kil.	kil.	kil.	kil.		kil.	kil.			p.100
Compagnie des petites voitures de Paris (Grandeau et Leclerc)......	430	0,883	5,935	0,212	$\dfrac{1}{6,99}$	7,401	$\dfrac{1}{3}=2,442$	4.210.180	890.000	22
Compagnie des omnibus de Paris (Muntz).........	550	1,537	9,371	0,475	$\dfrac{1}{6,40}$	12,048	$\dfrac{3}{12}=3$	5.227.500	1.113.806	21,3
Homme (d'après A. Gautier).....	70	0,150	0,263	0,060	$\dfrac{1}{4,1}$	0,857	$\dfrac{2}{7}=0,230$	400.775	70.600	17,5

Nous donnons dans le tableau ci-dessus la composition de quelques rations de travail. Les chiffres qui sont réunis dans ce tableau, et que nous avons relevés aux meilleures sources, témoignent de l'énorme prépondérance des principes ternaires dans l'alimentation des moteurs animés.

En multipliant les exemples, nous verrions la relation nutritive descendre plus bas encore. Elle atteint $\frac{1}{7}$ dans la ration proposée par Wolff, pour les chevaux de luxe et de trait léger ; elle descend jusqu'à $\frac{1}{8}$ dans la ration des chevaux de la compagnie des omnibus de Berlin (Lavalard). Enfin nous verrons à propos des substitutions alimentaires que par l'addition du sucre en nature elle a pu être réduite à $\frac{1}{22}$, dans les expériences instituées sous la direction de M. Grandeau, à la compagnie des petites voitures de Paris.

Rendement de la machine animale. — Incidemment et puisque l'occasion nous en est offerte, nous dirons un mot de cette question. On voit par les chiffres ci-dessus que le rendement de la machine animale est relativement considérable et dépasse de beaucoup celui des machines industrielles les plus perfectionnées. Chez le cheval, il serait supérieur à 20 p. 100, et d'après Wolff il atteindrait 50 p. 100. Mais la méthode de l'éminent directeur de la station d'Hohenheim est très particulière. D'une part, Wolff rejette de ses calculs la cellulose, à laquelle il refuse toute valeur alimentaire ; d'autre part, il ne tient compte, pour l'évaluation de l'énergie disponible de la ration, que des principes nutritifs réellement digérés.

Cette manière de procéder est assurément très scientifique (réserve faite de l'élimination de la cellulose), car elle ne met en regard de l'énergie utile produite que l'énergie chimique *vraiment transformée* par le moteur. Prenons un exemple dans une des expériences de Wolff.

Un cheval de 530 kilogrammes reçoit une ration de 6 kilogrammes de foin et 6 kilogrammes d'avoine contenant 5 547 grammes de principes nutritifs digestibles, et tout en restant en équilibre de poids et d'azote, il fait un travail quotidien de 1 450 000 kilogrammètres. Wolff admet que la ration nécessaire à l'entretien d'un cheval de 500 kilogrammes comprend 3 350 grammes de principes nutritifs, non compris la cellulose. En ajoutant la cellulose, ce chiffre s'élève à 4^{kg},200.

Établissons sur ces bases le bilan de l'énergie transformée par le moteur.

$$\text{Somme des principes nutritifs de la ration quotidienne} \dots\dots\dots\dots\ 5.547 \text{ grammes.}$$

$$\text{Part nécessaire à l'entretien} = \frac{3.350 \times 530}{500} = 3.551 \quad —$$

$$\text{Reste consacré au travail} \dots\dots\ 1.996 \text{ grammes.}$$
$$\text{Énergie consacrée au travail} \dots\dots\ 1.996 \times 4,1 \times 425 = 3.478.030 \text{ kilogrammètres.}$$
$$\text{Travail produit} \dots\dots\dots\ 1.450.000 \quad —$$
$$\text{Rendement du moteur} \dots\dots\ \frac{1.450.000}{3.478.000} = 41,7 \text{ p. } 100$$

Dans une autre expérience, le rendement atteint près de 45 p. 100. Ajoutons enfin que les nombreuses recherches de Wolff l'amènent à conclure que, pour un supplément de 100 grammes de principes nutritifs, l'animal fournit un supplément de 85400 kilogrammètres, soit un rendement de

$$\frac{85400}{100 \times 4,1 \times 425} = \frac{85400}{174250} = 0,49.$$

Les chiffres de Wolff n'en sont pas moins très élevés, et cela s'explique par cette circonstance que le cheval qui a permis de les obtenir était un cheval de labour travaillant au pas, et habitué depuis longtemps à l'exercice qu'on exigeait de lui. Dans ces conditions, son rendement mécanique pouvait être très élevé. En réalité, le rendement mécanique des moteurs animés est très variable et, toutes choses étant égales, il dépend surtout de la forme et des conditions du travail.

Zuntz et Lehmann, avec la collaboration d'Hagemann, ont consacré à cette question de nombreuses et laborieuses recherches consistant à mettre en regard du travail produit l'énergie représentée par l'excès d'oxygène consommé pendant le travail. Pour évaluer cette dernière, Zuntz et Lehmann ont adopté une base de calcul qui nous échappe entièrement. Ils estiment, en effet, que la consommation de 1 litre d'oxygène correspond à la désassimilation de $1^{gr},3493$ de principes nutritifs ; d'où il résulte que le pouvoir thermogène de l'oxygène serait de $5^{cal},532$. Ce chiffre est inadmissible, puisque dans le cas où la combustion porte exclusivement sur les hydrates de carbone, et où le pouvoir thermogène de l'oxygène atteint son maximum, sa valeur est seulement de $4^{cal},979$.

Nous conserverons donc les bases de calcul que nous avons adoptées plus haut (p. 489), et nous admettrons que 1 litre d'oxygène correspond à $4^{cal},8$, soit, en chiffres ronds, 2000 kilogrammètres. Pour fixer les idées, prenons un exemple choisi parmi les expériences de Zuntz et Lehmann. Il s'agit d'un cheval du poids de 450 kilogrammes effectuant un travail de traction, au pas, sur le manège dynamométrique.

Oxygène consommé pendant une heure et au repos.	$83^{lit},400$
Oxygène consommé pendant une heure de travail...	$713^{lit},400$
Excès consacré au travail............................	630^{lit}
Énergie correspondant à l'excès d'oxygène..........	1.260.000 kilogrammètres.
Travail produit	327.000 —
Rendement....................	26 p. 100 (1)

Nous nous bornerons à cet exemple, nous contentant d'ajouter que le rendement maximum est toujours fourni quand l'animal travaille en terrain horizontal. Il peut atteindre, dans ce cas, 30 p. 100. Mais lorsque l'animal travaille sur un terrain en pente, son rendement peut descendre à 20 p. 100.

Revenons maintenant à la question principale. L'expérience quotidienne établit que les principes immédiats tiennent précisément, dans l'alimentation des moteurs animés, une place exactement conforme aux attributions que leur assigne la physiologie. La pratique même des choses enseigne une fois encore que l'albumine est l'aliment de la substance et que les hydrates de carbone sont les aliments de la force. Les hydrates de carbone ne sauraient d'ailleurs remplir aucune autre fonction. Ils n'ont pas d'autre destinée possible que de se transformer en glycose et finalement d'être brûlés et de produire de l'énergie. La fonction de l'albumine n'est pas moins spéciale. Elle est de réparer les effets de la désintégration qui entraîne continuellement la matière des tissus,

(1) En partant des bases de calcul adoptées par Zuntz et Lehmann, le rendement serait seulement de 22 p. 100.

de s'organiser et de devenir vivante, au moment de l'assimilation. Et que si, dans ce double mouvement qui la renouvelle, l'albumine vivante pénètre, par sa ruine même, dans le cycle des transformations de l'énergie opérées par les tissus vivants et si elle concourt à la production de la force, sa contribution, toujours très faible, n'est qu'un incident étranger à ses attributions essentielles. Elle n'est point réclamée par les tissus autrement que pour la réparation de leur substance. Il suffit donc de lui donner dans la ration une place proportionnelle à la masse musculaire et par conséquent à la puissance motrice de l'animal.

CHAPITRE III

DES SUBSTITUTIONS ALIMENTAIRES DANS LE RATIONNEMENT DES MOTEURS ANIMÉS.

Les attributions précises qui viennent d'être assignées aux principes immédiats dans l'alimentation de la force musculaire et l'étroite spécialisation du rôle qui leur incombe de ce côté, ne semblent pas s'accorder avec ce fait notoire et vulgaire : la diversité du régime alimentaire, chez les différentes espèces animales. Tous les animaux sont des moteurs quelle que soit la nature de leur alimentation spontanée, et on doit en inférer très justement que tous les principes immédiats peuvent alimenter l'activité musculaire. Le régime est indifférent, mais si cette indifférence n'exclut aucune théorie sur l'origine de la force, elle n'en justifie aucune. La vérité est que la considération du régime alimentaire n'a aucune valeur scientifique. Le problème de l'alimentation du muscle ne relève pas de l'histoire naturelle, mais bien de la physiologie générale et de l'analyse expérimentale. Le régime est un fait grossier contingent et relatif à des circonstances anatomiques qui ne touchent en aucune manière aux procédés intimes de la nutrition, et ce sont ces procédés qu'il faut considérer.

Les lois de physiologie générale qui les dominent nous expliquent justement la parfaite indifférence du régime alimentaire dans la genèse de la force musculaire. *Tous les principes immédiats sont capables d'alimenter le travail des muscles, parce qu'ils sont tous capables de livrer du glycose aux opérations transformatrices du foie.* La glycogénie hépatique a précisément pour effet de neutraliser toutes les inégalités de l'alimentation intestinale et d'assurer l'uniformité et la permanence de l'alimentation musculaire. Grâce à cet intermédiaire, tous les principes immédiats peuvent s'équivaloir et se substituer les uns aux autres dans l'alimentation des moteurs animés et dans la constitution des rations supplémentaires de travail. La question qui se pose est précisément de savoir d'après quelles règles et sur quelles bases il convient d'opérer les substitutions.

Sous l'influence de Rubner, on se rattache communément, pour cet objet, à la théorie des *poids isodynamiques* et la conception du physiologiste allemand jouit partout d'une grande faveur. Le moment est venu de voir si cette faveur est justifiée.

De la théorie des poids isodynamiques. — Avec et depuis Rubner, on appelle poids isodynamiques des principes immédiats, les quantités de ces principes qui produisent, par leur combustion, la même quantité de chaleur. En partant des chaleurs de combustion et en prenant celle de la graisse pour unité, on obtient pour les poids isodynamiques les valeurs suivantes :

	Poids isodynamiques.
Graisses	100
Amidon	229
Sucre de canne	235
Albumine	235
Glycose	255

Selon la doctrine allemande, ces quantités seraient physiologiquement équivalentes et, de ce qu'elles contiennent et peuvent livrer par leur combustion la même quantité de chaleur, on conclut qu'elles peuvent fournir aux muscles la même quantité d'énergie physiologique. Une pareille conclusion ne saurait être acceptée et nous la tenons pour fausse *a priori*. L'interprétation de Rubner ne serait admissible que si les divers principes immédiats étaient consommés sur place et sous leur forme initiale par les muscles qui produisent du travail. Mais nous avons précisément montré que les aliments ne parviennent aux muscles qu'à l'état de glycose, que ceux-ci sont inhabiles à exploiter autre chose que du glycose (ou du glycogène) au moment de leur contraction, et qu'en un mot le glycose est l'aliment immédiat et exclusif de la force musculaire.

Dès lors, il faut faire abstraction de l'énergie libérée dans le foie par les opérations qui transforment les principes immédiats et en extraient le glycose. Cette énergie est définitivement dérivée et perdue pour les muscles. Ceux-ci ne sauraient tirer aucun bénéfice de la chaleur engendrée dans des actes préliminaires qui s'accomplissent pour eux, il est vrai, mais loin d'eux et en dehors d'eux. Les chiffres de Rubner ne peuvent donc être que des poids isothermiques; mais ce ne sont pas des poids isotrophiques. La même interprétation devrait prévaloir alors même que la production du glycogène par oxydation imparfaite des graisses aurait son siège dans les muscles, comme le soutient M. Bouchard. La chaleur issue de ce processus préliminaire serait mécaniquement stérile et on ne saurait y voir qu'un résidu parfaitement étranger à la genèse de l'énergie musculaire. A ce point de vue, son utilité n'est pas plus grande que celle des travaux de la digestion ou des autres fonctions auxiliaires telles que la circulation et la mécanique respiratoire.

Théorie des poids isoglycosiques. — En opposition à la théorie de Rubner, M. Chauveau soutient que le pouvoir nutritif des principes immédiats, considéré chez un animal de travail et en parfait équilibre de poids et de nutrition, doit être proportionnel à leur rendement en glycose et c'est sur cette base que doivent être calculées les substitutions. L'équivalence trophique des principes immédiats trouvera son expression numérique dans les poids isoglycosiques.

Précisons d'abord tous ces éléments de calcul.

Rendement en glycose des principes immédiats.

100 grammes de graisse fournissent par oxydation imparfaite. 161 grammes de glycose.
100 grammes d'amidon fournissent par hydratation.......... 110 —
100 grammes de sucre de canne fournissent par hydratation. 105 —
100 grammes d'albumine fournissent par dédoublement (voir
  l'équation de la page 500)............................... 80 —
100 grammes de glycose fournissent...................... 100 —

A l'aide de ces chiffres, il est très facile d'établir les poids isoglycosiques, c'est-à-dire les quantités de principes immédiats fournissant la même quantité de glycose. Le calcul donne les résultats suivants que nous rapprochons, dans le même tableau, des poids isodynamiques.

SUBSTANCES.	POIDS ISODYNAMIQUES ou équivalents thermiques.	POIDS ISOGLYCOSIQUES ou équivalents glycosiques.
Graisse........................	100	100
Amidon..........................	229	146
Sucre de canne..................	235	153
Albumine........................	235	201
Glycose.........................	255	161

Telles sont les données numériques qui doivent servir de point de départ à l'épreuve expérimentale des deux théories en présence.

Épreuve expérimentale des deux théories. — La conception de Rubner paraît avoir été consacrée dans les résultats des expériences instituées à Hohenheim par Kellner et par Wolff. Un cheval aurait pu, sans rompre son équilibre de poids, produire le même supplément de travail avec des suppléments de ration formés par des quantités isodynames de graisse et d'amidon. Bien que ces recherches aient été très prolongées, on peut leur reprocher la disproportion qui existait entre les quantités supplémentaires et la masse de la ration Le supplément des graisses reçu tous les jours par l'animal eut une valeur moyenne de 203 grammes; celui de l'amidon atteignait 613^{gr},8. Ce sont là des chiffres bien faibles par rapport à la masse des principes nutritifs de la ration dont le poids excédait 5 kilogrammes. Dans ces conditions, il paraît bien difficile d'apprécier avec rigueur la valeur énergétique des principes immédiats donnés en supplément.

Les expériences suivantes de M. Chauveau sont à cet égard plus précises. Elles ont montré, aussi bien que les recherches entreprises par Contejean sous la direction de son maître, que le poids d'un animal qui travaille ne demeure invariable que si les substitutions alimentaires sont faites à partir des poids isoglycosiques. Ces expériences se partagent en trois groupes.

1er groupe d'expériences. — Substitution du sucre de canne à la graisse en partant des poids isodynamiques. — L'animal, un chien pesant de 16 à 17 kilogrammes, reçoit une ration d'entretien de 400 grammes de viande. Il effectue un travail quotidien consistant dans la marche au trot à l'intérieur d'une roue actionnée par un moteur à eau et comportant une course de 12 à 13 kilomètres. Avec 51 grammes de saindoux ajoutés à la ration fondamentale et chargés de faire les frais du travail, le poids de l'animal reste stationnaire. Cette base étant établie, on donne alternativement à l'animal et dans des périodes successives de six jours, soit 51 grammes de graisse, soit la quantité isothermique de saccharose, c'est-à-dire 121 grammes.

Or, dans les périodes où le supplément de ration est formé avec le sucre, le poids de l'animal augmente ; ce supplément excède donc les dépenses de potentiel effectuées dans les muscles et contribue à l'accroissement des réserves.

2° groupe. — Travail deux fois plus intense. — Substitutions faites comme précédemment. — Le sucre et la graisse sont administrés alternativement aux doses de 110 grammes pour la graisse et 200 grammes pour le saccharose. Ce dernier chiffre a une valeur intermédiaire entre la valeur isodynamique et la valeur isoglycosique. La ration fondamentale comporte 500 grammes de viande et l'animal parcourt 25 kilomètres par jour. Les résultats sont identiques à ceux de la série précédente. L'animal conserve un poids stationnaire quand il reçoit 110 grammes de graisse et il augmente de poids quand il reçoit 200 grammes de sucre.

3° groupe. — Substitutions faites à partir des poids isoglycosiques. — Pour les mêmes conditions de travail et d'alimentation azotée, l'animal reçoit alternativement un supplément de 110 grammes de graisse ou de 168 grammes de saccharose qui ont le même pouvoir glycogénétique. Or, dans les deux cas le poids de l'animal reste stationnaire et oscille autour de la même moyenne.

Plus récemment, M. Chauveau a publié de nouveaux résultats que nous ne saurions analyser en détail. Nous nous bornerons à dire que la théorie des poids isoglycosiques a été vérifiée, même dans le cas où la nutrition générale de l'animal est troublée par une condition intercurrente telle que l'état de rut ; qu'elle s'étend à toutes les catégories de principes immédiats et qu'enfin elle reste vraie dans le cas où l'animal ne produit aucun travail mécanique. Il ne faut pas être surpris de ce dernier résultat, puisque, même dans le repos, les muscles ne cessent pas d'agir et de dépenser l'aliment nécessaire à leur activité.

En résumé, et sous une forme très large et très synthétique, les divers principes immédiats produisent les mêmes effets nutritifs quand on les substitue les uns aux autres dans la proportion indiquée par les poids isoglycosiques. Leur puissance trophique a pour mesure, non pas la quantité de chaleur qu'ils produisent par leur combustion, mais la quantité de glycose qu'ils peuvent livrer aux opérations extractives du foie.

La théorie du glycose considéré comme l'aliment de la force musculaire est donc vérifiée indirectement par la réalisation des conséquences qui y étaient enfermées et nous pouvons conclure définitivement : Le glycose est l'aliment prochain et exclusif du travail physiologique des muscles. Telle est la grande loi de physiologie générale qui se dégage des persévérantes recherches de M. Chauveau.

Cette conclusion emporte avec elle cette indication générale de former la ration supplémentaire de travail avec des hydrates de carbone dont les transformations digestives et hépatiques sont si rapides. Mais elle a des conséquences d'un autre ordre que nous allons brièvement examiner.

De l'introduction du sucre en nature dans l'alimentation des moteurs animés. — La théorie du glycose est sur le point de pénétrer dans le grand public. Elle a au moins éveillé un mouvement d'opinion dont nous trouvons l'expression assez diverse, soit dans les recherches de laboratoire, soit dans l'initiative des pouvoirs publics en certains pays, soit enfin dans la pratique plus ou moins éclairée des sportsmen.

La notion que les muscles trouvent la source de leur énergie dans le sucre qui les traverse ou les imprègne, éveille immédiatement l'idée d'administrer le sucre en nature; on a le droit de penser qu'en fournissant directement aux muscles l'aliment qu'ils réclament, on obtiendra des effets plus rapides et plus puissants. On a au moins la certitude d'écarter à peu près complètement les opérations plus ou moins laborieuses de la digestion et de la glycogénie qui diminuent la puissance alimentaire des autres principes immédiats et notamment des albuminoïdes. L'expérience confirme ces légitimes présomptions et témoigne de l'influence favorable exercée par le sucre sur le travail musculaire.

Les recherches de Mosso et Paoletti (1896) sont à cet égard très démonstratives. Elles sont fondées sur l'emploi de l'*ergographe*, appareil imaginé par Mosso pour inscrire les phases de l'énergie musculaire et obtenir la courbe de la fatigue. On opère à jeun ou deux heures au moins après le repas. Toutes les dix minutes, on recueille la courbe de la fatigue du doigt médius, jusqu'au complet épuisement des muscles fléchisseurs. On prend ensuite des doses variables de sucre et on constate que, dans les dix minutes qui suivent l'ingestion, les muscles fatigués retrouvent une nouvelle énergie qui va croissant et atteint son maximum à la quarantième minute. Les doses modérées (de 5 à 60 grammes) sont les plus favorables.

De semblables résultats ont été ultérieurement obtenus par un grand nombre d'expérimentateurs (Frautner, Sowaner, Vaughan, Harley, etc.). Il est ainsi pleinement démontré que l'ingestion d'une quantité même faible de sucre produit très rapidement une augmentation marquée de la force musculaire et éloigne très notablement la sensation de la fatigue.

Ces faits ne sont pas restés dans le laboratoire et l'emploi du sucre est aujourd'hui de pratique courante parmi les alpinistes ou les cyclistes qui cherchent et trouvent de nouvelles forces dans cet aliment.

Il ne faut donc pas être surpris que le rôle alimentaire du sucre ait vivement préoccupé les médecins de l'armée allemande et provoqué de leur part des observations et des recherches dont les résultats doivent être mentionnés. Au cours des manœuvres impériales qui ont eu lieu en 1898, le Dr Leitenstorfer a éprouvé la valeur alimentaire du sucre dans des expériences méthodiques instituées sur un certain nombre de compagnies. Dans chacune d'elles, on choisit d'une part dix hommes médiocrement constitués qui reçurent un supplément de 30 à 60 grammes de sucre par jour, et d'autre part, dix hommes soumis au régime normal et réservés comme témoins.

Or, on observa entre les deux groupes des différences très sensibles. Les hommes qui reçurent du sucre augmentèrent de poids et se firent remarquer par une vigueur et une résistance à la fatigue qu'on ne trouvait pas au même degré chez les témoins. Enfin, pendant les marches, le sucre avait pour effet d'éloigner la sensation de la faim et d'apaiser la soif.

Déjà en 1897, le Dr Schumburg avait fait une observation très intéressante.

A la suite d'une fatigue exceptionnelle imposée aux hommes d'un régiment, il fit distribuer une ration supplémentaire de 30 grammes de sucre qui a suffi à relever les forces des soldats et à leur rendre, pendant plusieurs heures, l'énergie nécessaire pour continuer la manœuvre. C'est au point que pendant la discussion du budget de la même année, un député du Reichstag, le D' Paasche, demanda un accroissement de crédits pour qu'il fût possible de faire une place plus large au sucre dans l'alimentation du soldat.

Nous devons nous arrêter maintenant devant un ordre de recherches peut-être plus démonstratives parce qu'elles ont été dirigées sur les animaux et que leurs résultats ne peuvent pas être faussés par les effets de la suggestion dont on discerne malaisément la part sur l'homme. Nous voulons parler des récentes expériences instituées par M. Grandeau, avec la collaboration de M. Alekan, sur les chevaux de la Compagnie des petites voitures et dont l'auteur a rendu un compte sommaire dans le *Journal des économistes* (1ᵉʳ février 1899); chacune d'elles a porté sur trois sujets aussi semblables que possible et soumis à un travail quotidien exactement évalué. Tous les jours, le bilan nutritif était soigneusement établi par l'analyse comparée des ingesta et des excreta et les chevaux étaient régulièrement pesés aux mêmes heures de la journée. Les quantités de sucre ajoutées aux différentes rations ont varié de 600 grammes à 2ᵏᵍ,400 par jour. Les fourrages expérimentés soit seuls, soit associés au sucre, sont les suivants : foin, paille d'avoine, maïs. Les aliments concentrés riches en azote ont été la maltine, produit secondaire du traitement industriel du maïs, et les granules, aliment préparé à la manutention de la compagnie à l'aide de matières premières de choix riches en azote.

Nous ne pouvons pas ici entrer dans l'analyse détaillée de ces expériences. Disons simplement ce qu'elles ont établi. Le travail maximum a été produit par les chevaux avec la ration la moins riche en principes azotés et la plus riche en sucre, au point que la relation nutritive avait, dans cette série, une valeur de $\frac{1}{22,3}$. Les animaux qui reçoivent du sucre s'entretiennent mieux et boivent beaucoup moins que ceux qui reçoivent la ration ordinaire. Le sucre peut donc être considéré comme le meilleur aliment de travail et comme le plus économique au sens de la physiologie. Cette conclusion aboutit, comme on voit, à un conflit très net entre la physiologie et la législation fiscale qui sévit sur les sucres. Le consommateur français ne peut atteindre cet aliment de premier ordre qu'après avoir payé un impôt de 200 millions, ce qui le conduit à payer le sucre 1 franc 20 à 1 franc 25 le kilogramme et à réduire sa consommation annuelle à 13 kilogrammes. En revanche, le citoyen anglais ne paye le sucre que 50 centimes et il en consomme 40 kilogrammes par an, soit 110 grammes par jour. Le sucre a donc dans l'alimentation de certains peuples une place conforme aux indications de la physiologie. Et si l'on réfléchit que l'impôt dû par les consommateurs français comprend, en même temps, les primes à l'exportation, il apparaît que nous payons pour faire manger notre sucre aux étrangers. On comprend que les adversaires de la loi cherchent volontiers dans ce paradoxe un argument préféré parce qu'il a toute la force de l'ironie. Mais la question est moins simple qu'il ne semble et elle contient d'autres aspects dont nous laissons l'examen aux spécialistes.

Le conflit n'en subsiste pas moins entre l'hygiène et la situation économique, et à ne considérer que la physiologie, il est regrettable que le sucre ne puisse pas trouver dans notre alimentation une place égale à ses mérites. Le même obstacle se dresse d'ailleurs contre les produits dérivés de la fabrication du sucre et, grâce aux complications de la loi, la mélasse elle-même ne peut entrer dans l'alimentation du bétail, alors que son usage s'est largement répandu en Allemagne et ailleurs. Les éleveurs français perdent ainsi un instrument d'action extrêmement précieux, car le sucre, sous toutes ses formes, n'est pas seulement l'aliment de la force, mais il convient on ne peut mieux à l'engraissement. M. Marker (cité par M. Grandeau) a montré que sous l'influence du sucre de canne l'engraissement des porcs marche deux fois plus vite qu'avec la ration ordinaire.

DES SOURCES CHIMIQUES DE L'ACTIVITÉ DANS LES AUTRES TISSUS.

Il est à présumer que les tissus autres que les muscles trouvent aussi dans le glycose, les sources chimiques de leur activité. En fait, la démonstration n'a pu être établie que pour les glandes et sur ce point on peut invoquer les expériences de Chauveau et Kaufmann sur la parotide du cheval. L'analyse des gaz et du sucre, dans le sang artériel et le sang veineux de la glande considérée tour à tour au repos et dans l'activité, démontre que le travail glandulaire est accompagné d'une exagération très sensible des combustions et d'une dépense corrélative de glycose.

Quant aux sources chimiques de l'activité dans les organes du système nerveux, nous ne pouvons enregistrer ici qu'une négation. Les expérimentateurs qui se sont efforcés de rechercher les phénomènes chimiques qui accompagnent l'activité psychique n'ont pu y trouver l'expression d'aucune dépense nouvelle et spéciale. D'une manière générale, les dépenses totales de l'organisme ne subissent, sous l'influence de l'activité psychique, aucun accroissement qui puisse être rattaché aux transformations de l'énergie dans le travail des organes nerveux.

Nous nous dispenserons de faire ici une laborieuse enquête sur ces documents négatifs et nous renverrons ceux qui désireraient être instruits des détails, au travail récent que le docteur Heger a consacré à la question (*Travaux du laboratoire de l'Institut Solvay*, t. II, fasc. II, Bruxelles, 1898). Ils pourront ainsi se faire une opinion sur la question de savoir si le travail psychique est ou non un mode de l'énergie, et s'il a un équivalent chimique.

Au point de vue qui nous intéresse dans ce chapitre, l'étude du monde végétal est plus fructueuse. On a vu dans nos considérations générales sur les aliments (p. 50) que la plante est à la fois un accumulateur et un consommateur d'énergie ; que si elle emmagasine des réserves alimentaires, c'est aussi bien pour y trouver la source chimique de son activité créatrice que la matière de ses créations. En un mot, c'est dans la combustion de ses hydrates de carbone qu'elle puise l'énergie transformée dans les efforts annuels de sa végétation.

La respiration des végétaux inférieurs est, au même point de vue, pleine d'enseignements (p. 348). Leur puissance de végétation a sa mesure et sa source dans l'intensité de leurs combustions et il est intéressant de constater que les matériaux de ces combustions sont toujours constitués par des hydrates de carbone (amidon, sucre, alcool, acide acétique, etc.). Nous sommes ainsi conduits à cette conclusion : *Les hydrates de carbone constituent les instruments chimiques de l'activité, chez tous les êtres vivants.*

III

DE LA CHALEUR ANIMALE

Tous les êtres vivants produisent de la chaleur et cette production est inévitable puisqu'elle constitue le dernier terme des transformations de l'énergie attachées à l'activité des tissus.

La production de la chaleur, chez les animaux, trouve son expression constante dans ce fait que leur température propre, au moins dans les climats froids ou tempérés, excède, à des degrés variables, la température extérieure.

Animaux à sang chaud et animaux à sang froid. — A cet égard, les animaux se partagent en deux grands groupes. Chez les uns, la température propre se maintient invariable sous tous les climats, sous toutes les latitudes, et en dépit des changements qui peuvent se produire, soit dans l'intensité de leur vie intérieure, soit dans les conditions externes qui pèsent constamment sur eux. Ce sont les animaux à sang chaud, bien mieux désignés par l'expression d'animaux à température constante ou *homœothermes* (Bergmann). Ce groupe embrasse les mammifères et les oiseaux.

Chez les animaux à sang froid ou à température variable (*hétérothermes*), la température propre est subordonnée aux fluctuations de la température extérieure et en subit toutes les variations. Mais elle lui est toujours ou presque toujours supérieure et par là-même elle trahit la production de la chaleur.

La fixité de la température chez les homœothermes ne peut être obtenue que par un acte de régulation automatique assurant l'égalité constante dans la production et la dépense de la chaleur et permettant à ces animaux de lutter utilement contre le chaud ou contre le froid. Toute variation dans l'un de ces termes, production ou déperdition, entraîne une variation compensatrice dans l'autre.

La régulation assure aux animaux à sang chaud un bénéfice considérable attaché à l'influence de la température considérée comme condition externe des manifestations de la vie. L'irritabilité des tissus et la puissance de ses expressions dépend immédiatement de la température. Or, grâce à la fonction régulatrice, celle-ci demeure invariable dans le milieu intérieur où vivent les éléments anatomiques et elle y atteint précisément le degré optimum le plus favorable à la manifestation de leurs propriétés. Elle sollicite donc et entretient en permanence l'irritabilité des tissus vivants, qui conserve toujours la même puissance d'action et la plus haute. Au contraire, chez les animaux à sang froid, la température propre est assujettie à tous les changements de la température extérieure et les alternatives du chaud et du froid retentissent immédiatement sur l'excitabilité des tissus, qui s'exalte et s'amoindrit tour à tour, selon les saisons.

Il convient de dégager maintenant une des indications les plus intéressantes que contiennent les manifestations de la thermogenèse chez les animaux à sang chaud et à sang froid. La différence qui sépare ces deux grands groupes permet, en effet, de présumer la signification générale de la chaleur produite par les êtres vivants. Il suffit de constater que la fonction régulatrice, avec toutes les conséquences qu'elle entraîne, est un fait sinon exceptionnel, au moins particulier pour conclure à sa contingence. Visiblement, elle constitue un fait secondaire intervenu dans l'évolution des êtres comme un moyen d'ailleurs considérable de perfectionnement (Voy. p. 15 et suiv.). Le fait essentiel et primitif, parce qu'il est universel et nécessaire, c'est la production de la chaleur. Et, étant donnée sa dispersion quasi immédiate chez les animaux à sang froid, on voit bien qu'elle n'est pas primitivement produite pour elle-même et en vue de son utilité. Tant que sa production n'est pas réglée, elle n'apporte aucun bénéfice aux animaux et apparaît exclusivement comme un résultat, parfois importun ou même dangereux, et non comme un but. Il y a donc deux choses dans la calorification : 1° la production de la chaleur, phénomène universel, expression et dénouement inévitables des transformations de l'énergie dans l'organisme, mais dépourvue de toute finalité immédiate ; 2° la régulation de la température, faite pour apporter une condition intérieure favorable à l'activité des tissus vivants et introduite secondairement dans l'évolution des êtres.

Dès ce moment, la fonction apparaît, mais il faut y voir un phénomène d'adaptation. Pour avoir trouvé son emploi, la chaleur ne cesse pas de rester attachée à ses nécessités d'origine, elle est toujours le dernier terme des transformations de l'énergie mise en œuvre dans le travail physiologique des tissus. Elle est toujours la restitution d'une dépense d'énergie chimique et il n'y a pas de dépense vaine dans l'organisme. Toute dépense d'énergie chimique est employée à la genèse des énergies vivantes et la chaleur qui la restitue est nécessairement précédée d'un terme purement physiologique : le travail propre des tissus.

Dès lors ce mode de vivre, qui est le repos, peut être l'immobilité, mais ce n'est point l'inaction. Sous l'inertie apparente de l'animal immobilisé dans le repos le plus complet, se cache le travail invisible de ses tissus qui restent toujours agissants, puisqu'ils respirent et qu'ils produisent de la chaleur, puisqu'en un mot ils transforment de l'énergie. Le repos n'est qu'un mode discret de l'activité. C'est l'activité des organes ou des tissus qui ne font rien et qui se bornent à vivre.

Mais il faut envisager les faits authentiques où, très évidemment, les tissus respirent et produisent de la chaleur en dehors de toute manifestation de leurs propriétés physiologiques et de toute activité sensible. Tel est le cas des tissus vivants, mais séparés du corps et fournissant la preuve de la respiration élémentaire ; tels sont aussi les faits où, survivant à l'organisme, les tissus d'un cadavre apportent le témoignage non équivoque d'une production de chaleur après la mort. Il n'est point douteux, et nous en trouverons bientôt la preuve, que, pendant la vie normale, la calorification dirigée par le système nerveux ne trouve des ressources particulières dans des manifestations de cet ordre. Or, même dans ce cas, nous admettons un intermédiaire physiologique, nous admettons de la part des tissus une intervention nécessaire, un effort particulier qui n'est certainement pas du travail physiologique, mais qui reste un mode du travail et de l'énergie. Si l'on considère l'instabilité de la matière vivante et comment elle est renouvelée par un mouvement incessant de dissolution et de rénovation, on ne peut se défendre de voir dans ce mouvement l'expression d'un effort silencieux et d'un travail réel. C'est sans doute ce travail, appelé par M. Chauveau le travail commun, qui reste l'agent permanent et secondaire de la calorification et contribue, avec le travail physiologique, à la production de la chaleur animale (Chauveau, *La vie et l'énergie*).

La régulation de la température a, d'ailleurs, une influence capitale sur l'intensité des phénomènes chimiques de la vie et des dépenses alimentaires. Chez un animal au repos, la plus grande partie de la chaleur est produite, en effet, pour compenser les pertes dues au rayonnement. Il en résulte que la plus grosse part de la dépense chimique est consacrée aux besoins de la régulation. Le reste de cette dépense est réservé à l'exécution des travaux fonctionnels (cœur, respiration, digestion) et des mouvements spontanés de l'animal.

CHAPITRE PREMIER

DE LA TEMPÉRATURE PROPRE DES ANIMAUX

Avant toute autre chose, il importe de préciser la seule expression physique par laquelle se trahit la calorification chez les animaux et de déterminer la valeur de leur température propre ou température centrale. A cet effet, il faut explorer un point du corps qui soit à la fois assez superficiel pour permettre l'application du thermomètre et assez profond pour rester à l'abri des causes de refroidissement. Chez les animaux supérieurs, le thermomètre est toujours placé dans le rectum ou le cloaque. Chez l'homme, il est placé le plus souvent dans le creux axillaire. A l'exemple de Mantegazza, on peut encore recueillir la température de l'urine au moment de la miction. A cet effet, le liquide est reçu dans un vase contenant un thermomètre et préalablement porté, par le chauffage, à une température aussi voisine que possible de celle que l'on veut déterminer.

Les thermomètres en usage en physiologie ou en médecine sont des thermomètres médicaux. Cela veut dire que leur graduation est fractionnée et ne comporte qu'une échelle partielle comprise entre 30°-35° et 45°. Ils sont à maxima, ce qui permet de faire de bonnes lectures sur l'instrument librement tenu à la main et convenablement placé sous les yeux. Leur échelle est graduée au dixième. Pour donner des indications comparables, ils doivent toujours pénétrer à la même profondeur dans le rectum. A cet effet, ils présentent à quelque distance du réservoir un coude à angle obtus qui constitue un excellent repère mécanique, puisqu'il donne à la pénétration de l'instrument une limite invariable.

Quant aux détails de technique touchant à la comparaison et à la vérification des thermomètres, on les trouvera dans les ouvrages spéciaux.

L'emploi du thermomètre ne comporte aucune difficulté. Il suffit de le laisser séjourner assez longtemps pour que l'équilibre de température puisse s'établir. Un délai de dix minutes est suffisant.

De la température centrale des mammifères. — Nous réunissons dans le tableau suivant les chiffres qui mesurent la température rectale de quelques mammifères. Ils sont empruntés à Richet, qui a pris la peine et a eu le mérite de grouper tous les faits recueillis jusqu'à lui et de les résumer dans de bonnes moyennes (*La chaleur animale*) :

Espèce.	Temp. rectale.	Espèce.	Temp. rectale.	Espèce.	Temp. rectale
Homme	37°,25	Cheval	37°,75	Tigre	37°,2
Chien	39°,2	Chat	38°,80	Panthère	38°,9
Lapin	39°,5	Ane	37°,4	Ichneumon	39°,4
Cobaye	39°,17	Chèvre	39°,3	Loup	40°,5
Mouton	39°,50	Rat	38°,4	Coati	38°,8
Veau	39°,50	Souris	38°	Lapin de garenne	40°,3
Bœuf	39°,70	Lièvre	39°,7	Lamantin	40°
Porc	39°,70	Écureuil	38°,8	Baleine	38°,8
Renard	39°,2	Élan	39°,4	Marsouin	36°,6
Singe	38°,1	Chacal	38°,3		

On voit que la température centrale n'est subordonnée ni à la taille, ni au genre, ni au régime, ni au milieu. Sa valeur paraît exclusivement dépendre de l'espèce. L'homme est le plus froid des mammifères et le loup en est le plus chaud. Il y a, entre ces deux espèces, une différence de 3°,25 qui mesure l'écart maximum des températures parmi les animaux que nous venons d'étudier. La valeur moyenne de ces températures est de 38°,87.

Température des hibernants. — A l'état de veille, la température des hibernants ne diffère pas sensiblement de celle des mammifères ordinaires (Saissy, Valentin, Berger). Mais dès que la température extérieure tombe aux environs de 5° à 8°, la régulation est suspendue, toutes les grandes fonctions s'affaiblissent et les animaux de ce groupe tombent dans l'engourdissement hibernal. Dès ce moment, leur température ne diffère pas beaucoup de celle du dehors, qu'elle excède de 1° à 6°, selon la profondeur du sommeil (Valentin). Mais la température centrale des hibernants ne dépend pas entièrement de la température extérieure et dès que celle-ci tombe à 0° ou s'en approche, ces animaux se réveillent et se réchauffent très rapidement. Ils sont ainsi préservés des termes extrêmes et mortels du refroidissement.

Température des monotrèmes. — A côté des singularités d'organisation qui les caractérisent, les monotrèmes se font encore remarquer par le niveau peu élevé de leur température centrale. D'après les observations de Miklouko, de Maclay (1883), de R. Semon (1895), la température de l'échidné prise au cloaque est comprise entre 26°,5 et 34°,2. Celle de l'ornithorhynque n'a pas dépassé 25°,2.

Ces différents chiffres se résument en une moyenne inférieure à 30° qui, mise en regard de la température extérieure, toujours supérieure à 20°, au moment des observations, témoigne, chez les monotrèmes, d'une infériorité thermogène très marquée.

Température des oiseaux. — Chez les oiseaux, la température centrale est toujours plus élevée que chez les mammifères. On en jugera par les chiffres suivants:

Canards et palmipèdes lamellirostres (Martins)	42°,2
Palmipèdes longipennes (Davy, Brown-Séquard, Eydoux et Soleyet)	40°,6
Gallinacés (Richet, Mantegazza, Demarquay, Duméril, J. Davy, Prévost et Dumas)	42°,5
Pigeons (Chossat, Carni et Van Beneden, Zander)	42°

Ce sont là des moyennes qui embrassent, non pas seulement les variations individuelles qu'on peut tenir pour insignifiantes, mais encore les variations diurnes qui auraient, chez les oiseaux, une certaine amplitude. Ainsi on a observé des températures maxima atteignant 43°,35 chez les canards et 43°,6 et même 44° chez les pigeons.

Température des animaux à sang froid. — D'une manière générale, la température des hétérothermes incline à excéder celle du dehors. Mais cet excès n'a de signification qu'autant que la température extérieure n'a pas subi de changements récents au moment de l'observation. La température centrale des animaux à sang froid accompagne, il est vrai, les fluctuations de la température extérieure, mais ses changements sont toujours en retard sur ceux de cette dernière. Il en résulte que si la température extérieure subit des variations brusques, les animaux à sang froid peuvent, selon la direction de ces variations, se trouver tour à tour plus froids ou plus chauds ou de même température que l'air ambiant.

Il faut prendre garde à cette cause d'erreur sur laquelle Richet a insisté et qui a été, pour ce physiologiste, l'occasion d'une méthode capable de bien mettre en évidence la thermogenèse chez les hétérothermes. On place dans une étuve à température constante, 30° par exemple, une tortue vivante et une tortue morte. Plusieurs heures après, celle-ci a la même température que l'étuve, tandis que la tortue vivante est plus chaude et se trouve, par exemple, à 32°. Par cet excès des 2 degrés, elle manifeste la part de chaleur qui lui appartient en propre et qui s'ajoute à celle de l'étuve.

On voit bien comment les animaux à sang froid se caractérisent par l'excès de leur température propre sur celle du dehors et comment, en l'absence de toute régulation, cet excès donne la mesure de l'intensité de la thermogenèse. Aussi n'est-il pas sans intérêt d'avoir, sur ce point, quelques indications. A l'aide des chiffres recueillis et dépouillés par Gavarret dans son livre sur les phénomènes physiques de la vie, nous sommes arrivés, pour la valeur de l'excès moyen de la température propre chez les hétérothermes, aux chiffres suivants :

Pour les reptiles écailleux	3°,13
— Batraciens	1°,51
— Poissons	1°,20 (1)
— Articulés et annélides	0°,86
— Radiaires mollusques, crustacés marins	0°,35

Il serait nécessaire d'éclairer ces chiffres par quelques commentaires, mais nous n'irons pas au delà de ces constatations sommaires pour ne pas sortir des bornes et du caractère de ce livre. Il est pourtant indispensable de savoir que l'excès de la température propre des animaux à sang froid augmente avec la température extérieure elle-même. Il peut atteindre un maximum de huit degrés en été pour descendre à un minimum de deux dixièmes de degré en hiver (Gavarret). Cette circonstance donne tout son relief à l'influence de la chaleur extérieure sur l'activité des hétérothermes et le mouvement de thermogenèse qui y est attaché.

---

(1) M. Regnard, par une application spéciale de la méthode thermo-électrique, a constaté que la température des poissons est identique à celle de leur milieu.

TOPOGRAPHIE DE LA TEMPÉRATURE.

Tous les points du corps n'ont pas la même température. A cet égard, on pourrait, avec Lefèvre, distinguer trois régions : la région superficielle (peau et tissu conjonctif sous-cutané), la région somatique (muscles), et la région viscérale ou splanchnique. Nous nous bornerons à étudier séparément les températures superficielles et les températures profondes.

Températures superficielles. — a. *Température de la peau.* — La température de la peau, chez l'homme, varie de 33° à 35° (Romer, Kunkel). Au-dessous de 34° on commence à éprouver la sensation de froid qui devient très nette à 30°. Colin a fait sur les animaux un certain nombre d'observations à l'aide de thermomètres simplement protégés par les poils et il a trouvé les chiffres suivants : sur le cheval 27° à 33°,5, sur le cochon d'Inde 33° à 36° ; sur le lapin 34° à 37°, sur le bélier 34 à 38°. Au niveau des membres et des extrémités, on obtient des chiffres beaucoup moins élevés (26° à 27°). Par contre, dans le pli de l'aine ou de l'ars le thermomètre indique une température très voisine de la température centrale.

b. *Températures sous-cutanées.* — Sous la peau et le peaucier, Colin a vu, sur le cheval au repos, la température osciller entre 34°,5 et 37°,5. Mais sur l'animal qui travaille et dont la peau va se couvrir de sueur, la température sous-cutanée devient à peu près égale à la température rectale. On sait enfin, par les observations faites à l'aide de la méthode thermo-électrique par Becquerel et Breschet, que la température des muscles superficiels excède de 1° à 1°,5 celle de la gaine conjonctive de ces muscles et du tissu conjonctif sous-cutané.

c. *Température dans les orifices naturels.* — Si on fait pénétrer le thermomètre dans les orifices qui s'ouvrent à la surface de la peau, on obtient des résultats variables. D'après Hunter le thermomètre indique, à l'entrée de l'urètre et au niveau du bulbe, 33°,5 à 36°,11. Dans l'appareil respiratoire du cheval, Colin a observé les températures suivantes : 23°,40 dans les cavités nasales, 26°,8 à l'entrée du pharynx, 32°,40 à 34°,40 dans la trachée, au milieu du cou. La température de l'animal observé était, à ce moment, 38°,40. La température buccale que l'on consulte quelquefois, chez l'homme, serait inférieure de 0°,65 à celle du rectum (Pembrey et Nicol).

Températures profondes. — La recherche des températures profondes et locales répondait autrefois à la question de savoir si la chaleur a sa source dans un foyer unique qui devait se révéler par l'excès de sa température sur celle des autres points du corps. Cette question ne se pose plus aujourd'hui, mais il est bon de retenir les résultats qu'elle a suscités et qui permettent de fixer, avec la topographie de la température, la répartition de la chaleur dans les différentes parties de l'organisme.

Voici d'abord quelques chiffres obtenus sur le mouton par Berger : cerveau, 40°,25 ; foie, 41°,25 ; poumon, 41°,40 ; rectum, 40°,67 ; cœur droit, 41°,40 ; cœur gauche, 40°,90. Ces températures ont été recueillies sur l'animal immédiatement après sa mort. Il en est de même de celles qui suivent et qui ont été observées par Davy, également sur le mouton : cerveau, 40° ; rectum, 40°,56 ; base du foie, 41°,11 ; à l'intérieur du foie, 41°,39 ; ventricule gauche, 41°,67.

On voit, ce qui était facile à prévoir, que la température des viscères profonds est plus élevée que celle des régions superficielles du corps et qu'elle excède même celle du rectum. Le second point qui se dégage de ces observations est que les divers organes profonds ont sensiblement la même température et qu'aucun d'eux ne pourrait être considéré comme le foyer exclusif de la chaleur animale.

Théories localisatrices. — Mais en ce qui touche l'épreuve des théories localisatrices, les recherches ont été instituées surtout, pour déterminer le rôle du poumon, et, à cet effet, on les a circonscrites au niveau du cœur. On se proposait, par la comparaison du sang artériel et du sang veineux dans les cavités ventriculaires, de vérifier les vues de Lavoisier qui localisait dans le poumon le siège des combustions et le foyer de la chaleur animale. Dans cette hypothèse, le sang doit s'échauffer en traversant l'organe de la respiration et la température de ce liquide doit être plus élevée dans le ventricule gauche que dans le ventricule droit. Les premières recherches furent d'abord favorables à cette interprétation. Mais la question ne pouvait être jugée que par l'emploi d'une technique rigoureuse. On ne saurait atteindre la température exacte du sang, dans le cœur, qu'en explorant ce liquide dans les conditions normales de son cours. C'est ce que vit fort bien Magendie qui, en 1884, assisté de Cl. Bernard, expérimenta sur le cheval. L'animal était maintenu debout et le thermomètre, introduit par la jugulaire et par la carotide, était enfoncé jusque dans le cœur. Or la différence se prononça toujours en faveur du cœur droit, mais ne dépassa jamais 2 ou 3 dixièmes de degré. Les recherches ultérieures de Hering, Liebig, Fick et Cl. Bernard donnèrent les mêmes résultats (1854 à 1857). La question semblait donc résolue et on pouvait admettre que le sang se refroidit de quelques dixièmes de degré en traversant le poumon.

Mais tout fut remis en question par les assertions opposées de Colin (1867), qui, d'ailleurs, laissa le problème sans solution, car ce physiologiste vit l'excès de la température se produire, tantôt en un sens, tantôt dans l'autre. Les travaux ultérieurs donnèrent des résultats contradictoires. D'une part, on affirme que le sang du cœur gauche est plus chaud que le sang du cœur droit (Lombard, 1869 ; Jacobson, 1870; Riegel, 1872). D'autre part, la différence se prononce constamment en sens inverse dans les recherches d'Heidenhain et Korner (1871). Il est vrai que les observations de ces expérimentateurs étaient entourées de tous les soins et de toutes les précautions qui en pouvaient assurer l'exactitude.

Cependant, pour mettre fin à ces divergences, Cl. Bernard entreprit une nouvelle série de recherches où il se proposa de fixer avec clarté le déterminisme des phénomènes. Il adopta les appareils thermo-électriques introduits en 1837 par Becquerel et Breschet dans l'étude de la chaleur animale. Les soudures du circuit affectent la forme de deux sondes enveloppées de gutta-percha, et sont construites de manière à pénétrer aisément, par la carotide et la jugulaire, dans le cœur gauche et dans le cœur droit. Grâce à des dispositions que nous ne pouvons décrire ici, les déviations de l'aiguille du galvanomètre sont observées à l'aide d'une lunette et par l'intermédiaire d'un miroir qui les multiplie considérablement, ce qui confère à l'appareil une sensibilité exquise. Celui-ci fonctionne comme un thermomètre différentiel et ne donne que l'écart de la température entre le cœur droit et le cœur gauche. Or, cet écart se prononce invariablement en faveur du cœur droit, dans toutes les expériences bien faites, et les expériences sont bien faites, lorsque les sondes plongent exactement

au centre des ventricules et ne sont touchées que par le sang. Toutes les fois
que les déviations du galvanomètre se prononcent en faveur du cœur gauche,
cela tient à ce que, ou bien la sonde veineuse est restée engagée dans l'oreillette droite et ne plonge pas exactement dans le ventricule, ou bien à ce que
l'extrémité de la sonde artérielle touche de très près ou pénètre les parois de
ce même ventricule.

La supériorité thermique du sang dans le cœur droit se maintient, même si
on refroidit l'animal, soit par la curarisation, soit par des affusions d'eau
froide, soit enfin, par des injections intra-veineuses d'eau à la température du
laboratoire. Chose curieuse, elle se maintient encore si, à l'exemple d'Heidenhain
et Körner, on fait respirer de l'air chaud à l'animal pendant l'expérience. On
peut donc conclure : le sang du cœur droit est plus chaud que le sang du cœur
gauche (de $0°,2$ environ). Cela veut dire que le sang se refroidit en traversant
le poumon et, s'il en était besoin, on aurait là la preuve que le foyer de la chaleur animale ne réside pas dans cet organe.

A l'aide de la méthode thermo-électrique, Cl. Bernard a pu établir la topographie de la température dans toute l'étendue de l'appareil circulatoire. Il lui
a suffi d'adopter des sondes exploratrices assez longues pour parcourir toute
l'étendue du système veineux et du système aortique, à partir des vaisseaux
cruraux jusqu'aux cavités ventriculaires. Nous dirons sommairement les résultats qu'il a obtenus. Dans les membres (artère et veine crurales), le sang artériel mieux protégé contre le rayonnement, grâce à la profondeur du vaisseau,
est plus chaud que le sang veineux. Au fur et à mesure que l'on pénètre vers le
tronc, la différence s'affaiblit et s'annule complètement au niveau du rein et
de ses vaisseaux (artère et veine émulgentes). C'est le *point nul*. A partir de ce
point, la différence se renverse et le sang de la veine cave postérieure est plus
chaud que le sang de l'aorte. La différence va s'accroissant et atteint son maximum au niveau de l'abouchement des veines sus-hépatiques dans la veine cave.
Là elle devient considérable et peut dépasser $1°$. D'Arsonval, qui assistait Claude
Bernard dans ces expériences et qui les a répétées en bien des circonstances,
a vu la température du sang sortant du foie, excéder de $1°,5$ celle du sang
aortique de la même région. On se trouve là au point le plus chaud du corps,
ce qui s'explique à la fois, et par la profondeur de la région, soustraite plus que
toute autre à l'influence du rayonnement, et par l'intensité des phénomènes
chimiques dont le foie est le siège.

Résumé et conclusions. — Les données acquises sur la répartition de la
chaleur dans l'organisme apportent quelques enseignements précieux : dans les
membres, le cou et la tête, c'est-à-dire dans toutes les régions superficielles,
le sang veineux est plus froid que le sang artériel. En un mot, dans tous les
points superficiels du corps le sang se refroidit en traversant les capillaires.
Dans les régions profondes le sang veineux est plus chaud que le sang artériel ;
il en résulte que, dans toutes ces régions, le sang s'échauffe en traversant les
tissus vivants. Ainsi, le sang éprouve, tour à tour, des gains et des pertes calorifiques et il est bien évident que les gains compensent exactement les pertes,
puisque la température moyenne de l'organisme est à peu près invariable. Un
autre fait doit être retenu. En somme, le sang veineux est plus chaud que le
sang artériel, et cette différence se manifeste toutes les fois qu'elle n'est pas
neutralisée ou renversée par les causes extérieures de refroidissement. Il faut

en inférer que le sang puise de la chaleur dans tous les tissus, et que si, du côté des membres par exemple, et dans toutes les régions superficielles, il se refroidit en traversant les capillaires, c'est que ses pertes locales l'emportent sur ses gains. Mais pour être masqués par un phénomène antagoniste, ceux-ci ne sont pas moins réels et la conclusion générale qui se dégage de l'ensemble de ces observations, est que toute la chaleur est engendrée dans l'intimité des tissus vivants. Dès ce moment, il apparaît avec clarté que la source de la chaleur animale n'a point d'organe spécial et qu'elle s'alimente à ces milliers de sources infimes représentées par les éléments anatomiques. Certes, les tissus vivants prennent une part inégale à la calorification, mais ces inégalités s'effacent sous l'influence du sang qui s'alimente à toutes les sources qu'il traverse, prend la chaleur partout où il la trouve et la répartit d'une manière uniforme.

CHAPITRE II

CALORIMÉTRIE

La plupart des questions liées à l'étude de la calorification appellent des recherches dans lesquelles il est nécessaire de mesurer la chaleur produite par les animaux. Or, il est bien évident que cette mesure n'a pas de relation définie avec la température centrale. Le même animal peut produire des quantités fort inégales de chaleur en conservant la même température et la connaissance de celle-ci ne nous renseigne, en aucune manière, sur l'intensité du rayonnement calorifique. Pour déterminer cette intensité, il faut nécessairement recourir à des calorimètres et nous ne pouvons nous dispenser de dire un mot de ces appareils. Pour donner de la clarté à cette étude, il faut y mettre de l'ordre et classer les divers calorimètres qui peuvent être mis en usage en physiologie ou en clinique. Nous en distinguons deux grands groupes : les calorimètres non rayonnants et les calorimètres à rayonnement.

Calorimètres non rayonnants. — Les appareils de ce groupe sont réputés garder toute la chaleur émise par la source qu'ils renferment et ils fournissent directement la mesure de la chaleur produite par cette source.

Calorimètre à glace de Lavoisier et Laplace. — Le calorimètre à glace imaginé par Lavoisier et Laplace est formé de trois enceintes concentriques : une enceinte intérieure contenant l'animal, une enceinte moyenne et une enceinte périphérique remplies de glace toutes les deux, mais s'ouvrant isolément au dehors par deux orifices destinés à l'écoulement de l'eau de fusion. L'appareil est complété par un couvercle de même structure. Quand on introduit un animal dans le calorimètre, on obtient, par les orifices précités, deux poids inégaux P et p d'eau résultant de la fusion de la glace, pendant la durée de l'expérience. La différence P-p donne la quantité de glace fondue sous l'influence de l'animal et il n'y a plus qu'à multiplier ce résultat par la chaleur latente de fusion de la glace ($79^{cal},25$).

L'emploi de cette méthode comporte deux causes d'erreur : une cause d'ordre physique et une cause d'ordre physiologique. La première est due à ce qu'une partie de l'eau fondue est retenue dans les interstices des fragments de glace. La seconde dépend de ce que l'animal est placé dans un milieu à 0°, c'est-à-dire dans une condition qui ne lui est pas familière et dont le moindre effet est d'exagérer l'intensité de sa thermogenèse.

Calorimètre de M. Chauveau. — Cette dernière cause d'erreur a été écartée par M. Chauveau, à l'aide d'un dispositif fort imprévu. La chaleur cédée par l'animal agit sur un calorimètre dont l'échauffement est toujours compensé par un refroidissement égal et *préalable*. La compensation est confiée au courant d'air destiné au renouvellement de l'atmosphère. Avant de pénétrer dans l'enceinte calorimétrique, l'air abandonne, à un réfrigérant à glace qui en fournit la mesure, une quantité de chaleur précisément égale à celle que produit l'animal. Il se refroidit, au préalable, dans la mesure même où il s'échaufferait, s'il traversait librement l'enceinte. Il en résulte que sa température, à la sortie du calorimètre, demeure invariable ou, du moins, constamment égale à la température extérieure.

Ces divers résultats sont obtenus à l'aide d'un mécanisme automatique dont les principales dispositions sont représentées dans la figure 118.

L'air mis en mouvement par un aspirateur ou une pompe, pénètre par le tube A qui le conduit dans un distributeur D. Ici l'intervention d'un régulateur dont nous

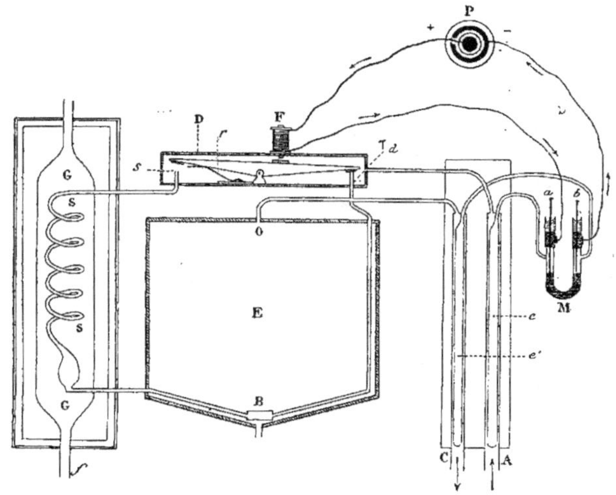

Fig. 118. — Calorimètre de M. Chauveau.

E, enceinte calorimétrique ; A, tube de pénétration de l'air destiné au renouvellement de l'atmosphère ; D, distributeur ; s, origine du serpentin ; SG, espace rempli de glace ou d'eau froide ; T*d*, tube pénétrant directement dans l'enceinte ; B, réservoir formant le centre d'une grille étoilée pour la répartition de l'air ; O, orifice pour le départ de l'air de ventilation ; C, tube parcouru par l'air qui a traversé le calorimètre ; e,e', explorateurs thermiques agissant sur le manomètre différentiel M ; a,b, contacts en platine pour la fermeture du courant électrique fourni par la pile P ; F, électro-aimant agissant sur le fléau cd ; r, ressort agissant en sens inverse, sur le même fléau ; f, orifice pour l'écoulement de l'eau de fusion de la glace.

étudierons plus bas le fonctionnement, détermine le courant d'air, tantôt vers le tube T*d* qui le conduit directement dans l'enceinte, tantôt vers le serpentin entouré de glace (S), où il se refroidit avant de pénétrer dans la chambre calorimétrique. Quel que soit son trajet, il parvient dans un réservoir B qui le distribue uniformément dans l'enceinte, à l'aide d'une grille étoilée dont les branches ne sont pas figurées. De là il pénètre par l'orifice O et s'écoule vers l'aspirateur par l'intermédiaire du tube C.

En résumé, les choses sont disposées de telle manière qu'à partir du distributeur D, l'air en mouvement suit alternativement deux voies distinctes : une voie directe qui ne modifie pas sa température, et une voie indirecte dans laquelle il se refroidit. Or, cette alternance est réglée avec une telle précision, que l'air qui abandonne l'appareil en C et celui qui l'aborde en A, ont une température égale à celle du dehors. C'est le moment de décrire le régulateur thermique qui assure cette égalité.

L'appareil est primitivement impressionné par la température des deux courants inverses A et C et il agit sur le distributeur D, dont il ouvre alternativement la voie directe et la voie indirecte. Il comprend les organes suivants :

a. Deux explorateurs en verre *e e'*, placés sur le trajet des courants A et C et reliés aux deux branches d'un manomètre à mercure M. Le tout forme un système clos fonctionnant comme un thermomètre différentiel, à air.

b. Un circuit électrique fourni par la pile P et traversant l'électro-aimant F.

c. Un fléau *c d*, pouvant osciller sous l'influence des actions antagonistes de l'électro-aimant F et du ressort *r*. Tant que le circuit est ouvert, le fléau poussé par le ressort ferme l'orifice de la voie directe T*d* et laisse passer l'air dans le serpentin S. Quand le circuit se ferme, le fléau soulevé par l'électro-aimant bouche l'orifice du serpentin et laisse passer l'air dans la voie directe.

L'action du courant dépend des oscillations du mercure dans le manomètre différentiel et des relations de ce métal avec les contacts *a* et *b*. Ceux-ci consistent en deux tiges de platine dont l'une, *a*, plonge constamment dans le mercure, tandis que l'autre, *b*, en est séparée par un court intervalle.

Il est maintenant aisé de se rendre compte du fonctionnement du régulateur. Après s'être refroidi dans le serpentin, l'air retrouve dans l'enceinte du calorimètre et au contact de la source, tout ou partie de la chaleur perdue. Dans le premier cas, le circuit reste ouvert et les choses demeurent dans l'état. Si l'air se réchauffe imparfaitement, il est trop froid au moment de son passage dans le tube de sortie C et il agit sur l'explorateur *e'* dont la pression diminue. De là une dénivellation dans le manomètre M, qui assure le contact de la tige *b* et ferme le courant. Le fléau bascule, l'air abandonne le trajet du réfrigérant pour se jeter dans la voie directe où il se réchauffe et acquiert rapidement la température qu'il avait en entrant dans le tube A. A ce moment précis, l'égalité de niveau se rétablit dans le manomètre, le circuit est interrompu et le courant d'air passe de nouveau dans le réfrigérant. Il en est de même si l'air est trop chaud au moment de sa sortie.

Le fonctionnement du régulateur a donc pour effet d'assurer l'égalité de température, dans les courants inverses A et C, de l'air qui entre et de l'air qui sort. Toute inégalité thermique entre ces deux courants sollicite l'influence, soit du réfrigérant qui refroidit la colonne d'air, si elle est trop chaude, soit de la source qui l'échauffe, si elle est trop froide. Dans ces conditions, la chaleur cédée par l'air au réfrigérant est exactement égale à celle que produit la source, et on en a la mesure dans la quantité d'eau qui s'écoule par l'orifice *f* et qui résulte de la fusion de la glace placée autour du serpentin.

La glace peut être remplacée par une masse d'eau froide qui donne, par son échauffement, la mesure de la chaleur produite au cours de l'expérience. Dans tous les cas, des témoins installés à proximité de l'appareil font connaître l'influence de la température extérieure, soit sur la fusion de la glace, soit sur l'échauffement de la masse d'eau refroidissante.

Le calorimètre de M. Chauveau était destiné à la mesure de la chaleur animale, chez le cheval, et devait servir à des recherches de thermodynamique. Les circonstances en ont empêché l'achèvement; mais on en peut voir, au laboratoire de pathologie comparée du Muséum, un petit modèle construit depuis plusieurs années, sur les principes qui viennent d'être exposés et pouvant admettre des animaux de petite taille. Dans ces derniers temps, M. Atwater a fait construire un grand calorimètre analogue au précédent, et destiné aux grandes espèces animales comme le cheval ou le bœuf.

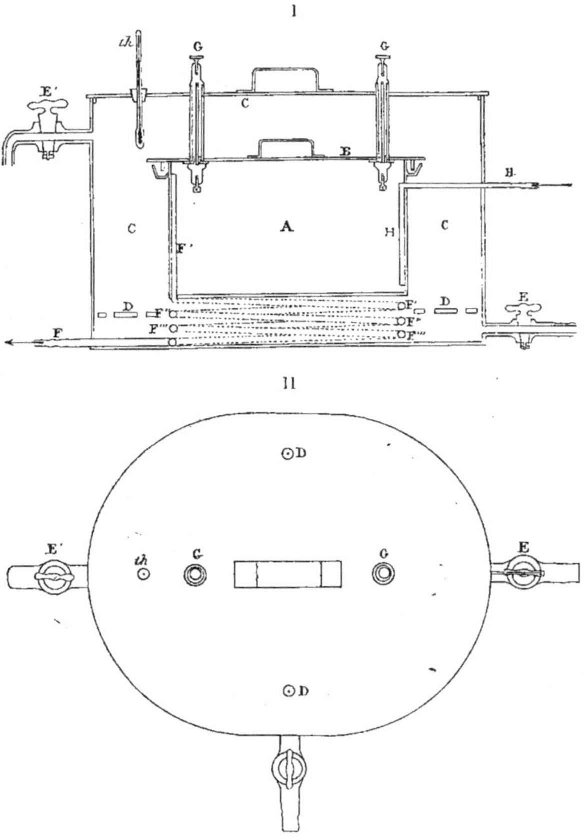

Fig. 119. — Calorimètre à eau.

I. *Coupe longitudinale.* — A, enceinte contenant l'animal; B, couvercle à fermeture hydraulique; C, espace rempli d'eau; *th*, thermomètre; D, agitateur; E, robinet relié à la prise d'eau pour remplir le calorimètre; E′, robinet permettant d'établir un niveau constant; F, tube pour la sortie du courant d'air de ventilation; F′, grille intérieure formant l'origine de ce tube ; F″, F‴, serpentin interposé entre F et F′; GG, électrodes isolées recevant le courant induit, quand on veut diriger sur l'animal des excitations électriques.

II. *Face supérieure de l'appareil.* — Les lettres ont la même signification que ci-dessus.

Calorimètres à masse liquide. — Dans les calorimètres de ce groupe, la chaleur produite par la source se mesure à l'échauffement de la masse liquide formant les parois de l'appareil. Tels sont le calorimètre à eau imaginé par Despretz et le calorimètre à mercure de Dulong. Celui-ci n'est plus en usage, mais le calorimètre à eau est fréquemment employé. Il est constitué par une enceinte à double paroi ménageant deux espaces : un espace central occupé par l'animal et un espace interpariétal rempli d'eau. Les schémas de la figure 119 montrent les dispositions essentielles d'un calorimètre de ce type. Le courant d'air destiné au renouvellement de l'atmosphère, n'abandonne l'appareil qu'après avoir traversé un serpentin, où il laisse sa chaleur propre, en même temps que celle qui devient libre par la condensation de la vapeur d'eau.

Un calorimètre à eau recueille évidemment toute la chaleur émise par la source, et si l'on admet qu'il est entièrement protégé contre le rayonnement, on obtiendra la

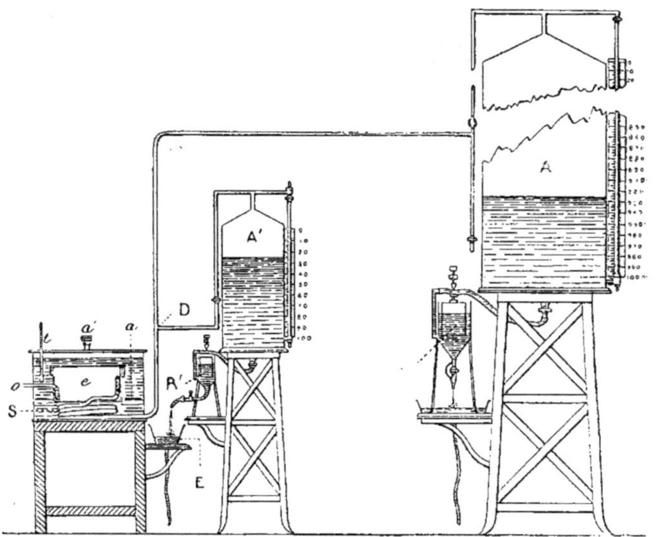

Fig. 120. — Appareil de l'auteur pour la mesure des échanges respiratoires et de la chaleur animale. Vue longitudinale.

e, calorimètre à eau ; A, aspirateur de 1 000 litres déterminant, dans l'enceinte *e*, un courant d'air uniforme, grâce au régulateur à écoulement R ; A′, aspirateur de 100 litres pourvu d'un régulateur à écoulement R′ et destiné à la récolte d'un échantillon pour l'analyse.

mesure de la chaleur produite pendant l'expérience, en multipliant le poids du calorimètre évalué en eau, par l'accroissement de sa température.

Mais l'emploi du calorimètre à eau, dans la forme simple qui vient d'être sommairement décrite, comporte deux causes d'erreur. D'une part, si bien protégé qu'il soit par des matelas isolants, l'appareil rayonne nécessairement une partie de la chaleur qu'il recueille. D'autre part, si la température extérieure varie pendant la durée de l'expérience, elle modifie la marche de l'échauffement dans une mesure qu'il est impossible de déterminer.

Emploi des calorimètres à eau d'après la méthode de l'auteur. — Nous avons écarté ces deux causes d'erreur par l'emploi d'un calorimètre témoin placé à côté du calorimètre principal, et ayant même poids, même capacité et même structure. Les deux appareils sont à ce point identiques, que leurs variations thermiques obéissent à la même loi. Chacun d'eux peut donc, tour à tour, jouer le rôle de calorimètre ou de témoin. Ils ont une capacité de 71 litres et, évalués en eau, ils représentent une masse de 73^l,600. Tout est disposé de manière à permettre de les remplir en même temps, avec l'eau du laboratoire, et de les vider en même temps. La légende qui accompagne les figures 120 et 121 nous dispense de toute autre description.

Quand on veut procéder à une expérience, on remplit les deux calorimètres avec l'eau venant de la prise et dont la température est inférieure de 3° à 4° à celle du laboratoire. Il en résulte que la perte due au rayonnement est remplacée par un gain.

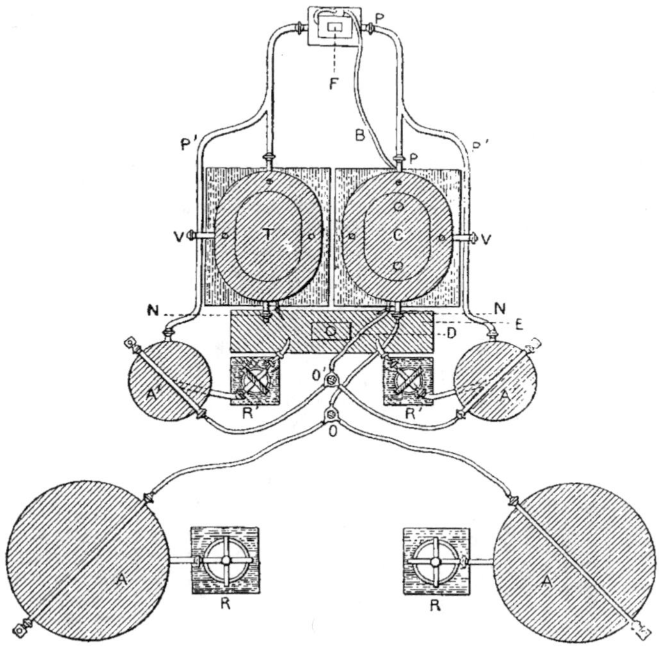

Fig. 121. — Appareil de la fig. 120 (projection longitudinale).

C, calorimètre à eau ; T, calorimètre témoin ; A,A, aspirateurs de 1 000 litres ; A'A', aspirateurs de 100 litres ; RR. R'R', régulateurs à écoulement ; OO', robinets à trois voies permettant de relier, tour à tour, le calorimètre avec les aspirateurs de gauche et avec ceux de droite, et d'obtenir, par cette alternance, le fonctionnement indéfini de l'appareil ; PP', canalisation pour le remplissage des calorimètres et des aspirateurs ; V, robinets de vidange ; E, évier relié à V par un tube non représenté ; N, orifices fonctionnant comme trop-plein et pourvus d'un robinet.

Au lieu de perdre une partie de la chaleur que lui donne la source (chien ou lapin), le calorimètre en reçoit un excès dû à l'influence de la température extérieure, et la mesure de cet excès nous est fournie par les indications du témoin, à l'aide d'un calcul reposant sur la loi de Newton. Dans le cas particulier de notre calorimètre, cette loi peut s'exprimer ainsi : la vitesse de l'échauffement *spontané* dans le calorimètre et dans le témoin est proportionnelle à l'excès *moyen* de la température extérieure (1).

Soient ΔT l'excès moyen de cette température pour le calorimètre, et Δt l'excès moyen

____

(1) Nous appelons échauffement spontané la part d'échauffement exclusivement due aux effets de la température extérieure.

pour le témoin ; soient E l'échauffement du calorimètre pendant la durée de l'expérience, et e celui du témoin. Le problème est de déterminer l'échauffement spontané du calorimètre, c'est-à-dire la part de la température extérieure dans son échauffement total E. La loi de Newton nous donne : $\dfrac{x}{e} = \dfrac{\Delta T}{\Delta t}$. D'où $x = e\,\dfrac{\Delta T}{\Delta t}$. La part due à l'influence de la source est donc $E - e\,\dfrac{\Delta T}{\Delta t}$, et en multipliant ce résultat par le poids du calorimètre évalué en eau, on obtient la mesure de la chaleur cédée par la source.

On remarquera : 1° que la correction porte à la fois sur les deux causes d'erreur qui faussent les indications d'un calorimètre simple ; 2° que la formule de correction $x = e\,\dfrac{\Delta T}{\Delta t}$ est absolument générale et qu'elle donne la loi des variations thermiques du calorimètre, quelle que soit sa température initiale.

Calorimètre à circulation ou à température constante de d'Arsonval. — Pour éviter les effets dus au rayonnement, d'Arsonval dispose les choses de telle manière que la chaleur cédée au calorimètre, par l'animal, est emportée, au fur et à mesure, par un courant d'eau froide dont l'intensité est réglée automatiquement par la température de la masse liquide. Il est impossible de décrire la méthode sans recourir à un schéma comme celui de la figure 122. Soit un calorimètre rempli de pétrole ou d'alcool

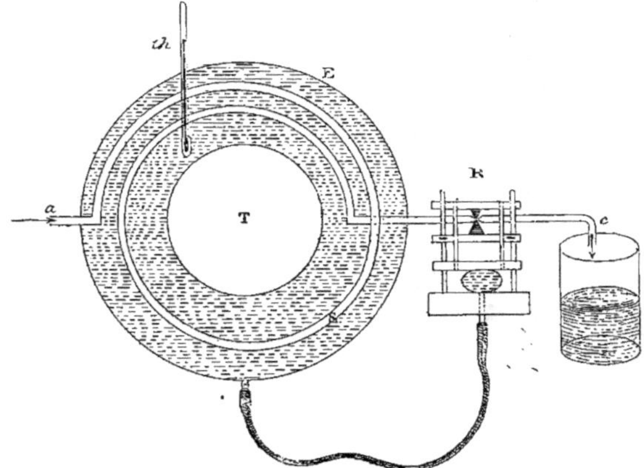

Fig. 122. — Schéma du calorimètre à température constante de d'Arsonval.

E, enceinte à double paroi garnie de pétrole ; T, source de chaleur ; S, serpentin ; a, arrivée de l'eau à 0° ; e, écoulement de l'eau à t° ; R, régulateur ; th, thermomètre.

à la température t. Si on introduit une source de chaleur (lapin ou chien), la température de la masse tend à s'élever. Mais cette élévation a pour effet d'entraîner, dans le liquide, une dilatation qui, par l'intermédiaire d'un régulateur R, ouvre un courant d'eau qui pénètre dans le serpentin S, à la température de 0° et sort à t°, emportant toute la chaleur émise par l'animal. Si l'intensité de la thermogenèse est invariable, le courant refroidissant est uniforme. Mais toute variation dans l'intensité de la thermogenèse tend à produire des variations parallèles dans la température de la masse liquide et, grâce au régulateur, des variations de même sens dans le débit du courant. En un mot, le débit du courant refroidissant est proportionnel à l'intensité de la source calorifique et la compensation est parfaite. Et, comme l'échauffement de ce courant est toujours de t°, il suffit de multiplier par t la masse de l'eau recueillie dans une expérience, pour avoir la quantité de chaleur produite pendant la durée de cette expérience.

Le fonctionnement du calorimètre à circulation est subordonné à une condition extérieure difficile réaliser : la fixité de la température ambiante. Cette condition n'est assurée que dans des locaux privilégiés comme les caves du Collège de France, où opère M. d'Arsonval; ou bien, il faut l'obtenir au prix d'une disposition très complexe qui consiste à enfermer l'appareil tout entier dans une enceinte dont on assure la fixité thermique avec un régulateur approprié. Ainsi complétée, la méthode de d'Arsonval est théoriquement irréprochable. On pourrait la simplifier en faisant circuler dans le calorimètre un courant d'eau uniforme dont on déterminerait l'échauffement moyen.

Calorimètres à distillation. — Ici, la chaleur rayonnée par l'animal est employée à déterminer la distillation d'un liquide volatil dont les vapeurs vont se condenser dans un récipient placé dans un milieu plus froid que le calorimètre. Le poids du liquide distillé, multiplié par sa chaleur latente de vaporisation, donne la mesure de la chaleur produite. Rosenthal employait l'aldéhyde comme liquide volatil; d'Arsonval a adopté le chlorure d'éthyle qui bout à 11°.

Méthode des bains. — Imaginée par Liebermeister, cette méthode consiste à plonger le sujet dans un bain d'eau à une température t et à constater la température de ce bain, au bout d'un temps déterminé. L'échauffement de la masse liquide du bain donne la mesure de la chaleur cédée par le patient. Si la température de celui-ci est demeurée invariable, la chaleur cédée est égale à la chaleur produite, réserve faite de celle qui a été émise par la peau de la tête et par le poumon. La méthode des bains ne convient qu'au cas très spécial où l'on veut déterminer l'influence de l'eau à diverses températures sur l'intensité de la calorification. A ce point de vue, elle a fourni à Lefèvre des résultats du plus grand intérêt que nous enregistrerons au moment opportun.

Des calorimètres à rayonnement. — Dans un calorimètre à rayonnement, la chaleur produite par la source se mesure à l'échauffement communiqué par cette source

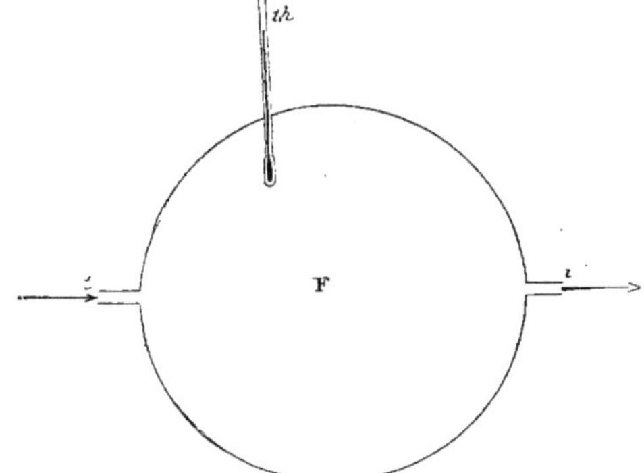

Fig. 123. — Schéma d'un calorimètre à rayonnement.

F, source de chaleur; t,t', tubes pour la ventilation ; *th*, thermomètre.

au calorimètre. L'intensité de l'échauffement est nécessairement proportionnelle à l'intensité de la source, et si on connaissait la relation constante de ces deux termes, on obtiendrait le second à partir du premier. De là la nécessité d'une graduation. Précisons ces points essentiels. Soient une chambre circulaire (fig. 123), à parois métalliques, et une source calorifique F placée au centre. Sous l'influence de la source, les parois de la chambre s'échauffent progressivement ; mais elles rayonnent tout aussitôt, et d'autant plus qu'elles sont plus chaudes. Il arrive donc un moment où l'appareil perd autant de chaleur qu'il en reçoit et, à partir de ce moment, sa température, indiquée par un thermomètre (th), demeure invariable. La source a donc une telle intensité que, sous son influence, l'appareil a subi un échauffement θ. Si à la place de la source F, dont l'intensité est I on avait disposé d'une source d'intensité 2I, l'échauffement définitif eût été double et égal à 2θ. En un mot, il existe un rapport constant entre l'intensité de la source et le degré de l'équilibre thermique qu'elle communique à l'appareil. On a donc : $\frac{I}{\theta} = \frac{I'}{\theta'}$ = constante. Il n'y a plus qu'à déterminer la valeur de cette constante, c'est-à-dire à étalonner le calorimètre. L'opération donne la quantité de chaleur fournie dans l'unité de temps, pour chaque unité d'échauffement. Pour étalonner un calorimètre à rayonnement, on a recours à des sources artificielles, telles qu'une masse d'eau chaude enfermée dans un récipient matelassé (Richet), un courant d'eau chaude circulant dans un serpentin (Rubner), une veilleuse (Kaufmann), une flamme d'hydrogène (Hirn). On préfère, en général, la chaleur fournie par un courant électrique dirigé sur un fil fin et très résistant. La quantité de chaleur fournie est donnée par la loi de Joule et par l'expression : $Q = \frac{1}{4,17} RI^2 t$.

L'emploi des calorimètres à rayonnement a été inauguré par Hirn qui s'en est servi sur l'homme, dans ses recherches de thermodynamique. Son calorimètre consistait en une guérite en sapin, pourvue d'un thermomètre, et répondant au type fondamental qui nous a servi à schématiser la méthode. Mais, dans un calorimètre de cette forme simple, le rayonnement de l'animal n'atteint pas uniformément la surface de l'enceinte et cette inégalité pourrait être une cause d'erreur. Richet et d'Arsonval ont eu, en même temps, l'idée de totaliser les effets du rayonnement de la source par l'emploi des calorimètres à air.

Des calorimètres à air. — Ces appareils constituent de véritables thermomètres à air, dont le réservoir est disposé de manière à embrasser et contenir la source. Ils sont formés par une enceinte dont la paroi est double et enferme une masse d'air. Celle-ci

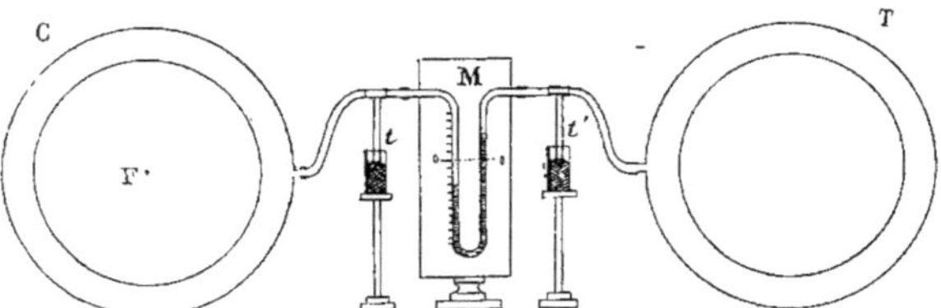

Fig. 124. — Schéma du calorimètre compensateur de d'Arsonval.

C, enceinte calorimétrique à double paroi ; F, source de chaleur ; T, calorimètre témoin ; M, manomètre différentiel relié à l'espace annulaire de C et de T ; t,t', tubes en T plongeant dans le mercure pour ramener l'appareil à la pression atmosphérique, au début de chaque expérience.

se dilate en s'échauffant et *totalise*, dans sa dilatation, les effets du rayonnement. Il ne reste plus qu'à utiliser cette dilatation pour produire des effets mécaniques qui deviennent l'expression thermique de l'appareil. Dans le calorimètre de Richet, l'air chauffé agit sur un vase pourvu d'un siphon, et détermine l'écoulement d'un volume d'eau égal à celui de sa dilatation. D'Arsonval fait communiquer l'enceinte annulaire de son calorimètre avec un manomètre à eau, et l'échauffement de l'appareil s'exprime par une dénivellation de ce manomètre. Cette dernière disposition permet de compléter le calorimètre de manière à neutraliser automatiquement les effets de la température extérieure. Il suffit d'associer deux calorimètres identiques et de les relier aux deux branches du même manomètre. On obtient alors un calorimètre différentiel dont la figure 124 montre les dispositions essentielles. En variant la forme de l'appareil, on peut le rendre applicable à de grandes espèces comme l'homme.

Anémo-calorimètres. — Si un animal est enfermé dans une enceinte de telle forme qu'un tirage puisse s'établir, l'air chauffé par la source se détermine de bas en haut et forme un courant proportionnel à l'intensité de cette source. Il ne reste plus qu'à utiliser ce courant d'air pour produire un effet mécanique, comme la rotation d'un anémomètre agissant sur un compteur de tours, et mesurant, par sa vitesse, l'intensité de l'échauffement. Tel est le principe du calorimètre que d'Arsonval a imaginé pour servir aux usages de la clinique.

Calorimètre anémothermique de l'auteur. — La disposition qui précède ne saurait convenir au cas où l'on se propose, en même temps, de mesurer les échanges respiratoires. Dans ce cas, l'appareil doit être clos et il ne donne lieu à aucun tirage. Mais on peut utiliser le courant d'air employé à la ventilation de l'enceinte, pour actionner un thermomètre placé à son origine même. Si le courant d'air est uniforme, et si, au moyen d'un serpentin enroulé à la face interne des parois de l'enceinte, il a pu explorer toutes les régions du calorimètre, il possède, à la sortie, la température moyenne de tout l'appareil. Dans ces conditions, mais dans ces conditions seulement, les indications du thermomètre sont rigoureusement proportionnelles à l'intensité de la source. Cette

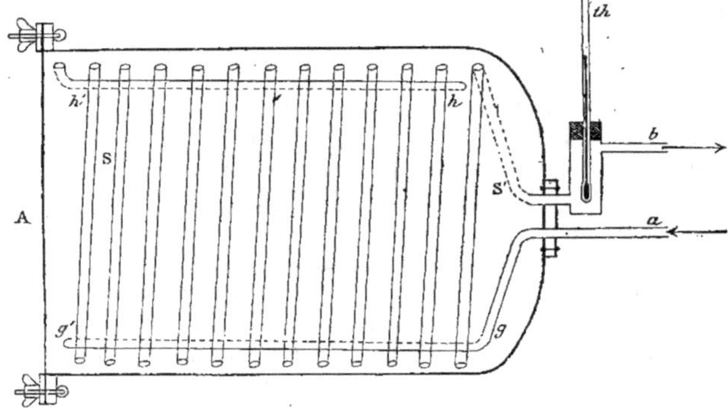

Fig. 125. — Calorimètre anémothermique de l'auteur.

a, tube d'arrivée de l'air qui pénètre dans l'enceinte par la grille *gg'*; *b*, tube de sortie pour l'air qui est repris par la grille *hh'* et circule dans le serpentin SS'; *th*, thermomètre placé sur le trajet du courant d'air, à sa sortie.

méthode, dont la figure 125 reproduit les dispositions essentielles, nous a donné d'excellents résultats.

CHAPITRE III

SOURCES DE LA CHALEUR ANIMALE

A ne considérer que les termes extrêmes du cycle des transformations de l'énergie accomplies dans l'organisme, la chaleur qui apparaît à la fin de ce cycle est évidemment la restitution de l'énergie chimique dépensée au commencement. En un mot, elle a sa mesure et sa source dans la dépense alimentaire.

Or, nous avons montré, dans le chapitre consacré à la théorie de la respiration, que la combustion rend exactement compte de cette dépense, et que, par conséquent, elle constitue le procédé essentiel de la destruction des principes immédiats engagés dans le mouvement nutritif (p. 350). Il faut en inférer que la combustion est la source de la chaleur animale.

Mais, la théorie de la combustion considérée comme la source exclusive de la chaleur animale, soulève bien des objections. En même temps qu'ils sont brûlés, les principes immédiats sont mis en réserve et élaborés par des opérations de synthèse qui ne réclament pas le concours de l'oxygène. A côté des phénomènes aérobies se placent des phénomènes anaérobies, sous forme de dédoublements, d'hydratations ou de déshydratations, et, parmi eux, il en est, comme ces dernières, qui, loin de produire de la chaleur, en consomment. Les réactions endothermiques se mêlent aux réactions exothermiques et la chaleur animale apparaît comme une résultante, dans laquelle la part de la combustion reste indéterminée.

Si fortes que soient ces objections *à priori*, elles n'excluent pas cette question de fait : vérifier la théorie de la combustion. Il est toujours possible expérimentalement, et il est nécessaire de comparer la chaleur produite par un animal, à la chaleur qu'il devrait produire, dans l'hypothèse de la combustion et à partir de ses combustions.

Tel est le problème expérimental qui se pose et le moment est venu de faire l'histoire des recherches auxquelles il a donné lieu.

Vérification expérimentale de la théorie de la combustion. — Bases du calcul de la chaleur théorique. — Période de Lavoisier. — Pour faire une comparaison utile et rigoureuse entre la chaleur réellement émise par un animal et la chaleur calculée à partir des combustions de cet animal, il est nécessaire de disposer, d'une part, d'un bon calorimètre pour mesurer la chaleur réelle et, d'autre part, d'une base irréprochable de calcul pour évaluer la chaleur théorique. Les essais de Lavoisier sur ces deux points doivent être rappelés. Lorsque Lavoisier eut déterminé la nature de la respiration, il vit, en même temps, dans ce phénomène, les sources de la chaleur animale et il traduisit sa conception dans cette formule : « *Il y a une relation constante entre la chaleur de l'animal et la quantité d'air entrée ou au moins convertie en air fixe dans les poumons.* » Nous sommes là, devant une des propositions les plus explicites de Lavoisier. Ici, l'illustre créateur entre dans les détails. Il précise et il pose, en quelque sorte, l'équation de la chaleur animale. Il veut dire que le carbone brûlé par un animal rend compte de toute la chaleur produite par cet animal. Il a été facile, plus tard, de faire la critique d'une proposition aussi aventureuse et aussi risquée. Mais, au moment où Lavoisier la formulait, elle constituait l'expression la plus simple, la plus exacte et la plus large, à la fois, de la nouvelle doctrine. Après tout, nous verrons qu'elle est seulement incomplète et il nous sera facile de l'achever. Lavoisier ne s'est pas contenté d'affirmer, il a voulu prouver. Et, dans ses recherches avec Laplace, il a poursuivi la vérification de sa formule, dans une expérience qui, si mauvaise qu'elle soit aux regards des contemporains, doit rester fameuse, tant pour les mérites de l'invention technique, que pour l'importance de la théorie qu'elle consacrait.

Au préalable, Lavoisier inaugure une méthode de calorimétrie, il imagine son calorimètre à glace, à l'aide duquel il détermine, dans des essais préliminaires, la chaleur de combustion du carbone. Cela fait, il procède à l'expérience suivante : il mesure comparativement la respiration sur un cochon d'Inde et la calorification sur un autre animal de la même espèce et de même poids. Le premier animal brûle, en dix heures, $3^{gr},333$ de carbone dont la chaleur de combustion fait fondre $326^{gr},75$ de glace à $0°$. Le second animal, maintenu pendant dix heures dans le calorimètre, fait fondre $341^{gr},08$ de glace. Les deux résultats sont très voisins et la chaleur recueillie au calorimètre est de très peu supérieure à la chaleur calculée en partant du carbone brûlé par l'animal. Le rapport de la chaleur calculée à la chaleur réellement émise est égal à $\dfrac{326,75}{341,08} = 0,96$.

On voit que Lavoisier calculait la chaleur théorique, en partant du carbone brûlé dans la respiration et de la chaleur de combustion de ce corps. Or, les principes immédiats ne brûlent pas, dans l'organisme, à l'état de carbone ou d'hydrogène libres, ils brûlent tels qu'ils sont et, sous leur forme complexe, ils fournissent, comme nous l'allons voir, plus de chaleur que les éléments qui les composent. Il convient, d'ailleurs, de se rappeler qu'au moment où il établissait expérimentalement la balance de la chaleur produite et de la chaleur calculée, Lavoisier ne faisait entrer en ligne de compte que le carbone de la respiration, sans se préoccuper de l'hydrogène auquel il n'a pensé que plus tard. C'est donc par une rencontre purement fortuite et, sans doute, fort heureuse, à certains égards, par une combinaison d'erreurs dues à l'imperfection de sa technique, que Lavoisier n'a trouvé qu'un écart négligeable entre la chaleur réelle et la chaleur calculée.

Les continuateurs immédiats de Lavoisier, Dulong et Despretz, sollicités par une question posée par l'Académie des sciences, entreprirent, à leur tour, des recherches, pour soumettre à l'épreuve la théorie de la combustion. Ils employèrent, d'ailleurs, une technique plus correcte, au moins en apparence, que celle de Lavoisier, et ils admirent, dans leurs calculs, la part qui reviendrait à la combustion de l'hydrogène. Sur ce point, ils introduisaient une correction importante, et comme, d'autre part, ils déterminaient, sur le même animal et au même moment, la mesure des échanges respiratoires et de la chaleur, que par là même ils assuraient l'identité des conditions indispensables à la comparaison, ils avaient quelques chances de commettre des erreurs moins graves que celles de Lavoisier. En fait, ils ont toujours trouvé un écart assez considérable entre la chaleur calculée et la chaleur produite. Le rapport de ces deux termes a varié de 0,68 à 0,83 dans les expériences de Dulong, et de 0,74 à 0,90 dans celles de Despretz. Il est impossible de dire la part d'erreur attachée à ces résultats qui sont nécessairement et doublement inexacts. Ils le sont en raison des vices de la technique adoptée par les deux expérimentateurs, et nous ne pouvons pas nous arrêter ici à aucune critique ; ils le sont aussi en raison de l'erreur de principe qui a présidé aux calculs, puisque Dulong et Despretz n'ont tenu compte que des éléments simples, le carbone et l'hydrogène, engagés dans la combustion respiratoire.

Pour ces motifs, il devient impossible de s'intéresser aux tentatives des auteurs qui se sont efforcés de redresser, par des corrections arbitraires, les résultats de Dulong et de Despretz, résultats qui, dans leur esprit, mettaient en péril la doctrine de Lavoisier.

Période de Berthelot. — On peut donc dire que, dans cette première période, le problème expérimental de la chaleur animale a été mal abordé parce que les bases du calcul de la chaleur théorique étaient fausses. Il fallait procéder, non pas de la chaleur de combustion des éléments composant les principes immédiats alimentaires, mais bien de la chaleur de combustion de ces mêmes principes. C'est ce qu'on a fait dans une deuxième période, où les recherches ont pu s'inspirer des lois de la thermo-chimie telles que les a développées Berthelot, dans l'œuvre considérable qu'il a consacrée à la mécanique chimique.

Il était déjà possible de prévoir *à priori* que la chaleur de combustion des principes immédiats de l'alimentation est différente de la chaleur de combustion des éléments qui composent ces principes.

Cette différence est régie par le théorème suivant: « L'oxydation totale d'un principe immédiat au moyen de l'oxygène libre, c'est-à-dire sa transformation intégrale en eau et en acide carbonique, dégage une quantité de chaleur égale à la différence entre les chaleurs de combustion de ses éléments et sa propre chaleur de formation depuis les mêmes éléments. » (Berthelot, *Mécanique chimique*, t. I, p. 95.) Or, la chaleur de formation des principes immédiats est négative. C'est-à-dire que leur formation consomme de la chaleur au lieu d'en dégager. La synthèse végétale qui rapproche les éléments inertes du dehors pour constituer les principes immédiats, emprunte précisément l'énergie solaire ; elle la déplace et l'emmagasine dans son œuvre chimique. Il en résulte qu'au moment de la combustion qui les détruit, les principes immédiats libèrent toute l'énergie qu'ils avaient empruntée au soleil, en même temps qu'ils dégagent la chaleur produite par la combustion de leurs éléments. Appliqué aux principes immédiats, le théorème précité de Berthelot ne formule donc plus une différence mais une somme, et on peut le résumer en disant: La chaleur de combustion d'un principe immédiat est égale à la somme de la chaleur de combustion de ses éléments et de la chaleur consommée dans leur formation à partir de ces mêmes éléments. On voit que c'est ce second terme qui avait été méconnu par Lavoisier, par Dulong et par Despretz.

Mais il est nécessaire de prévoir le cas des oxydations imparfaites. D'une manière générale, on peut dire que les hydrates de carbone et les graisses subissent, dans l'organisme, une combustion complète qui les résout en eau et en acide carbonique. Mais il n'en est pas de même des principes albuminoïdes, dont la combustion s'arrête à un certain nombre de termes azotés, parmi lesquels le plus important est l'urée. Or, la mesure de la chaleur dégagée dans les oxydations imparfaites est régie par le théorème dit de l'état initial et de l'état final. L'expression générale de ce théorème tel que l'a formulé Berthelot est quelque peu complexe. Aussi, pour simplifier, nous nous bornerons à énoncer le théorème des oxydations incomplètes qui n'est qu'un cas particulier du précédent : « L'oxydation incomplète d'un principe immédiat par l'oxygène libre, dégage une quantité de chaleur égale à la différence entre la chaleur de combustion du principe et celle des produits actuels de sa transformation. » (Berthelot, *Mécanique chimique*, t. I, p. 96, 1789.) Appliqué à l'albumine, ce théorème permet aisément de calculer la chaleur abandonnée à l'organisme par ce principe immédiat, au moment de sa combustion jusqu'au terme urée. On sait que 1 gramme d'albumine produit $0^{gr},355$ d'urée, il vient donc pour la chaleur réellement livrée par l'albumine : $5,754 - (0^{gr},355 \times 2,523) = 4^{cal},860$.

Berthelot et Stohmann adoptent ce dernier chiffre, mais Rubner considère que l'urée n'est pas le seul terme de l'excrétion azotée et qu'il ne peut suffire à mesurer l'énergie retenue par les produits de la désassimilation des albuminoïdes. Aussi, ce physiologiste s'est-il proposé de déterminer directement la chaleur réellement livrée par la combustion organique de ces principes immédiats. Par exemple, pour évaluer la chaleur de combustion de la viande, il fait consommer par un chien à jeun, une certaine quantité de cet aliment, et il détermine, au calorimètre, la chaleur de combustion de l'urine et des excréments secs qui renferment précisément les produits de désassimilation de la viande ingérée par l'animal; il obtient ainsi, par différence, la chaleur réellement produite par la ration et il arrive au chiffre de $4^{cal},047$ comme mesure de la chaleur de combustion de la viande.

Ces principes généraux et ces faits étant établis, il est possible de poser les bases du calcul de la chaleur que l'animal produirait dans l'hypothèse de la combustion. Ce calcul peut être fait, soit à partir du combustible, les aliments réellement dépensés, soit à partir du comburant, l'oxygène consommé par l'animal, pendant son séjour dans le calorimètre.

Évaluation de la chaleur théorique à partir des aliments dépensés. — Rubner a adopté la première de ces bases et il a poursuivi avec le plus grand succès la vérification de la théorie de la combustion. L'expérimentateur allemand s'est servi d'un calorimètre à air disposé de manière à assurer la plus parfaite exactitude dans ses indications. La dépense alimentaire de l'animal en expérience est évaluée par l'analyse des excreta : azote total des urines et carbone de la respiration. Rubner s'abstient de mesurer la consommation d'oxygène dans la crainte de commettre des erreurs. L'albumine, calculée à partir de l'azote, appelle un volume déterminé de CO^2 qui est défalqué de celui de la respiration. Le CO^2 restant est attribué à la combustion de la graisse.

Les expériences ont été faites en trois séries portant sur un chien soumis successivement à l'inanition, au régime de la graisse et à celui de la viande. Chaque série a comporté quatre ou cinq séances d'une durée de vingt-quatre heures, au terme desquelles on procédait à la détermination des excreta. Nous résumons dans le tableau suivant les résultats obtenus par Rubner, dans ces conditions :

RÉGIME.	DURÉE de la période.	AZOTE total.	CARBONE de la graisse.	CHALEUR de l'albumine	CHALEUR de la graisse.	TOTAL de la chaleur calculée.	CHALEUR réellement produite.	RAPPORT du 1er au 2e terme.
Inanition	5 jours.	$7^{gr},12$	$90^{gr},84$	$178^{cal},5$	$1117^{cal},5$	$1296^{cal},2$	$1305^{cal},13$	0,993
Graisse..........	5 jours.	$6^{gr},63$	$110^{gr},50$	$165^{cal},3$	$1345^{cal},5$	$1510^{cal},8$	$1496^{cal},10$	1,009
Viande..........	6 jours.	$60^{gr},57$	$54^{gr},40$	»	»	$2249^{cal},6$	$2276^{cal},8$	0,998

Ces chiffres font ressortir une égalité à peu près complète entre la chaleur réellement émise par l'animal et la chaleur calculée à partir de la combustion de ses aliments; l'écart est toujours très faible et il se produit en un sens ou en l'autre. Il est donc, semble-t-il, tout à fait accidentel et on peut le négliger. Il paraît ainsi légitime de conclure que, dans les conditions où s'est placé Rubner et dans la limite de ses expériences, la chaleur produite par un animal, en un temps donné, est égale à la chaleur qui résulterait de la combustion des aliments désassimilés par cet animal, dans le même temps.

Évaluation de la chaleur théorique à partir de l'oxygène consommé. — Dans l'ordre chronologique se placeraient ici les travaux de Kaufmann, mais nous avons plus d'avantages à en différer l'examen pour nous arrêter maintenant sur la méthode que nous avons adoptée pour évaluer la chaleur théorique. Cette méthode repose sur ce fait qu'il existe un rapport défini et invariable entre la chaleur produite par la combustion des différents principes immédiats, et l'oxygène employé dans cette combustion.

C'est ce rapport que nous désignons sous le nom de pouvoir thermogène de l'oxygène et que nous avons déjà interprété et utilisé à propos de la statique chimique de la nutrition (p. 489). On a vu comment le pouvoir thermogène de l'oxygène a sensiblement la même valeur pour chacun des principes immédiats et que, d'ailleurs, il est exactement défini pour chacun d'eux. En un mot, le pouvoir thermogène de l'oxygène dépend étroitement de l'alimentation et prend une valeur précise pour des régimes exclusifs.

Dans le cas du jeûne et du régime azoté, cette valeur est immédiatement donnée par le tableau de la page 63 et on peut l'évaluer, en chiffres ronds, à $4^{cal},6$. Dans le cas du régime hydrocarboné, la combustion s'exerce également sur l'albumine entraînée par la rénovation de la matière vivante, et la part d'oxygène réservée à cette combustion reste indéterminée. On sait seulement qu'elle est très faible. Contrairement à ce que nous avons admis dans un mémoire spécial (*Archives de physiologie*, 1898), il ne nous paraît pas possible de l'évaluer, par le calcul, à partir du quotient respiratoire. Mais on la déterminerait avec la plus rigoureuse exactitude, si on connaissait la relation nutritive de la ration.

A défaut de ce document, on a au moins la certitude que les hydrates de carbone ont, sur les albuminoïdes, une prépondérance considérable et on commet une erreur négligeable en leur faisant une part cinq fois plus grande. C'est sur ces bases que nous avons déterminé la valeur théorique du pouvoir thermogène de l'oxygène, dans le cas du régime hydrocarboné. Le calcul est fort simple ; il suffit d'évaluer : d'une part, la quantité de chaleur produite par la combustion de 5 grammes d'amidon et de 1 gramme d'albumine ; d'autre part, la quantité d'oxygène employée à cette combustion. Ces deux termes étant obtenus, on divise le premier par le second. Pour fixer les idées, nous développons ci-dessous les éléments de ce calcul.

$$\text{Chaleur produite par la combustion de...} \begin{cases} 5 \text{ gr. d'amidon} = 4^{cal},123 \times 5 = 20^{cal},615 \\ 1 \text{ gr. d'albumine} = 4^{cal},860 \times 1 = 4^{cal},860 \end{cases}$$
$$\text{Total.....................} = 25^{cal},475$$

$$\text{Oxygène réclamé par la combustion de...} \begin{cases} 5 \text{ gr. d'amidon} = 0^{l},828 \times 5 = 4^{l},140 \\ 1 \text{ gr. d'albumine} = 1^{l},063 \times 1 = 1^{l},063 \end{cases}$$
$$\text{Total...............} = 5^{l},263$$

$$\text{Pouvoir thermogène de l'oxygène} = \frac{25,475}{5,203} = 4^{cal},896$$

Comparaison de la chaleur réelle à la chaleur calculée à partir des combustions respiratoires. — Cette comparaison a été poursuivie sur des animaux de différentes espèces et placés dans des conditions définies d'alimentation. Nous avons étudié successivement l'influence de l'inanition, du régime azoté et du régime hydrocarboné. Nous ne pouvons pas exposer en détail toutes nos expériences, mais comme la direction n'en a jamais varié, quelle que fût l'espèce animale ou la durée des séances, nous pouvons légitimement en totaliser les résultats, pour chacune des conditions alimentaires qui ont été étudiées.

A. *Dans l'inanition*. — Nos expériences ont porté sur deux cobayes, un lapin, un canard et trois chiens. Elles ont eu une durée de trente heures. Voici les chiffres totalisés qu'elles nous ont permis de recueillir.

Oxygène consommé		$82^l,812$
Pouvoir thermogène de l'oxygène { théorique		$4^{cal},600$
réel		$4^{cal},653$
Quotient respiratoire moyen		$0,766$
Chaleur calculée $= 82,812 \times 4,6$		$380^{cal},935$
Chaleur réelle		$385^{cal},403$
Rapports du 1er au 2e terme		$0,988$

B. *Dans le cas du régime azoté*. — Nos expériences ont porté sur deux chiens d'un poids moyen de $3^{kg},700$. Les animaux recevaient 300 grammes de viande, deux heures avant leur entrée dans l'appareil. Deux expériences d'une durée totale de vingt heures ont donné les résultats suivants :

Oxygène consommé		$51^l,683$
Quotient respiratoire		$0,816$
Pouvoir thermogène de l'oxygène { théorique		$4^{cal},600$
réel		$4^{cal},632$
Chaleur calculée		$237^{cal},744$
Chaleur réelle		$239^{cal},431$
Rapports du 1er au 2e terme		$0,992$

c. *Dans le cas du régime hydrocarboné*. — Ici nos expériences sont très nombreuses et très variées. Elles ont porté sur le cobaye, le lapin, le canard et le chien. Nous en totalisons encore les résultats :

Durée totale des expériences		120 heures.
Oxygène consommé		$280^l,233$
Pouvoir thermogène de l'oxygène { théorique		$4^{cal},896$
réel		$4^{cal},893$
Chaleur calculée		$1372^{cal},020$
Chaleur réelle		$1371^{cal},364$
Rapport du 1er au 2e terme		$1,000$

Il nous parait utile d'ajouter à ces chiffres les résultats d'une expérience faite dans une deuxième série de recherches, et dont l'importance se tire de sa durée; elle embrasse huit séances de vingt-quatre heures chacune et porte sur un chien qui était maintenu en équilibre de nutrition par une ration suffisante de viande.

En voici les résultats :

Oxygène consommé en 8 jours		$544^l,386$
Quotient respiratoire moyen		$0,806$
Pouvoir thermogène de l'oxygène { théorique		$4^{cal},600$
réel		$4^{cal},712$
Chaleur calculée		$2504^{cal},175$
Chaleur réelle		$2565^{cal},297$
Rapport du 1er au 2e terme		$0,976$

En présence de tous ces faits, nous sommes autorisés à conclure : dans l'inanition et dans les modes normaux de l'alimentation, quelle que soit la durée des expériences et pour toutes les espèces animales, le rapport de la chaleur produite à l'oxygène consommé (pouvoir thermogène de l'oxygène) prend une valeur sensiblement égale à celle que lui assigne la théorie de la combustion, *dans les conditions alimentaires considérées.*

Par corrélation, *la chaleur réellement produite par un animal soumis à un régime alimentaire déterminé, est précisément égale à la chaleur calculée à partir de l'oxygène consommé, dans le même temps, par cet animal* (1).

Neutralité des phénomènes anaérobies. — Les conclusions qui précèdent ne signifient pas, bien entendu, que la combustion est le seul mode de la transformation des aliments. Elles veulent dire seulement que tout se passe comme si la combustion était la seule réaction intervenant dans cette transformation.

Il faut donc admettre que les phénomènes anaérobies qui président nécessairement à l'élaboration des principes immédiats, sont neutres aux points de vue thermique et respiratoire. Sous une autre forme, ils ne changent pas, ni la quantité de chaleur, ni la mesure des échanges gazeux attachés à la combustion directe des principes immédiats dépensés. C'est là un point de fait qui découle immédiatement de nos expériences, si on admet que ces expériences sont exactes. Il serait d'ailleurs facile de montrer que ce fait concorde avec les prévisions de la théorie. Il suffirait d'établir comparativement le bilan de la matière et de l'énergie engagées dans la dépense alimentaire, en se plaçant dans deux hypothèses : 1° celle de la combustion directe, et 2° celle de la combustion précédée des réactions anaérobies qui dégagent le combustible. Or les deux processus correspondant à ces deux hypothèses donnent exactement les mêmes résultats et font ressortir des quantités égales de chaleur, d'oxygène et d'acide carbonique. Nous ne reproduirons pas ici les calculs qui autorisent cette conclusion et que nous avons développés dans notre mémoire précité. Il nous suffira d'affirmer qu'ils établissent la parfaite neutralité des réactions anaérobies que l'on peut imaginer intervenir dans la préparation des réserves alimentaires, et dont nous avons donné l'expression dans un chapitre antérieur (Voy. p. 498 et suiv.).

Le moment est venu de rappeler les recherches de Kaufmann (*Archives de physiologie*, 1896). Nous venons de voir que les phénomènes anaérobies sont comme s'ils n'étaient pas. Par là-même, les équations qui les expriment ou les équations analogues qui pourraient les exprimer, échappent à toute vérification. Kaufmann a entrepris le contrôle expérimental de toutes les équations adoptées par M. Chauveau, dans sa théorie générale de la nutrition, en les confrontant avec les résultats fournis par la mesure de la chaleur produite, des échanges gazeux de la respiration et de l'excrétion azotée. Toutes les formules se sont trouvées exactes ; mais il ne pouvait en être autrement. Si nous ne nous abusons, Kaufmann n'a obtenu qu'une apparence de vérification, puisque l'hypothèse de la combustion directe s'accorde tout aussi bien avec les résultats

---

(1) Il n'y a pas à tenir compte de la chaleur dégagée dans les capillaires du poumon, par la fixation de l'oxygène sur l'hémoglobine, et que les déterminations calorimétriques de M. Berthelot permettent d'évaluer à $15^{cal},190$ par molécule d'oxygène (32 gr.). Cette réaction exothermique est rigoureusement compensée par une réaction endothermique contemporaine, la dissociation de l'oxyhémoglobine qui s'opère dans les capillaires de la circulation générale et permet à l'oxygène devenu libre, de diffuser vers les tissus.

qu'il a recueillis. Par là-même, et c'est l'intérêt considérable des recherches de Kaufmann, ces résultats établissent, une fois encore et par une autre voie, la neutralité des phénomènes anaérobies.

La théorie de la combustion, considérée comme la source exclusive de la

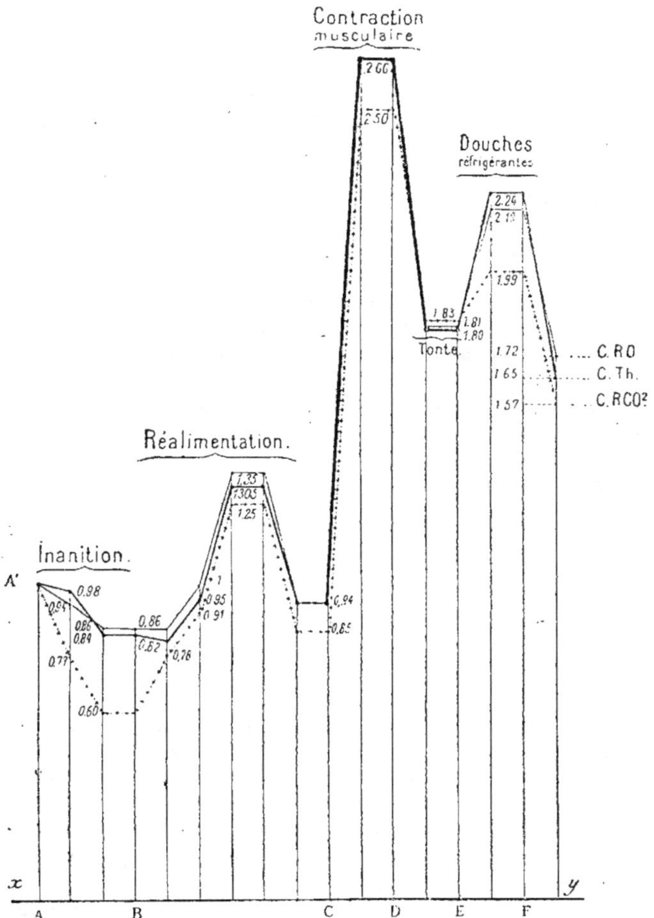

Fig. 126. — Graphiques des valeurs prises : 1° par la consommation de l'oxygène (CRO); 2° par la production de l'acide carbonique (CRCO²) ; 3° par la production de la chaleur (CTℎ).

chaleur animale, nous paraît maintenant hors de discussion. Elle se dégage des faits eux-mêmes, et nous sortirions des limites où nous voulons rester, si nous nous attachions à l'examen des critiques dont elle est encore l'objet, quelque autorité que ces critiques empruntent au nom de leurs auteurs (A. Gautier, *la Chimie de la cellule vivante*, et Berthelot, *Revue scientifique*, 1897).

Pour épuiser le sujet, il convient d'examiner la théorie de la combustion dans ses conséquences pratiques.

Nous avons recueilli assez de faits pour pouvoir soutenir que, pour un régime alimentaire défini, et pour une période de temps assez longue, la chaleur produite par un animal est proportionnelle à l'oxygène consommé par cet animal dans le même temps. C'est le retour pur et simple à la formule de Lavoisier, avec cette réserve que nous tenons compte du régime alimentaire, parce que le pouvoir thermogène de l'oxygène varie avec la nature des principes immédiats qui forment la base de l'alimentation. Mais ces variations sont, comme nous l'avons vu, maintes fois, extrêmement faibles (p. 63 et 489), au point que la relation que nous venons d'exprimer reste pratiquement exacte, même quand on ne tient pas compte du régime alimentaire et des valeurs prises, dans chaque cas particulier, par le pouvoir thermogène de l'oxygène. Cela tient à ce que ces valeurs sont très voisines les unes des autres, en sorte que si, sans se préoccuper des quantités absolues, on recherche les variations corrélatives qui se produisent dans la thermogenèse et les combustions respiratoires, en fonction des conditions les plus diverses, on constate que ces variations obéissent à la même loi et qu'elles s'expriment par des courbes parallèles. C'est ce que nous avons constaté dans de nombreuses recherches, et le graphique de la figure 125 que nous empruntons à un de nos travaux (*C. R. Ac. Sc.*, 1894), exprime ce parallélisme avec une telle clarté que nous nous dispenserons de le commenter.

De pareils faits permettent aisément de concevoir comment la somme de l'énergie transformée dans l'organisme, peut trouver sa mesure très approchée dans l'oxygène consommé.

CHAPITRE IV

INTENSITÉ DE LA THERMOGENÈSE

L'intensité de la thermogenèse a pour mesure la quantité de chaleur produite par kilogramme d'animal et par heure. C'est le *coefficient thermique*. Les quantités correspondantes d'oxygène consommé et d'acide carbonique produit constituent les coefficients respiratoires en O^2 et en CO^2. Ces trois coefficients ainsi définis, constituent la seule expression légitime de l'intensité des phénomènes qu'ils représentent. Ils résument la totalité des actions physico-chimiques qui s'accomplissent dans l'organisme. Par là-même, ils traduisent fidèlement l'intensité du mouvement d'énergie dont ces actions sont, à la fois, la source et le dénouement final. Ils deviennent ainsi la caractéristique de ce mouvement et, pour tout dire, de l'intensité de la vie elle-même et des conditions qui la dominent ou la sollicitent. Pour tous ces motifs, ces trois coefficients pourraient être embrassés dans l'expression générique de *caractéristiques biologiques*. Ils expriment, en quelque sorte, les *constantes* de la vie normale, chez l'animal au repos et en équilibre de nutrition. Si leur emploi se généralisait, ce qui est fort désirable, les auteurs y gagneraient d'obtenir une précieuse unité de langage qui donnerait plus de clarté et plus d'intérêt à leurs travaux.

De la thermogenèse normale dans la série animale. — Les considérations qui précèdent, montrent toute l'importance qu'il y a à connaître la valeur du coefficient thermique considéré comme une constante physiologique exprimant l'intensité de la vie normale, dans les différentes espèces animales. On ne saurait prétendre à son évaluation directe, pour tous les animaux, car l'emploi des méthodes physiques de calorimétrie est resté nécessairement circonscrit à un petit nombre d'espèces. Mais les résultats que nous avons réunis dans un précédent chapitre, démontrent avec la plus grande évidence, que la la chaleur animale prend sa source et trouve sa mesure exacte dans la combustion des principes immédiats dépensés. Ils établissent aussi, que la chaleur rayonnée par un animal, en un temps donné, peut être calculée à partir de l'oxygène consommé, dans le même temps, par cet animal. Pour obtenir la valeur du coefficient thermique dans les différentes espèces, il suffit donc de partir de leur coefficient respiratoire et de multiplier ce chiffre par le pouvoir thermogène moyen de l'oxygène, soit $4^{cal},775$. C'est sur ces bases de *calorimétrie chimique* que nous avons pu dresser le tableau suivant :

Intensité des combustions normales et de la thermogenèse.

Espèces.	Coefficient respiratoire en oxygène. litres.	Coefficient thermique. calories.
Homme......................	0,300 (Vecrordt.)	1,432
Lapin.......................	0,687 (Pflüger.)	3,274
Chien de 3 kilos............	0,900 (Nobis.)	4,200
— de 20 kilos...........	0,500 —	2,387
Cheval....................	0,250 (Zuntz.)	1,193
Veau....... .... Porc........................	} 0,300 à 0,350 (Regnault et Reiset.)	1,549
Cobaye	1,110 (Colasanti.)	5,291
Petits oiseaux chanteurs....	9 » à 10 » —	45,288
Moineau....................	6,710 —	31,987
Poulet......................	0,750 à 1 » (Regnault et Reiset.)	4,171
Marmotte en hibernation....	0,030 —	0,143
Grenouille..................	0,044 à 0,074 —	0,275
Lézard	0,134 —	0,638
Anguille...................	0,048 (Jolyet et Regnard.)	0,228
Raie......................	0,047 —	0,223
Crabe.....................	0,107 —	0,507
Écrevisse	0,038 —	0,180
Hanneton..................	0,700 (Regnault et Reiset.)	3,337
Ver à soie	0,600 à 0,800 —	3,307
Huître.....................	0,013 (Jolyet et Regnard.)	0,063
Lombric...................	0,060 —	0,333
Sangsue...................	0,022 —	0,104
Astérie	0,032 —	0,152

Tels sont les chiffres où nous trouvons la mesure aussi exacte que possible du rayonnement calorifique, dans un certain nombre d'animaux. L'influence de l'espèce et du rang zoologique s'y manifeste avec une telle évidence que nous pouvons nous dispenser de toute réflexion à ce sujet.

Nous n'avons pas besoin d'ajouter que, pour les espèces qui nous sont familières et dont l'alimentation est connue, le coefficient thermique pourrait être aisément déterminé à partir de la ration quotidienne ; mais la méthode ne saurait s'étendre à la plupart des espèces qui figurent au tableau précédent et dont nous ignorons les dépenses alimentaires. L'intensité des combustions mesurée à la consommation de l'oxygène, constitue donc une base plus large, plus utile et, nous ajoutons, aussi exacte.

Pour donner au coefficient thermique toute sa valeur, il importe maintenant de déterminer l'emploi de l'énergie qu'il représente. Nous prendrons pour point de départ les bases adoptées par Richet (chaleur animale, *Dictionnaire de physiologie*), relativement aux diverses formes de la déperdition thermique.

Pour un homme de 70 kilogrammes, le coefficient respiratoire étant de $0^l,300$, appelle un coefficient thermique de $1^{cal},440$ et une production quotidienne de 2400 calories environ. On peut, à partir de ces chiffres, établir un bilan, au moins probable, de la déperdition de la chaleur.

Chaleur produite et rayonnée en vingt-quatre heures	2400 calories.
Échauffement des boissons et des aliments	50 calories.
Échauffement de l'air inspiré	100 —
Dissociation du CO_2	100 —
Évaporation cutanée	250 —
Évaporation pulmonaire	350 —
Rayonnement cutané	1550 —
	2400 calories.

Nous avons supposé le sujet au repos; s'il s'agissait d'un ouvrier fournissant une journée moyenne de travail, la production quotidienne de la chaleur pourrait être majorée de $\frac{1}{3}$ et s'élèverait à 3200 calories, environ, par jour. Dans ce cas, il faudrait ajouter un terme nouveau résultant de la conversion thermodynamique.

———

CHAPITRE V

VARIATIONS DE LA THERMOGENÈSE

Il nous reste maintenant à étudier les changements apportés dans l'intensité de la thermogenèse par les différentes conditions qui peuvent peser sur la vie des animaux. Pour donner de la clarté à cette étude, nous en ordonnerons les divers points, en considérant que les changements de la thermogenèse peuvent atteindre primitivement l'un ou l'autre des deux termes de la calorification, c'est-à-dire la production ou la déperdition de la chaleur. Nous embrassons ces divers changements dans le tableau suivant :

I Changements portant primitivement sur la production de la chaleur. Ils dépendent.....	*a.* De la tension variable de l'oxygène dans l'air et dans le sang...........	Influence de l'oxygène pur. Influence de l'asphyxie. Influence des hémorragies.
	b. De l'abondance variable du combustible	Effets de l'inanition et de l'alimentation.
	c. Des besoins variables des tissus	Influence du travail. De la part des différents tissus dans la calorification. Prépondérance du tissu musculaire.
II Changements portant primitivement sur la déperdition. Ils dépendent.....	*a.* De la taille.	
	b. De la température du milieu, air ou eau..........	Influence de la température extérieure de l'air. Influence des bains.
	c. Du pouvoir émissif de la peau et de l'état des téguments.................	Influence du vêtement; de la fourrure; de la tonte et du vernissage.

Nous retrouvons dans ce tableau les conditions que nous avons étudiées à propos de l'intensité des combustions, et nous les voyons se disposer à peu près dans le même ordre. Il ne faut point en être surpris, puisque l'intensité de la thermogenèse se mesure sur celle des combustions et qu'elle obéit exactement aux mêmes lois. Cette circonstance nous permettra d'abréger nos développements et de ne retenir que les faits capables de nous apporter des enseignements nouveaux.

CHANGEMENTS PORTANT PRIMITIVEMENT SUR LA PRODUCTION DE LA CHALEUR.

Changements qui dépendent du comburant et du combustible. — *Influence de l'oxygène pur.* — Sur ce point nous nous en référons complètement à ce qui a été dit à la page 371. Chez les animaux placés dans l'oxygène pur, la respiration et par conséquent la thermogenèse, conservent leur intensité accoutumée.

Influence des atmosphères raréfiées et de l'asphyxie. — Ici encore, nous n'aurions qu'à reproduire ce que nous avons exposé à propos de la respiration ; mais il y a le plus grand intérêt à insister sur un point particulier qui touche intimement à la théorie des sources de la chaleur animale. Nous avons montré (p. 371) comment il est possible, par l'emploi d'une ventilation insuffisante, *mais uniforme*, de réduire à volonté l'intensité des combustions, sur un animal, et de le maintenir en un état *uniforme* d'amoindrissement tel, que sa consommation d'oxygène est réduite à la moitié, ou même au tiers de sa valeur normale. Dans ces conditions, l'animal se refroidit et règle sa température à un niveau plus bas, correspondant aux ressources actuelles de sa régulation. Sa thermogenèse s'abaisse donc et se règle sur les conditions artificielles qui lui sont imposées. Mais, et c'est là ce qu'il y a de particulièrement instructif, la calorification s'abaisse exactement au même degré que les combustions. Les deux phénomènes sont liés à ce point que, dans une expérience de vingt-quatre heures, la chaleur recueillie au calorimètre, diminuée de la chaleur perdue par l'animal dans son refroidissement, est rigoureusement égale à la chaleur calculée à partir de l'oxygène consommé dans le même temps.

En ce que touche l'*influence des hémorragies*, nous n'avons rien à ajouter à ce que nous avons dit à leur sujet à propos des combustions respiratoires (p. 372).

Il en est de même de l'*influence de l'alimentation et de l'inanition.* Nous nous bornerons à constater à nouveau, que les aliments ne changent rien aux besoins de la calorification et qu'ils n'introduisent pas d'autre modification dans la thermogenèse que celle qui se rattache à l'énergie transformée dans l'exécution des travaux digestifs. Nous pouvons donc aborder un autre groupe de faits.

Changements qui dépendent des besoins des tissus. — Influence du travail. — Travail musculaire. — L'intensité de la thermogenèse obéit aux mêmes lois que celle des combustions. Nous ne saurions trop souvent rappeler cette loi fondamentale qui, pour le moment, suffit à préciser l'influence du travail sur la calorification. En dehors de toute détermination directe, il est donc légitime d'affirmer que l'intensité de la thermogenèse peut être doublée, quadruplée, décuplée, sous l'influence du travail, si, sous la même influence, les combustions s'accroissent dans cette mesure. D'ailleurs nous avons pu, dans des expériences déjà anciennes (*Biologie*, 1892), constater que, sous l'influence du travail artificiellement provoqué par des excitations électriques, les courbes de l'oxygène consommé et de la chaleur produite s'élèvent ensemble et suivent la même marche. Mais il serait nécessaire de rechercher les effets du travail spontané, et, sur ce point, les résultats acquis à la science par les travaux de Hirn et ceux de M. Chauveau, ne sont encore ni assez nombreux, ni assez variés.

A défaut de déterminations calorimétriques il faut donc chercher dans l'excès des combustions attachées au travail, la mesure de l'accroissement corrélatif de la thermogenèse.

Cet accroissement trouve, il est vrai, une expression indirecte dans les modifications de la température centrale liées à l'activité musculaire, et bien que les indications du thermomètre soient incapables de nous renseigner, en quoi que ce soit, sur les changements de la thermogenèse, il n'est pas inutile de s'arrêter sur ce point et d'exposer les faits classiques.

Davy a constaté que, sous l'influence de l'exercice normal, le thermomètre axillaire s'élève de 36°,6 à 37°,25 et même à 37°,5. Mais l'hyperthermie s'exagère après un exercice violent. Un coureur observé par Wunderlich, avait, à la fin de l'épreuve, une température de 39°,5. Les chiens qui se débattent dans leurs liens, sur la table de vivisection, s'échauffent notablement et leur température peut s'élever jusqu'à 41° (Richet). Les excitations électriques ont des effets bien plus puissants. En réglant, comme il convient, le rythme, l'intensité et la durée des contractions, on détermine infailliblement une élévation croissante de la température qui peut atteindre 44°, 44°,5 et même 45° (Richet). Mais, en général, les animaux succombent, dès que leur température centrale atteint 44°. En regard de l'hyperthermie provoquée par le tétanos électrique, doivent figurer les élévations de température qui se produisent nécessairement dans les maladies convulsivantes et pour la même raison. Telles sont l'épilepsie, la chorée, le tétanos. Dans une observation restée fameuse, Wunderlich a vu la température d'un tétanique atteindre 44°,75.

Chez les animaux à sang froid, les phénomènes acquièrent une très grande amplitude, en raison de la faible valeur de la température initiale. Réaumur a constaté une température de 37° dans une ruche d'abeilles en pleine agitation. A l'aide de très délicats explorateurs thermo-électriques, Girard a vu la température atteindre 32° et même 37°, dans les muscles moteurs de l'aile, chez le sphinx du troëne, pendant le vol. Dans les observations de Lecoq, la température du même animal s'est élevée, sous la même influence, jusqu'à 40°. Il est intéressant de constater que l'exploration thermique est ici dirigée sur les muscles en activité et portée sur le foyer même de la calorification exceptionnellement exagérée par l'exercice. Partout ailleurs, dans l'abdomen, par exemple, la température est beaucoup plus basse et reste inférieure de 10° et même de 15° à celle de la masse des muscles moteurs de l'aile. C'est donc bien dans les muscles que la chaleur est engendrée au moment et en raison de leurs contractions. Il est facile de s'en assurer sur les vertébrés. La première observation de ce genre appartient à Becquerel et Breschet qui ont étudié le phénomène, sur le biceps de l'homme, à l'aide d'un appareil thermo-électrique dont les soudures affectaient la forme d'une aiguille. L'une d'elles étant enfoncée dans la profondeur du muscle, et l'autre étant laissée à demeure dans un bain à température constante, l'aiguille du galvanomètre commence à se dévier dès les premières contractions du biceps, et elle accuse bientôt une élévation de température de 1°. Helmoltz, Heidenhain, Béclard, etc., faisant usage d'appareils extrêmement sensibles, ont également observé une élévation de température dans l'épaisseur du gastro-cnémien de la grenouille; une seule secousse musculaire entraîne un échauffement de 1 à 5 centièmes de degré (Heidenhain).

Pour observer l'échauffement du biceps, sous l'influence de la contraction, il suffit de faire usage de thermomètres très sensibles et de les appliquer sous la peau qui recouvre le muscle, en protégeant la région contre le refroidissement, par une enveloppe ouatée (Béclard, Chauveau).

L'influence du travail spontané des muscles sur leur température a été étudiée par Cl. Bernard d'une manière fort précise. On place un thermomètre dans la veine faciale d'un cheval, à son embouchure sur la jugulaire, et on fait manger l'animal. Aussitôt, le thermomètre accuse une élévation de température.

L'ensemble de ces faits suffit à démontrer, sous une forme sommaire et indirecte, l'accroissement de la thermogenèse lié au travail musculaire. A ce point de vue, nous nous bornons ici à constater l'échauffement subi par les muscles en activité. Mais il y aura lieu, plus tard, de déterminer les lois de cet échauffement dans ses relations précises avec le travail de la contraction.

En regard et en opposition de l'hyperthermie liée à l'activité des muscles, se place l'hypothermie qui accompagne les divers modes du repos. Telle est l'immobilité du sommeil ou celle de l'hibernation. Mais le repos profond des muscles peut être obtenu artificiellement; les lapins maintenus attachés sur la table de vivisection, ne font plus aucun mouvement et se refroidissent de 2 ou 3 degrés (Legallois, Cl. Bernard, Richet). L'immobilité paralytique est beaucoup plus efficace. On peut l'obtenir, soit par la section de la moelle, soit par le curare (Cl. Bernard). Un lapin, dont la moelle avait été sectionnée, présenta six heures après, une température de 24°. Elle était de 40° avant l'opération.

De la production de la chaleur dans le travail des autres tissus. — Pour les tissus autres que les muscles, les déterminations calorimétriques directes semblent offrir des difficultés insurmontables et on ne peut disposer ici que des indications fournies par le thermomètre ou par la mesure locale des échanges gazeux. Nous dirons sommairement les résultats obtenus sur les organes du système nerveux et sur les glandes.

De l'échauffement des nerfs. — Les variations de la température qui pourraient se produire dans les nerfs parcourus par une excitation, ont été recherchées, d'abord, à l'aide de la méthode thermo-électrique. Helmoltz, opérant sur des animaux à sang froid, déclare n'avoir jamais observé une déviation galvanométrique au moment du passage des excitations jetées sur le nerf. Schiff et Cl. Bernard ont obtenu quelques résultats positifs. Mais on s'accorde aujourd'hui à attribuer la déviation de l'aiguille du galvanomètre à l'influence de l'électrotonus et, cette cause d'erreur étant inévitable, on a dû renoncer à se servir des appareils thermo-électriques. On y a substitué l'emploi d'instruments spéciaux appelés *bolomètres* et fondés sur ce fait qu'un circuit métallique offre au passage du courant une résistance variable avec sa température (Rolleston, Steward, de Bœck). Ici le circuit est formé par un petit fil de platine isolé électriquement et enroulé sur un axe de mica. Le tout forme une masse très faible, pesant à peine 4 milligrammes. Ce circuit constitue l'instrument explorateur et c'est lui qui est mis en relation intime avec le nerf. Il communique, d'autre part, avec l'un des bras d'un pont de Weastone dont l'autre bras est relié avec un explorateur identique, chargé de compenser les effets de la température extérieure. Or, en dépit de la sensibilité de ce thermomètre électrique qui peut donner jusqu'au $\frac{1}{5000}$ de degré, les auteurs précités s'accordent à dire que l'activité des nerfs ne se manifeste par aucun échauffement sensible.

Échauffement des centres nerveux. — Il paraît évident, au contraire, que l'activité des centres nerveux peut se trahir dans des manifestations thermiques dont plusieurs physiologistes ont recueilli l'expression. Mais, si l'échauffement du cerveau qui accompagne l'activité mentale, semble indiscutable, sa signification demeure incertaine. Il n'est point sûr qu'il soit lié à une production locale de chaleur engendrée au sein même du tissu qui travaille et sortie des transformations de l'énergie attachées à ce travail. Il n'est pas sûr, enfin, qu'il y ait une énergie psychique impliquant un cycle analogue à celui que nous avons vu se développer dans les muscles. Le doute est, sur ce point, d'autant plus légitime, que les recherches instituées pour suivre la marche des dépenses chimiques en fonction de l'activité cérébrale, n'ont pas permis de surprendre le moindre changement dans l'intensité de ces dépenses. Il est donc difficile de repousser par de bonnes raisons, l'interprétation de ceux qui ne voient dans l'échauffement des centres nerveux qu'une expression purement physique liée aux déplacements de la masse sanguine et à une répartition nouvelle de la chaleur totale. Ces réserves étant faites, examinons sommairement les résultats de l'expérimentation sur les changements thermiques liés à l'activité cérébrale. Schiff s'est encore servi, pour cet objet, de la méthode thermo-électrique. Il opère sur des chiens narcotisés et il emploie des soudures en aiguille qui, soutenues dans leur trajet à travers les parois craniennes, perforent et explorent les hémisphères en des points différents. Dans ces conditions, toute excitation forte agissant sur les organes des sens déterminerait, d'après Schiff, une déviation de l'aiguille galvanométrique et accuserait un échauffement indiscutable. Les résultats obtenus par Schiff sont contestés par Heger qui n'y voit que d'heureuses coïncidences (*Travaux du laboratoire de l'institut Solvay*, 1898).

Gley (1884), après John Davy et après Speck, a nettement affirmé l'influence du travail intellectuel sur la température rectale qui s'élèverait de $\frac{1}{10}$ de degré après une heure d'une lecture laborieuse et attentive.

Plus récemment, Mosso (1892) a essayé, sur le chien, de surprendre l'échauffement subi par le cerveau, sous l'influence des phénomènes psychiques. Il opère sur un animal endormi par le laudanum et il place à demeure, des thermomètres très sensibles qui permettent d'explorer les changements de la température en différentes régions : le sang, le rectum, l'épaisseur des muscles et le cerveau, dans la région psycho-motrice. Le sommeil artificiel fait tomber uniformément la température qui, en tous les points précités, descend de 39° à 38°. Mais si on éveille la sensibilité de l'animal de différentes manières : piqûres, bruits intenses à l'aide d'un porte-voix, appels d'une voix connue, toutes ces impressions porteraient exclusivement leur effet sur le thermomètre cérébral qui indique un relèvement de la température ; on obtient les mêmes résultats si on excite la surface corticale à l'aide de courants induits.

Production de la chaleur dans les glandes en activité. — L'influence thermogène du travail est plus facile à démontrer sur les glandes et les premiers témoignages sont fournis par les changements subis par la circulation de ces organes, quand ils entrent en activité. La marche du liquide sanguin y devient beaucoup plus rapide et le sang veineux qui sort de la glande est plus chaud que le sang artériel qui y pénètre (Cl. Bernard). La glande elle-même s'échauffe pendant la sécrétion. Ludwig avait déjà constaté que la salive fournie par la sous-maxillaire du chien, quand on excite la corde du tympan, a une température plus élevée que celle du sang artériel. De son côté, Morat a donné toute sa pureté à ce fait, en montrant que l'échauffement obtenu dans la sous-maxillaire, par l'excitation de la corde du tympan, est indépendant de la circulation de la glande. Il conserve, en effet, la même évidence, quand l'organe est anémié par la ligature des gros troncs artériels et veineux de la tête. Il n'est donc pas douteux que le travail des glandes n'emporte la production locale d'un excès de chaleur, lié, comme nous l'avons vu plus haut (p. 395) à un excès corrélatif des combustions. Ces phénomènes de combustion ont, d'ailleurs, une intensité médiocre, mais ils prendraient une importance autrement considérable, si on en pouvait surprendre l'expression dans le foie qui est le siège de réactions si nombreuses. A défaut d'autres témoignages, l'échauffement exceptionnel du sang qui traverse la glande hépatique, et qui atteint 1° ou 1°,5, permet de mesurer l'importance des phénomènes chimiques qui sont liés à l'activité du foie et concourent à la thermogénèse.

Contribution relative des divers tissus à la calorification. — Prépondérance des muscles. — Pour établir la part qui revient aux différents tissus dans la production totale de la chaleur, il faudrait connaître exactement la valeur de leur puissance respiratoire et leur proportion dans la composition de l'organisme. Sur ces deux points, M. Richet a pris pour base de ses calculs, d'une part, les résultats obtenus par Paul Bert sur la respiration élémentaire, et, d'autre part, les documents fournis par Liebig sur la composition du corps. A l'aide de ces données, M. Richet a obtenu des résultats approximatifs que nous résumons dans le tableau suivant :

Contribution des différents tissus à la thermogénèse (d'après Richet).

Tissus.	Leur proportion dans l'organisme.	Leur puissance respiratoire.	Chaleur fournie.	Contribution centésimale.
Muscles	47,8	1	$47,8 \times 1 = 47,8$	77 p. 100
Cerveau	2,3	0,75	$2,3 \times 0,75 = 1,725$	3 —
Viscères	19,3	0,35	$19,3 \times 0,35 = 3,605$	6,5 —
Sang	5,9	0,30	$5,9 \times 0,3 = 1,770$	3 —
Graisse	12,7	0,25	$12,7 \times 0,25 = 3,165$	5,5 —
Squelette	19,4	0,16	$19,4 \times 0,16 = 2,91$	5 —

Si ces chiffres sont inexacts dans les détails, ce qui est l'évidence même, ils sont vrais dans leurs indications générales, notamment quand ils établissent la prépondérance énorme du tissu musculaire. Par la place qu'ils tiennent dans l'organisme et par l'intensité des phénomènes chimiques dont ils sont le siège, les muscles laissent bien loin derrière eux tous les autres tissus. A eux seuls, ils contribuent, pour plus des trois quarts, à la production de la chaleur totale. Il faut donc les considérer comme les agents essentiels de la calorification.

Le chiffre 77 p. 100 qui mesurerait leur contribution est, d'ailleurs, un chiffre minimum répondant à l'état de repos. Mais on a vu l'influence considérable exercée par le travail sur la valeur des combustions et de la thermogenèse dans les muscles. On peut donc prévoir que, lorsque ceux-ci sont actifs, ne fût-ce que dans l'exercice régulier de la locomotion, ils fournissent la presque totalité de la chaleur produite, ne laissant à l'ensemble des autres tissus qu'une part tout à fait négligeable.

CHANGEMENTS PORTANT PRIMITIVEMENT SUR LA DÉPERDITION DE LA CHALEUR.

Influence de la taille. — La production de la chaleur suit une marche inverse à celle de la taille des animaux. Cette relation dépend de la marche inégale que suivent les variations de la surface et celles du volume en fonction de la taille. Les considérations que nous avons déjà consacrées à ce point particulier (p. 369) gardent ici toute leur valeur et il est parfaitement inutile de les reproduire. Elles prouvent que si la taille agissait seule, le rayonnement calorifique et, par conséquent, la production de la chaleur, seraient proportionnels à la surface du corps.

Sous une autre forme, la chaleur rayonnée par unité de surface, serait la même pour tous les animaux à sang chaud. Nous avons dit ailleurs qu'il n'en est point ainsi et pourquoi il ne peut point en être ainsi. Cette impossibilité dépend de ce que l'influence de la taille se confond avec celle de toutes les autres conditions qui pèsent sur la vie normale des animaux.

Mais l'influence de la taille peut se manifester dans toute sa pureté, si la comparaison porte sur des individus appartenant à une espèce très homogène comme l'homme, et exactement placés dans les mêmes conditions d'existence. A cet égard, les calculs de Rubner donnent des résultats très satisfaisants que nous réunissons ci-dessous. Pour tous les sujets étudiés par Rubner, la surface a été déterminée à l'aide de la formule empirique de Meeh :

$$S = 12{,}3 \sqrt[3]{P^2}$$

POIDS DES SUJETS.	VALEUR en calories des aliments digérés et dépensés.	CALORIES par kilogramme et par jour.	SURFACE en centimètres carrés.	CALORIES produites par mètre carré.
Enfants de 4ᵏ,03	368	91,3	3.013	1221
— 11ᵏ,8	966	81,5	7.151	1343
— 16ᵏ,4	1213	73,9	7.681	1579
— 23ᵏ,7	1411	59,5	10.156	1389
— 40ᵏ,4	2106	52,1	14.491	1452
Hommes de 67ᵏ	2843	42,4	20.305	1399

L'interprétation de ces faits est très claire. Ils démontrent bien que, pour des sujets de la même espèce et vivant de la même manière, la déperdition de la chaleur se mesure à peu près exactement sur la surface. Ils prouvent aussi que le surcroît de chaleur lié à l'exécution des mécanismes fonctionnels, ne trouble pas, d'une manière bien sensible, la relation géométrique qui se dégage des calculs de Rubner.

Influence de la température extérieure. — La température extérieure paraît exercer sur la thermogenèse, dans quelques espèces, une influence tout à fait inattendue et encore inexpliquée qui a été découverte par d'Arsonval. Conformément à la loi de Newton, l'intensité du rayonnement calorifique, pour les corps vivants, comme pour les corps bruts, est directement proportionnelle à l'excès de leur température propre sur la température extérieure. *A priori*, on pouvait donc penser qu'un animal perd d'autant plus de chaleur et en produit d'autant plus qu'il fait plus froid. Or cette relation ne s'observe qu'à partir d'une température optima (14° à 15° pour le lapin), au-dessus de laquelle la thermogenèse se conforme aux exigences de la loi. Mais au-dessous de ce niveau optimum, la relation est renversée. L'intensité de la thermogenèse suit la marche de la température et descend avec elle. Nous donnons ci-dessous les chiffres obtenus par M. Richet sur le lapin.

Température extérieure.	Chaleur produite par heure et par kil.	Température extérieure.	Chaleur produite par heure et par kil.
— 2 degrés	0cal910	15 degrés	3cal735
— 1 —	1 250	16 —	3 830
0 —	1 660	17 —	3 650
+ 5 —	2 740	18 —	3 570
8 —	2 900	19 —	3 240
9 —	3 320	21 —	3 150
10 —	3 400	23 —	3 150
11 —	3 490	24 —	2 740
12 —	4 060	25 —	2 650
13 —	4 150	26 —	2 650
14 —	4 400	28 —	1 660

La loi de d'Arsonval a été vérifiée par un certain nombre d'expérimentateurs (Richet, Sigalas, Ansiaux, Langlois); mais ses effets ne s'observeraient que sur le lapin, le cochon d'Inde et, d'après Langlois, sur l'enfant. Il résulte de ces constatations, que certaines espèces animales ont la faculté de se dérober partiellement aux effets de la loi de Newton, et il est aisé de concevoir le mécanisme de cette préservation. Il consiste en un réflexe cutané vaso-constricteur dont le résultat est de produire l'anémie plus ou moins complète de la peau et d'en abaisser la température. En conséquence, son rayonnement s'affaiblit et la déperdition de la chaleur diminue dans la même mesure. La loi de Newton n'est pas violée; elle est tournée. Jusque-là, il n'y aurait rien que de fort admissible; mais ce qui vient déconcerter toutes les prévisions de la théorie, c'est qu'en regard des changements de la thermogenèse provoqués par les basses températures, il se produit des changements inverses dans l'intensité des combustions. On sait, en effet, par de nombreuses recherches (Lavoisier, Regnault et Reiset, Pettenkofer et Voit, Frédéricq, Colasanti, Oddi, Lœvy, etc.), et tous les physiologistes qui ont expérimenté sur les échanges respiratoires l'ont constaté, que l'intensité des combustions suit une marche inverse à celle de la température. Il en résulterait que, contrairement aux données les plus solidement acquises sur les sources de la chaleur animale, l'intensité des combustions et celle de la thermogenèse subiraient, en fonction de la température, et dans les limites précitées, des variations de sens inverse. En apparence, le débit diminue quand l'intensité de la source augmente. Le paradoxe est flagrant, et empressons-nous d'ajouter inadmissible. A l'intensité près, la vie reste semblable à elle-même et l'oxygène n'est pas employé autrement quand il fait froid que quand il fait chaud. Dès lors, pour des conditions alimentaires définies, il dégage toujours la même quantité d'énergie qui se retrouvera tout entière, lorsque le déterminisme de ces singuliers phénomènes sera rigoureusement établi. Il est tout naturel que chez les animaux un mécanisme spécial intervienne pour diminuer le pouvoir émissif de la peau. Cet artifice n'a rien de paradoxal, mais où la contradiction devient insoluble, c'est lorsqu'on soutient que les animaux s'efforcent, par des combustions et une alimentation exagérées, de réparer des pertes qu'ils n'éprouveraient pas ; c'est lorsque la production de la chaleur calculée à partir de l'oxygène consommé excède près de deux fois la déperdition mesurée au calorimètre (expériences de Sigalas, 1890). L'équation nécessaire de l'énergétique biologique serait radicalement faussée. Voilà où réside le paradoxe. Évidemment il n'est pas soutenable et ses apparences tiennent à ce que les deux termes de l'équation ont été inexactement ou incomplètement déterminés.

Influence des bains. — L'influence de l'eau froide agit directement sur la thermogenèse et dans le sens indiqué par la loi de Newton. Ici le réflexe cutané vaso-constricteur ne peut prévaloir contre les effets de la conductibilité du liquide et de son énorme chaleur spécifique. Dans une série de recherches entreprises à l'aide de la méthode des bains, M. Lefèvre a obtenu un grand nombre de résultats intéressants.

Nous nous bornerons à reproduire la série suivante où l'auteur, qui expérimentait sur lui-même, a mesuré la quantité totale de chaleur perdue par l'organisme de l'homme, dans les bains froids, à différentes températures.

Températures du bain	5°	12°	17°	22°	26°	30°	34°
Calories cédées par l'organisme en 12 minutes	300	200	130	80	40	15	»

Le sujet ne se refroidissant pas dans ces différents bains, les chiffres de la dernière série horizontale donnent la mesure réelle de la calorification. On voit bien que son intensité suit une marche inverse à celle de la température.

Influence de l'état du tégument. — Toutes les circonstances qui modifient le pouvoir émissif de la peau, influencent immédiatement le rayonnement cutané et sollicitent un changement correspondant dans l'intensité de la thermogenèse et des combustions respiratoires. On prévoit donc sans difficulté les effets des vêtements sur l'homme ou de la fourrure sur les animaux. L'homme nu a des combustions plus intenses que l'homme habillé. Frédéricq a réuni sur lui-même onze observations faites à la température de 14° ou 15° et a obtenu les résultats moyens suivants :

$$\text{Oxygène consommé en 15 minutes} \begin{cases} \text{habillé} \dots\dots\dots 4^{l},982 \\ \text{nu} \dots\dots\dots 5^{l},918 \end{cases}$$

D'autre part, d'Arsonval, à l'aide de son anémo-calorimètre, a recueilli sur lui-même les observations ci-dessous.

Chaleur produite
en 1 heure.

A jeun, debout et nu... 125^{cal},4
A jeun, debout et habillé.. 79^{cal},2

Quant aux effets de la fourrure, de la tonte et du vernissage, ils se jugent par les changements que ces conditions introduisent dans les combustions, et à cet égard nous nous en référerons aux considérations développées à la page 379.

CHAPITRE VI

FIXITÉ RELATIVE DE LA TEMPÉRATURE. — LIMITES ET LOIS DE SES VARIATIONS PHYSIOLOGIQUES

En regard des variations de la thermogenèse que nous venons d'étudier, il est intéressant de constater la fixité à peu près complète de la température centrale. Nous voulons dire que ses variations normales restent toujours enfermées dans des limites fort étroites. Nous allons les passer sommairement en revue. La plupart des documents qui suivent sont, d'ailleurs, empruntés à la physiologie de l'homme.

Variations nychtémérales de la température. — Dans le cours de la journée de vingt-quatre heures, la température de l'homme subit une double oscillation régulière, lente et périodique. Elle parvient à son maximum, le soir, de quatre à sept heures, et atteint 37°,5. A partir de ce moment, elle descend régulièrement et tombe à son minimum, 36°,70, qu'elle atteint vers cinq heures du matin. Ces chiffres sont ceux de Jurgensen. D'après M. Richet, on pourrait admettre les températures suivantes : maximum vespéral, 37°,8 ; minimum matinal, 36°5 (température rectale). La température axillaire oscillerait de 37°,5 à 36°,5 ; ces différents chiffres font ressortir un écart quotidien de 1° à 1°,2.

La courbe des variations diurnes de la température de l'homme a une forme régulière et constante, quels que soient le climat et le régime ; elle n'est pas modifiée par le jeûne, même prolongé, comme l'a vu Luciani (1889) dans ses études sur le jeuneur Succi.

La cause des variations nycthémérales est difficile à préciser. On inclinerait tout d'abord à subordonner ces variations aux alternances de l'activité et du repos, d'autant que la courbe qui les exprime subirait une inversion complète chez les ouvriers nocturnes ; mais U. Mosso (1887) n'est pas parvenu à obtenir cette inversion sur lui-même.

D'ailleurs, il est d'autant plus malaisé de faire la théorie des changements diurnes de la température, que ces changements échappent à toutes les influences qui se succèdent dans la journée. Ils échappent à l'influence de l'activité, car celle-ci se poursuit bien au delà du maximum vespéral. Ils échappent à celle de l'alimentation, puisque la chute de la température n'est pas modifiée par le repas du soir. Ils échappent enfin à l'influence du sommeil, puisque la température commence à se relever pendant la nuit et longtemps avant le réveil, pour la plupart des hommes.

En résumé, la valeur de la température centrale de l'homme, aux divers moments de la journée, n'est pas subordonnée aux causes qui modifient les dépenses chimiques, et la courbe qui exprime la marche de ses variations quotidiennes, n'est pas superposable à celle des combustions et de la production de la chaleur. Ce désaccord a été bien mis en évidence par lesrecherches de Frédéricq sur les variations diurnes de la consommation d'oxygène. Il faut donc admettre que les oscillations nyclhémérales de la température dépendent du système nerveux et d'une sorte de rythme qui préside à l'exercice de la fonction régulatrice.

On a observé les variations quotidiennes de la température sur quelques espèces animales comme le cheval (Liska), le canard (Martins) et le pigeon (Chossat, Corin et Van Beneden), mais elles ont une très faible amplitude et atteindraient à peine 0°,3 à 0°,4.

Influence de l'alimentation. — On vient de voir que, chez l'homme, les repas n'ont aucune influence sur la marche de la température. Il en est autrement sur les animaux, si nous en jugeons par ce qui a lieu chez le chien. Nous avons souvent observé, dans cette espèce, une élévation de température qui survient peu d'instants après le repas et qui atteint plusieurs dixièmes de degré. On observerait, sans doute, le même phénomène chez les grands herbivores comme le cheval et le bœuf, chez lesquels la préhension et la mastication des aliments réclament un travail assez considérable. Par contre, l'ingestion des aliments liquides est suivie, dans ces espèces animales, d'un refroidissement très sensible qui va jusqu'à provoquer des tremblements musculaires. Ce n'est là, d'ailleurs, qu'une action directe et purement physique, due à la chaleur spécifique de l'eau et dont les effets sont peu durables.

L'influence du jeûne sur la température centrale offre un très grand intérêt que les observations de Chossat, de Martins, d'Arloing, etc., ont mis en lumière. La privation absolue d'aliments aboutit à la mort précédée d'une chute rapide et plus ou moins profonde de la température. Le refroidissement des animaux privés d'aliments, commence dès le début même de l'inanition, mais il suit une marche très inégale comportant trois périodes : une période de vingt-quatre ou quarante-huit heures, dans laquelle la température centrale s'abaisse de 1 ou 2 degrés ; une période qui embrasse presque toute la durée de l'inanition et dans laquelle la température centrale reste à peu près stationnaire ou ne subit qu'une très faible diminution quotidienne de 0°,1 environ ; enfin, une dernière période caractérisée par une chute rapide et profonde de la température et annonçant la mort prochaine. C'est la période agonique. Il est très instructif de constater que ce refroidissement final des inanitiés coïncide avec la disparition du glycose dans le sang et l'interruption de la fonction glycogénique (Chauveau, 1856). On trouverait peu de faits aussi démonstratifs à l'égard du rôle du glycose et de la glycogénie dans la calorification. Mais nous ne saurions insister à nouveau sur ce point auquel nous avons consacré, plus haut, les développements qu'il réclamait.

La résistance des inanitiés dépend, à la fois, de la permanence de la glycogénie hépatique, de l'histolyse qui en libère les matériaux, des réserves d'énergie représentées par les graisses de l'organisme ou par les tissus vivants, et enfin, de l'économie qui préside à l'emploi de ces réserves. On a vu déjà, comment on abrège singulièrement le processus de l'inanition, si on dépasse les ressources alimentaires de l'histolyse en infligeant à l'inanitié des dépenses exceptionnelles, répondant à des besoins nouveaux de la calorification, comme dans la tonte ou le vernissage (p. 472). Dans ce cas, l'intensité de la dépense excède l'intensité de l'histolyse, et le refroidissement final survient prématurément, laissant inemployée la meilleure part des ressources alimentaires offertes à l'animal par ses propres tissus.

Mais en général, l'inanitié vit aussi économiquement que possible, et il réduit ses dépenses au minimum. C'est là le secret de la résistance extraordinaire offerte par certains individus qui ont pu, sans se refroidir sensiblement, subir des jeûnes très prolongés. Après trente jours de jeûne, le fameux Succi, observé par Luciani (1889), avait encore une température centrale oscillant entre 36°,5 et 37°. D'après Monin et Maréchal, le jeûneur Stefano Merlati faisait encore monter le thermomètre à 36°,8, quarante-trois jours après le début de l'inanition (1888).

Influence de l'âge. — Elle n'a guère été étudiée que sur l'homme et se manifeste surtout au moment de la naissance. Selon les observations de Davy, Roger Andral, Barensprung, la température des nouveau-nés, prise au moment de la naissance, serait un peu supérieure à celle de la mère. Elle atteindrait 38°,2 d'après Andral et 37°,81 d'après Barensprung. Il faut donc admettre que le fœtus est un peu plus chaud que sa mère, ce qui s'explique aisément, si on réfléchit qu'il ajoute sa chaleur propre à celle que lui fournit l'utérus. La plupart des observateurs sont d'accord pour admettre que, dans les premiers moments qui suivent la naissance, la température des enfants subit une chute brusque qui peut la faire tomber à 35° ou 34°. Mais ce refroidissement est très passager, et le retour à la normale s'opérerait, soit en quelques minutes (Andral), soit en quelques heures (Raudnitz). Par contre, dans les espèces animales où les petits naissent les yeux fermés, comme le lapin, le chien, les nouveau-nés sont très exposés au refroidissement et leur température s'abaisse très rapidement, dès que leur mère s'éloigne d'eux (Williams Edwards). On trouve la même tendance chez les enfants qui naissent avant terme et qu'il est nécessaire de protéger contre le refroidissement, par des précautions exceptionnelles.

Dans les autres phases de la vie, la température centrale ne subit pas de modifications bien sensibles. Dans l'enfance et durant la première année, elle peut être évaluée à 37°,5, chiffre très peu différent de celui de l'adulte. Chez les vieillards, la température moyenne serait inférieure de quelques dixièmes de degré à celle de l'adulte [Mossé et Ducamp (1886), Kelynack (1891)]. Tout récemment, M. A. Chelmousky, à la suite d'un grand nombre de mensurations thermométriques effectuées à l'hospice des vieillards de Varsovie, aboutit à la même conclusion ; mais il ajoute que la température sénile est sujette à des fluctuations très considérables et très irrégulières, et qu'enfin, la courbe diurne offre un type inverse du type accoutumé. L'auteur explique cette anomalie par l'athérome artériel qui aurait pour effet de soustraire la circulation cutanée à l'influence des actions régulatrices.

Influence du climat et de la température extérieure. — Les animaux à sang chaud peuvent supporter des écarts très considérables dans la tempéture extérieure et s'exposer à l'influence des climats extrêmes. Sous tous les climats et à toutes les latitudes, leur température propre reste invariable, ou plutôt, ne subit que de faibles variations que nous allons examiner. Citons, d'abord, les observations bien connues de Brown-Séquard et de Davy. Dans un voyage de Londres à Ceylan, ce dernier a observé sur les hommes de l'équipage un accroissement moyen de 1°,93. Brown-Séquard, partant du Havre pour se rendre aux Antilles, a constaté une variation de 0°,88, correspondant à une variation de 21° dans la température extérieure. Au cours d'une traversée de l'Atlantique, Mantegazza a fait aussi des observations du même ordre ; il a constaté sur les hommes de l'équipage une température moyenne de 36°,4 en février, et de 37°,95 en juillet, soit un écart de 1°,55 correspondant à une variation de 28°,5 dans la température extérieure. Selon Eydoux et Souleyet, au cours d'une expédition partie du cap Horn, où la température était de 0°, et terminée à Calcutta, où le thermomètre montait à 40°, la température moyenne des hommes se serait élevée seulement de 1°.

D'après Jousset, la température de l'homme dans les régions tropicales est supérieure de 0°,6 à 0°,8, à celle des races qui vivent dans les régions tempérées. Cet observateur a trouvé pour moyenne de la température axillaire sur des Indous, des nègres du Congo ou des Antilles, le chiffre 37°,66, la moyenne européenne étant de 37°. Cette différence tient exclusivement au climat et non à la race, car les Européens transportés dans les pays chauds, atteignent la même température que les indigènes (Jousset, Maurel).

L'influence du climat trouve, enfin, une expression particulièrement authentique, dans les moyennes adoptées par les médecins des différents pays, comme mesure de la température normale. C'est ainsi que les médecins italiens adoptèrent le chiffre 37°,3, tandis que les Norvégiens s'arrêtent à celui de 36°,4 (température axillaire).

L'ensemble de ces observations prouve surabondamment que l'homme possède, au plus haut degré, la faculté de lutter contre les variations de la température extérieure. Il en est de même des autres homœothermes ; mais nous nous bornerons à rappeler les observations de Back qui, au cours d'un de ses voyages dans les régions antarctiques, a constaté, par un froid de 35°, une température centrale de 43°,5 sur la gélinotte noire et sur lagopède des saules. Ces animaux étaient donc capables de maintenir entre eux et l'extérieur une différence de température atteignant 79° ou 80°. Toutes les espèces homœothermes de la faune polaire offrent, d'ailleurs, aux causes extérieures de refroidissement, une semblable résistance et leur température propre dépasse de 50° à 70° celle du dehors (Back, Parry).

Les *saisons* agissent dans le même sens que le climat et pour la même raison. Dans nos climats tempérés, la température centrale est un peu plus élevée en été qu'en hiver, et d'après Forel, la différence attendrait 0°,6. D'après Richet, la température des lapins serait en février, 39°,5, en avril, 39°7, et en mai, 40° ou 40°,3. D'après Nocard, le cheval exposé à la pluie, au vent, au brouillard, peut se refroidir de 1° à 2°. La température s'élève, au contraire, de la même quantité si l'animal est exposé au soleil. L'état du tégument plus ou moins pourvu de fourrures, exerce une influence facile à prévoir. Les chiens à poils ras ont une température de 38°,8, pendant que les chiens à poils longs font monter le thermomètre à 39°,6 (Richet). Selon le même auteur, la température descend de 39°,7 à 39°,1, chez le lapin, après la tonte.

Influence des bains. — Les bains produisent une action brutale à l'aide de laquelle il est toujours possible de modifier profondément la température d'un animal. Elle constitue, par conséquent, une influence exceptionnelle et anormale que nous étudierons plus utilement dans le chapitre consacré à la régulation de la température.

Influence du travail. — Nous avons vu que tous les modes de l'activité et en particulier le travail musculaire, ont pour effet d'élever la température centrale, et nous avons précisément trouvé dans cet échauffement du corps, l'une des expressions de la thermogenèse exceptionnelle qui accompagne le travail (p. 577). Il ne convient pas de revenir sur ces faits, mais nous en dégagerons ici cette loi que, lorsque le travail musculaire reste contenu dans les limites physiologiques, il élève faiblement la température centrale, tout en déterminant une exagération considérable dans la production de la chaleur (1). Il apparaît ainsi que les animaux ont la faculté de lutter avec un égal succès, contre la chaleur intérieure et contre la chaleur extérieure.

<hr>

CHAPITRE VII

RÉGULATION DE LA TEMPÉRATURE. — RÉSISTANCE A LA CHALEUR ET AU FROID. — MÉCANISME DE CETTE RÉSISTANCE.

Nous venons de voir qu'en dépit des causes qui tendent à produire l'échauffement ou le refroidissement du corps, la température centrale des homœothermes demeure à peu près invariable. En un mot, les animaux à sang chaud ont la faculté de lutter contre le froid et contre la chaleur, dans des limites fort étendues et dont on peut se faire une idée, par la seule considération des climats extrêmes compatibles avec la vie. On a observé en Sibérie des froids de — 60°. A Charlestown, la température peut atteindre 32°, à l'ombre, et 51°, au soleil. Au Sénégal, on voit le thermomètre monter à 40° ou 45° et Adanson aurait constaté ces températures dans sa propre chambre. Ce sont là des températures extrêmes, et les derniers chiffres qui viennent d'être cités, montrent bien que les homœothermes peuvent avoir à lutter contre la chaleur extérieure. Mais en général, et à ne considérer que les climats tempérés, la température des animaux à sang chaud excède d'une vingtaine de degrés, environ, la température extérieure. Vis-à-vis du climat, ces animaux sont donc placés de telle façon qu'ils ont à lutter, en permanence, contre le froid, pour maintenir la fixité de leur température propre. Mais ils ont aussi à lutter contre la chaleur intérieure dont ils sont eux-mêmes le foyer et dont la production peut, nous l'avons vu, s'exagérer au point de quintupler ou de décupler, sous l'influence du travail. Pour

---

(1) L'influence du travail spontané sur la température centrale paraît atteindre son maximum chez le cheval. Sur deux chevaux de selle observés par Mauotzkow la température s'est élevée de 37°,5 à 41° à l'occasion d'une course fournie à une allure très vive.

maintenir la fixité de sa température propre, l'organisme doit ainsi intervenir, à chaque instant, et corriger tour à tour deux variables : la production et la déperdition de la chaleur. La régulation a précisément pour effet d'assurer l'égalité constante de ces deux termes, et si les animaux à sang chaud sont en état de lutter victorieusement contre les causes d'échauffement ou de refroidissement, c'est en vertu d'un équilibre qui s'établit automatiquement entre la chaleur produite ou gagnée et la chaleur perdue. Cet équilibre ne peut évidemment être assuré que par l'intervention du système nerveux agissant, tour à tour, avec la précision et l'automatisme qui en sont les attributs essentiels, sur les sources de la chaleur ou les voies de sa dispersion. Les moyens essentiels de la régulation ne peuvent donc être que des actions réflexes, sollicitées par les impressions primitives du froid ou du chaud, et se dénouant dans les agents de la production ou de la dépense calorifiques.

Sensibilité thermique. — Les impressions thermiques du chaud ou du froid atteignent primitivement la surface du tégument, et dès qu'elles acquièrent une certaine intensité, elles éveillent des sensations correspondantes de chaud ou de froid. C'est là proprement la sensibilité thermique et il est intéressant de constater que cette sensibilité ne s'éveille que pour certaines valeurs de la température extérieure. Il existe une température optima, 15° à 16° environ, pour laquelle il ne se produit aucun autre état de conscience qu'un sentiment de bien-être excluant la sensation pénible du froid on du chaud. La fonction régulatrice ne cesse pas de s'exercer pour cela, mais elle obéit à des sollicitations inconscientes et se borne à contenir dans son intensité actuelle le courant d'énergie qui traverse l'organisme et s'écoule au dehors, sous forme de chaleur.

Dès que la température centrale subit des changements en un sens ou en l'autre, les centres nerveux sont directement impressionnés et les actes de la régulation sont d'origine centrale. Il y a donc lieu de distinguer deux modes de sensibilité thermique : la sensibilité périphérique, lorsque les impressions qui l'éveillent procèdent du chaud ou du froid extérieurs, et la sensibilité centrale procédant du chaud ou du froid internes, et impliquant, soit l'échauffement, soit le refroidissement de l'animal. La première est exquise et domine la régulation dans les conditions ordinaires de la vie. Là seconde est obtuse et ne s'éveille que sous des influences exceptionnelles, le plus souvent expérimentales, et assez puissantes pour modifier la température centrale de l'animal.

Actes centrifuges et réflexes de la régulation. — Quel que soit leur point de départ, les impressions thermiques déterminent les mêmes actions régulatrices qui restent toujours empreintes du même automatisme. Ces actions sont faites, nous l'avons vu, pour graduer l'intensité de la production ou de la déperdition calorifiques.

Les premières peuvent être embrassées dans l'expression générique de *réflexes thermogènes*. Elles influencent la production de la chaleur par l'intermédiaire des tissus et notamment du tissu musculaire, soit en réglant l'intensité de leur travail physiologique, soit en éveillant en eux des actions chimiques indépendantes. Il est impossible, sans doute, de faire la part de ces deux modes d'intervention, mais nous avons vu que si les tissus produisent nécessairement de la chaleur, à l'occasion et en raison de leur activité propre, on ne peut leur refuser le pouvoir de déterminer des actions chimiques thermogènes indépendantes des manifestations de leurs propriétés physiologiques. Quoi qu'il en soit, les tissus restent les instruments inévitables du système nerveux dans la production de la chaleur, et parmi eux, le tissu musculaire les dépasse tous, soit par l'intensité des actions chimiques qu'il tient sous sa dépendance, soit par l'importance de son développement dans l'organisme. A ce titre, il doit être considéré comme l'instrument le plus souple, le plus puissant et le plus utile, mis à la disposition du système nerveux pour graduer la production de la chaleur.

Quant à l'intensité de la déperdition, elle est aisément influencée, soit par les actions vaso-motrices qui modifient la circulation et la température de la peau, soit par les actions sécrétoires qui répandent à la surface du tégument et offrent à l'évaporation des quantités variables d'eau, soit enfin par le rythme respiratoire et la ventilation pulmonaire qui règlent l'exhalation de la vapeur d'eau. La volatilisation de l'eau à la surface du corps est un des moyens les plus puissants de la lutte de l'organisme contre la chaleur. On le comprendra aisément, si on se rappelle que la chaleur latente de volatilisation de l'eau est de 580 calories, ce qui veut dire que l'évaporation de 1 kilogramme d'eau consomme 580 calories. Toutes ces actions ont encore un caractère réflexe, et, pour user de la même terminologie, on peut les embrasser dans l'expression de *réflexes déperditeurs*. Tels sont les principaux moyens que nous allons voir intervenir dans la lutte de l'organisme contre le froid et contre la chaleur.

DE LA LUTTE CONTRE LE FROID.

Réflexe cutané vaso-constricteur. — La constriction des vaisseaux cutanés a deux effets corrélatifs : d'une part, elle produit un déplacement de la masse sanguine qui abandonne la peau pour se réfugier dans les régions profondes et se trouve ainsi soustraite à l'influence réfrigérante du milieu extérieur. D'autre part, elle produit l'abaissement de la température de la peau qui, n'étant plus chauffée par le sang, tend à se mettre en équilibre de température avec le dehors, et rayonne d'autant moins de chaleur qu'elle est plus près de cet équilibre. L'anémie consécutive au réflexe cutané vaso-constricteur a tous les degrés possibles, car elle dépend de la puissance du réflexe et de la vivacité des impressions thermiques qui l'ont déterminé ; mais, grâce à la solidarité et à la combinaison des effets qu'elle entraîne, elle peut réduire considérablement la déperdition de la chaleur et constitue un moyen de défense extrêmement puissant.

Le réflexe cutané vaso-constricteur a des expressions multiples et obéit à des conditions diverses. On connaît l'expérience de Brown-Séquard et Tholozan consistant à obtenir le refroidissement d'une main pourvue d'un thermomètre, par l'immersion de l'autre main dans l'eau froide. François Franck a modifié la forme de cette expérience en enregistrant le réflexe vaso-constricteur à l'aide de ses méthodes pléthysmographiques. Nous obtenons aisément le même résultat par l'emploi de notre sphygmographe digital.

Mais il ne faut pas oublier que le réflexe vaso-constricteur provoqué par l'abaissement de la température extérieure, s'étend à toute la surface du tégument. Son expression se trouve dans ce fait très simple que la peau, au moins chez les animaux, est plus froide en hiver qu'en été. Il est constant, d'ailleurs, que le débit de la circulation cutanée est placé sous la dépendance de la température extérieure et, depuis que nous faisons usage de notre sphygmographe digital, nous sommes conduit à distinguer un pouls d'hiver à très faible amplitude et un pouls d'été caractérisé, au contraire, par une très grande hauteur.

D'après Stefani (1895), le réflexe cutané vaso-constricteur réclamerait l'action directe du froid sur la peau, car on ne l'obtient pas si on se borne à administrer le froid sous la forme d'un courant d'eau traversant la profondeur d'un membre. L'expérience de Stefani prouverait que le réflexe cutané vaso-constricteur ne se produit pas sous l'influence du *froid interne*, et n'aurait pas lieu conséquemment, chez les animaux refroidis et s'efforçant de retrouver leur chaleur perdue. Sur ce point, nous avons deux ordres de faits contradictoires que nous avons observés à différentes reprises. Dans nos recherches sur la régulation de la température (*Biologie*, 1892), nous avons expérimenté sur des lapins et sur des chiens dont nous obtenions le refroidissement par l'asphyxie en vase clos, et que nous placions dans un calorimètre inscripteur dès que le refroidissement (3° ou 4°) était obtenu. Or, dans tous les cas, nous avons constaté une diminution considérable dans le rayonnement cutané, pendant la durée de la régulation et jusqu'au retour de la température normale. La courbe de la radiation thermique atteignait une amplitude moitié moindre environ que celle de la radiation normale recueillie immédiatement avant l'expérience. Par contre, nous nous sommes convaincu, par des épreuves toutes récentes et encore inédites, que le rayonnement cutané demeure invariable chez des chiens refroidis de plusieurs degrés, par un bain prolongé dans l'eau froide. Pendant toute la durée de leur réchauffement, après le bain, ces animaux fournissent, en effet, une courbe identique à celles qu'ils permettaient de recueillir avant le bain. Il en résulte que la chaleur qu'ils produisent en excès pour retrouver leur température initiale, est précisément égale à celle qu'ils ont perdue pendant le bain.

Sous l'influence des douches et des bains froids, le réflexe cutané vaso-constricteur se produit avec une très grande puissance et une très grande efficacité. Il est est suivi d'un réflexe vaso-dilatateur qui constitue ce qu'on nomme la réaction.

La plupart des animaux trouvent, d'ailleurs, soit dans leur fourrure, soit dans leur plumage, une protection très puissante contre le froid et dont la suppression met en évidence toute l'efficacité. Il est très remarquable de constater que chez les animaux privés de leur fourrure, comme les lapins rasés, le réflexe vaso-constricteur ne semble pas intervenir. La peau de ces animaux est toujours très chaude, en effet, et les épreuves calorimétriques montrent qu'elle rayonne de très grandes quantités de chaleur. On a déjà vu comment le vernissage a pour effet d'exagérer encore ce rayonnement.

Des réflexes thermogènes. — L'hyperproduction de chaleur faite pour compenser l'excès de la déperdition due au froid, a sa source dans une activité nouvelle des tissus et notamment du tissu musculaire ; cette activité réflexe trouve deux expressions particulières : l'accroissement de la tonicité musculaire et le frisson thermique.

Accroissement de la tonicité musculaire. — On connaît la théorie du tonus : les muscles sont constamment actifs et, jusque dans l'immobilité du repos, ils continuent à recevoir les excitations du système nerveux central qui les maintient en un état de tension active et sollicite en eux une contraction permanente et d'intensité variable. Il y aurait là une source intarissable et toujours disponible de chaleur, capable de graduer son débit et de livrer les quantités qui lui sont réclamées par le système nerveux, en présence du froid. Quoi qu'on puisse penser de cette conception, l'intervention de l'activité musculaire ne saurait plus être mise en doute, quand elle se manifeste par des actes précis, comme les tremblements musculaires qu'on rencontre sur les animaux qui luttent contre le froid, et que M. Richet a étudiés sous le nom de frisson thermique.

Du frisson thermique. — Le frisson thermique se manifeste ou peut se manifester avant l'abaissement de la température centrale et dès les premières impressions du froid sur la peau. Il se produit avec la plus grande facilité chez l'homme. On l'observe également chez les animaux, notamment chez les petits chiens, à poil ras, comme les lévriers d'appartements. On le constate aussi chez les chevaux tondus, si on ne prend pas la précaution d'abriter ces animaux dans de chaudes habitations, ou de les protéger par d'épaisses couvertures. Dans tous ces cas, le frisson thermique est d'origine périphérique. Mais il peut être d'origine centrale et c'est probablement le cas des tremblements qu'on observe chez certains chevaux, après l'ingestion des boissons, à moins que la muqueuse intestinale, c'est-à-dire le tégument interne, ne soit apte, comme la peau, à recevoir les impressions thermiques. C'est un point à examiner. Pour observer avec certitude le frisson thermique d'origine centrale, il suffit de refroidir des animaux, soit par un bain d'eau froide, soit par le sommeil chloralique (Richet). Pendant le réchauffement, le frisson thermique se manifeste dès que la température centrale atteint 30° ou 33°.

Exagération des combustions respiratoires. — Les réflexes thermogènes ont précisément pour effet d'entraîner l'exagération des combustions respiratoires, et partant, un excès dans la thermogenèse, juste suffisant pour compenser l'excès de la déperdition dû à l'action du froid. C'est une notion classique que l'intensité des combustions varie en sens inverse de la température extérieure. Les expériences de Colasanti sur le cobaye ont montré que cette intensité peut être doublée sous l'influence du froid. Mais le sens de la variation se renverse lorsque la température extérieure est très élevée, et à partir d'un certain degré mal déterminé, d'ailleurs, et variable avec les espèces animales, les combustions s'accroissent avec la température extérieure. Nous sommes ainsi conduit à enregistrer prématurément l'influence excitante de la chaleur sur la thermogenèse. Mais nous devons réserver l'étude de ce point particulier.

L'exagération des combustions atteint ses dernières limites sous l'action des bains froids ; elle a été étudiée surtout par Sigalas (1890) et par Quinquaud (1887). Celui-ci, qui expérimentait sur le chien, a obtenu des résultats très inégaux, mais si nous dépouillons les chiffres qui les expriment, nous constatons que l'accroissement moyen des combustions provoqué par l'eau froide, a été de 300 p. 100 environ. La température des bains a varié de 6° à 12° et, dans tous les cas, les animaux ont subi un refroidissement intense.

Nous avons obtenu, par les bains froids, des effets plus uniformes que nous réunissons dans le tableau ci-dessous. Disons d'abord que la baignoire qui contient l'animal, se confond avec l'appareil destiné à la mesure des échanges gazeux ; il en résulte que l'immersion du sujet dans l'eau froide est nécessairement incomplète et n'intéresse que la moitié ou les trois quarts du corps. Pour éviter l'absorption du CO^2 dans le liquide du bain, l'eau était saturée de sel marin.

Valeurs prises par les combustions respiratoires, sur des animaux plongés partiellement dans l'eau froide et salée.

Expériences.	Animaux.	Masse et température du bain.	Durée du bain.	Oxygène consommé par heure et par kilog.		Accroissement des combustions.	Température centrale.	
				Avant le bain.	Pendant le bain.		Avant le bain.	Après le bain.
I......	Lapin de 2^{kg},750.	8 lit. d'eau à 12°.	3 heures.	0^{lit},450	1^{lit},594	1 à 3,54	39°,3	36°
II.....	Chien de 3^{kg},260.	10 lit. d'eau à 10°.	2 heures.	0^{lit},838	2^{lit},545	1 à 3,04	38°,7	35°,8
III....	Chien de 3^{kg},120.	10 lit. d'eau à 10°.	2 heures.	0^{lit},838	2^{lit},898	1 à 3,45	38°	37°,2
IV	Lapin de 1^{kg},455.	7 lit. d'eau à 10°.	1^h,30	0^{lit},888	1^{lit},498	1 à 1,68	38°,8	29°,7

On voit que, dans les conditions particulières où ils sont placés, nos animaux subissent, au même degré, les effets des bains froids et que, sous cette influence, l'intensité des combustions a été plus que triplée. Il n'y a d'exception que pour l'expérience IV, où il s'agit d'un jeune lapin incapable de lutter et qui se refroidit très rapidement dans le bain. Les autres animaux offraient, au contraire, une plus grande résistance et se sont beaucoup moins refroidis. Aussi bien, la ténacité de leur lutte avait une autre expression consistant dans l'uniformité de leurs combustions pendant toute la durée de leur séjour dans la baignoire. Nous nous en sommes assuré par des explorations chimiques pratiquées à intervalles équidistants, pendant la durée des expériences.

Marche des combustions chez les animaux refroidis. — Le rôle des combustions apparaît clairement quand on étudie la marche qu'elles suivent chez les animaux refroidis et faisant effort pour retrouver leur température normale. Un animal, un chien, étant refroidi par un séjour assez prolongé dans un bain froid, nous le plaçons aussitôt dans notre appareil consacré à l'exploration du chimisme respiratoire et qui nous permet de déterminer l'intensité des combustions à un moment quelconque de l'expérience. L'animal étant placé dans l'appareil, nous procédons à la mesure des échanges gazeux, toutes les vingt minutes.

Voici les résultats que nous avons obtenus.

Marche des combustions chez les animaux refroidis.

EXPÉRIENCES.	CONSOMMATION D'OXYGÈNE PAR HEURE ET PAR KILOGRAMME.										TEMPÉRATURE RECTALE.		
	A l'état normal.	20^m après le bain.	40^m.	60^m.	80^m.	100^m.	120^m.	140^m.	160^m.	180^m.	Avant le bain.	Après le bain.	A la fin de l'expérience.
I Chien de 4 k. bien nourri, refroidi de 8°,7........	lit. 0,800	lit. 1,900	lit. 2,012	lit. 1,762	lit. 1,425	lit. 1,100	lit. 0.950	lit. 0,800	lit. »	lit. »	38°	29°,3	37°,5
II Même chien, pesant 3^k,755 à jeun du 5e jour, refroidi de 11°,4..	0,709	1,521	1,958	1,927	1,690	1,436	1,115	1,047	0,777	0,709	38°	26°,6	38°,1

Les faits contenus dans ce tableau, permettent de dégager les conclusions suivantes : 1° chez un chien refroidi, les combustions, au début même de la régulation et dans les instants qui suivent la sortie de l'animal de son bain refroidissant, offrent un accroissement de 240 p. 100 environ ; 2° l'accroissement des combustions a la même valeur, quel que soit le degré du refroidissement, mais il se prolonge d'autant plus que ce refroidissement a été poussé plus loin, en sorte que l'excès total des combustions est proportionnel à la quantité de chaleur perdue et retrouvée par l'animal ; 3° à partir de son maximum, l'intensité des combustions décroît régulièrement jusqu'au retour de la tempéture normale.

Les renseignements fournis par les animaux, en ce qui touche la mise en œuvre de la fonction régulatrice, dans la lutte qu'ils soutiennent contre le froid, pourront être complétés par des recherches ultérieures. Mais déjà, ils suffisent à mettre en évidence le moyen essentiel de la régulation thermique, c'est-à-dire l'accroissement des combustions. Cet accroissement n'a pas la mesure que nous aurions prévue, mais, comme nous le verrons bientôt, il suffit, lorsque la régulation est victorieuse, à couvrir les pertes calorifiques subies par l'animal en expérience.

Chez l'homme, l'action des bains froids a des effets très intenses que nous connaissons par les nombreux travaux de M. Lefèvre (1894, 1895, 1896, 1897). Dans ses recherches sur la chaleur animale, ce physiologiste a adopté la méthode des bains qu'il a appliquée sur lui-même, avec un héroïsme fort méritoire. Nous n'avons pas, ici, à faire la critique de cette méthode ni à rappeler les objections qu'elle soulève. Elle suffit largement à fournir une mesure très approchée de la chaleur produite par un animal et à déterminer les lois de la calorification. Il est, bien entendu, indispensable de noter soigneusement les changements subis par la température centrale du sujet, pendant la durée de son séjour dans l'eau, de tenir compte de ses gains ou de ses pertes thermiques, pour ajouter les premiers aux indications du calorimètre ou en retrancher les secondes. Nous empruntons à M. Lefèvre une de ses expériences les plus complètes et les plus fertiles en renseignements, aux différents points de vue qui sont examinés dans ce paragraphe.

                    DE LA CHALEUR ANIMALE.

Marche de la thermogenèse, chez l'homme, dans un bain de 4°,40 (d'après Lefèvre).

TEMPS en minutes.	0'.	1'.	2'.	3'.	4'.	5'.	6'.	7'.	8'.	9'.	10'.	11'.	12'.
Chaleur produite	cal. 0	cal. 101	cal. 145	cal. 162	cal. 179	cal. 196	cal. 213	cal. 229	cal. 245	cal. 259	cal. 273	cal. 286	cal. 298
Production à la minute........	»	101	44	17	17	17	16	16	16	14	14	13	12
Production à l'heure........	»	6060	2640	1020	1020	1020	960	960	960	840	840	780	720
Coefficient thermique........	»	94,667	41,250	15,937	15,937	15,937	15,000	15,000	15,000	13,125	13,125	12,187	11,250
Accroissement par rapport à l'état normal........	»	1 à 68	1 à 29,4	1 à 11,3	1 à 11,3	1 à 11,3	1 à 10,7	1 à 10,7	1 à 10,7	1 à 9,4	1 à 9,4	1 à 8,7	1 à 8
Température du sujet pendant le bain	37°,20	37°,25	37°,30	37°,40	37°,42	37°,43	37°,43	37°,45	37°,45	37°,43	37°,40	37°,30	37°,20

Nous avons dressé ce tableau en ajoutant aux renseignements fournis par l'auteur, les valeurs prises par la production horaire de la chaleur et par le coefficient thermique (chaleur produite à l'heure et au kilogramme). Cela nous a permis d'évaluer l'accroissement subi par l'intensité de la thermogenèse sous l'influence du bain froid, en partant du coefficient thermique moyen de l'homme, soit 1^{cal},400. Le sujet qui a servi dans cette expérience (M. Lefèvre lui-même) pèse 64 kilogrammes; il est très vigoureux et entraîné depuis longtemps aux différents modes de l'hydrothérapie. Ainsi complétées, les indications fournies par l'expérience sont, sans doute, plus expressives. Mais, de toutes façons, elles nous apportent bien des enseignements. Constatons, d'abord, les faibles variations de la température centrale du sujet soumis au froid ; elles témoignent de la perfection avec laquelle s'exécutait la régulation, en sorte que l'échauffement subi par l'eau du bain et noté soigneusement toutes les minutes, fournissait, à peu près immédiatement, les quantités de chaleur produites au moment de l'observation. Ces quantités figurent à la deuxième colonne horizontale. On en infère, par différence, la chaleur produite d'une minute à l'autre et on en déduit l'intensité correspondante de la thermogenèse.

Or, ce qui nous frappe, et ce qui doit être retenu dans cette belle expérience de Lefèvre, c'est l'intensité considérable de la calorification chez l'homme, pendant la durée de son immersion dans le bain froid. Abstraction faite des premières phases, sur lesquelles nous reviendrons plus bas, et dans lesquelles la production et la perte de la chaleur atteignent des proportions inouïes, l'intensité moyenne de la thermogenèse est environ dix fois plus considérable qu'à l'état normal. Cette constatation suffit, pour le moment, à nous faire apprécier la puissance extraordinaire et la précision que peuvent acquérir les actions régulatrices.

De la résistance au froid. Puissance thermogène. Ses degrés. — La résistance au froid ou la puissance thermogène trouve une première expression dans la limite des froids extrêmes que l'homme et les animaux peuvent supporter sans se refroidir. Nous avons indiqué plus haut ses valeurs, mais on ne peut l'étudier méthodiquement que dans des expériences instituées pour cet objet.

Celle de Lefèvre, que nous venons de citer, donne une idée de la puissance thermogène de l'homme, et d'une manière générale, de la résistance que les animaux peuvent opposer à l'action du froid. Le degré de cette résistance dépend d'un grand nombre de conditions, et notamment de l'habitude, de l'espèce, de l'âge, de la taille ou de l'état du tégument et de l'alimentation.

Les autres espèces animales seraient, sans doute, aussi bien douées que l'homme. En tout cas, elles vivent avec lui sous les climats les plus incléments ; mais si on les soumet à l'épreuve des bains froids, on trouve de très grandes différences ; d'après Lefèvre, le singe est, sous ce rapport, très inférieur à l'homme. Nous avons eu fréquemment l'occasion de constater que les chiens de grande taille luttent victorieusement contre le froid d'un bain d'eau courante qui suffit à refroidir profondément un chien de 3 à 4 kilogrammes et qui finirait par le tuer. Celui qui a servi dans notre expérience citée à la page 594, a perdu 8°,4 en vingt minutes, dans un bain à 15°, et 11° en quarante-cinq minutes. Il est également très facile de refroidir les lapins et les cobayes qui résistent mal à l'influence des bains froids.

Nous constaterons simplement, sans nous y arrêter, que les animaux pourvus d'une abondante fourrure résistent plus facilement aux basses températures que les animaux à peau nue ; un lapin rasé meurt de froid deux ou trois fois plus rapidement qu'un lapin normal. L'alimentation, d'autre part, est un facteur essentiel de la résistance, et son influence n'a pas à être démontrée. Un inanitié succomberait fatalement dans des conditions de température extérieure incapables d'effleurer la santé d'un animal convenablement alimenté. Mais, de toutes les influences qui agissent sur la mesure de la résistance au froid, il en est peu d'aussi précises et d'aussi intéressantes, au point de vue de la physiologie, que celle de l'âge. On peut poser que, d'une manière générale, les nouveau-nés qui naissent inachevés (et leur inachèvement s'exprime par l'occlusion des paupières et la nudité de la peau) comme le chien, le lapin, les petits oiseaux, sont incapables de résister à l'action du froid. Chez eux, la fonction régulatrice n'est pas constituée, le froid ne sollicite aucun des réflexes défenseurs qui sont les agents de la régulation et de la résistance. C'est que, dans ces espèces animales, l'évolution embryonnaire n'est pas terminée au moment de la naissance, et ce qui reste inachevé surtout chez eux, c'est le système nerveux central. Il ne possède encore aucune des spécialisations essentielles par lesquelles il apportera plus tard, dans tous les actes de la vie organique, la discipline et la direction, l'ordre et la mesure. La fonction régulatrice met, d'ailleurs, très longtemps à se constituer et, dans nos recherches sur les effets du refroidissement asphyxique, nous avons vu que les jeunes animaux, chiens, lapins, refroidis seulement de 3° ou 4°, se réchauffent très lentement, et que, loin de présenter l'exagération qui se manifeste toujours, chez les adultes, en pareil cas, les combustions sont moins intenses qu'à l'état normal. La régulation a exclusivement recours au réflexe vaso-constricteur. On voit que la spécialisation régulatrice des centres nerveux ne se fait pas d'emblée et que son évolution comporte plusieurs phases.

Il ne faut donc pas s'étonner de trouver, sur ce point, de graves lacunes dans le système nerveux de l'homme, au moment de la naissance. De là la disposition des nouveau-nés à se refroidir, quand ils ne sont pas suffisamment protégés. Leur fragilité, à cet égard, atteint son maximum, lorsqu'ils sont nés avant terme. Elle constitue un danger très grave qu'on a pu conjurer heureusement par l'emploi des couveuses artificielles. Ce moyen de préservation a rendu les plus grands services et, d'après les relevés faits à la Maternité de Paris, on peut dire que la couveuse sauve un tiers des enfants nés avant terme (Richet).

LUTTE CONTRE LA CHALEUR.

L'excès de chaleur dont les animaux peuvent avoir à souffrir et contre lequel ils ont à lutter, provient soit du dehors, soit du dedans. La régulation a donc à s'exercer vis-à-vis de la chaleur externe et vis-à-vis de la chaleur interne. D'une manière générale, l'organisme se défend contre la chaleur en diminuant la production et en augmentant la déperdition, mais il est bien évident que le premier procédé ne peut pas être employé vis-à-vis de la chaleur d'origine interne, comme celle qui se produit à l'occasion du travail musculaire, puisque la genèse de la chaleur importune est le fait primitif.

La lutte par la *diminution dans la production* ne peut donc intervenir que vis-à-vis de la chaleur extérieure, et ici, nous retrouverions comme instrument principal de la régulation, l'appareil musculaire dont la tonicité variable gradue l'intensité des combustions et les réduit au fur et à mesure que la température extérieure augmente. L'*accroissement dans la déperdition* est obtenu de deux manières : 1° par l'élévation de la température de la peau; 2° par l'évaporation de l'eau, soit à la surface du tégument, soit à la surface du poumon. Ces deux effets procèdent de différents réflexes : le réflexe vaso-dilatateur cutané, le réflexe sudoripare et le réflexe respiratoire.

Réflexe cutané vaso-dilatateur. — Ce réflexe n'intervient utilement que si la température extérieure n'excède pas la température centrale. Dans le cas contraire, la dilatation des vaisseaux cutanés contribue à précipiter l'échauffement du corps, en offrant aux effets de la chaleur extérieure, des quantités exceptionnelles de sang (Cl. Bernard). Mais le réflexe vaso-dilatateur retrouve toute son utilité en présence, soit de la chaleur d'origine interne, soit d'une température extérieure qui, tout en étant fort élevée, ne dépasse pas celle du corps. Dans ce dernier cas, il obéit aux impressions thermiques superficielles et dépend de lois inverses à celles que nous avons vues intervenir dans la production du réflexe constricteur. Il serait peu instructif d'ajouter qu'il peut être provoqué par les excitations électriques ou mécaniques des téguments (Heidenhain).

Le réflexe vaso-dilatateur est un effet constant de l'exercice musculaire, et il se manifeste avec une évidence particulière, chez les chevaux qui viennent de fournir une course. Il se trahit par la saillie des vaisseaux veineux sous-cutanés dont le réseau se dessine dans toute sa richesse. Par corrélation, la peau est brûlante et rayonne de grandes quantités de chaleur. L'excès du rayonnement cutané peut être mis en évidence chez le chien soumis à un tétanos électrique assez intense pour produire l'hyperthermie. Il suffit, en effet, d'appliquer une couverture sur l'animal, pour accélérer l'élévation de la température centrale.

Réciproquement, dès qu'on enlève la couverture, l'échauffement de l'animal reprend sa vitesse initiale. L'expérience est particulièrement démonstrative si, comme nous l'avons fait, on enregistre les variations de la température centrale à l'aide d'un thermographe à explorateur rectal.

Réflexe sudoripare. — Tout excès de chaleur soit interne, soit externe, produit une sudation plus ou moins intense. L'effet est aussi rapide que banal et on le voit se manifester dans une foule de circonstances, où il accompagne le réflexe vaso-dilatateur : étuve sèche, action du soleil, couvertures, boissons chaudes, travail musculaire. Il paraît, dès lors, oiseux de rechercher si le réflexe sudoripare peut être provoqué par la chaleur interne. Selon les causes qui le déterminent, il est tour à tour d'origine périphérique et d'origine centrale. Disons, pourtant, que Luchsinger et François Franck l'ont déterminé en chauffant artificiellement le sang d'un animal. Si on chauffe directement le sang carotidien d'un chat, on voit perler des gouttes de sueur sur les pulpes digitales. Si on sectionne le sciatique d'un côté, le chauffage du sang reste sans effet, ce qui met en évidence l'intervention du système nerveux; mais cette expérience n'était point nécessaire pour cela et, d'autre part, nous n'avons pas à nous arrêter sur l'innervation des glandes sudoripares. Frédéricq a mis en évidence la sudation d'origine centrale, en provoquant l'inspiration de l'air chaud. Le sujet est placé nu dans une chambre à température moyenne ($15°$), et il respire à travers un tube métallique chauffé avec une lampe à alcool. De cette façon, l'air inspiré pénètre dans le poumon à une température très élevée, et peu de temps après, le sujet se couvre de sueur. Mais le moyen le plus simple d'observer la sudation est d'entrer dans une étuve sèche à la température de $40°$, ou encore de faire travailler un cheval.

Réflexe respiratoire. — Dès que la température extérieure s'élève, le rythme de la respiration s'accélère et la quantité de vapeur d'eau rejetée par le poumon s'accroît dans la même mesure, exportant avec elle toute la chaleur latente dépensée dans sa formation. L'évaporation de l'eau par le poumon est proportionnelle à la ventilation pulmonaire (Richet), et on conçoit que l'organisme puisse trouver, dans l'accélération du rythme respiratoire, un puissant moyen de lutte contre la chaleur. Ce moyen acquiert toute son importance et toute son efficacité chez les espèces animales qui ne suent pas facilement ou ne suent pas du tout, comme le chien qui, pourtant, et contrairement à une opinion fort accréditée, est pourvu de magnifiques glandes sudoripares. L'accélération du rythme respiratoire revêt, dans ces espèces, une physionomie toute nouvelle et prend les caractères d'une grande fonction, justifiant l'appellation de *polypnée thermique* que lui a donnée Richet, après en avoir démontré l'importance et la signification.

De la polypnée thermique. — Le phénomène s'observe très facilement chez le chien, qui, dès le moindre exercice, ou dès que la température extérieure s'élève, se met à respirer, la gueule ouverte, la langue pendante, et accélère son rythme respiratoire, au point de produire 300 et même 400 mouvements par minute. Ce mode singulier de la respiration ne pouvait échapper à l'attention des physiologistes. Ackermann, Goldstein, Fick, Gad, Mertchinsky, Sihler l'ont tour à tour étudié. Mais, tout en admettant que l'accélération du rythme respiratoire doit nécessairement produire un certain refroidissement du poumon, ces auteurs y voyaient surtout l'expression d'une demi-asphyxie provoquée par la chaleur, et ils le qualifiaient de dyspnée thermique. Frédéricq lui-même et Rosenthal ont partagé cette manière de voir qui est absolument erronée. On doit à Richet la véritable théorie de la polypnée thermique, et ses recherches ont montré qu'il faut considérer ce phénomène comme un réflexe préposé à la régulation de la température.

Nous résumons ci-après les conclusions de cet expérimentateur.

La polypnée thermique peut être d'origine périphérique ou d'origine centrale. Elle se manifeste chez les chiens placés au soleil ou dans une étuve; elle se produit chez les mêmes animaux, sous l'influence de l'exercice, comme ont pu le constater tous les chasseurs, ou du tétanos électrique, comme il est facile de s'en assurer dans les laboratoires. On peut encore la déterminer par le chauffage artificiel du sang carotidien.

Quand elle est d'origine périphérique, elle apparaît avant toute modification de la température centrale, mais elle réclame, pour se produire, un délai de quelques minutes, consacré, sans doute, à l'échauffement de la peau. Quand elle est d'origine centrale, elle est précédée de l'échauffement préalable du corps et apparaît, dès que la température rectale atteint une certaine valeur qui serait exactement de 41°,7.

La polypnée thermique n'est pas empêchée par la section double des nerfs vagues. Un chien névrotomisé et offrant le ralentissement caractéristique du rythme respiratoire qui accompagne la section des pneumogastriques, passe progressivement et rapidement à un rythme de 300 à 400 mouvements par minute, dès qu'on l'expose à une cause d'échauffement (soleil, étuve, tétanos électrique). Les nerfs de la dixième paire sont donc étrangers au réflexe de la polypnée qui a exclusivement sa source dans les impressions thermiques et ses voies centripètes dans les nerfs sensitifs de la peau. Cette circonstance est de nature à établir que la polypnée ne se rattache pas à l'exercice de la fonction et du chimisme respiratoires.

Loin de constituer une dyspnée qui serait liée à l'imperfection des échanges gazeux de la respiration et à l'insuffisance de l'hématose, le phénomène que nous étudions a pour effet d'amener la saturation du sang en oxygène et de réaliser ainsi la condition essentielle de l'apnée. C'est au point que si, sur un chien luttant contre la chaleur et en état de polypnée, on oblitère la trachée de l'animal, ou si on la met en communication avec un tube assez long pour faire obstacle au renouvellement de l'atmosphère pulmonaire, la polypnée n'est pas interrompue immédiatement. La fréquence du rythme se maintient pendant une minute et demie ou deux minutes, pour être remplacée, au bout de ce temps, par la respiration asphyxique, avec l'ampleur caractéristique et la lenteur relative de ses mouvements.

Il faut donc un délai inaccoutumé pour que le sang prenne les caractères du sang asphyxique et sollicite l'automatisme des centres bulbaires de la respiration, et si les limites de l'asphyxie, avec ses signes extérieurs et ses moyens de défense, sont ainsi éloignées, c'est que précisément le sang contient un excès d'oxygène qui éloigne le moment où ses altérations éveilleront l'automatisme espiratoire.

La polypnée thermique est empêchée par les moindres obstacles mécaniques et elle cesse de se produire chez les chiens pourvus d'une muselière. Il y a là une circonstance très utile, parce qu'elle a permis à M. Richet de montrer toute l'importance fonctionnelle de la polypnée et toute la puissance de ce moyen, dans la lutte des animaux contre la chaleur. Deux chiens, dont l'un est pourvu d'une muselière, sont placés, soit dans une étuve, soit au soleil ; ce dernier ne peut effectuer la polypnée et meurt au bout de trois quarts d'heure ou d'une heure, avec une température centrale de 43° ou 44°. Le chien qui n'a pas de muselière se défend par la polypnée, et il se défend si bien, que sa température centrale reste invariable, pendant trois ou quatre heures, et conserve sa valeur normale.

La polypnée apparaît ainsi comme une fonction nouvelle et distincte, qui se constitue par un véritable emprunt physiologique, car elle prend à la respiration tous ses moyens mécaniques et physiques, sans pénétrer dans le domaine chimique de cette fonction.

Cette importante conclusion trouve une force nouvelle dans les recherches récentes d'Athanasiu et Carvallo (1898), d'où il résulte que, d'une part, la composition des gaz du sang n'est pas modifiée dans la polypnée thermique, et que, d'autre part, ce phénomène ,ne cesse pas de se produire quand on fait respirer l'animal dans une atmosphère très riche en oxygène.

Puissance réfrigérante de l'évaporation. — L'évaporation de l'eau a lieu simultanément à la surface de la peau et à la surface du poumon, et cela dans des proportions variables qui dépendent à la fois du rythme respiratoire et de l'activité des glandes sudoripares. Pour juger de l'importance de ces phénomènes, nous empruntons d'abord à Grandeau et Leclerc les chiffres qui expriment la statique de l'eau, chez le cheval considéré, tour à tour, dans le repos et dans les différents modes du travail.

Tableau résumant la statique de l'eau chez le cheval, d'après Grandeau et Leclerc.

Conditions de l'animal en expérience.	Eau consommée en 24 heures.	Eau rendue par les urines et les fèces.	Eau rendue par le poumon et la peau.	Proportion de l'eau évaporée.	Calories correspondant à l'évaporation.
Repos............	10^{kil},537	7^{kil},804	2^{kil},733	25,94 p. 100	1585
Marche au pas. ..	11^{kil},557	8^{kil},513	3^{kil},044	26,34 —	1765
Marche au trot...	15^{kil},542	8^{kil},807	7^{kil},735	45,23 —	4486
Travail au pas....	17^{kil},971	11^{kil},361	6^{kil},610	36,78 —	3833
Travail au trot...	22^{kil},280	10^{kil},702	11^{kil},578	51,97 —	6715

En partant du coefficient thermique que nous avons assigné au cheval (1 calorie environ), on peut estimer à 10 000 calories la quantité de chaleur produite et rayonnée, dans les vingt-quatre heures, par un cheval des Petites voitures, le poids de cet animal étant, en moyenne, de 430 kilogrammes. Les jours de travail, cette quantité s'élève dans la proportion même de la ration et devient égale à 15 000 calories.

Rapprochés des résultats consignés au tableau précédent, ces chiffres montrent que le rôle de l'évaporation atteint son maximum d'importance dans la condition du travail ordinaire, le travail au trot. Elle assure l'excrétion de 6 715 calories sur 15 000, soit environ 45 p. 100 de la chaleur totale.

A l'égard des autres animaux, on doit de précieux résultats à Richet qui a complété ses recherches sur la polypnée en déterminant, au moyen d'une balance inscrivante, les quantités d'eau perdues par évaporation. Cet expérimentateur estime que les échanges gazeux de la respiration se compensant (ce qui n'est à peu près exact que dans l'état d'inanition), la perte de poids subie par un animal, mesure, avec une approximation suffisante, la perte d'eau due à l'évaporation. C'est sur cette base qu'il a déterminé le coefficient d'hydratation, c'est-à-dire le poids de l'eau évaporée par heure et par kilogramme d'animal. Ce coefficient aurait les valeurs suivantes :

Canard	au repos.............................	3gr,6
	agité...............................	5gr,2
	pendant la nuit.....................	1gr,6
Lapin	au repos.............................	1gr,75
	agité...............................	3gr,5
Pigeon	au repos.............................	6gr,00
	agité...............................	12gr,00
	pendant la nuit.....................	3gr,00
Chien	au repos.............................	1gr,75
	agité...............................	2gr,8
	couché..............................	1gr,4
	en polypnée.........................	11gr,00

Chez l'homme, le coefficient de déshydratation serait de 1 gramme, soit, pour un homme de 70 kilogrammes, une évaporation quotidienne de 1kil,680, répondant à 863 calories, ce qui représente plus du tiers de la production quotidienne de chaleur.

Limites de la résistance à la chaleur. — Mais le chiffre qui précède ne peut constituer qu'un repère ou une simple indication, et on présume bien que l'évaporation qui est, en somme, le moyen le plus puissant de la déperdition calorifique et de la lutte contre la chaleur, atteint, chez l'homme, des proportions très inégales selon les cas particuliers. Quoi qu'il en soit, son pouvoir refroidissant est tel qu'il recule singulièrement les limites de la résistance du corps humain vis-à-vis des causes extérieures d'échauffement. On en pourra juger par les faits exceptionnels qui vont suivre.

Les premiers documents ont été recueillis par Farenheit. Plus tard, Blagden et Fordyce ont pu supporter, quelques instants, une température voisine de 100°, en se plaçant dans une étuve *sèche* portée à cette température. Mais les premières recherches méthodiques ont été entreprises par Berger et Delaroche (1809). Ces deux expérimentateurs ont constaté, sur eux-mêmes, les faits suivants : le séjour dans une étuve sèche portée de 49° à 58° devient rapidement insupportable pour Delaroche, tandis que Berger n'en est que médiocrement incommodé. Mais celui-ci n'a pu rester que sept minutes dans une étuve à 87°, tandis que Blagden, dans les tentatives précédemment indiquées, avait pu séjourner, pendant douze minutes, dans une étuve à 83°,3. Le mérite de Delaroche dans ces sortes d'expériences, est d'avoir montré le rôle de l'évaporation et de la sueur qui recouvre abondamment le corps de l'homme placé dans une étuve sèche. Il vérifia, d'ailleurs, la justesse de son interprétation, dans des expériences méthodiquement conduites et par lesquelles il fit voir que des températures beaucoup moins élevées que celles qui précèdent, sont intolérables pour l'homme, quand l'étuve est saturée de vapeur d'eau, et qu'elles deviennent rapidement mortelles pour les animaux. Les nombreuses expériences qu'il a poursuivies de ce côté, ressortissent surtout à la physique et nous n'avons pas à les retenir ici. Il nous suffira de rappeler que Delaroche a eu le mérite de l'initiative, et qu'on lui doit la théorie de l'évaporation comme moyen de régulation et de résistance à la chaleur. Son interprétation était d'autant plus remarquable qu'elle venait à l'encontre des théories purement vitalistes proposées par Fordyce et Blagden.

CHAPITRE VIII

ACTION DE LA CHALEUR ET DU FROID SUR LES TISSUS VIVANTS.

Les manifestations de la vie, en tant que modes de l'activité et de l'énergie vivante, se rattachent toujours à des réactions chimiques qui sont la source originelle de l'énergie transformée par les êtres vivants. C'est à ce point de vue que la vie est vraiment une fonction chimique et qu'à ce titre elle est placée sous la dépendance de la chaleur extérieure.

Toute réaction chimique réclame, en effet, pour s'accomplir, une certaine quantité de chaleur. Elle constitue un travail moléculaire, dans la production duquel se trouve engagée primitivement une dépense inévitable de chaleur, c'est-à-dire la dépense d'un travail que M. Berthelot a appelé le *travail préliminaire*. On aperçoit là l'intervention d'une loi générale qui s'étend aux êtres vivants et qui domine les actions chimiques dont ils sont le siège. Et, de même que, dans les laboratoires ordinaires, l'intensité des réactions chimiques augmente avec l'intensité du foyer de chaleur qui les détermine, de même, dans les laboratoires vivants, l'intensité des phénomènes chimiques de la vie augmente avec la température des tissus.

Par corrélation, les manifestations de la vie elle-même subissent une variation parallèle. De là résultent ces fluctuations bien connues de la végétation qui s'engourdit en hiver pour reprendre son essor au printemps et s'épanouir librement en été. De là aussi l'inégale répartition des végétaux dont le nombre et la variété vont en s'épuisant, au fur et à mesure qu'on s'élève à des altitudes plus hautes ou à des latitudes plus voisines des pôles.

Les animaux n'échappent pas à cette loi ni à cette influence, et si on prend pour témoin du chimisme vital les combustions respiratoires, on constate que leur intensité s'élève progressivement avec la température extérieure. A 0° une grenouille peut être privée d'oxygène pendant deux jours, mais elle succombe en quelques minutes, si sa température est à 30° (Regnault et Reiset).

Mais ici, il faut s'arrêter devant les différences graves qui séparent, sur ce point, les hétérothermes et les homœothermes. On voit par l'expérience de Regnault et Reiset que, chez les premiers, les phénomènes chimiques de la vie subissent toutes les fluctuations de la température extérieure et varient dans le même sens. Au contraire, les homœothermes font varier l'intensité de leurs combustions en sens inverse de la température extérieure, et c'est précisément grâce à ce pouvoir de régulation, qu'ils peuvent fixer leur température propre à un degré invariable et s'affranchir ainsi de l'influence immédiate de la chaleur extérieure. Par là, ils obtiennent le privilège d'une vie uniforme et *continue*, parce qu'elle reste sous la dépendance d'un milieu artificiel, mais invariable, au point de vue thermique. Par opposition, les hétérothermes vivent d'une vie plus ou moins intense selon que la température extérieure est plus ou moins élevée. Ils reflètent toutes les fluctuations de cette température, et leur activité vitale alterne avec les saisons. Elle a des minima où elle est comme suspendue ou latente, et des maxima où elle atteint son apogée. En un mot, elle est *discontinue* (Cl. Bernard).

Mais ces considérations générales ont déjà été développées ailleurs, et, à propos des conditions externes des phénomènes de la vie, nous avons précisé les limites extrêmes de la température compatibles avec l'existence (p. 6).

Nous devons maintenant nous arrêter sur un autre point.

Action de la chaleur et du froid sur les tissus vivants et sur les éléments anatomiques. — Relativement à la cellule et, d'une manière plus large, relativement au protoplasma, les observations de Nœgeli, Schultze, Kuhne peuvent se résumer dans une loi générale : l'irritabilité de la cellule s'accroît de 0° à 40° ou 45°. A la limite inférieure, c'est-à-dire à 0°, les manifestations de la vie cessent dans le protoplasma cellulaire comme elles cessent, d'ailleurs, chez tous les êtres vivants. A cette température, le protoplasma s'immobilise dans la forme sphérique et subit ce que les auteurs allemands appellent la *rigidité frigorifique* [*Kaltestarre* (Pickford, Kuhne)]. Nous savons que, chez les êtres inférieurs, cette rigidité n'est pas l'expression de la mort. Pour être suspendue, l'irritabilité n'est pas éteinte et se manifestera de nouveau si la température se relève. Pour cette catégorie d'êtres ou d'éléments, la rigidité frigorifique ne tue pas (Hofmeister, Kuhne, Pictet), et la congélation elle-même n'entraîne la mort que si elle a lieu dans des vases hermétiquement clos, parce que, dans ces conditions, elle est accompagnée d'une pression énorme insupportable pour le protoplasma (Madeuf). A la limite supérieure, le protoplasma subit la *rigidité calorifique* ou *Warmestarre* des auteurs allemands. Nous aurons à préciser bientôt le sens de ce mot.

Il existe donc un minimum et un maximum de température qui produisent la rigidité ; mais, entre ces deux termes, se place un degré de température optimum, pour lequel l'irritabilité atteint son apogée et qui est, d'ailleurs, très voisin du terme supérieur. Tel est l'ensemble des conclusions qui se dégagent des nombreuses observations dirigées sur les diverses formes de la cellule (cellules végétales, amibes, leucocytes, spermatozoïdes, etc.).

Mais l'un des meilleurs objets d'étude, et le plus intéressant, est le cœur, parce qu'il peut être aisément isolé et donner spontanément un témoignage de l'irritabilité dans un élément fondamental de l'organisation, la fibre musculaire. Cyon a recherché les effets de la température sur le cœur des vertébrés à sang froid, en appliquant au cœur de la grenouille, le dispositif introduit par Ludwig, pour faire agir, sur cet organe, une circulation artificielle. Il a vu ainsi que, dans cette espèce animale, le rythme et la force des battements du cœur s'accroissent à partir d'un minimum compris entre 0° et 4° jusqu'à un maximum de 40°. En deçà ou au delà de ces limites, le cœur arrête ses battements et s'immobilise dans la rigidité, avec cette circonstance que la rigidité calorifique est mortelle pour lui; il est vrai qu'à l'aide d'une autre méthode consistant à immerger le cœur dans l'eau salée plus ou moins chaude, Aristow est parvenu à reculer quelque peu les limites du maximum intolérable. De même, en employant des injections chaudes intra-veineuses, Athanasiu et Carvallo ont vu que le cœur de la tortue peut supporter des températures beaucoup plus élevées. Dans une de leurs expériences, cet organe a toléré, pendant 19 secondes, une température variant de 50°,4 à 50°,98; une autre fois, il a subi, pendant 24 secondes, une température de 48°,6, sans présenter d'autre trouble qu'une accélération énorme du rythme.

On a, d'autre part, recueilli de précieux résultats sur le cœur des homœothermes. En étudiant les limites de la température incompatibles avec la vie, chez les vertébrés, Cl. Bernard avait fixé aux valeurs suivantes le maximum mortel pour le cœur : 43° à 45° chez les mammifères, et 45° à 48° chez les oiseaux. C'est, d'ailleurs, sur ces observations, qu'il a fondé sa théorie du mécanisme de la mort par la chaleur, théorie fort contestée aujourd'hui, et sur laquelle nous aurons à revenir. Mais le cœur des mammifères a été également observé dans les conditions d'isolement déjà réalisées pour celui de la grenouille. C'est ainsi que Newel Martin (1883) a étendu aux mammifères les recherches instituées par Cyon, sur la grenouille, avec la méthode de Ludwig. Or, le cœur du chien, complètement séparé de tous les organes, sauf du poumon, et parcouru par une circulation artificielle, supporte des températures dont le minimum est 16°,5 et le maximum 44°. L'optimum varie avec les individus, de 40°,6 à 43°,3. Les limites mortelles sont 16° et 45°. Langendhorff et Nawrocki opèrent sur le cœur totalement isolé et suspendu dans un vase ouvert à l'extérieur. Ils ont vu ainsi que le rythme des battements croît de + 7° à un maximum compris entre 44° et 46°. A ces limites, la fréquence des battements est extrême et peut atteindre jusqu'à 300 pulsations par minute. Par contre, à 7°, le rythme ne comptait plus qu'une pulsation toutes les 100 secondes. Il en résulte que les limites de la température supportables pour le cœur du chien, se trouvent comprises entre un minimum de 6° à 7° et un maximum de 45° à 47°. Enfin, par la méthode des injections chaudes intra-veineuses, Athanasiu et Carvallo ont pu surprendre, dans le ventricule droit du chien, une température de 55° à 60° non mortelle et tolérée pendant quelques instants.

Mais le cœur est un organe spécial, et il est intéressant de rechercher les réactions des autres muscles vis-à-vis de la chaleur et du froid. On sait depuis longtemps, par les expériences de Helmoltz (1860), de Marey (1868), que l'irritabilité des muscles augmente avec la température. Les imbrications obtenues par ce dernier auteur, sur des muscles soumis à l'influence d'un courant d'eau de température croissante, mettent bien en évidence les changements correspondants de l'irritabilité. Quand l'organe est soumis à un courant d'eau chaude, les contractions deviennent de plus en plus brèves et offrent une amplitude croissante. Sous l'influence du froid, on voit apparaître des caractères inverses; l'amplitude des secousses diminue et leur durée augmente. Mayer (1886-1887) a étendu aux muscles des mammifères les observations qui précèdent, et, de plus, il a mis en évidence une expression particulière de l'excitabilité ; nous voulons parler de la période d'excitation latente, dont la durée augmente avec le froid et diminue avec la chaleur.

Mais il est nécessaire d'ajouter des précisions sur la valeur des limites extrêmes de la température compatibles avec l'irritabilité et la vie des muscles. Edwards (1887) faisant agir une température croissante sur les gastro-cnémiens de la grenouille, a constaté les phases suivantes :

A 36°,5, le muscle produit ses plus belles contractions ;

A 37°,5, il entre en tétanos ;

A 38°, il perd son irritabilité ;

A 40°, il est immobilisé dans la rigidité calorifique.

La rigidité n'est pas un phénomène soudain, et il suffit de jeter les yeux sur les imbrications obtenues par Marey, pour constater que, au voisinage de la température mortelle, le muscle ne revient pas à sa longueur initiale, et que chacune de ses contractions le laisse de plus en plus raccourci ; on voit ainsi que, sous l'influence de la chaleur et pendant la série des excitations qui sollicitent des secousses, le muscle subit un raccourcissement progressif tout à fait indépendant de son activité. La même progression se retrouve dans les observations de Schmulewitsch et Sauckowy, vérifiées par Gotschlith. De 28° à 35°, le muscle entre dans une phase de raccourcissement, après laquelle on peut lui faire reprendre sa longueur normale, en abaissant la température. A partir de 35°, commence une deuxième phase où le raccourcissement atteint son maximum de 45° à 50° et devient, cette fois, irrémédiable. Le muscle est mort et ne peut pas reprendre sa longueur. En continuant à chauffer on obtient un dernier raccourcissement entre 60° et 70°.

Nature de la rigidité calorifique. — Ces faits vont nous permettre de choisir avec certitude, parmi les théories émises sur la nature de la rigidité calorifique. On voit clairement que ce phénomène a des degrés, et qu'au moment de la mort du muscle, à 40° chez la grenouille, à 45° chez les mammifères, il constitue le terme fatal d'une altération progressive qui a commencé déjà depuis longtemps et qui finit par tuer la substance contractile. Nous ne saurions donc y voir une forme de l'activité, comme le veut Engelmann, et nous le considérons comme une altération purement chimique. Kuhne expliquait la rigidité par la coagulation de la myosine ; il faudrait bien renoncer à cette interprétation, puisque, selon des données récentes, la coagulation de la myosine n'aurait lieu qu'à 60° et que, d'ailleurs, Kuhne aurait confondu ce phénomène avec la coagulation spontanée du suc musculaire. Mais il reste vrai que le muscle meurt à 45°, en raison des altérations chimiques qu'il a subies, et si la rigidité calorifique n'exprime pas la coagulation de la myosine, elle exprime évidemment la coagulation de quelque chose.

Il n'y a donc pas lieu de retenir autrement les théories physiologiques de la rigidité calorifique, d'autant moins que le raccourcissement qui procède de ce phénomène, se poursuit après la mort du muscle, si on continue à le chauffer. Pour les mêmes motifs, nous repoussons l'expression de contracture thermique, réservée par Gotschlich, pour désigner le raccourcissement qui précède la mort. Ce raccourcissement, nous l'avons vu, est indépendant de l'activité du muscle, et il trahit simplement une altération chimique qui n'est pas encore irrémédiable et qui n'a pas épuisé tous ses effets. Nous concluons que le muscle est tué chimiquement par la chaleur à 45° ou 46°.

Il est infiniment probable que la rigidité calorifique est un phénomène général, et que l'altération du protoplasma tué par la chaleur, conserve les mêmes caractères essentiels pour toutes les formes cellulaires. Il n'y a de différences que dans les degrés de la température extrême qui produit la rigidité.

En ce qui touche l'influence de la température sur les éléments du système nerveux, les documents font à peu près défaut pour les cellules. En revanche, ils sont relativement très nombreux pour les nerfs. Nous rappellerons, tout d'abord, l'expérience faite par Cl. Bernard, à l'aide du soléaire de la grenouille. Tout le membre postérieur d'une grenouille est plongé dans un bain d'huile à 45°, à l'exception du muscle soléaire préalablement détaché de son insertion supérieure et soustrait à l'action du bain. Tous les autres muscles ont subi la rigidité calorifique et ont été tués par la chaleur ; mais le soléaire préservé, demeure un témoin de l'état des nerfs plongés dans le bain chaud. Or, pour toutes les excitations du sciatique, le soléaire répond par une contraction, et il faut en inférer que les nerfs moteurs survivent aux muscles et ne sont pas tués par une température de 45°. La température mortelle pour ces organes est, d'ailleurs, très élevée. Elle serait comprise entre 50° et 65° pour Afanassief. D'après les expériences d'Albertoni et Stefani, l'irritabilité des nerfs moteurs de la grenouille disparaît à 0° et à 50°, et s'accroît de 0° à 45°, d'après Sobieransky. Les limites inférieures ne sont pas aussi éloignées chez les mammifères, car, sur le sciatique du chien, l'irritabilité motrice disparaîtrait à 6°, et l'irritabilité sensitive à 10° (Grutzner, 1878).

On voit, par ce dernier fait, que les nerfs sensitifs offrent moins de résistance que les nerfs moteurs, et cette différence n'avait pas été méconnue par Cl. Bernard, à qui on doit une expérience montrant qu'après son immersion dans un bain d'huile à 36°, le membre postérieur d'une grenouille devient complètement insensible, tandis que l'autre membre conservé comme témoin, répond à toutes les excitations. Cette action anesthésique de la chaleur rappelle la saisissante expérience de Pflüger, dans laquelle, une grenouille placée dans un bain dont on élève lentement la température, peut arriver à la cuisson, sans produire aucun mouvement et sans donner aucun témoignage de sensibilité.

En ce qui touche les éléments figurés du sang, les températures mortelles ont les valeurs suivantes : les leucocytes meurent à 0° et à 45°-50° (Schultze). Il est vrai que, pour Maurel, la limite supérieure est plus prochaine, car d'après cet observateur, les leucocytes de l'homme seraient tués vers 44°-45°. Les leucocytes de la grenouille supportent la congélation, mais ils subissent la rigidité calorifique vers 38°-42°. Les hématies abandonnent leur hémoglobine par la congélation, mais ils subissent impunément des températures très élevées, 50° à 60°, d'après Schultze.

Les documents qui viennent d'être groupés dans le précédent paragraphe, nous seront bientôt fort utiles, quand nous étudierons les théories émises pour expliquer la mort par le froid et par la chaleur.

EFFETS DE L'HYPOTHERMIE ET DE L'HYPERTHERMIE. — CAUSES DE LA MORT PAR LE FROID ET PAR LA CHALEUR.

Lorsque les causes d'échauffement ou de refroidissement dépassent les ressources de la régulation, la température centrale des animaux s'élève, c'est l'hyperthermie, ou elle s'abaisse en produisant l'hypothermie. L'animal subit alors l'influence du chaud ou du froid internes, et il finit par succomber. Ce sont les diverses circonstances de cette lutte inégale des animaux contre le froid et contre la chaleur qu'il convient maintenant d'examiner.

Des effets de l'hypothermie ou du froid interne. — En présence d'un froid excessif, les homœothermes deviennent incapables de compenser la déperdition qui leur est infligée, et ils se refroidissent avec une rapidité variable. Nous avons vu précédemment qu'ils succombent aux effets du froid, dès que leur température centrale est descendue à 20° environ. Ce n'est que par exception qu'on a observé des températures plus basses chez des mammifères vivants. Nous citerons, notamment, le cas d'un lapin observé par Richet et dont la température centrale était tombée à 15°. Valher a observé, d'autre part, une température de 9° sur un lapin vivant. Horwart a pu ramener à la vie de jeunes animaux qui s'étaient refroidis jusqu'à 5°. Il est vrai que, par la tolérance de leurs tissus, les jeunes se rapprochent, à certains égards, des animaux à sang froid, et on peut poser comme une loi, que la résistance au froid interne est d'autant plus grande que la régulation est plus imparfaite.

L'action physiologique de l'hypothermie présente deux phases : 1° une phase d'excitation pendant laquelle les combustions restent très exagérées et témoignent de la lutte que l'animal soutient vainement contre le froid ; 2° une phase de dépression caractérisée par l'abaissement progressif des combustions respiratoires. Il existe donc un degré du refroidissement pour lequel les animaux perdent la faculté de lutter contre le froid et à partir duquel l'intensité des phénomènes chimiques de la vie décroît avec leur température. A dater de ce moment, l'animal à sang chaud est très analogue à un animal à sang froid, et par cela seul qu'il a perdu l'exercice de la fonction régulatrice, l'intensité des phénomènes chimiques de la vie dépend exclusivement, chez lui, de la température extérieure.

De la température critique. — Nous désignons par cette expression, le degré de l'hypothermie au-dessous duquel les homœothermes perdent l'exercice de la fonction régulatrice. Nous avons fait, sur ce point, les observations suivantes : des lapins refroidis à 24° par l'action de l'eau ou par insuffisance d'oxygène, sont incapables de se réchauffer spontanément. Ils continuent à se refroidir et il faut les mettre à l'étuve si on veut les empêcher de mourir. Refroidis à 28° ou 29°, ils se réchauffent spontanément. De même, un chien, dont la température a été abaissée à 26°,6 s'est réchauffé en moins de trois heures. On peut donc présumer que les animaux ne perdent l'usage de la fonction régulatrice que lorsque leur température est descendue à 25° environ.

La valeur de la température critique est, sans doute, variable, comme on peut en juger déjà par les chiffres ci-dessus, et comme on en jugera encore par ceux des différents auteurs. Mayer l'estime, comme nous, à 25°. D'après Quinquand, elle oscillerait entre 28° et 32°. Enfin, pour Wilhem Welter l'intensité des combustions commence à diminuer chez les animaux dont la température est descendue à 33°. Ces derniers chiffres nous paraissent trop élevés.

Causes de la mort par le froid. — On a vu, dans le paragraphe précédent, que les tissus des homœothermes perdent leur irritabilité à une température supérieure à 0°. On s'explique donc que ces animaux succombent aux effets du froid beaucoup plus tôt que les hétérothermes. Chez ces derniers, le *zéro vital* (Richet) se confond avec le zéro physique. Chez les homœothermes, le zéro vital est compris entre 15° ou 16°. Mais, si on se rappelle les chiffres que nous avons donnés précédemment, il excède de quelques degrés le zéro vital des éléments anatomiques et des tissus essentiels. Par exemple, on a vu le cœur battre à 7°. On conçoit, il est vrai, que, pour n'avoir pas encore perdu toute leur irritabilité, les tissus refroidis soient dépossédés d'une grande partie de leurs aptitudes et ne remplissent pas toutes leurs fonctions. Ils sont, d'ailleurs, inégalement frappés et la désharmonie, autant que l'insuffisance de leurs actes, entraîne la mort. Mais, en dehors de ces considérations, on peut admettre une hiérarchie dans la déchéance des divers tissus, et si la défaillance primitive porte sur un système investi d'attributions essentielles, cette défaillance entraîne avec elle toutes les autres. Dans cet ordre d'idées, le système nerveux central appelle toute notre attention. Si nous considérons la marche des phénomènes, chez un animal soumis à un refroidissement progressif, nous serons tout près de croire que la mort par le froid est due, sinon à la mort des centres nerveux, du moins à leur incapacité fonctionnelle.

La déchéance du système nerveux s'exprime, en effet, très clairement chez les mammifères mourant de froid. L'animal présente des apparences larvaires ; il est immobile ou ne produit que des mouvements rares et d'une extrême lenteur ; sa sensibilité, d'abord simplement émoussée, finit par disparaître, au point que le réflexe cornéen lui-même cesse de se produire ; les battements du cœur sont faibles et lents ; les mouvements respiratoires sont rares, sans ampleur et interrompus par des pauses passagères. Ce qui domine dans un pareil tableau, c'est la défaillance du système nerveux, et il apparaît bien que le froid agit, à la fois, comme un narcotique et comme un anesthésique. Aussi bien, parmi les symptômes relevés par les médecins militaires, chez les soldats morts de froid pendant la campagne de Russie, figurent en première ligne : la diminution de la sensibilité, l'accablement des forces et surtout un besoin invincible de sommeil qui a raison des volontés les plus robustes. Ceux-là mêmes qui emploient toute leur force morale à lutter contre ce besoin, finissent par y succomber et la mort les surprend dans un sommeil léthargique.

Dès lors, il nous paraît inutile de rechercher, avec M. Ansiaux, si les animaux refroidis meurent par le cœur ou par le thorax. Il y a toujours une syncope cardiaque ou une syncope respiratoire au bout de toutes les agonies, et la question ne doit pas se poser ainsi. Il s'agit de savoir quel est le tissu qui est primitivement frappé par le froid. Or, tout permet de penser que c'est celui des centres nerveux.

Il ne faut pas oublier que la dépression produite par le froid, n'entraîne aucune altération organique irrémédiable, et si proche, si menaçante que soit la mort, chez un animal que le froid a privé de toute sensibilité et de toute motricité, on peut la prévenir et ramener l'animal à la vie par un réchauffement artificiel. Tant que le cœur bat, un refroidi peut être sauvé.

Des effets de l'hyperthermie. — L'hyperthermie intervient toutes les fois que les causes d'échauffement excèdent les ressources de la régulation, et le meilleur moyen d'en étudier les effets est de soumettre les animaux à l'influence d'une température très élevée, en les plaçant dans des étuves. On a vu plus haut l'initiative de Delaroche. Mais, les recherches de cet expérimentateur ont été reprises, beaucoup plus tard, par Cl. Bernard, dans de meilleures conditions, et ont donné des résultats plus complets. Aussi est-il nécessaire de résumer, de ce côté, l'œuvre de l'illustre physiologiste. En ce qui touche l'influence de la chaleur sèche, les animaux ne peuvent pas tolérer, au delà d'un certain temps, l'influence d'une température plus élevée que celle de leur corps. Leur résistance est en raison directe de leur masse et en raison inverse de la température. Entre 90° et 100°, par exemple, les mammifères et les oiseaux succombent après 6 minutes ou 18 minutes de séjour dans l'étuve. L'action de la chaleur humide est beaucoup plus rapide :

A 80° un lapin succombe en	....	2 minutes.
A 60° — —	....	3 —
A 45° — —	....	10 —

Ce nous est l'occasion de remarquer qu'*a fortiori* l'influence des bains chauds est bien plus puissante. Ils deviennent rapidement intolérables, dès que leur température excède celle du corps, et ils provoquent d'autant plus sûrement la mort, que leur action thermique est plus prochaine et que la plupart des actions régulatrices sont empêchées par le mode d'action de la chaleur. Le maximum de température passagèrement tolérable, serait de 44°, et ce n'est pas sans surprise qu'on apprend que Bonnat aurait pu séjourner 15 minutes dans un bain à 46°.

Quel que soit le mode par lequel s'exerce l'influence de la chaleur extérieure, elle agit toujours par l'intermédiaire de la circulation qui en répartit et en propage rapidement les effets dans tout l'organisme. Toute la chaleur empruntée au dehors par le liquide sanguin en mouvement dans les vaisseaux cutanés ou pulmonaires, est emportée aussitôt dans la profondeur des tissus et uniformément distribuée dans tous les points du corps. On voit ainsi que, loin d'intervenir dans la défense de l'organisme, comme elle le fait dans le cas d'hyperthermie d'origine interne, la circulation multiplie les effets de la chaleur extérieure et accélère la vitesse de l'échauffement du corps. C'est pour cette raison, si bien mise en évidence par Cl. Bernard, que le cadavre d'un animal mort placé dans une étuve, en même temps qu'un animal vivant de même poids et de même espèce, s'échauffe beaucoup plus lentement que ce dernier. C'est encore pour ce motif que, placés dans les mêmes conditions de température, les oiseaux périssent plus rapidement que les mammifères et que les mammifères meurent plus tôt que les animaux à sang froid. Les phénomènes marchent d'autant plus vite que la circulation est plus active.

La pathogénie des effets mortels de la chaleur est dominée par ce fait capital dû à Cl. Bernard : les animaux surchauffés succombent dès que leur température centrale atteint un degré déterminé à peu près constant pour chacun des grands groupes auxquels ils appartiennent. Le degré de la température mortelle est de 45° à 50° pour les oiseaux, 43° à 45° pour les mammifères et 38° à 40° pour les vertébrés à sang froid (grenouille). Ces limites de l'échauffement mortel restent invariables, quels que soient les modes d'application de la chaleur et son intensité. Elles suffisent donc à préciser la condition nécessaire et suffisante de la mort par la chaleur. Le problème se circonscrit, mais il ne peut être abordé fructueusement qu'après l'examen des symptômes et des lésions qui accompagnent l'hyperthermie.

Symptômes de l'hyperthermie. — Sur ce point, les nombreuses observations de Cl. Bernard et plus tard celles de Vincent, sont absolument concordantes. L'animal soumis à l'influence de la chaleur ne témoigne d'abord d'aucun malaise et semble demeurer indifférent ; mais, dès que l'hyperthermie s'accuse, il donne les signes de la plus vive agitation et les grandes fonctions s'exagèrent. Les battements du cœur et les mouvements respiratoires s'accélèrent et finissent par s'exécuter avec une fréquence exceptionnelle. Par une corrélation qui trahit le trouble de la fonction régulatrice, les combustions respiratoires, dont on aurait pu présumer l'abaissement, s'exagèrent, au contraire, de la manière la plus sensible (Colasanti, Pfluger, Vincent, Quinquand), et parviennent à leur maximum, quand l'hyperthermie atteint 44°. Cependant, l'agitation s'apaise et, aux approches de la mort, l'animal entre dans une période de coma et d'anesthésie que viennent interrompre des crises momentanées de spasmes convulsifs et de contractures plus ou moins étendus. Tout à coup, et au milieu d'un accès convulsif, l'animal pousse un cri et tombe foudroyé par une mort subite qui le surprend dans les attitudes les plus diverses.

L'autopsie donne des résultats constants. Quelque diligence qu'on apporte à faire l'ouverture du thorax, on trouve toujours le cœur immobile, globuleux et *rigide*, et tout semble faire admettre que c'est la brutale cessation de ses mouvements qui a déterminé la mort subite. Le sang se coagule difficilement, il est fluide et aisément diffusible, comme le prouvent les épanchements et les ecchymoses disséminés dans le tissu conjonctif sous-cutané et dans les divers viscères. Il est très noir et on pourrait croire que l'hémoglobine a perdu ses propriétés. Mais la veinosité du sang des animaux surchauffés est un caractère *post mortem*, et si on le recueille sur le vivant, quelques instants avant la mort, on constate que, mis en présence de l'air, il fixe abondamment l'oxygène (Cl. Bernard).

Les muscles sont rigides et inexcitables comme le cœur, et c'est dans ce double caractère, dans cette double lésion, que se manifeste l'action élective exercée sur l'organisme par les températures mortelles. Il semble que la chaleur procède ainsi, à la façon des substances toxiques et médicamenteuses, par une altération locale atteignant primitivement une seule catégorie d'éléments anatomiques.

Causes de la mort par la chaleur. — Si on considère, d'autre part, que tous les autres tissus de l'organisme survivent aux muscles et au cœur, et que les animaux meurent précisément à l'instant où leur température centrale atteint le degré mortel pour les muscles et pour le cœur, on admettra sans résistance la théorie de Cl. Bernard, professant que l'hyperthermie tue les animaux par le cœur. C'est la *théorie musculaire*. Cette théorie a soulevé, depuis, bien des objections. On a fait un grief à Cl. Bernard d'avoir adopté l'explication chimique fournie par son élève Kuhne, sur la nature de la rigidité calorifique. Mais c'est un point dépourvu de toute importance, et il suffit de savoir que la rigidité musculaire et cardiaque, quel que soit son mode, entraîne l'incapacité fonctionnelle et se produit environ à 45°. Il est vrai que, dans bien des circonstances, les animaux surchauffés meurent à 44° et même à 43°. Mais, nous ne savons pas du tout quelle est la température du cœur à ce moment, et il y a bien des chances pour qu'elle soit supérieure à celle du rectum. Il est vrai, encore, que le cœur des animaux tués par la chaleur n'est pas constamment inexcitable après la mort (Jolyet) ; mais, dans les autopsies de

Cl. Bernard, ce caractère n'a jamais fait défaut, et, d'autre part, il ne suffit pas que l'on puisse trouver des traces d'irritabilité dans le cœur pour en inférer qu'il suffisait à sa tâche, au moment de la mort.

On a invoqué enfin la tolérance du cœur à l'égard de températures supérieures aux températures mortelles pour l'organisme, et on a opposé aux conclusions de Cl. Bernard, les observations racontées plus haut, de Langendhorff et Nawrocki, et surtout celles d'Athanasiu et Carvallo, dans lesquelles le cœur a pu, très passagèrement, supporter sans mourir, des températures de 46_0 et même de 55° à 60°. Mais on oublie celles de Newel Martin, non moins rigoureuses que ces dernières, et démontrant que le cœur du chien entre toujours en rigidité quand sa température atteint 45°-46°. Et puis, il faut réfléchir que les effets de la chaleur ne sont pas soudains et qu'ils dépendent, en grande partie, de la durée. Aristow, dont nous avons rappelé plus haut les recherches et la méthode, a vu que, s'il ne faut que 10 secondes pour tuer le cœur d'une grenouille à 65°, il en faut 360 pour obtenir le même résultat à 40°. On peut donc prémer que les températures exceptionnellement élevées, que l'on dit inoffensives pour le cœur, ne le sont que pour les étroites limites de temps où elles ont exercé leur influence.

En tout cas, si la chaleur ne tue pas les animaux par le cœur, elle ne les tue pas par une action exercée visiblement sur d'autres points. Tous les autres tissus survivent au cœur, et, de ce côté, les vues de Cl. Bernard ont été pleinement confirmées. Il nous suffira, pour l'établir, d'examiner sommairement les diverses théories qu'on a préférées à celle de Cl. Bernard.

Théories sanguines. — Le sang est décidément hors de cause, puisque les hématies ne sont détruites qu'entre 50° et 60° (Schultze), et puisque, enfin, à la température de 45°, mortelle pour les mammifères, elles conservent la plénitude de leurs propriétés physiologiques, et que, notamment, leur capacité respiratoire est intacte. Contrairement aux assertions de Mathieu et Urbain qui avaient opéré sur le sang, après la mort, Vincent a montré que chez l'animal encore vivant, mais tout près de mourir d'hyperthermie, la teneur du sang en oxygène est absolument normale.

Théories nerveuses. — Il suffit, pour les ruiner, de rappeler que les nerfs survivent aux muscles; mais l'objection ne saurait prévaloir, si on fait intervenir les centres nerveux et, de ce côté, Goldscheider et Flateau (1897) ont signalé des lésions vasculaires dans l'axe gris de la moelle des chiens morts surchauffés. Or, ces expérimentateurs sont les premiers à considérer ces lésions comme secondaires, et ils renoncent à leur attribuer les effets mortels de la chaleur.

Théories de l'intoxication. — Elles s'appuient sur la toxicité nouvelle et spéciale du sang et des tissus des animaux surchauffés, toxicité démontrée par Vincent (1887), à l'aide des méthodes classiques. Il ne faut pas méconnaître l'importance de ces données nouvelles, mais la théorie de l'intoxication ne serait admissible que si la quantité de toxines fabriquées, en surcroît, par un surchauffé, suffisaient précisément à le tuer.

En attendant que ce point soit établi, nous restons fidèle à la théorie de Cl. Bernard, pour ce motif qu'elle rend compte des faits de la manière la plus satisfaisante, ce qui la distingue des autres explications.

CHAPITRE IX

TROUBLES DE LA RÉGULATION.

On peut embrasser, dans ce paragraphe, les états morbides comprenant dans leurs manifestations, soit un abaissement, soit une élévation de la température centrale. Ce sont ces deux faits : l'hypothermie et l'hyperthermie, qu'il convient d'envisager maintenant dans leurs relations avec leurs causes. Chacun d'eux obéit à des lois différentes, selon qu'il procède d'une cause externe ou d'une cause interne, et doit être étudié à ce double point de vue.

HYPOTHERMIE DE CAUSE EXTERNE. — Elle est due exclusivement à l'influence du froid extérieur, sous toutes ses formes, et se produit toutes les fois que l'intensité du froid excède les limites et les ressources du pouvoir de régulation. Nous l'avons examinée plus haut et nous en avons fixé le déterminisme (p. 608).

On en a recueilli, chez l'homme, un certain nombre de cas, dans lesquels la température centrale est tombée au-dessous de 32°. L'un des plus intéressants a été observé par Diday qui a constaté une température de 26°, sur un homme, à la suite d'un bain froid.

HYPOTHERMIE DE CAUSE INTERNE. — Contrairement à ce qui a lieu dans les exemples qui précèdent, l'abaissement de la température centrale procède, ici, d'un abaissement primitif dans l'intensité des combustions, et cet abaissement a des origines très variables dont la considération permet de classer méthodiquement les faits.

A. **Hypothermie due à l'influence de certaines maladies.** — Nous signalerons notamment les affections cachectisantes, comme le cancer, qui produisent, à la longue, l'épuisement du malade et atteignent la calorification dans sa source même, par l'amoindrissement de l'activité générale. Certaines affections du système nerveux, comme la méningite tuberculeuse et divers modes de traumatisme paralytique, produisent aussi l'hypothermie.

B. **Hypothermie due à l'insuffisance de la respiration et de l'alimentation.** — Nous n'avons qu'à rappeler ici les effets de l'asphyxie, des hémorragies, de l'inanition. Ce sont ces effets qui interviennent dans l'hypothermie qu'on observe si fréquemment chez les enfants atteints d'athrepsie et de bronchopneumonie ou de cyanose.

C. **Hypothermie due aux intoxications.** — Il convient de distinguer deux groupes d'intoxications, selon qu'elles procèdent des substances toxiques et médicamenteuses ou des toxines sécrétées, soit par les microbes pathogènes, soit par les cellules de l'organisme.

Hypothermie due aux effets des substances toxiques et médicamenteuses. — Ces effets se rattachent à peu près exclusivement à l'influence des alcaloïdes. M. Richet en a fait une étude très ingénieuse et très complète en les groupant d'après les localisations et l'action physiologique des substances toxiques. Nous ne pouvons pas suivre l'auteur dans tous les développements qu'il a consacrés à cette question, mais nous rappellerons les idées maîtresses dont il s'inspira très judicieusement. Les alcaloïdes qui agissent sur la calorification et la température sont des poisons du système nerveux. Leur influence s'exerce exclusivement sur les cellules du névraxe ou sur les cellules terminales. A cet égard, et en raison des préférences ou des affinités manifestées par ces principes, il y a lieu de distinguer les poisons cérébraux, les poisons bulbaires, les poisons médullaires et les poisons périphériques. La délimitation de ces différents groupes n'est exacte que pour les doses ordinaires bornées à l'action thérapeutique ou juste suffisantes pour donner la mort. Mais, si on augmente les doses en ayant soin de pratiquer la respiration artificielle pour reculer les limites de l'influence mortelle, les poisons du système nerveux peuvent passer d'une classe dans l'autre et déterminer des manifestations relevant du cerveau, du bulbe ou de la moelle. L'action des poisons nerveux traverse deux phases : une phase d'excitation et une phase de dépression pouvant aller jusqu'à la paralysie.

Les *poisons cérébraux* (anesthésiques, morphine, quinine) ne tardent pas à étendre leur action jusqu'à la moelle et à déterminer la résolution musculaire. L'hypothermie consécutive résulte donc, à la fois, de la dépression du système nerveux atteint dans sa fonction thermique, et de l'inertie des muscles.

Les *poisons bulbaires* (aconitine, vératrine, digitaline) atteignent directement la fonction thermique des centres nerveux. Parmi eux, la digitaline offre un caractère particulier. Employée méthodiquement et d'une manière continue, elle produit un empoisonnement chronique accompagné d'une chute profonde de la température centrale. En quelques jours, M. Mégevant (cité par Richet), agissant sur lui-même, a fait tomber sa température de 37,°3 à 35°,8. De même, un chien soumis à l'action permanente de la digitaline, s'est refroidi, en un mois, de 38°,9 à 36°,7.

Les *poisons médullaires*, comme la strychnine, n'entraînent l'hypothermie qu'à hautes doses et à la condition que, par l'emploi de la respiration artificielle, on leur permette de poursuivre leur action toxique jusqu'à la paralysie.

Sous l'influence des *poisons périphériques*, comme le curare, l'hypothermie est la conséquence naturelle de la paralysie générale et de l'inertie des muscles provoquées par ce groupe de substances toxiques.

Hypothermie due à des toxines d'origine cellulaire. — L'organisme sécrète des poisons hypothermisants qui sont éliminés par le rein au fur et à mesure de leur production. Ils manifestent leurs effets, soit au cours de l'urémie, soit à la suite des injections intra-veineuses d'urine (Bouchard). L'hypothermie d'origine urémique est facilement obtenue par la ligature des uretères (Lépine). Les substances hypothermisantes peuvent se retrouver jusque dans le sang, puisque, selon Cadiot et Roger (1894), les injections intra-veineuses de sang artériel emprunté à un chien ou à un lapin, déterminent un refroidissement de quelques dixièmes de degré. Il résulte, enfin, des expériences de Leclainche et Rémond que le sérum du sang de certains animaux (bœuf, chèvre, mouton), injecté dans le péritoine du cochon d'Inde, produit des effets mortels avec une hypothermie rapide et profonde qui, au moment de la mort de l'animal d'épreuve, atteint 12° à 15°. Dans un cas, le cobaye injecté a succombé, après dix-sept heures, avec une température centrale de 23°.

Hypothermie due à des toxines d'origine microbienne. — Loin de produire l'hypothermie, la plupart des virus déterminent une élévation de la température; mais on peut obtenir l'hypothermie d'emblée, par l'injection sous-

cutanée des cultures du bacille pyocyanique (Charrin). D'autre part, la période
terminale de l'empoisonnement dû aux toxines diphtériques est précisément
caractérisée par une hypothermie considérable. Nous retrouverons ces faits
dans l'étude de la fièvre.

En résumé et pour conclure, si diverses qu'elles soient, les substances qui
produisent l'hypothermie sont des poisons du système nerveux qui atteignent
doublement le névraxe, et dans sa fonction thermique et dans sa fonction motrice.

DE L'HYPERTHERMIE : HYPERTHERMIE DE CAUSE EXTERNE. — Elle est due à l'excès
de la température extérieure et nous en avons déjà étudié les conditions (p.610).
Quand l'influence de la chaleur extérieure s'exerce dans les limites physiologiques, elle entraîne la diminution des combustions. Au delà, elle provoque un mouvement fébrile accompagné d'hyperthermie (Quinquand, Rosenthal, Vincent).
Dans l'ordre pathologique, elle provoque cet état morbide connu sous le nom
de coup de chaleur ou insolation. Cet état est caractérisé par une céphalalgie
intolérable, des vertiges, du délire, de la dyspnée, une grande faiblesse musculaire, des sueurs visqueuses et enfin, par l'hyperthermie. Celle-ci atteint en
moyenne 43°. La température la plus élevée a été observée par Zuber qui a constaté 44°, sur un malade, et 45° peu de temps après la mort (30 minutes). On est
d'accord pour admettre que la chaleur extérieure n'est pas le seul facteur des
accidents qui constituent l'insolation. L'activité musculaire serait un élément
indispensable de ces accidents qui, en fait, ne s'observent guère que sur des
hommes se livrant à un travail plus ou moins pénible, comme les soldats en
marche ou les terrassiers.

HYPERTHERMIE DE CAUSE INTERNE. — Elle se rattache à deux ordres de faits :
les maladies et les intoxications.

Hyperthermie due à certaines maladies. — Sans parler encore des
températures fébriles, l'hyperthermie s'observe dans certaines affections
intéressant le système nerveux d'une manière plus ou moins directe. Telles
sont : le délire alcoolique, l'hémorragie cérébrale, l'épilepsie, l'éclampsie,
le tétanos et, d'une manière générale, les affections convulsivantes. Dans ces
différents cas, la température peut s'élever très haut ; on a observé des températures de 42° dans des accès de délire alcoolique, de 43°,1 dans l'éclampsie.
On doit à Wunderlich de curieuses observations sur le tetanos ; cet éminent
clinicien a signalé deux cas particulièrement intéressants. Dans le premier, la
température, qui était de 42°,8 pendant la vie, s'est élevée à 44°,6 après la mort.
Dans le second, on a noté 44°,75, aux dernières phases de la maladie, et 45°,37
peu de temps après la mort. Les traumatismes du système nerveux entrent dans
ce groupe de faits. Ils seront étudiés plus tard, à propos de l'influence du système nerveux sur la calorification.

Hyperthermie due aux intoxications. — Nous adopterons ici la même
classification que pour l'hypothermie et nous étudierons successivement l'effet
des substances médicamenteuses et des toxines d'origine cellulaire ou microbienne.

Hyperthermie due à l'effet des substances toxiques et médicamenteuses.
— Nous retrouvons, dans ce paragraphe, les poisons du système nerveux et
nous continuons à les grouper de la même manière. Parmi les *poisons
cérébraux*, il faut seulement retenir la cocaïne qui exalte l'irritabilité des cen-

tres moteurs corticaux et atteint la calorification par l'intermédiaire des muscles; on n'obtient plus, en effet, l'hyperthermie par la cocaïne si, au préalable, on a curarisé l'animal (Richet contre Mosso), ou bien encore, si on épuise l'irritabilité des centres corticaux par l'excitation électrique de ces centres. Dans le même ordre d'idées, la cocaïne n'est pas hyperthermisante chez les vertébrés inférieurs (reptiles, oiseaux), ni chez les mammifères nouveau-nés, où les centres moteurs de l'écorce ne sont pas spécialisés.

Les *poisons bulbaires* sont primitivement hypothermisants, mais avec l'un d'eux, la vératrine, qui, à faibles doses, agit comme l'aconitine, on peut obtenir des effets convulsivants : il suffit de l'administrer à fortes doses et de pratiquer la respiration artificielle. On obtient, alors, une hyperthermie très élevée qui, dans une expérience de Richet, a pu atteindre 45°,6.

Les *poisons médullaires* se groupent autour de la strychnine (igasurine, ditaïne, thébaïne, picrotoxine, caféine, cédrine, pelletiérine, spartéine, piridine, ammoniaque et ammoniaques composées, amylamine, propylamine). Tous ces poisons agissent en exaltant le pouvoir excito-moteur de la moelle qui, à son tour, sollicite les contractions musculaires avec tous leurs effets thermogènes.

Hyperthermie due à des toxines d'origine cellulaire. — Les poisons hyperthermisants sécrétés dans l'organisme, se manifestent dans un certain nombre de faits où on obtient de la fièvre par injection intra-veineuse du sang lui-même ou de l'extrait aqueux des tissus frais. Sur le premier point, Cadiot et Roger ont montré que le sang veineux du chien et du lapin donne la fièvre au lapin et élève sa température de plus de 1°. On obtient également de l'hyperthermie avec du bouillon pur et stérilisé (Charrin et Ruffer), de l'extrait aqueux de rate saine (Roux), de l'extrait aqueux du rein (Lépine). L'influence des toxines rénales a été démontrée par M. Lépine d'une manière très ingénieuse ; l'éminent professeur réalise la macération du rein sur le vivant. A cet effet, les uretères d'un chien sont reliés à un réservoir placé à une hauteur suffisante pour neutraliser la poussée urinaire et rempli d'une solution physiologique (sel marin à 7 p. 1 000). Dans ces conditions, l'animal présente une respiration bruyante. irrégulière ; l'hyperthermie se déclare et n'atteint pas moins de 40° à 42°,6 au moment de la mort.

Hyperthermie due à des toxines d'origine microbienne. De la fièvre. — Lorsque l'intoxication qui produit l'hyperthermie est attachée à l'évolution d'une maladie infectieuse, elle constitue la fièvre et nous sommes conduits à considérer brièvement cet état morbide. La fièvre reste toujours un état pathologique caractérisé par l'élévation de la température, la fréquence du pouls, l'accélération de la respiration et l'altération de la nutrition. Certains états peuvent la simuler : tels, celui d'un coureur après un violent exercice, ou celui d'un homme sortant d'un bain de vapeur; mais, ici, les signes de la fièvre sont fugitifs et ne survivent que très peu de temps à la cause qui a sollicité les grandes fonctions de l'organisme. Dans la fièvre, au contraire, l'hyperthermie est permanente et reste subordonnée à l'évolution du procès morbide qu'elle accompagne. Elle atteint toutes les régions du corps et se manifeste notamment à la peau qui, en dehors des périodes de frisson, est parfois brûlante, chez les fébricitants.

Une théorie générale de la fièvre doit répondre à ces deux questions : quelle est la cause de la fièvre et par quel mode agit cette cause ? La pathogénie et la physiologie pathologique de la fièvre, tels sont les deux points de vue qui doivent être envisagés.

Pathogénie de la fièvre. — Sur ce point, nous avons répondu à l'avance et nous répétons que la fièvre est due à l'infection. Elle se rattache à l'influence toxique des substances sécrétées par les microbes pathogènes (1). Nous sortirions des cadres de ce travail, si nous prétendions exposer la série des faits qui ont fixé la doctrine sur l'étiologie de la fièvre. Nous ne devons nous occuper ici que des troubles apportés par cet état morbide dans la régulation de la température.

Physiologie pathologique. — Pour établir le mécanisme de l'hyperthermie chez les fébricitants, il est nécessaire de constater tout d'abord ce fait que les dépenses chimiques de l'organisme sont augmentées, dans la fièvre. Cet accroissement est dénoncé : 1° par l'exagération des combustions respiratoires (Liebermeister, 1864 ; Leyden, 1869 ; Regnard, 1873 ; Arloing, avec notre collaboration ; Kaufmann) ; 2° par l'exagération du rayonnement calorifique (Liebermeister, 1869 ; Langlois, Arloing et Laulanié, Kaufmann) ; 3° par l'accroissement de l'excrétion azotée (Leyden, Ulrich, Rosenstein, Fouilloux, Hirtz) ; 4° par la perte de poids des malades. D'après Liebermeister, la diminution quotidienne du poids est supérieure de 40 p. 100 à ce qu'elle serait à l'état normal pendant l'inanition. Weber a trouvé, chez les fébricitants, une perte de 30 à 44 grammes par jour et par kilogramme, alors que les individus sains soumis à la diète, ne perdent que 23 à 30 grammes ; 5° la dénutrition s'exprime enfin, par la chute rapide et profonde du quotient respiratoire. Regnard a vu ce rapport tomber à 0,600 et 0,500. Dans nos recherches précitées avec Arloing, la diminution du quotient respiratoire, chez les animaux rendus fébricitants par des injections sous-cutanées de toxines diphtériques, n'a jamais fait défaut, mais nous n'avons pas observé des chiffres aussi bas que ceux de Regnard.

De l'ensemble de ces faits, on peut conclure que l'hyperthermie, dans la fièvre, est accompagnée d'un accroissement dans les dépenses chimiques de l'organisme et dans la production de la chaleur. Ce point de fait nous permet d'exclure d'emblée toutes les théories vaso-motrices de l'hyperthermie. Il faut pourtant en dire un mot. Traube (1863-1864) explique l'élévation de la température, chez les fébricitants, par la diminution du rayonnement calorifique entrainant la rétention et l'accumulation de la chaleur normale. Traube considère exclusivement le stade de frisson et il méconnaît cette double circonstance, que, d'une part, il n'y a pas de frisson dans toutes les fièvres, et que, d'autre part, lorsque le frisson se produit, la température a déjà atteint un degré très élevé. Sénator, reprenant, en 1873, la théorie de Traube, ne l'a guère améliorée en supposant que la diminution du rayonnement est seulement périodique. Au contraire de Traube qui n'a vu que le frisson, Marey n'a considéré que la dilatation des vaisseaux cutanés, chez les fébricitants,

---

(1) Il faut également compter avec les états fébriles qui accompagnent les troubles de la vie cellulaire, dans certaines affections, telles que le rhumatisme ou la goutte. L'hyperthermie est due, ici, à des substances pyrétogènes sorties des altérations nutritives et analogues aux produits de la sécrétion microbienne, dans les maladies infectieuses. On voit que, dans tous les cas, la fièvre est l'expression d'une intoxication dont la source s'alimente, soit dans les produits de la végétation microbienne, soit dans les altérations de la vie cellulaire.

et la chaleur des téguments. Il conclut que l'hyperthermie résulte simplement d'une nouvelle répartition de la chaleur qui se répand uniformément dans tous les points. Il admet que l'hyperthermie consisterait bien plutôt en un nivellement de la température, dans les différents points de l'économie, que dans un échauffement absolu. Mais, cet échauffement absolu est la caractéristique même de la fièvre. Le corps d'un fébricitant contient plus de chaleur que le corps d'un homme de même poids, à la température normale, et on déterminerait aisément l'excès de cette chaleur fébrile.

Disproportion entre l'exagération des combustions et l'hyperthermie. — L'excès de la calorification et des combustions ne rend pas compte de l'élévation de la température dans la fièvre. A l'état normal, l'organisme lutte victorieusement contre des causes intérieures d'échauffement autrement puissantes (travail musculaire). Il y a donc, dans la fièvre, un trouble essentiel de la régulation et, si on considère la permanence de l'hyperthermie, la fixité relative de la température fébrile, on aperçoit là un nouvel élément qui est l'élévation du niveau de la régulation. Le fébricitant est un malade qui règle sa température à un degré plus élevé que le degré normal. De telle sorte que l'hyperthermie apparaît comme un résultat préparé à l'avance et en quelque sorte voulu. De là, l'idée que l'excès anormal de la température est peut-être un bien et que la fièvre porte en elle-même un moyen de défense. L'idée n'est pas nouvelle, et M. Bouchard n'est pas éloigné de l'accueillir. Elle a contre elle les effets nuisibles de l'hyperthermie qui inclinerait les tissus à la dégénérescence graisseuse. Mais il faudrait préciser ce point et savoir si les dégénérescences qu'on observe dans certaines infections, procèdent de l'hyperthermie ou de toute autre cause.

Dès que les faits mettent en lumière l'intervention d'une action régulatrice dans la fièvre, et nous venons de l'établir, ils prouvent, par là même, l'intervention du système nerveux. Les substances pyrétogènes ne sauraient d'ailleurs exercer une action directe sur les tissus. C'est sur les centres nerveux qu'elles agissent et dont elles sollicitent la fonction thermique. Les toxines microbiennes sont, on le voit, des poisons du système nerveux.

Des rapports de la température et de la calorification dans la fièvre. — Dans ce qui précède, nous admettons implicitement que le degré de la température et l'intensité de la thermogenèse suivent la même marche. Les recherches de Liebermeister, puis de Langlois, plaident au moins dans ce sens. Mais on a produit un certain nombre de faits en opposition avec cette loi. C'est ainsi que, dans l'infection provoquée par l'inoculation du bacille pyocyanique (Langlois et Charrin, 1892), ou par l'injection sous-cutanée des cultures de ce bacille (d'Arsonval et Charrin), on voit des températures fébriles coïncider avec un rayonnement cutané moins intense que celui de l'état normal. Il en serait de même avec la tuberculine. Il faudrait donc admettre que la théorie de Traube n'est pas sans quelque fondement, ou qu'elle répond à certains faits particuliers. Mais il faudrait se garder de conclure. Nous avons vu, nous aussi, dans nos recherches sur les toxines diphtéritiques, la chute du rayonnement et des combustions coïncider avec l'hyperthermie fébrile ; mais, si on observe de près, on voit que, pour être encore très élevée, la température suit, pourtant, une marche descendante. Il y a dans l'intoxication diphtérique une phase de dépression qui s'annonce par une brusque diminution des combustions et de la thermogenèse.

Mais, cette phase surprend le malade en pleine hyperthermie et le refroidissement de celui-ci marche avec une certaine lenteur. La chute des combustions peut s'opérer très rapidement, sans entraîner un refroidissement immédiat. Les brusques changements du chimisme respiratoire sont nécessairement plus rapides que les changements purement physiques de la masse du corps exposée au rayonnement. Il faut, pensons-nous, tenir compte de ces faits, quand on étudie la marche des éléments fébriles. Il faut compter avec les intoxications comportant une phase d'hypothermie finale et dans lesquelles la chute des combustions précède nécessairement celle de la température fébrile. Une grande enquête expérimentale s'impose, et, si nous ne pouvons affirmer à l'avance les résultats de cette enquête, nous ne serions pas surpris si elle établissait que, dans la fièvre, la marche de la température dépend de la marche des combustions (1).

Cette question nous conduit à la suivante :

De la température centrale et de ses rapports avec l'intensité de la thermogenèse. — C'est une notion banale que le degré de la température centrale ne fournit aucune indication sur l'intensité des combustions et de la thermogenèse. Si elle reste invariable, elle nous laisse ignorer les changements qui peuvent survenir dans la calorification, et, si elle subit des changements, on ne peut pas dire à l'avance, si ces changements se produisent dans le même sens que ceux de la thermogenèse, ou en sens inverse. Mais il est impossible de se contenter d'une pareille indétermination et il est bon de rechercher si les changements corrélatifs de la température et de la thermogenèse n'obéissent pas, quant à leur direction, à des lois précises. Nous allons essayer d'indiquer le sens de ces lois.

Les variations de la température centrale tendent à produire l'hyperthermie ou l'hypothermie. Or, ces deux faits sont liés, de manières différentes, à l'intensité de la thermogenèse, selon qu'ils se rattachent à une cause externe ou à une cause interne. Pour simplifier, nous embrassons dans le tableau suivant les différents cas qui peuvent se présenter :

I Hypothermie de cause externe.	Tant qu'elle n'est point parvenue au degré *critique* (Voy. p. 608), elle provoque invariablement l'exagération des combustions et de la thermogenèse (froid sous toutes ses formes, tonte, vernissage).
II Hypothermie de cause interne.	Elle résulte constamment d'un abaissement primitif des combustions et de la thermogenèse (asphyxie, hémorragies, inanition, affections cachectisantes, sommeil, résolution musculaire, agonie, etc.).
III Hyperthermie de cause externe.	(Chaleur extérieure, vêtements.) Quand elles s'exercent dans les limites physiologiques, ces influences provoquent un abaissement des combustions et de la thermogenèse.
IV Hyperthermie de cause interne.	Elle résulte constamment d'un accroissement primitif des combustions (alimentation, travail, traumatismes du névraxe, intoxications, fièvre, etc.).

(1) Il n'en est pas de même du degré de la température. Des recherches encore inédites que nous poursuivons, avec M. Arloing, sur la tuberculose, tendent à prouver que, chez les tuberculeux fébricitants, l'intensité des combustions respiratoires ne dépasse pas la mesure accoutumée. L'hyperthermie caractéristique d'un état fébrile permanent n'impliquerait donc pas nécessairement l'accroissement des dépenses chimiques de l'organisme.

En résumé, on voit que, sous l'influence des causes extérieures, la température et la thermogenèse subissent des variations de sens inverse, et que, sous l'influence des causes internes inhérentes à l'état ou aux besoins des tissus, les deux termes varient dans le même sens.

Sous une autre forme, quand l'organisme est actif ou qu'il a l'initiative des changements, ces changements ont lieu dans le même sens pour la température et pour la thermogenèse. Quand l'initiative vient du dehors et que l'organisme lutte contre le froid ou contre le chaud extérieurs, les changements de la température centrale et de la thermogenèse ont lieu en sens inverse.

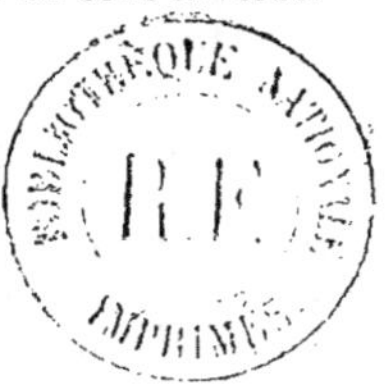

DU MOUVEMENT

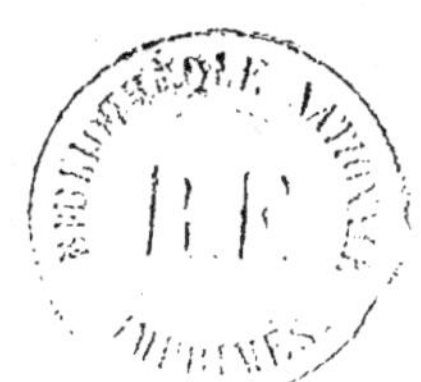

Les mouvements exécutés par les animaux obéissent à des conditions générales éminemment caractéristiques : *a*. Ils ne sont pas spontanés et se produisent toujours à l'occasion d'un changement extérieur qui devient une cause
provocatrice, une excitation ; *b*. Ils sont appropriés au changement extérieur
qui en est devenu la cause occasionnelle et placent l'animal dans des conditions
nouvelles et meilleures vis-à-vis de son milieu. Ils contiennent donc toujours
un résultat utile à l'organisme et sont adaptés à un but constant, celui d'assurer
les meilleures relations possibles de l'animal avec les choses qui l'entourent et
le sollicitent en un sens ou en l'autre.

Ainsi caractérisé, le mouvement implique, chez les animaux, la propriété de
sentir, en quelque sorte, le changement extérieur qui rend le mouvement nécessaire ou opportun ; d'être modifiés par ce changement et de réagir. Sans préjuger
encore des résultats que pourra nous donner une analyse plus approfondie, on
peut désigner cette propriété par l'expression générale de sensibilité. Sensibilité et mouvement, tels sont les deux termes indissolubles qui s'introduisent,
à chaque instant, dans la vie des animaux, pour les mettre en correspondance
avec le dehors. L'exercice régulier des actes de sensibilité et de mouvement
constitue la fonction sensitivo-motrice. Chez les animaux supérieurs, cette
fonction est desservie par un appareil considérable formé par deux groupes
d'organes, les muscles agents d'exécution et le système nerveux où réside la
propriété de sentir, au sens général qui vient d'être dit, et d'étendre aux
muscles, en les modifiant, le changement d'état provoqué par l'excitation. Il n'est
pas nécessaire, au fond, de séparer ces deux groupes d'organes qui ne valent
que l'un par l'autre, et on peut les envisager ensemble comme formant l'appareil
neuro-moteur.

L'évolution de l'appareil neuro-moteur dans la série animale comporte bien
des degrés. Chez les êtres monocellulaires, on ne trouve pas trace de différenciation. C'est la cellule tout entière qui sent et qui se meut. La sensibilité et le
mouvement trouvent leur instrument commun dans l'unique masse protoplasmique de ces êtres vivants si simples, que sont les amibes ou les leucocytes.
La première expression du perfectionnement qui se dessine chez certains êtres,
encore fort humbles, consiste dans l'apparition de cils à la surface de la cellule
(infusoires ciliés). Mais les cils ne sont que des agents mécaniques poussés par
le protoplasma et dépourvus en eux-mêmes de contractilité. Ils sont, comme
nous le verrons, incapables de mouvement dès qu'ils ont perdu leurs liens avec
le protoplasma. Quoi qu'il en soit, la sensibilité et le mouvement se confondent

toujours dans le corps simple et unique de la cellule. Il n'y a pas encore de différenciation.

Le premier indice de spécialisation où l'élément nerveux commence à se discerner de l'élément musculaire se rencontre, en particulier, chez les hydres d'eau douce. La paroi de la cavité générale est formée, chez ces animaux, par trois feuillets que les naturalistes rapprochent des feuillets du blastoderme. L'ectoderme et l'endoderme sont constitués par une couche simple de cellules épithéliales, tandis que le mésoderme offre une structure d'apparence fibreuse et que ses éléments sont doués de contractilité. Celui-ci forme donc une couche musculaire; mais ici les éléments contractiles ne reçoivent plus directement les effets de l'excitation extérieure; ils les reçoivent par l'intermédiaire des cellules ectodermiques auxquelles ils sont liés par une épaisse et courte commissure. Ils achèvent avec celles-ci les cellules *neuro-musculaires* isolées, pour la première fois, par Kleinemberg et bien décrites par Ranvier (fig. 127). Les cellules neuro-musculaires sont formées de deux parties, l'une *c e s* répondant à la cellule épidermique et jouant le rôle d'une cellule sensitive. Elle représente la

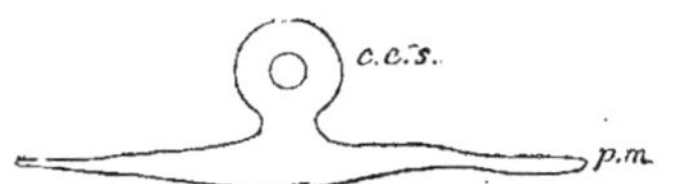

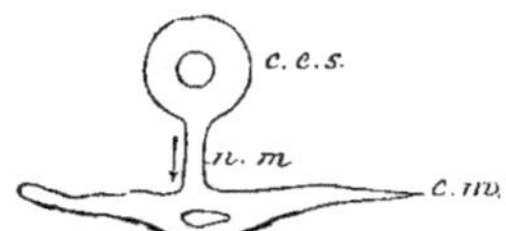

Fig. 127. — Schema d'une cellule neuro-musculaire (d'après Viault et Joly).

Fig. 128. — Ébauche de la différenciation du système nerveux (d'après Viault et Joly)

première ébauche et la forme la plus humble du système nerveux; l'autre partie *fm* est une véritable fibre musculaire placée, cette fois, sous la dépendance d'un organe spécial et nouveau, la cellule nerveuse. Nous nous trouvons donc en présence d'un élément où les deux actes essentiels de la fonction sensitivo-motrice trouvent des instruments distincts dans deux régions de la cellule différentes l'une de l'autre. A un deuxième degré de différenciation, la commissure qui unit ces deux régions se rétrécit, s'allonge (fig. 128), et assume un rôle conducteur qui est de transmettre à la fibre musculaire *fm*, l'excitation reçue par la cellule nerveuse *c es*. Elle constitue l'ébauche des nerfs moteurs, et agrandit ainsi le champ du système nerveux.

Cependant, la fibre musculaire *cm*, trop éloignée maintenant de la cellule primitive pour vivre avec elle d'une vie commune, affirme son autonomie nutritive par l'apparition d'un noyau. Les organes contractiles et les organes sensitivo-moteurs sont désormais séparés. Cette spécialisation encore imparfaite mais très franchement dessinée se rencontre, en particulier, chez les embryons des vers.

La différenciation des muscles et du système nerveux atteint tout son achèvement dans la disposition suivante (fig. 129). Entre la cellule initiale *c es* et la fibre musculaire *cm*, on voit s'interposer, au moins, deux autres cellules différenciées sur le trajet de la commissure primitive et formant avec celle-ci une chaîne nerveuse complète. Cette chaîne comporte, à partir de la cellule initiale, une fibre sensitive *n s*, une cellule *cns* qu'on peut appeler sensitive en raison de ses liens avec la fibre précédente; une cellule motrice *c n m* et une fibre motrice *fm* aboutissant à la fibre musculaire. Dans notre schéma, les divers anneaux de cette chaîne sont en continuité directe. Nous verrons plus tard le mode réel de leurs relations, mais nous pouvons en faire abstraction en ce moment et n'envisager que la formation dans son ensemble, pour y surprendre tous les termes de l'action nerveuse qui précèdent l'acte musculaire. On voit que le mouvement est le dénouement d'une série de faits comportant : 1° une excitation ; 2° la transmission de cette excitation par des nerfs sensitifs ; 3° la transformation de l'excitation dans des couples cellulaires sensitivo-moteurs et le dégagement d'une

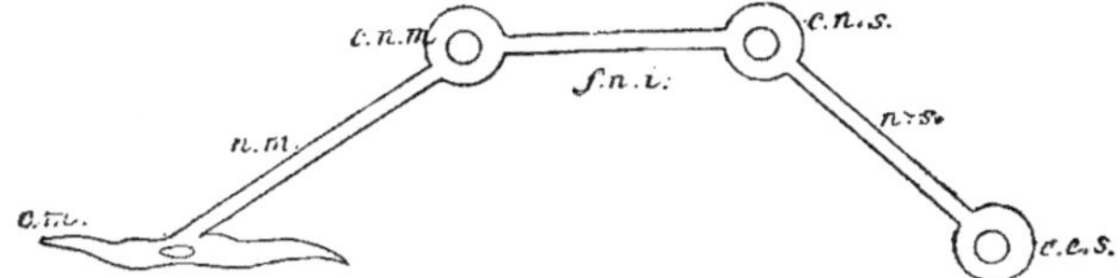

Fig. 129. — Achèvement de la chaîne neuro-musculaire (d'après Viault et Jolyet).

excitation motrice ; 4° la transmission de cette excitation par les nerfs moteurs Cette série de faits implique l'excitabilité et la conductibilité des nerfs, organes périphériques du système nerveux et l'*excito-motricité* des cellules placées au sommet de l'arc. La sensibilité qui restait tout à l'heure une propriété quelque peu indécise trouve des agents spéciaux et une issue immédiate et nécessaire. Les faits de sensibilité proprement dite, conscients ou inconscients, résident dans les centres nerveux cellulaires ; mais ils ne restent pas isolés et se dénouent dans un fait d'excitation motrice. La sensitivo-motricité ou excito-motricité devient ainsi l'attribut essentiel des centres nerveux placés sur le trajet de l'excitation extérieure. Quant au mouvement proprement dit, il reste l'attribut exclusif des muscles. Son étude doit porter successivement sur les organes qui l'exécutent et sur ceux qui le préparent et le règlent, sur les muscles et sur le système nerveux.

PHYSIOLOGIE GÉNÉRALE DES MUSCLES

Les muscles sont les agents immédiats de tous les mouvements exécutés dans l'organisme, sous l'influence directrice du système nerveux. Ils sont doués de deux propriétés essentielles : la contractilité et l'élasticité qui doivent être l'objet de deux chapitres distincts. Dans une troisième partie nous étudierons le travail musculaire et les transformations de l'énergie qui y sont attachées. De là trois grandes divisions dans notre étude : la contractilité, l'élasticité et l'énergétique musculaires.

I

DE LA CONTRACTILITÉ EN GÉNÉRAL

La contractilité peut être définie : la propriété que possèdent les muscles de se déformer activement sous l'influence d'une excitation extérieure et de produire des effets mécaniques.

Mais la contractilité n'est pas exclusive aux muscles ; elle trouve de nombreuses expressions en dehors de ces organes et peut être envisagée comme une propriété générale du protoplasma, variable d'ailleurs, par le mode et l'intensité de ses manifestations.

On connaît un grand nombre d'exemples de cellules contractiles. Les unes sont des éléments anatomiques comme les leucocytes, les spermatozoïdes ou les cellules à cils vibratils. Les autres sont des êtres monocellulaires comme les amibes ou les infusoires ciliés. Dans ces différents exemples, la contractilité a deux expressions et se traduit par deux sortes de mouvements : les mouvements amiboïdes et les mouvements vibratiles.

MOUVEMENTS AMIBOÏDES.

Quand on examine au microscope une goutte d'eau croupissante tenant des amibes en suspension, on voit que ces êtres monocellulaires émettent des prolongements, des pseudopodes, qui deviennent pour le reste du corps un véritable centre d'attraction. L'un dès pseudopodes formés appelle à lui, dans une action sourde et lente, la masse entière du protoplasma qui subit, de cette façon, un déplacement de totalité. C'est par le même mécanisme que se déplacent les leucocytes et que ces éléments accomplissent leurs mouvements de migration.

Un des modes les plus saisissants des mouvements amiboïdes est offert par les *plasmodies des myxomycètes*. Il s'agit ici de masses visibles à l'œil nu et dont les déplacements, si lents qu'ils soient, deviennent sensibles quand on les observe à de longs intervalles. On constate alors que la masse protoplasmique s'est éloignée du point qu'elle occupait au moment des observations précédentes.

D'une manière générale, d'ailleurs, les mouvements amiboïdes sont très lents et quand on veut les observer sur les leucocytes, par exemple, il faut user de l'artifice employé par M. Ranvier et qui consiste à dessiner les contours d'un de ces éléments à la chambre claire et à des intervalles plus ou moins éloignés. On obtient ainsi une succession d'images qui diffèrent à la fois par leurs contours et par leur situation dans le champ du microscope.

La contractilité du protoplasma trouve une expression nouvelle dans quelques cellules végétales, comme celles des algues filamenteuses ou des poils urticants de certaines plantes telles que l'ortie. Dans ces cas particuliers, la masse protoplasmique emprisonnée dans son enveloppe cellulosique ne peut se déplacer, et sa contractilité se manifeste exclusivement par des courants intérieurs qui entraînent les granulations suspendues dans le corps cellulaire et donnent lieu à une sorte de circulation.

Les mouvements que nous venons d'étudier sont soumis à la loi générale qui régit les manifestations de l'irritabilité. Ils réclament donc les conditions de milieu indispensables à la production des phénomènes de la vie. C'est ainsi qu'ils cessent de se produire en l'absence de l'oxygène et en dehors des limites déterminées de température que nous avons précisées en un autre endroit (p. 604).

L'influence de l'oxygène peut être mise en évidence dans une expérience fort simple, imaginée par Ranvier. Enfermons une goutte de lymphe sous une lamelle de verre ; les leucocytes émigrent vers les bords de la préparation et se déterminent vers le gaz dont ils ont besoin. Emprisonnons la même goutte de lymphe dans une préparation bordée à la paraffine. Les leucocytes ne tardent pas à épuiser l'oxygène dissous et, peu à peu, leurs mouvements se ralentissent pour s'arrêter bientôt complètement. Les globules blancs sont définitivement immobilisés dans la forme sphérique. Enlevons maintenant la bordure de paraffine et, de nouveau, les leucocytes sollicités par la présence de l'oxygène poussent leurs pseudopodes et manifestent leur contractilité. Ces manifestations peuvent encore être provoquées par des excitations mécaniques ou physiques. L'électricité, en particulier, introduite sous la forme de chocs induits, détermine la rétraction des globules blancs qui prennent la forme sphérique.

Les excitations chimiques sollicitent à chaque instant les cellules migratrices, et c'est dans la composition du milieu qui les enveloppe que résident les causes provocatrices de leurs mouvements.

MOUVEMENTS VIBRATILES.

Les mouvements vibratiles sont très répandus dans la nature et appartiennent à un grand nombre d'éléments anatomiques ou d'êtres vivants autonomes. Tels sont les cellules à cils vibratiles qui revêtent la surface de certaines muqueuses (trachée, bronches, utérus, trompes, canaux déférents), les spermatozoïdes, les anthérozoïdes et les spores d'un grand nombre de végétaux cryptogames. Parmi les êtres vivants, citons les rotifères, les infusoires ciliés, les embryons de mollusques gastéropodes, etc.

Envisagés seulement sur les épithéliums de revêtement, les mouvements vibratiles apportent l'exemple d'une spécialisation plus précise de la contractilité. Les cellules ciliées constituent, en effet, autant de petits organes dont les mouvements, pour être soustraits à l'influence du système nerveux, ont un effet mécanique saisissable et intéressant pour l'organisme. La contractilité prend forme dans un mécanisme effectif, impliquant, comme dans les muscles, la solidarité et l'association des agents d'exécution. Tous ces efforts communs se manifestent par une puissance mécanique qui devient sensible par l'emploi d'artifices très simples. Injectons dans le poumon d'une grenouille de la poudre de carmin en suspension dans de la liqueur physiologique. Peu de temps après, nous retrouverons le carmin dans l'estomac. La poussière colorée, balayée par les cils vibratiles, a donc été entraînée dans deux mouvements successifs et inverses ; elle a été d'abord poussée du poumon vers la glotte par les cils de la trachée, et de la glotte vers l'estomac par les cellules vibratiles de la muqueuse œsophagienne. M. Mathias Duval a montré, d'autre part, que si après avoir ouvert l'œsophage de la grenouille, par une incision longitudinale, on étale un fragment de cet organe sur un plan horizontal, l'épithélium reposant sur ce plan, l'organe est entraîné dans un mouvement de totalité par l'action synergique de toutes les cellules vibratiles. On réalise ainsi « la limace artificielle ».

Les cellules vibratiles se composent d'un corps allongé et prismatique pourvu d'un noyau arrondi ou elliptique. Leur extrémité libre présente un plateau qui porte les cils. Pour étudier les mouvements vibratiles, le plus simple est de recourir à la muqueuse œsophagienne de la grenouille. On étale cette membrane sous le microscope en la recouvrant d'une goutte de sérum artificiel et d'une lamelle. On peut encore isoler par raclage des lambeaux d'épithélium qu'on reçoit dans une goutte d'humeur aqueuse empruntée à l'animal même qui a fourni la muqueuse. Ces divers moyens permettent d'étudier les lois du mouvement vibratile et de retrouver les faits classiques dus aux observations d'Engelmann, Kuhne, Ranvier, etc. Le mouvement d'ensemble d'une surface vibratile a lieu dans une direction constante qui s'accuse par la marche des poussières déposées sur l'épithélium. Envisagé dans une cellule isolée, il imprime à celle-ci un mouvement giratoire d'autant plus rapide que la préparation est plus récente. L'activité des cils vibratiles va s'affaiblissant, en effet, au fur et à mesure que les éléments épithéliaux soustraits à leur milieu naturel épuisent leur vitalité, et on ne tarde pas à rencontrer, dans une préparation, des cellules dont les cils se meuvent avec une telle lenteur qu'on peut observer aisément les caractères de leurs mouvements. Ranvier a ainsi constaté que les cils d'une même cellule ne se meuvent pas ensemble et qu'ils s'inclinent, les uns après les autres, à la façon des pages d'un livre que l'on feuillette. D'après le même observateur, le mouvement de chaque cil consiste en une flexion brusque qui le brise à sa partie moyenne, suivie d'un redressement qui le ramène au repos. Le mécanisme du mouvement vibratile attend encore son explication. On sait seulement que ce mouvement a sa source dans le protoplasma du corps cellulaire, car les cils détachés de la cellule restent immobiles.

L'influence des conditions de milieu, déjà étudiées plus haut, se manifeste ici avec une clarté particulière et celle de l'oxygène peut revêtir une rare évidence. Dans une préparation bordée à la paraffine, le mouvement des cils se ralentit progressivement et finit par s'arrêter. Vingt-quatre heures après, toutes les cellules de la préparation sont immobiles et beaucoup ont succombé à l'asphyxie, car leur noyau est devenu apparent, ce qui est un signe cadavérique.

L'action de la chaleur obéit aux lois ordinaires, mais son étude a été l'occasion d'une méthode fondée sur la puissance des effets mécaniques produits par les mouvements totalisés d'une surface ciliée. Une lamelle de verre déposée sur la muqueuse détachée de l'œsophage d'une grenouille, et préalablement étalée dans une quantité suffisante de liqueur physiologique,

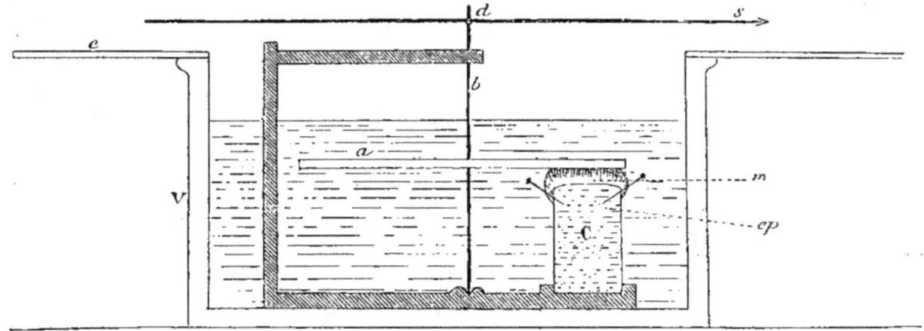

Fig. 130. — Appareil de M. Ranvier pour l'étude des mouvements vibratiles.

m, Muqueuse œsophagienne dont les cils meuvent le disque *a* et par son intermédiaire l'aiguille *ds* dont les déplacements se lisent sur le cercle gradué *e*.

est visiblement entraînée dans le sens du mouvement ciliaire. Si, à la façon de Ranvier, on donne à cette lamelle la forme d'un disque suspendu sur un axe de rotation, la vitesse angulaire du disque poussé par les cils vibratiles pourra trahir l'influence provocatrice de la chaleur (fig. 130). Les résultats obtenus sont conformes aux lois qui régissent l'action de la chaleur sur l'activité élémentaire et nous n'en parlerons pas autrement.

En complétant le dispositif qui précède par l'addition d'un stylet inscripteur, on réalise un appareil qui permet de recueillir la courbe des mouvements du disque et d'étudier avec précision l'effet des excitations électriques. On enregistre d'abord la courbe des mouvements spontanés et on obtient l'expression graphique d'un mouvement uniforme. Si on introduit une ou plusieurs excitations sous la forme de chocs induits, la courbe subit un court instant d'arrêt; mais elle se relève rapidement et témoigne d'une accélération considérable de la vitesse (L. Ranvier. *Leçons d'anatomie générale sur le système musculaire*. Paris, 1880).

ÉVOLUTION DE LA CONTRACTILITÉ.

Dans les faits qui viennent d'être exposés, la contractilité a des expressions et des degrés divers. Elle est molle et incertaine dans les mouvements amiboïdes. Elle est vigoureuse et précise dans les mouvements vibratiles. Elle n'a pas d'orientation définie dans le premier cas; elle obéit à une direction exclusive dans le second. La caractéristique du mouvement amiboïde est, en effet, dans le défaut d'orientation. Il consiste en une répartition toujours changeante de la substance contractile et entraînant à chaque instant de nouvelles relations moléculaires.

Dans le protoplasma des cellules ordinaires, la contractilité est à peine distincte. On en peut trouver de vagues témoignages dans le corps de certaines cellules végétales. D'après Van Beneden l'ovule des mammifères serait également capable de déformations actives. La contractilité du protoplasma s'affirmerait encore, d'après Ranvier, dans la dégénérescence du bout périphérique des nerfs sectionnés. Nous invoquerons à notre tour la migration des cellules de la granuleuse que nous avons vues, chez la chienne, pénétrer à travers la membrane vitelline de l'ovule et digérer le vitellus (*Biologie*, 1885).

Ces différents exemples trahissent la première ébauche de la contractilité envisagée comme une propriété banale, sans dessein et sans but déterminé, confondue avec les autres propriétés de la cellule et ne donnant encore lieu à aucune spécialisation fonctionnelle. Elle ne commence à se préciser vraiment, pour répondre à une fin particulière, que dans les mouvements amiboïdes et surtout dans les mouvements vibratiles. Mais elle ne trouve sa plénitude que dans le tissu musculaire.

DE LA CONTRACTILITÉ MUSCULAIRE.

Dans la fibre musculaire, la contractilité arrive à son apogée. Elle devient la propriété dominatrice et en quelque sorte exclusive. Par une différenciation anatomique qui atteint d'emblée toute sa perfection, le muscle acquiert une structure qui ne se retrouve pas ailleurs et qui en fait l'instrument spécial du mouvement. Et l'appropriation entre la fonction et l'organe est à ce point exacte, qu'elle n'a pu se réaliser que par un effort spécial d'architecture. Quand on étudie le développement du faisceau primitif dans les muscles striés, on constate, en effet, que la substance contractile s'édifie de toutes pièces au sein du protoplasma de la cellule primitive, par un acte indépendant de toute filiation cellulaire. Elle ne résulte pas d'une transformation du protoplasma, mais bien d'une sorte de précipitation ou de cristallisation opérée au sein de ce protoplasma primitif. La substance contractile est ainsi une production nouvelle, sans antécédent ni équivalent morphologique, achevée dès son apparition, faite exprès pour produire des mouvements et ne produisant que des mouvements.

La contractilité musculaire trouve donc un premier caractère dans les circonstances de son origine et dans sa finalité exclusive. Elle possède un autre caractère qui devient un élément essentiel de sa définition ; elle est placée sous la dépendance du système nerveux qui en sollicite et en règle les manifestations. Il n'y a pas de fibre musculaire qui ne reçoive une ou plusieurs terminaisons motrices, en sorte que, dans la vie normale, les mouvements des muscles sont toujours commandés par le système nerveux (1).

(1) Cette circonstance n'est pas absolument spéciale au muscle. Les mouvements des *chromoblastes* sont également placés sous la dépendance du système nerveux. Ces éléments étudiés

Excitants de la contractilité musculaire. — On voit par ce qui précède que l'excitant naturel de la contractilité est l'influx nerveux né dans les centres et transporté par les nerfs moteurs. Mais on peut provoquer l'activité des muscles par des excitants artificiels. Ceux-ci se partagent en excitants mécaniques, chimiques, thermiques, lumineux et électriques. Une simple percussion, une piqûre provoquent une contraction. L'influence de la dessiccation ; l'action des acides, des bases, des solutions salines, de l'alcool ; celle des vapeurs d'éther et de chloroforme sollicitent aussi l'activité des muscles. D'Arsonval a prouvé que la lumière convenablement dirigée sur un muscle y détermine la production du son musculaire, ce qui, nous le verrons plus tard, est une manifestation physique liée à l'activité. Mais de tous les excitants qu'on pourrait utiliser, il n'en est pas de plus facile à manier et à graduer que l'électricité, et nous consacrerons un chapitre spécial à l'étude de cet agent.

La contractilité appartient en propre au tissu musculaire. — En dépit de leur assujettissement au système nerveux, les muscles sont directement excitables et leur contractilité survit aux opérations qui ont pour effet de supprimer l'intervention des nerfs qui les pénètrent et des terminaisons motrices qui se jettent sur les faisceaux primitifs. On a la preuve de cette assertion dans les faits suivants : *a*. Quand on sectionne un nerf moteur, le bout périphérique du nerf sectionné dégénère et perd ses propriétés physiologiques au bout de trois ou quatre jours, chez les mammifères. A ce moment, l'excitation du nerf ne détermine aucune contraction ; mais si l'excitation est portée directement sur le muscle, celui-ci se contracte (Longet). — *b*. On obtient également la paralysie des nerfs moteurs par l'application d'un courant ascendant longtemps prolongé et lorsque l'excitation du nerf ainsi paralysé ne produit rien, elle provoque infailliblement une contraction quand elle est portée sur le muscle lui-même. — *c*. Le curare est un poison qui provoque la paralysie générale en arrêtant l'excitation motrice au niveau des plaques terminales des nerfs (Cl. Bernard). Il en résulte que, sur un animal curarisé, les muscles restent au repos pour toutes les excitations dirigées sur les nerfs moteurs ; mais ils se contractent énergiquement quand on les provoque par des excitations directes. — *d*. Les extrémités du muscle couturier de la grenouille sont complètement dépourvues de terminaisons motrices, mais elles se contractent quand on les excite directement (Kuhne).

De la contraction idio-musculaire. — L'autonomie de la contractilité musculaire se manifeste encore dans les faits suivants : si on dirige sur les muscles d'un animal vivant ou récemment sacrifié une percussion brusque, on obtient une contraction ; mais celle-ci demeure circonscrite au point touché et se traduit par un soulèvement local et durable de la surface musculaire.

Ce phénomène a été décrit par Schiff sous le nom de contraction idio-mus-

par Paul Bert (*C. R. Ac. sc.*, 1875) et par Pouchet (*Journ. de l'anat. et de la phys.*, 1876) sont des cellules spécialisées du tissu conjonctif qui se rencontrent dans la peau d'un certain nombre d'espèces animales (caméléon, grenouille). Par leurs déplacements et leur changement de forme ils produisent ces curieuses modifications de couleur dont le résultat général est d'harmoniser le ton de l'animal avec celui du fond. Or, ils obéissent à deux sortes de nerfs centrifuges (nerfs colorateurs) : les uns font refluer les chromoblastes sous le derme et sont analogues aux vaso-constricteurs ; les autres, comparables aux vaso-dilatateurs, amènent les chromoblastes de la profondeur à la surface du derme ; ils sont analogues aux nerfs vaso-dilatateurs.

culaire. On l'obtient sur l'homme à l'aide de chiquenaudes portées soit sur le biceps, soit sur le pectoral superficiel, à travers la peau. On peut aussi le provoquer à loisir sur les muscles d'un cheval récemment sacrifié. Il suffit, après avoir enlevé la peau, de frapper le muscle mis à découvert, à l'aide du manche d'un scalpel. L'organe se gonfle sur toute l'étendue de la surface frappée, et le gonflement persiste quelque temps. La contraction idio-musculaire peut également être provoquée sur le cœur de la grenouille. Dans tous les cas, la production du phénomène est indépendante des nerfs moteurs des muscles : 1° puisqu'elle reste circonscrite au point touché, bien que le choc ait intéressé des fibres nerveuses ; 2° puisqu'elle survit longtemps à l'excitation et se produit à un moment où les nerfs sont depuis longtemps hors de cause ; 3° enfin, puisqu'on peut la déterminer sur les cadavres longtemps après la mort et alors que les nerfs ont perdu leur excitabilité.

Conditions de la contractilité musculaire. — Les manifestations de la contractilité musculaire dépendent des conditions générales indispensables à la production des phénomènes de la vie, telles que la présence de l'oxygène et celle des aliments. A l'état normal, ces conditions sont apportées par la circulation et elles disparaissent sous l'influence de l'anémie ou après la mort. Pour étudier leurs effets et mesurer leur importance, il suffit donc d'interroger la contractilité des muscles séparés de la circulation et, mieux encore, après la mort.

De la contractilité après la mort. — Chez les animaux à sang froid, la contractilité persiste pendant plusieurs jours dans les muscles d'un animal sacrifié par la section de la moelle ou dans les muscles séparés du tronc. C'est ainsi qu'on peut encore provoquer des contractions sur le gastrocnémien de la grenouille, cinq à dix jours après la mort de l'animal.

Chez les animaux à sang chaud, la contractilité musculaire ne survit pas en général plus de trois à cinq heures. Elles disparaîtrait dans un ordre constant établi par Nysten et dans lequel le ventricule gauche et l'oreillette droite tiennent les rangs extrêmes. Tout le monde sait, d'ailleurs, que les mouvements spontanés de l'oreillette droite sont les derniers à disparaître. Sur les suppliciés où on a pu l'observer, elle met trois ou quatre heures à mourir et sa défaillance croissante s'exprime par une diminution progressive du rythme de ses battements. Celui-ci, normal au début, ne compte plus que cinq battements par minute, entre la troisième et la quatrième heures (Clark Ellis et Schwaw).

Le délai de trois à cinq heures assigné par les physiologistes à la persistance de l'excitabilité des muscles peut être beaucoup plus grand. Tissot a montré que les muscles, provoqués par des excitations, manifestent encore leur vitalité par les modifications de leur état électrique plusieurs heures après la mort apparente et alors que les mêmes muscles ont cessé de répondre, par des contractions, aux excitations directes (*Arch. de phys.*, 1894, p. 142). Nous verrons même plus loin que, d'après le même auteur, les muscles peuvent rester irritables et se contracter encore plusieurs heures après l'apparition de la rigidité cadavérique.

La persistance de la contractilité dépend, d'ailleurs, de la température extérieure. Sur la grenouille, elle ne dépasse guère vingt-quatre heures pendant l'été, tandis qu'elle peut atteindre huit à dix jours pendant l'hiver. Sur les animaux à sang chaud observés dans cette saison et par des températures très basses, on a pu provoquer des contractions, quinze, vingt-quatre, quarante-huit heures et même quatre-vingt-seize heures après la mort (Vulpian). La chaleur agit comme condition de milieu et précipite la rapidité des processus chimiques qui conduisent la fibre musculaire à sa désorganisation et, partant, à la perte de son irritabilité.

De la contractilité sur les muscles anémiés. — Chez les animaux à sang froid, l'anémie est implicitement liée à l'opération qui consiste à séparer les muscles du tronc, et nous avons vu que ceux-ci peuvent conserver leur contractilité pendant plusieurs jours (à la condition pourtant de les mettre à l'abri, dans un lieu froid et dans une chambre humide).

Chez les animaux à sang chaud, on peut obtenir l'anémie complète d'un membre postérieur par la ligature de l'aorte combinée avec celle de la crurale et de l'épigastrique d'un côté. Elle a les mêmes effets que la mort même et fait disparaître la contractilité en quatre ou cinq heures. Mais cette disparition est provisoire, et l'irritabilité des muscles anémiés se manifeste de nouveau si on enlève les ligatures vasculaires. De même, on fait reparaître la contractilité disparue sur des muscles séparés du tronc en les pénétrant d'une circulation artificielle (Brown-Sequard).

Ces faits montrent à quel point, chez les animaux supérieurs, la contractilité musculaire est étroitement asservie aux conditions de milieu apportées par la circulation. Parmi ces conditions, l'influence de l'oxygène tient la première place et sur ce point nous pouvons invoquer les intéressants résultats obtenus par Broca et Richet sur la *contraction musculaire anaérobie* (*Arch. de phys.*, 1896, p. 829). Un chien étant fixé sur la table de vivisection et chloralisé, on soumet le jambier antérieur de l'animal à des excitations induites survenant toutes les secondes. Elles provoquent autant de secousses qui se succèdent indéfiniment, toujours égales à elles-mêmes. La fatigue ne se produit pas. Que si on oblitère la trachée de l'animal de manière à le mettre en état d'asphyxie, les excitations amènent rapidement l'épuisement des muscles, et en quelques minutes celui-ci perd son irritabilité; mais il la retrouve dès qu'on le laisse respirer, à moins que l'asphyxie n'ait été très profonde. Dans ce cas, le muscle reste altéré au point de ne retrouver son irritabilité que plusieurs heures après l'asphyxie. Il faudrait donc admettre que les contractions anaérobies engendrent dans les muscles des substances toxiques qui altèrent profondément leurs propriétés.

DE LA CONTRACTION MUSCULAIRE

CHAPITRE PREMIER

PHÉNOMÈNES MÉCANIQUES.

Invariabilité du volume des muscles en état de contraction. — La
contraction est l'état des muscles en activité. Elle entraîne dans ces organes
une déformation précise caractérisée par le raccourcissement et le gonflement. Or, il y a compensa-
tion exacte entre ces deux changements, en sorte que le volume
des muscles en contraction demeure invariable. On le démontre
à l'aide de la méthode imaginée
en 1776 par Barzelotti (fig. 131).
Les membres postérieurs d'une
grenouille sont préparés à la
manière de Galvani et placés dans
un flacon rempli d'eau salée à 7
p. 1000. Les choses sont disposées
de telle manière que le liquide s'arrête à un niveau déterminé dans
un tube capillaire qui traverse le
bouchon de l'appareil. Ce bouchon est traversé par les électrodes
venant d'une bobine à induction
et reliées aux nerfs lombaires.
Or, si à l'aide d'une série de chocs
induits on sollicite la contraction
des muscles, le niveau du liquide
ne subit aucun déplacement. Pour
réussir cette épreuve, il faut avoir
soin d'employer de l'eau bouillie
afin d'éviter l'interposition de

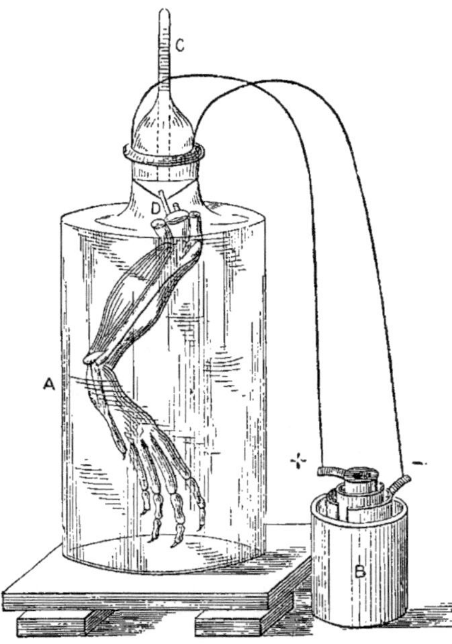

Fig. 131.

toute bulle d'air. Il est également indispensable de se servir d'eau salée ou de tout
autre sérum artificiel laissant intactes les propriétés physiologiques des muscles.

En faisant usage d'une autre méthode qui consiste à provoquer des contractions sur des muscles suspendus à une balance hydrostatique, Valentin a constaté, il est vrai, une diminution de densité dans les muscles en contraction.

Mais cette diminution est seulement de $\frac{1}{1300}$ et on peut la tenir pour négligeable.

Degré du raccourcissement musculaire dans la contraction. — Le raccourcissement des muscles en activité est très variable. Quand ils sont libérés de leur insertion mobile, la réduction maxima de leur longueur serait des deux tiers. Mais, à l'état normal, le raccourcissement est limité par les os qui, parvenus au terme de leur déviation maxima, font obstacle à la contraction. C'est précisément cet obstacle sur lequel le muscle se raidit plus ou moins, qui fait naître la tension et le durcissement musculaires. Jusque-là les muscles qui se contractent librement sans déplacer aucune résistance sont aussi mous qu'à l'état de repos.

Des modes de la contraction. — **Secousse et tétanos.** — La contraction affecte deux formes qui se définissent par rapport à l'excitation : la *secousse* est une contraction produite par un muscle, sous l'influence d'une seule excitation simple et instantanée ; le *tétanos* est l'état de contraction provoqué par une série d'excitations simples et de rythme suffisant (1). La secousse est un phénomène rapide et fugitif; le tétanos est une contraction soutenue, analogue à l'état d'un muscle employé par la volonté à soutenir une charge à hauteur fixe.

ANALYSE DE LA CONTRACTION. — TECHNIQUE.

L'étude de la contraction réclame l'emploi des moyens propres à la solliciter, sous les deux formes qui précèdent et à en fixer les caractères pour les analyser. Ce dernier résultat est obtenu par l'emploi des myographes. Quant aux excitations provocatrices de la contraction, elles sont empruntées surtout à l'électricité. Étudions successivement ces deux points.

Application de la méthode graphique à l'analyse de la contraction. — **Myographes et myographie.** — Les myographes sont des instruments qui permettent d'inscrire toutes les phases du raccourcissement ou du gonflement musculaires. Le premier myographe est dû à Helmoltz (fig. 132); mais cet appareil était trop lourd, et l'inertie de ses pièces mobiles altérait la pureté des courbes. Le plus simple des myographes est le myographe à ressort de Marey (fig. 133). Cet appareil, destiné à l'étude de

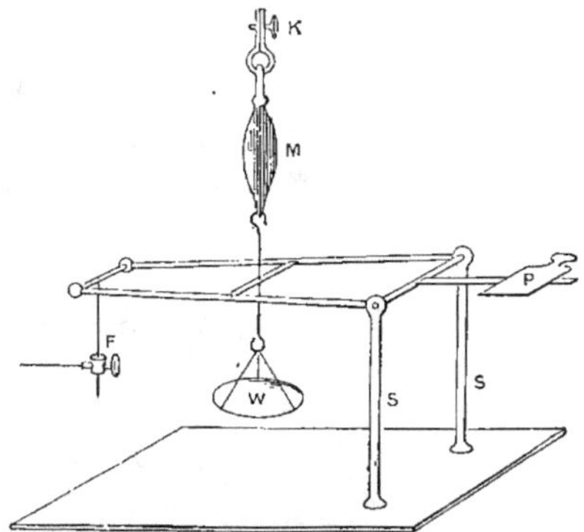

Fig 132. — Myographe de Helmoltz.

la contraction musculaire de la grenouille, consiste en un levier mobile autour du point O. L'extrémité libre se termine par une plume inscrivante; l'autre extrémité est formée par un ressort en acier dont on peut graduer la tension élastique

---

(1) Les modes de la contraction ne peuvent être définis empiriquement que par rapport à l'excitation unique ou multiple qui les provoque. Quant à l'excitation dite *simple*, comme celle qui résulte de la rupture ou de la fermeture d'un courant, elle n'est simple qu'en un sens pratique et vis-à-vis des besoins de la physiologie. Mais il appartient aux physiciens d'en établir la complexité réelle et de discerner, parmi ses éléments, le facteur essentiel ou la *caractéristique* de l'excitation (intensité du courant, quantité d'électricité, énergie électrique, etc.)

à l'aide de l'excentrique E. L'un des muscles gastrocnémiens d'une grenouille est relié par son tendon préalablement isolé, en un point A, à l'aide d'un crochet porté par un curseur. Grâce à ce curseur, on peut faire agir le muscle à une distance

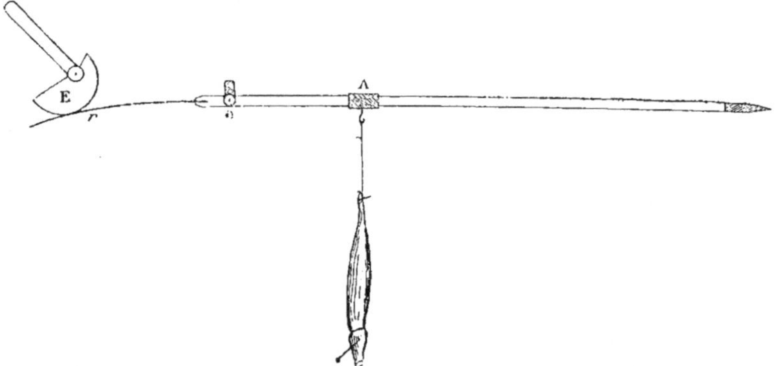

Fig. 133. — Schéma du myographe à ressort, de Marey.

variable du point O. Quand l'organe se raccourcit sous l'influence d'une excitation, il entraîne le levier dont l'extrémité libre se déplace sur un cylindre enregistreur et laisse

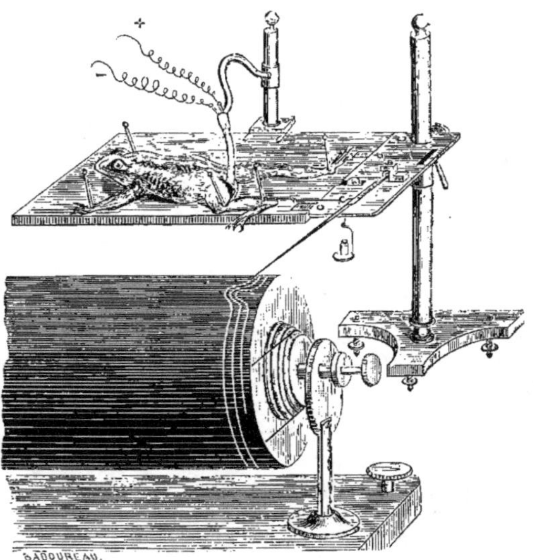

Fig. 134. — Myographe à poids, de Marey.

la courbe du mouvement exécuté par le muscle. Quand celui-ci se relâche, il est ramené à sa longueur initiale par l'action antagoniste du ressort. Dans le *myographe à poids* (fig. 134), le ressort est remplacé par un poids tenseur suspendu à l'extrémité d'un fil enroulé sur une poulie. Cette disposition est meilleure en ce que la tension du muscle demeure invariable pendant toute la durée de sa contraction.

Les contractions sont provoquées par des excitations apportées par les électrodes d'un courant électrique convenablement disposées. Mais, de toute manière, il faut empêcher l'intervention des contractions volontaires, ce qu'on obtient par la destruction de la moelle. A cet effet, on fait pénétrer un stylet flexible dans le canal rachidien, immédiatement en arrière de la tête.

De la contraction isotonique et de la contraction isométrique. — Lorsque le muscle attaché sur le levier du myographe ne rencontre que la résistance de la charge et peut la déplacer, il produit une contraction dite isotonique et la courbe obtenue porte le même nom. Celle-ci, caractérisée par son amplitude, trahit toute la liberté du raccourcissement musculaire. A toutes les phases de son raccourcissement, le muscle conserve d'ailleurs une tension invariable. Si, la résistance restant appliquée au même point, on attache le muscle très près du centre de rotation du levier, sa puissance est considérablement affaiblie et le déplacement de la charge est très faible. La courbe de la contraction n'atteint alors qu'une très médiocre amplitude et on la dit isométrique (Fick).

Myographe à transmission. — Il peut y avoir avantage à obtenir l'inscription indirecte des courbes myographiques. A cet effet, on emploie des myographes à transmission comme celui qui est représenté dans la figure 135. Le levier entraîné

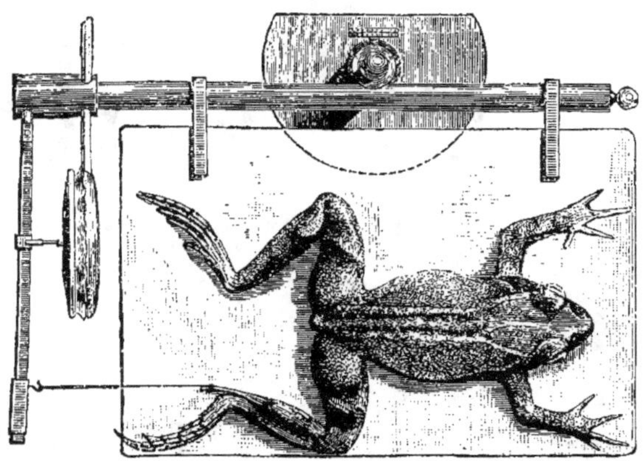

Fig. 135. — Myographe à transmission, de Marey.

par le muscle agit sur un tambour explorateur dont les changements sont transmis à un tambour inscripteur. Nous avons fait construire un myographe à transmission monté sur une tablette, ce qui permet de disposer les choses très commodément, comme on pourra s'en rendre compte à l'aide de la figure 136.

Les myographes peuvent être disposés de manière à fournir la courbe des phases du gonflement des muscles pendant leur contraction; le dispositif représenté par la figure 137 est assez clair pour ne réclamer aucune description.

De la myographie chez l'homme. — Pour obtenir la courbe de la contraction chez l'homme, on peut recourir à divers moyens. La figure 138 représente le myographe employé par Marey pour étudier la contraction du biceps.

Les muscles de l'éminence thénar se prêtent très aisément à l'étude des contractions électriques. Nous employons à cet effet un myographe très simple que nous représentons dans la figure 139.

De l'emploi de l'électricité comme source d'excitations. — La secousse réclame une excitation simple; le tétanos réclame une série d'excitations simples. Le problème

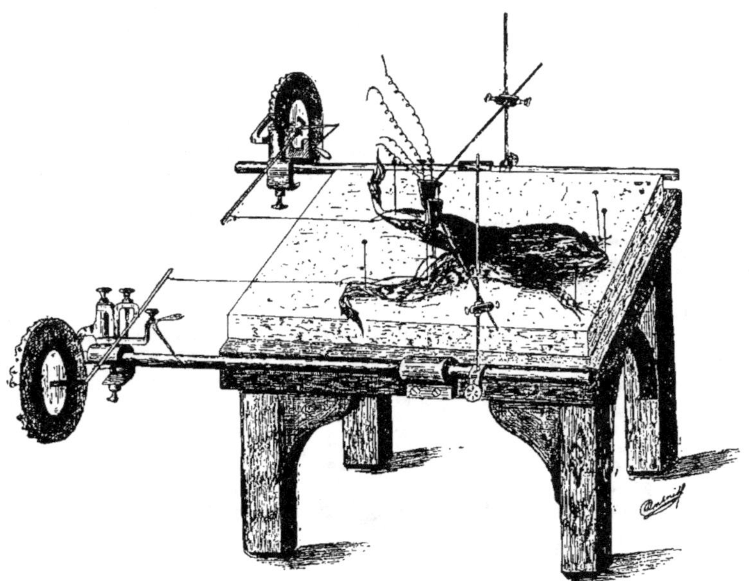

Fig. 136. — Myographe double à transmission, de l'auteur.

consiste donc à obtenir, avec l'électricité, des excitations simples. Une décharge d'électricité statique fournie par un conducteur ou un condensateur répond à ce

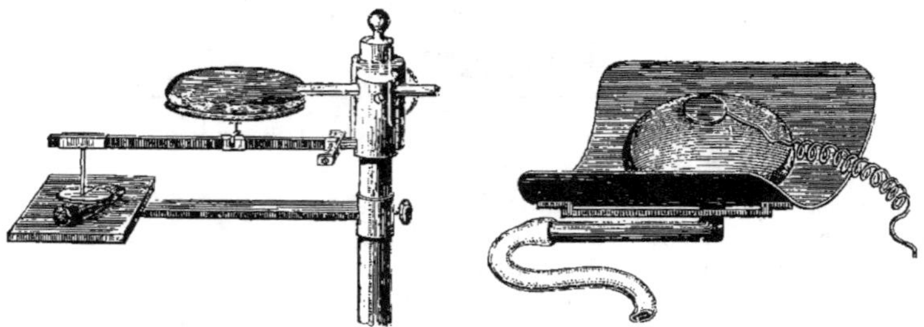

Fig. 137. — Myographe pour inscrire l'épaississement des muscles, pendant la contraction (Marey).

Fig. 138. — Myographe de M. Marey donnant la courbe des contractions du biceps de l'homme.

désidératum. Mais on emploie plus fréquemment l'électricité dynamique, et on peut recourir soit aux courants continus, soit aux courants d'induction.

Effets des courants continus sur les muscles. — Les courants continus n'agissent qu'au moment de la fermeture ou de l'ouverture du circuit. Selon leur intensité, ils provoquent dans un muscle placé sur le trajet du courant soit une contraction de fermeture, soit une contraction d'ouverture, soit une contraction à l'ouverture et à la fermeture. Pour une intensité *minima* l'excitation de fermeture est seule efficace. Au fur et à mesure que l'intensité du courant s'accroît, la contraction de fermeture reste encore le seul effet de ce courant. Ce n'est que plus tard et pour une intensité plus grande qu'on voit apparaître la contraction d'ouverture. De plus, et ce point

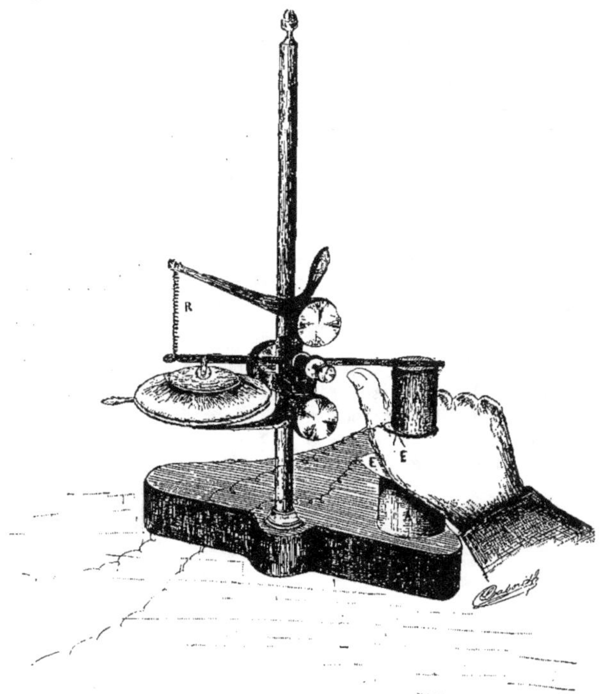

Fig. 139. — Myographe de l'auteur pour inscrire les contractions des muscles de l'éminence thénar chez l'homme.

est très important, l'excitation de fermeture a lieu au pôle négatif ou à la cathode, tandis qui l'excitation d'ouverture a lieu au pôle positif ou à l'anode. Il en résulte que dans les deux cas l'excitation se localise à l'une des électrodes et que tous les points du muscle ne sont pas sollicités au même moment. La contraction de fermeture part du pôle négatif; la contraction d'ouverture part du pôle positif. Pour dissocier les effets de l'excitation d'ouverture et de l'excitation de fermeture, il convient d'opérer sur des muscles curarisés.

Il résulte de ces faits qu'un courant continu agissant sur un muscle ne peut être efficace qu'à l'instant où il commence et à l'instant où il prend fin. Pour qu'il y ait excitation, il faut donc une variation brusque de l'état électrique; mais cette condition suffit. C'est au point que toute variation brusque dans l'intensité du courant devient une cause d'excitation et provoque une secousse, quel que soit le sens de cette variation.

On voit que l'étude des effets des courants continus sur les muscles réclame des dispositions permettant soit de régler l'intensité de ces courants pour obtenir les excitations *minima*, soit de lui imposer des variations brusques. On obtient ces résultats de plusieurs manières ; il suffit, par exemple, d'introduire sur le trajet du circuit une *boîte à résistance*. L'appareil est formé d'une série de bobines et laisse passer plus ou moins d'électricité, selon le nombre des bobines placées sur le trajet du courant. L'exclusion ou l'introduction des bobines s'obtient très simplement par l'emploi de clefs mobiles.

Mais le dispositif le plus communément employé est le *rhéocorde*. Cet appareil imaginé par du Bois-Reymond est fondé sur les propriétés des courants dérivés. Lorsqu'un circuit de pile se partage en deux branches qui se rejoignent un peu plus loin, l'intensité du courant dans chacune des deux voies est en raison inverse de la résistance du circuit dans la branche considérée. Par corrélation, elle est directement proportionnelle à la résistance du circuit dans la seconde branche. Soit, par exemple, un courant qui se bifurque en A et se partage entre deux voies, la voie principale AB et la voie

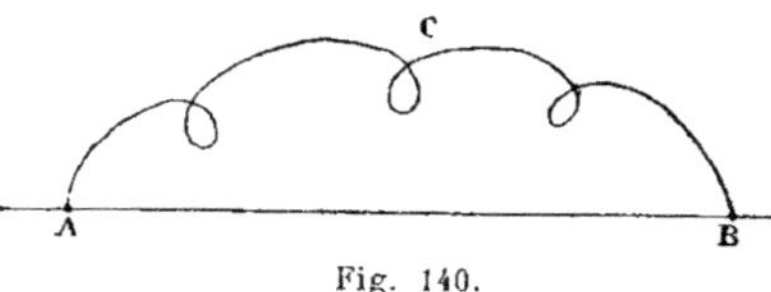

Fig. 140.

dérivée ACB (fig. 140) ; la quantité d'électricité passant par ACB est fonction de la résistance offerte par le trajet AB et si cette résistance varie, l'intensité du dérivé ACB subit une variation de même sens. Or, la résistance le long de AB dépend de la longueur de AB pris pour intervalle de dérivation. L'intensité du dérivé ACB est donc fonction de l'intervalle AB. D'où cette loi fort simple et facile à retenir : *l'intensité d'un courant dérivé augmente proportionnellement à l'intervalle de dérivation.*

Pour obtenir une intensité appréciable dans le courant dérivé il faut, bien entendu, que la portion du circuit sur laquelle on prend l'intervalle de dérivation ait par elle-même une grande résistance. Aussi est-elle constituée par un fil fin en platine qui devient l'organe essentiel du rhéocorde. La figure 141 apporte une idée très claire de la disposition d'ensemble qui peut être donnée à l'installation de cet appareil. Le circuit venant de la pile P aboutit aux deux bornes A et B et se complète par un fil de platine tendu entre ces deux bornes. Quant au dérivé, il s'attache d'une part sur la borne B, et d'autre part sur un curseur métallique C qu'on peut déplacer le long de AB. Si on interpose un galvanomètre sur le trajet de ce dérivé, on constate que lorsque C s'éloigne de B l'intensité du

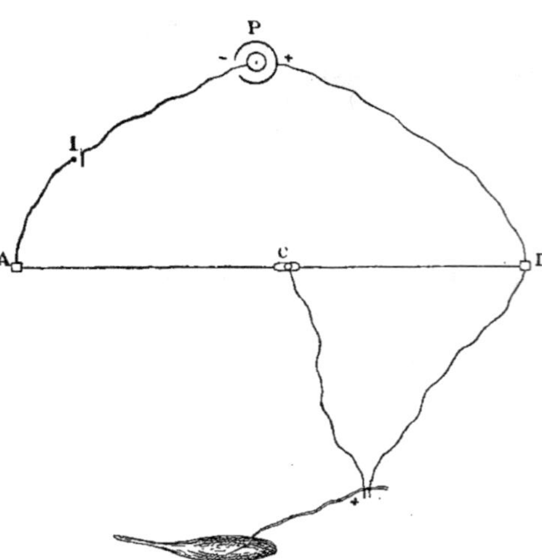

Fig. 141. — Schéma du rhéocorde appliqué à l'excitation des muscles ou des nerfs.

courant augmente. Elle diminue au contraire si C se rapproche de B, pour devenir nulle quand l'intervalle de dérivation est nul, c'est-à-dire quand le curseur C touche la borne B. Un muscle étant placé sur le trajet du dérivé, il suffira, pour obtenir des secousses, de donner à l'intervalle BC une valeur convenable et d'agir sur l'interrupteur à manette 1.

Action des courants induits sur les muscles. — Les chocs induits possèdent par excellence les caractères de brusquerie et d'instantanéité dans la variation de l'état électrique qui confèrent à celle-ci la qualité d'une excitation simple. Pour employer les courants induits en physiologie, on se sert du chariot de du Bois-Reymond. Il consiste en un appareil à induction dans lequel la bobine du courant induit (bobine secondaire) est mobile et peut être placée à une distance variable de la bobine qui porte le courant inducteur (bobine primaire). Cette disposition aussi simple qu'ingénieuse permet de régler l'intensité de chaque choc induit et celle de l'excitation qu'il provoque. Lorsqu'on veut étudier l'effet des excitations simples et isolées, il suffit, le muscle étant disposé sur les électrodes de l'induit, d'ouvrir ou de fermer le courant inducteur à l'aide d'un interrupteur à manette. On a pris soin au préalable d'immobiliser le trembleur de l'appareil d'induction, après avoir assuré le contact. Si l'intensité du courant induit est assez forte, on obtient une contraction à la fermeture et à l'ouverture du courant inducteur. Si elle est insuffisante, on rapproche peu à peu la bobine induite de la bobine inductrice et on peut observer la marche des choses en fonction de l'intensité croissante des chocs induits. On constate alors que les courants induits agissent en sens inverse des courants continus.

La contraction d'ouverture est plus précoce et plus énergique que la contraction de fermeture. Cette différence tient aux extra-courants qui se produisent dans le fil inducteur au moment de chaque choc induit. La fermeture détermine la production d'un extra-courant inverse qui neutralise partiellement le courant principal. L'ouverture entraîne, au contraire, la production d'un extra-courant direct qui s'ajoute au courant principal. D'après Courtade (*Archives de phys.*, 1892), ces effets peuvent être renversés par l'emploi de moyens spéciaux dont la description ne saurait trouver place dans un enseignement élémentaire.

On a vu plus haut que pour obtenir des excitations simples et isolées et pour provoquer des secousses dans un muscle, il est indispensable d'empêcher le fonctionnement du trembleur qui complète tous les appareils d'induction. Il serait encore plus simple d'employer une bobine primaire reliée à la pile sans intermédiaire. Dans tous les cas, les fermetures ou les ouvertures qui font naître le courant induit dans la bobine secondaire sont faites directement, soit à la main, à l'aide d'un interrupteur ordinaire, soit, ce qui vaut mieux, à l'aide de contacts dont le fonctionnement périodique est lié à la marche de l'enregistreur sur lequel on recueille les courbes myographiques. Que si, au contraire, on veut étudier le tétanos, on dispose d'un trembleur à rythme variable.

Les développements de technique qui précèdent sont relatifs à deux points de vue le point de vue de l'électrophysiologie ou de l'action de l'électricité sur les tissus vivants et celui de la myographie. C'est ce dernier que nous avons à retenir pour l'instant, puisque la question qui se pose est de déterminer les caractères de la contraction musculaire. La technique instituée pour y satisfaire se résout donc en une distribution telle de l'électricité qu'on puisse jeter sur les muscles des excitations simples, soit isolées, soit en série.

On a vu les dispositions essentielles qui permettent d'assurer ce résultat. Mais quelques détails sont encore nécessaires.

Excitations directes et indirectes. — Une excitation est directe quand les électrodes du courant d'excitation sont placées sur le muscle et aux extrémités de cet organe. Elle est indirecte quand ces mêmes électrodes sont placées sur le trajet du nerf moteur. Dans ce cas, l'excitation a les mêmes effets musculaires et elle a des chances d'être plus complète, car elle atteint avec certitude tous les faisceaux primitifs du muscle à l'épreuve, par l'intermédiaire des tubes nerveux et des plaques terminales motrices. D'autre part, quand on n'a pas d'autre souci que de recueillir des courbes myographiques pour en faire l'analyse, il est inutile d'employer les courants continus dont les effets électrolytiques ne tardent pas à se faire sentir. Ces mêmes courants réclament enfin l'emploi d'électrodes impolarisables, ce qui est ici une complication gênante et inutile. Il vaut donc mieux employer des courants induits dont l'action plus puissante et pure de tout effet chimique peut être utilisée avec des électrodes ordinaires.

On voit que l'emploi de l'électricité réclame bien des objets et que le circuit de la pile qui la fournit est appelé à recevoir bien des choses (rhéocorde, boîte à résistance, galvanomètre, appareil à induction de du Bois-Reymond, interrupteur automatique, etc.). Ajoutons à tout cela un signal électrique de Desprez pour marquer sur les graphiques le moment précis de l'excitation, et nous aurons la liste à peine complète des organes divers qu'il peut devenir nécessaire d'intercaler dans un circuit de pile. L'idéal serait que d'un seul geste on pût étendre le circuit à volonté et y placer l'objet devenu nécessaire, à un moment quelconque de l'expérience. Ce désidératum est pleinement satisfait par le levier-clef de du Bois-Reymond (fig. 142). Ce petit appareil se compose

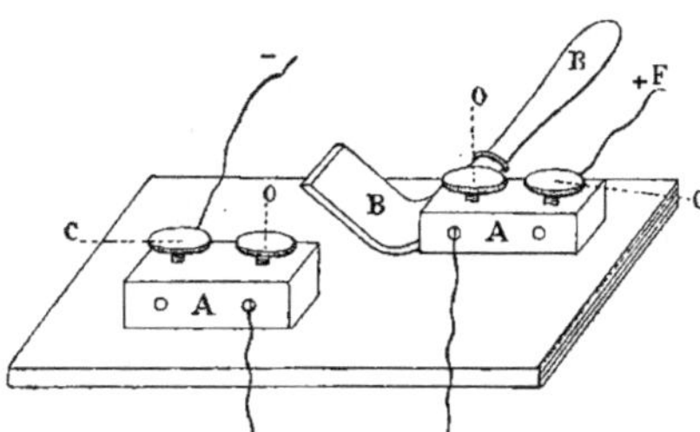

Fig. 142. — Levier-clef de du Bois-Reymond.

de trois pièces : les pièces latérales A donnent attache au circuit par les bornes C. Par les bornes O, la clef est mise en communication avec l'un des objets que l'on veut pouvoir placer dans le circuit, soit un signal. La pièce médiane B est un levier métallique manœuvré à la main et permettant d'établir ou de rompre le contact entre les deux pièces A. Dans le premier cas, le courant passe directement par B et n'abandonne au signal qu'un dérivé d'intensité négligeable. Pour placer celui-ci sur le trajet du circuit il suffit de soulever la pièce B ; aussitôt, le courant n'ayant plus d'autres voies passe entièrement sur le signal.

Il y a le plus grand avantage à disposer les choses sur une table, de la manière la plus commode et la plus claire. Nous présentons dans la figure 143 un schéma représentant le dispositif que nous avons adopté et que la légende qui l'accompagne suffit à éclairer.

DE LA SECOUSSE MUSCULAIRE.

Les développements qui vont suivre sont exclusivement consacrés aux muscles à fibres striées ; un chapitre spécial sera réservé aux muscles à fibres lisses.

Prenons pour exemple la courbe myographique de la figure 144, qui contient en même temps les indications d'un signal marquant l'instant de l'excitation et celles d'un chronographe électrique donnant le $\frac{1}{100}$ de seconde.

Du temps perdu. — Constatons d'abord que le début de la secousse ne coïncide pas avec l'instant de l'excitation. Entre celle-ci et la manifestation de ses effets, il s'écoule un intervalle très court mais appréciable, désigné par Helmoltz sous le nom de *temps perdu* (*période d'excitation latente*, ou simplement *période latente*). La durée du temps perdu varie sous l'influence des conditions qui modifient les caractères de la secousse elle-même et qui tour à tour

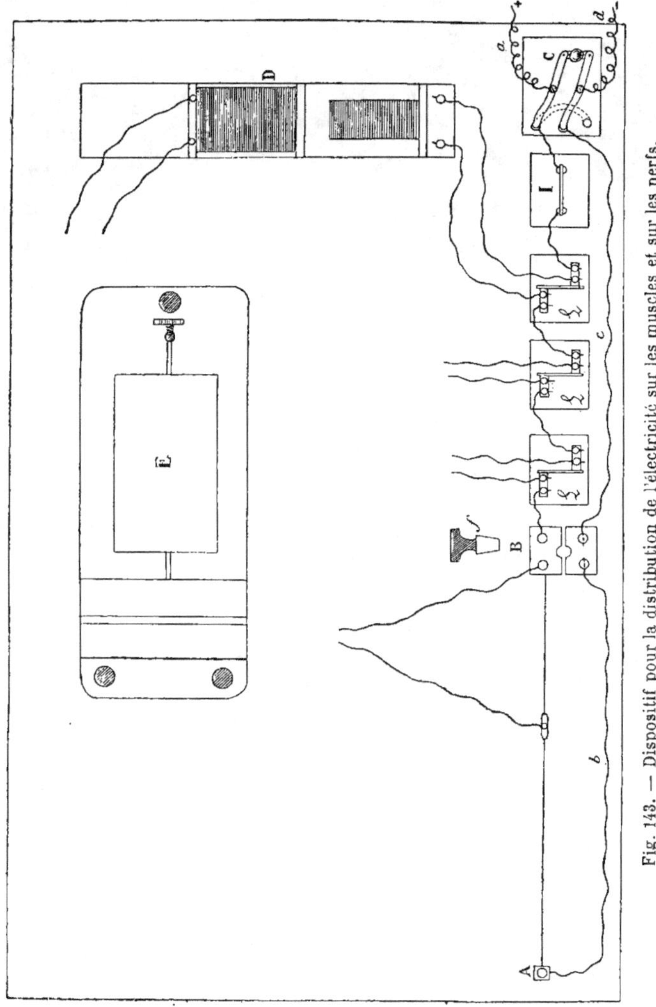

Fig. 143. — Dispositif pour la distribution de l'électricité sur les muscles et sur les nerfs.

ad, fils venant de la pile; C, commutateur; I, interrupteur; L, L, L, leviers-clef; AB, rhéocorde; *f*, clef mobile se plaçant au centre de la pièce B et permettant de se rendre indépendant du rhéocorde; D, chariot de du Bois-Reymond; E, cylindre enregistreur.

exagèrent ou amoindrissent l'irritabilité des muscles. Les premières diminuent la durée du temps perdu; les autres l'augmentent. On a sur ce point des documents assez nombreux fournis par les travaux de Helmoltz, Gad, Fredericq, Ranvier, Richet, etc. La durée moyenne du temps perdu dans les muscles striés est de 0″,01. Mais elle augmente sous l'influence du froid ou de la fatigue et peut atteindre ou même dépasser 0″,02. Elle diminue, au contraire, sous l'influence de la chaleur ou des excitations de très grande intensité. Dans ces cas, on la

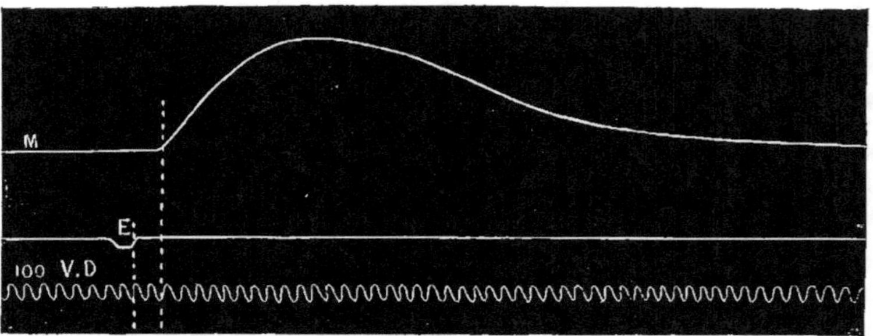

Fig. 144. — Courbe de la secousse musculaire.

M, courbe de la secousse du gastrocnémien de la grenouille; E, excitation provoquée par un induit de rupture ; 100 V. D, vibrations d'un diapason donnant 100 vibrations doubles par seconde. (Le muscle est fatigué.)

voit tomber à 0″,003 ou 0″,004. La nature des courants électriques exerce une influence très particulière et très précise. C'est ainsi que les courants induits agissent autrement que les courants continus. Avec ces derniers, la durée de la période latente est cinq ou six fois plus grande (de Bezold, cité par Richet). Le temps perdu est plus long dans les muscles rouges que dans les muscles pâles (Ranvier). Et, par exemple, il atteint chez la tortue deux ou trois dixièmes de secondes.

La courbe myographique donne les phases du raccourcissement du muscle et de son retour à sa longueur initiale. Elle s'élève avec une grande vitesse et parvient rapidement à son maximum de hauteur pour retomber ensuite et, en général, plus lentement qu'elle ne s'est élevée. Ce dernier caractère prouve que le muscle demeure actif, même pendant son relâchement. On doit donc distinguer deux phases dans la secousse musculaire : une phase d'*énergie croissante* et une phase d'*énergie décroissante*.

Considérée dans son expression graphique, la secousse contient deux éléments essentiels : l'amplitude et la durée. L'*amplitude* est la hauteur du sommet de la courbe au-dessus de la ligne des abscisses. La *durée* a pour mesure la portion d'abscisse comprise entre le début et la fin de la courbe. Dans l'exemple que nous avons choisi, cette durée atteint 0″,3 ; mais bien des circonstances que nous allons voir peuvent la faire varier.

Circonstances qui modifient les caractères de la secousse musculaire. — Les caractères de la secousse sont très variables. Ils dépendent tout d'abord de la nature des muscles, et ceux-ci se partagent en deux groupes naturels : les muscles pâles et les muscles rouges (Ranvier).

Dans les muscles du premier groupe, la secousse est brusque, haute et brève. Grande amplitude et faible durée, tels sont les caractères essentiels de la contraction simple dans les muscles pâles. Mais ces caractères sont modifiés par un grand nombre d'influences qui d'ailleurs obéissent à des lois précises très simples. — *a*. L'amplitude et la durée subissent des variations en sens inverse.

— *b*. Toutes les circonstances qui exaltent l'activité musculaire déterminent l'accroissement de l'amplitude et diminuent la durée. — *c*. Toutes les circonstances dépressives qui amoindrissent la contractilité diminuent l'amplitude et augmentent la durée.

Parmi les conditions du premier groupe nous signalerons l'intensité de l'excitation et la chaleur. Celles du deuxième groupe sont beaucoup plus nombreuses et comprennent notamment la fatigue, le froid et la charge. L'influence de ces différentes circonstances a été bien mise en lumière par Marey au moyen de la méthode des imbrications, c'est-à-dire un dispositif fournissant des courbes équidistantes, méthodiquement groupées en série et montrant dans une image d'ensemble les changements progressifs subis par la secousse. On distingue trois sortes d'imbrications : les imbrications verticales, les imbrications horizontales et les imbrications obliques. On les obtient en échelonnant convenablement les excitations. Avec un interrupteur à dents comme celui qui est représenté dans la figure 145 les excitations interviennent régulièrement à chaque tour du cylindre enregistreur et se placent sur la même ordonnée verticale. Le myographe étant entraîné par un

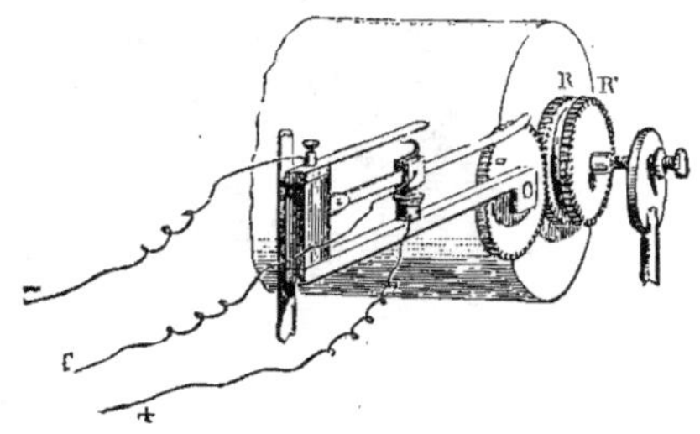

Fig. 145. — Interrupteur à dents de M. Marey.

chariot qui se meut d'un mouvement uniforme, parallèlement au grand axe du cylindre, toutes les courbes se superposent régulièrement et se groupent en une imbrication verticale. Les imbrications horizontales sont obtenues par une légère modification de l'interrupteur ; la roue interruptrice porte une dent de plus que la roue motrice. Il en résulte que les excitations successives n'ont pas lieu sur la même ordonnée. Chacune d'elles retarde sur la marche du cylindre d'un intervalle correspondant au passage d'une dent. Les courbes correspondantes forment ainsi une imbrication horizontale. Pour passer de celle-ci à l'imbrication oblique, il suffit de combiner le mouvement du chariot qui porte le myographe avec le dispositif qui précède.

Influence de l'intensité de l'excitation. — Sous l'influence d'une excitation d'intensité croissante, l'amplitude de la secousse augmente régulièrement d'abord, puis s'arrête à un maximum qu'elle ne dépasse pas ; quelle que soit l'intensité du courant, c'est la *contraction maximale* (Fick).

Influence de la chaleur et du froid. — Sous l'influence d'une température croissante, les secousses deviennent de plus en plus brèves et de plus en plus hautes. Chez la grenouille, elles atteignent leur maximum de hauteur à la température de 35° environ. Au delà et au fur et à mesure que la température s'élève, la forme de la secousse subit de graves altérations. A chaque contraction, la courbe s'arrête dans sa descente à une certaine distance de la ligne des abscisses, et cette distance va croissant avec la température. Il arrive un moment où le muscle conserve son entier raccourcissement et s'immobilise dans cet état déjà décrit sous le nom de rigidité calorifique (p. 604). Ce résultat se réalise à 45° sur les muscles de la grenouille.

Sous l'influence du froid, la secousse s'allonge et perd de son amplitude.

Mais, au fur et à mesure que la température s'abaisse, la hauteur des secousses se relève et finit par atteindre un nouveau maximum vers 5° (Gad et Heymans). L'amplitude prise par la secousse, en fonction de la température, passerait donc par deux maximum : un à 35° et l'autre à 5°. D'après les observations de Coleman et Pompilian, le maximum correspondant aux basses températures se réaliserait à 0° (*Biol.*, 1896, p. 696).

Influence de la fatigue. — Elle se manifeste aisément sur un muscle frais, soumis à une série d'excitations équidistantes et dont on inscrit la secousse à diverses phases de son épuisement. La figure 146 montre qu'au fur et à mesure

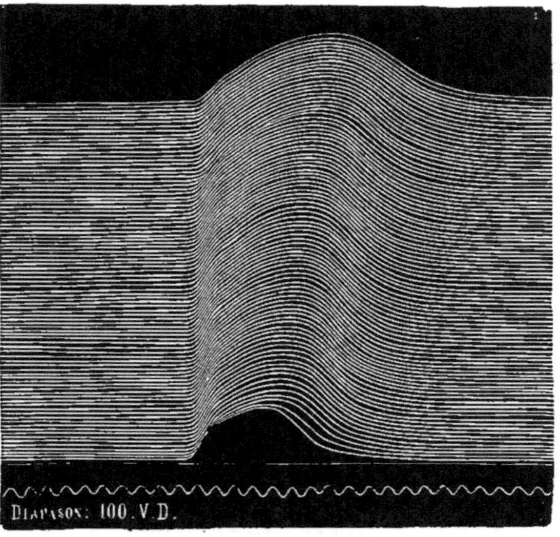

Fig. 146. — Influence de la fatigue (Marey).

de leur répétition les secousses s'affaissent et s'allongent, c'est-à-dire diminuent d'amplitude et augmentent de durée. L'allongement porte sur les deux périodes, mais il affecte surtout la période d'énergie décroissante. Ces faits se voient également bien dans les courbes de la figure 147 obtenue par une autre méthode.

Influence de l'anémie. — Elle produit des effets du même ordre qui deviennent très manifestes si, comme M. Marey, on inscrit simultanément la courbe des deux gastrocnémiens d'une grenouille, après avoir lié d'un côté l'artère crurale. Les secousses du muscle anémié sont moins hautes et plus longues que celles du muscle sain.

Influence de la charge. — La charge produit une action très intéressante. Elle devient tout d'abord, quand elle est faible, une cause d'excitation et sous son influence les secousses sont plus hautes et plus brèves qu'à l'état normal. Mais sous l'influence d'une charge croissante elles s'affaissent et s'allongent jusqu'à la disparition de la puissance motrice du muscle ; si on oppose à celui-ci un obstacle infranchissable qui limite son raccourcissement, on obtient des effets très remarquables. L'action de l'obstacle se traduit par une exagération singulière de la durée qui, selon la proximité plus ou moins grande de l'obstacle, devient deux ou trois fois plus considérable que dans la secousse libre.

Des variations de la secousse avec la nature des muscles. — Les muscles étudiés jusqu'ici, en prenant pour type le gastrocnémien de la grenouille, sont des muscles pâles ou à contraction rapide. Mais à côté de ce type on peut trouver, sur le même animal, des muscles rouges ou à contraction lente. L'hyoglosse de la grenouille est dans ce cas ; il fournit des secousses deux ou trois fois plus longues que celles du gastrocnémien. Chez le lapin, le groupe des muscles rouges est représenté par le demi-tendineux et une branche du triceps brachial. Le type des muscles rouges est fourni par tous les muscles de la tortue, dont la contraction est remarquablement lente. On retrouve d'ailleurs les deux types chez les oiseaux et chez les poissons (Arloing et Lavocat) et, par conséquent, dans tous les groupes de vertébrés. Chez les invertébrés, M. Richet oppose, à cet égard, le muscle de la pince de l'écrevisse, dont la contraction est extrêmement lente, au muscle de la queue qui donne des secousses d'une extrême rapidité (*Physiologie des muscles et des nerfs,* Paris 1882). Mais c'est chez les insectes que la contraction paraît atteindre son maximum de brièveté : les muscles moteurs de l'aile produisent, chez quelques espèces, jusqu'à 300 mouvements par seconde. M. Ranvier, qui a étudié de très près ce point de l'histoire des muscles, rattache les différences physiologiques qui séparent les muscles rouges et les muscles pâles à des différences de structure que nous retrouverons au moment opportun.

DU TÉTANOS.

Rappelons que le tétanos est cet état de contraction déterminé dans un muscle par des excitations simples, en série et d'une fréquence suffisante. C'est Weber qui, le premier, a réalisé artificiellement dans les muscles un état de contraction analogue à celui du tétanos pathologique ou de la contraction volontaire soutenue.

Quand la fréquence des excitations électriques est suffisante, le tétanos est *parfait* et le plateau de la courbe est une ligne droite (fig. 148, 2). La courbe entière présente d'ailleurs trois phases : l'ascension, le plateau et la descente. Les phases extrêmes rappellent celles de la secousse. Le plateau peut affecter trois directions. Il est, selon les cas, *horizontal, ascendant* ou *descendant.* La première direction trahit l'uniformité absolue de la contraction du muscle, en même temps que l'invariabilité de sa longueur. Lorsque le plateau est ascendant, tout se passe comme si l'excitabilité du muscle subissait un accroissement progressif ; mais nous inclinons plutôt à voir, dans cette circonstance, l'effet de « l'addition latente » des excitations, phénomène qui va nous retenir dans quelques instants. Quant à la direction descendante du plateau, elle exprime la prédominance croissante des effets de la fatigue sur ceux des excitations.

Lorsque le rythme des excitations n'atteint pas le degré de fréquence nécessaire le tétanos est *imparfait*, et le plateau est formé par une série d'ondulations égales répondant à autant de secousses élémentaires (fig. 148, 1).

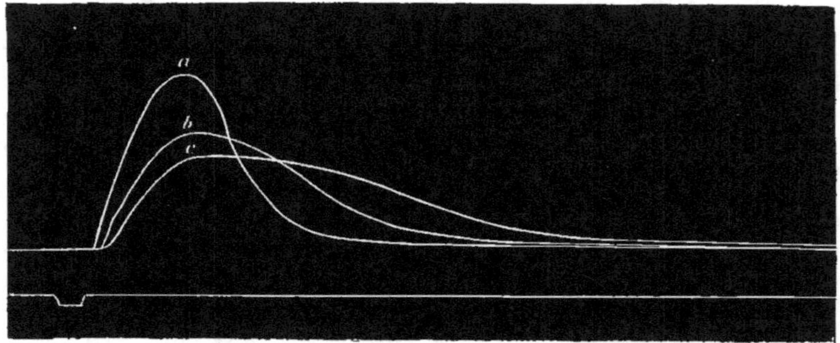

Fig. 174. — Influence de la fatigue sur la forme de la contraction.

a, courbe du muscle frais ; *b*, même muscle fatigué par une série de contractions ; *c*, même muscle après une 2ᵉ série de contractions.

Cette circonstance suffit à révéler le mécanisme du tétanos et à montrer que la contraction soutenue des muscles provoqués par une série d'excitations

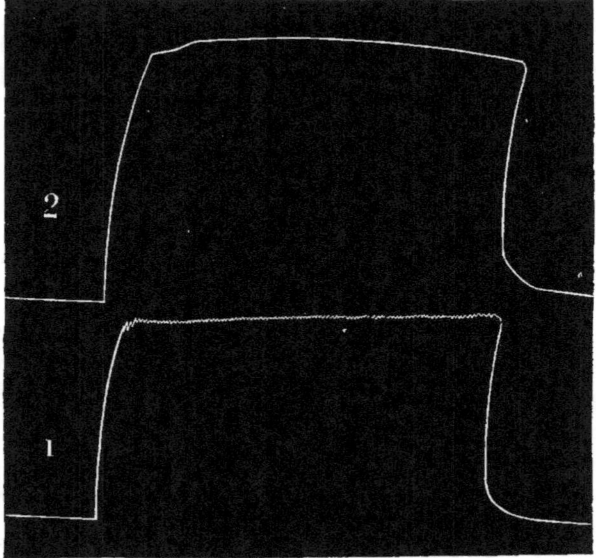

Fig. 148. — Courbes du tétanos.

1, tétanos imparfait (15 excitations par seconde) ; 2, tétanos parfait.

résulte de la fusion des secousses élémentaires répondant à chacune des excitations de la série. On peut d'ailleurs, par une graduation méthodique dans le rythme des excitations, réaliser la fusion progressive des secousses correspondantes (fig. 149). Il suffit d'augmenter graduellement le nombre des excitations jusqu'à ce que les ondulations du plateau s'effacent entièrement. Jusque-là les ondulations demeurent sensibles et d'autant plus profondes qu'elles sont plus rares. Dans tous les cas, et jusqu'à leur effacement complet, leur nombre est rigoureusement égal à celui des excitations.

Condition et mécanisme de la fusion des secousses. — Il est de toute

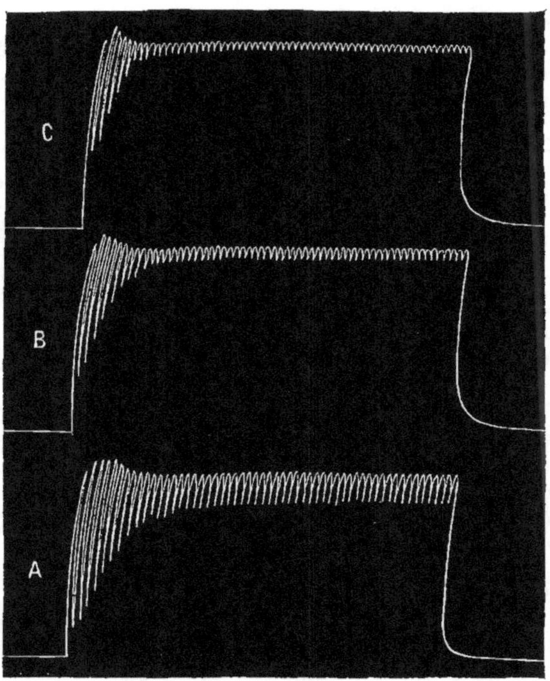

Fig. 149. — Fusion progressive des secousses, obtenue par la fréquence croissante des excitations.

A, 6 excitations ; B, 7 excitations ; C, 8 excitations par seconde. La série se complète dans les courbes de la figure 148.

évidence que si le muscle tétanisé ne se relâche pas dans l'intervalle de deux excitations, c'est qu'il n'en a pas le temps; c'est que l'effet de chaque excitation sur l'énergie du muscle n'est pas encore épuisé à l'instant où se produit l'excitation suivante. Et, ainsi, les secousses composantes n'ont pas le temps de se dissocier; elles se fusionnent. La possibilité de cette fusion réside dans la forme même et dans les caractères de la contraction simple du muscle, c'est-à-dire de la secousse. Celle-ci n'est pas instantanée comme l'excitation unique qui la provoque; elle succède à l'excitation et *elle lui survit*. Le muscle continue à agir et à se raccourcir en dehors de toute provocation actuelle, et si une nouvelle provocation survient *assez tôt*, le relâchement n'aura pas lieu. Dès lors le tétanos devient parfait et si le muscle soutient une charge, la charge ne subit aucun déplacement vertical ni à l'occasion de chaque excitation ni dans l'intervalle de deux excitations. Tout réside dans la valeur de cet intervalle, et la fusion complète des secousses élémentaires dépend exclusivement de la durée relative de ces secousses et de l'intervalle constant qui sépare les excitations. D'où cette loi : *pour que la fusion se réalise il faut et il suffit que chaque excitation de la série surprenne le muscle dans la période d'énergie croissante de la secousse que produirait l'excitation précédente.* Il en résulte que la durée maximum de l'intervalle des excitations est égale à la durée de la période d'énergie croissante des secousses que produirait chacune de ces excitations prises isolément. Il en résulte encore que l'intervalle maximum des excitations en série, nécessaires pour mettre un muscle en état de tétanos parfait, est proportionnel à la durée de la secousse de ce muscle.

Aussi, toutes les conditions qui augmentent la durée de la secousse favorisent-elles la production du tétanos parfait. On l'obtient plus aisément sur un muscle rouge que sur un muscle pâle, sur un muscle refroidi que sur un muscle excité par la chaleur, sur un muscle tendu par une charge que sur un muscle libre, sur un muscle fatigué que sur un muscle frais. L'influence de la fatigue se démontre facilement dans une expérience très simple, due à M. Marey : on jette sur un muscle frais une série uniforme d'excitations dont la fréquence n'est pas tout à fait suffisante. On obtient alors des courbes montrant la fusion progressive des secousses, au fur et à mesure de leur allongement sous l'influence de la fatigue.

L'influence de la durée des secousses sur le rythme des excitations, nécessaire à leur fusion, trouve une nouvelle expression fort démonstrative dans la valeur prise par ce rythme dans les différentes espèces animales. Nous empruntons à M. Richet (*Physiologie des muscles et des nerfs*) les chiffres suivants :

Pour produire le tétanos, il faut en moyenne :

Chez les oiseaux	100	excitations par seconde.
— les cobayes	60	—
— l'homme	40	—
— le lapin (muscles pâles)	40	—
— — (muscles rouges)	20	—
— la grenouille (gastrocnémien)	30	—
— — (hyoglosse)	15	—
— la tortue	3	—

De l'addition latente. — La théorie du tétanos doit se compléter par la considération d'un autre facteur du plus haut intérêt. Toute excitation portée sur un muscle, qu'elle soit ou non efficace, a des effets cachés et invisibles qui touchent à l'énergétique profonde du muscle et ont une certaine persistance. Ces effets d'ordre chimique survivent à leur cause occasionnelle, et on peut penser que dans une série d'excitations chacune d'elles se trouve renforcée du reliquat laissé par celles qui la précèdent. Il en résulte que le muscle placé sous l'influence de cette série n'a pas seulement le bénéfice de l'excitation qui l'anime actuellement, mais qu'il subit aussi l'influence de celles qui l'ont précédée. En un mot, les effets profonds et invisibles des excitations s'accumulent et s'additionnent. Par là même ils deviennent capables de provoquer dans le muscle des manifestations d'une plus grande puissance. Ce phénomène d'addition devient particulièrement évident lorsqu'il porte sur des excitations insuffisantes en elles-mêmes pour éveiller les propriétés physiologiques des muscles. Sous cette forme il a été observé sur le système nerveux, par Pflüger, Wundt, Grunhagen qui l'ont décrit sous le nom de *sommation*. Mais il s'étend également aux muscles, comme l'a fait voir M. Richet qui en a fait une étude complète sous le nom d' « addition latente ».

Pour bien observer le phénomène de l'addition latente, il convient de déterminer, au préalable, ce qu'on nomme l'*excitation juste suffisante*. Elle est donnée par un courant induit d'une telle intensité que la plus faible diminution le rend inefficace. Dans ce cas, on est placé *au seuil de l'excitation* et on peut rendre sensible le phénomène de l'addition. Il suffit, en effet, de distribuer une série d'excitations sur le nerf sciatique ou sur le gastrocnemien lui-même. Les premières excitations ne produisent pas d'effet visible, mais l'accumulation de leurs effets latents se manifeste bientôt et le muscle entre en tétanos. On réussit à coup sûr cette expérience, en opérant sur la tortue.

Mais si les effets des excitations s'accumulent quand celles-ci sont inefficaces, à plus forte raison en est-il ainsi quand elles sont suffisantes, et nous allons voir le phénomène de l'accumulation intervenir dans le tétanos. Il apparaît avec une pleine évidence dans les expériences suivantes de Helmoltz.

Effets de deux excitations rapprochées sur les caractères de la secousse musculaire. — Ces effets dépendent de l'intervalle qui sépare les deux excitations. Si la deuxième intervient pendant la période latente de la secousse, elle ne produit aucun effet sensible; si elle a lieu pendant la période d'énergie décroissante, elle arrête le relâchement du muscle qui se relève et donne une nouvelle secousse dont le sommet ne dépasse pas celui de la pre-

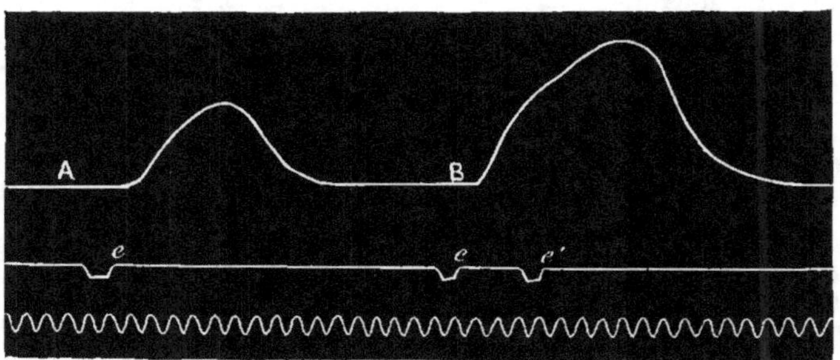

Fig. 150. — Effets de deux excitations sur l'amplitude de la secousse.

A, secousse provoquée par un induit de rupture en *e*; B, secousse résultant de deux induits de rupture en *e* et *é*. (L'intervalle des deux excitations est de 0″,4.)

mière. Si la deuxième excitation survient pendant la durée de la phase d'énergie croissante, ses effets s'ajoutent à ceux de la première et le muscle produit une secousse unique dont l'amplitude est beaucoup plus grande que celle de la secousse résultant d'une excitation unique de même intensité (fig. 150). Outre que ce phénomène éclaire le mécanisme de la fusion des secousses dans le tétanos, il met en pleine lumière l'accumulation des effets des excitations en ' série. On s'explique ainsi que l'amplitude du tétanos qui témoigne de l'énergie de la contraction augmente avec la fréquence des excitations et atteigne, sous cette influence, une hauteur toujours supérieure à celle de la contraction maximale. Il faut donc admettre que chaque excitation laisse après elle des effets latents et invisibles qui s'ajoutent à ceux des excitations précédentes. On est ainsi amené à concilier plus aisément la continuité réelle du tétanos (nous ne parlons que de la continuité mécanique) avec la discontinuité des excitations. Chacune de celles-ci provoque dans le muscle une sorte d'explosion durable et capable de se confondre avec l'explosion suivante. Il en résulterait un mouvement uniforme d'énergie se traduisant au dehors par l'uniformité et la continuité de la contraction.

DE LA CONTRACTION VOLONTAIRE.

Les mouvements spontanés de l'animal ont toujours le caractère d'une contraction plus ou moins soutenue et se rapprochent par là du tétanos artificiel qui vient d'être étudié. Ce n'est point sans doute la seule analogie qui rapproche les deux actes, et il est infiniment probable que la contraction volontaire résulte, elle aussi, de la fusion de secousses élémentaires répondant à des excitations simples et distinctes de la volonté. C'est à cette conception que s'arrêta Weber dès qu'il eut constaté qu'on obtient le tétanos par des excitations multiples en série. A vrai dire, cette conception n'a pas d'autre base que l'existence même du *son musculaire* qui vient témoigner de l'état vibratoire des muscles en état de contraction volontaire. On peut entendre sur soi-même le son musculaire ou bruit rotatoire en employant le procédé de Helmoltz, qui consiste à contracter énergiquement les mâchoires en se bouchant les oreilles. On peut aussi ausculter les muscles, soit à l'aide des stéthoscopes ordinaires, soit à l'aide du myophone imaginé par d'Arsonval et fondé sur l'emploi du téléphone.

Il est à peine besoin d'ajouter que les muscles mis en état de tétanos artificiel vibrent et sonnent comme ceux qui sont animés par la volonté. Or, la tonalité du son fourni par les muscles en tétanos est précisément égale au rythme des excitations. Ce fait mis en évidence par Helmoltz est on ne peut plus favorable à la théorie de Weber sur la nature de la contraction volontaire. La loi de Helmoltz n'est, il est vrai, exacte que dans certaines limites. Wedensky (1891) a montré qu'elle ne s'applique plus chez les mammifères, lorsque la fréquence des excitations atteint 1 000 par seconde. Mais les muscles en état de contraction volontaire restent très loin de cette limite, puisque le son musculaire normal ne comporterait, au dire de Helmoltz, que 32 à 40 vibrations par seconde. Pour quelques auteurs (Schaffer, Horsley, Harris), le son des muscles en état de tétanos volontaire ne comporterait même que 10 à 12 vibrations. Quoi qu'il en soit de ces divergences, M. Marey dit avoir constaté sur lui-même, en agissant sur ses muscles masticateurs, que la hauteur du bruit rotatoire augmente très sensiblement avec l'énergie de leur contraction. Cette observation doit être rapprochée utilement de ce fait que l'amplitude du tétanos artificiel augmente avec la fréquence des excitations.

L'analogie est donc complète entre la contraction artificielle et la contraction spontanée, et il n'est pas douteux que l'excitation volontaire ne soit, comme celle du tétanos, une excitation discontinue et rythmée.

DE L'ONDE MUSCULAIRE.

Les auteurs s'obstinent à confondre sous ce nom deux phénomènes tout à fait distincts : l'un, bien étudié par Aeby, a son siège dans le muscle lui-même et ne peut être mis en évidence qu'à l'aide d'un artifice. Nous lui donnerons le nom d'onde d'Aeby. Le second, visible seulement sur les faisceaux primitifs, mérite le nom d'onde élémentaire. Il se produit spontanément, au voisinage de la mort, et constitue un phénomène agonique.

De l'onde musculaire d'Aeby. — Pour obtenir l'onde d'Aeby, on excite un muscle, le gastrocnémien de la grenouille, par un choc induit porté à l'une des extrémités de l'organe. Sous l'influence du choc, une contraction naît au point touché par l'excitation et se propage le long du muscle avec une très grande

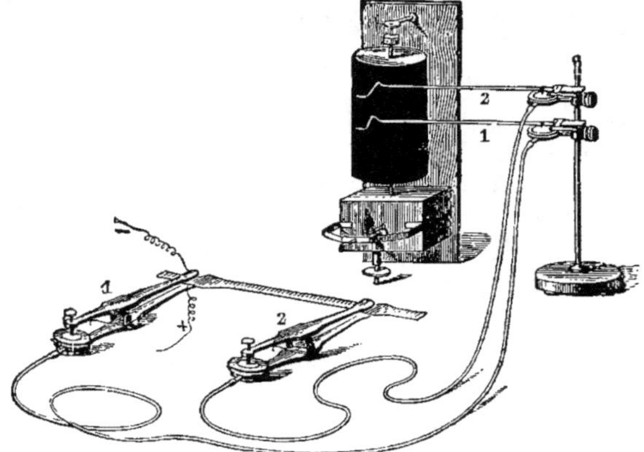

Fig. 151. — Dispositif de M. Marey pour inscrire la marche de l'onde d'Aeby.

rapidité. Pour rendre sensible l'onde d'Aeby, il n'y a qu'à employer la méthode de Marey, qui est une simplification de celle d'Aeby. Deux leviers de myographe, articulés à un support par l'une de leurs extrémités, reposent horizontalement sur deux points distincts d'un gastrocnémien détaché de l'animal ; les leviers sont dirigés de telle manière que les deux pointes inscrivantes soient placées sur la même ordonnée d'un cylindre enregistreur vertical. On arrive au même résultat avec un dispositif comme celui qui est représenté dans la figure 151. Lorsqu'on jette l'excitation sur l'une des extrémités du muscle, la contraction a lieu ; mais elle affecte évidemment la forme d'une onde puisque les deux leviers inscripteurs se soulèvent l'un après l'autre et dans l'ordre de leur succession, à partir du point touché par l'excitation (fig. 152, A). La même disposition permet de mesurer facilement la vitesse de propagation de l'onde de contraction ; il suffit d'inscrire les vibrations d'un chronographe. Cette vitesse serait de 1 mètre par seconde, d'après Aeby ; Marey lui assigne la même valeur.

L'onde d'Aeby est un phénomène artificiel. — Lorsqu'au lieu de localiser l'excitation à l'une des extrémités du muscle, on excite le nerf moteur de cet organe, les deux leviers du myographe se lèvent en même temps et décrivent deux courbes superposables (fig. 152, B). Dans ce cas, la contraction est totale et s'étend, au même instant, à tous les points du muscle. Il en résulte que la contraction normale n'affecte pas la forme d'une onde et que celle-ci est un phénomène artificiel.

Il est vrai qu'on peut obtenir l'onde musculaire par l'intermédiaire des nerfs. Il faut pour cela, selon l'idée fort ingénieuse d'Aeby, choisir un muscle

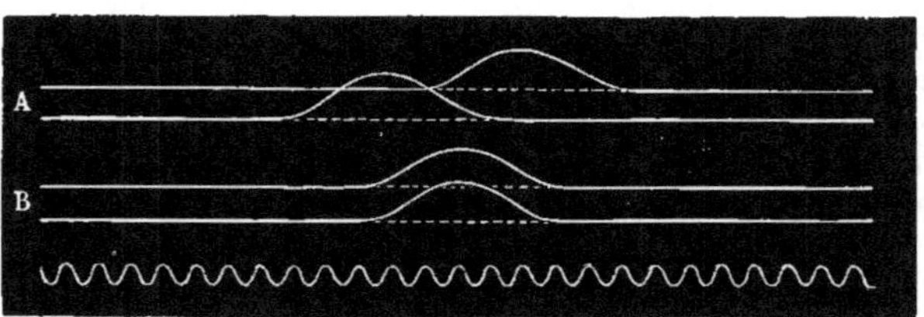

Fig. 152. — Marche de l'onde d'Aeby.

dont le nerf moteur a deux branches et sectionner l'une de ces branches. Quand on excite le tronc nerveux, la contraction prend la forme d'une onde dans la portion énervée du muscle. La méthode ne réussit pas toujours, car en l'appliquant au sterno-maxillaire du cheval, M. Chauveau a constaté qu'après l'énervation partielle du muscle la contraction provoquée par l'excitation du tronc nerveux principal reste invariablement localisée aux régions encore innervées.

Quoi qu'il en soit de la méthode employée pour obtenir l'onde d'Aeby, ce phénomène ne perd jamais son caractère artificiel.

De l'onde élémentaire. — Quand on étudie au microscope des faisceaux primitifs empruntés à un insecte et examinés vivants, on peut observer sur beaucoup de ces éléments anatomiques le phénomène très curieux de l'onde. Celle-ci consiste en un renflement que l'on voit apparaître, le plus souvent, à l'extrémité d'un faisceau primitif et qui se propage avec une vitesse variable jusqu'à l'autre extrémité. Ici encore, la contraction est toujours locale et partielle, en ce sens qu'elle n'intéresse à la fois qu'un des points de l'élément musculaire et

Fig. 153. — Schéma de l'onde élémentaire (emprunté à M. Marey).

que, dans son déplacement, elle laisse au repos les régions qu'elle abandonne ou qu'elle n'a pas encore atteintes (fig. 153).

Il existe évidemment une très grande analogie entre l'onde élémentaire et l'onde d'Aeby, si bien qu'on a voulu considérer celle-ci comme l'expression et la résultante de l'autre. Frappés de la ressemblance extérieure des deux phénomènes et persuadés, d'autre part, que l'onde élémentaire est la forme normale de la contraction du faisceau primitif, quelques auteurs ont considéré la secousse comme une onde extrêmement rapide, et que si la marche de l'onde qui serait dans toute secousse échappe à l'observation ordinaire, c'est en raison même de son extrême rapidité. Cette théorie, adoptée par Baglivi, Haller, Dumas, Bowmann, Ficinus a été résolument soutenue par Aeby et, notamment, par M. Marey qui voyait dans l'onde une circonstance favorable à la fusion des secousses.

Cette conception se heurte aux raisons de fait qui vont être exposées :

1° *La secousse naturelle n'affecte pas la forme d'une onde; elle atteint, au même instant, tous les points du muscle.* Ce fait est hors de doute. Il résulte de cette constatation, déjà rappelée plus haut, que si sur un muscle disposé pour l'inscription de l'onde d'Aeby on excite le nerf moteur, les deux leviers se lèvent en même temps et donnent deux courbes superposables.

2° *L'onde élémentaire est un phénomène cadavérique qui n'a rien de commun avec l'onde d'Aeby.* — Et d'abord ces deux phénomènes sont tout à fait dissemblables. L'onde d'Aeby est extrêmement rapide, même quand elle est lente (1 à 3 mètres par seconde); l'onde élémentaire est extrêmement lente, même quand elle est rapide. C'est au point que lorsqu'on l'étudie au microscope, sa marche apparente, considérablement accélérée cependant par le grossissement employé, est on ne peut plus facile à suivre. En somme, sa vitesse ne dépasse pas quelques millimètres par seconde.

3° *L'onde d'Aeby et l'onde élémentaire se produisent dans des conditions différentes et constituent deux faits irréductibles l'un à l'autre.* — Nous avons déjà vu que le premier de ces phénomènes ne se rencontre jamais dans la nature. Quant à l'onde élémentaire, il est d'abord fort intéressant de constater que ceux qui l'ont découverte, ou ceux qui la décrivent, ne l'ont jamais observée que sur des faisceaux primitifs prélevés sur des insectes et, par conséquent, étudiés après la mort. Les observations que nous avons faites sur la larve transparente du *corethra plumicornis* (C. R., 1885) nous ont permis de préciser cette première indication et de dégager la vraie signification de l'onde élémentaire. Pour faire de bonnes observations, il faut placer l'animal dans une goutte d'eau et sur une lame de verre absolument plane, de telle manière que le seul poids de la lamelle de recouvrement empêche les déplacements de totalité de la larve, tout en laissant leur entière liberté à ses faisceaux primitifs.

Dans ces conditions, on constate que l'irritabilité des fibres musculaires passe par plusieurs phases : dans une première phase, le vaisseau dorsal bat régulièrement et assure l'irrigation sanguine dans tous les tissus. Les faisceaux primitifs, en dépit de l'immobilité de la larve, produisent des contractions fréquentes quoique stériles, et ces contractions, véritables secousses, sont brusques, vigoureuses et *totales.* Nous voulons dire qu'elles intéressent au même instant et au même degré tous les points du faisceau primitif. Cette première phase peut atteindre une durée de plusieurs heures si on prend la précaution de renouveler l'eau de la préparation. Elle se caractérise par la régularité des battements du vaisseau dorsal et l'*absence complète d'ondes musculaires.*

Dans la deuxième phase, les battements du vaisseau dorsal commencent à se ralentir et deviennent intermittents, l'irrigation sanguine est moins parfaite et la déchéance commençante des faisceaux primitifs s'annonce par l'apparition des ondes musculaires. Rares tout d'abord, celles-ci deviennent de plus en plus nombreuses, au point qu'elles se succèdent sans interruption dans tous les éléments musculaires compris dans le champ du microscope, et qu'on peut à loisir en étudier tous les caractères. Le renflement contractile prend généralement naissance à l'une des extrémités du faisceau et en parcourt toute l'étendue. Très fréquemment on voit apparaître une onde à chaque extrémité d'un même faisceau primitif et les deux renflements progressent l'un vers l'autre pour s'annihiler au moment de leur rencontre, par une sorte d'interférence. Le grand axe de l'onde musculaire est le plus souvent transversal ; mais il est quelquefois oblique sur le grand axe de la fibre musculaire, témoignant ainsi de l'isolement fonctionnel des fibrilles qui constituent cet élément.

Dans la troisième phase, la phase d'agonie, les battements du vaisseau dorsal sont arrêtés ou extrêmement rares ; le nombre et la vitesse des ondes vont en décroissant très rapidement et, en quelques minutes, le faisceau primitif perd toutes ses propriétés physiologiques. C'est à peine si, à de longs intervalles, quelques ondes remarquablement lentes viennent exprimer encore quelques traces de vitalité.

Cet ensemble de faits est déjà suffisant pour permettre de dégager la signification de l'onde élémentaire. Mais, pour ne laisser aucun doute sur ce point, signalons encore une circonstance du plus haut intérêt. D'une manière générale, les secousses spontanées cessent de se produire au moment où les ondes apparaissent. Mais au début de la période agonique il existe une phase intermédiaire pendant laquelle des secousses continuent à se produire sur certains faisceaux, en même temps que des ondes, rares encore, apparaissent sur d'autres éléments. D'autre part, et c'est là le fait significatif, la secousse et l'onde musculaire peuvent coexister dans le même élément. Tel faisceau le long duquel une onde se déroule avec sa lenteur accoutumée et caractéristique est, au même instant, agité par une, deux ou trois secousses successives, sans que la progression de l'onde soit en rien modifiée. Les deux phénomènes sont irréductibles l'un à autre puisqu'ils se juxtaposent sur le même élément, sans s'y confondre.

Les observations que nous avons pu faire sur le mylo-hyoïdien de la grenouille plaideraient dans le même sens ; mais les renseignements fournis par la larve du corethra suffisent pleinement à asseoir nos conclusions.

L'onde élémentaire est un mode exceptionnel et anormal de la contraction. Elle constitue un phénomène agonique qui trahit la déchéance des faisceaux primitifs et annonce l'abolition prochaine de leurs propriétés physiologiques. On ne saurait donc la considérer comme l'élément de la contraction normale.

CHAPITRE II

DES PHÉNOMÈNES HISTOLOGIQUES QUI ACCOMPAGNENT LA CONTRACTION MUSCULAIRE.

Nous avons admis dans tout ce qui précède que le lecteur connaît, au moins dans ses grandes lignes, l'anatomie générale des muscles. Mais nous devons ici rappeler quelques détails indispensables à l'intelligence des développements qui vont suivre. L'élément anatomique du muscle à contraction rapide, c'est-à-dire la fibre musculaire, improprement appelée faisceau primitif, se laisse résoudre en fibrilles élémentaires dont la structure est très complexe, mais très régulière. Chacune d'elles est formée par l'association d'éléments ajoutés bout à bout et répondant à ce que Krause a désigné sous le nom de case musculaire (fig. 155, I).

Une case musculaire comprend successivement: un disque mince, un espace clair ou disque clair, un disque épais, un disque clair et un disque mince. Ces différentes parties ont chacune des propriétés particulières qui ne sauraient être décrites longuement ici ; nous nous bornerons à rappeler quelques points essentiels. Les disques minces paraissent jouer un rôle squelettique ; quant aux disques sombres ou épais et aux disques clairs, ils se distinguent surtout par leurs propriétés optiques. Les premiers sont biréfringents et *anisotropes*. Les disques clairs sont monoréfringents et *isotropes*. Ce dernier caractère leur est commun avec les substances élastiques.

La question qui se pose est de savoir si la contraction introduit des changements dans les relations des diverses parties contenues dans la case musculaire, et ce premier point doit d'abord être éclairé par l'observation attentive des muscles examinés vivants et en état de contraction. Nous nous sommes adressé, à cet effet, aux muscles hyoïdiens de la grenouille. Le crâne et la langue de l'animal étant excisés, on enlève soigneusement la muqueuse buccale et la peau dans toute l'étendue de l'espace intermaxillaire. Il ne reste plus qu'une lame musculaire très mince, soutenue par ses attaches sur les branches de la mâchoire inférieure. La préparation est étalée sur une lame de liège, au-dessus d'un diaphragme fermé par un disque en verre sur lequel repose la membrane musculaire (fig. 154). On ajoute une goutte de sel marin à 7 p. 1000 et on recouvre d'une lamelle. Deux épingles fixant la lame musculaire sont reliées aux deux pôles de la bobine secondaire d'un appareil à induction et servent d'électrodes. Dans ces conditions, nous avons pu multiplier les observations et arriver à la conclusion suivante : « La contraction des faisceaux primitifs des muscles hyoïdiens de la grenouille n'apporte aucun changement ni dans le sens de la striation, ni dans les rapports de situation des parties de la case musculaire » (C. R., *séance du 12 novembre 1885.*) Plus tard, M. Ranvier faisant usage d'une méthode analogue qu'il appliquait aux faisceaux primitifs de la membrane rétrolinguale de la grenouille formulait la même conclusion : « La striation, dit M. Ranvier, ne disparaît dans aucune des phases de la contraction et rien n'est changé dans les rapports des disques épais, des disques minces et des espaces clairs qui se succèdent dans les fibres musculaires. » (C. R., *séance du 24 mars 1890, p. 613.*) Cette constatation permet de rejeter d'emblée toutes les théories impliquant un changement dans la répartition des parties du segment contractile. Il est donc inutile de rappeler les interprétations de Merkel et de Krause qui toutes admettent l'hypothèse d'un changement de ce genre (1). M. Ranvier soutient depuis plus de vingt ans une théorie très séduisante. Il admet que les disques épais sont exclusivement contractiles et que les disques clairs sont exclusivement élastiques. Pendant la contraction, les disques

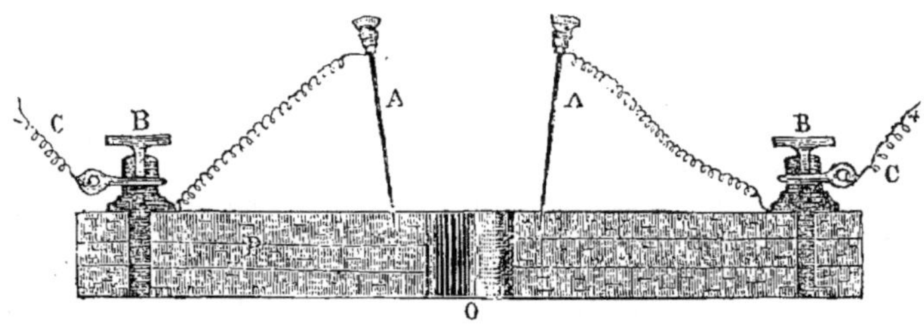

Fig. 154. — Dispositif adopté par l'auteur pour l'observation microscopique des faisceaux primitifs des muscles hyoïdiens de la grenouille, maintenus vivants dans leurs connexions vasculaires et leurs attaches.

P, planchette de liège ; O, orifice percé dans la planchette et sur lequel se trouve serti une lame de verre ; B, bornes électriques ; C, fils d'une bobine à induction ; A, aiguilles servant en même temps d'électrodes et d'agents de contention.

épais tendent à prendre la forme globuleuse et diminuent de volume en exprimant une certaine quantité de plasma liquide qui se répand dans les espaces interfibrillaires ; les disques clairs restent passifs et se laissent plus ou moins distendre par la résistance opposée au muscle. Pour justifier cette interprétation, M. Ranvier invoque les images offertes par les faisceaux primitifs fixés par l'acide osmique sur des muscles placés dans des conditions différentes. La fixation par l'acide osmique est faite : 1° sur des muscles au repos et relâchés ; 2° sur des muscles au repos et tendus ; 3° sur des muscles en état de contraction libre ; 4° sur des muscles tétanisés et tendus par l'immobilisation de leurs extrémités. La comparaison des préparations faites sur ces quatre catégories de muscles permet de faire les constatations suivantes : — *a.* Dans les muscles au repos et tendus, les disques clairs ont plus d'épaisseur et sont beaucoup plus visibles que dans les muscles au repos et relâchés. Par suite, la striation transversale est beaucoup plus nette. Ces différences prouvent que les disques clairs sont élastiques. Quant aux disques épais, ils offrent les mêmes apparences dans les deux séries de préparation. Ils n'ont donc pas été allongés par la tension. — *b.* Dans les muscles contractés et tendus, examinés comparativement aux muscles contractés et non tendus, les disques clairs présentent des changements identiques à ceux qui viennent d'être exposés. Quant aux disques épais, ils sont moins volumineux, moins épais et moins larges et inclinent à la forme globuleuse. Ce résultat ne peut être obtenu que par l'expulsion d'une certaine quantité de liquide dans les espaces interfibrillaires. De là l'apparition de la striation longitudinale.

(1) Consulter, sur ce point d'histoire, les Traités d'histologie.

La théorie de M. Ranvier est admise par la généralité des histologistes, bien qu'elle soulève quelques objections assez fortes. — *a.* Les disques épais sont élastiques, mais cette propriété n'est pas exclusive de la contractilité. — *b.* L'étroite spécialisation des fonctions attribuées aux disques épais qui ne seraient que contractiles, et aux disques clairs qui ne seraient qu'élastiques aboutit à cette conséquence que la moitié au moins de la substance musculaire est dépourvue de contractilité. — *c.* L'expulsion du liquide qui serait abandonné par les disques épais au moment de leur contraction est une singularité qui ne se retrouve nulle part ailleurs, dans les différentes manifestations de la contractilité du protoplasma. Le fait général de la contraction ne contient jamais autre chose qu'une modification active de la forme. — *d.* L'apparition de la striation longitudinale sur les muscles *tétanisés tendus* est un caractère incertain et contingent. Il n'apparaît point dans les muscles en état de contraction libre, et nous ne l'avons jamais vu dans les muscles hyoïdiens de la grenouille mis en état de tétanos. Par contre, l'apparition de la striation longitudinale nous paraît inséparable de la contraction spontanée dans les faisceaux primitifs de la larve du *corethra plumicornis*. Cette différence dépend, sans doute, de l'autonomie variable des fibrilles associées dans la formation d'un faisceau primitif. Ce dernier est un système plus ou moins cohérent ; il l'est beaucoup chez les vertébrés, il l'est très peu chez les invertébrés où il se laisse résoudre en fibrilles avec la plus grande facilité. — *e.* Les changements subis par les faisceaux primitifs, dans l'onde élémentaire et au niveau du passage de l'onde, paraissent atteindre également les disques épais et les disques minces. Ces deux catégories d'éléments s'aplatissent et s'élargissent de la même manière. Leur arrangement passe de la forme 1 à la forme 2 (fig. 155), ce qui prouve qu'ils sont contractiles les uns et les autres. On comprend dès lors que beaucoup d'auteurs, persuadés qu'il n'y a

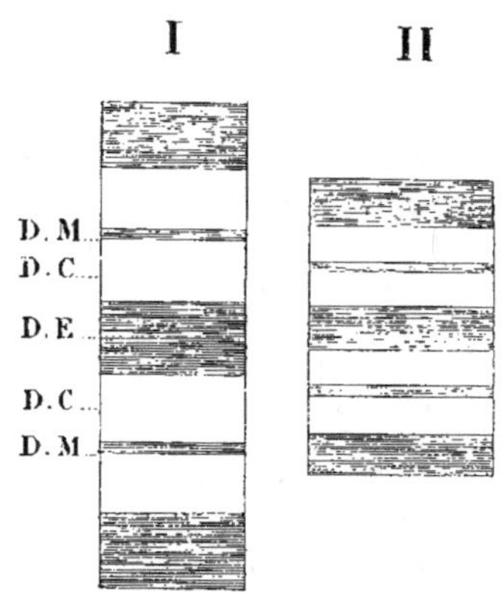

Fig. 155. — Schéma des changements apportés par la contraction, au niveau de l'onde élémentaire.

I, fibrille au repos ; II, fibrille au niveau de l'onde.

pas deux théories exactes de la contraction, se bornent à généraliser les conclusions que suscitent les changements subis par le faisceau primitif au niveau de l'onde musculaire.

Ces changements, il est vrai, ne rendent pas compte du fait général de la contraction. Mais de ce côté on ne peut prétendre qu'à une théorie purement descriptive.

Il faut pourtant bien admettre que l'hétérogénéité de la fibrille a ses motifs et ses relations. Sur ce point, on voit bien qu'elle n'a aucun lien avec la contractilité, tandis qu'elle paraît en avoir de très étroits avec le mode de la contraction. La striation est le caractère essentiel des muscles à contraction rapide. La structure et la complexité de la fibrille dans ces organes semblent donc liées aux conditions qui assurent les transformations rapides de l'énergie. Il serait ainsi légi-

time de penser avec M. Ranvier que la fragmentation de la substance contractile
a pour effet d'offrir une surface prodigieuse aux échanges chimiques et d'assurer
ainsi la rapidité de ces échanges. Mais il est difficile de conserver cette interprétation en présence de ce fait que les muscles à fibres lisses de beaucoup
d'animaux invertébrés possèdent une irritabilité égale à celle des muscles
striés et donnent des secousses également rapides (Voir p. 678).

<hr>

CHAPITRE III

PHÉNOMÈNES CHIMIQUES DE LA CONTRACTION MUSCULAIRE.

Nous n'étudierons sous ce titre que les changements apportés par la contraction dans la composition de la substance musculaire. Les phénomènes de
la respiration des muscles et tous ceux qui témoignent de la dépense d'énergie
chimique attachée à la contraction ont été étudiés quand il convenait
(Voir p. 521). Nous n'avons donc qu'à rechercher les modifications chimiques
propres à la substance musculaire. Incidemment, nous nous arrêterons
sur deux faits intimement liés à la chimie du muscle, la fatigue et la rigidité
cadavérique.

Voyons d'abord le premier point.

Composition chimique de la substance musculaire. — La substance
musculaire a été préparée pour la première fois et isolée par Kuhne de la
manière suivante. On opère sur la grenouille. L'animal étant sacrifié par
effusion de sang, on fait passer dans les vaisseaux un courant d'eau salée à
7 p. 1000. Les muscles, épurés de tout le sang dont ils pouvaient rester imprégnés, sont découpés en fragments et soumis à la congélation. Les blocs ainsi
obtenus sont pulvérisés et soumis à l'influence d'une forte pression. On obtient
de cette manière la substance musculaire qui se présente sous la forme d'un
liquide sirupeux, non filant, opalin, jaunâtre et alcalin. Ce liquide *se coagule
spontanément* et se dédouble en deux parties, la *myosine* formant le caillot, et
le *sérum musculaire* qui reste liquide. La myosine est une gelée incolore,
neutre, insoluble dans l'eau, mais soluble dans le sel marin à 5 ou 10 p. 100.
Elle est précipitée de ses solutions par la chaleur, par l'alcool, par un excès de
sel marin et par un excès d'eau.

Le sérum contient : 1° un mélange de *substances albuminoïdes* (21 p. 100),
dont une coagule à 45° et l'autre à 75° ; 2° de l'*hémoglobine ;* 3° des *principes
extractifs azotés* (0,07 à 0,08 p. 100), de la créatine, de la xanthine, de
l'hypoxanthine, de l'acide inosique, de l'urée, de l'acide urique ; 4° des *principes non azotés*, de la graisse, de l'inosite, du glycogène, de la dextrine, des
acides, notamment de l'acide paralactique ou sarcolactique et quelques acides
gras ; 5° des *sels* où dominent les phosphates (1 à 1/2 p. 100) ; 6° enfin, de
l'eau, qui constitue 75 p. 100 environ de la substance musculaire.

Modifications apportées par la contraction. — Sous l'influence de la contraction, le muscle prend une réaction acide. Ce changement est dû à la production exagérée de l'acide lactique dont, d'après Janowski, la proportion s'élèverait, après une longue tétanisation, au décuple de sa valeur moyenne dans les muscles au repos.

Les changements imposés par la contraction à la substance musculaire ne sont pas d'ailleurs autrement graves. Helmoltz, puis Ranke ont constaté l'augmentation de l'extrait alcoolique et la diminution de l'extrait aqueux dans les muscles épuisés par une série de tétanos.

Quant à la proportion de l'azote total de la substance musculaire, elle ne semble pas modifiée par la contraction. Danilewsky l'aurait vue subir un léger accroissement; mais Ranke la tient pour invariable.

DE LA FATIGUE.

La fatigue peut se définir l'altération chimique et physiologique des muscles soumis à un travail excessif. Elle se caractérise par une douleur plus ou moins vive, localisée dans les muscles fatigués et par la diminution ou la perte provisoire de la contractilité.

La fatigue a évidemment des degrés, et il serait excessif de la définir exclusivement par l'abolition complète de la contractilité et l'impotence fonctionnelle des muscles. Pour obtenir ce résultat, il faut sortir des limites physiologiques du fonctionnement musculaire. Cette méthode est d'ailleurs fort légitime et son emploi permet, au moins, de déterminer les lois de la fatigue dans le cas particulier où la volonté qui anime les muscles ne tient pas compte de leur état. Un fait sommaire va nous permettre de nous renseigner immédiatement sur ce point. Pour conduire les muscles à cet état d'épuisement qui les rend incapables d'obéir à la volonté, il suffit de se livrer à un effort continu comme celui que l'on produit en soutenant à l'extrémité de l'avant-bras fléchi sur le bras une charge à hauteur fixe. L'équilibre de la charge est d'abord assuré sans difficulté. Mais bientôt la sensation de fatigue survient, en même temps que des tremblements dans les muscles tendus sur la charge. Enfin, dans une troisième phase, la douleur devient intolérable. En même temps et en dépit de la volonté, les fléchisseurs de l'avant-bras se relâchent épuisés, et laissent retomber la charge. Nous verrons plus tard, à propos du travail dit « statique », les relations de la charge soutenue et du temps au terme duquel survient l'impotence musculaire. Cette relation serait telle, d'après Haugthon, que le produit P^2t du carré de la charge par la durée de l'équilibration est un nombre constant.

Cause et nature de la fatigue. — L'altération des muscles en état de fatigue est très probablement due à l'accumulation des produits toxiques de la nutrition musculaire. On a fait jouer un grand rôle à l'acide paralactique qui se produit dans les muscles en contraction ; mais l'influence de ce corps n'est pas exclusive de l'action de toxines spéciales que l'analyse pourrait révéler quelque jour. Quoi qu'il en soit, un muscle, épuisé par une série de contractions, est saturé de substances dites « fatigantes » et douées de propriétés toxiques. On en a la preuve dans ce fait que, sous l'influence du surmenage, la toxicité des urines subit un accroissement notable. Nous avons vu, d'autre part, que les tétanos répétés entraînent la production d'une substance curarisante dont les effets sont neutralisés à l'état normal, par la sécrétion interne des capsules surrénales (p. 445). Il se peut même, comme le soutient Abelous (*Archives de phys.*, 1893, p. 437), que le curare musculaire apporte son influence dans l'intoxication qui caractérise la fatigue extrême : mais cet élément doit rester distinct des poisons musculaires proprement dits et qui agissent seuls dans la fatigue provoquée par des excitations directes.

La théorie chimique de la fatigue a été vérifiée par Ranke, de la manière suivante. Si, à l'aide de muscles épuisés par une série de contractions électriques, on prépare un extrait aqueux et qu'on injecte cette solution dans les vaisseaux d'une grenouille, on détermine dans les muscles de cet animal un état de fatigue artificielle, se traduisant de la même manière que la fatigue spontanée. Mosso arrive à des résultats du même ordre en transfusant à un chien normal le sang d'un chien épuisé par un travail excessif. Le sujet transfusé offre toutes les apparences de la fatigue. Réciproquement, on fait disparaître la fatigue dans des muscles de grenouille épuisés par une série de tétanos électriques et on les remet en possession de toute leur irritabilité, par des injections intra-vasculaires de carbonate de soude ou de sel marin en solution. Ces liquides alcalins produisent un véritable lavage qui dissout et entraîne les substances fatigantes. A l'état normal, ce lavage est opéré par la circulation et les muscles demeurent préservés de la fatigue tant que leur activité reste contenue dans les limites de leur puissance motrice.

En ce qui touche les muscles de la grenouille, il semble bien que la circulation ne soit pas immédiatement nécessaire à la réparation de la fatigue. Weber et Valentin avaient déjà constaté que des muscles séparés du corps et épuisés par une série de contractions retrouvent leur irritabilité et répondent à de nouvelles excitations après un certain temps de repos, une demi-heure environ. M. Richet a repris ce fait et, avec la collaboration de M. J. Joteyko, il en a précisé les conditions. Il a vu que la réparation des muscles anémiés et fatigués est due à l'influence de l'oxygène (en effet, cette réparation n'a jamais lieu si on place les muscles dans l'hydrogène, quel que soit l'intervalle de repos qui leur est laissé) ; et que si on remplace l'hydrogène par de l'air pur ou de l'oxygène, ces mêmes muscles, au bout de quelques instants, répondent par des secousses aux excitations qu'ils reçoivent. Il faudrait donc admettre que la réparation de la fatigue est due à une oxydation.

Les considérations qui précèdent montrent que la fatigue musculaire est indépendante des centres nerveux volontaires et de la fatigue propre de ces centres. Quoi qu'on pense sur ce dernier point, la volonté ne s'épuise jamais à l'état de veille, et elle survit toujours à l'irritabilité musculaire. En un mot, la fatigue est essentiellement un phénomène périphérique, absolument indépendant des changements qui peuvent se produire dans le fonctionnement de l'écorce cérébrale.

Des lois de la fatigue. — Avant tout, il importe de bien poser la question et de définir les conditions qui peuvent être choisies pour l'étude de la fatigue. Celle-ci dépend des caractères mêmes du travail imposé aux muscles et, sur ce point, il convient de distinguer le travail normal et en quelque sorte spontané des muscles et le travail forcé. Dans le premier cas, la volonté qui distribue les excitations motrices règle l'intensité et le nombre de ses excitations sur la puissance motrice des muscles. La conscience écoute les avertissements qui lui sont apportés de la périphérie par les sensations d'origine musculaire. Dans le second cas, la volonté use de tout son pouvoir, sans tenir compte de celui des muscles; elle agit sans discernement et n'écoute point les avertissements de la sensibilité musculaire. Dans le premier cas, l'épuisement des muscles peut être indéfiniment éloigné. Dans le second, il est aussi proche que l'on veut et à peu près immédiat.

Or, ce sont les conditions de cette fatigue prochaine qui ont été particulièrement recherchées par les physiologistes. C'est donc par elles que nous commencerons cette étude.

Des lois de la fatigue dans le cas du travail forcé. — Elles ont été déterminées d'abord sur la grenouille par E. Weber, Helmoltz, Hartnack, de Cyon, Marey, Richet, Kronecker, etc. La méthode consiste à soumettre un muscle, l'un des gastrocnémiens de la grenouille, à une série d'excitations de même intensité et de rythme constant. On recueille sur le même graphique la courbe de toutes les secousses qui se succèdent ainsi régulièrement. En employant la méthode des imbrications horizontales ou obliques de M. Marey, on obtient des graphiques très démonstratifs qui permettent de suivre toutes les phases de la diminution de l'irritabilité musculaire. Or, ces graphiques montrent avec la plus grande clarté que la diminution de l'irritabilité des muscles est uniforme. L'amplitude des secousses, c'est-à-dire la hauteur de leur sommet au-dessus de la ligne des abscisses, décroît régulièrement, en sorte que si on réunit tous les sommets par une ligne continue on obtient une ligne droite. Celle-ci est plus ou moins inclinée sur la ligne des abscisses, selon que la charge entraînée par le muscle à chacune de ses contractions est plus ou moins lourde. La distance verticale des sommets de deux secousses successives dans une série régulière est désignée par M. Kronecker sous le nom de *différence de*

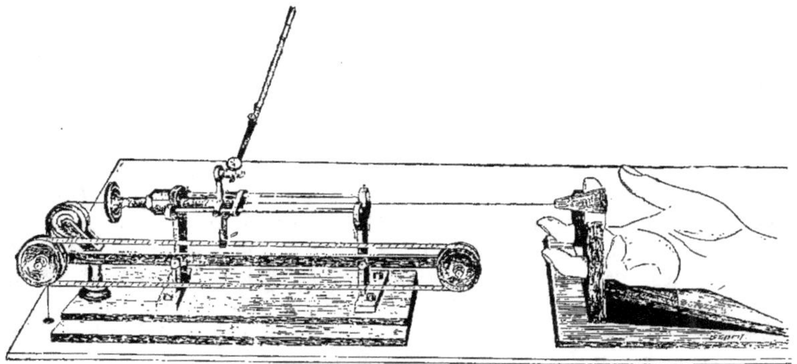

Fig. 156. — Ergographe de Mosso. Les muscles fléchisseurs du médius agissent en produisant le soulèvement d'un poids qui n'est pas représenté dans la figure.

fatigue. Or, cet élément est constant pour une charge donnée et pour un intervalle d'excitation donné.

Sur les muscles absolument frais, l'expression de la fatigue apparaît quelquefois très lentement, et dans les premières phases de l'expérience les secousses ont même une amplitude croissante, témoignage évident d'une période d'excitabilité croissante.

Les lois de la fatigue ont été déterminées chez l'homme par M. Mosso qui s'est servi, pour cet objet, d'un appareil spécial, l'*ergographe* (*Les lois de la fatigue étudiées dans les muscles de l'homme*, par A. Mosso, in *Archives italiennes de biologie*, t. XIII, p. 123, 1890).

Nous représentons l'ergographe de Mosso dans la figure 156, qui est assez claire et assez explicite pour nous dispenser de toute description. On voit que les muscles mis à l'épreuve sont les fléchisseurs du doigt médius. On impose à ces muscles une charge de trois kilogrammes, qui est soulevée périodiquement une fois toutes les deux secondes. Pour chacune des contractions successives, l'excitation volontaire atteint son maximum d'intensité. Il en résulte que l'amplitude des contractions et le travail produit sont aussi grands que possible. En moins de deux minutes, les muscles sont épuisés et refusent d'obéir à la volonté. Le graphique de la figure 157, que nous avons obtenu sur nous-même, donne la loi de cet épuisement. Un premier fait doit être mis en relief : la courbe de la fatigue chez l'homme n'est pas une ligne droite et, d'autre part, sa forme varie avec les individus. En ce sens, il n'y a pas de forme

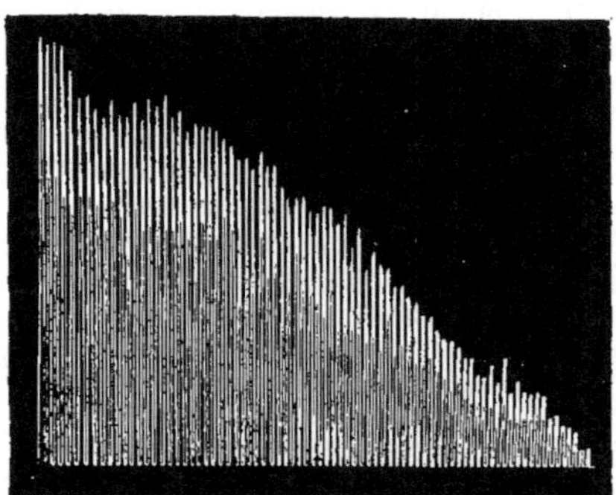

Fig. 157. — Courbe de la fatigue chez l'homme.

Poids soulevé, 3 kil.; espace parcouru, 177 centim.; travail effectué, 5ᵏᵍᵐ,310.

typique; mais chaque personne fournit une courbe individuelle dont les caractères demeurent invariables si les conditions de l'observation restent elles-mêmes invariables.

Accroissement de l'excitation volontaire avec la fatigue. — Les recherches de Mosso lui ont été l'occasion de déterminer les changements subis par l'excitation volontaire, au fur et à mesure de l'altération des muscles. L'éminent physiologiste italien a constaté que l'effort de la volonté va grandissant avec la fatigue. Le maximum d effet mécanique ne peut être obtenu que par des excitations motrices d'autant plus intenses, et au prix d'un effort cérébral d'autant plus puissant que les agents d'exécution sont plus imparfaits. M. Mosso a mis une rare pénétration à discerner cet élément purement psychique, et il est très heureusement parvenu à le rendre sensible à l'aide d'un appareil très ingénieux qu'il appelle le *ponomètre* (πόνεω, je m'efforce). La description de cet appareil nous entraînerait trop loin et nous nous bornerons à en donner une idée sommaire. Tout est disposé de telle manière que, dans la première phase de sa contraction, le muscle soulève la charge à une hauteur invariable, tandis que dans la deuxième phase la charge lui échappe et qu'il travaille à vide, entraînant la plume inscrivante d'autant plus haut que l'impulsion motrice a été plus intense. La série des ordonnées fournit ainsi la courbe des variations de l'excitation volontaire. Or, cette courbe a une disposition inverse de celle de la fatigue. En un mot, l'intensité des excitations volontaires suit une marche inverse à celle de l'irritabilité des muscles.

Survivance de l'excitabilité électrique à l'excitabilité volontaire. — Les courbes de la fatigue peuvent être obtenues à l'aide d'excitations électriques et au moyen de courants induits, dont les électrodes sont convenablement appliquées, de manière que le courant traverse le nerf médian. Constatons en passant que, pour un sujet défini, les courbes de la fatigue possèdent, dans ce cas, les caractères accoutumés ; mais, si important que soit ce détail, il a moins d'intérêt que celui qui va suivre. Lorsqu'un muscle obéissant à la volonté a fourni la courbe de sa fatigue, on peut immédiatement obtenir de lui une nouvelle courbe plus brève et moins élevée, il est vrai, à l'aide d'une série d'excitations électriques. Mosso voit dans ce fait une manifestation de la fatigue des centres nerveux et sa conclusion semble légitime, puisque des muscles qui ont cessé de répondre aux ordres de la volonté cèdent à l'influence des courants induits. C'est donc la volonté qui était épuisée, et non les muscles. Cette conclusion est inadmissible. D'une part, elle est en contradiction avec les faits du paragraphe précédent ; elle est aussi en contradiction avec les témoignages du sens intime qui nous montrent la volonté comme un principe absolu d'action (1). D'autre part, enfin, elle est radicalement infirmée par l'expérience réciproque de celle qui précède. Un muscle épuisé par une série d'excitations électriques répond aux excitations volontaires et peut fournir, *immédiatement après la dernière excitation électrique*, une nouvelle courbe de fatigue.

L'interprétation de ces faits est extrêmement délicate et, pour tout dire, nous ne les comprenons pas. Nous ne pouvons pas admettre, en effet, que les excitations volontaires agissent autrement que les excitations électriques, et que la source de l'énergie musculaire varie avec la nature des agents qui sollicitent cette énergie.

Variations de la courbe de la fatigue. — Dans un mémoire distinct (*Arch. italiennes de biologie*, 1890, p. 187), le docteur A. Maggiora, sous la direction du professeur Mosso, a recherché les circonstances diverses qui peuvent modifier la courbe de la fatigue. Remarquons d'abord que cette courbe est un témoin absolument fidèle de l'irritabilité des muscles et de leur puissance motrice. Sa hauteur et sa durée sont d'autant plus grandes que les muscles sont en meilleure santé. A cet égard, l'ergographe peut devenir un instrument précieux d'investigation médicale pour toutes les affections qui peuvent se trahir par l'affaiblissement de l'irritabilité et de la puissance musculaires.

Dans le seul domaine de la physiologie, l'ergographe apporte des renseignements immédiats sur l'état des muscles et les circonstances qui en modifient les aptitudes. Ces circonstances peuvent se partager en deux groupes : celles qui augmentent, et celles qui diminuent l'irritabilité musculaire. Dans le second groupe, nous citerons l'anémie, la fatigue générale due au travail intellectuel ou aux marches forcées, l'influence du jeûne et celle des veilles prolongées. La

---

(1) Il faut se méfier des témoignages du sens intime. En fait, l'effort nerveux qui sollicite l'activité musculaire entraîne, comme nous le verrons, une certaine lassitude de l'innervation motrice volontaire ; mais ce point délicat, qui touche à la fois à la psychologie et à la physiologie, sera étudié avec plus d'opportunité à l'occasion des propriétés générales des centres nerveux.

courbe fournie par les fléchisseurs du médius, quand la circulation est empêchée par une bande d'Esmarck appliquée sur l'avant-bras, est extrêmement brève. Les muscles refusent d'obéir dès les premiers instants et ne produisent que deux ou trois contractions très faibles, sauf la première.

Sous l'influence de toutes les conditions dépressives qui viennent d'être énumérées, les courbes de la fatigue se font remarquer par leur brièveté et leur faible hauteur, et ces caractères vont s'accusant au fur et à mesure que l'influence nuisible se prolonge.

Par contre, le massage exerce sur l'activité des muscles l'influence la plus favorable. Après quelques minutes de massage, les muscles amoindris par les diverses conditions précitées retrouvent, au moins passagèrement, toute leur force et peuvent fournir une courbe de fatigue ayant les caractères normaux.

Influence de la charge et du rythme. — De toutes les conditions qui pèsent sur l'irritabilité et la puissance des muscles, il n'en est pas de plus intéressantes que celles qui touchent aux éléments mêmes du travail. Si on augmente la charge, la courbe de la fatigue est brève et peu élevée, en sorte que le travail produit est moins considérable. Il suit une marche inverse à celle de la charge.

Les changements du rythme des contractions entraînent des changements corrélatifs et faciles à prévoir dans la courbe de la fatigue. On peut poser comme une loi que la longueur de la courbe, c'est-à-dire la durée du travail, est d'autant plus grande pour une même charge que le rythme est plus lent. Cela tient à ce que, dans l'intervalle qui sépare chaque contraction, le muscle se repose et se répare. Si l'intervalle est suffisant, la réparation est complète et la contraction suivante atteint la même hauteur que celle qui précède. Dès lors, la courbe de la fatigue est une droite parallèle à la ligne des abscisses. Cela veut dire que, théoriquement au moins, l'épuisement des muscles est indéfiniment reculé. Ce résultat dépend évidemment, pour un sujet et pour des muscles déterminés, de la charge mise en mouvement. Dans une de ses expériences d'ergographie, Maggiora l'obtenait avec une charge de dix kilos et un rythme de six contractions par minute.

De la fatigue dans le travail spontané. — L'action musculaire, sous toutes ses formes, obéit à la grande loi du rythme ou de l'intermittence. Il n'est point de forme du travail qui n'emporte l'action alternative d'un groupe musculaire et des muscles antagonistes, en sorte que, pour les uns et pour les autres, le repos alterne nécessairement avec l'activité.

La production du travail utile comporte donc l'intervention d'un mécanisme régulateur, en vertu duquel toute contraction est suivie d'un repos compensateur. Mais cette compensation ne saurait se réaliser que si le rythme est convenablement réglé en fonction de la charge et de l'irritabilité des muscles. C'est ce qui a lieu dans le travail spontané. Ici la volonté écoute les avertissements qui parviennent à la conscience, sous forme de sensations d'origine musculaire, et elle distribue ses excitations de manière que l'intervalle qui les sépare suffit à la réparation de la fatigue. D'une manière générale, on peut admettre que les muscles règlent le nombre de leurs contractions sur la valeur de la résistance à déplacer.

Il y a donc une relation déterminée entre la charge et le rythme. Mais, contrairement à ce qu'on pourrait imaginer, cette relation est loin d'être simple. S'il en était ainsi, le produit de la charge par le rythme, c'est-à-dire par la vitesse, serait un nombre constant se confondant avec la puissance motrice des muscles. Ce résultat est impossible ; il supposerait que le nombre des contractions peut croître indéfiniment quand la charge décroît. En fait, le travail des muscles dépend de la valeur de la charge par rapport à la force absolue de ces organes. A partir d'une charge nulle, le travail augmente avec la charge et atteint une valeur maximum pour une valeur optimum de cette dernière. Il constitue alors le travail maximum qui mesure la puissance mécanique des muscles. Nous aurons d'ailleurs à revenir sur ce point ultérieurement. Nous n'avons ici qu'à l'envisager vis-à-vis de la fatigue. A ce point de vue, les muscles soumis à un travail libre, défini par la charge, s'arrêtent à un rythme précis théoriquement invariable. Mais dans la pratique le travail uniforme ne peut pas se poursuivre indéfiniment. D'une part, il est coupé par des pauses plus ou moins longues ou des rémissions indispensables à la réparation de la fatigue. A ce point de vue, les ingénieurs instruits par une longue expérience admettent, comme une règle générale, que pour économiser l'emploi des forces motrices de l'homme ou des animaux il faut les dépenser dans un temps aussi long que possible pour permettre de fréquents intervalles de repos.

D'autre part, enfin, le travail est suspendu pendant les heures consacrées aux repas et au sommeil. Le cœur est le seul muscle dont le travail soit ininterrompu.

DE LA RIGIDITÉ CADAVÉRIQUE.

Peu de temps après la mort, les muscles entrent en état de rigidité cadavérique.

Les muscles rigides sont durs, raides, inextensibles, raccourcis et gonflés comme s'ils étaient en état de contraction. Enfin, ils sont inexcitables. Sur ce point, il faut introduire des réserves et relater un certain nombre de faits qui prouvent que des muscles en état de rigidité peuvent donner des signes manifestes d'activité. Nous laisserons de côté les observations dans lesquelles Brown-Séquard dit avoir constaté, dans les muscles rigides, des changements de longueur extrêmement lents et se poursuivant pendant plusieurs heures et pendant plusieurs jours. En aucun cas ces changements, si spontanés qu'ils soient, ne sauraient être considérés comme des manifestations de la contractilité. Il y a heureusement des faits plus précis que nous devons à Tissot (*Arch. de phys.*, 1894, p. 142 et 860). Ce physiologiste a pu obtenir des contractions très intenses sur les gastrocnémiens de la grenouille, six heures après l'apparition de la rigidité. Sur des grenouilles strychnisées et tuées par décapitation, dès que les convulsions ont pris fin, la rigidité survient une heure après la mort. Dans ces conditions, on peut obtenir des contractions très intenses dans les gastrocnémiens, par des excitations électriques du sciatique, six heures après l'apparition de la rigidité. On remarquera que ces manifestations non équivoques de la contractilité ne s'observent que peu de temps après la mort et qu'on a eu soin, par un artifice, d'abréger le délai qui sépare ordinairement le moment de la mort du moment où apparaissent les premiers signes de la rigidité.

En un mot, pour que les muscles rigides puissent répondre aux excitations, il faut que la rigidité survienne assez rapidement après la mort. Dans ces conditions, on obtient des contractions, chez les mammifères, à l'aide d'excitations portées sur les muscles rigides. Sur le cheval où la rigidité apparaît rapidement, M. Chauveau a pu provoquer des contractions cinq heures après le début de ce phénomène.

Qand les muscles rigides ont perdu leur excitabilité électrique, ils répondent encore à des excitations mécaniques, comme l'a vu M. Chauveau, encore sur le cheval, quinze heures après le début de la rigidité.

Enfin, l'excitabilité chimique survit à l'excitabilité électrique et à l'excitabilité mécanique. Tissot affirme que les vapeurs de chloroforme peuvent déterminer des contractions manifestes sur des muscles de grenouille, rigides depuis quinze ou vingt heures.

La rigidité n'est donc pas un signe certain de la mort des muscles et de la perte de leurs propriétés physiologiques ; elle peut surprendre les muscles encore vivants et doués de contractilité.

La rigidité est constante. — Elle constitue un épisode inévitable dans le processus des phénomènes cadavériques qui se déroulent après la mort. On a cru longtemps que les muscles du fœtus en étaient préservés ; mais cette opinion émise par Haller a été infirmée par des observations précises (Dagincourt, *De la rigidité cadavérique du fœtus au moment de la naissance.* Thèse, Paris, 1880).

On a cru aussi que la rigidité fait défaut sur les sujets morts par asphyxie (Bichat, *la Vie et la Mort*) ou tués par la foudre (Hunter). La vérité est que, dans ces cas particuliers, la rigidité est très fugitive.

La rigidité est irrémissible. — Il faut entendre par là que les muscles frappés de rigidité ne peuvent retrouver ni leur souplesse ni leur irritabilité perdues. En agissant sur les leviers osseux d'un cadavre et par des actions méthodiques de flexion et d'extension alternatives, Brown-Séquard est parvenu, il est vrai, à donner aux muscles rigides une souplesse passagère. Mais, en quelques instants, la rigidité s'empare de nouveau de ces organes, violentés bien plus qu'assouplis.

Brown-Séquard a cru aussi qu'il pouvait rendre la vie avec leur souplesse à des muscles rigides, par des injections de sang défibriné. Mais Kuhne, ayant pris la peine de refaire les expériences de Brown-Séquard, a constamment échoué.

Les expériences d'Heubel ne sont pas plus démonstratives. Ce physiologiste fait agir sur le cœur de la grenouille des substances qui metttent l'organe en état de rigidité apparente (sel marin, sel de potasse, acides, chloroforme, éther, chloral, etc.). La rigidité étant obtenue, on jette dans le cœur un courant de liqueur physiologique (une partie de sang défibriné et deux parties de sel marin à 5 p. 1000) et, en peu d'instants, l'organe retrouve ses propriétés. Mais il resterait à prouver que le cœur était en état de rigidité et non de tétanos.

De la rigidité chez le vivant. — On possède quelques observations tendant à établir que, dans de rares circonstances, la rigidité peut envahir certains territoires musculaires avant la mort. Brown-Séquard aurait constaté ce phénomène sur un soldat atteint de fièvre typhoïde adynamique et chez lequel la rigidité apparut aux mâchoires et aux membres, alors que le cœur battait encore.

D'après Rochefontaine, sur les lapins empoisonnés avec le salicylate de soude,

les muscles deviennent rigides avant que le cœur ait cessé de battre. M. Richet
a observé le même phénomène sur des animaux empoisonnés par la strychnine.
On peut encore obtenir des résultats analogues par la ligature de l'aorte, sur le
lapin.

Ordre d'apparition de la rigidité sur les différents muscles. — La
rigidité n'atteint pas d'emblée tout le système musculaire ; elle procède par
étapes et envahit les différents muscles dans un ordre constant. Elle frappe
d'abord les muscles élévateurs de la mâchoire supérieure (masséter, temporal,
ptérygoïdien interne). De là elle gagne les muscles du tronc et du cou ; puis elle
s'étend successivement aux membres supérieurs et aux membres abdominaux.
Il est curieux de constater que le tétanos et le frisson suivent la même
marche (Richet).

Moment d'apparition de la rigidité. — Ce moment est très variable ; il
dépend, en particulier, de l'espèce. Chez les poissons, la rigidité est en quelque
sorte instantanée. Elle est, au contraire, très tardive chez les grenouilles où, en
prenant quelques précautions et en plaçant les cadavres sous l'influence des
basses températures, on peut la retarder pendant huit à dix jours. Elle est
plus rapide chez les oiseaux que chez les mammifères et, parmi ces derniers,
elle est plus rapide chez le lapin que chez le chien. Elle survient très rapidement chez le cheval.

Chez l'homme, il résulte des nombreuses observations de Nederkorn que la
rigidité commence, en moyenne, deux heures après la mort et qu'elle est complète quatre heures après. Mais il faut compter avec la saison. En hiver,
l'invasion des muscles par la rigidité peut réclamer vingt-quatre heures et
jusqu'à soixante heures. Nous étudierons dans un paragraphe ultérieur les circonstances qui peuvent hâter l'apparition de la rigidité et précipiter son cours ;
mais nous n'abandonnerons pas ce point sans signaler cette forme de rigidité
qu'on a observée parfois sur des soldats frappés à mort sur le champ de
bataille, et que la rigidité surprend à l'instant même et immobilise dans l'attitude qu'ils avaient au moment où ils ont été frappés. Cette sorte de « cata-
lepsie cadavérique » accompagnerait les blessures de la moelle épinière.

De la rigidité et de la température des cadavres. — Le développement de la rigidité ne paraît pas lié à la marche de la température des
cadavres. Sur cent observations de Nederkorn, la rigidité était complète
sur vingt-deux cadavres dont la température dépassait 36°,5. Le refroidissement du corps après la mort est d'ailleurs très lent et ne réclame pas moins de
vingt-quatre heures. Il est retardé par l'ensemble des phénomènes chimiques
qui se produisent dans l'intimité des tissus, longtemps après la mort, au point
que dans certains cas, le cadavre est le siège d'une thermogenèse post mortem
qui peut élever sa température de deux ou trois degrés. Ce phénomène a été
observé surtout dans certains cas de rage, de choléra et de tétanos.

Effets mécaniques de la rigidité. — D'une manière générale, la rigidité
fige le corps dans l'attitude où la mort l'a surpris et si après avoir sacrifié
un animal on détourne les divers rayons de leur direction naturelle, la rigidité
fixe toutes ces déviations et toutes ces déformations. Mais il faut s'arrêter
surtout sur la physionomie que la rigidité impose au corps de l'homme mort
dans l'attitude du repos, ce qui est le cas le plus fréquent. Cette physionomie
si caractéristique résulte de l'antagonisme des muscles extenseurs et des

muscles fléchisseurs. Le pouce est replié sur la paume de la main et recouvert par les autres doigts ; les mâchoires sont contractées, les yeux grands ouverts ; la tête et le cou sont portés en arrière ; l'abdomen est excavé, le membre supérieur et le membre inférieur sont à demi-fléchis ; le pied est étendu sur la jambe.

Cause et nature de la rigidité. — On a produit à cet égard plusieurs théories. Nysten voyait dans la rigidité la manifestation suprême de l'activité musculaire, et il la considérait comme une contracture ; Charles Rouget et Brown-Séquard sont à peu près les seuls physiologistes qui aient accueilli cette doctrine. Pour ruiner cette étonnante conception, il suffit de remarquer que les muscles contracturés laissent entendre, au myophone, le son caractéristique de l'activité, tandis que les muscles rigides sont absolument silencieux.

Orfila et Jean Muller attribuaient la rigidité à la coagulation du sang ; mais elle frappe de la même manière les muscles anémiés, sur les animaux tués par décapitation. La cause réelle de la rigidité est dans la coagulation spontanée de la myosine. Cette explication introduite par Brucke s'est éclairée de toutes les recherches de Kuhne sur les propriétés chimiques de la substance musculaire.

Les muscles rigides sont en général acides. Mais il n'y a pas un lien nécessaire entre les deux choses. Les animaux tués par des injections de sels alcalins deviennent rigides comme les autres.

Signification de la rigidité cadavérique. — La rigidité est un épisode de la mort des muscles et, pour en bien apercevoir la signification, il suffit, à l'exemple de M. Richet (*Revue scientifique*, 1881), de réfléchir sur la place de cet épisode dans la succession des phénomènes cadavériques et sur les conditions qui peuvent précipiter ou ralentir cette succession dans les muscles. Or, la rigidité a une place bien définie. Après la mort d'un animal, on voit se succéder les phénomènes suivants : 1° exaltation de l'irritabilité musculaire ; 2° diminution de cette irritabilité ; 3° sa disparition ; 4° rigidité ; 5° putréfaction.

Nous avons vu plus haut comment ces différentes phases peuvent se pénétrer et, en particulier, comment des muscles rigides peuvent encore conserver une partie de leur irritabilité. Mais l'ordre général des faits est le même dans tous les cas et il nous semble légitime de dire, avec M. Richet, que les phases qui se déroulent, après la mort, dans les muscles constituent les termes successifs d'un processus chimique qui a son principe dans la désorganisation de la substance musculaire. Cette interprétation trouve sa vérification dans la loi suivante : toutes les circonstances capables de modifier le cours des actions chimiques agissent dans le même sens sur l'évolution des phénomènes cadavériques, ainsi que sur le moment d'apparition et la durée de la rigidité. De toutes ces circonstances, il n'en est pas de plus efficace que la température et l'état physiologique des muscles au moment de la mort.

Influence de la température. — Richet a étudié la rigidité sur des animaux morts à l'étuve, sous l'influence de la chaleur. Or, sur un lapin mort dans une étuve à 70°, la rigidité survient cinq minutes après, pour disparaître très rapidement. Si, au contraire, on fait mourir un lapin de froid, la rigidité n'apparaît que cinq heures après la mort ; mais elle dure plusieurs heures.

Dans les hivers très rigoureux, le même physiologiste a pu observer des chiens en état de rigidité huit jours après leur mort.

Influence de l'activité musculaire. — La rigidité survient cinq minutes après la mort, sur des animaux tués par les effets du tétanos électrique. On obtient de semblables résultats en tuant les animaux par la strychnine, à la condition d'administrer lentement la dose toxique, de manière à donner aux convulsions la plus grande durée possible. Bien plus, les muscles préservés des convulsions strychniques par la section de leurs nerfs moteurs sont préservés de la rigidité immédiate et ne durcissent que dans les délais accoutumés (Richet). On doit rapprocher de ces faits les observations des chasseurs sur les lièvres ou les cerfs forcés dans les chasses à courre et figés vivants dans la rigidité.

Signalons, pour terminer, cette observation ici fort intéressante de M. Richet. Dans tous les cas où la rigidité cadavérique survient rapidement après la mort, elle est très fugitive et immédiatement suivie de la putréfaction. Ce fait s'accorde bien avec la pratique des bouchers qui ne tuent les animaux fatigués par une longue marche, qu'après leur avoir laissé un ou plusieurs jours de repos.

Il semble bien découler de tout cela que la rigidité est une des phases de l'altération chimique qui s'empare des muscles après la mort et les conduit jusqu'à la putréfaction.

CHAPITRE IV

DES PHÉNOMÈNES ÉLECTRIQUES LIÉS A LA CONTRACTION MUSCULAIRE.

PROPRIÉTÉ ÉLECTRO-MOTRICE DES MUSCLES AU REPOS. — COURANT PROPRE.

La contraction entraîne dans les muscles un changement de leur état électrique. Ce changement ne peut être compris si on ne connaît à l'avance l'état électrique des muscles au repos. Or les muscles, comme tous les tissus vivants d'ailleurs, donnent lieu, si on les explore convenablement, à des manifestations électriques qui deviennent sensibles au galvanomètre. En un mot, ils sont le siège d'un courant propre. C'est Galvani qui, le premier, a mis en évidence les propriétés électriques des muscles et des nerfs. Ses expériences restées fameuses ont suscité un double mouvement de découvertes. D'une part, elles provoquaient les recherches critiques de Volta qui, dans ses efforts pour faire prévaloir son interprétation, découvrait la pile et inaugurait l'étude de l'électricité dynamique. D'autre part, elles contenaient le germe de l'électrophysiologie à laquelle Dubois-Reymond a consacré tant de travaux.

Pour mettre en évidence le courant propre on découpe sur un muscle homogène (couturier ou demi-tendineux de la grenouille) un fragment cylindrique que l'on place sur deux électrodes impolarisables reliées à un galvanomètre (fig. 158).

Les galvanomètres employés à la mesure du courant propre doivent remplir certaines conditions. Si on fait usage d'un instrument du type Nobili, il doit offrir une grande résistance. A cet effet, le circuit est constitué par un fil très fin et très long. Sa longueur lui permet de faire un grand nombre de tours, ce qui multiplie l'action du courant propre sur l'aiguille aimantée. Mais ces appareils présentent de graves inconvénients dus à l'inertie de l'équipage astatique qui oscille très longtemps avant de se fixer. Il vaut donc mieux recourir à des appareils apériodiques comme la boussole des tangentes, le galvanomètre de Deprez et de d'Arsonval, ou mieux encore, dans bien des circonstances, l'électromètre capillaire de Lipmann.

Les électrodes impolarisables sont inattaquables par les liquides de l'organisme et leurs contacts avec les tissus n'engendrent aucune force électro-motrice. Les électrodes imaginées par Dubois-Reymond (fig. 158) sont constituées par un vase contenant une solution de

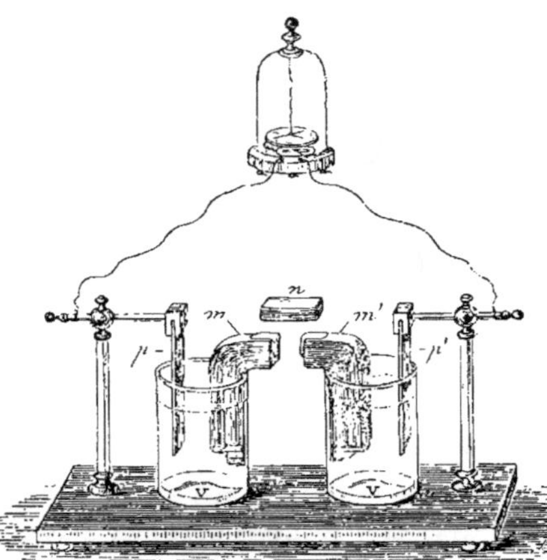

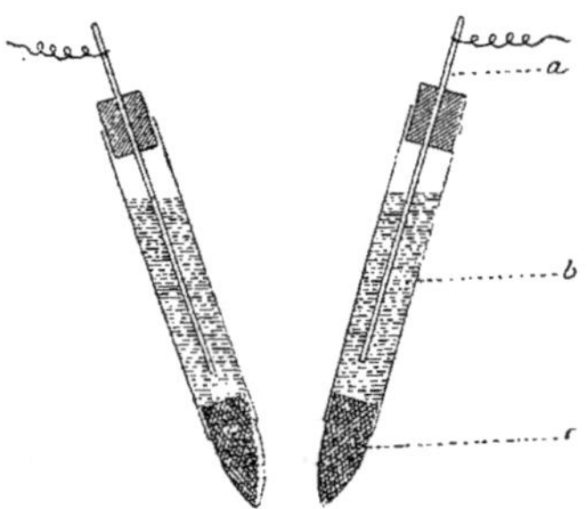

Fig. 158. — Schéma du dispositif adopté par Dubois-Reymond pour recueillir le courant propre des muscles.

Fig. 159. — Schéma d'électrodes impolarisables.

a, tige de zinc amalgamé ; *b*, solution de sulfate de zinc ; *c*, contact en terre cuite.

sulfate de zinc dans laquelle plonge un coussinet de papier Joseph imbibé de sel marin. Le muscle électro-moteur repose sur ces coussinets qui recueillent le courant. La continuité du circuit est établie, d'autre part, au moyen de lames de platine ou de zinc amalgamé plongeant dans la solution et reliées au galvanomètre.

Les électrodes impolarisables reçoivent en général une forme plus commode qui permet de les appliquer sur le muscle (fig. 159).

Ces détails étant écartés, abordons l'étude des faits essentiels.

Si le muscle est disposé de manière à toucher l'une des électrodes par sa surface longitudinale et la seconde par sa surface transversale (surface de section), un courant s'établit dès que le circuit est fermé et la déviation de l'aiguille du galvanomètre indique le sens du courant. Dans le circuit extérieur, ce courant marche de la surface longitudinale à la surface transversale. Il marche au contraire de celle-ci à celle-là, à l'intérieur du muscle (fig. 160). La surface

longitudinale de cet organe est donc positive par rapport à la surface transversale qui est négative. Toute surface obtenue par une section parallèle au
grand axe du muscle est également positive; on lui donne le nom de *surface
longitudinale artificielle*.

L'intensité du courant qui se manifeste au galvanomètre dépend de la
position des deux points qui reçoivent l'application des électrodes. En un mot,
la distribution de l'électricité n'est pas uniforme et c'est précisément pour cela
qu'elle donne lieu à un courant, lorsqu'on réunit deux points d'un muscle par

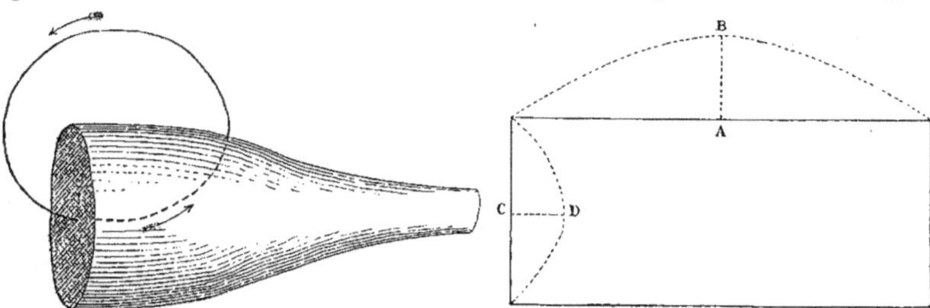

Fig. 160. — Direction en courant
propre.

Fig. 161. — Distribution du potentiel électrique à la surface des muscles.

un circuit. Il convient donc d'étudier cette distribution à l'aide d'un électromètre de Lipmann qui permet de déterminer les variations du potentiel. On
constate alors que les points au potentiel le plus élevé sont à égale distance
des deux bases, autour du point A, et que les points au potentiel le plus bas
sont au milieu des bases, autour du point C (fig. 161). Étant donnée cette distribution du potentiel, on prévoit à l'avance que le sens et l'intensité du courant
que l'on peut faire passer dans le galvanomètre varient avec la position des
électrodes vis-à-vis des points A et C.

Courant d'inclinaison. — Si les sections sont obliques, la distribution du
potentiel change; l'ordonnée du
maximum se déplace vers l'angle
le plus obtus, tandis que l'ordonnée
du minimum se déplace vers l'angle
le plus aigu (fig. 162). Les courants
obtenus sont profondément modifiés, car si on réunit le point D
au point C, milieu de A B, on aura
un courant de sens inverse de
celui qu'on aurait dans le cas du
prisme droit. Les courants fournis
par un prisme oblique prennent le
nom de courants d'inclinaison.

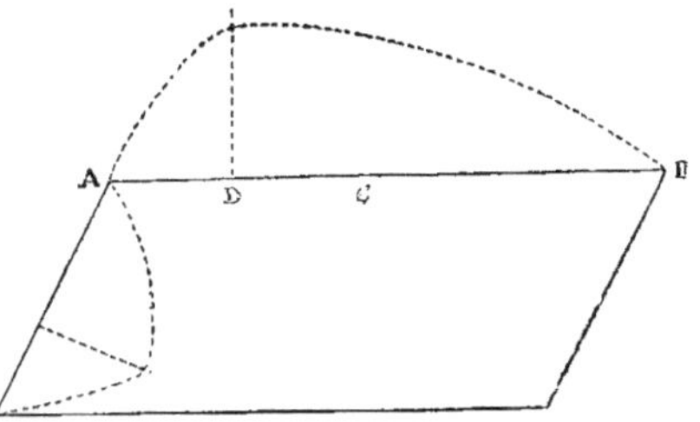

Fig. 162. — Distribution du potentiel électrique
dans le cas des sections obliques.

La distribution de l'électricité à la surface des muscles est d'autant plus
irrégulière que leur structure est plus complexe. Voilà pourquoi ils ne conviennent pas tous à l'étude des courants propres. Mais, dans tous les cas, le
courant marche toujours de la surface longitudinale à la surface transversale
et si le muscle est pourvu d'un tendon comme le gastro-cnémien de la gre-

nouille, le tendon est négatif; il joue le rôle d'une surface transversale naturelle. Parfois, pourtant, il est positif (*parélectronomie* de Dubois-Reymond), et dans ce cas on n'obtient que des courants extrêmement faibles ou nuls. Mais pour faire apparaître le courant ordinaire, il suffit de pratiquer une section transversale ayant pour effet de supprimer le tendon et de mettre à découvert la substance musculaire.

Effets physiologiques des courants musculaires de repos, patte galvanoscopique. — L'existence du courant propre peut être mise en évidence par l'effet excitant qu'il produit sur les muscles ou sur les nerfs, quand on ouvre ou quand on ferme le circuit.

Soit un circuit A B C D formé à l'aide de deux fils réunissant les points A et D d'un muscle aux points B et C du sciatique d'un autre muscle (fig. 163). Une contraction a lieu dans celui-ci toutes les fois qu'on ferme ou qu'on ouvre le circuit par la manœuvre de l'interrupteur I.

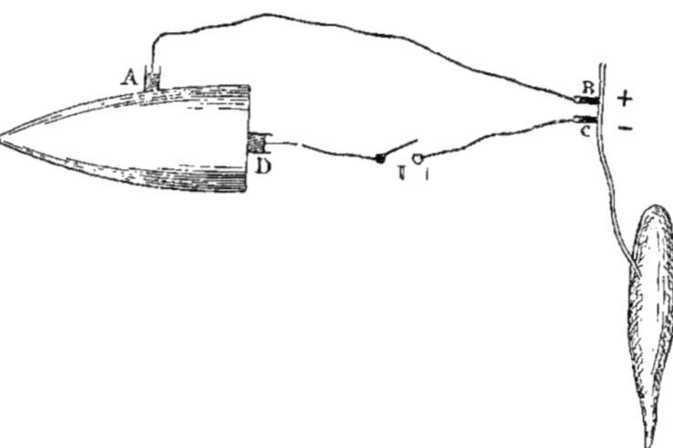

Fig. 163. — Effets physiologiques du courant propre.

Si les fils partant de A et de D plongent dans le mercure, on dispose d'un contact qui permet de fermer ou d'ouvrir le circuit à volonté et l'on obtient, dans les deux cas, une contraction dans le muscle qui fournit le courant (fig. 164).

Mais la manière la plus simple d'obtenir l'auto-excitation d'un muscle par son propre courant consiste à appliquer le nerf moteur de ce muscle sur la surface longitudinale en ayant soin de placer sous le nerf un isolateur de verre.

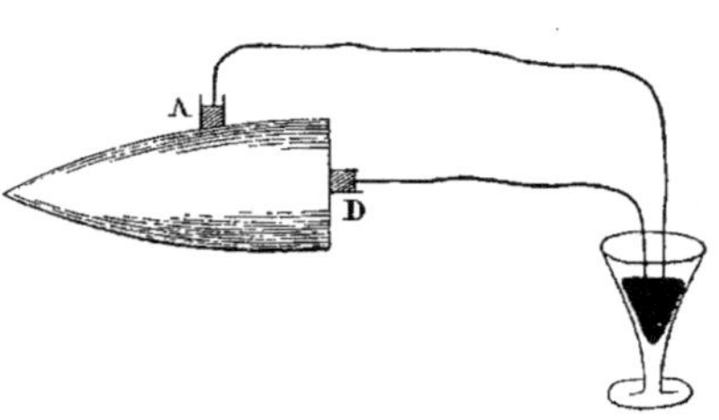

Fig. 164.

Effets électrochimiques du courant propre des muscles. — Si les deux fils partant de A et de D plongent dans une solution contenant de l'empois d'amidon et de l'iodure de potassium, celui-ci est décomposé; l'iode devient libre au pôle positif et colore l'amidon en bleu.

Force et variations du courant propre. — Ces faits permettent de constater que les courants musculaires ont une intensité fort appréciable. Aussi bien, la force électro-motrice mesurée directement sur un circuit réunissant l'équateur et le pôle d'un muscle varie de 0,05 à 0,08 d'un élément Daniell; elle s'affaiblit avec la fatigue; elle diminue en même temps que l'irritabilité des muscles et disparaît au moment de leur mort.

DES MANIFESTATIONS ÉLECTRIQUES DANS LES MUSCLES EN CONTRACTION. VARIATION NÉGATIVE.

Un muscle étant disposé de manière à produire son courant propre dans un galvanomètre, si on tétanise le muscle, l'aiguille du galvanomètre rétrograde et incline vers le zéro (Dubois-Reymond). La contraction a donc pour effet d'affaiblir l'intensité du courant propre. Celle-ci subit une variation, la *variation négative* (Dubois-Reymond).

La variation négative se produit également si, au lieu de tétaniser le muscle, on le sollicite par une excitation unique provoquant une contraction simple, c'est-à-dire une secousse. Mais dans ce cas, pour rendre le phénomène sensible, il est indispensable de recourir à l'électromètre de Lipmann. L'emploi de cet appareil permet, en outre, d'obtenir l'image de la variation négative ; pour cela on prend la photographie de la colonne de mercure et de son niveau dans le capillaire, sur un papier sensible entraîné par un mouvement uniforme (Marey, Burdon-Sanderson, A. Waller, etc.).

La variation négative est indépendante de la forme prise par le muscle dans son état de contraction. Elle ne cesse pas de se produire si on empêche le muscle de se raccourcir en immobilisant ses extrémités avant de l'exciter (Dubois-Reymond).

Phases de la variation négative. — On a admis longtemps avec Helmoltz que la variation négative commence avec l'excitation et qu'elle est achevée avant le début de la contraction. Sa durée n'excéderait donc pas celle de la période latente. L'opinion d'Helmoltz, accueillie par Berstein, Hermann, ne s'accorde pas avec les résultats obtenus par Burdon-Sanderson à l'aide de la photographie. Les courbes de la variation négative fournies par cette méthode débutent avec l'excitation ; mais elles accompagnent celles de la secousse, à cela près que leur maximum est plus prochain et que leur durée est moins considérable.

La variation négative se propagerait le long du muscle à la manière d'une onde, dont la vitesse atteindrait, d'après Berstein, trois mètres et, d'après Hermann, dix mètres par seconde. On a voulu voir dans ce phénomène l'expression de l'onde musculaire ; mais, d'une part l'onde ne se produit pas quand le muscle reçoit des excitations indirectes (par l'intermédiaire du nerf) et, d'autre part, sa vitesse atteint à peine un mètre par seconde. Elle n'a donc pas de relations avec l'onde électrique.

De la contraction secondaire ou induite. — La variation négative, étant un brusque changement dans l'état électrique d'un muscle, peut être utilisée pour exciter un nerf.

Sur le muscle gastro-cnémien A, on dispose le nerf sciatique du muscle A′, en le soutenant à l'aide d'une baguette isolante de verre (fig. 165). Si par une excitation portée sur le nerf du muscle A on provoque une contraction dans ce muscle, le muscle A′ se contracte également et produit une contraction qui est dite secondaire ou induite (Matteucci, Dubois-Reymond). Toute secousse primaire induit une secousse ; un tétanos artificiel induit un tétanos (Matteucci). Mais le tétanos volontaire n'induit qu'une secousse au commencement (Dubois-

Reymond, Harless, Morat et Toussaint). Le tétanos chimique, le tétanos strychnique n'induisent également qu'une secousse au moment où ils commencent.

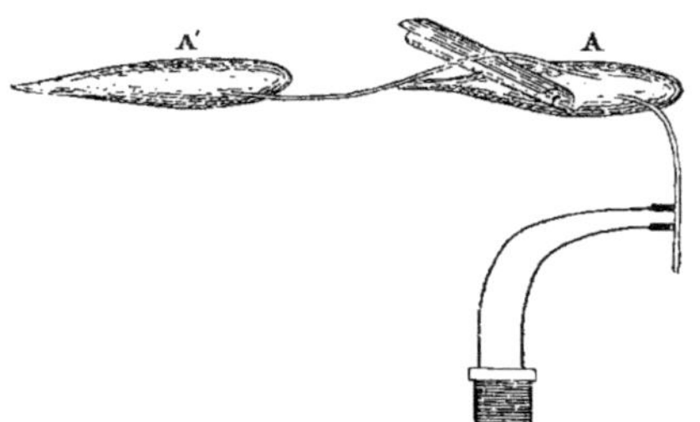

Fig. 165. — Schéma du dispositif pour obtenir des contractions induites.

Le cœur peut, à l'instar des autres muscles, servir à provoquer des contractions secondaires. Si on place le nerf sciatique d'une grenouille sur le cœur d'une autre grenouille, le gastro-cnémien correspondant produit une contraction au moment de chaque systole.

Schiff a observé la contraction secondaire du diaphragme sur le chien, soit après l'extirpation des corps thyroïdes, soit après la section du nerf phrénique gauche. Ces phénomènes s'expliquent aisément. La variation négative du cœur, à chaque systole, excite périodiquement le nerf diaphragmatique gauche qui passe à la surface du péricarde. Le phénomène connu en clinique sous le nom de *chorée du diaphragme* n'a pas souvent d'autre cause.

THÉORIES DES COURANTS MUSCULAIRES.

La question qui se pose est tout d'abord de savoir si le courant de repos préexiste aux mutilations qu'on est obligé de faire subir aux muscles, pour le mettre en évidence. Dubois-Reymond affirmait nettement la préexistence d'un courant propre. Il admettait que le muscle est formé de molécules dites péripolaires et composées de trois zones, une zone équatoriale négative et deux zones polaires positives. Grâce à l'orientation de ces molécules, toute la surface du muscle est positive. Que si on pratique une section transversale, on met à découvert la zone équatoriale négative de toutes les molécules intéressées dans la section. Cette explication de Dubois-Reymond n'est évidemment qu'une image, une représentation arbitraire des choses. Et d'ailleurs, elle ne convient pas aux cas où le tendon des muscles est positif et, dans ce cas, Dubois-Reymond était obligé de la remplacer par une autre fiction.

Hermann nie la préexistence du courant de repos, et il attribue son apparition à l'influence de l'air sur les surfaces de section ; il soutient qu'un muscle absolument frais et préservé de toute lésion ne donne lieu à aucune manifestation électrique. De là sa conception générale des courants de repos. Toute portion lésée devient négative par rapport aux régions saines. La blessure résultant d'une surface de section est l'occasion de phénomènes chimiques dus surtout à la présence de l'air et donnant naissance à un courant formé à la limite de la portion lésée et de la portion saine. Aussi le courant propre prend-il, dans la conception d'Hermann, le nom de *courant de démarcation*.

Par extension, toute région excitée devient négative par rapport aux régions non excitées et encore au repos. Cet état négatif, se propageant en même temps que la contraction, donne naissance à une onde, *l'onde de négativité* qui a la même vitesse que l'onde musculaire (1). Dès lors, la variation négative cesse d'être un affaiblissement du courant de repos ; elle devient un fait nouveau, un courant inverse du courant de démarcation et désigné par Hermann sous le nom de *courant d'action* ;

La plupart des physiologistes se rattachent aujourd'hui à la théorie d'Hermann, en dépit des objections qu'elle soulève.

1° Sur le premier point. Y a-t-il vraiment des muscles préparés avec un tel soin qu'ils ne manifestent aucun courant quand on relie leur surface longitudinale et leur tendon aux deux bornes d'un galvanomètre, et si un muscle n'offre pas de courant propre, cela tient-il à ce qu'il est exempt de toute lésion ? 2° Dans la conception d'Hermann toute portion blessée devient négative par rapport aux régions voisines restées saines ; mais il faudrait ajouter qu'elle devient positive quand la section est parallèle à l'axe des muscles. 3° Le courant d'action est une onde de négativité. Cette hypothèse suppose que toute secousse musculaire a nécessairement la forme d'une onde, ce qui est inexact (voir p. 651). Que si la variation négative se propage à la manière d'une onde, sa marche reflète sans doute, la marche de l'excitation dans les nerfs intra-musculaires.

D'Arsonval ramène la variation négative aux changements corrélatifs qui affectent la tension superficielle et la tension électrique dans deux conducteurs juxtaposés (*Arch. de physiologie*, 1889, p. 460). Toute déformation

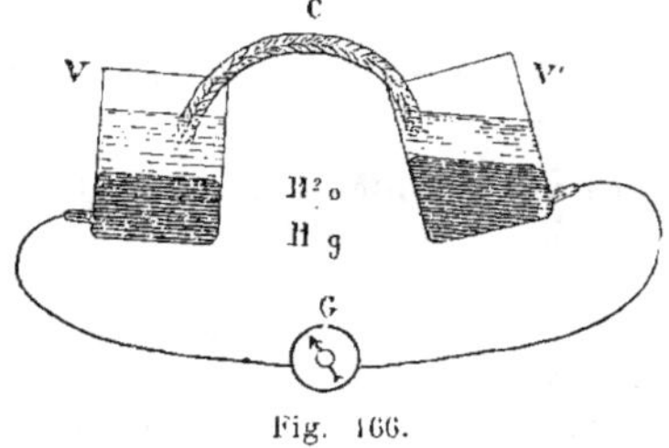

Fig. 166.

mécanique de l'un des conducteurs modifie la tension électrique, et réciproquement toute variation dans la tension électrique entraîne une déformation mécanique.

L'expérience suivante de M. Lipmann met le premier de ces faits en évidence (fig. 166) :

Deux vases V et V', contenant chacun du mercure recouvert d'une couche d'eau acidulée, sont placés côte à côte et réunis au moyen d'une mèche de coton C. Les deux masses de mercure sont reliées, d'autre part, à un galvanomètre G. Tant que les deux vases sont au repos, l'aiguille reste au zéro ; mais dès qu'on vient à pencher l'un des vases, l'aiguille est aussitôt déviée et indique un courant marchant du vase penché au vase resté droit. Si on redresse le vase V', on obtient un courant de sens inverse. On voit que la direction du courant dépend des effets de la déformation sur l'étendue de la surface du conducteur. Quand on relève le vase, la surface de contact augmente ; elle diminue quand on ramène le vase à sa position primitive. D'où cette loi : quand la surface de contact augmente, la tension du conducteur devient positive ; elle devient négative dans le cas contraire. M. d'Arsonval procède de ces faits pour expliquer la variation négative des muscles au moment de la contraction. Il admet en même temps, avec M. Ranvier, que les disques épais deviennent globuleux, ce qui diminue leur surface ; mais il va au delà de la théorie de Ranvier, en supposant que les disques clairs sont constitués par une substance liquide ; on se trouve alors dans des conditions analogues à celles de l'expérience de Lipmann et, la surface des disques épais diminuant, leur tension électrique doit devenir négative. Réciproquement si on allonge un muscle, on doit provoquer une variation positive et c'est, en effet, ce qui se produit. M. d'Arsonval a réuni les deux faits dans une très élégante expérience. Deux gastrocnémiens de grenouille, unis par un fil de soie, forment une chaîne que l'on tend convenablement entre deux supports. Chacun des deux muscles est relié à un galvanomètre. Si on excite l'un d'eux, son galvanomètre indique la variation négative ; mais en même temps il tire sur le second muscle et l'allonge. Aussitôt le galvanomètre correspondant accuse une augmentation du courant propre.

CHAPITRE V

PROPRIÉTÉS DES MUSCLES A FIBRES LISSES.

La contractilité des muscles à fibres lisses obéit aux mêmes lois générales que celle des muscles à fibres striées ; mais elle offre quelques particularités intéressantes. Elle survit très longtemps après la mort ; elle est éveillée par des excitants qui agissent peu ou pas sur les muscles striés, notamment les variations de la température extérieure. Le passage du froid au chaud ou du chaud au froid déterminent la contraction des muscles à fibres lisses ; on les désigne pour ce motif, sous le nom des muscles *thermosystaltiques*, tandis que les muscles striés sont dits *athermosystaltiques*. Le phénomène de la chair de poule dû à la contraction des *pili arectores* est provoqué par le froid.

On attribue à l'iris la propriété de se contracter sous l'influence directe de la lumière. En fait, sur des yeux d'amphibies ou de poissons, on peut provoquer, plusieurs heures après leur énucléation, et la rétine étant complètement insensible, la dilatation et le resserrement de la pupille (Brown-Séquard, Müller). Malheureusement, l'iris contient des cellules nerveuses dont la part n'a pas été faite. On pourrait admettre que ces éléments sont seuls sensibles à la lumière et qu'ils transmettent l'excitation aux fibres musculaires de l'iris.

L'action de l'air sur les fibres lisses est bien connue et tous les physiologistes ont assisté aux mouvements qui se produisent dans l'intestin d'un mammifère, d'un oiseau ou d'une grenouille dès qu'on ouvre le ventre d'un de ces animaux.

Caractères de la contraction dans les muscles à fibres lisses. — La secousse des fibres lisses, telle qu'on l'obtient par des excitations artificielles, se fait remarquer par son extrême lenteur et par la durée du temps perdu. Celui-ci peut atteindre jusqu'à 0,8 de seconde dans la contraction du muscle du manteau des aplysies. Les caractères graphiques de la secousse des muscles à fibres lisses ont été récemment fort bien étudiés par Jolyet et Sellier (*Bulletin des travaux de la station zoologique d'Arcachon, Bordeaux, 1900*). Nous empruntons au mémoire de ces auteurs la courbe d'une secousse du muscle de Müller, obtenue sur le chien curarisé, en enregistrant le mouvement de projection en avant du globe de l'œil, produit sous l'influence de l'excitation du nerf sympathique cervical. On voit que la durée de la secousse atteint quinze secondes et que le temps perdu est de 0″60 (fig. 167).

Les mêmes auteurs ont observé des caractères plus accentués encore, sur la secousse des muscles à fibres lisses d'un grand nombre d'invertébrés (holothuries, ascidies, aplysies, etc.). Dans tous les cas, la période d'énergie croissante atteint plusieurs secondes; mais la période d'énergie décroissante est encore plus longue, car sa durée atteint plusieurs minutes.

Beaucoup de muscles lisses répondent aux excitations directes ou indirectes par des contractions rythmées. Tel le gésier bien étudié par Doyon. Tel aussi

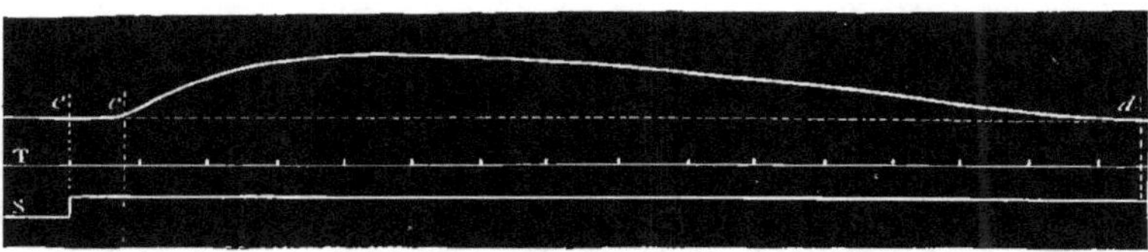

Fig. 167. — Courbe de la contraction du muscle de Muller chez le chien. — Les intervalles comptés sur la ligne T mesurent des secondes (Jolyet et Sellier).

l'uretère du lapin, dont la région moyenne est complètement dépourvue de fibres nerveuses et peut être excitée directement (Engelmann, Ranvier).

Du tétanos dans les muscles à fibres lisses. — On admet généralement avec M. Marey que la contraction des muscles à fibres lisses est toujours une secousse et ne résulte jamais de la fusion de secousses élémentaires. Sous une autre forme, la secousse prolongée des muscles à fibres lisses est elle-même une contraction soutenue et possède les caractères mécaniques du tétanos. Pourtant, les excitations en série produisent des effets plus puissants qu'une excitation unique. Caparelli expérimentant sur la vessie du chien et du lapin, et sur l'estomac de la grenouille, a même constaté que l'amplitude des contractions est proportionnelle à la fréquence des excitations.

Du péristaltisme. — C'est le mode de contraction propre à la tunique charnue de certains viscères creux (œsophage, estomac, intestin, uretère). Née en un certain point, la contraction se transporte lentement, à la manière d'une onde jusqu'à l'autre extrémité du viscère. A tous les moments, la contraction est locale et partielle puisqu'elle n'intéresse que le point du muscle creux auquel elle est parvenue. Bien que, dans la vie normale, le péristaltisme soit réglé par le système nerveux, il est sans doute une propriété du tissu musculaire, comme le prouvent les recherches d'Engelmann sur l'uretère du lapin. La partie moyenne de cet organe est complètement dépourvue d'éléments nerveux ; et pourtant, si on excite cette partie moyenne à l'une de ses extrémités, après l'avoir réséquée, on détermine une onde de contraction qui se propage jusqu'à l'autre extrémité. D'ailleurs, on peut solliciter soit des contractions péristaltiques, soit des contractions anti-péristaltiques, selon qu'on excite l'une ou l'autre des extrémités du segment. Conformément à la remarque d'Engelmann, ce phénomène est, sauf la rapidité du mouvement, comparable, de tous points, à l'onde d'Aeby.

Caractères de la contraction spontanée dans les muscles à fibres lisses. — *Rythme.* — Les muscles à fibres lisses obéissent étroitement à la loi du rythme. Les contractions du gésier sont rythmées; il en est de même des contractions péristaltiques de l'intestin ou de l'uretère. Schiff a signalé depuis longtemps à l'attention les contractions rythmées des artères de la face dorsale de l'oreille du lapin. Enfin, par des artifices on peut mettre l'action rythmée en évidence sur des organes qui, selon les apparences, pourraient être considérés comme immobiles. C'est ce qu'a fait Ranvier sur l'estomac de la grenouille.

Durée. — Quelle que soit leur forme, les contractions spontanées des muscles à fibres lisses sont toujours lentes et prolongées. Dans ses recherches sur l'appareil excréteur du foie, Doyon a vu que les contractions spontanées de la vésicule biliaire ne réclament pas moins, pour s'achever, de deux heures à deux heures et demie.

Les contractions spontanées du gésier ou du réseau, si rapides qu'elles soient, ont cependant une durée de plusieurs secondes.

On sait peu de chose sur les autres propriétés des muscles à fibres lisses. Leur chimie est, sans doute, la même que celle des muscles à fibres striées. Il en serait de même des circonstances de la fatigue si on pouvait les étudier dans ces sortes d'organes.

Quant à la rigidité des muscles lisses, elle a été nettement mise en évidence. Si, après la mort d'un chien, on fait communiquer une anse intestinale avec un manomètre, le liquide s'élève lentement dans celui-ci et, au bout de plusieurs heures, son niveau demeure immobile et témoigne par là de la raideur de la tunique charnue de l'intestin.

DES MUSCLES A FIBRES LISSES CHEZ LES INVERTÉBRÉS.

Les considérations qui précèdent s'appliquent surtout aux muscles à fibres lisses des vertébrés et, pour achever la caractéristique physiologique de ces organes dans ce groupe d'animaux, il suffit d'ajouter qu'ils échappent à l'action de la volonté et sont, en général, affectés aux mouvements de la vie organique. (A ce dernier point de vue l'iris fait exception.)

Chez les invertébrés, les muscles à fibres lisses présentent des caractères qui les rapprochent des muscles à fibres striées : ils sont soumis à la volonté et sont affectés aux mouvements de la vie de relation. Ils ne sont pas thermosystaltiques, et leur irritabilité est aussi vive parfois que celle des muscles à fibres striées. Les mouvements des céphalopodes, dus à la contraction du manteau, sont extrêmement brusques et brefs. Il en est de même de ceux de beaucoup d'holothuries (de Varigny, *C. R. Ac. des Sc.*, 2 mars 1885).

DU MUSCLE CARDIAQUE.

Les propriétés du muscle cardiaque réclameraient un chapitre particulier; mais nous ajournons l'examen de ce point important au moment où nous étudierons l'innervation du cœur.

II

DE L'ÉLASTICITÉ MUSCULAIRE

Pour parler avec clarté de cette question et dissiper les malentendus qui l'obscurcissent, il est indispensable de s'inspirer des lois de la physique et de parler le langage qui les exprime. Nous ne pouvons donc nous dispenser de nous arrêter quelques instants sur l'élasticité envisagée au point de vue des physiciens.

CHAPITRE PREMIER

DE L'ÉLASTICITÉ EN GÉNÉRAL.

On appelle élasticité la propriété que possèdent les corps de se laisser déformer sous l'influence d'une force extérieure, et de reprendre leur forme initiale quand cette force cesse d'agir.

L'élasticité est *parfaite* lorsque les corps, libérés de l'action qui les déformait, retrouvent exactement leur forme première. Elle est *imparfaite*, dans le cas contraire.

On appelle *limite de l'élasticité des corps* l'intensité de la force déformante qui laisse après elle la plus faible déformation permanente, appréciable aux moyens de mesure.

Les manifestations de l'élasticité dépendent de la manière dont s'exerce l'action déformante qui la met en jeu. A cet égard, on distingue l'élasticité de *traction*, l'élasticité de *pression*, l'élasticité de *torsion* et l'élasticité de *flexion*.

Sous toutes ses formes, l'élasticité obéit aux mêmes lois, et il suffit de considérer, pour les établir, l'élasticité de traction dont l'étude expérimentale est plus facile.

L'élasticité de traction implique, dans les corps qui la possèdent, deux propriétés corrélatives : l'*extensibilité*, c'est-à-dire la propriété pour un corps de se laisser allonger sous l'influence d'une charge, et la *rétractilité*, c'est-à-dire la propriété, que possède le même corps, de reprendre sa longueur initiale après la soustraction de la charge.

De la force élastique. — On appelle force élastique la force en tension dans un corps allongé par une charge ; elle se manifeste par la brusque rétraction que subit le corps, quand on vient à soustraire la charge.

Quand un corps est tendu par une charge, sa force élastique fait équilibre à la charge; elle est donc égale à cette charge.

Lois de l'élasticité de traction. — Du coefficient d'élasticité. — Pour éprouver l'élasticité des corps on les soumet à l'influence de charges variables qui produisent des allongements plus ou moins considérables, mais ayant avec la charge une relation définie qu'il s'agit d'établir.

La loi de l'allongement dans les corps inertes est enfermée dans la formule :

$$l = \frac{PL}{Cs}$$

dans laquelle C représente une constante physique, appelée *coefficient d'élasticité*. L mesure la longueur initiale du corps, s sa section droite, et l l'allongement que lui impose la charge P.

Pour définir le coefficient d'élasticité, imaginons le cas particulier où s égale 1 millimètre carré et où $L = l$, l'équation ci-dessus se simplifie et devient :

$$\frac{P}{C} = 1.$$

D'où

$$P = C.$$

D'où il suit que : *le coefficient d'élasticité d'un corps a pour mesure le poids de la charge nécessaire pour doubler la longueur de ce corps lorsque sa section droite est de 1 millimètre carré.*

Telle est la caractéristique de l'élasticité. On voit qu'elle réside dans la résistance que les corps opposent à l'action des charges allongeantes. On dit qu'un corps est fortement ou faiblement élastique, selon que son coefficient d'élasticité a une grande ou une faible valeur. L'acier est fortement élastique et peu extensible. Le caoutchouc est faiblement élastique et très extensible.

On a trouvé les valeurs suivantes pour le coefficient d'élasticité des divers tissus :

Coefficient d'élasticité du muscle inactif			$0^k,2734$ (Wundt).
—	—	des os	$2^k,204$ (Wertheim).
—	—	des tendons	$1^k,6693$.
—	—	des nerfs	$1^k,090$.
—	—	des artères	$0^k,072$.

Du module d'élasticité. — Le coefficient d'élasticité est la seule mesure légitime et physiquement exacte de l'élasticité des corps. Il n'en faut pas moins connaitre le sens d'une expression qu'on rencontre parfois et qu'on a le tort de confondre avec le coefficient d'élasticité. On appelle module d'élasticité le rapport des allongements aux poids des charges qui les produisent. On voit immédiatement que la valeur de ce rapport dépend des circonstances de l'épreuve (longueur initiale, charge, etc.), et qu'à ce point de vue il n'est pas caractéristique. Le coefficient d'élasticité, au contraire, représente une constante physique donnant sa vraie mesure à l'élasticité d'un corps. Si nous parlons ici du module, c'est pour éviter tout équivoque.

De l'élasticité dans les corps inertes et dans les corps organiques. — La loi de l'allongement, exposée plus haut, n'est exacte que dans certaines limites; mais, dans ces limites elle s'étend à tous les corps inertes. Ainsi, pour tous les corps élastiques du monde minéral l'allongement est proportionnel aux charges allongeantes. Si donc on fait agir sur ces corps des charges croissantes et qu'on porte sur des ordonnées équidistantes la valeur des allongements correspondants, la courbe obtenue en réunissant les extrémités de toutes les ordonnées est une ligne droite. Dans ce cas, l'expression géométrique de l'allongement est une ligne droite.

Il n'en est pas de même pour les corps organiques. Si on les soumet à des charges croissantes, l'allongement augmente moins vite que la charge. On voit donc que les corps organiques offrent une résistance d'autant plus grande qu'ils sont déjà plus allongés. Leur coefficient d'élasticité augmente en même temps que leur tension élastique. Il en résulte que l'expression géométrique de l'allongement des corps organiques, soumis à des charges croissantes, cesse d'être une ligne droite. D'après Wertheim, qui a expérimenté sur un certain nombre de tissus (tendons, nerfs, muscles, veines, artères), la courbe de l'allongement de ces tissus est une hyperbole dont la concavité est tournée vers l'abscisse.

Ces préliminaires vont nous permettre d'étudier avec plus de fruit l'élasticité musculaire.

CHAPITRE II

DE L'ÉLASTICITÉ MUSCULAIRE.

De l'élasticité dans les muscles vivants et au repos. — L'élasticité des muscles vivants et au repos a été étudiée par Weber, Volkmann, Wertheim, Marey. La méthode inaugurée par Weber était fort simple, et nous en donnerons une idée suffisante en reproduisant la figure 168, qui représente le dispositif adopté par ce physiologiste pour la mesure des allongements sur le muscle hyoglosse de la grenouille.

L'allongement des muscles vivants et au repos obéit à la loi déterminée par Wertheim pour les tissus organiques. Son expression est donc une hyperbole. On devine que la méthode des mensurations directes, introduite par Weber, est d'un emploi très incommode et ne peut fournir que des résultats incertains. C'est ce qui a déterminé M. Marey à appliquer la méthode graphique à l'étude de l'élasticité musculaire. A l'aide d'un dispositif, qu'il serait trop long de décrire ici, M. Marey

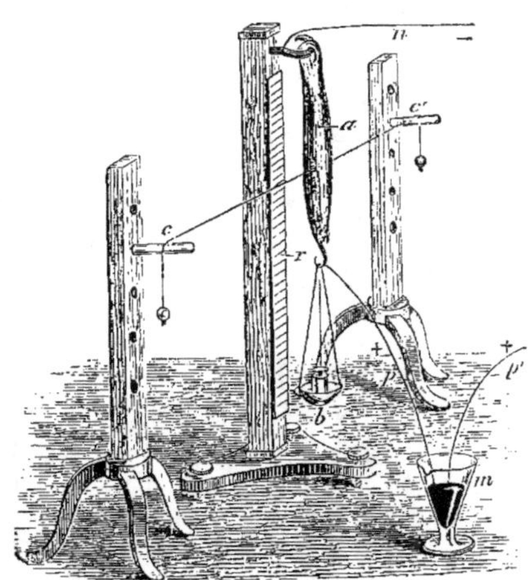

Fig. 168.

a obtenu la courbe continue de l'allongement des muscles soumis à une charge croissante. Celle-ci était réalisée au moyen d'un écoulement uniforme

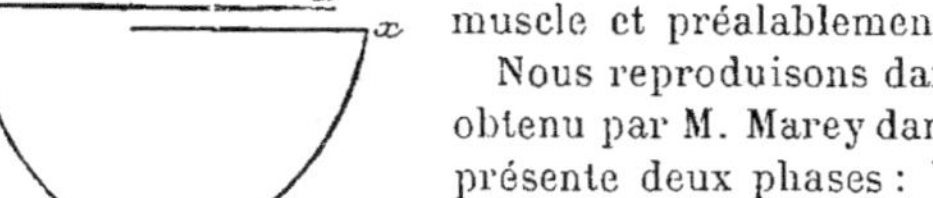

de mercure, tombant dans un godet attaché au muscle et préalablement équilibré.

Fig. 169.

Nous reproduisons dans la figure 169 le graphique obtenu par M. Marey dans ces conditions. La courbe présente deux phases : la première, descendante, exprime l'allongement subi par le muscle et se rapproche singulièrement de l'hyperbole ; la seconde, ascendante, exprime le retour progressif du muscle à sa longueur initiale, quand on diminue régulièrement la charge par l'écoulement uniforme du mercure qui a rempli le godet. Cette deuxième phase s'exprime encore par une hyperbole, mais elle montre un détail nouveau ; elle s'arrête, en effet, au-dessous de l'abscisse du départ, et on voit que le muscle, préalablement allongé, ne retrouve pas exactement sa longueur initiale. On a dépassé sa limite d'élasticité, ce qui est d'ailleurs très facile pour le muscle. M. Marey estime à 50 grammes la charge suffisante pour laisser au gastrocnémien de la grenouille une déformation permanente.

Ceci nous conduit à signaler une autre particularité. Quand un muscle suspendu par une de ses extrémités est tendu par une charge, il s'allonge en un seul temps très rapide et paraît être fixé dans sa nouvelle longueur. Mais, en l'observant de plus près, on constate qu'il continue à s'allonger très lente-

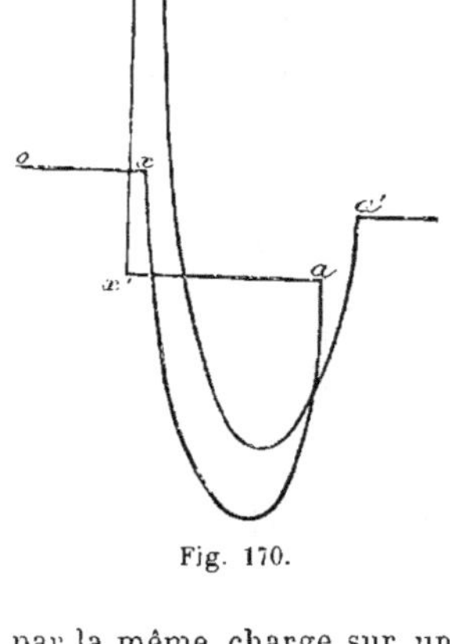

Fig. 170.

ment après ce brusque temps d'arrêt. Cet *allongement supplémentaire* dure toujours, au moins plusieurs heures, et dans les observations de M. Richet il semble interminable.

Réciproquement, le raccourcissement d'un muscle, libéré de la charge qui l'allongeait, est accompagné d'un raccourcissement supplémentaire très lent et très prolongé.

De l'élasticité des muscles en état de contraction artificielle. — Weber a mis en lumière un fait inattendu. Si, après avoir mesuré sur un muscle (l'hyoglosse) l'allongement produit par une charge, on met le muscle en tétanos par une série de courants induits, on constate que la même charge produit sur le muscle contracté un allongement plus grand que quand il était au repos. Ce fait a été observé par tous les expérimentateurs qui ont étudié l'élasticité musculaire. M. Marey l'a rendu indiscutable par l'emploi de la méthode graphique. La figure **170** représente les courbes de l'allongement produit par la même charge sur un muscle au repos et sur le même muscle tétanisé ; ox est l'abscisse de l'extrémité de l'organe au repos. Soumis à une charge uniformément croissante, puis uniformément décroissante, celui-ci donne la courbe xa. Cela fait, le muscle est mis en tétanos et il se raccourcit de telle manière que l'abscisse de son extrémité libre passe par le point O'. On recommence alors l'expérience et le même écoulement de mercure donne naissance à la courbe *o'a'*. On voit immédiatement que l'allongement produit par la charge est deux ou trois fois plus considérable que celui qu'elle avait déterminé dans l'épreuve du muscle au repos. Il faut donc admettre que les muscles *en état de contraction artificielle* sont plus extensibles qu'à l'état de repos. *La contraction artificielle diminue le coefficient d'élasticité des muscles.*

Du paradoxe de Weber. — Mais si incontestable que soit cette loi, elle ne saurait nous conduire à admettre le phénomène connu sous le nom de « paradoxe de Weber ». Celui-ci a soutenu, en effet, que l'extensibilité des muscles est à ce point augmentée par la contraction que, pour une très grande valeur de la charge, le muscle peut s'allonger au lieu de se raccourcir, au moment où on éveille son activité par une excitation électrique. Il se peut que Weber ait aperçu un phénomène de ce genre ; mais s'il a voulu dire que l'allongement observé est l'effet de la contraction, il a émis un paradoxe insoutenable, et il faut en nier résolument la possibilité, à l'exemple de Volkmann, de Wundt et de Marey. Comme le fait remarquer justement M. Marey, l'allongement excessif imposé au muscle contracté est prélevé sur le raccourcissement dû à la contraction. Et tant que la charge n'atteint point les limites de la puissance motrice d'un muscle, l'effet constant et nécessaire de sa contraction est de le raccourcir. Sa *longueur absolue* est toujours inférieure à celle du repos.

Que si certains auteurs (Richet, de Varigny) ont pu croire à la réalité du paradoxe de Weber, et ont observé ; exceptionnellement d'ailleurs, l'allongement des muscles sollicités par des excitations, c'est que très vraisemblablement ils ont fait intervenir des fibres antagonistes intéressées, à leur insu, par l'excitation (Rouxeau, *Archives de physiologie*, 1893).

De l'élasticité dans les muscles en état de contraction volontaire. — L'initiative appartient ici à Donders et Van Maxweld, qui ont eu recours à une technique fort sommaire. On opère sur les fléchisseurs de l'avant-bras. Le coude prenant un point d'appui sur le bord d'une table, le bras est placé verticalement, tandis que l'avant-bras prend une direction horizontale et fait un angle de 90° avec le bras. Le poignet est enveloppé d'un bracelet pourvu d'un crochet qui permet de suspendre, à l'extrémité de l'avant-bras, des charges variables attachées par un fil. Une aiguille portée par le bracelet se meut sur la tranche d'un cadran divisé de 0 à 90°. Le problème qui se pose tout d'abord, le seul d'ailleurs que les expérimentateurs hollandais aient abordé, est de déterminer la loi de l'allongement des muscles mis à l'épreuve, en fonction de la charge. Or, cet allongement est jugé par la rétraction subie par les muscles au moment où on supprime brusquement la charge. A cet effet, un poids est attaché à l'extrémité de l'avant-bras et maintenu par la volonté, de telle manière que l'aiguille se trouve sur le zéro du cadran. Cela fait, on supprime la charge, à l'insu du patient, en brûlant le fil suspenseur. Aussitôt, les fléchisseurs se rétractent et l'avant-bras subit une déviation angulaire dont la valeur, indiquée par la nouvelle position de l'aiguille, est proportionnelle à la rétraction musculaire. Or, en multipliant les épreuves et en faisant varier la charge on constate que la rétraction des muscles, soutenant des charges variables à la même hauteur, est proportionnelle au poids de ces charges.

Ainsi, dans les muscles en état de contraction volontaire, la loi de l'allongement est la même que pour les corps inertes. Cet allongement, mesuré à la rétraction qui suit l'enlèvement de la charge, est proportionnel à cette charge.

De la longueur réelle et de la longueur virtuelle des muscles en état de contraction volontaire. — Nous allons prendre occasion de ces faits pour donner deux définitions très importantes : la longueur réelle d'un muscle soutenant une charge est la longueur que conserve le muscle pendant toute la durée de son effort d'équilibration ; la longueur virtuelle est celle que prendrait le muscle si on venait à supprimer la charge. On voit que la longueur réelle est la résultante des effets antagonistes de la contraction qui raccourcit et de la charge qui allonge. Soient A la longueur du muscle au repos, l l'allongement que lui communique une charge et r le raccourcissement dû à la contraction ; on a pour la mesure de la longueur réelle : $L = A + l - r$. D'où il suit que la longueur réelle d'un muscle est la somme algébrique de sa longueur normale, de l'allongement dû à la charge et du raccourcissement dû à la contraction. Si $l = r$, la longueur du muscle demeure invariable.

L'étude de l'élasticité musculaire a été reprise par M. Chauveau qui, tout d'abord, adopta la technique trop sommaire des expérimentateurs hollandais, tout en procédant d'une manière directe à la mesure de l'allongement imposé par les charges aux fléchisseurs de l'avant-bras (*Le travail musculaire et l'énergie qu'il représente*, Asselin et Houzeau, Paris 1891). M. Chauveau a obtenu, à l'aide de cette méthode, des résultats d'une si grande importance qu'il a tenu à leur donner toute la précision que pouvait leur conférer la méthode graphique (*C. R. Ac. des Sc.*, 12 et 26 décembre 1898 et *Journal de physiologie*, 1899, p. 157). Nous ne pouvons insister ici sur les détails de l'outillage mis en œuvre dans cette nouvelle série de recherches et dont on trouvera la description dans le mémoire que leur a consacré M. Tissot (*Archives de physiologie*, 1899, p. 181). Bornons-nous à dire que l'épreuve de l'élasticité des fléchisseurs de l'avant-bras porte alternativement sur l'extensibilité de ces muscles et leur rétractilité. On inscrit l'allongement provoqué par l'addition d'une charge et le raccourcissement qui se produit quand on enlève la charge. L'addition et la soustraction de ce poids tenseur se font automatiquement à l'aide d'une manœuvre très simple qui reste complètement ignorée du patient et laisse à sa volonté l'uniformité indispensable en pareil cas (Voir la figure 171). Le muscle mis à l'épreuve pendant qu'il est en état de contraction volontaire devient, en effet, un objet de physique pure qui doit demeurer physiologiquement invariable pendant toute la durée de l'épreuve. La volonté n'a pas d'autre mission que d'assurer cet équilibre physiologique pour les conditions présentes de l'expérience ; elle doit donc rester semblable à elle-même et jeter un courant uniforme d'excitations ; on jugera, par l'étude de la figure, des dispositions imaginées par M. Chauveau pour répondre à ces divers désiderata.

Cela posé, examinons aussi complètement et aussi sobrement que possible les résultats obtenus par M. Chauveau.

La première série de faits touche aux caractères de l'élasticité des muscles en état de contraction volontaire et, sur ce point, nous retrouvons la loi déjà formulée par Donders et Von Maxweld et qui est celle des corps inertes. Rappelons que cette loi est contenue dans la formule :

$$l = \frac{PL}{Cs}.$$

Voici maintenant d'autres faits plus graves ou tout au moins plus délicats : **Influence de la charge équilibrée par les muscles en état de contraction volontaire, sur les manifestations de leur élasticité.** —

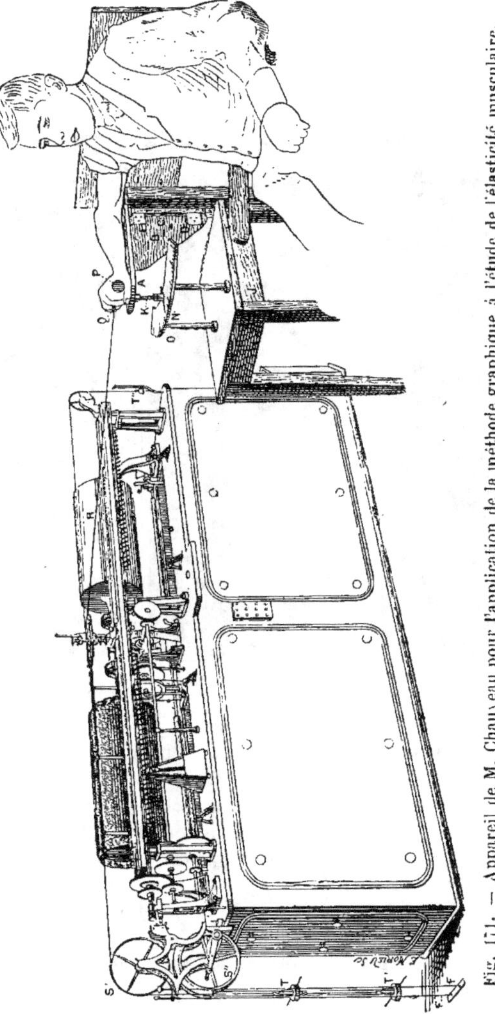

Fig. 171. — Appareil de M. Chauveau pour l'application de la méthode graphique à l'étude de l'élasticité musculaire.

Quand un muscle soutient une charge à une hauteur déterminée, il est mis par la volonté et en fonction de la charge dans un état nouveau qui modifie de la manière la plus intéressante les manifestations de son élasticité.

Examinons d'abord les faits. Soit un muscle en équilibre sur une charge p ; on fait l'épreuve de son élasticité par les effets d'une charge additionnelle P et on obtient un allongement l, fonction de cette charge additionnelle. Mais si, au lieu de soutenir une charge p, le muscle soutient une charge $n\,p$ au moment où il est surpris par l'effet de la charge additionnelle, on n'obtiendra plus qu'un allongement égal à $\dfrac{l}{n}$.

En un mot, *l'allongement déterminé sur un muscle par une charge additionnelle, est en raison inverse de la charge équilibrée par le muscle, à l'instant de l'épreuve.* Ainsi, les muscles sont d'autant moins extensibles qu'ils sont plus

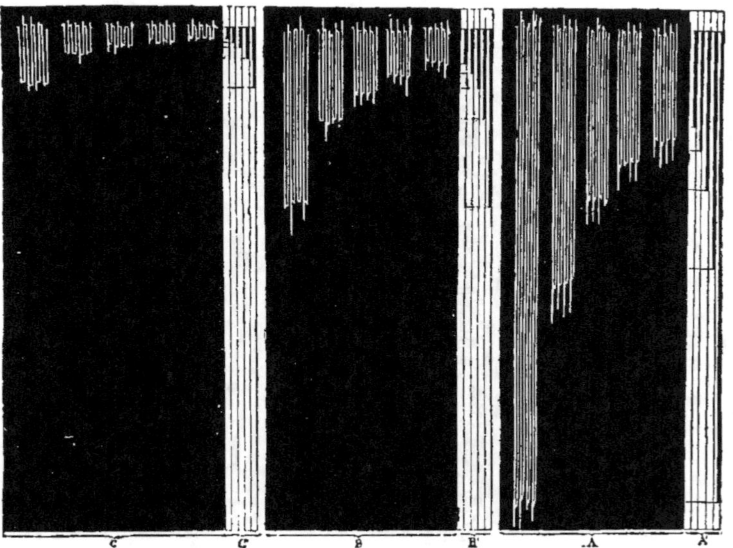

Fig. 172. — Graphique des allongements provoqués par la même charge additionnelle sur un muscle équilibrant des charges croissant comme 1, 2, 3, 4 et 5.

chargés. Leur résistance à l'allongement est proportionnelle au poids qu'ils équilibrent (Voir le graphique de la figure 172).

Ce changement dans l'extensibilité des muscles en fonction de la charge est rattaché par M. Chauveau à un changement corrélatif du coefficient d'élasticité. Nous serions ainsi en présence d'une propriété physique qui, dans les corps inertes, se traduit dans une constante spécifique et qui, dans les muscles, perd sa valeur caractéristique et varie au gré de la volonté. Cette interprétation n'est pas acceptée par tout le monde et d'aucuns font remarquer que l'allongement déterminé dans les muscles en équilibre sur une charge, par l'effet d'une charge additionnelle, doit être compté, non pas à partir de la longueur réelle du muscle, mais à partir de sa longueur virtuelle. Une discussion sur ce point nous éloignerait sans trop de profit du fond même de la question, et nous n'y insisterons pas. L'important est de s'entendre sur les choses et, de ce côté, les faits parlent avec la plus grande clarté. Il est constant que la contraction volontaire a pour effet d'accroître la résistance des muscles à l'allongement et tout se passe comme si, *pour une longueur définie* du muscle tétanisé par la volonté et tenant une charge en équilibre, le coefficient d'élasticité était proportionnel à la charge. Il en résulte que, contrairement à ce qui a lieu dans les corps inertes, les muscles ont la propriété d'équilibrer des charges croissantes sans modifier leur longueur. Il est clair dès lors que pour une série de charges croissant comme p, $2p$,... np, le muscle, pour conserver sa longueur, doit opposer une résistance croissant comme 1, 2,... n. En résumé, pour annuler les effets allongeants des charges et conserver une forme invariable, le muscle doit créer une force de rétraction rigoureusement compensatrice. C'est là précisément le fait nouveau et mystérieux de la contraction. Examinons maintenant avec M. Chauveau un autre point on ne peut plus intéressant.

Influence de la longueur prise par les muscles en état de contraction volontaire sur les manifestations de leur élasticité. — Pour une charge donnée, conférant à un muscle un coefficient d'élasticité déterminé,

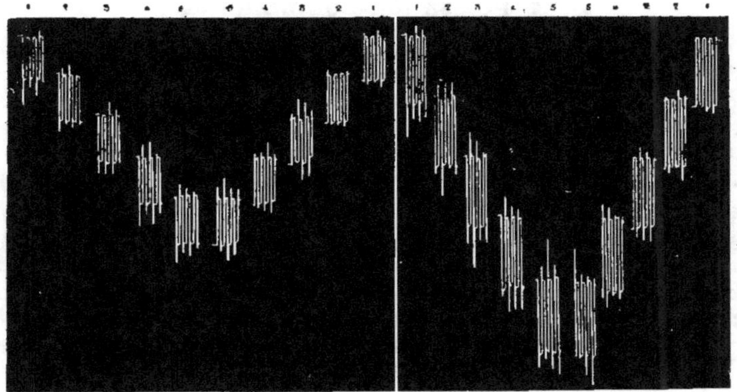

Fig. 173. — Graphique des allongements provoqués par la même charge additionnelle sur un muscle en état de raccourcissement variable. L'allongement est le même dans tous les cas, quelle que soit la longueur initiale du muscle.

l'allongement provoqué par une charge additionnelle est rigoureusement proportionnel à cette charge, quel que soit le raccourcissement du muscle en état de tétanos volontaire. Par corrélation, la même charge additionnelle produit toujours le même allongement (Voir le graphique de la figure 173).

Il en résulte que les variations de la longueur et de la section droite du muscle ne font pas sentir ici leur influence. Soit que les limites de leur intervention soient trop étroites, soit que leurs effets subissent une correction automatique, ces variations sont comme si elles n'étaient pas. La longueur et la section droite n'ont donc plus à intervenir dans la formule générale de l'élasticité que pour y remplir la fonction d'une constante particulière à chaque muscle.

La formule générale, $l = \dfrac{PL}{Cs}$, devient ainsi $l = K \dfrac{P}{C}$, et comme C est une fonction de la charge p soutenue par le muscle avant l'intervention de la charge additionnelle, la formule se simplifie encore et peut s'écrire :

$$l = K \frac{P}{p}$$

où K résume dans une constante unique toutes les constantes actuelles du muscle. Cette formule contient toute la loi de l'allongement des muscles en état de contraction volontaire, et cette loi peut s'exprimer ainsi : *l'allongement des muscles en état de contraction volontaire est proportionnel à la charge additionnelle et en raison inverse de la charge équilibrée.*

CHAPITRE III

EFFORT DE LA CONTRACTION. — TENSION ÉLASTIQUE ET PUISSANCE ÉQUILIBRANTE.

L'analyse qui précède va nous permettre de discerner dans le muscle en état de contraction tous les éléments et tous les effets de son travail intérieur.

Au point de vue de ses effets, la contraction musculaire affecte plusieurs modes qu'il convient de définir dès à présent. La contraction est dite *statique* lorsque le muscle se borne à tenir une charge en équilibre. Elle est *dynamique* lorsque la charge est mise en mouvement, et que le muscle fait du travail positif ou négatif (Béclard). La contraction dynamique peut donc être tour à tour positive ou négative et il convient de le spécifier, le cas échéant.

Examinons d'abord le cas le plus simple, celui de la contraction statique.

Cas de la contraction statique. — Pour plus de simplicité, admettons que l'action musculaire s'exerce directement sur les résistances qui lui sont opposées, et faisons provisoirement abstraction des leviers osseux qui servent d'intermédiaires à la puissance et à la résistance. Dans ce cas, un muscle qui soutient une charge p dégage une force égale et contraire à p, qui lui fait équilibre. Mais, ce n'est point là tout l'effort de la contraction. C'est l'expression sommaire et algébrique d'un état d'équilibre sous lequel se cache toute la physiologie du muscle, c'est-à-dire la contraction. La question n'est pas résolue quand on a dit qu'un muscle qui soutient 5 kilogrammes a une force de 5 kilogrammes. Au point de vue statique, sa force est bien de 5 kilogrammes ; mais son effort de contraction est bien plus grand. L'unique manifestation physiologique de la contraction est le raccourcissement visible ou invisible que subit le muscle. C'est donc de ce côté, c'est-à-dire dans les expressions mêmes de la contractilité, qu'il faut chercher les repères capables de marquer la puissance de la contraction. Voilà pourquoi nous disons : *Dans un muscle en état de contraction statique, l'effort de la contraction est égal à la charge nécessaire pour annuler le raccourcissement du muscle.*

Soit, en effet, un muscle contracté, et par conséquent raccourci d'une quantité l, sans soutenir aucune charge. Si, à l'insu du muscle, et de la volonté qui entretient son effort, nous introduisons brusquement une charge *juste suffisante* pour annuler le raccourcissement du muscle, rien n'est changé dans l'effort intérieur de cet organe, ni dans l'intensité de sa contraction ; mais nous avons la mesure de cet effort dans la charge additionnelle P qui en neutralise les effets visibles. Réciproquement, lorsque le muscle est en état de raccourcissement, c'est comme s'il équilibrait une charge égale à P sans perdre sa longueur naturelle.

Prenons maintenant le cas où le muscle soutient une charge p, à une hauteur l. Sa force de contraction comprend, cette fois, deux éléments : 1° la charge p qui déjà met en œuvre l'extensibilité du muscle et annule une partie de son raccourcissement (raccourcissement invisible ou virtuel); et 2° la charge additionnelle P qu'il faudrait introduire pour annuler le raccourcissement réel et visible du muscle. Cela veut dire que quand le muscle équilibre la charge p à une hauteur l, son effort de contraction est le même que s'il équilibrait une charge $p + $ P, en conservant sa longueur naturelle.

Le second cas se confond ainsi avec le premier, mais il permet de discerner les deux éléments de l'effort engendré par un muscle en état de contraction statique. Pour la commodité du langage, il serait bon de mettre un nom sur chacun des deux termes p et P. A la manière de M. Chauveau, à qui la science doit cette analyse, on pourrait les considérer comme une manifestation de l'élasticité musculaire. La charge équilibrée p mesure la force élastique réellement mise en tension par le poids de la charge ; *c'est la force élastique réelle*. La charge additionnelle P mesure la force élastique qui *serait mise en tension* si on ajoutait la charge juste suffisante pour annuler le raccourcissement ; c'est *la force élastique virtuelle* ou disponible.

Ces deux forces ont des fonctions très différentes : la première est seule agissante et utile, elle est employée à l'équilibration de la charge et prend la forme d'une tension élastique égale à la charge ; la seconde est une sorte de réserve dont le muscle dispose ; elle confère au muscle l'aptitude à se laisser distendre par une charge nouvelle, sans aucune modification de son effort intérieur et de sa dépense. On pourrait la désigner avec Weber sous le nom de *puissance équilibrante*. Dans un muscle en état de contraction statique, l'effort de la contraction se manifeste donc par deux effets : la tension élastique p, et la puissance équilibrante P.

Mais quel que soit le langage qu'on adopte, il est possible et il est nécessaire de lui donner une expression algébrique. L'effort de la contraction F a pour mesure $F = p + $ P. Or, les deux termes p et P qui viennent d'être discutés, sont liés par la relation dégagée précédemment et qui contient la loi de l'allongement des muscles en état de contraction statique :

$$l = \mathrm{K}\,\frac{\mathrm{P}}{p}$$

Si nous nous plaçons dans le cas particulier où l mesure le raccourcissement du muscle contracté, P devient la charge additionnelle juste suffisante pour annuler ce raccourcissement et donne la mesure de la puissance équilibrante; sa valeur, tirée de la relation précédente, est donc

$$\mathrm{P} = \frac{pl}{\mathrm{K}}$$

Remplaçons P par sa valeur dans l'expression de l'effort de contraction, il vient

$$\mathrm{F} = p + \frac{pl}{\mathrm{K}} = p\left(1 + \frac{l}{\mathrm{K}}\right).$$

Il est intéressant de constater que la loi qui régit les variations de la force F est analogue à celle qui régit la dilatation des gaz; $1 + \dfrac{l}{K}$ est une expression analogue au binome de dilatation et nous l'appellerons le *binome de raccourcissement*. Cette remarque nous permet de résumer ce paragraphe dans la conclusion suivante : *l'effort de contraction d'un muscle en équilibre sur une charge est égal au produit de la charge par le binome de raccourcissement* (1).

Cas de la contraction dynamique. — Prenons le cas où la contraction musculaire est employée soit au soulèvement, soit à l'abaissement d'une charge. Nous pouvons provisoirement faire abstraction du travail mécanique et envisager le muscle comme si, à tous les instants de son mouvement, il était en équilibre sur la charge. Dès lors, la formule précédente trouve son application immédiate et l'effort de la contraction reste égal au produit de la charge par le binome de raccourcissement. Son expression générale est donc $F = p\,(1 + \dfrac{l}{K})$. Mais le raccourcissement du muscle passe par toutes les valeurs comprises entre zéro et l ; il devient donc égal à $\dfrac{l}{2}$. Dès lors la formule précédente devient :

$$F = p\left(1 + \frac{l}{2k}\right).$$

Mais nous avons admis, pour simplifier, qu'à tous les moments de sa contraction le muscle est en équilibre sur la charge, ce qui est inexact puisqu'il la soulève et la laisse tomber tour à tour. Il y aurait donc lieu d'examiner maintenant l'influence du mouvement sur les variations de l'effort de la contraction. Mais cette étude se fera plus fructueusement dans le chapitre suivant consacré à l'énergétique.

DE LA FORCE ABSOLUE ET DE LA FORCE SPÉCIFIQUE DES MUSCLES.

L'analyse qui précède nous conduit de la manière la plus naturelle à la considération de ce que Weber a appelé « la force absolue des muscles ». Nous venons de voir, en effet, que la force actuelle d'un muscle en contraction a pour mesure la charge qu'il équilibrerait *sans se raccourcir*. Sa force augmente donc avec la charge jusqu'aux limites de sa puissance équilibrante. A ces limites, la charge que le muscle peut soutenir atteint son maximum et donne la valeur de la force absolue. Celle-ci a donc pour mesure *la charge maximum qu'un muscle peut équilibrer sans perdre sa longueur naturelle*. On présume bien que la force absolue est proportionnelle au nombre des fibres et, par conséquent, à la surface de section. Pour obtenir un nombre vraiment

---

(1) Cette égalité suppose toujours que l'action du muscle s'exerce directement sur la charge. Si on fait intervenir les leviers osseux a de la puissance et a' de la résistance, la force élastique du muscle devient $f = \dfrac{pa'}{a}$ et l'équation de l'effort de contraction devient

$$F = f\left(1 + \frac{l}{K}\right).$$

caractéristique il faut donc tenir compte de cette surface. On appelle *force spécifique* d'un muscle le quotient du nombre qui mesure sa force absolue par le nombre qui mesure sa surface de section. C'est la force absolue par centimètre carré.

Pour mesurer la force spécifique d'un muscle, le gastrocnémien de la grenouille par exemple, on commence par déterminer sa force absolue en provoquant le tétanos de l'organe tendu par des charges croissantes. Lorsque la charge empêche le muscle de se raccourcir, elle est égale à la force absolue. Quant à la surface de section, elle est sensiblement égale au poids du muscle divisé par sa longueur.

Sur l'homme, l'épreuve porte aussi sur les muscles gastrocnémiens, et on mesure leur force absolue en chargeant le corps d'un sujet jusqu'à ce qu'il ne puisse plus se soulever sur la pointe des pieds. Il n'y a plus qu'à tenir compte des bras de levier intermédiaires et du volume probable des muscles mis à l'épreuve.

Weber, qui a pris l'initiative de ces recherches, trouvait des chiffres trop faibles. Les nombreuses déterminations faites après lui permettent d'assigner à la force spécifique des muscles les valeurs moyennes suivantes :

Muscles de l'homme........................	7^k,700 (Henke et Knorr, Haugthon).
— de grenouille tétanisés................	2,8 à 3 kilog. (Rosenthal).
— des articulés........................	2 à 3 — (Plateau).
— des mollusques lamellibranches.......	10 — (Plateau).

Ces derniers chiffres jugent la question de savoir si vraiment les animaux inférieurs ont une puissance musculaire supérieure à celle des vertébrés.

ROLE DE L'ÉLASTICITÉ MUSCULAIRE.

L'élasticité musculaire remplit un rôle éminemment favorable au travail des muscles ; elle agit à la manière de l'élasticité artérielle et comme un agent d'amortissement capable de dériver provisoirement, pour le restituer ensuite, une partie du travail des muscles qui, sans cela, se dépenserait inutilement dans les chocs. Grâce à l'élasticité, le travail est donc mieux utilisé et se fait plus économiquement. Dans une expérience fort élégante, M. Marey a bien montré le rôle de l'élasticité dans l'utilisation du travail. Deux sphères métalliques très inégales p et P sont suspendues à l'extrémité d'un fléau maintenu horizontal par un appui. On élève la sphère de petit poids à une certaine hauteur et on la laisse retomber ; le fléau s'incline d'un certain angle mesuré sur un cadran. La chute de la charge p a donc produit un certain travail et déterminé le soulèvement de la charge P. Mais si on remplace le fil inextensible qui soutenait la charge p dans cette première épreuve, par un fil élastique, le travail produit, pour une même hauteur de chute, devient beaucoup plus considérable.

De la tension musculaire. — Les muscles à l'état de repos sont, en général, dans un état de tension permanente tenant à ce que la distance qui sépare leurs points d'attache est supérieure à leur longueur normale. Il en résulte que leur élasticité est mise en jeu. La tension des muscles est éminemment favorable à leur action. Grâce à elle, les muscles sont toujours prêts à agir et leur contraction produit, sans aucun retard, tous ses effets mécaniques. D'après P. Richer, certains muscles ne seraient pas en état de complète tension et leur relâchement se traduirait par des plissements visibles sous la peau. Tels sont les plissements formés par les muscles ilio-spinaux au niveau des reins, ceux du triceps brachial au-dessus de l'olécrâne. Mais il faut remarquer que ces muscles sont des extenseurs qui se tendent précisément sous l'influence des mouvements de flexion et au moment où ils vont agir à leur tour.

De la tonicité musculaire. — La tension des muscles au repos ne procède pas exclusivement de leur élasticité. Elle dépend également de l'influence permanente du système nerveux que nous retrouverons en étudiant le sens musculaire et les fonctions de la moelle.

III

DE L'ÉNERGÉTIQUE MUSCULAIRE

Cette étude comprendra deux parties : la première sera consacrée au travail des muscles, et la seconde aura pour objet l'étude des relations de la chaleur et du travail musculaires.

A. — DU TRAVAIL MUSCULAIRE. LOIS DE LA DÉPENSE CHIMIQUE ET DU RENDEMENT.

La force des muscles est employée soit à équilibrer des résistances, soit à les déplacer dans diverses conditions. Le travail musculaire a donc différentes formes qui vont être examinées ci-après.

CHAPITRE PREMIER

LOIS DE LA DÉPENSE DANS LE TRAVAIL DIT STATIQUE.

On appelle travail statique le produit pt de la charge équilibrée par un muscle et du temps t qui mesure la durée de l'équilibration. Cette expression, d'apparence contradictoire, a été introduite pour la première fois par Haugthon (*Principles of animal mecanichs*, 1873). Elle a été reprise par M. Chauveau, qui en a fait le point de départ de ses considérations sur le travail intérieur des muscles. La contraction d'un muscle tendu sur une charge immobile est, en effet, l'exemple le plus démonstratif pour mettre en opposition, d'une part la réalité d'un vrai travail intérieur et de la dépense qu'il entraîne, et d'autre part la stérilité mécanique de ce travail. Dans les considérations générales qui ont ouvert ce livre, nous avons consacré à ce point des développements qui nous dispensent d'insister à nouveau. Aussi bien, le cas du muscle est loin d'être isolé. C'est celui de toute machine qui travaille pour équilibrer une résistance. C'est le cas d'un électro-aimant qui dépense de l'énergie électrique pour retenir une masse de fer doux, ou celui d'un jet d'eau qui dépense de l'énergie mécanique pour soutenir une charge convenablement posée à son sommet. Tous ces exemples nous mettent en présence d'une dépense mécaniquement stérile, et il ne semble pas illégitime de les embrasser dans l'expression de travail statique. D'ailleurs, cette expression est couramment adoptée aujourd'hui par les auteurs des traités les plus récents de physique biologique (Imbert, Bordier). On tient même compte, dans ces ouvrages classiques, de tous les développements consacrés par Haugthon au travail statique. Il existe, en effet, une relation bien naturelle entre le poids de la charge équilibrée par un muscle et le temps au bout duquel celui-ci, arrivé à l'épuisement de son irritabilité, laisse retomber la charge. Si nous avons bien compris les explications données par l'écrivain anglais, on pourrait exprimer de la manière suivante la relation déterminée expérimentalement par cet auteur : le produit du carré de la charge par le temps est un nombre constant $(P^2 t = K)$.

Quoi qu'il en soit des formes du langage, il est constant que la dépense chimique d'un muscle soutenant une charge p pendant un temps t, est fonction du produit pt. Pour être plus exact, il faut dire qu'elle est fonction de l'effort total de le contraction F et de la durée t de cette contraction. Son expression générale est donc $D = \alpha\, F\, t$, dans laquelle α exprime la quantité d'oxygène dépensée par unité de force et de temps, et dans laquelle F résume l'effort de la contraction avec les deux éléments p et $\dfrac{pl}{K}$ qu'il embrasse (voir page 689). L'expression développée de la dépense du muscle en état de contraction statique est donc $D = \alpha\, pt \left(1 + \dfrac{l}{K}\right)$.

Cela veut dire que la dépense, mesurée à l'oxygène consommé pendant la durée de la contraction statique, augmente avec le poids de la charge soutenue et avec l'amplitude du raccourcissement musculaire. Cette relation a d'ailleurs été vérifiée par M. Chauveau, avec la collaboration de M. J. Tissot.

———

CHAPITRE II

LOIS DE LA DÉPENSE DES MUSCLES DANS LA PRODUCTION DU TRAVAIL MÉCANIQUE.

Les muscles produisent du travail mécanique : 1° quand ils élèvent ou quand ils abaissent une charge, en luttant contre la pesanteur ; 2° quand ils déplacent une résistance sur le sol. Dans le premier cas, ils font du travail vertical et sont tour à tour moteurs ou résistants. Dans le second cas, ils font du travail de traction qui peut se combiner d'ailleurs avec du travail vertical positif ou négatif, selon la direction du terrain. Examinons successivement ces différents cas.

ÉQUATION DE LA DÉPENSE DES MUSCLES PRODUISANT SOIT DU TRAVAIL MOTEUR EN ÉLEVANT UNE CHARGE, SOIT DU TRAVAIL RÉSISTANT EN ABAISSANT CETTE CHARGE.

La solution de ce problème n'a jamais été recherchée par les mécaniciens, malgré l'intérêt qui doit s'attacher probablement à la détermination des lois

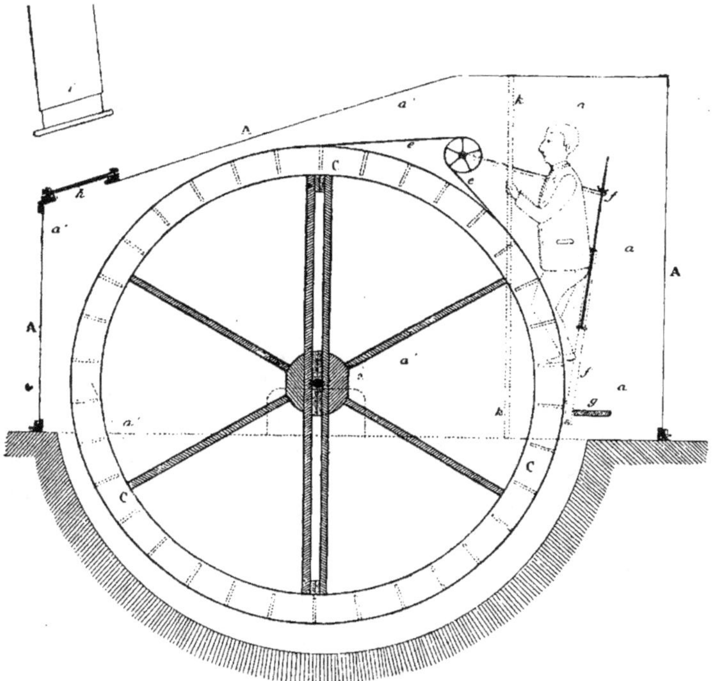

Fig. 174. — Appareil de M. Chauveau pour la vérification des lois de la thermodynamique (coupe verticale). La légende s'applique aussi à la figure 175.

A, A, A, A, première enceinte extérieure (Laboratoire). — A', A', A', A', deuxième enceinte extérieure (80 mètres cubes) contenant le calorimètre. — a, a, a, partie principale de l'enceinte calorimétrique, celle où se trouve placé le sujet. — a', a', a', partie du calorimètre qui est occupée par la roue de Hirn. — C, C, roue intérieure. — C', C', roue extérieure. — D, D, axe commun aux deux roues de Hirn. — e, e, frein. — f, f, f, appareil tendeur du frein. — g, tabouret. — h, ouverture pour la ventilation de l'intérieur du calorimètre après les expériences. — i, cheminée qui s'applique sur l'ouverture et qui amène le courant d'air du ventilateur. — j, place du gazomètre dérivateur. — k, appui de la main du sujet.

de la dépense dans les machines qui travaillent en luttant contre la pesanteur, comme les grues ou les chemins de fer à crémaillère. La question n'a pas moins d'intérêt en physiologie, car on ne peut aborder fructueusement la thermodynamique musculaire sans connaître, au préalable, l'intensité des phénomènes chimiques juxtaposés aux phénomènes de la conversion thermodynamique ou de la conversion inverse. C'est sans doute pour ce motif qu'elle est restée uniquement le souci des rares physiologistes que les incidents de leurs recherches ou les penchants de leur esprit ont conduits à s'occuper de l'énergétique musculaire. En fait, elle a été ouverte par M. Chauveau qui en aperçut l'intérêt primordial, au début même de ses travaux sur les transformations de l'énergie attachées au travail musculaire (*C. R. Ac. des sc.*, 8 juillet 1895 et

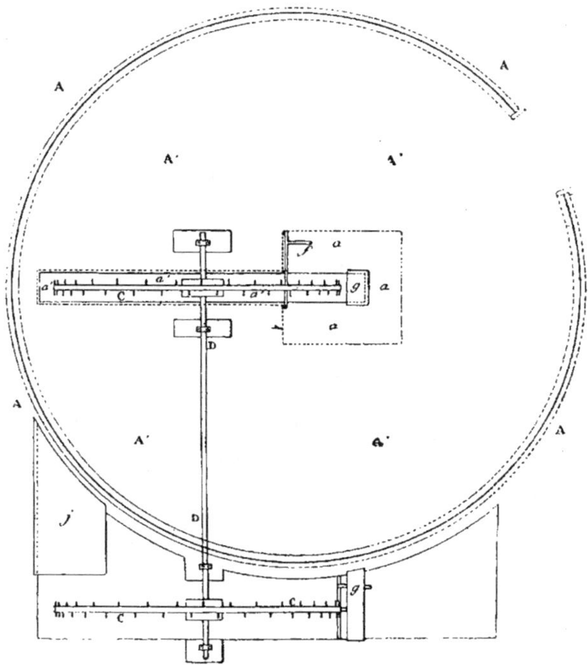

Fig. 175. — Coupe horizontale de l'appareil représentée dans la figure 174 (même légende).

13 et 20 janvier 1896); mais il n'en donna tout d'abord qu'une solution incomplète, qu'il s'efforce d'achever aujourd'hui par des déterminations expérimentales (*C. R. Ac. des sc.*, 28 janvier 1901). Les résultats obtenus par M. Chauveau ont un intérêt considérable; ils font connaître avec certitude la direction générale des faits en même temps que leur intensité; ils éclairent cette notion de l'expérience commune qu'il est plus pénible de monter que de descendre et, en un mot, que le travail moteur ou positif est plus onéreux que le travail résistant ou négatif. Il serait tout à fait désirable de formuler les équations de la dépense dans ces deux cas. Elles nous donneraient immédiatement les relations qui les attachent et la loi des différences qui les séparent. Mais avant de nous aventurer dans l'emploi d'une méthode qui nous est peu fa-

milière, il nous semble d'abord prudent de consulter l'expérience et d'analyser les résultats obtenus par M. Chauveau dans ses recherches.

Celles-ci ont été faites à l'aide d'un escalier circulaire tournant sur son axe à la façon de la roue de Hirn (fig. 174 et 175). Un homme monte ou descend sur cet escalier qui marche à sa rencontre. Le travail effectué est égal à la longueur de la circonférence de la roue, multipliée par le nombre des tours et le poids du sujet (1). Sa durée est de six minutes, pendant lesquelles on recueille l'air expiré par le sujet, dans un gazomètre soigneusement jaugé. L'analyse de l'échantillon permet d'évaluer la quantité d'oxygène consommé et, par conséquent, celle de l'énergie chimique dépensée. Pour évaluer cette dépense en calories, il suffit de multiplier le volume de l'oxygène consommé par le pouvoir thermogène de ce gaz (Voy. p. 489). Le sujet étant à jeun, cette constante a pour valeur $4^{cal},6$. Le résultat étant obtenu, on le multiplie par 425, ce qui donne en kilogrammètres la mesure de la dépense énergétique. Nous reproduisons dans les tableaux suivants (page 698) les chiffres recueillis par M. Chauveau. Ils ont été obtenus dans des conditions assez variées pour permettre de dégager la valeur de la dépense, et les lois de ses variations sous l'influence de la direction du travail, de son intensité et de sa vitesse.

Les faits contenus dans ces tableaux permettent de dégager les conclusions suivantes :

a. Toutes choses étant égales, la dépense consacrée au travail moteur ou au travail résistant augmente proportionnellement à la charge entraînée.

b. Dans les deux modes du travail, quand la vitesse du mouvement augmente, la dépense augmente moins vite que le travail ; il en résulte que le rendement augmente avec la vitesse et que le travail rapide est plus économique que le travail lent.

c. Le rendement de la dépense dans le travail moteur est beaucoup moins considérable que dans le travail résistant. En un mot, le travail moteur est infiniment plus onéreux que le travail résistant.

d. L'excès de la dépense attachée au travail moteur de l'ascension sur la dépense attachée au travail résistant de la descente augmente avec la vitesse du travail. Dans les conditions des expériences de M. Chauveau, sa valeur absolue a toujours dépassé le double du travail mécanique.

Les faits qui précèdent, et notamment ceux qui touchent à la variation du rendement avec la vitesse, autorisent à prévoir que le travail mécanique n'est pas la cause unique de la dépense des muscles qui agissent en luttant contre la pesanteur et qu'il faut y ajouter un autre élément, exclusivement fonction de la durée, c'est-à-dire le travail dit statique ou le travail intérieur de l'équilibration étudié dans le précédent chapitre.

Devançant les prévisions du calcul, M. Chauveau n'a pas hésité à formuler à l'avance les termes qui doivent entrer dans l'équation de la dépense et il s'exprime ainsi : « La loi générale de la dépense attachée à l'exécution du travail (vertical), des moteurs animés », doit contenir comme éléments fondamentaux :

« 1° L'expression de la dépense attachée à l'exécution du travail intérieur qui équilibre la charge dans la contraction statique, point de départ nécessaire de la contraction dynamique ;

(1) Le résultat obtenu doit, bien entendu, subir une correction de ce fait que le marcheur n'est jamais placé à l'extrémité du diamètre horizontal de la roue, mais un peu plus haut.

De la dépense des muscles produisant du travail moteur ou du travail résistant.

1re SÉRIE. — *Variations de la valeur du travail mécanique par variations du* poids de la charge déplacée, *c'est-à-dire le poids du sujet. Même chemin parcouru par la charge dans le même temps.*

	A. Travail mécanique.			B. Dépense énergétique.			C. Rapports de la dépense et du travail mécanique.	
	I.	II.	III (I × II).	IV.	V.	VI.	VII $\left(\frac{VI}{III}\right)$.	VIII $\left(\frac{III}{VI}\right)$.
	Chemin parcouru par la charge en une heure. M.	Valeur de la charge déplacée. Kg.	Valeur du travail mécanique accompli en une heure. Kgm.	Consommation horaire de O^2. Lit.	Dépense horaire en calories (1). Cal.	Dépense horaire en kilogrammètres. Kgm.	Énergie dépensée par kilogrammètre de travail mécanique effectué. Kgm.	Rendement mécanique de la dépense.
Travail moteur (montée). *a.*	431	50	21 552	53,70	247	104 975	4,871	0,205
b.	431	60	25 862	63,55	292	124 100	4,798	0,208
c.	431	70	30 173	82,65	380	161 500	5,352	0,187
Travail résistant (descente). *a.*	431	50	21 552	21,85	128	54 447	2,526	0,396
b.	431	60	25 862	31,30	144	61 192	2,366	0,422
c.	431	70	30 173	44,50	203	86 216	2,857	0,352

2e SÉRIE. — *Variations de la valeur du travail mécanique par variations de la* longueur du chemin parcouru *dans le même temps par la même charge.*

	A. Travail mécanique.			B. Dépense énergétique.			C. Rapports de la dépense et du travail mécanique.	
	I.	II.	III (I × II).	IV.	V.	VI.	VII $\left(\frac{VI}{III}\right)$.	VIII $\left(\frac{III}{VI}\right)$.
	Chemin parcouru par la charge en une heure. M.	Valeur de la charge déplacée. Kg.	Valeur du travail mécanique accompli en une heure. Kgm.	Consommation horaire de O^2. Lit.	Dépense horaire en calories. Cal.	Dépense horaire en kilogrammètres. Kgm.	Énergie dépensée par kilogrammètre de travail mécanique effectué. Kgm.	Rendement mécanique de la dépense.
Travail moteur (montée). *a.*	302	50	15 087	44,90	206,5	86 071	5,705	0,175
b.	431	50	21 552	53,40	245	104 292	4,841	0,206
c.	554	50	27 720	60,30	277	118 691	4,245	0,235
Travail résistant (descente). *a.*	302	50	15 087	25,40	117	49 557	3,284	0,304
b.	431	50	21 552	28,55	131,5	55 815	2,590	0,385
c.	554	50	27 720	31,20	143,5	60 996	2,200	0,454

3e SÉRIE. — *Variations de la valeur du travail mécanique par variations de la* longueur du chemin parcouru *dans le même temps par la même charge (Travail négatif seul).*

	I.	II.	III.	IV.	V.	VI.	VII.	VIII.
Nº 1. *a.*	310	50	15 516	23,60	108,6	46 138	2,973	0,336
b.	427	50	21 336	25,35	116,6	49 559	2,322	0,430
c.	548	50	27 405	27,50	126,5	53 762	1,962	0,509
Nº 2 (2). *a.*	306	50	15 303	26,70	122,8	52 198	3,411	0,293
b.	401	50	20 043	28,70	132	56 108	2,799	0,357
c.	496	50	24 786	31,30	144	61 191	2,468	0,405

(1) Eu égard aux conditions diététiques du sujet et en raison de la reconstitution incessante du glycogène musculaire, pendant la contraction, par oxydation des réserves adipeuses, l'évaluation énergétique de la dépense est faite d'après le nombre de calories (4,6) produites par 1 litre de O^2 engagé dans la combustion de la graisse.

(2) Les expériences nº 2 ont été faites le même jour et sur le même sujet que les expériences nº 1. Mais les conditions physiologiques du sujet (fatigue, heures de la journée) n'étaient pas les mêmes. D'où les différences entre les valeurs de la dépense.

« 2° L'expression de l'augmentation ou de la diminution imprimées à ce travail intérieur, en fonction de la valeur de la charge et de la *vitesse* de déplacement de la *masse* qu'elle représente quand la contraction statique se transforme en contraction dynamique, pour opérer le soulèvement ou l'abaissement de cette masse ;

« 3° L'expression de la dépense consacrée à l'exécution même du *travail extérieur* positif ou négatif. »

Mais M. Chauveau s'abstient, provisoirement, d'exprimer ces lois dans des formules mathématiques.

Si nous n'imitons pas cette prudente réserve, c'est, non pas avec l'espérance d'atteindre la solution exacte, mais avec le grand désir de solliciter l'attention des spécialistes et de les provoquer à la discussion de l'un des problèmes les plus délicats de la mécanique générale. Il y aurait, en effet, le plus grand intérêt à donner leur expression mathématique à des relations qui, pour le moment, ont une origine purement empirique, alors que l'esprit voudrait les dégager du calcul.

Soient f et f', la force du muscle soulevant ou abaissant la charge p h; la hauteur du soulèvement et de l'abaissement; l, le raccourcissement du muscle. Le travail produit par ce dernier a pour expression, dans le premier cas (montée) :

$$fl = ph + \frac{1}{2} mv^2 \qquad (1)$$

et dans le second (descente)

$$f'l = ph - \frac{1}{2} mv^2. \qquad (2)$$

Cela veut dire que, pendant la montée, le travail moteur du muscle excède celui de la pesanteur de toute la force vive communiquée à la charge. Pendant la descente, la différence se produit en sens inverse. Mais les équations (1) et (2) qui ne sont qu'une application du théorème des forces vives, ne nous donnent pas la loi de la dépense, car elles ne tiennent pas compte de la durée du travail qui, dans tous les cas, est un des facteurs les plus considérables de la dépense.

Pour produire le même travail vertical ph, le muscle peut, en effet, employer une minute ou une seconde et il est de toute évidence que sa dépense sera beaucoup plus grande dans le premier cas que dans le second. Cette différence tient à ce que le muscle ne se borne pas à déplacer la charge ; il la soutient plus ou moins selon qu'il surmonte la pesanteur ou qu'il lui cède. Pendant la montée le muscle soutient la charge et lui communique de la vitesse. Pendant la descente, il soutient imparfaitement la charge et lui laisse prendre de la vitesse. Son effort statique est donc tour à tour majoré ou diminué d'une force φ juste suffisante pour engendrer la force vive et dont il est aisé de déterminer l'intensité.

L'effort statique p ayant pour effet de soustraire la charge à l'action de la pesanteur, la force φ agit sur une masse libre et son intensité est proportionnelle à l'accélération γ qu'elle lui communique. Nous retrouvons donc la relation classique :

$$\varphi = m\gamma = \frac{m\gamma\theta}{\theta} = \frac{mv}{\theta}$$

dans laquelle θ exprime la durée de l'application de la force φ.

La force totale du muscle est donc tour à tour $p + \frac{mv}{\theta}$ et $p - \frac{mv}{\theta}$. Or, la dépense consacrée à l'entretien de cet effort est proportionnelle à l'intensité et à la durée de ce même effort. Son expression générale est donc :

$$\alpha pt \pm \alpha \frac{mv\theta}{\theta} = \alpha pt + \alpha mv$$

où α exprime la quantité d'oxygène consommée par kilogramme et par seconde.

Mais il nous semble que cette dépense doit être majorée de celle que le muscle consacre, soit à la production de la force vive pendant la montée, soit à son anéantissement à la fin de la descente. Nous arriverions ainsi aux équations suivantes :

$$(3) \qquad D = \alpha pl + \alpha mv + \alpha' \frac{1}{2} mv^2 \text{ (montée)}$$

$$(4) \qquad D' = \alpha pl - \alpha mv + \alpha' \frac{1}{2} mv^2 \text{ (descente)}.$$

Il serait aisé de montrer que ces équations sont d'accord avec les données de l'expérience ; mais pour recueillir toutes les conclusions intéressantes qu'elles renferment, il faut le rapprocher. Ajoutons-les, membre à membre. Il vient :

$$(5) \qquad D + D' = 2\alpha pl + \alpha' mv^2$$

d'où il suit que la dépense totale augmente avec la force vive et, par conséquent, avec le nombre des contractions effectuées dans le même temps.

Retranchons membre à membre, il vient :

$$(6) \qquad D - D' = 2\alpha mv.$$

D'où il suit que l'excès de la dépense attachée au travail positif sur la dépense attachée au travail négatif est proportionnel au double de la quantité de mouvement. Cet excès n'est donc jamais nul ; mais il peut devenir considérable, et sa valeur apparaît tout entière si nous introduisons maintenant un facteur que nous avons intentionnellement écarté tout d'abord, pour ne pas alourdir les formules ; nous voulons parler du binôme de raccourcissement. L'excès $D - D'$ devient alors : $2\alpha mv \left(1 + \dfrac{l}{2K}\right)$.

Remarques. — Les équations (3) et (4) ne s'appliquent qu'à un cycle musculaire, c'est-à-dire à une contraction dynamique positive ou négative. Dans le cas d'un homme qui monte sur un escalier ou qui fait l'ascension d'une montagne elles interviennent à chaque pas ou à chaque marche (1).

DU TRAVAIL DE TRACTION.

Le travail de traction est la forme la plus ordinaire du travail exigé de nos moteurs animés. Leur effort s'exerce en général sur la résistance d'une masse portée sur roues. La somme des résistances intérieures et des résistances extérieures se traduit par un effort de traction mesurable à un dynamomètre qui serait interposé sur les traits de l'attelage, entre le moteur et la charge mue. Dans tous les cas, la mesure du travail est donnée par le produit de l'effort de traction f et de l'espace parcouru, à la condition que l'effort de traction ait une direction parallèle au sol. La valeur de cet effort dépend de bien des circonstances, en particulier de la direction du travail. De là deux cas à examiner.

Cas du travail de traction en terrain horizontal. — Pour des conditions déterminées, afférentes à la nature du terrain et à la construction du véhicule, il existe un rapport constant entre le poids P de la charge et l'effort de traction f. Ce rapport constant s'appelle le coefficient de tirage ou le tirage. On a donc $\dfrac{f}{P} = K$, d'où $f = PK$. Le coefficient K prend des valeurs très différentes, selon les cas. Elles ont été déterminées dans un grand

---

(1) Le terme αmv ne devrait peut-être pas entrer dans l'équation 3 ; l'équation 6 deviendrait alors : $D - D' = \alpha mv$; mais, encore une fois, nous avons sur toutle désir, dans cette tentative, de soumettre la question aux mécaniciens et de les conduire à nous donner une solution correcte.

nombre d'essais empiriques et recueillies dans des tables spéciales que possèdent tous les industriels ou les ingénieurs (1). Quoi qu'il en soit, la valeur du travail est donnée par la formule T = KPE, dans laquelle P mesure le poids du chargement et E l'espace parcouru ; la dépense consacrée à ce travail lui est proportionnelle et son expression générale est D = αKPE. Il en résulte que, pour des conditions déterminées de tirage, le rendement du moteur reste *théoriquement* invariable quelle que soit la vitesse du travail. Cela tient à ce que l'expression du travail de traction en terrain horizontal ne contient qu'un seul terme, fonction de la charge traînée et de l'espace parcouru.

Cas du travail de traction en pente. — Soit α l'angle de pente. La pente se mesure par le sinus de l'angle de pente (2). On dit, par exemple, qu'elle est de $0^m,02$, $0^m,04$, etc., par mètre. La pression de la charge sur le sol cesse d'être égale à son poids. Elle est fonction de l'angle de pente α et égale à P cos α. L'effort de traction est ici la résultante de deux éléments : le tirage KP cos. α et la part du chargement libérée par la pente, soit P sin α. (nous supposons que le lecteur connaît la théorie très simple du plan incliné). On a donc pour la valeur de l'effort de traction $f =$ KPcosα + P sin α et le travail devient

$$T = PE (K\cos \alpha + \sin \alpha).$$

On sait, par les éléments de la trigonométrie, que $\sin^2\alpha + \cos^2 = 1$. D'où $\cos \alpha = \sqrt{1 - \sin^2\alpha}$. Le terme $\sin^2\alpha$ étant très petit peut être négligé et cosα devient égal à 1. On peut donc écrire : T = PE (K + sin α). D'où T = KPE + PE sin α. Le travail comporte donc deux termes, le travail de traction proprement dit et le travail de soulèvement de la charge. Celui-ci rentre dans la loi exposée au paragraphe précédent. D'où il suit que, dans le travail de traction sur une pente, le rendement du moteur augmente avec la vitesse.

Lorsque le travail se fait en descendant, le second terme devient négatif et le travail prend la valeur, T = KPE — PE sin α. Cela revient à dire que l'effort de traction est la somme algébrique des effets du tirage et de ceux de la pesanteur. Lorsqu'il y a égalité entre ces deux termes, le moteur n'a rien à faire qu'à se transporter en descendant. Lorsque les effets de la pesanteur l'emportent sur ceux du tirage, le moteur s'emploie à réfréner la vitesse du chargement ; il fait du travail résistant et nous retrouverions ici les lois exposées plus haut à propos de cette forme du travail.

DE LA PUISSANCE DES MOTEURS ANIMÉS.

On appelle puissance le quotient du nombre qui mesure le travail par le nombre qui mesure la durée de ce travail. Ce quotient donne la valeur du travail produit dans l'unité de temps. L'unité de puissance généralement adoptée est le cheval-vapeur, soit un travail de 75 kilogrammètres par seconde. Mais la considération de cette unité est ici parfaitement inutile. Ce qu'il faut

(1) Dans les conditions offertes par nos routes nationales dont le sol est dur et uni, la valeur du coefficient K est en moyenne de 0,04.

(2) On appelle sinus d'un arc le rapport au rayon de la perpendiculaire abaissée de l'une des extrémités de l'arc sur le rayon passant par l'autre extrémité.

déterminer, c'est le travail que les moteurs animés peuvent produire dans l'unité de temps, soit $\dfrac{pl}{t}$ ou pv. On conçoit qu'il faut apporter de grandes précautions dans cette mesure. Elle ne peut sortir que d'épreuves prolongées où le travail est limité par la fatigue. Ce que nous voulons connaître, en un mot, c'est la puissance utile d'un cheval ou d'un homme, c'est-à-dire le travail moyen qu'un moteur peut produire dans une journée et répéter tous les jours sans se fatiguer et sans compromettre sa santé générale. Il résulte des divers documents réunis sur la matière (consulter l'article de M. Gariel, in *Traité de physique biologique*) que le travail moyen, que peut accomplir un homme dans une journée de huit heures, est compris entre 173 000 et 282 000 kilogrammètres, soit une moyenne de 230 000 kilogrammètres. La puissance utile de l'homme serait donc de 8^{kgmt},333 par seconde.

Celle du cheval oscillerait entre 76^{kgmt},9 (Watt, cité par Gariel) et 60 kilogrammètres (Navier, id.).

Conditions du travail utile. — Effort et vitesse optimum. — Pour fournir un maximum de travail utile, les moteurs animés doivent être placés dans des conditions qui conviennent à leur conformation et à leurs aptitudes. A cet égard, il faut distinguer le travail lent propre aux animaux de gros trait et le travail rapide propre aux animaux de trait léger ou aux chevaux de selle.

En zootechnie, cette différence se précise même dans un langage un peu étrange, car on distingue le travail et les moteurs en mode de masse et le travail et les moteurs en mode de vitesse. Dans les deux cas, le travail est le même, c'est-à-dire que le produit PE de l'effort de traction par l'espace parcouru peut être supposé invariable ; mais les charges sont en raison inverse de la vitesse. Cela prouve que, dans chaque cas particulier, le travail le meilleur répond à l'effort et à la vitesse optimum qui peuvent être fournis par le moteur.

Pour un muscle déterminé, ces deux éléments peuvent être atteints par l'expérience et à cet égard nous rappellerons les résultats obtenus par Rosenthal sur le gastro-cnémien de la grenouille. Le muscle soutenant des charges variables est sollicité, dans chaque cas, par une excitation indirecte de même intensité. Il produit un travail égal au produit de la charge par la hauteur du soulèvement. Or, ce produit n'atteint son maximum que pour une certaine valeur de la charge, comme on peut en juger par le tableau suivant :

Charge en grammes..........	0	50	100	150	200	250
Hauteur du soulèvement en millimètres...............	14	9	7	5	2	0
Effet utile...............	0	450	700	750	400	0

On voit que l'effort optimum répond à une charge de 150 grammes.

On mesure, en général, la puissance musculaire de l'homme à l'aide de dynamomètres ou de dynamographes serrés à la main par le sujet mis à l'épreuve. D'après M. Ch. Henry, qui a fait usage d'un de ces instruments (*Biol.*, 1895,

p. 753) le travail qu'un homme peut ainsi effectuer croît comme le carré de la pression.

Nous avons étudié la marche du travail en fonction de la charge à l'aide du dispositif représenté dans la figure 176, et nous avons obtenu les chiffres suivants :

EFFORT moyen.	ESPACE parcouru.	DURÉE du travail.	VITESSE.	TRAVAIL effectué.	TRAVAIL horaire.
$2^k,500$	242 m.	3 min.	$1^m,350$	606 kgmt.	12 120 kgmt.
$3^k,500$	225 m.	Id.	$1^m,250$	787 kgmt.	15 750 kgmt.
6 kil.	173 m.	Id.	$0^m,961$	1 036 kgmt.	20 720 kgmt.

Du travail consacré au déplacement du corps. — Dans les différentes formes du travail qui viennent d'être examinées, nous avons négligé le travail consacré au déplacement de la masse du corps. Or, ce travail est loin d'être négligeable et il importerait de le déterminer. Nous exposerons brièvement les méthodes adoptées pour cet objet, si incertaines qu'elles soient, et nous donnerons les résultats qu'elles ont fournis.

a. — Méthode de Coulomb. — Coulomb désigne sous le nom d'effet utile le produit du chemin parcouru par le poids transporté. Or, un homme pesant 70 kilogrammes et portant une charge de 58 kilogrammes, à une distance de 2 000 mètres, et revenant à vide, peut répéter cette manœuvre six fois dans la journée. Cela donne, pour mesure de l'effet utile, le chiffre de 2 388 000 qui, fondu avec d'autres faits du même ordre, donne le chiffre de 2 292 000. Si on admet que ce travail est équivalent au travail moyen de l'homme dans une journée de huit heures, on peut inférer de la comparaison de ces deux termes le travail correspondant au déplacement de 1 kilogramme par mètre. Soit t ce travail, on a :

$$2\ 292\ 000t = 282\ 000.$$

Soit pour t une valeur de $0^{kgmt},123$, ce qui, pour un homme de 70 kilogrammes, dont le pas est de $0^m,80$, fait ressortir un travail de $7^{kgmt},5$ à chaque pas.

Méthode de MM. Marey et Demeny. — Le travail mécanique de l'homme en marche comprend trois éléments : 1° les déplacements verticaux du centre de gravité ; 2° ses déplacements horizontaux ; 3° les mouvements de translation des membres inférieurs.

Les déplacements verticaux du centre de gravité sont tour à tour positifs et négatifs. Leur amplitude est déterminée à l'aide de la trajectoire des mouvements de la tête, telle qu'on l'obtient par la chronophothographie. Elle atteindrait dans la marche régulière une valeur moyenne de $0^m,04$, ce qui, pour un homme de 75 kilogrammes, représente un travail de 3 kilogrammètres. M. Marey admet que le marcheur dépense un travail identique dans les deux phases d'ascension et de descente du centre de gravité, soit un travail total de 6 kilogrammètres.

Quant au travail dépensé dans le déplacement horizontal du centre de gravité, il est fourni par le théorème des forces vives dont nous avons déjà fait application plus haut (699). Mais ici ce théorème intervient dans des conditions plus simples, puisque les muscles ne luttent pas contre la pesanteur et se bornent à déplacer une masse libre. Dans ces conditions, le travail est égal à la demi-variation de la force vive pendant l'exécution d'un pas complet. Or, cette variation comporte deux phases, une phase d'accélération dans le premier demi-pas et une phase de ralentissement dans le second demi-pas. De là un travail total égal à $2\left(\dfrac{1}{2} mv^2 - \dfrac{1}{2} mv_0^2\right)$.

Il ne reste qu'à déterminer expérimentalement les variations de la vitesse.

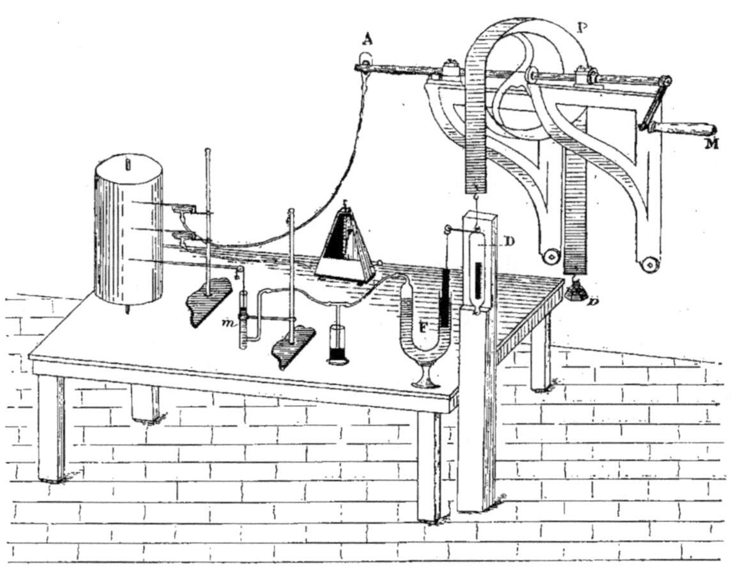

Fig. 176. — Dispositif adopté par l'auteur pour faire du travail sur place et le mesurer.

P, poulie mue par la manivelle M et supportant la pression du poids p par l'intermédiaire d'une large courroie. D, peson donnant la valeur du frottement et de l'effort de traction. F, m, intermédiaires pour l'inscription de la valeur de l'effort. A, ampoule pressée périodiquement par l'axe de rotation et permettant d'inscrire le nombre des tours.

M. Marey obtient ce résultat par des mensurations effectuées sur des images chronophotographiques. Ces images étant prises à des intervalles de temps égaux sont séparées par des espaces proportionnels à la vitesse. Il n'y a plus qu'à projeter ces espaces sur la ligne des abscisses qui donne la mesure des temps.

Le travail du déplacement horizontal, calculé sur les indications de la chronophotographie, est évalué par M. Marey à 2,5 kilogrammètres.

Le déplacement des membres inférieurs ne coûterait que 0,3 kilogrammètres ; d'où un travail total de $6 + 2,5 + 0,3 = 8,8$ kilogrammètres.

L'expression $fe = \dfrac{1}{2}(mv^2 - mv_0^2)$ montre que le travail du déplacement horizontal dépend de la vitesse de l'allure. Il en est de même, d'ailleurs, des autres éléments du travail locomoteur et, par conséquent, de ce travail lui-même. Sa valeur qui, nous venons de le voir, est de 8,8 kilogrammètres par pas, dans la marche lente, s'élève à 24 kilogrammètres dans la course rapide. Le marcheur fait, dans ce cas, 56 kilogrammètres par seconde.

Mais les divers éléments qui composent le travail locomoteur ne sont pas influencés de la même manière par les changements de la vitesse. Nous reproduisons dans la figure 177 le diagramme construit par MM. Marey et Demeny, pour montrer les variations corrélatives des trois termes du travail en fonction

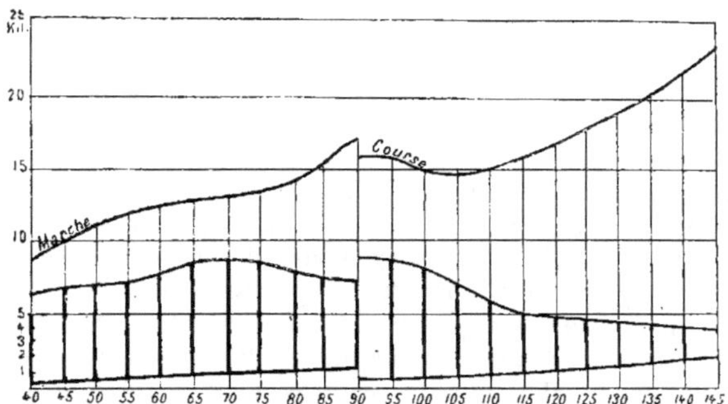

Fig. 177. — Marche des trois termes du travail locomoteur.

Les ordonnées expriment successivement et de haut en bas les variations de la force vive, le travail dépensé dans les oscillations verticales du corps, le travail dépensé dans la translation du membre inférieur.

de la fréquence des pas. La légende, dont nous accompagnons ce graphique, est assez explicite pour nous dispenser d'autres développements dans le texte.

Il s'en dégage les conclusions suivantes :

a. *Variations du travail dépensé dans les oscillations verticales du corps.* — Dans la marche, ce travail augmente rapidement entre 55 et 70 pas à la minute ; puis, va en décroissant. Dans la course, il est très grand pour les cadences les plus lentes et diminue à mesure que l'allure devient plus rapide.

b. *Variations du travail dépensé dans les accélérations et les ralentissements de la translation horizontale du corps.* — Cet élément du travail s'accroît assez régulièrement avec la vitesse de l'allure et avec la longueur du pas. Dans la course, il prend une valeur très grande, quoique les variations absolues de la vitesse soient faibles.

c. *Variations du travail dépensé dans la translation du membre inférieur.* — Le travail dépensé dans cet acte croît d'une manière sensiblement proportionnelle à l'accélération de la cadence. — Pour une même cadence, la course coûte moins de travail que la marche. La conséquence pratique de ce qui précède est qu'il y a pour chaque allure une cadence de choix, celle où la vitesse croît plus vite que la dépense du travail. (Marey et Demeny, *C. R. Ac. des sc.*, 9 nov. 1885.)

Méthode de Berlin. — Avec M. Mallevre, nous désignons ainsi la méthode appliquée au cheval par M. Hagemann, à l'Institut agronomique de Berlin et fondée sur la mesure de l'oxygène dépensé. Nous ne la connaissons pas avec précision, mais elle ne doit pas différer profondément de celle qui va être exposée. Un cheval fait sucessivement un travail de traction déterminé, en terrain horizontal, puis un travail de déplacement sur le même trajet. Admettons que le rendement mécanique du moteur est le même dans les deux cas ; soient d le volume d'oxygène dépensé pour l'exécution du travail de traction (dans lequel se confond aussi le travail de déplacement) et d' le volume d'oxygène dépensé pour le travail de déplacement seul. Soit x la valeur de ce travail, on a :

$$\frac{x}{d'} = \frac{x + \mathrm{T}}{d},$$

D'où :

$$x = \frac{d'\mathrm{T}}{d - d'}.$$

Si notre hypothèse sur l'invariabilité du rendement est exacte, le calcul est absolument rigoureux, et il n'y a plus qu'à diviser le résultat par le nombre de mètres parcourus. Quoi qu'il en soit, Hagemann estime que le travail mécanique correspondant au déplacement horizontal d'un cheval de 500 kilogrammes et marchant à l'allure du pas est de $26^{\mathrm{kgmt}},5$ par mètre. Pour Wolff, dont nous ignorons entièrement la méthode, ce travail serait seulement de $18^{\mathrm{kgmt}},94$ par mètre. Cet écart considérable entre les chiffres des auteurs allemands ne peut être dû qu'à l'inégale vitesse des sujets employés aux expériences de Hagemann et de Wolff.

Pour des motifs faciles à comprendre, la mesure du travail de déplacement n'a pas été faite sur des chevaux marchant le trot ou le galop. Il atteindrait sans doute des valeurs considérables.

On remarquera que le travail de déplacement du corps d'un moteur animé n'est pas et ne peut pas être discerné du travail mécanique utile ; l'effort qu'il représente ne se fait pas sentir sur le dynamomètre qui ne peut donner que l'effort de traction. Le travail de déplacement n'entre donc pas dans le calcul du rendement et la dépense qui lui est consacrée est une dépense stérile qui va d'ailleurs croissant avec la vitesse. Il faudrait donc admettre que dans le travail de traction le rendement suit une marche inverse à celle de la vitesse.

LOIS DES VARIATIONS DE LA CHALEUR PRODUITE EN FONCTION DU TRAVAIL (THERMODYNAMIQUE)

La chaleur qui accompagne l'activité des muscles peut être prévue à partir du premier théorème de la thermodynamique, à savoir que, dans toute conversion thermodynamique ou dans la conversion inverse, il existe un rapport invariable entre les deux termes de la conversion. Quelle que soit la nature des moteurs, la production du travail coûte une quantité équivalente de chaleur et, réciproquement, la dissipation du travail restitue une quantité équivalente de chaleur. Pour passer de l'un à l'autre terme, il suffit de faire intervenir le facteur constant 425 ou $\frac{1}{425}$, le chiffre 425 mesurant ce qu'on est convenu d'appeler l'équivalent mécanique de la chaleur (voir page 13).

Cela posé, il n'y a plus qu'à appliquer au travail musculaire l'équation de la conservation de l'énergie dans l'organisme : la somme des énergies actuelles produites par un moteur animé est équivalente à l'énergie potentielle dépensée par ce moteur, dans le même temps.

Pour mettre ces différents termes en équation, il est nécessaire de leur donner la même nature, c'est-à-dire d'évaluer en chaleur tous les modes de l'énergie engagés dans la transformation. On a vu, à plusieurs reprises, que l'énergie dépensée en un temps donné par un animal est proportionnelle à la quantité d'oxygène consommé par cet animal dans le même temps. Elle est égale au produit du volume d'oxygène consommé, par le pouvoir thermogène de ce gaz, la valeur moyenne de cette constante étant de $4^{cal},8$.

Cela posé, soient T le travail produit par un muscle, en un temps déterminé, V le volume d'oxygène consommé et C la chaleur rayonnée par ce muscle dans le même temps, l'équation ci-dessus peut s'écrire :

$$V \times 4{,}8 = C + \frac{T}{425}.$$

D'où

$$C = V \times 4{,}8 - \frac{T}{425}.$$

Mais deux cas peuvent se présenter : ou bien le travail est mécaniquement stérile et se dissipe en chaleur, ou bien il n'est pas stérile. *Le travail est mécaniquement stérile quand il ne change pas la hauteur verticale du système.* Il est stérile dans les cas suivants : 1° quand il résulte d'une secousse musculaire déterminée par une excitation artificielle, car le raccourcissement qui soulève la charge est suivi d'un relâchement qui la ramène à son point de départ; 2° dans le cas de la contraction statique où le muscle soutient la charge à une hauteur invariable; 3° dans le travail vertical alternativement positif et négatif. Dans tous ces exemples, le travail est stérile, en ce sens qu'il se dissipe dans un travail inverse et qu'après son exécution, l'énergie de position du système n'est pas modifiée. Mais il peut aussi se dissiper en frottements extérieurs. Tel est le cas d'un homme qui tourne une meule, d'un cheval qui traîne une charrette en terrain horizontal ou d'un navire qui traverse l'Océan. Tel est aussi le cas du travail cardiaque.

Ainsi, quand le travail est mécaniquement stérile, sa production est neutralisée par une destruction équivalente; il en résulte que la chaleur dérivée dans sa production est immédiatement restituée dans sa destruction, et si nous reprenons l'équation ci-dessus donnant l'expression de la chaleur, il faut écrire :

$$C = V \times 4,8 - \frac{T}{425} + \frac{T}{425} = V \times 4,8.$$

D'où il suit que lorsque le travail est mécaniquement stérile, la chaleur rayonnée par le système est équivalente à l'énergie dépensée. C'est là d'ailleurs un critérium d'où on peut partir pour définir la stérilité mécanique et on doit dire : *Le travail est stérile quand il y a équivalence entre l'énergie dépensée et la chaleur libérée à la fin du cycle.*

Lorsque le travail n'est pas stérile, il a pour effet de changer la position verticale du système, soit qu'il produise l'élévation d'une charge, soit qu'il entraîne son abaissement. Dans ce cas, il n'y a pas équivalence entre l'énergie dépensée et la chaleur produite. Les mesures calorimétriques directes dénonceraient soit un déficit, soit un excédent de chaleur, selon que le travail accompli est positif ou négatif.

La chaleur produite par les muscles doit donc être étudiée dans deux cas : 1° dans le cas du travail stérile ; 2° dans le cas du travail vertical, positif ou négatif.

CHAPITRE PREMIER

PRODUCTION DE LA CHALEUR QUAND LE TRAVAIL EST STÉRILE.

Les recherches entreprises sur ce point sont très nombreuses et peuvent se ranger dans deux groupes qui diffèrent par la méthode et l'objet choisi pour l'étude.

RECHERCHES SUR LES MUSCLES EN ÉTAT DE CONTRACTION ARTIFICIELLE.

La plupart de ces recherches ont porté sur la grenouille. Un des muscles gastro-cnémiens est soumis à des excitations indirectes et soulève une charge pour la laisser retomber dans son relâchement. La production de la chaleur se juge par les variations de la température du muscle, et celles-ci sont déterminées à l'aide d'un appareil thermo-électrique. L'une des soudures plonge dans le muscle actif, tandis que la seconde soudure pénètre dans le muscle symétrique et inactif pris pour témoin. La figure 178 rend compte de ces divers détails. On a eu recours également à des thermo-mètres très sensibles, dont le réservoir étroitement appliqué sur le muscle est embrassé avec celui-ci, dans une enveloppe d'ouate. Énumérons maintenant les principaux résultats obtenus :

A priori on peut prévoir que la chaleur engendrée dans la contraction stérile obéit aux mêmes lois que la dépense. Elle est de toute nécessité équivalente à l'énergie chimique dépensée dans la contraction, et ses variations doivent refléter celles de la dépense. Sous une autre forme, elle est liée au travail par un rapport dont la valeur dépend du rendement du moteur. A ce point de vue, il y a le plus grand intérêt à déterminer les lois de l'échauffement des muscles, car elles peuvent nous éclairer sur les circonstances qui modifient le rendement. Examinons les faits.

a. *Influence de l'excitation.* — L'échauffement des muscles augmente avec l'intensité de l'excitation (Meyerstein et Thiry, Mendelsohn, d'Arsonval).

b. *Influence du travail et de la fatigue.* — Pour des excitations identiques, l'échauffement augmente avec le travail produit, mais il augmente moins vite que le travail (Heidenhain). Il faudrait donc admettre que les muscles fatigués travaillent plus économiquement que les muscles frais (?) Fick a d'ailleurs constaté, d'autre part, que pour le même travail les muscles fatigués produisent moins de chaleur que les muscles frais.

c. *Influence du raccourcissement.* — Les expériences de Navalichin ont montré que, pour une charge constante, la chaleur produite par le muscle augmente avec la hauteur du soulèvement. Cette loi trouve une expression intéressante dans le fait qu'une grande secousse produit plus de chaleur que trois petites secousses faisant ensemble

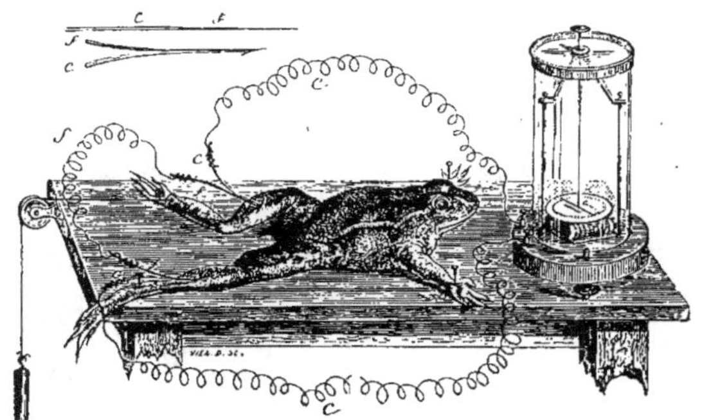

Fig. 178. — Dispositif pour l'étude de l'échauffement des muscles par la méthode thermo-électrique (d'après Béclard).

un travail égal à celui de la première (Heidenhain, Navalichin). On voit que le rendement suit une marche inverse à celle du raccourcissement ; le travail est d'autant plus onéreux que le raccourcissement est plus grand. Nous retrouvons ici la loi déterminée par M. Chauveau et déjà exposée dans le chapitre précédent sur les variations de la dépense dans la contraction statique. C'est l'occasion de rappeler que l'excès de la dépense lié au raccourcissement se rattache à la production de ce que nous avons désigné, en empruntant le langage de Weber, sous le nom de puissance équilibrante. La loi de l'échauffement est donc ici la même que celle de la dépense ; mais dans les expériences de Navalichin, le parallélisme ne serait pas complet, car la marche de l'échauffement était plus rapide que celle du raccourcissement.

Influence de la tension des muscles. — Pour éprouver les effets de la tension, on oppose un obstacle insurmontable au raccourcissement musculaire (contraction isométrique). Dans ce cas, pour une même excitation, l'échauffement est plus grand que si le muscle est laissé libre de se contracter (Heidenhain). L'influence de la tension a été recherchée aussi par Fick, qui a varié les expériences en faisant intervenir un obstacle au raccourcissement, à un moment plus ou moins éloigné de celui de l'excitation. Le résultat conserve sa direction et ne varie que par l'intensité. L'influence de la tension s'explique aisément si on se rappelle qu'elle a pour effet inévitable d'accroître la durée de la contraction. Par cela même, elle augmente l'intensité de la dépense chimique et par conséquent de la chaleur excrétée.

Les recherches entreprises sur les muscles des animaux à sang chaud ont donné des résultats contradictoires. Nous ne citerons que les plus récentes, celles de M. Pompilian. (*La contraction musculaire et les transformations de l'énergie,* Paris, 1897, p. 191). Parmi les conclusions de l'auteur, la plus nouvelle touche à l'influence de la charge. Toutes choses étant égales du côté de l'excitation, l'échauffement suit une marche inverse à celle du poids soulevé. Pour donner à ce fait toute sa signification, il faudrait ajouter, sans doute, que dans les expériences de M. Pompilian le travail produit suivait aussi une marche inverse à celle du poids. Mais nous n'avons pas de renseignements sur ce point.

RECHERCHES SUR LES MUSCLES EN ÉTAT DE CONTRACTION VOLONTAIRE.

La mesure de la chaleur totale, engendrée dans les muscles en état de contraction volontaire, rencontre de très grandes difficultés. Elle peut être jugée indirectement par l'échauffement du muscle en activité. C'est ce qu'a fait M. Chauveau, qui, sur ce point, a adopté la technique déjà employée par Béclard pour les fléchisseurs de l'avant-bras (fig. 179 et 180). En prenant certaines précautions, en protégeant le

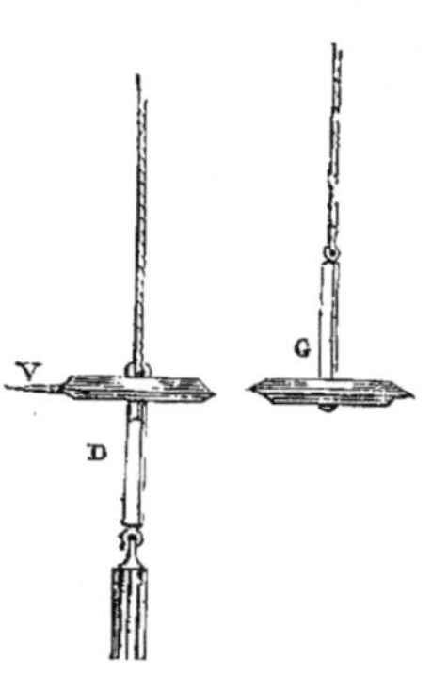

Fig. 179.

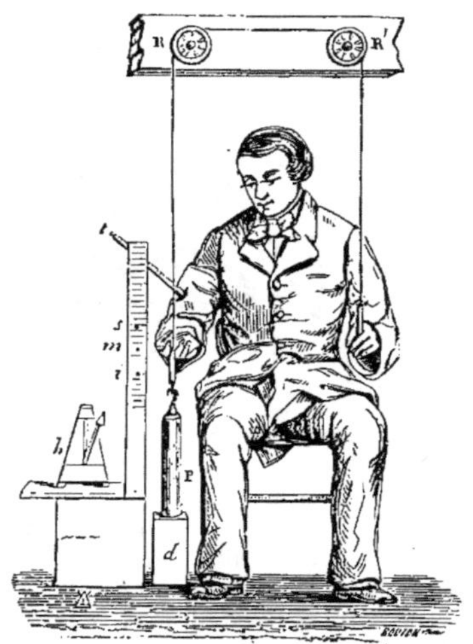

Fig. 180.

thermomètre appliqué sur la peau, à la face interne du biceps, par un épais matelas de coton, on peut prendre l'échauffement du muscle pour mesure de la chaleur engendrée, parce que, dans certaines limites de durée très courte, le rayonnement est négligeable et que l'échauffement est proportionnel à la chaleur produite. Les expériences ne doivent pas dépasser une ou deux minutes. De plus, il faut bien connaître les phases de l'échauffement qui accompagne la contraction. Elles sont placées sous la dépendance des changements qui s'accomplissent dans le muscle à l'occasion de son activité. On en compte trois : *une phase de refroidissement.* — C'est la variation négative des auteurs. Elle avait déjà été très soigneusement précisée dans les recherches de Brissaud et Regnard (*C. R. de la Société de biologie,* 1880), et les expériences plus récentes de Broca et Richet (id., 1896) ont apporté sur ce point, quelques résultats nouveaux. La variation négative est due, très probablement, à la déplétion mécanique des vaisseaux comprimés par la rigidité du muscle contracté. Sa durée est assez grande pour couvrir complètement celle de la contraction elle-même. Dès la fin de la contraction, commence la phase d'échauffement proprement dite. L'élévation de la température se poursuit très longtemps au delà de la contraction, et il ne faut pas attendre moins de dix minutes pour la voir s'arrêter. Pour fixer les idées sur ce point nous empruntons le fait suivant à M. Chauveau.

Marche de l'échauffement du biceps soutenant une charge de 5 kilogrammes pendant deux minutes.

	Moment de la lecture du thermomètre.	Indications du thermomètre.	Échauffement.
Pendant la contraction.	Début de la contraction	33°,84	
	Après 1′...........................	33°,82	
	— 2′...........................	33°,79	
	— 3′...........................	33°,84	
	— 4′...........................	33°,90	
	— 5′...........................	33°,98	
	— 6′...........................	34°,06	0°,46
Après la contraction.	— 7′...........................	34°,12	
	— 8′...........................	34°,17	
	— 9′...........................	34°,21	
	— 10′...........................	34°,23	
	— 11′...........................	34°,24 (+)	
	— 12′...........................	34°,25 (—)	

Toutes les expériences ont la même direction et on voit clairement, par les résultats de celle qui précède, que la variation négative couvre toute la durée de la contraction. C'est l'occasion de faire remarquer que l'échauffement définitif du muscle doit être compté à partir du degré marquant le refroidissement que l'organe a subi pendant la contraction, pour ce motif que la chaleur engendrée ultérieurement est employée en partie à couvrir le refroidissement initial.

Les expériences peuvent être conduites de deux manières, très inégalement simples. Elles comportent toujours une série d'épreuves dans lesquelles on étudie comparativement les effets d'une charge variable ou ceux d'un raccourcissement variable. A cet effet, on peut laisser, entre deux épreuves successives, l'intervalle nécessaire au retour de la température normale. Or ce retour est très long à s'opérer et l'expérience prend une très grande durée. Mais on peut, sans s'exposer à l'erreur, passer sans interruption d'une épreuve à l'autre, en ne tenant compte que des échauffements successifs et dont les effets s'ajoutent sans se confondre. C'est la méthode que M. Chauveau a le plus communément employée.

Passons maintenant à l'étude des résultats obtenus et formulons-les immédiatement.

Cas de la contraction statique. — *Influence des charges variables.* — a. *L'échauffement des muscles contractés et soutenant une charge à hauteur fixe est proportionnel à la charge.* — Cette proposition se dégage des faits suivants :

Expérience I. — Durée de la contraction, 2′ :

Pour une charge de 1 kilog. l'échauffement atteint....................			0°,17
— 2 — —		....	0°,32
— 5 — —		....	0°,98

Expérience II. — Durée de la contraction, 4′ :

Pour une charge de 1 kilog. l'échauffement atteint....			0°,25
— 2 — —		....	0°,58
— 5 — —		....	1°,15

La marche de l'échauffement n'est pas rigoureusement parallèle à celle de la charge, mais l'écart des termes correspondants est très faible et il entre aisément dans la limite des erreurs inévitables en des matières si difficiles.

b. *Influence du raccourcissement.*

L'échauffement des muscles en état de contraction statique et soutenant une même charge est proportionnel au raccourcissement des muscles. — Parmi les nombreuses expériences de M. Chauveau nous retenons la suivante qui se fait remarquer par le nombre de ses termes :

Expérience IV. — Charge de deux kilogrammes. Contraction de deux minutes.

Pour une flexion de — 40°, l'échauffement atteint.................... 0°,28
    —   — 20°,   —   .... 0°,50
    —   0°,   —   .... 0°,67
    —   + 20°,   —   .... 0°,78
    —   + 40°,   —   .... 0°,88

L'ensemble de ces faits et de ceux que nous pourrions rapporter laisse cette impression certaine que l'échauffement des muscles en état de contraction statique croît avec le raccourcissement, et si on réfléchit à l'énorme difficulté de ces expériences, aux nombreuses causes d'erreur qui interviennent, on n'a pas de surprise à constater que la marche de l'échauffement n'est pas rigoureusement parallèle à celle du raccourcissement musculaire. Mais les faits sont assez nombreux et leur direction est assez précise pour faire admettre la loi. Elle se dégagerait certainement avec clarté si les déviations angulaires de l'avant-bras suivaient rigoureusement la même marche que le raccourcissement musculaire des fléchisseurs. L'incidence variable des bras de levier introduit ici, entre ces deux termes, une relation complexe.

Cas de la contraction dynamique. — Il s'agit, bien entendu, de la contraction stérilisée par l'élévation et l'abaissement alternatifs d'une charge sur le même trajet vertical.

a. *Influence de la charge.* — Flexion et extension alternatives de — 40° à + 20°, deux mouvements de une minute chacun :

Pour une charge de 1 kilog. l'échauffement atteint................... 0°,52
    —   3   —   —   .... 0°,147
    —   5   —   —   .... 0°,238

Ici encore, l'échauffement est proportionnel à la charge.

b. *Influence du raccourcissement.*

Charge soutenue : 3^k ; deux mouvements alternatifs de montée et de descente durant chacun trente secondes. Durée totale de chaque contraction : deux minutes.

Pour un déplacement compris entre — 20° et 0° l'échauffement atteint....... 0°,197
    —   —   0° et + 20°   —   .... 0°,265

Voici un autre fait :

Charge soutenue : 2^k ; deux montées et deux descentes de trente secondes, en tout deux minutes pour chacune des trois épreuves :

Déplacement de........   — 40° à — 16°.   Échauffement......... = 0°,126
    —   ....   — 16° à + 5°.   —   .... = 0°,204
    —   ....   — 5° à + 27°.   —   .... = 0°,285

Influence du nombre des contractions. — On a vu plus haut (page 700) que la dépense augmente avec le nombre des contractions exécutées dans le même temps, et on a compris les motifs de cette relation si naturelle. Nous allons la retrouver à propos de l'échauffement des muscles et nous rapporterons l'expérience suivante :

Charge soutenue : 3^k ; durée du travail : 2′. Déplacement de — 20° à + 20°.

4 soulèvements et 4 abaissements durant chacun 30 secondes.   Échauffement = 0°,125
24   —   24   —   en 2 minutes.   —   = 0°,170
120   —   120   —   —   = 0°,310

CHAPITRE II

PRODUCTION DE LA CHALEUR QUAND LE TRAVAIL N'EST PAS STÉRILE.

Reprenons l'équation générale de la conservation de l'énergie dans l'organisme.

$$V \times 4{,}8 = C + \frac{T}{425}.$$

D'où :

$$C = V \times 4{,}8 - \frac{T}{425},$$

expression qui répond précisément au cas où le travail est positif.

Quand le travail est négatif on a :

$$C' = V' \times 4{,}8 + \frac{T}{425}.$$

Cela veut dire que pour une dépense définie de potentiel chimique, représentant une certaine quantité de chaleur, la chaleur réellement émise par le moteur est majorée dans le cas du travail négatif et diminuée dans le cas du travail positif, de toute la quantité de calories représentées par ce travail, soit $\frac{T}{425}$.

En un mot, le travail positif coûte de la chaleur et le travail négatif en restitue. Dès qu'un être vivant produit de la chaleur et du travail mécanique, la chaleur qu'il rayonne est une différence ou un total. Elle est la somme algébrique de la chaleur représentée par la dépense chimique du moteur et de la chaleur rendue ou consommée par le travail, selon que ce travail est négatif ou positif. C'est là une conséquence nécessaire du principe même de la conservation de l'énergie. Ce grand principe a franchi aujourd'hui la phase expérimentale, et il s'est si bien emparé des esprits, il s'impose à eux avec une telle évidence qu'on perd volontiers de vue son origine empirique pour lui donner, en quelque sorte, le caractère d'une vérité première et nécessaire. On pourrait donc soutenir qu'il n'y a pas lieu d'en poursuivre la vérification chez les moteurs animés parce qu'on ne vérifie pas l'évidence. Mais il y a le plus grand intérêt à étudier les tentatives expérimentales qu'il a suscitées. Et d'abord, au moment où ces tentatives se sont produites, le principe de la conservation de l'énergie n'avait pas toute la clarté impérieuse qu'il possède aujourd'hui, et, d'autre part, même quand elles sont mal conduites ou erronées, ces tentatives contiennent les plus utiles enseignements et apportent les plus fécondes suggestions. Nous allons en faire un exposé critique, aussi bref et aussi clair qu'il nous sera possible.

Les recherches entreprises sur ce point se ramènent à trois groupes de faits : 1° les observations faites sur la température du corps pendant l'ascension d'une montagne ; 2° les observations faites sur l'échauffement des muscles, produisant du travail positif ou du travail négatif ; 3° les expériences dans lesquelles les trois termes de l'équation thermodynamique $C = V \times 4{,}8 \pm \frac{T}{425}$ sont déterminés par des mesures directes.

De la température du corps dans les ascensions. — Les observateurs se partagent ici en deux camps adverses. Les uns ont observé et affirment que la température centrale du corps s'abaisse pendant l'ascension. (Marc Dufour, Marcet, Lortet, Gay.)

Les autres disent avoir constamment observé l'élévation de leur température propre. (Forel, Vernet.)

Ces derniers sont évidemment dans la vérité. Il suffit de se rappeler la loi de la dépense chimique dans le cas du travail vertical (page 695). D'ailleurs, il n'est pas nécessaire de recourir aux formules pour savoir que la dépense chimique d'un moteur est de beaucoup supérieure à sa production d'énergie utile. En partant du rendement moyen de la machine animale on peut être assuré qu'un ascensioniste dépense une quantité d'énergie quatre ou cinq fois supérieure à l'énergie représentée par le travail positif de l'ascension. La différence doit donc se traduire par l'échauffement de son corps. Que si quelques-uns ont observé un refroidissement, on peut admettre ou bien que la température était mal prise, ou bien que la régulation de la température était faussée (1).

Quoi qu'il en soit, le refroidissement, s'il est authentique, n'a pas la signification qu'on lui donne. Les effets refroidissants d'une conversion thermodynamique ne peuvent pas se manifester chez un moteur animé, par cette raison qu'ils coïncident toujours et nécessairement avec une production de chaleur beaucoup plus intense.

Échauffement comparé des muscles produisant du travail positif et du travail négatif. — Sur ce point, la science n'a disposé pendant longtemps que des résultats inexacts obtenus par Béclard.

Celui-ci admettait implicitement que le muscle qui abaisse une charge fait le même travail et dépense la même quantité d'énergie que quand il la soulève. Dans cette hypothèse, il n'avait à considérer que les effets thermiques du travail positif et du travail négatif. Le travail positif coûte une quantité de chaleur qui lui est équivalente, $\frac{T}{425}$. Inversement, le travail négatif rend exactement la même quantité de chaleur, $\frac{T}{425}$. De là une différence thermique équivalente à $\frac{2T}{425}$, au bénéfice du travail négatif. S'il n'y avait pas compensation, l'expérience montrerait que les muscles s'échauffent plus en recevant du travail négatif qu'en produisant du travail positif. Nous allons voir que c'est tout le contraire qui se produit, mais nous savons déjà que c'est tout le contraire qui peut se produire (page 700). D'une part, l'équation de la dépense, dans les deux phases du travail vertical, fait ressortir un excès considérable correspondant à la phase positive, et cet excès pourrait être suffisant pour compenser la différence $\frac{2T}{425}$ qui se constitue au bénéfice de la phase négative. D'autre part et en fait, les déterminations de M. Chauveau, rappelées dans le tableau de la page 698, donnent toute sa mesure à la compensation qui se produit. Il importe de la rendre sensible par des chiffres empruntés au tableau précité.

Travail positif produit en une heure............ = 21552^{kgmt}. Dépense correspondante = 104975^{kgmt}
Travail négatif reçu en une heure............ = 21552^{kgmt} — — = 54447

Excès.......... 50528^{kgmt}

Excès de chaleur au bénéfice de la phase négative $= \dfrac{21552 \times 2}{425} = 101^{cal},421$

Excès de la dépense répondant à la phase positive $= \dfrac{50528}{425} = 118^{cal},870$

On voit que la compensation est plus que suffisante. Elle autorise à présumer que les muscles s'échauffent plus en élevant qu'en abaissant une charge. Cette présomp-

---

(1) Il importe de remarquer que ceux-là seuls observent l'abaissement de leur température propre, qui se bornent à prendre la température buccale. D'après Forel, l'élévation est constante si on prend la température rectale. On peut admettre aussi soit des phénomènes vaso-moteurs, soit des troubles de la régulation thermique qui masquent les effets thermogènes de la dépense chimique. Dès lors la question sort du domaine de la thermodynamique.

tion a été confirmée par les faits accumulés par M. Chauveau sur cette question. Ils sont embrassés dans trois séries d'expériences très laborieuses.

Comparaison de l'échauffement des muscles dans les cas du travail positif et du travail négatif correspondant. — 1ʳᵉ *série d'expériences.* — Elles ont été faites sur les fléchisseurs de l'avant-bras, à l'aide de la méthode classique ; elles sont au nombre de vingt et une, et nous en embrassons les résultats dans les moyennes suivantes :

Poids de la charge mise en mouvement........................ 4 kilogr
Durée du mouvement d'ascension ou de descente... .... 1′
Espace parcouru (de — 40° à + 20°)........................... 60°

Valeurs de l'échauffement ⎰ Pendant le soulèvement (travail positif). 0°,108
⎱ Pendant l'abaissement (travail négatif).. 0°,095

2ᵉ *série d'expériences.* — Elles ont été exécutées plusieurs années après les premières et dans les mêmes conditions, à l'exception de la charge qui était de 5 kilogr. Elles sont au nombre de neuf. L'échauffement moyen a eu les valeurs suivantes :

Pour les phases positives.................................... 0°,121
    —   négatives... 0°,093

3ᵉ *série d'expériences.* — Cette série comporte vingt-neuf expériences faites sur le triceps crural et exécutées sur lui-même par M. Chauveau. Chacune d'elles « consiste à monter et à descendre alternativement un escalier, en accomplissant exactement les mêmes mouvements dans le même temps (5′), et en opérant la descente à reculons ». Les échauffements ont eu les valeurs moyennes suivantes :

Pendant la montée... .... 0°,310
Pendant la descente....... .... 0°,239

Les faits se produisent toujours dans le même sens. Le travail positif détermine dans les muscles qui l'exécutent un échauffement plus grand que le travail négatif correspondant. Ce phénomène est invariable, et dans les quarante-huit expériences qui viennent d'être résumées, il n'a jamais changé de direction. Son intensité peut donc se déduire légitimement de la fusion des trois séries qui précèdent :

a) Total des échauffements dans le travail positif................... 0°,539
b)   —   —   —   négatif................... 0°,427

En somme, les résultats se prononcent dans le sens indiqué par une théorie complète et qui tient compte à la fois, non pas seulement des effets de la conversion thermo-dynamique, mais des fonctions remplies par le muscle dans les deux phases de sa contraction et de la dépense attachée à ces fonctions si différentes (voir page 695). En un certain sens, on peut considérer ces résultats comme une vérification indirecte et éloignée des lois de la thermodynamique chez les moteurs vivants.

Il était indispensable de se pénétrer de tout cela avant d'étudier les recherches de Béclard et d'en faire la critique.

Travaux de Béclard. — Béclard fait trois séries d'expériences pour déterminer comparativement :

Dans la 1ʳᵉ série, les effets thermiques de la contraction statique et de la contraction dynamique, avec production de travail positif;

Dans la 2ᵉ série, les effets thermiques de la contraction statique et de la contraction dynamique stérilisée par la production alternative de travail positif et de travail négatif;

Dans la 3ᵉ série, les effets thermiques de la contraction dynamique avec production du travail positif et de la contraction dynamique avec production du travail négatif. Nous en ferons un exposé purement schématique :

1re série.

a) *Contraction statique.* — Soutien d'une charge en m (fig. 180) pendant 5', avec alternance égale de repos et de soutien, réduisant la durée totale de la contraction à 2',30'..................... } Échauffement $= t^b$.

b) *Contraction dynamique positive.* — 150 à 200 soulèvements de la charge de i en s, la descente de la charge étant opérée par l'autre biceps ; la durée totale de la contraction positive est de 2',30'. } Échauffement $= t^o - \alpha$.

Ce résultat est doublement impossible. Il l'est pour ce motif qu'un muscle qui élève une charge dépense plus que s'il la soutenait en un point situé à égale distance des points extrêmes de sa course. Il l'est enfin, pour cet autre motif que dans l'expérience de Béclard le muscle répète 150 ou 200 fois le même travail et majore sa dépense dans la même proportion. (On a vu d'ailleurs, page 712, l'influence du nombre des contractions sur l'échauffement des muscles.)

2e série.

a) *Contraction statique.* — Soutien du poids en m pendant 5' sans interruption......................... } Échauffement $= t^o$.

b) *Contraction dynamique stérile.* — 100 à 300 mouvements de va-et-vient entre i et s pendant cinq minutes. } Échauffement $= t^b$.

Ici encore, nous sommes obligé de constater que l'égalité de l'échauffement constatée par Béclard est impossible. Elle est à la fois contraire aux faits et à la théorie. Elle suppose que le travail si intense accompli par le muscle ne lui coûte rien ; elle est enfin en désaccord avec le fait rappelé plus haut, que l'échauffement des muscles augmente avec le nombre de leurs contractions.

3e série.

a) *Contraction dynamique* avec production de *travail positif*...................................... } Échauffement $= t^o$

b) *Contraction dynamique* avec production de *travail négatif*...................................... } Échauffement $= t^o + \alpha$.

Ceux qui ont lu les pages précédentes savent que ce résultat est précisément inverse de celui que donnent constamment les expériences bien faites et que, d'ailleurs, le travail positif peut échauffer plus que le travail négatif.

Le cas de Béclard est, psychologiquement, du plus haut intérêt. Il montre l'empire des idées *a priori* sur la conduite des expériences. Béclard trouve ce que veulent les lois de la thermodynamique comme si elles intervenaient seules, à l'exclusion de celles de la physiologie et de la mécanique. En un mot, il suppose que la dépense du muscle reste invariable dans les trois modes de sa contraction, statique, positive et négative. Il oublie, enfin, que les effets thermiques de la conversion thermodynamique se combinent avec les effets thermiques de la dépense chimique liée aux différents modes du travail.

Béclard avait été plus heureux dans ses recherches sur la grenouille. A l'aide du dispositif représenté dans la figure 178, il avait vu, entr'autres choses, que les deux pattes étant mises en contraction, par l'excitation de la moelle, l'échauffement est plus grand dans la patte qui travaille librement en soulevant la charge.

Travaux de Fick. — Fick a aussi expérimenté sur les muscles de la grenouille. Sa méthode consiste à comparer les effets thermiques de la contraction dynamique dans deux cas. Dans le premier cas le muscle, sollicité par des excitations électriques dirigées sur le sciatique, soulève un poids à chaque contraction et produit du travail positif qui s'accumule et reste acquis sans se détruire. Ce résultat est obtenu par un ingénieux petit appareil désigné par Fick sous le nom de *collecteur de travail* (fig. 181).

Dans le second cas, le travail est restitué à chaque contraction par la chute du poids et la contraction est stérile.

On remarquera que dans les deux cas considérés le muscle agit dans les mêmes conditions physiologiques, et sous l'empire d'une excitation dont l'intensité est invariable. Il effectue donc la même dépense dans les deux modes de la contraction dont les effets thermiques restent, dès lors, comparables.

Or, l'échauffement mesuré à l'aide d'un couple thermo-électrique s'est toujours montré moins considérable dans la contraction utile que dans la contraction stérile. La différence constatée dans l'échauffement est due exclusivement à ce que, dans la contraction utile, le travail positif dérive une quantité équivalente de chaleur. Dans la contraction stérile, cette dérivation a toujours lieu pendant l'ascension de la charge, mais elle est exactement compensée par une restitution équivalente due à la chute rythmée du poids.

Travaux de Danilewski, de Blix et de Chauveau. — Danilewski a mis en évidence la conversion du

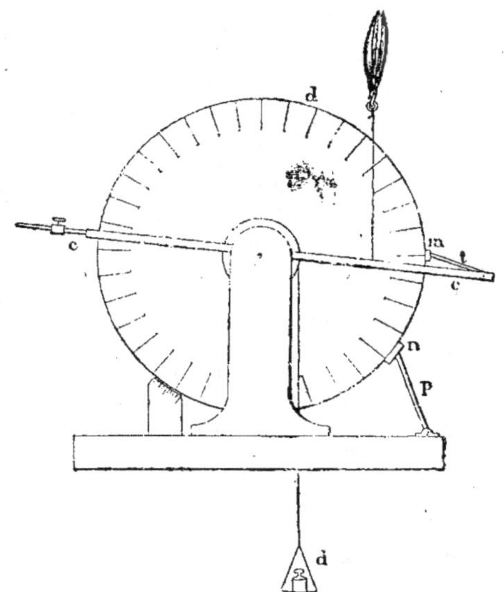

Fig. 181. — Collecteur de travail, de Fick
(d'après Béclard).

travail en chaleur, chez les moteurs animés. Il a constaté, en effet, qu'un muscle subitement distendu par la chute d'un poids s'échauffe sensiblement et que son échauffement rend compte de la chaleur libérée par le travail négatif de la chute. Dans ce cas, le muscle se conduit comme un fil de caoutchouc. Les recherches de Blix, de Chauveau, conduites dans la même direction, ont donné des résultats analogues.

Vérification expérimentale de l'équation thermodynamique par la détermination directe de ses termes. — Dans ce troisième groupe de faits, on s'est proposé de mesurer directement l'énergie potentielle dépensée (D × 4,8), le travail mécanique produit ou reçu (T), et la chaleur rayonnée par le moteur (C).

Si les déterminations sont exactes, on doit trouver :

Dans le cas du travail positif,

$$C = D \times 4,8 - \frac{T}{425},$$

Dans le cas du travail négatif,

$$C' = D' \times 4,8 + \frac{T'}{425}.$$

Sous une autre forme, la détermination expérimentale des trois termes de l'équation doit faire ressortir, dans le cas du travail positif, un déficit $(D \times 4,8 - C)$, et dans le cas du travail négatif un excédent $(C' - D' \times 4,8)$ de chaleur, équivalents au travail mécanique produit ou détruit.

Recherches de Hirn. — Dans la méthode employée par Hirn, le travail était fourni par un homme montant ou descendant sur un escalier circulaire. Celui-ci avait la forme d'une grande roue pourvue, sur sa circonférence, de palettes équidistantes. La roue était sous la dépendance d'un moteur agissant sur son axe et lui imprimant un mouvement uniforme. Pour faire du travail, l'homme montait ou descendait sur cet escalier mobile. Dans tous les cas, l'escalier marchait à la rencontre de l'homme. Pour faire du travail positif, celui-ci opérait son ascension sur l'escalier descendant. Pour recevoir du travail négatif, il effectuait sa descente sur l'escalier montant. En multipliant le poids du sujet par le nombre des tours et la longueur de la circonférence de la roue, on obtenait la mesure du travail effectué. Pour obtenir la mesure de la chaleur rayonnée par le sujet, Hirn inaugura la méthode de calorimétrie par rayonnement (voir page 563). Son calorimètre était formé par une guérite en bois de sapin et étalonné à l'aide de la chaleur fournie par une flamme d'hydrogène.

Le point délicat était d'évaluer la dépense d'énergie chimique exprimée en calories. Sur ce point, Hirn procède de la théorie de la combustion et il mesure l'énergie dépensée en partant de l'oxygène consommé par le moteur dans le même temps. Il ne lui restait qu'à déterminer le pouvoir thermogène de l'oxygène (coefficient calorifique de Hirn). Or, dans un certain nombre d'essais consistant à mesurer simultanément la chaleur rayonnée et l'oxygène consommé par l'homme au repos, il assigne à ce coefficient une valeur de $5^{cal},22$ par gramme d'oxygène. Au moment de ses recherches, et cette remarque est de la plus haute importance, Hirn admet l'invariabilité absolue de ce coefficient et il en donne la valeur. Il admet que, dans tous les cas, la quantité d'énergie potentielle, de *chaleur disponible* pour parler son langage, dépensée par un moteur animé est égale à $5,22 \times \pi$, π désignant le poids de l'oxygène consommé pendant l'exécution du travail.

L'idée est absolument juste, mais le fait est inexact. Hirn assigne au pouvoir thermogène de l'oxygène une valeur de $5^{cal},22$ par gramme, soit $7^{cal},464$ par litre; or, on se rappelle que la valeur moyenne de ce coefficient, tirée de la chaleur de combustion des principes immédiats et de l'équation qui exprime cette combustion, est seulement de $4^{cal},8$ par litre. Hirn inaugure donc ses recherches par une erreur de fait qui dépasse 33 p. 100! Dès lors, il ne faut pas s'étonner de son échec, mais il n'est pas mauvais de le faire saisir par un de ses côtés.

Les expériences de Hirn sont au nombre de treize, dont neuf sur le travail positif et quatre sur le travail négatif. Nous n'en donnerons que les résultats moyens :

a. Résultats moyens des expériences de Hirn sur le travail positif.

Oxygène consommé..........................	$110^{gr},5$
Chaleur rayonnée..................................	$247^{cal},70$
Travail produit....................................	26 947 kilogrammètres.

Les termes de l'équation sont donc :

a. Chaleur mesurant l'énergie dépensée $= 110,5 \times 5,22$.	$577^{cal},28$
b. Chaleur rayonnée...............................	$247^{cal},70$
c. Chaleur éteinte dans le travail positif.............	$63^{cal},404$

Conformément à la loi de la conservation de l'énergie, la différence $a-b$ devrait faire ressortir un déficit équivalent au travail, soit 63,404; or, le déficit réel est égal à $577,28 - 247,70 = 329^{cal},580$. Il suffirait à couvrir 5 ou 6 fois l'énergie représentée par le travail, de sorte qu'en partant des résultats bruts, on trouve pour l'équivalent mécanique de la chaleur une valeur de 82,2 à la place de la valeur réelle 425. L'erreur est de 500 p. 100 !

Résultats moyens des quatre expériences de Hirn sur le travail négatif.

Oxygène consommé	57^{gr},61
Chaleur rayonnée	284^{cal},90
Travail négatif	27 140 kilogrammètres.

Les termes de l'équation sont donc :

b. Chaleur recueillie au calorimètre	284^{cal},90
a. Chaleur mesurant l'énergie dépensée $= 57,61 \times 5,22$.	300^{cal},70
c. Chaleur restituée par le travail	63^{cal},858

Si l'équation thermodynamique était satisfaite, on devrait avoir un excédent $b-a = c = 63,858$. Or, la différence $b-a$ est négative et égale à $-15^{cal},80$. Ainsi, à la place d'un excédent de chaleur que la théorie annonce, l'expérience apporte un déficit. Le travail négatif consommerait de la chaleur au lieu d'en rendre, à ce point que l'équivalent mécanique de la chaleur prend une valeur négative et devient égal à -1717.

Hirn a donc échoué dans son entreprise. Ses méthodes ne lui ont pas permis d'atteindre la mesure exacte, ni de la chaleur rayonnée, ni de l'oxygène consommé. De là, les résultats que nous venons de voir. Hirn ne s'est jamais fait illusion et il proclame hautement son insuccès. Mais ce n'est pas sans regret qu'il assiste à la stérilité de son œuvre, et il voudrait peut-être, par moments, écarter ce spectacle décourageant et se donner l'illusion de la réussite. Il est curieux de voir par quels déguisements passagèrement consentis, il arrive à faire parler ses résultats dans le sens de la thermodynamique. Il s'agissait d'interpréter l'énorme déficit de chaleur que ses expériences mettaient en évidence. Il suppose alors que ce déficit se rattache à un emprunt effectué par les travaux mécaniques internes, ceux du cœur et des muscles respiratoires. Mais il ne pouvait rester attaché bien longtemps à cette interprétation, car il était trop bon physicien pour ne pas voir que les travaux internes se résolvent en chaleur et deviennent sensibles au calorimètre.

Plus tard (1887, *Revue scientifique*), il a recours à une autre hypothèse et il suppose gratuitement que le pouvoir thermogène de l'oxygène n'est pas le même pendant le travail et pendant le repos. Dès lors, il calcule la valeur de ce rapport en partant de ses propres données expérimentales, tenues provisoirement pour exactes. A cet effet, il compare le poids de l'oxygène consommé à la valeur de l'énergie réellement produite par le moteur, soit $C + \dfrac{T}{425}$ dans le cas du travail positif et $C - \dfrac{T}{425}$ dans le cas du travail négatif. C'est ce qu'il appelle la chaleur totale. En appliquant cette méthode aux moyennes des expériences relatées plus haut, on obtient les valeurs suivantes pour le pouvoir thermogène de l'oxygène :

Au repos	5,22
Dans le travail positif	2,85
Dans le travail négatif	3,83

En se livrant à ces étonnants calculs, Hirn ne se méprenait certainement pas sur leur portée. Il voyait bien que ce n'était là qu'un jeu d'arithmétique, consistant à donner arbitrairement, au pouvoir thermogène de l'oxygène, les valeurs successives qu'il devrait prendre dans les expériences, pour que l'équation de la conservation de l'énergie fût satisfaite. Aussi, ne tarde-t-il pas à abandonner sa fiction, et son dernier mot est pour proclamer son échec et condamner les vices de son outillage. Pour être juste dans l'appréciation de l'œuvre de Hirn, il ne faut voir que l'idée directrice qui l'a inspirée, la grandeur de l'entreprise et la justesse des vues qui ont présidé à son exécution. Cruellement déçu par les résultats inacceptables qu'il rencontre, il essaye bien par moments de faire plier ces résultats pour les ajuster à la doctrine, mais son puissant esprit se redresse bientôt et, en exprimant le vœu que son œuvre soit reprise, il précise les détails techniques qui en doivent assurer le succès.

Recherches de M. Chauveau. — Les résultats obtenus par M. Chauveau dans ses récentes recherches sont de beaucoup plus satisfaisants (*C. R. A. des sc.*, 31 juillet 1899). Son appareil est formé de deux roues à palettes, l'une enfermée dans un calorimètre à rayonnement; l'autre exactement semblable, située à l'extérieur et montée sur le même axe (voir fig. 174 et 175).

Les deux roues présentent sur toute leur circonférence une surface de frottement contre laquelle on peut, à volonté, serrer un frein qui ralentit le mouvement des roues pendant la marche de l'expérience, et produit ainsi une quantité de chaleur équivalente au travail positif de l'homme en mouvement.

Les expériences réalisées forment quatre séries :

1re *série.* — Le sujet introduit dans le calorimètre fait un travail positif en s'élevant sur la roue intérieure dont le frein est serré. Ce travail se transforme donc en une quantité équivalente de chaleur qui reste dans le calorimètre. Il en résulte que la chaleur totale recueillie à la fin de l'expérience mesure rigoureusement la totalité de l'énergie dépensée par le sujet dans l'exécution de son travail.

2e *série.* — Le sujet produit encore du travail positif à l'intérieur du calorimètre, mais le frein agit sur la roue extérieure. Il en résulte que le travail produit se dissipe à l'extérieur en une quantité équivalente de chaleur. La chaleur recueillie au calorimètre mesurera donc la dépense totale diminuée de la chaleur dérivée par le travail du frein.

3e *série.* — Le sujet descend sur la roue intérieure et fait du travail négatif pendant qu'un homme un peu plus lourd fait du travail positif dans la roue extérieure. Dans ce cas, la chaleur recueillie au calorimètre embrasse la dépense attachée à la production du travail, plus la chaleur restituée par ce travail.

4o *série.* — On détermine l'intensité des combustions respiratoires sur le sujet pendant le travail et on en déduit l'énergie dépensée, en l'évaluant en calories.

Examinons sommairement les résultats obtenus. Ils permettent de faire le bilan des transformations de l'énergie et de voir s'il est conforme à l'équation de la conservation.

Rappelons-nous que cette équation comporte trois termes :

1° Le travail mécanique produit au reçu ;

2° L'énergie dépensée dans sa production ;

3° La chaleur rayonnée au calorimètre.

Ils sont liés par les relations :

$$C = V \times 4,8 - \frac{T}{425} \text{ (travail positif)},$$

et

$$C' = V' \times 4,8 + \frac{T}{425} \text{ (travail négatif)},$$

déjà interprétées au cours de ce chapitre.

A. — *Le travail positif coûte une quantité de chaleur qui lui est équivalente.*

Travail positif évalué en calories....................	68 calories. (Déficit théorique).
Chaleur recueillie au calorimètre quand le frein est à l'intérieur (mesure de la dépense totale).........	263 calories. (Dépense).
Dépense totale mesurée à l'oxygène consommé et évaluée en chaleur.............................	257 calories.
Chaleur recueillie au calorimètre quand le frein est à l'extérieur (chaleur rayonnée par le moteur).......	199 — (chaleur rayonnée).
Différence entre la chaleur dépensée et la chaleur recueillie...	64 calories. (Déficit réel).
Rapport entre le déficit réel et le déficit théorique...	0,94 —

Ainsi le déficit réel est à peu près égal au déficit théorique.

B. — *Le travail négatif rend au moteur une quantité de chaleur qui lui est équivalente.*

Travail négatif évalué en calories.................... 68 calories (déficit théorique).
Dépense chimique évaluée en calories............... 125   —   —
Chaleur rayonnée.................................... 170   —   —
Excédent de la chaleur rayonnée sur l'énergie dépensée. 45   —   —
Rapport entre l'excédent réel et l'excédent théorique.   0,64

Ici, l'écart entre les prévisions de la théorie et les résultats de l'expérience est assez considérable. Mais on voit que la direction des faits est conforme aux lois de la thermodynamique.

NATURE DU MOTEUR VIVANT

La question ainsi ouverte est celle de savoir quel est le cycle des transformations de l'énergie attachées au travail musculaire. En un mot, on voudrait déterminer les formes de l'énergie qui s'interposent entre l'énergie chimique dépensée et l'énergie actuelle produite.

Les solutions proposées répondent à un certain nombre de théories qui vont être exposées ci-après.

Théorie thermodynamique. — Le muscle est-il un moteur thermique? — On inclina tout d'abord, et naturellement, à admettre que le muscle est un agent de transformation analogue à une machine à vapeur, et qu'il produit le travail en dépensant de la chaleur. Cette conception, introduite par Mayer, a eu quelques partisans (Béclard, Engelmann, Pflüger, Herzen, etc.).

Elle est très probablement fausse, et elle devient inacceptable si on la juge en la rapprochant du principe de Carnot.

Principe de Carnot. — Le principe de Carnot constitue le deuxième principe de la thermodynamique et trouvera plus bas son expression algébrique.

Dans une machine à vapeur ou dans tout autre moteur thermique, la chaleur fournie par une source chaude est dépensée dans deux directions : une partie est employée à produire le travail et se transforme intégralement en travail ; elle est donc équivalente au travail produit ; l'autre partie est enlevée par une source froide, le condenseur.

Soient Q_1 la totalité de la chaleur fournie par la source chaude, q la quantité de chaleur transformée en travail et Q_2 la quantité de chaleur éteinte dans le condenseur. Le rendement du moteur s'exprime par la relation :

$$(1) \qquad R = \frac{q}{Q_1} = \frac{Q_1 - Q_2}{Q_1}.$$

Telle est la première relation formulée par Carnot, et on n'a pas de peine à voir qu'elle est l'expression pure et simple du principe de la conservation de l'énergie, car elle ne peut être vraie que si $Q_1 - Q_2 = q$ et que si la quantité q est équivalente à l'énergie mécanique représentée par le travail. Mais on démontre par le calcul que la relation qui précède peut revêtir la forme suivante :

$$(2) \qquad R = \frac{T_1 - T_2}{T_1}.$$

Ce que l'on peut traduire ainsi : lorsqu'une machine thermique fonctionne suivant le cycle de Carnot, le rendement est indépendant de la nature du corps qui subit les transformations dues à la chaleur ; il ne dépend que de la température initiale et de la température finale de ce corps ; les températures étant d'ailleurs les températures absolues ($T = t + 273°$) (Voir à cet égard la note de la page 157).

Or, rien n'est plus simple que de rechercher, comme l'a fait Bergonié, si les températures les plus élevées ou les plus basses qu'on ait pu observer dans les muscles peuvent entrer dans la relation (2). Admettons un rendement de $\frac{1}{5}$ et supposons que la température la plus basse du muscle soit 37° ; le terme T_2 prend ainsi la valeur $273° + 37° = 310°$.

Il faut donc écrire :

$$\frac{1}{5} = \frac{T_1 - 310}{T_1}.$$

D'où

$$T_1 = \frac{310 \times 5}{4} = 387°,5.$$

Telle est la température absolue répondant à la source chaude et provisoirement admise dans le muscle. La température réelle la plus élevée de celui-ci devrait donc être 387°,5 — 273° = 114°,5, ce qui est contraire à l'observation et ce qui est impossible puisque la myosine se coagule à la température de 45°.

Le muscle n'est donc pas et ne peut pas être un moteur thermique. Cela veut dire que le travail produit par le muscle ne résulte pas d'une transformation de la chaleur. Il faut donc chercher un autre intermédiaire.

Théorie électrodynamique. — La théorie électrodynamique proposée par Joule a été adoptée par un certain nombre d'auteurs (Voit, Krause, Kuhne, d'Arsonval). Elle consiste à admettre que l'énergie électrique s'interpose entre l'énergie chimique dépensée et l'énergie mécanique produite dans la contraction. Elle n'a reposé longtemps que sur des analogies plus ou moins exactes, et dans lesquelles la structure du faisceau primitif est rapprochée de celle d'une pile de Volta et de l'organe électrique de la torpille. Mais ces analogies incertaines n'auraient pas suffi à accréditer la conception électrodynamique si d'Arsonval ne s'était efforcé de lui trouver des fondements plus solides. La théorie de d'Arsonval repose sur les relations déjà exposées plus haut (page 675) entre les variations de la tension superficielle et celles de la tension électrique des conducteurs liquides en contact, mercure et eau acidulée par exemple. On a vu que toute déformation dans l'un des conducteurs entraine des variations corrélatives dans la tension superficielle et l'état électrique des deux liquides en contact. Réciproquement, toute variation de la tension électrique entraine un changement de la tension superficielle et, par conséquent, une déformation mécanique aboutissant à un nouvel état d'équilibre. Dans cette conception, les disques épais de la fibrille joueraient le rôle du mercure dans un électromètre de Lipmann, tandis que les bandes claires rempliraient les fonctions de l'eau acidulée. Que si l'excitation nerveuse vient provoquer un dégagement d'énergie chimique, celle-ci produit de l'énergie électrique et, tout aussitôt, la tension superficielle des surfaces de contact des disques épais et des bandes claires est modifiée de telle manière que les premiers prennent ou tendent à prendre la forme sphérique.

Cette théorie, développée par son auteur avec une très grande force d'argumentation, serait fort séduisante s'il était possible de l'étendre aux muscles à fibres lisses. Malheureusement, il parait bien difficile de voir dans la fibre lisse homogène l'équivalent des disques épais dans la fibre striée. Ou bien, si on a raison de cette première difficulté, il resterait à expliquer comment la contraction que l'on dit lente dans les muscles à fibres lisses, à raison de la faible surface sur laquelle se produisent les changements de la tension superficielle, comment cette même contraction produite par des instruments, identiques en apparence, devient rapide chez certains invertébrés (voir p. 678). La rapidité de la contraction semble donc indépendante des conditions inhérentes aux changements de la tension superficielle.

Enfin, la théorie électro-dynamique a contre elle cette circonstance que les manifestations de l'énergie électrique sont communes à tous les tissus vivants et ne sont pas liées d'une manière spéciale à la contraction.

Théorie de M. Chauveau. — Nous avons vu plus haut que l'effort de la contraction statique se traduit objectivement par deux effets, la tension élastique et la puissance équilibrante, et que sa valeur est donnée par l'expression

$$F = p \left(1 + \frac{l}{K} \right) \text{ (voir p. 688).}$$

Que si le muscle met la charge en mouvement pour la soulever ou l'abaisser, cette expression devient :

$$F' = \left(p \pm \frac{mv}{6} \right) \times \left(1 + \frac{l}{2K} \right) \text{ (voir p. 699).}$$

Dans tous les cas, l'effort de la contraction répond au changement apporté dans les propriétés physiques du muscle et dans la résistance nouvelle que celui-ci oppose aux efforts introduits pour l'allonger. Son état nouveau se manifeste donc par un état de tension élastique. Il tient en réserve de la force élastique, à la manière des gaz ou de la vapeur d'eau soumis à l'action de la chaleur dans un moteur thermique. La théorie de M. Chauveau consiste à admettre que cette tension est l'effet immédiat des transformations de l'énergie chimique dépensée dans la contraction. L'énergie chimique se transformerait d'emblée en énergie élastique, dont la conversion ultérieure dépend du mode et des effets de la contraction.

Dans le cas de la contraction statique, l'énergie élastique potentielle se transforme intégralement en chaleur. Dans le cas de la contraction dynamique, elle se transforme en chaleur et en mouvement. Dans cette conception, la chaleur est toujours à l'extrémité du cycle et se dégage comme un résidu, un excrétum des transformations qui viennent de s'opérer.

L'hypothèse de M. Chauveau échappe à toute vérification expérimentale, mais elle devient extrêmement probable, étant données l'inanité de la théorie thermodynamique et l'insuffisance des théories électro-dynamiques.

On peut affirmer en effet, avec certitude, que le cycle de Carnot est inapplicable aux muscles et que dès lors le travail musculaire ne résulte pas d'une transformation de la chaleur. D'autre part, il est permis d'hésiter avant d'admettre la théorie électrodynamique, bien que dans un travail récent (*Arch. de phys.*, 1897, p. 289) M. Imbert se soit efforcé de lui donner un nouveau crédit. M. Imbert adopte la théorie de la tension superficielle, émise par d'Arsonval et précédemment exposée. L'hypothèse étant admise, il montre qu'on peut en tirer *a priori* et par voie de déduction les lois établies par M. Chauveau sur les variations de l'élasticité musculaire. Cette concordance est assurément très satisfaisante, dès que les hypothèses se jugent par leur accord avec la réalité. Mais elle laisse toute leur force aux objections que soulève la théorie de d'Arsonval.

PHYSIOLOGIE SPÉCIALE DES MUSCLES

Les muscles agissent soit pour soutenir, soit pour déplacer le corps. Les effets mécaniques de leurs contractions dépendent de leurs relations avec les leviers osseux sur lesquels ils s'attachent et de la disposition des surfaces articulaires où résident les centres des mouvements exécutés. L'étude méthodique de ces divers points constitue un des chapitres essentiels de la mécanique animale ; mais nous les laisserons complètement de côté, nous en référant aux développements qui lui sont consacrés, soit dans les traités d'anatomie et d'extérieur, soit dans les traités de physique médicale. Nous ne retiendrons dans les pages qui suivent que les effets de l'action musculaire. Ces effets comprennent les attitudes, les mouvements sur place et les actes locomoteurs, tous points que nous étudierons en particulier chez le cheval.

CHAPITRE PREMIER

ATTITUDES.

DE LA STATION.

La station est l'attitude de l'animal debout et reposant immobile sur ses quatre membres ou seulement sur trois. Elle est libre ou forcée.

De la station libre. — Dans la station libre, l'animal repose sur trois membres; le quatrième, qui est toujours un membre postérieur, est à demi-fléchi et ne touche le sol que par la pince. Tous ses muscles relâchés se reposent, pendant que ceux du membre opposé se raidissent pour soutenir le poids de l'arrière-train. Périodiquement, et à intervalles à peu près réguliers, le membre à l'appui est remplacé par son congénère et se repose à son tour. On voit que l'arrière-train n'est jamais soutenu que par un seul membre qui alterne avec son congénère pour assurer l'équilibre. Grâce à cette alternance, les muscles intéressés bénéficient de ce repos périodique que nous avons vu nécessaire à leur bon fonctionnement, et l'équilibre de l'arrière-train est toujours assuré. La station libre ne comporte d'ailleurs qu'un effort minime, juste suffisant, qui permet aux animaux de dormir sans se coucher. Dans ce cas, la station ne réclame pas l'intervention de la volonté consciente et procède exclusivement de l'automatisme des centres nerveux.

De la station forcée. — Dans la station forcée, le poids de la masse du corps porte également sur les quatre membres qui circonscrivent sur le sol, le polygone de sustentation. Celui-ci a la forme d'un trapèze, dont la grande base est en avant.

Dans la station forcée, les muscles sont obligés à une activité permanente qui entraîne la fatigue à brève échéance. Cette attitude ne saurait donc se prolonger très longtemps, et l'animal se hâte de l'abandonner dès qu'il est libre, pour reprendre l'attitude spontanée du repos.

La station forcée a trois formes : le *placer*, le *rassembler*, et le *camper*. Dans le placer les quatre membres sont d'*aplomb*, c'est-à-dire que la verticale de leur point d'attache avec le tronc passe aussi par le milieu du sabot ; elle se confond, dès lors, avec la ligne désignée par M. Barrier sous le nom de *ligne directrice du membre* ou axe directeur. Les relations des quatre pieds sont telles dans le placer que la longueur du polygone de sustentation est égale aux trois quarts de la taille.

Dans le *rassembler*, les quatre membres se rapprochent du centre du polygone de sustentation, dont l'étendue est restreinte dans la même mesure. Sa longueur est inférieure aux trois quarts de la taille. Le rassembler diminue nécessairement la stabilité de l'équilibre et introduit de telles dispositions mécaniques que l'animal est prêt à exécuter immédiatement tous les mouvements que réclame de lui son cavalier.

Le *camper* est l'attitude inverse de la précédente. Les quatre membres s'écartent du centre du polygone de sustentation dont la longueur excède les trois quarts de la taille.

Le camper est une attitude que les marchands de chevaux croient belle et qu'ils infligent à leurs animaux, soit pour en dissimuler certaines imperfections, soit pour séduire les acheteurs. Elle n'a pas d'autre utilité.

DU COUCHER OU DU DÉCUBITUS.

Le décubitus est l'attitude que prennent les animaux pour se reposer et dans laquelle le corps se met directement en rapport avec le sol ; elle n'est pas recherchée par tous les chevaux et l'on voit beaucoup d'animaux de cette espèce qui dorment volontiers debout, même lorsqu'ils sont attelés. Il en est autrement des ruminants qui se couchent toujours pour dormir.

Lorsqu'un cheval se couche, il rapproche d'abord ses quatre membres, abaisse la tête et fléchit successivement les genoux, puis les jarrets, ce qui le rapproche du sol. A ce moment, il se laisse tomber doucement soit d'un côté, soit de l'autre. L'animal couché peut prendre deux attitudes, le décubitus sterno-costal ou le décubitus latéral. Dans le décubitus sterno-costal, à droite, par exemple, le corps repose sur le sternum et sur l'abdomen. Les membres sont tous à demi-fléchis, de telle manière que les gauches sont libres tandis que les droits sont placés sous le tronc. Pour contre-balancer les effets de la pesanteur, l'encolure et la tête se penchent à gauche et font contre-poids.

Dans le décubitus latéral, tous les muscles sont relâchés et le corps repose entièrement sur le sol par une de ses moitiés. Cette attitude est très rare : on ne l'observe que chez les poulains et chez les chevaux épuisés ou très gravement malades.

Quand un animal couché veut se remettre debout, il relève la tête et l'encolure, ce qui a pour effet d'alléger son avant-train. Il peut alors plus aisément étendre ses deux membres antérieurs qui se redressent les premiers et relèvent l'avant-train. Dans un dernier temps, les membres postérieurs se redressent à leur tour et relèvent l'arrière-train avec d'autant plus de facilité que la tête et l'encolure se portent en avant et en bas. Il est bon de connaître ces détails si on veut intervenir utilement quand il y a indication d'aider un cheval à se relever. On commence par dégager les membres antérieurs et par les étendre si l'animal ne peut y réussir par ses propres efforts. Cela fait, on stimule le malade en ayant soin de tirer sur sa longe, en un sens opposé à celui du décubitus.

CHAPITRE II

MOUVEMENTS SUR PLACE.

On en distingue deux : le cabrer et la ruade.

DU CABRER.

Le cabrer est le mouvement dans lequel le cheval se dresse sur ses membres postérieurs et s'y tient en équilibre pendant quelques instants. Il est l'expression de la gaieté, de l'impatience ou de la rétivité. Les chevaux l'exécutent encore pour combattre ou pour effectuer la saillie.

Le cabrer s'exécute en deux temps : un premier temps de préparation dans lequel l'animal se rassemble et penche la tête en lui imprimant des oscillations verticales ; un deuxième temps, dans lequel l'animal relève brusquement la tête et l'encolure et opère la détente soudaine de ses membres antérieurs à demi fléchis. Cette détente, jointe à l'action des muscles extenseurs du rachis et du bassin, a pour effet de soulever l'avant-train qui reste en équilibre sur les membres postérieurs.

Dans le cabrer, l'équilibre très instable ne peut être assuré que par l'effort très puissant et très fatigant des extenseurs précités ; aussi, ne peut-il se maintenir très longtemps. On connaît pourtant des exemples remarquables d'étalons ou de chevaux de cirque qui pouvaient rester debout et marcher sur leurs membres postérieurs pendant plus d'une minute.

DE LA RUADE.

La ruade est un mouvement que le cheval exécute, tantôt pour obéir à un besoin de mouvement et d'activité, tantôt pour attaquer ou se défendre. Au moment de ruer, l'animal abaisse la tête et l'encolure, puis il détend ses membres postérieurs qui soulèvent l'arrière-train et deviennent libres un court instant pendant lequel ils détachent la ruade.

DE LA LOCOMOTION

CHAPITRE PREMIER

CONSIDÉRATIONS GÉNÉRALES.

La locomotion est la mise en œuvre régulière des muscles pour obtenir le déplacement du corps. Ses modes sont très variés. Le vol, la natation, la reptation, la progression, dépendent de la nature du milieu.

La *progression* est le mode de locomotion obtenu par le déplacement rythmé des membres à la surface du sol. Elle est *bipédale* ou *quadrupédale*.

On appelle *allures* les divers modes de la progression. Elles se caractérisent par l'ordre dans lequel les membres se remplacent sur le terrain.

Les allures sont dites *marchées* lorsque, pendant toute la durée du mouvement, le corps est constamment soutenu par l'appui des membres qui alternent dans l'exécution d'un pas complet. Elles sont dites *sautées* lorsque, à chaque pas de l'allure, le corps, se détachant brusquement du sol, cesse d'être soutenu et obéit au mouvement qui lui a été imprimé. L'intervalle pendant lequel le corps est libre dans l'espace constitue la *période de projection*.

On appelle *battue* le bruit produit par le choc des pieds sur le sol.

On appelle *temps* la durée qui sépare deux battues successives.

On appelle *foulée* la durée de l'appui d'un pied ou d'un bipède sur le sol (Lenoble du Teil). Ce mot est souvent pris pour synonyme de celui qui suit.

Une *empreinte* est la trace laissée sur le sol par le pied qui se lève après sa foulée.

La *piste* est la succession des empreintes laissées sur le sol par un cheval marchant à une allure quelconque.

DU JEU DES MEMBRES DANS LA LOCOMOTION QUADRUPÉDALE.

Définissons d'abord quelques termes. On appelle bipède la réunion de deux membres. Les bipèdes *transversaux* comprennent soit les membres de devant (bipède antérieur), soit les membres de derrière (bipède postérieur). Les *bipèdes latéraux* réunissent les deux membres du même côté (bipède latéral gauche et bipède latéral droit). Les *bipèdes diagonaux* réunissent un membre de devant et le membre de derrière, du côté opposé. On les distingue par le membre antérieur qui en fait partie.

Cela posé, examinons le jeu des membres. Dans une allure quelconque et pour l'exécution d'un pas complet, tout membre est tour à tour appuyé sur le sol et détaché du sol. Dans le premier cas, on dit qu'il est à l'*appui*; dans le second, on dit qu'il est au *soutien*.

Son action complète remplit donc deux grandes phases distinguées par Solleysel : la phase d'appui et la phase de soutien.

Examinons sommairement ces deux phases à l'aide du schéma de la figure 182.

Considérons, par exemple, le membre antérieur droit. Au moment où il aborde le sol, il a la direction AD oblique en avant et en bas. A partir de cet instant, il oscille autour du point D et parvient à la verticale de ce point. Son oscillation se poursuivant, il s'incline en arrière et finit par prendre la direction A'D, inverse de sa direction initiale. A ce moment, il va abandonner le sol; il est à la

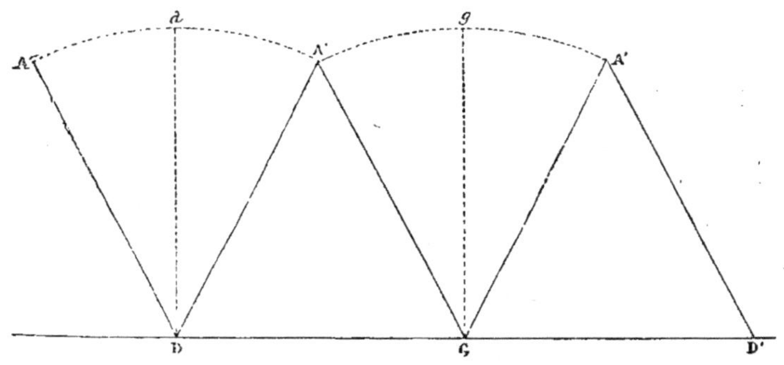

Fig. 182.

fin de l'appui. Cependant, le membre antérieur gauche, ayant achevé son soutien, aborde le sol et se pose en G. A son tour, il va décrire son oscillation d'appui, entraînant le membre droit qui sera transporté dans son oscillation de soutien, et retrouvera le sol en D'. Un simple coup d'œil jeté sur la figure suffit à montrer que l'amplitude de l'oscillation de soutien (DD') est double de l'oscillation d'appui AA'. En un mot, la vitesse du pied est double de la vitesse du point d'attache du membre sur le tronc ou, mieux encore, la vitesse des pieds est deux fois plus grande que celle du centre de gravité.

Définition du pas. — Lorsque le membre antérieur droit aura terminé sa double oscillation d'appui et de soutien, il sera transporté en A''D', dans une direction parallèle à sa direction initiale. Il se retrouvera donc dans une attitude identique à celle qu'il avait au début de l'oscillation, et le centre de gravité aura subi un déplacement horizontal égal au déplacement DD' du pied sur le sol. A ce moment, le pas est complet. On peut donc définir le pas complet par l'espace horizontal compris entre deux posers ou empreintes successifs du même pied sur le sol. Le demi-pas embrasse l'espace compris entre l'empreinte un pied et l'empreinte suivante de l'autre pied du même bipède transversal.

Les deux grandes phases d'appui et de soutien comportent trois grands moments essentiels : le commencement, le milieu et la fin, qui répondent chacun à une période. De là les six périodes suivantes, que Raabe a distinguées en leur assignant la même durée.

Phase d'appui............ $\begin{cases} 1^{re} \text{ période : commencement de l'appui.} \\ 2^e \quad\quad - \quad\quad \text{milieu de l'appui.} \\ 3^e \quad\quad - \quad\quad \text{fin de l'appui.} \end{cases}$

Phase de soutien......... $\begin{cases} 1^{re} \quad\quad - \quad\quad \text{lever.} \\ 2^e \quad\quad - \quad\quad \text{milieu du soutien.} \\ 3^e \quad\quad - \quad\quad \text{poser.} \end{cases}$

Fonctions mécaniques des membres dans les deux phases de leur action. — L'analyse qui précède est tout à fait incomplète. Il ne suffit pas de connaître le sens général des phénomènes, il faut préciser le rôle mécanique des membres aux divers moments de leurs oscillations d'appui et de soutien et déterminer, notamment, le mécanisme de l'impulsion. Ce dernier point est très controversé et l'accord n'est peut-être pas près de se faire parmi les hippologues ou les physiologistes. Aussi avant d'en aborder l'étude, pensons-nous qu'il est utile de réunir tous les éléments d'information et d'analyser, en particulier, les changements qui se produisent dans la direction des rayons osseux et dans la valeur des angles articulaires, pendant le développement d'un pas complet. La détermination de ces changements constitue l'analyse cynématique des allures.

L'observation directe ne saurait apporter sur ce point que des indications très fugitives et, par conséquent, très incertaines ; mais la solution du problème est considérablement facilitée par l'emploi de la photographie.

Analyse cinématique des allures. Applications de la photographie. — La photographie peut être appliquée de deux manières à l'étude de la locomotion : ou bien, elle fournit des images donnant l'attitude réalisée par l'animal à des moments successifs de son allure. Dans ce cas, elle constitue la *méthode des photographies instantanées*, introduite pour la première fois par M. E. Muybridge dans l'étude de la locomotion (1879) ; ou bien, les images photographiques sont recueillies périodiquement et se suivent à de très courts intervalles de temps égaux. On obtient ainsi une série embrassant toutes les attitudes principales réalisées successivement par l'animal dans l'exécution d'un pas complet. Dans ce cas, la méthode se transforme et devient la *chronophotographie*, méthode imaginée par M. Marey, et dont la puissance d'analyse est, en quelque sorte, sans limite.

Dans la méthode des photographies instantanées, employée à San-Francisco par son inventeur, voici comment on procède : on dispose côte à côte une série d'appareils photographiques (24 dans les premières expériences de M. Muybridge) ; chacun d'eux est pourvu d'un déclic dont le déclenchement est opéré automatiquement par l'animal en marche. A cet effet, chaque déclic est relié par un fil qui traverse la piste, à un point fixe du côté opposé. Dans sa marche parallèle à la série des appareils, le cheval monté rompt successivement tous les fils. A chaque rupture, l'appareil s'ouvre, prend l'image en un instant et se referme tout aussitôt. La méthode de M. Muybridge a été reprise avec le plus grand succès par M. Ottomar Anschütz, de Llissa (Allemagne), qui, en 1888, put présenter cinq séries de photographies reproduisant le pas allongé, le trot, le petit galop et le saut.

Pour que la méthode des photographies instantanées puisse donner tous ses résultats on dispose, sur la piste parcourue par les animaux, une échelle graduée en mètres et en décimètres et dont l'image est prise en même temps que celle de l'animal en mouvement. On peut ainsi déterminer des mesures du plus haut intérêt, telles que la longueur des bases de sustentation, l'écartement et la position des membres au soutien, la longueur des pas. Ces divers éléments permettent de construire la piste de l'allure correspondante.

Les photographies de M. Muybridge apportèrent des images absolument inattendues.
Elles révélèrent dans l'animal en marche, et dans ses diverses allures, des attitudes si
fugitives dans la réalité que l'œil les ignorait encore, et si invraisemblables que dans

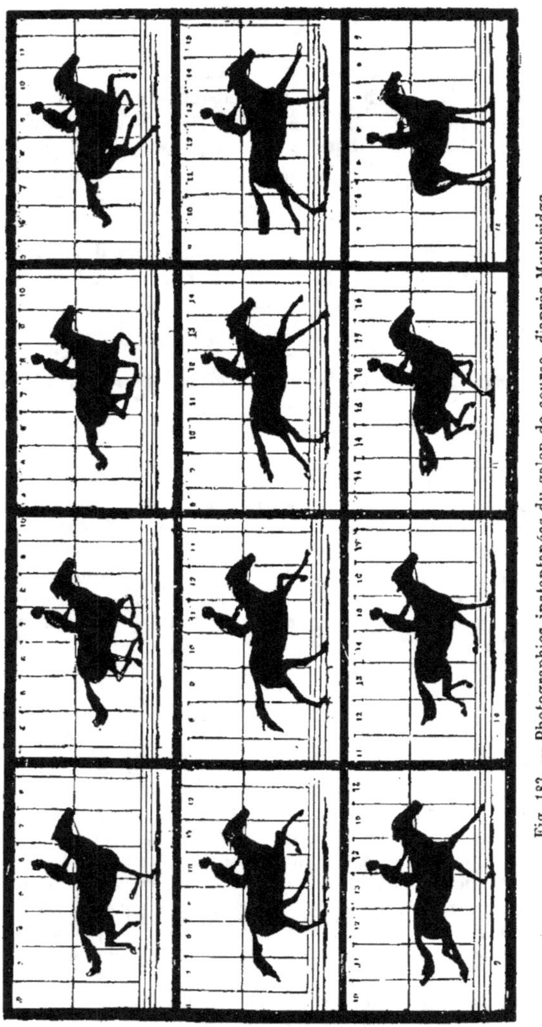

Fig. 183. — Photographies instantanées du galop de course, d'après Muybridge.
(Emprunté à l'*Extérieur du cheval* de Goubaux et Barrier).

son inexpérience il en fut frappé comme par une blessure qui heurtait ses habitudes
esthétiques (Voir la figure 183).

La *chronophotographie* ne réclame que l'emploi d'un seul appareil disposé comme
l'indique la figure 184. L'obturateur BC de l'objectif photographique est formé d'un disque
opaque pouvant tourner rapidement autour du point O, et percé d'un certain nombre

de petites fenêtres rondes et équidistantes. Soit un corps lumineux A se déplaçant dans la direction de la flèche. Si, lorsque le corps se trouve en A, une fenêtre se présente devant l'objectif, le corps impressionne la plaque sensible et y laisse son image en a. Mais aussitôt, le disque étant en mouvement, un plein succède à la précédente fenêtre et la plaque n'est plus impressionnée. Quand la seconde fenêtre viendra se placer devant l'objectif, le corps se trouvera par exemple en A′ et laissera son image en a' ; à la fenêtre suivante il laissera son image en a'' et, ainsi de suite, jusqu'à ce que la plaque soit entièrement couverte. Si le disque est pourvu de dix fenêtres et s'il fait dix tours par seconde, on obtiendra 100 images par seconde. La série des images du point lumineux décrit une trajectoire interrompue par des inter-

valles qui mesurent l'espace parcouru par le point lumineux en un centième de seconde. On voit ainsi que la méthode permet de mesurer la vitesse du mouvement.

Avec le dispositif qui précède, on obtient des images qui chevauchent les unes sur les autres et dont l'analyse devient difficile. On évite ce chevauchement par l'emploi d'un mouvement d'horlogerie qui fait avancer la plaque sensible, tant que l'obturateur est fermé, et la laisse au repos pendant le temps de pose.

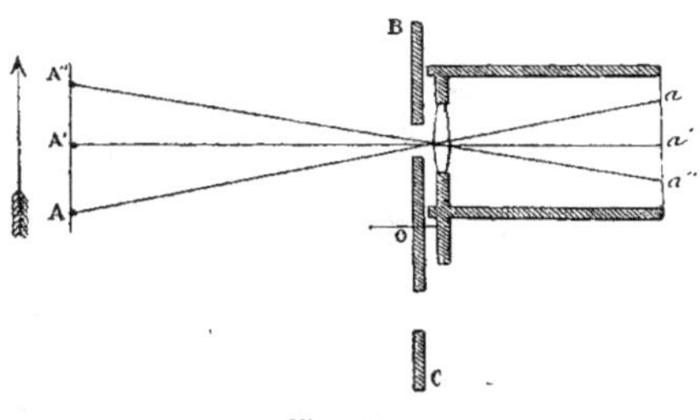

Fig. 184.

Mais ce qui importe le plus dans l'analyse des allures, c'est de déterminer les changements produits dans la direction des rayons osseux et la valeur des angles articulaires, au cours de la double oscillation d'un membre, dans la période d'appui et dans la période de soutien. A cet effet, s'il s'agit d'un homme, le marcheur est revêtu d'un costume entièrement noir, sur lequel sont collées d'étroites bandes métalliques le long des rayons osseux. S'il s'agit d'un cheval, on repère les centres des mouvements articulaires à l'aide de points brillants dont on réunit ensuite les images par des lignes droites. On obtient ainsi des séries comme celles de la figure 185, qui contiennent tous les éléments nécessaires à l'analyse cynématique du pas, dans une allure déterminée.

Nous pouvons maintenant utiliser les résultats de la photographie pour procéder à l'analyse cynématique des allures et trouver dans cette analyse les bases d'une discussion utile dans l'étude de l'impulsion.

Tous les graphiques recueillis sur ce point par MM. Marey et Pagès donnent leur pleine lumière aux différences qui séparent l'action des membres dans leur phase d'appui et de soutien. Examinons, par exemple, l'image des déplacements du membre postérieur dans le galop (fig. 185). Au point de vue mécanique, la phase d'appui comprend deux grandes périodes. Dans la première, et alors que le membre postérieur se rapproche de la verticale, tous les angles articulaires se ferment et la longueur totale du membre diminue. *Il n'y a d'exception que pour l'angle de l'articulation coxo-fémorale qui s'ouvre pendant toute la durée de l'appui*; dans la deuxième, et alors que le membre s'éloigne de la verticale, tous les angles articulaires s'ouvrent et la longueur totale du membre augmente. Telle est la loi générale qui se dégage d'un premier coup d'œil jeté sur les courbes. Nous reprendrons ce fait dans un instant, quand nous aurons à exposer le mécanisme de l'impulsion.

Les mêmes figures permettent de saisir, avec la plus grande facilité, les changements subis par les angles articulaires et la direction des divers rayons des membres pendant la phase de soutien. Ici encore ces changements remplissent deux périodes. Dans la première période du soutien, les angles articulaires, qui

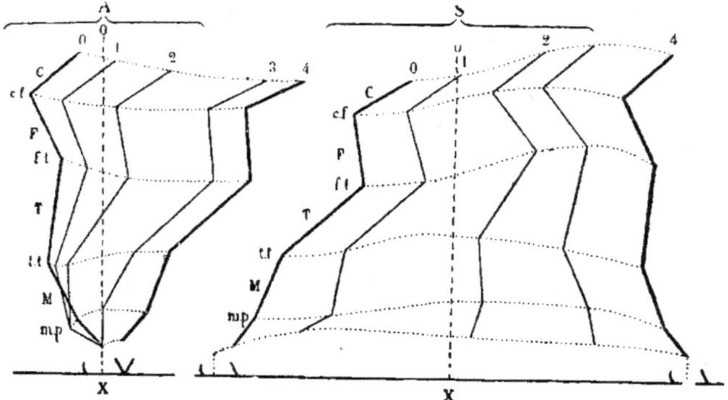

Fig. 185. — Analyse cinématique du jeu des membres postérieurs dans le galop
(Marey et Pagès).

au moment du lever, avaient atteint leur maximum d'ouverture, se ferment progressivement, tandis qu'ils s'ouvrent dans la deuxième période et atteignent leur maximum d'ouverture au moment du poser. *Il n'y a d'exception que pour l'angle de l'articulation coxo-fémorale qui se ferme pendant toute la durée du soutien.*

L'analyse de l'appui et du soutien dans le membre antérieur donne lieu à des constatations analogues et les variations des angles articulaires obéissent

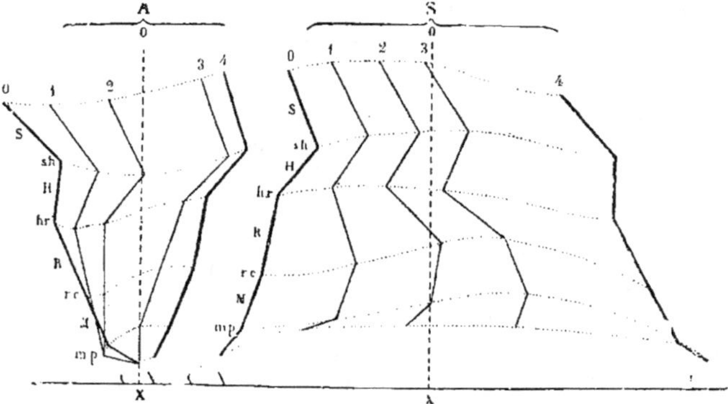

Fig. 186. — Analyse cinématique du jeu des membres antérieurs dans le galop.

à la loi générale que nous venons de voir intervenir pour les membres postérieurs. On s'en rendra aisément compte par l'étude des graphiques de la figure 186.

L'analyse cinématique du jeu des membres nous apporte encore une autre notion importante qui touche aux variations de la vitesse angulaire des membres pendant l'appui. La vitesse passe par deux minimums qui coïncident, l'un avec l'instant du poser et le second avec l'instant du lever, dans chaque membre. Nous trouvons ainsi l'expression précise de cette notion fournie par le raisonnement plutôt que par l'expérience, à savoir que le poser d'un membre est l'occasion d'un ralentissement de la vitesse, c'est-à-dire d'un choc où la force vive dont la masse du corps est animée subit un amortissement partiel. Il faut donc en inférer qu'au moment de leur rencontre avec le sol et dans la première phase de l'appui les membres remplissent surtout une fonction d'amortissenent. Mais il faut en inférer aussi que l'effort impulsif commence à se dégager dès que le choc est amorti et qu'il se poursuit jusqu'à l'instant qui précède le lever du membre. Ici, en effet, les graphiques indiquent un ralentissement non équivoque de la vitesse angulaire. Il existerait donc entre les appuis successifs des deux membres du même bipède transversal qui alternent sur le sol un instant très court où l'effort impulsif subit une diminution sensible, sinon une suspension complète. Quoi qu'il en soit, l'effort impulsif est nécessairement intermittent dans les allures sautées, puisqu'il est interrompu pendant la période de projection. En ce qui touche les allures marchées, si cet effort n'est pas discontinu, il ne semble pas avoir une intensité uniforme, et, dans tous les cas, il est périodiquement contrarié au moment du poser dans chaque membre, au point que la vitesse de translations subit à cet instant un ralentissement sensible. Ainsi, d'une part, la force qui agit sur la masse du corps est une force intermittente ou d'intensité variable et, d'autre part, elle rencontre périodiquement dans la résistance du sol un obstacle qui en diminue les effets. Tels sont les motifs pour lesquels le mouvement de la locomotion, envisagé dans son ensemble, est un mouvement uniforme et non un mouvement uniformément accéléré. En fait, il se compose de phases alternantes d'accélération et de ralentissement.

Ces préliminaires vont nous permettre d'aborder avec plus de fruit l'étude de l'impulsion envisagée dans les forces qui la déterminent.

Mécanisme de l'impulsion. — *Rôle des membres postérieurs.* — La théorie, on peut dire classique, de l'impulsion repose sur les intermittences que nous venons de signaler dans le développement de l'effort impulsif et sur les variations corrélatives de la vitesse de translation. On a inféré de ces faits que l'impulsion ne se produit que pendant la deuxième moitié de l'appui, la première phase étant exclusivement consacrée à l'amortissement de la force vive. La période d'appui comprendrait donc deux phases d'égale durée, une phase d'amortissement exclusive de tout effort de progression et où le mouvement se poursuit en vertu de la vitesse acquise, et une phase d'impulsion proprement dite.

La limite de ces deux phases correspond à une circonstance mécanique très précise, la direction verticale du membre. C'est précisément de ce côté que la doctrine classique trouve son principal argument, car elle soutient qu'un membre à l'appui ne peut utilement produire un effort impulsif que dès l'instant où il a dépassé la verticale. Jusque-là, son action ne pourrait avoir d'autre effet que de produire un mouvement de rétrogression ou de soulèvement. Dans une étude récente (*Recueil de médecine vétérinaire*, 1895, p. 351), M. Barrier s'est fait le défenseur très ingénieux et très convaincu de cette interprétation et il argue en particulier de ce fait révélé par l'analyse cinématique du jeu des membres que, pendant la première moitié de l'appui, les angles articulaires se ferment, ce qui est exclusif de tout effort impulsif. La loi est indiscutable, mais elle n'embrasse pas les variations de l'angle coxo-fémoral. En parcourant les diverses images recueillies par MM. Marey et Pagès

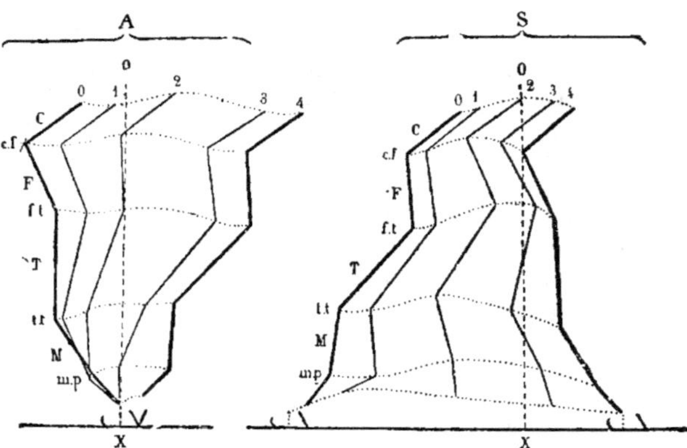

Fig. 187. — Analyse cinématique du jeu des membres postérieurs dans le pas (Marey et Pagès).

(voir notamment la figure 187), on peut se rendre compte que cet angle s'ouvre pendant toute la durée de l'appui, ce qui implique nécessairement l'intervention d'un effort impulsif pendant la première moitié de cette période.

Sans méconnaître l'importance du phénomène d'amortissement qui a lieu au début de l'appui; sans méconnaître non plus l'influence de la vitesse acquise sur la progression, ces circonstances n'empêchent point les membres de renouveler leur effort impulsif dès qu'ils prennent possession du sol. Mais le mécanisme de l'impulsion n'est point le même dans les deux phases de l'appui, et, à ce point de vue, il faut distinguer les muscles *intrinsèques* et les muscles *extrinsèques*. Les premiers, comme le triceps crural, les jumeaux de la jambe, les fléchisseurs des phalanges, ont leurs deux insertions sur des régions mobiles du membre; les muscles extrinsèques, c'est-à-dire les fessiers et les ischio-tibiaux, ont une de leurs insertions sur des régions immobiles du membre, puisqu'ils s'attachent sur les os du bassin que l'on peut considérer comme soudés au rachis et sur le rachis lui-même. Or, ces différences anatomiques entraînent des différences fonctionnelles très précises. Les muscles extrinsèques produisent l'effort impulsif pendant toute la durée de l'appui; les autres ne peuvent concourir à l'impulsion que dans la deuxième phase de cette grande période. Le mécanisme de l'impulsion doit donc être envisagé isolément dans les deux phases de la période d'appui.

L'étude de la deuxième phase ne comporte aucune difficulté et la théorie classique suffit à rendre compte de la progression de la masse du corps. Tant que le membre postérieur n'a pas dépassé la verticale, les efforts synergiques des extenseurs intrinsèques n'auraient point d'autre effet que de produire un mouvement rétropulsif ou de soulever le train postérieur. Mais dès que le membre a dépassé la verticale, l'action de ces mêmes extenseurs a pour effet d'ouvrir tous les angles articulaires et de dégager ainsi une force qui a la même direction que le membre et s'applique en O au centre de l'articulation coxo-fémorale (fig. 188). Cette poussée se partage en une composante verticale OV qui est neutralisée par la pesanteur et en une composante horizontale OH seule efficace, et qui entraîne, avec le déplacement du point O, celui de la masse du corps.

Cependant, les muscles extrinsèques, les fessiers et les ischio-tibiaux ajoutent leur action à celle des muscles intrinsèques et concourent à l'effort impulsif qui remplit la deuxième phase. Mais ils interviennent, nous l'avons vu, à tous les moments de l'appui et le mécanisme de leur action peut être envisagé à un instant quelconque de cette période, dans la première phase, par exemple, et avant que le membre n'ait atteint ou dépassé la verticale.

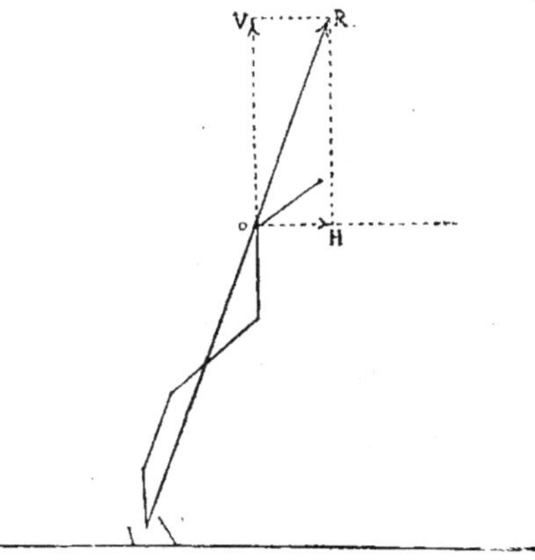

Fig. 188. — Mécanisme de l'impulsion dans la deuxième phase de l'appui (membres postérieurs).

Les fessiers et les ischio-tibiaux déterminent l'ouverture de l'angle coxo-fémoral en agissant sur la totalité des rayons osseux assemblés, à tous les moments, en une barre rigide et c'est l'occasion de montrer, sous un nouvel aspect, le rôle des muscles intrinsèques. Pour être, à ce moment, étrangers à l'effort impulsif, ils ne cessent pas d'être actifs, en sorte que leur contraction permanente et graduée a pour effet de raidir le membre postérieur et de le transformer, à tous les moments, en un levier inflexible, quelles que soient les variations de sa longueur totale. Ils donnent ainsi aux ischio-tibiaux et aux fessiers l'instrument de leur action mécanique. La figure 189 va nous permettre d'analyser sommairement cette action. Les muscles ischio-tibiaux, agissant sur le point G, y produisent une force qui se partage en une composante verticale Gp et une composante horizontale BF, seule efficace. A son tour, celle-ci se partage en deux forces et donne une composante normale au bras du levier. Les muscles fessiers agissant au sommet du trochanter produisent également deux composantes, une composante Ee placée dans la direction du bras de levier et une composante efficace EI, normale à cette direction. Les deux forces normales au bras de levier se composent en une résultante unique qu'on peut remplacer par la force BR agissant toujours tangentiellement à l'arc ab passant par le centre de l'articulation coxo-fémorale et décrit autour du point A comme centre.

On remarquera que par l'effet de la composante Gp les ischio-tibiaux inclinent à faire basculer la tige rachidienne autour du point B. Dans les conditions ordinaires de la locomotion, cette composante est inefficace; mais dans certaines phases du galop, dans le cabrer et dans le saut, elle intervient de la manière la plus utile. On démontrerait de la même manière que les muscles fessiers peuvent agir dans le même sens, car l'étendue considérable de ' leur surface d'insertion sur l'ilium et la région lombaire leur donne une prise énorme sur le rachis qu'ils peuvent soulever.

L'action des muscles extrinsèques, envisagée sous cet aspect et complétée par celle des extenseurs du rachis, a les effets mécaniques les plus intéressants ; elle transforme la tige brisée ABCD en un arc dont les deux branches s'écartent pour tous les actes particuliers qui réclament le soulèvement de l'avant-train.

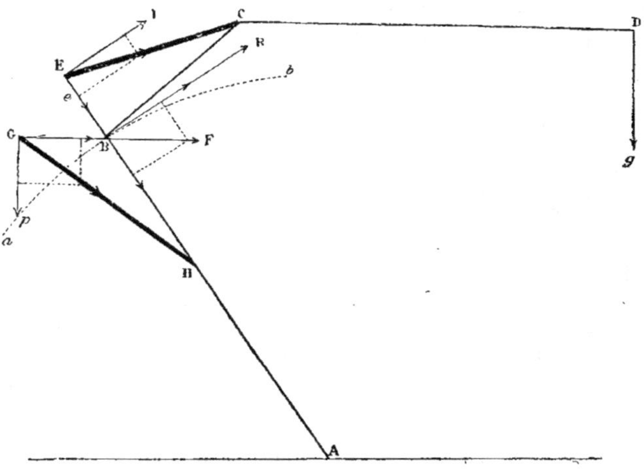

Fig. 189. — Mécanisme de l'impulsion dans la première phase de l'appui (membres postérieurs).

Dans ce cas, le membre postérieur et la tige vertébrale, animés par tous les muscles dont l'action vient d'être analysée, agissent à la manière d'un arc qui se débande en éloignant ses deux extrémités. Ce mécanisme n'avait pas échappé à Prince, à qui nous devons la *théorie de l'arc puissant* (*Journal de médecine vétérinaire*. Lyon, 1846).

Rôle des membres antérieurs. — On soutient volontiers que les membres antérieurs sont exclusivement préposés à l'amortissement. Il est vrai que par leurs relations avec le tronc la disposition et la largeur des muscles qui les attachent au thorax, muscles qui sont toujours prêts à recevoir la masse de l'avant-train au moment de sa chute sur le sol, ils sont on ne peut mieux disposés pour remplir ce rôle. Mais il n'y a aucun motif de penser qu'ils sont incapables de concourir à l'impulsion pour leur part. La contraction des muscles olécraniens et celle des fléchisseurs des phalanges agissant comme extenseurs, ont des effets mécaniques inévitables et identiques de tous points, sauf par le degré, à ceux que produisent les extenseurs dans le membre postérieur. D'autre part, les muscles extrinsèques, comme le grand pectoral et le grand dorsal, agissent à la manière des ischio-tibiaux, dans le membre postérieur, et sont les agents, peut-être les plus efficaces, de l'action impulsive développée par les membres antérieurs, *pendant toute la durée de l'appui.*

Il serait d'ailleurs aisé de renouveler ici des démonstrations analogues à celles que nous avons illustrées dans les figures 188 et 189 et nous verrions se produire une résultante agissant dans une direction tangentielle à l'arc décrit par le centre d'attache du membre antérieur.

En résumé, l'effort impulsif des membres à l'appui aboutit, pour ceux de devant aussi bien que pour ceux de derrière, à une résultante normale à la ligne directrice de chacun de ces membres et agissant de manière à déterminer leur oscillation en avant. Ces deux résultantes se résolvent finalement en une force unique appliquée au centre de gravité et dont la direction moyenne est horizontale.

L'interprétation qui vient d'être exposée est celle que nous avons coutume de développer dans notre enseignement oral. Elle se caractérise par les attributions données aux muscles extrinsèques dans les deux phases de l'appui. Sur ce point nous sommes en parfait accord avec M. Le Hello qui, le premier, a eu le mérite de démontrer directement le rôle des ischio-tibiaux et des pectoraux en réalisant la synthèse de l'impulsion à l'aide d'un appareil schématique (*Journal de l'anatomie*, 1894).

L'appareil de M. Le Hello est formé de pièces articulées représentant la colonne vertébrale et les divers rayons osseux des membres. Quant à l'action des muscles extenseurs, elle est reproduite par des ressorts en spirale attachés comme il convient. La stabilité de ce schéma étant assurée, on le place dans une position inclinée en le tirant en arrière et on l'abandonne à lui-même. Aussitôt il se porte en avant, poussé par l'action de tous les ressorts et notamment ceux qui représentent les ischio-tibiaux et le sterno-trochinien.

Du tirage. — Nous avons vu tous les efforts impulsifs se composer en une résultante moyenne passant par le centre de gravité. L'effort moteur dans le tirage n'a pas d'autre origine. C'est un effort impulsif grossi d'une quantité égale à la résistance à déplacer, et nous n'apercevons pas la nécessité de nous livrer à de nouveaux développements pour mettre en lumière un mécanisme déjà exposé. Disons seulement que la force développée par le cheval dans le tirage peut atteindre une grande intensité. Il résulte des expériences dynamométriques de Regnier, que l'effort de traction produit par un cheval *tirant sur un obstacle invincible*, atteint en moyenne 360 kilogrammes. Quetelet estime cet effort à 400 kilogrammes, Plateau à 600 kilogrammes pour les gros chevaux de la Flandre. Les ingénieurs lui donnent une valeur comprise entre 300 et 500 kilogrammes pour les chevaux de trait. Il est évalué chez l'homme à 50 kilogrammes.

ÉLÉMENTS COMMUNS A TOUTES LES ALLURES.

L'étude complète d'une allure comporte la détermination des points suivants : 1° le rythme des battues, c'est-à-dire l'ordre dans lequel les quatre membres se lèvent ou se posent; 2° la durée des appuis et des soutiens ; 3° la détermination des bases de sustentation ; 4° la piste ; 5° les déplacements du centre de gravité ; 6° la vitesse.

a. **Ordre de succession des membres.** — L'ordre dans lequel les membres se posent sur le sol est absolument caractéristique des allures et, sur ce point, on peut déjà mettre en relief un élément de différenciation. Il est de toute évidence que les membres du même bipède latéral sont étroitement subordonnés l'un à l'autre, en ce sens qu'ils parcourent le même chemin. Non seulement ils ont la même vitesse, ce qui est inévitable, mais ils la réalisent de la même manière. De

là cette loi que les membres antérieurs et les membres postérieurs effectuent
le même nombre de pas, en leur donnant la même étendue. Il en résulte que,
selon la remarque de Dugès, les deux bipèdes transversaux d'un cheval sont
comparables à deux hommes qui se solidariseraient en marchant l'un derrière
l'autre et en obéissant à la loi du nombre qui vient d'être indiquée. Or, selon que
ces hommes marchent au pas ou à contretemps ils peuvent réaliser les diverses
allures du cheval. Comme l'a fait voir, en effet, M. Marey, les allures diffèrent
l'une de l'autre par l'intervalle qui sépare les posers des deux membres,
dans le même bipède latéral. Si cet intervalle est nul, l'animal marche l'amble.
La caractéristique de l'amble est donc dans ce fait que les membres du même
côté se posent et se lèvent en même temps. Dans le trot, le lever du membre
postérieur anticipe sur celui du membre antérieur d'un intervalle égal à la durée
d'un appui. Dans le pas, l'intervalle d'anticipation n'a plus que la moitié de
cette durée. Dans le galop, l'anticipation varie avec la vitesse de l'allure.

b. **Durée des appuis et des soutiens**. — Si on connaissait exactement le
moment des posers et des levers dans chaque membre, on connaîtrait par là même
la durée des appuis et des soutiens. Mais il est facile de prévoir que l'observation
directe est impuissante à donner, sur ces points, une rigoureuse précision.
Aussi trouvait-t-on, de ce côté, une grande confusion dans les auteurs avant
que M. Marey n'eût appliqué la méthode graphique à l'étude des allures.

Application de la méthode graphique à l'étude des allures. — Le problème est de
recueillir des courbes fournissant, par leur projection sur la ligne des abscisses, la

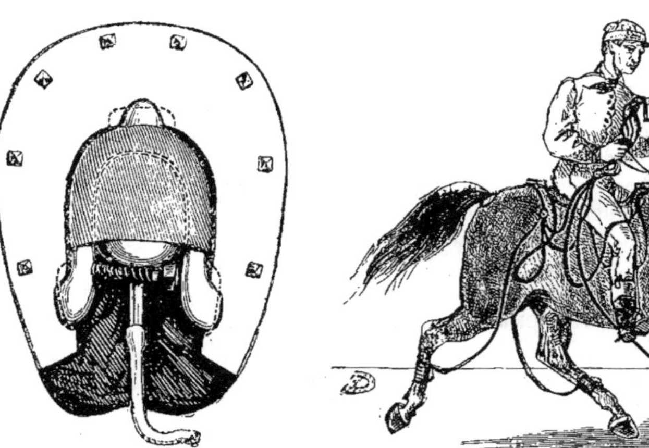

Fig. 190. — Chaussure exploratrice
à air comprimé (Marey).

Fig. 191.

durée des appuis et des soutiens, ainsi que la succession des levers et des posers
pour chaque membre. A cet effet, les quatre pieds du cheval à l'épreuve, sont munis
d'une chaussure exploratrice, comme celle qui est représentée dans la figure 190.
L'organe essentiel de cette chaussure est une boule de caoutchouc bourrée de crins et
fixée sous le sabot par des griffes. Les quatre explorateurs ainsi disposés communi-

quent avec autant de tambours inscripteurs dont les plumes se meuvent sur la même ordonnée; l'appareil enregistreur muni de ses quatre tambours est porté par l'écuyer.

La figure 191 rend compte de la disposition d'ensemble. Les explorateurs comme ceux de la figure 190 ne convenant pas à tous les terrains, M. Marey a imaginé un modèle représenté dans la figure 192 et se pliant à toutes les exigences. Son fonctionnement est fondé sur l'inertie d'une balle de plomb portée par une tige articulée et agissant sur une ampoule de caoutchouc, à chaque lever et à chaque poser. En faisant communiquer l'ampoule avec un tambour inscripteur on obtient, sur le graphique, les limites de l'appui et du soutien du membre correspondant.

On conçoit un dispositif tel que l'appui du pied sur le sol détermine la fermeture d'un courant de pile dont le circuit traverserait un signal électrique de Desprez. M. Barrier a fait construire une chaussure exploratrice fondée sur ce principe.

Avec l'appareil de M. Marey, on obtient des graphiques comme ceux de la figure 193. Les courbes correspondant à chaque pied offrent une ascension et une descente. Le début de l'ascension et de la descente indiquant l'instant du poser et du lever du membre qui a fourni la courbe, il suffit de construire les ordonnées de ces deux instants pour obtenir, sur la ligne des abscisses, la durée de l'appui correspondant. En exprimant chacun de ces intervalles par des traits pleins on obtient une image très expressive constituant la notation de l'allure. Nous sommes ainsi conduit à parler de la notation des allures.

De la notation des allures. — On appelle notation un système conventionnel de signes donnant des renseignements immédiats sur la succession et la durée des appuis dans chaque membre. La plus simple et la

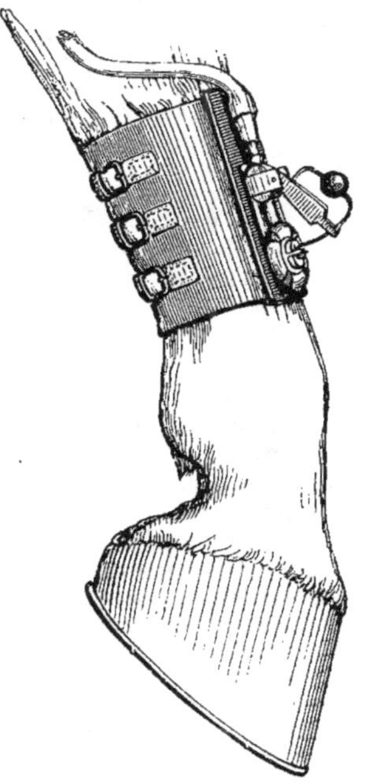

Fig. 192. — Bracelet explorateur (Marey).

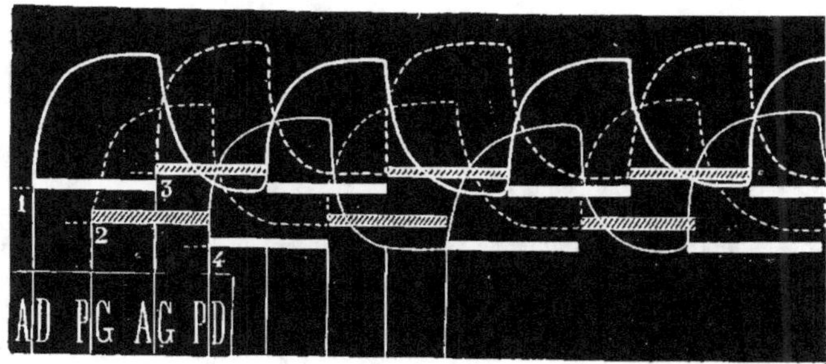

Fig. 193. — Tracé et notation du pas du cheval (Marey).

plus explicite de ces notations, sinon la plus complète, est celle qui a été imaginée en 1779 par deux professeurs d'Alfort, Vincent et Goiffon. Elle leur fut inspirée par le souci de donner un guide certain aux artistes, pour la représentation fidèle des animaux en mouvement. La notation de Vincent et Goiffon consiste à indiquer, sur une série d'abscisses superposées et correspondant chacune à un membre, l'instant du lever et du poser de chaque pied.

Supposons que nous voulions établir la notation de la marche ordinaire de l'homme (fig. 194).

Nous savons à l'avance que, pour chaque membre, l'appui et le soutien alternen

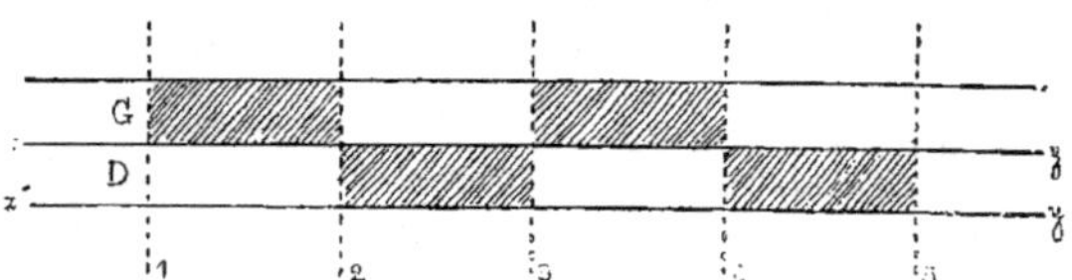

Fig. 194. — Marche de l'homme.

régulièrement et ont la même durée. Si donc nous voulons exprimer cette succession, nous n'avons qu'à mener sur l'abscisse x, y, choisie pour représenter les actions du membre gauche, les ordonnées 1, 2, 3, 4. En admettant que le membre se pose à l'instant 1 et qu'il se lève à l'instant 2, le trait ombré compris entre les ordonnées 1 et 2 représentera l'appui de ce membre gauche. De même, l'intervalle compris entre les ordonnées 2 et 3 exprimera le soutien faisant suite à l'appui précédent. Nous n'avons qu'à procéder de la même manière pour le membre droit en nous servant de l'abscisse x', y', et en considérant que les appuis de ce membre coïncident avec les soutiens de l'autre. S'il s'agissait d'un cheval, on ferait une construction analogue en

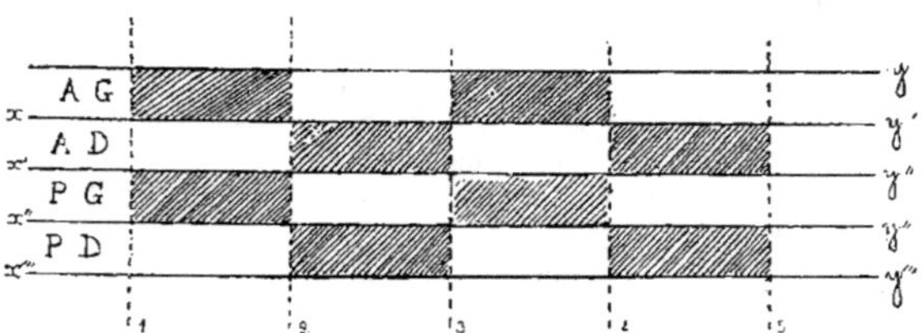

Fig. 195. — Notation de l'amble.

tenant compte de l'ordre dans lequel les membres effectuent leur poser et leur lever. Que si, par exemple, nous voulons construire la notation de l'amble nous n'avons qu'à superposer deux notations identiques à la précédente puisque, dans l'amble, les membres du même bipède latéral se lèvent et se posent en même temps. La figure 195 qui exprime ce fait devient ainsi la notation de l'amble ; on y voit avec évidence l'alternance régulière des bipèdes latéraux.

On voit immédiatement que la notation de Vincent et Goiffon repose sur les principes mêmes de la méthode graphique, et qu'elle rend sensibles les relations chronologiques de tous les faits qui remplissent un pas, dans une allure quelconque. Elle exprime des instants, l'instant du poser et du lever des quatre membres en tenant compte de leur succession et de la durée de l'intervalle qui les sépare. Elle atteint donc toute son exactitude, dès que les moments et les durées qu'elle exprime sont indiqués par des signaux automatiques fournis par les membres eux-mêmes et recueillis sur un enregistreur. C'est précisément le résultat que donne l'application de la méthode graphique.

Il nous est maintenant facile de résumer tous les renseignements fournis par une notation construite sur les courbes d'une allure. Cette notation nous fait connaître le moment exact du lever et du poser de chaque membre, la durée des appuis et des soutiens, le rythme des battues, le nombre et la place des membres qui supportent le corps à un instant donné et déterminent la base de sustentation, la durée de la période de suspension dans les allures sautées ; enfin, la vitesse des pieds par rapport à celle du centre de gravité, puisque cette vitesse est proportionnelle à la durée de leur appui.

La notation nous permet, enfin, d'imaginer l'attitude *approximative* des quatre membres à un instant quelconque du pas. Elle donne, au moins avec précision, la direction de ces membres par rapport à la verticale. C'était là une indication essentielle pour les artistes que Vincent et Goiffon se proposaient d'éclairer.

La notation de Vincent et Goiffon est incomplète, en ce sens qu'elle ne contient aucune indication sur la vitesse. Dès qu'elle ne repose que sur la détermination des instants correspondant aux diverses phases de l'oscillation des membres, elle ne peut mettre en évidence que des relations de temps et non des relations d'espace. Ces dernières ne pourraient être indiquées que sur les ordonnées répondant aux divers instants marqués sur l'abscisse. Ce desideratum est pleinement satisfait par la notation de M. Lenoble du Teil. Ici, et grâce à une convention très simple, l'espace parcouru est mesuré sur les ordonnées de chaque poser, à partir des indications fournies par la piste.

Soient D, G, D', G', les empreintes d'une piste ramenées sur le papier à une échelle convenable (fig. 196). Ici, le demi-pas vaut, par exemple, 0 m 90. Le mouvement

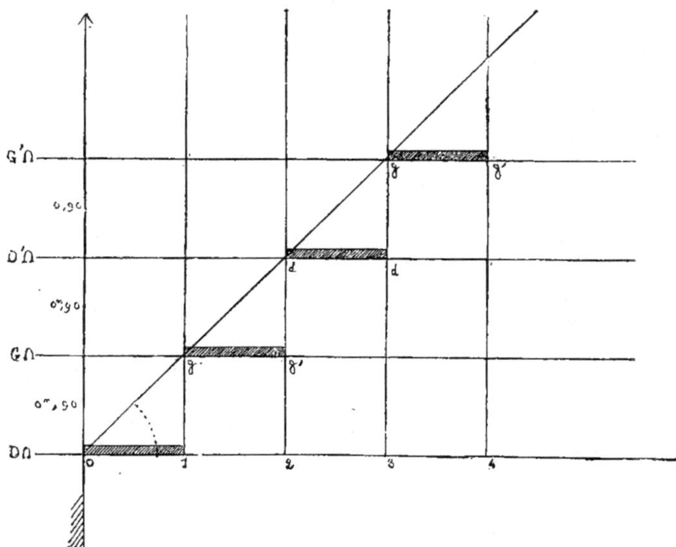

Fig. 196. — Notation de M. Lenoble du Teil.

se fait dans la direction indiquée par la flèche. Supposons qu'à partir de l'instant 0 où le pied droit se pose, le sol se déplace de gauche à droite d'un mouvement uniforme. Pendant la durée de son appui, le pied tracera la ligne 0,1. Pendant ce temps, le pied gauche développe son oscillation de soutien et effectue son poser à l'instant 1.

Mais au lieu de se poser en G, ce qu'il eût fait si le sol eût été immobile, il se pose sur le point *g* que le sol vient lui offrir. A son tour, le pied gauche reste à l'appui pendant un certain temps et trace le trait *gg′*. Dans le même temps, le pied droit parcourt toutes les phases de son soutien, et à l'instant 2 il viendra effectuer son poser sur le point *d* que lui offre le sol toujours entraîné dans son mouvement uniforme. En réunissant tous les posers successifs par une ligne continue, on obtient la courbe des espaces qui, par son inclinaison sur la ligne des abscisses, donne en même temps l'expression de la vitesse.

Cette notation fort ingénieuse contient assurément tous les éléments caractéristiques de l'allure qu'elle exprime; mais elle réclame deux épures, une pour chaque bipède transversal et elle tient par conséquent beaucoup de place. Il nous semble qu'on pourrait arriver aux mêmes résultats d'une manière plus simple, en construisant la courbe des espaces à partir de la notation de Vincent et Goiffon. Il suffirait de projeter la piste, après réduction, sur l'ordonnée de l'instant 0, et de mener des parallèles à l'abscisse. Ces parallèles couperaient les ordonnées passant par l'instant des posers effectués par les deux membres d'un même bipède transversal, l'antérieur, par exemple. En réunissant les points d'intersection on obtiendrait la courbe des vitesses.

c. **Des bases de sustentation.** — Dans les allures marchées, le corps est constamment soutenu par deux membres au moins, et la base de sustentation est formée successivement par les bipèdes qui se remplacent sur le sol. Mais, à ce propos, il importe de retenir un point de détail relatif à l'ordre des appuis dans les membres du même bipède transversal. Étudions pour cela la marche de l'homme. Quand le marcheur passe d'un pied sur l'autre, il arrive nécessairement un moment où, ses deux jambes étant écartées à la manière d'un compas, les deux pieds reposent à la fois sur le sol, l'un par le talon, l'autre par la pointe. C'est la *période de double appui* (Paul Richer). Or, chez les animaux, ce phénomène se produit aussi; en sorte que le poser d'un membre ne coïncide pas rigoureusement avec le lever de l'autre. Le membre qui achève son appui ne se lève qu'à l'instant où l'autre a effectué son poser. Il y a donc deux moments dans le pas complet où le poids du corps passe d'un pied sur l'autre, et réciproquement. De là deux très courtes périodes que M. Lenoble du Teil a distinguées chez le cheval et qu'il désigne sous le nom de *périodes d'échange d'appui*. La durée de ces périodes est très courte et elle devient bientôt inappréciable quand la vitesse devient très grande. Elle est nulle, cela va de soi, dans les allures sautées.

d. **De la piste.** — La détermination de la piste a une importance considérable, puisqu'elle fait connaître la valeur de l'espace embrassé à chaque pas. Rapprochée des indications de la méthode graphique qui donne la durée de chaque pas, elle permet d'atteindre la mesure de la vitesse. Le dessin affecté par la piste a, d'autre part, une physionomie caractéristique dans chaque allure et il sera indispensable de l'étudier. Nous ne pouvons ici que donner quelques définitions. La piste peut être *rectiligne, curviligne* ou *transversale*, selon la direction de la marche. Elle est *simple* ou *double* selon que les empreintes des pieds postérieurs se superposent ou non à celles des pieds de devant. Pour distinguer les empreintes sur les images réduites d'une piste, on est convenu de représenter celles des pieds de devant par un fer à cheval ordinaire et celles des pieds postérieurs par un fer à cheval pourvu de deux crampons latéraux. Lorsque les empreintes de devant et de derrière se superposent, on exprime cette superposition par un fer à cheval pourvu d'un seul crampon latéral.

Lorsque la piste est double, la place relative des empreintes diffère selon que c'est le pied de derrière ou celui de devant qui se pose en avant de l'autre. Le langage équestre a fixé ces différents cas dans des expressions particulières. Quand il y a superposition des deux empreintes on dit que l'animal se *couvre ou se juge ;* il se *découvre* ou se *déjuge* lorsque le pied postérieur se pose en arrière du pied de devant. Enfin, si c'est l'inverse qui se produit, l'animal se *mécouvre* ou se *méjuge.* Ces caractères de la piste peuvent se retrouver dans la même allure et, dans ce cas, ils dépendent de la vitesse.

e. **Des déplacements du centre de gravité.** — Les déplacements du centre de gravité ont lieu dans le sens vertical et dans le sens horizontal. Les déplacements horizontaux se résolvent en un mouvement composé résultant de la progression du corps et des déplacements transversaux qu'il subit en se portant d'un bipède latéral sur l'autre. On les détermine très aisément à l'aide d'un relevé de la piste, en admettant que le centre de gravité se projette sur la limite du tiers antérieur et des deux tiers postérieurs de la ligne de sustentation.

Les déplacements verticaux dépendent de l'obliquité variable des membres pendant la période d'appui. Ils s'expriment dans les images chrono-photographiques par la trajectoire du garrot. Mais M. Marey en a obtenu l'inscription directe à l'aide d'un explorateur spécial placé sur le garrot et construit sur le même principe que celui qui a présidé à la construction du bracelet représenté dans la figure 192. Les déplacements verticaux du centre de gravité atteignent leur maximum d'amplitude dans les allures sautées et offrent un intérêt particulier dans la période de projection.

Les *réactions* sont liées aux déplacements verticaux du centre de gravité. Elles se caractérisent par les secousses plus ou moins vives subies par le corps de l'animal et transmises au cavalier, au moment de chaque battue. D'une manière générale, leur intensité est en raison inverse du nombre des battues. C'est ce qui fait que le galop à trois où quatre temps est une allure douce, tandis que le trot peut être une allure très fatigante pour le cavalier.

L'intensité des réactions dépend aussi et surtout de la force vive dont le corps est animé au moment où il rencontre le sol après la période de suspension, dans les allures sautées. Mais cette force vive dépend beaucoup plus du nombre et de l'amplitude des pas que de la vitesse moyenne. Chez un cheval dont la vitesse est acquise par des mouvements fréquents et de faible amplitude, les réactions sont douces. Elles sont violentes dans le cas contraire. Cela tient à ce que, dans le premier cas, les variations de la vitesse ont moins d'amplitude que dans le second. Pour résumer, on peut dire que l'intensité des réactions est fonction de la demi-variation de la force vive, entre deux battues.

f. **De la vitesse.** — La vitesse des allures dépend de l'instabilité de l'équilibre dans chacune d'elles. On dit de l'homme ou d'un animal en marche qu'il court après son centre de gravité. Cette image est plus exacte pour l'homme que pour les animaux, dont le centre de gravité ne dépasse jamais la base de sustentation formée par les membres antérieurs. Mais, de toutes les manières, l'équilibre dans une allure est plus ou moins instable, et cette instabilité dépend des bases de sustentation qui alternent sur le sol et *qui sont constamment insuffisantes.* On peut donc dire qu'un animal qui marche est un animal dont tous les mouvements ont pour effet de prévenir une chute toujours imminente. Il en résulte que ces mouvements ont d'autant plus d'amplitude et sont d'autant plus fréquents que la chute est plus menaçante, c'est-à-dire que l'équilibre est plus instable.

La vitesse est fonction du nombre et de l'amplitude des pas. Sur ce point, on observe entre les divers animaux de grandes différences individuelles. En général, les deux facteurs de la vitesse sont en raison inverse l'un de l'autre et on voit tour à tour, selon les sujets, l'amplitude suppléer à la fréquence des pas ou la fréquence suppléer à l'amplitude.

Selon la remarque de M. Lenoble du Teil, il convient de distinguer la vitesse du centre de gravité et celle des pieds en mouvement. Le centre de gravité se meut d'un mouvement sensiblement uniforme, tandis que les pieds retardés périodiquement par leur appui intermittent sur le sol sont obligés de compenser ce retard par une accélération proportionnelle, au moment du soutien. De là cette relation simple formulée par M. Raabe : « La vitesse relative des pieds est proportionnelle à la durée de leur appui. »

CHAPITRE II

DES ALLURES EN PARTICULIER.

DE L'AMBLE.

L'amble est une allure à deux temps, naturelle ou acquise, caractérisée par l'alternance des bipèdes latéraux qui font entendre chacun une battue. Dans chacun de ces bipèdes, les membres se lèvent et se posent en même temps. L'allure d'un ambleur peut être reproduite par deux hommes marchant au pas l'un derrière l'autre.

La *notation* de l'amble est ainsi fort simple (fig. 197). On y voit que la base

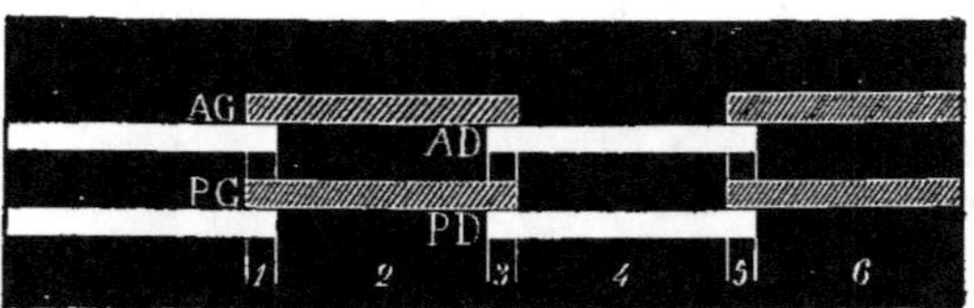

Fig. 197. — Notation de l'amble marché (Goubaux et Barrier).

de sustentation est toujours latérale et bipédale, réserve faite des périodes de double appui, admises par Lenoble du Teil et par Barrier.

La *piste* de l'amble est double et caractérisée par ce fait que les empreintes postérieures sont situées très en avant des antérieures (fig. 198). La longueur du pas est de 1ᵐ,80 environ, pour un sujet mesurant 1ᵐ,60 de hauteur, au garrot.

Les *déplacements transversaux du centre de gravité* sont très étendus. Celui-ci passe d'un côté à l'autre sans transition et parcourt la ligne EFG (fig. 199). Il en résulte un bercement plus ou moins menaçant pour l'équilibre de l'animal.

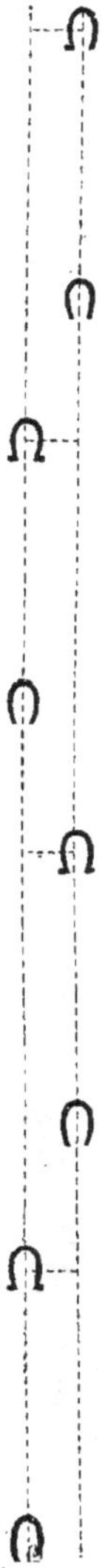

Les déplacements verticaux se produisent au moment de l'appui et ont une faible amplitude. De là, la faible intensité des réactions. L'amble est une allure basse et douce et, pour ce motif, très agréable au cavalier ; mais cet avantage a sa rançon, car les chevaux qui marchent l'amble rasent le tapis et buttent souvent.

Vitesse. — L'instabilité de l'équilibre étant très grande entraîne une grande vitesse relative. Celle-ci serait de 2ᵐ40 par

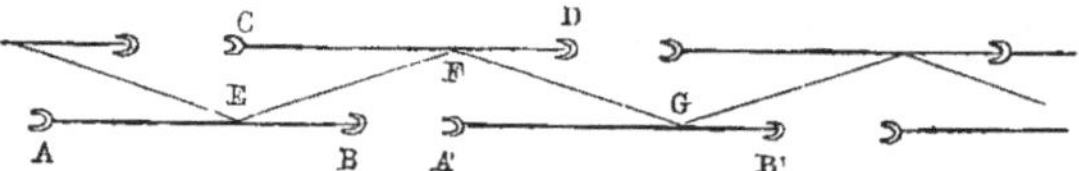

Fig. 199. — Déplacements horizontaux du centre de gravité dans l'amble.

seconde pour un cheval de 1ᵐ60, soit 8 640 mètres à l'heure (Lenoble du Teil) ; mais elle peut devenir beaucoup plus considérable. En 1845 une jument, connue sous le nom de *l'Américaine* et observée par Bouley et Goubaux, faisait le trajet de Paris à Fontainebleau à l'allure de l'amble, et luttait victorieusement contre des chevaux anglais allant au galop (!)

Variétés. — **Amble rompu.** — Cette allure est caractérisée par la dissociation des battues latérales, la postérieure précédant l'antérieure. En examinant la notation (fig. 200), on voit que cette dissociation est due à une légère anticipation du

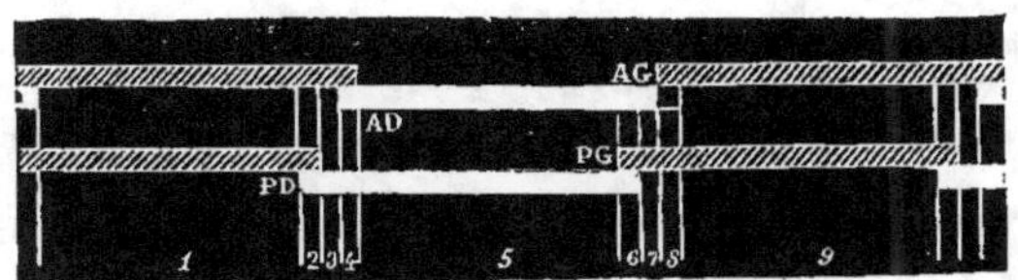

Fig. 200. — Notation de l'amble rompu (Goubaux et Barrier).

membre postérieur qui se pose un peu avant le membre antérieur. On voit aussi que le pas complet comporte deux périodes de sustentation latérale, séparées par une courte période de sustentation diagonale. Cette circonstance diminue l'instabilité de l'équilibre et, par conséquent, la vitesse. L'amble rompu a été confondu longtemps avec le traquenard ou trot décousu ; mais il a été discerné par Vallon, Merche et Lenoble du Teil. Celui-ci en a relevé la piste où on voit que l'anticipation de l'empreinte postérieure sur l'antérieure reste toujours très marquée, quoique affaiblie.

Historique. — L'amble, disions-nous plus haut, est une allure naturelle ou acquise. Le chameau, le dromadaire, la girafe marchent l'amble naturellement. Certains poulains commencent tout

Fig. 198. — Piste de l'amble marché, d'après M. Lenoble du Teil.

d'abord par aller l'amble et n'adoptent le trot que plus tard, quand la force leur vient avec l'âge. Certains trotteurs, au contraire, amblent vers la fin de leur carrière, quand ils sont affaiblis par l'usure. Mais ces faits sont exceptionnels. Le plus souvent l'amble est, chez le cheval, une allure artificielle qu'on n'obtient des animaux que par un dressage spécial. Pour obliger un animal à marcher l'amble on rattache, par un lien convenablement mesuré, les deux membres d'un même bipède latéral. Cette pratique est encore usitée, dit-on, en Bretagne et en Algérie. Les chevaux ambleurs étaient très recherchés autrefois, au temps où le mauvais état des routes imposait les longs voyages à cheval. Napoléon Ier montait volontiers des chevaux ambleurs. Les Anglais les estimaient beaucoup et les dressaient remarquablement sous le nom de *Geldins* ou *Guilledins*.

DU TROT.

On distingue le trot ordinaire, le trot raccourci et le trot allongé. Celui-ci a des degrés et devient le grand trot, c'est-à-dire le trot d'hippodrome ou le *flying-trot* des Anglais (*flying*, rapide comme le vol des oiseaux). Les caractères essentiels de cette allure sont réunis dans le trot ordinaire. Nous prendrons ce dernier pour type de notre description.

Du trot ordinaire. — Le trot est une allure sautée à deux temps, et caractérisée par les oscillations alternatives des bipèdes diagonaux faisant entendre chacun une battue.

Dans chacun des bipèdes latéraux, le membre postérieur se lève et se pose avant le membre antérieur ; il anticipe sur ce dernier d'un intervalle égal à la

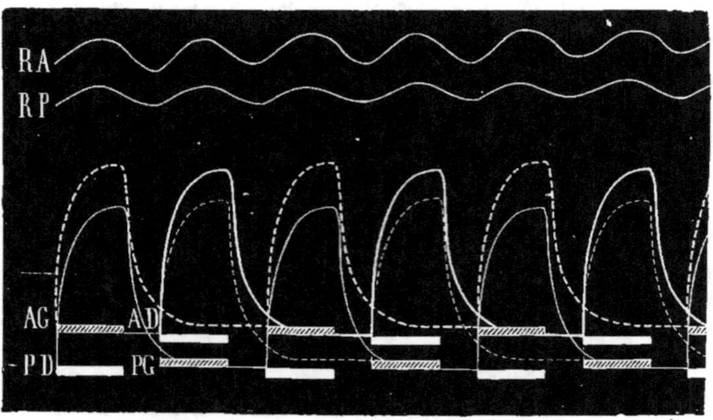

Fig. 201. — Notation du trot ordinaire obtenue par l'inscription du poser et du lever dans chaque membre (Marey).

durée d'un appui, c'est-à-dire d'une période. Ce fait se voit bien dans la *notation* représentée dans la figure 201.

La *base de sustentation* est toujours bipédale et diagonale. Le corps passe ou plutôt se jette d'un bipède diagonal sur l'autre, car les deux phases de sustentation qui remplissent un pas sont séparées par une période de projection.

Les auteurs sont en désaccord sur la durée de cette dernière phase, vis-à-vis de celle des appuis. Le graphique de la figure 201 résout le litige. On y voit que l'intervalle qui sépare les phases d'appui est moins grand que celui qui mesure la durée de ces phases ; mais on conçoit que l'inégalité puisse disparaître ou se prononcer en sens inverse si la vitesse devient très grande.

De la piste. — La piste du trot ordinaire est simple, car les empreintes postérieures couvrent les antérieures (fig. 202).

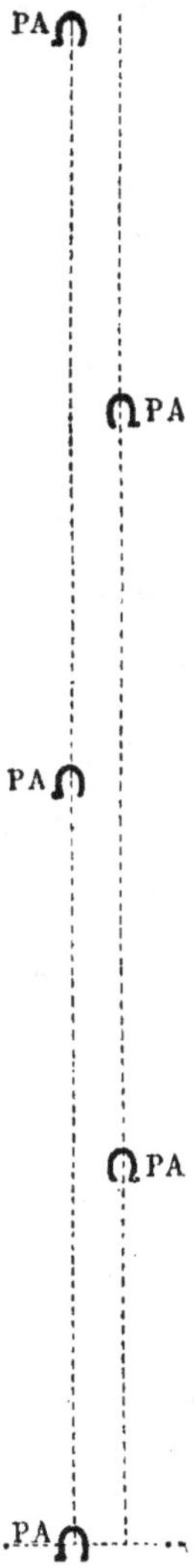

Déplacements du centre de gravité. — Les déplacements

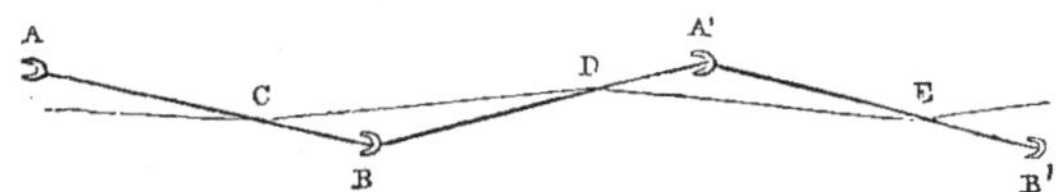

Fig. 203. — Déplacements horizontaux du centre de gravité dans le trot.

transversaux, tels qu'on peut les étudier sur la piste, sont peu considérables. Le corps reposant toujours sur des bases diagonales de sustentation, le centre de gravité se déplace sur la ligne brisée CDE (fig. 203), dont les inflexions sont peu marquées. Les déplacements verticaux donnent les réactions RA, RP de la figure 201. On voit qu'ils ont plus d'amplitude dans l'avant-train que dans l'arrière-train. Les oscillations correspondantes du centre de gravité ont une direction intéressante parce qu'elle est l'inverse de celle qu'on eût présumée. On voit, en effet, que le corps

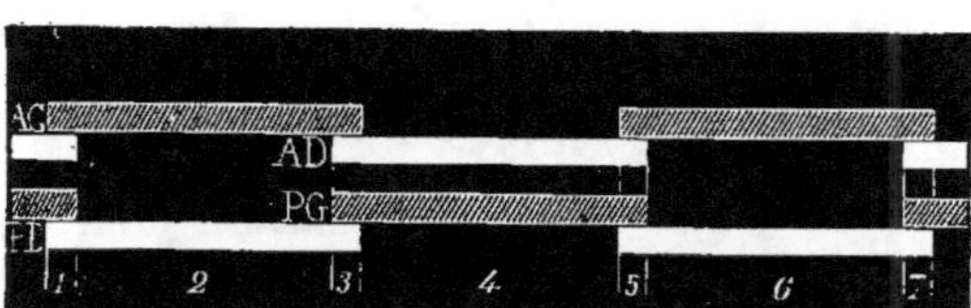

Fig. 204. — Notation du trot raccourci (Goubaux et Barrier).

s'abaisse vers le sol dans la période de suspension, pour s'en éloigner dans les périodes d'appui. Il en résulte que la masse du corps n'est pas jetée en l'air comme on l'eût présumé, mais poussée en avant, de telle sorte que le corps s'incline immédiatement vers le sol, dès que les membres interrompent leur action impulsive.

Du trot raccourci. — Le trot raccourci est une allure marchée ; il diffère donc tout d'abord du trot ordinaire par l'absence de période de projection.

M. Lenoble du Teil va même jusqu'à admettre une période de double appui. Dans ce cas, la notation du trot marché serait conforme à la figure 204, et on verrait une phase de sustentation quadrupédale s'interposer entre deux phases de sustentation diagonale.

Fig. 202. — Piste du trot ordinaire.

. Dans le trot raccourci la piste est double de chaque côté et l'animal se déjuge ; les empreintes postérieures sont en arrière et à quelque distance des foulées antérieures (fig. 205).

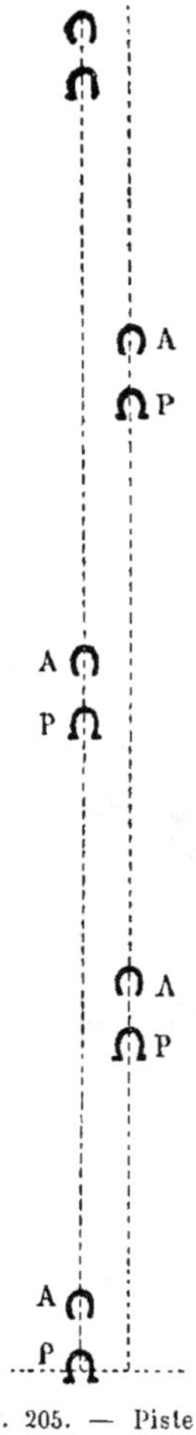

Du trot allongé. — Le trot allongé se caractérise par l'étendue de la période de suspension et par la forme de la piste. L'animal se méjuge ; les empreintes postérieures se placent en avant des empreintes antérieures (fig. 206).

Dans le trot d'hippodrome ou flying-trot la vitesse est portée à l'extrême ; mais ce résultat n'est obtenu qu'au prix d'une altération dans le rythme, altération qui se manifeste par la dissociation des battues.

La figure 207, empruntée à MM. Goubaux et Barrier et donnant la notation du flying-trot, exprime bien cette dissociation.

Les traits les plus remarquables de cette allure extraordinaire résident dans la piste. Nous reproduisons, dans la figure 208, celle qui a été relevée par M. Lenoble du Teil, d'après les photographies instantanées prises par M. Muybridge sur le cheval *Abe Edington*. L'espace qui sépare les empreintes postérieures des empreintes antérieures atteint près de 2 mètres et la longueur du pas, mesurée du poser antérieur droit au poser suivant du même pied, atteint 6^m,04, sa durée étant environ de une demi-seconde.

La dissociation des battues dans le flying-trot est considérée par quelques-uns comme une défectuosité. Nous y verrions plutôt une irrégularité liée à l'extrême vitesse de l'allure. Il est vrai qu'elle comporte des périodes d'appui unilatéral au début du poser des bipèdes diagonaux, et qu'à ce moment un seul membre porte sur le sol, ce qui lui impose un effort supplémentaire. Mais il faut considérer que si cet effort était épargné, la vitesse serait moindre.

Fig. 205. — Piste du trot raccourci, d'après Lenoble du Teil.

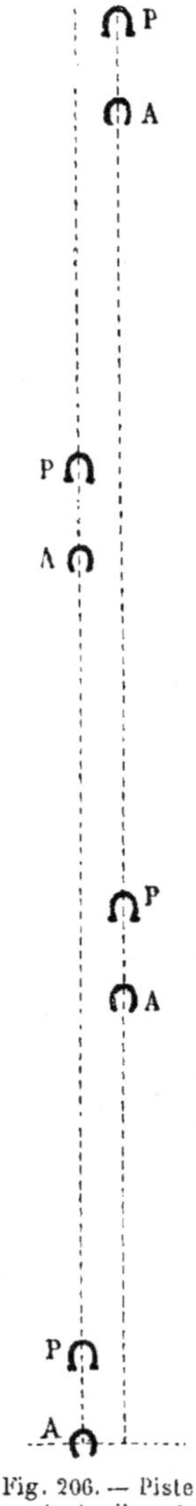

Fig. 206. — Piste du trot allongé.

Vitesse du trot. — Elle est éminemment variable. D'après M. Lenoble du Teil, la longueur moyenne du pas dans le trot serait de 2^m,40, pour un cheval de 1^m,60.

La vitesse réglée par ordonnance de cavalerie comporterait un pas de 2ᵐ,20 et
atteindrait 250 mètres par minute, soit 15 kilomètres à l'heure.
Parmi les résultats que Goubaux et Barrier ont réunis dans leur
ouvrage et qu'ils ont puisés à différentes sources, nous ne retiendrons que les chiffres extrêmes. Il résulte de ces chiffres que la vitesse
du trot pourrait varier de 3ᵐ,725 par seconde, soit 13ᵏᵐ,410 à l'heure,

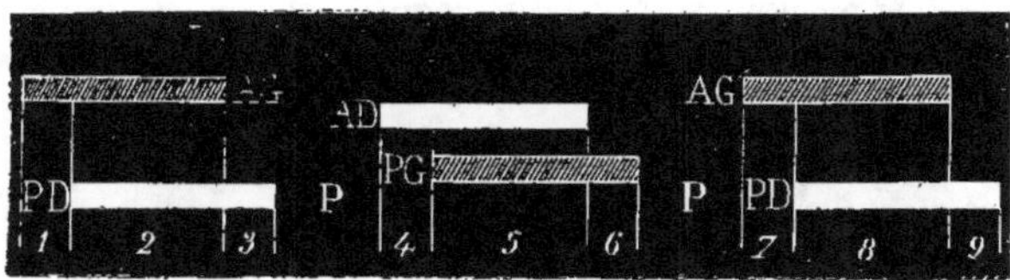

Fig. 207. — Notation du flying-trot (Goubaux et Barrier).

à 11ᵐ,659 par seconde, soit 41ᵏᵐ,972 à l'heure. De pareilles vitesses
ne peuvent pas être soutenues longtemps ; mais parmi les documents
précités figure le cas d'un cheval (Archer) qui a pu marcher pendant
une heure, à une vitesse de 11ᵐ,175 par seconde et a parcouru, pendant
ce temps, une distance de 40ᵏᵐ,232.

Défectuosités du trot. — *Trot décousu ou traquenard.* — Dans
cette forme altérée du trot, les battues diagonales se dissocient
comme dans le flying-trot et le poser du membre antérieur précède
celui du membre postérieur. Mais ici, cette dissociation est l'expression du surmenage ou de l'usure, ou d'un mauvais dressage.

De l'aubin. — L'aubin est une allure dans laquelle un des bipèdes
transversaux, l'antérieur ou le postérieur, galope tandis que l'autre

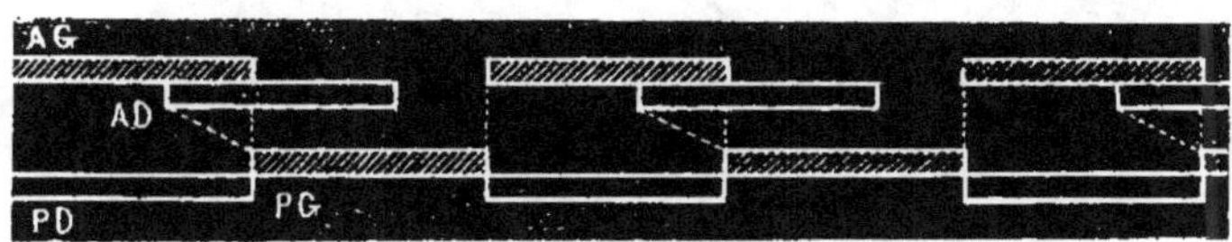

Fig. 209. — Notation de l'aubin du devant (Goubaux et Barrier).

bipède transversal poursuit un trot régulier. Nous donnons dans la
figure 209 la notation d'un cheval qui aubine du devant.

L'aubin n'est pas nécessairement l'expression de la fatigue ou de
l'usure ; il trahirait plus fréquemment la paresse ou quelque souffrance
vague dans l'un des membres du bipède au galop.

Le *saut de pie* n'est qu'un aubin du derrière réduit à un seul pas.

DU PAS.

Le pas est une allure lente, marchée, à quatre temps, caractérisée par les oscillations alternatives des bipèdes latéraux, avec

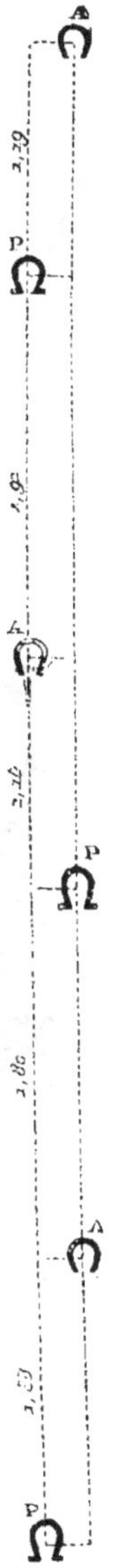

Fig. 208*

* Piste du flying-trot, d'après M. Lenoble du Teil.

cette circonstance que le membre postérieur anticipe sur le membre antérieur du même côté, d'un intervalle égal à une demi-période. On pourrait également définir cette allure, par l'alternance des bipèdes diagonaux, mais en attribuant, cette fois, l'anticipation au membre antérieur.

L'ordre dans lequel les membres effectuent leur poser est ainsi rigoureusement déterminé et il peut s'exprimer par deux séries différentes selon que le premier terme est le poser d'un membre antérieur ou celui d'un membre postérieur. Ces deux séries correspondent aux alternances adoptées pour la définition du pas.

1° Série répondant aux alter-
nances diagonales......

- Antérieur droit.
- Postérieur gauche.
- Antérieur gauche.
- Postérieur droit.

2° Série répondant aux alter-
nances latérales........

- Postérieur droit.
- Antérieur droit.
- Postérieur gauche.
- Antérieur gauche.

La notation (fig. 210) exprime clairement tous ces faits.

On y voit aussi que la *base de sustentation* est tour à tour latérale et diagonale; mais les photographies instantanées de Lissa établissent que le passage

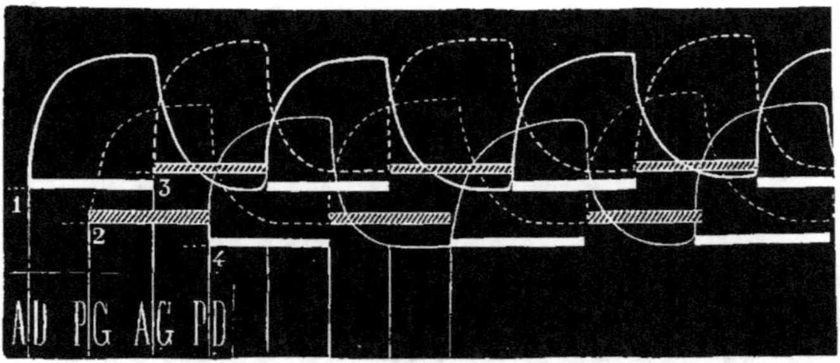

Fig. 210. — Notation du pas ordinaire (Marey).

d'une sustentation à l'autre laisse place à une courte période de sustentation tripédale. Les périodes de double appui sont donc indiscutables, et la notation devrait les exprimer par le chevauchement des appuis dans le même bipède transversal.

Le rythme du pas est très variable. Dans le pas ordinaire il est régulier et les quatre battues sont séparées par des temps égaux. C'est l'allure ordinaire des animaux qui marchent librement. Elle correspond à la notation de la figure 211, A.

Mais la régularité du rythme est très instable; il suffit pour la troubler que l'anticipation du membre postérieur sur le membre antérieur, dans les oscillations des bipèdes latéraux, change de valeur en un sens ou en l'autre.

Si l'anticipation diminue, le rythme de l'allure s'exprime par la notation de la figure 211, B. Les battues se succèdent dans l'ordre 1, 2, 3, 4 et se rapprochent par bipèdes latéraux. Ce changement dans le rythme des battues se traduit par un effet mécanique très précis, la prédominance des sustentations latérales sur les sustentations diagonales; l'allure incline donc vers l'amble. Cette forme de pas est désignée parfois sous le nom de pas *raccourci*.

Si l'anticipation du membre postérieur augmente, la notation change et s'exprime comme dans la figure 211, C. On voit que les battues se rapprochent par

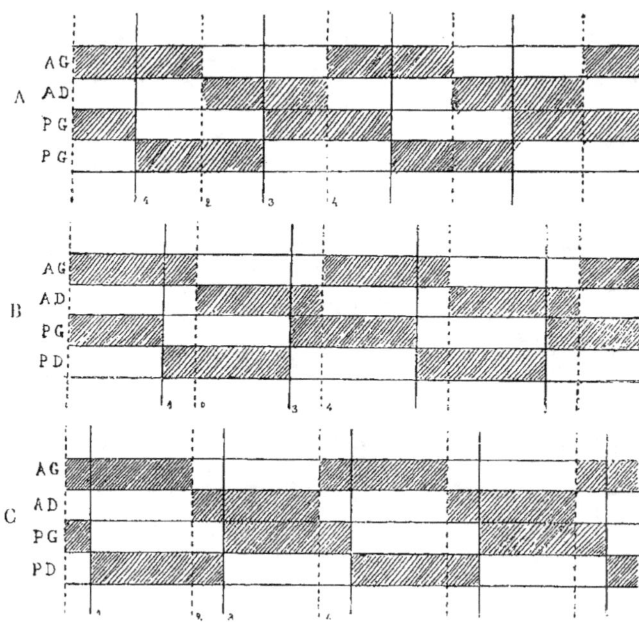

Fig. 211. — Variétés du rythme du pas.

A, pas régulier; battues équidistantes; anticipation normale du membre postérieur; B, pas irrégulier inclinant vers l'amble; battues rapprochées par paires latérales; C, pas irrégulier inclinant vers le trot; battues groupées par paires diagonales.

bipèdes diagonaux. Par corrélation, les sustentations diagonales l'emportent sur les sustentations latérales et le pas incline vers le petit trot marché. On lui donne alors le nom de pas *allongé*.

Ces différents modes du pas se traduisent naturellement par des changements parallèles dans les caractères de la piste.

La figure 212 représente la piste du pas ordinaire à rythme régulier. C'est la piste du pas méjugé ou mécouvert.

La figure 213 représente la piste du pas allongé; elle est simple. La piste du pas raccourci (fig. 214) est double; c'est la piste du pas découvert.

Les *déplacements du centre de gravité* peuvent s'étudier sur la piste simple du pas allongé. Les déplacements transversaux ont, comme dans le trot et pour la même raison, très peu d'amplitude. Quant aux déplacements verticaux, ils sont à peine marqués.

Les *réactions* elles-mêmes sont très peu sensibles, si ce n'est celles de l'avant-main.

Pas relevé. — Le pas relevé est une allure mixte qui tient à la fois du pas et du trot. Elle tient du pas en ce qu'elle est marchée et que l'ordre des battues

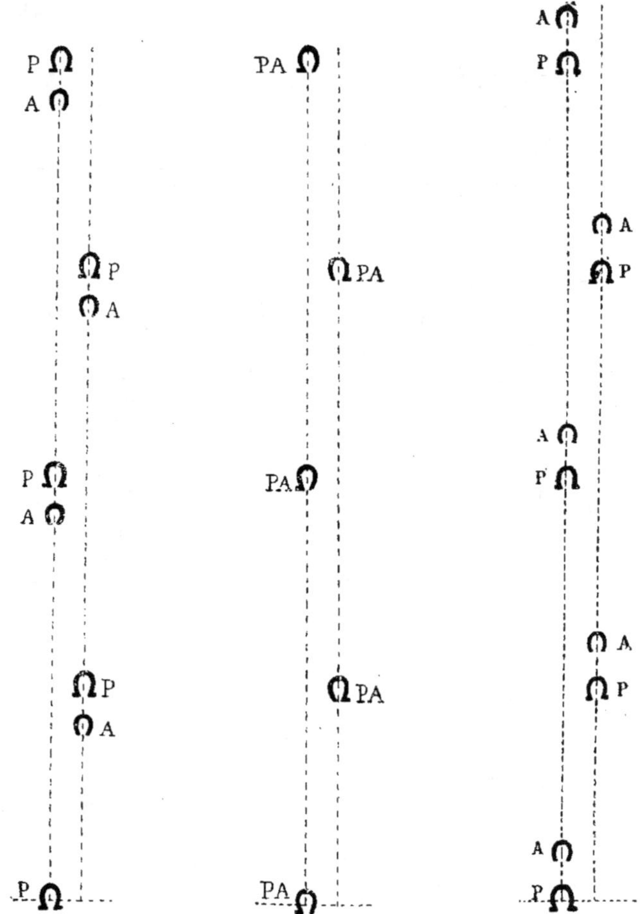

Fig. 212. — Piste du pas méjugé ou mécouvert.

Fig. 213. — Piste du pas couvert ou jugé.

Fig. 214. — Piste du pas déjugé ou découvert.

est le même que dans le pas. Elle participe du trot en ce que la durée des appuis diagonaux est beaucoup plus considérable que celle des appuis latéraux. C'est une sorte de trot extrêmement décousu. Sa notation que nous empruntons à Goubaux et Barrier (fig. 215) met en évidence de longues périodes de double appui. Il en résulte que le pas relevé est une allure basse et très douce pour le cavalier. Les chevaux qui marchent le pas relevé sont appelés *bidets* d'allure ou de *haut pas*. Ils étaient très recherchés autrefois de toutes les personnes que leur profession obligeait à de longues courses.

Vitesse du pas. — La longueur du pas a reçu des évaluations très différentes.

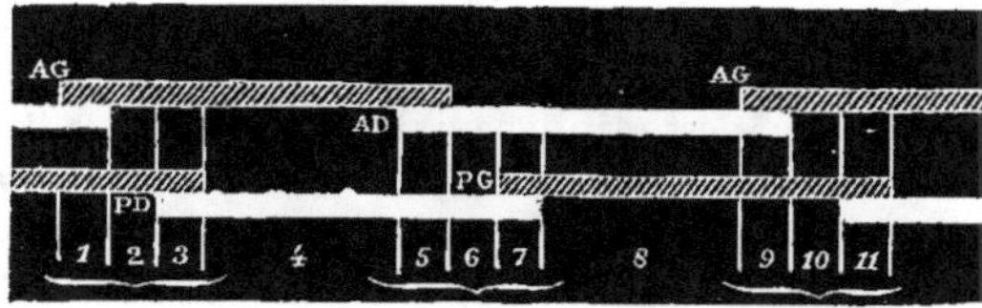

Fig 215. — Notation du pas relevé, d'après Goubaux et Barrier.

Mais, pour la plupart des hippologues, sa valeur moyenne serait de $1^m,80$ pour un cheval de $1^m,60$. La vitesse du pas varie de 6 kilomètres à $6^{km},600$ à l'heure.

DU GALOP.

Le galop est une allure sautée, rapide, à trois temps, dans laquelle les battues simultanées d'un bipède diagonal s'interposent entre les battues successives du bipède diagonal opposé, lequel entame le pas par le membre postérieur correspondant (Goubaux et Barrier).

Ainsi, la première battue est fournie par un membre postérieur et la dernière par le membre antérieur du même bipède diagonal. On distingue le *galop à gauche* ou le *galop à droite*, selon que la dernière battue est fournie par le membre antérieur gauche ou par le membre antérieur droit.

L'ordre des appuis est indiqué par celui des battues et se tire de la définition même de l'allure dont nous nous hâtons de donner la notation (fig. 216).

Fig. 216. — Notation du galop à trois temps, d'après Goubaux et Barrier.

A, galop à gauche; B, galop à droite.

Si l'animal galope à droite, on entend successivement : 1°, la battue du membre postérieur gauche; 2°, les battues fusionnées du bipède diagonal gauche et 3°, la battue du membre antérieur droit. On aperçoit aisément la succession qui se produit quand l'animal galope à gauche.

A côté de cette forme normale et typique du galop, il existe un mode très rare dans lequel les battues simultanées sont fournies par les membres d'un bipède latéral. C'est le galop *désuni*, mieux désigné encore par M. Barrier sous le nom de galop latéral par opposition au galop diagonal qui est la forme régulière. Le galop désuni est une allure exceptionnelle qui ne nous arrêtera pas autrement.

Revenons donc au galop classique.

Entre deux groupes successifs des quatre appuis figurés dans la notation, il existe un intervalle pendant lequel le corps reste détaché du sol. C'est la période de projection.

Quand la piste de l'allure est rectiligne, il est indifférent que l'animal galope d'un côté ou de l'autre; mais si la piste est curviligne, la stabilité de l'équilibre n'est complètement assurée que si l'animal galope du côté correspondant au centre de la piste. On dit, dans ce cas, que le galop est *juste;* il est *faux* dans le cas contraire.

Bases de sustentation. — En lisant la notation de gauche à droite, on voit que la base de sustentation est successivement unipédale, tripédale, bipédale, tripédale et unipédale. Vient ensuite la période de projection dont la durée serait égale, d'après M. Lenoble du Teil, au 1/5 de la durée totale des appuis.

Lorsque l'allure se précipite, l'oreille entend quatre battues parce que les battues diagonales jusque-là fusionnées se dissocient légèrement. Cette dissociation des battues correspond à une dissociation des appuis et la notation

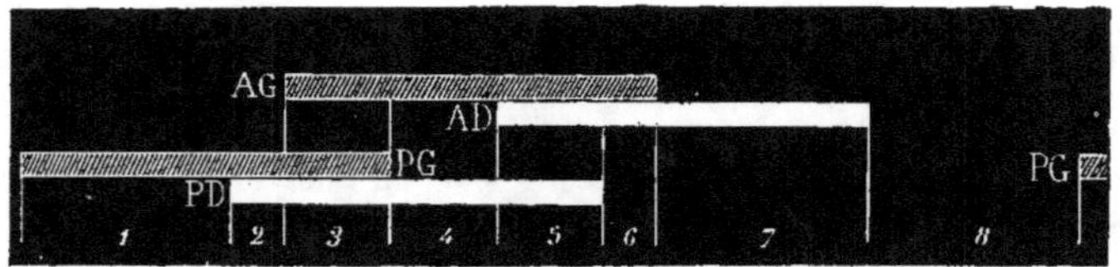

Fig. 217. — Notation du grand galop (Goubaux et Barrier).

prend de nouveaux caractères suffisamment indiqués par la figure 217 qui exprime le grand galop. Il en résulte que la série des sustentations est modifiée. Une base bipédale s'interpose entre les bases unipédales extrêmes et la base tripédale qui suit ou qui précède.

Images de l'animal au galop. — La notation ne permet pas aisément de restituer l'image de l'animal aux divers temps du galop, et de se représenter les attitudes si nombreuses et si variées des quatre membres. Ici, le secours de la photographie est nécessaire et nous empruntons à l'ouvrage de MM. Goubaux et Barrier les figures dans lesquelles ces auteurs ont reproduit fidèlement les photographies les plus caractéristiques de la collection de M. Anschütz (fig. 218).

Ces figures ont en elles-mêmes ce grand intérêt qu'elles donnent la vision de la réalité. A cet égard, elles disent tout ce qu'on peut leur demander et nous nous dispenserons de les interpréter. Parmi les démonstrations qu'elles apportent, il en est une pourtant qu'il faut retenir, parce qu'elle permet d'écarter sans autre débat l'opinion erronée consistant à admettre que dans le galop l'un des bipèdes latéraux est toujours en avance sur l'autre. Il est étrange que quelqu'un ait pu concevoir cette impossibilité.

Inégalité du travail des membres dans le galop. — La notation du galop met en relief un fait nouveau qui touche à la différence des fonctions

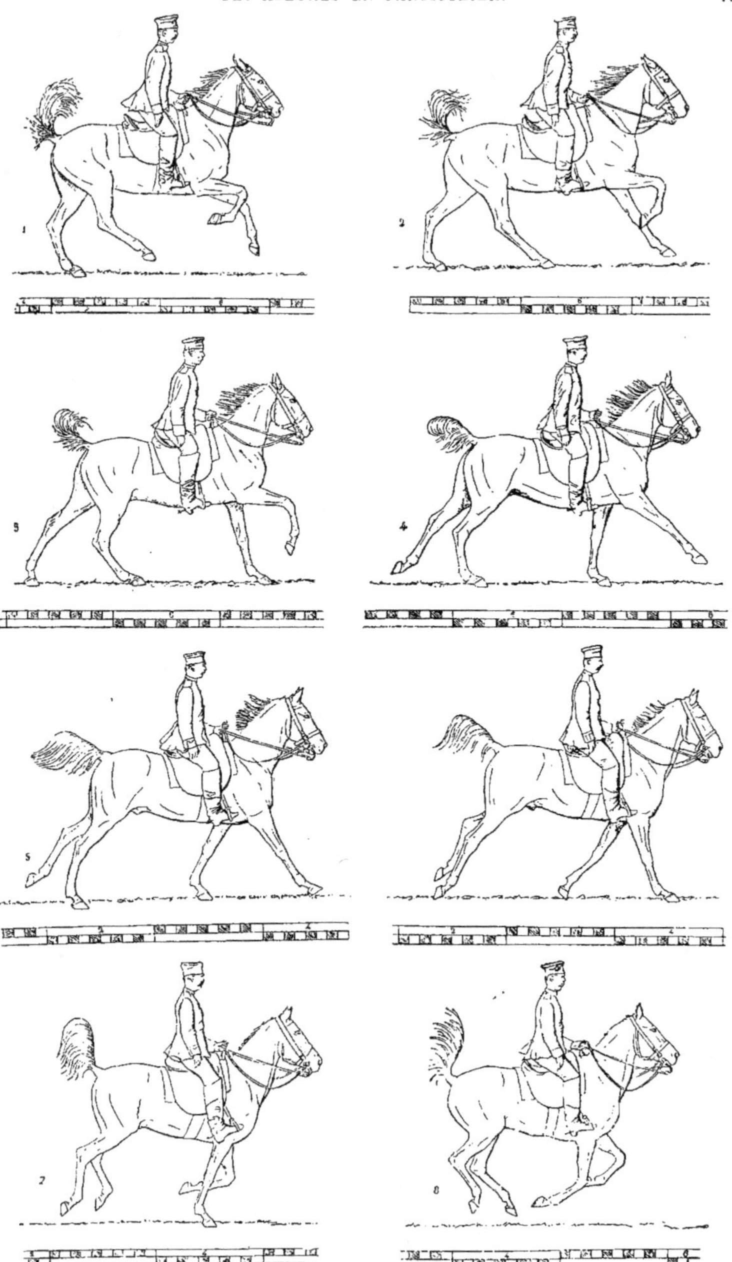

Fig. 218. — Attitudes successives d'un cheval au galop, d'après les photographies de Lissa.

mécaniques remplies, dans cette allure, par les deux bipèdes latéraux.

Dans les allures étudiées jusqu'ici, les deux membres d'un même bipède transversal remplissent tour à tour le même rôle. Ils se remplacent à l'appui et au soutien, en sorte qu'ils ne sont jamais ensemble à l'une de ces deux périodes. Il en résulte que le travail locomoteur se répartit également entre les bipèdes qui alternent dans l'action et sont tour à tour posés sur le sol ou détachés du sol. Il n'en est pas de même dans le galop. Ici les membres du même bipède transversal se suivent de très près, en sorte que l'un d'eux n'a pas encore achevé son appui lorsque le second y parvient à son tour. Il y a donc un moment où les deux membres reposent ensemble sur le sol et réunissent leurs efforts pour pousser le corps en avant. La puissance de l'impulsion trouve dans cette association passagère une condition éminemment favorable; mais cet avantage a des compensations. Celui des deux membres postérieurs qui arrive le premier à l'appui résiste seul, pendant un instant, aux effets de la force vive. De même, le membre qui termine la série des appuis supporte seul le poids du corps et se trouve, à ce moment, obligé à un effort supplémentaire. Cependant, les membres de l'autre bipède diagonal qui d'ailleurs confondent leurs efforts, puisqu'ils ont une période d'appui commune, interviennent surtout dans l'impulsion. On voit donc que les bipèdes diagonaux sont investis de fonctions très différentes. L'un d'eux est particulièrement préposé à l'amortissement, tandis que l'autre est particulièrement chargé de donner l'impulsion. Mais par cela seul que les membres amortisseurs agissent l'un après l'autre, ils sont exposés à une très grande fatigue. Aussi un bon cavalier, soucieux de préserver sa monture d'une ruine prématurée, a-t-il soin d'inviter son cheval à changer de pas de temps en temps et d'assurer ainsi l'égale répartition du travail locomoteur entre les deux bipèdes latéraux.

De la piste du galop. — Nous reproduisons (fig. 219) la piste du galop dans ses différents modes. On voit que les empreintes sont au nombre de quatre se suivant à de longs intervalles et formant deux groupes successifs. Le premier répond aux foulées postérieures, le second aux foulées antérieures. Mais entre deux pas successifs se place un intervalle d'étendue variable mesurant la projection du corps et désigné par Raabe sous le nom de *mépister*. L'amplitude du mépister est fonction de la vitesse. Elle diminue donc avec celle-ci, au point qu'au fur et à mesure que l'animal, de plus en plus rassemblé par son cavalier, ralentit son allure, le mépister se raccourcit et finit par disparaître. Dans ce cas, l'animal se juge, en ce sens que le membre postérieur retombe sur le niveau transversal de la deuxième empreinte antérieure. Dès lors la longueur du pas est exactement égale à l'étendue du terrain couvert par les quatre empreintes. Mais le mépister peut devenir négatif. La première empreinte postérieure se place en arrière de la deuxième empreinte antérieure, et la longueur du pas est inférieure au terrain couvert.

Nous ne pousserons point notre analyse au delà de ces intéressantes observations, parce que nous craindrions de sortir du domaine de la physiologie.

Vitesse du galop. — On présume bien qu'il est impossible d'assigner à la longueur du pas de galop une valeur déterminée. Les pistes déjà figurées peuvent, sur ce point, servir de repère. Disons pourtant que la longueur du pas de galop est réglée, par ordonnance de cavalerie, à 3^m,25. La même ordonnance fixe la vitesse du galop à 5^m,44 par seconde.

Déplacements du centre de gravité. — Dans un pas complet, les déplacements

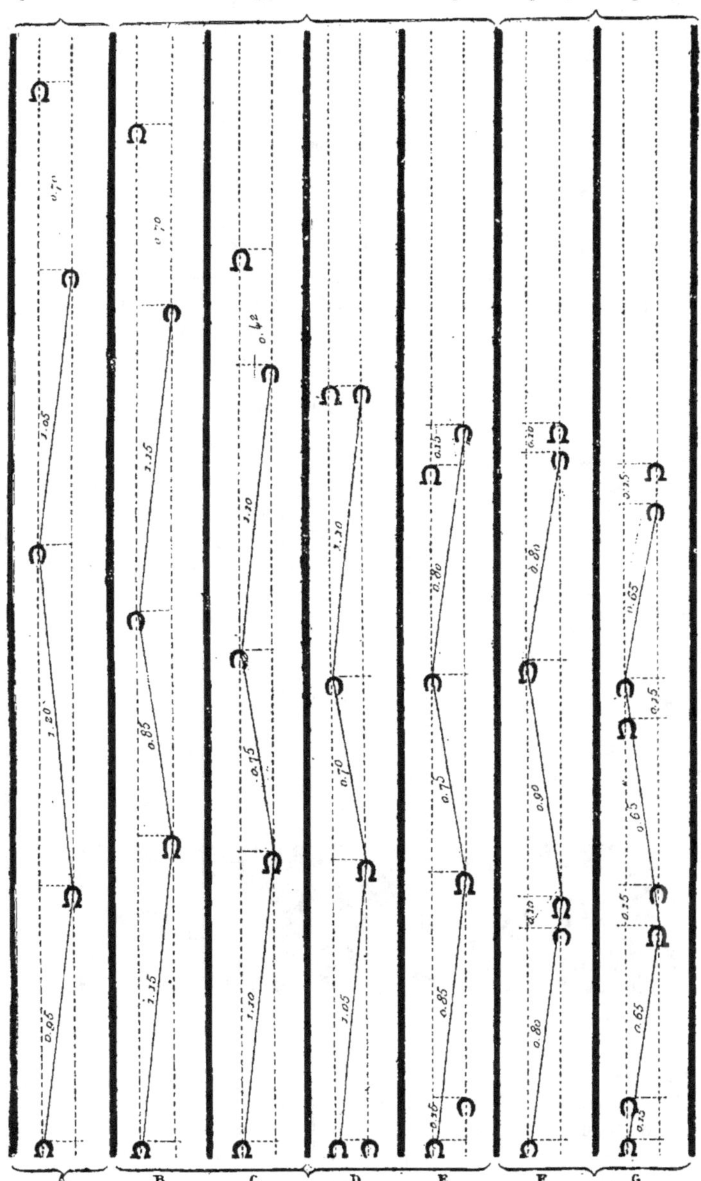

Fig. 219. — Principales pistes du galop, d'après MM. Barrier et Lenoble du Teil.

transversaux du centre de gravité parcourent la ligne brisée A E D A' (fig. 220). Les déplacements verticaux sont extrêmement étendus, et on peut les étudier sur la série des réductions de la figure 218. Mais la multiplicité des bases de sustentation qui se succèdent dans le développement d'un pas complet établissent de

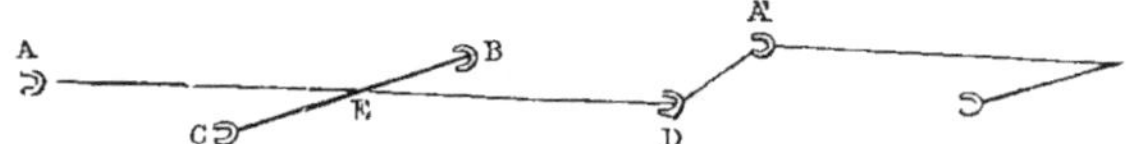

Fig. 220. — Déplacements du centre de gravité dans le galop.

nombreuses transitions qui adoucissent l'allure et la rendent fort agréable pour le cavalier. Les photographies mettent hors de doute la réalité d'une véritable projection du corps après la dernière foulée. On y voit bien qu'au moment du dernier lever le corps s'élance en masse, verticalement.

DU GALOP A QUATRE TEMPS.

Le galop à quatre temps est un air de manège dans lequel l'animal, très rassemblé, fournit ses battues dans l'ordre suivant, en supposant qu'il galope à droite, PG, PD, AG, AD. Mais M. Lenoble du Teil a distingué une autre forme de galop dans lequel la deuxième battue est fournie par un membre antérieur droit, en sorte que la succession est la suivante : PG, AG, PD, AD. Cette forme se rencontrerait chez les sujets que l'on dit sur leurs épaules, comme les chevaux de course ou les vieux chevaux de manège.

DU GALOP DE COURSE.

L'analyse scientifique du galop de course a été inaugurée par M. Marey à l'aide de la méthode graphique, et les courbes recueillies montrèrent, avec la plus grande évidence, la dissociation des battues diagonales. Le galop de

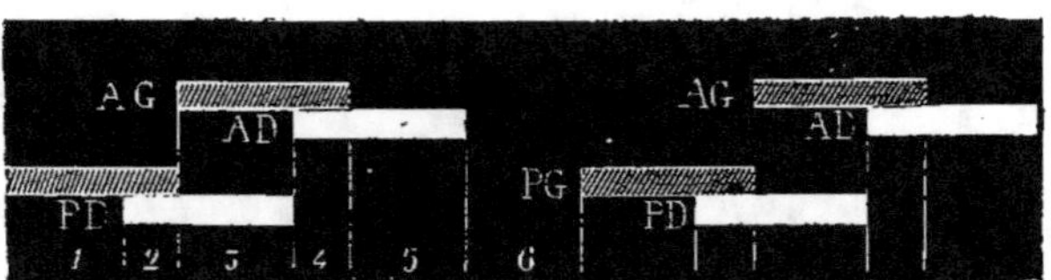

Fig. 221. — Notation du galop de course, d'après M. Lenoble du Teil.

course comporte donc quatre temps et non deux, comme on a coutume de le dire. C'est un galop à quatre temps, très inégaux d'ailleurs, et caractérisé par l'énorme amplitude des bases diagonales de sustentation.

Le document le plus exact dont on dispose aujourd'hui pour l'étude du galop de course est la notation construite par M. Lenoble du Teil d'après les photographies de M. Muybridge (fig. 183) et que nous reproduisons ci-dessus (fig. 221). Cette notation permet de se rendre compte de l'irrégularité du rythme et de l'inégalité des temps. Le deuxième silence est plus petit que les deux autres. La phase de projection est plus longue que dans le galop ordinaire et atteint à peu près le 1/3 de la période d'impulsion. On voit aussi, et ce détail est bien particulier, que les bases de sustentation sont toutes bipédales, sauf la première et la dernière qui sont unipédales.

La *piste* de la course est représentée dans la figure 222, construite sur le relevé établi par M. Lenoble du Teil d'après les photographies précitées. Ce qui domine dans cette piste et en constitue le caractère saillant, c'est l'amplitude de tous les intervalles, en particulier de ceux qui mesurent l'étendue de la projection et de la base diagonale. Remarquons aussi l'étroitesse de la base transversale de sustentation ; elle est telle que les empreintes se succèdent sur la piste comme le feraient les rayons d'une roue dépourvue de jantes. Toutes ces circonstances sont liées à la vitesse prodigieuse de cette allure qui, d'après les documents recueillis par MM. Goubaux et Barrier, peut varier de 9 à 16 mètres par seconde.

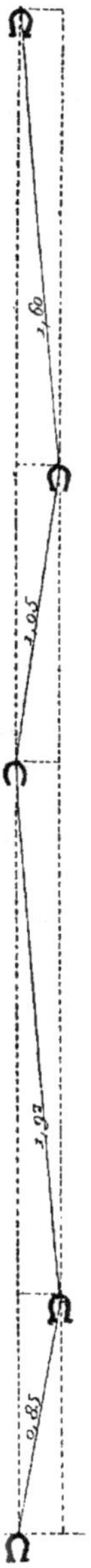

DU SAUT.

On distingue le saut de bas en haut, le saut en longueur et le saut de haut en bas.

Saut de bas en haut ou saut de barrière. Son exécution comporte trois phases : phase de préparation, phase d'exécution et phase de descente. Dans la première phase, l'animal procède comme dans le cabrer ; il se rassemble, fléchit les membres antérieurs et relève la tête et l'encolure qu'il porte rapidement en arrière. En même temps, il étend brusquement ses membres postérieurs qui détachent l'avant-main du sol.

Dans la phase d'exécution, les membres postérieurs s'étendent brusquement et projettent la masse du corps qui se trouve ainsi détachée du sol et portée au delà de l'obstacle que l'animal voulait franchir.

La troisième phase a donné lieu à quelques divergences d'opinion, touchant les membres qui abordent le sol les premiers. Ce sont manifestement les membres antérieurs qui, dans l'immense majorité des cas, arrivent les premiers à l'appui, comme le démontrent les photographies de Lissa et la disposition de la piste. Il y a pourtant des sauteurs qui se détachent du sol et y retombent des quatre pieds à la fois ; mais c'est l'exception, et l'ordre qui vient d'être exposé est de beaucoup le plus fréquent. D'ailleurs, les deux membres de devant ne touchent pas le sol au même instant. C'est le membre correspondant au côté du galop qui effectue le premier appui.

L'appui de l'avant-main n'a qu'une durée très fugitive. Lorsque les membres antérieurs ont touché le sol ils se relèvent avec une très

Fig. 222*

* Piste du galop de course, d'après M. Lenoble du Teil.

grande soudaineté pour faire place aux membres postérieurs qui prennent leur appui dans le même ordre que ceux de devant et laissent leurs empreintes un peu en avant de ces derniers.

Le *saut en longueur* est encore appelé saut en large. C'est celui que le cheval exécute pour franchir un fossé ou un cours d'eau. Il comprend les mêmes phases que le précédent et réclame les mêmes actions.

Dans le *saut de bas en haut*, l'animal n'a pas à s'élancer pour franchir un obstacle, il n'a qu'à passer d'un niveau plus élevé à un niveau moins élevé. Bien que la pesanteur favorise son action, l'animal n'en procède pas moins à une détente énergique par l'extension de ses membres postérieurs et il se projette comme dans le saut ordinaire.

DU RECULER.

Le reculer est la progression rétrograde ou marche en arrière. Ce mode de progression est rare, difficile et très fatigant en raison de l'inversion qu'elle entraîne dans les mouvements et les fonctions des membres.

L'aptitude au reculer n'est pas également développée chez tous les chevaux ; il en est qui l'exécutent avec une très grande facilité, ce qui n'est pas sans quelque danger pour ceux qui les utilisent. Beaucoup d'espèces animales l'exécutent très aisément et avec une grande vitesse. C'est ce qu'on observe, par exemple, sur le taureau et le bélier qui se préparent à fondre sur leur ennemi.

En général, le reculer n'a lieu qu'à l'allure du pas ; mais les écuyers habiles parviennent à le faire exécuter à l'allure du trot.

Dans le reculer, les membres se déplacent dans le même ordre que dans la progression directe et si, par exemple, l'animal entame le mouvement par le membre antérieur droit, on verra successivement se lever le membre postérieur gauche, le membre antérieur gauche et le postérieur droit.

Les bases de sustentation sont donc les mêmes que dans le pas ordinaire, avec cette circonstance que les périodes de double appui ont une très grande durée et sont d'ailleurs inévitables dans ce mode de progression. Le membre postérieur ne se lève, dans chaque bipède, qu'après l'appui du membre antérieur du même bipède latéral. On voit donc s'interposer une sustentation tripédale entre deux sustentations bipédales.

Dans l'impulsion rétrograde, les membres antérieurs paraissent jouer un rôle prépondérant, à moins que l'animal ne soit attelé. Dans ce cas ce sont les membres postérieurs qui produisent le plus grand effort.

DE LA PHONATION

La phonation est l'ensemble des actes qui président à la production de la voix et de la parole.

La voix est un mode d'expression propre à tous les animaux pourvus d'une respiration aérienne et pulmonaire. Elle se traduit, soit par des sons purement expressifs, soit par des sons articulés ayant la valeur de signes. Dans ce dernier cas, elle constitue la parole.

Mécanisme de la production des sons — L'appareil de la phonation est comparable à un instrument à anche. Il comprend un *porte-vent*, la trachée ; une *anche vibrante*, la glotte ; un *cornet d'harmonie* ou appareil résonateur formé par le pharynx, les fosses nasales et la cavité buccale. L'appareil phonateur se complète par le soufflet thoracique qui pousse l'air dans ses diverses parties.

La glotte est l'organe essentiel de la production des sons. On en a la preuve dans les données de l'expérimentation ou de l'observation directe. La vivisection apporte sur ce point une démonstration péremptoire. Et d'abord, tous les mammifères deviennent aphones si on leur sectionne la trachée ou, plus simplement, si on les opère d'une trachéotomie au-dessous du larynx. D'autre part, toutes les mutilations du larynx, si graves qu'elles soient, laissent aux animaux la faculté d'émettre les sons accoutumés, à la condition que la glotte ne soit pas entamée et que les cordes vocales soient respectées. La voix des animaux ainsi mutilés n'est modifiée que dans son timbre (Magendie, Longet).

Le rôle de la glotte a été démontré encore par les expériences de Ferrein, puis de Muller. Ces expériences consistent à réaliser la synthèse de la voix sur des larynx de cadavre. L'organe réséqué est appliqué sur un plan vertical et fixé à l'aide de pointes traversant le cartilage cricoïde. Une soufflerie convenablement disposée permet de faire passer un courant d'air. Pour obtenir des sons dans ces conditions, il suffit d'imposer aux cordes vocales une tension variable. Muller réalisait cette tension à l'aide d'un poids agissant sur le corps du cartilage thyroïde, par l'intermédiaire d'un fil réfléchi sur une poulie.

Cette circonstance suffit à mettre en lumière la condition essentielle de la production des sons glottiques ; elle réside dans la tension des cordes vocales et dans le rétrécissement corrélatif de la glotte. Sur ce point, la laryngoscopie (introduite par Garcia) fournit les renseignements les plus précis. On connaît la direction des mouvements de la glotte en fonction de la respiration. Cet orifice se dilate et se resserre tour à tour ; il se dilate pendant l'inspiration et se resserre pendant l'expiration. Or, pendant l'émission de la voix, ces mouvements rythmés disparaissent et la glotte s'immobilise ; elle se rétrécit et offre l'apparence d'une fente dont le diamètre demeure invariable tant que la hauteur du son ne change pas. Tous les observateurs, Mandl, Battaille, Fournié, sont d'accord sur ce point ; pendant l'émission d'une note, la fente glottique conserve les mêmes apparences et ne se ferme jamais. En même temps, les cordes vocales sont animées de vibrations qui ne se perçoivent pas directement, mais qui se trahissent par le déplacement des mucosités adhérentes à la surface de la muqueuse.

L'ensemble de ces faits permet de conclure que le son glottique résulte des vibrations des cordes vocales sous la poussée de l'air expiré avec force à travers la fente glottique. Dans ces conditions, le larynx ne serait pas un instrument à anche ordinaire, car le propre de l'anche est d'amener, par ses vibrations, l'occlusion périodique de l'orifice d'écoulement de l'air, exactement comme dans la sirène de Cagniard-Latour. On conçoit donc l'interprétation de Ferrein considérant le larynx comme un instrument à cordes, avec cette particularité qu'au lieu d'obéir à un archet, les cordes obéiraient au frottement de l'air. Mais en réalité tout est en vibration dans le larynx, les cordes vocales, la colonne d'air en mouvement dans la fente glottique et les parois mêmes de la caisse laryngienne. A cet égard, signalons les expériences dans lesquelles Marey est parvenu à inscrire les vibrations du cartilage thyroïde. Tout cela prouve que le larynx est un instrument musical d'un type nouveau et complexe ; il réunit les éléments de plusieurs types simples sans en réaliser aucun dans sa pureté. Un fait demeure, c'est la vibration des cordes vocales, comme base physique des sons glottiques.

Ce mécanisme implique nécessairement l'intervention de muscles spéciaux chargés de produire, d'une part le rapprochement, et d'autre part la tension des cordes vocales. Le principal des constricteurs de la glotte est le *crico-aryténoïdien latéral*. Il a pour antagoniste le *crico-arythénoïdien postérieur* dont la fonction est exclusivement liée à la respiration.

Quant aux muscles tenseurs des cordes vocales, ils sont représentés par le *crico-thyroïdien*, le *thyro-aryténoïdien* et l'*aryténoïdien*. Le premier de ces muscles ne joue qu'un rôle médiocre ; en tirant sur la face externe du corps thyroïde, il fait, il est vrai, basculer ce cartilage qui entraîne avec lui l'insertion antérieure des cordes vocales ; mais cet effet n'est pas essentiel et la section du crico-thyroïdien n'empêche pas la production des sons. Le *thyro-aryténoïdien* est, au contraire, le tenseur par excellence des cordes vocales, et Mandl a pu dire qu'il est l'organe accommodateur de la voix. Il constitue en effet l'axe charnu des cordes vocales qui contiennent ainsi en elles-mêmes l'instrument direct de leur rigidité et de leurs vibrations. Un muscle tendu par la contraction devient l'équivalent physique d'une corde élastique et peut en remplir l'office.

L'aryténoïdien n'intervient jamais seul, ou bien il produirait nécessairement la dilatation de la glotte. Son action se combine avec celle du précédent et surtout avec celle du crico-thyroïdien latéral. Sous cette double influence, les arythénoïdes se rapprochent et s'immobilisent pendant l'émission des sons. C'est l'occasion de rappeler que l'orifice glottique comprend deux régions : la région antérieure ou inter-ligamenteuse, et la région postérieure ou inter-cartilagineuse. Celle-ci n'a qu'un rôle mécanique ; par la mobilité des arythénoïdes elle se prête aux changements de diamètre de la glotte, mais elle n'intervient pas directement dans la production des sons.

On remarquera que tous les muscles tenseurs des cordes vocales sont en même temps et *ipso facto* des constricteurs de la glotte.

Au point de vue physiologique, les muscles du larynx se divisent en deux groupes répondant aux deux fonctions qui résident dans cet organe. Les uns sont purement respiratoires, les autres sont des muscles phonateurs. Le premier groupe pourrait se réduire au crico-aryténoïdien postérieur, en ce sens que ce muscle suffirait seul à l'exercice de la fonction respiratoire. Son rôle exclusif est de dilater la glotte et d'empêcher son occlusion passive. Tous les autres muscles sont surtout des muscles phonateurs, en ce sens que leur suppression abolirait la voix sans compromettre la ventilation pulmonaire. Il n'est malheureusement pas possible de séparer expérimentalement l'action des muscles respiratoires et celle des muscles phonateurs, car ils sont tous placés sous la dépendance du même nerf, le laryngé inférieur ou récurrent. Mais s'il n'est pas possible de paralyser isolément les muscles phonateurs et les muscles respiratoires, il est possible de séparer les fonctions auxquelles ils sont attachés. La section des récurrents entraîne l'aphonie chez tous les mammifères. Mais elle ne trouble pas la respiration chez les adultes. Cela tient à ce que chez ces derniers les cartilages aryténoïdes ont acquis assez de cohésion pour rester écartés et maintenir la glotte béante pendant l'inspiration. Au contraire, chez les jeunes animaux les aryténoïdes manquent de consistance et, dès qu'ils ne sont plus sous la dépendance du crico-aryténoïdien postérieur, ils cèdent à l'appel qui sollicite l'air inspiré et s'appliquent l'un sur l'autre en même temps que les cordes vocales. La glotte se ferme automatiquement et l'animal périrait asphyxié si on ne prévenait ce dénouement par la trachéotomie.

Caractères du son glottique. — Dans le son glottique comme dans tous les sons, il y a lieu de distinguer l'intensité, la hauteur et le timbre.

L'*intensité* de la voix dépend de l'amplitude des vibrations des cordes vocales et, par conséquent, du volume et de la force du courant d'air qui traverse la glotte.

La *hauteur* dépend du nombre des vibrations. Par ses limites extrêmes elle caractérise ce qu'on nomme l'étendue de la voix. Au sens musical, celle-ci se définit par la note la plus basse et la note la plus élevée qui peuvent être émises par un chanteur. Il est remarquable de constater que les notes extrêmes qui limitent l'étendue de la voix sont très variables et c'est précisément sur les différences qui se produisent de ce côté que repose la classification des diverses voix (basse, baryton, ténor). Par contre, l'intervalle des notes qui mesure l'étendue d'une voix est à peu près invariable. Pour les larynx non exercés, il embrasse sensiblement deux octaves, mais il dépasse cette mesure chez les chanteurs de profession et on l'a vu atteindre trois octaves et même trois octaves et demi.

La hauteur de la voix dépend du sexe et de l'âge. La voix de la femme est plus aiguë que celle de l'homme ; la voix des enfants est plus aiguë que celle de l'adulte ; elle se modifie au moment de la puberté où survient ce qu'on nomme la *mue* de la voix. Celle-ci se transforme ; elle devient rauque, sourde et gutturale ; puis elle se fixe et prend ses caractères nouveaux et définitifs. Elle s'abaisse à peu près d'une octave chez les garçons et de deux tons chez les filles.

Du timbre. — Comme l'a démontré Helmoltz, le timbre dépend du nombre des harmoniques qui s'ajoutent au son fondamental. C'est le timbre qui permet de distinguer le son des divers instruments ou de reconnaître une personne à sa voix. A propos du timbre, on distingue la voix de poitrine et la voix de fausset ou de tête. Tout le monde est d'accord sur ce point que, dans la voix de poitrine, les cordes vocales vibrent dans toute leur longueur. En ce qui touche la voix de tête, il paraît démontré par les données de l'examen laryngoscopique (Mandl, Morell, Mackensie) que, dans sa production, la glotte est complètement fermée dans ses deux tiers postérieurs et n'est ouverte qu'en avant sur un faible espace elliptique. La voix de fausset serait donc obtenue par une diminution de la longueur des cordes.

DE LA PAROLE.

La parole est constituée par des sons articulés. Or, l'articulation a ses organes, non pas dans le larynx qui ne donne que des sons musicaux, mais dansle porte-voix ou appareil résonnateur. L'importance fonctionnelle de cet appareil se dégage immédiatement du fait même de la parole à voix basse ou de la parole chuchotée. Ici, le larynx ne fonctionne plus comme instrument de phonation; les cordes vocales ne vibrent pas et se bornent à laisser passer l'air dans leur intervalle. Le larynx n'est plus qu'un tuyau porte-vent et dans ces conditions l'appareil phonateur produit ce que Duleau appelait et ce qu'on appelle encore la *voix aphonique*. Duleau a fait la synthèse de la voix aphonique ou de la parole à voix basse dans une expérience qui mérite d'être retenue et qui consistait à remplacer le courant d'air d'expiration par un courant d'air artificiel poussé au moyen d'une sonde, au travers des fosses nasales, du pharynx et de la bouche.

Les *éléments phonétiques* de la parole sont au nombre de deux, les voyelles et les consonnes.

Des voyelles. — Les voyelles constituent des sons musicaux caractérisés uniquement par leur timbre. Elles peuvent être émises à haute voix sans le concours d'un autre son et se prolonger jusqu'à l'épuisement du courant d'air poussé du poumon.

Le timbre des voyelles dépend, pour chacune d'elles, des dispositions invariables prises par le porte-voix buccal. Lorsque celui-ci doit produire une voyelle déterminée, il prend une forme, également déterminée, toujours la même pour la même voyelle et invariable pendant toute la durée de l'émission. Il reste à déterminer la nature des phénomènes physiques par lesquels la cavité buccale peut, par ses différentes formes, conférer leur timbre aux diverses voyelles.

Théorie du timbre des voyelles. — La théorie du timbre, attribuée en général à Helmoltz qui l'a très brillamment exposée, appartient en réalité à Weatstone (1837). Voici en quoi elle consiste : tout son produit au niveau de la glotte est composé de sons partiels ou harmoniques dont quelques-uns seulement peuvent être renforcés par le résonnateur buccal dans sa disposition actuelle, tandis que les autres sont éteints. En un mot, pour une voyelle déterminée, le résonnateur est accordé à l'unisson de certains harmoniques du son produit au niveau de la glotte. Helmoltz, Donders, Kœnig se sont efforcés de déterminer les sons pour lesquels a lieu cet accord dans l'émission des diverses voyelles. La méthode la plus simple consiste à chercher le diapason dont le son est renforcé par la cavité buccale, pendant l'émission à voix basse, de la voyelle qu'on veut caractériser. Nous ne croyons pas devoir retenir autrement les résultats obtenus.

Des consonnes. — Les consonnes sont des bruits aphoniques ou des sons muets qui ne peuvent être émis à haute voix sans le concours d'une voyelle. Elles sont formées par le brusque passage de l'appareil résonnateur d'un état déterminé à un autre état également déterminé.

La classification des consonnes repose sur la part attribuée à telle ou telle région du résonnateur, dans leur production. C'est ainsi qu'on distingue les *labiales*, les *linguales*, les *gutturales* et les *dentales*. Mais cette division est incomplète. Elle laisse de côté le mécanisme de la production des consonnes. A cet égard, on a proposé beaucoup de systèmes dérivés de celui de Haller et parmi lesquels celui de Gavarret semble le plus clair. Ce système comprend les divisions suivantes :

Les consonnes *explosives* sont produites par un changement brusque de parties déterminées de la bouche. Elles ne durent qu'un instant et ne peuvent être soutenues (B, D, G, P, T, K).

Les consonnes *soutenues* sont produites par un tremblement spécial de certaines parties de la bouche (L, R).

Les consonnes *sifflantes* sont prononcées sans aucun changement dans les régions rétrécies de la bouche qui livrent passage au courant d'air ; elles se soutiennent jusqu'à l'épuisement de la masse d'air poussée par le poumon pendant l'expiration (F, V, S, Z, J, CH).

Enfin, dans la prononciation des consonnes nasales, la bouche étant close, l'air passe entièrement dans les cavités nasales, jusqu'à l'émission de la voyelle qui achève l'articulation (M, N).

DE LA VOIX CHEZ LES DIFFÉRENTS ANIMAUX.

A. — CHEZ LES MAMMIFÈRES.

La voix est produite chez les mammifères par un mécanisme à peu près identique à celui qui vient d'être exposé pour l'homme. Mais elle est toujours très monotone et se compose de bruits plutôt que de sons musicaux. Elle est d'ailleurs extrêmement variable par l'intensité.

Chez certains mammifères dont le larynx ne possède pas de cordes vocales (cétacés) la voix est aphonique. Les baleines, les marsouins, les dauphins passent pour n'émettre que des sons très rares et très faibles. Le porc-épic dont le larynx est également très simple ne produit qu'une sorte de grognement sourd qu'on n'entend d'ailleurs que chez le mâle.

Chez les mammifères ordinaires, la force et la tonalité de la voix sont en rapport avec la taille de l'animal. Les chauves-souris poussent des cris d'une acuité extrême, tandis que chez les éléphants, le beuglement est très grave et très puissant à la fois.

L'influence du sexe se manifeste de telle manière que, dans beaucoup d'espèces, la femelle est presque toujours silencieuse. Il en est ainsi chez le cheval car la jument ne hennit presque jamais, pas plus que le cheval hongre, d'ailleurs. Par contre, la vache fait exception à la règle.

Les animaux qui ne vivent pas en société ne font entendre leur voix qu'au moment du rut ; les cerfs, par exemple, ne brament que pendant la saison des amours, pour clamer leur désir et appeler la femelle.

Les particularités de la voix, chez les différents mammifères, n'ont pas de lien visible avec les détails de l'organisation du larynx. On n'aperçoit qu'une relation vague entre la structure de l'appareil vocal et son fonctionnement. On sait, par exemple, que dans les espèces où le larynx est relativement simple, comme chez les ruminants, la voix est monotone. Par contre, elle a des modulations et des timbres variés chez les carnivores. L'aboiement du chien est un son explosif, grave, éclatant et guttural, tandis que ses cris rappellent la voix de tête et trahissent la douleur, soit par de véritables gémissements plaintifs, soit par des sons de voix d'une grande puissance. D'autres carnivores vont jusqu'à émettre des sons articulés comme le miaulement du chat.

Parmi les singularités de la voix des mammifères, il faut retenir celle qui touche à l'intervention du courant d'air d'inspiration. Tels sont le braiement de l'âne et le hennissement du cheval. Le braiement est formé d'une série de sons où alternent un cri d'inspiration très aigu et un cri d'expiration grave et prolongé. Dans le hennissement, la voix se produit aussi en deux temps, le premier particulièrement éclatant et prolongé en inspiration ; le second plus faible est plus bref répondant à l'expiration. En somme, la voix du cheval est musicale, frémissante et éclatante. Elle comporte une série de sons aigus, précipités, bien détachés entre eux, fort purs, dont la tonalité va décroissant. On n'en sait pas exactement le mécanisme. Il faut ajouter qu'elle trahit par son timbre les diverses émotions de l'animal. Buffon, a l'exemple de Cardan, distinguait le hennissement de l'allégresse, où le son se prolonge et monte ; le hennissement du désir et d'attachement, encore plus prolongé et terminé par des notes graves ; le hennissement de la crainte, grave et rauque ; enfin, le hennissement de la douleur, sorte de gémissement sourd et grave.

On trouve aussi chez le porc une remarquable diversité dans la voix. Le grognement que fait entendre ordinairement cet animal, ne ressemble en rien aux cris déchirants qu'il pousse quand il est ému par la douleur ou la crainte. La voix du porc aurait, dans ces deux cas, des origines différentes mais tout à fait incertaines.

Il y a des mammifères qui se font remarquer par la puissance extraordinaire de leur voix. Tels sont les singes hurleurs. Chez ces animaux, le larynx est caverneux, c'est-à-dire pourvu de dilatations qui font office de résonnateurs. Les alouates de l'Amérique du Sud sont pourvus d'une caisse creusée dans l'hyoïde, qui renferme étonnamment leur voix, au point que ces animaux se font entendre, dit-on, à un kilomètre de distance.

DE LA VOIX DES OISEAUX.

Les oiseaux sont pourvus de deux larynx, le larynx supérieur, homologue au larynx des mammifères, mais infiniment plus simple et dépourvu de muscles, et le larynx inférieur organe de la voix. Celui-ci, placé à l'origine des bronches, est formé par une dilatation membraneuse de la trachée, complétée par un tambour renflé et résultant de la soudure de plusieurs anneaux. A l'intérieur de cette double caisse, sont tendus dès replis, comme la membrane semi-lunaire décrite par Savart, et qui remplissent l'office de cordes vocales. Chez nos oiseaux de basse-cour, cet appareil est dépourvu de muscles, mais il en possède un nombre variable chez les oiseaux chanteurs.

Le rôle phonateur du larynx inférieur a été démontré par Cuvier dans une expérience fort simple qui consiste à sectionner la trachée entre les deux larynx. La section ne modifie en aucune manière la voix des opérés. D'ailleurs il suffit de souffler, soit dans les bronches, soit dans la trachée d'un oiseau mort, pour reproduire à peu près exactement la voix particulière à son espèce.

D'après Cuvier, le larynx inférieur fonctionne à la manière d'un instrument à anche dans lequel les replis membraneux jouent le rôle des lèvres du chasseur qui sonne de la trompe. La tonalité des sons dépend de la tension variable de ces replis et de la vitesse de l'air ; mais la gamme s'enrichit de tous les changements apportés par les variations dans la longueur de la trachée et dans l'ouverture de la glotte supérieure. L'interprétation de Cuvier a été combattue par Savart, puis par Muller qui ont donné d'autres explications ; mais nous manquons de documents précis pour nous prononcer entre ces diverses solutions.

FONCTIONS DU SYSTÈME NERVEUX

CONSIDÉRATIONS PRÉLIMINAIRES.

Le système nerveux remplit un double rôle. D'une part, il préside aux relations de l'animal avec le monde extérieur; d'autre part, il établit, entre les diverses parties de l'organisme, un lien de solidarité tel que les divers actes de la nutrition se règlent les uns sur les autres et dépendent les uns des autres.

Le système nerveux est donc à la fois l'instrument des relations de l'animal avec son milieu et des relations fonctionnelles des viscères entre eux. Considérons-le d'abord au premier de ces points de vue.

Tout fait de relation a son principe et sa cause occasionnelle dans un changement extérieur qui affecte les organes périphériques du système nerveux et leur communique une impression (physique, chimique ou mécanique). Cette impression recueillie par les nerfs sensitifs, est transportée dans les centres nerveux de la moelle ou du mésencéphale, d'ou *elle se réfléchit* vers le cerveau, pour y éveiller une sensation et vers certains groupes musculaires, pour y solliciter des contractions.

Les sensations et les mouvements suscités par une impression périphérique sont en étroite correspondance avec la nature et l'intensité de cette impression. Les premières dépendent des organes sensoriels affectés par l'excitation provocatrice. Ce sont, ou bien des sensations spéciales, comme les sensations visuelles auditives, tactiles, ou bien, des sensations indéterminées de peine ou de plaisir.

La sensation ne saurait rester isolée; elle éveille tout le cortège des phénomènes de conscience qui en sont inséparables; elle est en effet, pour le sujet qui l'éprouve, l'occasion de prendre possession de lui-même et de rapporter au dehors la cause du changement qu'il sent en lui. Pour parler le langage de l'école, le moi s'oppose au non moi; il extériorise sa sensation, c'est-à-dire qu'il aperçoit la correspondance qui existe entre cette sensation et sa cause extérieure. En un mot la sensation est interprétée et elle devient alors une image précise, un fait de perception.

Mais les images recueillies par la conscience laissent dans l'*ecorce cérébrale douée de memoire*, une empreinte définitive. Elles s'enferment ainsi dans le souvenir à l'état d'idées latentes prêtes à émerger à la moindre occasion et à se dresser dans la conscience sous l'appel des images actuelles. De là l'*association des idées*, la comparaison, l'abstraction et les jugements généraux formés par le sujet, sur lui-même et sur les objets qui l'entourent. De là aussi les motifs d'action. Telle idée, prévalant provisoirement sur les autres, après une délibération plus ou moins laborieuse, sollicite le sujet et lui dicte une résolution. De là, la volonté, c'est-à-dire l'association qui s'établit entre la vision intérieure des conséquences d'un acte et l'excitation motrice qui ordonne l'exécution de cet acte.

Or, tous les phénomènes de conscience trouvent leurs conditions organiques dans l'écorce cérébrale, comme nous le démontrerons plus tard.

Quant aux mouvements qui font immédiatement et irrésistiblement suite aux excitations extérieures, ils sont involontaires, mais ils sont précis, mesurés, coordonnés et ajustés vers un but utile à l'organisme. On les désigne sous le nom de mouvements réflexes, parce que l'impression extérieure qui en est la cause occasionnelle ne parvient aux muscles qu'après avoir traversé un foyer particulier de la substance grise encéphalo-médullaire où elle trouve sa mesure et sa direction, pour se réfléchir vers la périphérie.

Au point de vue de la physiologie du système nerveux, les phénomènes de conscience et les mouvements réflexes forment deux groupes de faits absolument distincts et irréductibles. Ils ne diffèrent pas seulement par cette circonstance que les uns sont subjectifs et que les autres sont objectifs, ils diffèrent aussi par leur siège et par le foyer de substance grise où ils s'élaborent. L'écorce cérébrale est l'organe des phénomènes de conscience. La substance grise dite encéphalo-médullaire est l'organe des phénomènes réflexes.

Ces deux foyers tout en étant solidaires se distinguent, d'ailleurs au point de vue de l'anatomie, par cette circonstance que tous les nerfs aboutissent à la substance grise encéphalo-médullaire ou en procèdent (1). Il en résulte que l'écorce cérébrale n'a de liens avec l'extérieur que par l'intermédiaire de la substance grise encéphalo-médullaire. De là l'autonomie relative de ces deux territoires nerveux qui peuvent s'isoler l'un de l'autre dans leur fonctionnement. La méditation pure s'exerce librement dans l'écorce sans le concours *actuel* des autres parties du névraxe. D'autre part, les excitations qui sollicitent les mouvements réflexes ne parviennent pas nécessairement à la conscience et ne donnent pas nécessairement lieu à des sensations. Par exemple, les mouvements réflexes de la vie organique sont en général ignorés du moi qui peut conserver ainsi toute la plénitude de sa vie personnelle.

De l'action réflexe en général et de ses divers modes. — Nous venons de voir que la sensation et le mouvement sont les termes extrêmes du cycle parcouru par les excitations périphériques. Nous avons vu aussi qu'avant d'atteindre les organes réactionnels, cerveau, muscles, glandes, les excitations traversent nécessairement un ou plusieurs des centres nerveux contenus dans la substance grise encéphalo-médullaire. Il en est de même d'ailleurs, des excitations motrices volontaires nées dans l'écorce cérébrale. Elles n'atteignent point directement les muscles et ne parviennent jusqu'à eux qu'après avoir traversé les mêmes centres médullaires ou mésencéphaliques qui président à l'exécution des mouvements réflexes.

Le cycle parcouru par toute excitation, quels qu'en soient l'origine et le dénouement, comporte donc sur son trajet une étape centrale inévitable qui devient ainsi essentielle à l'achèvement de toutes les actions nerveuses.

Quels que soient ses modes, l'action nerveuse suppose une chaîne toujours formée par les mêmes anneaux et comportant les mêmes éléments : une voie

(1) Il n'y a d'exception que pour les nerfs olfactifs qui communiquent directement avec l'écorce cérébrale.

sensitive, un centre gris, une voie centrifuge, et un organe réactionnel. Toutes les actions élémentaires du système nerveux reposent donc sur des cycles homologues, et, à ce point de vue, on peut, à l'exemple de M. Dastre, les considérer au même titre comme des actions réflexes (*Revue des Deux Mondes*, 1ᵉʳ avril 1900). Il y aurait donc trois sortes d'actions réflexes élémentaires : les sensations, les mouvements involontaires et les mouvements volontaires.

Cette synthèse si bien faite pour donner tout son relief à l'unité du système nerveux, n'exclut pas d'ailleurs la séparation si naturelle des opérations conscientes et des opérations inconscientes de la substance grise. Chacune de ces catégories d'opérations a, comme nous l'avons annoncé, ses organes distincts : l'écorce cérébrale d'une part et la substance grise répandue dans l'isthme encéphalique et la moelle, d'autre part.

ÉLÉMENTS DU SYSTÈME NERVEUX. — THÉORIE DU NEURONE.

Les voies de transmission sensitive ou motrice sont constituées par deux ordres de conducteurs, les nerfs qui forment les organes périphériques du système nerveux et les voies centrales de transmission qui, pour la plupart, résident dans la substance blanche du névraxe. Toutes les fibres nerveuses aboutissent à une cellule ou partent d'une cellule. Aussi, dans la conception classique du système nerveux, l'expression théorique de l'action réflexe était donnée dans un schéma comme celui de la figure 129. Quant aux cellules placées au sommet de l'arc réflexe, elles étaient conçues comme liées les unes aux autres par leurs prolongements anastomosés et formant dans toute l'étendue du névraxe, un réticulum d'une finesse extrême et d'une complexité prodigieuse. C'était le réseau de Gerlach. La constitution de ce réseau emportait deux conséquences : 1° la dépendance des cellules nerveuses vis à vis les unes des autres, et 2° la continuité matérielle de la substance grise.

Les progrès de la technique histologique ont conduit à une autre conception. Les fibres ne sont pas des éléments distincts de la cellule nerveuse, mais des prolongements de cette cellule. Les recherches de Deiters sur l'origine et la nature du cylindraxe avaient déjà jeté une vive lumière sur la structure du système nerveux, mais la méthode de Golgi (1) a permis d'aller plus loin et de discerner l'élément unique du système nerveux, d'en délimiter les contours et de l'embrasser dans son autonomie. Le réactif chromo-argentique de Golgi possède cette singulière propriété de borner son action à un très petit nombre d'éléments nerveux qui se détachent ainsi vigoureusement en noir sur un fond clair et laissent apercevoir avec clarté leur dessin et leurs relations réelles. Le bleu de méthylène employé par Erlich, possède aussi cette remarquable propriété et apporte aux histologistes une nouvelle ressource. Mais c'est à l'histologiste espagnol, maintenant célèbre, Ramon y Cajal, que revient la gloire d'avoir interprété exactement les préparations obtenues par la méthode de Golgi et d'avoir apporté ses documents essentiels à la théorie du neurone. Il a été suivi par un grand nombre d'anatomistes (Kolliker, Waldeyer, Von Lenhossek,

(1) La méthode de Golgi consiste à faire durcir un fragment de l'organe à étudier, moelle ou cerveau, par un séjour convenable dans le bichromate de potasse, et à le plonger pendant vingt-quatre heures, dans une solution de nitrate d'argent.

Cr. Retzius, Van Géhuchten, Azoulay, etc.), dont les travaux ont largement éclairé l'anatomie du système nerveux.

Constitution du neurone. — Le neurone (Waldeyer) est formé par une cellule nerveuse avec tous ses prolongements. Toute cellule est au moins bipolaire et émet deux sortes de prolongements : les *prolongements protoplasmiques* et le *prolongement cylindraxile*. Les prolongements protoplasmiques procèdent en général de plusieurs troncs très courts, et se partagent en un grand nombre de branches de plus en plus déliées et *terminées par une extrémité libre*. L'ensemble forme une arborescence souvent très riche et dont les ramifications sont désignées sous le nom de *dendrites*.

Le cylindraxe ou prolongement cylindraxile, encore désigné sous le nom d'axone, constitue l'élément essentiel des fibres nerveuses qui forment les nerfs ou la substance blanche. Il a l'apparence d'une tige simple et de diamètre uniforme. Il aboutit invariablement à une arborisation dont les branches se terminent également par des extrémités libres. Contrairement à ce qu'on admettait avant les découvertes de Golgi et de Cajal, le prolongement cylindraxile n'est pas simple. Tant qu'il n'est pas sorti du nevraxe, il émet de très nombreuses *branches collatérales* qui se conduisent comme le tronc principal, et aboutissent aussi à une arborisation terminale.

La morphologie du neurone peut toujours entrer dans le type fondamental que nous venons de décrire sommairement; mais elle est fort diverse, et ses apparences pourraient prêter à l'équivoque, si on ne prenait soin de définir les prolongements émis par le corps cellulaire, non plus à partir de leur morphologie, mais à partir de leur fonction. A ce point de vue, *les prolongements dits protoplasmiques sont toujours cellulipètes*, en ce sens que l'influx nerveux les parcourt en marchant vers la cellule. D'autre part, *le prolongement cylindraxile est toujours cellulifuge*, en ce sens que l'influx nerveux qui le traverse, part de la cellule. Il résulte de cette définition que les expressions tirées de la morphologie n'ont qu'une valeur relative ; ou bien, il faut perdre de vue leur sens littéral pour en faire les équivalents des expressions tirées de la physiologie du neurone ; on dira par exemple, prolongements protoplasmiques ou cellulipètes, et prolongement cylindraxile ou cellulifuge.

Marche de l'influx nerveux dans le neurone. — Tout neurone est nécessairement placé sur le trajet d'une excitation. Or, il reçoit cette excitation à l'aide de ses dendrites, et il la transmet à l'aide des arborisations terminales de son axone et des collatérales de cet axone. Le neurone tout entier peut être assimilé à un arbre dont les racines représenteraient les prolongements protoplasmiques, et dont le tronc avec sa frondaison représenterait l'axone et ses arborisations terminales. D'après ce que nous venons de dire, on voit que l'influx nerveux suit, dans le neurone, une marche comparable à celle que suit la sève ascendante, dans une plante vasculaire.

Tout neurone reçoit l'excitation qu'il propage, soit d'un autre neurone, soit du monde extérieur. Dans ce dernier cas, il constitue un *neurone sensitif périphérique*. Tout neurone transmet l'excitation qu'il propage, soit à un autre neurone, soit à un élément réactionnel (fibre musculaire, cellule glandulaire). Dans ce cas, il constitue un *neurone moteur périphérique*.

En passant d'un neurone à l'autre, l'excitation abandonne l'arborisation terminale du premier et gagne les dendrites du second.

Articulation des neurones entre eux. — Les ramifications de l'arborisation terminale du neurone envoyeur ne sont pas en continuité avec les branches dendritiques du neurone récepteur. Au lieu de s'anastomoser à plein canal les deux systèmes de ramifications s'appuient l'un sur l'autre et s'affrontent comme deux surfaces osseuses dans une articulation. Aussi, a-t-on coutume de dire que les neurones sont unis entre eux par l'articulation de leurs ramifications correspondantes. Toute chaîne de neurones est donc discontinue. Ses éléments juxtaposés et contigus ne sont liés que par une continuité physiologique. La discontinuité anatomique des neurones est une des notions les plus nouvelles sinon les plus certaines, apportées par les recherches récentes sur la constitution du système nerveux ; elle s'est substituée à celle de la continuité apparente exprimée dans le réseau de Gerlach (1).

Elle a suggéré des hypothèses fort ingénieuses et notamment celle de l'amiboïsme des prolongements du neurone, hypothèse que nous aurons à examiner bientôt.

Enchaînement des neurones. — **Neurone sensitif et neurone moteur périphériques.** — L'enchaînement des neurones dépend des actions nerveuses qui les traversent. La chaîne répondant à l'action nerveuse la plus simple, un réflexe élémentaire, est au moins formée de deux neurones ; un neurone sensitif et un neurone moteur périphériques. De pareils neurones sont engagés dans la constitution des nerfs. Étudions-les au niveau de la moelle épinière (fig. 223). Le corps cellulaire du neurone sensitif est formé par une des cellules du ganglion rachidien correspondant (GS); cette cellule émet un prolongement d'abord simple qui ne tarde pas à se bifurquer et à donner deux branches (ramifications en T de Ranvier). L'une de ces branches (RP) forme le cylindraxe d'une fibre sensitive, et se termine dans une surface épithéliale par une arborisation disposée pour recueillir, par exemple, des impressions tactiles.

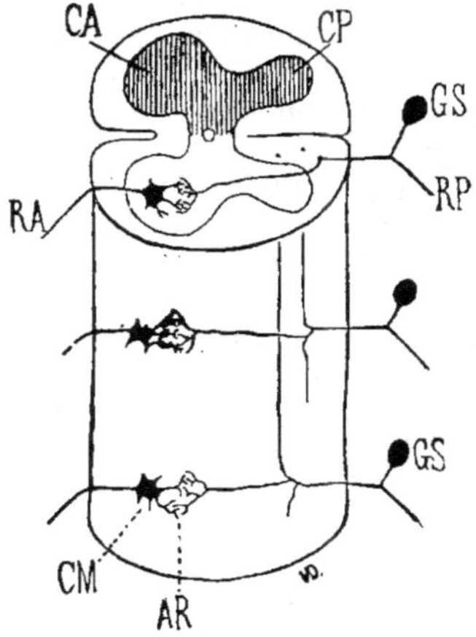

Fig. 223. — Schéma du mode d'articulation des neurones sensitifs périphériques avec les neurones moteurs périphériques, dans la substance grise de la moelle épinière.

CA, corne antérieure ; CP, corne postérieure ; GS, cellule nerveuse du ganglion spinal (corps cellulaire du neurone sensitif périphérique) ; CM, grande cellulaire (radiculaire), des cornes antérieures (corps cellulaire du neurone moteur périphérique ; RA, racines antérieures ; RP, racines postérieures des nerfs rachidiens ; AR, lieu d'articulation des ramifications du cylindraxe du neurone sensitif avec les prolongements protoplasmiques du neurone moteur (d'après Mathias Duval).

(1) La théorie du neurone avec la notion de discontinuité qu'elle emporte et qui la caractérise, est à peu près universellement adoptée. Il ne faut pas dissimuler, pourtant, l'opposition que lui font quelques auteurs, notamment Apathy qui s'est efforcé de faire revivre, sous une autre forme, la théorie du réseau de Gerlach et de la continuité. Mais la critique des doctrines en présence ne pourrait entrer dans les limites nécessairement étroites de ce paragraphe. On en trouvera l'exposé complet dans une série d'articles très vivants que M. Prenant a consacrés aux théories du système nerveux (*Revue générale des sciences*, 15 et 30 janvier 1900).

Malgré son étendue considérable, et bien qu'elle soit constituée par un cylindraxe, elle représente le prolongement cellulipète ou protoplasmique du neurone sensitif. Le prolongement cellulifuge ou cylindraxile de ce neurone est formé par la deuxième branche issue du prolongement de la cellule ganglionnaire ; elle constitue une des fibres radiculaires postérieures, pénètre dans la moelle et se divise en deux branches, l'une ascendante, l'autre descendante qui, toutes deux, émettent des collatérales transversales. Ces collatérales pénètrent dans la substance grise et vont s'articuler par leur arborisation terminale, soit avec les dendrites d'un neurone moteur, soit avec d'autres neurones que nous verrons plus loin.

Le corps cellulaire du neurone moteur périphérique (CM) est constitué par une des grandes cellules motrices de la corne antérieure de la moelle. Ses prolongements protoplasmiques très courts ne sortent jamais de la substance grise, et s'articulent au moins avec les arborisations terminales d'un neurone sensitif. Mais ils s'articulent en même temps avec d'autres neurones que nous allons voir. Le prolongement cylindraxile ou cellulifuge du neurone moteur constitue le cylindraxe d'une des fibres du nerf moteur correspondant ; il se termine par son arborisation terminale, soit sur une fibre musculaire, soit sur une épithélium glandulaire.

On voit que grâce aux collatérales de ses branches cellulifuges, le neurone sensitif peut atteindre un grand nombre de neurones moteurs situés à des étages différents de la moelle.

Neurone sensitif et neurone moteur centraux. — Le neurone sensitif périphérique ne suffirait pas à porter l'excitation jusqu'à l'écorce cérébrale. La chaîne sensitive dont il forme le premier anneau est continuée par un neurone dit sensitif central (NSC, fig. 224). Le corps cellulaire de ce dernier est formé par une des cellules des noyaux situés au niveau du bulbe rachidien (noyaux de Goll et de Burdach). Ses prolongements cellulipètes s'articulent avec les arborisations terminales d'un neurone sensitif périphérique. Son prolongement cylindraxile traverse le plan médian, et va se terminer dans l'hémisphère du côté opposé en s'articulant avec les dendrites d'une cellule pyramidale de l'écorce (AR₃).

Le corps cellulaire des neurones moteurs centraux (NMC) est précisément constitué par une cellule pyramidale de la zone dite psycho-motrice. Ses dendrites s'articulent avec l'arborisation terminale d'un neurone sensitif central, ou d'un neurone venant d'une autre région de l'écorce ; son prolongement cellulifuge va directement jusqu'au bulbe, où il traverse le plan médian pour aller s'articuler, par son arborisation terminale, avec les dendrites d'un neurone moteur périphérique (AR₄). Son trajet est donc croisé comme celui du neurone sensitif central.

On voit, à l'aide de la figure 224, comment les neurones sensitif et moteur centraux forment une chaîne cérébrale placée en dérivation sur un arc sensitivo-moteur ou chaîne médullaire. Nous aurons à décrire plus tard *une chaîne cérébelleuse* analogue. On voit aussi que le neurone moteur périphérique s'articule au minimum et nécessairement avec deux neurones : un neurone sensitif périphérique qui lui apporte les excitations extérieures, et un neurone moteur central qui lui apporte les excitations motrices volontaires et conscientes. Mais nous aurons à constater plus tard, qu'il s'articule aussi avec un neurone cérébelleux centrifuge.

En résumé, l'enchaînement des neurones aboutit toujours à la formation d'une chaîne simple ou d'un arc comprenant au moins deux neurones, un neurone centripète et un neurone centrifuge.

En tenant compte de leur place dans le système nerveux et de leur rôle, on peut distinguer trois groupes de chaînes ou arcs simples; les arcs réflexes

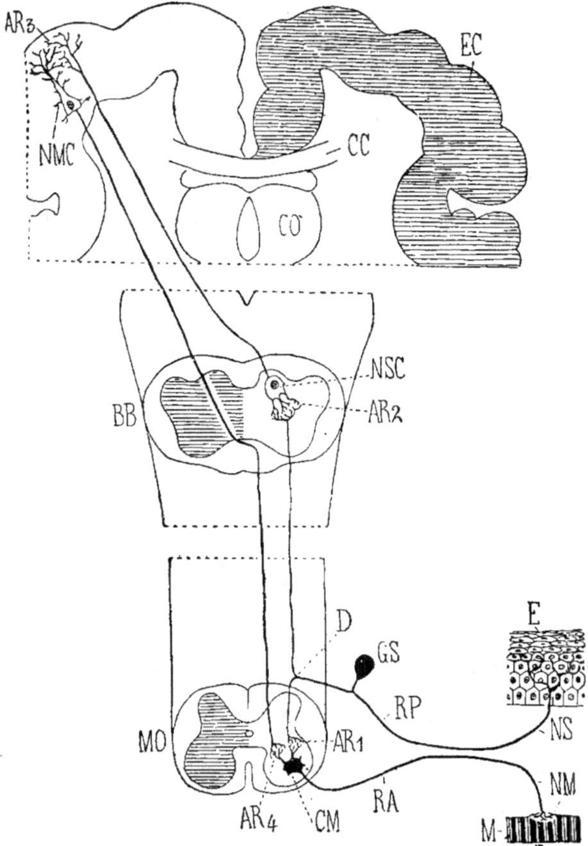

Fig. 224. — Schéma de l'arc réflexe et de l'arc cérébral (les neurones périphériques sont en noir; les neurones centraux sont en blanc).

E, surface épithéliale sensible; NS, nerf sensitif; RP, racine postérieure; GS, cellule du ganglion spinal, corps du neurone sensitif périphérique; D, émission de la collatérale qui va s'articuler en AR₁, avec le neurone moteur périphérique CM; RA, racine antérieure; NM, nerf moteur; M, muscle; NSC, neurone sensitif central; AR₂, articulation de ses prolongements protoplasmiques avec l'une des arborisations cylindraxiles terminales du neurone sensitif périphérique; NMC, neurone moteur central (cellule pyramidale; AR₃, articulation de ses prolongements protoplasmiques avec l'arborisation cylindraxile terminale du neurone sensitif central; AR₄, articulation du neurone moteur central avec un neurone moteur périphérique; MO, moelle épinière; BB, bulbe rachidien; EC, écorce cérébrale; CO, couches optiques; CC, corps calleux (d'après Mathias Duval).

médullaires ou mésencéphaliques, et d'autre part, les arcs cérébraux et les arcs cérébelleux placés en dérivation sur les arcs réflexes.

Neurones d'association. — Mais les neurones qui viennent d'être décrits ne suffiraient pas à assurer tous les enchaînements nécessaires au développement des actions nerveuses, dès que celles-ci atteignent un certain degré de complexité. Ces enchaînements se complètent dans les différentes parties de la substance grise par des neurones dits d'association. Il y a des neurones d'association dans la moelle, dans le cerveau et dans le cervelet. Il faut donc distinguer les neurones d'association médullaires, les neurones d'association cérébraux et les neurones d'association cérébelleux. Il n'y aurait aucune utilité, pour le moment, à nous arrêter sur l'étude circonstanciée de ces divers éléments. Bornons-nous à dire qu'ils s'insèrent dans les chaînes simples correspondantes dont ils étendent la portée. Leurs prolongements protoplasmiques restent toujours enfermés dans la substance grise comme leur corps cellulaire. Leurs prolongements cellulifuges ont des caractères variables ; tantôt ils sont courts et restent comme les premiers dans la substance grise, ou bien ils sont longs et accomplissent un trajet plus ou moins considérable dans la substance blanche, après s'être enveloppés de myéline. Mais après un parcours variable dans la substance blanche, ils rentrent dans la substance grise où ils s'articulent avec les dendrites d'un autre neurone.

Nous étudierons les divers neurones d'association à propos des centres dont ils complètent la structure.

PHYSIOLOGIE GÉNÉRALE DES NEURONES.

Influence trophique de la cellule dans le neurone. — Centres trophiques des nerfs. — Dès 1841, Longet a établi que si l'on sectionne un nerf moteur, le bout périphérique perd son excitabilité dès le quatrième jour, au point que les excitations les plus diverses et les plus intenses de ce bout périphérique ne provoquent aucune contraction dans les muscles correspondants. En 1852, Waller reprit la question et formula sur les effets des sections nerveuses les lois qui portent son nom. Il vit d'abord que la déchéance physiologique dans le bout périphérique des nerfs sectionnés, est liée à une déchéance anatomique et il établit la généralité de ce phénomène. Après la section d'un nerf quelconque, le bout périphérique subit une dégénérescence spéciale aboutissant à la destruction du cylindraxe dans toutes les fibres.

Cette dégénérescence est fatale et ne peut être empêchée par la suture des bouts séparés par la section ; la réunion par première intention n'a jamais lieu ou plutôt elle n'arrête pas le processus de la dégénérescence qui est, de sa nature, incoercible. Si, par une résection assez étendue, ou par tout autre moyen, on empêche la soudure du bout central et du bout périphérique, la dégénérescence est définitive. Dans le cas contraire, le bout périphérique se régénère et retrouve ses propriétés physiologiques. L'ensemble de ce double processus de dégénérescence et de régénération remplit une durée variable qui dépend des espèces animales, de l'état physiologique des sujets, mais qui peut atteindre plusieurs mois.

Vanlair a institué de ce côté des recherches chronométriques sur le facial du lapin, le sciatique et le pneumogastrique du chien, c'est-à-dire sur des nerfs dont la restauration complète se trahit nettement par des signes physiologiques faciles à consulter. La restauration a réclamé huit mois pour le facial, dix mois pour le poplité interne et onze mois pour le pneumogastrique. En tenant compte de la longueur du bout périphérique dans ces différents cas, l'auteur attribue à la marche du processus une vitesse de 1 millimètre par jour dans le sciatique et dans le pneumogastrique et une vitesse de $0^{mm},3$ seulement, dans le facial.

Si on pratique une résection, les délais précités augmentent considérablement. Dans le poplité, la restauration réclame treize mois pour une résection de un centimètre, vingt mois pour une résection de deux centimètres et vingt-huit mois pour une résection de trois centimètres. La réparation n'a jamais lieu si le fragment réséqué atteint quatre centimètres.

Le ralentissement provoqué par les résections est manifestement dû aux obstacles qui s'opposent à la marche des cylindraxes dans l'intervalle qui sépare les deux bouts du nerf sectionné (Vanlair, *Archives de physiol.*, 1894, p. 217).

Les nerfs trouvent donc, dans leur continuité avec les centres nerveux, la condition indispensable de leur intégrité anatomique et physiologique. Leur nutrition est placée sous la dépendance de ces centres qui deviennent à leur égard des *centres trophiques*.

Cette influence trophique dépend de la constitution même des neurones et pourrait être conçue *à priori*. Quand un nerf est sectionné, les cylindraxes, contenus dans le bout périphérique sont séparés de leur corps cellulaire et se conduisent comme les membres que l'on enlève à un animal, comme les tentacules d'un poulpe ou les bras d'une hydre, amputés et séparés du corps. Ils meurent nécessairement et ils deviennent désormais dans le tronc du nerf, un corps étranger. Celui-ci agit, dès lors, à la façon d'une épine irritante et sollicite un processus anatomique dans lequel toute l'initiative appartient au protoplasma et au noyau des segments interannulaires. Les recherches de Ranvier ont bien mis ces points en évidence. Le protoplasma sollicité par la présence importune du cylindraxe mort, devient turgescent et ses noyaux prolifèrent. En sorte que la cellule banale qui, dans le segment interannulaire, tenait jusque-là une place si discrète, devient exubérante et étouffe dans son développement le cylindraxe et la myéline. Ceux-ci sont mutilés, découpés, mis en poussière et finalement emportés par les cellules migratrices. Au terme de ce processus, il ne reste des tubes nerveux que les gaines de Schwann revenues sur elles-mêmes.

La régénération du bout périphérique des nerfs sectionnés est subordonnée, disions-nous plus haut, à une condition indispensable qui est la soudure de ce bout périphérique avec le bout central. Cette condition se rattache aux procédés mêmes de la restauration du nerf. La régénération est obtenue, en effet, non pas par une formation indépendante de nouvelles fibres nerveuses, dans le bout périphérique, mais par une végétation du bout central dont les cylindraxes bourgeonnent et poussent leurs prolongements, soit dans les gaines de Schwann vides, du bout périphérique, soit dans les interstices qui les séparent. Ce processus, il convient d'y insister, est exclusif de toute hypothèse dans laquelle on admettrait que les nouveaux cylindraxes peuvent se constituer de toutes pièces dans le bout périphérique, et par une formation *in situ* indépendante des neurones mutilés. La régénération du bout périphérique consiste en effet dans l'effort végétatif accompli par les neurones pour refaire leurs membres amputés De là la nécessité de la soudure des deux bouts du nerf sectionné ; de là l'effet des résections qui rendent la restauration impossible parce qu'elles mettent obstacle au rapprochement et à la réunion des deux segments isolés.

La nature des processus qui viennent d'être exposés, donne toute leur signification aux centres trophiques et elle nous permet en même temps de présumer que les fibres sensitives et les fibres motrices des nerfs ont des centres trophiques différents. Nous retrouvons ici les expériences instituées par Waller sur les racines nerveuses et en particulier sur les racines de la 2ᵉ paire cervicale qui, chez le chat, n'opèrent leur coalescence qu'à l'extérieur du canal rachidien et peuvent être atteintes sans qu'on ait besoin de recourir à des résections osseuses. Les résultats obtenus par Waller peuvent être sommairement résumés.

La section des racines *antérieures* est suivie de la *dégénérescence du bout périphérique* des fibres motrices ; le bout central reste intact.

La section des racines *postérieures* est suivie de la dégénérescence du *bout central*; le bout périphérique reste intact.

De là cette double conclusion. a. — Le centre trophique des fibres motrices réside dans la moelle. b. — Le centre trophique des fibres sensitives réside dans le ganglion intervertébral. D'une manière plus générale, les nerfs moteurs ont leur centre trophique dans le névraxe, tandis que les nerfs sensitifs ont leur centre trophique hors de ce même névraxe.

Ainsi se précise le rôle de la cellule dans les neurones. La marche de la dégénérescence et de la restauration lui est entièrement subordonnée. Elle ne dépend en aucune manière de la direction de l'influx nerveux et de la fonction des fibres, mais seulement de la place occupée par le corps du neurone.

Des centres trophiques et des centres fonctionnels. — Les cellules nerveuses semblent donc être faites pour exercer surtout une action trophique et ce nous est l'occasion d'exposer sommairement les vues émises sur ce point par M. Morat (*Revue scientifique*, 2ᵉ sem., 1894, p. 642 et 679).

Les cellules nerveuses sont placées sur le trajet de l'excitation et on avait toujours pensé que leur fonction essentielle était d'agir sur cette excitation pour la modifier en un sens ou en l'autre, lui donner sa mesure, la conduire et la réfléchir sur les voies centrifuges, vers les organes réactionnels. A ce titre elles étaient conçues comme formant par leur réunion les *centres nerveux fonctionnels*, c'est-à-dire des foyers de substance grise tenant sous leur dépendance l'exécution d'une catégorie définie d'actions réflexes. Mais les dispositions nouvelles révélées par la méthode de Golgi obligent à déplacer le siège de cette action particulière que les centres exercent sur l'excitation au moment de son arrivée et de son passage. Cette action réside évidemment au niveau des articulations qui unissent ensemble les arborisations des neurones enchaînés dans le cycle d'une action réflexe. C'est là que l'excitation arrive nécessairement, c'est là qu'elle trouve, sinon un obstacle, au moins une cause de ralentissement qui diminue singulièrement la vitesse de sa marche. C'est donc là que réside le centre fonctionnel. En même temps que ces raisons *à priori*, M. Morat apporte une raison de fait qui semble décisive. *Les cellules du ganglion rachidien ne modifient pas la marche de l'excitation*. Celle-ci produit les mêmes effets quand elle est portée sur le tronc du nerf ou sur la racine, et c'est une raison très forte de penser que la cellule des neurones sensitifs reste étrangère au travail physiologique de ces neurones. Si cette conclusion est exacte elle s'étend évidemment à la cellule des neurones moteurs placés à l'origine des fibres motrices.

En résumé, il faudrait distinguer soigneusement les centres trophiques formés par les cellules et les centres fonctionnels formés par les articulations des neurones entre eux.

Il ne nous semble pas possible d'admettre *toute* la doctrine de M. Morat ; elle est vraie, dans sa partie positive et quand elle affirme l'importance des articulations par où s'établissent les rapports des neurones entre eux. Elle nous paraît fausse ou au moins très exagérée dans sa partie négative, quand elle suppose que le corps du neurone peut rester étranger aux mouvements fonctionnels provoqués par toute excitation dans la chaîne dont il fait partie. Aussi bien, nous rencontrerons au cours de ces développements un grand nombre de faits positifs établissant l'activité fonctionnelle des cellules nerveuses (1).

De la méthode wallérienne. — La dégénérescence qui atteint les fibres nerveuses séparées de leur centre trophique, se trahit par des modifications histologiques permettant de les discerner aisément au milieu des fibres saines. La destruction du cylindraxe, la réduction de la myéline en grains de diamètre variable qui fixent énergiquement l'acide osmique, sont des témoins irrécusables, faciles à consulter et dont les indications s'étendent sur tout le territoire du bout périphérique des nerfs sectionnés. Si donc, on veut déterminer la distribution d'un nerf au delà des points où le scalpel ne peut plus le poursuivre, il n'y a qu'à opérer la section de ce nerf et à déterminer la distribution des fibres dégénérées. Telle est la méthode wallérienne, méthode sûre et féconde qui a permis de résoudre les problèmes les plus délicats de l'anatomie et sans laquelle nous ignorerions en particulier les points fondamentaux de la structure du névraxe. Car les lois de Waller s'étendent à toutes les fibres nerveuses ; toutes les fibres qui forment la substance blanche des centres nerveux sont subordonnées comme celles des nerfs à des centres trophiques définis. Elles dégénèrent quand elles sont séparées de ces centres et c'est par l'étude de leur dégénérescence, spontanée ou provoquée, qu'on peut déterminer leurs relations avec tel ou tel foyer de substance grise. Nous aurons plus bas à recueillir les enseignements de la méthode wallérienne. Bornons-nous à dire pour le moment et à titre d'exemple, qu'elle a permis en particulier, de délimiter le territoire du spinal et du pneumogastrique et de systématiser dans le névraxe le faisceau pyramidal, à partir de la zone motrice corticale où réside le centre trophique de ses fibres constituantes.

Des modifications fonctionnelles du neurone. — L'activité des centres nerveux entraîne dans les neurones des changements chimiques et des changements morphologiques. Les premiers se manifestent dans la cellule, les seconds se produisent surtout dans les arborisations des prolongements protoplasmiques ou cylindraxiles.

Changements chimiques. — De la substance chromophile et de son rôle. —

(1) Invoquons, sans plus tarder, l'expérience de Cyon montrant que l'excitation d'une racine antérieure intacte produit plus d'effets que l'excitation du bout périphérique de la même racine sectionnée. Cette différence prouve que les cellules motrices subissent fructueusement l'influence de l'excitation qui les atteint dans sa marche rétrograde.

Nissl a montré que le protoplasma des cellules nerveuses contient une substance spéciale caractérisée par son avidité pour les matières colorantes et en particulier pour le bleu de méthylène. Pour éviter toute confusion avec la chromatine proprement dite, on donne à cette substance le nom de substance *chromatophile* ou *chromophile*. Elle paraît constituer une matière de réserve destinée à faire les frais de la dépense chimique attachée à l'activité des centres nerveux. Elle remplirait une fonction analogue à celle du glycogène dans l'alimentation du travail musculaire.

En fait, la substance chromophile, s'épuise plus ou moins complètement pendant l'activité des cellules nerveuses et se renouvelle pendant leur repos. Telle est, au moins, la conclusion qui se dégage des recherches accumulées sur ce point, par un grand nombre d'expérimentateurs. (*Consulter sur cette question le précis d'histologie de Mathias Duval*, 2ᵉ éd., page 964.) Les excitations électriques dirigées sur les ganglions de la chaîne sympathique et sur les ganglions rachidiens, entraînent la disparition de la substance chromophile (Nissl, Vas, Hodge, Lugaro). Pugnat qui a repris ces recherches en les bornant aux ganglions rachidiens du chat, a vu que sous l'influence des excitations électriques, les cellules nerveuses diminuent de volume et se vident de leur substance chromophile.

Dans un deuxième groupe de recherches, on observe la chromolyse à la suite de la fatigue liée au travail spontané. La disparition de la substance chromophile est on ne peut plus manifeste dans les cellules motrices de la moelle, sur les chiens soumis à un travail forcé de plusieurs heures (Mann, Hodge, Demoor, Pick). Hodge a eu recours à une méthode fort élégante consistant à étudier comparativement la substance grise sur des moineaux surpris le matin avant le réveil et sur d'autres moineaux capturés le soir, à la fin d'une longue journée d'activité. Or, les cellules du matin (ganglions spinaux, écorce cérébrale, écorce cérébelleuse) sont chargées de substance chromophile, tandis que les cellules du soir en contiennent fort peu. Mann et Demoor ont observé des changements analogues en étudiant les effets du repos sur l'appareil visuel du chien. Il suffit de bander les yeux à un animal de cette espèce, pour assister à l'accumulation de la substance chromophile dans les cellules du *centre visuel*. Citons encore les recherches de Pick qui, opérant sur le singe et le chat, épuise de leur substance chromophile les cellules motrices de la moelle, par des excitations répétées de la zone motrice corticale.

De la chromolyse ou réaction à distance. — On donne ce nom aux changements qui se produisent dans les cellules des centres trophiques après les sections nerveuses (Marinesco). La réaction à distance est d'ailleurs incertaine ou inégale. Elle dépend, en particulier, de la nature des neurones intéressés par la section. Elle s'observe très nettement sur le noyau de l'hypoglosse. Après la section de ce nerf, les cellules du noyau perdent leur substance chromophile et diminuent de volume. Mais ce mouvement de régression est bientôt suivi d'une phase de réparation caractérisée par l'hypertrophie des cellules et l'accumulation de la substance chromophile dans leur protoplasma. Ces phénomènes déjà très nets au vingt-quatrième jour, peuvent être suivis pendant trois mois. Ils sont liés à l'effort de végétation qui pousse les nouveaux cylindraxes (Marinesco).

Si, au lieu de couper l'hypoglosse, on l'arrache, les cellules du noyau sont détruites en moins de trente-cinq jours sur le lapin (van Géhuchten).

Les cellules des neurones moteurs périphériques sont beaucoup plus résistantes. La section des nerfs ne produit en elles aucune réaction. Il faut, pour obtenir la chromolyse, procéder à l'arrachement des racines. Mais celui-ci n'entraîne jamais la destruction des cellules (van Géhuchten).

Les cellules du neurone sensitif périphérique sont très sensibles aux effets de la section nerveuse. Si la section porte sur les racines postérieures, la réaction n'a pas lieu, parce qu'en dépit de l'anesthésie consécutive, les cellules placées sur le trajet du neurone n'en sont pas moins sollicitées par les excitations périphériques. Il n'en est plus de même après la section du nerf mixte. Dans ce cas, la réaction est très intense et aboutirait à la destruction des cellules.

Changements morphologiques. — Amiboïsme des neurones. — La disposition qui préside aux relations des neurones entre eux, autorise à présumer que ces relations sont variables. On conçoit que les contacts qui s'établissent au niveau des articulations, entre les prolongements cylindraxiles et les prolongements protoplasmiques, soient tour à tour plus intimes ou plus relâchés, selon que ces prolongements s'étirent ou se rétractent. L'hypothèse de la contractilité des neurones émise déjà en 1893 par Rabl-Ruckardt, Tanzi Lépine, a été reprise, en 1895, par Mathias-Duval qui développa résolument la théorie de l'amiboïsme et montra qu'en imaginant les mouvements des neurones au niveau de leurs articulations, on obtenait une explication satisfaisante du sommeil, de la mémoire, de l'association des idées.Tout au moins, il devenait possible de se représenter ces phénomènes de l'âme, dans l'image correspondante de la chaîne des neurones, des ruptures qui peuvent la briser passagèrement, lorsque les prolongements articulés se rétractent, ou des contacts qui la rétablissent, lorsque ces mêmes prolongements s'allongent et marchent les uns vers les autres.

On pouvait déjà réunir un certain nombre de preuves par analogie empruntées à des faits connus. Tels les mouvements non douteux des cellules olfactives, véritables neurones dont les prolongements oscillent comme pour aller à la recherche des particules odorantes; tels encore, les transformations des bâtonnets et des cônes qui se rétractent dans l'obscurité, au point de diminuer sensiblement l'épaisseur de la rétine. On connaissait aussi les mouvements des cellules ganglionnaires de cette membrane, et on savait que le protoplasma de ces éléments est manifestement sensible à la lumière et se déplace sous son influence, du corps cellulaire vers les prolongements.

Mais il était nécessaire de réunir des preuves plus directes. Azoulay échoua tout d'abord et ne constata aucun changement visible dans les cellules pyramidales de l'écorce, engourdies par la narcose (1896). Mais à la même époque, Demoor apporta des résultats positifs. Il vit que sous l'influence du sommeil provoqué par la morphine, les prolongements dendritiques des cellules cérébrales, se rétractent et prennent l'aspect moniliforme. Ils semblent alors formés d'une série de grains protoplasmiques réunis par de très grêles filaments.

D'autre part, les recherches de Mlle Stefanowska (1897) sur les effets de l'électrisation du cerveau, de l'électrocution, de l'asphyxie ; celles de Manouélian sur les effets de l'insomnie, ont mis en évidence les manifestations de la contractilité des neurones. Il en est de même des travaux entrepris par

Odier sur les neurones moteurs périphériques dont les prolongements se rétractent et disparaissent en quelque sorte dans le corps de la cellule, sous l'influence des courants induits longtemps prolongés. Mais l'expression la plus fréquente de la contractilité consiste dans l'état moniliforme des cellules corticales, et dont la signification a été nettement établie par les nombreuses recherches de Demoor.

Nous nous bornerons à ces quelques indications sur une question dont la solution est encore très incertaine pour beaucoup de bons esprits, malgré l'importance des documents déjà sortis de l'expérimentation.

SENSIVITÉ ET MOTRICITÉ. — FONCTIONS DES RACINES DES NERFS.

Dans les considérations générales qui précèdent, nous avons admis implicitement la spécialisation fonctionnelle et l'autonomie des fibres sensitives et des fibres motrices qui entrent dans la constitution des différents nerfs. Mais il n'y a pas lieu d'ajourner plus longtemps le récit des faits qui ont fixé ce point si important de la physiologie du système nerveux. L'idée que les nerfs mixtes comme les nerfs rachidiens sont composés de fibres sensitives et de fibres motrices distinctes les unes des autres et différant à la fois par leurs relations avec les centres nerveux et par leurs terminaisons périphériques, paraît avoir été exprimée pour la première fois par Charles Bell (1774-1842). Mais, en ce qui touche les fonctions des racines, l'illustre anatomiste anglais n'obtint que des résultats insuffisants pour asseoir une doctrine complète. C'est en 1809 que Charles Bell effectua ses recherches expérimentales sur les fonctions des racines des nerfs rachidiens et c'est en 1811 qu'il en publia les résultats dans un opuscule destiné seulement à quelques-uns de ses amis. Ce travail était donc parfaitement ignoré des physiologistes, lorsqu'en 1822, Magendie entreprit, à son tour, des recherches sur le même sujet et démontra péremptoirement la sensivité des racines postérieures et la motricité des racines antérieures des nerfs rachidiens. Or, les physiologistes sont en désaccord sur l'origine de cette découverte fondamentale. Les uns l'attribuent à Charles Bell, les autres à Magendie. Pour prendre parti sur ce point d'histoire, il suffit de lire attentivement les développements qui lui ont été consacrés par Flourens (*Éloges historiques*), par Vulpian (*Leçons sur la physiologie du système nerveux*), et surtout par Milne-Edwards (*Leçons sur la physiologie et sur l'anatomie comparée*, t. XI, p. 361). Les documents rapprochés par ces critiques ne laissent aucun doute sur la valeur des faits mis en lumière par les deux expérimentateurs.

Dans ses recherches publiées en 1811 et confiées, en quelque sorte, à ses intimes, Charles Bell a vu que les excitations dirigées sur les racines antérieures mises à découvert dans la région lombaire, ne produisent que des mouvements dans les muscles correspondants, tandis que l'excitation des racines postérieures ne provoque aucune réaction. Charles Bell ignorait donc les fonctions des racines postérieures et il ne pouvait pas assurer que les racines antérieures dont il venait de constater la motricité n'étaient point en même temps sensitives. Dans ses écrits ultérieurs (1821), il n'est pas allé au delà de ces premières affirmations qui, on le voit, laissent la question ouverte, ou tout au moins n'en apportent qu'une solution inachevée. L'échec partiel de l'expérimentateur anglais procède de la méthode imparfaite dont il faisait usage. Il interrogeait les racines sur des lapins récemment *assommés et devenus insensibles*. On s'explique bien que, dans ces conditions, l'excitation des racines postérieures ne lui ait apporté aucun témoignage de sensibilité. D'autre part, Charles Bell partait d'une idée préconçue qui était plutôt de nature à fausser ses conclusions. Il présumait que les racines antérieures se relient au cerveau, tandis que les racines postérieures viennent du cervelet, et c'est pour vérifier cette présomption qu'il entreprit ses expériences. Nous venons de voir les résultats qui s'en dégagèrent. Il est de toute évidence que, si nous ne connaissions que ces résultats, nous ne connaîtrions pas les fonctions des racines des nerfs. Or, la spécialisation fonctionnelle des racines est une des notions les plus claires et les mieux établies de la physiologie, depuis les recherches de Magendie (1822).

Celui-ci opérait sur de jeunes chiens dont il découvrait la moelle dans la région lombaire, et il vit nettement ces deux faits essentiels. *a.* — La section des racines postérieures entraîne l'anesthésie des régions correspondantes du tégument. *b.* — La section des racines antérieures entraîne la paralysie motrice de tous les muscles correspondants. Mais la démonstration de Magendie s'est complétée par un grand nombre d'expériences dont les résultats peuvent se grouper dans trois catégories de faits :

a. *Excitation des racines.* — 1° L'excitation des racines postérieures intactes est exclusivement suivie de témoignages de sensibilité, cris et mouvements de défense; 2° l'excitation des racines antérieures est exclusivement suivie de contractions dans les muscles correspondants. (Nous verrons la restriction qu'il faut faire sur ce point, à propos de la sensibilité récurrente.)

b. *Section des racines.* — 1° La section des racines postérieures entraîne l'abolition de la sensibilité dans tout le territoire cutané des nerfs mixtes correspondants et laisse la motricité intacte; 2° la section des racines antérieures entraîne la paralysie motrice dans tout le territoire musculaire placé sous la dépendance des nerfs mixtes correspondants, et laisse la sensibilité intacte; 3° la section des deux séries de racines entraîne la paralysie de la sensibilité et du mouvement dans tout le territoire des nerfs mixtes correspondants. Cl. Bernard a donné ultérieurement à ce fait une forme saisissante ; on coupe toutes les racines postérieures du plexus lombo-sacré d'un seul côté, à gauche par exemple, et toutes les racines antérieures du côté opposé. L'animal est paralysé de la sensibilité dans toute l'étendue du membre postérieur gauche dont les muscles obéissent toujours à la volonté, tandis que le membre droit, dont les muscles sont flasques et paralysés, est resté sensible à toutes les excitations sensitives.

c. *Excitation des segments nerveux devenus libres par la section des racines.* — 1° L'excitation du *bout central* de la racine postérieure provoque des cris et des mouvements de défense; 2° l'excitation du *bout périphérique* de la même racine est sans effet; 3° l'excitation du *bout périphérique* de la racine antérieure détermine des contractions dans tous les muscles correspondants ; 4° l'excitation du *bout central* de la même racine ne produit aucun effet.

Conclusion. — La sensitivité des nerfs mixtes réside dans les racines postérieures, tandis que leur motricité résiste dans les racines antérieures. Cette conclusion a été confirmée par toutes les recherches entreprises ultérieurement sur diverses espèces animales. Nous nous bornerons à citer les travaux de Muller sur la grenouille (1834) ; ceux de Longet sur le chien (1841) et de Schiff sur les oiseaux.

Quant aux nerfs mixtes craniens, la spécialisation fonctionnelle de leurs fibres sensitives ou motrices sera mise en évidence à propos de l'intervention de ces nerfs dans les fonctions auxquelles ils sont attachés.

La notion générale qui se dégagea des recherches de Magendie est que la motricité et la sensitivité des conducteurs périphériques trouvent leurs instruments distincts dans des fibres nerveuses autonomes, ayant des connexions spéciales avec le névraxe. Or ces connexions se précisent dans les dispositions affectées par le neurone sensitif et le neurone moteur périphériques.

DE LA SENSIBILITÉ RÉCURRENTE.

La sensibilité récurrente est la sensibilité qu'on peut éveiller par l'excitation des racines antérieures ou de leur bout périphérique. Mais, on pourrait définir aujourd'hui ce phénomène, en disant qu'il réside dans la sensibilité qui se manifeste dans le bout périphérique des nerfs sectionnés. La sensibilité récurrente a été découverte par Magendie à l'occasion de ses recherches sur les fonctions des racines des nerfs. Les faits déterminés par Magendie peuvent se résumer ainsi : — *a*. Les racines antérieures sont sensibles ; — *b*. Après la section des racines antérieures, les excitations du bout central ne provoquent aucun signe de douleur, tandis que le bout périphérique est manifestement sensible ; — *c*. La sensibilité des racines antérieures disparaît après la section des racines postérieures ; elle exprime dès lors une sensibilité d'emprunt dont les voies sont constituées par des fibres récurrentes fournies par les racines sensitives et qui gagnent la moelle en suivant le trajet des racines antérieures ; — *d*. La section d'un nerf mixte à quelques millimètres au-dessous du ganglion, fait disparaître la sensibilité des racines antérieures ; d'où il suit que la récurrence des fibres sensitives égarées dans les racines antérieures, s'effectue dans le tronc du nerf mixte à une distance variable du ganglion rachidien.

L'histoire de la sensibilité récurrente a subi bien des vicissitudes ; les physiologistes qui en recherchèrent plus tard l'expression ne la retrouvèrent pas. C'est ainsi que Longet après avoir revendiqué la découverte de la sensibilité récurrente, publia un mémoire pour prouver qu'elle n'existe pas (1840-1841). Cl. Bernard reprit la question en 1844 et après avoir vainement recherché lui aussi, la sensibilité récurrente, il finit par la retrouver avec le souvenir des conditions que le hasard avait apportées dans les premières expériences de Magendie. Pour obtenir avec certitude les manifestations de la sensibilité récurrente sur les racines antérieures, il faut, en effet, opérer sur des chiens jeunes, vigoureux et bien nourris. Mais il faut aussi et surtout, après avoir découvert la moelle, attendre que la sensibilité générale épuisée par les effets du choc traumatique ait retrouvé son acuité normale.

Cl. Bernard put ainsi reproduire tous les résultats que Magendie avait réunis sur la sensibilité récurrente, y compris ce fait que le facial possède lui aussi une sensibilité d'emprunt qu'il doit à des fibres sensitives de la 5e paire.

La réalité anatomique des fibres récurrentes fut d'ailleurs établie par Schiff en 1850 par l'application de la méthode wallérienne. Après la section des racines postérieures, on trouve au bout de plusieurs jours, des fibres dégénérées dans les racines antérieures correspondantes.

Il restait à déterminer la signification de la sensibilité récurrente. Or, en dépit des tentatives de Cl. Bernard pour placer dans ce phénomène le critérium physiologique de la paire nerveuse, la découverte de Magendie demeurait un objet de simple curiosité, dont l'intérêt semblait médiocre ; c'était un pur accident d'embryogénie.

Les travaux d'Arloing et Tripier (*Archives de physiologie*, 1869, p. 33 et 307 et 1876, p. 11 et 105), en ont au contraire établi la haute importance dans le domaine de la clinique. Et d'abord, ils en ont démontré le caractère général. La sensibilité récurrente ne se manifeste pas seulement sur les racines antérieures ; on peut la mettre en évidence sur le bout périphérique de tous les nerfs sectionnés et c'est par là qu'on peut en donner une définition simple à la fois et complète comme celle que nous avons essayée plus haut. Les recherches d'Arloing et Tripier ont porté sur le facial et le spinal des solipèdes et des rongeurs, ainsi que sur le trijumeau et les nerfs des membres, chez les carnivores et les solipèdes. Elles autorisent les conclusions suivantes : — *a*. Le bout périphérique des nerfs sectionnés est sensible. — *b*. Cette sensibilité trouve toute son évidence vers la périphérie des nerfs et finit par disparaître vers les regions élevées des troncs nerveux. — *c*. La sensibilité du bout périphérique des nerfs est due à des fibres récurrentes provenant des nerfs voisins.

Peu de jours après la section d'un nerf, on trouve, en effet, dans le bout périphérique, au milieu des fibres dégénérées, un certain nombre de fibres saines. Réciproquement, le bout central contient un nombre correspondant de fibres dégénérées. Il est évident que ces fibres saines du bout périphérique ont conservé leurs liens avec leurs centres trophiques et que d'autre part, elles ne peuvent gagner ces centres qu'en prenant le trajet d'un nerf voisin. C'est pourquoi, après la section d'un nerf quelconque, le médian par exemple, on trouve des fibres dégénérées dans le cubital et dans le radial. Ce sont des fibres récurrentes. Le nombre de ces fibres diminue de la périphérie au centre et elles finissent par disparaître.

Il résulte de l'ensemble de ces faits brièvement résumés, que les différents nerfs qui se rendent dans la même région sont liés entre eux par un échange de fibres passant de l'un à l'autre en suivant la voie des plexus terminaux. Cette circonstance a pour effet de diminuer l'autonomie des nerfs, d'entraîner la pénétration de leurs territoires périphériques respectifs et de produire entre eux une certaine confusion fonctionnelle.

Cette dernière conséquence se rattache directement aux faits d'observation clinique qui avaient suscité les recherches d'Arloing et Tripier. Ces faits étaient en contradiction avec les notions les mieux acquises sur la physiologie des nerfs. Ils consistent en effet, dans la persistance ou le retour prématuré de la sensibilité, dans des régions privées, par une section accidentelle, de leurs nerfs sensitifs présumés. Ils doivent se grouper dans deux catégories : ou bien la sensibilité persiste malgré la section nerveuse ; ou bien elle se reconstitue dans des délais d'une brièveté incompatible avec les lois de la dégénérescence et de la restauration des nerfs. Les faits de la première catégorie se groupent autour des cas observés par Laugier, Houel, Richet, etc. Dans le cas relaté par Richet, le médian est sectionné à la suite d'une plaie contuse, au niveau de la partie inférieure de l'avant-bras; vingt-quatre heures après l'accident, on trouve que la sensibilité existe dans toutes les parties de la main, à l'exception des deux dernières phalanges de l'index. On place un point de suture ; le jour même et les jours suivants, on observe le même phénomène.

Il est évident que pour des faits de cet ordre, on ne saurait admettre un seul instant l'hypothèse d'une réunion immédiate dont les lois exposées plus haut (p. 774) ont établi l'impossibilité. La vraie solution est sortie des recherches d'Arloing et Tripier. Celles-ci ont été inaugurées par des expériences où on se proposait de déterminer tout d'abord, les effets des sections nerveuses sur la sensibilité des régions correspondantes. Or, les expériences pratiquées chez le chien, sur les nerfs de la main, ont appris que la section isolée du médian, du cubital et du radial n'abolit pas la sensibilité dans le territoire présumé de ces nerfs, et que pour obtenir l'anesthésie complète de la main, il faut sectionner les trois nerfs précités. De même, la section isolée ou les sections combinées des nerfs collatéraux d'un doigt n'abolissent pas la sensibilité dans le territoire présumé de ces branches nerveuses et d'autre part, pour obtenir l'anesthésie complète d'un doigt, il est indispensable de sectionner les quatre nerfs collatéraux de ce doigt. L'expérience apportait ainsi d'une manière régulière et constante des faits identiques à ceux que les cliniciens présentaient comme exceptionnels et qu'ils expliquaient par l'hypothèse inadmissible de la réunion immédiate. Il était démontré, au contraire, que les territoires fonctionnels des nerfs voisins ne sont pas séparés par des limites précises, mais qu'ils se pénètrent et se superposent, au point que la section d'un nerf n'entraîne pas l'anesthésie dans le territoire présumé de ce nerf. C'est pour expliquer cette pénétration qu'Arloing et Tripier eurent recours à l'hypothèse de la sensibilité récurrente. On a vu comment cette hypothèse a été doublement vérifiée, soit par la constatation de la sensibilité du bout périphérique des nerfs sectionnés, soit par l'observation anatomique des fibres récurrentes qui entrent régulièrement dans la constitution de tous les nerfs.

Ajoutons que la sensibilité récurrente, si elle intervient pour concourir à la confusion des territoires fonctionnels des nerfs voisins, n'est pas une condition indispensable de cette confusion ; celle-ci trouve de nouveaux instruments dans les anastomoses qui unissent les nerfs, au-dessous du point sectionné.

Les faits de la deuxième catégorie sont plus difficiles à expliquer (faits de Tillaux, de Dayot fils, etc.). A la suite d'une section nerveuse, la sensibilité est abolie depuis plusieurs jours, plusieurs mois ou plusieurs années; on intervient avec l'intention de faire la suture secondaire des bouts nerveux qui sont séparés ou qu'on imagine séparés. Or, la seule intervention chirurgicale a pour effet d'amener dans les instants qui suivent l'opération, le retour complet de la sensibilité dans les régions anesthésiées. Ces faits ne peuvent, pas plus que les précédents, s'expliquer par l'hypothèse de la réunion immédiate ; cette hypothèse est toujours en contradiction avec les lois de la dégénérescence et de la restauration des nerfs sectionnés. Mais on peut admettre et on admet généralement que l'anesthésie consécutive à la section accidentelle se rattache, soit aux effets de l'inhibition provoquée dans les centres sensitifs par le choc traumatique, soit par l'étranglement cicatriciel du nerf restauré. Que si on intervient plus tard chirurgicalement, l'intervention a pour effet d'exciter les filets nerveux qui traversent la cicatrice et de provoquer dans les centres, ce que Brown-Séquard appelle une action dynamogénique. Il serait peut-être plus simple de dire que l'excitation locale apportée par l'intervention chirurgicale réveille dans les centres sensitifs correspondants, l'excitabilité qu'ils avaient perdue (?). (Consulter sur cette question encore fort obscure, la polémique soutenue par Vanlair et Herzen, *Revue scientifique*, 2ᵉ *semestre 1894*, p. 129, 362, 571 et 637. Consulter aussi la communication de Laborde, *Acad. de méd. de Paris*, 14 et 23 mars 1893).

Les deux parties essentielles du neurone, le corps cellulaire et les prolongements cylindraxiles ont des attributions différentes et réagissent d'une manière spéciale, vis-à-vis de l'excitation qui les traverse. D'autre part, ils tiennent dans la constitution du système nerveux une place particulière. Les cellules avec leurs prolongements protoplasmiques sont accumulées dans la substance grise, tandis que les prolongements cylindraxiles forment les conducteurs centraux ou périphériques à l'exclusion de tout autre élément. En un mot, la dualité fonctionnelle du neurone se maintient en dépit de son unité morphologique, et il reste toujours nécessaire de considérer à part les fibres et les cellules nerveuses. C'est ce que nous allons faire dans les deux chapitres suivants, en étudiant, d'une part, les propriétés générales des nerfs, c'est-à-dire des fibres, et celles des centres nerveux, c'est-à-dire des cellules.

PROPRIÉTÉS GÉNÉRALES DES NERFS.

Si un nerf, le sciatique par exemple, étant mis à découvert sur un animal, on jette sur lui une série de chocs induits, on obtient aussitôt les témoignages d'une vive sensibilité, en même temps que des contractions dans les muscles situés au-dessous du point excité. Il faut donc admettre : 1° que le nerf a subi, au niveau du point excité, une modification locale corrélative de l'excitation ; 2° que cette modification a été transmise, d'une part, vers le cerveau où elle a éveillé une sensation, d'autre part, vers les muscles où elle a provoqué des contractions. Le nerf est donc capable : 1° de recevoir utilement des excitations, ce qui veut dire qu'il est excitable ; 2° de transmettre ces mêmes excitations ce qui veut dire qu'il est conducteur. Il possède à la fois l'excitabilité et la conductibilité. Ces deux propriétés sont d'ailleurs corrélatives et fournissent l'expression du même fait, l'aptitude du nerf à se laisser modifier par une provocation extérieure. Or, il est dans la loi de cette modification locale de se transporter le long du nerf.

DE L'EXCITABILITÉ.

Le fonctionnement d'un nerf provoqué par une excitation, ne se trahit par aucun changement visible et nous ne l'apercevrions pas d'emblée, s'il n'était dénoncé à l'extérieur par les manifestations qu'il éveille dans les organes réactionnels auxquels il aboutit, soit la sensation ou le mouvement. Un segment nerveux isolé du cerveau ou des muscles est vainement soumis à des excitations. Il n'en est pas moins modifié par ces excitations comme s'il avait conservé ses relations fonctionnelles. Les manifestations obtenues ne dépendent donc pas du nerf lui-même, mais de ses terminaisons. Ce qui fait qu'un nerf est moteur, c'est qu'il se termine dans un muscle; ce qui fait qu'il est sensitif, c'est qu'il est relié par une chaîne de neurones à un point de l'écorce cérébrale capable d'éprouver une sensation.

De l'énergie spécifique des centres corticaux sensoriels. — La diversité même des sensations qui s'éveillent dans l'écorce à la suite des impressions portées sur les organes des sens, ne dépend pas davantage de la structure ou de propriétés nouvelles que posséderaient les nerfs correspondants.

Si le nerf optique transmet des impressions et éveille des sensations lumineuses, c'est à raison, non pas d'une structure ou d'une aptitude qu'il possèderait en propre, mais à raison de sa continuité, d'une part avec la rétine, et d'autre part avec le centre cortical de la vision. La rétine est excitable à la lumière, mais le nerf optique ne l'est pas, tandis qu'il répond aux excitations mécaniques ou électriques. Or, les sensations éveillées par ces excitations sont des sensations lumineuses, non des sensations de douleur ou de tact. Comme ou le voit, la sensation est seule spécifique et elle tire sa spécificité des aptitudes propres au centre cortical qui reçoit les fibres du nerf optique. Le centre cortical de la vision est organisé pour servir de substratum aux sensations visuelles et pas à d'autres sensations, là est la spécificité. Les mêmes considérations s'appliqueraient à tous les autres nerfs sensitifs et prouveraient de la même manière que ces nerfs sont des conducteurs indifférents, dépourvus de toute énergie spécifique. C'est dans ce sens qu'il convient d'interpréter la doctrine introduite par Muller sur la prétendue énergie spécifique des nerfs.

Des excitants du nerf. — L'excitabilité des nerfs peut être éveillée par leurs excitants naturels ou par des excitants artificiels. Les excitants naturels ou adéquats sont des phénomènes extérieurs auxquels les terminaisons sensitives sont particulièrement sensibles, tels, les ondes sonores et les ondes lumineuses.

Excitants artificiels. — On distingue les excitants mécaniques, les excitants chimiques et les excitants physiques.

Excitants mécaniques. — On produit une excitation mécanique à l'aide de pincements ou de percussions convenablement mesurés. Malgré leur grossièreté, les excitations mécaniques peuvent être employées de manière à entretenir dans les nerfs une activité régulière. Il suffit de les distribuer dans une mesure et avec un rythme convenables, conditions qui se trouvent réalisées dans le tétanomoteur d'Heidenhain. Cet appareil consiste en un petit marteau dont le manche est actionné par une roue dentée animée d'un mouvement uniforme. Au passage de chaque dent, le marteau se soulève pour retomber ensuite sur le nerf. Il en résulte une série de chocs d'un rythme tel que le muscle placé à l'extrémité du nerf entre en tétanos. M. Marey obtient un résultat analogue en utilisant les vibrations d'un diapason.

Excitants chimiques. — L'excitabilité des nerfs est éveillée par un grand nombre d'excitants chimiques tels que, la dessication, le sel marin, les alcalis, les acides, la glycérine, l'alcol, l'urée, la bile. Si on isole le sciatique d'une grenouille et qu'on l'expose à l'air, il se dessèche progressivement, ce qui est pour lui une cause d'excitation. On aperçoit, en effet, au bout d'un certain temps, des contractions dans le gastro-cnémien. Ces contractions, d'abord isolées et fibrillaires, se fusionnent peu à peu et finissent par produire un véritable tétanos. Les contractions débuteraient dans le muscle, dès que la perte en eau atteindrait 4 à 8 p. 100 du poids du nerf. De tous les autres excitants chimiques, nous ne retiendrons que le sel marin. Pour faire agir ce réactif, on prépare des solutions dont le titre peut varier de 4 à 30 p. 100, et on les dispose dans un verre de montre. Le nerf sciatique d'une grenouille étant disséqué sur toute son étendue et sectionné à son extrémité supérieure, le bout périphérique ainsi obtenu est plongé dans la solution. Si le gastro-cnémien est placé sur un myographe, la contraction s'annonce, après quelques minutes, par le déplacement de la plume qui s'élève progressivement et finit par s'immobiliser, lorsque le raccourcissement du muscle est complet. A ce moment, celui-ci est en plein tétanos. Nous verrons bientôt l'intérêt de ces tétanos chimiques.

Les nerfs sensitifs et les nerfs moteurs ne répondent pas tout à fait de la même manière aux excitations chimiques. Ainsi, l'ammoniaque agissant sur le pneumogastrique, détermine des modifications dans le rythme respiratoire, mais il n'éveille aucune contraction du gastro-cnémien, si on le fait agir sur le sciatique. Le sel marin dont nous venons de voir l'influence sur les nerfs moteurs, ne provoque aucun réflexe respiratoire quand son action est dirigée sur le nerf vague. Mais, d'après Wertheimer, il provoque la sécrétion salivaire par voie réflexe, quand on l'applique sur le nerf lingual. Il agirait aussi sur les nerfs sensitifs en provoquant l'élévation de la pression artérielle. La glycérine partagerait les mêmes propriétés.

Excitants physiques. — Les nerfs sont sensibles aux variations brusques de la température et du potentiel électrique. L'électricité s'applique merveilleusement à l'étude de l'excitabilité des nerfs et elle peut agir sous des formes très diverses; on emploie tour à tour, soit les décharges électriques fournies par des appareils d'électricité statique, soit les courants induits, soit les courants continus. Nous ne nous occuperons ici que des faits classiques relatifs à l'influence des courants sur les nerfs. Pour ces sortes de recherches, on utilise le nerf sciatique de la grenouille, en se servant comme réactif, du muscle gastro-cnémien, qui par son état d'activité ou de repos témoigne de l'état du nerf.

Action des courants continus sur les nerfs. — Règle générale, quand on applique un courant continu sur un nerf moteur comme le sciatique, le nerf n'est excité et le muscle ne se contracte qu'au moment de la fermeture et au moment de l'ouverture du circuit. On obtient donc une contraction dite de fermeture et une contraction dite d'ouverture. Tant que le circuit est fermé, le courant ne produit aucun effet excitant et le muscle demeure au repos.

L'excitation de fermeture naît au pôle négatif et l'excitation d'ouverture naît au pôle positif. Cette loi essentielle se démontre de la manière suivante :

Les électrodes placées sur le nerf sont séparées par un intervalle aussi grand que possible. Si l'électrode négative est placée entre le muscle et l'électrode positive, le courant est dit *descendant*. Il est *ascendant* dans le cas contraire. Si les deux électrodes sont situées aux extrémités du même diamètre, le courant est dit *transversal*. Prenons le cas d'un courant descendant, en éloignant autant que possible les deux électrodes. Dans ces conditions, on constate que le temps perdu est plus grand pour la contraction d'ouverture que pour la contraction de fermeture. La différence répond d'ailleurs, au temps que l'excitation née au pôle positif, au moment de l'ouverture, met à franchir l'intervalle nerveux qui sépare les deux électrodes. En renversant le sens du courant on renverse également le sens des résultats.

L'action des courants continus dépend d'ailleurs de leur direction et de leur intensité. Mais pour saisir l'influence de ces facteurs, il est indispensable d'examiner, au préalable, l'état particulier des nerfs soumis à l'influence d'un courant continu. Cet état constitue l'électrotonus.

De l'électrotonus. — On désigne ainsi l'ensemble des modifications subies par un nerf pendant le passage d'un courant continu. Ces modifications sont d'ordre physique et d'ordre physiologique. Les premières consistent dans l'apparition de courants qui se produisent aux deux régions extrapolaires du nerf. Ils sont désignés sous le nom de *courants électrotoniques.*

Soit un courant de pile relié à un nerf aux points *a* et *b*, au moyen d'électrodes impolarisables (fig. 225). Si on explore les deux régions extra-polaires, *ef, cd*, en les reliant chacune à un galvanomètre, par des électrodes impolarisables, on constate dans les deux

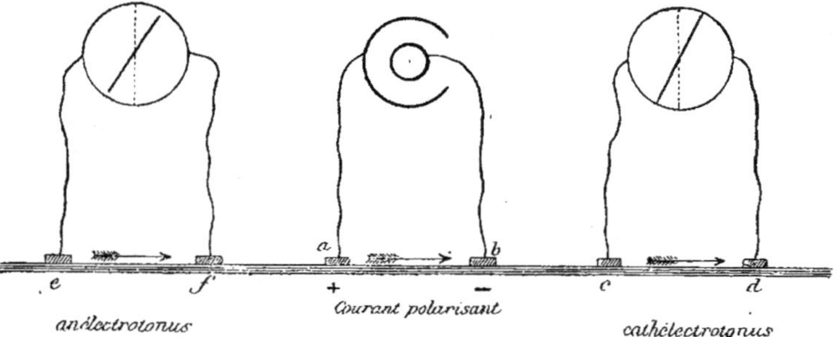

Fig. 225. — Courants électrotoniques.

régions explorées, le passage d'un courant ayant la même direction que le courant polarisant. Du côté du pôle négatif, ce courant électrotonique est plus intense que du côté du pôle positif. C'est le courant cathélectrotonique ou, plus simplement, le *cathélectrotonus.* Le courant recueilli du côté de l'anode porte le nom d'*anélectrotonus.*

L'intensité des courants électrotoniques augmente avec l'intervalle *a b* de polarisation. Elle est en raison inverse de la distance des régions explorées. Quant à la direction des courants électrotomiques, elle se confond toujours avec celle du courant polarisant; en sorte que si on renverse le sens de ce dernier, on renverse également le sens des courants électrotoniques.

A la rupture du courant polarisant l'électrotonus se renverse passagèrement, puis il disparaît.

Nature de l'électrotonus. — Bien que lié à l'intégrité anatomique et physiologique des nerfs, l'électrotonus est un phénomène purement physique (Waller). Il est arrêté par une ligature constrictive; il n'a pas lieu dans les nerfs morts ou dégénérés; on ne l'observe pas dans les nerfs sans myéline. Il est donc probable qu'il prend naissance à la limite de la myéline et du cylindraxe, et cette circonstance suffit à montrer que sa production dépend d'un fait purement physique. Aussi bien, on peut reproduire l'électrotonus en employant des conducteurs inorganiques comme un fil de platine entouré d'une couche de sulfate de zinc en solution.

Contraction paradoxale. — L'électrotonus peut avoir des effets physiologiques se traduisant dans ce qu'on appelle la contraction paradoxale. Si on excite une branche collatérale d'un tronc nerveux moteur, après avoir sectionné ce dernier, on obtient parfois des contractions dans les muscles indépendants de la branche excitée. Ce résultat est dû à la production du courant électrotonique qui s'est propagé jusqu'au tronc nerveux principal.

Modifications électrotoniques de l'excitabilité des nerfs. — L'électrotonus est accompagné de changements dans l'excitabilité du nerf. Celle-ci est augmentée du côté de la cathode et diminuée du côté de l'anode. On constate ces changements de la manière suivante (fig. 226) : on prépare une patte galvanoscopique (nerf sciatique de grenouille

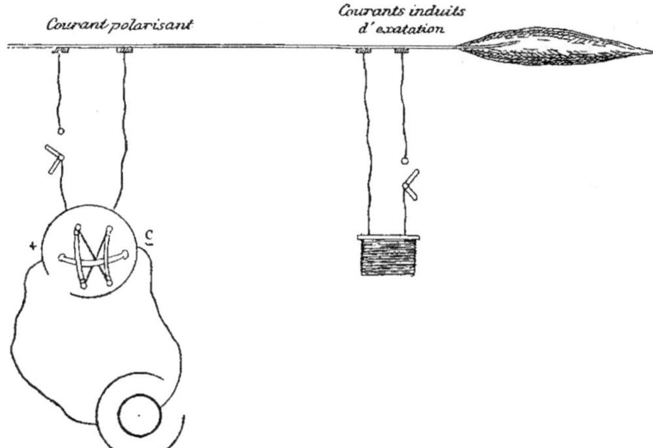

Fig. 226. — Schéma du dispositif pour étudier les variations électrotoniques de l'excitabilité des nerfs.

relié au gastro-cnémien); l'extrémité libre du nerf reçoit les électrodes d'un courant polarisant pourvu sur son trajet d'un commutateur (C) et d'un interrupteur (I). L'extrémité opposée du même nerf reçoit les électrodes de la bobine secondaire d'un chariot de Dubois-Reymond.

Avant de fermer le courant polarisant, on détermine, en rapprochant plus ou moins la bobine secondaire de la bobine primaire, l'intensité de l'excitation juste suffisante pour provoquer, dans le muscle, de faibles secousses. Cela fait, on ferme le circuit du du courant polarisant, et l'électrotonus s'installe immédiatement. Si le courant est descendant, la région excitée du nerf correspond au cathelectrotonus. Or, les secousses provoquées par les chocs induits qui tout à l'heure n'éveillaient que de faibles contrac-

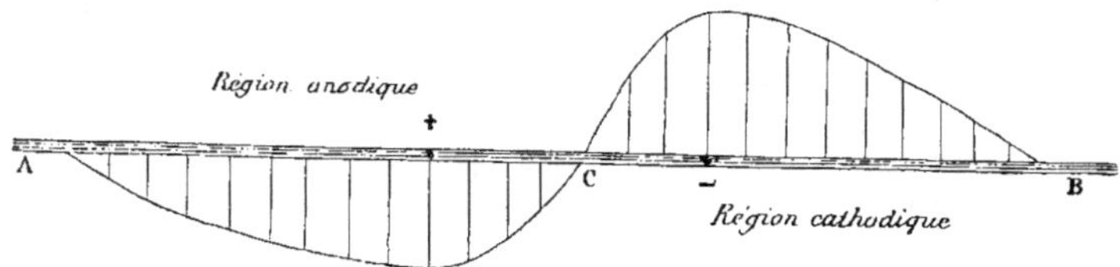

Fig. 227. — Courbe des variations électrotoniques de l'excitabilité des nerfs.

tions, atteignent leur maximum d'amplitude. L'excitabilité du nerf est donc plus grande qu'à l'état normal. Si le courant est ascendant, la région excitée correspond à l'anelectrotonus et les excitations sont inefficaces, à moins qu'on n'augmente leur intensité en déplaçant la bobine secondaire. Si le courant polarisant est très intense, l'excitabilité est complètement abolie dans la région anodique du nerf et les excitations les plus intenses laissent le muscle au repos.

Les modifications de l'excitabilité du nerf en fonction de l'électrotonus ont d'ailleurs, en chaque point du nerf, une valeur particulière qui dépend de la place de ce point par rapport aux électrodes du courant polarisant. La courbe de la figure 227 exprime la marche des variations de l'excitabilité du nerf à partir de l'excitabilité normale. Cette courbe coupe l'abscisse en un point situé entre les deux électrodes et ce point est remarquable par cette circonstance que l'excitabilité de la région correspondante du nerf n'est pas modifiée par l'électrotonus; on lui donne, pour ce motif, le nom de *point neutre*.

Au moment où le courant polarisant est interrompu, l'excitabilité du nerf subit des variations inverses à celles que lui imposaient l'électrotonus. Elle diminue du côté de la cathode et augmente du côté de l'anode.

Lois de Pflüger sur l'action des courants continus. — Pour étudier fructueusement les effets des courants continus, il faut prendre toutes les précautions désirables pour éviter les effets des courants étrangers et de la dessiccation du nerf. L'emploi des électrodes impolarisables répond au premier de ces *desiderata*. Quant aux effets de la dessiccation on s'en préserve en enfermant la patte galvanoscopique dans une chambre humide.

Les variations d'intensité du courant sont obtenues par l'emploi d'un rhéocorde.

Nous disions plus haut que l'action des courants continus sur les nerfs dépend de l'intensité et de la direction des courants. Les lois qui la régissent sont résumées dans le tableau suivant :

COURANT.	ASCENDANT.		DESCENDANT.	
	FERMETURE.	RUPTURE.	FERMETURE.	RUPTURE.
Fort.	Rien.	Contraction.	Contraction.	Rien.
Moyen.	Contraction.	Contraction.	Contraction.	Contraction.
Faible.	Contraction.	Rien.	Contraction.	Rien.

Ces résultats s'expliquent assez aisément par les effets de l'électrotonus, si on se rappelle que l'excitation d'ouverture naît à la cathode tandis que l'excitation d'ouverture naît à l'anode.

1. *Courants forts et ascendants.* — *a.* A la *fermeture*, l'excitation née à la cathode ne peut franchir la région de l'anode, où l'excitabilité est très affaiblie.

b. A l'*ouverture*, l'excitation née à l'anode trouve le nerf au maximum d'excitabilité, par suite de l'interruption du courant polarisant et elle provoque une contraction.

2. *Courants forts et descendants.* — *a.* A la *fermeture*, l'excitation née à la cathode ou l'excitabilité atteint son maximum, provoque une contraction.

b. A l'*ouverture*, l'excitation née à l'anode se propage vers la cathode où la disparition de l'électrotonus réduit au minimum l'excitabilité du nerf, ce qui rend l'excitation inefficace.

Les courants *moyens* agissent à la fermeture et à l'ouverture parce que les modifications électrotoniques de l'irritabilité ne sont pas assez intenses pour changer les effets de l'excitation.

3. *Courants faibles et ascendants.* — *a.* A la *fermeture*, l'excitation née à la cathode, peut franchir la région anodique où l'électrotonus, peu intense puisque le courant polarisant est faible, ne modifie pas sensiblement l'excitabilité du nerf.

b. A l'*ouverture*, l'excitation née à l'anode est trop faible.

4. *Courants descendants.* — A la *fermeture* l'excitation née à la cathode, produit immédiatement ses effets, tandis qu'à *l'ouverture*, l'excitation née à l'anode marche vers la région cathodique où la rupture de l'électrotonus affaiblit l'irritabilité.

Pour compléter le paragraphe, il faudrait ajouter que les *courants transversaux* ne produisent rien ; mais le résultat a été infirmé par les recherches de Charbonnel-Salle.

Du tétanos de fermeture. — Par dérogation à la loi générale des excitations, les courants continus produisent parfois un tétanos qui commence dès la fermeture du circuit et se maintient plus ou moins longtemps (Dubois-Reymond, Chauveau, Pflüger). L'explication de Pflüger qui attribue le tétanos de fermeture à l'électrolyse, paraît insuffisante.

Du tétanos d'ouverture ou de Ritter. — Le tétanos d'ouverture se produit à la rupture du courant, lorsque celui-ci a été maintenu longtemps sur le nerf. Il disparaît dès qu'on referme le courant dans le même sens, mais il se renforce si on referme le courant dans le sens opposé. Le tétanos d'ouverture dépendrait de l'action irritante provoquée par la disparition de l'anélectrotonus (Pfluger). Il prend fin, en effet, quand le courant ayant été descendant, on coupe brusquement le nerf, au-dessous de l'anode.

Action des courants continus sur les nerfs sensitifs. — Les courants continus appliqués aux nerfs sensitifs produisent des sensations plus ou moins douloureuses qui persistent pendant toute la durée du passage du courant. Quand on applique les électrodes sur la langue, on éprouve une sensation acide à l'électrode positive et une sensation alcaline à l'électrode négative.

D'une manière générale, les courants continus agissent sur les nerfs centripètes pendant toute la durée de leur passage. Appliqués sur la pneumogastrique, ils modifient le rythme de la respiration jusqu'au moment de l'ouverture.

Action des courants continus sur les nerfs sécréteurs et sur les nerfs vasomoteurs. — Une seule excitation de fermeture ou d'ouverture ne suffit pas à provoquer une action sécrétoire ou vaso-motrice. Les nerfs secréteurs ou vasomoteurs n'agissent que sous l'influence d'excitations en série, tétanisantes. Cette particularité dépend, non pas des propriétés de ces nerfs, mais du mode de fonctionnement des appareils terminaux.

Effets des excitations unipolaires. — M. Chauveau a montré que si on dispose les deux électrodes de telle manière qu'une seule dite active, soit placée sur le nerf tandis que la seconde dite indifférente, est appliquée en un autre point du corps, on obtient des excitations efficaces au moment de l'ouverture et de la fermeture du courant. Les effets de ces excitations dites unipolaires dépendent de l'intensité du courant et de sa direction par rapport au nerf. Mais l'étude circonstanciée de ce point très complexe, nous entraînerait trop loin.

Nous nous bornerons à indiquer les résultats suivants : 1° supposons d'abord que l'intensité soit faible. Si l'électrode active est négative ou cathode, en d'autres termes, si le courant entre par l'électrode indifférente, et sort par l'électrode active, on constate que la contraction à la fermeture du courant est plus grande, toutes choses étant égales, d'ailleurs, que la contraction à l'ouverture du courant ; on exprime schématiquement ce fait par l'inégalité suivante :

$$NFeS > NOS$$

(Négatif fermeture secousse plus grande que négatif ouverture secousse.)

Si, au contraire, l'électrode active est positive ou anode, en d'autres termes, si le courant entre dans le nerf par l'électrode active et sort par l'électrode indifférente, on constate encore que la contraction à la fermeture est plus grande que la contraction à l'ouverture du courant, ce que l'on exprime par l'inégalité suivante :

$$PFeS > POS.$$

En outre, si on compare les secousses obtenues quand l'électrode active est alternativement positive et négative, on observe, toutes choses étant égales d'ailleurs, que les secousses ont des grandeurs relatives exprimées par les inégalités suivantes :

$$NFeS > PFeS > POS > NOS.$$

Il est à remarquer que cet ordre de grandeur des secousses pour une intensité faible donnée, est aussi l'ordre d'apparition de ces secousses, quand l'intensité du courant croît à partir de zéro.

C'est la NFeS qui apparaît la première et c'est la NOS qui apparaît la dernière.

2° Nous avons supposé dans les cas précédents que l'intensité était faible, c'est-à-dire voisine de l'intensité minimum nécessaire à l'excitation du nerf. Mais il n'en est pas toujours ainsi et dans le cas où l'intensité acquiert une

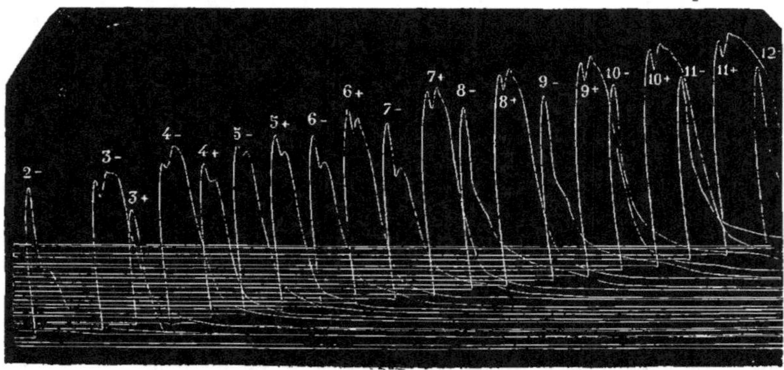

Fig. 228. — Courbes des secousses obtenues par des excitations unipolaires (Chauveau).

valeur suffisamment grande, on observe que l'ordre de grandeur des secousses n'est plus celui que nous avons indiqué plus haut : La PFeS, par exemple, est maintenant plus grande que la NFeS.

Les tracés de la figure 228 obtenus par M. Chauveau, montrent bien l'existence de cette inversion dans la grandeur relative des secousses, quand l'intensité atteint une certaine valeur,

Effets des courants induits. — Les courants induits peuvent agir à l'ouverture et à la fermeture, mais l'excitation d'ouverture est beaucoup plus forte. Pour s'en assurer, il suffit d'éloigner lentement la bobine secondaire jusqu'à ce que la fermeture de l'inducteur ne produise plus d'excitation ; or pour cette position de la bobine, l'excitation d'ouverture provoque toujours une contraction. D'ailleurs, quand on fait l'épreuve des courants induits sur soi-même, le choc d'ouverture paraît toujours beaucoup plus intense que le choc de fermeture et on ne cesse pas de le sentir, alors même que celui-ci ne produit plus aucun effet.

De la caractéristique de l'excitation. — Il est important de savoir quelle est la caractéristique de l'excitation électrique ; quel est, parmi les facteurs que l'on peut considérer dans une excitation électrique (intensité du courant, force électromotrice, quantité d'électricité, énergie) celui qui caractérise une excitation donnée.

Un grand nombre de physiologistes ont cherché à résoudre cette question, demeurée malgré tout une des plus controversées. La plupart ont conclu d'abord à la prédominance de l'*intensité* ; mais certains faits ont conduit au contraire d'autres physiologistes à conclure que « l'intensité galvanique n'est pour rien dans l'action physiologique ».

M. Dubois (de Berne), annonçait au Congrès international d'Électrologie et de Radiologie de Paris en 1900 que, d'après ses recherches, le seul facteur important dans l'excitation est l'*énergie*.

Enfin, M. Weiss, tout récemment (*Comptes rendus des séances de l'Académie des sciences*, Paris, 22 avril et 6 mai 1901) a montré : 1° que les excitations électriques de même durée nécessitaient, pour arriver au seuil de l'excitation, la mise en jeu de *quantités d'électricité* égales ; 2° que pour des excitations de durée variable, la quantité d'électricité nécessaire pour arriver au seuil de l'excitation est représentée par la formule : $Q = a + bt$, où t désigne la durée de l'excitation, a et b, deux coefficients dépendant du nerf et de la distance des électrodes.

Variation de l'excitabilité des nerfs. — L'excitabilité subit des variations subordonnées à un grand nombre de conditions qui vont être examinées ci-après. :

Influence de la fonction. — Si on place le sciatique sur le trajet d'un courant trop faible pour produire des effets et si on augmente graduellement l'intensité du courant, on obtient successivement la contraction des muscles fléchisseurs puis celui des extenseurs. On en conclut que les fibres motrices des fléchisseurs sont plus excitables que celles des extenseurs (Ritter, Rollet). De même il suffit de faibles excitations sur les vaso-moteurs pour obtenir des actions vaso-constrictives, tandis que les actions vaso-dilatatrices réclament des excitations plus fortes.

De l'inégale excitabilité des nerfs en leurs différentes régions, théorie de l'avalanche. — On a admis longtemps que l'excitabilité d'un nerf intact augmente de la périphérie au centre et que, par exemple, une excitation faible appliquée loin des muscles produit plus d'effets que si elle est appliquée près des muscles. Pflüger a tiré de ce fait la théorie de l'avalanche dans laquelle il admet que la vibration nerveuse grandit en se propageant du centre à la périphérie. Cette conception difficile à comprendre est abandonnée aujourd'hui en même temps que le fait qui en a été le point de départ.

De l'excitabilité des nerfs après la section. (Loi de Ritter-Valli.) — Immédiatement après la section d'un nerf moteur, le bout périphérique est plus excitable au voisinage de la section qu'au voisinage du muscle. Mais cette inégalité, due, sans aucun doute, à l'action irritante du traumatisme, est très passagère et disparaît bientôt pour faire place à une inégalité contraire, peu de temps après la section. L'excitabilité croît du centre à la périphérie. Cela veut dire qu'une excitation faible produit d'autant plus d'effet qu'elle est appliquée plus près du muscle. Cette loi connue maintenant sous le nom de Ritter-Valli se confond avec celle que Longet a établie depuis longtemps et en vertu de laquelle, l'excitabilité des nerfs moteurs sectionnés disparaît du centre à la périphérie.

Influence de l'anémie sur l'excitabilité des nerfs. — L'anémie n'a aucune influence immédiate sur le tronc des nerfs. C'est ainsi que dans certaines expériences sur le nerf de Cyon isolé des tissus vivants et soustrait par là même à l'influence de la circulation, on peut poursuivre les observations pendant plusieurs heures et exciter fructueusement le nerf anémié, à la condition de le protéger contre la dessiccation.

En revanche, les plaques terminales motrices ou les terminaisons sensitives souffrent rapidement de la privation du sang. Après la ligature des fémorales sur un mammifère (Brown-Séquard) ou l'oblitération l'aorte (Fredericq), la sensibilité disparaît en quelques minutes dans les membres postérieurs et les excitations du sciatique cessent de provoquer des contractions trente minutes environ après la ligature des vaisseaux. La paralysie est bien due à l'inexcitabilité des plaques motrices, car les muscles répondent aux excitations directes et les troncs nerveux témoignent de leur activité par la variation négative. L'excitabilité des nerfs survit même à celle des muscles (Frédéricq, *Arch. de Biol.*, 1889).

On obtiendrait des résultats analogues par l'application d'une bande d'Esmarck. On sait, enfin, que les effets anesthésiques de la glace sont dus à la vaso-constriction déterminée par le froid et à l'anémie qui en est la conséquence.

L'anémie produit d'abord des effets irritants qui se manifestent par ces fourmillements douloureux que tout le monde a éprouvés à la suite d'une fausse position entraînant la compression et l'oblitération plus ou moins complète d'un gros vaisseau.

Les effets de l'anémie sont plus tardifs sur la grenouille. Kauffmann les a étudiés en arrêtant la circulation par une ligature embrassant tous les tissus du membre postérieur au niveau de la cuisse, à l'exception du nerf sciatique. L'arrêt de la circulation entraîne une diminution de l'excitabilité qui procède du centre à la périphérie pour les nerfs sensitifs aussi bien que pour les nerfs moteurs.

De l'excitabilité des nerfs après la mort. — Chez les vertébrés à sang froid, les nerfs sont encore excitables douze à seize heures après la mort, pendant l'été. En hiver, ce délai atteint vingt-quatre à trente-six heures. L'essai de l'excitabilité se fait, en général, sur une patte galvanoscopique de grenouille, conservée dans une chambre humide.

Chez les animaux à sang chaud, l'excitabilité des nerfs est très fugitive. On n'obtient plus de contractions en excitant les nerfs moteurs dix ou quinze minutes après la mort. Ce délai atteint un maximum de quarante-cinq minutes chez le cheval (Chauveau).

L'excitabilité disparaît d'ailleurs du centre à la périphérie, conformément à la loi de Ritter-Valli. C'est ce que les physiologistes expriment en disant que les nerfs meurent du centre à la périphérie ; expression malheureuse parce qu'elle comporte une interprétation que rien ne justifie. Il est bien plus simple d'admettre avec Herzen, que l'altération qui frappe les nerfs après la mort est uniforme et que les organes conducteurs restent homogènes, c'est-à-dire semblables à eux-mêmes dans tous les points de leur trajet. Cette déchéance uniforme a pour effet d'augmenter les résistances naturelles que rencontre l'excitation, en sorte que pour produire tous ses effets celle-ci doit être renforcée ou appliquée plus près de l'organe réactionnel. (Herzen. Une question préjudicielle d'électro-physiologie, in *Revue scientifique*, 13 janvier 1900.)

De l'excitation des nerfs chez l'homme. — Chez l'homme, on excite les nerfs à travers la peau et on emploie le plus communément la méthode des excitations unipolaires de Chauveau. Il n'y a donc pas lieu de distinguer ici des courants ascendants et des courants descendants.

Nous laissons d'ailleurs aux spécialistes le soin de retenir sur ce point les détails qui importent aux applications de l'électricité à la médecine et nous nous bornerons à dire un mot de la *réaction de dégénérescence.*

Ce terme impropre auquel on devrait substituer celui de « syndrome de dégénérescence » désigne l'ensemble des réactions électriques fournies par les nerfs et les muscles dans certains états pathologiques. Les nerfs présentent une abolition de l'excitabilité au courant continu (courant galvanique) et au courant induit (courant faradique), en d'autres termes, les nerfs sont inexcitables par l'électricité.

En même temps les muscles sont inexcitables au courant faradique et hyperexcitables au courant galvanique ; de plus, au lieu de présenter l'ordre normal d'apparition des secousses quand l'intensité du courant galvanique croît, le muscle présente une inversion caractéristique : la PFeS apparaît avant la NFeS.

Telles sont les réactions élémentaires dont l'ensemble constitue la « réaction de dégénérescence ». Il ne faudrait pas croire que l'on retrouve cette réaction ou mieux ce syndrome toujours identique à lui-même : on a signalé un grand nombre de formes particulières.

D'ailleurs, M. Cluzet a pu réaliser expérimentalement un certain nombre de syndromes de dégénérescence différents entre eux, notamment les syndromes faisant suite à la section d'un nerf, à la section ou à la destruction de la moelle, à l'intoxication par la strophantine, par le curare, etc.

Aussi il paraît probable qu'il n'y a pas seulement une « réaction de dégénérescence », mais qu'il y a de nombreux syndromes de dégénérescence, ceux-ci variant avec les divers modes de dégénérescence des nerfs et des muscles.

Infatigabilité des nerfs. — Un certain nombre de faits prouvent que l'excitabilité des nerfs est inépuisable. Si on jette sur un nerf moteur une série d'excitations induites, le tétanos, d'abord très énergique, s'affaiblit progressivement et finit par disparaître. Or, trois organes sont ici en cause : le muscle, les plaques terminales motrices et le nerf ; la question est de savoir quel est celui de ces trois organes dont l'excitabilité est épuisée. Ce n'est pas le muscle, car si on l'excite directement, il se contracte. Pour prendre parti entre le nerf et les terminaisons motrices, il faut user d'un artifice tel que les excitations induites d'épreuve, mettent en jeu l'excitabilité du nerf sans éveiller celle des terminaisons. A cet effet, Berstein a disposé l'expérience suivante (1877). Les deux sciatiques d'une grenouille reçoivent chacun, des excitations induites de même intensité et de même rythme; mais l'un d'eux est parcouru par un fort courant polarisant qui empêche les excitations de parvenir au muscle correspondant. Les contractions restent donc localisées au muscle témoin du côté opposé. Or, lorsque celui-ci cesse de se contracter, il suffit, pour amener des contractions dans le muscle demeuré immobile malgré les excitations qui parcouraient son nerf, d'interrompre le courant polarisant. Aussitôt les excitations induites, jusque là inutiles, parviennent à leur but et font entrer le muscle en tétanos. Elles n'avaient donc pas eu pour effet d'épuiser l'irritabilité du nerf moteur, tandis que des excitations identiques épuisaient l'irritabilité des plaques terminales du côté opposé. Cette démonstration qui avait donné des résultats incertains à Berstein a été reprise avec le plus grand succès par Wedensky. La préservation des plaques terminales peut être obtenue d'ailleurs avec plus de certitude encore, par l'emploi du curare. C'est ce que Bodwidtch a montré sur le chat (1885). Dès que le poison a pénétré les plaques terminales motrices, on dirige sur le sciatique une série d'excitations tétanisantes qui se répètent inutilement et sans produire de contractions, tant que durent les effets de la curarisation. Mais le tétanos apparaît et les excitations deviennent efficaces, dès que le curare commence à s'éliminer.

DE LA CONDUCTIBILITÉ.

Isolement des fibres nerveuses dans la transmission. — Les excitations qui parcourent une fibre nerveuse parviennent directement à l'extrémité terminale de cette fibre sans se propager aux fibres voisines. Tel est le fait que Muller avait pris soin de mettre en relief. Son importance est égale à sa simplicité. C'est grâce à l'autonomie de leurs fibres, que les nerfs peuvent avoir un territoire fonctionnel, soit dans l'écorce soit à la périphérie. Pour la même raison et toutes choses étant égales, une excitation définie émanant des centres moteurs ou de la périphérie sensitive a toujours le même dénouement.

Intégrité anatomique. — **Effets de la section et des ligatures.** — Pour qu'un nerf remplisse sa fonction de conducteur, il doit conserver sa pleine intégrité anatomique. Quand on a sectionné un nerf, il ne suffit pas de rapprocher ses deux bouts pour rétablir ses fonctions. De même, il suffit d'enserrer un nerf dans une ligature pour entraîner la paralysie sensitive et motrice dans tout son territoire.

Effets de la compression. — La compression suffit à suspendre la conductibilité. D'après Wert Mitchel, une pression de 50 centimètres de Hg arrête le passage des excitations; mais dès que la compression cesse, le nerf retrouve ses fonctions. En comprimant graduellement le nerf pneumogastrique à l'aide d'une pince à vis dont les mors sont matelassés avec des lames de liège, nous obtenons des effets identiques à ceux de l'atropine; les excitations induites portées au-dessus du point comprimé ne modifient pas le rythme cardiaque, quelle que soit leur intensité. Mais il suffit de supprimer la compression pour assister au retour de la conductibilité et obtenir l'arrêt du cœur par les courants qui n'agissaient pas, tant que durait la compression.

Effets des substances médicamenteuses. — Certaines substances médicamenteuses peuvent aussi, par une application locale sur le trajet d'un nerf, interrompre les fonctions conductrices de ce nerf. Tels la cocaïne, le chloroforme, l'éther.

La cocaïne a été particulièrement étudiée par Fr. Franck (*Archiv. de physiol.*, 1892, p. 562). L'application locale de cet alcaloïde sur un tronc nerveux, à la dose de 5 à 10 milligrammes, équivaut à la section du nerf (section thérapeutique). La paralysie est très rapide et presque immédiate si on procède à une injection interstitielle de la solution dans l'épaisseur du tronc nerveux ; mais on peut se borner à entourer celui-ci d'un bourrelet de coton hydrophile imbibé de cocaïne. Au fur et à mesure de la résorption du médicament, le nerf retrouve toutes ses propriétés et ses fonctions se rétablissent.

Les effets interrupteurs de la cocaïne prennent un aspect très démonstratif sur les nerfs fortement spécialisés tels que le phrénique ou le pneumogastrique et comme, sauf la durée, ils ont les mêmes conséquences que la section, ils apportent une ressource nouvelle à la technique expérimentale. Aussi bien, la cocaïne produit également ses effets paralytiques sur les centres nerveux. Par exemple, elle fait perdre leur excitabilité aux centres moteurs corticaux.

Les recherches de J. Joteiko et M. Stefanowska ont établi enfin que l'éther et le chloroforme agissent sur les nerfs à la manière de la cocaïne. On paralyse momentanément le sciatique ou tout autre nerf en l'entourant d'une lame d'ouate imbibée d'éther ou de chloroforme, et la conductibilité reste suspendue tant que l'anesthésique n'est pas évaporé (C. R. *Académie des Sciences*, Paris, juin 1899).

Sens de la transmission de l'influx nerveux dans les nerfs. — Les nerfs sont des conducteurs indifférents et homogènes. *A priori* et en raison même de cette homogénéité, il n'y a pas de motif pour qu'une excitation portée sur le trajet d'un nerf se détermine exclusivement dans le sens des fonctions de ce nerf, c'est-à-dire vers l'organe réactionnel. Lorsque le nerf est sollicité par ses excitants naturels, l'excitation née à l'une de ses extrémités prend évidemment une direction exclusive et marche vers l'extrémité opposée. Mais il n'en saurait être de même si on procède à des excitations artificielles appliquées sur un des points de son trajet ; celles-ci doivent se propager dans tous les sens, et la meilleure raison pour qu'il en soit ainsi est peut-être qu'il n'y a pas de raison pour qu'il en soit autrement. On a pourtant essayé des démonstrations directes et on invoque en particulier la marche de la variation négative. Ce phénomène consiste, comme nous allons le voir plus bas, dans la variation de l'état électrique qui se produit dans les nerfs à l'occasion d'une excitation. Or, la variation négative se propage dans les deux sens à partir du point excité. Il ne reste plus qu'à établir que ce phénomène est lié à l'activité du nerf. C'est ce que nous examinerons plus bas.

L'expérience de Babuchin sur l'organe électrique du *malapterus electricus* (1877) a aussi un grand intérêt. Le nerf préposé à cet organe est constitué par une seule fibre nerveuse, colossale, il est vrai, et divisée en plusieurs

branches (fig. 229). Or, si on sectionne une de ces branches en A et qu'on l'excite
en B à l'aide d'un courant induit, on obtient une décharge électrique en C.

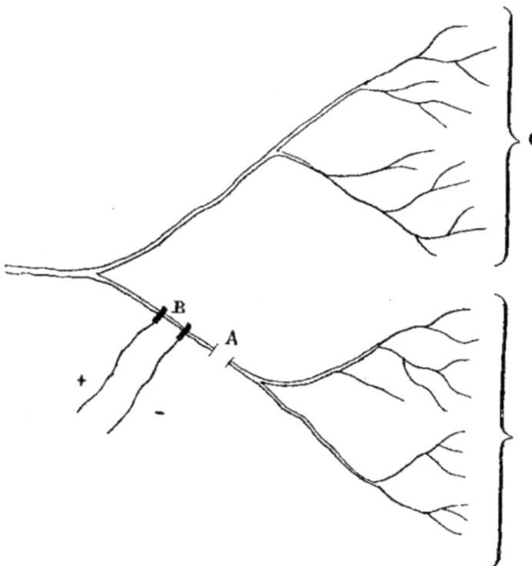

Fig. 229. — Schéma du nerf électrique
du *malapterus electricus*.

La soudure de l'hypoglosse
et du lingual (Philippeaux et
Vulpian, Gluge et Thiernesse)
a des effets qu'on a interprétés
aussi dans le sens de la transmission bilatérale. On soude le
bout central du lingual au bout
périphérique de l'hypoglosse.
Quand le double processus de
la dégénérescence et de la restauration est achevé, au bout de
trois ou quatre mois, on a obtenu
un nerf mixte dont les excitations provoquent à la fois des
mouvements de la langue et des
sensations douloureuses. Mais
Vulpian lui-même a montré l'insuffisance de cette démonstration, en constatant que l'excitation du lingual cesse de se
propager utilement à l'hypoglosse et de produire des con-
tractions dans les muscles de la langue, lorsqu'on a déterminé la dégénérescence de la corde du tympan, par la section préalable de ce nerf.

Paul Bert opérait l'inversion de la queue, chez les rats, de la manière suivante : l'extrémité libre de la queue est greffée sous la peau du dos ou de tout
autre région. Quand l'adhésion est assurée, l'organe est amputé au niveau de
son insertion naturelle. Or, ce nouvel appendice reste sensible en tous ses points
malgré son inversion et celle de ses nerfs. Mais il faut remarquer que la sensibilité de la queue renversée n'apparaît que très tardivement, trois ou quatre
mois après l'amputation de la racine ; il est dès lors évident que l'épreuve porte
sur des fibres nouvelles poussées à partir de la greffe, et qu'elle ne prouve rien
dans la question pendante.

Le fait le plus probant à cet égard est peut-être le résultat de l'expérience
de Cyon. Une excitation portée sur une racine antérieure produit plus d'effets
que si elle est dirigée sur le bout périphérique de cette racine sectionnée. Il faudrait donc admettre que, dans le premier cas, l'excitation a gagné la moelle
aussi bien que les muscles et qu'elle a éveillé l'activité des cellules nerveuses
motrices qui, à leur tour, envoient une deuxième excitation. La secousse
obtenue résulte ainsi de la fusion de deux secousses.

Vitesse de l'influx nerveux. — Elle a d'abord été déterminée par
Helmoltz sur la grenouille, à l'aide d'une méthode très simple. Celle-ci consiste
à déterminer comparativement le temps perdu, sur les courbes de deux secousses
provoquées dans le gastrocnémien, par deux excitations portées sur deux
points aussi éloignés que possible du nerf sciatique (fig. 230); on obtient des
graphiques sur lesquels les vibrations d'un diapason donnent immédiatement

la différence des temps perdus, c'est-à-dire le temps t mis par l'excitation pour se propager de A en B. Il ne reste plus qu'à diviser l'intervalle AB par le temps t.

Les recherches de Helmoltz et les déterminations ultérieures de Marey permettent d'évaluer à 27 ou 30 mètres la vitesse de l'influx nerveux chez la

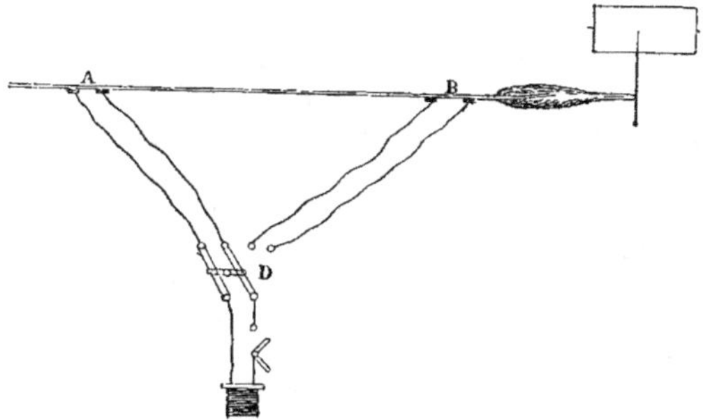

Fig. 230. — Schéma du dispositif pour la détermination de la vitesse de l'influx nerveux dans les nerfs moteurs.

grenouille. Dans le nerf des muscles de la pince chez le homard, elle ne serait que de 6 à 8 mètres (Frédéricq et Van de Velde).

Helmoltz et Baxt sont également parvenus à déterminer la vitesse de l'influx nerveux chez l'homme par des excitations portées sur le nerf médian, au niveau de l'aisselle et au niveau des poignets, et par l'inscription des secousses correspondantes des muscles de l'éminence thénar. Ils ont vu que l'excitation marche avec une vitesse de 30 à 36 mètres.

Chauveau a fait ses recherches sur le pneumogastrique du cheval en prenant pour témoins des effets des excitations tantôt les muscles du larynx, tantôt l'estomac. Dans le premier cas, l'une des excitations est portée aussi près que possible de l'extrémité supérieure du nerf vague et l'autre aussi près que possible de l'extrémité terminale du nerf récurrent, moteur des muscles du larynx. Le choix du pneumogastrique a cet avantage que, grâce à la longueur considérable de ce nerf, les deux éléments de la vitesse à déterminer, l'espace et le temps, atteignent une très grande valeur et sont plus faciles à mesurer. La détermination de la différence des temps perdus est en particulier plus exacte. Quoi qu'il en soit, l'influx nerveux se propagerait avec une vitesse de 75 mètres par seconde dans le tronc du pneumogastrique et dans le récurrent. Cette vitesse tombe à 8 mètres quand on agit sur les nerfs œsophagiens, en prenant pour réactif la tunique charnue de l'estomac. Il suit de là que l'influx nerveux se propage plus lentement dans les nerfs destinés aux muscles à fibres lisses.

La vitesse de la vibration nerveuse dépend d'ailleurs de certaines conditions et en particulier de la température extérieure. En chauffant convenablement le nerf sciatique d'une grenouille, on parvient à accélérer la marche de l'excitation qui parcourt 45 mètres par seconde. Par contre, chez les hibernants la vitesse de l'influx nerveux pourrait tomber, d'après Valentin, à un mètre par seconde.

Les recherches sur la vitesse de l'ondulation nerveuse dans les nerfs sensitifs ont donné des résultats très éloignés les uns des autres. Cette vitesse peut tomber à 30 mètres ou dépasser 100 mètres par seconde (Helmoltz, Schelske, Bloch), mais la raison de ces différences n'apparaît pas avec beaucoup de clarté.

Les divers résultats qui viennent d'être exposés prouvent que la propagation de l'influx nerveux se fait relativement avec une très grande lenteur. Il faudrait donc renoncer à assimiler cet agent à l'électricité dont la vitesse normale atteint plusieurs centaines de mille lieues par seconde (1). Mais de toutes manières on peut être assuré que ce qui se propage dans les nerfs en activité n'a pas de réalité substantielle, pas plus que le son ou l'électricité. Comme nous le disions plus haut, l'excitation fait naître un changement d'état dont la loi est de se propager à la manière d'une onde. Quant à la nature de la vibration nerveuse, il serait encore prématuré de faire des conjectures à son sujet. Il est peut-être prudent de garder la même réserve en ce qui touche le mode d'action des nerfs sur les organes réactionnels. Tout ce qu'on peut dire, c'est qu'ils agissent comme un excitant, c'est-à-dire en introduisant un changement infime par lui-même, mais suffisant pour rompre l'équilibre des forces en tension dans le muscle et pour libérer ces forces. Dans le muscle, le nerf paraît agir à la manière d'une étincelle qui vient allumer un explosif; il met en liberté des forces chimiques de tension dont l'intensité est hors de proportion avec celle de la vibration nerveuse. A ce point de vue, Morat a raison de comparer les nerfs aux ferments solubles dont l'œuvre chimique est énorme alors que l'excitant qu'ils apportent échappe à toute mesure.

ÉLECTRO-MOTRICITÉ.

Les nerfs comme les muscles sont parcourus par un courant propre qui se révèle de la même manière et affecte la même direction. Il marche aussi de la surface longitudinale à la surface transversale.

De la variation négative. — A l'instant même où le nerf reçoit une excitation, son courant propre subit, comme celui des muscles, une brusque diminution. C'est encore ici le phénomène de la variation négative.

La variation négative peut être étudiée à l'aide de diverses méthodes, le rhéotome de Berstein, la photographie, le téléphone (Wedensky). L'emploi de ces divers procédés a permis de constater qu'elle obéit aux lois suivantes : elle se propage dans les deux sens à partir du point excité; elle a la même vitesse que l'ondulation nerveuse ; elle est arrêtée par une ligature ; son intensité suit la même marche que l'irritabilité et elle disparaît dans les nerfs altérés ou dégénérés. On peut donc admettre que la variation négative est liée à l'activité des nerfs et qu'elle reste l'unique témoin de cette activité, quand le nerf est séparé de ses organes réactionnels. Il ne faut pas oublier pourtant que, comme l'a montré Herzen, la variation négative peut survivre à l'excitabilité des nerfs.

---

(1) Malgré les nombreuses objections qu'elle soulève, la théorie électrique n'est pas abandonnée par tous et dans les articles rappelés plus haut (p. 791), M. Prenant s'efforce de la réhabiliter.

PROPRIÉTÉS GÉNÉRALES DES CENTRES NERVEUX
(CELLULES NERVEUSES).

Les manifestations des propriétés des cellules nerveuses sont très diverses, et pour les embrasser au point de vue de la physiologie générale il faudra étudier successivement le pouvoir et les phénomènes réflexes, l'automatisme et les actions automatiques, l'inhibition et les actions inhibitoires, la nutrition et la fatigue dans les centres nerveux.

DU POUVOIR ET DES PHÉNOMÈNES RÉFLEXES DANS LES CENTRES NERVEUX.

On peut définir le pouvoir réflexe la propriété que possèdent les centres nerveux de transformer immédiatement et sans le concours de la volonté les excitations sensitives en excitations motrices. Les phénomènes de mouvement qui en procèdent sont des mouvements réflexes. Un réflexe est donc tout mouvement musculaire succédant inévitablement à une impression sensitive provocatrice (1).

Les phénomènes réflexes tiennent une place considérable dans la vie des animaux supérieurs. Ils se mêlent à tous les modes de l'activité des viscères, ils exécutent les actes subalternes essentiels à la nutrition et forment ainsi la trame de la vie impersonnelle. Par là même, ils permettent à la conscience d'obéir à sa véritable loi et ils assurent à la volonté toute la plénitude du pouvoir personnel.

Descartes, pour lequel les animaux n'étaient que des machines admirablement construites, et dont l'activité automatique ne relevant ni de la conscience, ni de la volonté, restait aveugle jusque dans ses manifestations les plus nettement personnelles ; Descartes a eu sans doute l'idée des phénomènes réflexes. Pourtant l'expression de *réflexes* ne se trouve, pour la première fois, que dans l'œuvre d'Astruc (1743), qui vit dans le trajet complexe d'une excitation revenant à son point de départ pour se dénouer dans les muscles l'analogue du trajet suivi par un rayon lumineux réfléchi sur un miroir. En fait, l'étude expérimentale des phénomènes réflexes n'a commencé qu'avec les travaux de Robert Wytt, Prochaska et Legallois, dans la deuxième moitié du xviiie siècle. Legallois (1784) mit en relief leurs principaux caractères et en fit connaître les lois dans leurs grandes lignes. Il note en particulier que le caractère dominateur des phénomènes réflexes consiste dans le fait qu'ils sont involontaires. Aussi, pour les étudier méthodiquement dans toute leur pureté et toute leur intensité, il faut en déterminer la production sur les animaux privés, au préalable, de leurs hémisphères cérébraux. On opère en général sur des grenouilles décapitées ou sur des mammifères dont on a sectionné le bulbe et sur lesquels on entretient la respiration artificielle.

D'une manière générale il faut, pour des motifs que nous verrons plus bas,

---

(1) Pour être complète, cette définition devrait s'étendre aux mouvements épithéliaux qui constituent les sécrétions.

pratiquer la section du nevraxe aussi près que possible et au-dessus du point dont on veut étudier le pouvoir réflexe.

Analyse d'un réflexe. — Si, après avoir décapité une grenouille, on lui pince l'extrémité d'une patte, le membre se fléchit. Si on le pince plus fort, l'animal saute comme s'il voulait se soustraire à la douleur. On peut également déterminer des mouvements réflexes chez les mammifères après la section de la moelle. Mais il convient le plus souvent d'attendre plusieurs jours, pour que les effets inhibitoires du traumatisme soient dissipés. Chez les mammifères nouveau-nés qui naissent inachevés, comme le chien, l'homme, le lapin, on peut provoquer directement et sans aucune précaution des mouvements réflexes. Ils se produisent d'autant plus facilement que le cerveau, point de départ des excitations motrices volontaires, n'a pas encore achevé son développement.

La production d'un phénomène réflexe implique la série des faits suivants : 1° excitation d'un nerf sensitif; 2° transmission de cette excitation jusqu'à un centre nerveux; 3° ébranlement de ce centre et dégagement d'une excitation motrice; 4° transmission de cette excitation jusqu'aux muscles. Toutes les parties de ce trajet sont indispensables au développement du réflexe. Les excitations demeurent sans effet sur une grenouille, soit après la section des racines postérieures ou antérieures, soit après la destruction de la moelle obtenue par l'introduction d'un stylet dans le canal rachidien.

Théoriquement, il suffirait d'un circuit formé par un seul neurone sensitif périphérique et le neurone moteur correspondant, pour réunir toutes les conditions d'un réflexe. En fait, l'expérience montre que le foyer minimum indispensable à la production d'un réflexe médullaire est représenté par un segment compris entre les bords postérieurs de deux racines consécutives.

De tous les points de la chaîne réflexe, il en est deux qui doivent appeler l'attention. Ils touchent à la nature de l'excitation et au ralentissement subi par la marche de l'influx nerveux dans les foyers cellulaires.

Nature de l'excitation. — En ce qui touche l'excitation il n'est pas nécessaire qu'elle porte sur les terminaisons sensitives ; on obtient de très beaux réflexes sur la grenouille en excitant le nerf sciatique sur son trajet ; mais les excitations cutanées sont plus efficaces et elles le sont d'autant plus qu'elles sont moins douloureuses ; un simple contact agit mieux que le pincement. Les excitations chimiques sont également très efficaces. Il suffit de toucher la peau d'une grenouille avec une goutte d'eau acidulée pour solliciter des réflexes défensifs.

Les excitations sont parfois d'origine centrale et psychique, tels la nausée et les efforts de vomissement que peut déterminer le seul souvenir d'une odeur désagréable ou d'un spectacle dégoûtant. Tels encore les effets de l'imagination sur la sphère génitale.

Du temps réflexe. — On désigne ainsi le temps mis par une excitation pour passer d'une racine sensitive à une racine motrice. Mis en regard de l'espace qui sépare les deux racines, il donne la vitesse de l'influx nerveux dans les centres réflexes. Wundt a déterminé le temps réflexe en mesurant comparativement le temps perdu dans la secousse directe (par excitation des racines antérieures), et dans la secousse réflexe (par excitation des racines postérieures). D'après les résultats obtenus, la vitesse de l'influx nerveux dans la moelle serait de huit mètres par seconde ; elle est donc beaucoup plus faible que dans les nerfs.

Lois des phénomènes réflexes. — Il existe un rapport plus ou moins précis entre l'intensité des excitations provocatrices et l'étendue de l'action réflexe. Ce rapport a été déterminé par Pflüger et précisé dans des lois qui portent le nom de ce physiologiste. Soit une série d'excitations croissantes portées sur une des pattes postérieures de la grenouille. Pour une excitation minima on obtient des mouvements dans les muscles du membre correspondant (*loi de localisation ou d'unilatéralité*). Pour une excitation de plus en plus forte, les mouvements réflexes s'étendent successivement aux muscles du membre opposé (*loi de symétrie*), aux muscles des membres antérieurs *loi d'irradiation*) et enfin à tous les muscles du corps (*loi de généralisation*).

Théorie anatomique des réflexes. — Au point de vue de leur complexité les arcs réflexes peuvent se rattacher à plusieurs types qui diffèrent par le nombre des neurones engagés dans la chaîne complète. Nous ajournons à un autre moment plus opportun l'étude des diverses combinaisons qui peuvent être conçues et construites à partir des divers neurones qui entrent dans la composition de la moelle ou des centres plus élevés.

Classification des phénomènes réflexes. — La difficulté qu'on éprouve à classer les phénomènes réflexes tient à la multiplicité des points de vue par où on peut les considérer. Le plus communément, on adopte un classement reposant sur l'origine et le dénouement de l'excitation provocatrice et on distingue deux grands groupes de phénomènes réflexes :

1° Les réflexes de la vie animale provoqués par une excitation portant soit sur un nerf sensitif de la vie animale, soit sur un nerf sensitif de la vie organique ;

2° Les réflexes de la vie organique provoqués par une excitation portant soit sur un nerf sensitif de la vie animale, soit sur un nerf sensitif de la vie organique.

On voit que chacun de ces deux grands groupes comprend à son tour deux subdivisions, ce qui porte à quatre le nombre total des catégories. Nous nous bornerons à fournir quelques exemples dans chacune d'elles.

a. *Réflexes de la vie animale impliquant un nerf sensitif de la vie animale.* — On peut citer, dans ce groupe, la déglutition, l'éternuement, le clignement des paupières.

b. *Réflexes de la vie animale impliquant un nerf sensitif de la vie organique.* — Telles sont les convulsions provoquées par la présence des vers intestinaux et celles de l'éclampsie ou de l'hystérie. Ces phénomènes sont de même nature que les mouvements généraux qu'on peut provoquer sur la grenouille par de fortes excitations appliquées sur l'intestin.

c. *Réflexes de la vie organique impliquant un nerf sensitif de la vie animale.* — Ce groupe renferme, en particulier, les sécrétions salivaire et lacrymale, les actions vaso-motrices ou les changements du rythme cardiaque provoqués par les émotions ou toute excitation sensitive.

d. *Réflexes de la vie organique impliquant un nerf sensitif de la vie organique.* — Signalons les sécrétions intestinales, les mouvements péristaltiques de l'estomac et de l'intestin, la dilatation de la pupille liée à la présence des vers intestinaux, la pâleur des téguments (vaso-constriction) dans les souffrances vives de l'estomac, etc.

Cette classification n'est point naturelle. Aussi n'a-t-elle pas beaucoup d'avantages et offre-t-elle beaucoup d'inconvénients, dont le moindre est de mettre ensemble les choses les plus disparates. Une classification qui consisterait à séparer les mouvements réflexes en conscients et inconscients serait par trop simpliste et tout à fait insuffisante. Parmi tous les essais de classification, le plus heureux est peut-être celui dans lequel on prend pour base la nature de l'excitation provocatrice et les divers modes de la sensibilité qu'elle met en jeu. Avec ce point de vue on peut distinguer :

a. *Les réflexes psychiques ou émotifs* (actions vaso-motrices, accélération du rythme cardiaque, rire, pleurs et sanglots, expression des émotions, diarrhées et mictions émotives). A ce groupe on peut rattacher les cris et les mouvements défensifs involontaires provoqués par toutes les excitations douloureuses.

b. *Réflexes sensoriels.* — Ce groupe embrasse toutes les réactions motrices liées à la mise en jeu des divers modes de la sensibilité générale ou spéciale. Il se partage donc en subdivisions correspondant aux divers organes des sens. Parmi les réflexes répondant à la mise en jeu de la sensibilité générale on peut citer les effets du chatouillement, le clignement des paupières, le réflexe cornéen, la toux, les réflexes tendineux (liés au sens musculaire).

Quant aux réflexes liés à l'exercice des sens comme les mouvements de l'iris, l'accommodation, les mouvements conjugués de la tête et des yeux, nous n'en parlerons pas autrement puisque nous aurons à les retrouver à propos des fonctions sensitives dont ils assurent l'accomplissement.

c. *Les réflexes fonctionnels* comprennent tous les actes musculaires ou glandulaires liés aux grandes fonctions de l'organisme et l'étude de l'innervation comprendra précisément un chapitre consacré à l'étude de l'influence du système nerveux sur ces fonctions. C'est à ce propos qu'il conviendra de retenir et d'analyser les réflexes les plus intéressants.

d. Parmi *les réflexes pathologiques* on peut citer les convulsions d'origine intestinale, les manifestations convulsives de l'éclampsie et de l'hystérie. Ce groupe comprend encore les phénomènes connus en pathologie sous le nom de métastases en même temps que les phénomènes dits de sympathie et dans lesquels on voit un état inflammatoire se propager d'un organe à l'organe symétrique. Telles sont les ophthalmies sympathiques.

Caractères généraux des mouvements réflexes. — Les mouvements réflexes sont *incoercibles*, en ce sens qu'ils accompagnent nécessairement l'excitation provocatrice et que leur exécution ne peut pas être empêchée par la volonté. L'action inhibitoire de celle-ci a tout au moins des limites très prochaines. Les mouvements respiratoires ne peuvent être suspendus que pendant de courts instants. Personne ne saurait empêcher le mouvement irrésistible d'inspiration qui suit l'application d'une douche d'eau froide sur la peau. Personne, à moins d'être prévenu, ne saurait empêcher les mouvements réflexes défensifs qui accompagnent les impressions douloureuses. Le stoïcisme n'a pas de prise sur un fait qu'il ne connaît pas encore. Il est bien difficile de se défendre d'éternuer si la pituitaire est provoquée, et les efforts de toux qui suivent la pénétration accidentelle des corps étrangers dans le vestibule du larynx sont tout à fait incoercibles.

Mais pour être très limité, le pouvoir suspensif de la volonté est très réel et il faut le retenir comme une des formes les plus nettes de l'inhibition. Il peut s'exercer surtout dans le domaine des réflexes émotifs et alors il fait l'héroïsme des âmes fortes devant la douleur ou l'impassibilité des diplomates. Mais à cet égard les différences individuelles sont sans bornes.

Pour donner prise à la volonté, le réflexe doit être lié à une impression consciente, à une sensation. C'est l'occasion de constater que les phénomènes réflexes peuvent être conscients ou inconscients sans perdre leur caractère essentiel, qui est d'être causés par une excitation périphérique et d'accompagner irrésistiblement cette excitation. Quoi qu'il en soit, la conscience est souvent présente dans les réflexes en ce sens qu'elle connaît l'excitation provocatrice. Tous les réflexes d'origine sensorielle sont dans ce cas et un grand nombre des réflexes de la vie organique leur ressemblent sous ce rapport. Cela se comprend si on se rappelle que tout neurone sensitif est la branche commune d'un arc sensitivo-moteur et d'un arc sensitivo-cérébral.

Les phénomènes réflexes sont mesurés, coordonnés et appropriés à un but. Loi de coordination. — Les mouvements réflexes sont faits, en général, pour apporter un résultat utile à l'organisme. Par là même, ils sont empreints d'une finalité qui se manifeste, là comme ailleurs, par l'adaptation des moyens au but. Cette finalité est évidente dans tous les réflexes qui interviennent dans l'accomplissement des grandes fonctions. Les glandes ne secrètent que quand il convient et pour une action particulière. Les vaisseaux ne se dilatent dans un organe que dès l'instant où cet organe a de nouveaux besoins nutritifs et quand il entre en activité, etc. Mais la finalité est à certains moments si précise qu'elle semble témoigner d'un calcul et d'une intention présidant à l'exécution des réflexes. Les expériences de Pflüger sont, sur ce point, fort instructives. On touche la région coxygienne d'une grenouille décapitée, avec une goutte d'eau acidulée ; immédiatement les pattes entrent en mouvement et font conspirer leurs efforts vers le point importuné comme pour écarter l'objet nuisible qui agit sur la peau. Si la goutte d'eau acidulée est déposée en haut de la cuisse, l'animal fléchit sa jambe et agit avec la patte du même côté. Si on ampute la jambe, c'est la patte du côté opposé qui intervient (Auerbach). Tous ces mouvements ont, en apparence, un caractère intentionnel manifeste. Il y a bien d'autres faits. Après la section de la moelle pratiquée sur un chien dans la région cervicale et le traumatisme ayant épuisé ses effets inhibitoires, l'animal reste paralysé de la sensibilité et du mouvement dans tous les points du corps situés en arrière de la section. Mais on le surprend souvent qui se gratte avec une de ses pattes de derrière, comme si le cerveau dirigeait encore ses mouvements. Sur des grenouilles privées de leurs hémisphères, on bouche les narines avec des bandelettes de papier. Au bout de cinq à dix minutes, l'animal se débarrasse de ses bandelettes (Danilewski). Un cheval dont la moelle est coupée détache une ruade, dès qu'on le provoque en quelque façon, par exemple en le saisissant par le paturon (Chauveau).

Pour expliquer les faits de ce genre, Pflüger admettait que la moelle est douée de facultés psychiques, qu'elle est le siège de véritables sensations et sollicite des actes voulus. Cette hypothèse est très complexe, car la plupart des mouvements réflexes sont empreints de finalité et semblent témoigner d'une volonté directrice. Il faudrait donc attribuer la conscience et la volonté à tous les centres échelonnés dans le névraxe. Aussi bien, cette volonté hypothétique manquerait parfois son but et ne contiendrait pas l'explication cherchée par Pflüger. Vulpian raconte, en effet, que les grenouilles privées de leur cerveau continuent parfois à respirer, quand on les plonge dans l'eau, et accomplissent ainsi un acte inutile et dangereux. En réalité le propre des mouvements réflexes, c'est d'être irréfléchis non délibérés et involontaires (1).

Des causes qui augmentent ou diminuent le pouvoir réflexe. — Le pouvoir réflexe diminue sous l'influence des anesthésiques et des narcotiques. Il augmente sous l'influence de la strychnine et, dans ce cas, les mouvements provoqués par la moindre excitation sont généralisés et prennent un caractère convulsif qui les dépossède de toute finalité.

Il augmente aussi par l'effet de la section du névraxe, dans le segment périphérique de ce névraxe. En un mot, il augmente dans les centres séparés de ceux qui les précédent. Pour rendre compte de cette loi, Setchenow et Nothnagel invoquent la théorie de l'inhibition et admettent que les centres supérieurs exercent une action modératrice sur les centres inférieurs. Cette explication repose sur les faits suivants : 1° l'excitation de la coupe des tubercules quadrijumeaux et des couches optiques produit une diminution et une suspension de la réflectivité médullaire (Setchenow). Il en est de même pour les hémisphères cérébraux (Goltz); 2° une forte excitation des nerfs sensitifs diminue ou paralyse l'activité réflexe (Lewison); 3° la suppression des nerfs sensoriels (cécité, surdité) produit les mêmes effets que la décapitation (Langendorff et Bötcher). Ces faits plus ou moins variés ne sont que des cas particuliers d'une loi générale touchant l'action dérivatrice des impressions sensitives ; c'est ainsi qu'il serait possible d'empêcher l'éternuement en se frottant le nez. On pourrait aussi empêcher les effets réflexes du chatouillement en se mordant fortement la langue. La motricité volontaire peut elle-même être paralysée par l'action inhibitoire des excitations vives. C'est ainsi qu'un homme souffrant de fortes coliques ne peut plus se tenir debout. C'est pour ce même motif que les blessures très douloureuses amènent la chute du corps.

DE L'AUTOMATISME DANS LES CENTRES NERVEUX.

Certains mouvements ou certains actes musculaires paraissent se produire sans le concours d'une excitation provocatrice. Tel est le tonus musculaire, tels sont les mouvements rythmés de la respiration et du cœur. On les dit, pour ce motif, automatiques et on les attribue à un pouvoir spécial des centres nerveux, pouvoir qui, d'ailleurs, n'a rien de commun avec la volonté.

Mais, en réalité, les actes dits automatiques sont de purs réflexes nécessairement liés à une excitation qui, par tous ses caractères, échappe facilement à l'observation. Le tonus musculaire, par exemple, a son origine dans les excitations permanentes nées à la périphérie, soit dans l'intimité des muscles, soit à leur surface et, pour démontrer immédiatement la réalité et la nécessité de ces excitations invisibles, il suffit de constater que le tonus disparaît après la section des racines postérieures (Brondgeest). Ce point sera développé plus tard à propos du sens musculaire.

___

(1) La classification exposée plus haut permet de mesurer la restriction que comporte la loi de la coordination des réflexes. On ne voit pas, par exemple, la finalité des réflexes psychiques ou émotifs ni celle des réflexes pathologiques.

Quant aux mouvements respiratoires, nous verrons qu'ils dépendent des excitations apportées dans les centres bulbaires de la respiration par le sang veineux ou par le sang artériel. Ces excitations directes liées aux changements de la composition du sang ne sont d'ailleurs pas exclusives des excitations périphériques, puisque la section des nerfs vagues modifie profondément le rythme de la respiration.

Les mouvements du cœur n'ont pas plus de spontanéité que ceux de la respiration. Le muscle cardiaque cesse d'agir quand il est soustrait à l'influence du système nerveux, ou quand il échappe à toute excitation, et nous verrons à quel point il est sensible aux changements de la pression qui pèse constamment sur lui, comment il modifie ses mouvements à propos de toutes les excitations dirigées sur les nerfs sensitifs et comment il les règle sur les besoins de la circulation dans les différents organes.

DES ACTIONS INHIBITOIRES.

Le type des actions inhibitoires ou actions d'arrêt est fourni par l'action suspensive que la volonté peut exercer provisoirement sur l'exécution de certains actes, tels que la respiration ou l'expression des émotions.

Cet exemple suffit à montrer tous les éléments qui interviennent dans une action d'arrêt : 1° un centre nerveux en activité ; 2° une excitation apportée par des nerfs à ces centres et venant en suspendre l'activité.

Mais l'exemple le plus familier et le mieux connu des physiologistes est celui de l'action que le pneumogastrique exerce sur le cœur. Weber a démontré que l'excitation du bout périphérique du nerf vague arrête le cœur en diastole ou en réfrène les battements. Nous préciserons plus tard toutes les circonstances de l'innervation modératrice du cœur et nous n'en retenons ici que le trait le plus saillant pour y voir une des formes les plus précises de l'inhibition. L'action suspensive s'exerce ici sur les ganglions nerveux intracardiaques.

Les nerfs vaso-dilatateurs agissent également sur les vaisseaux par une action d'arrêt qui s'exerce sur l'innervation propre de ces organes, sur les plexus ganglionnaires répandus dans l'épaisseur de leurs parois.

Rappelons enfin la série des faits exposés plus haut, à propos de l'action modératrice que les centres nerveux exercent sur le pouvoir réflexe des centres sous-jacents.

Si nous recherchons les éléments communs à toutes ces actions, nous trouvons toujours un centre nerveux en activité et une excitation nerveuse venant se heurter à ce centre pour en suspendre ou en ralentir le fonctionnement. Lorsque le centre inhibé est à la périphérie comme pour le cœur ou les vaisseaux, l'action d'arrêt est dite périphérique ; elle est centrale lorsqu'elle atteint une des régions du névraxe. Mais cette distinction laisse subsister le fait essentiel en même temps que les difficultés de son interprétation. Pour pénétrer le mécanisme de l'action d'arrêt, il faudrait connaître exactement les relations des fibres inhibitrices avec les cellules qui en reçoivent l'influence. Sur ce point, l'histologie la plus récente apporte quelques données intéressantes. Ramon y Cajal admet des fibres centrifuges agissant par une excitation spéciale sur les articulations des neurones entre eux, pour en provoquer la rétraction (nervi nervorum). Manouëlian admet l'existence générale des *nervi nervorum*. Il aurait vu les arborisations cellulifuges de ces fibres se terminer par des boutons libres à la surface du corps cellulaire des neurones.

Quoi qu'il en soit de la forme de ces relations, il paraît évident que l'inhibition réside dans l'influence d'une fibre sur une cellule nerveuse.

On a rapproché des phénomènes inhibitoires l'action suspensive que les courants électriques exercent sur les nerfs soumis à certaines excitations permanentes. Nous avons vu, dans un chapitre antérieur, que le sel marin agissant sur un nerf moteur provoque le tétanos du muscle correspondant. Rappelons aussi le tétanos provoqué parfois par l'action des courants continus sur les nerfs et le tétanos d'ouverture. Or, si, sur un nerf mis ainsi en état d'activité permanente et provoquant un tétanos, on dirige une excitation nouvelle en le traversant par un courant, le tétanos prend fin aussitôt. L'effet d'une excitation est empêché par une excitation intercurrente. Claude Bernard attachait une grande importance à ces phénomènes qu'il tenait pour des modes de l'inhibition et il les expliquait en admettant l'*interférence* des excitations. Mais ils n'ont avec l'inhibition proprement dite qu'une analogie extérieure et lointaine. Comme nous le disions plus haut, l'inhibition implique non pas l'action d'un nerf sur un autre nerf, mais celle d'un nerf sur un centre nerveux. Quant aux fibres qui transmettent l'action inhibitoire nous dirons, pour répondre à une question souvent examinée par Morat (*Arch. de phys.*, 1893 et 1894) qu'elles ne sont pas nécessairement spécifiques. Elles le sont sans doute dans le pneumogastrique ; mais lorsque la volonté agit sur les centres respiratoires pour en suspendre l'automatisme, il n'y a pas de raison de croire qu'elle emprunte des voies nouvelles et différentes de celles qui transmettent l'action excitante qu'elle peut exercer sur les mêmes centres respiratoires.

DE LA NUTRITION DES CENTRES NERVEUX.

Les apparences autorisent à croire que les échanges nutritifs atteignent dans la substance grise une très grande intensité. Ces apparences résident dans la richesse vasculaire de ce tissu et dans son extrême fragilité. Nous exposions plus haut les effets, en quelque sorte foudroyants, de l'anémie sur le fonctionnement des centres nerveux et nous rappelions comment la ligature de l'aorte entraîne en quelques secondes l'abolition des fonctions de la moelle.

De la fatigue dans les centres nerveux. — Ces faits laisseraient présumer que le travail physiologique de la substance grise doit être accompagné des phénomènes caractéristiques de la fatigue. Or, ces phénomènes sont très peu sensibles et l'opposition qui se manifeste ici, entre l'extrême fragilité de la substance grise et sa remarquable résistance à la fatigue, est un des faits les plus curieux et les plus caractéristiques de la physiologie générale des centres nerveux.

Déjà, dans le chapitre consacré à la fatigue musculaire provoquée par le travail volontaire nous avons laissé prévoir que l'interruption des fonctions motrices a des conditions et des causes à peu près exclusivement périphériques, et que si l'effort nerveux de l'écorce est amoindri, la conscience ne donne point le sentiment précis de cette défaillance.

Mais à côté de cette indication se placent les résultats des recherches directes entreprises à cet égard par quelques physiologistes et notamment par Mlle J. Joteiko. Dans un premier travail, l'auteur montre directement que l'excitabilité électrique des centres nerveux survit à celle des appareils terminaux. (*Recherches expérimentales sur la résistance des centres nerveux à la fatigue* : comptes rendus des travaux de l'Institut Solvay, 1899.)

La méthode de l'auteur consiste à exciter directement la moelle par des courants induits qui la traversent d'un bout à l'autre et à barrer la route à ces excitations sur un des deux nerfs sciatiques, soit par l'électrotonisation, à la manière de Berstein, soit par l'éthérisation locale. Le muscle correspondant, soustrait provisoirement à toute provocation, reste au repos et pourra devenir un témoin des effets des excitations médullaires lorsque celles-ci auront épuisé leur action sur le muscle placé à l'extrémité de la voie libre. Chaque expérience comporte ainsi plusieurs phases que, pour simplifier, nous ramenons à deux.

Première phase : éthérisation d'un nerf sciatique et excitation de la moelle, tétanos unilatéral dans le muscle dont le nerf n'est pas éthérisé.

Deuxième phase : épuisement progressif de l'appareil périphérique et fin du tétanos unilatéral ; déséthérisation du nerf barré, par ablation du bourrelet imprégné de l'anesthésique ; apparition du tétanos dans le muscle correspondant.

Il résulte de ces faits que la moelle est encore excitable malgré le travail qu'elle a produit, quand les plaques terminales motrices sont devenues impropres à transmettre l'excitation.

L'auteur a varié ces épreuves de bien des manières et il en est parmi elles qui l'autorisent à soutenir que la moelle peut fournir un travail cent fois plus considérable que l'appareil moteur terminal.

Dans une autre série de recherches (L'effort nerveux et la fatigue, *Archives de Biologie*, 1899), Mlle Joteiko a fait usage de l'ergographe et du dynamomètre. Sa méthode consiste à déterminer la valeur des pressions dynamométriques de la main gauche, avant et après le travail ergographique de la main droite. La diminution de la pression étant considérée comme l'indice de la fatigue des centres moteurs cérébraux, les faits recueillis établiraient que ceux-ci ont perdu 20 p. 100 de leur énergie, après l'accomplissement du travail ergographique.

On peut encore invoquer une autre catégorie de faits. Hoch et Kræpelin (cités par Mlle Joteiko) ont montré que, dans les courbes ergographiques, le nombre des soulèvements et leur hauteur totale sont deux éléments indépendants, car sous l'influence de causes diverses ils subissent des variations inégales. Le rapport de ces deux termes serait constant pour chaque individu et caractéristique. Enfin, l'abaissement du nombre exprimerait la fatigue des centres nerveux tandis que l'abaissement de la hauteur totale exprimerait celle des muscles. Il nous est impossible de réunir ici tous les faits invoqués pour asseoir cette conclusion qui a servi de critère à Mlle Joteiko, dans ses recherches sur la fatigue des centres nerveux ; mais le critérium paraît légitime.

Cela posé, on appelle *quotient de la fatigue* dans une courbe ergographique le rapport de la hauteur totale des contractions à leur nombre. Or, dans une série de courbes séparées par des intervalles insuffisants pour réparer les effets de la fatigue, ce rapport diminue, ce qui prouve que la hauteur totale des contractions, c'est-à-dire la valeur du travail mécanique produit, diminue beaucoup plus vite que le nombre de ces mêmes contractions. Celui-ci ne subit d'ailleurs qu'une légère dépression et, chez quelques sujets, il demeure même stationnaire. Si le critérium adopté est vraiment fidèle, ces faits très clairs établiraient, une fois encore, que dans l'épuisement de la motricité les phénomènes périphériques ont une part largement prédominante, sinon exclusive, et que les centres nerveux moteurs offrent une résistance considérable à la fatigue.

Cette conclusion nous conduit à admettre, ou bien que les dépenses chimiques attachées au travail physiologique de la substance grise ont une très faible intensité, ou bien que ces dépenses sont très rapidement réparées. Il est actuellement difficile de prendre parti entre les deux termes de ce dilemne, et peut-être vaut-il mieux l'éluder en concluant simplement que l'activité des centres nerveux n'est point corrélative d'une auto-intoxication capable d'en diminuer l'énergie d'une manière sensible.

FONCTIONS DES CENTRES NERVEUX

CHAPITRE PREMIER

COUP D'ŒIL ANATOMIQUE.

En dehors de leurs fonctions psychiques, les centres nerveux ont deux grandes attributions : d'une part, ils renferment les voies de la sensibilité consciente et de la motricité volontaire. D'autre part, ils tiennent sous leur dépendance l'exécution des mouvements réflexes attachés aux divers actes fonctionnels de la vie de relation et de la vie organique. Ils doivent donc être envisagés à un double point de vue, et comme conducteurs et comme centres des mouvements réflexes. En sorte que l'un des problèmes essentiels de la physiologie des centres nerveux réside dans la détermination des voies de la sensibilité consciente et de la motricité volontaire. Sur ce point qui est capital, l'anatomie enrichie des informations puisées à toutes les sources nous donne des indications qu'il y a le plus grand avantage à consulter avant d'aborder l'étude des résultats fournis par l'expérimentation. Nous sommes ainsi conduit à inaugurer l'étude du système nerveux central par un coup d'œil d'ensemble sur les détails de sa structure.

Les déterminations obtenues par l'anatomie sur ce point reposent sur l'emploi de trois méthodes principales : la méthode wallérienne, l'anatomie pathologique et la méthode embryologique de Fleschig.

Quand une lésion accidentelle ou expérimentale interrompt la continuité de la substance blanche, toutes les fibres séparées de leurs centres trophiques subissent la dégénérescence ; les fibres qui vont vers l'encéphale subissent la dégénérescence ascendante, tandis que les fibres qui vont vers la périphérie subissent la dégénérescence descendante. Sous une autre forme, la dégénérescence des fibres de la substance blanche a la même direction que l'influx nerveux (1). L'étendue et la direction de la dégénérescence apportent donc des indications précises sur le rôle probable et le territoire des fibres intéressées dans la lésion. A cet égard, les données de l'anatomie pathologique sont encore plus précises, car les affections des centres nerveux aboutissent communément à des lésions *systématiques*, en ce sens qu'elles restent circonscrites à des régions bien définies et de même valeur physiologique.

L'étude du développement des centres nerveux a été d'autre part, pour Fleschig, l'occasion de découvrir les faits suivants : la myélinisation des fibres nerveuses n'a pas lieu, en même temps, dans toutes les parties du névraxe. Elle se produit par étapes successives et procède systématiquement et isolément sur des faisceaux dont les fibres ont la même valeur physiologique.

L'emploi de ces diverses méthodes a permis de résoudre en grande partie le problème que nous voulons aborder et que nous traiterons sans oublier, d'ailleurs, les données de l'expérimentation dont nous nous inspirerons tacitement.

---

(1) Cette loi n'est pas absolue et dans les développements qui vont suivre on pourra saisir les cas où elle cesse de s'appliquer.

DÉTERMINATION ANATOMIQUE DES VOIES SENSITIVES ET DES VOIES MOTRICES DANS LE NÉVRAXE.

A. Voies sensitives. — Les voies sensitives se constituent évidemment à partir des fibres radiculaires postérieures et la question qui se pose est de savoir toute la destinée de ces fibres et le trajet qu'elles suivent depuis leur immersion dans la moelle.

Constatons d'abord que l'application des méthodes énumérées ci-dessus a permis de

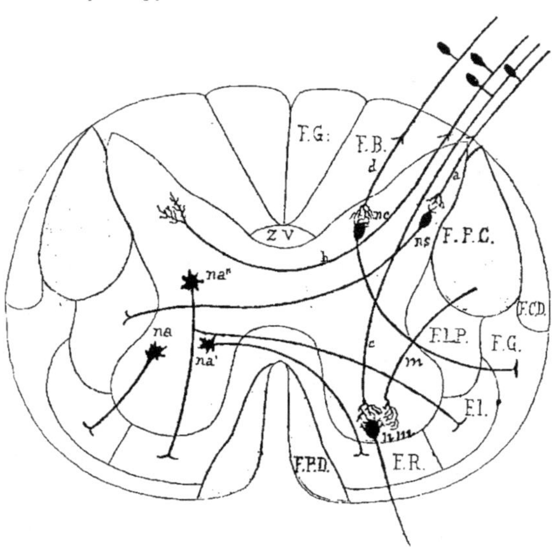

Fig. 231.

Voies sensitives (en bleu).	FG, cordon de Goll. FB, cordon de Burdach.	Dégénérescence ascendante à long trajet.

FLP, faisceau latéral profond (dégénérescence ascendante à court trajet).

Voies motrices (en rouge).	FPC, faisceau pyramidal croisé. FPD, faisceau pyramidal direct.	Dégénérescence descendante à long trajet.
Voies cérébelleuses (en jaune).	FCD, faisceau cérébelleux direct. FG, faisceau de Gowers.	Dégénérescence ascendante à long trajet.

Voies réflexes (en vert).	FI, faisceau intermédiaire (dégénérescence descendante à court trajet). FR, faisceau radiculaire (dégénérescence mixte à court trajet).

a, collatérale courte; *b*, collatérale commissurale; *c*, collatérale réflexe; *d*, collatérale cérébelleuse.

ns, neurone sensitif médullaire jetant son axone dans le faisceau latéral profond du côté opposé; *nc*, neurone cérébelleux jetant son axone dans le faisceau de Gowers; *na*, *na'*, *na"*, neurones cordonaux jetant leur axone dans les diverses régions du faisceau fondamental.

circonscrire dans la substance blanche de la moelle, les divers faisceaux représentés dans la figure 231. Ces faisceaux peuvent être distribués en quatre groupes constituant:

a. Les *voies sensitives* qui embrassent le cordon de Goll (FG), le cordon de Burdach (FB), dans le cordon postérieur, et très probablement le *faisceau latéral profond* (FLP).

b. Les *voies motrices* qui comprennent le *faisceau pyramidal croisé* (FPG) et le *faisceau de Turck* ou *pyramidal direct* (FPD).

c. Les *voies cérébelleuses* qui sont au nombre de deux : le *faisceau cérébelleux direct* (FCD) et le *faisceau de Gowers* (FG).

d. Enfin les *voies réflexes* qui embrassent tout le reste de la substance blanche et constituent le *faisceau fondamemtal* du cordon antéro-latéral, faisceau dont on pourra étudier les subdivisions à l'aide de la légende de la figure 231.

Cette délimitation contient une certaine part de système et d'hypothèse. D'un côté, les divers faisceaux qui composent la substance blanche de la moelle, ne sont pas complètement homogènes et, d'autre part, les attributions sensitives du faisceau latéral profond ne sont pas clairement établies. L'anatomie de la moelle reste encore très obscure en bien des points, sur lesquels elle est, comme nous le verrons, en désaccord avec la physiologie expérimentale.

La question ouverte au début de ce paragraphe, touche à la constitution des voies sensitives à partir des racines postérieures. Mais le problème s'élargit dès qu'il est posé, par cela même qu'il embrasse toute la destinée des fibres radiculaires postérieures.

Nous avons déjà eu l'occasion de dessiner la physionomie et le trajet de ces éléments, dès leur pénétration dans la moelle. Ils se partagent, on l'a vu, en deux branches, une branche ascendante et une branche descendante dont le trajet est beaucoup moins étendu. Toutes ces branches résultant de la division des fibres radiculaires, remplissent à peu près complètement le cordon postérieur qui, dès lors, et à l'exception de sa zone ventrale (*faisceau fondamental ou zone ventrale du cordon postérieur*) (*zv*, fig. 231) est à peu près exclusivement constitué par des fibres radiculaires

Les fibres radiculaires du cordon postérieur se terminent de façon variable. Les plus longues et les plus superficielles se portent, d'un seul jet, jusqu'au bulbe où elles se terminent par des arborisations libres, articulées avec les cellules assemblées dans les noyaux de Goll et de Burdach. Ces cellules, nous l'avons déjà vu plus haut (p. 772 et fig. 224), appartiennent à des neurones sensitifs centraux qui prolongent jusqu'à l'écorce cérébrale la chaîne ouverte par les neurones sensitifs périphériques. Les autres fibres radiculaires courtes ou moyennes se terminent dans la substance grise de la moelle par des arborisations libres articulées avec divers neurones sur lesquels nous allons nous arrêter.

Car les fibres radiculaires ont des liens d'une très grande diversité, qui leur permettent d'établir des relations médiates, soit avec l'écorce cérébrale, soit avec les muscles, soit avec le cervelet. L'instrument de ces relations si diverses réside dans les nombreuses branches collatérales émises par les fibres radiculaires du cordon postérieur, dans les divers points de leur trajet longitudinal. Ces collatérales se détachent à angle droit et pénètrent dans la substance grise où elles se terminent en s'articulant par leurs arborisations libres, avec des neurones variables par leurs attributions.

Retenons ces deux faits : Toute fibre radiculaire émet un grand nombre de collatérales et toute collatérale s'articule dans la substance grise avec un neurone qui en prolonge l'influence dans telle ou telle partie du névraxe. Chacun de ces deux points doit être examiné soigneusement. Les collatérales vont porter leurs arborisations terminales en des régions très diverses de la moelle et, à ce point de vue, elles affectent des directions variables qui permettent de les partager en quatre groupes (fig. 231). Les *collatérales courtes* (a), très nombreuses, vont se terminer sur les neurones de la corne postérieure du même côté. Les *collatérales commissurales* (b) passent par la commissure grise et vont se terminer sur les neurones de la corne postérieure du côté opposé. Les collatérales du *faisceau collatéral de Clarke* (d) vont se terminer sur les cellules des colonnes vésiculaires de Clarke et se lier par leur intermédiaire avec le cervelet. Enfin les collatérales du *faisceau collatéral réflexe* (b) (Kœlliker) gagnent la tête de la corne antérieure du même côté, où elles se terminent sur les neurones moteurs périphériques.

La description qui précède contient implicitement l'énumération des divers neurones reliés aux fibres radiculaires, mais il faut préciser cette énumération en nous inspirant des relations de ces neurones plutôt que de la terminologie anatomique qui est quelque peu indécise. Tous ces éléments sont des neurones centraux, en ce sens qu'ils ne sortent pas du névraxe; mais cette désignation nous laisse ignorer leurs relations et à ce point de vue on peut les partager en trois groupes: les uns sont liés à la sensibilité et inaugurent une chaîne conduisant jusqu'à l'écorce les impressions apportées par les collatérales; on pourrait les désigner sous le nom de *neurones médullaires sensitifs* (ns). Les neurones du second groupe rattachent les fibres radiculaires et leurs collatérales avec l'écorce du cervelet. Ce sont les *neurones cérébelleux* (nc). Les neurones du troisième groupe sont liés à l'exécution des mouvements réflexes et unissent les fibres radiculaires avec les neurones moteurs périphériques; ce sont les *neurones cordonaux* de Cajal ou les neurones *d'association inter-sensitivo-motrice* de Mathias Duval (*na, na', na"*).

Les cellules des neurones sensitifs médullaires occupent surtout la tête de la corne postérieure et on est autorisé à présumer que leurs axones passent du côté opposé et entrent dans la constitution du faisceau latéral profond, où ils suivent un court trajet ascendant, pour rentrer dans la substance grise et rejoindre un neurone de même valeur. Cette disposition nous éclairerait sur la valeur du faisceau latéral profond qui deviendrait ainsi un faisceau sensitif formé de fibres commissurales longitudinales.

Mais parmi les neurones de la corne postérieure, beaucoup sont à cylindraxe court (cellules de Golgi) et ne sortent pas de la substance grise, ce qui formerait un nouveau chemin pour les impressions sensitives.

En résumé, la sensibilité consciente paraît trouver dans la moelle trois voies distinctes: le cordon postérieur, le faisceau latéral profond et la substance grise.

Avant de suivre plus haut le trajet des voies sensitives, arrêtons-nous sur les deux autres groupes de neurones. Les neurones cérébelleux naissent dans la colonne vésiculaire de Clarke, et jettent leur cylindraxe dans le faisceau cérébelleux direct pour aller se terminer dans l'écorce du cervelet. Le faisceau de Gowers a une constitution analogue sans qu'on puisse fixer avec certitude l'origine de ses neurones. Quoi qu'il en soit, la signification des faisceaux cérébelleux n'est pas douteuse, ils unissent au cervelet les neurones sensitifs périphériques. Quelques anatomistes et en particulier Van Gehuchten, considèrent, il est vrai, le faisceau de Gowers comme une voie sensitive, mais cette hypothèse soulève les plus graves objections.

Les neurones cordonaux (*na, na', na"*) unissent certaines collatérales des fibres radiculaires postérieures avec les neurones moteurs périphériques. A cet effet, leur axone quitte la substance grise et passe dans le faisceau fondamental du même côté ou du côté opposé. Là, il se partage en deux branches ascendante et descendante qui émettent sur leur trajet un grand nombre de collatérales articulées avec autant de neurones moteurs périphériques. Ces neurones d'association s'insèrent, comme on voit, dans la chaîne des arcs réflexes dont ils étendent considérablement le territoire. Ils concourent à former des chaînes complexes, en regard des chaînes simples résultant de l'union directe des fibres radiculaires postérieures avec les neurones moteurs périphériques.

Des voies sensitives au delà de la moelle. — Reprenons maintenant les voies sensitives pour en poursuivre le trajet au delà de la moelle. Parvenu au collet du bulbe, le cordon postérieur subit la décussation bien connue et passe du côté opposé, où, avec le concours du faisceau latéral profond, il va constituer un faisceau sensitif unique que nous retrouverons à tous les étages des régions supérieures du névraxe.

Le faisceau sensitif unique dont nous venons de voir la formation, peut être suivi dans le bulbe, dans la protubérance et les pédoncules cérébraux, et la série des schémas superposés dans la figure 232 en montre les contours à ces différents étages (S).

Au niveau des tubercules quadrijumeaux (D), il prend le nom de ruban de Reil et subit un déplacement qui le porte sur les parties latérales de la région. A ce même niveau, (fig. 233), nous trouvons en S une autre formation analogue qui s'est constituée par des fibres venant des noyaux *dits sensitifs* des nerfs craniens. Ces noyaux, disons-le en passant, ont vis-à-vis des fibres radiculaires des nerfs craniens la même signification que la substance grise de la moelle, vis-à-vis des fibres radiculaires postérieures des nerfs rachidiens.

Au delà des pédoncules cérébraux, les deux faisceaux se confondent en une seule voie qui entre dans la constitution de la capsule interne et dont on surprend la coupe en S à l'extrémité de la région postérieure ou lenticulo-optique de cette formation (fig. 234).

Le faisceau sensitif de la capsule interne, comme toutes les fibres de cette région, passe donc au voisinage immédiat de la couche optique. La plupart des anatomistes admettent que ses fibres pénètrent dans cette masse grise et s'y terminent par articulation avec de nouveaux neurones qui en reprennent les fonctions et en prolongent le cours jusqu'au cerveau. Le faisceau sensitif ainsi reconstitué pénètre dans la couronne rayonnante où il se répand en éventail, pour aller se terminer dans les divers foyers sensitifs de l'écorce cérébrale.

En rapprochant tous les faits particuliers qui viennent d'être exposés, on arrive à une vue d'ensemble du faisceau sensitif du névraxe, et on peut en construire un schéma comme celui de Van Gehuchten (fig. 235), capable d'en exprimer la composition et le trajet. Ce schéma permet de dégager les propositions suivantes : Les voies sensitives comprennent successivement : 1° les fibres radiculaires des cordons postérieurs ; 2° trois groupes de neurones : *a*. Les neurones sensitifs médullaires, nés à tous les étages de la substance grise et passant dans le faisceau latéral profond du côté opposé. *b*. Les neurones centraux nés dans les noyaux de la *clava* et entrecroisés dès leur origine. *c*. Les neurones centraux nés dans les noyaux dits sensitifs des nerfs craniens et également entrecroisés.

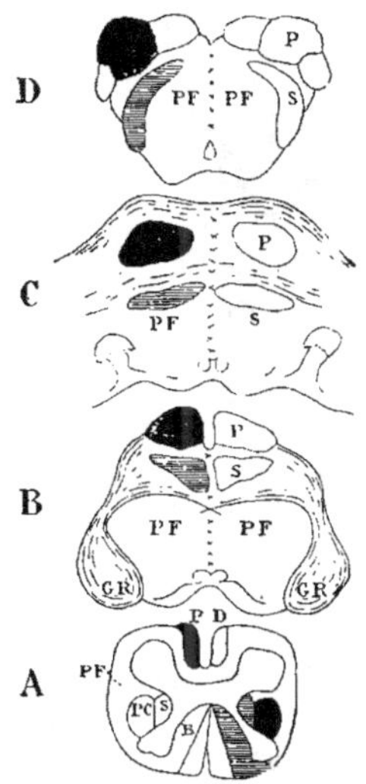

Fig. 232. — Marche des faisceaux sensitifs et moteurs.

Dans la moelle (A); dans le bulbe (B); dans la protubérance annulaire (C); et dans les pédoncules cérébraux D, S, faisceau sensitif; P, faisceau moteur; PC, faisceau pyramidal croisé ; PD, faisceau pyramidal direct (d'après M. Mathias Duval).

Il suit de là que tous les neurones sensitifs périphériques sont directs, tandis que les neurones centraux sont croisés. Mais, examinée dans son ensemble, la voie sensitive est croisée, en ce sens que toute excitation périphérique est transportée dans l'hémisphère du côté opposé.

B. **Voies motrices** — Les voies motrices volontaires partent de la zone psycho-motrice de l'écorce, et c'est à partir de ce point qu'il faut les étudier pour les suivre jusqu'à leur terminaison. Elles sont constituées, dès leur origine, par les neurones moteurs centraux (psycho-moteurs), dont les grandes cellules pyramidales forment le corps cellulaire. De là, elles pénètrent dans la couronne rayonnante et s'engagent dans la capsule interne dont elles forment la région antérieure ou *lenticulo-striée* (fig. 234).

A ce niveau, le faisceau moteur est composé de plusieurs parties qui se retrouvent d'ailleurs dans le pied du pédoncule cérébral : le *faisceau géniculé* (G), ainsi désigné à raison de sa place dans la capsule, et dont les fibres passent du côté opposé pour se terminer sur les noyaux moteurs des nerfs bulbaires ; le *faisceau de l'aphasie* (A), que nous retrouverons plus tard, à propos de la fonction du langage ; le *faisceau frontal* (F), dont la signification est mal connue, et enfin le *faisceau pyramidal* (P), qui prend dès ce moment une très grande importance, car il forme l'élément essentiel des voies

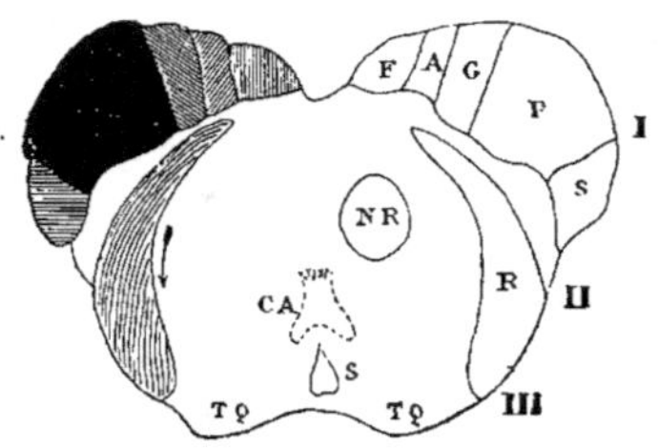

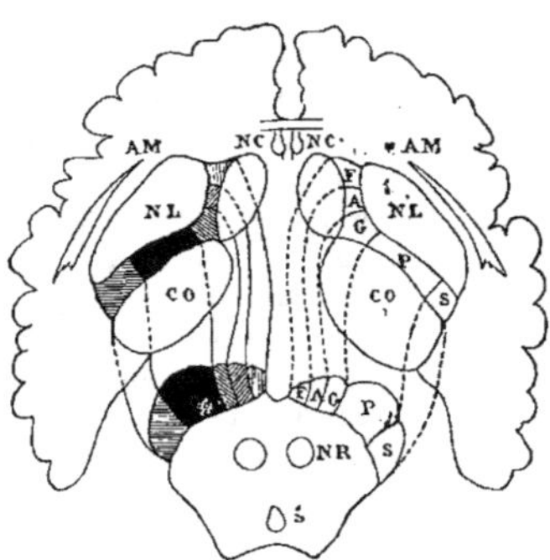

Fig. 233. — Place des faisceaux sensitifs et moteurs au niveau des tubercules quadrijumeaux (*) (d'après Mathias Duval).

Fig. 234. — Place des faisceaux sensitifs et moteurs aù niveau de la capsule interne (d'après Mathias Duval).

(*) R, ruban de Reil (sensitif) ; S, faisceau sensitif du pied du pédoncule.
P, faisceau pyramidal ; F, faisceau frontal ; A, faisceau de l'aphasie ; G, faisceau géniculé.

motrices dans les régions sous-jacentes. On peut le suivre en P sur les coupes D, C, B des pédoncules cérébraux, de la protubérance annulaire et du bulbe, où il forme les pyramides antérieures. Parvenu à l'extrémité postérieure du bulbe, il subit une décussation partielle et forme, dans la moelle, deux faisceaux, le *faisceau pyramidal croisé* et le faisceau *pyramidal direct* ou de *Türck* (fig. 231). Le premier de ces faisceaux embrasse les fibres qui, au niveau du bulbe, changent de direction et après une double inflexion vont se placer dans le cordon latéral de la moelle.

Les fibres pyramidales qui n'ont pas subi la décussation bulbaire, continuent directement leur trajet dans le cordon pyramidal direct ; mais elles n'échappent pas pour cela à la loi de l'entrecroisement, car la plupart d'entr'elles, sinon toutes, passent par la commissure blanche pour aller se terminer du côté opposé.

Les fibres des deux faisceaux pyramidaux représentent, on ne l'a pas oublié, les axones des neurones psycho-moteurs ; elles se terminent donc toutes en s'articulant avec les neurones moteurs périphériques.

Le diamètre du faisceau pyramidal va décroissant de haut en bas. Mais cette diminution de volume est compensée par l'émission de branches collatérales, qui ont les mêmes relations que les fibres principales. Il en résulte que toutes les grandes cellules motrices de la moelle sont reliées aux cellules pyramidales de la zone psycho-motrice.

Le trajet des voies motrices est facile à embrasser dans un schéma et nous reproduisons ici celui de Van Gehuchten, sans insister sur son interprétation qui s'aperçoit immédiatement (fig. 236).

Nous verrons dans les chapitres suivants, dans quelle mesure les données de l'expérimentation peuvent se concilier avec celles de l'anatomie.

CHAPITRE II

FONCTIONS DE LA MOELLE ÉPINIÈRE.

Après la section transversale de la moelle, toutes les régions du corps situées en arrière de la section sont paralysées de la sensibilité et du mouvement. Mais

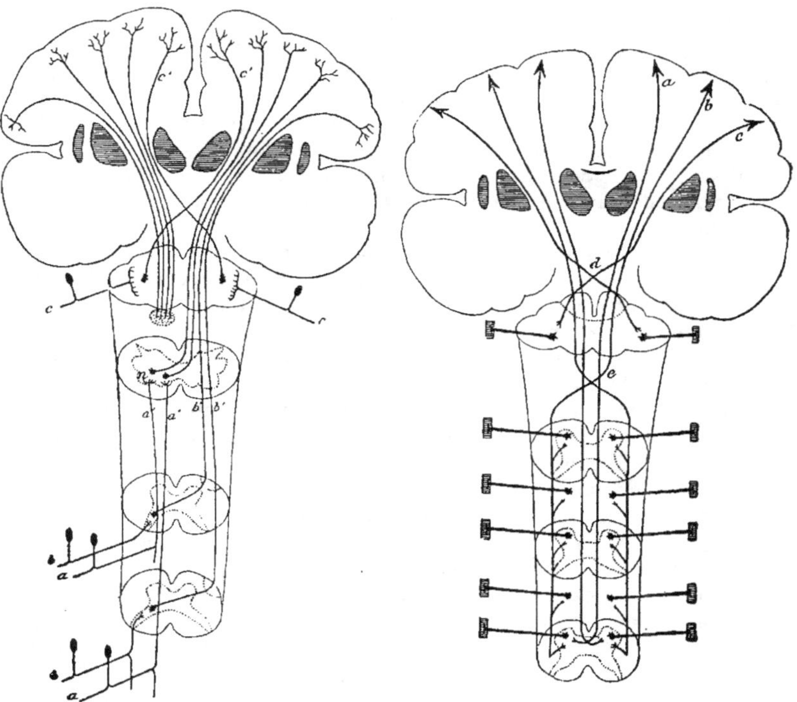

Fig. 235. — Schéma des voies sensitives dans le Névraxe (d'après Van Gehuchten).

Fig. 236. — Schéma des voies motrices dans le Névraxe (d'après Van Gehuchten).

les excitations portées sur les régions paralysées déterminent des mouvements réflexes. La moelle est donc à la fois un conducteur et un centre et il faut l'envisager à ce double point de vue.

DE LA MOELLE ENVISAGÉE COMME CONDUCTEUR.

La détermination expérimentale des voies sensitives et des voies motrices dans la moelle épinière repose sur deux séries de recherches. Dans la première, on étudie l'excitabilité des diverses régions de la moelle et par les réponses qu'elles donnent aux excitations dirigées sur elles, on constate qu'elles sont liées soit à la sensibilité, soit au mouvement. Dans la deuxième série de recherches, on interrompt la continuité des différentes parties de la moelle, en pratiquant des sections partielles et on enregistre les paralysies de la sensibilité ou du mouvement, consécutives à ces diverses mutilations. Cette méthode est beaucoup plus directe que la première et fournit des renseignements immédiats sur la conductibilité. Étudions successivement les résultats apportés par l'emploi de ces deux méthodes.

Excitabilité de la moelle épinière. — A. *Substance grise.* — La substance grise de la moelle est inexcitable. Si on la met à découvert, par l'ablation des cordons postérieurs, sur une certaine étendue, on peut la piquer, l'écraser, la brûler, l'exciter, en un mot, de toutes les manières, sans provoquer de la part du sujet en expérience la moindre manifestation de douleur, sans amener la production d'aucun mouvement réflexe.

Il n'est point aisé de mettre à nu la substance grise sur la moelle d'un mammifère et d'en découvrir une surface assez grande pour se prêter à l'exploration de la sensibilité ou de la motricité. Mais il se trouve que, chez les oiseaux, par une disposition naturelle des choses, la substance grise est à découvert dans la région lombaire. Les cordons postérieurs s'écartent et circonscrivent une dépression losangique dont le fond est constitué par la substance grise ; c'est le sinus rhomboïdal. Brown-Séquard eut l'idée d'utiliser cette disposition si favorable et il obtint des résultats constamment négatifs sur l'excitabilité de la substance grise dans cette région.

B. *Cordons postérieurs.* — On a reconnu depuis longtemps l'excitabilité des cordons postérieurs qui sont doués d'une sensibilité extrêmement vive. Si, sur la moelle mise à découvert, on pique les cordons postérieurs ou si on les excite par des courants électriques, l'animal témoigne par des cris et des mouvements de défense, de la vive douleur qu'il éprouve.

Mais les excitations dirigées sur le cordon postérieur intéressent nécessairement les fibres radiculaires sensitives qui forment la presque totalité de ce faisceau, en sorte que tout se passe, en réalité, comme si on excitait un nerf sensitif. On a pourtant coutume de rappeler les expériences dans lesquelles Schiff s'est efforcé de démontrer l'excitabilité propre des cordons postérieurs. La moelle étant mise à découvert, on isole un segment du cordon postérieur sur une étendue aussi grande que possible, en le laissant adhérer seulement par son extrémité antérieure. Or, les excitations de ce segment ainsi détaché, produisent les effets accoutumés. Il est de toute évidence que l'expérience de Schiff ne saurait conserver la signification qui lui était donnée au moment où elle fut entreprise.

C. *Cordons antéro-latéraux.* — La plupart des expérimentateurs, Charles Bell, Magendie, Flourens, Longet ont affirmé l'excitabilité motrice des cordons antéro-latéraux et le fait demeurait acquis en dépit des résultats négatifs obtenus par Calmeil et par Van Deen.

On aboutissait ainsi, à propos de la moelle, à une spécialisation fonctionnelle analogue à celle des racines des nerfs. Les cordons postérieurs étaient considérés comme sensitifs, tandis que les cordons antéro-latéraux étaient regardés comme moteurs.

Mais cette systématisation dont Longet s'était fait le principal défenseur, fut remise en question à la suite des recherches entreprises par M. Chauveau sur la moelle des solipèdes (1861). Il fut démontré que les cordons postérieurs ne sont excitables qu'à leur surface naturelle ; que leur excitabilité croît de dehors en dedans et atteint son maximum au voisinage du sillon collatéral postérieur. Si les excitations portent sur la moelle intacte, elles déterminent des mouvements de défense extrêmement violents et des mouvements réflexes qui se discernent mal des précédents, mais se manifestent avec la plus grande pureté après la section du bulbe.

En ce qui touche les cordons antéro-latéraux, M. Chauveau conclut à leur inexcitabilité absolue. Que si certains expérimentateurs déterminent des contractions musculaires par l'excitation électrique de ces cordons, cela tient à la diffusion du courant vers les racines antérieures ; mais si on emploie un courant minimum *juste insuffisant* pour exciter les racines antérieures, les excitations du cordon antéro-latéral n'ont plus d'effet.

Longet s'était efforcé de donner à ses démonstrations expérimentales une élégante symétrie. A cet effet, il coupait la moelle épinière et interrogeait alternativement le bout céphalique et le bout caudal. Du côté du bout céphalique, l'excitation du cordon postérieur amenait les témoignages de la plus vive sensibilité, tandis que celle du cordon antéro-latéral demeurait entièrement inefficace. Du côté du bout caudal, les résultats subissaient une inversion fort démonstrative ; l'excitation du cordon antérieur provoquait des contractions tétaniques dans les muscles situés en arrière de la section, tandis que l'excitation du cordon postérieur ne produisait rien. C'était, comme on le voit, la restitution d'une série de faits absolument parallèles à ceux qu'on obtient en interrogeant les racines coupées, et la thèse nouvelle sur les fonctions conductrices de la moelle se dégageait avec une victorieuse précision. Malheureusement, la réalité expérimentale n'a pas cette simplicité et M. Chauveau constata en particulier que l'excitation du cordon postérieur dans le bout caudal détermine toujours, chez le cheval, la production de mouvements réflexes de la plus grande beauté. On ne peut se défendre de penser que si ces mouvements réflexes avaient été constatés avec évidence dans les expériences de Longet, ils eussent déformé fàcheusement la belle symétrie des résultats et contrarié les conclusions.

Il y avait dans les faits annoncés par M. Chauveau une autre circonstance que nous rappelions plus haut et qui pouvait importuner la doctrine naissante. Nous voulons parler de l'inexcitabilité des cordons antéro-latéraux. Mais Vulpian a établi expérimentalement que cette inexcitabilité est toute relative : la moelle lombaire étant mise à découvert sur un chien, on laisse reposer l'animal pendant une heure, puis on fait une section transversale de la moelle et on coupe les racines antérieures et postérieures sur une étendue de 6 à 10 centimètres, à partir de la section. On enlève alors, par excision ou arrachement, les cordons postérieurs, la substance grise et les cordons latéraux dans la même étendue. Or, si on pique avec une grosse épingle, les cordons antérieurs, on détermine une secousse violente dans les muscles des membres abdominaux.

L'impression qui se dégage de l'ensemble de ces faits est que, d'une part, les cordons postérieurs sont doués d'une sensibilité exquise et inégalement répartie dans leur épaisseur et que, d'autre part, les cordons antéro-latéraux, très médiocrement excitables, sont liés à la motricité. Mais la sensibilité des cordons postérieurs ne nous apprend rien sur leur rôle dans la transmission des impressions sensitives et toute conclusion à cet égard serait prématurée et imprudente. Il en est de même pour les cordons antéro-latéraux. La vérité est que la méthode qui consiste à explorer l'excitabilité de la moelle est tout à fait insuffisante et ne nous apporte aucun enseignement définitif sur les fonctions conductrices des divers cordons. Il faut donc recourir à la deuxième méthode qui consiste à rechercher les effets paralytiques obtenus par les mutilations partielles et circonscrites de la moelle.

De la conductibilité de la moelle. — A. Voies sensitives. — *Rôle des cordons postérieurs.* — L'expérimentation fut dirigée tout d'abord sur les cordons postérieurs que tout, jusque-là, désignait comme les conducteurs naturels de la sensibilité. Ils sont éminemment sensibles ; ils devaient être sensitifs. Cette présomption s'imposait. Or, l'expérience met tout d'abord en relief les deux faits suivants :

a. *La section des cordons postérieurs n'abolit pas la sensibilité.* — Si on coupe ces deux faisceaux sur un vertébré quelconque, et de préférence sur un mammifère, chien ou lapin, non seulement la sensibilité est conservée, mais encore elle s'exalte dans tous les points du corps situés en arrière de la section.

b. *L'amputation de toutes les parties de la moelle, à l'exclusion des cordons postérieurs, abolit la sensibilité.*

Tels sont les deux faits essentiels qui se dégagèrent d'abord de toutes les recherches poursuivies par un grand nombre d'expérimentateurs, comme Bellingeri, Fodera, Calmeil et auxquels Brown-Séquard donna toute leur authenticité par de nombreux travaux.

Il résulterait de ces deux groupes de faits réciproques que les cordons postérieurs ne prennent aucune part à la transmission des impressions sensitives ou tout au moins qu'ils ne les transmettent pas toutes. D'ailleurs, si on répète ces expériences sur les cordons antéro-latéraux, elles donnent des résultats identiques et il faudrait admettre que la substance grise est la voie exclusive de la sensibilité. C'est ce que nous allons rechercher.

Rôle de la substance grise dans la transmission des impressions sensitives. — La fonction sensitive de la substance grise se dégage par exclusion et *ipso facto* de tous les faits qui précèdent ; mais on a tenté des démonstrations directes. Si, en passant au-dessous des faisceaux postérieurs qu'on laisse intacts, on va, comme l'ont fait Van Deen et Brown-Séquard, couper isolément et totalement la substance grise, on abolit entièrement la sensibilité. Cette expérience est, on le conçoit bien, très difficile à réaliser et il fallait la compléter par d'autres épreuves comme celles-ci : une hémisection postérieure de la moelle intéressant toute la région correspondante de la substance grise n'abolit pas la sensibilité (Brown-Séquard). Il en est de même d'une hémisection antérieure. D'où cette conclusion que la sensibilité est toujours conservée, au moins d'une manière partielle, tant qu'on n'a pas détruit entièrement la substance grise. On avait conclu de tout cela que non seulement la substance grise est la voie exclusive de la sensibilité, mais encore que toutes les régions de l'axe gris sont également ouvertes aux excitations sensitives ; que celles-ci peuvent passer indifféremment dans tous les points et ne trouvent pas de voies préétablies. (Vulpian, *Leçons sur la physiologie générale et comparée du système nerveux.* Paris, 1866, p. 372.)

Toutes ces assertions sont inexactes et en ce qui touche le premier point, l'intervention de Schiff a démontré le rôle des cordons postérieurs dans la transmission des impressions tactiles et musculaires.

Des différents modes de la sensibilité et de leurs voies de transmission dans la moelle. Recherches de Schiff. — Dans les faits et les conclusions qui précèdent, on ne tenait pas compte des divers éléments qui composent la sensibilité et qui peuvent être mis en jeu dans les expériences. Or, il faut distinguer la sensibilité tactile et le sens musculaire d'une part, la sensibilité à la douleur et la sensibilité thermique d'autre part. Ces différents modes de la sensibilité paraissent trouver à la périphérie une voie commune dans les nerfs sensitifs ; mais Schiff, se réclamant de ses propres expériences et des enseignements de la clinique, a eu le grand mérite d'établir qu'ils suivent dans la moelle des trajets distincts. Les cordons postérieurs constituent les voies de la sensibilité tactile et musculaire, tandis que la substance grise ne laisse passer que les impressions douloureuses et les impressions thermiques. Cette disjonction repose sur les faits suivants établis par Schiff. Quand on a sectionné la moelle, sur un chien, en respectant les cordons postérieurs, l'animal ne souffre pas des excitations les plus douloureuses ; il ne crie pas si on lui pince fortement la patte ou si on le cautérise ; il ne fait aucun mouvement de défense, son rythme respiratoire n'est pas altéré et sa pupille ne se dilate pas. Mais ce même animal insensible à la douleur est demeuré sensible aux impressions tactiles. Quand on le cautérise avec le fer rouge, il ne sent pas la brûlure mais il tourne la tête et regarde le point touché par le cautère ; il dresse les oreilles, soulève la tête et se retourne toutes les fois qu'on agit sur sa sensibilité tactile, en la sollicitant, par exemple, par des frôlements à rebrousse-poil.

Dans l'expérience réciproque où on se borne à la section des cordons postérieurs, l'animal sent vivement toutes les impressions douloureuses, mais il est devenu insensible aux impressions tactiles et ne réagit plus quand on le touche de diverses manières et quand on lui caresse le dos à rebrousse poil. Il a également perdu la sensibilité musculaire, comme en témoignent les désordres de sa locomotion. Ses mouvements sont incoordonnés et rappellent les caractères qu'ils affectent chez l'homme atteint d'*ataxie locomotrice progressive* ; on sait que dans cette affection, les muscles ont conservé toute leur force et obéissent à la volonté, mais que, d'autre part, leurs mouvements ont perdu leur justesse et la mesure accoutumées. Ils dépassent le but ou ne l'atteignent pas. Or, ce désordre se rattache à la perte ou à la diminution de la sensibilité musculaire et il coïncide avec une sclérose plus ou moins étendue des cordons postérieurs de la moelle.

On peut rapprocher de ces faits celui que M. Herzen exposait récemment dans une leçon (*Revue médicale de la Suisse romande*, 20 janvier 1900). Il s'agit d'un chat opéré six mois auparavant, d'une hémisection à droite, de la moelle, dans la région dorsale. Parmi les troubles offerts par cet animal et qui sont pour M. Herzen le motif des interprétations les plus judicieuses, nous ne retiendrons provisoirement que celui qui touche à la sensibilité musculaire. Celle-ci avait complètement disparu du côté de la section, comme le démontrent les faits suivants : on saisit tantôt l'une, tantôt l'autre des pattes postérieures et on la tire à soi. Constamment la patte gauche se dérobe par une rapide flexion, tandis que la droite ne produit aucune réaction. Voici un autre fait.

L'animal est couché à plat ventre sur le bord d'une table, de telle sorte que ses membres postérieurs ne s'appuient pas sur la table. Or, dès que le membre gauche en touche le bord, il se fléchit brusquement et prend pied sur la table, tandis que le membre droit, dans les mêmes conditions, continue à pendre inerte, comme si l'animal ignorait l'attitude incorrecte de ses muscles correspondants (1). L'ensemble de tous les faits qui précèdent permet de conclure ainsi :

a. *Les cordons postérieurs constituent les voies de la sensibilité tactile et de la sensibilité musculaire.*

b. *La substance grise est indispensable à la transmission des impressions douloureuses et des impressions thermiques.*

Cette dernière proposition trouve comme la première un appui dans les données de la clinique. La *syringomyélie* est une affection caractérisée par la destruction de la substance grise dans une région circonscrite et plus ou moins étendue de la moelle. Or, les malades qui en sont atteints ont perdu la sensibilité à la douleur et à la température, tandis qu'ils demeurent sensibles aux impressions de contact. Par exemple, ils se font les plus cruelles brûlures sans s'en apercevoir, alors que le sens du toucher a conservé chez eux toute son acuité.

La solution nouvelle apportée par Schiff ne fut pas accueillie sans résistance, et Vulpian en particulier refusa énergiquement de l'admettre. L'idée de la spécialisation des voies sensitives ne trouvait pas à ce moment les esprits préparés. Elle s'éclaire aujourd'hui de tous les faits cliniques d'anesthésie partielle en même temps que des indications de la physiologie. Les divers modes de la sensibilité consciente ont, nous le verrons bientôt, des foyers distincts dans l'écorce cérébrale et cette spécialisation des territoires corticaux entraîne forcément la spécialisation des voies qui s'y terminent. Cette spécialisation se poursuit jusque dans les nerfs, puisque, nous le verrons aussi plus tard, les fibres sensitives ont des dispositions terminales qui les rendent exclusivement propres à recueillir telle ou telle catégorie d'impressions. Les impressions de contact, de pression de poids, de température, ont chacune leurs instruments particuliers.

On a dit aussi que la sensibilité douloureuse n'a pas dans la substance grise de voies préétablies et inévitables. Cette assertion n'est pas démontrée et on pourrait à peine soutenir que si la sensibilité a des voies familières, préférées, accoutumées, ces voies peuvent être partiellement interrompues sans arrêter, au moins d'une manière complète, la propagation des excitations.

Aussi bien, l'indifférence sensitive ou l'homogénéité supposée de la substance grise est en désaccord avec les faits du paragraphe suivant.

Sens de la transmission des impressions sensitives. — La transmission de la sensibilité est croisée, au moins partiellement. Cette conclusion résulte des effets des hémisections de la moelle, étudiés par Brown-Séquard. Après une hémisection pratiquée dans la région dorsale, la sensibilité est en grande partie abolie du côté opposé et conservée du côté correspondant. Bien

_____

(1) Le chat de M. Herzen avait retrouvé sa motricité volontaire à droite, en dépit de l'interruption des voies motrices du même côté et de leur dégénérescence. Nous reprendrons ce fait si curieux à un moment plus opportun et nous ne le signalons ici que pour donner toute leur valeur aux troubles sensitifs qui viennent d'être décrits.

plus, elle s'aiguise progressivement au point que, peu de jours après l'opération, les excitations les plus légères provoquent des accès épileptiformes.

Les effets d'une section longitudinale sont également démonstratifs. Cette expérience inaugurée par Galien, a été reprise par Brown-Séquard. Or elle laisse la motricité à peu près intacte, mais elle entraîne un affaiblissement considérable et parfois une disparition complète de la sensibilité.

Il ne s'agit ici, bien entendu, que de la sensibilité douloureuse, car, nous venons de le voir par l'expérience de Herzen, les voies de la sensibilité tactile et musculaire sont directes dans la moelle.

Nous avons exposé sans commentaires les conclusions de la physiologie expérimentale sur le rôle des diverses parties de la moelle, dans la transmission des impressions sensitives. Mais le moment est venu de faire une remarque essentielle. De toutes ces conclusions, il en est une qui ne peut plus se concilier avec les enseignements de l'anatomie : c'est celle qui considère la substance grise comme la voie exclusive de la sensibilité douloureuse. Cette attribution nous conduirait à déposséder le faisceau latéral profond des fonctions sensitives que lui confère l'anatomie et dont la considération éclaire si heureusement les effets croisés des hémisections de la moelle.

Voies de la transmission motrice. — *Rôle des cordons antéro-latéraux.* — La section des cordons postérieurs est toujours suivie d'un affaiblissement de la motricité, mais cet affaiblissement est passager et quelques heures après l'expérience, les mouvements volontaires reprennent leur énergie, sinon leur régularité. On obtient les mêmes résultats si on interrompt la continuité de toutes les parties postérieures de la moelle et de la substance grise en ne laissant subsister que les cordons antéro-latéraux. D'autre part, la section complète de ces cordons abolit la motricité volontaire. Ces résultats imposent la conclusion que les faisceaux antéro-latéraux constituent les voies suivies par les excitations motrices.

Sens de la transmission des excitations motrices. — Depuis Galien, qui avait vu que les hémisections de la moelle amènent l'hémiplégie dans le côté correspondant, et que les sections longitudinales laissent subsister les mouvements volontaires, on croyait à la transmission directe des excitations motrices. En fait, l'entrecroisement est partiel et il se manifeste surtout avec clarté si on étudie les effets d'une hémisection pratiquée dans la région cervicale. D'une part, la motricité n'est pas complètement abolie du côté correspondant, et d'autre part elle est effleurée du côté opposé. Cet entrecroisement partiel de la motricité dans la moelle a ses organes dans les fibres du faisceau pyramidal direct, qui, on l'a vu plus haut, traversent le plan médian avant de se terminer sur un neurone moteur périphérique.

Vulpian a mis hors de doute l'entrecroisement partiel des voies motrices, à l'occasion de ses expériences sur l'excitabilité des cordons antérieurs (voir plus haut, p. 819). Lorsqu'on excite les cordons d'un seul côté, à l'aide d'une piqûre pratiquée avec une forte épingle, les mouvements les plus énergiques ont lieu du côté de l'excitation. Mais les muscles du côté opposé se contractent aussi, avec beaucoup moins de force, il est vrai.

De la moelle considérée comme centre. — *Du tonus musculaire.* — On peut dire que chaque muscle contient les deux extrémités d'un arc réflexe. Non seulement il reçoit les arborisations terminales de toutes les fibres motrices qui le pénètrent, mais il renferme des terminaisons sensitives disséminées, soit dans sa propre substance, soit dans l'appareil fibreux qui en achève la structure. Il faut voir dans ces terminaisons les agents périphériques du sens musculaire.

Dans ses rapports avec le fonctionnement des arcs neuro-moteurs de la moelle, le sens musculaire trouve deux expressions : les réflexes tendineux et le tonus. Les *réflexes tendineux* sont les mouvements qu'on détermine dans un muscle par la percussion de son tendon. Tel est le réflexe rotulien chez l'homme, tel est aussi le réflexe qui se produit quand le pied porte à faux sur le sol et dont l'effet est de redresser vivement l'attitude du marcheur. Ces sortes de réflexes interviennent constamment dans l'exercice régulier de la locomotion, car les impressions multiples venues des ligaments articulaires, des tendons et des aponévroses, gagnent immédiatement le névraxe et s'introduisent dans l'arc réflexe pour donner aux excitations motrices la mesure juste convenable.

La tonicité musculaire est l'effet d'une action réflexe qui s'exerce en permanence sur les muscles et les maintient dans un état de tension active qui ne souffre pas de discontinuité. La théorie du tonus repose sur un certain nombre de faits qui mettent en évidence la continuité de l'action nerveuse sur les muscles et le mode réflexe de cette action : *a*. Le train postérieur d'une grenouille est isolé avec la colonne vertébrale et suspendu à un crochet. Les membres prennent naturellement une attitude de demi-flexion. Mais, si on sectionne le sciatique d'un côté, les muscles correspondants tombent dans une inertie complète ; la demi-flexion fait place à l'extension et le membre s'allonge. Le sciatique transmetrait donc aux muscles une influence uniforme et permanente. — *b*. Cette influence est de nature réflexe, car on peut répéter l'expérience précédente et obtenir de même l'allongement d'un membre, par la seule section des racines postérieures (Brondgeest). — *c*. Sur une grenouille décapitée, le tronc et les membres prennent une attitude caractéristique, toujours la même, et qui est celle que prend spontanément l'animal au repos ou au moment de sauter. Dans ce cas, les membres postérieurs sont fléchis et repliés vers le tronc et si on étend un de ces membres par une traction ménagée de la patte, il reprend sa position de repos dès qu'on lui laisse la liberté de ses mouvements. — *d*. Les muscles coupés en travers se rétractent bien au delà de la mesure que comporterait leur tension élastique, et cette rétraction n'a plus lieu · au même degré après la section des nerfs moteurs correspondants. — *e*. La paralysie du facial chez l'homme se traduit par une déviation de la face vers le côté sain. Il est peu de faits aussi simples et aussi probants, car la déviation de la face ne peut être interprétée autrement que par la perte du tonus dans les muscles soustraits à l'action du système nerveux. Dès ce moment, ils deviennent inertes et cèdent à la tonicité victorieuse des muscles du côté opposé.

Tonus des sphincters. — L'occlusion des sphincters, pylore, anus, col de la vessie, est un phénomène du même ordre ; elle est due au tonus. C'est au point qu'au moment où ils doivent s'ouvrir pour livrer passage aux excréments ou à l'urine, le relâchement des sphincters réclame l'intervention d'une action inhibitoire spéciale.

Réflexes médullaires des muscles de la vie organique. — La moelle contient un certain nombre de centres distincts, tenant sous leur dépendance l'exécution de mouvements réflexes déterminés.

Le centre ano-spinal est situé dans la moelle lombaire (Masius et Vanlair, Goltz). Il agit sur le sphincter de l'anus et reçoit les excitations des nerfs de la muqueuse rectale fournis par le plexus hémorroïdal et le plexus mésentérique supérieur.

Les mouvements réflexes du sphincter de l'anus affectent le caractère rythmique sur les sujets dont la moelle est coupée au-dessus du centre ano-spinal, tandis qu'un corps cylindrique d'un certain volume reste engagé dans l'anus.

Les recherches récentes d'Arloing et Chantre ont révélé quelques particularités intéressantes sur l'innervation des sphincters de l'anus (C. R. 2ᵉ sem. 1898).

La section bilatérale des nerfs sensitivo-moteurs de l'anus n'entraîne pas l'incontinence ni des fèces, ni de l'urine. L'élasticité des sphincters supplée donc à leur tonicité absente. Ce fait doit être rapproché d'une observation de Goltz et Ewald touchant un chien qui avait survécu à l'ablation totale de la région lombaire, et sur lequel la rétention et l'expulsion intermittente des fèces se faisaient régulièrement. On a donc tort d'admettre que la destruction du centre ano-spinal entraîne nécessairement l'incontinence, et que, par réciprocité, celle-ci est l'expression d'une lésion destructive de la moelle dans la région lombaire.

Le centre vésico-spinal (Masius) est situé au-dessus du précédent et il est formé de deux moitiés dont l'une agit sur le sphincter à fibres lisses et ne reçoit que des excitations centripètes, tandis que la seconde, placée sous la dépendance de la volonté, agit sur le muscle de Wilson.

Le centre génito-spinal se décompose en un certain nombre de centres secondaires : *a. Le centre des mouvements de l'utérus et du vagin* est sollicité par toutes les impressions venant de l'utérus. Son importance fonctionnelle est considérable, car Goltz et Freusberg citent le cas d'une chienne paralysée par la section de la moelle dorsale et qui, néanmoins, put entrer en chaleur, s'accoupler et mettre bas normalement. *b. Le centre de l'érection* est sollicité par les nerfs sensitifs de la peau, du pénis et de la muqueuse du gland. Il l'est aussi par les représentations mentales des actes de la génération. Ses voies centrifuges sont constituées par les nerfs érecteurs découverts par Eckhard. Ces nerfs agissent comme vaso-dilatateurs et constituent un des exemples les plus purs des nerfs de cet ordre. *c. Le centre de l'éjaculation* siège au niveau de la 4ᵉ vertèbre lombaire chez le lapin (Budge) ; il agit sur les canaux déférents et le muscle bulbo-caverneux.

Les centres vaso-moteurs sont subordonnés à l'influence d'un centre supérieur siégeant dans le bulbe et que nous retrouverons plus bas, à propos de l'innervation vaso-motrice.

Le centre cilio-spinal agit sur l'iris dont il produit la dilatation ; il a son siège dans la partie inférieure de la moelle cervicale et entre en activité sous l'influence des excitations sensitives les plus diverses, en particulier celles qui portent sur les cordons postérieurs et les racines postérieures (Chauveau).

CHAPITRE III

FONCTIONS DU BULBE RACHIDIEN.

Excitabilité. — Les excitations des pyramides provoquent des mouvements dans tous les muscles du tronc et des membres. Les corps restiformes sont extrêmement sensibles et quand on les excite de diverses manières, l'animal pousse des cris violents et exécute des mouvements de défense. Par contre, la substance grise étalée sur le plancher du 4e ventricule est complètement inexcitable. Quant aux excitations dirigées dans les profondeurs du bube, elles donnent des résultats équivoques qu'il n'y a pas lieu d'examiner.

Conductibilité. — Les hémisections du bulbe pratiquées au-dessus de la décussation entraînent une hémianesthésie et une hémiplégie croisées. Si l'hémisection est faite au niveau du collet du bulbe et dans l'étroite zone où s'opère la décussation, les effets paralytiques sont bilatéraux.

Une section longitudinale pratiquée au-dessus de la décussation, ne produit aucun effet. Au niveau de la décussation, elle provoque une paralysie sensitive partielle, et la paralysie motrice à peu près complète des membres et du tronc.

Du bulbe considéré comme centre. — Le bulbe rachidien renferme un grand nombre de centres réflexes ou automatiques sur lesquels nous insisterons peu, parce que nous les retrouverons plus tard, dans les chapitres consacrés à l'influence du système nerveux sur les grandes fonctions.

Centre respiratoire. — Legallois avait déjà localisé dans le bulbe le centre des mouvements respiratoires ; il avait constaté qu'après la section du bulbe immédiatement en arrière de la protubérance, les mouvements respiratoires continuent à se produire dans le tronc, mais s'arrêtent dans la face ; que si la section du névraxe est pratiquée en arrière du bulbe, les mouvements respiratoires disparaissent dans le tronc, mais persistent dans la face. Flourens précisa la situation du centre respiratoire et le localisa des deux côtés du plan médian, dans le voisinage du noyau d'origine du pneumogastrique. Il vit qu'une blessure faite avec un stylet et atteignant ce double foyer, a pour effet d'arrêter brusquement les mouvements respiratoires. Pour bien réussir cette expérience, il faut faire usage d'un stylet de grand diamètre et pour plus de sûreté, il vaut mieux encore se servir, comme le faisait Vulpian, d'un trocart de 5 ou 6 millim. de diamètre et agissant comme un emporte-pièce. Les effets de la destruction du centre respiratoire sont alors définitifs et ils se produisent avec une telle soudaineté que Flourens, pour exprimer sans doute ce côté saisissant de l'expérience, désigna le centre respiratoire sous le nom de *nœud vital.*

Flourens reprit les expériences de Legallois et il vit aussi que la section du bulbe immédiatement en avant du nœud vital n'abolit que les mouvements respiratoires de la face, tandis que la section en arrière du nœud vital n'abolit que les mouvements respiratoires du tronc.

Il n'est pas rare, après la destruction du nœud vital, d'assister au retour des mouvements de la respiration dans le thorax. Ces mouvements, qui ont d'ailleurs des caractères nouveaux, ont été interprétés par quelques physiologistes, et en particulier par Wertheimer, comme témoignant de l'existence de centres secondaires de la respiration dans la moelle cervicale. Nous retrouverons ces faits à propos de l'innervation respiratoire et nous insisterons sur toutes les circonstances du fonctionnement des centres bulbaires et médullaires de la respiration.

Centre vaso-moteur. — Il sera étudié plus bas à propos de l'innervation vaso-motrice.

Centre modérateur des mouvements du cœur. — Son étude sera faite plus opportunément à propos de l'innervation cardiaque.

Centre glycogénique. — La piqûre du plancher du 4e ventricule produit, au bout de peu de temps, un diabète temporaire de cinq ou six heures (Cl. Bernard). Mais la piqûre n'agit ici que sur la vascularisation du foie, car elle reste sans effet sur des grenouilles d'hiver dont le foie n'exerce plus sa fonction glycogénique. Laffont a déterminé les voies de cette action vaso-dilatatrice, et il a montré que l'excitation directe des splanchniques produit aussi la glycosurie.

Centre de la déglutition. — (Origine des nerfs glosso-pharyngien, pneumogastrique et spinal). Après la section du bulbe sur un plan passant immédiatement en arrière de la protubérance, la déglutition peut encore s'effectuer. Mais il faut porter un bol artificiel sur l'isthme du gosier pour solliciter la série des mouvements réflexes qui se succèdent dans la déglutition. Le mouvement péristaltique de l'œsophage dépend, dans sa totalité, de cette excitation initiale ; car si, sur l'animal vivant, on partage ce conduit en plusieurs fragments par des sections transversales, chacun de ces fragments se contracte à son tour.

Centre de la phonation. — La moelle allongée contient en même temps que le centre respiratoire, les noyaux d'origine de tous les nerfs qui agissent sur les organes périphériques de la voix (10e, 11e et 12e paires). Elle contient par là même le centre de la production des sons articulés. En fait, Vulpian a montré qu'après la section du bulbe pratiquée sur un animal, en arrière de la protubérance, celui-ci pousse un cri bref et sans expression, dès qu'on le provoque par une excitation douloureuse.

La moelle allongée contient encore quelques centres qu'il suffira de signaler. Tels sont les centres de l'éternuement, de la toux, de la succion et du vomissement.

CHAPITRE IV

FONCTIONS DE LA PROTUBÉRANCE ANNULAIRE.

Excitabilité de ses différentes parties. — Il n'est pas possible d'obtenir des résultats précis, sur ce point, par l'emploi des courants électriques qui par leur diffusion étendent leurs effets au delà des points où s'appliquent les électrodes. Le plus simple est de recourir à des piqûres faites à l'aide d'une forte aiguille. Pratiquées sur la face antérieure, elles atteignent le plus communément le faisceau moteur et provoquent des mouvements convulsifs très violents. Sur les parties latérales, elles atteignent la racine ascendante du trijumeau et déterminent une douleur intense, dont l'animal témoigne par ses cris perçants. Plus haut, elles portent en plein sur le pédoncule cérébelleux moyen et entraînent des troubles locomoteurs d'une direction constante. L'animal tourne sur son axe longitudinal et exécute des *mouvements en tonneau*. Ces phénomènes entrent dans la catégorie des mouvements de rotation que l'on peut obtenir par des lésions diverses de l'encéphale et que nous étudierons plus tard dans leur ensemble (p. 844).

Sur la face postérieure ou bulbaire de la protubérance, l'aiguille peut atteindre, soit le coude du facial, et, dans ce cas, on obtient des contractions dans la plupart des muscles de la face du même côté, soit le noyau de la 6e paire (oculo-moteur externe), ce qui provoque le strabisme unilatéral externe. Si la piqûre produit une lésion destructive, les effets moteurs sont naturellement remplacés par des effets paralytiques et le strabisme change de direction ; il devient interne.

A ce propos, nous signalerons le lien établi par Mathias Duval et Laborde entre les noyaux de la 6e et de la 3e paire des nerfs craniens. Ce lien est formé par des fibres anastomotiques situées entre les deux noyaux et fonctionnant à la manière de la double guide dans un attelage à deux chevaux. C'est au point que l'excitation du noyau de l'oculo-moteur externe ou sa destruction produisent la déviation conjuguée des deux yeux.

Conductibilité dans la protubérance. — Les hémisections de la protubérance entraînent une hémianesthésie et une hémiplégie croisées, comme on pouvait le prévoir à partir des données anatomiques. Mais il faut prendre garde que les lésions de la protubérance, accidentelles ou expérimentales, peuvent atteindre en même temps les noyaux moteurs de cette région, le noyau du facial par exemple, ou les fibres motrices qui en émanent. Dans ce cas, l'hémiplégie est croisée pour le tronc et directe pour la face. Ces paralysies ont été décrites par Gubler sous le nom de *paralysies alternes*.

Des centres nerveux de la protubérance. — Tous les noyaux moteurs contenus dans la protubérance répondent à autant de centres de mouvements réflexes qu'il suffira de signaler. C'est ainsi qu'on peut placer dans la protubérance les foyers suivants.

A. *Le centre de la mimique et de l'expression* (noyau du facial).

B. *Le centre de la mastication* (noyau moteur de la 5e paire ou noyau masticateur).

C. *Le centre du mouvement conjugué des yeux* (noyau de l'oculo-moteur externe dont nous rappelions plus haut les liens avec celui de l'oculo-moteur commun).

Mais à côté de ces centres précis, il faudrait admettre dans la protubérance un centre dit sensitif et un centre locomoteur.

Du centre sensitif (?). — Les expériences de Longet, de Brown-Séquard et de Vulpian ont suggéré l'hypothèse que la protubérance peut être l'organe d'une véritable sensibilité consciente. Parmi les faits invoqués, citons celui-ci :

Sur un rat dont la protubérance a été séparée des pédoncules cérébraux par une section, les excitations douloureuses font pousser à l'animal des cris prolongés et *expressifs*, très différents des cris brefs et purement réflexes que l'on obtient sur les animaux de la même espèce, quand la protubérance a été séparée du bulbe. L'imitation du miaulement ou du souffle du chat amène chez les sujets d'expérience, un brusque soubresaut de tous les muscles du corps, comme si l'animal était véritablement épouvanté. Mais ces résultats n'impliquent pas nécessairement la conscience ni la connaissance des excitations qui les provoquent. Nous n'y voyons que des mouvements réflexes dont la complexité se rattache à la multiplicité des noyaux moteurs atteints par les excitations provocatrices. Nous reviendrons, d'ailleurs, sur ces phénomènes dans l'étude des hémisphères cérébraux. Et quant au centre locomoteur placé dans la protubérance, nous le retrouverons plus bas à propos de l'automatisme locomoteur.

———

CHAPITRE V

FONCTIONS DES PÉDONCULES CÉRÉBRAUX.

La région des pédoncules cérébraux comprend trois parties distinctes. L'étage inférieur contenant les pédoncules proprement dits est encore appelé pied du pédoncule (*crura*, *pes*); il contient les voies motrices. L'étage moyen séparé du précédent par le *locus niger* embrasse les voies sensitives (ruban de Reil), le pédoncule cérébelleux antérieur et le faisceau fondamental. Enfin l'étage supérieur est exclusivement formé par les tubercules quadrijumeaux. Nous étudierons à part ces derniers centres nerveux dont les fonctions sont tout à fait spéciales.

Excitabilité. — Les résultats obtenus par la piqûre des pédoncules cérébraux ne donnent de résultats précis qu'à la condition d'atteindre le ruban de Reil ou le faisceau moteur de l'étage inférieur. Dans le premier cas, on obtient les manifestations de la sensibilité la plus vive. Dans le second, la piqûre détermine des mouvements dans les muscles du côté opposé. Nous devons encore signaler ici, comme un des effets des lésions circonscrites des pédoncules, des troubles locomoteurs se traduisant par des mouvements en manège et nous n'avons qu'à reproduire, à leur sujet, la remarque faite plus haut à propos des pédoncules cérébelleux moyens.

Conductibilité. — L'expérience est, sur ce point, d'accord avec les enseignements de l'anatomie. Les hémisections du pédoncule cérébral produisent une hémianesthésie et une hémiplégie croisées. Ici encore, comme dans la protubérance anulaire, il faut compter avec les lésions capables d'entraîner des paralysies alternes. Elles intéressent cette fois les parties innervées par l'oculo-moteur commun.

Quant aux centres réflexes qui résident dans les pédoncules cérébraux, on ne connaît avec précision que les noyaux de la troisième et de la quatrième paire (pathétique) que nous allons voir intervenir au chapitre suivant.

CHAPITRE VI

FONCTIONS DES TUBERCULES QUADRIJUMEAUX.

Les tubercules quadrijumeaux sont formés par un noyau de substance grise au centre, et un manteau de substance blanche à la périphérie. Ils sont en connexion, par l'intermédiaire du corps genouillé externe, avec les bandelettes optiques. Ils sont également en relation avec le ruban de Reil dont ils reçoivent quelques fibres, et avec les nerfs auditifs.

On peut légitimement présumer que les tubercules quadrijumeaux remplissent un rôle dans la vision. Et d'abord, leurs liens anatomiques avec l'appareil visuel se manifestent clairement par les effets de l'énucléation de l'œil. Celle-ci entraîne l'atrophie du nerf optique, de la bandelette optique, des couches optiques et du corps genouillé externe (Gudden). Les mêmes lésions se rencontrent d'ailleurs infailliblement, à l'autopsie des chevaux dont les yeux ont été détruits par la fluxion périodique.

Quant au rôle physiologique des tubercules quadrijumeaux, il se juge par les effets consécutifs à l'ablation et à l'excitation électrique de ces organes.

Effets de l'ablation des tubercules quadrijumeaux. — Ces effets varient avec la constitution du chiasma des nerfs optiques. Chez les animaux dont les yeux sont orientés latéralement (lapins, poissons, reptiles, la plupart des oiseaux), l'entrecroisement des nerfs optiques est complet. Il en résulte que l'ablation des tubercules, d'un côté, entraîne la cécité complète dans l'œil du côté opposé. Mais chez les mammifères à vision binoculaire, l'entrecroisement des nerfs optiques est partiel (fig. 237). Les fibres de la moité et plus exactement du tiers externe de la rétine sont directes. Celles des deux tiers internes sont croisées. Il en résulte que la destruction des tubercules quadrijumeaux antérieurs entraîne une cécité partielle dans les deux yeux, l'*hémiopie* ou l'*hémianopsie latérale homonyme*. Il est bien évident que cette cécité est purement périphérique. Elle est due à l'interruption des voies optiques dont les tubercules quadrijumeaux forment une étape essentielle. Les faits précédents montrent avec la même évidence que les tubercules quadrijumeaux sont interposés entre les fibres radiculaires et les fibres corticales ou psychiques des nerfs optiques. Ils reçoivent donc les impressions visuelles et tiennent sous leur dépendance les mouvements réflexes attachés à ces impressions. Ces mouvements intéressent l'iris, les yeux et la tête.

Réflexes visuels. — Le réflexe *rétino-pupillaire* se traduit par le resserrement de la pupille et se produit à l'occasion des excitations lumineuses trop vives de la rétine. Ce mouvement est bilatéral, en ce sens que l'excitation de l'une des deux rétines entraîne le myosis dans les deux yeux.

La constriction réflexe de la pupille ne réclame point la vision cérébrale, puisqu'elle se produit encore après l'ablation des hémisphères cérébraux; mais elle cesse de se produire après la destruction des tubercules quadrijumeaux, opération qui entraîne la dilatation permanente de la pupille.

Les voies centrifuges du réflexe rétino-pupillaire sont constituées par les fibres iridiennes du nerf oculo-moteur commun dont le noyau est relié aux tubercules quadrijumeaux par des fibres commissurales.

Les mouvements des yeux sont bilatéraux et associés. Ils produisent tour à

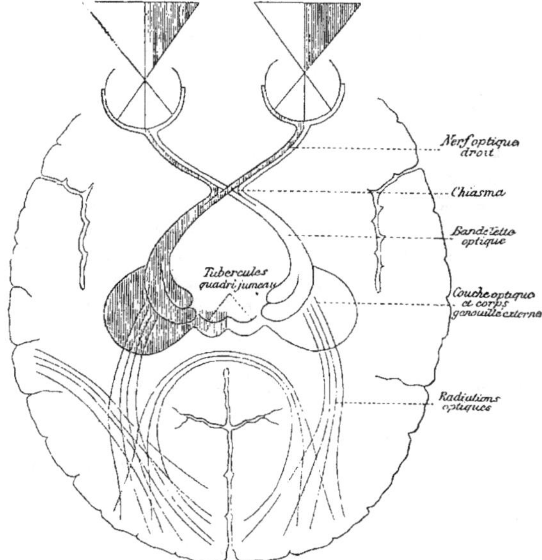

Fig. 237. — Schéma des radiations optiques depuis la rétine jusqu'aux hémisphères cérébraux. (Imité de Dejerine.)

tour la déviation, l'élévation, l'abaissement ou la convergence des globes oculaires. Les mouvements de déviation qui portent les deux yeux du même côté, sont provoqués par les impressions de la périphérie rétinienne ; ils ont pour effet d'amener sur la tache jaune l'image répondant à ces impressions. Ces divers mouvements peuvent être volontaires, mais ils sont en général purement réflexes. On en détermine la production en portant l'excitation électrique sur divers points des tubercules quadrijumeaux (Adamuck).

CHAPITRE VII

FONCTIONS DES NOYAUX DE LA BASE ET DE LA CAPSULE INTERNE.

De la capsule interne. — La capsule interne résume la totalité des fibres sensitives et motrices des pédoncules cérébraux, au moment de leur passage à travers les noyaux de la base (corps striés et couches optiques). La figure 234 en montre la disposition. Elle permet de voir qu'à ce niveau, le faisceau pédonculaire s'est partagé en deux lames de fibres inclinées l'une sur l'autre. L'affleurement de ces deux lames sur le plan de la section, prend l'aspect de deux bandes blanches constituant les branches de la capsule interne, *la branche antérieure ou lenticulo-striée* et la *branche postérieure ou lenticulo-optique*. Elles convergent l'une vers l'autre en dedans et se réunissent sur un angle constituant le *genou* de la capsule.

L'expérimentation et la clinique apportent des documents concordants qui ne laissent aucun doute sur les fonctions de la capsule interne. Veysière, Carville et Duret sont parvenus, par l'emploi d'un scalpel à lame cachée, à détruire séparément ses deux branches, et les résultats obtenus permettent de conclure, d'une manière générale, que la branche antérieure est motrice, que la branche postérieure est sensitive. La destruction expérimentale de la branche antérieure entraîne l'hémiplégie croisée, tandis que la destruction de la branche postérieure détermine l'hémianesthésie croisée. Les renseignements fournis par l'anatomie des lésions observées à la suite des hémorragies cérébrales, permettent de conclure dans le même sens. D'autre part, l'étude des dégénérescences a permis de délimiter des faisceaux distincts, tels que le faisceau *géniculé*, le faisceau *frontal* et le faisceau de *l'aphasie* dont il a été question plus haut.

La même méthode établit enfin que le faisceau sensitif de la capsule interne occupe la partie externe de la branche postérieure de cette lame nerveuse. C'est le *carrefour sensitif* de Charcot.

Des corps striés. — Les corps striés sont inexcitables et lorsque l'excitation électrique du noyau caudé provoque des contractions généralisées, on peut être assuré que le courant a diffusé vers la capsule interne.

Les données de l'expérimentation, si incertaines qu'elles puissent paraître, permettent d'attribuer des fonctions motrices au corps strié. Carville et Duret qui sont parvenus à détruire le noyau caudé sur le chien, ont observé des mouvements en manège accompagnés d'une parésie manifeste dans le côté opposé à la lésion. Les expériences de Laborde et de Lemoine ont donné les mêmes résultats, confirmés d'ailleurs par les enseignements de la clinique et de l'anatomie pathologique. On sait, par exemple, que les hémorragies du corps strié qui n'intéressent pas la capsule, entraînent des hémiplégies curables, et il n'est pas illégitime de penser que la guérison est due à la suppléance des régions détruites, par les régions voisines restées saines. Il est intéressant de constater au point de vue clinique, que les hémorragies qui atteignent en même temps la capsule interne, s'annoncent par des contractures et sont suivies d'hémiplégies incurables.

Des couches optiques. — On ne possède que des notions très confuses sur les fonctions des couches optiques. On est cependant d'accord pour admettre que les extirpations partielles qu'on peut réaliser sur ces foyers gris, laissent après elles des troubles visuels qu'il est facile de concevoir, puisque la lésion interrompt nécessairement la continuité des fibres optiques qui passent à la surface du *pulvinar*. Les destructions partielles seraient, d'autre part, accompagnées d'hémianesthésie croisée (Ferrier, Laborde et Lemoine) et ce résultat s'accorde avec l'opinion dominante en anatomie, que la plupart des fibres sensitives de la capsule interne s'interrompent dans la couche optique pour se restituer dans une nouvelle série de neurones sensitifs.

CHAPITRE VIII

DE L'AUTOMATISME LOCOMOTEUR.

ROLE DE L'ISTHME ENCÉPHALIQUE ET DU CERVELET DANS L'ÉQUILIBRATION ET LA COORDINATION DES MOUVEMENTS.

L'ordre naturel des choses nous conduirait maintenant à étudier les fonctions des hémisphères cérébraux et à les rechercher en particulier, par l'étude des phénomènes de déficit, consécutifs à l'extirpation de ces hémisphères. Or, à côté de ces phénomènes de déficit, se placent les manifestations qui survivent chez l'animal privé de son écorce cérébrale et qui mettent en relief une fonction distincte, celle de l'équilibration et de la coordination des mouvements. Cette fonction a visiblement ses organes en dehors des hémisphères cérébraux. Elle réside très certainement dans les centres nerveux sous-jacents et l'analyse qui va suivre aura pour objet de faire la part de ces différents centres dans l'équilibration et la coordination des mouvements.

Un animal privé de ses hémisphères cérébraux se tient en équilibre et si on le sollicite de diverses manières, il marche, nage ou vole, selon l'espèce, avec la plus parfaite régularité. Si on le met sur le dos, il se redresse avec vivacité et reprend son attitude normale. Mais aucun de ses mouvements n'est spontané. Dans l'intervalle des provocations qui le sollicitent, il reste dans l'immobilité la plus complète. On peut déjà conclure de cette constatation sommaire que l'équilibration et la coordination des mouvements constituent des actes automatiques, indépendants de l'intelligence et de la volonté. Il convient de donner à ce fait toute sa précision par l'analyse des détails. Or l'automatisme locomoteur se manifeste avec des expressions qui dépendent de l'espèce animale. On a particulièrement étudié, à ce point de vue, les batraciens, les oiseaux et les mammifères.

De l'automatisme locomoteur chez la grenouille. — Une grenouille privée de ses hémisphères cérébraux, prend l'attitude du repos et la conserverait indéfiniment. Mais si on l'excite, elle saute pour reprendre immédiatement son immobilité. Placée dans l'eau, elle nage avec une telle régularité qu'il est impossible de la distinguer d'un animal sain. Elle va droit devant elle, jusqu'à ce qu'elle se heurte à un obstacle auquel elle s'attache. Mise sur le dos, elle se redresse avec la plus grande vivacité et retrouve automatiquement son état d'équilibre. Bien plus, si on le place sur la main en retournant lentement celle-ci, l'animal marche en sens inverse de la main de manière à ne jamais tomber. Cette épreuve devient très démonstrative si on la réalise à la façon de Goltz, en plaçant l'animal sur une planchette qu'on fait tourner autour de l'une de ses extrémités. La grenouille se déplace au fur et à mesure, et prend constamment la position par laquelle son équilibre est assuré. Il semble même qu'elle puisse encore exprimer ses émotions et donner des signes apparents de sensibilité. Si on lui caresse le dos, elle croasse ; si on la place dans un bassin dont on fait chauffer l'eau progressivement, elle s'élance hors du bassin, dès que l'eau devient trop chaude.

De l'automatisme locomoteur chez les oiseaux. — Les pigeons supportent avec la plus grande facilité l'ablation des hémisphères cérébraux ; il suffit de choisir avec soin des sujets jeunes et de les opérer avant qu'ils n'aient mangé.

Un pigeon privé de ses hémisphères se tient en équilibre sur ses jambes à demi fléchies, dans l'attitude du sommeil, les yeux clos, le corps ramassé en boule, la tête infléchie et placée sous l'aile. Parfois, l'animal semble sortir passagèrement de sa stupeur pour s'étirer ou lisser ses plumes, mais il retrouve bientôt son immobilité et ne l'abandonne passagèrement que s'il y est sollicité par des provocations extérieures. C'est ainsi que, si on lui pince la patte, il se déplace dans la mesure juste suffisante pour éviter ce contact importun. Il répond aussi, par des mouvements appropriés, à toutes les impressions sensorielles, pour reprendre aussitôt l'immobilité du sommeil, dès qu'on cesse d'agir sur ses divers sens. Jeté en l'air, il vole avec une remarquable précision, évite les obstacles, se pose avec précaution sur l'objet le plus propre à le recevoir et se conduit comme s'il voyait.

De l'automatisme locomoteur chez les mammifères. — Les mammifères adultes supportent mal l'ablation des hémisphères cérébraux. Pourtant, on peut réussir en employant la méthode de Goltz qui consiste à procéder à des opérations partielles et successives, en laissant entre elles un intervalle suffisant pour permettre la guérison du précédent traumatisme. Un chien ainsi préparé par Goltz, offrait la plupart des manifestations décrites plus haut ; il répondait par des mouvements appropriés à toutes les provocations dirigées sur les organes des sens. Il se tenait debout et marchait si on le poussait. Quand on le soulevait brusquement du sol, il se débattait, criait et essayait de mordre.

Nous reprendrons plus bas l'étude des animaux privés de leurs hémisphères cérébraux, pour rechercher les phénomènes de déficit qu'ils offrent dans le domaine psychique et en inférer des conclusions précises sur le rôle des hémisphères. Bornons-nous pour le moment à affirmer que les animaux écervelés ne sentent pas, ne pensent pas et ne veulent pas. Les impressions du dehors n'éveillent en eux aucune des notions accoutumées, à ce point que la vue de leurs aliments ne les sollicite pas à manger. La faim, quand ils en souffrent, n'évoque chez eux ni l'idée des aliments, ni celle des mouvements qu'il faut effectuer pour les rechercher ou s'en emparer. Ils mourraient d'inanition devant la nourriture la plus abondante et il est nécessaire de les gaver si on veut les conserver. On peut ainsi, quand l'ablation des hémisphères a été bien conduite, entretenir un pigeon pendant plusieurs mois.

Du réflexe locomoteur. — Par cela même que les animaux privés de leurs hémisphères ont perdu tous les modes de l'activité psychique, ils demeurent de purs automates dont le mécanisme fonctionne avec une rare précision. D'une manière générale, toutes les provocations sensorielles par lesquelles on les sollicite déterminent chez eux tous les mouvements réflexes qui accompagnent l'exercice régulier des organes des sens. Ils paraissent sentir et nous aurons à analyser les apparences extérieures de cette sensibilité toute inconsciente. Ici, nous n'avons qu'à nous préoccuper du réflexe de la coordination des mouvements et de l'équilibration. On a vu comment ce réflexe se produit avec certitude et qu'il suffit de provoquer l'animal pour le faire marcher, de le mettre dans l'eau, si c'est une grenouille ou un poisson, pour le faire nager, de le jeter en l'air pour le faire voler, si c'est un oiseau. Et, comme dans tous ces faits, on n'aperçoit pas l'excitation provocatrice, que les mouvements réguliers de la locomotion se poursuivent toujours avec le rythme et dans l'ordre accoutumés, il semble que la locomotion est l'effet d'un véritable automatisme où les centres nerveux agissent d'eux-mêmes et sans provocation. En réalité, l'automatisme locomoteur envisagé sous ses deux aspects, l'équilibration du corps et la coordination des mouvements est une combinaison d'actions réflexes qui impliquent des impressions périphériques et des centres récepteurs. Les impressions qui interviennent ici se rattachent au sens tactile, au sens musculaire, à la vision et au sens de l'orientation, celui-ci ayant pour organes périphériques les canaux demi-circulaires. Examinons ces divers points.

Rôle de la sensibilité cutanée. — En ce qui touche la sensibilité cutanée, on ne saurait douter de son intervention chez les animaux aquatiques, comme la grenouille ou les poissons. En effet, une grenouille écorchée a perdu l'aptitude à se mouvoir. Elle cesse de sauter quand on la pince, de nager quand on la place dans l'eau et ne se retourne plus quand on la met sur le dos ; on obtient d'ailleurs les mêmes résultats, par la section des racines postérieures.

Rôle du sens musculaire. — Le rôle du sens musculaire est démontré par un grand nombre de faits, tels que l'ataxie locomotrice consécutive à la section des cordons postérieurs, chez les mammifères, ou à la sclérose de ces cordons, chez l'homme. On peut encore citer les troubles moteurs qu'on observe dans les régions privées de leurs nerfs sensitifs. A ce propos, Exner (cité par Frédericq et Nuel) soutient que les chevaux dont on a sectionné les nerfs sous-orbitaires, ne savent et ne peuvent plus manger. Sous cette forme absolue, l'assertion est inexacte, d'autant que la section des nerfs sous-orbitaires n'entraîne qu'une anesthésie partielle. Nous avons coupé sur un cheval, en même temps que les branches précitées, le nerf mentonnier et le nerf temporal superficiel des deux côtés. Or après cette névrotomie multiple, l'animal continue à bien manger. Mais en observant les mouvements qu'il exécute pour la préhension et la mastication de ses aliments, on y découvre un trouble très significatif. Ce trouble ne porte d'ailleurs que sur les mouvements des lèvres, au moment de la préhension. Ainsi, quand l'animal mange de l'avoine au fond d'un baquet, il la saisit exclusivement avec les dents et ne se sert en aucune façon de ses lèvres qui, à l'état normal, interviennent avec tant de souplesse, de mobilité et de fruit. Mais dès que la mastication commence, les lèvres retrouvent leur mobilité et exécutent les mouvements associés à ceux des muscles masticateurs. L'anesthésie des lèvres a donc pour effet de supprimer les mouvements réflexes ou spontanés de ces organes, dans la préhension des aliments, mais elle laisse subsister les mouvements associés qu'ils exécutent dans la mastication. Ce résultat est facile à comprendre si on considère que, dans ce dernier acte, les noyaux moteurs de l'orbiculaire, du releveur de la lèvre supérieure, du sous-maxillo-labial, etc., sont excités en même temps que ceux du masséter, du crotaphyte et des ptérygoïdiens.

Rôle de la vision. — Le rôle du sens visuel ne semble pas, tout d'abord, très considérable, mais il apparaît bien chez les ataxiques dont l'équilibre devient impossible dès qu'ils ferment les yeux. Chez l'ataxique, les impressions visuelles suppléent les impressions musculaires absentes ou émoussées.

Rôle des canaux demi-circulaires. — Parmi les impressions qui parviennent aux centres moteurs pour en provoquer l'influence, celles qui sont apportées par les nerfs vestibulaires paraissent jouer un rôle à la fois très important et très spécial. Ce rôle se juge par les effets consécutifs, soit à la section, soit à l'excitation des canaux demi-circulaires.

C'est à Flourens que nous devons la connaissance de ces faits qu'on peut observer très facilement chez les oiseaux et en particulier chez le pigeon.

La section unilatérale d'un seul canal ne détermine qu'un trouble très fugitif dans la locomotion. La section bilatérale d'un canal demi-circulaire détermine une tendance à la rotation en rapport avec la direction des canaux sectionnés. Pour les canaux horizontaux, c'est une rotation ou une tendance à la rotation autour de l'axe vertical. Après la section des canaux verticaux postérieurs l'animal manifeste une tendance très vive à culbuter en arrière Il se penche en avant et tend à faire la culbute dans la même direction, après la section des canaux verticaux antérieurs. Après quelques minutes de repos, ces troubles s'apaisent en partie et on ne soupçonnerait même pas, dans l'attitude ou la locomotion du sujet, le moindre trouble d'équilibration, n'était sa répugnance à voler et le soin qu'il met à rechercher les coins obscurs. Quand on le jette en l'air, il vole régulièrement, mais l'automatisme locomoteur est troublé en quelque manière, car l'animal ne semble pas se diriger, *il ne se pose pas sur le sol*, il le rencontre et paraît y tomber comme une masse.

La section bilatérale des trois canaux demi-circulaires, ou même seulement de deux, provoque des troubles indescriptibles. Abandonné à lui-même après l'opération, l'animal fuit égaré, roulant dans toutes les directions, culbutant plusieurs fois, en avant ou en arrière, d'un côté ou de l'autre, frappant le sol et agitant désespérément ses ailes. Quand il parvient à s'arrêter, il reste assis et titubant, imprimant à sa tête de vives oscillations, qui, sauf la rapidité et l'étendue, rappellent les oscillations séniles de la tête des vieillards.

L'interprétation de ces troubles est très délicate et s'est exprimée dans des théories fort diverses. Constatons d'abord qu'ils sont indépendants de l'écorce cérébrale, car ils ont la même direction et la même intensité chez les animaux privés de leurs hémisphères. Remarquons aussi qu'ils n'ont aucun lien avec les fonctions de l'oreille considérée comme appareil de l'audition, car on ne les obtient pas par la destruction du limaçon et, d'autre part, la destruction des canaux demi-circulaires n'entraîne pas la surdité. Ces organes forment donc dans l'oreille un appareil distinct de celui de l'audition. Aussi bien, la huitième paire des nerfs craniens possède deux racines dont une est particulière aux nerfs ampullaires et va se perdre en grande partie dans les régions centrales du cervelet (Mathias Duval).

Les interprétations fournies autrefois sur la fonction des canaux demi-circulaires étaient très confuses. Aujourd'hui, les travaux de Cyon (1878), de Pierre Bonnier (1890), Yves Delage (1886), permettent d'arriver à une conception, au moins probable, sur ce point obscur de physiologie. Cyon voit dans les canaux demi-circulaires, les organes périphériques du sens de l'espace et Mathias Duval incline à adopter les vues du physiologiste russe. Mais la conception de Cyon ne saurait être exacte qu'à la condition de s'exprimer dans un autre langage, car, si le mot espace ne veut pas dire ici orientation, il ne veut rien dire. Nous sommes ainsi conduits à la conclusion d'Yves Delage qui voit dans les canaux demi-circulaires des organes chargés de nous renseigner sur l'orientation de la tête et du corps et sur la direction des mouvements de la tête. Chacun de ces mouvements entraînerait soit une distribution nouvelle de la pression de l'endolymphe, soit plutôt un déplacement des otolithes, capable d'exciter les terminaisons du nerf vestibulaire. Ces excitations déterminent aussitôt des mouvements réflexes dont l'effet est d'adapter l'attitude des yeux et celle du corps et de corriger l'influence de la déviation de la tête sur l'équilibre. Sous une autre forme, les impressions parties des canaux demi-circulaires à l'occasion des mouvements de la tête ou des changements de l'attitude, se traduisent dans les centres moteurs par des représentations inconscientes, de véritables indications auxquelles se conforment les excitations motrices pour la provocation des mouvements correcteurs. Cette interprétation nous permet d'analyser avec plus de rigueur les troubles moteurs consécutifs aux lésions des canaux demi-circulaires. Ces troubles sont en réalité fort complexes et ils comprennent à la fois des phénomènes de déficit et des phénomènes d'excitation. Ils résultent, d'une part, de la perte des représentations inconscientes suscitées par les impressions nées dans les terminaisons du nerf vestibulaire, et, d'autre part, des excitations que la lésion fait naître dans les mêmes terminaisons. De là, les mouvements forcés qui sollicitent les opérés en tel ou tel sens, mouvements purement réflexes où l'on peut voir comme le grossissement des mouvements correcteurs attachés au fonctionnement régulier des canaux demi-circulaires. Ceux-ci appartiennent donc à un appareil sensitivo-moteur dont ils représentent les organes périphériques et cette conception, qui n'est pas très éloignée de celle de Lowemberg, s'accorde bien avec les résultats que nous avons obtenus par l'excitation électrique des canaux demi-circulaires.

Dans les expériences que nous avons instituées sur ce point et qui sont à peu près inédites, nous agissions de manière à localiser autant que possible les effets du courant sur le canal que nous voulions interroger. A cet effet, nous avions fait construire un excitateur portant des électrodes capillaires et dont nous assurions la stabilité en l'implantant sur les débris des parois craniennes (nos sujets d'expérience subissaient, au préalable, l'ablation des hémisphères cérébraux). Les canaux demi-circulaires étant soigneusement mis à découvert des deux côtés, on agit sur deux canaux symétriques qui reçoivent chacun une électrode. A cet effet, on use la paroi osseuse à l'aide d'un fin scalpel et on introduit par l'orifice ainsi ouvert, un des fils servant d'électrodes en l'enfonçant brusquement, de manière à perforer le canal membraneux.

Les résultats que nous avons obtenus par cette méthode sont enfermés dans cette conclusion : les excitations électriques dirigées isolément sur chaque paire de canaux demi-circulaires, *à l'aide de courants continus*, déterminent immédiatement des contractures réflexes qui figent l'animal dans une attitude ou sollicitent de sa part une rotation dont le sens est en rapport avec la direction même du canal excité. L'excitation des canaux horizontaux détermine un mouvement de valse très régulier et tellement précipité que les fils du circuit s'enroulent rapidement l'un sur l'autre, au point qu'il faut se hâter de rompre le courant.

L'excitation des canaux postérieurs entraîne constamment l'opisthotonos et rarement une culbute en arrière. Chose curieuse, nous n'avons jamais pu obtenir le mouvement inverse par l'excitation des canaux antérieurs. Cette excitation provoquait aussi l'opisthotonos comme si elle eût été portée sur le canal postérieur.

L'excitation unilatérale de chaque canal donne des résultats identiques à ceux qui précèdent.

Les mouvements provoqués, dans nos expériences, par l'excitation électrique des canaux demi-circulaires, sont évidemment dus à des contractions réflexes, puisque nous nous servions de courants continus qui, comme on le sait, agissent sur les nerfs sensitifs pendant toute la durée de leur passage.

Il est donc à peu près certain que les canaux demi-circulaires font partie d'un appareil sensitivo-moteur dont le fonctionnement entraîne des attitudes définies, attitudes dont l'effet est de rétablir l'équilibre menacé par les déviations de la tête et les illusions sensorielles qui en pourraient résulter.

Des centres nerveux coordinateurs. — Dans les développements qui précèdent, nous avons fait la part des impressions périphériques dans l'équilibration du corps et la coordination des mouvements. Il faut maintenant étudier le rôle des centres nerveux sous-jacents aux hémisphères cérébraux et déterminer la part qui revient à chacun d'eux.

D'une manière générale, on peut dire que l'automatisme locomoteur cesse de s'exercer avec la perfection que nous lui avons vue, dès qu'on entame la continuité du névraxe, à partir des ganglions de la base.

L'extirpation des lobes optiques, chez la grenouille, entraîne les lacunes les plus intéressantes dans la série des phénomènes automatiques que nous racontions plus haut et qu'on obtient après la simple extirpation des hémisphères. L'animal se tient encore bien sur ses pattes et se redresse si on le met sur le dos; mais il ne saute plus si on l'excite et il marche à la manière d'un crapaud; enfin, il ne retrouve plus son équilibre quand on renverse la main ou tel autre objet sur lequel il repose, et il se laisse tomber lourdement sur le dos. Si on fait une section en arrière de la moelle allongée, de manière à ne laisser que la moelle, la grenouille ne se redresse plus quand on la place sur le dos et la seule expression de l'automatisme neuro-moteur réside dans l'attitude ramassée de l'animal avec la flexion caractéristique de tous les rayons osseux, dans les membres postérieurs.

Chez les oiseaux, les lésions sous-hémisphériques sont bien plus graves encore. Après une section faite en arrière du noyau caudé, la station et, à plus forte raison, les mouvements réguliers du vol deviennent impossibles chez le pigeon.

En regard de ces faits décisifs, il est curieux d'enregistrer les expériences dans lesquelles Longet, puis Vulpian ont montré, sur le cochon d'Inde, que la section du névraxe faite à la limite des pédoncules cérébraux et de la protubérance, n'empêche pas l'animal de se tenir debout et même de marcher si on l'y pousse. De même, tout le monde sait que les canards décapités s'échappent avec la plus grande vivacité et marchent régulièrement tant que l'hémorragie et l'asphyxie n'ont pas dépossédé la moelle de ses propriétés. Par la ligature des carotides et l'emploi de la respiration artificielle, Tarchanoff a pu prolonger l'expérience et montrer que, chez le canard, la moelle paraît suffire à l'automatisme locomoteur.

Quelque interprétation que ces faits isolés puissent recevoir, il reste exact que tous les centres nerveux sous-jacents aux hémisphères cérébraux interviennent dans l'exécution automatique des mouvements qui assurent la locomotion.

Mais nous n'avons visé jusqu'ici que les centres subalternes, en quelque sorte, et qu'on pourrait seulement considérer comme des organes d'exécution. Or, à côté et au-dessus de ces organes, il faut étudier le cervelet, envisagé comme le centre de coordination des mouvements.

Rôle du cervelet. — La forme et l'intimité des liens qui rattachent le cervelet aux diverses parties du névraxe, laissent présumer l'importance de son rôle dans la régulation des mouvements. D'une manière générale, on peut dire qu'il est formé par une série d'arcs cérébelleux placés en dérivation sur les arcs réflexes. Sa structure comporte donc : 1° des neurones centrifuges dont le corps cellulaire est formé par les grandes cellules de Purkinje et dont l'axone va se terminer sur les grandes cellules motrices de la moelle ; 2° des neurones centripètes, représentés par un grand nombre de cellules occupant des régions très diverses, la colonne vésiculaire de Clarke, les noyaux de Goll et de Burdach, la protubérance annulaire, et peut-être aussi le noyau de Stilling et la couche optique. L'expression générale des relations du cervelet avec le névraxe s'aperçoit bien dans le schéma de la figure 238 que nous empruntons à M. Mathias Duval. Pour compléter l'idée de l'organisation du cervelet et en montrer l'étonnante complexité, nous empruntons au même auteur une figure où se trouve représentée la seule forme de neurones d'association qu'on connaisse bien dans le cervelet (fig. 239). Ce sont les fameuses cellules en corbeille découvertes par Ramon y Cajal. Le corps de la cellule (CC), situé dans la couche moléculaire, fournit un axone dont les nombreuses collatérales se terminent en un bouquet d'arborisations qui embrassent le corps d'une cellule de Purkinje et l'enlacent de leurs innombrables ramifications.

Mais il convient d'insister en jetant un coup d'œil sur le système formé par les fibres accendantes ou descendantes du cervelet et d'exposer l'hypothèse à laquelle on s'arrête volontiers, touchant la constitution des pédoncules cérébelleux par lesquels s'établissent les liens du cervelet avec la moelle, l'isthme encéphalique et le cerveau.

Le pédoncule cérébelleux postérieur ou inférieur est formé de fibres ascendantes et de fibres descendantes. Les fibres ascendantes viennent soit des faisceaux cérébelleux de la moelle, soit des corps restiformes. Les premières sont constituées par les axones des cellules de la colonne de Clarke, tandis que les secondes viennent des noyaux de Goll et de Burdach. Toutes ces fibres se rendent, pour la plupart, dans l'écorce cérébelleuse et se terminent par articulation avec les cellules de Purkinje. Les fibres descendantes, axones des cellules de Purkinje, gagnent la partie antérieure du faisceau fondamental (Marchi, Thomas) et s'articulent avec les neurones moteurs périphériques. Quelques-unes, il est vrai, vont se terminer dans l'olive bulbaire des deux côtés.

Le pédoncule cérébelleux moyen est formé de fibres nées dans les cellules protubérantielles du côté opposé. Ce sont, sans doute, des fibres commissurales. Les cellules du pont donnent naissance, d'autre part, à un faisceau de fibres cortico-protubérantielles qui gagneraient l'écorce cérébrale, en passant par le pied du pédoncule cérébral et par [la capsule interne. Le pédoncule cérébelleux moyen contiendrait un 3ᵉ faisceau de fibres gagnant la moelle par le faisceau fondamental (partie latérale) pour aller se terminer sur les cellules motrices de la corne antérieure.

Le pédoncule cérébelleux antérieur embrasse des fibres nées dans l'olive

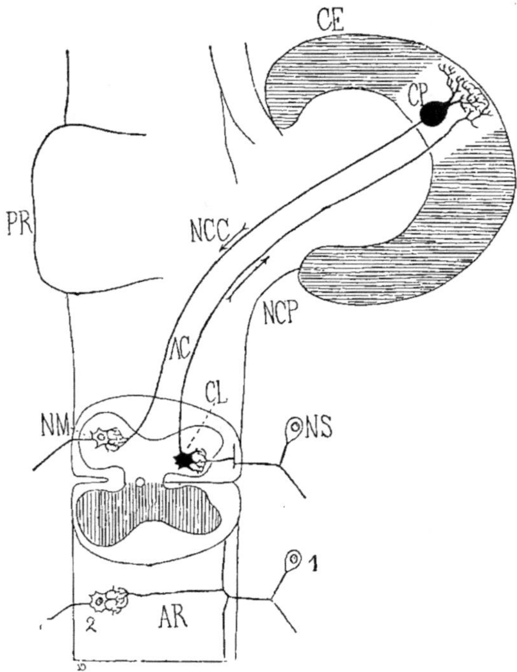

Fig. 238. — Schéma des relations du cervelet avec la moelle (d'après Mathias-Duval).

NS, neurone sensitif périphérique articulé en CL avec un neurone cérébelleux centripète dont l'arborisation terminale s'articule avec les dendrites d'une cellule de Purkinje CP. NCC, axone de la cellule de Purkinje (neurone cérébelleux centrifuge) allant s'articuler avec les dendrites d'un neurone moteur périphérique.

cérébelleuse et allant se terminer, après décussation, dans le noyau de Stilling et dans les couches optiques du côté opposé; elles sont ascendantes pour les uns et descendantes pour les autres.

Par cela seul que l'écorce du cervelet est reliée, d'une part, aux fibres radiculaires sensitives et, d'autre part, aux cellules motrices de la moelle, il devient infiniment probable qu'il intervient en quelque manière dans la production du mouvement. Dès que ses éléments essentiels sont placés en dérivation sur les chaînes réflexes, on est autorisé à penser qu'ils agissent sur le cours de l'action réflexe. Cette présomption s'accorde avec les résultats obtenus par Flourens à la suite de l'ablation plus ou moins complète du cervelet sur les oiseaux.

Il faut faire ici deux parts, celle des faits dont la clarté ne laisse rien à désirer
et celle de l'interprétation qui est on ne peut plus obscure et difficile.

Effets de l'ablation du cervelet. — Quand on enlève le cervelet sur des
pigeons, on observe des désordres locomoteurs qui semblent se développer en
deux périodes. La première période est caractérisée par l'instabilité de l'équilibre. Le tableau symptomatique présenté par les opérés ne semble pas différer
de celui qu'offrirait un animal qui aurait ingéré une forte dose d'alcool. C'est la

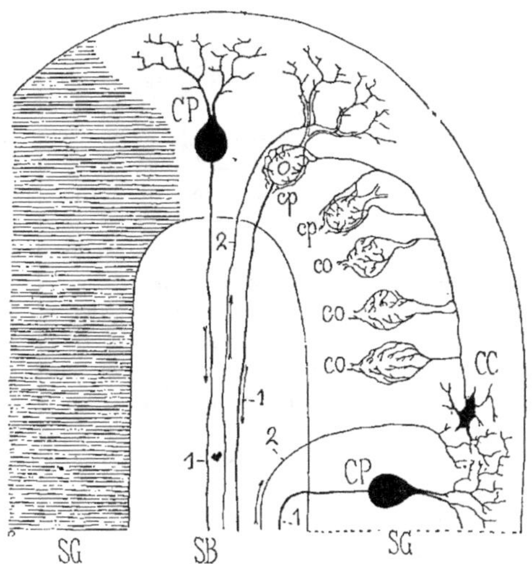

Fig. 239. — Schéma des neurones d'association dans le cervelet (d'après Mathias-Duval).

CC, cellule de la couche granuleuse, dont l'axone fournit des collatérales qui se terminent
par des arborisations en corbeille, CO, CO, CO; CP, CP, arborisations en corbeille, enveloppant le corps d'une cellule de Purkinje.

même attitude oscillante, la même démarche incertaine d'un ivrogne, c'est la
même tendance à tomber d'un côté ou de l'autre corrigée par des mouvements
démesurés qui déterminent la chute en sens contraire. La locomotion de
l'animal est donc doublement caractérisée et par l'instabilité de l'équilibre et
par l'incoordination. Plus tard et au bout de quelques jours, la lésion qui
était jusque-là purement destructive devient irritative et on voit s'ouvrir
une deuxième période caractérisée par des impulsions qui sollicitent irrésistiblement l'animal en un sens ou en l'autre. Les symptômes sont ceux d'un
vertige où dominent des contractures déformantes qui déplacent le centre
de gravité et sollicitent des mouvements compensateurs, d'ailleurs insuffisants.
Le sens des désordres locomoteurs est en rapport avec le sens de la lésion. Si
on enlève la partie antérieure du lobe médian, l'animal incline à tomber en
avant et à faire la culbute. C'est l'inverse qui a lieu si on enlève la région
postérieure. Les lésions latérales telles que l'ablation des lobes latéraux se
traduisent par les mouvements forcés de rotation entraînant le corps du côté

sain vers le côté lésé ; on obtient les mêmes résultats par la piqûre des pédoncules cérébelleux moyens. Celle des pédoncules antérieurs et postérieurs provoque des désordres de même nature, c'est-à-dire des mouvements forcés se traduisant soit par un mouvement de recul avec inflexion du corps du côté lésé (pédoncules postérieurs), soit par des mouvements en manège (pédoncules antérieurs). Tous ces mouvements forcés résultant des lésions unilatérales et asymétriques du cervelet sont accompagnées de déviations conjuguées des yeux et le plus souvent de nystagmus.

Quand les animaux survivent, la plupart des troubles cérébelleux moteurs s'amendent très sensiblement, mais si l'extirpation du cervelet a été complète les animaux conservent toujours une très grande maladresse.

L'ablation du cervelet a été également réalisée, sur les mammifères, par divers expérimentateurs et à cet égard les travaux de Luciani et ceux de Thomas sur le chien offrent un intérêt particulier tiré de la longue survie de leurs opérés. Luciani a été frappé surtout par un symptôme qu'il tient pour essentiel et auquel il ramène tous les troubles consécutifs à l'ablation du cervelet ; nous voulons parler de l'*asthénie* des mouvements qui seraient moins énergiques qu'à l'état normal et témoigneraient d'un affaiblissement réel de la force musculaire. Pour mettre cette conclusion hors de doute, le physiologiste italien invoque ce fait que les chiens privés de cervelet exécutent les mouvements de natation avec la plus parfaite régularité, ce qui tiendrait, d'après l'auteur, à ce que les muscles n'ayant plus à soutenir le poids du corps trouvent la pleine liberté de leur action. Mais cette interprétation ne saurait rendre compte des faits que nous allons exposer, d'après les recherches de M. Thomas.

Dans un ouvrage magistral, véritable traité sur la matière, cet expérimentateur a donné, en effet, une description très complète des troubles consécutifs à l'ablation totale ou partielle du cervelet, chez le chien. (Le Cervelet, *étude anatomique, clinique et physiologique, Travail du laboratoire du Dr Dejerine, hospice de la Salpêtrière*, Paris, G. Steinheil, éditeur, 1897.) Après l'opération, l'animal est incapable de garder l'équilibre et il reste couché. Si l'ablation est complète, elle provoque de l'opisthotonos avec extension des membres; si elle est incomplète et unilatérale, le corps de l'opéré est déformé par du pleurothotonos à concavité tournée vers la lésion et il est parfois entraîné dans un mouvement de rotation qui s'effectue autour de l'axe longitudinal et du côté de la lésion (l'animal tombe de ce côté).

Au bout de quatre ou cinq jours, la contracture diminue et l'opéré est capable d'effectuer quelques mouvements de locomotion. Il se lève d'abord et ne se tient debout qu'à la condition de placer ses membres dans l'abduction et d'élargir ainsi sa base de sustentation. Si on l'y sollicite, il consent et parvient à se déplacer ; mais sa démarche est incertaine, titubante comme celle de l'ivresse et arrêtée par des chutes fréquentes. L'équilibre est d'autant plus difficile que la tête de l'animal est agitée par des tremblements et des oscillations dont l'amplitude s'exagère sous l'influence de l'activité. C'est probablement pour ce motif que les opérés s'abstiennent d'aboyer. Ils ne peuvent d'ailleurs prendre leur nourriture spontanément et on est obligé de leur immobiliser la tête pour les faire boire.

Dans ces conditions, la marche est extrêmement pénible et aboutit rapidement à la fatigue, à raison des efforts volontaires auxquels le malade est obligé pour corriger le désordre de ses mouvements.

Cependant, les troubles locomoteurs s'amendent progressivement et, au bout de deux ou trois mois, l'animal marche régulièrement et semble guéri. Mais l'incoordination de ses mouvements reparaît dès qu'on exige de lui des attitudes ou des actes qui ne lui sont pas familiers, comme l'ascension ou la descente d'un escalier. Dès ses premiers essais, l'animal culbute et dégringole. Il ne réussit qu'après bien des tentatives et une laborieuse éducation. Le retour des mouvements réguliers de la locomotion réclamerait, en effet, une sorte d'apprentissage dans lequel, d'après M. Thomas, l'animal ne parvient à marcher qu'en substituant son activité volontaire à l'automatisme cérébelleux.

D'ailleurs, à aucun moment, on ne peut observer, chez les chiens privés de leur cervelet, ni aucun trouble de la sensibilité, ni aucun amoindrissement de la force musculaire.

Effets des excitations électriques du cervelet. — L'excitation du cervelet provoque des mouvements forcés des yeux, de la tête et du corps dont la direction dépend du point touché par l'excitation (Ferrier). Si les électrodes du courant induit sont placées à l'extrémité antérieure du vermis, on obtient l'élévation de la tête. C'est l'abaissement qui se produit quand l'excitation est portée à l'extrémité opposée. L'excitation des lobes latéraux provoque la déviation des yeux qui tournent vers le côté excité. Elle entraîne en même temps le resserrement de la pupille.

Les effets cérébelleux de l'électricité se manifestent sur l'homme, sous l'influence des courants continus, quand les électrodes sont appliquées de chaque côté, sur la région mastoïdienne (Purkinje, Remack, Benedickt, Hitzig, Ferrier). Le passage du courant détermine une rotation des globes oculaires et de la tête qui s'inclinent vers le pôle positif. En même temps, le sujet éprouve une sensation vertigineuse et une illusion visuelle dans laquelle les objets extérieurs semblent tourner dans le sens même du courant. Si le patient ferme les yeux, il croit tourner du côté du pôle négatif.

L'ensemble des faits qui viennent d'être exposés ne laisse pas de doute sur l'intervention du cervelet dans la coordination des mouvements; mais il est extrêmement difficile de s'imaginer le mode de cette intervention. Il paraît bien établi que toutes les impressions périphériques qui dominent et sollicitent l'automatisme locomoteur (impressions tactiles, musculaires, visuelles, labyrinthiques) traversent nécessairement un arc cérébelleux avant d'atteindre les neurones moteurs périphériques et qu'elles trouvent dans ce passage des qualités indispensables à la régularité de l'action réflexe. Mais c'est tout ce que l'on peut dire et on ne voit pas bien pourquoi la chaîne réflexe ordinaire doit se compléter par une chaîne placée en dérivation, ni comment celle-ci peut agir sur les excitations motrices pour leur donner toute leur justesse. Quoi qu'il en soit de cette difficulté théorique, les faits demeurent et ils obligent à présumer que le cervelet est l'aboutissant de toutes les impressions sensitives qui inaugurent l'automatisme locomoteur. Il faudrait y voir le centre des représentations inconscientes fournies par la périphérie et renseignant le cervelet sur l'état des muscles, l'attitude du corps et sa position dans l'espace. Cette interprétation n'est pas très éloignée de celle de Lussana qui plaçait dans le cervelet le siège du sens musculaire, mais elle est plus large en ce sens qu'elle embrasse tous les modes de la sensibilité inconsciente qui président à l'équilibre et à la locomotion.

On pourrait également y faire entrer la conception soutenue par M. Thomas qui envisage le cervelet comme le centre réflexe des mouvements correcteurs qui maintiennent l'équilibre. Si nous avons bien compris cette conception, toute déformation du corps ayant pour effet de déplacer le centre de gravité et de changer les conditions actuelles de l'équilibre, est le point de départ d'un réflexe cérébelleux qui se distribue convenablement dans l'appareil musculaire et y suscite les résistances capables de neutraliser l'effet des conditions actuelles, plus ou moins menaçantes pour l'équilibre. Mais cela veut dire précisément, nous semble-t-il, que le cervelet est placé de manière à recevoir toutes les impressions tactiles, musculaires labyrinthiques, visuelles qui se produisent à l'occasion des changements locomoteurs. Ce sont toutes ces impressions qui provoquent les réflexes correcteurs.

Des mouvements forcés et du vertige. — Les phénomènes consécutifs aux lésions irritatives du cervelet, à la section des canaux demi-circulaires, à la piqûre des pédoncules cérébelleux ou des pédoncules cérébraux, à la galvanisation de la région cérébelleuse chez l'homme, sont des phénomènes vertigineux, et il convient de les rapprocher, pour en saisir le caractère commun et en dégager l'élément essentiel du vertige. Or, ce caractère commun paraît résider dans les contractures plus ou moins intenses qui déforment le corps, déplacent le centre de gravité et entraînent, *ipso facto*, l'instabilité de l'équilibre. Cette contracture n'est pas toujours évidente, mais nous pensons l'avoir démontrée par les effets de l'excitation électrique des canaux demi-circulaires. Il ne semble pas illégitime de généraliser ce résultat et d'imaginer que toutes les lésions irritatives et asymétriques des centres nerveux qui troublent l'équilibre, contiennent le même élément. La contracture paraît d'ailleurs évidente dans tous les cas où la lésion provoque des mouvements forcés.

Il y aurait donc dans toutes les manifestations du vertige un élément mécanique constant : la déformation du corps par une contracture réflexe. Cet élément peut être surpris par l'analyse intérieure, quand on étudie sur soi-même l'état vertigineux déterminé par la rotation rapide du corps sur son axe (vertige de Purkinje). — On discerne dans sa conscience deux éléments distincts : 1° Des illusions sensorielles se traduisant par le mouvement apparent des objets et du sol. 2° Une sensation subjective de pesanteur qui fait pencher le corps dans le sens de la rotation que l'on vient de s'imposer. Cette sensation atteint toute sa précision si on ferme les yeux, de manière à s'abstraire des illusions sensorielles qui s'y mêlent et obscurcissent l'analyse intérieure. On en aperçoit alors la cause réelle, car on la voit se résoudre en impressions musculaires. On a le sentiment très net que la distribution de la tonicité des muscles est inégale et impose à tout le corps un mouvement de torsion qui procède de haut en bas et entraîne la tête, le tronc et les membres dans le sens de la rotation. Ces sensations musculaires échappent, en général, à la conscience et semblent avoir échappé jusqu'ici à tous ceux qui ont analysé le vertige sur eux-mêmes. C'est qu'elles sont trop faibles et trop vagues pour être facilement interprétées. Mais dès qu'on les écoute avec attention, elles donnent tout leur relief au facteur mécanique du vertige, c'est-à-dire l'asymétrie de l'activité musculaire entraînant avec elle la déformation du corps et le déplacement du centre de gravité. Cette asymétrie est assurément présente dans tous les modes du vertige et on ne s'expliquerait pas autrement l'instabilité de l'équilibre.

L'état vertigineux comporte donc deux éléments : 1° un élément subjectif, se traduisant par des hallucinations et des jugements faux sur la situation des objets environnants : 2° un élément objectif et mécanique consistant dans des contractures réflexes et déformantes. Ces deux éléments procèdent de la même cause périphérique ou centrale, et pour ne parler que du vertige de Purkinje, ils sont causés par des impressions nées dans les canaux demi-circulaires. Ces impressions excessives et importunes atteignent, d'une part, l'écorce cérébrale où elles suscitent des images fausses, et, d'autre part, les centres moteurs qu'elles sollicitent d'une manière asymétrique et inégale.

Remarquons d'ailleurs, que l'élément psychique n'est pas essentiel. Il fait défaut chez les pigeons dont on enlève les lobes cérébraux et dont on lèse le cervelet ou les canaux demi-circulaires et pour l'écarter sur soi-même quand on expérimente sur le vertige de Purkinje, il suffit de fermer les yeux. Il serait, dans ce cas, tout à fait inexact d'attribuer l'instabilité de l'équilibre au désaccord qui existe entre l'espace vu et l'espace réel.

CHAPITRE IX

FONCTIONS DU CERVEAU.

DU CERVEAU CONSIDÉRÉ COMME L'ORGANE DES PHÉNOMÈNES DE CONSCIENCE.

Les hémisphères cérébraux contiennent toutes les conditions organiques de la sensation, de la pensée et de la volition. Sous une autre forme, le cerveau est l'organe des facultés psychiques. Cela ressort de notre expérience interne qui nous fait localiser dans la tête toute notre activité mentale. Cela ressort de l'analyse des phénomènes de déficit offerts par les animaux auxquels on a enlevé les hémisphères cérébraux. Cela ressort enfin des données de la pathologie et de l'anatomie comparée. Examinons ces divers points.

On se rappelle les manifestations offertes par les animaux écervelés. Ils paraissent avoir conservé tous les modes de la sensibilité, car toutes les provocations sensorielles déterminent chez eux les réactions musculaires qui les accompagnent à l'état normal. Si on pince la patte à un pigeon privé de son cerveau, il se débat et s'éloigne ; si, après l'avoir mis dans une chambre obscure, on déplace devant lui une lumière vive, il suit la lumière du regard ; si on lui fait respirer de l'ammoniaque, il souffle et secoue vivement la tête ; si on place dans sa bouche une substance de saveur désagréable, comme de la coloquinte, il donne les signes les plus expressifs d'une très vive répugnance ; enfin, s'il est endormi, il se redresse vivement et il ouvre les yeux, sous l'influence d'un bruit soudain. Mais toutes ces manifestations ne sont que des mouvements réflexes dont l'exécution automatique est fatalement liée au fonctionnement des organes périphériques des sens et dont les centres n'ont pas été entamés. Les arcs réflexes sont demeurés intacts puisque l'opération n'a supprimé que les arcs cérébraux. Ils fonctionnent donc comme de coutume et les manifestations dont ils restent les agents ne contiennent que l'apparence d'une sensibilité consciente. Si l'excitation qui les provoque éveillait en même temps des sensations réelles, ces sensations entraîneraient le cortège des faits psychiques qui en sont inséparables ; elles entraîneraient des perceptions, des jugements, des délibérations et des actes voulus. Il n'en est rien ; les réactions motrices provoquées chez les animaux écervelés ne survivent pas à leur cause et le sujet réveillé un instant de son sommeil par un bruit soudain ou toute autre excitation vive, retombe aussitôt dans sa stupeur, dès que la cause qui le sollicitait cesse d'agir. S'il avait senti véritablement, il aurait en même temps perçu, il aurait *connu* l'objet qui le provoque, il aurait cru à un danger plus ou moins menaçant et il aurait pris la fuite comme le ferait infailliblement un de ses congénères placé dans les mêmes conditions et en possession de ses hémisphères cérébraux.

Donc, un animal privé de son cerveau n'éprouve pas de sensations et n'a pas d'idées. En lui enlevant son écorce cérébrale, on l'a privé de toutes les images du passé, de tous ses souvenirs, en même temps qu'on empêche la formation des images du présent. Il n'a donc plus aucun motif d'action, il n'a aucune raison de vouloir quoi que ce soit ni de se déterminer en un sens ou en l'autre. Aucune représentation mentale ne vient le solliciter. La vue même de ses aliments le laisse indifférent, ce qui prouve qu'il ne *connaît* point les objets qui l'entourent. La volonté est anéantie parce qu'elle n'a plus d'aliments. On ne veut pas à vide, comme l'a dit Vulpian qui, dans une expression d'une très grande force, résume tout le processus psychique de la volonté en disant qu'elle est la causation d'un acte par l'idée de ses conséquences. De là, l'immobilité indéfinie des animaux privés de leurs hémisphères et leur abstention de tout mouvement spontané.

En supprimant les hémisphères, on met donc fin à toute activité psychique et la preuve est ainsi faite que les phénomènes de conscience ont toutes leurs conditions organiques dans l'écorce cérébrale.

De là, le lien manifeste qui existe entre le développement du cerveau et celui de l'intelligence. L'encéphale de l'homme pèse 1300 grammes en moyenne, tandis que ceux du cheval et du bœuf pèsent seulement, le premier 650 grammes et le second 500 grammes. Un cerveau dont le poids n'atteint pas 1000 grammes est nécessairement celui d'un idiot, et la microcéphalie est fatalement liée à l'avortement des facultés intellectuelles.

Par corrélation, le cerveau des grands hommes dépasse souvent le poids moyen. Celui de Cuvier pesait 1850 grammes ; celui de Broca, 1484 ; celui de lord Byron, 2238 ; celui de Cromwell 2233 ; il est vrai que le cerveau de Gambetta ne pesait que 1165 grammes et cette exception nous conduit à examiner un autre élément de la puissance cérébrale, c'est-à-dire la complexité ou plutôt la surface relative des circonvolutions. On va voir d'ailleurs, que ce facteur n'est pas uniquement lié au développement des facultés intellectuelles. Selon la remarque des anthropologistes, les plissements du cerveau traduisent son besoin d'espace (*Le cerveau des mammifères*, par Topinard, *Rev. scient.*, 2ᵉ sem. 1891).

Le volume du cerveau va croissant des poissons aux reptiles, aux oiseaux

et aux mammifères. Mais cet accroissement ne suit pas la même progression
que le poids du corps ; ou bien, il atteindrait, chez les grandes espèces, des
dimensions monstrueuses. De là le plissement, artifice qui s'introduit pour
augmenter la surface sans augmenter le volume.

Par cela même, en effet, que le volume est empêché dans son accroissement, le
plissement devient nécessaire, ce que Baillarger traduisait en disant : « le cerveau doit se plisser sous peine de déchoir ». Il résulte de tout cela que les animaux de petite taille ont relativement un gros cerveau, tandis que les animaux
de grande taille ont un petit cerveau. Mais la compensation s'établit, chez ces
derniers, par le plissement qui, d'autre part, est nul ou rudimentaire chez les
petits animaux. Cette relation remarquable entraîne dans certaines familles de
mammifères des exceptions singulières au premier abord. Ainsi le cerveau qui
est lisse chez les rongeurs, se plisse chez le cabiai, le plus grand des animaux
de ce groupe. Chez les ruminants, le cerveau est normalement plissé ; mais il
devient lisse chez le chevrotain de Java ; de même le ouistiti, le plus petit des
singes, a le cerveau lisse.

La complexité des circonvolutions n'est donc pas, comme le croyait
Gratiolet, et ne peut pas donner la mesure absolue de l'intelligence, et pour consacrer la démonstration qui précède par un exemple bien précis, nous rappellerons que le cerveau des cétacés et de l'éléphant est plus gyrencéphale que
celui de l'homme. C'est encore l'influence de la taille qui se fait sentir ici et on
pourrait poser que la gyrencéphalie augmente avec la taille.

DES LOCALISATIONS CÉRÉBRALES.

A la suite de ses expériences sur les effets de l'ablation des hémisphères,
Flourens avait admis que l'écorce cérébrale est physiologiquement homogène,
que toutes ses parties concourent également et de la même manière à l'exercice
des facultés intellectuelles et qu'aucune d'elles n'est spécialisée pour remplir des
fonctions particulières. La conception de Flourens, exclusive de toute localisation, prévalut longtemps, malgré la découverte de Broca sur les organes de la
faculté du langage. Mais dès 1870, Fritz et Hitzig ont inauguré la série des
recherches où repose aujourd'hui la doctrine des localisations cérébrales. Ils ont
montré que certains points de l'écorce sont sensibles, à l'exclusion des parties
voisines, et qu'ils répondent aux excitations électriques en provoquant des contractions dans des muscles déterminés, toujours les mêmes, ou des sensations
spéciales. Les travaux ultérieurs de Ferrier, Horsley, Munck, Charcot et Pitres,
Fr. Franck, Arloing, etc., complétèrent rapidement les résultats obtenus par les
physiologistes allemands et permirent de circonscrire à la surface du cerveau
deux catégories de centres nerveux : les centres psycho-moteurs qui président à
l'exécution des mouvements volontaires et les centres psycho-sensitifs, dont
l'excitation détermine des sensations subjectives correspondant aux différents
organes des sens et provoque les mouvements attachés à l'exercice de ces
organes.

Des centres psycho-moteurs. — Les centres moteurs de l'écorce sont
déterminés à la fois, par les effets de leur excitation et par les troubles consécutifs à leur ablation. On a pu ainsi en fixer la distribution sur le cerveau

d'un certain nombre d'espèces animales. Cette distribution est constante pour tous les animaux de la même espèce, mais elle varie d'une espèce à l'autre, en ce sens que le même centre cortical n'est point situé, chez tous les animaux, en des points anatomiquement homologues. En un mot, la topographie des centres n'est point liée à la morphologie des circonvolutions.

Sur le cerveau du chien, où ils ont été établis par les travaux initiateurs de

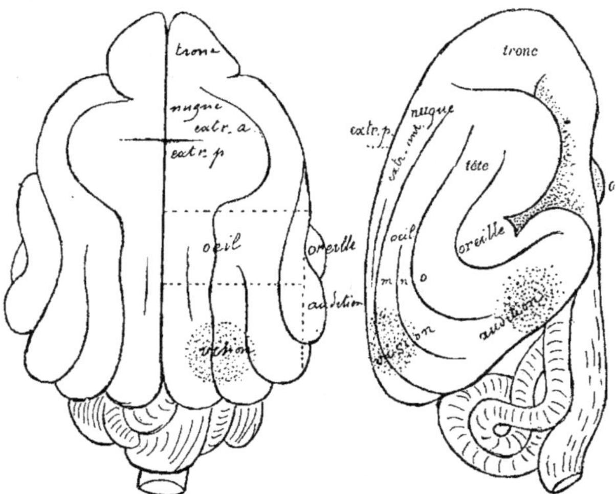

Fig. 240. — Topographie des centres psycho-moteurs et des centres psycho-sensitifs, sur le cerveau du chien (d'après Munk).

Fritz et Hitzig, ils occupent surtout la région formée par le gyrus sigmoïde. On verra leur distribution dans la figure 240.

Chez le singe ils sont en plus grand nombre, et les travaux de Ferrier ou d'Horsley en ont fixé exactement la topographie. Ils sont disséminés sur les circonvolutions de la région rolandique, comme on pourra le voir à l'aide de la figure 241.

M. Arloing s'est attaché à déterminer la distribution des centres moteurs chez les solipèdes et la figure 242 donne une idée de cette distribution.

Chez l'homme, il fallait évidemment renoncer à l'expérimentation. Il n'était même pas légitime de conclure du cerveau du singe à celui de l'homme comme le voulait Ferrier. Mais si l'expérimentation et les homologies anatomiques ne peuvent intervenir ici, les faits de la clinique éclairés par l'anatomie pathologique ont permis de fixer la place des centres moteurs sur le cerveau de l'homme. Sur ce point, les travaux de Charcot et Pitres, de Grasset, de Déjerine ont donné les résultats les plus complets et ont permis d'assigner aux centres moteurs la distribution représentée dans la figure 243.

Étudions maintenant les propriétés des centres psycho-moteurs en recherchant successivement les effets de leur excitation et de leur ablation.

Effets de l'excitation des centres psycho-moteurs. — Quand, après avoir mis à découvert le gyrus sigmoïde sur le chien, on explore cette région de l'écorce, à l'aide d'un courant induit, on trouve aisément les points exci-

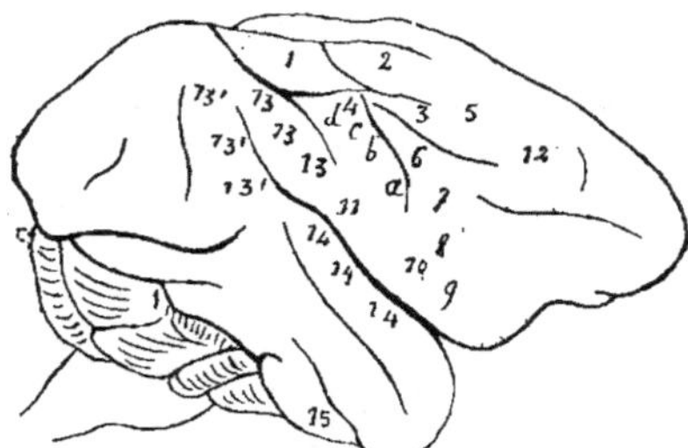

Fig. 241. — Topographie des centres corticaux sur le cerveau du singe (d'après Ferrier).

1, mouvement en avant de l'extrémité postérieure ; 2, mouvements combinés de l'extrémité postérieure pour saisir un objet ou pour gratter la peau du ventre ; 3, mouvements de la queue 4, adduction du bras ; 5, extension du bras et de la main ; 6, supination et flexion de l'avant-bras ; 7, rétraction de la commissure des lèvres ; 8, relèvement de l'aile du nez et de la lèvre supérieure, abaissement de la lèvre inférieure ; 11, rétraction de la commissure des lèvres et contraction du peaucier cervical faisant tourner la tête du côté opposé ; 12, déviation con-juguée des yeux et de la tête qui se portent du côté opposé ; *a*, *b*, *c*, *d*, mouvements des doigts ; 13, 13′, mouvéments des yeux et des paupières combinés avec des mouvements de tout le corps.

tables et on constate que l'excitation de ces différents points provoque la contraction dans un groupe défini de muscles, toujours les mêmes et *situés du*

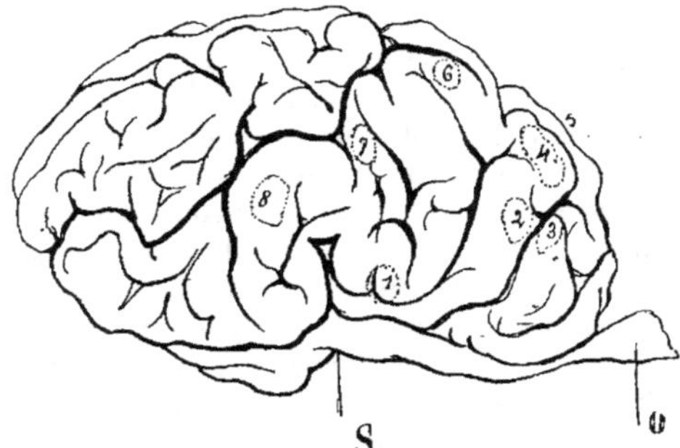

Fig. 242. — Topographie des centres psycho-moteurs sur le cerveau du cheval
(d'après Arloing).

1, mouvements des membres ; 2, élévation et diduction de la mâchoire inférieure ; 3, mou-vements des naseaux et de la lèvre supérieure ; 4, rétraction de la langue et contraction de la joue du côté opposé ; 5, abaissement de la mâchoire inférieure, flexion du cou du côté opposé ; 6 et 7, clignement et occlusion de la fente palpébrale ; 8, élévation de la paupière supérieure, adduction de l'oreille.

côte opposé. L'excitation a donc des effets *croisés*, sauf quand elle intéresse les muscles de l'œil ou de la face dont les mouvements sont toujours associés et bilatéraux.

Ainsi, les mouvements provoqués par l'excitation de la zone motrice des hémisphères sont *étroitement définis* et dépendent du point touché par l'excitation. Il existe donc un lien fonctionnel entre les muscles qui se meuvent et le foyer qu'il a fallu exciter pour les faire mouvoir. C'est en ce sens que ce foyer est un centre.

Sur le cerveau du chien, on distingue plusieurs centres principaux répondant aux muscles du tronc, de la nuque, de l'extrémité antérieure, de l'extrémité postérieure, de la face, des yeux et des oreilles. Chacun de ces centres est d'ailleurs complexe et en réglant convenablement l'intensité

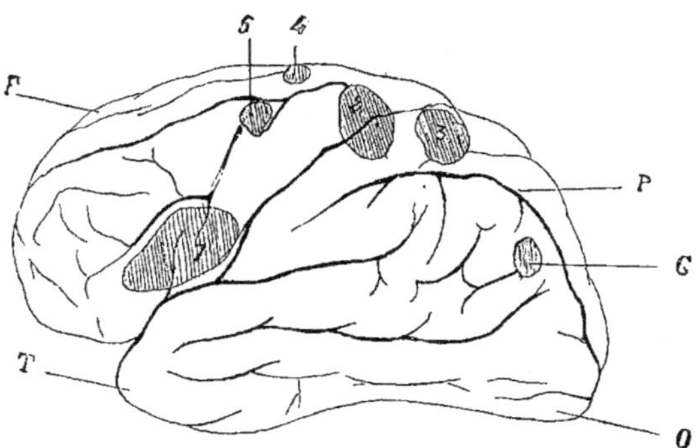

Fig. 243. — Topographie des centres psycho-moteurs sur le cerveau de l'homme.

1, centre des nerfs craniens moteurs et du langage articulé ; 2, centre des mouvements du membre supérieur ; 3, centre des mouvements du membre inférieur ; 4, centre des mouvements de la tête et du cou ; 5, centre des mouvements des lèvres ; 6, centre des mouvements des yeux.

de l'excitation, on obtient des mouvements de plus en plus limités. Que si, par exemple, on analyse le centre des mouvements d'un membre, on peut obtenir des mouvements de flexion, d'extension, d'abduction ou d'adduction, selon la place occupée par les électrodes et selon l'intensité du courant. Cette dissociation est particulièrement facile chez le singe où les différents centres sont beaucoup mieux isolés et beaucoup plus nombreux que chez le chien. Il suffit, pour s'en rendre compte, d'étudier la figure 241 en s'aidant de la légende.

Ce nous est l'occasion de constater que la spécialisation motrice de l'écorce est loin d'atteindre le même degré chez tous les vertébrés. Elle est nulle chez les reptiles et les poissons. Rudimentaire chez les oiseaux, elle est encore très peu marquée chez le cochon d'Inde et le lapin, mais elle s'affirme nettement chez le chien ou chez le cheval, pour atteindre tout son achèvement chez le singe et chez l'homme.

Ajoutons que chez les mammifères nouveau-nés, l'écorce cérébrale ne possède aucune zone excitable. La spécialisation des centres psycho-moteurs ne se précise et ne se manifeste ici qu'après l'achèvement du faisceau pyramidal et l'acquisition définitive de l'aptitude locomotrice.

Caractères des mouvements provoqués par l'excitation électrique des centres moteurs. — Ils dépendent du nombre, de l'intensité et de la durée des excitations. Pour une excitation simple, on obtient une secousse ; pour des excitations en série ou obtient un tétanos. Mais, si les excitations se répètent trop souvent ou se prolongent trop longtemps, elles déterminent des contractions cloniques qui peuvent s'étendre à tous les muscles du corps et se traduisent par de véritables accès d'épilepsie. Cette épilepsie d'origine corticale est analogue à l'*épilepsie jacksonnienne* de l'homme. Dans cette espèce, en effet, certaines lésions de l'écorce siégeant au niveau des centres psycho-moteurs exercent une action irritative capable de déterminer des mouvements épileptiformes. Ces mouvements, qui n'intéressent tout d'abord que les territoires placés sous la dépendance du centre moteur importuné par la lésion, finissent par s'étendre à tous les muscles du corps. On voit que le caractère essentiel de l'épilepsie corticale, quelle que soit sa cause, qu'elle procède d'une lésion irritative ou de l'excitation électrique, réside dans sa marche envahissante. D'abord localisée au groupe musculaire afférent au centre, qui subit l'irritation, elle s'étend de proche en proche à tout le système musculaire.

De la part de la substance grise et du centre ovale dans l'utilisation des excitations. — Si on résèque par une incision tangentielle la substance grise d'un centre cortical, l'excitation de la substance blanche mise à découvert produit les mêmes effets que l'excitation directe de l'écorce. On atteint ainsi les fibres centrifuges qui s'échappent de la zone motrice pour aller former le faisceau pyramidal. Ces fibres sont naturellement intéressées par toutes les sections du centre ovale dirigées parallèlement à la zone motrice, et leur présence se révèle par les effets des excitations. On a pu ainsi les suivre dans leur trajet jusqu'à la capsule interne (Fr. Franck, Pitres, Marique).

On a conclu de ces résultats que l'excitation directe des centres moteurs ne produit ses effets que parce qu'elle atteint les fibres du centre ovale après avoir traversé la substance grise. Cette interprétation est inexacte pour les motifs suivants : *a.* Si après avoir détaché l'écorce correspondant à un centre moteur, on la remet en place, l'excitation qui était suffisante quand elle était dirigée sur le centre ovale, ne l'est plus quand on la dirige sur le lambeau d'écorce superposé (Putnam). — *b.* Le temps perdu de la contraction est plus grand, quand l'excitation porte sur la substance grise, que quand elle atteint le centre ovale sous-jacent (Fr. Franck et Pitres). — *c.* L'excitation du centre ovale n'entraîne jamais l'épilepsie ; on évite encore cette dernière en isolant les centres moteurs par une incision circulaire.

Le fonctionnement des centres moteurs est indépendant des corps striés et des couches optiques. Cette indépendance aurait pu être inférée *a priori* de ce que l'on sait sur la destinée des fibres motrices du centre ovale. Mais, d'autre part, Carville et Duret ont établi que les excitations des centres psycho-moteurs ne cessent pas de produire leurs effets accoutumés, quand on a détruit les corps striés et les couches optiques.

Effets de l'ablation des centres moteurs. — Ces effets se caractérisent par des troubles très significatifs de la motricité et de la sensibilité. Si, par exemple, on enlève à un chien le centre du membre antérieur droit, l'animal marche, court et saute, mais ses mouvements sont maladroits ; il glisse sur un sol poli, il manque les marches d'un escalier qu'il monte, il laisse souvent fléchir sa patte qui s'appuie sur la face dorsale, et non plus sur la face plantaire.

Les mouvements isolés et précis, comme ceux que doit faire un chien pour fixer sa proie sur le sol, quand il veut la déchirer ou la broyer avec ses dents, sont devenus impossibles. Il en est de même de tous les mouvements appris par une éducation spéciale comme celui de donner la patte.

Mais l'effet le plus intéressant, peut-être, de l'extirpation du centre moteur, est la perte de la sensibilité tactile et de la sensibilité musculaire dans toute l'étendue du membre correspondant (Schiff). L'animal n'est plus sensible aux impressions de contact, et d'autre part, il ne se rend aucun compte de l'état de ses muscles. Le membre anesthésié consent, sans la moindre résistance, à tous les déplacements qu'on lui impose et conserve indéfiniment les attitudes qu'on lui donne, jusqu'à ce que le sujet se remette à marcher. Si on place le chien sur une table de manière que le membre anesthésié ne soit pas supporté, l'animal laisse pendre sa patte inerte et ne la ramène pas sur la table. Il a manifestement perdu la sensibilité musculaire et la sensibilité tactile.

Les troubles qui viennent d'être décrits peuvent s'amender au bout d'un mois ou deux. On inclinerait à admettre que le foyer détruit est suppléé par un foyer nouveau de substance grise, mais cette interprétation se concilie mal avec les faits suivants. En aucun cas, les mouvements appris ne reviennent et la guérison apparente disparaît si on fait marcher l'animal après lui avoir bandé les yeux.

Chez le singe, la destruction complète de la zone motrice corticale a des effets plus graves et plus durables que chez le chien. Elle provoque une hémiplégie croisée persistante qui aboutit souvent à la contracture des muscles.

Les lésions destructives des centres moteurs corticaux chez l'homme, entraînent des désordres analogues. Elles produisent une *hémiplégie corticale*, de tous points analogue à l'hémiplégie centrale vulgaire et caractérisée par la paralysie et l'anesthésie de toute la moitié opposée du corps (Charcot). Mais ces symptômes finissent par s'amender légèrement au bout de quelques jours ; la paralysie fait place à une parésie toujours plus marquée d'ailleurs que chez le chien. Le malade ne peut se servir utilement de ses membres qu'en les regardant et il cesse de coordonner ses mouvements quand il ferme les yeux. Il reste définitivement impropre à tous les mouvements appris par une éducation spéciale, comme ceux du pianiste.

Fonction réelle des centres psycho-moteurs. — Il résulte des développements qui précèdent que les centres moteurs sont en même temps des centres sensitifs. Que s'il est légitime de penser qu'ils sont placés sur le trajet des excitations motrices volontaires, il apparaît bien qu'ils ne peuvent remplir leur fonction motrice que s'ils contiennent, en quelque sorte, la représentation des muscles à mouvoir. Chaque muscle a ainsi son image en un point défini de l'écorce cérébrale et tout l'appareil locomoteur se projette sur le manteau de l'hémisphère, en y dessinant les contours d'un véritable atlas sensitivo-moteur. Sous une autre forme et au point de vue psychique, l'animal a dans son écorce l'image plus ou moins précise de ses muscles et les ordres de sa volonté ne peuvent s'exercer utilement et régulièrement qu'à partir de ces images.

Des centres psycho-sensitifs. — *Du centre psycho-optique, effets de son ablation.* — Les travaux concordants de Ferrier et de Munk permettent de localiser le centre cortical de la vision dans la région occipitale. L'ablation du lobe occipital des deux côtés, détermine la cécité complète. L'ablation unilatérale détermine une cécité imparfaite dont les caractères dépendent de la constitution du chiasma, c'est-à-dire du nombre des fibres optiques entrecroisées et de leurs relations avec la rétine. Nous avons déjà vu, à propos des tubercules quadrijumeaux, que chez les animaux à vision monoculaire (poissons, oiseaux, lapins), l'entrecroisement est complet. Il en résulte que l'ablation d'un lobe occipital entraîne la cécité dans l'œil du côté opposé. Chez les animaux à vision binoculaire, l'entrecroisement est partiel ; il porte soit sur les deux tiers des fibres (homme, singe), soit sur les trois quarts (chien). Il en résulte que chaque rétine est en relation avec les deux hémisphères. Pour bien comprendre ces relations, il faut toujours avoir présent à l'esprit le trajet des fibres optiques. On peut aisément s'imaginer ce trajet à l'aide du schéma de la figure 237 où, pour simplifier, on a supposé que l'entrecroisement n'intéresse que la moitié des fibres.

On voit que chaque hémisphère est relié à la moitié correspondante des deux rétines. L'hémisphère droit reçoit les fibres des deux moitiés droites, tandis que l'hémisphère gauche reçoit les fibres des deux moitiés gauches. Cette disposition entraîne des effets inverses dans la projection du champ visuel sur les hémisphères. Le champ visuel étant divisé en deux moitiés par un plan vertical passant par le point de convergence, tout point situé à gauche fait son image à droite sur les deux rétines et se projette sur l'hémisphère droit. De là cette conséquence : *La moitié droite du champ visuel se projette sur l'hémisphère gauche* et réciproquement, *la moitié gauche du champ visuel se projette sur l'hémisphère droit.*

On démontrerait de la même manière que tout objet regardé en son milieu est formé de deux moitiés : la moitié droite vue par l'hémisphère gauche, et la moitié gauche vue par l'hémisphère droit. Enfin, dans la vision binoculaire, le même hémisphère réunit deux images distinctes de la même moitié de l'objet. En sorte que si on ferme un œil, une moitié de l'objet est vue par un hémisphère et la seconde moitié par l'autre hémisphère.

Ces renseignements préliminaires vont nous permettre de comprendre les effets des ablations unilatérales complètes ou incomplètes du centre cortical de la vision.

a. *Ablation unilatérale complète.* — Si on enlève, par exemple, le lobe occipital droit, l'opération équivaut à l'anesthésie des deux rétines dans leur moitié droite et toute la moitié gauche du champ visuel est obscure. C'est ainsi que les choses se passent à peu près, chez le singe, où l'entrecroisement intéresse seulement les deux tiers des fibres optiques. Mais, chez le chien où l'entrecroisement est plus complet, les effets sont un peu différents. L'extirpation du lobe droit ne supprime que le quart des fibres optiques de l'œil correspondant, tandis qu'il supprime les trois quarts des fibres de l'œil opposé. Il en résulte que l'œil droit paraît complètement sain, tandis que l'œil gauche paraît complètement aveugle. C'est au point que si on met un bandeau sur l'œil droit, l'animal a tous les gestes d'un aveugle et se heurte à tous les objets. Mais peu à peu les troubles s'amendent, parce que l'animal prend l'habitude d'interpréter les images partielles de son hémisphère gauche.

Extirpations partielles. — Les extirpations partielles du centre optique introduisent dans le champ visuel des taches obscures désignées sous le nom de *scotomes*. La détermination de ces scotomes dans leur forme, leur place et leurs dimensions, ont montré à Munk que les éléments visuels de l'écorce sont arrangés dans l'ordre géométrique des éléments rétiniens. Il en résulte que si on extirpe le milieu du centre optique qui correspond à la tache jaune de la rétine, la vision distincte est abolie. L'animal est atteint de *scotome central*. Mais la zone périphérique du champ visuel reste claire et la vision ordinaire est conservée.

Ces effets se traduisent par les phénomènes les plus intéressants. L'animal atteint de scotome central ne semble pas aveugle; il peut s'orienter et marcher sans se heurter aux obstacles, mais il ne distingue pas les objets et ne peut pas les reconnaître. Il reste impassible devant les menaces du fouet ou les séductions d'un morceau de viande et ne reconnaît pas son maître. Munk, à qui on doit ces curieuses expériences, en interprète les résultats d'une manière toute particulière. Il admet que l'animal voit les objets sans les reconnaître, qu'il n'interprète plus leurs images et se trouve dans l'état d'un nouveau-né dont l'éducation visuelle n'est pas faite. C'est ce que Munk appelle la *cécité de l'âme* ou la cécité intellectuelle. En enlevant le centre visuel dans son milieu, on enlèverait, en même temps, le souvenir des images passées et de leur valeur comme signes. Cette hypothèse ne semble pas nécessaire. La lésion de l'opéré équivaut à l'anesthésie de la tache jaune de la rétine, c'est-à-dire du seul point où la vision soit distincte. Cela suffit à expliquer pourquoi l'animal voit les objets sans les distinguer, parce que l'image cérébrale de ces objets n'a que de vagues contours et ne contient pas les éléments qui l'achèvent et lui donnent la valeur d'un signe. Quand on lit, on ne voit tout au plus qu'un mot à la fois, et on n'est point pour cela frappé de cécité intellectuelle vis-à-vis des autres mots dont l'image est indistincte. Aussi bien, on a observé assez fréquemment chez l'homme le scotome central et on sait bien que le malade n'éprouve que des troubles visuels. Il se meut sans hésitation et s'oriente bien dans les rues sans se heurter aux obstacles, mais il ne reconnaît plus personne et il ne peut plus lire. Au contraire, les malades affectés de scotomes périphériques étendus, ne peuvent plus se conduire et se feraient infailliblement écraser s'ils se risquaient dans la rue, mais ils voient très bien les objets qu'ils regardent, et ils lisent avec la plus grande facilité.

Tous les faits de cet ordre se rattachent à la cécité corticale et n'ont rien de commun avec la cécité de l'âme qui devrait se définir par l'*incapacité d'interpréter les signes du monde extérieur apportés par la vision distincte.*

Effets de l'excitation. — L'excitation électrique du centre visuel provoque des mouvements associés des paupières, des yeux et des pupilles (dans les deux yeux). La direction du mouvement des yeux dépend d'ailleurs du point de l'écorce visuelle qui reçoit l'excitation (Schaeffer). On admet que tous ces mouvements sont réflexes et liés à des sensations visuelles subjectives (Ferrier).

Du centre psycho-acoustique. — Il a son siège dans le lobe temporal, au voisinage de l'extrémité supérieure; sa destruction produit la surdité du côté opposé. L'excitation de ce même centre détermine des mouvements associés de l'oreille et de la tête, analogues à ceux que l'animal exécute spontanément quand il prend l'attitude de l'attention (Munk, Baginsky).

Centres gustatifs et olfactifs. — Ils sont placés par Ferrier à l'extrémité inférieure de la circonvolution de l'hippocampe. Leur détermination expérimentale reste d'ailleurs quelque peu indécise, à cause de l'incertitude des signes offerts par les opérés.

DE L'ASSOCIATION DES IMAGES ET DES CENTRES D'ASSOCIATION.

Les localisations cérébrales qui viennent d'être étudiées ne suffiraient pas à l'achèvement des phénomènes d'idéation. Les centres psycho-sensitifs ne recueillent, en
effet, que des sensations élémentaires et isolées qui ne sauraient fournir immédiatement
la connaissance des objets. Pour comprendre ce point, il faut déterminer les actes
élémentaires de la connaissance et voir comment se forme l'idée d'un objet.

Les actes élémentaires de l'idéation sont la sensation, la mémoire et l'association.
Pour prendre l'exemple choisi par Charcot, voyons comment se forme chez l'enfant
l'idée de cloche. Celui-ci entend pour la première fois le son de la cloche et recueille
une sensation auditive qui n'a pour lui aucune signification. Cependant, cette sensation laisse dans le centre psycho-auditif une modification durable, elle se fixe en
quelque sorte et laisse une image auditive, image latente qui pourra, plus tard, être
évoquée par l'apparition d'autres images. C'est la mémoire.

Tant que la sensation auditive reste isolée, elle n'est pas rapportée à sa cause extérieure et la cloche n'est pas perçue. Mais en même temps que l'enfant entend la cloche,
il la voit, il est sollicité à la toucher, à la prendre, et il éprouve simultanément des
sensations visuelles, des sensations tactiles, des sensations thermiques, qui laissent
autant d'images distinctes dans les centres sensitifs correspondants. La même série de
faits se reproduisant plusieurs fois, les diverses images sensorielles répondant aux
propriétés de la cloche se précisent de plus en plus et s'attachent entr'elles par des
liens tellement étroits, que bientôt la production de l'une d'elles évoque toutes les
autres. Quand l'enfant entendra désormais une cloche éloignée, l'image auditive
évoquera simultanément l'image visuelle, l'image tactile, l'image thermique et la
représentation complète de la cloche se fera dans sa conscience.

Dès ce moment et par le fait des associations qui enchaînent toutes les images de
l'objet, l'idée de cet objet est constituée. L'objet est connu comme cause de toutes les
modifications de conscience que sa présence peut provoquer.

Mais la genèse de l'idée suppose l'activité d'un centre psychique capable d'associer
entre elles les sensations élémentaires que peut produire l'objet et ce centre psychique
ne saurait se confondre avec les centres purement sensitifs qui n'emmagasinent que
des images isolées et inertes. On est ainsi conduit à distinguer les degrés ou les
formes de la sensation. Il y a d'abord la sensation purement corticale, vide de sens et
non interprétée ; puis, la sensation psychique qui appelle le souvenir de toutes les
sensations contemporaines et devient l'occasion d'un jugement, parce qu'elle est désormais, pour la conscience, le symbole d'un objet. Pour préciser, les étapes du fonctionnement cérébral dans la vision, comportent la *vision corticale* où l'objet n'est pas
reconnu et la *vision psychique* où le même objet est reconnu ; elles comportent de
même, l'*audition corticale* et l'*audition psychique*, et ainsi pour tous les autres sens.

Cette succession suppose nécessairement : 1° l'association des centres psycho-sensitifs
entr'eux, en sorte que l'image auditive ou visuelle d'un objet appelle toutes les autres ;
2° l'association de ces mêmes centres psycho-sensitifs avec un centre psychique où
les images se confondent dans une synthèse, dans un jugement, c'est-à-dire dans un
acte intellectuel qui est la perception même des objets.

Les liens dont nous parlons ici, sont, bien entendu, des liens organiques dont l'histologie a précisé la disposition et la nature. Les fibres d'association forment un grand
nombre de systèmes dont les travaux de Meynert n'ont sans doute pas épuisé l'étude.
Aussi les envisagerons-nous seulement en elles-mêmes, en nous en référant aux
recherches si délicates de Ramon y Cajal. Les figures 244 et 245 que nous empruntons à
l'ouvrage de M. Mathias Duval, montrent la réalité et la disposition de ces fibres ; elles
appartiennent à des neurones dont le corps cellulaire est formé par une des cellules

pyramidales de l'écorce et dont l'axone, après un trajet plus ou moins étendu dans le centre ovale, enlace de ses arborisations terminales le corps d'un neurone sensitif ou d'un neurone moteur.

Les spécialisations fonctionnelles de l'écorce cérébrale sont donc plus nombreuses

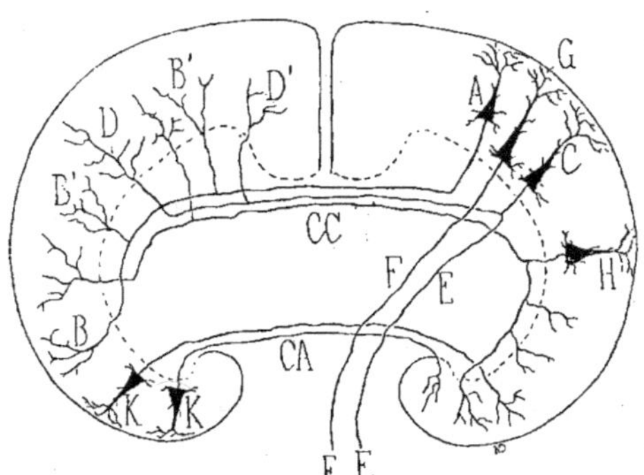

Fig. 244. — Schéma des fibres d'association entre les deux hémisphères
(d'après Ramon y Cajal).

encore que ne le laisserait entendre l'étude des localisations et il faut distinguer les centres psycho-sensitifs, les centres psycho-moteurs et les *centres psychiques*. Les deux

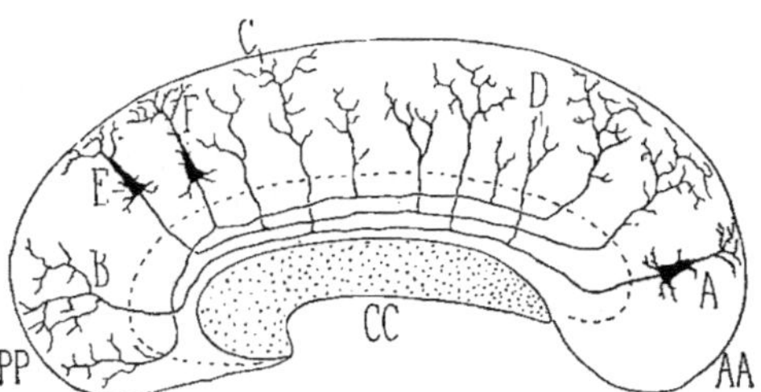

Fig. 245. — Schéma des fibres d'association dans le même hémisphère (d'après Ramon y Cajal).

premiers groupes sont excitables et peuvent être déterminés objectivement par l'exploration électrique. Les centres psychiques sont inexcitables.

Dans le langage de Flechsig, les centres excitables constituent les *centres de projection*, tandis que les centres psychiques ou inexcitables constituent les *centres d'association*. Ce langage est tout à fait légitime. Les zones sensitives de l'écorce sont, en effet, en correspondance géométrique avec les appareils terminaux des organes des sens. Toute la périphérie sensible trouve sa représentation dans la couche corticale, qui devient vis-à-vis d'elle une surface de projection. De même, et quoi qu'on pense du mode de fonctionnement des centres moteurs, chacun d'eux est relié à un groupe défini de muscles, en sorte que tout l'appareil musculaire est projeté sur l'écorce cérébrale. Quant au territoire des centres d'association, il embrasse, sans doute, toutes les régions non excitables de l'écorce. Mais les lobes préfrontaux paraissent jouer un rôle prépondérant. Leur développement suit, en effet, une marche parallèle à celui des facultés intellectuelles et, d'autre part, la pathologie a établi que les lésions destructives des lobes frontaux entraînent l'affaiblissement profond de l'intelligence et que leur atrophie est liée à l'idiotie.

Les centres psychiques ne sont pas seulement les foyers de l'idéation; ils sont aussi les *organes de la volonté*, grâce à l'association qui s'établit entre l'idée et le mouvement. Toute idée est naturellement motrice et tout mouvement volontaire coïncide nécessairement avec la représentation mentale des conséquences de ce mouvement. L'exercice de la volonté suppose donc l'enchaînement réciproque, par des fibres d'association, des centres psychiques, des centres sensitifs et des centres moteurs.

Mais les mouvements d'origine corticale ne sont pas tous volontaires. La chaîne formée par les centres psycho-sensitifs et les centres moteurs peut fonctionner d'une manière autonome sans engager la dérivation psychique. C'est ainsi que se produisent les mouvements automatiques et sub-conscients où la volonté n'a aucune part immédiate. Tels sont les mouvements qu'exécute un habile pianiste, quant il joue un morceau bien appris, en songeant à autre chose, ou même en soutenant une conversation. Tels sont aussi les mouvements automatiques de la locomotion qui ne réclament pas le concours de la conscience et nous laissent la liberté de nos méditations intérieures. L'automatisme cérébral revêt parfois des formes curieuses où la séparation des deux domaines conscient et inconscient se marque avec la plus grande netteté. Par exemple, tout le monde a l'expérience de faits analogues à celui-ci : Je suis assis dans un parc, méditant profondément sur un problème qui m'obsède. Tout à coup, la cloche du dîner sonne, mais elle sonne sans parvenir à ma conscience et sans interrompre le cours de mes réflexions. Cependant, je me lève au son de la cloche, et, sans y songer, je me dirige vers la salle à manger, où des réalités, cette fois trop bruyantes, me surprennent et m'enlèvent à mon obsession. J'ai donc accompli une série très complexe de mouvements en apparence intentionnels et où ma volonté consciente n'avait cependant aucune part. C'est que les expériences antérieures avaient établi un lien entre l'image auditive de la cloche et l'action d'aller se mettre à table, en sorte que la première appelle les mouvements nécessaires à l'exécution de la seconde. Le même mouvement peut donc être tour à tour délibéré et réfléchi, ou inconscient et automatique. Il est facile de s'en rendre compte. Les centres psycho-sensitifs sont unis aux centres moteurs par une double voie, une voie indirecte qui comporte les centres psychiques de perception et une voie directe exclusivement formée de fibres d'association. Lorsque les centres psychiques sont libres en quelque sorte, les provocations extérieures peuvent leur parvenir et l'appel d'une cloche peut être entendu et écouté. Que si, au contraire, ces mêmes centres sont fortement polarisés par un mouvement intense d'idéation, les excitations du dehors sont impuissantes à les distraire; mais les sensations correspondantes n'en provoquent pas moins les mouvements qui leur sont associés par des expériences antérieures. L'automatisme cérébral a tous ses organes dans les fibres d'association qui unissent directement les centres psycho-sensitifs et les centres moteurs. Il consiste dans l'évocation inconsciente des mouvements, par les images sensitives qui leur sont associées dans les expériences antérieures. L'habitude relève du même mécanisme.

On peut considérer les centres psychiques comme le substratum organique de la conscience et de la personnalité. Ils contiennent les conditions organiques de ce fait prodigieux et inconcevable, où le moi se constitue par le spectacle de sa continuité et de son identité. L'enchaînement continu des images du passé avec celles du présent, la vision mentale qui embrasse toutes ces images et les associe sans les confondre, produisent l'unité du moi et lui donnent le sentiment de sa permanence. La mémoire et l'association restent toujours les actes élémentaires de cette étonnante synthèse psychologique. En sorte que l'âme apparaît comme une résultante de tous les faits de conscience retenus et enchaînés par le souvenir. Telle est la doctrine du *phénoménisme* où l'on entend que l'unité de l'âme n'implique pas l'unité de la substance, mais qu'elle repose uniquement sur l'harmonie des mouvements profonds de l'écorce cérébrale, mouvements auxquels elle est étroitement subordonnée.

Cela ne veut pas dire que nous avons l'explication du moi. Nous n'en atteignons que les conditions organiques, et à ce moment même nous parvenons aux limites de notre connaissance. Dire comme M. Dumont (*Théorie scientifique de la sensibilité*. Bibliothèque scientifique internationale, 1875) que la conscience est la face subjective du mouvement, est une pure tautologie, à moins que ce ne soit une simple conclusion ; mais ce ne sera jamais une explication et il ne faut pas dire que l'on comprend. Les phénomènes subjectifs sont irréductibles avec les phénomènes objectifs qui se déroulent parallèlement. Les deux groupes de faits sont contemporains et les premiers sont conditionnés par les seconds, c'est tout ce qu'on peut affirmer. Toute tentative pour aller au delà de cette affirmation nous fait pénétrer dans le domaine de la métaphysique où se confondent tous les problèmes que la science rejette comme inaccessibles à l'esprit humain.

DU CERVEAU CONSIDÉRÉ COMME ORGANE DU LANGAGE.

Nous venons d'assister à la genèse des idées, et nous avons vu comment l'idée d'un objet résulte de l'association de toutes les images élémentaires attachées à cet objet. Or, chez l'homme, les images sensorielles sont associées par l'éducation, à un groupe d'images conventionnelles qui lui permettent d'exprimer sa pensée et de comprendre celle de ses semblables. Ces images conventionnelles sont les mots et leur emploi constitue le langage.

Du mot. — Le mot est un signe, c'est-à-dire une image liée par une association établie dans l'écorce cérébrale avec l'idée d'un objet déterminé, en sorte que l'une évoque nécessairement l'autre. Le mécanisme profond du langage consiste précisément dans ce lien à la fois physiologique et mental que l'habitude et l'éducation ont noué entre les signes et les choses signifiées. La production du signe appelle nécessairement l'idée de l'objet signifié, c'est à-dire une pensée définie. Réciproquement tout objet de pensée appelle son signe.

Mais le mot dont l'image s'évoque en même temps que celle de l'objet correspondant, a plusieurs formes qui, chez un homme sachant lire et écrire, sont au nombre de quatre : le mot entendu, le mot lu, le mot parlé et le mot écrit. Ces quatre formes répondant à autant d'états de conscience, constituent les images verbales. D'une part, les images auditive et visuelle du mot, et, d'autre part, le souvenir des mouvements qu'il faut exécuter pour parler ou pour écrire le mot. Dans la terminologie de Charcot ce souvenir constitue les images motrices verbales et les images motrices graphiques.

La genèse des images verbales et de leur signification comporte un processus identique à celui que nous avons vu intervenir dans la genèse des idées, et comme celle-ci, elle met en œuvre la sensation, la mémoire et l'association. Il est aisé de se rendre compte comment un enfant parvient à comprendre le sens des mots, à les parler, à les lire et à les écrire. Prenons encore l'exemple de la cloche. Quand le mot cloche est prononcé plusieurs fois en présence de cet objet, l'enfant recueille simultanément l'image auditive du mot et l'image complète de l'objet. Par l'effet de la répétition, les deux images s'enchaînent au point que bientôt l'une d'elles évoquera l'autre et que, par exemple, l'audition du mot cloche appellera l'idée de la cloche. A ce moment, le mot entendu est devenu un signe ; ce n'est plus une image auditive simple et vide de sens, c'est une image qui est immédiatement interprétée par l'effet de son association constante avec l'idée d'un objet défini. C'est ainsi que se constituent les images auditives des mots. Nous assisterions de même à la genèse des images visuelles et des images motrices.

En sorte que la possession complète du langage suppose l'acquisition de quatre formes de mémoires verbales, c'est-à-dire de quatre groupes d'images appelant avec elles une interprétation et impliquant un acte psychique de jugement. Or, ces quatre groupes d'images ont chacun leur organe spécial à la surface de l'écorce cérébrale.

L'organe de la mémoire auditive des mots a son siège sur la première circonvolution temporale (MAV fig. 246), au voisinage du centre auditif commun. La mémoire visuelle verbale siège en MVV à la surface du pli courbe, en avant du cunéus.

L'organe de la mémoire motrice des mots est constitué par le pied de la troisième circonvolution frontale ou circonvolution de Broca (MMV). Enfin, le pied de la deuxième circonvolution frontale est considéré comme l'organe de la mémoire motrice graphique MMG.

Toutes ces déterminations résultent des corrélations établies entre les altérations du langage

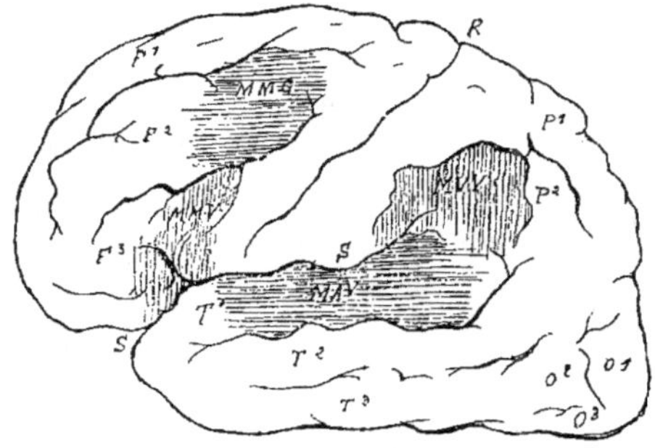

Fig. 246. — Centres des images verbales.

MAV, centre des images auditives verbales; MVV, centre des images visuelles; MMV, centre des images motrices verbales; MMG, centre des images motrices graphiques.

et les lésions corticales recueillies à l'autopsie des malades. La clinique a montré, en effet, que, d'une part, les quatre catégories d'images verbales peuvent s'effacer à l'exclusion les unes des autres et donner lieu à autant d'espèces d'aphasie. Elle a établi, d'autre part, que chacun de ces effacements est lié à la destruction d'une zone définie et toujours la même, de l'écorce cérébrale. C'est grâce à cette corrélation qu'il a été possible de dessiner à la surface du cerveau, les foyers où reposent les images verbales, c'est-à-dire les organes du langage qui viennent d'être énumérés. L'analyse des altérations du langage a donc eu pour effet d'enrichir la physiologie cérébrale des acquisitions les plus intéressantes et, à ce point de vue, il vaut la peine de s'arrêter quelques instants sur l'aphasie et ses différentes formes. Mais auparavant, il faut dire un mot du langage intérieur. (Consulter sur ce point, *Le langage intérieur et les différentes formes de l'aphasie*, par Gilbert Ballet. Bibliothèque de philosophie contemporaine.)

Du langage intérieur. — En un sens absolu, l'intelligence est indépendante du langage. Nous avons vu que l'idée précède le mot et il ne semble pas nécessaire *a priori*, de mettre un nom sur la chose pensée. En fait, il en est tout autrement et l'idée est inséparable du mot qui l'exprime. Tout objet de pensée appelle immédiatement son signe, en sorte que le langage devient l'instrument inévitable de la pensée, même quand elle ne s'exprime pas au dehors.

Tout homme qui médite parle ou entend un langage muet et tout intérieur où les mots jouent le même rôle que dans le langage ordinaire. Ils jaillissent en même temps que les idées et prennent dans la conscience une telle clarté que l'idée elle-même passe au second plan comme une sorte de réserve. Grâce à leur extrême mobilité, les images verbales se succèdent très rapidement sur la scène, au point de se substituer à l'idée et d'en remplir l'office. C'est ce qui a fait dire à Taine que le mot est le substitut de l'idée.

Mais le langage intérieur présente des variétés qui dépendent de la qualité des images verbales employées de préférence par les divers individus. A ce point de vue, on distingue plusieurs types : le type auditif, le type visuel, le type moteur et le type mixte.

Type auditif. — C'est le plus répandu; on entend, on écoute sa parole intérieure et, circonstance curieuse, cette parole muette a le même accent le même timbre et le même rythme que la parole extérieure. Ces images auditives des mots sont la reproduction mentale des sensations auditives correspondantes. Selon la remarque de Taine, ce sont des hallucinations redressées et conscientes. Ou bien, si l'hallucination n'est point corrigée, le langage intérieur prend un caractère objectif qui peut être attribué, soit au démon de Socrate, soit aux voix qui appelaient Jeanne d'Arc (Egger).

Type visuel. — Ici, ce sont les images visuelles des mots qui servent au langage intérieur. Tout à l'heure, on écoutait sa pensée; maintenant on la lit. Le type visuel est d'ailleurs beaucoup moins répandu que le précédent; on ne le rencontre guère que chez les mathématiciens, les calculateurs et les hommes d'affaires. La mémoire musicale pourrait à la rigueur être admise dans ce type, car les symboles de l'écriture musicale sont des signes au même titre que les mots.

Type moteur. — Chez beaucoup de personnes, l'audition ou la vision intérieure des mots suscite la tendance à les prononcer réellement. Cette tendance se réalise même, parfois, surtout quand la pensée est laborieuse. De même, bien des gens chuchotent la parole lue ou écrite.

Type mixte ou indifférent. — Chez les indifférents, le langage intérieur adopte alternativement toutes les images verbales sans qu'on puisse discerner la prédominance marquée d'une catégorie particulière. Un auditif devient plus ou moins visuel ou moteur, selon les cas et il est tour à tour l'un et l'autre.

Il n'était pas sans intérêt de distinguer les différents modes du langage intérieur, parce que les troubles intellectuels attachés aux altérations du langage résultant de l'effacement de telle ou telle catégorie d'images, ont ou n'ont pas de gravité, selon que les images supprimées formaient ou non les éléments du langage intérieur.

De l'aphasie et de ses différentes formes. — L'aphasie est une altération du langage associée à la conservation de l'intelligence et à l'intégrité des organes périphériques de l'expression. Un idiot ne parle pas parce qu'il n'a pas d'idées, mais ce n'est point un aphasique. Réciproquement, un aphasique vrai peut être déchu intellectuellement, mais ce n'est point pour cela qu'il est aphasique et il pourrait être affecté de la même déchéance intellectuelle sans être aphasique.

L'histoire de l'aphasie a été inaugurée par la découverte de Broca, sur les fonctions de la troisième circonvolution frontale (*Bull. Soc. anat.*, 1861 et 1863, et *Bull. Soc. d'anthrop.*, 1863 et 1865). Par le rapprochement des faits cliniques et de l'anatomie pathologique, chez les malades atteints d'aphasie proprement dite et devenus incapables de parler le langage articulé, on constate invariablement à l'autopsie une lésion destructive du pied de la troisième circonvolution frontale gauche. Mais ce premier fait s'est singulièrement agrandi depuis les travaux initiateurs de Broca. La clinique éclairée par la critique psychologique, discerna dans l'aphasie un certain nombre d'espèces déterminées répondant aux éléments constituants du langage normal. Déjà, les précurseurs de Broca, Trousseau, Falret, avaient relevé dans la symptomatologie de l'aphasie des particularités curieuses ; mais on ne songeait pas à y voir autre chose que des variations du même syndrome clinique. Les déterminations ultérieures de Marcé qui, dès 1856, discerna l'agraphie comme une espèce distincte, passèrent inaperçues ; mais le fait n'en demeurait pas moins acquis et il fallut y joindre, plus tard, les autres espèces de l'aphasie dues aux travaux de Wernicke, Kusmaul, Kahler et Pick, en Allemagne, de Magnan, Legrand du Saulle, Charcot, Gilbert Ballet et Dejerine en France.

Les différentes espèces de l'aphasie correspondent aux divers éléments du mot. Elles procèdent des altérations qui atteignent isolément les quatre fonctions du langage et les organes cérébraux attachés à ces fonctions distinctes.

Nous résumons dans le tableau suivant la classification de Charcot.

		Formes de l'aphasie.
Fonctions centripètes ou de réception...............	Audition des mots..........	Surdité verbale.
	Lecture....................	Cécité verbale.
Fonctions centrifuges ou de transmission	Parole	Aphasie motrice.
	Écriture	Agraphie.

Examinons sommairement ces quatre espèces d'aphasie.

De la surdité verbale. — Cette forme créée par Wernicke consiste dans l'effacement complet des images auditives des mots. Dans les cas très purs elle se caractérise par l'impossibilité de comprendre la signification de la parole entendue. Le malade parle, lit et écrit correctement, mais il ne comprend pas ce qu'on lui dit et ne peut pas écrire sous la dictée. Dans cette forme de surdité verbale, la lésion n'atteindrait pas directement le centre des images auditives verbales, elle aurait seulement pour effet de briser les associations qui unissent le centre auditif verbal et le centre auditif cortical. Mais elle respecte à la fois l'organe de la mémoire auditive des mots et les fibres d'association qui l'unissent aux autres organes du langage. Il en résulte que, dans son langage intérieur, le malade conserve l'usage des images auditives des mots et que l'exercice de sa pensée ne trouve aucun obstacle.

Dans la surdité verbale absolue, la lésion détruit l'organe de la mémoire auditive verbale. Si le malade n'est pas un auditif, l'aphasie n'a pas plus de gravité que dans la forme simple et tout se borne à l'impossibilité de comprendre la signification des mots parlés. Mais les troubles ont beaucoup plus de gravité chez les auditifs qui ont perdu ainsi les éléments essentiels de leur langage intérieur. De là, les altérations plus ou moins graves de la parole, de la lecture et de l'écriture qui viennent compliquer la surdité verbale et en altérer la pureté.

De la cécité verbale. — Ici encore, il faut distinguer deux variétés ou deux degrés qui ont été bien étudiés par Déjerine. La cécité verbale pure est caractérisée par l'impossibilité de comprendre la signification des mots écrits. Le malade ne sait plus lire mais il comprend tout ce qu'on lui dit et cause avec intelligence et vivacité. Il écrit correctement, spontanément ou sous la dictée, mais il est incapable de relire son écriture. Il écrit comme s'il avait les yeux fermés. Certains sujets retrouvent pourtant le souvenir des mots lus en exécutant les mouvements nécessaires pour les écrire. Cette évocation des images visuelles par les images motrices verbales prouve que le centre visuel verbal n'est pas altéré. La lésion s'est bornée, en effet, aux fibres d'associations qui unissent le centre des images visuelles verbales au centre visuel cortical. Le malade conserve donc la vision mentale des mots et toutes les autres formes du langage intérieur.

Dans la cécité verbale absolue, la lésion a détruit le pli courbe, c'est-à-dire le centre de la mémoire visuelle verbale. Dès lors, le sujet a perdu la vision mentale des mots, ce qui entraîne, par corrélation, l'impossibilité d'écrire sous la dictée.

De l'aphasie motrice. — Quand l'aphasie est complète, le malade ne dispose que de quelques syllabes inintelligibles, toujours les mêmes. Baudelaire ne savait plus que deux mots, « cré nom », qu'il employait à tout propos.

Chez les polyglottes, l'aphasie est souvent partielle et ne porte que sur une des langues connues du malade. Celui-ci oublie le sens des mots dans la langue qu'il a le plus récemment apprise. Ce n'est, d'ailleurs, qu'un cas particulier de la loi qui préside aux altérations progressives de la mémoire. L'effacement des images suit une marche inverse à celle de leur acquisition.

Chez certains aphasiques, les images motrices peuvent être évoquées par les images auditives. On cite le cas d'un officier aphasique qui pouvait chanter la *Marseillaise.*

Dans certains cas, l'aphasie est partielle et progressive. L'effacement de la mémoire motrice obéit d'ailleurs à une loi très précise, elle procède du particulier au général ; les noms propres disparaissent les premiers et sont suivis des noms communs, des adjectifs, des verbes et des adverbes.

De l'agraphie. — L'agraphie est caractérisée par la perte de la mémoire motrice graphique. Le malade ne sait plus écrire, mais il dispose de toutes les autres formes du langage.

DU SOMMEIL.

Le sommeil consiste dans l'interruption périodique, provisoire et réparatrice des fonctions de la vie de relation. Il survient ordinairement pendant la nuit, c'est-à-dire dans la période du jour où le silence et l'obscurité suppriment les impressions extérieures ou en réduisent au minimum l'intensité.

Expression du sommeil. — Le sommeil profond est caractérisé par la suspension de l'activité cérébrale consciente, de l'automatisme des centres locomoteurs, par la diminution de l'excitabilité des nerfs et de la réflectivité des centres nerveux et par le ralentissement des grandes fonctions. Un mot sur chacun de ces points. Dans le sommeil profond, le dormeur n'a conscience ni de lui, ni des choses extérieures. A ce point de vue, il est dans l'état d'un animal privé de ses hémisphères cérébraux. Réciproquement, un animal privé de ses hémisphères cérébraux est dans l'état d'un animal qui dort profondément d'un sommeil sans rêves.

L'activité automatique des centres moteurs est si bien suspendue que la plupart des animaux sont obligés de se coucher pour dormir. Certains chevaux, il est vrai, ne se couchent jamais et ont la faculté de dormir debout, ce qui suppose nécessairement l'activité automatique des muscles qui assurent la station. Mais outre que l'action de ces muscles est favorisée par des dispositions mécaniques bien connues de tous ceux qui ont étudié l'anatomie du cheval, ils n'interviennent pas tous à la fois et se partagent en groupes qui alternent et se remplacent pour assurer le minimum d'effort indispensable à la station. Cette alternance suppose nécessairement celle des centres moteurs correspondants, en sorte que ceux-ci ne cessent pas d'être assujettis à la loi du repos périodique. Pour préciser, on sait que dans la station debout, le cheval ne s'appuie que sur trois membres dont un membre postérieur. Il y a donc toujours un membre postérieur au repos dans l'attitude de la 1/2 flexion et ne touchant le sol que par la pince.

L'excitabilité des nerfs et la réflectivité des centres sont diminuées dans le sommeil mais elles ne sont pas entièrement abolies. C'est ainsi que les excitations du tégument déterminent la production des réflexes défensifs dont la pureté et la précision sont d'autant plus grandes que la conscience est absente.

Les organes de l'appareil locomoteur étant au repos, les dépenses de l'organisme sont réduites au minimum juste suffisant pour assurer la fixité de la température centrale. L'intensité du mouvement nutritif est donc diminuée, ce qui entraîne, par corrélation, le ralentissement du rythme cardiaque, l'abaissement de la pression artérielle et la diminution de la respiration dont les mouvements sont moins fréquents et moins amples qu'à l'état de veille.

En dehors des cas d'extrême fatigue, le sommeil procède par une invasion progressive dont les termes sont bien connus. Ce sont d'abord des bâillements, de l'inattention ; puis surviennent l'évanouissement de la sensibilité spéciale et l'inertie progressive des muscles, en particulier du releveur de la paupière supérieure. Dès lors, les yeux se ferment et la vision est abolie ; en même temps l'ouïe disparaît et la conscience s'évanouit.

Conditions organiques du sommeil. — Il en est des centres nerveux comme de tous les organes. Si leur activité appelle un accroissement de l'irrigation sanguine, leur repos appelle un phénomène inverse. Aussi, pendant le sommeil, le cerveau est-il pâle, exsangue et affaissé. L'anémie cérébrale du sommeil a été expérimentalement constatée, pour la première fois, par Durham en 1860, à l'aide de trépanations pratiquées sur des chiens. Les recherches de Cl. Bernard donnèrent, plus tard, des résultats analogues que l'on peut rendre plus particulièrement sensibles par l'emploi de la méthode pléthysmographique (Salathé, Fr. Franck, Mosso).

Théorie histologique du sommeil. — La constitution des neurones et le mode de leurs relations ont suggéré l'hypothèse que, pendant le sommeil, les arborisations terminales qui s'unissent par articulation, se rétractent plus au moins et rompent la continuité physiologique indispensable au fonctionnement des centres nerveux. Cette explication suppose la contractilité des neurones et nous n'avons pas à revenir ici sur cette question déjà traitée plus haut. En tout cas, l'hypothèse de l'amiboïsme permet de concevoir comment les divers centres sensoriels, les centres psychiques, les centres moteurs peuvent tour à tour s'isoler les uns des autres ou s'unir dans des associations passagères ; comment ils peuvent se mettre en correspondance avec le monde extérieur ou rester fermés à toutes les impressions du dehors. Ce sont là des sujets qui ne peuvent qu'être esquissés ici et pour le développement desquels nous renvoyons aux mémoires originaux. (*Hypothèse sur la physiologie des centres nerveux ; théorie histologique du sommeil*, par Mathias Duval ; séance de la Soc. de biol. du 2 février 1893). (*Le neurone et les hypothèses histologiques sur son mode de fonctionnement ; théorie histologique du sommeil*, par Ch. Papin. Thèse, Paris, mars 1896).

Degrés du sommeil. — Des rêves. — Le sommeil a des degrés et on pourrait construire la courbe de son intensité. L'intensité du sommeil se mesure à celle de l'excitation sonore nécessaire pour provoquer le réveil. Or, la courbe ainsi construite parvient à son maximum dès les premiers instants et s'y maintient pendant deux ou trois heures, pour s'infléchir ensuite progressivement vers l'abscisse. Dès ce moment, le sommeil n'est pas absolu, si l'on peut dire, et si le dormeur reste toujours inconscient des choses extérieures, il n'échappe pas entièrement à leur influence. Il se remue dans son lit, change de position pour en trouver une meilleure et exécute ainsi des mouvements réflexes provoqués par de vagues impressions tactiles ou musculaires. Ces mêmes impressions jointes à des impressions viscérales ou même à des impressions auditives, deviennent l'occasion des rêves. Elles suscitent des images qui en appellent d'autres par l'effet de l'association des centres psycho-sensitifs et le rêve se déroule dans un enchaînement incoordonné d'images indifférentes, niaises, absurdes ou terribles. Deux traits caractérisent le rêve, l'hallucination et le désordre. Le dormeur que son sommeil sépare du monde extérieur n'a aucun repère pour contrôler l'authenticité de ses perceptions subjectives et il croit à leur réalité. Il croit à ses visions mentales malgré l'incohérence de leur succession, incohérence qui tient à ce que les images s'appellent au hasard des associations que le sommeil n'a pas brisées.

Parfois, le rêve se précise et s'ordonne, s'il porte non pas sur des objets de perception mais sur des idées abstraites. Celles-ci s'enchaînent dans l'ordre de leur dépendance logique et la pensée du dormeur est d'autant plus claire qu'elle est plus libre et plus isolée. Et si elle reste vivante après le réveil, il peut, dit-on, en sortir une œuvre durable. On raconte, entre autres exemples, que Voltaire a produit en rêvant, un des chants de *la Henriade*. Dès lors, il ne faudrait pas être trop surpris des tentatives faites par quelques psychologues pour utiliser les rêves et en préparer la fécondité par de fortes méditations préalables (Albert Lemoine, *Du sommeil au point de vue physiologique et psychologique*. Paris, J.-B. Baillière, 1855).

Mais la méthode se heurte à un empêchement inéluctable : c'est la fragilité même des images pensées dans le rêve. Elles ne restent pas dans le souvenir et s'évanouissent le plus communément au réveil, sous le flot des perceptions réelles. Il y a discontinuité entre la mentalité du sommeil et celle de la veille, et s'il est vrai que la première peut incuber des chefs-d'œuvre, la seconde ne peut pas les mettre au jour. Il nous reste au moins l'illusion de croire que chacun de nous a du génie en dormant.

DU LIQUIDE CÉPHALO-RACHIDIEN.

Le liquide céphalo-rachidien remplit les espaces sous-arachnoïdiens, c'est-à-dire l'intervalle compris entre la pie-mère et le feuillet viscéral de l'arachnoïde. Au lieu d'être enfermé dans la cavité de la séreuse, il se répand à la face externe de son feuillet viscéral.

Le liquide céphalo-rachidien procède, par transsudation, des vaisseaux de la pie-mère qui le produisent d'ailleurs très facilement, car il se renouvelle en moins de vingt-quatre heures, chez un chien dont on a complètement vidé les espaces sous-arachnoïdiens (1). Dès sa formation, il pénètre dans les gaines lymphatiques péri-vasculaires et se répand dans les voies de plus en plus larges qui s'ouvrent devant lui. Il remplit ainsi les sillons qui séparent les circonvolutions cérébrales et, pour employer le langage de Duret, il alimente successivement les rivuli, les rivi, les flumina qui vont s'aboucher dans les divers confluents ménagés à la surface du névraxe et parmi lesquels nous citerons, en particulier, le lac central, le lac calleux, le lac sylvien, les canaux péripédonculaires, les lacs cérébelleux supérieur et inférieur, le lac bulbo-spinal et enfin les ventricules cérébraux eux-mêmes.

Le liquide céphalo-rachidien est un liquide transparent, incolore, de réaction alcaline et de saveur salée. Il renferme 98 p. 100 d'eau, des traces de glycose et d'albumine et des sels, notamment du sel marin dans la proportion de 8 p. 1 000, celle qu'il faut réaliser précisément pour préparer une liqueur physiologique. Il ne diffère, en somme, du sérum sanguin que par l'absence à peu près complète d'albumine, ce qui permet de le distinguer de ce liquide, quand il s'écoule par le nez ou par le conduit auditif externe, dans les fractures du crâne.

Rôle du liquide céphalo-rachidien. — Le liquide céphalo-rachidien remplit des fonctions exclusivement mécaniques. Et d'abord, il soutient les centres nerveux qui y sont plongés et y perdent à peu près la totalité de leur poids. Il forme ainsi autour d'eux un matelas liquide qui les protège contre tous les ébranlements mécaniques auxquels ils seraient nécessairement exposés. D'ailleurs, le liquide céphalo-rachidien est enfermé sous pression dans l'espace qu'il occupe et cette pression, qui se communique nécessairement au tissu des centres nerveux, atteint 10 à 15 centimètres d'eau. Ainsi s'expliquent les troubles de la circulation encéphalique et par corrélation, les troubles cérébraux et les désordres locomoteurs qui accompagnent la soustraction de ce liquide, quand on pique la membrane atloïdo-occipitale.

Mais le rôle du liquide céphalo-rachidien prend tout son intérêt quand on l'examine dans ses rapports avec les mouvements du cerveau. Les interprétations plus ou moins concordantes produites, sur ce point, par Magendie, Bourgougnon et Longet, ont trouvé toute leur précision dans une théorie émise par Richet. D'après ce physiologiste, le liquide céphalo-rachidien met l'encéphale à l'abri des compressions résultant de l'afflux intermittent du sang artériel dans le crâne, à l'occasion de chaque systole. Si la cavité qui enferme le cerveau était indéformable, chaque pulsation artérielle se traduirait par un choc plus ou moins importun pour les tissus délicats de l'encéphale. Mais ce choc est évité, grâce au mécanisme suivant : en pénétrant dans le crâne, l'ondée sanguine qui gonfle les artères, déplace un volume égal de liquide céphalo-rachidien qui s'échappe vers le canal vertébral et refoule toutes les parties dépressibles contenues dans ce canal (dure-mère, tissu adipeux, sinus veineux, parties molles traversant les trous de conjugaison). En un mot, les ondulations artérielles entraîneraient des ondulations compensatrices dans la masse du liquide céphalo-rachidien. On conçoit que ces ondulations puissent devenir sensibles et se manifester au dehors par des mouvements rythmés, si les circonstances le permettent. C'est ainsi que le pouls cérébral soulève les fontanelles chez les nouveau-nés et qu'il peut être perçu, chez l'adulte, après une trépanation ou une perte de substance cranienne laissant la dure-mère à découvert.

En faisant usage de la méthode graphique, François Franck a rendu sensible tous les mouvements cérébraux liés à la circulation et à la respiration (*Journal d'anatomie et de physiologie*, mai 1877). Il a pu recueillir trois ordres de courbes exprimant :

(1) Dans les fractures du crâne, chez l'homme, l'écoulement du liquide céphalo-rachidien peut atteindre 1 litre, en trente-six ou quarante-huit heures.

1° les pulsations artérielles ; 2° les oscillations respiratoires ; et 3° des ondulations lentes. Ces dernières sont dues aux actions vaso-motrices qui interviennent avec un rythme plus ou moins régulier et produisent les oscillations de la pression connues sous le nom de courbes de Traube-Héring. La même méthode a enfin permis à Mosso d'enregistrer, non pas seulement le pouls cérébral, mais tous les changements de la circulation encéphalique liés au repos ou à l'activité psychique.

Tous ces mouvements du cerveau sont indiscutables ; mais Jolyet à soutenu récemment qu'ils ne se produisent que dans cette condition précise introduite par l'expérience et qui a pour effet d'interrompre la continuité de la paroi cranienne et de la rendre localement dépressible. Il invoque à l'appui et il reprend dans de meilleures conditions l'expérience suivante de Bourgougnon.

Sur l'orifice ménagé par une trépanation du crâne, on place un large tube de verre pourvu d'un robinet à sa partie moyenne et divisé ainsi en deux compartiments. La paroi du compartiment inférieur laisse passer un levier coudé dont la courte branche repose sur le cerveau par un disque et dont la longue branche, en forme de stylet, se déplace librement au dehors. Le tube de verre étant rempli d'eau et le robinet étant ouvert, le stylet accuse et amplifie les pulsations artérielles, mais dès qu'on ferme le robinet, c'est-à-dire dès que les parois craniennes retrouvent leur rigidité, le stylet s'arrête immédiatement et devient complètement immobile. En améliorant ce dispositif, Jolyet a pu en faire un appareil inscripteur et il a retrouvé le fait essentiel qui précède. Il faudrait donc admettre que, dans l'état normal, le cerveau ne subit aucun déplacement du fait de la circulation cérébrale.

DU GRAND SYMPATHIQUE.

Le grand sympathique est caractérisé par sa distribution aux organes de la vie végétative.

Il est constitué, comme on sait, par une double série de ganglions reliés entre eux et formant de chaque côté du rachis une chaîne ganglionnaire.

D'autre part, chaque ganglion est relié à la moelle par les *rami communicantes* qui entrent dans la constitution des racines des nerfs, en même temps qu'il abandonne les branches périphériques de distribution, c'est-à-dire *les nerfs du grand sympathique*. Ceux-ci offrent d'ailleurs, sur leur trajet, deux sortes de ganglions : 1° des ganglions volumineux, tels que le ganglion semi-lunaire ; 2° des ganglions microscopiques situés à la surface ou dans la profondeur des viscères et répandus sur les travées des plexus terminaux du grand sympathique. Ce sont les ganglions viscéraux.

Les propriétés générales des nerfs du grand sympathique sont les mêmes que celles des nerfs du système cérébro-spinal. Et d'abord, ils comportent comme ceux-ci des fibres sensitives et des fibres motrices qu'il est facile de mettre en évidence. On détermine des témoignages manifestes de sensibilité par des excitations directes portées sur les diverses branches nerveuses issues des gros ganglions du grand sympathique (Flourens, Muller, Longet). Cette excitabilité est d'ailleurs médiocre, ce qui explique la faible sensibilité des viscères à l'état normal. Mais on sait que leur sensibilité pathologique est extrêmement aiguë et que leurs lésions inflammatoires s'annoncent, en général, par de vives douleurs.

La motricité des nerfs du grand sympathique est immédiatement évidente et il est à peine nécessaire de rappeler les expériences dans lesquelles Longet sollicitait les mouvements de l'intestin en excitant directement le ganglion solaire à l'aide d'une solution de potasse.

Parmi les nerfs centrifuges du grand sympathique, il faut compter avec les nerfs modérateurs et en particulier les nerfs vaso-dilatateurs que nous aurons à étudier plus bas, à propos de l'innervation vaso-motrice. Signalons encore les nerfs grands splanchniques dont l'excitation arrête les mouvements de l'intestin.

Des réflexes du grand sympathique. — Toutes les masses ganglionnaires du grand sympathique peuvent être considérées comme des centres nerveux périphériques, c'est-à-dire comme des foyers d'actions réflexes. C'est ainsi que le ganglion sous-maxillaire est traversé par les excitations qui provoquent la sécrétion de la glande de même nom (Cl. Bernard, Fr. Franck). De même, le ganglion ophtalmique peut être considéré comme le centre des mouvements réflexes de l'iris. La réflectivité des ganglions du grand sympathique trouve d'ailleurs une expression très claire dans ce fait que les battements du cœur et les mouvements de l'intestin continuent à se produire après la destruction du névraxe et sous la seule influence des ganglions viscéraux.

Prétendue autonomie du système nerveux grand sympathique. — Les faits comme ceux qui précèdent ont suscité l'hypothèse de l'autonomie du grand sympathique. Bichat, en particulier, croyait fermement à l'indépendance des ganglions et les considérait comme de véritables centres nerveux complètement séparés de la moelle et agissant pour leur propre compte. Cette doctrine n'est plus admise et ne peut plus être admise. Les ganglions dépendent de la moelle par l'intermédiaire des *rami communicantes* et, d'autre part, si les mouvements du cœur et de l'intestin survivent à la destruction du névraxe, cette survie est passagère, au moins chez les mammifères.

Les faits de cet ordre prouvent que les ganglions viscéraux et, d'une manière générale, les ganglions du grand sympathique, tiennent en réserve une certaine quantité d'énergie qui peut suffire à entretenir pendant quelque temps l'activité des viscères. Ils prouvent aussi que cette réserve finit par s'épuiser, dès que les ganglions sont séparés du système cérébro-spinal. Il paraît donc légitime d'admettre que ces organes constituent des sortes d'accumulateurs interposés entre les viscères et les centres nerveux du système cérébro-spinal.

Autonomie du grand sympathique vis-à-vis de la volonté. — La véritable caractéristique du grand sympathique, en dehors des circonstances de sa distribution, réside dans ce fait que ses organes centrifuges échappent à l'influence de la volonté. Sous une autre forme, tous les mouvements viscéraux placés sous la dépendance du grand sympathique sont des mouvements involontaires.

Fonctions du grand sympathique. — Les fonctions du grand sympathique se rattachent à l'innervation de tous les viscères. Nous en ajournerons l'étude au moment où nous rechercherons, en particulier, l'influence du système nerveux sur les grandes fonctions de l'organisme.

DE LA SENSIBILITÉ EN GÉNÉRAL
ET DES SENSATIONS.

La sensibilité est la propriété que possèdent les animaux d'éprouver des sensations à l'occasion des excitations portées sur les nerfs sensitifs. Les sensations sont plus ou moins claires et nous donnent des renseignements plus ou moins précis sur le monde extérieur. A cet égard, il faut distinguer deux grandes catégories de sensations : les sensations d'origine interne ou viscérale et les sensations d'origine externe ou sensorielle. Les premières se rattachent à la sensibilité dite générale et font suite aux impressions nées en dehors des organes des sens. On les désigne sous le nom de sensations internes. Les secondes se rattachent à la sensibilité spéciale. Elles naissent à l'occasion des impressions portées sur les organes des sens et constituent les sensations spéciales.

Les sensations internes sont vagues, souvent obtuses, indéterminées et ne se traduisent dans la conscience que par un état plus ou moins précis de peine ou de plaisir (fatigue, faim, bien-être qui accompagne l'accomplissement régulier des fonctions digestives ou la pénétration de l'air dans le poumon). Elles n'apportent que des renseignements indécis et ne nous donnent pas la connaissance de leur cause. Il n'entre point nécessairement dans leur nature d'être extériorisées. Elles n'ont aucun lien avec l'intelligence et ont un caractère purement sensuel.

Les sensations spéciales sont extériorisées, c'est-à-dire rapportées à leur cause ; elles sont suivies de perceptions, c'est-à-dire de jugements dans lesquels l'esprit éveillé par la sensation, voit le lien entre le changement dont il est l'objet et la cause extérieure de ce changement ; il est ainsi conduit à connaître les objets du monde extérieur et il leur attribue les propriétés qui l'ont affecté. Les sensations spéciales inaugurent donc la série des phénomènes de conscience qui nous donnent la connaissance du monde extérieur ; sans être dépourvues de tout caractère sensuel, elles ont surtout un caractère intellectuel.

Des sensations internes. — Les caractères assignés plus haut à ces phénomènes se tirent de ce que les viscères, les tissus profonds comme les muscles, les ligaments, les aponévroses, les os, les séreuses, etc., ont à l'état normal une sensibilité médiocre. La muqueuse digestive ne possède qu'une sensibilité très obtuse au point que nous ne sentons pas ou nous ne sentons que d'une manière extrêmement vague, le contact des aliments enfermés dans l'estomac et dans l'intestin. Les excitations portées directement sur la muqueuse gastrique et sur la muqueuse intestinale, chez l'homme ou les animaux pourvus d'une fistule ne sont pas senties. Le cœur bat à notre insu et nous ne sentons pas le cours du sang à sa surface ; les glandes annexées à l'appareil digestif versent leur contenu dans l'intestin sans éveiller notre conscience et nous ignorons, en somme, la plupart des phénomènes de la vie organique. Nous avons une vague notion de l'état de nos muscles, mais les muscles eux-mêmes sont insensibles et on peut les couper, les diviser, les brûler sans éveiller la moindre douleur. Il en est de même des tendons, des aponévroses ou des ligaments. A quelques exceptions près (dure-mère, périoste), tous les tissus formés de tissus fibreux sont insensibles. Nous pouvons arrêter là cette énumération et constater en bloc le silence gardé si opportunément par les viscères, dans l'exécution de leurs actes. Mais si les tissus profonds de l'organisme sont peu ou pas sensibles à l'état normal, on sait toute l'acuité de leur sensibilité pathologique, on sait toute l'intensité des douleurs qui accompagnent la péritonite, les coliques, la myosite, les crampes musculaires, les contractions utérines pendant la parturition, etc.

Classification des sensations internes. — L'insensibilité viscérale est donc toute relative et nous avons à tenir compte des sensations que nous avons appelées internes. Le plus simple est d'en essayer une classification, arbitraire assurément, mais probablement complète, ce qui est essentiel. Les sensations internes peuvent entrer dans les groupes suivants : les besoins, les sensations fonctionnelles, la douleur et le sens musculaire.

Des besoins. — Tous les besoins de la vie végétative appellent des sensations correspondantes qu'il nous suffira d'énumérer : la faim, la soif, le besoin de respirer, le besoin de dormir, le besoin sexuel, la fatigue qui fait naître le besoin du repos.

Les sensations fonctionnelles ont été distinguées par M. Ch. Richet qui les caractérise par le fait qu'elles sollicitent fatalement des phénomènes réflexes, le bâillement, l'éternuement, la toux, la déglutition, le vomissement, la défécation, la miction, le clignement des paupières, l'éjaculation.

La douleur entre aussi dans le domaine de la sensibilité générale, parce qu'elle est présumée n'accompagner jamais le fonctionnement régulier des organes des sens. On peut tout au moins soutenir que les sensations désagréables résultant des dissonances qui frappent l'oreille ou de la lumière trop vive qui blesse l'œil, ne constituent pas à proprement parler de la douleur.

A un point de vue général, la douleur, si diverse par ses degrés et par ses causes, ne peut trouver pourtant qu'une caractéristique. C'est l'état de conscience qui résulte de l'excitation violente des nerfs sensitifs, quels qu'ils soient (Richet).

Du sens musculaire. — Nous avons dû nous arrêter déjà sur le sens musculaire. Il embrasse toutes les impressions qui renseignent les centres nerveux sur l'état de nos muscles, sur l'intensité et la direction de leurs efforts et nous avons vu l'importance de ces informations dans l'exécution de l'automatisme locomoteur (Voy. p. 835).

La réalité du sens musculaire a été contestée. Schiff, Aubert, Trousseau soutenaient, par exemple, que nos mouvements ne nous sont connus que par suite des déformations ou des tiraillements qu'ils exercent sur la peau. Mais il suffit de constater que chez les hystériques atteints d'anesthésie cutanée, la marche s'exécute très régulièrement. Aussi bien, les nerfs moteurs contiennent des fibres sensitives dont la terminaison intra-musculaire est inconnue, mais dont la réalité se manifeste par les effets circulatoires réflexes qu'on détermine en les excitant. Mais les organes principaux de la sensibilité musculaire résident surtout dans les aponévroses, les tendons et les ligaments articulaires où les histologistes ont décrit des terminaisons sensitives, soit sous la forme d'arborisation, soit sous la forme de corpuscules.

Dans la conception de Wundt, le mouvement se traduirait dans la conscience, non pas seulement par les sensations liées à son exécution, mais par le sentiment que nous avons de l'innervation motrice des muscles.

Des sensations spéciales. — La diversité de ces sensations et des renseignements qu'elles nous apportent tient à la spécialisation des terminaisons sensitives. Celles-ci sont adaptées pour ne recueillir qu'une catégorie spéciale d'impressions. La rétine est organisée pour recevoir les impressions lumineuses. L'organe de Corti est sensible aux vibrations sonores et n'est sensible qu'à ces vibrations. La sensibilité commence donc à se spécialiser à la périphérie dans la structure des organes récepteurs. La spécialisation s'achève dans les centres sensitifs de l'écorce cérébrale, en correspondance avec les appareils périphériques. Le centre visuel est le siège des images visuelles et rien que des images visuelles. Le centre auditif est le centre des images auditives et rien que des images auditives. Les appareils sensoriels sont donc spécialisés aux deux extrémités de la chaîne nerveuse qui les forme et c'est dans cette double spécialisation que réside leur énergie spécifique. Quant aux nerfs, ce sont des conducteurs indifférents.

Les spécialisations sensitives sont au nombre de cinq répondant aux appareils des sens : le toucher, le goût, l'odorat, l'ouïe et la vue.

De la perception et des jugements sensoriels. — Les sensations, disions-nous plus haut, sont immédiatement extériorisées par un effort spontané de la conscience et c'est ainsi qu'elles sont le point de départ des perceptions qui nous font connaître les propriétés des corps.

Ces perceptions sont autant de jugements dans lesquels l'esprit affirme avec certitude l'existence objective de faits extérieurs qu'il ne saisit pourtant que d'une manière médiate et indirecte. Car les sensations qui sont la base de ces jugements sont de pures images intérieures qui, pour correspondre à des phénomènes sensibles et objectifs, n'ont aucune ressemblance avec ces phénomènes. Les images qui se dessinent dans la conscience ne sont donc que des signes ou des symboles interprétés par l'esprit et celui-ci n'atteint la connaissance des choses que par l'intermédiaire de ces symboles. Sa connaissance est donc indirecte et éloignée, en sorte que la certitude de ses jugements sur la réalité repose sur ce postulatum : l'authenticité présumée des symboles qui remplissent la conscience. L'idéalisme consiste à nier cette authenticité et avec elle la réalité du monde sensible. Cette doctrine, fort répandue aujourd'hui dans le monde des penseurs, est contradictoire, parce qu'elle suppose que la conscience peut subir des changements spontanés, des modifications qui ne seraient pas *causées* et accumuler des symboles qui ne répondraient à rien, ce qui est impossible. Si le monde était vide, il n'y aurait point de raison pour que le moindre changement survienne dans la conscience. C'est l'évidence même et la difficulté n'est pas là ; elle est dans l'extériorisation des sensations.

Loi de l'extériorisation des sensations. — C'est une loi fondamentale que toute sensation est projetée à l'extrémité des nerfs qui ont recueilli l'impression. Par exemple, et pour circonscrire le débat, toute impression de contact en un des points de la surface cutanée est localisée au point touché. Ce phénomène est interprété de deux manières différentes. Dans la théorie *nativiste*, la localisation est dans la loi même de l'activité du système nerveux et résulte d'un mécanisme préétabli et inné. C'est ce que soutenait, en particulier, Muller.

La théorie *empirique* proclame, au contraire, que la localisation des sensations n'est pas immédiate, qu'elle n'a pas lieu par exemple chez le nouveau-né, et qu'elle est le fruit de l'expérience. Elle se constituerait progressivement par l'effet d'une interprétation suggérée par les sensations musculaires liées à l'exercice du toucher (Voir Ribot, *La psychologie allemande contemporaine*, Paris, 1879, p. 102).

Si nous ne nous abusons, l'explication des empiriques contient une pétition de principes, car les données du sens musculaire ne sont pas moins subjectives que les autres. Ou bien on veut dire que le sens de l'innervation motrice suggère en même temps la notion d'extériorité. Or, c'est comme si on disait qu'il entre dans la loi des sensations musculaires d'être projetées à la périphérie, ce qui d'ailleurs est parfaitement exact. Mais la contradiction paraît flagrante, car on introduit précisément dans une catégorie de sensations, le fait même qu'on vient de rejeter pour une autre catégorie, comme l'expression d'une innéité inadmissible. On se fait empirique pour les sensations élémentaires du toucher, sans s'apercevoir qu'on devient nativiste pour les sensations musculaires. Ce demi-consentement est l'aveu qu'il faut bien admettre, à un moment de la vie mentale, un premier fait d'extériorisation auquel les expériences antérieures n'apportent rien, puisqu'elles n'existent pas.

En dépit des préjugés qui s'attachent à l'usage de certains mots comme le mot innéité, dont la vieille psychologie a peut-être abusé, la théorie nativiste trouve sa justification dans l'expérience vulgaire : toute excitation portée sur le trajet d'un nerf sensitif donne l'illusion d'une impression sentie à l'extrémité du nerf (illusions des amputés, chocs sur le nerf cubital, au niveau du coude); or, ce fait n'est qu'un cas particulier de l'extériorisation et, en le généralisant, il devient la loi de toutes les excitations, même et surtout quand elles atteignent les nerfs à leurs extrémités sensorielles.

Ce fait étant admis, il contient le premier germe de la notion de l'étendue, car toute perception consiste dans la conscience d'un changement déterminé du moi par rapport à un autre changement également déterminé, en un point de la surface du corps. C'est le discernement de ces deux termes, discernement tout spontané et primitif qui fait naître la notion d'extériorité, de situation et par conséquent d'étendue. Mais la perception de l'étendue à trois dimensions ne pourrait s'achever, sans doute, dans les sensations élémentaires. Elle se complète dans une synthèse psychologique (Wundt) où la sensation des mouvements liés à l'exercice de tous les sens, et en particulier du sens du toucher, joue le rôle principal. Comme l'a établi Bain dans une analyse mémorable, « c'est l'état de conscience qui accompagne certains modes de mouvement « musculaire, qui est l'origine de nos perceptions de longueur, hauteur, largeur, « forme, position, direction, c'est-à-dire, de toutes les déterminations de l'espace » (cité par Th. Ribot, *loc. cit.*, p. 118). Oui, la conscience perçoit l'étendue en interprétant les sensations que lui apportent les mouvements musculaires attachés au fonctionnement des organes des sens; mais cette constatation ne saurait être revendiquée par telle ou telle doctrine, et il est impossible, en tout cas, d'y voir la caractéristique de la théorie empirique. Tout ce qu'on peut dire, c'est que si la conscience interprète les sensations musculaires, c'est assurément qu'elle est douée pour faire ces interprétations; c'est en vertu de ses énergies propres.

Ici la conciliation entre les deux doctrines devient plus aisée et on peut se mettre d'accord sur le mécanisme psychique en vertu duquel une impression tactile est localisée à sa vraie place. Elle est localisée parce qu'elle n'est jamais isolée et parce qu'elle subit des changements incessants liés aux mouvements musculaires qui accompagnent l'exercice du toucher. Le sujet a conscience qu'il est la cause de ces changements parce qu'ils coïncident avec des innervations motrices dont il sait être le point de départ. L'extériorisation paraît donc reposer sur la synthèse qui s'opère entre le sentiment de l'innervation motrice qui commande les mouvements et celui des changements d'état qui accompagnent les mêmes mouvements.

Les sensations ne seraient jamais projetées au dehors si elles étaient pures, c'est-à-dire si elles ne coïncidaient pas avec la conscience des mouvements voulus ou irréfléchis qui en modifient l'intensité. C'est par l'affirmation de ce lien indispensable que se caractérise l'empirisme. Mais il n'en faut pas moins faire une part au nativisme en reconnaissant que le moi a le pouvoir inné de projeter et de localiser hors de lui les mouvements musculaires modificateurs de ses sensations.

Quoi qu'il en soit, nous apercevons les conditions élémentaires et par conséquent la loi de toute extériorisation, c'est-à-dire de toute perception. Elle est dans l'association de deux états de conscience répondant, l'un aux mouvements exécutés, l'autre aux changements corrélatifs de la sensation primitive. Selon la remarque de Taine, nos sensations paraissent situées à l'endroit où le toucher explorateur peut interrompre ou modifier la sensation commencée. Sous cette forme un peu sommaire, la loi s'étend à tous les modes de la perception et nous permettra plus tard de comprendre l'éducation des organes des sens.

Relations quantitatives entre les sensations et les excitations (loi de Fechner). — Fechner peut être considéré comme le fondateur de la psycho-physique entendue « comme une théorie exacte des rapports entre l'âme et le corps et, d'une « manière générale, entre le monde physique et le monde psychique ». Le domaine de cette science considéré en dehors de toute hypothèse métaphysique sur l'essence de la matière et sur celle de l'esprit, semble très vaste. En fait, les recherches expérimentales de Fechner n'ont porté que sur un seul point, les rapports de l'excitation et de la sensation. Le problème à résoudre en premier lieu, est la mesure des sensations considérées comme des grandeurs variables. La conscience nous avertit, en effet, que les sensations diffèrent entr'elles, non seulement par la qualité, mais par l'intensité ; un son est plus ou moins fort ; une lumière a plus ou moins d'éclat ; il fait plus ou moins chaud ; un poids est plus ou moins lourd, et toutes ces différences dans les excitations extérieures se traduisent par des différences corrélatives dans l'intensité des sensations correspondantes. En un mot, toute sensation a des degrés et on a l'expérience que son intensité suit une marche parallèle à celle de l'excitation. On serait même enclin à penser que les variations de ces deux termes obéissent à la même loi, c'est-à-dire que l'intensité de la sensation est proportionnelle à celle de l'excitation. En réalité, la sensation croît moins vite que l'excitation et il s'agissait précisément de déterminer la loi de cet accroissement.

Il est impossible de mesurer directement les sensations, par ce simple motif que la conscience ne nous apporte aucun étalon invariable auquel on puisse les rapporter ; mais on peut mesurer des différences de sensation, en partant de la méthode inaugurée par Weber pour évaluer les sensations de pression et de poids et dont Fechner a étendu l'application aux sensations de température, de lumière et de son. C'est la *méthode des plus petites différences perceptibles*. Elle consiste à déterminer expérimentalement, pour une catégorie déterminée d'excitations, la plus petite différence qui peut être discernée par la conscience. Soit un poids exerçant sa pression sur la main posée et bien étendue sur une table ; on ajoute à ce poids primitif des poids de plus en plus grands, jusqu'à ce que le sujet, qui a les yeux fermés, sente une différence de pression. On institue une série d'épreuves analogues, en faisant varier la valeur du poids primitif et en notant soigneusement dans chacune d'elles la valeur du poids additionnel qu'il a fallu ajouter pour que le sujet sente l'accroissement de la pression initiale. Les résultats obtenus conduisent à une loi fort simple. Il existe un rapport constant entre le poids primitif et le poids additionnel, quelle que soit la valeur du poids primitif. Si par exemple, pour un poids initial de 1 gramme, le plus petit poids additionnel senti par le sujet est de 25 centigrammes, il serait de 2^{gr},5 pour un poids initial de 10 grammes et de 25 grammes pour un poids initial de 100 grammes. Le rapport constant est donc de 25 p. 100.

Les recherches instituées sur les autres formes de la sensibilité, ont mis en évidence une relation analogue qui peut être généralisée de la manière suivante : *Le plus petit accroissement perceptible d'une excitation quelconque est une fraction constante de cette excitation.*

D'après les chiffres de Fechner, la *fraction d'accroissement* aurait les valeurs suivantes :

Pour la pression..	$\frac{1}{3}$
Pour l'effort musculaire...................................	$\frac{1}{17}$
Pour la température..	$\frac{1}{3}$
Pour le son...	$\frac{1}{3}$
Pour la lumière...	$\frac{1}{100}$

Ainsi, pour ajouter à l'intensité de la sensation, il faut augmenter l'intensité de l'excitation d'une quantité d'autant plus grande que cette excitation est elle-même plus intense. L'intensité des sensations s'accroît donc moins vite que celle des excitations correspondantes, et quand la première croît comme les termes d'une progression arithmétique, la seconde croît comme les termes d'une progression géométrique. Soient, en effet, a, b, c..., n, les excitations nécessaires pour produire l'accroissement uniforme des sensations. Soit α la fraction constante désignée plus haut, sous le nom de fraction d'accroissement. Les termes a, b, c... n sont liés de telle manière que l'on a : $b = a + a \times \alpha = a(1 + \alpha)$. De même : $c = b (1 + \alpha)$. Il en résulte que chaque terme est égal à celui qui le précède, multiplié par une constante $(1 + \alpha)$ qui devient la raison d'une progression géométrique. Or, on connaît la relation qui attache les termes d'une progression arithmétique aux termes correspondants d'une progression géométrique. Cette relation a permis à Fechner de résumer la loi psycho-physique dans la formule suivante : « La sensation croît comme le logarithme de l'excitation ».

La loi peut, d'autre part, recevoir une expression géométrique. En portant sur des ordonnées équidistantes, les valeurs croissantes de l'excitation produisant l'accroissement uniforme de la sensation, on obtient une courbe qui a toutes les propriétés de l'hyperbole. On peut donc dire que l'expression géométrique de l'accroissement des excitations est une hyperbole.

Passons maintenant à l'étude de chacun des organes des sens en particulier.

DU TOUCHER.

Le toucher est celui de nos cinq sens qui nous fait connaître les propriétés simples des corps, l'état de leur surface, leur consistance, leur volume, leur forme, leur température et leur poids.

Complexité du toucher. — On voit que le sens du toucher est en réalité fort complexe et qu'il embrasse un grand nombre de sensations élémentaires, la sensation de contact, la sensation de pression, la sensation de poids et la sensation de température. Nous allons voir que ces sensations ont chacune des instruments distincts.

Organes périphériques du sens du toucher. — D'une manière générale, la sensibilité tactile réside à la surface de la peau, de la muqueuse buccale et de la langue. Elle a ses organes spéciaux dans les terminaisons sensitives disséminées à la surface ou dans la profondeur du tégument. Ces terminaisons affectent de nombreuses dispositions que nous allons sommairement décrire.

Les corpuscules du tact ou de Meissner (fig. 247) sont formés par une stratification de cellules de soutien dont l'ensemble est entouré d'une enveloppe conjonctive. Les fibres nerveuses pénètrent dans les corpuscules, se dépouillent de leur myéline et produisent un certain nombre de branches qui vont se terminer par des extrémités libres et aplaties dans les intervalles qui séparent les cellules de soutien.

Les corpuscules de Meissner occupent l'axe de certaines papilles du derme qui constituent dès lors des papilles nerveuses, par opposition aux papilles vasculaires qui ne contiennent que des vaisseaux. Les papilles nerveuses sont

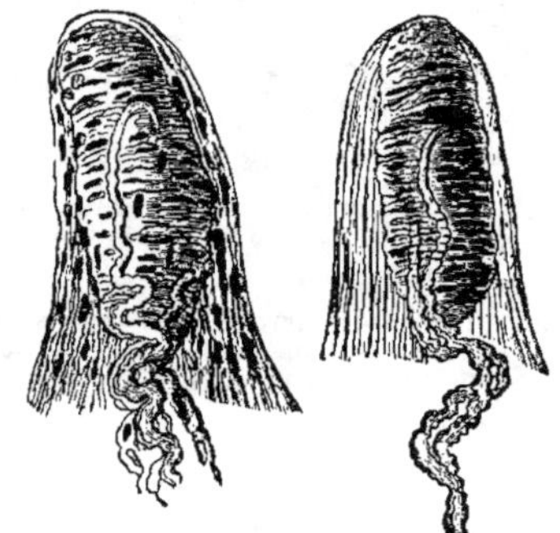

Fig. 247. — Corpuscules de Meissner (d'après Frey).

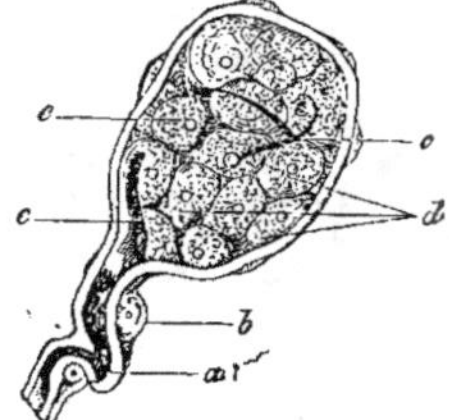

Fig. 248. — Corpuscules de Krause, dans la conjonctive de l'homme (d'après Frey) (*).

(*) *a*, nerf afférent ; *b*, sa gaine de Henle ; *d*, ramifications du cylindraxe entre les cellules *d*, *e*, du corpuscule.

particulièrement abondantes au niveau de la paume de la main, de la face palmaire des doigts et de l'extrémité libre de la langue.

Les *corpuscules de Krause* (fig. 248) sont des organes plus simples, mais au fond de même valeur que les précédents. Ils consistent en une formation conjonctive soutenant une fibre nerveuse enroulée en spirale. On les trouve en particulier, dans le derme de la conjonctive, de la muqueuse des lèvres, des joues et des organes génitaux externes.

Les *corpuscules de Pacini* (fig. 249) sont presque visibles à l'œil nu et doivent leur grand volume au développement considérable de leur charpente conjonctive qui est formée d'une nombreuse série de lames superposées. L'axe de cette formation exubérante est occupé par les divisions d'une branche nerveuse.

Les corpuscules de Pacini n'ont pas de relations avec le derme. On les trouve dans le tissu conjonctif sous-cutané, à la surface du mésentère, dans les os, les ligaments membraneux des articulations, etc. Quel que soit leur siège, ils se rencontrent toujours au voisinage d'une branche nerveuse à laquelle ils sont appendus, comme des

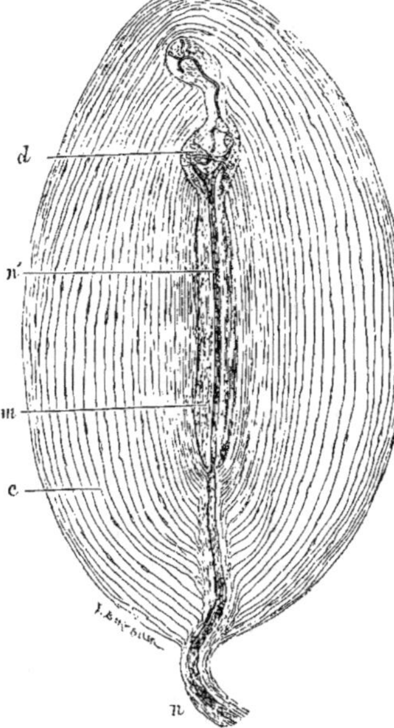

Fig. 249. — Corpuscules de Pacini (d'après Ranvier).

n, tube nerveux complet; *n'*, cylindraxe engagé dans la substance du corpuscule; *d*, terminaison ramifiée du cylindraxe; *e*, couches de lamelles conjonctives concentriques.

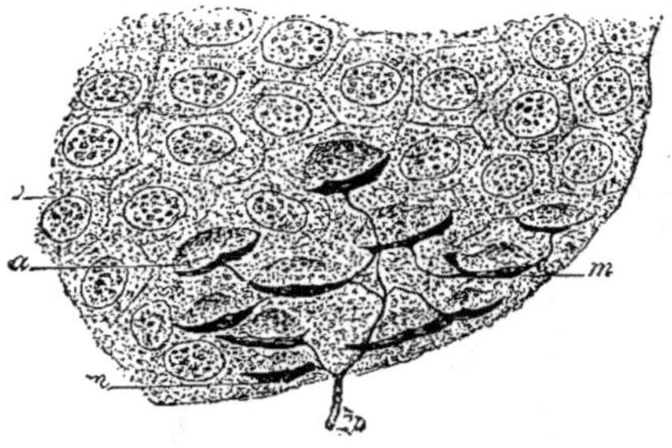

Fig. 250. — Terminaisons sensitives intra-épidermiques dans la peau du groin du porc (d'après Ranvier).

n, fibre nerveuse afférente; *m*, ménisques tactiles appliqués sur des cellules tactiles (a); *e*, cellules épithéliales ordinaires.

fruits aux branches d'un arbre. Ces singulières terminaisons sensitives ne sont pas disposées, on le devine bien, pour recueillir les impressions tactiles. Mais, en tenant compte de leur répartition, on les considère comme les organes des sensations de pression.

Les *terminaisons libres intra-épidermiques* (fig. 250) ont été bien décrites par Ranvier. Ce sont des arborescences nerveuses dépourvues de myéline et dont les branches très déliées se répandent dans les couches profondes de l'épiderme où elles se terminent par des extrémités libres, sous forme de ménisques concavo-convexes, dans les espaces intercellulaires. Les ramifications intra-épidermiques sont considérées comme les organes des impressions thermiques.

Il faut ajouter à cette énumération les terminaisons sensitives musculaires que nous décrivions plus haut (p. 868), puisque les sensations musculaires jouent un rôle capital dans les acquisitions fournies par le sens du toucher.

Des organes du toucher dans la série animale. — Certaines parties du corps sont particulièrement propres à recueillir les impressions tactiles et se spécialisent à cet égard, au point de constituer les organes prépondérants du toucher. Telles sont les mains qui, par leur richesse en terminaisons sensitives, leur souplesse et leur extrême mobilité, sont on ne peut mieux disposées pour explorer les corps et recueillir à leur surface tous les modes de la sensation qui composent le toucher. Les singes ne sont pas inférieurs à l'homme sous ce rapport, bien que leur pouce ne soit pas opposable, et ils ont même sur lui la supériorité de disposer d'une queue préhensile très sensible aux impressions de contact et de pression.

Chez les autres mammifères, le toucher est en général moins parfait et moins aiguisé que chez l'homme, mais il trouve toujours des organes spéciaux. Tels sont la trompe de l'éléphant, le boutoir du porc, de la taupe et du tapir. Chez la plupart des mammifères, la lèvre supérieure se spécialise nettement, tantôt par sa mobilité, tantôt par les *poils tactiles* qu'elle supporte. Ces organes si délicats se rencontrent en particulier dans le groin du porc et les lèvres du cheval ; ils forment aussi les moustaches des félins et des rongeurs. Les poils tactiles si bien décrits par Renaut tirent leurs attributions d'un anneau ou bourrelet qui embrasse leur région moyenne et qui est rempli de terminaisons nerveuses. La structure de cet anneau ne diffère pas, au fond, de celle des corpuscules de Meissner.

En revanche, la main, qui chez les mammifères autres que l'homme, est à peu près exclusivement adaptée à des fonctions locomotrices, ne possède le plus souvent qu'une sensibilité tactile fort médiocre. Mais cette sensibilité garde toujours la mesure qui convient pour permettre aux animaux de se rendre compte des qualités du sol et des inégalités de sa surface. C'est ainsi que le pied du cheval, en dépit de la puissante formation cornée qui couvre le derme, constitue, dans cette espèce, un organe d'exploration indispensable. Il est vrai que la membrane kératogène, dans ses différentes régions, est hérissée de lamelles ou de papilles qui augmentent la surface sensible. Ces divers prolongements ne semblent pas d'ailleurs contenir des terminaisons nerveuses spéciales rappelant les divers corpuscules du tact décrits plus haut. Tout au moins nos recherches, déjà anciennes sur ce point, ont été entièrement négatives. Mais il ne faut pas être surpris de ne pas trouver les organes d'une sensibilité exquise, dans une région exposée à toutes les violences inhérentes à ses fonctions mécaniques.

Parmi les organes du toucher qu'on voit se spécialiser chez les mammifères, les ailes des chauves-souris sont particulièrement remarquables. Leur sensibilité tactile a été mise en évidence par Spallanzani dans des expériences saisissantes, consistant à aveugler un de ces chéiroptères et à le mettre en liberté dans un espace clos, hérissé d'obstacles, sous la forme de fils tendus entre les murailles. Or, l'animal, en dépit de sa cécité, se conduit avec la plus grande précision et ne se heurte jamais aux obstacles semés sur sa route.

Les oiseaux se servent surtout de leur bec pour recueillir les impressions tactiles. Grandry a découvert dans le bec du canard des corpuscules du tact extrêmement simples dans lesquels on peut voir comme un schéma des corpuscules de Meissner (fig. 251). Les plumes qui couvrent le corps des oiseaux transmettent les impressions de contact avec la même fidélité que le sabot du cheval. C'est l'occasion de faire remarquer que les revêtements inertes et solides ne

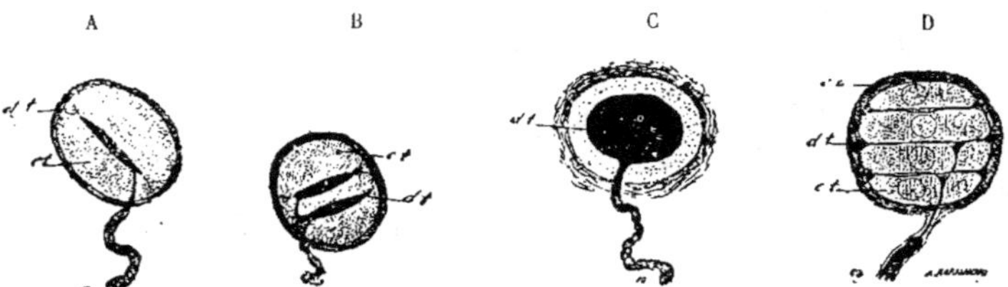

Fig. 251. — Corpuscules de Graudry dans le bec et la langue du canard (d'après Ranvier).

A, B, C, corpuscules traités par le chlorure d'or ; A, corpuscule formé d'un seul disque tactile ; B, corpuscule formé de deux disques et vu de trois quarts ; C, le même vu de face ; D, corpuscule du tact de la langue du canard pourvu de trois disques tactiles (dt).

sont point un obstacle à la production des impressions. Ils transmettent aux papilles sous-jacentes les ébranlements qu'ils reçoivent du dehors, et pour juger du rôle rempli à cet égard par les phanères, il suffit de se rappeler la sensibilité si précise des dents.

Quant aux autres vertébrés, nous nous bornerons à citer la peau lisse des batraciens, la langue protractile de certains reptiles, les barbillons et les nageoires des poissons.

Tous les invertébrés possèdent à des degrés divers la sensibilité tactile, et en ce qui touche les organes de cette sensibilité, nous nous bornerons aussi à quelques exemples : les antennes des insectes, les poils de certaines chenilles, la peau nue des vers, les bras des mollusques gastéropodes et de la plupart des radiaires, etc.

Étudions maintenant les divers modes de la sensibilité tactile.

Sensations de contact. — Ce sont celles qui accompagnent l'exercice du toucher proprement dit et nous renseignent sur la consistance, la forme et l'état de la surface des corps.

Acuité de la sensibilité tactile. — La sensibilité tactile n'est pas uniformément répartie à la surface de la peau. On en détermine les variations à l'aide d'instruments spéciaux appelés *esthésiomètres*. L'esthésiomètre de Weber est une sorte de compas d'épaisseur dont les branches mobiles se terminent en pointe mousse. Pour déterminer l'acuité relative de la sensibilité, en un point quelconque, on applique l'esthésiomètre et on en rapproche les deux branches jusqu'à ce que le contact des pointes cesse de donner lieu à deux sensations distinctes. L'écartement des deux branches donne donc la limite de perception distincte des impressions voisines et il est clair que l'acuité de la sensibilité tactile est en raison inverse de l'écartement qui mesure cette limite. Cet écartement a les valeurs suivantes :

Bout de la langue	1 millimètre.
Paume de la main et pulpe des doigts	4 —
Dos de la main	4 —
Avant-bras	3 à 4 centimètres.
Dos	5 à 6 —

On voit que la sensibilité tactile subit de très grandes variations. Elle est en rapport avec le nombre des terminaisons sensitives réparties dans l'épaisseur du derme cutané en ses diverses régions. A cet égard, les chiffres qui précèdent montrent que la muqueuse de l'extrémité libre de la langue contient 50 à 60 fois plus de corpuscules que la peau de la région dorsale. La répartition des terminaisons sensitives, paraît d'ailleurs obéir à une loi précise, au moins à la surface des membres. Au fur et à mesure que l'esthésiomètre s'éloigne des mains ou des pieds, il faut éloigner de plus en plus les pointes de l'instrument pour obtenir deux perceptions distinctes. La sensibilité va donc décroissant de la périphérie au centre.

Mais toutes choses étant égales, l'acuité tactile varie sous l'influence de certaines conditions bien connues. Elle s'aiguise, par exemple, sous l'influence de l'attention et de l'exercice, au point que la limite de perception distincte devient de plus en plus étroite sur les sujets que l'on soumet à de fréquentes épreuves esthésiométriques. Chose curieuse, il résulterait des observations de Wolkmann et de Fechner que l'augmentation de l'acuité tactile obtenue de cette manière, sur une région déterminée du corps, sur l'avant-bras par exemple, s'étend immédiatement à la région symétrique.

C'est grâce aux influences combinées de l'attention et de l'exercice que la sensibilité tactile atteint la délicatesse qui la caractérise chez les aveugles. Obligés de suppléer aux renseignements de la vue par ceux du toucher, leur sensibilité cutanée devient exquise, au point qu'on les dit capables de discerner les différentes couleurs les unes des autres, par les caractères spéciaux qu'elles communiquent à la surface des corps.

Par contre, la sensibilité tactile s'émousse avec l'habitude et c'est pour ce motif que nous ne sentons pas le contact de nos vêtements.

Sensations de pression. — La sensibilité à la pression est celle qui est mise en jeu par la poussée d'un poids reposant librement à la surface de la peau sans intervention des puissances musculaires ; elle atteint son maximum sur la peau du front, de la tempe et de l'avant-bras, où l'on discerne une pression de 2 milligrammes, tandis qu'à la pulpe des doigts, il faut une pression minima de 10 milligrammes pour provoquer une sensation. Associées aux données du sens musculaire, les sensations de pression permettent l'appréciation de la résistance des corps et de leur poids.

Caractères des sensations tactiles. *Loi de la persistance.* — Les sensations tactiles survivent pendant quelque temps à l'impression qui les fait naître. Ce caractère est particulièrement saisissable à propos des sensations de pression. C'est ainsi qu'on croit encore sentir la présence d'une pièce de monnaie, après qu'elle a été enlevée de la peau du front où on la tenait fortement pressée. C'est ainsi encore, qu'avec une roue dentée distribuant sur la pulpe des doigts 1500 chocs par seconde, on obtient une sensation uniforme et continue.

Loi de l'extériorisation. — C'est surtout à propos des sensations tactiles que la loi de l'extériorisation exposée plus haut (p. 870) se manifeste avec le plus de clarté. Les impressions tactiles sont localisées par la conscience sur les points touchés. On remarquera que le phénomène est une véritable illusion. C'est l'état de conscience lui-même, la sensation proprement dite qui est projetée à la périphérie. Quand on est brûlé à la main, l'état de souffrance qui a son siège réel dans l'écorce cérébrale, est situé par l'esprit au siège du point brûlé. C'est cette illusion fondamentale, irrésistible semble-t-il, et attachée à nos premières sensations en vertu des fonctions mêmes de l'arc nerveux sensoriel, qui fait naître nos premières idées d'espace, parce qu'elle suscite l'idée d'extériorité, c'est-à-dire l'idée d'un objet distinct du sujet (1).

Quoi qu'il en soit, la localisation des sensations considérée comme résultant des propriétés du circuit sensoriel, se produit alors même que l'excitation provocatrice est portée sur le trajet du nerf et tout le monde connaît la sensation de fourmillement qu'on éprouve dans tout le territoire périphérique du cubital, lorsque ce nerf est froissé par un choc, au niveau du coude. De même, si on plonge la région du coude dans l'eau froide, on éprouve une sensation de douleur qui paraît siéger au petit doigt. Les illusions des amputés entrent dans cette catégorie de faits. Tout homme qui a perdu un bras éprouve, à chaque instant, les sensations accoutumées qu'il localise dans l'extrémité perdue, et l'illusion est si précise qu'elle s'étend aux sensations musculaires. C'est au point que le manchot s'imagine qu'il effectue des mouvements, qu'il ouvre ou qu'il ferme la main pour s'emparer d'un objet. Toutes ces sensations sont des illusions sensorielles nées à l'occasion des impressions extérieures qui affectent le tissu cicatriciel au niveau du moignon.

Les sujets sur lesquels on a pratiqué la rhinoplastie éprouvent aussi de curieuses illusions tactiles. La rhinoplastie est une opération de prothèse dans laquelle on répare une brèche du nez, à l'aide d'un lambeau cutané découpé dans le front et rabattu, par sa face profonde, sur la plaie nasale. Or, tant que ce lambeau reste relié au tégument sur lequel il a été découpé, les impressions de contact qui atteignent le nez sont localisées sur la peau du front. Les faits de cet ordre procèdent de l'habitude. L'illusion tient à ce que la conscience n'a pas de raison de changer l'interprétation qu'elle a coutume de donner à des impressions qui ont conservé leurs caractères intrinsèques.

C'est encore l'habitude qui permet d'interpréter l'illusion attachée à ce fait que l'on connaît dans la science sous le nom d'expérience d'Aristote. Si on place une boule entre l'index et le médius croisés l'un sur l'autre comme l'indique la figure 252, on croit sentir deux boules et voici pourquoi. Dans les conditions ordinaires, les impressions de contact portées simultanément ou isolément sur le bord radial de l'index et sur le bord cubital du médius, procèdent toujours d'objets différents et sont interprétées comme se rattachant à ces objets. Or, l'expérience d'Aristote a précisément pour effet d'associer deux expériences qui d'ordinaire évoquent l'idée de deux objets distincts. Il n'y a pas de raison pour que la conscience change ses habitudes et modifie l'interprétation de signes demeurés semblables à eux-mêmes.

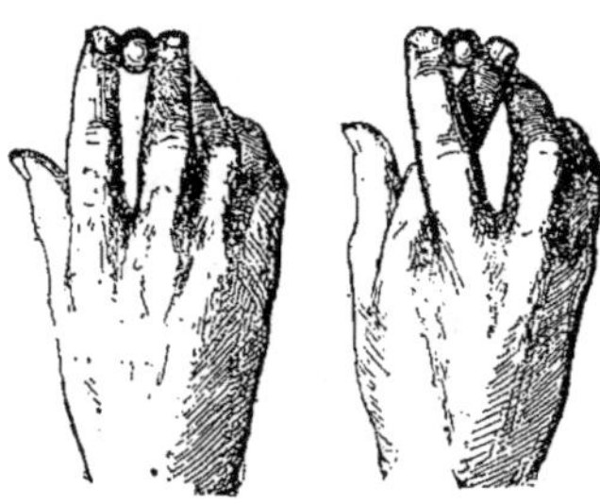

Fig. 252. — Expérience d'Aristote (d'après Béclard).

(1) Nous avons indiqué plus haut tous les éléments de l'extériorisation et montré l'association qui se fait entre les sensations tactiles pures et le sens des mouvements qui en modifient l'intensité (voir page 870).

Sensations de température. — A l'état normal, toute région du tégument perd par rayonnement une quantité de chaleur exactement égale à celle qu'elle reçoit de la circulation et tant que dure cet état d'équilibre, la température locale ne change pas ; elle conserve le même degré qui n'éveille aucun état de conscience. Elle est psychologiquement neutre et constitue une sorte de zéro psychique. Que l'équilibre local entre les gains et les pertes de chaleur vienne à se rompre, il en résulte une sensation de chaud ou de froid, selon que le corps mis en présence de la peau a une température plus élevée ou plus basse que celle de la peau. Tout corps dont la température n'est pas celle du zéro psychique produit une sensation thermique. On voit toute la relativité de ces sensations. Elles dépendent de la valeur du zéro psychique local, en sorte que deux régions du tégument qui sont au zéro psychique, et qui, prises isolément, ne sont pas senties comme chaudes ou comme froides, éveillent, par leur rencontre, une sensation de chaud ou de froid, si elles ne sont pas au même zéro, autrement dit, si elles ne sont pas à la même température psychiquement neutre pour chacune d'elles.

Acuité de la sensibilité thermique. — Elle se mesure par l'écart minimum de température entre deux corps, qui peut être apprécié par la conscience. D'après Weber, l'écart minimum perceptible serait de 1/5e de degré. L'acuité de la sensibilité thermique atteint son maximum pour l'appréciation des températures voisines de la température propre. Les températures trop élevées ou trop basses ne produisent que des sensations douloureuses ne donnant prise à aucune évaluation précise.

Intensité des sensations thermiques. — Elle dépend d'un grand nombre de circonstances : *a*. la température des corps mis en présence du tégument ; *b*. la brusquerie des variations thermiques produites à la surface de la peau ; *c*. l'étendue de la surface impressionnée : on peut plonger impunément la main dans un bain à 20 ou 25°, alors qu'un bain total, à la même température, procure une sensation de froid intolérable ; *d*. la nature des corps qui sont plus ou moins conducteurs ou dont la chaleur spécifique est plus ou moins grande.

DU GOUT

Le sens du goût nous fait connaître la saveur des corps. Il a son siège principal à la base de la langue. Les organes spéciaux chargés de recueillir les impressions gustatives sont des terminaisons nerveuses tout à fait différentes de celles du toucher. Ces terminaisons sont protégées et soutenues dans les formations épithéliales désignées sous le nom de *bourgeons gustatifs*; ces petits organes sont logés dans les papilles caliciformes de la langue ou à la surface de replis permanents systématiquement assemblés en certaines régions et constituant des organes définis, comme l'organe folliacé du lapin (fig. 253). Les papilles caliciformes se groupent aussi en petits systèmes bien dessinés, tels que le **V** lingual chez l'homme, ou les trous borgnes de Morgagni, chez le cheval ; on trouve aussi quelques bourgeons gustatifs à la surface des papilles fongiformes qui sont disséminées sur toute la surface de la langue.

Les bourgeons gustatifs occupent toute l'épaisseur de l'épithélium, mais ne pénètrent pas dans le derme (fig. 254) ; ils ont la forme de petites masses elliptiques et sont constitués par deux sortes de cellules allongées, fusiformes et disposées sur deux

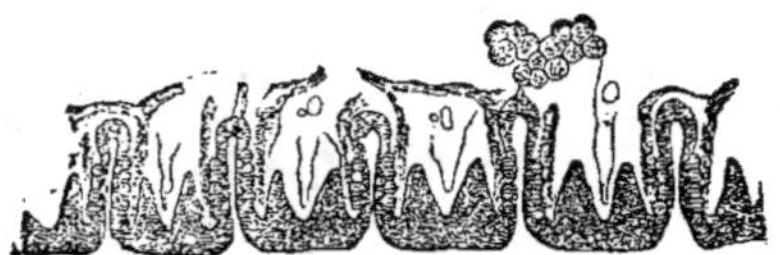

Fig. 253. — Organe folliacé du lapin (d'après Frey).

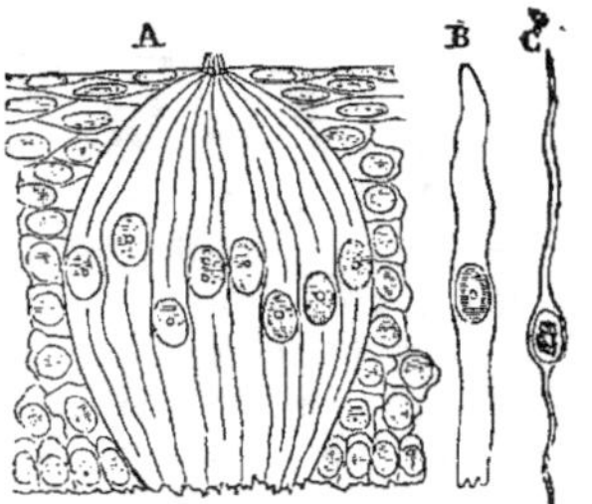

Fig. 254. — Schéma d'un bourgeon gustatif (d'après Mathias Duval)(*).

(*) A, masse gustative intra-épithéliale ; B, cellules périphériques de soutien ; C, cellules centrales gustatives.

assises parallèlement à l'axe du bourgeon. Les cellules périphériques sont de simples cellules de soutien et de revêtement. Les cellules centrales, dont le nombre varie de une à dix, sont les cellules gustatives proprement dites. Par leur extrémité libre ou superficielle elles émettent des prolongements en forme de bâtonnets, tandis que par leur extrémité profonde, elles *s'articulent* avec les fines ramifications d'une fibre nerveuse, comme l'a établi M. P. Jacques.

Nerfs du goût. — Le lingual et le glosso-pharyngien contiennent toute l'innervation sensitive apparente de la langue et renferment nécessairement les fibres gustatives. Cette notion a suffi jusqu'au moment où il fut démontré que la corde du tympan prolonge son influence au delà de la glande sous-maxillaire et jette dans le lingual des fibres que Vulpian et Prévost ont déterminées par la méthode wallérienne. La corde du tympan prit alors une signification nouvelle et fut considérée comme le nerf du goût par Lussana et par Schiff. La fonction gustative de la corde du tympan ressortait d'ailleurs avec évidence d'un certain nombre de faits apportés par la clinique ou l'expérimentation et dans lesquels la destruction de la corde du tympan était accompagnée d'une abolition partielle du goût. D'accord sur ce point, les deux expérimentateurs ne se séparaient que sur la question de savoir par quelle voie les fibres gustatives de la corde du tympan gagnent les centres nerveux. Lussana les fait passer par le nerf intermédiaire de Wrisberg, tandis que Schiff voit dans le nerf grand pétreux superficiel, l'anastomose qui relie les fibres gustatives de la corde du tympan à la racine sensitive du trijumeau. Dans ses recherches sur les origines des nerfs craniens (*Journ. de l'anat. et de la physiol.*, 1880), Mathias Duval a établi l'exactitude de l'hypothèse de Lussana, avec cette précision que le nerf de Wrisberg est une des racines du glosso-pharyngien. Celui-ci fournit donc la totalité des fibres gustatives, les fibres indirectes qui, par le nerf de Wrisberg, la corde du tympan et le lingual, gagnent les deux tiers antérieurs de la langue, et les fibres directes destinées au tiers postérieur de cet organe.

Il ne faut pas oublier que les fibres gustatives, quelle que soit leur origine, sont tout à fait distinctes des fibres de la sensibilité générale. On connaît d'ailleurs un certain nombre de faits de paralysie gustative coïncidant avec la conservation de la sensibilité tactile de la langue et des autres régions de la cavité buccale.

Quant à la répartition de l'acuité gustative, elle est évidemment liée à celle des fibres du glosso-pharyngien et on s'explique qu'elle ait son maximum à la face supérieure et dans le tiers postérieur de la langue. Elle est nulle ou très obtuse partout ailleurs, si ce n'est, peut-être, à l'entrée de l'isthme du gosier.

Des saveurs. — Il en existe un grand nombre d'espèces, dont quelques-unes peuvent être tenues pour illégitimes parce qu'elles dépendent de la sensibilité tactile. Telles sont les saveurs dites farineuse ou gommeuse. Telle encore la saveur fraîche. Les seules sensations qui aient qualité de saveur peuvent se ramener à quatre espèces : l'amer, le sucré, l'acide et le salé.

La perception des saveurs réclame les conditions suivantes : pour être goûtées les substances sapides doivent être dissoutes et on présume l'importance du rôle joué par la salive sur ce point. D'autre part, la gustation ne se fait bien que si l'impression gustative s'étend sur une grande surface, condition qui est assurée par les mouvements associés de la langue et de toutes les parties mobiles de la bouche. Il faut enfin que les substances sapides pénètrent dans la profondeur des bourgeons gustatifs et atteignent les cellules centrales. Tous ces préliminaires ne laissent pas que de réclamer un certain temps et on comprend que les sensations de saveur présentent un retard sensible.

Association du goût et de l'odorat. — Beaucoup de substances alimentaires, toutes celles qui dégagent des principes volatils, affectent l'odorat en même temps que le goût. Le vin, le café, les liqueurs, le gibier, les oignons, la vanille, etc., appartiennent à ce groupe et elles ne sont pleinement savourées que si elles sont en même temps odorées. Lorsque l'odorat est supprimé, ce qui est l'effet accoutumé du coryza, on s'imagine que les aliments ont perdu leur saveur, alors qu'ils n'ont plus que cette qualité, insuffisante, il est vrai, pour achever le plaisir de la table.

DE L'ODORAT

L'odorat est le sens qui nous donne la perception des odeurs.

Siège et organe de l'odorat. — L'organe de l'odorat est constitué par la région dite olfactive de la pituitaire et qui embrasse le tiers postérieur de cette membrane. Cette région est caractérisée par deux faits : un fait négatif, l'absence des cellules vibratiles qui tapissent la région antérieure ou respiratoire, et un fait positif, la présence de l'épithélium olfactif et des cellules olfactives de Schultze. L'épithélium olfactif (fig. 255) est formé de deux sortes de cellules, les cellules de soutien qui pénètrent toute l'épaisseur de l'épithélium et les cellules olfactives décrites par Schultze. Ces éléments ont la forme de longs filaments très grêles pourvus d'un renflement unique, au point occupé par le noyau. Leur extrémité superficielle se termine par un cil extrêmement délié et qui, à l'encontre des cils vibratiles, produit des mouvements d'une extrême lenteur.

L'extrémité profonde de la cellule olfactive est, conformément aux descriptions de Schultze, qui, sur ce point, ont reçu la confirmation des méthodes récentes, *en continuité directe avec une fibre nerveuse* qui pénètre dans le lobule olfactif après avoir traversé la lame criblée de l'ethmoïde. Ce qu'il y a de singulier et de nouveau dans cette fibre, c'est qu'en aucun point de son trajet, depuis son origine sur la cellule de

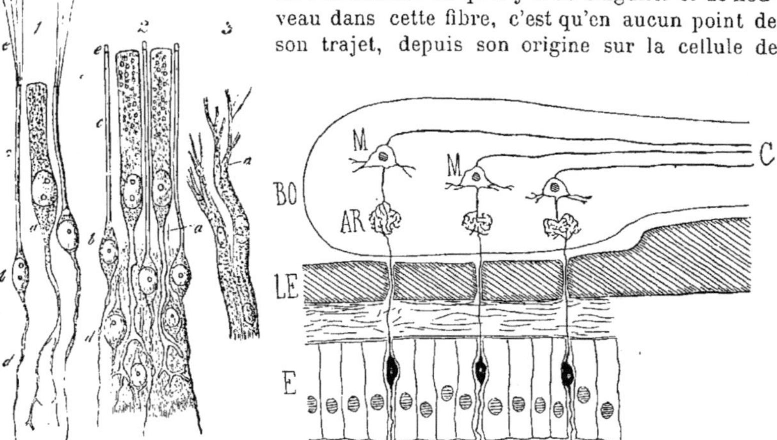

Fig. 255. — Éléments de l'épithé-lium olfactif (d'après Frey)(*).

Fig. 256. — Schéma des fibres olfactives et de leurs relations avec le bulbe olfactif (d'après Mathias Duval)(**).

(*) 1, chez la grenouille ; 2, chez l'homme ; 3, chez le chien. *a*, cellules de soutien ; *b*, cellules olfactives avec un prolongement profond (*d*) et un prolongement superficiel (*c*) pourvu de ses cils terminaux.

(**) E, épithélium olfactif ; AR, articulation d'une cellule olfactive (neurone sensitif périphérique) avec les dendrites d'une cellule mitrale M (neurone sensitif central).

Schultze, jusqu'à sa terminaison dans le bulbe olfactif, on ne trouve aucune trace de corps cellulaire. En la suivant dans le bulbe, on la voit se terminer par des ramifications libres qui s'articulent avec les cellules connues sous le nom de *cellules mitrales* (fig. 256, M). Les fibres olfactives présentent ainsi deux caractères exceptionnels qui les séparent des fibres sensitives ordinaires. D'une part, elles sont en continuité directe avec les cellules épithéliales, et d'autre part, elles n'ont avec les cellules centrales que des rapports de contiguïté. Cette double exception fait apparaître la signification de la cellule de Schultze et de la fibre qui en procède pour aller se terminer dans le bulbe olfactif. La cellule olfactive n'est pas une cellule épithéliale, c'est la celulle du neurone sensitif périphérique de l'olfaction.

Des substances odorantes et de leur principe actif. — Tout ce que l'on sait du principe odorant des corps, c'est qu'il est doué d'une divisibilité et d'une subtilité extrêmes. Un millionième d'acide sulfhydrique dans l'air est perceptible à l'odorat ; certains corps odorants ou imprégnés de substances odorantes (musc), peuvent rester perceptibles pendant des années sans perdre sensiblement de leur poids.

Du mécanisme de l'odorat. — On voit donc que l'impression olfactive résulte du choc des particules odorantes, particules d'une finesse inimaginable, sur les cils qui terminent les cellules de Schultze. Mais ces chocs sont liés au mouvement de l'air de la respiration et quand on veut odorer un objet on le flaire, c'est-à-dire qu'on le place sous le nez, en procédant à une série de brèves respirations. Circonstance curieuse en effet, l'odoration n'acquiert toute son acuité que pendant l'inspiration. Elle est comme suspendue, ou au moins très émoussée, pendant l'expiration.

Variétés et classification des odeurs. — Le nombre des odeurs est incalculable et c'est peut-être par l'effet d'un découragement bien excusable, qu'Haller s'était borné à les distinguer en odeurs agréables et en odeurs désagréables. Mais cette solution est par trop simpliste et on reproduit volontiers celle de Linné, qui reconnaissait les catégories suivantes : 1° les odeurs *aromatiques* (laurier, œillet, lilas); 2° les odeurs *fragrantes* (lis, safran); 3° les odeurs *ambrosiaques* (musc, ambre) ; 4° les odeurs *alliacées* (ail, asa fœtida) ; 5° les odeurs *fétides* (bouc, valériane) ; 6° les odeurs *vireuses* (solanées), et 7° les odeurs *nauséeuses* (courge, concombre).

Usages de l'odorat. — L'odorat tient une grande place dans la vie des animaux et il leur apporte les indications de la plus grande utilité. En même temps que le goût, il les éclaire et les guide dans le choix des substances alimentaires ; il est vrai que ses indications ne sont pas toujours infaillibles, comme en témoignent les fréquents empoisonnements dus à l'ingestion de certains végétaux (le tabac, l'ergot de seigle, etc.). L'odorat éclaire aussi les animaux dans la recherche de leur proie et il les informe du voisinage de leurs agresseurs accoutumés. Enfin, il est à la fois, pour les mâles, un guide et un agent de sollicitation, au moment des amours.

DE L'AUDITION

L'audition est la perception des sons. L'impression externe qui provoque les sensations auditives consiste dans l'ébranlement communiqué par les ondes sonores aux terminaisons sensitives de la 8ᵉ paire. Ces terminaisons, profondément situées dans l'appareil de l'audition, sont protégées contre toutes les excitations autres que celles des ondes sonores.

L'appareil de l'audition comprend trois parties : l'oreille externe, l'oreille moyenne et l'oreille interne ou labyrinthe. L'étude physiologique de l'ouïe a pour objet la détermination du rôle de ces diverses parties, la transmission des ondes sonores et le mécanisme de l'impression sensorielle qui atteint les terminaisons sensitives. Avant d'aborder cette étude, il nous paraît utile de rappeler dans un schéma sommaire les traits essentiels de l'organisation de l'oreille (fig. 257).

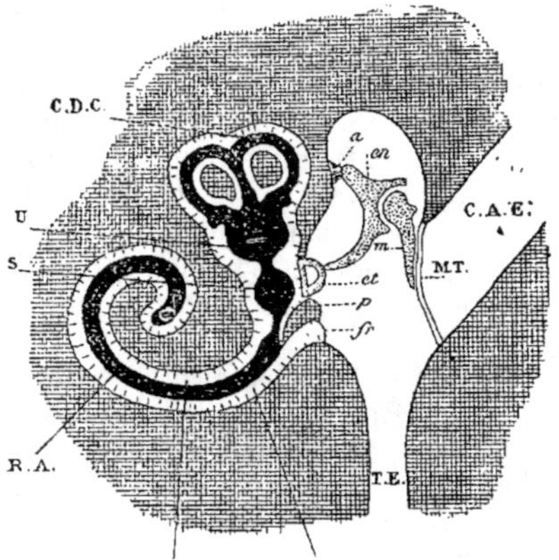

Fig. 257. — Schéma de l'oreille.

CAE, conduit auditif externe; MT, membrane du tympan; TE, orifice de la trompe d'Eustache; *m*, marteau; *en*, enclume; *et*, étrier formant la fenêtre ovale par où l'oreille moyenne communique avec le labyrinthe. (Le labyrinthe membraneux rempli par l'endolymphe occupe toute la région colorée en noir.) RA, rampe auditive (limaçon membraneux); RV, rampe vestibulaire; RT, rampe tympanique séparée de l'oreille moyenne par la membrane tendue sur fenêtre ronde (*fr*).

COUP D'ŒIL ANATOMIQUE SUR L'APPAREIL AUDITIF

L'oreille externe comprend le pavillon et le conduit auditif externe.

L'oreille moyenne ou *caisse du tympan* est comprimée d'un côté à l'autre, ce qui permet d'y reconnaître une face externe, une face interne et une circonférence. La face externe est constituée par la membrane du tympan (MT) interposée entre la caisse et le conduit auditif externe; la face interne présente la *fenêtre ovale* fermée par l'étrier (*et*) et la *fenêtre ronde* sur laquelle est tendue une mince membrane circulaire (*fr*). Ces deux ouvertures sont séparées par une petite saillie osseuse, le *promontoire* (*p*). La circonférence de l'oreille moyenne, très irrégulière, est creusée d'orifices pénétrant dans les cellules mastoïdiennes qui ne sont pas figurées. En bas, la circonférence de l'oreille moyenne offre l'origine de la trompe d'Eustache (TE) qui va s'ouvrir dans le pharynx.

La cavité de la caisse du tympan est traversée par la chaîne des osselets, le marteau (*m*), l'enclume (*en*), le lenticulaire (non figuré) et l'étrier (*et*) dont le schéma indique la direction et les relations. Le manche du marteau est couché sur un rayon de la membrane du tympan à laquelle il adhère; l'étrier est attaché par un petit ligament sur les bords de la fenêtre ovale.

Du labyrinthe. — On distingue le labyrinthe osseux et le labyrinthe membraneux. Le premier, creusé dans le rocher, comprend le vestibule, les canaux demi-circulaires et le limaçon. Celui-ci offre à sa face interne une lame osseuse, *la lame spirale*, qui se détache de sa petite courbure ou courbure interne et pénètre jusqu'au centre où elle se termine par un bord libre.

Le labyrinthe membraneux affecte la disposition d'un sac formant dans son ensemble un système de cavités concentriques à celles du labyrinthe osseux. Il est rempli par un liquide appelé l'*endolymphe*. L'espace coronaire compris entre les deux labyrinthes est rempli par la *périlymphe*. D'une manière générale, la paroi molle du labyrinthe membraneux est donc séparée du labyrinthe osseux par toute l'épaisseur de la périlymphe, mais en certains points, ceux précisément où pénètrent les fibres terminales du nerf acoustique, il y a adhérence entre les deux systèmes. Pour le limaçon, cette adhérence s'effectue au niveau du bord libre de la lame spirale.

La périlymphe et l'endolymphe jouent un rôle essentiel dans les phénomènes physiques de l'audition. Il importe donc de bien voir leur répartition, et par conséquent d'étudier les cavités qui les renferment et de déterminer leurs relations avec la caisse du tympan.

Le labyrinthe membraneux qui contient l'endolymphe est au centre du système, et comme il est constitué par un sac clos de toute part, il n'a aucune relation directe avec la caisse du tympan. Sur notre schéma, il est dessiné en noir et on en peut voir les diverses parties : le *vestibule* comprend deux régions liées entre elles par une étroite communication : 1° l'*utricule* (U) dans laquelle s'ouvrent les canaux demi-circulaires, et 2° la *saccule* (S) qui communique avec le limaçon membraneux, désigné en anatomie descriptive sous le nom de *rampe cochléaire* ou rampe auditive du limaçon (RA). Ce dernier compartiment est limité en bas par la membrane basilaire, en haut par la membrane de Meissner (fig. 258, CC). Au niveau du vestibule, l'espace périlymphatique (dessiné en blanc dans notre schéma) s'ouvre dans l'oreille moyenne par la fenêtre ovale. Il en résulte que la périlymphe s'écoulerait dans la caisse du tympan, sans la présence de l'étrier qui bouche la fenêtre ovale. Du côté des canaux demi-circulaires, l'espace périlymphatique n'offre aucune particularité intéressante. Il en est autrement du côté du limaçon. Ici, la présence de la lame spirale et de la rampe cochléaire (limaçon membraneux) coupe la cavité du limaçon osseux et la sépare en deux compartiments ou rampes : la *rampe vestibulaire* (fig. 258, RV) et la *rampe tympanique* (RT). Au sommet du limaçon, les deux rampes s'ouvrent l'une dans l'autre, mais vers la base, elles affectent les relations les plus intéressantes. La rampe vestibulaire se poursuit, sans ligne de démarcation tranchée, avec l'espace périlymphatique du vestibule. La rampe tympanique va se terminer sur la fenêtre ronde et elle s'ouvrirait dans l'oreille moyenne sans la présence de la mince membrane élastique qui tapisse la fenêtre ronde (fig. 257, RT). On voit ainsi que la périlymphe qui remplit l'espace périlymphatique, est l'agent des relations physiques qui peuvent s'établir entre l'oreille interne et l'oreille moyenne. Elle peut être frappée par deux organes de cette dernière cavité, l'étrier et la membrane obturatrice de la fenêtre ronde.

Du nerf acoustique. — Ce point essentiel étant établi, étudions les organes de l'impression auditive et voyons d'abord la distribution du nerf acoustique (fig. 258). Celui-ci pénètre dans le conduit auditif interne et se partage bientôt en deux branches : la branche vestibulaire et la branche cochléaire ; la branche vestibulaire présente sur son trajet un renflement ganglionnaire (GS), le *ganglion de Scarpa*, au delà duquel il émet ses branches terminales qui se rendent sur les appareils récepteurs, les *macules auditives* (ma) pour la saccule et l'utricule et les crètes auditives (ca), pour les canaux demi-circulaires ; la branche cochléaire (NC) pénètre dans l'axe solide et osseux du limaçon (la columelle) et répand ses branches terminales sur le plan d'un éventail qui suit tous les contours de la lame spirale. A leur tour, ces branches terminales présentent un renflement ganglionnaire affectant la disposition d'une traînée continue, ce qui lui a valu le nom de *ganglion spiral* (GC) ; il est aussi désigné sous le nom de *ganglion de Corti*. Au delà du ganglion, les fibres auditives traversent la lame spirale et vont se terminer sur l'organe récepteur, l'organe de Corti (OC) que nous allons étudier dans un instant.

Organes récepteurs. — On a vu que ces organes résident dans les macules et les crètes auditives d'une part, et dans l'organe de Corti d'autre part. La figure 259 montre les terminaisons nerveuses au niveau d'une crète acoustique. Ici, comme dans tous les organes récepteurs, nous trouvons des cellules de soutien et des cellules sensorielles. Celles-ci, les cellules acoustiques (ca), portent à leur extrémité libre un cil volumineux qui peut saillir dans l'endolymphe. Quant aux fibres nerveuses, elles se terminent par des arborisations libres qui enveloppent les cellules auditives de leurs branches. Les taches acoustiques ont une structure analogue.

Des otolithes. — Au-dessus des taches et des crètes auditives on découvre un grand nombre de corpuscules cristallins à base de carbonate de chaux. Ce sont des otolithes ou otoconies. Chez les mammifères et les oiseaux, ils forment une poussière de cristaux microscopiques adhérents au niveau des organes récepteurs par l'intermédiaire d'une formation réticulaire extrêmement délicate. Les otolithes participent nécessairement aux vibrations de l'endolymphe et interviennent dans la production des

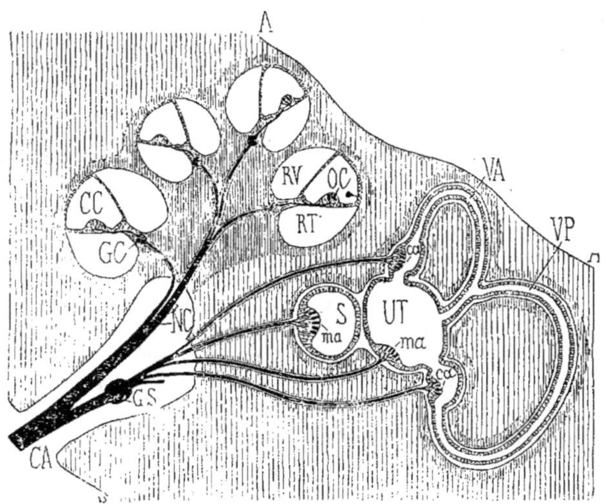

Fig. 258. — Schéma de la distribution du nerf acoustique dans les diverses parties de l'oreille interne (d'après M. Mathias Duval).

RT, rampe tympanique du limaçon ; RV, rampe vestibulaire ; CC, rampe auditive ou cochléaire ; OC, organe de Corti ; GC, ganglion de Corti ; S, saccule ; UT, utricule ; VA, VP, canaux demi-circulaires (vertical antérieur et vertical postérieur); *ma, ma,* macules auditives ; *ca, ca,* crêtes auditives dans les ampoules des canaux demi-circulaires ; CA, orifice du conduit auditif interne livrant passage au nerf acoustique ; GS, ganglion de Scarpa, placé sur la branche vestibulaire du nerf auditif ; GC, ganglion de Corti ou ganglion spiral, placé dans le canal de Rosenthal, à la base de la lame spirale.

impressions auditives. Mais nous renonçons à faire un choix parmi les théories émises sur le mode de cette intervention.

L'organe de Corti est représenté dans la figure 260 ; il repose sur la *membrane basilaire* (MB) tendue entre la lame spirale et la paroi osseuse du limaçon. Il est constitué par des terminaisons sensorielles identiques, au fond, à celles des crêtes auditives. Mais ces terminaisons sont ordonnées par rapport à un système d'arcs formés de deux piliers articulés en AR et constituant les arcs de Corti qui sont au nombre de 3000 environ. Quant aux autres détails, ils sont interprétés dans la légende et nous n'y insisterons pas dans le texte.

Mais la structure de la membrane basilaire mérite une mention spéciale, parce qu'elle est liée, à la fois, à la physique de l'audition et au mécanisme des impressions auditives. Dans sa région interne où elle supporte les arcs de Corti, elle présente en effet des stries découvertes par Hensen et dans lesquelles Nuel voit autant de cordes capables de vibrer isolément. On en compte 2 pour un arc de Corti, ce qui porte leur nombre total à 6000 environ ; les cordes de Nuel augmentent de longueur de la base au sommet et sont dès lors accordées pour autant de sons distincts. La membrane basilaire constituerait de cette manière une harpe qui ne compterait pas moins de 6000 cordes.

A un point de vue tout différent, il convient de retenir encore une circonstance parmi celles qui viennent d'être énumérées. Les fibres auditives pénètrent l'épithélium auditif par des terminaisons libres, et d'autre part, elles émanent d'une cellule toujours très voisine puisqu'elle est située soit dans le ganglion spiral, soit dans le ganglion de Scarpa. Cette cellule est donc l'homologue de celles qui remplissent les ganglions rachidiens et forment le corps des neurones sensitifs tactiles. Le neurone auditif a la même composition que ces derniers, mais il s'est déplacé au point de devenir presque entièrement périphérique.

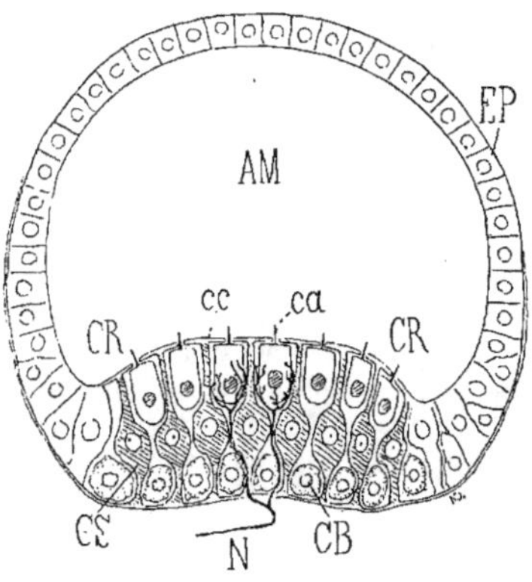

De l'oreille chez les autres animaux. — Chez les oiseaux, le limaçon a un faible développement et forme un diverticule renflé à la manière d'une outre. Il est dépourvu d'organe de Corti.

Chez la plupart des batraciens, le limaçon fait complètement défaut, ou bien il est tout à fait rudimentaire. La chaîne des osselets est remplacée par une tige osseuse interposée entre la membrane du tympan et la fenêtre ovale ; elle constitue la columelle.

Chez les poissons, l'oreille interne ne comprend que le vestibule et les canaux demi-circulaires.

Plus bas, dans la série animale, le labyrinthe se simplifie de plus en plus et se réduit à une vésicule membraneuse et sphé-

Fig. 259. — Schéma des terminaisons sensitives au niveau d'une crête acoustique (d'après M. Mathias Duval).

CR, CR, crête acoustique dans une ampoule AM du canal demi-circulaire ; EP, épithélium de revêtement ; CB, cellules basales de la crête acoustique ; CS, cellules de soutien dont le prolongement interne forme la cuticule (cc); ca, cellules acoustiques ; N, fibre nerveuse et sa terminaison par ramifications libres, à la surface de deux cellules acoustiques.

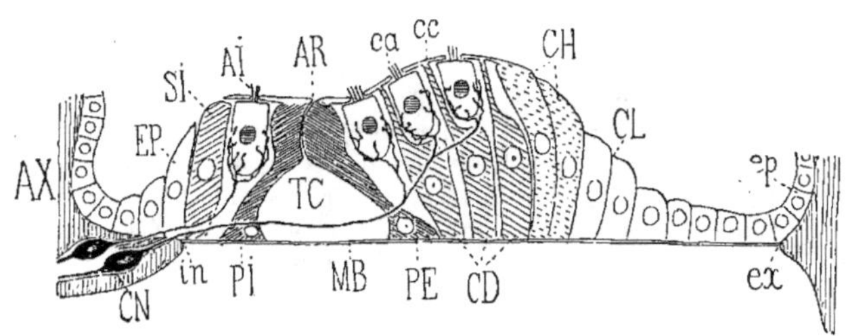

Fig. 260. — Schéma de l'organe de Corti (d'après M. Mathias Duval).

MB, membrane basilaire insérée en *in* sur le bord libre de la lame spirale (AX) ; TC tunnel de Corti ; AR, articulation des deux piliers d'un arc de Corti ; AI, anneau interne donnant passage aux cils de la cellule auditive interne ; SI, cellule de soutien interne ; EP, épithélium de la pente interne : cc, membrane réticulaire, dont les orifices laissent passer les cils auditifs ; CD, cellules de soutien externes formant par leurs prolongements superficiels la membrane réticulaire ; CH, cellules de Hensen ; CL, cellules de Claudius se continuant avec l'épithélium indifférent (*ep*).

CN, corps cellulaires de neurones acoustiques faisant partie du ganglion de Corti. Leurs axones se terminent par des ramifications libres à la surface des cellules auditives.

rique où sont disséminées des crêtes acoustiques et dans laquelle flottent des otolithes.

C'est à partir de cette vésicule primitive que se constitue l'oreille, par une série de différenciations et de perfectionnements. Toutes les parties qui la composent, chez les vertébrés supérieurs, ne lui sont donc pas essentielles et le limaçon, en particulier, a tous les caractères d'un appareil de perfectionnement.

FONCTIONS DES DIVERSES PARTIES DE L'OREILLE

Les organes qui viennent d'être examinés servent à la transmission et à la réception des ondes sonores. Étudions ces deux faits.

1. **De la transmission des ondes sonores dans l'oreille externe.** — *Rôle du pavillon.* — Le pavillon recueille les ondes sonores. Chez quelques mammifères comme le cheval, il est doué d'une extrême mobilité qui lui permet de s'accommoder à la direction des ondes et de les recueillir sans perte. Chez l'homme où les muscles de l'oreille ont à peu près complètement rétrogradé, le pavillon est immobile et pour une position déterminée de la tête, il n'intervient que passivement, par le seul effet de sa disposition. Pour être très médiocre, son utilité n'est pas contestable, car on diminue la sensibilité auditive en appliquant la conque contre la tête ou en effaçant ses diverses anfractuosités avec un mélange d'huile et de cire (Schneider).

On a considéré le pavillon de l'oreille comme servant à juger de la direction des sons; mais le sens de la direction a d'autres sources que nous verrons plus bas, à propos des jugements auditifs.

Rôle du conduit auditif externe. — Le conduit auditif externe transmet les ondes sonores jusqu'à la membrane du tympan et son rôle est à cet égard aussi évident qu'indispensable. L'obstruction de ce conduit entraine la surdité. Les ondulations de son trajet, d'ailleurs très peu marquées, ont sans doute pour effet de produire la réflexion et la convergence des ondes sonores sur la membrane du tympan.

La vive sensibilité du conduit auditif externe, les poils dont il est garni, le cérumen sécrété à sa surface, sont autant d'éléments protecteurs qui défendent les parties plus profondes et plus délicates de l'appareil auditif contre la pénétration des corps étrangers.

Du champ auditif. — Le champ auditif est le lieu de tous les points de l'espace d'où les ondes sonores peuvent être recueillies par le pavillon et transmises par le conduit auditif. Son étendue et sa forme dépendent de la disposition du pavillon.

Rôle de la membrane du tympan. — La membrane du tympan est une membrane élastique très vasculaire, ce qui lui permet de protéger les organes délicats de l'oreille moyenne contre les effets du froid extérieur. Circonstance très particulière, elle semble douée d'une sensibilité spécifique car les contacts extérieurs, comme les frôlements d'un insecte parvenu à sa surface, déterminent uniquement des sensations auditives.

La membrane du tympan a une étendue variable avec les espèces animales, mais il n'est pas bien sûr que les différences qu'elle offre à cet égard, appellent des diffé-rences corrélatives dans le fonctionnement de l'appareil auditif et le rendent plus particulièrement propre à la perception des sons graves ou des sons aigus.

La membrane du tympan a une forme circulaire et s'attache par ses bords sur un cercle osseux nettement en relief dans l'oreille moyenne, le *cercle tympanique*. Sa direction est très particulière, elle coupe obliquement le grand axe du conduit auditif externe et cette obliquité est sans doute favorable à l'incidence des ondes sonores. Sa surface n'est pas plane; elle est déprimée et fait saillie dans l'oreille moyenne, en sorte que dans son ensemble, elle affecte la disposition d'un cône très surbaissé.

Sous le choc des ondes sonores, la membrane du tympan vibre pour tous les sons compris dans l'intervalle des sons perceptibles. Ses vibrations deviennent d'ailleurs sensibles à un manomètre à eau inséré sur le conduit auditif externe (Gellé).

Théorie de l'accommodation. — De ce que la membrane du tympan vibre à l'unisson de tous les sons extérieurs qui viennent la toucher, on a conclu à l'existence d'un mécanisme d'accommodation capable de régler la tension de cette membrane, d'en modifier à chaque instant le son propre et de l'accorder avec les corps vibrants. L'agent principal de cette accommodation serait le muscle du marteau agissant comme muscle tenseur et dont nous verrons plus bas le mécanisme. En fait, la membrane du tympan n'a pas de son propre. Elle n'a pas la qualité d'un résonnateur et, n'étant pas accordée à aucun moment pour un son particulier, elle vibre indifféremment pour tous les sons. Sa tension à l'état de repos n'est qu'apparente et la dépression qui l'enfonce dans l'oreille moyenne n'est pas due à la traction exercée par le marteau, puisqu'elle conserve la même forme après l'arrachement des osselets, sur un cadavre.

Il n'en est pas moins vrai que la membrane du tympan passe par des états de tension variable. On sait, par exemple, qu'elle se tend pour les sons aigus et se détend pour les sons graves ; mais les changements de sa tension sont liés, bien plus à l'intensité des sons qu'à leur hauteur, à l'amplitude des vibrations qu'à leur nombre, en sorte que si elle se tend pour les sons intenses, c'est pour offrir plus de résistance au choc des ondes sonores et amortir l'effet de ce choc sur les parties profondes et délicates de l'oreille ; en même temps, la sensation auditive n'atteint pas toute l'acuité qui l'eût rendue désagréable ou douloureuse. Mais pour n'avoir que des effets défensifs ou protecteurs, les changements de la tension de la membrane du tympan n'en sont pas moins placés sous la dépendance de deux muscles agissant en sens inverse, l'un sur le marteau, l'autre sur l'étrier.

Le muscle du marteau s'attache en bas, vers l'origine de la trompe d'Eustache ; il s'élève ensuite vers l'axe de l'oreille moyenne et se réfléchit sur un anneau pour tomber normalement vers la membrane du tympan et s'attacher sur le manche du marteau. Sa contraction a donc pour effet d'attirer en dedans son insertion mobile et avec elle la membrane du tympan attachée au marteau.

Le muscle du marteau reçoit ses fibres motrices du trijumeau par l'intermédiaire du ganglion otique et ses mouvements sont purement réflexes. Quelques personnes ont pourtant la faculté d'agir sur lui directement et d'en produire la contraction à volonté. D'ailleurs, ses mouvements accompagnent la contraction énergique des muscles masticateurs et, dans ce cas, on perçoit un bruit particulier de crépitation dont le mécanisme reste indéterminé.

La contraction du muscle du marteau a des effets mécaniques qui se traduisent par un déplacement réel de la membrane du tympan, comme on peut s'en rendre compte par l'emploi du spéculum ou d'un manomètre à eau (Gellé).

Le muscle de l'étrier, innervé par le facial, exercerait une action antagoniste à celle du muscle précédent. Mais cette action, d'ailleurs fort hypothétique, intéresse particulièrement le fonctionnement de l'oreille moyenne ; elle aurait pour effet de tirer l'étrier en dehors, tandis que le muscle du marteau tend à pousser ce même étrier dans la fenêtre ovale. Ces deux influences antagonistes pourraient ainsi se combiner de manière à modifier la longueur de la chaîne des osselets et l'approprier à l'amplitude variable des vibrations (?)

Transmission des ondes sonores dans l'oreille moyenne. — L'agent normal et régulier de cette transmission est constitué par la chaîne des osselets ; mais elle peut se faire par les os du crâne ou par l'air enfermé dans la caisse du tympan. Examinons ces trois points.

Transmission par la chaîne des osselets. — Les osselets de l'ouïe forment, par les articulations qui les unissent, une chaîne brisée mais rigide, tendue entre la membrane du tympan et la fenêtre ovale. Il est probable que cette chaîne n'est pas toujours semblable à elle-même et que, par les effets combinés des actions musculaires dont il était parlé plus haut, elle subit des modifications dans sa longueur ou même dans sa rigidité, qui l'approprient plus exactement à sa fonction. Mais ce sont là des points très obscurs et ce qui semble le plus clair à propos de la chaîne des osselets, c'est qu'elle vibre dans sa totalité et que, par son intermédiaire, tous les déplacements de la membrane du tympan sont intégralement transmis à la fenêtre ovale et par conséquent à l'oreille interne.

Les vibrations des osselets ont été recueillies directement sur le cadavre et enregistrées par Politzer, au moyen de très fins stylets de verre implantés sur l'enclume et le marteau. Buck les a également rendues sensibles en employant la méthode optique de Lissajous; mais il convient d'ajouter que les mouvements des osselets ne deviennent perceptibles qu'à propos des sons très intenses.

La destruction de la chaîne des osselets n'entraîne pas nécessairement une surdité complète pas plus que la perforation de la membrane du tympan (1), mais à la condition que l'étrier soit conservé. La chute de cet osselet entraîne constamment l'abolition de l'ouïe (Bonnafont), par ce motif que la périlymphe s'écoule librement dans l'oreille moyenne et ne peut plus transmettre les ondes sonores au labyrinthe membraneux.

Transmission par les os du crâne. — Plusieurs faits établissent que les sons peuvent parvenir aux organes récepteurs à travers les os du crâne. C'est exclusivement par cet intermédiaire qu'on entend sa propre voix, quand on se bouche les oreilles. Voici maintenant quelques expériences : on fait vibrer un diapason tenu entre les dents et lorsque ces vibrations sont devenues trop faibles pour être perçues, il suffit de se boucher les oreilles pour entendre le son du diapason. De même, si on place une montre entre les incisives, on l'entend avec une grande netteté, tandis que l'audition devient moins parfaite dès qu'on cesse de toucher la montre avec les dents. On peut varier ces expériences en plaçant le diapason vibrant ou la montre sur le sommet de la tête. Dans ces diverses épreuves, la chaîne des osselets et la membrane du tympan sont d'ailleurs entraînées dans le mouvement vibratoire, car en reproduisant ces épreuves sur le cadavre et en auscultant le conduit auditif interne, les sons perdent de leur netteté si on enlève la chaîne des osselets (Politzer). D'autre part, Lucae a refait ces expériences en inscrivant les vibrations de l'enclume et du marteau.

L'intervention des os du crâne dans la transmission des ondes sonores est utilisée dans la pratique et trouve une application dans l'emploi des *audiphones*, appareils destinés à corriger les effets de la surdité. Le plus simple de ces appareils consiste en une tige rigide tenue entre les dents et se terminant sur un disque largement étalé pour recueillir les sons.

Transmission par l'air. — A l'état normal, l'air enfermé dans la caisse du tympan n'a qu'un rôle insignifiant dans la transmission des ondes sonores; mais son intervention est inévitable lorsque la chaîne des osselets a été détruite. Dans ce cas et puisque l'audition est partiellement conservée, il faut bien admettre que les vibrations sont transmises par l'air de la caisse. Il est probable qu'elles atteignent directement la membrane élastique de la fenêtre ronde.

Rôle de la trompe d'Eustache. — L'air enfermé dans l'oreille moyenne doit être constamment en équilibre de pression avec l'air extérieur et ce résultat est obtenu par la communication intermittente qui s'établit entre la caisse du tympan et le pharynx par la trompe d'Eustache, dont l'orifice pharyngien s'ouvre à chaque déglutition, sous l'influence du muscle péristaphylin interne. Si l'air tympanique était enfermé dans une cavité close, ses échanges avec les gaz du sang ne tarderaient pas

---

(1) D'après Bonnafont, après la perforation de la membrane du tympan, l'appréciation des sons très bas ou très élevés n'est plus possible. De même, après la disparition de l'enclume et du marteau, l'oreille perd à peu près complètement la perception de la qualité des sons. Elle n'entend avec netteté que les bruits.

à modifier sa pression, ce qui est toujours une cause de trouble grave pour l'audition.
C'est ainsi que l'oblitération accidentelle de la trompe d'Eustache entraîne la surdité
par un mécanisme aisé à comprendre; l'air emprisonné dans la caisse se raréfie, et la
membrane du tympan, appelée par le vide, presse sur la chaîne des osselets qui s'immobilise et ne transmet plus aucune vibration ou ne transmet que des vibrations très
affaiblies.

En dehors des mouvements de déglutition, l'orifice pharyngien de la trompe d'Eustache est fermé automatiquement par la rétraction du clapet cartilagineux qui en forme
la lèvre interne. Il faut même employer une pression assez forte pour forcer l'obstacle;
on y arrive en reproduisant les épreuves de Valsalva qui consistent à effectuer une
nspiration ou une expiration forcées, en fermant la bouche et en se bouchant le nez.
Dans le premier cas, la caisse se vide partiellement et la membrane du tympan est
refoulée en dedans. Ce sont des phénomènes inverses qu'on obtient par l'expiration
forcée; mais, dans tous les cas, on est averti par une sensation pénible bien connue,
des violences faites à la membrane du tympan. C'est, d'ailleurs, une sensation analogue
à celle qu'on éprouve quand on effectue une déglutition en se bouchant le nez. Dans
ce cas, la déglutition est accompagnée d'une raréfaction de l'air dans le pharynx et
cette raréfaction se propageant à l'oreille moyenne, appelle la membrane du tympan
avec une certaine force. Dans ces diverses épreuves, les déplacements de la membrane
du tympan peuvent être rendus sensibles à l'aide d'un manomètre à eau inséré sur
le conduit auditif externe.

Les déglutitions qui ouvrent périodiquement la trompe d'Eustache semblent constituer une fonction auxiliaire étroitement liée à l'audition. Leur finalité spéciale peut,
du moins, être légitimement présumée à partir des faits suivants : 1° elles se succèdent
à de courts intervalles et se répètent à tous les moments de la journée, même pendant
le sommeil; 2° le nerf sécrétoire de la sous-maxillaire, la corde du tympan, traverse
l'oreille moyenne, ce qui peut être considéré comme une nouvelle expression de la
solidarité fonctionnelle qui attache la sécrétion salivaire à l'audition.

Rôle des cellules mastoïdiennes. — Les cellules mastoïdiennes sont des espaces remplis
d'air. Elles n'ont sans doute pas d'autre rôle que d'agrandir la masse gazeuse de
l'oreille moyenne et de diminuer, en les répartissant sur un plus grand volume d'air, les
effets dus aux changements de la pression intratympanique.

Transmission des ondes sonores dans l'oreille interne. — Les ondes sonores
transmises par la chaîne des osselets parviennent à la fenêtre ovale et retentissent sur
la périlymphe. Les demi-oscillations internes de la membrane du tympan entraînent
une demi-oscillation de même sens dans l'étrier qui presse sur la périlymphe. Les
demi-oscillations externes produisent un effet inverse et appellent l'étrier en dehors.
Celui-ci agit donc à la manière d'un piston qui, tour à tour, refoule et appelle la périlymphe. Or celle-ci, incompressible comme tous les liquides, remplit un espace qui
n'est déformable qu'en un seul point : la membrane élastique qui ferme la fenêtre
ronde. Il en résulte que les vibrations de l'étrier entraînent dans la périlymphe des
mouvements de totalité, des oscillations qui intéressent simultanément toute sa
masse et se reflètent sur la membrane de la fenêtre ronde. Mach et Kenel ont
d'ailleurs constaté par l'expérimentation, que cette membrane fait saillie vers la caisse
du tympan, toutes les fois qu'un son frappe l'oreille.

II. **Mécanisme de l'impression auditive.** — Les vibrations de totalité de la
périlymphe, qui ont d'ailleurs une très faible amplitude, se répercutent immédiatement sur les diverses parties du labyrinthe membraneux et atteignent les terminaisons sensitives étudiées plus haut. Les cellules auditives subissent, en somme, un
ébranlement mécanique dans lequel l'endolymphe, les crins auditifs, les otolithes et
la membrane basilaire ont chacun leur part. Au niveau des crêtes et des taches
auditives, on peut admettre que les oscillations de l'endolymphe agissent directement
sur les crins auditifs.

Quant aux otolithes on a émis à leur endroit un si grand nombre d'hypothèses qu'il devient impossible de prendre parti pour l'une ou pour l'autre. Par contre, il est aisé de comprendre le mode d'action des fibres de la membrane basilaire et on voit bien comment, par leurs vibrations, elles ébranlent à peu près directement les cellules auditives qu'elles supportent.

L'impression auditive a donc, dans tous les cas, un caractère mécanique ; mais elle s'exerce d'après des modes et sur des organes différents. Il y a tout lieu de penser que ces différences se rattachent aux diverses qualités des sons et aux relations cérébrales qui rendent ces qualités perceptibles. A ce point de vue, il y a lieu d'étudier à part les fonctions présumées du limaçon, des canaux demi-circulaires et du vestibule.

Fonctions du limaçon. — Le limaçon recevrait des impressions qui, parvenues à l'écorce cérébrale, permettraient l'appréciation de la hauteur des sons musicaux ; chacun de ces sons ébranlerait une catégorie particulière de fibres nerveuses à l'exclusion de toutes les autres. L'organisation du limaçon est bien faite pour suggérer l'idée de cette dissociation, dont l'initiative appartient à Helmoltz. Celui-ci vit tout d'abord dans les arcs de Corti les agents mécaniques de toutes ces excitations isolées et il admit que ces organes, dont le nombre s'élève à 3 000 environ, sont accordés chacun pour un son déterminé. L'organe de Corti réalisait ainsi une sorte de piano embrassant toute l'échelle de la gamme. Mais on objecta bien vite à Helmoltz que les arcs de Corti font précisément défaut chez les oiseaux à qui pourtant, on ne saurait refuser le sens musical. Helmoltz fut alors conduit à déplacer son hypothèse et à l'appliquer à la membrane basilaire. Les stries de Hensen ou cordes de Nuel qui se différencient dans cette membrane ont, comme on l'a vu plus haut, une longueur qui va décroissant de la coupole à la base du limaçon ; chacune d'elles a donc un son propre déterminé et leur ensemble pourrait être comparé à une harpe qui par sa complexité prodigieuse est en état de satisfaire à l'hypothèse dont elle est l'objet. Il suffit, en effet, que le nombre de ses cordes dépasse ou égale celui des sons musicaux distincts pour une oreille exercée. Or, le nombre de ces sons peut être calculé à partir de ce fait établi par Weber, que l'oreille ne peut pas apprécier un intervalle inférieur à $1/64^e$ de demi-ton. Le nombre total de ces intervalles est donc égal à 64×12 par octave et pour les sept octaves, à $64 \times 12 \times 7 = 5\,376$. Or, on évalue à 6 000 le nombre des cordes de Nuel. Chacun des sons musicaux que l'oreille sait discerner, peut donc trouver dans la membrane basilaire son résonnateur particulier.

L'hypothèse de Helmoltz se heurte pourtant à une difficulté assez grave. Les cordes de Nuel sont extrêmement courtes puisque leur longueur varie de $1/20^e$ de millimètre à $1/2$ millimètre ; elles ont donc un son propre très élevé dont la hauteur dépasse celle de tous les sons perceptibles. Mais on suppose que les arcs de Corti et l'épithélium sensoriel qui reposent sur les fibres de Hensen, forment une masse assez pesante pour ralentir la marche des vibrations de ces fibres et en abaisser le son propre.

Les arcs de Corti remplissent sans doute une autre fonction qui est de frapper les cellules auditives à l'aide du prolongement réticulé du pilier externe.

Rôle des canaux demi-circulaires. — La fonction remplie par ces organes dans l'équilibration (Voy. p. 836) n'exclut pas leur sensibilité auditive. Le fait que la destruction des canaux demi-circulaires n'entraîne pas la surdité, ne prouve pas qu'ils sont étrangers à l'audition. Il faudrait autrement étendre cette conclusion au limaçon lui-même qui, selon Gellé, peut être détruit sans qu'il en résulte l'abolition de l'ouïe. Les canaux demi-circulaires doivent être considérés comme des organes auditifs que leur spécialisation vers des fonctions étrangères à l'audition n'a pas dépossédés de leurs attributions fondamentales. Il n'y a pas de raison, en effet, pour que les terminaisons sensitives des ampoules qui sont construites sur le plan de toutes les terminaisons auditives, soient incapables d'être impressionnées par les ondes sonores.

Fonction du vestibule. — Le vestibule est la région la plus simple du labyrinthe, mais il en est aussi la région primitive et fondamentale, en ce sens qu'il reste l'unique représentant de l'appareil récepteur, chez les espèces animales où l'oreille offre le plus haut degré de simplicité. Or, si on admet que le limaçon est spécialisé pour permettre l'appréciation de la hauteur des sons, le vestibule ne pourrait donner que la perception des bruits. Il reste, pourrait-on dire, avec les canaux demi-circulaires, l'organe de l'audition brute, permettant de juger seulement de l'intensité des sons, de leur direction et de leur distance. Mais il est prudent de se borner ici à de courtes considérations, sous peine de prétendre entrer dans la conscience des animaux dont l'appareil auditif a conservé la simplicité fondamentale.

DES SENSATIONS AUDITIVES

Conditions physiques de ces sensations. — L'oreille ne perçoit pas les sons trop aigus ou trop bas. La condition physique de l'audition est donc dans le nombre des vibrations qui composent les sons. Or, la limite des sons perceptibles les plus bas répondrait à 80 vibrations par seconde, et celle des sons perceptibles les plus aigus répondrait à 20 000 vibrations par seconde.

Extériorité des sensations auditives. — Toute sensation auditive est extériorisée immédiatement; mais, chez les mammifères, l'extériorisation ne se fait que dans l'air. Lorsqu'on est plongé dans l'eau, les sensations auditives ne sont pas projetées au delà de l'oreille et on croit entendre dans l'oreille. Cette illusion est sans doute l'effet de l'inexpérience et il est probable que les animaux aquatiques ne l'éprouvent pas.

Caractères des sensations auditives. — Ils sont liés aux qualités des sons; qualités qui sont, comme nous l'avons rappelé à propos de la phonation, au nombre de trois : l'intensité, la hauteur et le timbre.

A l'*intensité des sons* se rattache la sensibilité variable de l'oreille qui est plus ou moins apte à se laisser frapper par des vibrations de faible amplitude. L'ouïe est *fine* dans le premier cas et *dure* dans le second. La finesse de l'ouïe, c'est-à-dire l'acuité de la sensibilité auditive, se mesure à l'aide d'instruments spéciaux appelés *acoumètres*, et que nous nous abstiendrons de décrire en raison de leur caractère trop spécial.

A *la hauteur des sons* se rattache la faculté de discerner l'intervalle qui sépare deux sons musicaux très voisins. Cette appréciation est enfermée entre deux limites répondant pour les sons graves à 33 vibrations, et pour les sons aigus à 4 500 vibrations par seconde. Au delà de ces limites, l'intervalle des sons s'apprécie mal. D'ailleurs, on trouve sur ce point les plus grandes différences individuelles et la justesse des appréciations est le privilège des oreilles cultivées et bien douées. A côté des gens sourds à la musique, il y a des spécialistes qui ont l'oreille assez juste pour discerner une différence de 1/1 000 dans le nombre des vibrations de deux sons.

Du timbre. — Le timbre dépend, nous l'avons déjà vu, du nombre et de l'intensité des harmoniques du son fondamental. Il en résulte que la sensation auditive du timbre est une sensation composée que nous percevons comme simple parce que nous ne discernons pas les harmoniques. Avec un peu d'attention, on parvient pourtant à les distinguer du son fondamental. C'est par les sensations auditives du timbre que nous jugeons de l'origine des sons, que nous distinguons un tambour d'une clarinette, ou que nous reconnaissons une personne à sa voix.

Durée des sensations auditives. — La sensation auditive a un peu plus de durée que l'excitation. Il résulte des recherches de Helmoltz qu'on peut entendre distinctement 133 battements par seconde. Au delà de cette limite, les sensations cessent d'être distinctes et se confondent en une sensation continue.

Des jugements auditifs. — Les perceptions auditives nous informent sur la nature, la distance et la situation relative des corps. Ces divers jugements tirent leur justesse des associations qui se sont établies, dans nos expériences antérieures, entre les données du sens auditif et celles des autres sens.

Quand nous percevons cette qualité particulière d'un corps qui est le timbre, la sensation que nous éprouvons évoque immédiatement l'image de toutes les qualités que par notre éducation passée, nous savons appartenir à ce corps.

L'appréciation de la distance d'un corps par l'intensité du son qui émane de lui résulte les liens établis par des milliers d'expériences entre les images auditives de ce corps et ses images visuelles.

Parmi les indications fournies par l'audition, il en est une qui semble donnée immédiatement, c'est celle qui touche à la situation relative des corps et à leur orientation par rapport à nous. Nos jugements sur ce point reposent sur la faculté que possède l'oreille de nous renseigner immédiatement sur la direction des sons. A ce propos, on a fait jouer un grand rôle au pavillon de l'oreille. Mais on est sans doute plus près de la vérité en imaginant que nos jugements sur la direction des sons résultent du fait même de l'audition bi-auriculaire et qu'ils reposent sur l'inégalité des impressions qui frappent les deux oreilles. Les résultats qu'on obtient par l'emploi du tube bi-auriculaire de Gellé plaident dans ce sens. Les deux extrémités d'un tube de caoutchouc étant placées chacune dans un conduit auditif, on applique une montre sur la partie moyenne de l'anse qui, grâce à sa souplesse, peut accompagner la montre et permet de placer celle-ci en divers points, en avant, en arrière et au-dessus de la tête. Or, si le sujet ferme les yeux, il est incapable de localiser le bruit de la montre, pour ce seul motif que les impressions symétriques sont égales. Cette expérience est fort instructive, mais elle ne contient pas toute l'explication que nous cherchons. Nos jugements sur la direction des bruits sont toujours accompagnées de sensations musculaires, celles des mouvements qu'il faut imprimer à la tête pour obtenir le maximum de netteté dans la perception. Or, de nombreuses expériences antérieures ont fixé dans notre esprit le lien qui existe entre la position de la tête, la perception optima et la direction des sons.

DE LA VISION

La vision renseigne les animaux sur la forme des corps et leur grandeur, leur position dans l'espace et leur état de repos ou de mouvement.

Tous les animaux sont sensibles à la lumière, mais les uns n'en reçoivent que des impressions diffuses et n'éprouvent que des sensations indéterminées d'éclairage ou d'obscurité. Les autres recueillent des impressions définies de telle manière qu'ils ont la vision des objets extérieurs, au sens qui vient d'être dit plus haut. A cet effet, ils sont pourvus d'un appareil spécial, construit de telle sorte que chaque point lumineux émané d'un objet, fait une image distincte sur une surface sensible à la lumière et est perçu comme distinct. Dans ce cas, l'impression lumineuse est définie et possède un dessin conforme à la figure même des objets. C'est une image. L'appareil de la vision qui produit ce résultat est un œil.

Dans la série animale les yeux sont disposés selon deux types et l'on distingue les yeux simples, tels qu'on les trouve chez tous les vertébrés, et les yeux composés ou à facettes, propres aux articulés. Nous n'avons à compter qu'avec les yeux du premier groupe.

L'œil est un appareil chargé de produire l'image des objets sur une surface sensible à la lumière. Cette destination suppose, au moins, l'intervention des objets suivants : un système de réfraction, ce sont les milieux de l'œil; une membrane sensible, la rétine ; une enveloppe faite pour soutenir et embrasser tout cela. Ainsi constitué, l'œil réalise une véritable chambre noire et peut être défini une chambre noire dont l'écran est sensible à la lumière. Ce sont les diverses parties de cette chambre noire dont nous avons à étudier les fonctions. Nous examinerons successivement : 1° l'appareil de réfraction de l'œil ; 2° les propriétés et les fonctions de la rétine ; 3° les circonstances et les conditions de la vision ; 4° les perceptions et les jugements visuels ; 5° les organes annexes de l'appareil de la vision.

CHAPITRE PREMIER.

APPAREIL DE RÉFRACTION DE L'ŒIL

L'appareil dioptrique de la vision est formé par les milieux de l'œil : la cornée, l'humeur aqueuse, le cristallin et l'humeur vitrée. L'ensemble de ces milieux remplit les fonctions d'un système centré de lentilles agissant sur la lumière de manière à produire l'image des objets sur la rétine. Avant d'en aborder l'étude, il convient de rappeler sommairement les propriétés des lentilles.

PROPRIÉTÉS DES LENTILLES.

A. Lentilles biconvexes. — Les lentilles biconvexes sont des milieux réfringents limités par deux surfaces sphériques reposant sur une base commune.

On appelle *centres de courbure* d'une lentille les centres des sphères auxquelles sont empruntées les deux faces de la lentille.

L'*axe optique* ou *principal* d'une lentille est la ligne droite qui passe par les deux centres de courbure.

Le *centre optique* est le point d'intersection de l'axe optique avec l'équateur de la lentille. Ce point jouit de la remarquable propriété suivante : Tout rayon lumineux passant par le centre optique, émerge de la lentille dans une direction parallèle à sa direction initiale. Ce fait résulte des propriétés des milieux réfringents limités par des surfaces planes et parallèles. On sait, par exemple, que tous les rayons qui traversent une lame de verre sortent parallèlement à eux-mêmes, après leur double réfraction. Cela tient à ce que les deux déviations qu'ils subissent, et dont le degré dépend de l'indice de réfraction, sont inverses et de même valeur. Or, dans le cas d'un rayon qui

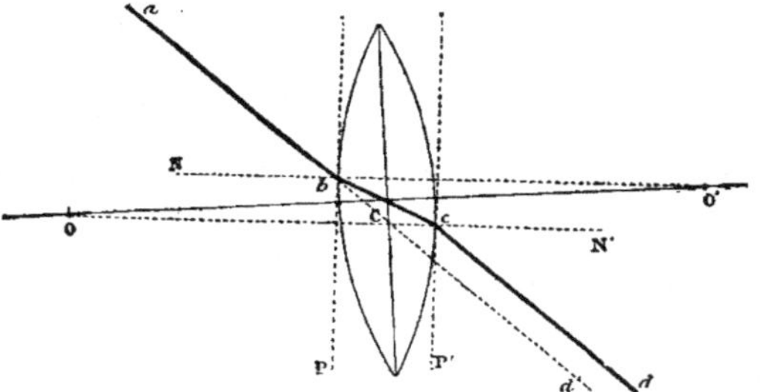

Fig. 261. — Propriétés du centre optique des lentilles biconvexes.

traverse une lentille, en passant par le centre optique (fig. 261), on démontrerait aisément que les plans P et P' passant tangentiellement au point d'incidence et au point d'émergence sont parallèles entre eux. D'autre part, on peut négliger la distance transversale qui sépare le rayon incident *ab* du rayon émergent *cd*. En conséquence, on admet dans la pratique, que *les rayons qui passent par le centre optique d'une lentille ne subissent aucune déviation sensible*.

Du foyer principal. — Tous les rayons lumineux parallèles à l'axe optique convergent, après avoir traversé la lentille, sur un point situé sur l'axe optique et désigné sous le nom de foyer principal (fig. 262).

Foyers conjugués. — Tous les rayons émis par un point lumineux situé sur l'axe principal d'une lentille, sortent de la lentille et se rencontrent sur un seul point qui est le foyer conjugué du point lumineux. Trois cas peuvent se présenter :

1° Le foyer principal (F) est placé entre le point lumineux (*f*) et la lentille (fig. 263) ; dans ce cas, les rayons sortent de la lentille en convergeant et forment en *f'* un foyer conjugué réel et situé sur l'axe principal.

2° Le point lumineux coïncide avec le foyer principal ; dans ce cas les rayons lumineux sortent de la lentille parallèlement à l'axe principal, et le foyer conjugué du point lumineux est à l'infini (fig. 262).

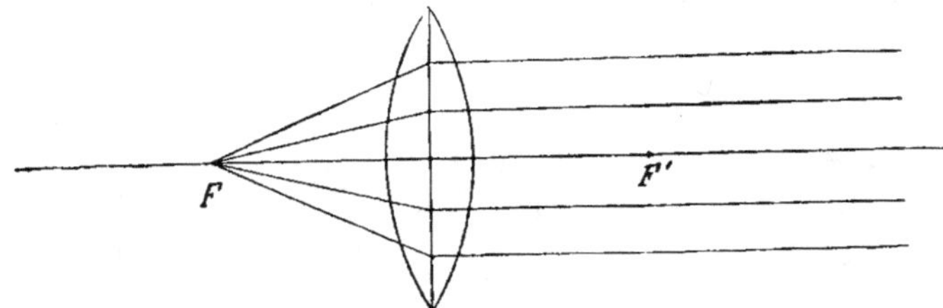

Fig. 262. — Les rayons parallèles à l'axe principal convergent sur le foyer principal (F).

3° Le point lumineux (f) est placé entre le foyer principal (F) et la lentille (fig. 264) ; dans ce cas, les rayons sortent en divergeant et leurs prolongements

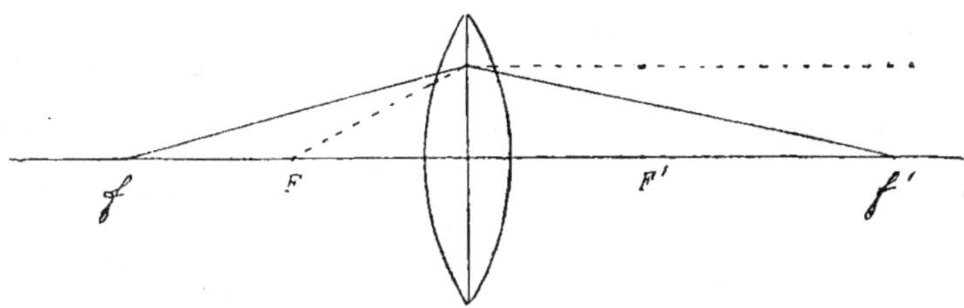

Fig. 263. — Formation en f' du foyer conjugué du point lumineux f. (Le foyer conjugué est réel.)

vont former, sur l'axe principal, un foyer conjugué virtuel (f'') situé du même côté que le point lumineux.

Foyers conjugués sur les axes secondaires. — Quand un point lumi-

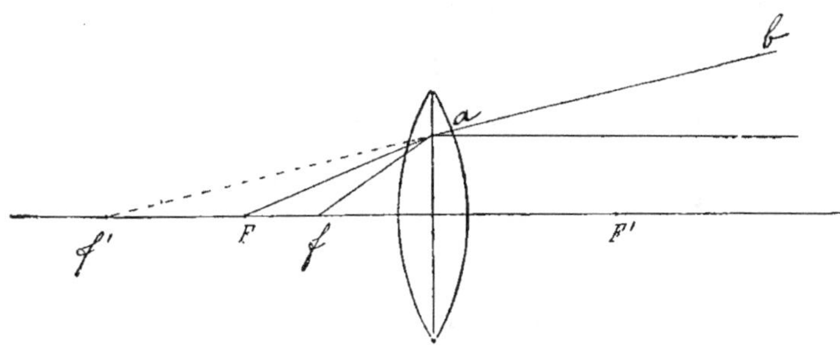

Fig. 264. — Formation en f' du foyer conjugué du point lumineux f. (Le foyer conjugué est virtuel et situé du même côté que le point lumineux.)

neux est placé hors de l'axe principal d'une lentille, le rayon passant par le centre optique constitue l'axe secondaire du point lumineux. Dans ce cas, le foyer conjugué est nécessairement situé sur l'axe secondaire.

De la formation des images par les lentilles. — Soient A et B deux points lumineux d'un objet (fig. 265). Le problème est de déterminer le foyer de ces deux points. Tous les rayons émanés du point A étant assujettis à passer par le foyer de ce point, il suffit de tracer deux de ces rayons, ce qui est facile. En effet, le rayon

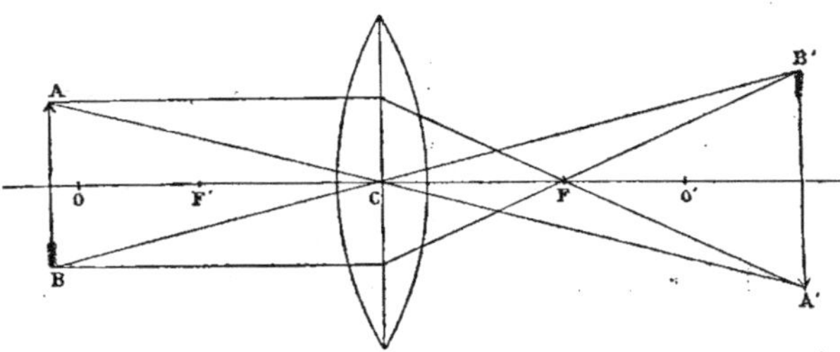

Fig. 265. — Formation des images par les lentilles biconvexes.

parallèle à l'axe optique passe, après sa réfraction, par le foyer principal F de la lentille. D'autre part, le rayon qui passe par le centre optique C traverse la lentille sans déviation et rencontre le premier en A′ qui devient ainsi le foyer cherché et par conséquent l'image du point A. Nous construirions de même l'image du point B. On voit que *dans les lentilles biconvexes les images sont réelles et renversées.*

Relations de l'image et de l'objet. — La grandeur de l'image et la distance qui la sépare de la lentille dépendent de la place de l'objet sur l'axe optique. On verrait, par une construction identique à celle de la figure précédente, que si l'objet se rapproche de la lentille, l'image s'éloigne et s'agrandit. Réciproquement, si l'objet s'éloigne de la lentille, l'image s'en rapproche et diminue de grandeur.

Des lentilles biconcaves. — Nous nous bornerons à dire que les lentilles biconcaves donnent des images *virtuelles et droites*, laissant au lecteur le soin de

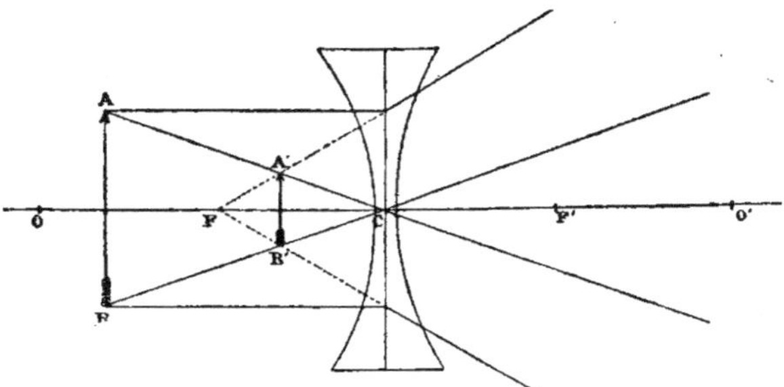

Fig. 266. — Formation des images dans les lentilles biconcaves.

trouver une démonstration analogue à celle qui précède, en s'aidant de la figure 266.

De la puissance des lentilles. Unité de puissance, dioptrie. — La puissance des lentilles est en raison inverse de leur *distance focale*. La dioptrie ou unité de puissance est la puissance d'une lentille dont la distance focale est de 1 mètre. Une lentille dont la distance focale est de 50 centimètres est une lentille de deux dioptries. Dans une lentille qui n'a qu'une demi-dioptrie, la distance focale est de 2 mètres, etc.

DES MILIEUX DE L'ŒIL ET DE LEURS CONSTANTES.

De la cornée. — La cornée, ou vitre de l'œil, est une membrane transparente enchâssée dans l'ouverture antérieure de la sclérotique. Elle forme la paroi antérieure du globe oculaire et c'est par son intermédiaire que les rayons lumineux pénètrent dans l'œil. Son rayon de courbure est plus petit que celui de la sclérotique, d'où résulte la saillie ou bombement qu'elle fait à l'extrémité antérieure du globe. Ses contours, circulaires chez l'homme, les singes, les carnivores, dessinent une ellipse irrégulière chez les solipèdes et les ruminants. Helmholtz et Donders considéraient la surface de la cornée comme appartenant à un ellipsoïde de révolution, mais il résulte des mesures prises par Salzer que cette membrane n'est pas limitée par une surface géométrique et que sa forme ne relève pas du calcul.

Humeur aqueuse. — Interposée entre la face postérieure et concave de la cornée et la face antérieure et convexe du cristallin, elle constitue une lentille convexo-concave, qui a d'ailleurs le même indice de réfraction que la cornée.

Cristallin. — Il constitue une lentille biconvexe dont les deux faces n'ont pas la même courbure ; la face postérieure a un rayon beaucoup plus petit que la face antérieure et fait une saillie très accentuée, en arrière, dans la cavité remplie par le corps vitré.

Le cristallin, dont la forme est aplatie chez tous les mammifères aériens, et plus encore chez les oiseaux, devient à peu près régulièrement sphérique chez les poissons et en général chez les vertébrés aquatiques.

Quant *au corps vitré*, il remplit l'espace compris entre le cristallin, les procès ciliaires et le fond de l'œil.

Des constantes physiques et géométriques de la lentille oculaire. — *Œil schématique de Listing.* — Les milieux réfringents qui viennent d'être énumérés plutôt que décrits, forment, par leur ensemble, un système centré de lentilles, se résolvant en somme en une lentille unique et fonctionnant comme une lentille unique (1). Or, le pouvoir convergent de la lentille oculaire et sa distance focale dépendent des constantes physiques et géométriques propres aux divers milieux de l'œil. Ces constantes ont été soigneusement déterminées chez l'homme et nous en donnons les valeurs moyennes, telles qu'elles résultent des mensurations de Listing :

Constantes physiques et géométriques des milieux de l'œil, chez l'homme.

Indices de réfraction..	De la cornée.. De l'humeur aqueuse..........	1,33
	De l'humeur vitrée	
	Du cristallin...	1,45
Rayons de courbure..	De la cornée..	8 mm.
	De la face antérieure du cristallin......................	10 mm.
	De la face postérieure................................	6 mm.
Distances.............	Entre la cornée et la face antérieure du cristallin.........	4 mm.
	Entre les deux faces du cristallin (épaisseur du cristallin).	4 mm.
	Distance focale (calculée à partir des chiffres précédents).	$14^{mm},647$

(1) Dans le langage nouveau de la physique, ou appelle *dioptre* toute surface qui sépare deux milieux inégalement réfringents. L'œil constitue, dès lors, un dioptre composé se résolvant en fait, en un dioptre unique et fonctionnant comme un dioptre unique.

C'est à l'aide de ces chiffres que Listing a construit l'œil schématique ou théorique qui porte son nom. Dans cette construction, on suppose que l'œil est disposé pour la vision des objets situés à l'infini et ne fait, par conséquent, aucun effort d'accommodation.

Pour l'œil du cheval, nous réunissons dans le tableau ci-dessous un certain nombre de chiffres que nous empruntons à l'ouvrage de MM. Nicolas et Fromaget (*Ophtalmoscopie vétérinaire*, 1898) :

Indices de réfraction.	De l'humeur aqueuse	1,3364 (Emmert).
	Du cristallin	1,5084 (Mathiesen).
Rayons de courbure.	De la cornée { vertical	17 mm. (Berlin).
	{ horizontal	19^{mm},5 (Id.).
	De la face antérieure du cristallin	15 mm. (Franck et Leisering). 21 mm. (Mathiesen). 13^{mm},5 (Berlin). 17^{mm},7 (Nicolas et Fromaget).
	De la face postérieure	10 mm. 13 mm. 9^{mm},5 11^{mm},5 (Mêmes auteurs).
Distances....	Entre la cornée et la face antérieure du cristallin	6^{mm},5
	Entre les deux faces du cristallin (épaisseur du cristallin)	12 mm. (Franck et Leisering). 14 mm. (Chauveau et Arloing). 12^{mm},5 (Nicolas et Fromaget).

De la formation des images rétiniennes. — A l'aide du calcul basé sur les constantes de l'œil au repos, on démontre que le foyer principal de la lentille oculaire est placé sur la rétine.

L'image des objets doit donc se dessiner sur la rétine et cette présomption se vérifie aisément dans l'expérience suivante due à Képler : Un œil de bœuf, dont on a préalablement aminci la sclérotique sur une étendue convenable, est enchâssé dans un écran et placé dans une chambre obscure, en présence d'un objet lumineux, une lampe par exemple. Dans ces conditions, l'observateur placé en arrière, voit l'image de la lampe se dessiner nettement au fond de l'œil, sur la rétine.

Du centre optique de l'œil. — Le centre optique déterminé par le calcul ou par la géométrie à partir des constantes précitées, est situé sur l'axe de l'œil, à l'intérieur du cristallin et à une faible distance du centre de la face postérieure de cette lentille (fig. 267, C). Comme il fallait s'y attendre, il n'est pas situé au centre géométrique du cristallin, car sa place dépend de la résultante des pouvoirs convergents des diverses lentilles qui se succèdent sur l'axe optique.

Construction des images rétiniennes. — La connaissance du centre optique facilite singulièrement la construction de l'image rétinienne des objets. Pour avoir l'image d'un point lumineux, il suffit, en effet, de mener le rayon passant par ce point et par le centre optique de l'œil. C'est ce qui a été fait dans la figure 267, où le foyer rétinien, c'est-à-dire l'image du point A, a été uniquement et préalablement déterminé à l'aide du rayon AC*a* passant par le centre optique. Mais on a complété la construction en traçant deux autres rayons quelconques AM, AN, qui, après leur réfraction, convergent sur le foyer rétinien *a*. On voit ainsi que la lumière émanée du point A et atteignant le foyer rétinien de ce point est enfermée dans deux faisceaux lumineux, un faisceau divergent AMN et un faisceau convergent MNA. On a procédé de la même

manière pour obtenir l'image du point B. Dans l'hypothèse où nous nous plaçons, l'œil est ajusté de telle manière que la rétine est au foyer, et dans ce
cas, l'image de tout point lumineux est un point. Mais si la rétine n'est pas au

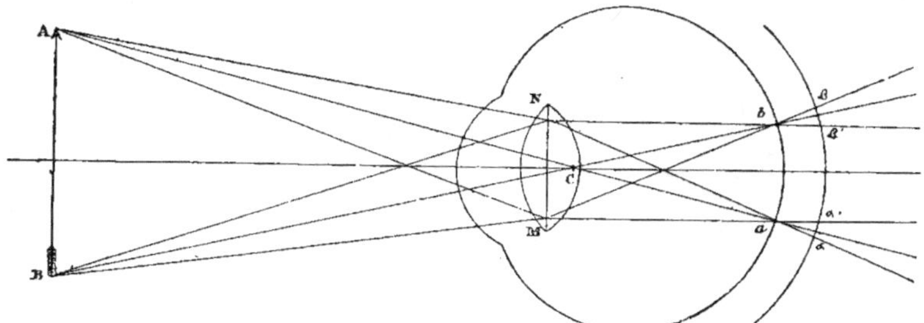

Fig. 267. — Formation des images rétiniennes.

foyer, le faisceau divergent coupe cette membrane soit en arrière, soit en avant du
foyer, et y dessine un cercle dit *cercle de diffusion* ($\alpha\alpha'$ et $\beta\beta'$). Dans ce cas, l'image
de tout point lumineux est un cercle et l'image des objets devient confuse.

DE L'ACCOMMODATION.

L'accommodation consiste dans les changements qui se produisent automatiquement dans l'appareil optique de l'œil, et qui ont pour effet de maintenir sur
la rétine le foyer principal de la lentille oculaire.

Nécessité de l'accommodation. — L'accommodation est évidemment nécessaire. Nous savons, en effet, que le lieu de formation de l'image d'un objet dans
une lentille, est géométriquement déterminé par la place de cet objet vis-à-vis de
la lentille, en sorte que si l'objet se rapproche, l'image grandit et s'éloigne, et
inversement (voir la figure 265). Or nous voyons avec une égale netteté les mêmes
objets quelle que soit leur distance. Il faut en conclure que l'image de ces
objets ne cesse pas de se former sur la rétine, ou que celle-ci est toujours au
foyer des points lumineux fixés par le regard, quelle que soit la distance de ces
points. Ce résultat ne saurait être obtenu que par un changement automatique
en vertu duquel le pouvoir réfringent de la lentille oculaire se règle sur la distance des objets.

Réalité de l'accommodation. — La réalité de l'accommodation se
démontre, d'ailleurs, de diverses manières et en particulier à l'aide de l'expérience de Scheiner que nous allons sommairement raconter. On perce sur une
carte deux trous d'épingle, séparés par un intervalle moindre que le diamètre
de la pupille. A travers cet écran placé devant un œil, on regarde deux points
lumineux, deux têtes d'épingle par exemple, placés sur l'axe optique et à une
certaine distance l'un de l'autre. Or, si on regarde l'un de ces points, l'autre
devient double. La figure 268 rend compte de ce qui se passe dans l'œil. Le
point *a* étant vu distinctement, il faut bien admettre que les deux cônes lumineux émanés de ce point et passant par les deux trous de la carte ont leur som-

met commun sur la rétine et y forment leur foyer (a'). Que si, pendant ce temps, le point b est vu double, c'est que les cônes lumineux, partant de plus loin, convergent plus tôt et se rencontrent en avant de la rétine, au point b'. Mais ils poursuivent leur trajet au delà de ce point et vont dessiner sur la rétine deux

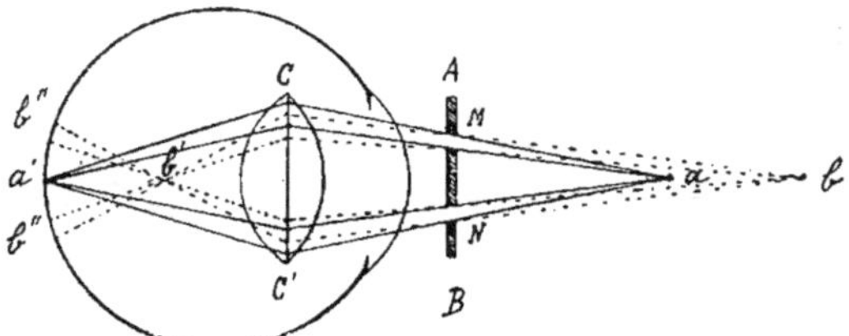

Fig. 268. — Expérience de Scheiner.

cercles de diffusion (b'', b''), c'est-à-dire deux images plus ou moins confuses du point b.

Il en résulte que deux points a et b inégalement distants de l'œil ne peuvent pas être vus en même temps d'une manière distincte, et que si l'œil est accommodé pour la vision du point a, il ne l'est pas, au même moment, pour celle du point b.

Mécanisme de l'accommodation. — Changements de la courbure antérieure du cristallin. — L'accommodation résulte des variations qui se produisent dans la courbure de la face antérieure du cristallin. Pour la vision des objets rapprochés, la courbure augmente; elle diminue pour la vision des objets éloignés.

La constatation expérimentale de ces changements a été faite par Cramer et par Helmholtz à l'aide des images dites de Purkinje ou de Sanson. Voici en quoi consistent ces images : Un sujet à large pupille étant placé dans une

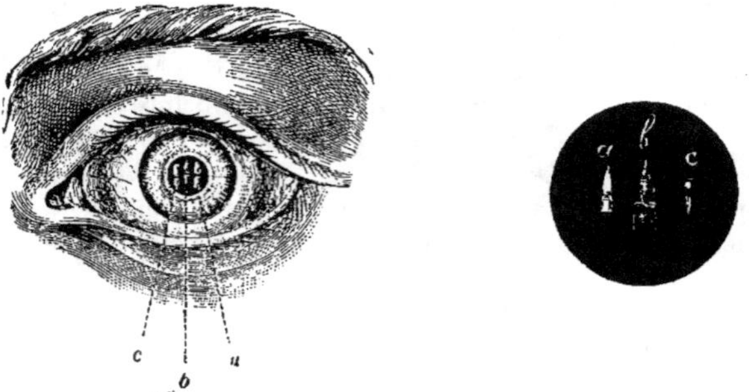

Fig. 269. — Images de Purkinje. a, image cornéenne ; b, image cristallinienne antérieure ; c, image cristallinienne postérieure.

chambre noire, on pose une bougie en avant et en dehors de l'œil. Dans ces conditions, un observateur placé dans une situation symétrique, aperçoit trois images (fig. 269) : 1° une image antérieure (a) droite et virtuelle, formée par la face antérieure de la cornée agissant comme miroir convexe; 2° l'image b, droite et virtuelle, la plus grande et la plus reculée des trois, est formée par la face antérieure du cristallin, agissant comme miroir convexe ; 3° enfin, l'image *c*, la plus petite, réelle et renversée, est formée par la face postérieure du cristallin agissant comme miroir concave. De ces trois images, l'image *b* est la seule qui se modifie avec la distance des objets regardés, et ses dimensions varient d'ailleurs comme la distance. Elle diminue quand les objets se rapprochent ; elle augmente dans le cas contraire. Ces variations de l'image cristallinienne antérieure appellent nécessairement des variations corrélatives dans la courbure du miroir convexe qui la produit. Elles nous annoncent donc que la courbure de la face antérieure du cristallin et partant, le pouvoir convergent de cette lentille augmentent pour la vision des objets rapprochés et diminuent pour la vision des objets éloignés. Il résulte des mesures et des calculs d'Helmholtz, que pour la vision des objets situés à l'infini, ou mieux, très éloignés, le rayon de courbure de la face antérieure du cristallin atteint 10 millimètres et qu'il tombe à 6 millimètres pour la vision des objets très rapprochés.

Agents actifs de la déformation du cristallin. — Théorie de Helmholtz. — Les déformations qui viennent d'être constatées sont placées sous la dépendance du muscle ciliaire. Celui-ci est un muscle à contraction lente, formé de deux sortes de fibres, les fibres radiées et les fibres annulaires. Les premières prennent leur insertion fixe sur l'angle irido-cornéen et leur insertion mobile sur la choroïde antérieure où elles s'étalent largement. Quant

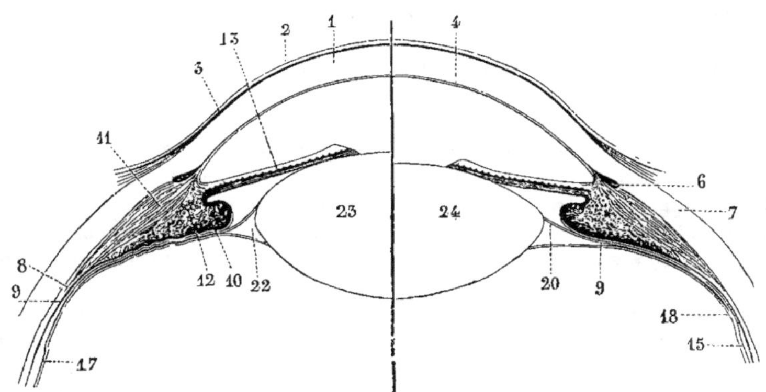

Fig. 270. — Schéma du mécanisme de l'accommodation (d'après Helmholtz).

La moitié gauche de la figure représente l'œil accommodé pour la vision des objets rapprochés. A droite, l'œil est au repos et naturellement accommodé pour la vision des objets éloignés. 1, cornée ; 2, épithélium de la cornée ; 4, membrane de Demours ; 6, canal de Fontana ; 7, sclérotique ; 8, choroïde ; 9, limites antérieures de la rétine ; 10, procès ciliaires ; 11, fibres longitudinales du muscle ciliaire ; 12, fibres circulaires ; 13, iris ; 15, ora serrata ; 17, membrane hyaloïde ; 18, zone de Zinn ; 20, dédoublement antérieur de la zone de Zinn formant le canal godronné (22) ; 23, cristallin accommodé pour la vision des objets rapprochés ; 24, cristallin au repos, disposé pour la vision des objets éloignés.

aux fibres annulaires, elles forment un sphincter sur le bord antérieur du muscle et en arrière de l'iris. Les fibres radiées jouent d'ailleurs le principal rôle dans l'accommodation, et voici comment Helmholtz interprète leur intervention (fig. 270). Lorsque l'œil est disposé pour la vision des objets situés à l'infini, le muscle ciliaire est au repos ; d'autre part, le cristallin est à ce moment au maximum de son aplatissement et cette forme n'est pas celle qu'il prendrait s'il était libre. L'aplatissement du cristallin résulte de la tension exercée sur toute sa circonférence par la *zone de Zinn*. On sait en effet, que cette membrane, considérée souvent comme un prolongement de la rétine, s'attache, d'une part sur la face postérieure du procès ciliaire et sur la membrane hyaloïde, et d'autre part, sur l'équateur du cristallin. Celui-ci est donc tiré dans tous les sens, sur le plan du diaphragme membraneux qui le soutient, et grâce à son élasticité, il s'aplatit. On a la preuve de cette déformation dans le fait que le cristallin extrait de l'œil et libéré de ses attaches est plus épais que le cristallin laissé en place et au repos. On conçoit maintenant que si les fibres radiées du muscle ciliaire se contractent, elles produiront le relâchement de la zone de Zinn, en sorte que le cristallin, libéré partiellement de la tension radiale qui l'aplatit et cédant à sa propre élasticité, incline vers sa forme naturelle et devient d'autant plus épais qu'il a plus de liberté.

Les mouvements de l'accommodation, complètement involontaires, sont des mouvements réflexes dont le point de départ est dans la rétine. Quant aux voies motrices du réflexe, elles résident dans les filets du nerf oculo-moteur commun, qui entrent dans la constitution du plexus ciliaire après avoir traversé le ganglion ophtalmique. Trautweter a montré, en effet, que si on procède à l'excitation intra-cranienne de la troisième paire, le cristallin s'épaissit aussitôt, grâce au bombement de sa face antérieure.

D'après les recherches récentes de Morat et Doyon, l'excitation du grand sympathique cervical aurait, au contraire, pour effet de relâcher le muscle ciliaire et de tendre le cristallin. Ce nerf agirait par inhibition sur les cellules ganglionnaires du plexus ciliaire.

Par cela même que l'accommodation réclame l'intervention d'un appareil neuro-moteur, elle devient un véritable travail pouvant comporter un certain degré de fatigue. On trouve le sentiment et la mesure de cette fatigue dans le sentiment contraire, c'est-à-dire l'allègement que l'on éprouve lorsque les yeux, longtemps retenus sur des objets très rapprochés, se reposent en regardant à l'horizon.

Limites de l'accommodation. — Pour la vision des objets situés à l'infini, l'œil normal ne fait aucun effort d'accommodation ; il est au repos. L'appareil de l'accommodation ne commence à fonctionner, chez l'homme, que pour la vision des objets situés à moins de 65 centimètres. D'autre part, il atteint les limites de son action, dès que les objets sont situés à moins de 22 centimètres. Cette dernière distance donne la place du *punctum proximum*. Le *punctum remotum* est situé sur le plan au delà duquel l'accommodation devient impossible. D'après ce qui précède, il est situé à l'infini pour l'œil normal.

Les distances qui viennent d'être indiquées mesurent l'*amplitude de l'accommodation*, c'est-à-dire le champ de l'espace embrassant tous les objets qui ne peuvent être vus distinctement que par un effort d'accommodation. D'après ce qui vient d'être dit, ce champ est limité par deux plans perpendiculaires à l'axe optique et situés, l'un à 65 centimètres et l'autre à 22 centimètres de l'œil.

Vices de l'accommodation. Yeux emmétropes et amétropes. — Les chiffres qui précèdent ne conviennent d'ailleurs qu'aux yeux normaux ou *emmétropes*. Les yeux anormaux sont dits *amétropes*. Il faut compter d'abord avec les altérations séniles du cristallin qui diminuent son élasticité et limitent les variations de son pouvoir convergent. C'est la *presbytie*. Ce vice, entièrement placé sous l'influence de l'âge, est caractérisé par ce fait que ceux qui en sont atteints sont obligés d'éloigner les objets pour les voir nettement. Cette obligation tient à ce que les limites de l'accommodation sont devenues trop étroites et que le punctum proximum s'est éloigné. La presbytie commence d'assez bonne heure, mais elle ne devient vraiment importune que vers l'âge de cinquante ans, l'âge des lunettes.

De la myopie. — Dans la myopie ou *brachymétropie*, le foyer principal de la lentille oculaire se forme en avant de la rétine, en F, par exemple (A, fig. 271)

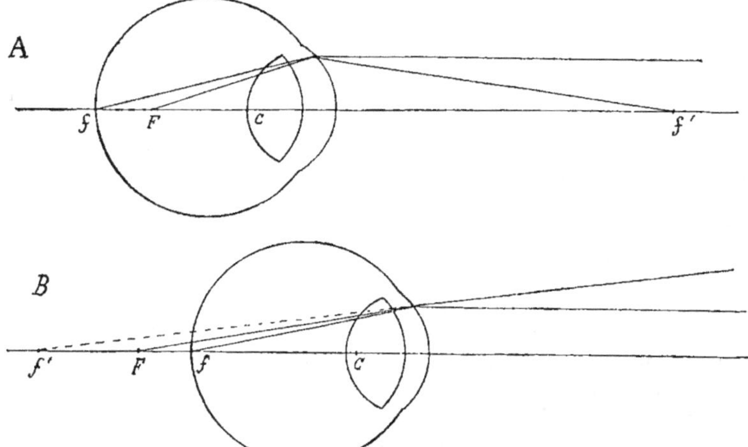

Fig. 271. — A, schéma de la marche des rayons lumineux dans l'œil myope ; B, *id.* dans l'œil hypermétrope.

Il en résulte que le centre *ƒ* de la rétine aura son foyer conjugué sur un point *ƒ'* de l'axe principal. Par corrélation, si on suppose un point lumineux situé en *ƒ'*, tous les rayons émanés de ce point iront former leur foyer, et par conséquent l'image du point lumineux, sur le centre de la rétine. On voit ainsi que le point *ƒ'* mesure la distance maximum de la vision distincte et qu'il détermine par conséquent la place du *punctum remotum*. On peut donc dire que dans l'œil myope, *le punctum remotum coïncide avec le foyer conjugué du centre de la rétine.*

La myopie procède de différentes causes. Le plus communément, elle résulte, au moins chez l'homme, de la longueur excessive de l'axe antéro-postérieur de l'œil. Mais elle dépend de deux autres circonstances : ou bien la brièveté des rayons de courbure de certains milieux de l'œil (myopie de courbure) ou bien l'excès de l'indice de réfraction qui dépasse la mesure accoutumée (myopie d'indice).

De l'hypermétropie. — Dans l'hypermétropie, le foyer principal de la lentille oculaire est situé en arrière de la rétine, en F, par exemple (fig. 271, B) :

Le centre *f* de cette membrane étant situé entre le foyer principal et la lentille oculaire, aura un foyer conjugué virtuel *f'* placé à la rencontre de l'axe optique et du rayon convergent *ab* suffisamment prolongé. Par corrélation, tous les rayons comme *ab* partant du point *f'*, iront former leur foyer en *f*, sur le centre de la rétine. Le point *f'* remplit donc les fonctions d'un véritable *punctum remotum*. On voit ainsi que, dans les yeux hypermétropes, le *punctum remotum* coïncide, comme dans la myopie, avec le foyer conjugué du centre de la rétine. Mais on voit aussi que ce *punctum remotum* est purement virtuel et ne comporte qu'une définition géométrique. Il constitue le point commun à tous les rayons qui vont former leur foyer au centre de la rétine.

Les causes de l'hypermétropie sont de même nature que celles de la myopie. Mais elles agissent en sens inverse. C'est ainsi que le diamètre antéro-postérieur de l'œil, que nous avons vu trop long dans la myopie, devient trop court dans l'hypermétropie.

Quelle que soit leur cause, les troubles de l'accommodation qui viennent d'être examinés se ramènent à des vices de réfraction de la lentille oculaire, et peuvent être corrigés par l'emploi des lunettes. La myopie équivalant à un excès du pouvoir convergent de la lentille oculaire, est corrigée par des lunettes à verres biconcaves. Pour un motif inverse, l'hypermétropie réclame des verres biconvexes.

Des optomètres. — Le choix des lunettes dépend de la place, soit du punctum remotum soit du punctum proximum, et la détermination de ces deux points réclame l'emploi des optomètres. La construction de ces appareils repose sur une expérience analogue à celle de Scheiner dont nous parlions plus haut (page 902). Si nous regardons à travers l'écran à deux trous *un objet très rapproché*, nous le voyons double pour des raisons qu'une figure comme la figure 268 rendrait très sensibles. Mais en éloignant lentement l'objet, on trouve bientôt une distance pour laquelle il est vu simple et distinctement. Cette distance est précisément celle du punctum proximum. Il est une manière encore plus simple de déterminer la place de ce point remarquable. Elle consiste à regarder, avec un seul œil, un fil blanc se détachant sur un fond noir et tendu dans la direction de l'axe optique. Toute la partie du fil comprise entre l'œil et le punctum proximum est vue double et donne deux images qui convergent sur ce dernier point. Au delà, les deux images se confondent en une seule qui reste simple indéfiniment chez les emmétropes, mais qui se dédouble de nouveau, chez les myopes, à partir du punctum remotum.

Vices de réfraction des milieux de l'œil. — Dans les lentilles ordinaires, la réfraction introduit dans les images des altérations nécessaires qui sont l'effet naturel de la forme géométrique et de l'homogénéité de ces instruments. Ces altérations se rattachent à l'aberration de sphéricité et à l'aberration de réfrangibilité.

De l'aberration de sphéricité. — Elle consiste dans ce fait que les rayons parallèles à l'axe optique d'une lentille ne convergent pas sur un foyer unique, mais bien sur des foyers successifs d'autant plus éloignés du centre de la lentille que les rayons parallèles sont eux-mêmes plus éloignés de son axe. Ce résultat dépend de ce que, grâce à l'homogénéité des lentilles, le pouvoir convergent de ces instruments augmente du centre où il est nul, à la périphérie où il atteint son maximum. Il en résulte que si les rayons voisins du centre optique comme b, b' (fig. 272) forment leur foyer en c, les rayons marginaux

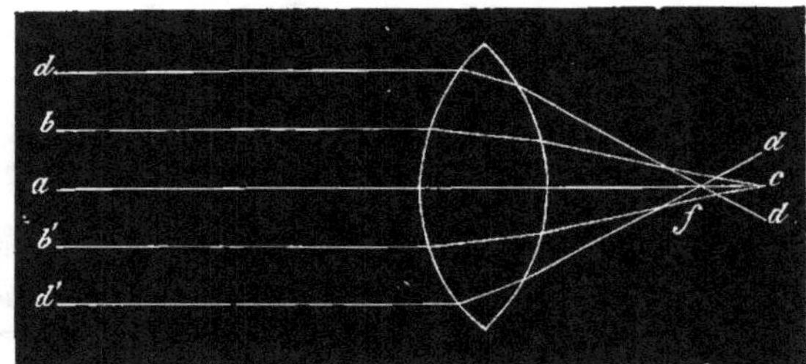

Fig. 272. — Aberration de sphéricité.

comme d, d' produiront le leur en f, plus près de la lentille, et qu'ils iront former un cercle de diffusion sur un écran placé en c.

On neutralise l'aberration de sphéricité dans les lentilles, par l'emploi d'un diaphragme qui arrête les rayons marginaux. Dans l'œil, l'aberration de sphéricité est corrigée automatiquement, et par la présence de l'iris qui remplit l'office d'un diaphragme et par l'effet de la structure et de l'hétérogénéité du cristallin. Celui-

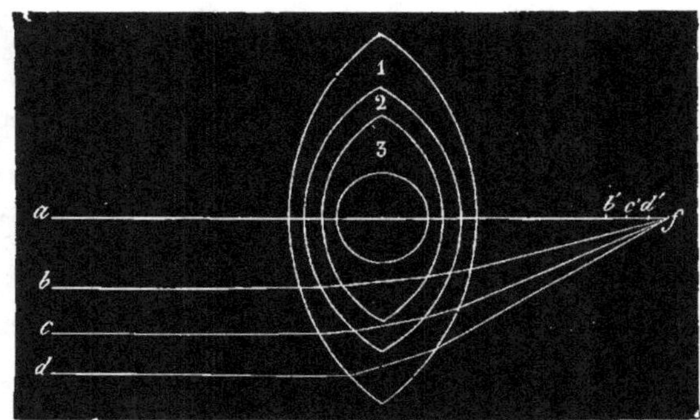

Fig. 273. — Correction automatique de l'aberration de sphéricité dans le cristallin.

ci est en effet formé de lamelles concentriques qui s'interposent en nombre variable sur le trajet des rayons lumineux. On s'en rendra compte par l'examen de la figure 273. Cette disposition est telle que le pouvoir réfringent du cristallin demeure invariable.

De l'aberration de réfrangibilité. — Les rayons lumineux qui composent la lumière blanche sont inégalement réfrangibles, et c'est d'ailleurs pour ce motif qu'ils se séparent les uns des autres en traversant un prisme et qu'ils vont dessiner le spectre solaire sur un écran. Cette décomposition a nécessairement lieu dans les lentilles, en sorte que les images produites par ces instruments ont des contours colorés.

Dans la construction des instruments d'optique, on corrige l'aberration de réfrangibilité par des combinaisons de lentilles dont les effets se compensent et réalisent des appareils *achromatiques*.

Quant à la lentille oculaire elle est pratiquement achromatique. Du moins l'aberration de réfrangilité n'y produit pas d'effets sensibles.

De l'astigmatisme. — Cette imperfection consiste dans le fait que les surfaces de réfraction qui séparent les milieux de l'œil, et notamment la cornée, ne sont pas exactement des surfaces de révolution, en sorte qu'elles n'ont pas la même courbure sur tous leurs méridiens. Par exemple, la section droite verticale de la cornée peut avoir un rayon de courbure plus petit ou plus grand que celui de la section droite horizontale. Cette inégalité appelle une inégalité correspondante dans le pouvoir réfringent, et si elle est assez prononcée, elle peut avoir pour effet la réunion sur le même œil de deux défauts opposés. Un œil peut, par exemple, être myope dans un sens et hypermétrope dans l'autre. Dans l'immense majorité des cas, l'astigmatisme, très réel au sens géométrique, n'a pas d'effets sensibles sur la vision. Dans le cas contraire, on le corrige par l'emploi de verres cylindriques orientés parallèlement au méridien de la surface cornéenne insuffisamment convexe.

PÉNÉTRATION, ABSORPTION ET RÉFLEXION DE LA LUMIÈRE DANS L'ŒIL.

Réglage de la quantité de lumière. — Rôle de l'iris. — La lumière ne pénètre dans l'œil que dans la mesure optimum qui convient à la sensibilité rétinienne. Cette régulation est assurée par l'iris, véritable diaphragme qui, par les variations actives de son orifice central, la *pupille*, laisse pénétrer plus ou moins de lumière.

La pupille percée au centre de l'iris a une forme variable. Elle est circulaire chez l'homme, chez un très grand nombre de mammifères, chez les oiseaux et chez la plupart des poissons. Chez le chat et le renard, elle a la forme d'une fente verticale. Chez le cheval et chez les ruminants, elle a la disposition d'un rectangle à grand axe transversal.

La pupille se dilate dans l'obscurité et se resserre sous l'influence de la lumière. Elle se dilate aussi pour la vision des objets éloignés et se resserre pour la vision des objets rapprochés. C'est qu'en effet, toutes choses étant égales, la *clarté* des objets s'affaiblit avec leur éloignement. Chez les nocturnes comme le hibou, ou les noctambules comme le chat, la dilatabilité de la pupille est extrême, ce qui permet à ces animaux de voir clair là où les autres ne voient rien.

Les mouvements de la pupille sont placés sous la dépendance des fibres musculaires lisses de l'iris et la direction de ces mouvements suppose l'existence de deux ordres de fibres : des fibres circulaires disposées en sphincter et des fibres radiées. Les premières ne sont pas discutées, et si les secondes ont des caractères histologiques incertains, on ne saurait en mettre l'existence en doute, car après la section de l'oculo-moteur commun qui entraîne la paralysie des fibres circulaires, la dilatation de la pupille n'atteint pas son maximum, ce qui devrait avoir lieu pourtant si elle était due à la seule rétraction d'éléments purement élastiques. Or la mydriase paralytique résultant de la section du nerf oculo-moteur commun peut être accrue par l'excitation du filet cervical du grand sympathique. Aussi bien, les fibres radiées ne sont pas méconnaissables dans l'iris des oiseaux, où elles sont striées, comme les fibres circulaires d'ailleurs, ce qui a permis à Kœlliker de les voir très distinctement.

Les mouvements de l'iris échappent à la volonté, si ce n'est, dit-on, chez les oiseaux et en particulier les perroquets (Milne-Edwards). Sauf cette exception, ce sont des phénomènes réflexes placés sous la dépendance des impressions rétiniennes. Après la paralysie de la rétine ou la section du nerf optique, l'iris s'immobilise et la pupille conserve un diamètre invariable.

Innervation de l'iris. — L'iris reçoit deux ordres de nerfs moteurs : les nerfs des fibres circulaires (innervation constrictive) et les nerfs des fibres radiées (innervation dilatatrice).

Innervation constrictive. — Les nerfs moteurs du sphincter iridien sont fournis par l'oculo-moteur commun. Il résulte en effet des expériences instituées par Herbert Mayo en 1823 sur le pigeon, que la section intra-crânienne de la troisième paire entraîne la dilatation de la pupille et que l'excitation du bout périphérique de ce nerf provoque le resserrement du même orifice. Ces expériences ont été reprises par Longet avec le même succès, sur le chien et le lapin.

Innervation dilatatrice. — Les expériences de Pourfour du Petit (d'Alfort) ont établi que la section du grand sympathique cervical entraîne le resserrement de la pupille, tandis que l'excitation du bout périphérique de ce nerf entraîne une dilatation maximum. Les fibres dilatatrices de la pupille sont donc, au moins partiellement, contenues dans le filet cervical du grand sympathique. Mais il résulte des recherches de Vulpian et de Fr. Franck que ces fibres proviennent à la fois du bulbe et de la région cervico-dorsale de la moelle. Les fibres d'origine bulbaire passent par la racine du trijumeau, le ganglion de Gasser et la branche ophtalmique de Willis. Les fibres médullaires émanent de la région cervicale inférieure et de la région dorsale antérieure. Elles gagnent le ganglion cervical supérieur qu'elles traversent pour aller se jeter dans la branche ophtalmique de Willis. Celle-ci contient donc la totalité des fibres dilatatrices de la pupille.

Absorption et réflexion de la lumière. — Rôle du pigment choroïdien. — Le pigment choroïdien est réparti dans deux sortes d'éléments : d'une part, les cellules interstitielles du tissu conjonctif formant la trame de la choroïde dans ses différentes couches ; d'autre part, les éléments de l'épithélium improprement appelé *choroïdien*, puisque, par son origine, il appartient à la rétine, avec laquelle il a d'ailleurs des rapports intimes : L'épithélium choroïdien est formé, en effet, d'une seule assise de cellules polygonales et aplaties émettant par leur face interne des prolongements protoplasmiques qui pénètrent entre les bâtonnets et les cônes. Il constitue donc une assise épithéliale interposée entre la couche vasculaire de la choroïde et la couche externe de la rétine.

D'une manière générale, la choroïde avec son pigment est évidemment faite pour absorber la lumière qui a déjà produit son action sur la rétine et dont le retour et la dispersion dans le corps vitré produiraient des éclairages nuisibles à la netteté des images rétiniennes. Mais elle n'est pas non plus incapable de réfléchir la lumière, et nous verrons même, dans le chapitre suivant, la nécessité d'admettre que la rétine reçoit les impressions lumineuses sur sa face externe et qu'elle est impressionnée par les rayons qui se sont réfléchis sur la choroïde.

Aussi bien, dans certaines espèces animales, cheval, bœuf, mouton, chat, etc., l'épithélium choroïdien est dépourvu de pigment dans toute l'étendue d'une grande zone qui occupe le fond de l'œil. Dans toute cette région qu'on appelle le *tapis* ou le *tapetum*, la choroïde présente des reflets métalliques colorés dont les nuances varient avec les espèces animales, mais restent toujours très brillantes. Ces aspects colorés sont dus à la réflexion de la lumière sur le tissu fibreux de la choroïde dont les fibres sont arrangées de manière à produire des effets d'irisation. C'est grâce à la réflexion de la lumière sur le tapis que l'œil de certains animaux, comme le chat, prend un éclat phosphorescent dans les endroits peu éclairés.

La choroïde est donc douée d'un pouvoir réfléchissant non douteux, dans une grande partie de sa zone postérieure, et c'est de là que vient l'importance du pigment qui en sature toutes les autres régions et que l'on trouve si abondamment sur les procès ciliaires et sur l'iris. Il en résulte qu'après sa première réflexion, la lumière ne peut plus revenir sur la rétine ni altérer la pureté des images produites sur cette membrane.

De l'ophtalmoscope. — L'action réfléchissante de la choroïde, même quand elle est médiocre, permet d'éclairer le fond de l'œil et de l'observer à l'*ophtalmoscope.*

Cet instrument est d'une application très facile chez le cheval, et quelques praticiens l'ont employé avec le plus grand succès, soit au diagnostic des affections oculaires et à l'analyse de leurs lésions, soit à la détermination des modes et des degrés de l'amétropie, qui est d'ailleurs fréquente chez le cheval. Nous devons donc en dire quelques mots.

L'ophtalmoscope imaginé par Helmholtz a subi, depuis son introduction, quelques perfectionnements. Le dispositif usité aujourd'hui comprend deux

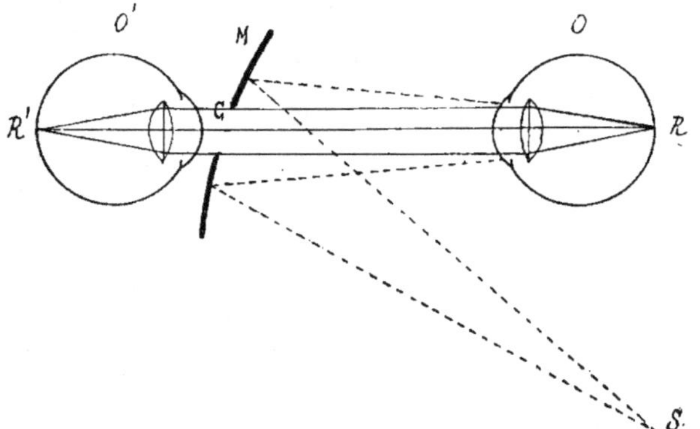

Fig. 274. — Schéma de l'ophtalmoscope disposé pour l'examen à l'image droite.

objets essentiels (fig. 274) : 1° une flamme éclairante (S) ; 2° un miroir réflecteur (M) plan ou convexe, percé d'un orifice central et projetant au fond de l'œil observé la lumière de la lampe.

Dans ces conditions, le fond de l'œil largement éclairé devient un objet lumineux, en sorte qu'un observateur placé derrière le miroir, et regardant

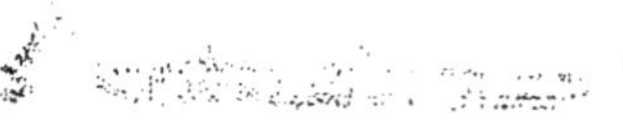

par le trou central percé au centre de celui-ci, voit avec netteté tous les détails du fond de l'œil observé et en reçoit l'image.

Dans certaines circonstances, on pratique l'examen ophtalmologique en interposant entre l'œil observé et le miroir une lentille convergente convenablement placée (fig. 275). Dès lors, les rayons émis par la rétine observée, sont rassemblés

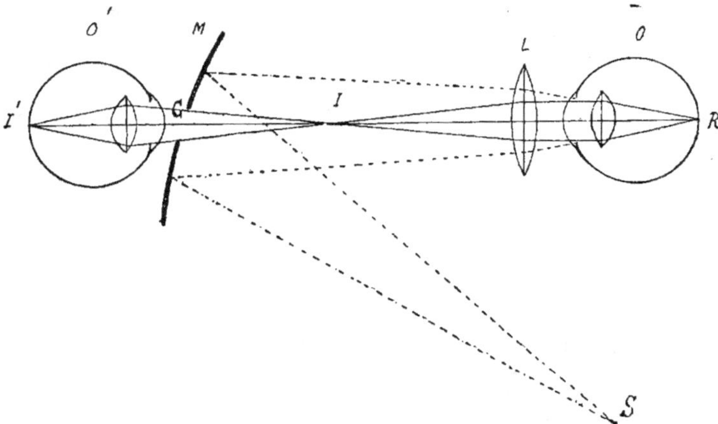

Fig. 275. — Schéma de l'ophtalmoscope disposé pour l'examen à l'image renversée.

de telle sorte que tout point lumineux R de cette membrane, fournit une image aérienne réelle et renversée, en un point I dont la place varie selon que l'œil est emmétrope ou amétrope. C'est cette image aérienne qui est observée à l'ophtalmoscope.

L'examen ophtalmoscopique du fond de l'œil peut donc se faire selon deux méthodes que l'on distingue par la nature de l'image observée : la méthode de l'examen à l'image droite (fig. 274) et celle de l'examen à l'image renversée (fig. 275). L'examen à l'image droite est employée de préférence par les ophtalmologistes vétérinaires, et nous devons en indiquer très sobrement les adaptations aux différents cas qui peuvent se présenter.

Si l'œil observé est emmétrope, les rayons émis par tout point lumineux R de la rétine, sortent parallèlement à l'axe optique et vont former leur image en R', sur la rétine de l'œil observateur.

Si l'œil observé est myope, les rayons venus du fond de l'œil convergent sur le *punctum remotum*, et pour les amener sur la rétine de l'œil observateur, il faudra les rendre parallèles à l'aide d'une lentille biconcave. Le fond de l'œil observé se voit alors distinctement et il est clair que le foyer principal de la lentille correctrice coïncide, à ce moment, avec le *punctum remotum* de l'œil observé.

Si celui-ci est hypermétrope, les rayons fournis par sa rétine sortent en divorgeant et on devra les rendre parallèles à l'aide d'une lentille biconvexe ayant avec le *remotum* virtuel les relations précitées.

Les ophtalmoscopes destinés à l'examen des yeux amétropes sont pourvus d'une double série de lentilles biconvexes et biconcaves de puissance croissante et qu'on peut aisément substituer l'une à l'autre pour en faire l'essai.

Il est clair que le degré de l'amétropie observée a exactement pour mesure la puissance de la lentille correctrice. L'ophtalmoscope peut donc servir à déterminer la réfraction des milieux de l'œil et on peut y recourir chez le cheval ; on préfère, il est vrai, d'autres méthodes plus sûres, notamment la kératoscopie ; mais nous ne saurions sans abus, pénétrer autrement dans ce domaine purement médical et nous renvoyons aux ouvrages spéciaux, parmi lesquels celui de MM. Nicolas et Fromaget, déjà cité.

CHAPITRE II

PROPRIÉTÉS ET FONCTIONS DE LA RÉTINE.

Nous étudierons dans ce chapitre les parties suivantes : 1° la structure de la rétine ; 2° la sensibilité rétinienne. Comme le fonctionnement de la rétine ne se sépare pas en fait, de ceux des centres nerveux de la vision, nous ferons entrer dans l'étude de la rétine deux autres points qui s'ajouteront aux premiers : 3° les circonstances et les conditions de la vision ; 4° les perceptions et jugements visuels.

DE LA STRUCTURE DE LA RÉTINE.

La description histologique de la rétine se borna pendant longtemps à la nomenclature des nombreuses couches qui composent cette membrane. Mais Ranvier éclaira d'une vive lumière ce point d'anatomie. En s'inspirant de l'embryologie, il parvint en effet à séparer deux régions d'une valeur très différente, l'épithélium sensoriel et la région cérébrale. Enfin, les mémorables recherches de Ramon y Cajal et de Van Gehuchten ont permis d'interpréter à peu près complètement la rétine et d'embrasser ses homologies avec les autres organes des sens dans la théorie du neurone. La conception nouvelle a été simplifiée encore et exposée de la manière la plus lumineuse par M. Mathias Duval, dont nous adopterons la description.

L'étude de la sensibilité et des organes des sens nous a appris à connaître tous les éléments qui forment la chaîne sensitive depuis la surface sensible jusqu'à l'écorce cérébrale, et nous avons vu intervenir successivement des cellules de soutien, des cellules sensorielles, des neurones sensitifs périphériques et des neurones sensitifs centraux. A partir de l'épithélium sensoriel, la chaîne comporte toujours les mêmes éléments disposés dans le même ordre, mais on y remarque une tendance à la concentration ou à l'abréviation, caractérisée par le déplacement des neurones sensitifs qui se rapprochent de l'épithélium terminal et vont jusqu'à le pénétrer. Cette tendance trouve sa pleine satisfaction dans la rétine, puisque tous les éléments de la chaîne sensorielle énumérés plus haut s'y trouvent accumulés. C'est à partir de cette idée générale qu'il faut envisager et décrire la rétine. Nous y distinguerons, avec M. Mathias Duval, trois couches essentielles représentées par cet auteur dans la figure 276 que nous lui empruntons, et dans laquelle les faits nouveaux, grâce à la légende, sont placés dans les cadres anciens exprimés par la superposition des couches rétiniennes classiques.

1° La *couche des cellules visuelles* (I) est formée par des cellules dont le corps est pourvu de deux prolongements : le prolongement externe se continue et se termine par un *cône* ou par un *bâtonnet* ; le prolongement interne se termine soit par un pied élargi, pour les *cellules visuelles de cônes*, soit par un petit renflement sphérique, pour les *cellules visuelles de bâtonnets*. Au niveau de leur terminaison, elles se mettent en contiguïté avec les prolongements dendritiques des cellules de la deuxième couche.

Les cônes et les bâtonnets qui prolongent et terminent à l'extérieur les cellules visuelles, sont des formations analogues aux cils gustatifs ou auditifs. Les uns et les autres sont formés de deux segments. Dans les bâtonnets (fig. 277) qui affectent la forme de cylindres droits, minces et allongés, le segment interne est constitué par une substance granuleuse et protoplasmique qui fixe le carmin ; le prolongement externe est constitué par une substance homogène, hyaline, brillante et réfractaire à l'action

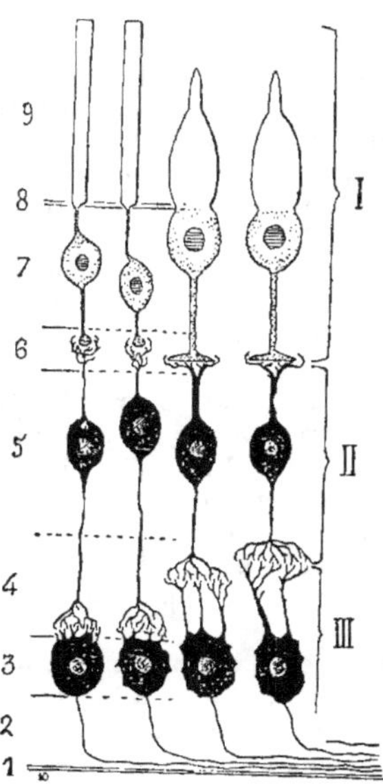

Fig. 276. — Schéma de la constitution de la rétine ramenée à trois couches (I, II, III) d'éléments (d'après M. Mathias Duval)(*).

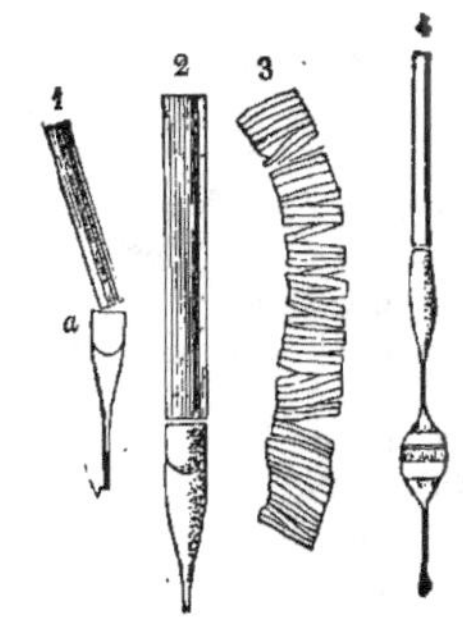

Fig. 277. — Structure des bâtonnets.

(*) I, cellules visuelles ; II, neurones visuels périphériques (cellules bipolaires) ; III, neurones visuels centraux (cellules multipolaires).

1, limitante interne ; 2, couche des fibres du nerf optique ; 3, couche des cellules nerveuses ; 4, couche granulée ou réticulée interne ; 5, couche granuleuse interne ; 6, couche granulée ou réticulée externe ; 7, couche granuleuse externe ; 8, limitante externe ; 9, couche des bâtonnets et des cônes.

des matières colorantes. Sous l'influence de l'acide osmique, on y voit apparaître une fine striation transversale, et d'autre part, il se laisse décomposer par les réactifs dissociants en un grand nombre de minces disques régulièrement superposés. Les deux segments qui forment les cônes sont de même nature que ceux qui précèdent et n'en diffèrent que par la forme.

Les cônes et les bâtonnets ont une répartition qui varie, soit avec les espèces animales, soit avec les différents points de la surface rétinienne. Il n'y aurait que des cônes dans la rétine des reptiles et des oiseaux, tandis que les animaux nocturnes n'auraient que des bâtonnets. Au niveau de la tache jaune, la rétine de l'homme ne contient que des cônes et le nombre de ces éléments va diminuant dans le reste de la rétine, du centre à la périphérie. La fossette centrale qui occupe le centre de la tache jaune est réduite à une mince lame exclusivement formée de cellules visuelles de cônes.

La *couche des neurones sensitifs périphériques* (II) est formée de cellules bipolaires dont les prolongements ont la même valeur que ceux des neurones ordinaires. Le prolongement *externe* ou *cellulipète* se termine par des arborisations libres qui entourent le pied ou la sphérule formant l'extrémité des cellules visuelles. Le prolongement *interne* ou *cellulifuge* s'articule par ses arborisations terminales avec les prolongements fournis par les neurones centraux qui forment la couche suivante.

La *couche des neurones sensitifs centraux* (III) comprend les grosses cellules multipolaires bien connues, de la rétine, et dans lesquelles il faut voir aujourd'hui le corps des neurones sensitifs centraux qui ont émigré et se sont engagés, comme les neurones périphériques, dans la constitution de l'appareil terminal. Le prolongement externe ou cellulipète de ces neurones se termine par des arborisations articulées avec les arborisations correspondantes des neurones sensitifs périphériques de l'étage précédent. Quant au prolongement cellulifuge ou cylindre-axile, il représente une fibre du nerf optique.

La rétine contient encore d'autres cellules nerveuses ayant la valeur des neurones d'association qu'on trouve dans les centres nerveux. Mais ces éléments ne sont pas essentiels à l'intelligence des fonctions de la rétine et nous n'en parlerons pas autrement.

De la très sobre description qui précède, il faut retenir deux notions : Et d'abord, la rétine est à la fois un organe terminal et un centre nerveux, ce que Ranvier avait bien vu en s'inspirant du développement de cette membrane. Cette notion si intéressante s'est élargie et complétée par l'acquisition de tous les faits qui ont éclairé la morphologie des organes des sens, en nous faisant assister aux déplacements des neurones sensitifs périphériques et centraux. Mais sur ce point, nous ne saurions insister sans abus et nous laissons au lecteur le soin de faire tous les rapprochements attachés à cette belle question.

La structure de la rétine apporte une autre notion d'un intérêt plus immédiat, puisqu'elle est d'ordre physiologique. On a bien vu, par ce qui précède, que les bâtonnets et les cônes sont les éléments terminaux de la chaîne optique sensitive et qu'ils sont faits pour recueillir immédiatement les ondes lumineuses, comme les cils auditifs recueillent les ondes sonores. Nous sommes ainsi informés à l'avance que les impressions lumineuses atteignent primitivement la face externe de la rétine.

DE LA SENSIBILITÉ DE LA RÉTINE.

Spécificité de la sensibilité rétinienne. — La rétine n'est propre qu'à recueillir des impressions lumineuses et ne reçoit utilement que des impressions lumineuses. Que si elle est provoquée par des excitations mécaniques, ces excitations ne donnent lieu qu'à des sensations subjectives de lumière : tels sont les *phosphènes* plus ou moins vifs qui sont déterminés, soit par la compression locale et méthodique du globe oculaire, soit par des traumatismes accidentels, soit encore par des excitations électriques.

Siège des impressions lumineuses. — La structure de la rétine, nous le constatons plus haut, est telle que les vibrations lumineuses doivent toucher primitivement les bâtonnets et les cônes. Il en résulte que les images se forment nécessairement sur la face externe de la rétine. Cette induction a été confirmée directement par Helmholtz, à l'aide d'une démonstration fondée sur l'interprétation mathématique du phénomène connu sous le nom d'*arbre vasculaire de Purkinje.* Le phénomène de l'arbre vasculaire consiste dans la perception de l'ombre portée par les vaisseaux de la rétine, vaisseaux qui répandent leurs arborisations à la face interne de cette membrane. Voici comment on l'observe : On fixe un fond obscur en plaçant une bougie allumée à côté de l'œil. Celle-ci va former son image sur la partie latérale et opposée de la rétine et l'image à son tour constitue une source lumineuse très vive qui répand sa lumière à travers le corps vitré. Les vaisseaux rétiniens placés sur le trajet de cette lumière, projettent nécessairement leur ombre sur la choroïde, à la face externe de la rétine et on voit se dessiner, dans le champ visuel, leur réseau d'arborisations sombres dont le dessin est identique à celui que donne l'ophtalmoscope. Or, l'impression négative répondant à l'ombre des vaisseaux rétiniens, ne peut avoir lieu que sur le point même où elle se trouve, c'est-à-dire à la face externe de la rétine. Celle-ci est donc sensible à la lumière. Mais Helmholtz est allé plus loin. Les déplacements de la bougie entraînent dans les ombres vasculaires des déplacements corrélatifs dont l'amplitude est définie, et par celle des mouvements de la source, et par la distance qui sépare les vaisseaux de leur ombre portée. Or Helmholtz a établi par le calcul que cette distance est précisément égale à l'épaisseur de la rétine.

Tout cela contient la preuve de ce fait, que les bâtonnets et les cônes sont les seuls éléments de la rétine qui soient sensibles à la lumière et que c'est sur eux que porte primitivement le choc des ondes lumineuses. Ce résultat aboutit à une conséquence déjà prévue par Desmoulins, puis par Rouget, que les rayons lumineux frappent d'abord l'épithélium choroïdien, d'où ils se réfléchissent dans la même direction pour exciter les bâtonnets et les cônes et les modifier en une certaine manière que nous ignorons entièrement. Ceux-ci n'ont plus qu'à transmettre l'ébranlement qu'ils ont reçu, à la chaîne sensitive dont ils forment le premier anneau.

Distribution de la sensibilité rétinienne. — Tous les points de la surface rétinienne ne sont pas également sensibles à la lumière et il en est deux qui tout d'abord se font remarquer par leur opposition à cet égard, la papille ou punctum cæcum et la tache jaune.

Du punctum cæcum. — La papille, lieu d'émergence des fibres du nerf optique, est complètement insensible à la lumière et a mérité pour ce motif le nom de *punctum cæcum.* On démontre cette insensibilité à l'aide de *l'expérience de*

Fig. 278. — Expérience de Mariotte.

Mariotte. Soient deux disques blancs comme ceux de la figure 278 ; on ferme l'œil gauche, par exemple, et on fixe avec le droit le disque gauche ; en rapprochant ou en éloignant la figure, on trouve une distance (20 à 25 centimètres) pour laquelle le disque droit devient invisible. Or, à ce moment, les choses sont disposées de telle manière que l'image du disque droit se forme sur la papille. Cette région étant complètement dépourvue d'éléments rétiniens et ne contenant que des fibres du nerf optique, il est démontré *ipso facto* que ces fibres sont insensibles à la lumière.

De la tache jaune (1). — En revanche, la tache jaune qui occupe l'extrémité du grand axe de l'œil, possède le maximum de sensibilité. Dans l'expérience qui précède, alors que l'image du disque droit qui reste invisible, se forme sur la papille, celle du disque gauche qui est nettement perçu, se forme sur la tache jaune. C'est d'ailleurs une loi absolue que dans la vision distincte, l'œil est dirigé de telle manière que l'image des objets regardés se forme toujours sur la tache jaune. Or le diamètre de celle-ci dépasse à peine 1 millimètre et comme la surface totale de la rétine atteint environ 15 centimètres carrés, il en résulte que l'exercice de la vision distincte ne réclame que le $\dfrac{1}{1500}$ de la surface rétinienne.

C'est pourquoi nous n'apercevons jamais distinctement qu'une faible partie des objets placés dans le champ visuel et lorsque nous lisons, par exemple, nous ne voyons distinctement qu'un très petit nombre de lettres à la fois. Ces étroites limites de la vision distincte se précisent bien si, un livre ouvert étant convenablement placé sous nos yeux, dans une chambre obscure, on fait passer un éclair électrique. Dans l'instant très court où la lumière éclaire le livre, on ne voit distinctement que deux ou trois mots.

A partir de la tache jaune, la sensibilité de la rétine diminue progressivement jusqu'à l'équateur de l'œil, où elle est cent cinquante fois moins vive qu'au niveau du pôle. Cette relation se démontre à l'aide d'une méthode esthésiométrique analogue à celle qui est employée pour mesurer l'acuité du sens tactile. On place devant l'œil deux fils parallèles en les séparant par la distance minima pour laquelle leurs images restent distinctes et procurent deux sensations visuelles. Si, les yeux restant orientés de la même manière, on déplace les fils latéralement, leurs images se confondent aussitôt, et il faut les écarter un peu plus l'un de l'autre pour les voir distinctement. Lorsque, dans leur lent déplacement, ils sont parvenus aux limites du champ visuel, sur un plan correspondant à peu près à l'équateur de l'œil, l'écartement qu'il faut leur donner pour les voir séparément est cent cinquante fois plus grand que celui qui est nécessaire quand on les regarde en se servant de la tache jaune.

Phénomènes chimiques liés à l'impression lumineuse. — Du pourpre rétinien. — L'impression lumineuse est corrélative d'une action chimique consistant dans la dépense d'un principe spécial, le pourpre rétinien, au niveau de tous les points de la rétine touchés par la lumière.

Le pourpre rétinien, étudié par Boll et par Kuhne, est sécrété par les cellules de l'épithelium dit choroïdien et s'accumule dans le segment externe des bâtonnets. Il se forme dans l'obscurité et se détruit rapidement à la lumière ; mais comme il a la propriété de devenir inaltérable en présence de l'alun, il suffit de plonger un œil dans une solution de ce sel pour pouvoir observer la rétine chargée de pourpre. C'est ce qu'on fait aisément en employant les yeux de grenouilles qui ont séjourné quinze à vingt heures dans l'obscurité. Après ce délai, la rétine présente une coloration rouge très intense que l'on peut fixer par l'alun, sinon elle disparaît en quelques secondes, sur tous les points frappés par la lumière. L'action fixatrice de l'alun permet de donner à cette dépense locale du pourpre, une expression

(1) Il n'y a pas de tache jaune dans la rétine de nos animaux domestiques ou du moins, la région correspondante n'est pas pourvue de pigment et ne se traduit pas au dehors par une coloration spéciale. Elle n'en a pas moins toute sa réalité physiologique en ce sens qu'elle est le lieu des impressions reçues dans la vision distincte.

.très démonstrative : une grenouille ayant séjourné longtemps dans une chambre obscure, on éclaire vivement la fenêtre de cette chambre pendant de courts instants, et après avoir sacrifié rapidement l'animal, on plonge ses yeux dans une solution d'alun. On trouve alors sur les deux rétines étalées, le dessin fort exact de la fenêtre, tel qu'il a été tracé par l'effacement du pourpre rétinien. Ces sortes d'épreuves, véritables épreuves photographiques, peuvent être variées de bien des manières et on les réussit d'ailleurs fort bien avec l'œil des mammifères.

Chez l'homme, la rétine examinée à l'ophtalmoscope, offre une teinte rosée due au pourpre rétinien et dont l'intensité dépend des phénomènes antagonistes qui président à la consommation ou au renouvellement de ce principe.

L'intervention de l'épithélium choroïdien dans la vision, se manifeste encore par des mouvements qu'il faut signaler malgré l'obscurité de leur signification. Les cellules de la choroïde émettent en effet des prolongements protoplasmisques chargés de granulations pigmentaires. Or, ces prolongements pénètrent dans l'intervalle des cônes et des bâtonnets, sous l'influence de la lumière et se rétractent dans l'obscurité. Il n'est pas illégitime d'admettre que ces mouvements sont la cause directe de l'excitation visuelle. Cette interprétation, dont l'initiative appartient à M. H.-M. Bernard, a été reprise récemment par M. A. Pizon (*C. R.* 1901, p. 835) qui s'est efforcé de substituer une théorie mécanique de la vision à la théorie chimique admise jusque-là et fondée sur la dépense du pourpre rétinien. M. Pizon produit les faits suivants au profit de la théorie mécanique : 1° Le pourpre rétinien manque chez tous les invertébrés et chez quelques vertébrés (ophidiens, pigeons, chauve-souris); 2° Dans tous les organes visuels, les cellules visuelles sont associées à des cellules pigmentaires dont les granules colorés sont animés de mouvements rapides, analogues aux mouvements browniens. Il y a lieu d'admettre, à raison de la constance de ces granules, qu'ils servent d'intermédiaire pour l'excitation des cellules visuelles ; qu'ils empruntent l'énergie lumineuse et la transmettent par leurs mouvements aux cônes et aux bâtonnets avec lesquels ils sont en contact.

Instantanéité des Impressions lumineuses. — Les impressions lumineuses ne réclament, pour leur production, qu'une durée tellement faible qu'elle échappe à toute mesure. L'expérience suivante rend le fait sensible : un corps étant en mouvement dans une chambre obscure, on l'éclaire soudainement par une étincelle électrique. Le corps est immédiatement perçu, mais *il paraît immobile*. L'image de l'objet a donc été si soudaine et si fugitive, que dans l'instant où elle s'est produite, le déplacement où devait l'entraîner le mouvement de l'objet, n'a pas été perceptible.

Persistance des impressions lumineuses. — L'ébranlement suscité dans la rétine par l'image d'un objet éclairé, survit quelques instants à l'excitation lumineuse. C'est en cela que consiste la persistance des impressions lumineuses, persistance dont la durée atteint un dixième à un cinquième de seconde. Il en résulte que la vision d'un objet se poursuit quand l'objet lui-même a disparu ou s'est déplacé. De là quelques illusions bien connues et que nous ne ferons que signaler. Les corps incandescents animés d'un mouvement rapide, comme les fusées volantes, laissent une traînée lumineuse ; les rayons d'une roue en mouvement cessent d'être vus distinctement et donnent l'image d'un disque plein ; les cordes vibrantes donnent l'illusion d'un ellipsoïde solide. Un certain nombre d'expériences ou d'appareils reposent sur la persistance des impressions lumineuses : tel le disque coloré employé pour la synthèse de la lumière, tels encore le phénakisticope et le cinématographe. L'invisibilité des corps opaques animés d'un mouvement rapide, comme les projectiles des armes à feu, se rattache à la même cause. L'impression lumineuse émanée de l'espace actuellement occupé par le projectile, n'a pas le temps de s'effacer dans le temps que ce projectile met à parcourir une distance égale à son propre diamètre.

De la sensibilité chromatique. — Les sensations de lumière sont à la fois quantitatives, quand elles nous font connaître l'intensité des excitations lumineuses, et qualitatives, quand elles nous donnent la notion des couleurs. Il faut donc distinguer la sensibilité chromatique et la sensibilité lumineuse proprement dite. Aussi bien, ces deux modes de la sensibilité répondent sans doute à deux fonctions différentes de la rétine, car, d'après Charpentier, elles pourraient varier indépendamment l'une de l'autre. On sait, par exemple, qu'un œil fatigué par l'excitation prolongée de la lumière blanche, perçoit les couleurs avec la même netteté que s'il sortait du repos.

Rôle des cônes dans la sensibilité chromatique. — Les observations de Schultze tendent à faire admettre que les bâtonnets sont les organes exclusifs de la sensibilité lumineuse, tandis que les cônes seraient les agents particuliers de la sensibilité chromatique. Cette hypothèse sur la spécialisation fonctionnelle des éléments visuels de la rétine repose sur les faits suivants : chez l'homme, la perception des couleurs se fait surtout sur la tache jaune où il n'y a que des cônes. A partir de ce point, le nombre des cônes diminue progressivement jusqu'à l'équateur de l'œil et la sensibilité chromatique s'émousse dans le même sens. Les cônes feraient complètement défaut dans la rétine des animaux nocturnes, tandis que chez les oiseaux diurnes et chez les reptiles, la rétine ne contient que des cônes.

De la perception des couleurs. — Pour que les couleurs soient perçues, il faut qu'elles soient isolées. L'œil n'analyse pas la lumière blanche et ne discerne pas les couleurs simples et élémentaires qui la composent. Il ne discerne pas davantage les couleurs simples qui composent une teinte quelconque.

Les couleurs simples qui composent la lumière blanche et que les prismes dispersent sur le spectre à raison de leur inégale réfrangibilité, sont les suivantes : rouge, orangé, jaune, vert, bleu, indigo, violet ; chacune de ces couleurs répond à des vibrations caractérisées par leur longueur d'onde et par leur nombre, et dans la série qui précède, le nombre des vibrations va croissant du premier au dernier terme. Il y en a 456 billions dans le rouge et 667 billions dans le violet. Au-dessous du premier chiffre et au-dessus du second, les vibrations ne procurent aucune sensation lumineuse. Aussi, les rayons supra-rouges et ultra-violets ne sont-ils pas perçus.

Couleurs complémentaires. — En se composant les unes avec les autres, les couleurs simples réalisent toutes les nuances de la réalité et peuvent produire un nombre infini de teintes. Mais il n'y a à retenir que les couples de couleurs qui par leur composition donnent de la lumière blanche, et qui, pour ce motif, sont dites *complémentaires* l'une de l'autre. A ce point de vue, Helmholtz a établi les couples suivants :

Rouge et bleu verdâtre.	Orangé et bleu cyanique.	Jaune et indigo.	Jaune vert et violet.	Vert et pourpre.

Théorie de Young-Helmholtz sur la perception des couleurs. — Il est impossible d'admettre une catégorie particulière de fibres rétiniennes pour la perception de chacune des teintes qui peuvent résulter de la composition des couleurs simples. Pour résoudre cette difficulté, Young a proposé la théorie suivante qui fut d'ailleurs reprise et développée par Helmholtz. Il existe *trois couleurs fondamentales* qui, par leur composition sur la rétine, peuvent reproduire toutes les nuances connues. Ce sont le *rouge, le jaune* et le *vert*. L'hypothèse de Young consiste à admettre que la rétine contient trois espèces de fibres dont chacune est douée d'une excitabilité spécifique et serait exclusivement sensible à l'une des trois couleurs fondamentales. Les

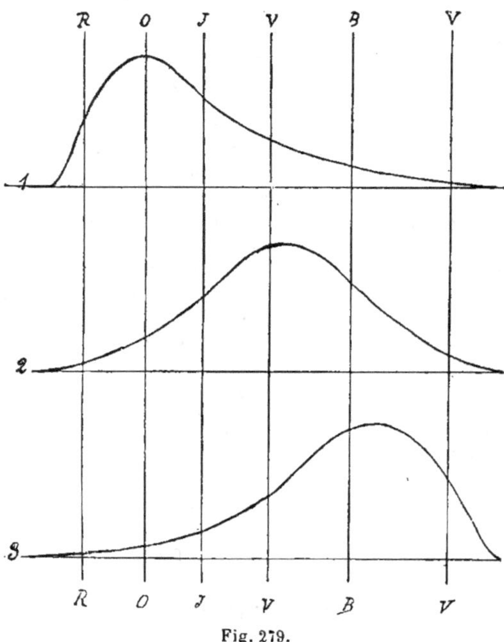

Fig. 279.

courbes superposées de la figure 279 expriment les variations de l'excitabilité de chaque ordre de fibres pour ces trois couleurs. On voit, par exemple, que les fibres du rouge sont peu sensibles au vert et encore moins au violet. Par corrélation, si la lumière rouge frappe la rétine, elle ébranlera fortement les fibres du rouge, tandis qu'elle n'impressionnera que médiocrement les deux autres catégories de fibres.

Achromatopsie, Daltonisme. — L'hypothèse de Young repose sur un certain nombre de faits dans lesquels certaines personnes sont frappées de cécité pour les trois couleurs (*achromatopsie*) ou pour l'une des trois couleurs fondamentales (*dyschromatopsie*). L'achromatopsie est exceptionnellement rare. Le plus souvent la cécité est partielle et porte en général sur le rouge. C'était le cas du physicien Dalton et c'est de là que vient le nom de *daltonisme* donné à cette anomalie. Les faits de dyschromatopsie s'expliquent bien, si on admet que les fibres spécifiques sont paralysées ou atrophiées. On peut d'ailleurs obtenir artificiellement des paralysies partielles et faire disparaître provisoirement, par la fatigue, l'excitabilité d'une catégorie de fibres chromatiques. Si par exemple, on regarde pendant quelques minutes avec des lunettes rouges, on est frappé d'un daltonisme passager.

Images consécutives. — La fatigue des fibres spécifiques a des manifestations on ne peut plus intéressantes, au point de vue de la théorie que nous examinons. Et d'abord, si après avoir fixé, même pendant un temps très court, un objet très lumineux comme une bougie, on ferme les yeux, l'image de la bougie persiste pendant un certain temps avec tous ses caractères ; elle est *positive*. Si à ce moment, on rouvre les yeux, on perçoit une image négative où les parties claires de l'image positive sont obscures et inversement. L'image négative s'explique par l'inexcitabilité relative des régions de la rétine couvertes par l'image positive et qui ont subi trop longtemps l'excitation lumineuse.

Images complémentaires. — Dans le même ordre d'idées, si on fatigue la rétine en fixant obstinément une surface colorée et si on regarde ensuite une surface blanche, on voit se projeter sur celle-ci la couleur complémentaire de la couleur excitante. Par exemple, après avoir fixé du rouge, on voit du bleu verdâtre. Ces faits s'accorderaient bien avec la théorie de Young, car si on admet que la fatigue a paralysé les fibres du rouge, la lumière blanche n'impressionne plus que les fibres du vert et du violet, couleurs qui, par leur composition, donnent du bleu verdâtre. Mais il faut étendre la théorie, car, dans l'expérience qui précède, la fatigue paralysante s'étend à tout l'appareil cérébral de la vision. Si, en effet, on fixe le rouge avec un seul œil, on aperçoit la couleur complémentaire en ouvrant l'autre œil et en fermant le premier. Cela prouve que la vision trop prolongée du rouge a étendu ses effets jusqu'au centre cortical de la vision, puisque celui-ci est devenu provisoirement aveugle pour le rouge.

Théorie mécanique de la vision des couleurs. — La théorie mécanique de la vision exposée plus haut, rendrait inutile l'hypothèse de Young sur la spécificité des fibres chromatiques. Il suffirait d'admettre, avec M. Pizon, l'existence de différentes catégories de granules pigmentaires capables d'absorber respectivement des vibrations d'une longueur d'onde déterminée. Dans cette hypothèse, les différentes variétés de la dyschromatopsie s'expliqueraient par l'absence des granules vibrant à l'unisson de la couleur invisible.

CHAPITRE III

CIRCONSTANCES ET CONDITIONS DE LA VISION.

Conditions de la visibilité des objets. — **De l'angle visuel.** — Dans la vision d'un objet, on appelle *angle visuel*, l'angle formé par les rayons passant par le centre optique de l'œil et par les extrémités du plus grand diamètre de l'objet regardé.

Pour qu'un objet soit visible, il doit être vu sous un angle supérieur ou au moins égal à une minute. (D'après Weber, l'angle visuel minimum est de 73 secondes ; il est seulement de 64 secondes pour Helmholtz.)

D'une manière plus générale, pour que deux points lumineux soient vus distinctement, il faut que leur distance angulaire soit au moins égale à une minute. Or la longueur de l'arc rétinien répondant à une minute atteint environ 5 μ. chiffre qui mesure précisément le diamètre des cônes et des bâtonnets. De là cette conclusion : pour que deux points lumineux soient vus distinctement, il faut que leurs images se fassent sur deux éléments rétiniens différents.

De l'acuité visuelle. — L'acuité visuelle a pour mesure le plus petit angle visuel sous lequel deux points lumineux produisent deux impressions distinctes et peuvent être vus séparément. Théoriquement, l'acuité visuelle maximum est, comme on vient de le voir, d'une minute. Mais en fait, on considère comme normale une acuité visuelle répondant à un angle de 5 minutes. Les ophtalmologistes font l'épreuve de l'acuité visuelle à l'aide de caractères typographiques disposés en série, dans l'ordre de leur grandeur décroissante.

Du champ visuel. — Il embrasse tous les objets dont l'image se forme sur la rétine, l'œil étant immobile. De toutes ces images, celles-là seulement qui se forment sur la tache jaune donnent lieu à la vision distincte. Cette circonstance permet de définir encore le champ visuel, l'ensemble des points lumineux dont l'image peut venir se peindre sur la tache jaune, sous l'influence des mouvements de l'œil, la tête demeurant immobile.

Le champ visuel est très étendu, car il peut être assimilé à un hémisphère de rayon infini et ayant pour centre le centre optique de l'œil. En fait, ses limites latérales ne sont pas régulièrement circulaires et chez l'homme elles sont déterminées par les angles suivants :

en haut	55°
en bas	65°
en dehors	85°
en dedans	50°

De la vue droite avec les images renversées. — Les objets forment sur la rétine des images renversées et nous les voyons pourtant dans leur attitude réelle. Les philosophes ont épuisé toute leur subtilité dans l'examen de ce paradoxe apparent. On a dit, par exemple, que la vision est en réalité renversée et que l'esprit, éclairé par l'expérience, redresse les images rétiniennes. Mais l'esprit n'a rien à redresser, car il entre probablement dans la finalité de l'appareil visuel de nous faire voir les objets tels qu'ils sont.

La vision droite peut s'interpréter, en effet, très facilement, si on admet que les impressions lumineuses sont projetées dans la direction même de leur source, direction qui se confond avec celle des éléments rétiniens, cônes et bâtonnets, touchés par l'impression. Dans ces conditions, tout point lumineux est vu à sa vraie place.

De la vision binoculaire et de la vision simple avec les deux yeux. — La condition de la vue simple avec les deux yeux est dans la convergence des

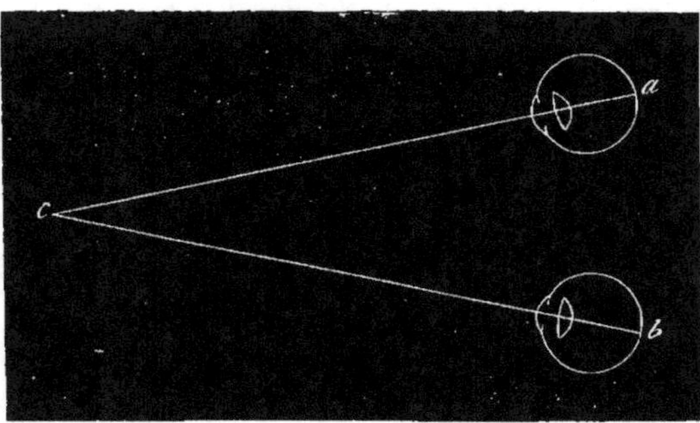

Fig. 280.

axes optiques sur le point regardé. Par exemple, dans la vision du point C (fig. 280), les axes optiques AC, BC, convergent sur le point C et forment en le rencontrant ce qu'on appelle l'*angle optique*. On peut donc dire que dans la vision simple binoculaire, le sommet de l'angle optique coïncide avec le point regardé.

Lorsque la convergence des axes optiques est détruite, tous les objets produisent deux images et il y a *diplopie*. Pour obtenir la diplopie, il suffit, par une pression convenable exercée sur l'un des globes loculaires, de déplacer l'axe de ce globe et d'empêcher sa convergence avec celui de l'autre œil. De même, beaucoup de personnes affectées de strabisme et dont l'infirmité n'est pas invétérée, sont astreintes à ne se servir que d'un œil, pour éviter la diplopie. (Ce nous est l'occasion de rappeler que, pour expliquer la vue simple avec les deux yeux, Gassendi admettait l'hypothèse gratuite et étrange, que chacun de nous ne se sert en réalité que d'un œil à la fois.)

La convergence des axes optiques n'existe que pour les points regardés, en sorte que, théoriquement du moins, tous les autres points du champ visuel sont vus doubles, et ce serait par l'effet de l'habitude que cette diplopie nécessaire ne parvient pas à notre conscience. On peut d'ailleurs la rendre sensible dans certains cas particuliers, à l'aide d'épreuves fort simples. Interposons un crayon entre le livre que nous lisons et notre œil, le crayon donne immédiatement deux images, ce qui est facile à comprendre, car la convergence des axes, étant réalisée pour les caractères du livre, ne peut pas l'être en même temps pour le crayon. Ou bien encore, plaçons devant nous deux crayons situés sur le même plan vertical et séparés par une certaine distance. Quand nous regardons l'un d'eux, l'autre nous paraît double et les deux images ont une situation qui varie avec la place du crayon regardé. Il est facile de s'en rendre compte. Tout point lumineux qui n'occupe pas le sommet de l'angle optique peut être, en effet, situé, soit à l'intérieur de cet angle, soit à l'intérieur de l'angle opposé. Dans ce dernier cas, les images sont directes ou homonymes, et si nous fermons l'œil droit, c'est l'image droite qui disparaît (fig. 281). Dans le premier cas, les images sont croisées et, si nous fermons l'œil droit, c'est l'image gauche qui disparaît (fig. 282).

Théorie des points similaires dans les deux rétines. — Lorsque la convergence des axes est réalisée pour la vision simple d'un objet, les points qui, dans les deux rétines, sont couverts par l'image de l'objet, sont dits *similaires*. Les points similaires des deux rétines sont donc ceux dont les impressions simultanées donnent lieu à une sensation unique. Il faut donc admettre qu'ils ont aussi les mêmes relations cérébrales, c'est-à-dire que les deux rétines périphériques se superposent physiologiquement à la même rétine corticale, ce qui entraîne la fusion des images mentales correspondantes. Le critère physiologique de l'identité des points similaires serait ainsi on ne peut plus clair. Mais on admet, en même temps, que les points physiologiquement similaires des deux rétines sont ceux qui coïncident quand on superpose les deux membranes. Cette superposition se fait en admettant que les deux yeux regardant à l'infini, l'une des deux rétines est transportée sur l'autre parallèlement à elle-même. En un mot, les points homologues des deux rétines seraient physiologiquement similaires. Or ce critère purement géométrique ne peut s'appliquer évidemment qu'aux points de la tache jaune qui, dans la vision simple binoculaire, viennent couper les axes optiques convergents. Par voie de conséquence, la vision ne serait réellement simple, au même instant, que

pour les points lumineux regardés et par conséquent placés au sommet de
l'angle optique. Elle serait double pour tous les autres points du champ visuel,
et nous avons montré les conditions de la diplopie pour tous ceux de ces points
qui sont situés en dedans des axes optiques. Pour les autres, la diplopie est peu
sensible pour deux motifs : 1° les images rétiniennes des objets non regardés
manquent de netteté ; 2° Elles se forment sur des surfaces partiellement superposables et ayant une zone commune de points similaires. On voit par exemple,

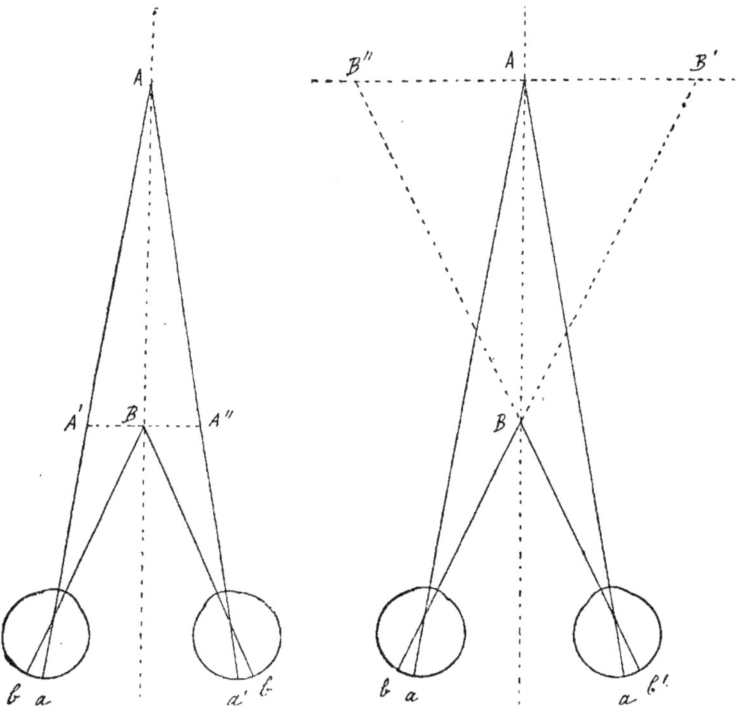

Fig. 281.— Diplopie pour les objets situés
à l'intérieur de l'angle opposé à l'angle
optique.

Diplopie du point A, les axes convergeant sur le point B.

Fig. 282. — Diplopie pour les objets situés à l'intérieur de l'angle optique.

Diplopie du point B, les axes convergeant sur
le point A.

en considérant la figure 283, que les axes convergeant sur le point O, l'objet
A B situé hors de l'angle optique forme ses images en des régions m et m',
situées du même côté et ayant en commun un grand nombre de points similaires. Il en résulte que les images mentales correspondantes se superposent
partiellement et nous donnent l'illusion de l'unité.

La théorie des points similaires ne répond pas à la question de savoir comment les deux images rétiniennes qui couvrent les points similaires peuvent produire la vision simple. Ici nous admettons, comme plus haut, que les points

similaires des deux rétines ont les mêmes relations avec l'écorce, en sorte
que les impressions lumineuses correspondantes vont ébranler les mêmes cellules cérébrales. Il n'y aurait ainsi qu'une rétine corticale pour deux rétines
périphériques. Le schéma de la figure 237 permet d'imaginer ce qui peut avoir
lieu ici, parce qu'il met en évidence la projection, sur le même hémisphère, des
moitiés homologues des deux rétines. Cela posé, on conçoit aisément que le
strabisme entraîne la diplopie quand il vient brusquement déplacer les images
rétiniennes sur l'œil dévié. Désormais, les points touchés dans les deux yeux
transmettent leurs impressions respectives à deux foyers distincts de la rétine
corticale et la vision mentale devient double. Il est plus malaisé de concevoir
la disparition progressive de la diplopie quand le strabisme est invétéré. Dans ce
cas, des points qui n'étaient point similaires le deviennent, au point que l'intervention chirurgicale qui a pour but de corriger le strabisme fait brusquement
reparaître la diplopie disparue. Il faudrait donc admettre que les radiations
optiques ont la faculté de modifier leurs relations corticales, par des moyens qui
nous échappent, mais auxquels l'ami-boïsme des arborisations terminales n'est
peut-être pas étranger. Nous nous bor-nerons à cette esquisse en une question

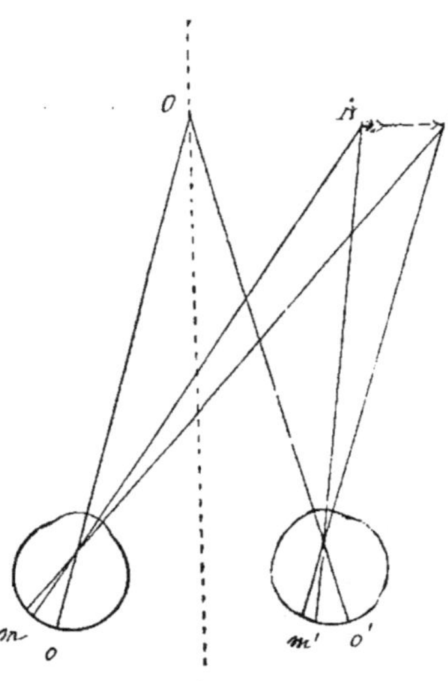

Fig. 283.

où il sera impossible d'éviter l'arbitraire, tant qu'on ignorera le mode intime
du fonctionnement des organes cérébraux de la conscience.

Il est clair que chez les animaux où l'entrecroisement des nerfs optiques est
complet, la théorie des points similaires n'a pas à intervenir. Ici, la vision est
toujours monoculaire et chaque œil a un champ visuel distinct. L'isolement
des deux champs visuels peut aisément se réaliser chez l'homme, à l'aide d'un
écran vertical placé entre les deux yeux. Dès lors, pour faire la part d'un œil
dans le champ visuel, il suffit de fermer l'autre.

CHAPITRE IV

DES PERCEPTIONS ET DES JUGEMENTS VISUELS.

Le sens de la vue nous fait connaître la forme et la couleur des corps, leur grandeur, leur distance, leur direction et leur solidité ou leur relief. Mais les sensations

visuelles sont primitivement de pures sensations de lumière et de couleur où toutes les autres notions apportées ultérieurement par la vision sont absentes. Le sens de la vue ne nous renseigne complètement sur le monde extérieur que par l'effet d'une véritable éducation où les sensations visuelles s'éclairent de tous les renseignements apportés par les sensations tactiles et musculaires qui leur sont associées. En vertu de la loi d'extériorisation rappelée plus haut, « les sensations paraissent situées à l'endroit où nous avons coutume de rencontrer leur cause ou condition ordinaire et cet endroit est celui où le toucher explorateur peut interrompre ou modifier la sensation commencée » (Taine, *De l'Intelligence*, t. II, p. 155). C'est pourquoi les aveugles-nés à qui on donne la vue par une opération chirurgicale, croient que tous les objets qu'ils regardent touchent leurs yeux, de même que les objets qu'ils tâtent touchent leur peau. D'ailleurs, ils ne perçoivent pas davantage la forme des objets et ne voient que des taches de couleurs variées qu'ils savent à peine distinguer les unes des autres. C'est alors que le toucher intervient avec les sensations musculaires qui le complètent et que chaque image visuelle d'un corps se précise par son association avec les sensations tactiles et musculaires attachées à la perception tactile du même corps. La notion de la forme prend ainsi naissance.

La notion de la distance repose sur des associations plus complexes. La vision distincte des objets appelle, en même temps que l'effort correspondant de l'accommodation, les mouvements que doivent exécuter les muscles de l'œil pour assurer la convergence des axes optiques. Elle s'attache encore, tant que l'éducation de l'œil n'est pas achevée, aux sensations musculaires qui accompagnent les mouvements de translation que doit faire le sujet pour s'emparer du corps qui frappe ses regards. On voit ainsi intervenir dans le même acte de nombreux éléments qui restent solidaires et subissent des variations parallèles quand les conditions de la vision changent. Toute variation dans la distance des corps se traduit par des variations proportionnelles dans les sensations musculaires de l'œil et dans les sensations locomotrices correspondantes. L'association entre tous ces termes devient définitive et bientôt on peut mesurer la distance des corps par la seule indication des sensations musculaires de l'œil. On sait que pour tel effort d'accommodation et pour tels mouvements des muscles qui réalisent la convergence des axes dans la vision distincte d'un objet, il faudrait marcher pendant un temps plus ou moins long pour atteindre cet objet. L'appréciation de la distance repose donc sur l'association des images visuelles avec les sensations musculaires de l'œil et avec le souvenir ou l'idée des mouvements qui pourraient être exécutés. Mais ce souvenir lui-même cesse de se présenter nécessairement à la conscience, en sorte que l'image purement visuelle trouve toute sa valeur et sa clarté dans les sensations musculaires de l'œil qui lui font cortège et qui pourraient en appeler d'autres, celles du toucher et celles de la locomotion.

Les autres jugements visuels ont une origine analogue : on juge de la grandeur relative des corps par le déplacement qu'il faut imposer aux yeux pour parcourir du regard toute la surface visible de ces corps. De même la situation relative des objets vis-à-vis de nous, leur direction, se jugent d'après les mouvements du corps, de la tête et des yeux, qu'il faut exécuter pour les voir distinctement. En résumé, la caractéristique de toute sensation visuelle repose sur la sensation des mouvements musculaires qui en assurent la perfection et ce sont ces sensations musculaires qui achèvent l'image visuelle et la remplissent de tout son contenu.

Il n'y a pas de raison de croire que, chez les animaux, l'éducation de l'œil réclame un autre procédé. La question ne saurait faire doute quand il s'agit des animaux qui, à l'exemple de l'homme, naissent infirmes en quelque sorte et inachevés, comme le lapin, le chien, le chat. Par contre, il y a des animaux qui, dès leur naissance, paraissent se servir de leurs yeux avec la plus grande sûreté et semblent interpréter d'emblée leurs sensations visuelles. Tel est le petit poulet qui, dès sa sortie de la coquille, se met à picorer. Tels sont le poulain, le veau qui, dès les premiers instants de leur naissance, recherchent les mamelles de leur mère et se mettent à téter. Mais il y aurait peut-être lieu d'analyser ces phénomènes de plus près. Il n'est pas certain que les mouvements du poulet ne sont pas de purs réflexes, qui d'ailleurs associent à la vision, des sensations musculaires où commence l'apprentissage de l'œil. Ce qu'il y a de sûr, c'est que le poussin ne discerne pas la qualité des objets qu'il frappe de son bec, et si par l'effet d'une tendance héréditaire, les premières sensations visuelles sollicitent n lui des mouvements d'apparence spontanée, ce n'est là sans doute qu'une apparence et cela ne prouve pas que ses images visuelles ont d'emblée un achèvement inconcevable et contiennent ce qui n'y a jamais été mis.

De la sensation du relief. — Les images visuelles sont planes et pourtant elles nous donnent le sens du relief des corps et, avec lui, l'idée de leur profondeur, de leur troisième dimension, en un mot de leur solidité. Dans la vision binoculaire, cette notion trouve son origine dans plusieurs éléments. Et d'abord, elle se confond avec l'appréciation de la distance, car juger qu'un corps a une profondeur, une troisième dimension, c'est juger que ses différents points sont situés sur des plans successifs, à une distance croissante de l'œil. La notion du relief se tire donc des variations de l'angle optique et de la sensation des mouvements des globes oculaires qui réalisent ces variations. Elle procède, en deuxième lieu, des sensations musculaires liées aux efforts variables de l'accommodation dans la vision successive des différents points du même objet. Enfin, elle résulte encore des inégalités de l'éclairage répandu sur les objets à trois dimensions et du jeu des ombres et des lumières. Il reste bien entendu que toutes ces sensations élémentaires tirent leur valeur actuelle des enseignements antérieurs fournis par le sens du toucher. L'idée du relief, pas plus que les autres jugements visuels, n'est enfermée directement dans les images visuelles. Elle est dans l'esprit, où elle s'est formée par le rapprochement des images tactiles et visuelles et où elle se réveille à l'occasion des impressions actuelles de la vue, considérées comme des signes évocateurs. Parmi ces signes, il en est un qui paraît jouer un grand rôle dans la perception du relief, c'est la dissemblance des deux images qui se confondent dans la vision binoculaire simple. Le moment est venu en effet de considérer que les images formées dans chaque rétine par un objet placé au sommet de l'angle optique ne sont pas identiques et ne peuvent l'être. Car le même objet est vu par chaque œil sous un point de vue différent, en sorte que certaines parties visibles pour l'un des yeux ne le sont pas pour l'autre. Or la superposition, dans la conscience, des deux images dissemblables du même objet constituerait un élément essentiel du relief. Cette conclusion repose sur les illusions fournies par le *stéréoscope* (fig. 284). Cet appareil, imaginé par Weathstone et considérablement simplifié depuis son invention, est disposé de manière

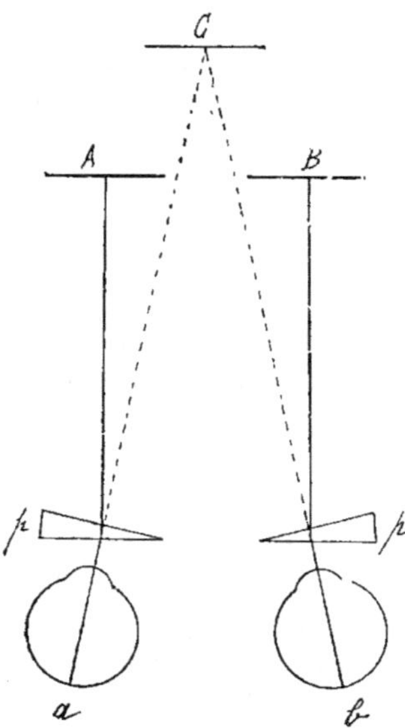

Fig. 284. — Schéma du stéréoscope.

à confondre en une seule, deux images photographiques du même objet, prises sous les points de vue où les verrait isolément chacun des deux yeux, si cet objet était placé au sommet de l'angle optique. Il consiste en une boîte de bois partagée en deux compartiments par un écran médian et au fond de laquelle on dispose sur le même plan les deux images stéréoscopiques (A et B). L'entrée de la boîte est fermée par deux prismes triangulaires (p et p') placés respectivement en regard de chacune des deux images précitées et orientés de telle manière que leur base soit en dehors. Les points homologues de chaque photographie envoient des rayons qui divergent après avoir traversé les prismes et sont vus isolément par chaque œil dans la direction Ca et Cb des rayons réfractés. On voit d'ailleurs que les deux images seront vues au même endroit sur le sommet de l'angle formé par la rencontre des rayons réfractés. Il en résulte que les deux images stéréoscopiques, déplacées en quelque sorte par les prismes, vont se superposer et se fondre pour les yeux en une seule image placée au sommet de l'angle optique. C'est en quelque sorte la synthèse de la vision simple binoculaire et son effet est précisément d'apporter aux yeux l'illusion saisissante du relief. On est donc fondé à dire que la dissemblance des images rétiniennes qui se superposent dans la vision binoculaire est un des éléments qui concourent à la perception de la solidité des corps. Mais ce n'est point le seul et il n'est pas indispensable. D'une part, les borgnes ont, comme tout le monde, la sensation du relief et d'autre part, cette sensation garde toute sa vivacité quand nous fermons un œil. Enfin, il n'y a pas de raison de croire que les animaux à vision monoculaire (lapin, oiseaux, poissons) n'ont pas la sensation du relief. Les images simples de la vision monoculaire sont donc assez complètes pour donner la perception de la profondeur des corps, perception qui repose uniquement, cette fois, sur les signes fournis par le jeu des ombres et des lumières et sur les efforts variables de l'accommodation. Par corrélation, la vision monoculaire suffit également à l'appréciation des distances, et parmi les signes où repose cette appréciation, il faut compter en même temps que les sensations musculaires de l'accommodation, la netteté variable des impressions fournies par les objets que, dans l'immense majorité des cas, les expériences antérieures ont appris à connaître.

CHAPITRE V

ORGANES ANNEXES DE L'APPAREIL DE LA VISION.

Les organes annexes de l'appareil de la vision comprennent l'orbite, les muscles de l'œil, l'appareil lacrymal et les paupières.

De l'orbite. — L'orbite (cavité ou fosse orbitaire) est entièrement creusée dans le squelette, chez l'homme et chez la plupart des singes, en sorte qu'elle a des parois complètement osseuses. Chez les autres mammifères, elle est profondément entamée par une vaste échancrure et s'ouvre largement dans la fosse temporale ; mais elle se complète par l'adjonction d'une membrane fibreuse, la *gaine oculaire*, qui affecte la disposition d'un cornet attaché par son sommet au pourtour de l'hiatus orbitaire. La lame fibreuse que nous décrivons admet dans sa composition un grand nombre de fibres musculaires lisses, décrites par Müller et formant un système connu sous le nom de *muscle de Müller*.

Muscles de l'œil. — La surface de la rétine utilisée pour la vision distincte est tellement étroite que l'exploration du champ visuel, ou même seulement des objets qui sollicitent le regard, réclame des mouvements à la fois très nombreux, très variés et très précis, de telle sorte que le foyer des points regardés est constamment sur la tache jaune. Les muscles de l'œil chargés d'exécuter ces mouvements sont au nombre de six chez l'homme : les muscles droits supérieur, inférieur, interne et externe, et les muscles obliques : le grand et le petit oblique.

Chez les mammifères pourvus d'un corps clignotant, c'est-à-dire dans toutes les espèces autres que les primates, on trouve un septième muscle, le droit postérieur, qui est lié au fonctionnement de la troisième paupière et dont il sera question plus loin.

Le droit supérieur produit l'élévation du globe, le droit inférieur en détermine l'abaissement.

Le droit interne agit comme adducteur, tandis que le droit externe provoque l'abduction.

Les deux muscles obliques sont antagonistes. Le grand oblique fait pivoter l'œil de telle manière que la région supérieure du globe est entraînée en bas et en dedans, tandis que le petit oblique entraîne la même région en bas et en dehors. Ils agissent donc comme rotateurs et ont pour mission de compenser l'effet des mouvements de la tête, quand elle s'incline d'un côté ou de l'autre.

En fait, les muscles droits sont également des muscles rotateurs, car tous les mouvements de l'œil sont essentiellement des mouvements de rotation dans lesquels le globe pivote autour de son centre géométrique. Les déplacements de totalité sont insensibles ou du moins leur amplitude est extrêmement faible, puisque, selon Donders, elle atteint au maximum $1^{mm},3$.

Les mouvements de rotation du globe ont lieu autour de trois axes principaux : l'axe vertical autour duquel s'effectuent les mouvements de latéralité dépendant des muscles droits interne et externe ; l'axe transversal auquel se rattachent les mouvements d'élévation et d'abaissement provoqués par les muscles droits supérieur et inférieur. Enfin l'axe antéro-postérieur qui est l'axe des mouvements déterminés par l'action des muscles obliques.

On remarquera que dans ces trois groupes de mouvements, les muscles de l'œil sont antagonistes deux à deux par rapport à l'axe de rotation qui leur sert de point d'appui. Il est bien évident d'ailleurs que les trois directions qui viennent d'être examinées, sont des directions principales, mais qu'en fait les muscles de l'œil peuvent associer leur action de mille manières et entraîner le globe dans toutes les directions possibles.

Mouvements conjugués des yeux. — Considérées dans les deux globes, les actions musculaires sont associées de manière à produire dans les deux yeux, des mouvements conjugués pour l'obtention d'un but commun. Tantôt ces mouvements conjugués ont la même direction, tantôt ils ont des directions inverses. Ce dernier cas est celui des mouvements qui assurent la convergence des axes optiques dans la vision simple binoculaire et qui réclament l'action synergique des deux droits internes. L'examen des autres cas ne comporterait aucune difficulté.

Innervation des muscles de l'œil. — Les nerfs moteurs de l'œil sont au nombre de trois : l'oculo-moteur commun (3e paire), destiné aux muscles droits supérieur, inférieur et interne, et au petit oblique ; l'oculo-moteur externe (6e paire), qui envoie ses fibres au droit externe et au droit postérieur ; et enfin le nerf pathétique (4e paire), exclusivement réservé au grand oblique.

La solidarité qui enchaîne les deux yeux dans leurs mouvements conjugués implique une association corrélative dans les trois nerfs qui viennent d'être énumérés. Cette association est assurée par des commissures jetées entre les divers noyaux moteurs et dont la disposition a été mise en évidence par Mathias Duval et Laborde. Nous n'insisterons pas ici sur les détails ; il suffit de savoir que ces associations commissurales sont disposées de telle manière que la même excitation provocatrice d'un mouvement déterminé, atteint simultanément les noyaux moteurs correspondant aux muscles intéressés dans ce mouvement.

Des paupières. — La fonction des paupières est de protéger le globe contre l'accès des corps étrangers, d'assurer la diffusion des larmes à la surface de la conjonctive et de concourir à leur excrétion. Leur intervention se traduit par ce mouvement d'occlusion intermittente qu'on appelle le *clignement*. Le clignement résulte de la contraction brusque et fugitive de l'orbiculaire des paupières qui est innervé par le facial. Quant au releveur de la paupière supérieure dont l'action alterne avec celle de l'orbiculaire et qui reçoit ses fibres motrices de la 3ᵉ paire, il n'intervient que par sa tonicité qui en fait un véritable ressort. L'orbiculaire des paupières met ainsi en œuvre, d'une part, l'élasticité du releveur qui lui est opposé, et, d'autre part, l'élasticité des cartilages tarses qui soutiennent le bord libre des paupières et l'empêchent de se déformer.

Chez les oiseaux, la paupière inférieure, la plus large des deux, est pourvue d'un muscle abaisseur spécial qui remplit une fonction analogue à celle du releveur de la paupière supérieure.

Le clignement peut être produit volontairement ; mais, dans les circonstances ordinaires, il constitue un mouvement réflexe provoqué par les impressions incessantes que reçoit la conjonctive. C'est pourquoi, après la section intra-cranienne du trijumeau, le besoin de cligner disparaît.

Signalons, en terminant, l'occlusion permanente des paupières pendant le sommeil, occlusion qui protège doublement l'œil, et contre l'accès de la lumière et contre celui des corps étrangers. Il faut y voir aussi l'expression du repos général de l'organisme, expression qui se traduit localement par le relâchement du releveur de la paupière supérieure et la tonicité victorieuse de l'orbiculaire.

Du corps clignotant. — Chez les mammifères autres que l'homme et les singes, l'appareil palpébral est complété par une troisième paupière plus ou moins développée et désignée sous le nom de *corps clignotant*.

Le corps clignotant, logé dans l'angle nasal de l'œil, est constitué par une lame cartilagineuse enveloppée dans un repli de la conjonctive. La base renflée de cette lame est en continuité avec une masse adipeuse qui pénètre tous les interstices des muscles droits et constitue un intermédiaire indispensable à ses mouvements. Quand les muscles de l'œil, et notamment le droit postérieur dont nous parlions plus haut, se contractent, ils inclinent à porter le globe en arrière ; la masse adipeuse de l'œil, pressée de toutes parts, tend à faire irruption hors de l'orbite et ne trouve issue qu'au niveau du corps clignotant qui est ainsi poussé avec force et couvre partiellement la cornée.

Les mouvements du corps clignotant sont solidaires de ceux du clignement. Ils ont pour effet d'essuyer la conjonctive et de la délivrer des corps étrangers qui pourraient s'y attacher. La troisième paupière remplit ainsi l'office de la main qui, chez les primates, devient à cet égard l'auxiliaire des paupières ordi-

naires. Aussi, son développement est-il en raison inverse de celui de la main ;
très volumineuse chez les ongulés, elle l'est un peu moins chez les onguiculés
et devient rudimentaire chez l'homme et chez les singes.

Chez les oiseaux, le corps clignotant est très large et au moment du clignement, il se porte jusqu'à l'angle temporal de l'œil de manière à couvrir toute
l'étendue de la face antérieure du globe. Il est animé par un musle spécial très
complexe et dont l'action se transmet par l'intermédiaire d'une poulie de
renvoi.

Dans beaucoup d'espèces (ruminants, porc, carnassiers, lapin, oiseaux), l'organisation du corps clignotant se complète par l'adjonction d'une glande en
grappe, la *glande de Harder*. Celle-ci sécrète un liquide épais et blanchâtre
qui se répand sous la troisième paupière et concourt à faciliter les mouvements
de cet organe à la surface de la conjonctive.

De l'appareil lacrymal. — Il est constitué par la glande lacrymale et
son appareil excréteur. La *glande lacrymale* est une glande en grappe interposée entre la paroi supérieure de l'orbite et le globe de l'œil. Elle est pourvue
de huit ou dix canaux excréteurs qui s'ouvrent isolément vers l'angle externe de
l'œil, sous la paupière supérieure. Le liquide abandonné par les canaux excréteurs se répand à la surface de la conjonctive par un mécanisme qui dépend
des paupières, et il est repris par un système de canaux dont nous nous bornons
à rappeler les différentes parties : les *points lacrymaux*, un pour chaque
paupière, et s'ouvrant à l'angle interne de l'œil ; les *conduits lacrymaux*, le
sac lacrymal, et le *canal nasal*. Celui-ci, creusé partiellement dans les os de
la face, vient s'ouvrir, tantôt, comme chez l'homme, dans le méat inférieur des
fosses nasales, tantôt, comme chez le cheval, sous l'aile externe de la narine
correspondante, vers la commissure inférieure de cet orifice.

Les larmes sécrétées par les glandes lacrymales forment un liquide clair,
limpide, inodore et d'une saveur salée très accusée. Il contient quelques sels,
notamment des phosphates alcalins et du chlorure de sodium, de faibles proportions de matières organiques, le tout en solution dans 99 p. 100 d'eau.

Les larmes sont destinées à lubrifier la conjonctive et surtout la cornée ; elles
forment à la surface de cette membrane une mince couche liquide qui suffit à
la préserver du desséchement et à en assurer la transparence. Il faut, pour
cela, que les larmes se répandent uniformément à la surface du globe, et cette
diffusion est précisément assurée par le clignement des paupières, en sorte
que la cornée s'enflamme quand les muscles palpébraux sont paralysés.

La sécrétion des larmes est continue. Elle s'exagère, soit sous l'influence des
causes morales, soit par voie réflexe, à la suite des excitations irritantes portées
sur la conjonctive, la cornée ou la muqueuse nasale.

Le courant liquide formé par les larmes qui parcourent la conjonctive en
allant de l'angle temporal à l'angle nasal de l'œil, ne déborde pas hors des
paupières et s'écoule lentement dans l'appareil excréteur. Le mécanisme de cette
excrétion est assez délicat. Et d'abord, le produit gras sécrété par les *glandes
de Meibomius* formerait une barrière infranchissable qui empêche les larmes
de mouiller le bord des paupières et de s'écouler au dehors (1).

Quant à la pénétration du liquide dans son appareil excréteur, il dépend

___

(1) Cet artifice ne semble pas indispensable, car les glandes de Meibomius font entièrement défaut chez les oiseaux.

des circonstances suivantes. — *a*. La capillarité qu'on a invoquée ne joue, sans doute, qu'un rôle médiocre. — *b*. L'action du vide produit à chaque inspiration dans les cavités nasales, exerce sur les larmes une aspiration manifeste, et si l'excès de pression qui se produit à chaque expiration n'entraîne pas un effet inverse, c'est à raison des valvules disséminées dans le canal excréteur et disposées de manière à empêcher le retour des larmes. — *c*. Enfin, le clignement intermittent qui assure la diffusion de ce liquide à la surface du globe, a également pour effet de l'entraîner vers l'angle nasal et de le pousser dans les conduits lacrymaux, car les larmes débordent quand les muscles palpébraux sont paralysés.

INFLUENCE DU SYSTÈME NERVEUX SUR LES GRANDES FONCTIONS DE L'ORGANISME

I. — INFLUENCE DU SYSTÈME NERVEUX SUR LES PHÉNOMÈNES MÉCANIQUES DE LA DIGESTION.

La *mastication* est un acte de la volonté dont les agents périphériques sont constitués par les diverses branches motrices du trijumeau, en ce qui touche les muscles masticateurs, par le facial et l'hypoglosse pour les muscles des lèvres et de la langue.

La *déglutition* est un phénomène très complexe qui comporte une série de mouvements réflexes dont nous avons vu plus haut le mode et la succession. Pour en résumer les traits essentiels, il suffira de rappeler les circonstances suivantes : La déglutition réclame la provocation du bol alimentaire ; on ne déglutit pas à vide et, à défaut du bol alimentaire, c'est la salive versée continuellement dans la bouche qui provoque les déglutitions intermittentes. La déglutition commence dès que le bol touche l'isthme du gosier. Elle doit commencer par le commencement, c'est-à-dire à l'isthme du gosier. C'est au point qu'un bol artificiel introduit par une fistule, en un point quelconque de l'œsophage, n'éveille pas la contractilité de ce conduit et demeure immobile jusqu'à l'intervention d'une déglutition spontanée. La déglutition une fois commencée se poursuit irrésistiblement jusqu'à l'estomac, même si on détourne le bol de sa destination naturelle et si on le dérive à l'extérieur par une fistule œsophagienne.

L'admirable coordination de tous ces mouvements est placée sous la dépendance du système nerveux et il convient tout d'abord de déterminer les voies sensitives et motrices des réflexes pharyngo-œsophagiens.

En dehors du trijumeau et du glosso-pharygien qui président à la sensibilité du voile du palais et de l'isthme du gosier, les voies essentielles sont représentées par le pneumogastrique, dont les diverses branches sensitives, motrices ou sensitivo-motrices se distribuent dans le pharynx et l'œsophage. Le rôle de ces diverses branches a été précisé par les recherches de Longet, de Cl. Bernard et surtout de M. Chauveau qui, en 1862, se proposa de faire la part de la dixième et de la onzième paire dans l'innervation de l'œsophage et la coordination de ses mouvements. Sa méthode consistait à interroger les racines des nerfs craniens mis à découvert immédiatement après la mort de l'animal, au moyen d'un trait de scie parallèle au bulbe rachidien et passant tangentiellement aux condyles de l'occipital.

L'application de cette méthode a conduit M. Chauveau aux propositions suivantes : Le pneumogastrique est le nerf moteur des constricteurs du pharynx, de l'œsophage, de l'estomac et du crico-thyroïdien. Le spinal, par sa branche interne, est le nerf moteur des muscles intrinsèques du larynx, mais il étend son action au constricteur supérieur du pharynx. La pénétration du spinal dans les muscles du pharynx est, on le voit, fort discrète et son rôle dans les phénomènes que nous étudions peut être considéré comme nul. Le pneumogastrique reste donc le nerf de la déglutition pharyngienne. Comment agit-il sur l'œsophage? On enseignait avant M. Chauveau que la région cervicale de ce conduit reçoit ses nerfs sensitifs et moteurs des récurrents, tandis que la région thoracique est innervée par les nerfs œsophagiens inférieurs qui terminent le pneumogastrique, à l'origine des bronches. Or cette distribution n'est pas générale et l'innervation sensitivo-motrice de l'œsophage comporte des variétés spécifiques qu'il convient d'examiner.

Chez tous les mammifères, la sensibilité et la motricité ont la même source pour la portion thoracique de l'œsophage; elles viennent des nerfs œsophagiens inférieurs. Les différences ne portent que sur la région cervicale et elles varient avec les espèces animales qui, à cet égard, forment trois groupes distincts.

Le premier groupe est représenté par le lapin et par l'homme où la distribution des nerfs obéit à la loi exposée plus haut.

Dans le deuxième groupe (cheval, âne, mouton, bœuf), les nerfs sensitifs de la région cervicale de l'œsophage viennent des récurrents. Les branches motrices sont apportées par des nerfs que l'on avait méconnus et que M. Chauveau a découverts au cours de ses expériences : ce sont les *nerfs œsophagiens supérieurs.* Formés par des filets issus du nerf pharyngien et du laryngé externe, ils longent les parties latérales de l'œsophage qu'ils accompagnent jusqu'à la base du cœur.

Dans le troisième groupe représenté par le chien, les nerfs œsophagiens supérieurs sont des nerfs mixtes fournissant à la fois les filets sensitifs et les filets moteurs de la portion trachéale de l'œsophage. Les récurrents ne prennent, dès lors, aucune part à l'innervation de cette partie du tube digestif.

La caractéristique de ces trois groupes est facile à établir. Dans le premier groupe, les filets œsophagiens du récurrent sont sensitivo-moteurs. Dans le deuxième groupe, ils sont exclusivement sensitifs et la motricité a dû se constituer par des nerfs nouveaux, les nerfs œsophagiens supérieurs. Dans le troisième groupe, ils sont étrangers à l'innervation de l'œsophage, qui, pour la portion trachéale de ce conduit, est entièrement assurée par les nerfs œsophagiens supérieurs.

Il est maintenant facile de prévoir les troubles de la déglutition résultant de la section des nerfs pneumogastriques dans la région moyenne du cou.

Dans le premier groupe (lapin) elle entraîne la paralysie sensitive et motrice de l'œsophage qui devient inerte et reste rempli par les aliments ingérés par l'animal.

Chez le cheval (deuxième groupe), la section des vagues au milieu du cou a les résultats les plus inattendus et les plus intéressants. Elle produit aussi la paralysie complète de l'œsophage, et quand l'animal mange, les aliments s'entassent dans ce conduit, formant une colonne compacte et ininterrompue d'un bout à l'autre de l'œsophage. Ce résultat était d'autant plus imprévu que la section des vagues au milieu du cou n'interrompt pas la continuité des nerfs œsophagiens supérieurs qui prennent naissance bien au-dessus de la section. Par contre, celle-ci a pour effet de séparer les nerfs récurrents et par conséquent de priver de ses nerfs sensitifs la portion cervicale de l'œsophage, qui est ainsi frappée d'anesthésie. Nous apprenons de cette manière que l'œsophage privé de sensibilité demeure inerte en présence du bol alimentaire et cesse de se contracter comme s'il était privé de ses nerfs moteurs. Du même coup, nous apercevons la nature de l'onde péristaltique de l'œsophage dans la déglutition. Elle se compose d'une série de contractions réflexes qui s'échelonnent le long du conduit sous la provocation du bol en marche. Mais l'intérêt de cette expérience grandit encore si nous la rapprochons de ce fait que l'onde œsophagienne, une fois commencée, se poursuit irrésistiblement jusqu'au cardia, même en l'absence du bol dérivé au dehors par une fistule. Dans ce cas, le réflexe a sa source dans une impression sensitive purement musculaire et le rôle de la sensibilité des muscles dans la production ou la régulation de leurs mouvements revêt ici une expression particulièrement démonstrative.

Chez le chien, la section des nerfs vagues dans la partie inférieure du cou a des conséquences toutes différentes. Elle paralyse bien la région thoracique de l'œsophage, mais non la région trachéale qui reste pourvue de ses nerfs sensitifs et de ses nerfs moteurs. Chaque déglutition est donc suivie d'une onde œsophagienne qui entraîne régulièrement le bol ou la salive déglutis jusqu'à l'origine de la portion thoracique de l'œsophage. Mais là, la contraction s'arrête et le conduit devenu inerte se laisse distendre par les bols accumulés.

Ces effets si différents de la section des nerfs vagues, sur les animaux des deuxième et troisième groupes, ont leur contre-partie dans les effets de l'excitation. Chez le cheval, l'excitation du bout central du nerf pneumogastrique détermine le tétanos réflexe de la portion cervicale de l'œsophage. Il en est de même chez le bœuf où les choses sont disposées comme chez le cheval. Ce résultat prouve bien qu'à ce niveau, le pneumogastrique contient les fibres sensitives distribuées par les récurrents à la portion trachéale de l'œsophage.

Par contre, chez le chien, les excitations centripètes du nerf vague n'exercent aucun effet sur l'œsophage qui ne produit aucune contraction réflexe, sous leur influence.

Innervation de l'estomac.— La tunique charnue de l'estomac possède tout d'abord une innervation propre ou intrinsèque constituée par un plexus ganglionnaire analogue au plexus myentérique. Mais elle reçoit en outre deux ordres de nerfs fournis par le pneumogastrique et par le grand splanchnique.

Si on observe les mouvements de l'estomac à l'aide de la méthode graphique (on emploie à cet effet le procédé des ampoules conjuguées imaginé par Morat), on obtient des courbes régulièrement ondulées, exprimant par leurs ondulations les contractions du viscère. Ces contractions sont lentes, rythmées, péristaltiques et durent chacune quinze à vingt secondes. Si on coupe l'un des nerfs pneumogastriques, l'allure de la courbe ne se modifie pas sensiblement. Mais après la névrotomie double, les contractions deviennent beaucoup plus rares et perdent de leur amplitude. En même temps, le niveau moyen de la courbe se rapproche de l'abscisse et témoigne ainsi de l'affaiblissement du tonus. La section des nerfs vagues a donc pour effet sinon de paralyser l'estomac, au moins d'en affaiblir les mouvements d'une manière très sensible.

Les nerfs splanchniques exercent sur l'estomac une action inhibitoire bien étudiée par quelques physiologistes et en particulier par Morat (*Archives de physiologie*, 1893, p. 142). Quand on excite le bout périphérique de l'un de ces nerfs, les ondulations de la courbe des contractions finissent par s'éteindre et son niveau moyen s'incline vers l'abscisse. Dans certains cas, on obtient un véritable arrêt des contractions et la disparition complète du tonus.

L'action inhibitoire peut être obtenue par voie réflexe et résulter, par exemple, de l'excitation des nerfs de la sensibilité générale, comme le sciatique (Wertheimer, *Archives de physiologie*, 1892). Morat l'a d'autre part obtenue par l'excitation du bout central du nerf vague et, circonstance remarquable, elle se transmet par le pneumogastrique laissé intact, car elle disparaît après la section de ce nerf. Wertheimer avait observé d'ailleurs que l'action d'arrêt produite par l'excitation du bout central du nerf sciatique, s'affaiblit considérablement après la section des vagues. On est ainsi conduit à admettre que le pneumogastrique contient aussi des fibres inhibitoires. Doyon a pu les mettre directement en évidence, chez les oiseaux et chez le chien, à la condition d'exalter au préalable la contractilité de l'estomac par la strychnine ou la pilocarpine. Sur un animal ayant reçu une injection intra-veineuse de l'un de ces alcaloïdes, on obtient à coup sûr le relâchement complet du viscère par l'excitation du bout périphérique du nerf vague (Doyon, *Archives de physiologie*, 1895, p. 377). Réciproquement, dans le travail déjà cité, Morat a montré que les excitations centrifuges du splanchnique peuvent augmenter les mouvements de l'estomac.

Tous ces faits en apparence contradictoires se rattachent à cette idée générale développée par Dastre et Morat que les nerfs destinés aux viscères n'ont pas des attributions exclusives ; qu'ils sont formés par un mélange inégal de fibres antagonistes laissant en général prédominer l'action des fibres les plus nombreuses, quand on excite le tronc commun. Mais on conçoit que la même excitation éveille tour à tour l'un ou l'autre des effets placés sous la dépendance d'un nerf mixte, selon l'état physiologique du viscère ou plutôt de ses ganglions propres au moment de l'excitation.

Innervation de l'intestin. — L'intestin, comme l'estomac, possède une innervation propre (plexus d'Auerbach et de Meissner) et une innervation extrinsèque assurée par le pneumogastrique et par le grand splanchnique. La loi de ses mouvements est la même que celle de l'estomac. Ses contractions péristaltiques lentes et rythmées se produisent spontanément, grâce à l'automatisme des ganglions intrinsèques, et peuvent être facilement observées sur l'intestin mis à découvert, ou même sur une anse intestinale isolée entre deux ligatures et placée dans l'eau salée à 38°. Elles s'accélèrent et deviennent plus amples quand on excite le pneumogastrique. Quant aux splanchniques, ils exercent sur l'intestin une action inhibitoire découverte par Pfluger, il y a plus de quarante ans, et dont les manifestations sont analogues à celles que l'on peut obtenir sur l'estomac.

II. — INFLUENCE DU SYSTÈME NERVEUX SUR LA CIRCULATION.

CHAPITRE PREMIER

INNERVATION DU CŒUR

Le cœur est placé sous la dépendance du système nerveux central, car il reçoit trois ordres de nerfs, des nerfs accélérateurs, des nerfs modérateurs et des nerfs sensitifs. Mais pour être assujetti à l'influence régulatrice des centres nerveux, le cœur trouve en lui une source d'activité autonome qui réside dans les ganglions intrinsèques dont il est pourvu. C'est ce point qu'il convient d'abord de mettre en lumière.

Des battements spontanés et automatiques du cœur. — Le cœur extrait de la poitrine sur un animal vivant, continue à battre pendant un temps variable. On a pu observer ses battements chez les suppliciés plus d'une heure après la mort. Mais d'une manière générale, le cœur des mammifères adultes cesse de battre peu d'instants après son extraction. Il n'en est point de même chez les nouveau-nés, dont le cœur poursuit ses battements rythmés très longtemps après avoir été extrait de la poitrine.

Quant au cœur des animaux à sang froid, il est en quelque sorte doué d'une survivance indéfinie. Par l'emploi de quelques précautions qui consistent notamment à isoler le cœur, après avoir lié successivement le bulbe aortique et les veines caves, de manière à emprisonner dans les cavités de cet organe une grande quantité de sang, on peut observer ses battements pendant plusieurs jours, si on a soin de le suspendre dans une chambre humide. Il est d'ailleurs possible de prolonger tous ces délais, en faisant usage de la méthode des circulations artificielles inaugurée par Ludwig et appliquée pour la première fois au cœur de la grenouille, par Cyon.

Les dispositions très variées et très nombreuses introduites pour réaliser la circulation artificielle du cœur, ont cela de commun, que le liquide qui remplace le sang est fourni par un réservoir relié au sinus veineux par un tube de caoutchouc. De là, le liquide tombe dans le ventricule d'où il est poussé dans l'aorte et finalemnt ramené dans le réservoir qui l'a fourni. Le choix des liquides a une très grande importance, et pour réussir à coup sûr, il faut employer soit du sang défibriné, soit du sérum. Avec les divers sérums artificiels, tels que la solution de sel marin à 7 p. 1000, on n'obtient que des effets passagers. Les solutions alcalines, d'après Gaule, agiraient surtout en entraînant les faibles quantités de sang retenues dans les cavités du cœur, au moment de son extraction.

Pour entretenir l'automatisme du cœur, l'influence de l'oxygène est indispensable. En présence de l'acide carbonique ou d'un gaz indifférent, cet organe ne tarde pas à s'arrêter pour reprendre ses battements dès qu'il est replacé dans l'air atmosphérique. Le cœur des mammifères est particulièrement sensible à cette action excitante de l'oxygène, au point que sur un chien que l'on sacrifie après l'avoir fait respirer dans l'oxygène pur ou dans l'air à haute pression, le cœur survit et poursuit ses battements plus d'une heure après la mort (Cyon).

La méthode des circulations artificielles a été fructueusement appliquée au cœur des mammifères (Newl Martin, Langendorff) ; mais il semble plus simple, pour démontrer l'automatisme du cœur dans ce groupe d'animaux, de couper tous les nerfs cardiaques, après la résection du thorax, et d'entretenir la respiration artificielle.

La question qui se pose maintenant est de savoir si l'automatisme cardiaque appartient à la substance contractile du cœur ou à ses ganglions intrinsèques.

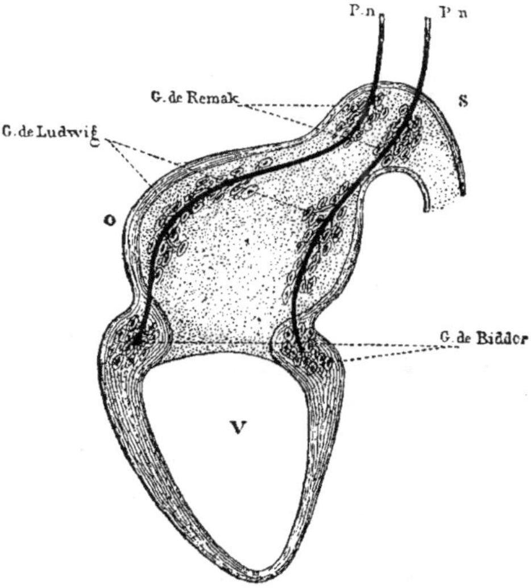

Motricité des ganglions, inertie du muscle cardiaque. — Les ganglions du cœur, surtout bien étudiés sur la grenouille, sont au nombre de trois (fig. 285). Le *ganglion de Remak* est situé à l'embouchure des veines caves et au niveau du sinus veineux qui se jette dans l'oreillette droite. Le *ganglion de Ludwig* occupe la mince cloison qui sépare les deux oreillettes. Enfin, le *ganglion de Bidder* siège à la limite du ventricule et des oreillettes, sur la *collerette* qui remplit les fonctions de la cloison auriculo-ventriculaire.

Les ganglions du cœur sont situés sous l'endocarde, sur le trajet des nerfs cardiaques et dans une position très superficielle. Ils sont formés d'un très grand nombre de cellules disposées en groupes épars le long des nerfs auxquels elles paraissent appendues. Ces cellules sont de deux sortes. On distingue les cellules bipolaires et les cellules dites *à fibre spirale*. Celles-ci sont particulièrement abondantes dans les ganglions de Remak et de Ludwig ; elles doivent leur nom à la présence d'une fibre indépendante du cylindraxe et enroulée autour et à la base du corps cellulaire. Nous en préciserons plus bas les relations et la signification probables.

De la pointe du cœur. — Il résulte de ce qui précède que les ganglions

Fig. 285. — Schéma de la disposition des ganglions du cœur (d'après Pitres).

S, sinus veineux ; O, oreillettes avec la cloison interauriculaire ; V, cavité du ventricule ; *Pn*, *Pn*, nerfs pneumogastriques.

intracardiaques ne descendent pas au-dessous d'une certaine zone répondant à la région supérieure du ventricule. On entrevoit donc la possibilité de réséquer, dans le cœur, une région exclusivement musculaire et pure de tout mélange avec les cellules nerveuses. Cette région constitue la pointe du cœur, et on l'obtient par une section pratiquée à la limite du quart supérieur et des trois quarts inférieurs du ventricule. Pour plus de sûreté, il vaut mieux faire la section à la limite inférieure du tiers supérieur.

Or, après la section transversale qui isole la pointe du cœur, on constate que celle-ci cesse de battre immédiatement, tandis que les oreillettes, le sinus et les veines caves continuent leurs battements rythmés. Berstein a, d'autre part, obtenu l'isolement physiologique de la pointe du cœur en employant la méthode des ligatures. Si on exerce une constriction circulaire au-dessous du sillon auriculo-ventriculaire, de manière à rompre la continuité nerveuse qui rattache la pointe à la base du cœur, le ventricule s'arrête et demeure immobile, tandis que la base du cœur tout entière continue ses battements rythmés.

Nous sommes donc assurés que l'autonomie du cœur réside dans ses ganglions et non dans sa substance contractile. Le muscle cardiaque devient inerte dès qu'on le sépare de ses ganglions. La motricité spontanée du cœur est donc l'attribut des cellules nerveuses qui le pénètrent et l'animent. Cette constatation nous permet d'ouvrir deux questions distinctes et d'étudier, d'une part, les propriétés générales du muscle cardiaque et, d'autre part, le rôle des ganglions du cœur.

PROPRIÉTÉS GÉNÉRALES DU MUSCLE CARDIAQUE

Le cœur, comme les muscles de la vie animale, est formé de fibres musculaires striées, mais ces fibres, relativement courtes et soudées bout à bout par un ciment unissant, sont dépourvues de sarcolemme, ramifiées et anastomosées entre elles de manière à constituer un vaste réseau. Ces particularités histologiques ne suffisent pas d'ailleurs à rendre compte des singulières propriétés physiologiques qui adaptent si merveilleusement le cœur à ses étonnantes fonctions.

Les propriétés du muscle cardiaque se manifestent dans les caractères de sa contraction. Le problème est donc d'agir exclusivement sur la substance musculaire et de la provoquer par les agents accoutumés, notamment par les excitations mécaniques ou électriques. A cet effet, on isole la pointe du cœur, on la place sous un myographe, et on enregistre les effets des excitations.

Caractères de la contraction cardiaque. — Effets des excitations simples sur la pointe du cœur. — Toute excitation simple, mécanique ou électrique, portée sur la pointe du cœur, détermine une contraction simple analogue à la secousse des muscles ordinaires. Elle n'en diffère que par sa durée qui, chez la grenouille, atteint près d'une seconde, tandis que la secousse des muscles de la vie de relation est, comme on l'a vu, extrêmement brève. Par corrélation, le temps perdu, dans la secousse de la pointe du cœur, est également très long et peut atteindre $0'',3$.

Toute excitation juste suffisante provoque d'emblée une contraction maximale (Bowdicht, Kronecker, Stirling); une excitation plus faible ne donne rien, mais une excitation plus forte ne produit pas de plus grands effets. Sous ce rapport et pour parler le langage de Ranvier, le cœur obéit à la *loi du tout ou rien*. Cette loi n'intervient d'ailleurs que pour les excitations séparées par d'assez longs intervalles. Que si on applique à la pointe du cœur des excitations suffisantes, en série, provoquant chacune une contraction distincte, on constate que l'amplitude des secousses va croissant de la première à la dixième environ et conserve, à partir de ce moment, le maximum auquel elle est parvenue. Ce fait, décrit par Bowdicht sous le nom de *phénomène de l'escalier*, relève probablement de la sommation des effets des excitations. Il permet d'obtenir des secousses dont le maximum est plus élevé que celui des secousses ordinaires provoquées par une excitation unique.

La contraction du cœur est totale. — Elle éclate au même moment dans toutes les régions de l'organe et n'affecte pas, par conséquent, la forme ondulatoire. Le prétendu *péristaltisme* du cœur est un phénomène artificiel qu'Engelmann obtient en découpant dans le ventricule, au moyen d'une série d'incisions de sens inverse, une lanière formée de fragments en zigzag. Si on excite cette lanière à une de ses extrémités, la contraction se propage jusqu'à l'autre extrémité et affecte le caractère d'une onde. Ce fait n'a pas la signification qu'on a voulu lui attribuer, car il est illégitime d'en inférer que la contraction normale du cœur est péristaltique.

Nature de la contraction du cœur. — On s'est arrêté fréquemment à la question de savoir si la contraction du cœur est une secousse ou un tétanos. Frédéricq a défendu longuement la deuxième interprétation [*La pulsation du cœur du chien*], [*Archives de biologie*, 1890]. Avec M. Marey, la plupart des physiologistes adoptent la première pour les motifs suivants : *a*. La contraction de la pointe du cœur déterminée par une excitation simple, possède tous les caractères graphiques de la secousse des muscles striés et sa courbe se termine par un sommet arrondi. Nous ajouterons à ce propos que les battements spontanés du cœur de la tortue, isolé et placé sous le myographe, possèdent égale-

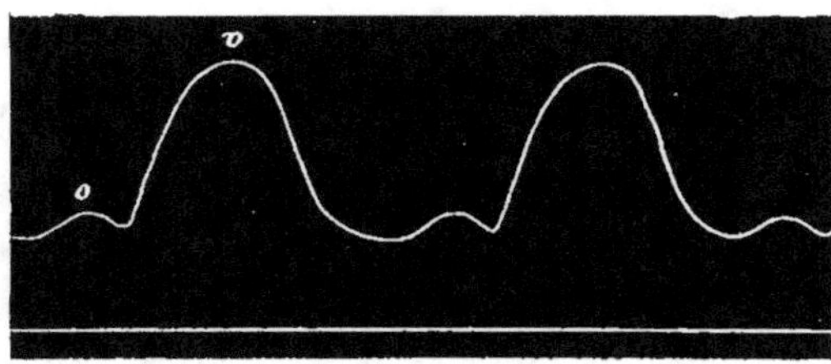

Fig. 286. — Battements spontanés du cœur isolé de la tortue.
O, systole auriculaire; V, systole ventriculaire.

ment les caractères graphiques de la secousse (fig. 286); *b*. Le plateau ventriculaire des *systoles spontanées*, avec ou sans les ondulations où Frédéricq voit l'expression des secousses élémentaires, disparaît dans les *systoles stériles* pour faire place à un sommet arrondi (Laulanié, Meyer). Les systoles sont stériles lorsque le ventricule se contracte avant de s'être rempli de sang et qu'il bat à vide. Les apparences du plateau n'expriment donc pas la forme de la contraction, mais bien les effets hydrauliques de cette contraction ; *c*. Le son musculaire que fait entendre le cœur à chaque systole et qui entre dans la constitution du premier bruit n'est pas l'expression d'un tétanos. Il n'est pas particulier à la contraction cardiaque et accompagne toute secousse musculaire assez brusque pour produire un choc; *d*. La courbe des variations de l'état électrique du cœur présente, il est vrai, un plateau ondulé comme celle de la systole (Frédéricq); mais on sait que les variations du potentiel électrique à la surface des conducteurs, dépendent des variations corrélatives de leur forme et de la tension superficielle. Il est donc tout naturel que les déformations purement vibratoires du cœur, pendant la systole, se reflètent dans la courbe des variations de son état électrique (1).

Loi de l'activité du cœur. — Du rythme. — Le rythme est la loi de l'activité spontanée du cœur, parce que c'est le seul mode de contraction compatible avec son fonctionnement. On inclina tout d'abord à placer le rythme sous la dépendance des ganglions intracardiaques (Wolkmann); mais on a les preuves nombreuses que ce mode d'activité appartient au muscle lui-même et ne dépend en aucune manière du système nerveux. *Le rythme est donc une propriété de la fibre musculaire cardiaque.* — C'est ce qui va être établi, par l'exposé des faits suivants :

Effets des courants tétanisants sur la pointe du cœur. — Lorsque la pointe du cœur reçoit une série de chocs induits juste suffisants et d'une telle fréquence qu'ils provoqueraient infailliblement le tétanos d'un muscle ordinaire, elle se met à battre régulièrement et le rythme de ses pulsations est inférieur au rythme des excitations (Eckard). Ainsi, la pointe du cœur répond par des battements rythmés à l'action des courants qui seraient tétanisants pour tout autre muscle (fig. 287). L'influence des courants tétanisants dépend beaucoup plus de leur intensité que de leur rythme. On obtient les battements rythmés de la pointe du cœur avec des courants dont la fréquence peut varier de 50 à 250 par seconde, à la condition que l'intensité soit convenablement mesurée et juste suffisante, ce qu'on obtient facilement par un lent déplacement de la bobine induite.

Les courants continus produisent d'ailleurs des effets identiques à ceux des courants tétanisants et ils sollicitent l'activité rythmée de la pointe du cœur.

Cette première série de faits introduits par Eckard et par Heidenhain étaient tombés dans l'oubli, lorsqu'ils furent retrouvés par Ranvier, d'une part (1878), et par Dastre et Morat, d'autre part (1879) ; ils sont aujourd'hui du domaine commun et tous les physiologistes ont pu les observer. Il est donc constant que le rythme est un attribut de la fibre musculaire cardiaque.

Effets de la pression sur la pointe du cœur. — Si on réalise l'isolement physiologique de la pointe du cœur à la manière de Berstein, on peut en éveiller l'activité rythmée, en augmentant la pression par la compression de l'aorte. Mais la démonstration peut être faite avec plus de précision ; il suffit de lier le ventricule sur une canule dont l'extrémité supérieure communique

---

(1) **A** tout prendre, la question relative à la nature de la contraction cardiaque est à la fois sans importance et sans solution possible. Si on définit la contraction à partir de ses apparences extérieures et de sa durée, on pourra toujours soutenir que la systole cardiaque est une contraction soutenue et par conséquent un tétanos, au moins dans certaines espèces animales. Chez la tortue, par exemple, la systole ventriculaire se soutient pendant deux ou trois secondes et sa courbe est limitée par un superbe plateau. Elle a donc les apparences d'un tétanos et il paraît bien difficile de contrarier ceux à qui il plaît d'y voir un tétanos. Mais si on définit la contraction à partir du seul critère légitime, le nombre des contractions qui la provoquent, il devient impossible d'appliquer ce critère à l'étude du cœur, puisqu'on ignore la forme de l'excitation nerveuse qui entretient ses battements.

avec un entonnoir par un tube de caoutchouc. Le système étant rempli de
sang défibriné, de sérum, ou simplement de liqueur physiologique, la pointe
se met à battre dès qu'on la met sous pression en élevant le réservoir. Mais elle
retourne à l'immobilité dès qu'on ramène la pression à zéro. Ces expériences,

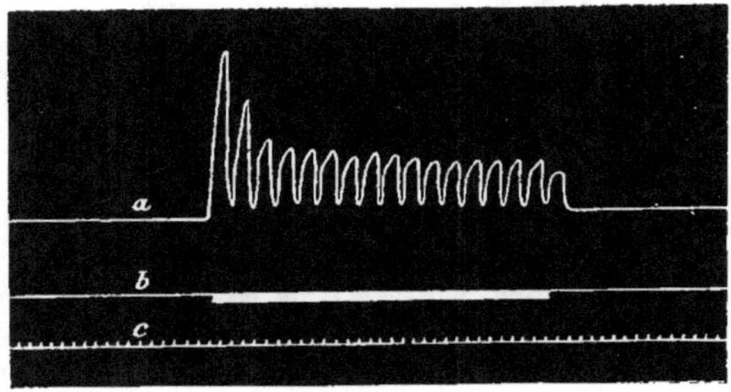

Fig. 287. — Effets des courants tétanisants sur la pointe du cœur (cylindre enregistreur à
marche lente).

a, contractions rythmées de la pointe du cœur; *b*, indications du signal électrique;
c, secondes.

dues à Ludwig et Luchsinger (1879), Foster et Gaskell (1880), mettent bien en
évidence le rôle de la pression et l'influence excitante qu'elle exerce sur le
muscle cardiaque.

De la théorie myogène. — Les faits qui précèdent sont invoqués à l'appui
de l'hypothèse dans laquelle on admet que le cœur n'a pas besoin du concours
du système nerveux et que, sollicité uniquement par la pression sanguine, il
suffirait à mettre le sang en mouvement. Cette conclusion est la caractéristique
de la *théorie myogène* des battements du cœur. Elle se réclame encore de ce fait
que le cœur de certains mollusques et celui des ascidies sont exempts de tout
élément nerveux saisissable. Il en est d'ailleurs de même du cœur de l'embryon,
qui se met à battre avant d'être pénétré par le système nerveux. Tous ceux qui
ont fait de l'embryologie ont pu s'assurer en effet, que sur un embryon
de poulet de la quarante-huitième heure, le cœur encore simple et tubuleux,
se contracte rythmiquement, sans autre provocation que celle du sang et même
avant toute différenciation histologique saisissable. Les éléments du cœur
primitif sont, en effet, des cellules mésodermiques d'apparence banale qui, tout à
coup et en un seul point de l'organisme, acquièrent la contractilité et la manifestent systématiquement et spontanément, nous voulons dire sans l'intervention du système nerveux.

Si la théorie myogène prétend aller au delà de ces faits admirables et affirmer que le cœur de l'adulte se conduit comme le cœur de l'embryon, qu'il est
indifférent à l'influence régulatrice du système nerveux, que par une dérogation unique à la loi des muscles, il échappe à toute discipline et que son innervation si complexe est un hors-d'œuvre, nous ne pouvons pas la suivre jusque-là.
Le fait que le muscle cardiaque est sensible à la pression et bat rythmiquement
sous cette influence, ne prouve pas qu'il n'est pas sensible aux excitations du

système nerveux. Il prouve simplement qu'en tant que muscle le cœur est admirablement adapté à ses fonctions. Le fait que le cœur de l'embryon suffit tout seul aux premiers besoins de la circulation et trouve une indépendance hâtive mais non prématurée ni définitive, est aussi un fait d'adaptation réclamé par les circonstances. Il ne prouve pas que l'indépendance des premières heures lui est acquise définitivement, puisque nous voyons le contraire et cela nous suffit. La question ne se pose pas, en effet, de savoir si le cœur qui n'est pas libre chez l'adulte, pourrait le devenir impunément. Aucune expérience ne peut être tentée dans ce sens.

Cause du rythme. — *Loi de l'inexcitabilité périodique du cœur*. — Pourquoi la contraction du cœur est-elle rythmée? comment une excitation continue peut-elle solliciter une activité intermittente? La raison de ce fait est dans la loi de l'inexcitabilité périodique du cœur, découverte par Marey. Déjà Bowdicht avait constaté que parmi les excitations isolées et juste suffisantes que l'on dirige sur le cœur en place et en fonction, il en est qui demeurent inefficaces sans raison apparente. Marey trouva cette raison d'abord invisible, dans ce fait que le cœur n'a pas une excitabilité uniforme pendant toute la durée de sa révolution et que, pour préciser, il est plus excitable pendant la diastole que pendant la systole. La méthode employée par M. Marey était bien faite pour mettre ce phénomène en relief ; elle consiste à inscrire les mouvements du cœur de la grenouille et à porter sur l'organe, des excitations simples, séparées par des intervalles assez éloignés. On constate alors que les excitations inefficaces sont celles qui ont surpris le cœur pendant la première phase de la systole. Cette période où le cœur est *réfractaire*, est suivie d'une période beaucoup plus longue qui s'étend jusqu'à la révolution suivante et pendant laquelle l'excitabilité du cœur s'accroît régulièrement, comme en témoignent la diminution progressive du temps perdu et l'amplitude croissante des systoles provoquées (fig. 288).

L'inexcitabilité du cœur pendant la période réfractaire est d'ailleurs toute relative et dépend de l'intensité des courants employés. Avec une intensité suffisante on obtient des réponses à tous les moments de la révolution. Mais ces réponses sont inégales et montrent que l'excitabilité du cœur va croissant du commencement à la fin de chacune de ses révolutions. En somme, l'excitabilité du cœur subit des variations rythmées subordonnées aux phases de son activité et réglées par une loi précise : la *loi des variations périodiques de l'excitabilité du cœur*, en vertu de laquelle celle-ci passe alternativement par un minimum systolique et un maximum diastolique.

Dans les expériences qui viennent d'être racontées, chaque systole provoquée est suivie d'une phase diastolique beaucoup plus longue que les diastoles normales. M. Marey voit dans cette pause un *repos compensateur* du travail supplémentaire exigé du cœur et il y trouve une nouvelle expression de cette loi qu'il tient pour fondamentale : *la loi de l'uniformité du travail cardiaque*. Nous verrons plus bas que ce phénomène doit être interprété autrement.

Les variations périodiques de l'irritabilité cardiaque procèdent du muscle et non de ses ganglions. — La périodicité qui vient d'être étudiée est, comme le rythme, une propriété du muscle cardiaque et non de ses ganglions. C'est ce que Dastre a établi dans des recherches spéciales où les excitations atteignent, non plus le cœur entier, comme dans les expériences classiques de Marey, mais seulement cette partie de l'organe dépourvue de cellules nerveuses et qu'on appelle sommairement, en physiologie, *la pointe du cœur*. A cet effet, la pointe du cœur est placée sous l'influence permanente d'un courant induit tétanisant juste suffisant pour entretenir son rythme régulier. En supprimant brusquement des résistances définies placées sur le trajet de l'inducteur, on fait intervenir périodiquement des excitations simples et on constate que l'effet de ces excitations obéit à la loi des variations périodiques. Ces faits ont été d'autre part, pour Dastre, l'occasion de constater que les systoles provoquées de la pointe du cœur ne sont suivies d'aucune pause. Le prétendu repos compensateur fait défaut. Par contre, Dastre l'a vu s'intercaler dans le rythme du cœur intact, à la suite d'excitations introduites pendant la période réfractaire et partant inefficaces. Il s'agit donc là d'un phénomène juxtaposé qui intéresse uniquement le système nerveux du cœur et n'appartient pas au

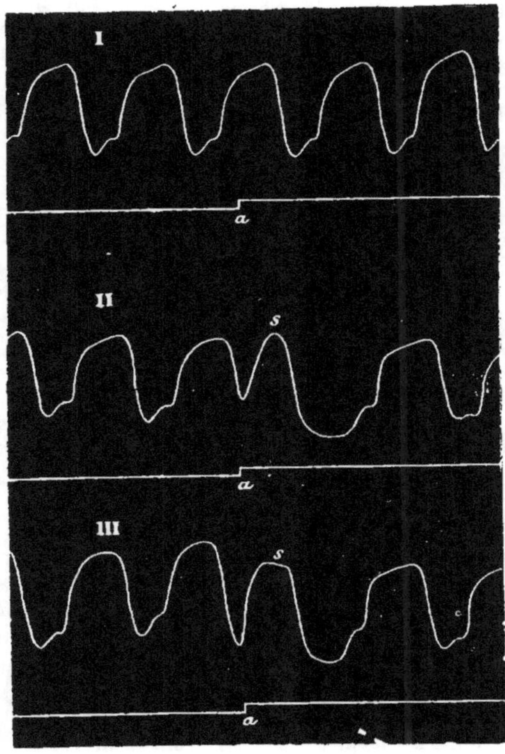

Fig. 288. — Loi des variations périodiques de l'excitabilité du cœur.

En I, l'excitation *a* est inefficace. Sur les courbes II et III, l'excitation provoque une systole supplémentaire (*s*) dont l'amplitude est d'autant plus grande que l'excitation est plus éloignée de la systole.

muscle. Il est probablement dû aux effets inhibitoires de l'excitation des branches terminales du nerf vague.

La loi de l'inexcitabilité périodique du cœur est absolument générale et s'étend au cœur des mammifères, comme l'ont démontré successivement Laulanié (*Société de biologie*, 1886) et Gley (*Archives de phys.*, 1889). Nos propres expériences nous ont montré que, sur le chien, il n'existe point de période réfractaire. Toutes les excitations sont efficaces ou, si le courant est trop faible, elles ne produisent rien à aucun moment de la révolution cardiaque. C'est l'intervention de la loi du tout ou rien en un cas très particulier. Quoi qu'il en soit, l'excitabilité du cœur, chez le chien, va croissant progressivement du commencement à la fin de chacune de ses révolutions.

Chez le cheval, nous avons trouvé deux périodes réfractaires remplissant, l'une toute la durée de la systole, et la seconde toute la durée de la réplétion diastolique du cœur. Celui-ci n'est excitable que dans la courte période de son relâchement, comprise entre la fin de la systole et la clôture des valvules sigmoïdes. Mais si brève que soit la phase d'excitabilité, on retrouve aisément la loi de Marey en multipliant les épreuves et en rapprochant les graphiques.

Dès que nous sommes en présence d'une loi générale, il devient légitime d'y chercher l'explication du rythme cardiaque et facile de l'y trouver.

Lorsque le cœur est soumis à une excitation continue comme celle d'un courant constant, ce courant trouvant le cœur inexcitable à chaque période réfractaire ou dans un état de moindre excitabilité, reste inefficace pendant toute la durée de cette période. Tout se passe donc comme s'il était interrompu. L'intermittence de l'excitabilité équivaut à l'intermittence de l'excitation. La même démonstration s'appliquerait aisément au cas où le cœur reçoit une série régulière de chocs induits.

On voit qu'il est impossible de présumer quoi que ce soit sur la forme de l'excitation que le système nerveux envoie au cœur pour l'entretien de ses battements réguliers, puisque dans toutes les hypothèses, qu'elle soit continue, ou qu'elle soit intermittente, l'excitation nerveuse provoquerait infailliblement les contractions rythmées du cœur.

Du tétanos du cœur. — On a vu que le courant induit tétanisant qui agit sur le cœur en sollicitant son rythme est étroitement défini par son intensité, qui est l'intensité minimum juste suffisante pour provoquer une contraction musculaire à chaque rupture (réserve faite de la période réfractaire). Cette circonstance trouve son corollaire dans les faits suivants.

Pour accroître le rythme du cœur, il suffit d'accroître non pas le rythme des excitations, mais l'intensité du courant induit qui les apporte. Cet accroissement a pour effet de diminuer la durée de la période réfractaire et par conséquent d'accroître le nombre des excitations efficaces. D'où l'accroissement corrélatif du rythme cardiaque. Si on augmente encore l'intensité, il arrive un moment où les battements rythmés du cœur disparaissent pour faire place au tétanos (fig. 289).

Le tétanos provoqué dans le cœur de la grenouille par des courants induits de rythme et d'intensité convenables, présente, d'après M. Ranvier, des caractères particuliers. Il n'est pas formé, comme le tétanos des muscles pâles, par des secousses fusionnées, mais il consisterait en une contraction simple et soutenue analogue à celle que M. Ranvier a décrite sur certains muscles rouges et désignée par lui sous le nom de *tétanos de tonicité.*

Nous nous hâtons de faire remarquer que, pour M. Marey, le tétanos du cœur entre dans la théorie générale du tétanos par fusion des secousses élémentaires. De son côté, M. Gley a fait connaître que sur les grenouilles traitées par le sulfure d'allyle (1/2 à 1 centimètre cube en injection sous-cutanée), les courants tétanisants du cœur laisseraient discerner, dans les graphiques, la présence des secousses élémentaires (?)

L'interprétation de M. Ranvier a pour elle, cette circonstance que le tétanos du cœur à les caractères les plus singuliers. Et d'abord, on ne peut l'obtenir qu'avec des courants très forts qui altèrent rapidement la substance du muscle cardiaque. Il apparaît bien ainsi que le cœur n'incline pas aisément au tétanos qui est pour lui un non sens physiologique. Quand on cesse l'excitation, le cœur se relâche très lentement et la courbe myographique met un temps plus ou moins long à rejoindre l'abscisse. Ces caractères sont d'autant plus accusés que le cœur est plus fatigué et a subi un plus grand nombre d'épreuves. Dans ce cas, le tétanos paraît se résoudre en une contracture qui ne s'épuise qu'avec une extrême lenteur, au point que la courbe met plusieurs minutes à rejoindre l'abscisse ou en reste indéfiniment séparée. Dès lors, le cœur conserve une déformation permanente qui semble trahir une altération irrémédiable de sa substance.

Parmi les caractères du tétanos cardiaque, il en est un qui doit être retenu avec un soin particulier. Nous voulons parler de ce fait que le cœur en tétanos peut produire et produit fréquemment des battements rythmés. Dans la forme nouvelle que lui donne le tétanos, le cœur continue à battre à partir de sa nou-

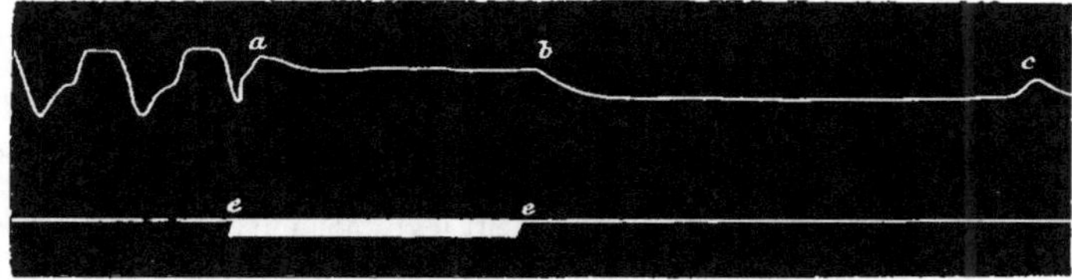

Fig. 289. — Tétanos du cœur de la grenouille.

De e en e, excitation; de a en b, tétanos; à partir de b, contracture du cœur; en c, systole faible inaugurant le retour progressif du cœur à son rythme normal.

velle abscisse et produit des systoles d'une amplitude d'autant plus faible que le plateau tétanique est plus élevé. On voit en général, dans ce fait, l'expression d'un tétanos imparfait dont les secousses composantes ne sont pas complètement fusionnées. Mais cette interprétation est sans doute inexacte, car les prétendues secousses élémentaires ont un rythme variable, souvent intermittent et toujours inférieur à celui des excitations. Il faut donc admettre que le cœur en tétanos peut avoir raison de la violence artificielle qui lui est faite et céder à sa loi propre qui est celle du rythme, en sorte que le tétanos ne l'empêche pas nécessairement de battre.

Des trémulations ventriculaires du cœur chez les mammifères. — Le cœur des mammifères réagit tout autrement que celui de la grenouille ou de la tortue, vis-à-vis des courants induits fréquemment interrompus. Dès les premiers instants de l'application du courant, il arrête ses battements et n'offre plus que des frémissements très vifs, isolés, incohérents et dépourvus de tout effet hydraulique. Le cœur véritablement paralysé se remplit de sang et devient très volumineux. Ces curieux phénomènes ont été aperçus pour la première fois par Ludwig et Hoffer (1850).

Les trémulations ventriculaires n'ont pas la même issue chez toutes les espèces animales. Chez le chien, elles sont irrémédiables et la paralysie du cœur est définitive. Il en est de même chez le cheval, d'après nos propres recherches. Chez le cochon d'Inde, les trémulations ventriculaires ne sont pas infailliblement mortelles. Chez le lapin, elles le sont très rarement et les rats y survivent constamment.

Le cœur frappé de paralysie par une série de chocs induits, peut donc, dans les circonstances précitées, reprendre ses battements rythmés et retrouver son fonctionnement. Sa guérison est la. règle chez les mammifères nouveau-nés, comme il résulte des expériences d'Henricius, de Mac William et de Gley.

Les trémulations ventriculaires, avec leur dénouement mortel, peuvent être provoquées d'ailleurs par d'autres agents que l'électricité. C'est ainsi qu'en 1884, Kronecker et Schmerz montrèrent qu'on les obtient à coup sûr en piquant le ventricule en un point très circonscrit placé sur le sillon interventriculaire gauche, à la limite du tiers supérieur et des deux tiers inférieurs.

La ligature des artères coronaires [Chirac (1698), Erichsen (1842), Jolyet et Pelissard (1869), Conheim et V. Schulthess-Rechberg (1881)], l'obstruction de ces mêmes vaisseaux par des injections oblitérantes (Kronecker), le refroidissement du cœur par l'application d'une couche de neige (Kronecker), produisent les mêmes effets que l'électricité ou la piqûre du point de Kronecker.

Quels que soient les moyens mis en œuvre pour en déterminer la production, le phénomène des trémulations ventriculaires et la mort consécutive du cœur restent très difficiles à interpréter. Jusqu'à plus ample informé, on pourrait admettre l'hypothèse d'un centre coordinateur placé par Kronecker au point d'élection. Mais sans aller jusque-là, on peut légitimement soutenir que c'est le système nerveux intra-cardiaque qui est intéressé. Selon la remarque de Gley, en effet, le cœur ne reste préservé de la mort et ne reprend ses battements rythmés que si le système nerveux est préalablement amoindri ou si son irritabilité est médiocre (chiens refroidis ou chloralisés, mammifères nouveau-nés).

L'étude des trémulations ventriculaires a trouvé un nouvel intérêt dans les recherches récentes de Prévost et Battelli sur le mécanisme de la mort par les courants électriques. Nous retiendrons de ces recherches les points suivants : Les courants alternatifs à haute tension (au-dessus de 1 200 volts) peuvent tuer tous les animaux, à condition d'avoir une assez longue durée (de 1 à 5″). Ils tuent par inhibition du centre respiratoire, car le cœur continue à battre énergiquement et ne s'arrête que sous l'influence de l'asphyxie.

Les courants alternatifs à basse tension, de 120 volts au maximum, une électrode étant appliquée sur la tête, l'autre sur les jambes, provoquent le phénomène des trémulations ventriculaires. Ils ne sont donc mortels que pour les espèces animales citées plus haut et où les trémulations sont incurables. Voilà pourquoi les chiens soumis au passage d'un courant à basse tension meurent toujours ; les cochons d'Inde meurent le plus souvent, les lapins rarement et les rats jamais. (*Journal de physiologie et de pathologie générale*, 1899, et *Revue médicale de la Suisse romande*, 1899.)

Ces résultats sont déjà très intéressants par la lumière qu'ils jettent sur le mécanisme des accidents qui surviennent si fréquemment dans les industries électriques. Ils donnent aussi toute son évidence à la maladresse barbare qui préside aux électrocutions en Amérique (Battelli, *Revue médicale de la Suisse romande,* octobre 1899). Mais on doit aux expérimentateurs de Genève d'autres faits bien curieux et bien inattendus. « Quelle que soit la cause des trémulateurs ventriculaires chez le chien ou chez le chat adultes, elles peuvent être guéries et remplacées par de vraies contractions rythmées avec restauration de la pression artérielle, lorsqu'on applique sur le cœur une décharge électrique appropriée, si toutefois on ne laisse pas s'écouler plus de quinze secondes. Au delà de ce délai la décharge n'est efficace qu'après le massage du cœur. »

« Les courants induits appliqués sur la région du cœur qui a reçu une forte décharge électrique ne provoquent plus de trémulations fibrillaires. »

« Ces trémulations peuvent au contraire être provoquées, si on électrise un point autre que celui qui a reçu la décharge. » (*C. R. Ac. Sc.*, 1899.)

FONCTIONS DES GANGLIONS DU CŒUR.

L'étude expérimentale des ganglions du cœur fut inaugurée par Stannius (1852), à l'aide d'une méthode qui consistait à placer des ligatures sur les diverses régions du cœur, de manière à exciter isolément ces ganglions ou à supprimer leur influence. Stannius n'a pas fait moins de vingt-quatre épreuves distinctes, ayant chacune son numéro et parmi lesquelles on a coutume de retenir la septième, la neuvième et la dixième.

Racontons d'abord ces expériences :

Expérience 7. (Ligature du sinus.) — Si on place une ligature exactement au point où le sinus veineux débouche dans l'oreillette, le cœur tout entier s'arrête en diastole pendant quelque temps, tandis que les veines caves continuent à battre spontanément.

Expérience 9. (Ligature du sillon auriculo-ventriculaire.) — Lorsque, chez une grenouille vigoureuse, on place une ligature exactement sur le sillon transversal du cœur, les deux moitiés du cœur ainsi séparées l'une de l'autre continuent à présenter des contractions rythmiques. Mais ces contractions ne sont plus synchrones, ni en nombre égal. Celles du ventricule s'arrêtent d'ailleurs une ou deux minutes après la reprise des battements.

Expérience 10. (Ligature du sinus puis du sillon auriculo-ventriculaire.) — Si, après la ligature du sinus qui arrête le cœur, on place une ligature à la limite des ventricules et des oreillettes, ligature qui embrasse en même temps le bulbe artériel, le ventricule reprend ses battements et se contracte rythmiquement pendant un temps assez long, tandis que les oreillettes restent au repos.

Les expériences qui viennent d'être relatées ont donné lieu à des interprétations nombreuses et contradictoires qui enveloppent le sujet d'une redoutable obscurité. Il est vrai qu'elles ont été suivies d'un grand nombre de recherches qui en ont précisé la signification et d'où on peut procéder pour faire la part des certitudes et des hypothèses. Voyons d'abord les certitudes.

a. *Les oreillettes et le ventricule ont des centres excitateurs distincts.* — L'expérience 9 de Stannius prouve, en effet, que les deux parties du cœur battent indépendamment l'une de l'autre, quand on les sépare par une ligature, au niveau du sillon auriculo-ventriculaire. Mais les effets d'une section faite au même niveau sont bien plus démonstratifs. Cette expérience si simple a été réalisée pour la première fois par Bidder (1852 et 1856), qui vit nettement le ventricule poursuivre ses battements après sa séparation. Mais les oreillettes et le ventricule se conduisent très différemment. Tandis que les premières continuent à battre indéfiniment, le ventricule ralentit bientôt son rythme et ne tarde pas à s'arrêter. Il est vrai que par des excitations mécaniques ou électriques, on provoque infailliblement une nouvelle phase d'activité. Il suffit de toucher le ventricule avec un stylet, surtout au niveau du ganglion de Bidder (Ranvier), pour provoquer une nouvelle mais courte série de battements. Nous pouvons donc retenir ce nouveau fait :

. b. *Le ganglion de Bidder ne suffit pas à entretenir l'automatisme du ventricule et il est, à cet égard, subordonné à un centre excitateur qui siège dans l'oreillette.*

Il nous reste à déterminer ce dernier centre et à choisir entre le ganglion de Remak et celui de Ludwig. Or, il est facile de montrer l'action prépondérante du premier à l'aide des faits qui éclairent la première ligature de Stannius. Cette expérience peut donner lieu à deux interprétations : ou bien, la ligature exerce une action paralysante et a pour effet de soustraire le cœur entier à l'influence motrice du ganglion de Remak ; ou bien, elle exerce une action excitante sur ce même foyer nerveux agissant comme centre frénateur. C'est à cette dernière solution qu'Heidenhain s'était arrêté. Il arguait de ce que l'arrêt du cœur qui suit la ligature du sinus n'est pas permanent et ne dure pas plus de deux ou trois minutes. Sur ce point, Heidenhain restait au-dessous de la vérité, car dans les recherches de Ranvier, la durée de cet arrêt, variable d'ailleurs, a pu atteindre trois quarts d'heure. Cette circonstance est tout à fait défavorable à l'hypothèse d'Heidenhain, car, d'une manière générale, les actions inhibitoires ne survivent que quelques instants à l'excitation qui les provoque. Ce même argument se dresse encore contre l'hypothèse de Ludwig, pour qui la ligature du sinus agit en provoquant l'excitation du nerf pneumogastrique. Cette opinion n'est pas soutenable, car la ligature du nerf vague en un point quelconque de son trajet cervical, ne produit que des effets très fugitifs et à peine sensibles, chez la grenouille. Il n'y a pas de raison pour que l'excitabilité de ce nerf subisse tout à coup un tel accroissement qu'il puisse fournir une réponse de trois quarts d'heure à une excitation ordinairement inefficace pour lui. Aussi bien, Klug a mis définitivement la dixième paire hors de cause, en montrant que la ligature du sinus produit ses effets accoutumés, sur la grenouille, après la section double des nerfs pneumogastriques et la dégénérescence de leur bout périphérique.

On est ainsi conduit, par exclusion, à admettre que la ligature du sinus exerce une action paralysante ; mais on dispose d'une démonstration plus directe. Déjà Stannius avait vu que la ligature de l'oreillette au-dessous du sinus agit exactement comme la ligature du sinus. Le cœur s'arrête au-dessous de la ligature, pendant que la portion d'oreillette située au-dessus continue à battre indéfiniment. Cette expérience n'avait pas été remarquée sans doute, ce qui donne aux recherches ultérieures de de Bezold toute leur opportunité. On doit à de Bezold ce fait capital : la section du cœur au-dessous du sinus entraîne l'arrêt prolongé de cet organe. Sous une autre forme, quand le cœur est séparé du ganglion de Remak par une section, ses battements s'arrêtent pendant un temps plus ou moins long. Nous atteignons ainsi une troisième certitude : — c. *Le ganglion de Remak tient sous sa dépendance l'automatisme des mouvements du cœur.*

Hypothèse d'un centre frénateur. — L'influence du ganglion de Remak n'est sans doute ni entière, ni décisive, puisque le cœur arrêté, soit par la ligature, soit par la section du sinus, finit par reprendre ses battements. De là l'hypothèse que le ganglion de Ludwig contient un centre frénateur qui, pendant toute la durée de l'arrêt diastolique, ferait équilibre à l'influence motrice des centres excitateurs et notamment à celle du ganglion de Bidder. Mais cet équilibre ne saurait se maintenir indéfiniment et il ne tarde pas à se rompre au bénéfice du ganglion de Bidder qui aurait trouvé de nouvelles forces dans son repos. Cette hypothèse, qui était probablement celle de Stannius, a été nettement exprimée par de Bezold.

On invoque encore en faveur du centre frénateur auriculaire, les effets de la dixième ligature de Stannius, où l'on voit le ventricule arrêté par la ligature du sinus, reprendre ses battements par le seul effet de la ligature du sillon auriculo-ventriculaire. On imagine que cette dernière ligature remplit l'office d'une barrière qui a pour effet de soustraire le ventricule à l'influence inhibitoire qui pesait sur lui. Mais outre que ce retour des battements ventriculaires est tout à fait passager, Goltz a démontré directement que la ligature du sillon a des effets excitants. On a vu, en effet, que si on réalise cette même ligature sur le cœur intact, les oreillettes et le ventricule ont des battements indé-pendants les uns des autres. Or, dès qu'on enlève la ligature, le ventricule s'arrête. Il ne battait donc jusque-là que parce que son centre moteur, le ganglion de Bidder, était sollicité par l'action irritante de la ligature.

L'hypothèse d'un centre frénateur n'est donc pas démontrée par les faits qui précèdent, car, d'une part, la séparation du ganglion de Remak dont l'action motrice est prépondérante, rend suffisamment compte de l'arrêt plus ou moins prolongé du cœur, et, d'autre part, le retour des battements rythmés, après cet arrêt, peut s'expliquer si on admet une accumulation d'énergie dans les ganglions de Ludwig et de Bidder, pendant l'immobilité du cœur.

Les expériences de M. Ranvier sur les excitations des oreillettes et du ven-tricule séparés, sont-elles plus démonstratives? Ces excitations ont des effets très intéressants. Si on applique au cœur intact un courant induit tétanisant, le rythme du cœur s'accélère. Avec un courant plus fort, le cœur s'arrête en diastole; enfin, un courant encore plus fort provoque le tétanos de tonicité. En agissant sur les oreillettes et le ventricule isolés par la section auriculo-ventriculaire, on obtient, au degré près, des effets analogues; un courant téta-nisant entretient indéfiniment le rythme du ventricule; un courant plus fort l'arrête en diastole et un courant encore plus fort le met en état de tétanos. Les oreillettes sont infiniment plus sensibles, au point que le même courant tétanisant qui entretient le rythme du ventricule, arrête les oreillettes en diastole. Dans tous les cas, l'arrêt diastolique survit quelques instants à l'excitation.

Assurément tous ces faits s'accorderaient avec l'hypothèse de centres fréna-teurs, à la condition d'admettre que le ventricule possède, comme l'oreillette, des cellules frénatrices, en nombre moins considérable, il est vrai. Dans cette nou-velle conception, tous les ganglions du cœur seraient formés d'un mélange inégal de cellules motrices et de cellules frénatrices. Celles-ci, caractérisées par la présence de la fibre spirale, seraient particulièrement abondantes dans les ganglions auriculaires.

Mais, si l'arrêt diastolique obtenu par des courants induits d'une certaine intensité, convient à l'hypothèse des centres frénateurs, il n'en apporte pas la véri-fication et l'hypothèse reste gratuite, car tous les faits introduits par M. Ranvier, trouvent leur explication immédiate, si on admet que les excitations qui arrê-tent le cœur agissent par l'intermédiaire des branches terminales du pneumogastrique. Cette explication a sur la première, l'avantage d'être simple et de convenir à l'idée générale qu'on a coutume de se former sur le mécanisme des actions inhibitoires. Enfin, elle paraît également conforme aux vraisemblances histologiques, car on incline à admettre aujourd'hui que la fibre spirale des cellules considérées comme frénatrices, représente la terminaison d'une fibre du pneumogastrique. Nous concluons que *l'hypothèse des centres frénateurs n'est pas démontrée et qu'elle est d'ailleurs, parfaitement inutile.*

CHAPITRE II

INNERVATION EXTRINSÈQUE DU CŒUR.

Quoi qu'il en soit de l'hypothèse des centres frénateurs intra-cardiaques, le cœur, avec ses ganglions intrinsèques, constitue un appareil complet, capable de fonctionner automatiquement et sous la seule influence des excitations apportées par le sang. Mais ce fonctionnement ne saurait demeurer indépendant des tissus ou des organes qui le réclament, et le cœur ne dispose de son autonomie que pour la mettre à la disposition de l'organisme. Il règle le nombre et la force de ses battements sur les besoins soit locaux, soit généraux de cet organisme. Le moindre effort, dans un organe quelconque, appelle une irrigation sanguine plus intense et sollicite une accélération du rythme cardiaque, en sorte qu'en fait, le cœur est subordonné à tous les points que la circulation pénètre pour y apporter des quantités variables de sang. Ce lien de subordination et d'appropriation fonctionnelle est nécessairement assuré par le système nerveux et se manifeste par des actions réflexes, éveillées en divers points de la périphérie et aboutissant au cœur par des nerfs centrifuges. Ceux-ci forment deux groupes : les nerfs accélérateurs et les nerfs modérateurs. Le cœur reçoit en outre les terminaisons d'un nerf centripète, le nerf de Cyon ou dépresseur de la circulation. L'étude complète de l'innervation du cœur embrasse l'étude de ces diverses voies conductrices, en même temps que celle des actions réflexes cardiaques et de leurs centres particuliers.

DES NERFS ACCÉLÉRATEURS DU CŒUR.

Les fibres accélératrices sortent de la moelle avec les rameaux communicants des quatre ou cinq dernières paires cervicales et des cinq premières dorsales. De là elles convergent sur le ganglion premier thoracique en suivant le trajet, soit du nerf vertébral, pour les fibres venues de la région cervicale, soit de la chaîne dorsale du grand sympathique, pour les autres fibres. Après avoir traversé le ganglion premier thoracique, elles gagnent le ganglion cervical inférieur en suivant les deux branches de l'anneau de Vieussens. D'après Fr. Franck, il faudrait encore admettre des fibres d'origine bulbaire, sortant de la moelle par les trois premières paires cervicales et gagnant le ganglion cervical inférieur en suivant le trajet du cordon du grand sympathique. Quoi qu'il en soit, toutes les fibres accélératrices aboutissent, en somme, soit au ganglion cervical inférieur, soit au ganglion premier thoracique, et c'est de ces ganglions, aussi bien que des cordons de l'anneau de Vieussens, que procèdent les branches du plexus cardiaque.

Enfin, il paraît démontré que le tronc du nerf vague contient aussi des fibres accélératrices associées aux fibres modératrices. Il serait possible de les mettre en évidence en excitant la 10ᵉ paire, après avoir paralysé l'action des fibres modératrices par l'atropine ou le curare (Schiff, Bœhm, etc.).

Rôle des nerfs accélérateurs. — Pour mettre en évidence le rôle des nerfs accélérateurs, on peut agir, par des excitations électriques, sur les différentes parties du trajet qui vient d'être indiqué. L'excitation du cordon cervical a des effets contestables et contestés par beaucoup de physiologistes. Mais sur tous les autres points, le ganglion cervical inférieur, l'anneau de Vieussens, le ganglion premier thoracique, les branches du plexus cardiaque, la galvanisation produit des effets certains et entraîne l'accélération du rythme cardiaque, avec abréviation de la phase diastolique.

Les nerfs accélérateurs ont une action particulière qui les sépare des nerfs moteurs ordinaires. Ils se bornent en effet à accélérer le rythme du cœur, sans provoquer le tétanos de ce muscle, et d'autre part, ils échappent à l'influence paralysante du curare. Ces circonstances suffisent à quelques auteurs pour leur faire admettre que les fibres accélératrices ne se terminent pas dans les fibres musculaires du cœur, mais sur les cellules de ses ganglions intrinsèques. Les considérations présentées plus haut sur le rythme cardiaque et l'inexcitabilité périodique du cœur, diminuent, il est vrai, l'intérêt de cette hypothèse. Il n'en faut pas moins retenir la physionomie particulière des nerfs accélérateurs qui se séparent encore des nerfs moteurs ordinaires par la longue durée du temps perdu qui suit leur excitation et qui atteint près d'une seconde.

DES NERFS MODÉRATEURS DU CŒUR.

L'action modératrice des nerfs de la dixième paire a été découverte à peu près en même temps (1845) par les frères Weber, par Budge et par Claude Bernard. Elle se manifeste de deux manières : 1° par les effets consécutifs à la section double des nerfs vagues ; 2° par les effets des excitations du bout périphérique de l'un de ces nerfs préalablement sectionné.

Effets de la section des nerfs vagues. — La section unilatérale ne produit pas d'effets sensibles. La section bilatérale entraîne, chez le chien et le cheval, une vive accélération du rythme cardiaque et un accroissement de la pression artérielle (fig. 58). On n'observe rien de semblable sur le lapin ni sur les animaux à sang froid.

Effets de l'excitation. — Chez tous les vertébrés sans exception, l'excitation du bout périphérique de l'un des nerfs vagues préalablement sectionné, détermine, selon l'intensité de l'excitation, soit le ralentissement du rythme, soit l'arrêt du cœur en diastole (fig. 58 et 59). C'est l'action inhibitoire dans toute sa pureté. Lorsque ce fait remarquable fut annoncé, il produisit une grande surprise et trouva les physiologistes peu disposés à l'admettre. Tout nerf centrifuge se terminant dans un muscle, ce muscle fût-il le cœur, était nécessairement conçu comme un nerf moteur et la conception contraire prenait l'apparence d'un paradoxe insoutenable. De là la résistance des physiologistes et en particulier de Schiff qui, ne pouvant nier l'arrêt du cœur obtenu par l'excitation du vague, l'attribuait à l'épuisement extrêmement rapide de ce nerf. L'action inhibitoire du pneumogastrique est si évidente, qu'il n'y a plus lieu aujourd'hui de s'attarder à la réfutation des négateurs de la première heure. Nous nous bornerons aux observations suivantes : 1° l'accélération du rythme cardiaque consécutive à la section bilatérale des vagues met en pleine évidence l'action frénatrice que ceux-ci transmettaient avant d'être coupés ; 2° les nerfs sont infatigables (voy. page 795), et si le vague arrête le cœur, quand on l'excite, ce ne peut être par l'effet d'une fatigue impossible.

L'action inhibitoire transmise par les nerfs de la dixième paire demeure donc un des faits les mieux acquis de la physiologie. Il est aussi l'un des plus intéressants, parce qu'il s'étend à tous les vertébrés et parce qu'il constitue le type le plus net et le plus pur des actions d'arrêt. Il importe donc de l'étudier avec quelques détails.

Inégalité des deux nerfs vagues. — On peut arrêter le cœur en agissant sur l'un quelconque des deux pneumogastriques, mais il faut employer des courants plus forts quand on opère sur le nerf gauche. Les fibres modératrices sont donc plus nombreuses sur le nerf droit (Arloing et Tripier, Masoin).

Du temps perdu. — **De la systole inévitable.** — Entre le début de l'excitation du nerf vague et l'arrêt consécutif du cœur, il s'écoule un intervalle de durée variable, mais toujours suffisant pour permettre la production d'une systole. Pour préciser, si l'excitation survient en systole, la systole commencée s'achève avant l'arrêt ; si elle survient en diastole, l'arrêt n'a lieu qu'après la systole suivante.

L'arrêt du cœur provoqué par une excitation n'est donc pas immédiat ; quelle que soit l'intensité de l'excitation et à quelque moment d'une révolution cardiaque qu'elle intervienne, l'arrêt est nécessairement précédé d'une systole, la *systole inévitable*. Il en résulte que le *temps perdu* qui mesure l'intervalle compris entre l'excitation et l'arrêt est toujours considérable, puisque sa durée minima est au moins égale à celle d'une systole. On voit aussi que sa durée maxima est égale à celle d'une révolution entière.

Résistance de l'appareil d'arrêt intra-cardiaque. — Une excitation simple et unique du nerf pneumogastrique ne suffit pas à arrêter le cœur. Pour obtenir ce résultat, il faut plusieurs chocs d'induction séparés par de courts intervalles.

Survivance de l'action inhibitoire. — En revanche, l'arrêt provoqué par une excitation suffisante, se poursuit bien au delà de l'excitation, comme le montre le graphique de le figure 290 obtenu sur le cœur de la tortue. On peut d'ailleurs observer le même fait, sur les mammifères, quand les excitations sont de courte durée.

Retour des battements du cœur au cours de l'excitation. — L'arrêt du cœur provoqué par une excitation indéfiniment prolongée n'a jamais la durée de l'excitation. Au bout d'un temps variable qui atteint 15″ à 30″, le cœur reprend ses battements, au cours même de l'excitation, et il échappe à l'action inhibitoire. Mais il n'échappe pas, comme nous allons le voir, à l'action modératrice qui s'exerce pendant toute la durée de l'excitation.

Fatigue de l'appareil d'arrêt intra-cardiaque. — Le retour des battements du cœur, au cours de l'excitation, ne se rattache pas à la fatigue du nerf excité. Si, en effet, lorsque le cœur a repris ses battements, on fait brusquement passer l'excitation sur le nerf du côté opposé, absolument frais, le rythme du cœur n'est pas interrompu et on n'obtient pas un nouvel arrêt (Tarchanoff et Puelma). Il est ainsi démontré que les excitations prolongées ont pour effet de diminuer l'excitabilité de l'appareil d'arrêt intra-cardiaque.

L'action modératrice a la même durée que l'excitation. — Mais pour être diminuée par l'effet d'une excitation indéfiniment prolongée, l'excitabilité de l'appareil d'arrêt intra-cardiaque n'est pas épuisée, car le rythme de retour est affecté d'un ralentissement considérable qui pèse gravement sur les caractères de la circulation, pendant toute la durée de l'excitation (fig 291). La pression est diminuée et les pulsations artérielles devenues plus rares atteignent, pour ce motif, une amplitude exceptionnelle. En un mot, l'excitation n'arrête plus le cœur, mais elle inflige à la circulation artérielle une dépression plus ou moins profonde et dont la durée peut être indéfinie comme celle de l'excitation (Laulanié, *C. R. Ac. Sc.*, 1889). Il en résulte cette conclusion, que *l'appareil modérateur intra-cardiaque est pratiquement inépuisable.*

Dualité et dissociation des effets inhibitoires du nerf vague. — L'influence du nerf vague s'exerce sur le nombre et sur la force des battements du cœur. A l'aide d'une méthode spéciale, François Franck a très bien établi que ces effets peuvent être obtenus isolément et qu'on peut ralentir le rythme sans toucher à l'énergie des systoles qui, au contraire, se produisent avec une nouvelle vigueur. Elles sont d'autant plus puissantes qu'elles sont plus rares et qu'elles ont à compenser les effets du ralentissement cardiaque. Sans insister sur ce point nous avons, de notre côté, la preuve expérimentale qu'on peut produire un accroissement de la puissance motrice du cœur

Fig. 290. — Persistance des effets inhibitoires des excitations centrifuges du nerf vague, sur le cœur de la tortue.

En *e*, excitation de courte durée; de *a* en *b*, arrêt du cœur; en *b*, reprise des battements par une systole dont l'amplitude et la durée excèdent la mesure ordinaire.

tout en diminuant la fréquence de ses contractions. Cet effet dépend des circonstances et de l'intensité des excitations. Au delà d'une certaine mesure d'intensité, celle-là même qui exagère la puissance des battements cardiaques, l'action inhibitoire porte également sur la force et sur le nombre des contractions du cœur.

Circonstances qui augmentent l'excitabilité de l'appareil d'arrêt

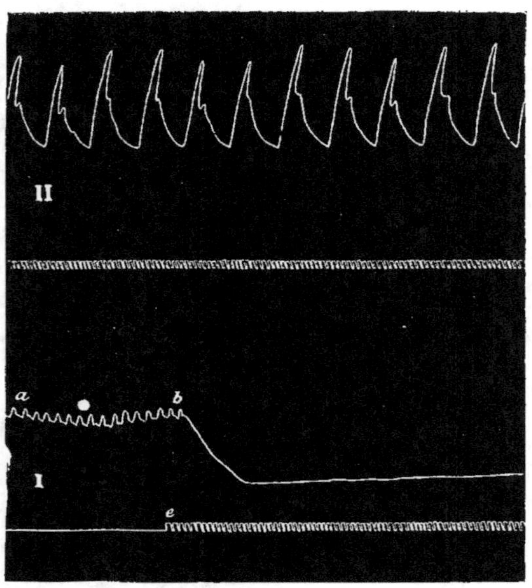

Fig. 291. — Effets des excitations indéfiniment prolongées du bout périphérique du nerf vague, sur le chien.

1. — En *e*, début d'une excitation qui a été maintenue pendant plus de deux heures. De *a* en *b*, pouls de la fémorale après la section double des nerfs vagues (240 pulsations par minute); en *b*, arrêt du cœur.

II. — Caractères offerts par le pouls de la fémorale, après le retour des battements du cœur et pendant toute la durée de l'excitation (60 pulsations par minute).

intra-cardiaque. — Nous citerons, en particulier, l'anesthésie et l'anémie. L'arrêt du cœur par excitation du bout périphérique du nerf vague, s'obtient très facilement chez le chien anesthésié, même quand on emploie des courants faibles. D'autre part, si au cours d'une excitation indéfinie qui a pour effet de ralentir le rythme cardiaque, on pratique une injection de chloral, le ralentissement augmente tout aussitôt.

Les effets de l'anémie ont une expression particulièrement intéressante chez la grenouille. D'une manière générale, les effets inhibitoires d'une excitation centrifuge ne survivent que peu de temps à l'excitation. Il en est autrement sur une grenouille anémiée par l'excision de la pointe du cœur. Dans ce cas, l'arrêt diastolique se prolonge encore, alors que l'excitation a pris fin, et nous l'avons vu atteindre une durée de deux minutes. L'anémie a aussi pour effet d'abréger la durée du temps perdu, au point que la systole inévitable ne se produit plus (Laulanié, *C. R.*, 1889).

Effets des substances médicamenteuses sur l'innervation modératrice du cœur. — L'atropine, même à doses très faibles, empoisonne l'appareil d'arrêt intra-cardiaque et le soustrait à l'influence du nerf vague. L'intoxication a une double expression. D'une part, chez les chiens atropinisés, le rythme du cœur subit une accélération identique à celle que produit la névrotomie bilatérale de la dixième paire, et d'autre part, l'excitation du bout périphérique du nerf vague ne produit plus aucun effet.

Le curare agit comme l'atropine, mais à un moindre degré.

La muscarine et la pilocarpine produisent des effets inverses à ceux des substances précédentes ; si on les administre à doses suffisantes, elles arrêtent le cœur en diastole. Elles agissent probablement en excitant les terminaisons intra-ganglionnaires du pneumogastrique.

Les effets de la muscarine sont neutralisés par l'atropine, mais non par le curare.

On sait que la digitaline augmente la puissance des battements du cœur et qu'elle en ralentit le rythme. M. Fr. Franck a démontré que cet alcaloïde localise son action sur l'appareil d'arrêt intra-cardiaque dont il accroît l'excitabilité, ce qui le rend plus docile à l'influence modératrice du nerf vague. Quant à la puissance nouvelle des systoles, on inclinerait tout d'abord à l'attribuer au ralentissement du rythme cardiaque et à l'allongement de la phase diastolique. Mais il faut bien admettre que la digitaline exerce une action directe sur le muscle cardiaque, puisque sous l'influence des doses toxiques, le cœur s'arrête en systole et reste contracturé.

Tonus des nerfs d'arrêt. — L'action des pneumogastriques chez les mammifères s'exerce en permanence, à la manière de l'action tonique qui pèse continuellement sur les muscles de la vie animale. On en a la preuve dans l'accélération qui accompagne la section bilatérale de ces nerfs, ou la paralysie de leurs terminaisons par l'atropine. Le tonus modérateur fait défaut chez les animaux à sang froid et chez le lapin.

Origine des nerfs d'arrêt. — Les filets modérateurs du pneumogastrique sont fournis par le spinal. Waller en a donné la démonstration suivante : Plusieurs jours après l'arrachement du spinal, au point où ce nerf émerge de la base du crâne, et lorsque toutes ses fibres périphériques ont subi la dégénérescence, on n'obtient plus ni l'arrêt du cœur, ni le ralentissement de son rythme, par l'excitation du nerf vague. L'excitation du côté opposé provoque les effets accoutumés.

L'action inhibitoire exercée par le nerf vague est absolument générale et ne comporte aucune exception. Elle ne se développerait, il est vrai, que quelque temps après la naissance, car chez les nouveau-nés l'excitation centrifuge du nerf vague n'entraîne pas toujours le ralentissement du cœur (Soltmann, Ewald, v. Anrep). Mais ce n'est là qu'un épisode embryologique.

On peut aussi suspendre l'action modératrice du nerf vague en faisant intervenir des influences exceptionnelles et artificielles. Gley a montré, par exemple, que sur les lapins profondément refroidis par l'action d'un courant d'eau et dont la température est descendue à 22° environ, il est impossible de ralentir le rythme cardiaque. Le froid produit ici un double effet. D'une part, il diminue le rythme du cœur qui ne bat plus que 35 ou 60 fois par minute ; d'autre part, il amoindrit ou il annule l'excitabilité de l'appareil d'arrêt intra-cardiaque.

A propos des dérogations apparentes à la loi fonctionnelle du nerf vague, nous pouvons signaler ici les faits exceptionnels dans lesquels les excitations centrifuges de ce nerf produisent le tétanos du cœur. M. Arloing a rencontré ce fait sur le cheval, au cours d'expériences cardiographiques. Il a vu que l'excitation du vague peut produire, très exceptionnellement d'ailleurs, une juxtaposition de systoles en série et tendant à se fusionner (*Archives de physiologie*, 1893). Un peu plus tard, Rouget prétendit établir que sur les lapins et les grenouilles curarisés, le tétanos du cœur est l'effet constant et régulier des excitations du vague (*Archives de physiologie*, 1894).

CENTRES D'INNERVATION DU CŒUR ET RÉFLEXES CARDIAQUES.

Les centres accélérateurs résident dans la portion cervicale de la moelle, comme le prouve le fait suivant : l'excitation du bout périphérique de la moelle cervicale sectionnée produit infailliblement l'accélération du rythme cardiaque, quel que soit le niveau de la section, depuis la région antérieure de la moelle dorsale jusqu'au bulbe (von Bezold, Ludwig, Cyon, Fr. Franck). Pour obtenir des résultats absolument purs, il faut nécessairement circonscrire l'influence de l'excitation, et l'empêcher de se propager ailleurs. A cet effet, on sectionne les deux nerfs vagues pour mettre le centre d'arrêt hors de cause, le cordon cervical du grand sympathique pour éviter les actions réflexes, et les nerfs grands splanchniques pour arrêter les effets vaso-moteurs de l'excitation.

Le centre modérateur réside dans le bulbe et occupe la région formée par les noyaux d'origine des nerfs mixtes, en particulier le spinal. Après la section du bulbe au-dessous de cette région, il est impossible d'obtenir l'arrêt du cœur par voie réflexe : Enfin, l'excitation du bulbe au niveau précité, produit l'arrêt du cœur en diastole (Budge). Dans des recherches spéciales, Laborde est parvenu à démontrer l'autonomie du centre modérateur et à l'exciter utilement sans atteindre le centre respiratoire. A cet effet, il emploie des excitations mécaniques et il pique le bulbe au niveau de l'origine des nerfs modérateurs. Le cœur s'arrête ou ralentit ses battements, tandis que le rythme respiratoire conserve ses caractères. Ce résultat n'a jamais lieu quand on excite le bulbe avec des courants induits. La respiration s'arrête, dans ce cas, en même temps que le cœur (*Biologie*, 1887).

Les *réflexes cardiaques* forment naturellement deux catégories, les réflexes modérateurs et les réflexes accélérateurs. Au nombre des premiers, nous citerons le ralentissement ou l'arrêt du cœur provoqué par l'excitation du bout central de l'un des nerfs vagues sectionnés, l'autre nerf étant intact. L'excitation du nerf de Cyon (bout central), dont il va être question plus bas, produit aussi l'arrêt ou le ralentissement réflexe du cœur. On obtient les mêmes effets sur la grenouille, à l'aide d'un choc brusque sur le ventre (Goltz), ou par le seul attouchement des intestins enflammés. Enfin, il faut compter aussi avec les réflexes émotifs ou ceux qui résultent des excitations douloureuses. A ce dernier point de vue, les recherches de Fr. Franck aboutissent à cette conclusion générale : L'excitation d'un nerf sensitif (trijumeau, laryngé supérieur, auriculaire) ralentit les mouvements du cœur, ou les arrête en diastole. Les excitations résultant de l'action des vapeurs ou des gaz irritants (chloroforme, éther, ammoniaque) sont particulièrement efficaces. Elle agissent par voie réflexe et se transmettent par le nerf vague, car elles n'ont plus d'effets après la section double de ce nerf. De là l'indication d'administrer l'atropine pour prévenir les syncopes qui peuvent se produire au cours de l'anesthésie par le chloroforme ou l'éther.

Chez certaines espèces animales, notamment le chien, le centre modérateur du cœur reçoit des excitations rythmées et automatiques qui interviennent au moment de chaque expiration. Il en résulte des variations périodiques du rythme du cœur qui se ralentit en expiration et s'accélère en inspiration. Ce phénomène est bien dû à l'excitation rythmée du centre modérateur, car il disparaît après la section double des nerfs vagues (Burdon Sanderson, Wertheimer et Meyer).

Le centre modérateur est particulièrement sensible à l'influence du sang asphyxique (Thiry), en sorte qu'on peut obtenir l'arrêt du cœur, sur un chien, en interrompant la respiration de l'animal. L'arrêt est beaucoup plus tardif, si on coupe les deux nerfs vagues avant de faire agir le sang asphyxique.

Au cours d'une asphyxie lente, comme celle qu'on peut déterminer chez un chien, en faisant respirer l'animal dans un sac de caoutchouc, l'action du sang veineux augmente à ce point l'excitabilité du centre modérateur, que les variations périodiques du rythme cardiaque acquièrent une amplitude exceptionnelle et trouvent l'expression la plus curieuse dans les courbes sphygmographiques (Laulanié, *Journal de l'anatomie*, 1893).

Les centres accélérateurs sont moins excitables que le centre modérateur ; mais leur activité s'éveille, soit sous l'influence des émotions, soit sous l'influence des excitations sensitives. L'accélération cardiaque qui accompagne toutes les actions motrices a sans doute son point de départ dans la sensibilité inconsciente des muscles. Cette hypothèse s'accorde, du moins, avec les effets accélérateurs qu'on obtient par l'excitation du bout central des nerfs musculaires.

INNERVATION SENSITIVE DU CŒUR.

Le cœur est dépourvu de sensibilité consciente et, sur les sujets atteints d'ectopie cardiaque, on peut le toucher sans éveiller aucune sensation, comme l'avait vu Harvey sur le vicomte de Montgomery. Mais pour être *insensible* au sens accoutumé de ce mot, le cœur possède une sensibilité organique et reçoit les terminaisons d'un nerf centripète, le nerf de Cyon ou dépresseur de la circulation. Cet important organe a été découvert sur le lapin en 1866. Il naît par deux racines, du laryngé supérieur et du tronc du pneumogastrique ; il accompagne la carotide, à quelque distance du pneumogastrique et va se jeter dans le ganglion cervical inférieur. Il se distingue bien du nerf vague par son aspect fasciculé et sa forme aplatie. Dans les espèces autres que le lapin, le nerf de Cyon reste confondu dans le tronc du nerf vague et ne peut pas être séparé.

Si on excite le bout central du nerf de Cyon, on obtient le ralentissement réflexe des battements du cœur, en même temps d'ailleurs qu'un abaissement de la pression artérielle, dû à la dilatation de tous les vaisseaux périphériques. Nous retrouverons ce dernier fait au moment opportun et à propos de l'innervation vaso-motrice. En ce qui touche le ralentissement réflexe du rythme cardiaque, il est transmis par le pneumogastrique, car il ne se produit plus après la section double de ce nerf.

Le cœur possèderait d'autres nerfs sensitifs que le nerf dépresseur, car après la section double de ce dernier organe, on obtiendrait un arrêt respiratoire, par l'injection intraveineuse d'une solution concentrée d'hydrate de chloral (Fr. Franck). Cet arrêt n'a plus lieu après la section des vagues à la base du crâne, ce qui prouve que ces nerfs contiennent aussi des fibres sensitives cardiaques.

———

CHAPITRE III

INNERVATION DES VAISSEAUX.

Les artères sont pourvues de fibres lisses disposées dans la tunique moyenne et qui, par leur contraction et leur relâchement, produisent tour à tour et selon les besoins, le resserrement ou la dilatation des vaisseaux. Ces mouvements sont placés sous la dépendance du système nerveux qui envoie aux artères et aux artérioles, deux sortes de nerfs : les nerfs vaso-constricteurs et les nerfs vaso-dilatateurs. Embrassés dans l'expression générique de *nerfs vaso-moteurs*, ces organes forment un vaste système dont les actions particulières, réglées par le système nerveux central, constituent les actions vaso-motrices.

DES NERFS VASO-CONSTRICTEURS.

L'histoire de ces organes a été inaugurée par la découverte de Claude Bernard sur les fonctions du filet cervical du grand sympathique. Ce cordon nerveux constitue le type des nerfs vaso-moteurs et son influence, comme celle de tous les nerfs analogues, se manifeste par les effets de la section et de l'excitation du bout périphérique.

Effets de la section du filet cervical du grand sympathique. — La section du grand sympathique cervical entraîne des phénomènes oculo-pupillaires et des phénomènes vasculaires. Les premiers, déjà observés sur le cheval par Pourfour du Petit (d'Alfort) en 1821, consistent dans le resserrement de la pupille et dans la rétraction du globe de l'œil. Ces effets sont dus à la paralysie des fibres radiées de l'iris et du muscle de Muller innervés par le grand sympathique. Mais ce sont là des phénomènes juxtaposés qui n'ont ici qu'une importance secondaire.

Les phénomènes vasculaires consistent dans la dilatation de tous les vaisseaux répandus dans la moitié correspondante de la tête et de l'encolure. Cette congestion, due à la paralysie des fibres lisses des artères, se juge de plusieurs manières; en premier lieu, par la diminution de la pression artérielle que l'on recueille sur la carotide à l'aide d'un manomètre inséré sur le vaisseau, par l'intermédiaire d'une canule en T. Cette disposition laisse toute sa liberté au cours du sang et n'introduit aucune influence mécanique capable de peser directement sur la valeur de la pression et de masquer les phénomènes vaso-moteurs. Si, en même temps, on place un manomètre sur la jugulaire, on y constate un accroissement de pression. Ce double fait, diminution de pression dans les artères, augmentation dans les veines, apporte la preuve irrécusable de l'accroissement du débit dans les vaisseaux de la région. Il est en même temps le témoignage de la dilatation de ces mêmes vaisseaux.

L'accélération de la vitesse du sang dans les vaisseaux dilatés a pour effet de diminuer l'intensité des altérations respiratoires qu'il subit en traversant les tissus, en sorte que le sang veineux tend à emprunter les caractères du sang artériel et il devient plus ou moins rutilant.

Parmi les autres expressions de la dilatation vasculaire, signalons encore l'abondance nouvelle d'une hémorragie s'écoulant par une plaie ouverte artificiellement sur un point quelconque du territoire vasculaire du grand sympathique. Enfin, l'hyperactivité circulatoire due à la section du filet cervical s'annonce encore par une hyperthermie très accusée du côté de la section. Il peut y avoir un écart de 5 à 10° entre les indications d'un thermomètre placé successivement dans les deux oreilles de l'animal opéré.

Les effets vasculaires de la section du filet cervical du grand sympathique s'observent avec la même facilité sur le chien ou sur le cheval ; mais sur les solipèdes, l'opération produit en outre une hypersécrétion de la sueur, en sorte que la peau devient humide sur toute la moitié correspondante de la tête et de l'encolure.

Sur le lapin, et il faut choisir de préférence un lapin albinos, la dilatation paralytique des vaisseaux revêt des apparences très démonstratives. L'artère médiane de l'oreille, très dilatée, est visiblement soulevée à chaque pulsation. Un grand nombre de vaisseaux artériels ou veineux demeurés jusque-là invisibles, deviennent apparents et dessinent leur trajet sous-cutané. La pulsation artérielle traverse le réseau capillaire largement ouvert et retentit dans les veines marginales, d'ailleurs très gonflées et parcourues par un sang rutilant. L'examen ophtalmologique montre enfin avec la plus grande clarté la dilatation des vaisseaux choroïdiens.

Les effets de la section du filet cervical du grand sympathique s'étendent d'ailleurs à tous les tissus profonds ou superficiels de la tête et de l'encolure. Le cerveau lui-même est fortement congestionné, au point que la température de l'hémisphère du côté de la section, excède celle de l'hémisphère opposé.

Les phénomènes vasculaires qui viennent d'être décrits ont une durée moyenne de vingt-quatre heures ; mais par l'arrachement du ganglion cervical supérieur, on leur donne une intensité plus considérable et leur durée se prolonge quinze à dix-huit jours. En aucun cas, on le voit, la paralysie vasculaire n'est définitive.

Effets de l'excitation du grand sympathique cervical (1). — L'excita-

(1) L'excitation des nerfs vaso-moteurs doit être faite avec des courants induits de rythme fréquent et de grande intensité. Son effet n'est pas immédiat et réclame un temps perdu de

tion produit des effets inverses de ceux qui résultent de la section : resserrement de tous les vaisseaux dont la lumière se réduit considérablement et s'efface même complètement dans les plus fines artérioles ; pâleur des tissus dépourvus de pigment ; accroissement de la pression artérielle qui excède sa valeur normale ; diminution de la pression veineuse ; diminution ou arrêt des hémorragies artificiellement provoquées ; diminution de la température locale.

Universalité des nerfs vaso-constricteurs. — Les nerfs vaso-constricteurs sont répandus dans tout l'organisme, puisque tout le système artériel est placé sous leur dépendance. A l'aide des épreuves diverses qui viennent d'être énumérées et par lesquelles se caractérisent, soit les effets de la section, soit ceux de l'excitation des nerfs vaso-contricteurs, on a pu déterminer à peu près complètement la topographie de ces organes et fixer leur origine dans lesdiverses régions du corps.

On connaît, par exemple, les groupes suivants : 1° les nerfs vaso-constricteurs de la tête et du cou sont fournis par le filet cervical du grand sympathique, les racines antérieures des nerfs cervicaux inférieurs, le facial et le trijumeau ; 2° ceux du membre antérieur et des parois thoraciques dépendent du ganglion cervical inférieur et des premiers ganglions thoraciques qui s'alimentent dans la moelle par les rameaux communicants situés entre la troisième et la sep·tième paire dorsale ; 3° les nerfs vaso-constricteurs des membres postérieurs et du bassin descendent de la moelle par les racines du plexus lombo-sacré et gagnent leur destination en suivant le trajet du grand sympathique abdominal ou du nerf sciatique ; 4° enfin, les nerfs grands splanchniques, bien étudiés par von Bezold, Ludwig, Cyon, agissent sur la circulation de la plupart des viscères enfermés dans l'abdomen. L'importance de leurs fonctions se mesure à l'étendue de leur territoire vasculaire et se manifeste expérimentalement de la manière la plus sensible. On sait, en effet, qu'après la section de ces nerfs, les vaisseaux de l'intestin se remplissent d'une quantité énorme de sang prélevé naturellement dans les vaisseaux de la circulation générale, dont la déplétion s'accuse par une chute profonde de la pression. Réciproquement, l'excitation du bout périphérique de ces mêmes nerfs produit la constriction de tous les vaisseaux de l'intestin et jette dans la circulation générale la masse de sang chassé du système porte. Aussi la pression carotidienne subit un accroissement considérable et peut s'élever au double de sa valeur normale.

A côté de ces grands groupes, on peut apporter des précisions particulières. On sait, par exemple, que les vaso-moteurs du foie viennent de l'anneau de Vieussens (Cyon et Aladoff), que le pneumogastrique agit sur les vaisseaux de l'estomac (Œhl) et sur les artères coronaires (Brown-Séquard, Panum). On connaît enfin l'innervation vaso-constrictive de la rétine par les recherches de Doyon et celle du poumon par les travaux de Fr. Franck (*Arch. de phys.*, 1896).

Origine des nerfs vaso-constricteurs. — Quoi qu'il en soit de la topographie de ces nerfs, ils viennent tous de la moelle en suivant le trajet des racines antérieures et des rameaux communicants, pour se jeter dans le grand sympathique et gagner les divers plexus vasculaires. Ou bien, après un court trajet dans le grand sympathique, ils gagnent les nerfs rachidiens et atteignent

plusieurs secondes. Enfin, l'action vaso-motrice ne prend pas fin avec l'excitation et lui survit pendant quelque temps. Les excitations trop prolongées amènent le phénomène de la fatigue et avec lui la fin de l'action vaso-motrice qu'elles sollicitaient.

par cette voie, leur destination définitive dans les vaisseaux. C'est assez dire que les effets vaso-constricteurs peuvent être démontrés par l'épreuve des racines antérieures ou des rameaux communicants, à la condition d'agir sur des animaux curarisés, pour éliminer l'influence des contractions musculaires. On a pu ainsi déterminer l'origine précise des vaso-contricteurs répondant aux divers territoires énumérés plus haut.

Les vaso-constricteurs sont des nerfs moteurs et il n'est pas surprenant de les voir obéir à la loi de Magendie et de les trouver enfermés dans les racines antérieures, avant leur pénétration dans leurs voies définitives. Mais cette règle comporte une exception. Il résulte, en effet, des recherches de Stricker et de Morat que les vaso-moteurs du membre abdominal sortent de la moelle en suivant le trajet des racines postérieures.

Des centres vaso-constricteurs. — Les nerfs vaso-constricteurs sont subordonnés à trois ordres de centres nerveux : les centres cérébro-spinaux, les centres ganglionnaires du grand sympathique et les centres vasculaires périphériques.

Des centres cérébro-spinaux. — Pour étudier expérimentalement l'influence de la moelle ou du bulbe sur la circulation périphérique, il est indispensable de prendre quelques précautions ayant pour effet de laisser toute leur pureté aux actions vaso-motrices. On opère sur des animaux curarisés ou cicutinés dont on entretient la respiration artificiellement. On évite ainsi l'intervention des mouvements musculaires et de leur influence vaso-dilatatrice, en même temps que celle des actions inhibitoires ou accélératrices qui pourraient atteindre le cœur.

Les recherches sur les centres vaso-constricteurs sont très nombreuses et pour en épuiser l'étude, il faudrait signaler en détail les travaux de Brown-Séquard, Budge, Waller, Bezold, Ludwig et Thiry, etc. Nous nous bornerons à indiquer la direction générale des résultats obtenus. — *a.* Après la section de la moelle à un niveau quelconque, les vaisseaux de tous les organes situés en arrière de la section subissent une dilatation paralytique et la pression artérielle s'abaisse. L'excitation du bout périphérique de la moelle coupée produit des phénomènes inverses. — *b.* Les effets de la section et de l'excitation du bout périphérique de la moelle vont croissant avec la hauteur du niveau de la section.

c. Après une section pratiquée immédiatement en arrière du bulbe, la dilatation s'étend à tous les vaisseaux de l'organisme. — *d.* Une section pratiquée immédiatement en avant du bulbe n'a aucun effet vaso-moteur direct.

On serait logiquement conduit à admettre l'existence d'un centre unique siégeant dans le bulbe et c'est la solution à laquelle s'arrêtent quelques physiologistes, notamment Owjannikow ; mais sans nier l'influence prédominante d'un centre bulbaire principal, on peut admettre l'existence de centres secondaires échelonnés dans la moelle (Vulpian, Goltz). Cette interprétation déjà très vraisemblable, trouve d'ailleurs sa vérification expérimentale dans les faits suivants : après la section de la moelle dans une région quelconque, la paralysie des vaisseaux n'est point définitive, et au bout de quelques jours, on les voit retrouver leur diamètre. Si l'opération est pratiquée à la limite de la région dorsale et de la région lombaire, la démonstration peut trouver tout son achèvement, car après le retour de la tonicité vasculaire, on la fait disparaître de nouveau et on obtient la dilatation paralytique des vaisseaux, en détruisant la moelle lombaire. La dilatation s'exprime par l'hyperthermie (Goltz). On ne saurait donc douter de la réalité des centres médullaires, mais il faut admettre en même temps que ces centres sont subordonnés au centre bulbaire principal, puisque toute section qui les en sépare en détermine la paralysie temporaire.

Centres ganglionnaires du grand sympathique. — Les ganglions du grand sympathique remplissent aussi les fonctions de centres vaso-constricteurs. On en a la preuve dans l'intensité et la longue durée des effets produits par l'arrachement du ganglion cervical supérieur. Aussi bien, ces effets demeurent encore sensibles sur la grenouille après la destruction de la moelle et de l'encéphale.

Centres périphériques vasculaires. — Nous verrons plus bas que le mécanisme des actions vaso-dilatatrices oblige à admettre l'existence de ganglions périphériques vaso-constricteurs disséminés sur le trajet des nerfs vasculaires ; mais dès à présent, il est possible d'invoquer à l'appui de cette interprétation un fait démonstratif consistant dans le retour de la tonicité vasculaire, après la section des nerfs vaso-constricteurs, pratiquée au delà de la chaîne ganglionnaire du grand symphatique. Par exemple, si la section du sciatique sur le chien est suivie d'une hyperthermie évidente dans les pattes du même côté, cette hyperthermie ne dure pas et, au bout de quelques jours, on assiste au retour de l'équilibre de température entre les deux pattes (Goltz). L'expérience est d'autant plus probante que l'écart thermique primitif résultant de la section, est souvent considérable.

Automatisme des centres vaso-constricteurs. — Les centres vaso-constricteurs agissent en permanence, puisque, pour un régime défini de la circulation et en dehors de toute provocation capable de solliciter des actions vaso-motrices, le diamètre des vaisseaux conserve indéfiniment sa valeur ; les fibres musculaires de la tunique moyenne des artères sont donc dans cet état permanent de tension active désigné par Vulpian sous le nom de *tonus vasculaire*. Ce résultat implique l'intervention continue des centres vaso-constricteurs sollicités uniquement par les conditions invariables de leur milieu nutritif. C'est en cela que consiste leur automatisme.

DES NERFS VASO-DILATATEURS.

Les nerfs vaso-dilatateurs produisent la dilatation des vaisseaux quand, après les avoir sectionnés, on excite leur bout périphérique. L'excitation du bout central ne produit rien. Le mieux et le plus anciennement connu des nerfs de ce groupe est la corde du tympan, dont Cl. Bernard fit connaître les propriétés.

L'excitation de la corde du tympan n'a pas seulement pour effet de provoquer la sécrétion de la glande sous-maxillaire, mais elle détermine en outre une dilatation considérable de tous les vaisseaux de la glande et une accélération corrélative du cours du sang, au point que la pulsation artérielle se propage dans les veines émergentes et que le sang circulant dans ces vaisseaux conserve tous les caractères du sang artériel. Enfin, le sang s'écoule abondamment par les plaies accidentelles ou artificielles ouvertes à la surface de la glande.

Tous les vaisseaux reçoivent des nerfs dilatateurs et on a pu en isoler un certain nombre : le zygomato-temporal, dont Cl. Bernard a établi l'influence vaso-dilatatrice en l'excitant en avant de son anastomose avec le facial ; le glosso-pharyngien de la grenouille agit sur les vaisseaux de la langue (Lépine, 1870); le lingual et le glosso-pharyngien contiennent des fibres dilatatrices, le premier pour la partie antérieure, le second pour la région postérieure de la langue, chez les mammifères (Vulpian, 1871). Le lingual emprunte d'ailleurs ses propriétés à la corde du tympan, car après la section de ce nerf et la dégénérescence consécutive, l'excitation du bout périphérique du lingual ne produit plus aucun effet dilatateur.

Les nerfs érecteurs fournis par les nerfs honteux produisent l'érection du corps caverneux en provoquant la dilatation de ses vaisseaux (Eckart). L'érection est ainsi un simple phénomène de vaso-dilatation active, car la seule ligature des veines émergentes ne suffit pas à la produire (Lovén).

Le maxillaire supérieur et le buccal renferment les fibres dilatatrices des muqueuses nasale, buccale, gingivale et labiale (Jolyet et Laffont). Mais Dastre et Morat ont établi qu'on obtient la vaso-dilatation de ces mêmes régions en excitant le bout périphérique du filet cervical du grand sympathique.

Le laryngé supérieur produit la vaso-dilatation de la muqueuse du larynx et du vestibule sus-glottique (Hédon).

Il est difficile d'isoler et de mettre en évidence les nerfs vaso-dilatateurs, parce que leurs fibres sont mélangées aux fibres vaso-constrictives et que l'excitation d'un tronc nerveux complexe produit surtout un effet vaso-constricteur. Tel est le cas des nerfs splanchniques, dont l'excitation provoque l'anémie de l'intestin et qui pourtant, nous le verrons plus bas, contiennent un grand nombre de fibres dilatatrices.

D'une manière générale, le mélange des fibres antagonistes acquiert tout son achèvement dans les nerfs périphériques et ce n'est qu'en se rapprochant des centres qu'on a des chances de dissocier les effets vaso-constricteurs et vaso-dilatateurs. C'est ainsi que l'excitation du sympathique cervical produit la vaso-constriction de l'oreille chez le lapin, tandis que l'excitation de la chaîne dorsale entre le premier et le deuxième ganglion thoracique, provoque la vaso-dilatation dans le même organe. De même, si on excite le sciatique chez le chien, on obtient la vaso-constriction de la patte. Mais on y provoque la vaso-dilatation en excitant les derniers ganglions de la chaîne dorsale du grand sympathique. Ces faits vont trouver leur place dans l'interprétation des actions vaso-dilatatrices.

Mode d'action des nerfs vaso-dilatateurs. — L'action vaso-dilatatrice est une action directe, en ce sens qu'elle ne dépend ni de l'activité fonctionnelle des organes, ni d'un obstacle au cours du sang. Sur le premier point, Heidenhain a démontré à l'aide de l'atropine l'indépendance des effets sécrétoires et des effets vasculaires de l'excitation de la corde du tympan. Cet alcaloïde, en effet, empoisonne les terminaisons nerveuses epithéliales, en sorte que, sur un chien atropinisé, l'excitation de la corde du tympan ne provoque plus la sécrétion de la glande sous-maxillaire, mais elle en détermine la vaso-dilatation dans la mesure accoutumée. Et quant à l'hypothèse d'un obstacle agissant par une compression veineuse, elle est en contradiction avec ce fait que les veines participent de la manière la plus large aux actions vaso-dilatatrices.

Les fibres vaso-dilatatrices ne peuvent pas être conçues, d'autre part, comme agissant directement sur les fibres musculaires des vaisseaux, et on est conduit à penser qu'elles agissent à la manière du nerf vague et qu'elles produisent l'inhibition des ganglions périphériques vaso-constricteurs. Cette interprétation inévitable repose sur un certain nombre de faits précis où on voit des ganglions placés sur le trajet des nerfs vaso-dilatateurs. C'est ainsi que la corde du tympan traverse le ganglion sous-maxillaire. Lovén a trouvé des cellules ganglionnaires disséminées sur le trajet des nerfs honteux. Jolyet a fait la même remarque sur le nerf buccal. Rappelons encore que les vaso-dilatateurs de l'oreille, contenus dans la chaîne dorsale du grand sympathique, trouvent sur leur trajet le ganglion premier thoracique et le ganglion cervical inférieur. Enfin, les vaso-dilatateurs enfermés dans le cordon cervical du grand sympathique et destinés à la muqueuse buccale traversent au moins le ganglion cervical supérieur. On peut donc tenir le fait pour général et conclure que les nerfs vaso-dilatateurs agissent en produisant l'inhibition des centres vaso-constricteurs périphériques et par corrélation la paralysie des nerfs qui dépendent de ces centres.

L'interprétation qui précède s'accorde bien avec cette observation faite au début même des recherches sur les nerfs-vaso-moteurs, à savoir que l'excitation des nerfs vaso-dilatateurs a des effets plus intenses que la section des nerfs vaso-contricteurs correspondants. Par exemple, l'excitation du bout périphérique de la corde du tympan produit sur la circulation de la glande sous-maxillaire des effets beaucoup plus intenses que ceux qui résultent de la section du filet cervical du grand sympathique. Cela tient à ce que, dans le premier cas, la paralysie résultant de l'inhibition atteint tous les vaso-constricteurs de l'organe, tandis que la section du filet cervical n'atteint qu'une partie de ces nerfs et ne produit qu'une paralysie incomplète.

Des centres vaso-dilatateurs. — L'existence des centres vaso-dilatateurs ne peut pas être démontrée directement. Mais certaines actions vaso-dilatatrices qui vont être exposées, pourraient être invoquées à l'appui de l'hypothèse qui les admet.

DES ACTIONS VASO-MOTRICES.

Les actions vaso-motrices se partagent en trois groupes : les premières résultent d'une excitation directe des centres bulbaires vaso-moteurs ; les secondes sont d'origine psychique et les dernières sont des actions réflexes.

Actions vaso-motrices résultant de l'excitation directe des centres. — Nous signalerons d'abord les effets de l'asphyxie. L'influence de l'asphyxie se manifeste doublement et en deux phases. Dans la première phase, elle provoque la dilatation des vaisseaux cutanés et la vaso-constriction des viscères abdominaux. Dans la deuxième phase, elle produit des effets inverses. Sans insister autrement sur ces faits, il nous paraît impossible de les expliquer autrement que par l'hypohèse de centres vaso-dilatateurs bulbaires qui seraient excités par l'asphyxie en même temps que les centres vaso-constricteurs.

Les effets vaso-constricteurs de la strychnine sont d'une rare puissance. Si sur un chien curarisé dont l'artère fémorale est pourvue d'un manomètre, on fait une injection intra-veineuse de 2 à 4 milligrammes de sulfate de strychnine, la pression dans l'artère fémorale subit un accroissement énorme et s'élève parfois au double de sa valeur normale.

Actions vaso-motrices d'origine psychique. — Ces actions sont bien connues et nous n'avons qu'à rappeler la pâleur de la colère et la rougeur du plaisir ou de la honte. Malgré leur banalité, ces faits ont un grand intérêt, puisqu'ils nous conduisent à présumer que l'écorce cérébrale peut agir sur la circulation périphérique, comme elle agit sur les mouvements du cœur. La priorité sur ce point paraît appartenir à M. Lépine. Lorsque, sur un chien curarisé, on excite l'écorce cérébrale en arrière du sillon crucial, à l'aide d'un fort courant d'induction, on observe une élévation considérable de la pression artérielle dans l'artère crurale. D'autre part, si on faradise le centre des mouvements d'une patte, on obtient une faible augmentation de température dans cette patte, ce qui témoignerait d'une action vaso-dilatatrice. Des faits analogues ont été observés ensuite par Eulenbourg et Landois et il demeure bien démontré que certains points de l'écorce cérébrale sont en relation avec les centres vaso-moteurs et jouent vis-à-vis d'eux le rôle de surfaces sensibles.

Des actions réflexes vaso-motrices. — *Réflexes vaso-constricteurs* — Les réflexes vaso-constricteurs peuvent être aisément provoqués sur le chien par l'excitation du bout central d'un nerf sensitif quelconque. L'animal étant, curarisé ou cicutiné, et un manomètre inscripteur étant placé sur la carotide, on excite le bout central du sciatique, du crural ou de tout autre nerf sensitivo-moteur. Aussitôt la pression s'élève dans la carotide et trahit le resserrement de tous les vaisseaux, particulièrement ceux des viscères profonds. Les réflexes vaso-constricteurs du bout central du nerf vague ont une remarquable puissance, mais ils se compliquent de l'accélération du rythme cardiaque qui contribue à l'accroissement de la pression artérielle (fig. 60 et 78).

Signalons enfin la vaso-constriction réflexe qui s'étend à tout le tégument externe sous l'influence du froid. Ce réflexe thermique peut d'ailleurs rester localisé, comme en témoigne l'expérience de Brown-Séquard et Tholozan où on obtient le refroidissement d'une main par l'immersion de l'autre dans un bain d'eau froide.

Réflexes vaso-dilatateurs. — Parmi les actions de ce groupe, il n'en est pas de plus remarquable ni de plus intéressante que le réflexe vaso-dilatateur provoqué, chez le lapin, par l'excitation du bout central du nerf dépresseur. Cette excitation est accompagnée d'une dilatation énorme dans tous les vaisseaux de la circulation viscérale et d'une chute profonde de la pression. La même excitation retentit, il est vrai, sur le nerf vague et introduit, avec le ralentissement réflexe du rythme du cœur, une nouvelle cause de dépression ; mais après la section bilatérale des nerfs de la 10e paire, l'excitation du nerf dépresseur se borne au réflexe vaso-dilatateur, dont l'influence se dégage nettement. On arrive aux mêmes résultats, en agissant sur des animaux curarisés. Les nerfs splanchniques jouent ici le rôle principal, au point que si on pratique la section de ces organes, l'influence du nerf de Cyon cesse de se manifester avec évidence. D'une part, toute la circulation abdominale échappe au réflexe et, d'autre part, la paralysie et la dilatation des vaisseaux abdominaux suffisent à faire tomber la pression à une profondeur qu'il est difficile de dépasser.

Ces faits mettent bien en lumière le rôle très spécial du nerf de Cyon. Cet organe renseigne le cœur, en quelque sorte, sur l'état de la pression artérielle et sur la mesure des résistances qui lui font obstacle ; il lui apporte des impressions qui sollicitent immédiatement les mouvements vasculaires juste convenables pour corriger l'excès menaçant de la pression artérielle. Si celle-ci excède dans le cœur la mesure convenable, le nerf de Cyon en éprouve une excitation qu'il transmet immédiatement aux centres inhibitoires vasculo-cardiaques. De là le ralentissement du rythme et la dilatation vasculaire qui ramènent la pression à sa mesure normale. Le réflexe dépresseur n'est d'ailleurs qu'un cas particulier de la fonction régulatrice dévolue à l'appareil vaso-moteur et dont nous allons voir bientôt une nouvelle expression.

Pour épuiser l'étude des actions réflexes vaso-dilatatrices, signalons les effets de la chaleur sur la circulation cutanée, effets dont nous avons vu le rôle dans la régulation de la température. Lorsque l'application de la chaleur est locale, la vaso-dilatation est également locale, mais elle se produit symétriquement du côté opposé. On obtient aussi des vaso-dilatations réflexes sur le tégument, par des excitations d'un autre ordre. Tels sont les effets produits par les frictions, les rubéfiants, les flux électriques.

Il faut encore faire une place à tous les réflexes vaso-dilatateurs qu'on pourrait appeler *fonctionnels* et dont l'intervention est régie par une loi fort simple. Le travail des organes appelle immédiatement un accroissement de l'irrigation sanguine qui se réalise par une vaso-dilatation réflexe localisée aux organes qui travaillent. Ici les exemples surabondent et nous n'insisterons pas. Rappelons seulement l'intensité que peuvent atteindre les effets de cette vaso-dilatation quand elle est liée à l'exercice musculaire (page 253).

Du balancement entre la circulation superficielle et la circulation viscérale. — Quand les actions vaso-motrices atteignent une grande étendue, elles sont accompagnées d'actions antagonistes qui agissent sur la pression en sens inverse et tendent à la maintenir à sa valeur normale. Par exemple, quand les vaisseaux des viscères se resserrent, ceux de la peau se dilatent et inversement. On peut voir dans les faits de ce genre un balancement systématique destiné à la régulation de la pression artérielle et méritant pour ce motif une mention particulière. Ils ont été bien étudiés par Wertheimer qui a ajouté aux faits classiques des expériences nouvelles (*Arch. de phys.*, 1891, p. 547). Nous avons déjà signalé plus haut les effets de l'asphyxie et nous n'avons qu'à les rappeler ici comme un exemple typique de cet antagonisme régulateur. La vaso-constriction provoquée par l'excitation des nerfs sensitifs, et que nous avons déjà décrite, se borne à la circulation viscérale et elle est accompagnée de la dilatation des vaisseaux cutanés et musculaires (Ostroumoff, Heidenhain et Grutzner). Cette dilatation se juge ordinairement à l'aide du thermomètre ; mais, à l'exemple de Wertheimer, on peut se borner à l'inspection de la lèvre supérieure. On constate alors, si on excite le sciatique d'un chien curarisé, que la lèvre supérieure rougit fortement, au moment où un manomètre placé sur la fémorale accuse l'accroissement de la pression. La vaso-dilatation compensatrice a d'ailleurs d'autres expressions. Dastre et Morat signalent la rubéfaction des pulpes digitales ; Owsjannikoff et Tschiriew ont décrit, d'autre part, la vaso-dilatation de la glande sous-maxillaire.

Les effets vaso-constricteurs de la strychnine, dont nous signalions plus haut la puissance, sont aussi accompagnés de phénomènes vaso-dilatateurs que Wertheimer a bien étudiés et qui se manifestent avec évidence sur la muqueuse de la bouche et de la langue. Au moment où l'accroissement de la pression atteint son maximum, la lèvre supérieure, les gencives, la langue se couvrent d'une rougeur intense, et la congestion est si vive qu'elle entraîne parfois un suintement de sang aux gencives. Or, après la section du lingual et du glosso-pharyngien, nerfs qui renferment les filets vaso-dilatateurs de la langue, celle-ci reste pâle, ce qui prouve que le réflexe part des centres dilatateurs bulbo-médullaires.

III. — INFLUENCE DU SYSTÈME NERVEUX SUR LES PHÉNOMÈNES MÉCANIQUES DE LA RESPIRATION

Le mécanisme qui préside à la ventilation pulmonaire offre une complexité remarquable, qui se peut mesurer au nombre et à la diversité de ses agents périphériques. Il réclame, en effet, le concours harmonieux de muscles appartenant aux régions les plus éloignées, la face, le pharynx, le larynx, le thorax, l'abdomen, les muscles à fibres lisses de la trachée, du poumon et des bronches ; or tous ces organes appellent autant de nerfs particuliers, en sorte que l'exécution des mouvements respiratoires suppose le retour périodique d'une masse d'excitations nerveuses dirigées simultanément sur tous les agents d'exécution, exactement mesurées dans leur intensité et leur durée, au point que l'effet définitif, la ventilation pulmonaire, se règle exactement sur les besoins de l'organisme.

Tous ces mouvements si exactement coordonnés sont placés sous la dépendance d'un centre nerveux unique, ayant son siège dans le bulbe rachidien.

DU CENTRE DE LA RESPIRATION.

Le centre bulbaire de la respiration avait déjà été entrevu par Galien, mais il a été découvert par Legallois, et les recherches que lui consacra Flourens en 1842, eurent un grand retentissement. Legallois montra que la section du bulbe au-dessous de l'origine des nerfs pneumogastriques, abolit les mouvements respiratoires du tronc et laisse subsister ceux de la face. Lorsque cette même section est pratiquée au-dessus, elle produit des effets inverses. Seuls les mouvements respiratoires de la face sont abolis, tandis que ceux du tronc persistent. Enfin une section faite à la limite antérieure du bulbe et en avant des origines du facial, ne trouble en aucune manière l'exécution des mouvements respiratoires. Flourens ne fit pas autre chose, tout d'abord, que reprendre les expériences de Legallois et en retrouver les résultats. Mais il voulut aller plus loin et déterminer avec précision le siège du centre respiratoire par l'effet des destructions localisées du bulbe. Il arriva à cette conclusion qu'une section transversale de 5 millimètres passant au milieu du V de substance grise qui se dessine à la surface du quatrième ventricule, entraîne immédiatement l'abolition des mouvements respiratoires. Pour fixer l'importance fonctionnelle de ce foyer, il lui donna le nom de *nœud vital*, expression qui dépassait singulièrement la réalité, à moins de n'y voir qu'une simple métaphore.

Le centre respiratoire n'a peut-être pas les limites précises que Flourens et ses successeurs ont essayé de lui assigner, en adoptant d'ailleurs des solutions très différentes. Mais on ne s'éloigne pas trop de la vérité en admettant que ce foyer nerveux est compris entre deux plans, passant immédiatement en avant et en arrière de l'origine des nerfs vagues. Si, en effet, on détruit cette région à l'aide d'un emporte-pièce ou d'un gros stylet de 5 à 6 millimètres de diamètre, on obtient l'abolition soudaine des mouvements respiratoires dans la face et dans le tronc.

Dualité et symétrie des centres respiratoires. — Centres inspirateurs et centres expirateurs. — Le centre respiratoire est d'ailleurs multiple et se compose de deux moitiés symétriques placées de chaque côté du plan médian. Il est démontré, en effet, qu'une section médiane du bulbe traversant le nœud vital ne trouble pas la respiration (Volkmann, Longet, Schiff) D'autre part, l'indépendance des centres ainsi isolés par la section, se manifeste par la discordance des mouvements des deux côtés, si on coupe les deux pneumogastriques, ou si on excite l'un de ces nerfs (Langendorff, 1879). Cette sorte d'anarchie qui n'a pas lieu à l'état normal, prouverait que les centres symétriques de la respiration sont associés par des fibres commissurales. Chacun d'eux comprend à son tour un centre inspirateur et un centre expirateur, ce dernier intervenant toutes les fois que l'expiration est active. Le centre respiratoire est donc en réalité multiple et comprend au moins quatre foyers distincts.

Hypothèse des centres secondaires de la moelle. — La section transversale du bulbe au niveau du bec du calamus scriptorius abolit tous les mouvements respiratoires du tronc. Ce fait sommaire établit péremptoirement l'influence entière et sans partage que le bulbe exerce sur le mécanisme respiratoire. Il veut dire, en effet, que les muscles respirateurs interrompent définitivement leur activité rythmée, à l'instant même où ils sont séparés du bulbe. Il faut bien en conclure que celui-ci tient sous sa dépendance entière l'exécution des mouvements respiratoires, et qu'en un mot, il est le centre unique de ces mouvements.

Cette interprétation, devenue classique et méritant de l'être, n'a pas trouvé pourtant l'assentiment universel, et dès la première heure, Brown-Séquard apporta une explication nouvelle. Il soutint que le traumatisme attaché à la destruction du nœud vital produit l'inhibition des centres respiratoires situés plus bas, dans la moelle épinière (*Journal de la physiologie*, 1858). Brown-Séquard n'apportait, il est vrai, aucune démonstration péremptoire et son interprétation aurait gardé le caractère d'une hypothèse gratuite sans les travaux ultérieurs où on s'est efforcé de la justifier. Rokitansky (1874) a vu que des lapins jeunes préalablement strychnisés et dont la moelle a été séparée du bulbe, exécutent quelques mouvements respiratoires mêlés aux convulsions strychniques. La chaleur produirait des résultats analogues, d'après Schroff. Langendorff (1880) étudia avec plus de précautions les effets de la strychnine en n'administrant que la dose juste suffisante pour augmenter l'excitabilité de la moelle, sans produire des convulsions. Dans ces conditions, on peut observer, sur des lapins jeunes, le retour passager des mouvements respiratoires, après la section sous-bulbaire. Sans recourir à l'action de la strychnine, il est également possible de provoquer de courtes périodes de mouvements respiratoires, soit par des excitations sensitives, soit par l'insufflation du poumon. Ces expériences ne réussiraient bien que sur des lapins nouveau-nés ou seulement âgés de un ou deux jours.

Il est ainsi prouvé que, dans certaines conditions très spéciales, on peut provoquer des mouvements respiratoires réflexes qui s'exécutent sans le concours du bulbe. Mais cela ne suffit pas à faire admettre l'opinion de Langendorff soutenant que la moelle contient des centres respiratoires automatiques et que le bulbe n'est qu'un centre modérateur chargé de régler l'activité des centres médullaires. Les choses en étaient là quand Wertheimer fit paraître un mémoire qui, par la pureté et la clarté des faits exposés par l'auteur, prend dans cette question une importance capitale (*Journal de l'anatomie et de la physiologie*, 1886, p. 458). Pour établir l'existence des centres respiratoires médullaires, il faudrait apporter des faits montrant le retour spontané et *définitif* des mouvements réguliers de la respiration, après la section sous-bulbaire de la moelle. Voyons ce que disent à cet égard les expériences de Wertheimer. Ces expériences, très nombreuses, ont été faites sur des chiens de tout âge et dont la moelle était coupée avec certitude après avoir été mise à découvert entre l'atlas et l'axis. La section entraîne, comme toujours, l'abolition soudaine des mouvements respiratoires, et on est obligé d'entretenir la respiration artificielle. Or, au bout de deux, trois ou cinq heures, cela dépend de l'âge des animaux, on assiste au retour spontané des mouvements respiratoires. Après s'être maintenus pendant vingt ou vingt-cinq minutes, ces mouvements s'arrêtent et il faut procéder encore à la respiration artificielle pour obtenir leur retour. Ils se font remarquer par une très grande fréquence et une très faible amplitude ; on en peut compter 90 ou 100 par minute, alors que les mouvements respiratoires de la face qui restent placés sous la dépendance du bulbe, ne dépassent pas le rythme normal, c'est-à-dire 15 à 20 par minute. Enfin, leurs caractères ne sont pas modifiés, ni par l'influence du sang asphyxique ni par l'effet de l'insufflation outrée et réitérée du poumon, insufflation qui détermine l'apnée chez les chiens normaux. M. Wertheimer conclut de l'ensemble de ces faits que la moelle contient les centres moteurs des muscles respiratoires et que le bulbe est un centre modérateur agissant sur les centres médullaires pour en régler l'activité. Cette conclusion ne nous semble pas justifiée. Si les noyaux moteurs des nerfs centrifuges agissant sur la respiration, peuvent être considérés comme des centres, il n'est pas démontré qu'ils sont doués de la spontanéité indispensable au fonctionnement de véritables centres respiratoires. Leur automatisme s'éveille très laborieusement et après plusieurs heures de respiration artificielle, pour s'éteindre en quelques minutes. Que si on peut arguer des effets dépresseurs du traumatisme sur l'excitabilité de la moelle, l'argument perd sa valeur au moment où ces effets étant dissipés, la moelle a retrouvé tout son pouvoir réflexe. A partir de ce moment, les centres médullaires définitivement restaurés par un long repos, devraient témoigner de leur autonomie reconquise, par le retour définitif des mouvements respiratoires. L'argument tiré du traumatisme est encore très contestable pour d'autres motifs. Il faudrait admettre, en effet, que la section du névraxe produit une action inhibitoire quand elle est pratiquée au-dessous du nœud vital, et qu'elle demeure inoffensive quand elle est pratiquée au-dessus. Les effets perturbateurs du traumatisme épargneraient le bulbe et ne pourraient atteindre que la moelle. On ne voit pas les raisons d'un pareil exclusivisme et il semble plus rationnel d'admettre qu'en fait, les suites de la section ne relèvent pas exclusivement du traumatisme et qu'au lieu d'intéresser l'excitabilité du

névraxe, elles touchent à ses fonctions. Nous concluons que la section sous-bul
baire de la moelle a des effets paralytiques et que si les muscles respiratoires
cessent d'agir après cette mutilation, ce n'est pas parce que l'excitabilité de la
moelle est amoindrie, mais parce que ces mêmes muscles sont séparés du bulbe.

DE L'AUTOMATISME DES CENTRES RESPIRATOIRES.

La respiration n'est ni un acte volontaire ni une action purement réflexe. La
volonté n'intervient que dans les mouvements nécessaires à l'émission de la
voix, mais elle ne préside pas aux actes réguliers de la respiration qui
s'effectue en dehors d'elle et se poursuit sans discontinuité, même pendant le
sommeil ou pendant l'anesthésie, même chez les animaux dont on a enlevé les
hémisphères cérébraux.

La respiration est, d'autre part, indépendante des impressions sensitives
d'origine périphérique. Du moins, ses mouvements rythmés continuent à
s'exécuter chez les animaux sur lesquels on a interrompu toutes les voies centripètes capables d'atteindre le bulbe. Rosenthal a réalisé cette interruption de
la manière suivante : on enlève à un lapin les deux hémisphères cérébraux, on
sectionne la moelle au-dessous de l'origine des nerfs phréniques ; on sectionne
également les deux nerfs vagues. Enfin on coupe toutes les racines postérieures
de la région cervicale. Or, malgré cet effroyable traumatisme, l'animal
continue à respirer. L'activité des centres respiratoires obéit donc aux seules
sollicitations du milieu nutritif et, par cela même, la respiration entre dans la
catégorie des actions automatiques.

L'automatisme des centres bulbaires dans l'entretien de la respiration régulière
est attribué à la veinosité du sang qui les traverse. Mais cette circonstance, la
veinosité du sang, est ici indifférente, par cette raison que le sang qui arrose le
bulbe conserve une composition uniforme à toutes les phases d'un mouvement
respiratoire. Il apporte donc une excitation uniforme et si, malgré son uniformité, cette excitation suffit à solliciter l'automatisme des centres respiratoires,
c'est sans doute pour une raison analogue à celle qui décide du rythme cardiaque. On pourrait admettre que le rythme est aussi la loi de l'activité des
centres bulbaires de la respiration et que ceux-ci ne sont pas également excitables à toutes les phases de leur activité. La loi de l'inexcitabilité périodique
connue déjà comme une loi musculaire deviendrait une loi nerveuse.

Quoi qu'il en soit, et par cela même que l'activité des centres respiratoires
est entretenue par le sang qui les arrose, elle varie avec la composition du
sang. D'autre part, elle n'échappe pas entièrement à l'influence des impressions
périphériques et nous verrons qu'elle obéit régulièrement aux impressions
venues du poumon et apportées par le pneumogastrique. Nous avons donc à
compter avec deux sortes d'excitations, celles qui viennent du sang et celles
qui viennent du poumon ; mais il faudra aussi faire sa part à l'influence des
nerfs de la sensibilité générale. De là trois paragraphes.

    a. — **Excitations des centres bulbaires apportées par le sang.** — Il y a
une relation évidente *a priori* entre la composition du sang et les caractères des
mouvements respiratoires dont le rythme et l'ampleur varient avec les besoins
chimiques de l'organisme. On s'est attaché à discerner la part qui revient dans

ces changements, à l'excès de l'acide carbonique ou au défaut de l'oxygène fixés par le sang (Dohmen, Pflüger). En ce qui touche l'influence du premier facteur, Richet a montré que si on pousse de l'acide carbonique dans le rectum d'un chien, la respiration s'accélère et s'amplifie. En même temps, l'excès de CO^2 introduit par injection rectale, se retrouve dans l'air expiré, avec cette circonstance que le déficit d'oxygène y conserve sa proportion normale.

D'après Berstein, le défaut d'oxygène dans le sang agirait plus particulièrement sur les centres inspirateurs, tandis que l'excès de CO^2 provoquerait surtout les centres expirateurs. A vrai dire, ces deux facteurs interviennent simultanément et il n'y a pas grand intérêt à dissocier leurs effets. Ceux-ci se confondent dans le sang asphyxique, et de ce côté il faut rappeler la belle *expérience des circulations croisées* due à Frédéricq. Deux chiens A et B sont disposés de telle manière que les carotides de A sont reliées aux carotides de B et réciproquement. Pour chacun de ces animaux, la circulation céphalique et bulbaire est donc assurée par le cœur et le sang artériel de l'autre. Or, si on oblitère la trachée de A, ou si on le fait respirer dans un sac de caoutchouc de petit volume, c'est B qui présente tous les signes de l'asphyxie et qui en témoigne par l'anxiété, la fréquence et l'ampleur de ses mouvements respiratoires. Ce résultat dépend de ce que le sang carotidien de A a traversé le poumon sans y subir une hématose suffisante et qu'il possède tous les caractères du sang asphyxique au moment où il pénètre dans le bulbe du chien B.

De la dyspnée. — L'influence du sang veineux se manifeste dans toutes les formes de la dyspnée, c'est-à-dire ce mode de respiration causé par toutes les circonstances capables de restreindre le champ de l'hématose et d'accroître la veinosité du sang. On peut citer à ce point de vue, l'influence des repas, de l'exercice musculaire, la respiration dans une atmosphère confinée et les divers modes de l'asphyxie.

A l'égard du travail musculaire, il y a lieu de retenir l'observation suivante. D'après Geppert et Zuntz (1888), le travail ne modifierait pas la composition des gaz du sang, et l'excès des échanges gazeux qui s'accomplissent dans l'ensemble des muscles en activité serait exactement compensé par l'excès corrélatif de la ventilation pulmonaire (1). Il faudrait donc admettre que les excitations qui atteignent le bulbe et accélèrent le rythme respiratoire, ont leur source dans une substance indéterminée produite et versée dans le sang par les muscles en activité. Cette interprétation trouve un nouvel appui dans l'expérience suivante de Zuntz et Geppert : Sur un chien, les muscles d'un membre sont isolés de la circulation par la ligature des veines ; puis, ils sont mis en état de tétanos par le passage d'un courant induit très intense. Or, au cours de la tétanisation, le rythme respiratoire n'offre pas de modification bien sensible ; mais dès qu'on supprime les ligatures veineuses de manière à laisser tomber dans la circulation générale, le sang qui a subi le contact des muscles en activité, la respiration s'accélère immédiatement du simple au double. Il faudrait donc admettre que le centre bulbaire de la respiration ne reçoit aucune impression des nerfs de la sensibilité musculaire et que l'accélération du rythme qui accompagne le travail est entièrement due aux altérations du sang.

L'anémie bulbaire produit des effets équivalents à ceux de la veinosité du

____

(1) Cette assertion n'est évidemment soutenable que dans le cas d'un travail modéré où la ventilation pulmonaire peut satisfaire exactement aux besoins respiratoires des muscles.

sang, et, par exemple, on provoque des accès de dyspnée, chez le lapin, par la seule compression des vertébrales et des carotides. Les hémorragies abondantes déterminent aussi une angoisse respiratoire très vive qui témoigne de la violente excitation produite sur le bulbe par l'anémie corrélative.

Les expressions de la dyspnée sont variables et si, le plus communément, l'accélération du rythme des mouvements respiratoires accompagne l'accroissement de leur amplitude (chevaux poussifs), il n'en peut être toujours ainsi. Dans toutes les circonstances où la respiration est contrariée par un obstacle mécanique, celui-ci a précisément pour effet de ralentir le rythme, ce qui entraîne par compensation une ampleur nouvelle dans les mouvements du thorax. D'autres fois, c'est l'étendue même de ces mouvements qui est empêchée, comme dans la pleurésie, et la compensation est obtenue par l'accroissement du rythme.

De l'apnée. — L'apnée est un état artificiel consistant dans la suspension passagère des mouvements respiratoires. Il suffit, pour l'obtenir sur un animal, de procéder à l'insufflation réitérée et exagérée du poumon. Sa durée peut atteindre 20″ ou 30″. On peut également l'obtenir sur soi-même, en exécutant des mouvements respiratoires d'une très grande amplitude et en les renouvelant un certain nombre de fois.

Dans la théorie longtemps classique de l'apnée, ce phénomène était attribué à l'excès d'oxygène mis en tension dans le sang, par une ventilation trop abondante (Rosenthal, 1862; Pflüger, 1886). Cette explication reposait en particulier sur ce fait, que l'accès d'apnée prend fin par la seule compression des vertébrales et des carotides, opération dont l'effet est absolument contraire à la cause supposée de l'apnée. La théorie qui précède a été vivement et victorieusement combattue par Hoppe-Seyler, Herber, Mosso, Ewald. D'une part, on peut obtenir l'apnée en insufflant dans le poumon des gaz indifférents, et d'autre part, le fait essentiel de la théorie est inexact, en ce sens que la tension

de l'oxygène dans le sang de l'apnée n'excède pas, ou n'excède que de $\dfrac{1}{100}$

au plus, la valeur normale. Aussi bien, la respiration dans l'oxygène pur ou dans l'air à haute pression, dont on pourrait attendre des effets identiques à ceux d'une insufflation demesurée, ne produit ni l'apnée, ni l'accroissement de la tension de l'oxygène dans le sang.

L'explication du phénomène que nous étudions est dans ce fait très simple, qu'il est impossible de provoquer l'apparition de l'apnée, après la section des deux nerfs vagues. La suspension passagère des mouvements respiratoires dans l'apnée, paraît donc résulter d'une inhibition réflexe des centres bulbaires, due à l'excitation mécanique des terminaisons pulmonaires du pneumogastrique.

Cause du premier mouvement respiratoire chez le nouveau-né. — Le fœtus immergé dans l'eau de l'amnios ne saurait exécuter aucun mouvement respiratoire. Le vrai poumon, ici, est le placenta où s'opèrent les échanges gazeux entre le sang maternel et le sang fœtal. D'ailleurs, ces échanges, comme toutes les dépenses chimiques de l'organisme, sont très faibles chez le fœtus, dont tous les muscles, sauf le cœur, sont au repos et qui, plongé dans un milieu à température élevée, n'a pas à faire les frais de la calorification. Aussi n'y a-t-il pas de grandes différences dans la composition des gaz, entre le sang qui va au placenta par les artères ombilicales et celui qui en revient par la veine de même nom (N. Zuntz).

Dès les premiers instants de la naissance, l'apnée fœtale prend fin et la respiration pulmonaire commence, pour ne s'arrêter qu'au moment de la mort. On a considéré ces premiers mouvements respiratoires comme des mouvements réflexes provoqués par l'impression vive du froid sur la peau du nouveau-né. Mais pour surprendre la vraie cause qui vient éveiller l'automatisme des centres bulbaires de la respiration, il suffit de constater que la parturition entraîne inévitablement la rupture du cordon ombilical et supprime brusquement la respiration placentaire. Il en résulte que le sang du nouveau-né se charge d'acide carbonique et devient excitant pour les centres respiratoires. Cette explication a été vérifiée par les expériences d'Engstrom (1890). On ouvre l'utérus gravide, sur des femelles pleines de cobaye ou de lapin, et on met en liberté un fœtus, en le laissant attaché au placenta par le cordon ombilical. Or l'apnée n'est pas interrompue par le contact de l'air. Mais si on arrête la circulation placentaire par la ligature du cordon, le fœtus se met à respirer. La même expérience réussit bien sur la brebis où la disposition du placenta permet, comme dans les espèces précédentes, d'ouvrir l'utérus sans entraîner des hémorragies. Ajoutons que, dans ces diverses épreuves, les excitations cutanées du fœtus sont toujours impuissantes à éveiller le rythme respiratoire, tant que le cordon est intact. Les excitations mécaniques ou électriques suffisent tout au plus à provoquer des inspirations réflexes qui ne survivent pas à leur cause et n'affectent pas le caractère rythmé. La cause du premier mouvement respiratoire réside donc dans l'arrêt de la circulation placentaire et dans la veinosité consécutive du sang fœtal.

Les excitations du sang asphyxique ne produisent pas toujours des effets immédiats et l'apparition des mouvements spontanés de la respiration peut être assez tardive pour introduire une menace d'asphyxie. C'est alors que les excitations cutanées sont efficaces, et qu'il faut y recourir. On éveille facilement la spontanéité paresseuse du bulbe par des frictions sèches ou des aspersions à l'eau froide.

VOIES CENTRIPÈTES DU RÉFLEXE RESPIRATOIRE.

b.—**Excitations venant du poumon. Rôle des nerfs pneumogastriques.** — Nous venons de voir le rôle du sang considéré comme provocateur de l'automatisme bulbaire. L'action excitante du sang est à ce point importante qu'elle est à la fois nécessaire et suffisante à l'entretien du rythme respiratoire ; mais elle n'exclut pas d'autres interventions et les faits qui vont suivre montrent que les centres de la respiration sont périodiquement sollicités par des impressions venues des profondeurs du poumon et apportées par les nerfs pneumogastriques. L'intervention et le rôle des vagues se manifeste avec la plus entière évidence dans les troubles consécutifs à la section de ces deux nerfs.

Effets de la section des pneumogastriques. — Après la vagotomie bilatérale, la respiration revêt une forme nouvelle. Elle est très lente et très ample. L'inspiration brève et profonde est suivie d'une expiration qui s'accomplit en deux temps, un premier temps où le thorax s'affaisse et un deuxième temps où il demeure immobile, donnant ainsi naissance à une pause respiratoire d'une très longue durée.

Mais la respiration n'est pas seulement troublée dans sa forme. Le rythme lui-même s'altère, et le nombre des mouvements peut tomber au tiers et même au quart de sa valeur normale. Lorsque la section des vagues est unilatérale, la respiration a nécessairement le même rythme des deux côtés, mais elle conserve son amplitude normale du côté du pneumogastrique intact. Arloing et Tripier ont mis ce détail en évidence par l'application de deux pnéographes indépendants, donnant chacun la courbe de la moitié correspondante du thorax.

Les graves changements introduits dans la respiration par la vagotomie double, démontrent clairement les relations permanentes établies entre le poumon et le bulbe. Ils impliquent l'existence, dans le pneumogastrique, de fibres centripètes recueillant par leurs terminaisons pulmonaires, des impressions d'une certaine qualité et les transmettant aux centres respiratoires pour en régler l'automatisme. Ces fibres sont assurément de deux ordres et on peut prévoir la possibilité de discerner des fibres inspiratrices et des fibres expiratrices. On peut les mettre en évidence par les effets des excitations dirigées sur le bout central de l'un des pneumogastriques, à l'aide de courants induits fréquemment interrompus. Les recherches de la physiologie sur ce point sont extrêmement nombreuses, mais elles ont donné des résultats souvent contradictoires et assez confus dont l'analyse serait ici absolument stérile. Nous nous bornerons à en indiquer le sens probable et ordinaire.

Les excitations faibles du pneumogastrique provoquent, chez le chien, une accélération du rythme respiratoire. Les excitations fortes déterminent l'arrêt du thorax en inspiration, par un véritable tétanos des muscles inspirateurs (Traube, Rosenthal).

Ces résultats mettraient en évidence *les fibres inspiratrices*. Quant aux fibres expiratrices, elles sont plus difficiles à démontrer, au moins chez le chien normal, où les excitations produisent le plus ordinairement des effets inspiratoires. Il en est autrement sur les chiens chloralisés (L. Frédéricq). Dans ce cas, les excitations centripètes produiraient infailliblement *l'arrêt en expiration passive*. Il est vrai que ce résultat n'implique pas l'existence de fibres expiratrices, puisqu'il laisse hors de cause les muscles expirateurs qui demeurent inactifs. L'excitation chez les chiens chloralisés paraît avoir pour unique effet d'arrêter la respiration par l'inhibition des centres inspirateurs. On est ainsi conduit à admettre dans le pneumogastrique une troisième catégorie de fibres, les fibres inhibitoires. Les résultats obtenus sur le cheval, par Arloing et Tripier, sont peut-être plus démonstratifs, car les excitations centripètes du vague provoquent le plus souvent l'arrêt du thorax en expiration active.

D'après Wedensky, les effets des excitations du nerf vague dépendraient du moment de la respiration où elles interviennent. Elles détermineraient un réflexe d'inspiration, quand elles surprennent le nerf pendant l'inspiration, et inversement.

La méthode des excitations ne saurait donner des résultats très précis, parce que l'épreuve intéresse simultanément les deux ordres de fibres associées dans le nerf vague et n'apporte qu'une résultante dont la direction peut varier avec les circonstances. Mais on peut invoquer une catégorie de faits dans lesquels, au lieu d'être provoqués sur leur trajet, par des excitations artificielles, les pneumogastriques reçoivent des excitations naturelles au niveau de leurs terminaisons sensitives, dans le poumon. Ces excitations, d'ordre mécanique, sont celles qui interviennent quand on insuffle le poumon et qui résultent de la dilatation et de la rétraction consécutive de l'organe. La théorie de l'apnée, exposée plus haut, nous a déjà laissé entrevoir la nature et l'influence de ces excitations. Les faits suivants ne sont pas moins clairs. Le plus simple et le plus démonstratif d'entre eux consiste dans les effets de la respiration artificielle, pratiquée chez le lapin dont les pneumogastriques sont intacts. Chaque insufflation est accompagnée de l'affaissement des naseaux, et réciproquement, chaque retrait du poumon provoque une dilatation des naseaux (Traube). La respiration artificielle sollicite donc une respiration faciale de même rythme et de sens inverse. Cette épreuve met nettement en évidence les excitations rythmées d'origine pulmonaire qui, à la fin de chaque mouvement respiratoire, atteignent le bulbe et provoquent la production du mouvement suivant, inspiration ou expiration. Il est ainsi démontré que, dans la respiration normale, la dilatation du poumon, à la fin de l'inspiration, est, pour les terminaisons intra-pulmonaires des vagues, une cause d'excitation qui parvient au bulbe et provoque l'expiration suivante. De même, à la fin de l'expiration, la rétraction pulmonaire est pour les mêmes nerfs, une nouvelle cause d'excitation qui parvient aux centres inspirateurs. Les faits suivants rentrent dans le même groupe. L'ouverture du thorax, chez un chien ou un lapin, entraîne des accès spasmodiques d'inspiration qui cessent de se produire après la section des vagues (Hering et Bauer). D'autre part, si on maintient le poumon en état d'insufflation, en oblitérant la trachée, sur un chien, on constate un effort permanent d'expiration qui se maintient pendant toute la durée de l'oblitération trachéale (quelques secondes) et s'exprime, dans les pnéogrammes, par la diminution du périmètre thoracique (Frédéricq, 1879). Les deux faits qui précèdent se rapprochent très heureusement pour établir l'existence des deux ordres de fibres centripètes contenues dans le pneumogastrique.

c. — **Influence des nerfs de la sensibilité générale.** — Par suite de leur intervention permanente, les pneumogastriques peuvent être considérés comme les nerfs spécifiques de la respiration, puisque le rythme normal de ce phénomène leur est entièrement subordonné. Grâce à eux, l'action du système nerveux sur la respiration se résout en une série de réflexes de sens contraire, alternant régulièrement et superposés à l'automatisme des centres bulbaires.

Il nous reste à examiner une autre catégorie de nerfs sensitifs qui ne sont pas liés directement à l'exécution du rythme respiratoire, mais sont tout prêts à intervenir et à provoquer, soit des réflexes défensifs, soit des réflexes accidentels et d'une finalité douteuse. Le premier groupe comprend le laryngé supérieur et le trijumeau avec ses diverses branches.

Le deuxième groupe embrasse les nerfs de la sensibilité cutanée.

Influence du laryngé supérieur. — On sait que ce nerf se distribue à toute la région sus-glottique de la muqueuse laryngienne qui lui doit sa sensibilité. Il est donc fait pour protéger les premières voies de la respiration contre la pénétration des corps étrangers et son rôle protecteur se traduit par les accès de toux qui accompagnent les impressions sensitives de la région sus-glottique du larynx. Ces faits sont d'accord avec la direction des résultats qu'on obtient par les excitations du laryngé supérieur; celles-ci provoquent l'arrêt du thorax en expiration active, c'est-à-dire le tétanos réflexe des muscles expirateurs. Les effets du laryngé supérieur sont donc inverses de ceux qu'on obtient dans l'immense majorité des cas, par l'excitation du bout central du nerf vague. Cette circonstance avait été pour Rosenthal le prétexte d'une systématisation où il opposait le pneumogastrique et le laryngé supérieur, pour les faire intervenir tour à tour dans l'exécution du rythme respiratoire. Nous n'avons plus à dire comment ce rapprochement est illégitime, puisque la sensibilité du nerf que nous étudions est en quelque sorte une sensibilité indifférente qui ne s'éveille qu'accidentellement. C'est une sensibilité protectrice ou banale et non fonctionnelle ; c'est la même au degré près qui se trouve répandue dans toute l'étendue de la muqueuse trachéo-bronchique et qui a pour organes le pneumogastrique et les filets sensitifs du récurrent.

Les *excitations du trijumeau* provoquent aussi des réflexes d'expiration (Schiff, Christiani). A cet égard, les effets de l'eau froide sont très curieux. Si on fait couler de l'eau sur les narines d'un lapin préalablement pourvu d'une canule trachéale, la respiration s'arrête en expiration passive, pendant dix à vingt secondes. La même épreuve répétée sur le canard produit un arrêt dont la durée peut dépasser dix minutes (L. Frédéricq, 1883). Ces mouvements entrent, sans conteste, dans la catégorie des réflexes protecteurs, au nombre desquels il faut mentionner comme un exemple typique, l'inhibition qui suspend les mouvements respiratoires chez les sujets complètement plongés dans l'eau.

On peut obtenir encore des réflexes d'expiration en agissant sur les nerfs suivants : le glosso-pharyngien (Marckwald), les œsophagiens inférieurs (Knoll), le splanchnique (Budge, Graham), les terminaisons sensitives intra-cardiaques du pneumogastrique, dont l'influence a été démontrée par Fr. Franck par des injections intra-veineuses de solutions concentrées de chloral ; le contact de l'agent médicamentaux avec l'endocarde provoque l'immobilité passagère du thorax qui s'arrête en expiration passive.

Les *nerfs de la sensibilité cutanée* sont considérés comme ayant un lien plus particulièrement étroit avec la respiration. Si, par exemple, on excite le nerf saphène, sur un chien, à l'aide d'un courant tétanisant, la respiration s'accélère et devient plus ample. Mais ce résultat qui accompagne l'excitation de presque tous les nerfs superficiels, ne semble pas contenir autre chose qu'une des expressions par lesquelles se manifeste la douleur.

Les effets des douches froides sur la peau sont aussi manifestes, mais non plus significatifs. Ils auraient d'ailleurs un sens très précis d'après Falck. Dirigées sur le dos et sur la nuque, les douches provoqueraient une profonde inspiration. C'est une expiration qui se produirait quand le jet frappe le ventre et la poitrine.

A l'appui de l'hypothèse qui attribue des fonctions respiratoires aux nerfs de la sensibilité cutanée, on invoque les effets du vernissage de la peau. Mais nous avons fait justice de cette interprétation inexacte dans un chapitre précédent (page 471).

En résumé, on peut agir sur les centres respiratoires par une excitation portée sur les nerfs sensitifs les plus divers et obtenir des réflexes respiratoires en un sens ou en l'autre. Mais, sauf pour les réflexes protecteurs, la signification de ces divers mouvements nous échappe entièrement et on ne voit pas par quel artifice d'argumentation on pourrait en établir la finalité, ou les relier au mécanisme de l'innervation respiratoire. De ce côté, nous n'avons à retenir que la fonction des nerfs vagues qui, seuls, peuvent être considérés, à bon droit, comme des nerfs vraiment spécifiques, puisqu'ils sont indispensables à l'exécution régulière du rythme respiratoire.

Quoi qu'il en soit, il n'est pas indifférent de constater que les impressions sensitives ayant quelque vivacité ne parviennent pas aux centres nerveux sans influencer en quelque manière les centres de la respiratiou. Si la raison de ce fait nous échappe, il garde un très grand intérêt, parce qu'il sert de base à la thérapeutique de l'asphyxie et notamment de l'asphyxie par submersion. Parmi les moyens employés pour provoquer le retour des mouvements respiratoires, citons les frictions sèches et chaudes sur la peau, les aspersions d'eau froide sur la face, la respiration artificielle et les tractions rythmées de la langue. Ce dernier moyen, préconisé par Laborde (Société de biologie 1896), est d'une remarquable efficacité et on ne compte plus les personnes qu'il a préservées d'une mort certaine, alors que les autres moyens usités en pareil cas avaient complètement échoué. Les tractions rythmées de la langue éveillent le réflexe respiratoire, parce qu'elles entraînent l'excitation mécanique des nerfs sensitifs de la langue, du voile du palais et du larynx. L'excitation transmise aux centres bulbaires se réfléchit sur les nerfs centrifuges de la respiration et en particulier sur le nerf phrénique. Laborde a montré en effet que les tractions rythmées de la langue sont inefficaces sur le chien, soit après la section du glossopharyngien, soit après la section des nerfs phréniques.

Modifications psychiques du rythme respiratoire. — L'influence des émotions vives sur la respiration est connue de tout le monde et nous n'insisterons pas sur les expressions qu'elle peut revêtir. Nous n'en parlons que parce qu'elle est la preuve des liens organiques qui rattachent l'écorce cérébrale aux centres bulbaires de la respiration. Ces liens se traduisent expérimentalement par les effets de l'excitation de la zone motrice corticale qui produit, tantôt l'arrêt, tantôt l'accélération du rythme respiratoire. Fr. Franck qui a repris tous les faits observés sur ce point, prend bien soin de faire remarquer qu'ils ne démontrent en aucune manière l'existence de centres respiratoires cérébraux. L'écorce cérébrale ne saurait remplir, vis-à-vis des centres bulbaires, que le rôle d'un organe périphérique où naissent diverses impressions psychiques, volontaires ou émotives, capables de retentir sur la respiration. Le centre respiratoire bulbaire n'a aucun auxiliaire ; il suffit seul à sa fonction et c'est pour ce motif que nous n'avons pas à retenir autrement les faits qui ont conduit certains physiologistes à localiser un centre inspirateur, soit en arrière des tubercules quadrijumeaux (Martin, Boocker), soit sur le plancher du troisième ventricule (Christiani). Le centre expirateur placé par ce dernier expérimentateur au voisinage de l'aqueduc de Sylvius, n'a pas plus de réalité.

DES VOIES CENTRIFUGES DU RÉFLEXE RESPIRATOIRE.

Les excitations parties du nœud vital se répandent dans la moelle et s'écoulent par les nerfs moteurs destinés aux muscles de la respiration, tels que les intercostaux, les nerfs lombaires et les nerfs diaphragmatiques. Il faut réserver une mention spéciale au nerf spinal qui se partage avec le pneumogastrique, l'innervation motrice des muscles du larynx.

Rappelons que la dixième paire envoie des filets moteurs au crico-thyroïdien et au crico-aryténoïdien postérieur, tandis que tous les autres muscles du larynx dépendent du spinal.

Les branches motrices fournies par la dixième et la onzième paire se confondent d'ailleurs, dans le cordon vago-sympathique, et se retrouvent dans le nerf récurrent qui les distribue aux muscles du larynx. Cette disposition permet de comprendre la diversité des effets paralytiques qui peuvent être obtenus. La section des pneumogastriques, dans la région cervicale, produit les mêmes résultats que celle des récurrents. Elle entraîne, en même temps que la paralysie complète des muscles du larynx, des troubles respiratoires qui produisent la suffocation et l'asphyxie mécanique. Ces accidents dépendent de l'inertie des aryténoïdes et des cordes vocales qui, au moment de chaque inspiration, cèdent à la poussée de l'air et s'appliquent l'une contre l'autre, fermant ainsi hermétiquement l'orifice de la glotte (Legallois, Longet). Cette occlusion passive est d'autant mieux assurée que l'animal, luttant contre l'asphyxie menaçante, fait des efforts inspirateurs plus violents pour la conjurer.

Les accidents consécutifs à la paralysie complète des muscles du larynx sont particulièrement redoutables chez les jeunes animaux. Les adultes peuvent en être préservés par l'effet de la rigidité des cartilages aryténoïdes qui, pénétrés par les sels calcaires, n'ont plus assez de souplesse pour céder au vide thoracique. Mais il serait imprudent de compter sur cette éventualité, et quand on veut rechercher tous les effets de la vagotomie double, il faut, au préalable, pratiquer la trachéotomie sur les animaux d'expérience.

Pour déterminer exactement le domaine respiratoire du spinal, il faut recourir à la méthode de Cl. Bernard et procéder à l'arrachement du nerf, à sa sortie du trou déchiré postérieur. L'opération a tous les effets que donnerait une section intra-cranienne, si on pouvait la réaliser, car elle détache toutes les racines de la XIe paire. Ces racines forment, comme on sait, deux groupes distincts, les racines médullaires qui se réunissent pour constituer la *branche externe* destinée au mastoïdo-huméral et au trapèze, et les racines bulbaires formant la *branche interne* destinée aux muscles du larynx.

L'arrachement du spinal, dont les résultats ne sont d'ailleurs complets que sur le chat, entraîne l'aphonie absolue des opérés. Ceux-ci ne peuvent plus crier, quand on les provoque par des excitations douloureuses, et ils ne parviennent qu'à émettre un souffle respiratoire plus ou moins rauque. Quand, après avoir déplacé le larynx, on en examine la région sus-glottique sur un animal d'expérience, on constate la parfaite immobilité de la glotte dont les lèvres restent écartées au moment des excitations douloureuses qui provoqueraient des cris chez un animal sain. L'arrachement du spinal entraîne donc la paralysie des muscles constricteurs de la glotte et il empêche le rétrécissement de cet orifice indispensable à l'émission des sons. A ce point de vue, Cl. Bernard avait raison de considérer le spinal comme le *nerf de la voix*. Il exagérait sans doute en étendant cette attribution aux deux branches de la XIe paire, car l'influence du sterno-cléido-mastoïdien et du trapèze, dans l'émission de la voix, semble, au moins, douteuse.

Nous avons fait la part du spinal et du pneumogastrique dans l'innervation du larynx et nous avons vu que toutes les branches motrices de ces deux paires nerveuses sont enfermées dans le tronc cervical du pneumogastrique. Celui-ci contient en outre toutes les branches qui se distribuent au poumon, au cœur, au pharynx, à l'œsophage, à l'estomac et à l'intestin. Les attributions de ce nerf sont donc très nombreuses et on n'est point surpris que la vagotomie double entraîne la mort des opérés. Mais la cause de ce dénouement est demeurée longtemps obscure et il convient de s'arrêter maintenant sur cette question incidente, parce que nous ne rencontrerons pas une nouvelle occasion d'y toucher.

DE LA MORT CONSÉCUTIVE A LA SECTION BILATÉRALE DES NERFS VAGUES.

Après la section des deux nerfs pneumogastriques, les animaux succombent au bout d'un temps variable, un ou deux jours pour les jeunes, deux à six jours pour les adultes. Mais ce sont là des délais moyens et on a observé, tantôt la mort à peu près immédiate, tantôt des survies de plusieurs semaines.

Si on laisse, entre les deux sections, un intervalle de temps suffisant pour permettre la restauration du nerf coupé le premier, les animaux survivent indéfiniment. L'opération en deux temps équivaut, en effet, à une section unilatérale qui est inoffensive. Le délai minimum qui doit séparer les deux sections et qui est nécessaire à la régénération du nerf coupé en premier lieu, serait de cinq ou six mois, d'après Haigthon et Vulpian qui ont opéré sur le chien. Mais chez le rat, cet intervalle se réduirait à quinze jours, d'après Philipeaux.

La vagotomie bilatérale provoque des accidents bruyants qui suffiraient à déterminer la mort. Les plus immédiats résultent de la paralysie des muscles du larynx et de l'asphyxie qui en est la conséquence mécanique. Mais ces phénomènes, dont nous avons donné plus haut l'interprétation, sont facilement évités par la trachéotomie. Les animaux n'en succombent pas moins un peu plus tard, et, à l'autopsie, on trouve toutes les lésions d'une broncho-pneumonie due à la chute de la salive ou des parcelles alimentaires entraînées dans l'appareil respiratoire, au moment de la déglutition. L'hépatisation du poumon a été considérée encore, comme un développement de la congestion passive due à la section des vaso-constricteurs pulmonaires supposés coupés avec le nerf vague (Schiff). Longet la faisait dépendre de la paralysie des fibres lisses de Reisséssen et de l'accumulation du mucus dans les bronches. Mais ces dernières interprétations, dont le caractère conjectural est visible, ne sauraient prévaloir devant ce fait que la pneumonie consécutive à la vagotomie double peut être évitée par l'insertion d'une canule trachéale qui empêche les corps étrangers d'arriver jusqu'au poumon. On obtiendrait le même résultat en faisant la section des vagues au-dessous de l'émergence des récurrents (Geuzmer, 1885).

Mais en dépit de ces précautions, les animaux succombent tout de même aux effets de la section bilatérale des pneumogastriques. Ils survivraient quand la section des vagues est faite au-dessous de l'émergence de leurs rameaux pulmonaires, soit en arrière du diaphragme (Schiff, Munzel, Jurgens), soit dans le thorax (Krhehl, 1892). Ces derniers résultats, contestés d'ailleurs par Arthaud et Butte (*Soc. de biologie*, 1888) ne résoudraient pas la question pendante, puisque la méthode qui permet de les obtenir, a pour effet de préserver les filets cardiaques aussi bien que les filets pulmonaires du pneumogastrique. Mais les travaux récents de Pawlow et de P. Katschowsky semblent avoir apporté la solution si longtemps cherchée par les physiologistes. Ils tendent à établir, en effet, que la mort consécutive à la section bilatérale des nerfs vagues, résulte des troubles digestifs qu'elle entraîne. Remarquons d'abord que la paralysie de l'œsophage a, dans toutes les espèces, de telles conséquences mécaniques, que l'ingestion des aliments devient impossible et qu'en l'absence de toute autre cause, les animaux succomberaient infailliblement à l'inanition. Chez le chien, les effets paralytiques de la vagotomie ont d'ailleurs des caractères particuliers. La paralysie de l'œsophage se borne au tiers inférieur de ce conduit qui se laisse distendre par les aliments et par la salive accumulés. En même temps qu'elle empêche l'accès des aliments dans l'estomac, cette accumulation sollicite des vomissements très dangereux, parce que c'est surtout à leur occasion que la glotte paralysée laisse tomber dans le poumon les parcelles détachées accidentellement du bol rejeté dans la bouche. Cela posé, on peut obtenir la survie indéfinie des chiens après la vagotomie double, à la condition de pratiquer une fistule œsophagienne et une fistule gastrique. La première empêche les vomissements et supprime à peu près complètement les chances de broncho-pneumonie. La seconde permet de nourrir les opérés par l'introduction directe des aliments dans l'estomac.

Les chiens qui survivent à la section bilatérale des nerfs vagues, permettent de faire les intéressantes observations qui suivent : 1° Après un délai variant de quinze jours à trois mois, les battements du cœur ont repris leur rythme normal, mais la respiration reste ralentie et ne comporte que quatre à six mouvements respiratoires par minute. 2° Les facultés digestives de l'estomac et de l'intestin sont diminuées, mais on y supplée par un bon choix et une bonne préparation des substances alimentaires. L'organe le plus fragile de l'animal vagotomisé est l'intestin, au point que les médicaments les plus inoffensifs deviennent toxiques et que les maladies de cet organe résistent aux médications les plus attentives.

Il serait donc possible de prévenir la plupart des accidents mortels qui accompagnent la section bilatérale des nerfs vagues. Mais cette préservation n'est pas absolue et elle ne va pas sans doute jusqu'à empêcher la mort subite qui survient assez fréquemment, quelques heures après la vagotomie. Cette catégorie de faits nous semble se rattacher à la susceptibilité particulière que présentent les centres respiratoires, quand ils sont séparés du poumon par la section double des nerfs vagues. Notre attention fut appelée sur ce point à l'occasion de nos recherches sur les effets respiratoires des excitations centrifuges du nerf vague (*Société de biol.*, 1889).

Ces effets doivent être distingués en effets immédiats et en effets consécutifs.

Les premiers se produisent au cours de l'excitation et consistent en une respiration ample, saccadée, fréquente et plaintive. La chloralisation les fait disparaître. Ils sont l'expression d'une sensibilité récurrente dont les voies seraient contenues dans le nerf vertébral, d'après Doyon (*Archiv. de phys.*).

Les effets consécutifs ne se produisent avec certitude que si les deux vagues sont sectionnés. Ils consistent en une dépression plus ou moins marquée et plus ou moins durable de la respiration, caractérisée par la diminution du nombre et de l'amplitude des mouvements respiratoires. Ils sont indépendants de la sensibilité récurrente des vagues, car ils ne se manifestent qu'à la fin de l'excitation et ils peuvent lui survivre pendant plusieurs minutes.

Les excitations centrifuges du vague qui produisent la dépression consécutive de la respiration sont rapidement mortelles, et les sujets succombent, soit sur la table de vivisection, soit peu de temps après l'expérience, dans le courant de la journée. La mort est précédée d'un refroidissement préalable et d'un état de profonde prostration.

La dépression respiratoire et les accidents mortels provoqués par les excitations centrifuges du nerf vague, après la névrotomie double, dépendent probablement de l'anémie bulbaire résultant de l'arrêt du cœur. Cette interprétation s'accorde avec les résultats qu'on obtient par la compression de l'aorte, sur les chiens qui ont subi la vagotomie double. L'anémie cérébrale les tue en 30" ou 40", alors qu'il faut la prolonger deux minutes, au moins, sur les chiens dont les vagues sont intacts, pour obtenir le même résultat.

L'ensemble de ces faits autorise à penser que les centres bulbaires de la respiration deviennent très vulnérables après la vagotomie double, et que leur excitabilité s'éteint volontiers, quand elle cesse d'être sollicitée par les excitations rythmées qui leur sont régulièrement apportées du poumon.

INFLUENCE DU SYSTÈME NERVEUX SUR LES SÉCRÉTIONS

DES NERFS SÉCRÉTOIRES.

L'influence du système nerveux sur les sécrétions se manifeste avec clarté toutes les fois que ces phénomènes affectent avec évidence le caractère des actions réflexes. C'est ce qui arrive pour toutes les sécrétions intermittentes dont l'intervention est provoquée par des impressions sensitives. Telles la sécrétion de la glande sous-maxillaire, chez le chien, ou de la parotide chez le bœuf. On peut inférer de ces exemples et des exemples analogues qui pourraient être invoqués, que les glandes reçoivent des nerfs centrifuges agissant directement sur l'épithélium sécréteur, par des excitations qui en éveillent l'activité.

De la corde du tympan, nerf sécrétoire de la glande sous-maxillaire. — La connaissance des nerfs sécrétoires a été inaugurée par l'expérience fameuse, où Cl. Bernard et Ludwig démontrèrent isolément l'influence de la corde du tympan sur la sécrétion de la sous-maxillaire. Nous n'avons pas à revenir ici sur cette expérience qui a été racontée ailleurs (page 93). Mais il est bon d'exposer les faits qui en ont préparé l'interprétation exacte et qui ont introduit la notion des nerfs sécrétoires. Comme l'excitation de la corde du tympan entraîne la dilatation des vaisseaux de la glande sous-maxillaire, en même temps que son activité sécrétoire, on inclina tout d'abord à admettre que celle-ci dépend de celle-là et que l'épithélium de la glande ne produit de la salive qu'à l'occasion de l'irrigation sanguine qui lui apporte, avec une abondance nouvelle, les matériaux de la sécrétion. Mais on ne tarda pas à réunir une série de faits permettant de dissocier, d'une part les phénomènes vasculaires et les phénomènes sécrétoires, et d'autre part les nerfs vaso-dilatateurs et les nerfs excito-sécrétoires contenus dans la corde du tympan. Sur le premier point, les expériences de Ludwig furent à peu près décisives. Celui-ci montra que l'excitation de la corde du tympan provoque ses effets sécrétoires accoutumés, même quand la glande est anémiée, soit par la ligature des deux carotides, soit par la décapitation de l'animal. La sécrétion est donc indépendante de la circulation, en ce sens qu'elle apparaît comme un effet primitif et isolé, de l'excitation nerveuse. Ludwig démontra encore cette indépendance en établissant que pendant la durée de l'excitation qui sollicite l'activité de la glande sous-maxillaire, la pression de la salive, dans le canal de Wharton préalablement ouvert sur un manomètre à mercure, excède de plusieurs centimètres la pression artérielle dans la carotide. Il vit aussi que le tissu de la glande s'échauffe progressivement, au point que sa température excède celle du sang veineux qui abandonne l'organe. Ces deux faits, l'hyperthermie de la glande et l'hypertension de la salive, prouvent, de la manière la plus évidente, que l'action provocatrice de la corde du tympan s'exerce directement sur l'épithélium et produit des effets sécrétoires distincts et indépendants des effets vasculaires. Il faut faire entrer dans ce premier groupe de faits une expérience imaginée par Heidenhain et fondée sur les effets de l'atropine qui arrête, comme on sait, toutes les sécrétions. Or, si on excite la corde du tympan sur un chien ayant reçu, au préalable, une dose suffisante de sulfate d'atropine, l'excitation n'entraîne pas le moindre écoulement de salive, mais elle provoque toujours la dilatation des vaisseaux de la glande.

Il résulte de tout cela que la corde du tympan contient à la fois des filets excito-sécrétoires et des filets vaso-dilatateurs que la même excitation sollicite également, en produisant des effets contemporains qui se juxtaposent sans se confondre. Il y avait le plus grand intérêt à dissocier ces deux sortes de nerfs et à les exciter isolément. Cette dissociation a été réalisée dans les expériences suivantes de Jolyet et Laffont (1879).

a. Si on procède à l'excitation intra-cranienne du nerf facial, on n'obtient que des effets sécrétoires. — *b.* Après la section intra-cranienne du facial et la dégénérescence consécutive du bout périphérique, l'excitation de la corde du tympan produit la vaso-dilatation de la glande, sans provoquer la sécrétion. — *c.* Enfin, après la section intra-cranienne du trijumeau, l'excitation du bout périphérique de ce nerf détermine des effets vasculaires, sans provoquer aucune action sécrétoire.

L'autonomie des nerfs glandulaires n'est donc pas contestable et il suffirait pour en achever la démonstration, si cela était nécessaire, de rappeler que l'excitation du grand sympathique provoque l'écoulement d'une salive spéciale, très concentrée et très riche en mucus, en même temps qu'elle amène la vaso-constriction de la glande.

Les données de l'histologie sont d'accord avec les résultats de la physiologie expérimentale. Pflüger avait déjà décrit des terminaisons nerveuses intra-glandulaires dont les fibres extrêmes abordent l'épithélium et se terminent dans chaque cellule par une extrémité renflée. Ces premières observations de Pflüger ont été précisées et étendues à un grand nombre d'organes glandu-laires.

L'enquête expérimentale qui a suivi la découverte de Cl. Bernard sur les fonctions de la corde du tympan, a produit un grand nombre de faits particu-liers autorisant à admettre que toutes les glandes possèdent des nerfs excito-moteurs. Nous allons les passer sommairement en revue.

Les nerfs parotidiens ont été découverts par Moussu qui les a isolés sur nos mammifères domestiques, sauf sur le chien. Pour cette espèce animale, il faut s'en tenir aux résultats très incertains de Cl. Bernard.

Chez le bœuf et le mouton, les nerfs sécrétoires de la parotide se détachent du nerf buccal sous le masséter. Ils émergent du bord antérieur de ce muscle, s'infléchissent sur le canal de Sténon et s'accolent à ce conduit pour gagner la parotide, après avoir accompli un trajet récurrent. L'excitation du bout périphérique de ce nerf détermine un écoulement abondant de salive sous la forme d'un jet continu qui se poursuit pendant toute la durée de l'excitation et peut être entretenu pendant plusieurs heures. Dans une de ses expériences, Moussu a pu recueillir huit litres de salive, avec une excitation prolongée pendant une heure et demie.

Les nerfs parotidiens affectent, chez le cheval et chez le porc, des dispositions qui les rendent moins accessibles. Moussu est néanmoins parvenu à les isoler et à montrer leur influence sur la sécrétion de la parotide.

Contrairement à la systématisation de Cl. Bernard qui rattachait au facial tous les nerfs salivaires, les nerfs parotidiens sont considérés par Moussu comme procédant de la Vᵉ paire.

Les nerfs sécrétoires du pancréas ont été étudiés par beaucoup d'expérimentateurs (Berstein, Pawlow, Morat, Wertheimer et Lepage). Ils sont contenus dans le pneumogastrique et dans le grand splanchnique. Pour démontrer l'influence excito-sécrétoire du pneumogastrique, il est indispensable d'éviter les effets cardiaques de l'excitation, car la sécrétion pancréatique dépend étroitement de la pression artérielle. On obtient ce résultat, soit en opérant sur un chien préalablement atropinisé, soit en agissant sur le nerf vague au-dessous de l'émergence des nerfs cardiaques. Dans ces conditions, l'excitation du bout périphérique du nerf vague, sur un chien porteur d'une fistule permanente du pancréas, entraîne l'hypersécrétion très abondante d'un suc pancréatique riche en trypsine.

Il est plus malaisé de démontrer l'action sécrétoire du grand splanchnique, à cause des effets vaso-constricteurs qui accompagnent l'excitation de ce nerf; mais on peut tourner la difficulté, soit en faisant usage d'un tétano-moteur, soit en employant des chocs induits à rythme lent. Sous cette forme, l'excitation serait sans influence sur les filets vaso-constricteurs du grand splanchnique et suffirait à exalter l'activité de ses filets excito-sécrétoires du pancréas (Morat).

Des nerfs glycoso-formateurs. — La piqûre du plancher du quatrième ventricule, entre les origines de l'acoustique et du pneumogastrique, provoque une telle exagération de la glycogénie hépatique que le glycose en excès passe dans les urines (Cl. Bernard). L'excitation attachée à la *piqûre diabétique* se transmet jusqu'au foie par l'intermédiaire de la moelle et des grands splanchniques, car elle n'a plus d'effet après la section de ces voies centrifuges. D'autre part, l'excitation du bout périphérique des grands splanchniques provoque aussi l'hyperglycémie.

L'asphyxie, dont Dastre a établi les effets sur la glycogénie hépatique, produit une excitation analogue à celle de la piqûre bulbaire et se propageant par les mêmes voies. Elle cesse d'agir en effet et de provoquer la glycosurie, sur les animaux dont on a coupé soit la moelle cervicale, soit les grands splanchniques.

Il y a donc dans le bulbe rachidien un centre glycoso-formateur. Mais la piqûre de ce foyer nerveux entraîne, en même temps, la dilatation vasculaire de tous les viscères abdominaux et par conséquent de la glande hépatique. On admettait pour ce motif que l'hyperglycogenèse d'origine bulbaire était subordonnée à l'excès de l'irrigation sanguine liée à la vaso-dilatation du foie. Mais les recherches de Morat et Dufourt ont permis de dissocier les effets vasculaires et les effets glyco-formateurs de la piqûre diabétique (*Archives de physiologie*, 1894, p. 371). D'une part, l'excitation directe du grand splanchnique produit simultanément la vaso-constriction du foie et l'accroissement du taux du glycose dans le sang artériel. D'autre part, on obtient encore l'hyperglycogenèse par l'excitation des grands splanchniques, après avoir séparé le foie de la circulation, par la ligature de l'aorte et de la veine porte.

L'hyperproduction du glycose se juge par la diminution du taux du glycogène dans le tissu hépatique. A cet effet, on étreint un lobe du foie dans une ligature fortement serrée qui interrompt l'action nerveuse et préserve le lobe ainsi isolé, des effets de l'excitation du grand splanchnique. Or, le dosage comparatif du glycogène dans le lobe témoin et dans la masse de la glande, fait ressortir une diminution du taux du glycogène dans cette dernière. L'excitation a donc entraîné une dépense de glycogène et sa transformation en glycose.

Ces faits ont une grande importance, parce qu'ils permettent d'attribuer au système nerveux le pouvoir de solliciter directement et sans le concours de la circulation, des réactions purement chimiques, des phénomènes de dédoublement et d'hydratation, comme ceux qui interviennent dans la production du glycose aux dépens du glycogène. C'est cette circonstance qui a permis à Morat d'établir un rapprochement entre les nerfs et les ferments solubles. L'idée est audacieuse, car dans le cas particulier de la glycogénie hépatique, l'excitation atteint évidemment les cellules du foie dont le pouvoir transformateur est ainsi éveillé, soit qu'il s'exerce directement, soit qu'il emprunte le concours d'un ferment soluble sécrété à l'occasion de l'excitation. D'une manière générale, les actions nerveuses centrifuges réclament toujours un intermédiaire vivant. Elles n'atteignent directement que des éléments anatomiques dont elles suscitent l'activité propre, mais elles ne sauraient agir directement sur les matériaux inertes d'une réaction chimique.

L'influence du pneumogastrique sur la glycogenèse a été diversement interprétée. Morat et Dufourt accordent à la Xe paire une influence glyco-frénatrice. Mais sur ce point, il sont en opposition avec les conclusions antérieures de Butte qui a toujours vu l'hyperplycogenèse faire suite aux excitations du bout périphérique du nerf vague. Il est vrai que dans les expériences de Morat et Dufourt, on avait toujours soin de sectionner les deux grands splanchniques avant de procéder aux excitations du vague, condition indispensable à la manifestation des effets glyco-frénateurs.

Quoi qu'il en soit de l'innervation du foie, il ne faut pas oublier que si les fonctions chimiques de cette glande subissent l'influence du système nerveux, elles survivent à cette influence. La glycogénie hépatique ne subit pas de modification sensible après l'énervation du foie (Kaufmann, Thiroloix). On sait aussi que la santé des animaux ne souffre pas de cette opération.

L'innervation du rein ne saurait nous arrêter longtemps, car si on a pu démontrer que les excitations du pneumogastrique ralentissent ou arrêtent la sécrétion rénale, même quand elles n'atteignent pas le cœur, il est également établi que l'effet produit est lié à une vaso-constriction (Arthaud et Butte, *Arch. de physiol.*, 1890, p. 379). En somme, on ne connaît point les nerfs excitro-sécrétoires du rein et il est à présumer que l'épithélium rénal, étranger à la synthèse des produits qu'il élimine, échappe à l'influence directe du système nerveux.

Les nerfs des glandes sudoripares nous sont connus par quelques faits particuliers où ils ont été nettement mis en évidence. Vulpian en a établi la présence dans le sciatique du chat. Si on provoque le bout périphérique de ce nerf par une excitation faible, on fait apparaître des gouttes de sueur sur la pulpe digitale de la patte correspondante. Ce résultat n'est pas lié aux phénomènes vaso-moteurs corrélatifs, puisque l'excitation du sciatique provoque surtout le resserrement des vaisseaux. D'ailleurs, on obtient encore la production de la sueur en agissant sur un membre postérieur séparé du tronc ; la sudation circonscrite résultant de l'excitation du nerf sciatique se rattache donc exclusivement à l'influence directe de filets nerveux excito-sécrétoires. Par des expériences analogues à celles qui précèdent, on a également démontré la présence de fibres excito-sudoripares dans le médian et le cubital.

Certaines régions du tégument, comme le groin du porc ou le muffle du bœuf et de la chèvre, se prêtent bien à la démonstration des nerfs sudoripares. Les recherches de Luchsinger (1880) ont établi que ces nerfs forment ici deux groupes, les uns venant directement du bulbe, les autres de la moelle, par les racines antérieures des quatre premières paires cervicales. Quelle que soit leur origine, ils gagnent le mufle par l'intermédiaire du trijumeau et du cordon cervical du grand sympathique. L'influence de ce dernier a été particulièrement bien étudiée sur le bœuf, par M. Arloing dont nous résumons ici les recherches (*Arch. de phys.*, 1890). Après la section du sympathique cervical, la sécrétion s'arrête sur le mufle du côté correspondant, en sorte que si on essuie soigneusement cette région, elle reste sèche après la névrotomie du vago-sympathique. Par corrélation, l'excitation du bout céphalique de ce cordon nerveux provoque une hypersécrétion évidente, car le mufle dont la surface était absolument sèche se couvre d'une rosée abondante sous l'influence de l'excitation.

La sécrétion abolie par la section du vago-sympathique, se rétablit au bout de quarante-huit heures environ et persiste indéfiniment, malgré la dégénérescence nerveuse des fibres sectionnées, sauf sur une bande étroite enveloppant immédiatement l'ouverture des naseaux. Ce retour de la sécrétion est rattaché par M. Arloing à l'influence des filets bulbaires.

Conclusions. — Il se dégage de l'ensemble des faits énumérés dans ce paragraphe un certain nombre de conclusions intéressantes.

a. Les glandes sont pénétrées par des nerfs centrifuges qui agissent sur l'épithélium sécréteur et en éveillent l'activité.

b. L'influence des nerfs excito-sécrétoires s'exerce directement sur les cellules glandulaires et la sécrétion qu'ils sollicitent est indépendante des phénomènes vaso-dilatateurs contemporains.

c. L'activité des glandes n'en reste pas moins subordonnée à la circulation du sang qui leur apporte les matériaux de leur action créatrice. De là la simultanéité et la corrélation des actions sécrétoires et des actions vaso-dilatatrices.

d. La sécrétion, envisagée comme une manifestation provoquée par des actions nerveuses centrifuges, offre deux aspects différents : un aspect chimique répondant à l'action créatrice de l'épithélium glandulaire et un aspect mécanique, répondant à l'écoulement du liquide entraîné dans le canal excréteur. Cet effet mécanique peut être à ce point considérable qu'il neutralise et excède ceux de la pression artérielle, comme dans la sous-maxillaire ou la parotide. Dans tous les cas, il est, au même titre que l'effet chimique, l'œuvre immédiate de l'épithélium, agissant sous la provocation de ses nerfs spéciaux. Il en résulte que les cellules glandulaires sont placées vis-à-vis des nerfs sécrétoires, comme le sont les fibres musculaires vis-à-vis des nerfs moteurs. L'analogie est assez complète pour susciter et justifier l'idée de la *motricité glandulaire*. D'une part, les nerfs sécrétoires sont analogues aux nerfs moteurs par la direction de leurs fonctions; d'autre part, les épithéliums glandulaires sont analogues aux muscles par la puissance mécanique qu'ils dégagent et qui leur permet de mettre en mouvement des quantités énormes de liquide.

La motricité glandulaire a tous les degrés possibles, et dans certains cas, elle s'annule complètement, comme dans la glycogénie, pour ne laisser subsister de la sécrétion que les effets purement chimiques. L'idée de motricité n'en doit pas moins conserver sa valeur générale, ne fût-ce que pour fixer la direction centrifuge de l'action des nerfs excito-sécrétoires.

D'ailleurs, il n'y a pas lieu d'admettre que ces derniers contiennent deux ordres de fibres correspondant, les unes aux phénomènes chimiques, les autres aux phénomènes mécaniques de la sécrétion. La cellule glandulaire accomplit tout ce que réclame d'elle la fibre nerveuse unique qui la pénètre ; elle crée le ferment ou le mucus et appelle le flot liquide nécessaire pour entraîner ce ferment et ce mucus.

DES ACTIONS RÉFLEXES SÉCRÉTOIRES.

L'activité des glandes ne s'éveille ou ne s'exagère qu'à propos des excitations naturelles attachées au fonctionnement des appareils dont elles font partie. Cette constatation suffit à établir que les sécrétions sont, d'une manière générale, des actions réflexes. Quant aux excitations qui les sollicitent, elles sont plus ou moins directes et prochaines. Si, par exemple, la sécrétion gastrique est liée à la présence des aliments dans l'estomac, elle accompagne aussi toutes les sensations éloignées, attachées à la préhension, à la gustation et à la mastication de ces mêmes aliments. De là la méthode des repas fictifs instituée par Pawlow pour recueillir du suc gastrique pur (voir page 123). Un autre exemple d'impressions éloignées nous est donné par celles des sécrétions salivaires qui ne sont pas interrompues dans l'intervalle des repas et ne subissent qu'une diminution d'intensité. C'est ainsi que chez les ruminants, la glande parotide continue à jeter de la salive dans la panse, en dehors de toute excitation buccale. Il y a lieu d'admettre que, dans ce cas, les excitations viennent du rumen.

Il faut compter encore avec les sécrétions qui procèdent d'impressions purement psychiques, comme celle de la parotide qui, chez l'homme tout au moins, s'exalte à la seule vue des aliments.

Des actions fréno-sécrétoires. — L'existence des nerfs fréno-sécrétoires est encore fort incertaine et il est bien difficile de produire des exemples authentiques d'actions inhibitoires venant suspendre ou ralentir l'activité glandulaire. On ne peut guère invoquer, nous semble-t-il, comme un acte spontané d'inhibition sécrétoire, que l'arrêt de la sécrétion de la sous-maxillaire qui, selon M. Colin, est entièrement suspendue pendant la rumination. Ce phénomène est d'autant plus singulier, qu'au moment où il se produit, l'appareil salivaire reçoit toutes les provocations accoutumées. On serait ainsi en présence d'un organe dont l'activité est suspendue à l'occasion des excitations buccales ou viscérales liées à la rumination. Ces excitations provoqueraient donc un arrêt réflexe de la sécrétion, localisé dans une des glandes de l'appareil salivaire.

Quant aux expériences où on s'est efforcé de prouver directement l'existence des fibres fréno-sécrétoires, elles sont en général peu démonstratives. Les recherches de Pawlow et celles de Gley (*Arch. de phys.*, 1889) sont fondées sur la sécrétion réflexe de la glande sous-maxillaire qu'on peut obtenir par l'excitation du bout central du sciatique (Owsjannikow et Tschirieff). Si l'exci-

tation de ce nerf coïncide avec celle de la corde du tympan, ses effets s'ajoutent à
ceux de l'excitation directe et la sécrétion est augmentée. Mais si elle survient à
à l'instant même où l'excitation de la corde prend fin, la sécrétion est ralentie
(Gley). Il est difficile de voir des actes d'inhibition dans ces sortes de phénomènes qui peuvent être interprétés dans le sens d'une excitabilité variable de
l'épithélium glandulaire.

Il existe, d'autre part, toute une catégorie de faits qui ne sont pas inconci-
liables avec l'hypothèse des nerfs fréno-sécrétoires. Ce sont tous les phénomènes d'hypersécrétion qu'on observe à la suite de certaines sections
nerveuses. La section du sympathique cervical, par exemple, entraîne l'hypersécrétion de la sueur, des glandes de Meibomius et des glandes lacrymales.
On inclinerait tout d'abord à subordonner cette hypersécrétion à la paralysie
des vaso-constricteurs et à la dilatation vasculaire qui en résulte. Mais d'une
part, on ne voit pas pourquoi toutes les glandes de la région n'auraient point
le bénéfice de cette irrigation sanguine exceptionnelle et, d'autre part,
M. Arloing a démontré que ces phénomènes sont indépendants des phénomènes
vasculaires. On a vu que la sécrétion sudorale du mufle se rétablit deux ou
trois jours après la section du grand sympathique cervical. Or, dans ce cas,
et alors que les fibres du sympathique ont subi la dégénérescence, la pilocarpine exerce sur la sécrétion du mufle une influence plus puissante qu'avant
la section. On pourrait admettre, avec M. Arloing, que ce résultat est dû à ce
que l'action médicamenteuse n'est plus contrariée par l'influence antagoniste
des fibres frénatrices contenues dans le filet cervical du grand sympathique.
On doit au même auteur des observations identiques sur la sécrétion de la
glande lacrymale et il paraît légitime de généraliser son interprétation. On
pourrait expliquer de la même manière l'hypersécrétion censécutive à l'énervation de l'intestin et qui a été démontrée par Moreau. Si on isole, sur un chien,
une anse intestinale entre deux ligatures et qu'on sectionne toutes les branches
nerveuses soutenues dans le mésentère, le suc entérique s'accumule rapidement
dans la portion isolée de l'intestin. Comme pour les faits précédemment exposés,
on est autorisé à croire que l'hypersécrétion des glandes de Lieberkühn est
due à la paralysie des fibres fréno-sécrétoires ; mais il ne faut pas se dissimuler
l'obscurité de tous ces faits.

INFLUENCE DE SYSTÈME NERVEUX SUR
LA CALORIFICATION

L'influence du système nerveux sur la calorification se manifeste avec une
rare évidence dans l'exercice même de la fonction régulatrice déjà étudiée
dans un précédent chapitre (page 589). Nous avons vu que la lutte des animaux
contre toutes les causes qui tendent à les échauffer ou à les refroidir, s'affirme
par un certain nombre d'actions réflexes qui ont leur point de départ dans les
impressions thermiques de chaud ou de froid et se dénouent vers la périphérie,
soit sur les sources de la chaleur animale, soit sur les voies de sa déperdition.

De là deux sortes de phénomènes réflexes : les *réflexes thermogènes* (hypertonicité musculaire, frisson thermique) et les *réflexes déperditeurs* (réflexes cutanés vaso-moteurs, réflexe sudoripare et réflexe respiratoire).

Ces diverses actions réflexes supposent des voies sensitives, des voies centrifuges et des centres. Sur le premier point il n'y a point de difficulté puisque les impressions thermiques atteignent primitivement les nerfs de la sensibilité cutanée, sauf dans les cas d'hyperthermie ou d'hypothermie. Ici ce sont les centres nerveux qui sont directement impressionnés par la température du sang et qui réagissent pour commander l'exécution des actes périphériques régulateurs. Les voies centrifuges répondent à ces divers actes et on peut tout d'abord les classer à partir des actions réflexes énumérées plus haut. Aux réflexes thermogènes se rattachent les nerfs moteurs; aux réflexes déperditeurs se rattachent les nerfs vaso-moteurs, les nerfs sudoripares et les nerfs moteurs des muscles respiratoires. A ne considérer que leurs fonctions immédiates et leur mode d'intervention, aucun de ces groupes de nerfs ne mérite, à proprement parler, le nom de *nerfs thermiques* ou de *nerfs frigorifiques*. Ils n'interviennent en effet, dans la production, la répartition ou la déperdition de la chaleur, que par des actes accoutumés qui ne contiennent rien de nouveau ni de spécial. Dans l'accomplissement de sa fonction régulatrice, le système nerveux ne met en œuvre, au moins encore, aucun instrument ni aucun procédé exceptionnels. Il règle l'activité de ses organes subordonnés, sur les indications qui lui sont fournies par la sensibilité thermique. Il exalte ou il diminue le tonus, il modifie en un sens ou en l'autre la circulation cutanée, la sécrétion sudoripare et le rythme respiratoire. Ce qui lui appartient en propre dans cet ordre de phénomènes, c'est la mesure exacte qui convient aux besoins actuels de la régulation.

L'intervention du système nerveux dans la calorification ne comporte donc jusqu'ici aucune obscurité. Mais le moment est venu d'examiner la question très spéciale de savoir si le système nerveux peut solliciter des actions chimiques thermogènes, sans éveiller l'activité propre des tissus vivants; en un mot si, en dehors des nerfs fonctionnels comme les nerfs moteurs ou les nerfs glandulaires, il y a des nerfs proprement thermiques. Il est bien entendu que par cette dernière expression on n'a jamais voulu entendre des nerfs agissant sur la matière chimique des réactions thermogènes. Ces organes agiraient toujours par l'intermédiaire des tissus vivants, tout comme les nerfs moteurs ou sécrétoires ; mais, au lieu de solliciter le travail physiologique des tissus, ils n'éveilleraient en eux qu'une activité indéterminée, tout à fait inconnue et mystérieuse, qui n'est ni le mouvement ni la sécrétion, ni aucun autre mode de l'action fonctionnelle, mais une activité sourde, *sui generis* et sans autre effet sensible que des actions chimiques et un dégagement de chaleur. On voit ainsi que, dans cette hypothèse, la production de la chaleur cesserait de réclamer l'intervention du travail physiologique que nous avons pris l'habitude de considérer comme un terme nécessaire et inévitable des transformations de l'énergie aboutissant à la production de la chaleur. Il y aurait dans le cycle, un terme nouveau et distinct. L'hypothèse n'est pas inconcevable et elle a des prises sur la réalité. La respiration élémentaire des tissus vivants, comme les muscles frais séparés du corps, est la preuve indiscutable que les tissus peuvent effectuer des combustions et par conséquent dégager de la chaleur, sans produire leur travail spécial, manifestation ordinaire de leurs propriétés physiologiques et de leur irritabilité propre. Cette circonstance permet de concevoir l'existence de nerfs proprement thermiques, c'est-à-dire capables d'influencer le pouvoir thermogène des tissus, autrement que par les interventions fonctionnelles accoutumées, emportant le travail physiologique des organes. Cl. Bernard ne doutait pas de l'existence des nerfs thermiques. Il en voyait la preuve dans l'accroissement de la température consécutif à la section du cordon cervical du grand sympathique. L'hyperthermie s'accuse nettement si on place comparativement deux thermomètres, l'un dans l'oreille du côté sain et l'autre dans celle du côté de la section. Il peut y avoir un écart de température de 5 à 10° au bénéfice de l'oreille située du côté de la névrotomie. On a vu plus haut que cette hyperthermie a une origine purement mécanique et se rattache à l'excès de l'irrigation sanguine consécutif à la paralysie des vaso-constricteurs. Mais tout en tenant compte de la répartition nouvelle du sang sur la température de la peau, Cl. Bernard admet en même temps une production autochtone de chaleur dépendant des actions chimiques locales. De même, quand on détermine l'action vaso-constrictive, en excitant le bout céphalique du cordon cervical, le refroidissement local qu'on obtient ne résulterait pas seulement de l'anémie provoquée par l'excitation, mais encore du ralentissement apporté dans les actions chimiques de la région et dans la production de la chaleur. Les nerfs vaso-constricteurs seraient donc des nerfs frigorifiques et, par corrélation, les nerfs vaso-dilatateurs seraient des nerfs calorifiques. Hâtons-nous d'ajouter que l'interprétation de Cl. Bernard n'a pas résisté à la critique des faits où elle trouvait sa justification apparente.

Avant de prendre parti dans cette question si obscure des nerfs thermiques, il est nécessaire d'étudier une catégorie de faits où l'influence du système nerveux sur la calorification se manifeste d'une manière toute nouvelle. Ces faits sont relatifs aux conséquences résultant des traumatismes affectant les centres nerveux. Les uns sont suivis d'hyperthermie avec exagération dans la production de la chaleur, les autres d'hypothermie avec diminution dans la thermogenèse.

Traumatismes des centres nerveux produisant l'hyperthermie. — Les traumatismes de ce groupe ont été d'abord apportés par la clinique, et la première observation de ce genre est due à Brodie (1837). Il s'agissait d'un malade affecté d'une plaie contuse atteignant la moelle cervicale et accompagnée d'une paralysie de tous les muscles du tronc et des membres, sauf le diaphragme qui assurait la respiration. Chez ce malade, la température s'éleva progressivement, et un peu avant la mort, quarante-deux heures après l'accident, elle atteignait 43°,9. Billroth, Simon, Frerichs, ce dernier surtout, ont apporté des observations analogues. Les lésions expérimentales de la moelle cervicale peuvent, d'ailleurs, produire les mêmes résultats. Déjà Nasse (1839) et Brown-Séquard (1859) avaient fait des expériences démonstratives ; mais on doit à Naunyn et Quincke des recherches très précises sur ce point. Ces expérimentateurs opéraient sur le chien, par attrition de la moelle, au niveau de la sixième vertèbre cervicale. Après l'opération, tous les muscles du tronc et des membres, sauf le diaphragme, sont en pleine résolution et l'animal est atteint de paralysie générale. Pour éviter les effets dus aux troubles vaso-moteurs de la peau, les expérimentateurs protégeaient l'animal contre cette cause de refroidissement, en l'entourant d'une enveloppe ouatée ou en le plaçant dans une étuve à 25°. Dans presque tous les cas, on a observé une élévation de la température centrale de 2 ou 3 degrés, atteignant son maximum quinze ou vingt heures après l'opération et peu d'instants avant la mort. Dans quelques expériences, le traumatisme médullaire a été suivi d'abord d'un abaissement de la température, prolongé pendant trois ou quatre heures ; mais au bout de ce temps, la température se relevait progressivement pour atteindre un maximum exceptionnel, comme dans les faits du premier groupe. Ces expériences, répétées par Riegel, Rosenthal, Pochoy, ont donné des résultats contradictoires et ont produit le refroidissement des animaux ; mais nous reviendrons plus tard sur ce point.

Constatons, pour le moment, que la clinique a révélé et qu'on peut réaliser, sur les centres nerveux, une catégorie de traumatismes accompagnés de ces deux effets contradictoires en apparence : la paralysie générale et l'hyperthermie. Ce sont des lésions à la fois destructives et irritatives. Mais il en est d'autres qui se bornent à ce dernier effet et qui entraînent une hyperthermie considérable. Le plus précis des faits de ce groupe est dû à Richet qui, en 1883, a montré que la piqûre de l'encéphale sur le lapin, à l'aide d'une aiguille traversant le cerveau et pénétrant jusqu'aux corps striés, est suivie d'une hyperthermie rapide pouvant atteindre 2 degrés en moins d'une heure. Les effets de la piqûre cérébrale ont été retrouvés ultérieurement par Aronsohn et Sachs, puis par Girard, et on peut dire qu'ils sont à peu près constants. Nous les avons observés nous-même plusieurs fois. Rien n'est changé dans l'habitude extérieure de l'animal, si ce n'est qu'il manifeste, parfois, les signes d'une excitabilité plus grande que de coutume.

La piqûre cérébrale n'entraîne pas seulement l'hyperthermie, elle provoque aussi l'exagération de la thermogenèse, comme l'a vu Richet par des mesures calorimétriques directes, et l'accroissement des combustions respiratoires, comme l'ont établi Aronsohn et Sachs. Il ne faudrait pas en inférer que le point de l'encéphale touché et provoqué par l'aiguille est un centre spécialement préposé à la calorification, car on obtient des effets du même ordre par des traumatismes de forme et de siège très variés. C'est ainsi que Richet provoque l'hyperthermie par la cautérisation de l'écorce cérébrale à l'aide du phénol cristallisé. D'autre part, Tscheschichin obtient des effets analogues en pratiquant la section de l'isthme encéphalique au niveau de la protubérance ; on réussit mieux encore si, à l'exemple de Bruck et Gunther, on se borne à enfoncer une aiguille entre le pont de Varole et la moelle allongée ; l'hyperthermie, dans ce cas, coïncide même avec la dilatation des vaisseaux cutanés, ce qui augmente la déperdition, et on a ainsi la preuve que l'excitation des centres nerveux a provoqué réellement un accroissement de la thermogénèse.

Traumatismes des centres nerveux produisant l'hypothermie. — Étudions maintenant les traumatismes nerveux suivis d'abaissement de la température centrale. Les faits les plus anciens sont dus à Chossat et à Brodie. Celui-ci enlève l'encéphale à un chien et lui permet de survivre quelques heures à l'aide de la respiration artificielle. La température centrale de l'animal s'abaisse rapidement jusqu'à la mort. Nous n'insisterons pas sur les conclusions vitalistes que l'auteur avait cru pouvoir tirer de ses expériences.

L'ablation de l'encéphale est une mutilation tellement grave et les troubles qu'elle apporte sont si divers et si étendus, qu'il est difficile d'en inférer une conclusion légitime sur l'influence thermique du système nerveux. Les traumatismes portant sur la moelle ont des effets plus simples et, partant, plus démonstratifs. Or, Cl. Bernard a montré que la section de la moelle, pratiquée sur le chien ou le lapin, à la limite de la région dorsale et de la région cervicale, entraîne, avec la paralysie générale du sujet, un abaissement rapide et profond de la température centrale, au point que les animaux ainsi refroidis ont toutes les apparences d'un animal à sang froid. Dans une des expériences de Cl. Bernard, la température d'un lapin opéré comme il vient d'être dit, est tombée en cinq heures de 40° à 24°. Pochoy, Riegel et Rosenthal ont obtenu des résultats du même ordre, et parmi les expériences du premier de ces expérimentateurs, il faut en retenir une tout à fait remarquable par l'intensité de ses effets. Sur un animal opéré à la façon de Cl. Bernard, la température centrale était à 19°, huit heures après la section de la moelle et à 16°, vingt-quatre heures après et peu d'instants avant la mort de l'animal. C'est une des températures les plus basses qui aient été observées sur un mammifère vivant.

Il est aisé de prévoir que l'hypothermie grave consécutive à la section de la moelle est associée à l'abaissement de la thermogenèse et qu'elle en est le résultat. Hanriot et Richet ont vérifié cette prévision par la mesure des échanges respiratoires, sur un chien dont la moelle avait été sectionnée entre la cinquième et la sixième vertèbre cervicale. L'intensité des combustions est tombée, en moins de deux heures, au cinquième de sa valeur initiale, et, pendant le même temps, l'animal subissait un refroidissement de 38° à 31°,5.

Il apparaît donc bien que l'hypothermie des animaux paralysés par la section de la moelle est l'effet de la diminution des combustions respiratoires et de la thermogenèse. Vulpian avait été frappé, comme tous les expérimentateurs, de la dilatation des vaisseaux cutanés qui suit la section de la moelle et qui est l'effet de la paralysie vaso-motrice. Il en avait inféré que le refroidissement des animaux est dû à la déperdition exceptionnelle de chaleur résultant de la congestion de la peau. Cette explication est insuffisante, et la remarque de Vulpian prouve simplement que l'hypothermie procède de deux causes : l'accroissement dans la déperdition et la diminution dans la production de la chaleur. Aussi bien, Langlois a montré l'association de ces deux facteurs, à l'aide de déterminations calorimétriques directes. Il a constaté que le rayonnement calorifique des animaux augmente notablement après la section de la moelle cervicale ; mais si on défalque la part de ce rayonnement répondant à la chaleur perdue par l'animal, et tirée de sa température finale, la différence donne la production réelle de la chaleur. Or, dans la plupart des cas, cette production est inférieure à la production normale.

Avant d'essayer l'interprétation des faits qui viennent d'être exposés, il convient de les grouper d'après la nature et les effets des traumatismes du système nerveux. En résumé, ces traumatismes donnent lieu à trois ordres de lésions.

1° *Lésions purement irritatives.* — Piqûre cérébrale (Richet), piqûre du pont de Varole (Bruck et Gunther). — Ces lésions ne sont pas accompagnées de paralysie et elles déterminent l'accroissement de la thermogenèse et l'élévation de la température.

2° *Lésions irritatives et destructives.* — Écrasement accidentel ou expérimental de la moelle cervicale (Brodie, Naunyn et Quincke), section de l'isthme au niveau de la protubérance annulaire (Tscheschichin). — Ces lésions entraînent la paralysie générale de tous les muscles situés au-dessous de la lésion. Or, en dépit de cette résolution musculaire complète, la température centrale s'élève et la production de la chaleur est augmentée.

3° *Lésions purement destructives.* — Section de la moelle cervico-dorsale (Cl. Bernard, Pochoy, Riegel, Rosenthal), section du bulbe avec respiration artificielle (Tscheschichin). Outre la paralysie générale des muscles, ces lésions entraînent l'abaissement progressif de la température et de la thermogenèse (Hanriot et Richet, Langlois).

On remarquera l'opposition qui existe entre les deux derniers groupes de faits. Les traumatismes de la moelle ont cet effet commun et nécessaire d'entraîner la résolution musculaire, mais, tandis que les uns provoquent l'augmentation de la température et de la thermogenèse, les autres en déterminent la diminution. Ces différences sont difficiles à interpréter, mais elles ont déjà le grand avantage de mettre en évidence, dans le névraxe, la dissociation de fonctions distinctes : la fonction motrice, abolie dans tous les cas, et la fonction thermique qui survit dans quelques-uns et y trouve une cause d'exaltation. Elles conduisent aussi à une autre conclusion très importante, à savoir que la théorie du tonus musculaire considéré comme la source principale des actions thermogènes qui président aux variations de la production thermique, ne suffit pas à rendre compte des faits contradictoires qui viennent d'être racontés. Car si les sections du névraxe abolissent la motricité volontaire, elles n'abolissent pas le tonus qui survit toujours et coïncide avec la paralysie motrice. Or, si le tonus est la cause de l'hyperthermie qui accompagne les faits du 2ᵉ groupe (lésions destructives et irritatives), comment se fait-il que ce résultat ne soit pas invariable ?

Assurément le tonus peut suffire à rendre compte des variations de la thermogenèse dans l'exercice normal de la régulation. Dès que les muscles restent placés sous l'influence motrice du système nerveux, ils contribuent de la manière la plus large à produire de la chaleur, dans la mesure même et en fonction de cette activité permanente qui les anime et qu'on désigne sous le nom de *tonus*. Mais la théorie du *tonus* ne semble pas répondre à tous les cas et notamment à ceux où l'exercice de la fonction régulatrice emporte la production de quantités exceptionnelles de chaleur, sans entraîner pourtant une modification visible dans l'état physiologique des muscles. Il est difficile d'admettre, par exemple, que lorsque chez un homme plongé dans un bain à 4°, l'intensité de la thermogenèse et des combustions devient huit ou dix fois plus considérable, la tonicité s'exagère dans la même proportion. S'il en était ainsi, le *tonus* aboutirait à un état de contracture véritable qui appellerait l'attention. Remarquons enfin que les animaux refroidis, et chez lesquels le réchauffement spontané réclame des combustions exceptionnelles, ne présentent aucun changement visible dans l'état de leur appareil musculaire; non seulement ils restent complètement immobiles, mais le frisson thermique fait souvent défaut chez eux.

La théorie du tonus paraît donc insuffisante. Déjà fort compromise par les considérations qui précèdent, elle résiste malaisément aux expériences récentes que M. Raphaël Dubois a exécutées sur la marmotte et qu'il est nécessaire de résumer ici, en exposant les faits essentiels qui s'en dégagent. Ces faits tendent à prouver que la tonicité musculaire est étrangère au réchauffement des marmottes, lorsqu'elles sortent de leur torpeur hibernale, et que le foie est l'agent de ce réchauffement. Sur le premier point, la démonstration semble péremptoire. Les effets de la section de la moelle revêtent chez la marmotte endormie et froide une expression particulière. Ils sont réciproques de ceux qu'on observe chez les mammifères ordinaires qui se refroidissent ou ne se refroidissent pas, selon le siège de la section.

a) Les sections de la moelle pratiquées dans la région dorsale n'empêchent pas le réchauffement; elles se bornent à le ralentir quand elles portent sur l'intervalle compris entre la quatrième et la cinquième dorsale. On voit ainsi que la seule paralysie des muscles ne suffit pas à suspendre l'exercice de la fonction thermique du système nerveux, et que cette fonction se dissocie encore ici très nettement des fonctions motrices.

b) Lorsque la section de la moelle, sur une marmotte engourdie et froide, porte au niveau de la quatrième vertèbre cervicale (les racines des nerfs phréniques sont conservées), l'animal reste figé dans sa torpeur et conserve sa basse température jusqu'à la mort qui survient au bout de six à huit jours. On obtient les mêmes résultats par la section du bulbe au-dessus du nœud vital.

Jusqu'ici, nous sommes en présence de faits analogues aux faits classiques, avec la nouvelle expression que leur confère l'état primitif de l'animal, au moment de l'expérience. Mais M. Dubois en ajoute de nouveaux et de décisifs : lorsque la section de la moelle, qui d'ordinaire empêche le réchauffement, est opérée de manière à laisser subsister la continuité de l'axe gris, l'animal se réchauffe tout de même, en dépit de la résolution musculaire. Il en résulte que la fonction thermique du système nerveux peut s'exercer par des voies distinctes des voies motrices et sans mettre en œuvre, d'une manière expresse, le travail physiologique des muscles. Mais cette expérience n'exclut pas l'intervention de la tonicité musculaire qui survit aux sections partielles ou complètes du névraxe. Pour conclure sans réserve sur ce point, il faudrait une démonstration plus directe. Cette démonstration paraît résider dans les expériences et les observations suivantes de M. Dubois :

1° Chez les marmottes en hibernation profonde et très froides, la tonicité musculaire est conservée très énergique. Les animaux endormis sont roulés en boule et on a la plus grande peine à les étendre. La tonicité musculaire n'empêche donc pas le refroidissement des hibernants, et la diminution du chimisme respiratoire qui caractérise le sommeil de ces animaux ne procède pas de la diminution dans l'intensité d'un phénomène qui reste invariable ; 2° après la section de la moelle cervicale chez le lapin, la tonicité musculaire est conservée au point de s'exprimer parfois dans des contractures, ce qui n'empêche pas l'animal de se refroidir; 3° la marche du refroidissement est la même chez un lapin à moelle sectionnée et chez un second où la moelle a été détruite dans toute la portion située au-dessous de la section. La tonicité, présente dans le premier cas, absente dans le second, est donc sans influence sur la marche du refroidissement.

Pour tous ces motifs, il est permis de penser que le système nerveux ne règle pas la production de la chaleur en graduant le tonus musculaire. Comment donc agirait-il? et serait-il vrai qu'il trouve en dehors des muscles un organe intermédiaire qui serait l'instrument propre de son action thermogène?

M. Raphaël Dubois voit cet instrument dans le foie, tout en établissant que l'action du système nerveux ne s'exerce pas directement sur cet organe, mais bien sur l'état de sa circulation. Par l'extirpation des ganglions cervicaux inférieurs, la section d'un certain nombre de cordons nerveux du grand sympathique, tels que la chaîne thoracique (à droite, entre le sixième et le septième ganglion), le nerf splanchnique droit, on ralentit plus ou moins le réchauffement d'une marmotte endormie. Mais pour obtenir un résultat décisif, il faut procéder à l'extirpation des ganglions du plexus solaire. Dans ce cas, le réchauffement de l'animal serait complètement empêché. Cet effet n'est pas dû à une action directe, car on n'empêche pas le réchauffement d'une marmotte engourdie en pratiquant la névrotomie totale des nerfs du foie. D'autre part, on obtient des effets identiques à ceux de l'extirpation des ganglions solaires par la seule ligature de la veine porte ou celle de la veine cave inférieure au-dessus du foie. Il paraît ainsi démontré que le système nerveux n'atteint la calorification que par l'intermédiaire de la circulation porte. Il entretient ce vaisseau dans un état de pression convenable pour assurer l'irrigation sanguine du foie et maintenir dans cet organe les conditions physiques de la production et de la distribution du glycose.

En fait et d'une part, le glycogène s'accumule dans le foie pendant l'hibernation, tandis que le sang ne contient que des traces de glycose, fait déjà constaté par Cl. Bernard. D'autre part, chez les hibernants, le sang ne contient pas autant d'eau que pendant la veille (0,780 environ pendant le sommeil et 0,840 chez l'animal éveillé). En revanche, l'estomac, le cæcum, le péritoine des sujets endormis contiennent des réserves abondantes de liquide qui sont reprises par la circulation, dès le réveil. Ces faits mettent en relief un des modes de l'intervention du système nerveux dans la calorification. Il règle la circulation de la veine porte et rapproche les conditions physiques de la glycogénie. Cette conclusion n'est pas discutable, mais il serait excessif de dire que le mécanisme de la régulation réside entièrement dans l'action vaso-motrice du système nerveux sur la veine porte. Il faudrait, pour être autorisé à conclure dans ce sens, démontrer que l'extirpation des ganglions solaires chez un animal quelconque est suivie du refroidissement de l'animal et de la disparition du sucre dans le sang.

L'ensemble des faits exposés dans ce paragraphe nous paraît justifier les conclusions suivantes : la régulation de la température est une fonction du système nerveux. Celui-ci règle la production et la déperdition de la chaleur. Il règle la déperdition par des actions vaso-motrices qui changent la répartition du sang, par des actions sécrétoires (la sécrétion de la sueur) et par des actions respiratoires qui graduent l'évaporation de l'eau à la surface du corps. Il règle la production de la chaleur : 1° par son influence purement fonctionnelle et en graduant les excitations par lesquelles il éveille l'activité des tissus et sollicite leur travail physiologique. A cet égard, le tissu musculaire conserve sa prépondérance sur les autres tissus et reste l'agent principal de la calorification à l'état normal ; 2° par des actions vaso-motrices qui règlent la circulation de la veine porte et introduisent les conditions mécaniques et physiques de la glycogénie hépatique. Il préside ainsi à l'élaboration et la distribution des matériaux de la combustion respiratoire ; 3° enfin, par une influence tout à fait spéciale en vertu de laquelle il éveille dans les tissus des actions chimiques et thermiques qui ne dépendent pas de leur activité propre et des manifestations ordinaires de leurs propriétés physiologiques, mais bien d'un travail indéterminé dans sa nature, mais précis dans son but qui est de contribuer à la production de la chaleur. Dans cet ordre de faits, le système nerveux intervient directement dans la thermogenèse et exerce une véritable fonction thermique distincte de toutes ses autres attributions.

Toutes les actions qui viennent d'être envisagées sont régies par l'influence directrice des centres nerveux, mais il est impossible de localiser dans le névraxe, des foyers particuliers de substance grise exclusivement préposés à la calorification. En un mot, il n'y a pas de centres thermiques distincts.

INFLUENCE DU SYSTÈME NERVEUX SUR LA NUTRITION

L'influence du système nerveux sur la nutrition se manifeste par un certain nombre de faits dont l'interprétation est encore fort obscure.

Bornons-nous tout d'abord à les énumérer, en les distribuant dans un certain nombre de groupes.

a. **Atrophie musculaire consécutive à la section des nerfs moteurs.** — Les altérations des muscles liées aux divers modes de la paralysie motrice ont été enregistrées depuis longtemps en clinique. Elles ont été étudiées systématiquement par un certain nombre d'expérimentateurs (Philipeaux et Vulpian, Vulpian, Mantegazza) qui ont recherché les effets consécutifs à la section des nerfs musculaires (Vulpian, *Arch. de phys.*, 1869). Plusieurs mois après la section de leurs nerfs moteurs, les muscles sont pâles et d'un volume beaucoup moindre qu'à l'état normal. L'atrophie porte sur les faisceaux primitifs qui sont réduits dans leur diamètre et dans leur nombre. Il est intéressant de constater que tous les caractères histologiques de la fibre musculaire sont conservés, en sorte que la suppression de l'influence nerveuse n'entraîne ici aucun phénomène de dégénérescence. Par corrélation, les muscles séparés des centres nerveux conservent pendant très longtemps leur contractilité et on en peut provoquer l'expression, très amoindrie d'ailleurs, par les moyens accoutumés.

Les nerfs musculaires comprennent un très grand nombre de fibres (motrices, sensitives, vaso-motrices, sympathiques), et il paraît impossible de faire la part de chacune d'elles dans les effets de la section totale. Vulpian a constaté pourtant que la section du lingual n'altère en aucune façon la nutrition des muscles de la langue, alors que la seule section de l'hypoglosse détermine leur atrophie. Il faudrait en inférer que la nutrition des muscles dépend exclusivement de leurs nerfs moteurs, mais il n'est pas prouvé que ceux-ci exercent une influence trophique directe, et l'atrophie des muscles paralysés pourrait résulter uniquement de leur inertie fonctionnelle, surtout quand elle ne se complique pas de phénomènes de dégénérescence. Ce n'est pas le cas de l'atrophie musculaire progressive que l'on s'accorde maintenant à rattacher aux altérations primitives des grandes cellules motrices de la moelle.

Troubles trophiques consécutifs aux altérations de la sensibilité ou à la section des nerfs sensitifs. — *Effets de la section intra-cranienne du trijumeau.* — La section intra-cranienne du trijumeau, inaugurée par Magendie, a été reproduite par un grand nombre d'expérimentateurs et en particulier par Cl. Bernard, Mathias Duval et Laborde. Elle entraîne des troubles trophiques graves et nombreux dont les plus bruyants atteignent le globe oculaire ; on observe tous les signes de la conjonctivite, de la kératite, de l'iritis. L'ophtalmie, à la fois profonde et superficielle, frappe surtout la cornée qui se trouble, devient opaque, s'ulcère, se perfore et donne lieu à un écoulement purulent. Celui-ci témoigne des altérations qui atteignent les régions plus profondes de l'œil, au nombre desquelles les expérimentateurs ont signalé les synéchies de l'iritis et la cataracte.

Dans les autres régions de la face, les troubles nutritifs se caractérisent par la pâleur et la sécheresse de la peau, l'œdème, l'hémiatrophie faciale atteignant les muscles, les dents et la mâchoire inférieure. Les traumatismes accidentels du trijumeau, chez l'homme, produisent des troubles analogues. Marinesco et P. Sérieux ont observé l'œdème et la pigmentation, l'hypertrophie des poils et du maxillaire inférieur, la kérato-conjonctivite, et l'hémiatrophie de la la langue (*Arch. de physiol.*, 1893).

La plupart des troubles trophiques observés en clinique entrent dans cette catégorie de faits et se rattachent à des altérations de la sensibilité. Ces troubles atteignent la plupart des tissus et on peut citer : 1° les éruptions herpétiques eczémateuses, pemphigoïdes, érythémateuses qui surviennent à la suite des névrites, des névralgies ou des blessures nerveuses ; 2° les affections du système pileux, hypertrophie, blanchiment, chute des poils, liées aux névralgies de la face ; 3° l'herpès de la pituitaire, de la langue, des lèvres, de la conjonctive et l'ulcération de ces muqueuses procédant de la même cause.

Les lésions trophiques du tabes (ataxie locomotrice progressive) sont extrêmement diverses. Elles atteignent les os qui, frappés d'ostéite raréfiante, deviennent fragiles et cassants ; les articulations où l'arthropathie qui se déclare sans douleur et sans fièvre, se manifeste par une hydropisie exubérante, avec usure des surfaces articulaires.

La trophonévrose faciale ou atrophie unilatérale de la face qui envahit successivement tous les plans superposés de la région, depuis la peau jusqu'au squelette, est également rattachée à une altération nerveuse, à une névrite atteignant tout le territoire du nerf trijumeau ou même du plexus cervical.

Parmi les troubles trophiques enfermés dans le groupe que nous étudions, on remarquera la fréquence de ceux qui atteignent le système épithélial. Ce nous est l'occasion de rappeler le fait cité par Adelmann et dans lequel une lésion du nerf tibial a déterminé l'hypertrophie du sabot chez le cheval. En médecine vétérinaire, on a d'autre part signalé la chute du sabot à la suite de la *névrotomie haute* entraînant l'anesthésie complète du pied. Mais malgré ses nombreuses tentatives, M. Chauveau n'a jamais pu obtenir ce résultat que nous aurons à interpréter dans un instant.

Au nombre des lésions épithéliales dépendant du système nerveux, il faut encore citer l'atrophie du testicule liée à la section des *nerfs spermatiques* (Nélaton) et la dégénérescence graisseuse du même organe, survenant quatre mois après la même section, sur le chien (Obolensky).

Effets de la section du grand sympathique cervical. — Nous n'avons à signaler dans ce groupe que les faits relatés par M. Arloing *(Arch. de phys.*, 1891, p. 160). Ils ont été observés sur le mufle du bœuf et le bout du nez du chien et se manifestent par la sécheresse et l'hypertrophie de l'épiderme dont toutes les couches s'épaississent, à l'exception de la couche de Malpighi. Ces phénomènes sont d'ailleurs indépendants des troubles sécrétoires, puisqu'il n'y a pas de glandes dans le tégument qui recouvre le bout du nez, chez le chien. Ils ne sont pas moins indépendants des troubles vaso-moteurs, puisqu'ils sont très tardifs et survivent longuement aux effets circulatoires de la section nerveuse.

Théories explicatives. — Nous avons tenu à exposer les faits avant d'en essayer l'explication, parce qu'il nous sera plus facile de faire la critique des théories qu'ils ont suscitées. Il résulte tout d'abord de cet exposé que le système nerveux exerce sur la nutrition une influence manifeste et on ne voit pas comment on pourrait rejeter entièrement la théorie des nerfs trophiques soutenue pour la première fois par Samuel (1860), si obscure qu'elle soit. Cette théorie embrasse certainement tous les faits où les troubles constatés sont de toute évidence indépendants des troubles fonctionnels corrélatifs, comme les troubles sécrétoires ou les phénomènes vaso-moteurs. Tel est le cas de toutes les altérations trophiques à marche chronique liées à la section ou aux lésions des nerfs sensitifs. A cet égard, la théorie de Samuel peut se compléter par la considération de la circonstance commune aux troubles de cet ordre, à savoir l'altération de la sensibilité. On pourrait dès lors admettre, avec Marinesco et Sérieux, que ces troubles trophiques sont réflexes et qu'à l'état normal, les centres nerveux règlent les échanges nutritifs périphériques par l'intermédiaire de fibres centrifuges associées aux nerfs fonctionnels.

La théorie des nerfs trophiques a été surtout discutée à propos des lésions oculaires consécutives à la section du trijumeau. Snellen les attribuait aux effets du traumatisme dont l'opéré devenu insensible ne sait plus se préserver. Snellen ajoutait même à l'appui de sa thèse que si on protège l'œil contre les offenses extérieures, en le recouvrant avec l'oreille correspondante maintenue par des points de suture, on empêche le développement de l'ophtalmie. Cette expérience prouverait au moins que les troubles trophiques de l'œil consécutifs à la section du trijumeau ne sont pas inévitables, conclusion que Gley avait déjà établie *(Biol.*, 1891). Mais en ce qui touche la théorie du traumatisme, on peut lui opposer l'expérience suivante de Ranvier. On fait une incision circulaire pratiquée sur les bords de la cornée et intéressant toute l'épaisseur de l'épithélium. L'opération entraîne l'anesthésie de la cornée qui malgré son insensibilité et en dépit des traumatismes éventuels auxquels elle est exposée, demeure exempte de toute lésion.

On a invoqué aussi les troubles de la sécrétion des larmes, objection tout à fait vaine, puisque la kératite ne se produit ni après l'ablation de la glande lacrymale, ni après la section du facial qui abolit le clignement.

Quant aux troubles vaso-moteurs qu'on a fait intervenir également (von Bezold, Cl. Bernard), il suffit de constater que les troubles oculaires leur survivent et que d'ailleurs, la section du trijumeau produit ses effets accoutumés, lorsqu'elle est pratiquée sur la racine sensitive ou bulbaire de ce nerf, c'est-à-dire en un point où la cinquième paire ne contient encore aucun filet vaso-moteur (Mathias Duval et Laborde).

De la part du traumatisme dans les troubles trophiques attribués aux lésions nerveuses. — La théorie des nerfs trophiques n'embrasse certainement pas tous les faits et parmi les troubles de la nutrition qui accompagnent les lésions du système nerveux, il en est qui relèvent des traumatismes accidentels auxquels sont exposées les régions anesthésiées. On peut faire entrer dans cette catégorie de faits, les lésions consécutives à la section du sciatique, chez le lapin et chez le cobaye. Après cette névrotomie, on observe, dans le membre correspondant, la pâleur et la sécheresse de la peau, des ulcérations, la chute des poils et des ongles, la nécrose et la chute des phalanges. Mais Brown-Séquard a montré que si on préserve le membre anesthésié de toute violence par une enveloppe matelassée, la nutrition y reste absolument régulière.

Nous citerons encore la chute du sabot constatée parfois chez le cheval après la section bilatérale des nerfs plantaires au-dessus du boulet. Si cet accident, extrêmement rare d'ailleurs, procède vraiment de la section nerveuse, ce dont il n'est pas permis de douter, malgré les insuccès de M. Chauveau, il paraît difficile de l'expliquer autrement que par les effets du traumatisme venant exaspérer des lésions préexistantes et en provoquer l'extension à toute la membrane kératogène. Les violences extérieures sont ici d'autant plus brutales et redoutables que la masse du moteur est plus lourde et que les mouvements de l'animal ne sont plus réglés par la sensibilité tactile (1).

DE LA REPRODUCTION

La reproduction est la fonction par laquelle les êtres vivants donnent naissance à des individus semblables à eux et assurent ainsi la continuité de l'espèce, réserve faite des changements apportés par l'adaptation.

La reproduction est le procédé unique de la genèse des êtres vivants, en sorte que tout être vivant procède d'un être vivant semblable à lui.

La doctrine de la génération spontanée n'a donc plus que l'intérêt d'un souvenir historique et nous n'avons pas à rappeler ici, ni les débats dont elle fut l'objet, ni les expériences décisives dans lesquelles Pasteur en établit l'inanité, au moins pour les conditions actuelles du monde terrestre. Il faut pourtant retenir cette réfutation, à raison de son importance capitale dans le domaine de la pathologie générale. Les microbes pathogènes obéissent à la loi commune et ils procèdent toujours de microbes semblables à eux, en sorte que les maladies virulentes ne sont jamais spontanées au sens médical et ancien de ce mot. Elles procèdent nécessairement de la contagion médiate ou immédiate.

Des modes de la génération. — Chez les êtres inférieurs, toutes les parties reçoivent le reflet et comme l'empreinte de toutes les autres et peuvent les reproduire quand elles en sont séparées. Tout fragment d'hydre reproduit l'hydre entière ; tout fragment de lombric reproduit un lombric ; tout fragment

---

(1) Notre interprétation est celle que H. Bouley a fait prévaloir en chirurgie vétérinaire. Elle a pour corollaire ce fait que la névrotomie est contre-indiquée dans toutes les lésions aiguës du pied.

de planaire reproduit une planaire. Il en est de même chez les végétaux qui se reproduisent par bouture. Dans tous les faits de ce genre, la reproduction n'est pas autre chose que l'achèvement d'un organisme par l'addition de ce qui manque à ce qui en préexiste. Les divers modes de la génération ne diffèrent précisément que par les caractères de cet antécédent, qui, dans la réalité des choses et en dehors des faits artificiels indiqués ci-dessus, est une cellule.

Or deux cas peuvent se présenter : ou bien la cellule initiale n'est pas préalablement différencée pour la reproduction ; ou bien elle est spécialisée. Le premier cas embrasse le *scissiparité* et la *gemmiparité*.

La scissiparité ou multiplication par division cellulaire, est un mode de génération exclusivement propre aux protozoaires ou êtres monocellulaires (microbes, monères, amibes, infusoires).

Dans la gemmiparité, la cellule initiale évolue et achève le nouvel individu sans abandonner l'individu souche (myrianides à bandes, polypes, cestoïdes). Si les individus issus les uns des autres par bourgeonnement restent indéfiniment attachés, ils forment une colonie.

Le second cas (cellule initiale différenciée) embrasse la *germiparité* et la *génération sexuée*.

Dans la germiparité, la puissance évolutive réside en des éléments spécialisés et localisés (germes, spores). Un grand nombre de ces êtres inférieurs, qui sous le nom de microbes, intéressent le plus la pathologie, peuvent se reproduire par germes aussi bien que par scissiparité, les deux modes alternant avec les conditions de milieu. L'exemple le plus saisissant de cette alternance nous est offert par la bactéridie charbonneuse qui, dans le sang des malades, se reproduit par scissiparité et qui, dans le sol ou dans les milieux de culture dans lesquels elle est ensemencée, se reproduit en même temps par germiparité. L'importance de ces faits est capitale en pathologie générale, car les germes ou spores échappent à tous les moyens d'atténuation dirigés contre les virus. Aussi Pasteur remporta-t-il l'une de ses plus belles victoires, lorsque, par un artifice expérimental très simple (culture à 43°), il amena les bactéridies à se multiplier par scissiparité, à éloigner les spores et à dompter la virulence des microbes pour en faire un vaccin (1).

Dans la génération sexuée, la cellule localisée et différenciée pour la reproduction porte, chez les animaux, le nom d'*ovule*. Or, l'ovule n'arrive à l'achèvement de sa puissance évolutive que par la *fécondation*, c'est-à-dire le contact d'un second élément qui porte, chez les animaux, le nom de *spermatozoïde*.

L'ovule et le spermatozoïde sont les facteurs de la sexualité. L'ovule est le facteur de la sexualité femelle ; le spermatozoïde est le facteur de la sexualité mâle. Ils sont l'un et l'autre élaborés et conduits à leur destinée par un appareil spécial. L'appareil génital mâle et l'appareil génital femelle sont le plus souvent isolés sur des individus distincts, en sorte que l'espèce comporte ici deux types morphologiques (*unisexualité*). Exceptionnellement, dans un certain nombre d'espèces d'invertébrés, l'appareil mâle et l'appareil femelle sont réunis sur le même individu (*hermaphrodisme*).

(1) Il est juste de rappeler que, sur ce point particulier, Pasteur avait été précédé par Toussaint qui en soumettant le sang charbonneux à l'influence de la chaleur combinée avec celle de divers agents médicamenteux, était parvenu à obtenir un liquide capable de conférer l'immunité.

On désigne sous le nom de *parthénogenèse* ou reproduction virginale, les faits de génération où les ovules évoluent sans avoir été fécondés par les spermatozoïdes (pucerons, phylloxera). Dans tous les cas, la parthénogenèse est périodique, en ce sens qu'après un cycle de générations agames et ne comprenant que des femelles, la dernière génération produit aussi des mâles qui fécondent les femelles et ouvrent ainsi un cycle nouveau de générations agames.

Cette alternance de générations sexuées et de générations parthénogénétiques est placée sous la dépendance des saisons, et il faut distinguer les œufs d'hiver qui ne se développent qu'à la condition d'être fécondés et les œufs d'été qui seuls sont parthénogénétiques.

Chez l'abeille, la reproduction virginale offre cette particularité que les œufs parthénogénétiques ne produisent que des mâles.

Nous aurons à reprendre ces faits curieux pour essayer de les interpréter et de les faire entrer dans les lois générales de la fécondation.

CHAPITRE PREMIER

DE L'OVULE ET DE L'OVULATION

Les ovules sont élaborés dans l'ovaire où ils ont, du moins chez les mammifères, des destinées très différentes. Les uns, une minorité privilégiée, sont pondus périodiquement et gagnent l'utérus à travers le pavillon et la trompe. Cette chute périodique des ovules constitue l'ovulation. Les autres, c'est-à-dire l'immense majorité, sont arrêtés dans leur développement et disparaissent dans un processus de destruction dont il faudra indiquer les divers modes. L'ovule doit être envisagé à plusieurs points de vue. Nous étudierons successivement sa constitution et son émission périodique ou ovulation.

CONSTITUTION DE L'OVULE.

L'ovule est une cellule complète, d'un très grand volume relatif, puisque chez les mammifères son diamètre atteint un ou deux dixièmes de millimètre. Il a, par définition, une composition identique à celle des cellules ordinaires et on y rencontre les parties suivantes (fig. 292) : une membrane d'enveloppe ou *membrane vitelline*, encore appelée zone translucide ; le corps cellulaire ou *vitellus* ; un noyau ou *vésicule germinative* (vésicule de Purkinje) ; des nucléoles ou *taches germinatives* (taches de Wagner).

La membrane vitelline, complètement anhiste, à bords très nets, tranparente, est un produit de sécrétion attribué en général aux cellules qui enveloppent immédiatement l'ovule. Elle est directement perméable aux microorganismes et par conséquent aux spermatozoïdes. On y décrit parfois des canalicules radiés extrêmement fins, mais ce n'est là qu'une apparence et, en réalité, la vitelline ne contient aucune voie préétablie pour le passage des spermatozoïdes.

Il faut faire exception pour les ovules des poissons osseux où la membrane d'enveloppe est percée d'un orifice unique, le *micropyle*.

Le vitellus est une masse de protoplasma associé à des matériaux nutritifs constituant dans leur ensemble le *deutoplasma* ou *lécithe*. Celui-ci, très peu abondant chez les mammifères, comprend des principes albuminoïdes et de la graisse, sous forme de granulations, de gouttelettes, de sphères ou de plaquettes. Le vitellus est donc formé de deux objets très distincts, le protoplasma et le deutoplasma qu'on désigne aussi parfois sous les noms de *vitellus plastique* et de *vitellus nutritif*.

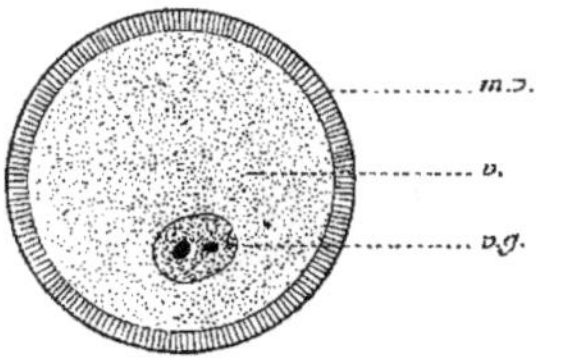

La vésicule germinative, découverte par Purkinje en 1825, comprend une membrane d'enveloppe et un contenu. Celui-ci est formé, comme le noyau des cellules ordinaires, d'un filament chromatique d'apparence réticulaire et d'un suc nucléaire ou *hyaloplasma*. Les taches germinatives portent encore le nom de Wagner qui les vit en 1836 ; on en distingue deux chez les mammifères.

Fig. 292. — Ovule de mammifère.

mv, membrane vitelline (enveloppe de la cellule) ; *v*, vitellus (protoplasma) ; *vg*, vésicule germinative (noyau) pourvue de deux taches de Wagner (nucléoles).

Classification des œufs. — La classification des œufs est fondée sur la proportion relative et la distribution des deux parties du vitellus, le vitellus plastique et le vitellus nutritif. Chez les vertébrés, on distingue à cet égard trois variétés principales.

Dans les *œufs oligocithes* ou *alécithes*, le vitellus nutritif est insignifiant (mammifères, amphioxus).

Les œufs *panlécithes* sont caractérisés par l'abondance et l'inégale répartition du vitellus nutritif (Batraciens). On trouve celui-ci dans toutes les régions de l'œuf, mais sa quantité va croissant de l'un des pôles où il est très rare, au pôle du côté opposé où il est très abondant.

Les œufs *télolécithes* appartiennent aux vertébrés ovipares (reptiles, oiseaux). Ici, le vitellus plastique et le vitellus nutritif se séparent entièrement. Le premier, sous le nom de *cicatricule*, représente une petite masse discoïde de 3 mm. à 4 mm. de diamètre et immédiatement sous-jacente à la membrane vitelline. Le vitellus nutritif, qui est énorme, constitue le jaune de l'œuf.

Les différences qui viennent d'être signalées sont très importantes car elles entraînent des différences corrélatives dans la segmentation du vitellus au début du développement embryonnaire. A ce point de vue, il faut distinguer les œufs *holoblastiques* et les œufs *méroblastiques*.

Dans les œufs holoblastiques, la segmentation est totale, c'est-à-dire qu'elle s'étend à la totalité de la masse ovulaire et qu'elle intéresse également le vitellus nutritif et le vitellus plastique. Mais selon que le mélange de ces deux éléments est plus ou moins homogène, la segmentation est *égale* ou *inégale*. Pour comprendre ces différences, il suffit de savoir que la présence du vitellus nutritif gêne la segmentation et la ralentit. L'activité de la prolifération cellulaire, dans les diverses régions de l'œuf, est donc en raison inverse de l'abondance du vitellus nutritif. La segmentation est égale chez l'amphioxus, mais elle est inégale chez les mammifères et surtout chez les batraciens.

Dans les œufs télolécithes, la segmentation est partielle et on les dit pour cela *méroblastiques*. La prolifération cellulaire ne pénètre pas le vitellus nutritif, si ce n'est d'une manière très superficielle ; elle se concentre sur la cicatricule, c'est-à-dire sur le vitellus plastique qui représente ainsi le véritable germe.

De l'œuf des oiseaux. — Il faut distinguer ici l'œuf ovarien et l'œuf pondu. Au moment où il se sépare de l'ovaire pour gagner l'oviducte, l'œuf des vertébrés ovipares ne comprend que la masse, d'ailleurs énorme, circonscrite par la membrane vitelline, c'est-à-dire le vitellus (fig. 293). Celui-ci est formé de couches concentriques alternativement jaunes et blanches; la couche blanche la plus profonde figure une sorte de carafe (l) s'ouvrant sous la cicatricule; on lui donne le nom de *latebra*. Mais dans son trajet le long de l'oviducte et de l'utérus, l'ovule s'enveloppe successivement d'une masse d'albumine, d'une membrane coquillière et de la coquille. L'albumine (blanc de l'œuf ou albumen) est formée de trois couches d'inégale densité et dont la plus profonde est particulièrement fluide. Au cours de sa progression dans l'oviducte, l'œuf est soumis à un mouvement de rotation autour de son grand axe. L'albumine qui cède imparfaitement à ce mouvement, subit une torsion le long de ce même grand axe, ce qui donne lieu à la formation de deux sortes de ligaments appelés *chalazes*. On voit celles-ci flottantes et adhérentes à la membrane vitelline sur les œufs que l'on ouvre dans l'eau. La membrane coquillère est aussi un produit de sécrétion fourni par l'épithélium de la trompe. Au niveau du gros pôle de l'œuf, elle se dédouble en deux lames qui circonscrivent la *chambre à air* et dont le volume grandit au fur et à mesure du développement de l'embryon, pour satisfaire aux besoins croissants de sa respiration.

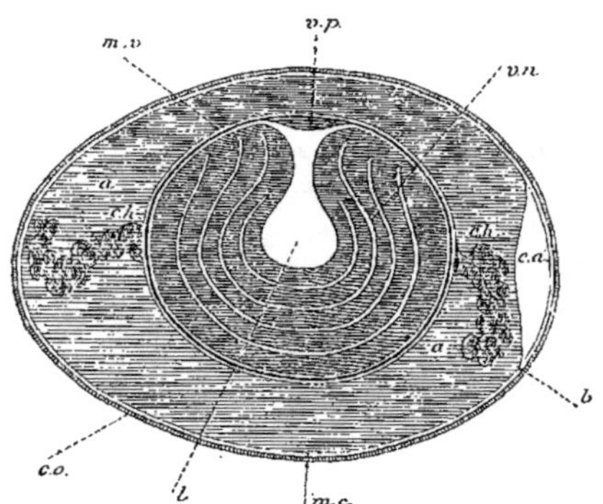

Fig. 293. — Œuf de poule (œuf télolécithe et méroblastique) (d'après Allen-Thomson).

mv, membrane vitelline; *vp*, vitellus plastique (cicatricule); *vn*, vitellus nutritif (jaune); *l*, latebra; *a*, albumine (blanc); *ch*, chalazes; *mc*, membrane coquillière se dédoublant en *b* pour former la chambre à air (*ca*); *co*, coquille.

MÉCANISME DE L'OVULATION.

Des follicules ovariens ou follicules de de Graaf. — Dans l'ovaire où ils subissent les changements qui les préparent pour la ponte, les ovules sont enfermés dans autant de capsules décrites sous le nom d'ovisacs, de follicules ovariens ou follicules de de Graaf.

Les ovisacs subissent une évolution au terme de laquelle ils se rompent et laissent tomber l'ovule dans l'oviducte, en sorte que la ponte périodique des œufs procède de la déhiscence des follicules parvenus à maturité. L'ovisac prend ainsi le caractère d'un appareil mécanique dont la fonction est d'excréter l'ovule et, circonstance intéressante, le mécanisme de sa fonction se confond avec son évolution elle-même. Il est donc indispensable de nous arrêter sur ce fait d'histogenèse.

Évolution des ovules et des ovisacs jusqu'à la ponte. — Pour embrasser ce phénomène dans toutes ses phases, il suffit d'étudier l'ovaire, au moment de la puberté, sur une femelle quelconque, une chienne ou une lapine. Les préparations convenablement faites permettent de voir les détails suivants (fig. 294).

La substance corticale de l'ovaire est remplie de follicules ovariens aux diverses phases de leur transformation. A ce point de vue, il suffit de retenir trois formes, les follicules primordiaux, les follicules moyens et les follicules murs.

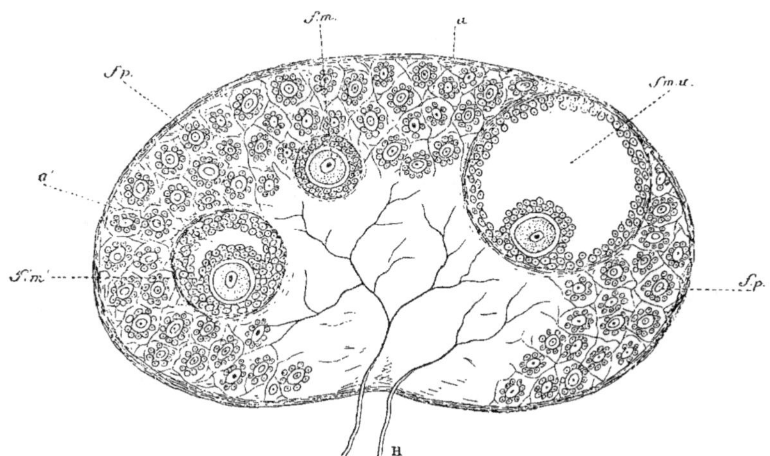

Fig. 294. — Vue générale d'un ovaire jeune et pubère (figure extrêmement théorique).

a, albuginée ; fp, follicules primordiaux remplissant la zone superficielle ou couche ovigène ; fm, follicule moyen ; f'm', follicule moyen dont la granuleuse présente un commencement de fissuration qui a produit une cavité en croissant (a') ; fmu, follicule mur ; H, hile de l'ovaire péuétré par les vaisseaux.

Les follicules primordiaux (fp) sont en nombre considérable ; ils sont disposés en plusieurs assises, sous l'albuginée de l'ovaire et remplissent les mailles d'un stroma conjonctif alvéolaire ; leur constitution est d'ailleurs très simple. Chacun d'eux est formé d'une seule assise de cellules plates qui embrasse étroitement un *ovule nu*, c'est-à-dire dépourvu de membrane d'enveloppe. Dès leur origine, les follicules sont donc réduits à une formation épithéliale d'une seule couche. On désigne cette formation sous le nom de *membrane granuleuse*. Grâce aux faibles dimensions des ovules nus, les follicules primordiaux sont eux-mêmes très petits et atteignent à peine un diamètre de 30 à 40 μ.

Parmi les follicules primordiaux les plus profonds, il en est un certain nombre qui passent à l'état de follicules moyens (fm) ; les cellules de la membrane granuleuse se multiplient dans tous les sens et forment des séries rayonnantes qui entourent l'ovule d'une couronne de plusieurs assises. Cependant celui-ci s'est accru considérablement et s'est complété par l'addition d'une membrane d'enveloppe.

L'organisation du follicule s'achève, en même temps, par l'adjonction d'une paroi fibreuse formée actuellement par les cellules conjonctives du stroma, qui s'ordonnent circulairement autour de la membrane granuleuse. L'ovisac peut dès lors être comparé à une membrane muqueuse, car on y peut distinguer très nettement un derme et un épithélium.

Dans les follicules moyens les plus gros et les plus avancés $f'm'$ la membrane granuleuse subit une fissuration d'où résulte une cavité en forme de croissant et remplie de liquide. L'apparition de cette cavité est le premier épisode de la formation des follicules murs (fig. 295). Le liquide albumineux qui la remplit et s'y accumule progressivement, a pour effet de séparer la membrane granuleuse en deux parties. L'une d'elles tapisse la face interne du derme folliculaire et n'a pas reçu de nom particulier. L'autre entoure toujours l'ovule et constitue autour de lui un amas épithélial désigné sous le nom de *cumulus proliger* (*cp*). Quant au derme, nous n'avons à y signaler, pour le moment, en dehors de ses dimensions nouvelles, que la présence des vaisseaux sanguins dont il a été pénétré dès le début et qui lui apportent une abondante irrigation sanguine.

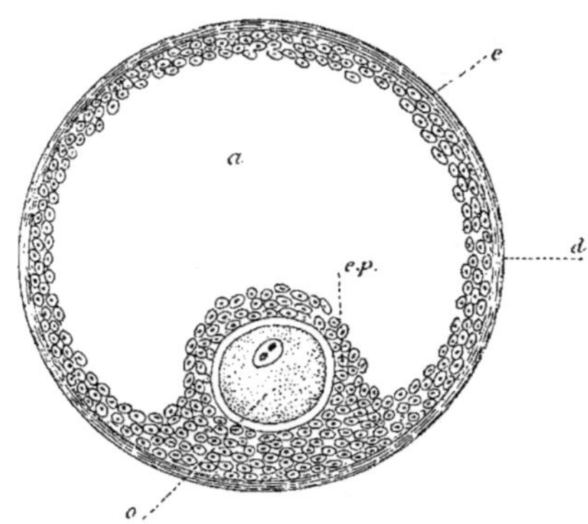

Fig. 295. — Follicule mûr.

o, ovule ; *cp*, cumulus proliger; *c*, membrane granuleuse formant le revêtement interne du follicule ; *a*, cavité du follicule remplie de liquide ; *d*, paroi externe ou derme du follicule.

Le nombre des follicules mûrs est toujours très peu considérable. Il dépend du nombre des petits produits dans chaque portée. On en trouve une douzaine chez la truie où ils atteignent en même temps un grand volume, ce qui donne à l'ovaire, dans cette espèce animale, l'apparence d'une grappe (fig. 296).

La maturité complète des follicules entraîne leur déhiscence et celle-ci paraît dépendre de la distribution des vaisseaux sanguins dont l'évolution marche de la périphérie au centre. Il en résulte que les follicules les plus profonds sont aussi les plus anciens et les plus développés. Dans leur accroissement progressif, ils refoulent devant eux les follicules voisins, amènent la résolution de l'albuginée et viennent faire saillie à la surface de l'ovaire. A ce moment, ils sont prêts pour la déhiscence.

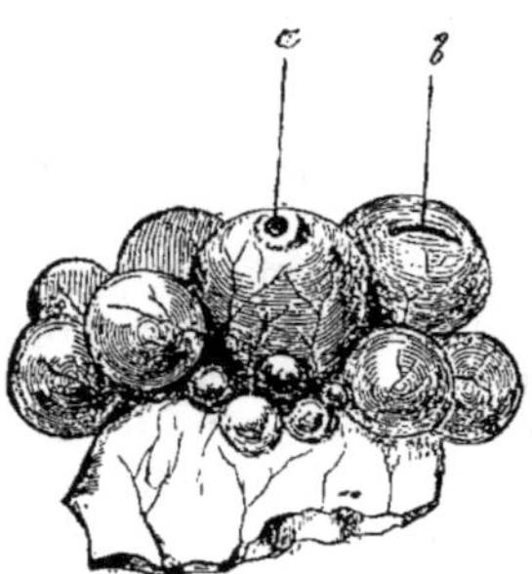

Fig. 296. — Fragment d'ovaire de truie (d'après Pouchet).

La rupture des follicules murs dépend de l'inégale distribution du sang à leurs deux pôles. Les vaisseaux, très abondants vers le pôle profond et l'équateur de l'ovisac, deviennent très rares vers le pôle superficiel et la paroi de cette région mal nourrie s'atrophie, s'amincit et devient très fragile. Aussi se brise-t-elle sous la poussée du liquide contenu dans le follicule et dont la tension s'est progressivement accrue.

La rupture du follicule provoque l'émission de l'ovule qui est chassé sans doute avec une certaine force et entraîne avec lui la membrane granuleuse. Nous le suivrons plus tard dans ses migrations ultérieures. Pour le moment, nous devons nous arrêter sur la cicatrisation des follicules déchirés par la déhiscence.

Du corps jaune. — La rupture de l'ovisac est un véritable traumatisme entraînant même une hémorrhagie plus ou moins discrète. Il ne faut donc pas s'étonner de voir survenir un processus cicatriciel destiné à remplir le vide laissé dans le follicule par le départ de l'ovule et de la membrane granuleuse. Le tissu de remplissage est constitué par une prolifération issue des cellules conjonctives du derme folliculaire. Celui-ci pousse des bourgeons qui convergent vers le centre et s'y terminent en circonscrivant un espace stellaire rempli de tissu muqueux. Quant aux bourgeons, toujours très vasculaires, ils sont formés eux-mêmes par un tissu aréolaire extrêmement rare et délicat dont les mailles sont remplies par de grosses cellules à contours polyédriques et dont le protoplasma est chargé de granulations pigmentaires qui donnent à toute la formation une couleur jaunâtre, d'où le nom de corps jaune donné à ce tissu cicatriciel. Ces singuliers éléments sont d'ailleurs représentés dans le derme folliculaire où on en trouve toujours quelques-uns associés aux faisceaux connectifs et aux cellules conjonctives banales. Ils sont équivalents aux cellules dites interstitielles qui, dans certaines espèces animales (solipèdes), remplissent le stroma des glandes génitales. Quelques embryologistes inclinent à leur attribuer une signification sexuelle. Il est peut-être plus exact de les considérer comme la caractéristique d'une espèce histologique, le tissu conjonctif épithélioïde.

L'évolution du corps jaune est subordonnée à la destinée de l'ovule que protégeait le follicule correspondant. Si l'ovulation est suivie de gestation, l'évolution du corps jaune remplit toute la durée de la grossesse et se poursuit au delà de la parturition. Dans le cas contraire, elle est très abrégée et sa durée varie avec les espèces animales. Chez la femme elle est achevée en trois semaines environ. Les corps jaunes de la grossesse constituent les *corps jaunes vrais* par opposition aux corps jaunes de la simple déhiscence folliculaire qui sont désignés sous le nom de *corps jaunes faux.*

De la régression des follicules ovariens. — L'ovaire est le siège d'un travail régressif qui détruit l'immense majorité des ovules et ne laisse subsister que ceux, en très humble minorité, qui remplissent leur destinée et sont pondus périodiquement. Comme ce travail est très compliqué, on peut dire que l'œuvre exubérante et prodigue de l'ovogenèse réclame moins d'efforts que ceux qui sont dépensés dans la destruction de cette prodigieuse inutilité. L'infinie multiplicité des germes se produit d'ordinaire en raison des causes si nombreuses de destruction répandues dans le mileu externe. Chez les mammifères, elle n'est qu'une prodigalité sans raison visible et la loi de la moindre action paraît ici être en défaut.

Les procédés de la régression folliculaire sont très variés. Ils se ramènent à la régression par *atrésie* et par *résorption.*

L'atrésie se réalise par deux moyens différents répondant à l'atrésie par *oblitération centripète* et à l'atrésie par *oblitération centrifuge* ou *involution.* Dans le premier de ces modes, le bouchon obturateur résulte d'un remaniement de la granuleuse qui, spécialisée en tissu muqueux, embrasse l'ovule. Le bouchon et l'ovule sont étouffés ultérieurement par le bourgeonnement de la couche la plus externe du follicule dont les éléments (cellules interstitielles) prolifèrent et amènent la formation d'un tissu identique à celui du corps jaune. C'est un processus analogue à celui que Slawiansky a décrit chez la femme. Chez la plupart des espèces animales, ce corps jaune est remanié et disparaît, mais ailleurs, il persiste très longtemps, comme chez la chatte, dont l'ovaire est criblé de *corps jaunes de l'atrésie*.

Dans l'atrésie par involution, l'initiative du processus appartient exclusivement au derme folliculaire qui pousse un bourgeon unique. Celui-ci traverse la membrane granuleuse, atteint et embrasse l'ovule déjà dégénéré.

Dans le mode que nous avons fait connaître sous le nom de *régression immédiate ou par résorption* (Société de biologie, 1885), l'ovule est pénétré et digéré par les cellules de la granuleuse qui émigrent à l'intérieur de la membrane vitelline pour y dévorer le vitellus. Cette agression et cette destruction du vitellus par les cellules migratrices constitue un des rares exemples de *phagocytose* dans la vie cellulaire normale. Elle a d'ailleurs des conséquences variées. Le plus souvent les phagocytes s'en retournent après avoir achevé leur besogne. Dans certains cas, ils amènent la production d'un noyau fibreux qui usurpe la place du vitellus et demeure indéfiniment enfermé dans la membrane vitelline.

La régression ovulaire dont nous venons d'indiquer les divers procédés est un phénomène continu qui remplit toute la carrière sexuelle des femelles et aboutit à la destruction complète de tous les follicules et de tous les ovules. Il en résulte que chez les sujets âgés, l'ovaire n'est plus qu'un bloc fibreux absolument inerte.

LOI DE L'OVULATION.

Les ovules sont périodiquement émis à l'époque du rut, chez les femelles de mammifères, et à l'époque de la menstruation chez la femme. Le phénomène est spontané, c'est-à-dire indépendant du rapprochement sexuel. Cette conclusion pouvait être inférée *a priori*, de ce qui a lieu chez les vertébrés ovipares comme les oiseaux et les reptiles ; mais on a, sur ce point, les observations de Coste, de Négrier, de Raciborski, établissant la présence de corps jaunes sur les ovaires de jeunes filles indubitablement vierges.

On peut encore invoquer les expériences de Bischoff consistant à pratiquer la ligature des trompes et la résection de l'utérus sur des chiennes. Or, si on fait l'autopsie des opérées, après la période des chaleurs, on trouve des ovules dans les trompes.

Enfin, l'autopsie des femelles en rut laisse toujours voir des follicules rompus (Pouchet).

L'ovulation est donc spontanée en ce qu'elle est indépendante du rapprochement sexuel. Ce phénomène n'est pourtant pas sans influence sur la déhiscence des follicules qu'il peut précipiter par le mouvement congestif qu'il sollicite dans toute la sphère génitale.

Migration de l'ovule. — Après la rupture du follicule, l'ovule est entraîné avec le cumulus proliger et recueilli par le pavillon de la trompe. Cet organe se dispose évidemment, à ce moment, pour embrasser plus ou moins complètement l'ovaire, car on ne s'expliquerait pas autrement comment l'ovule ne tombe pas plus fréquemment dans le péritoine. Rouget fait intervenir ici les fibres lisses du pavillon qui, par leurs contractions, susciteraient dans cet organe une sorte d'érection et l'amèneraient à coiffer l'ovaire. Cette interprétation doit

être rapprochée des expériences de Léopold qui, après avoir enlevé l'ovaire
d'un côté et réséqué la trompe du côté opposé, trouve des ovules dans la
trompe laissée intacte. Nous devons ajouter que Parsenow a échoué constamment dans ses recherches de contrôle.

Dès que l'ovule a pu aborder le pavillon, il subit l'action des cellules vibratiles qui tapissent cette membrane ainsi que la muqueuse de la trompe et il
progresse lentement vers l'utérus, où il parvient du 4ᵉ au 8ᵉ jour chez la lapine,
la chienne et la brebis. Cette estimation est fondée sur la place occupée par
les ovules au moment de l'autopsie et sur l'état correspondant des follicules
rompus.

On voit que, chez les mammifères, le rôle des cellules vibratiles n'intervient
et ne peut intervenir qu'au moment où l'ovule touche le pavillon. Chez les
batraciens, leur action est plus efficace, car elles tapissent le péritoine dans
toute la zone ovarienne et s'emparent de l'ovule, dès son émission, pour le conduire à la trompe. Quant au mécanisme de la migration de l'ovule chez les
oiseaux, il réside exclusivement dans la contractilité de la trompe; les cellules
vibratiles seraient incapables de mettre en mouvement une masse aussi considérable que celle d'un ovule télolécithe. L'œuf de la poule met au moins
vingt-quatre heures pour parcourir toute l'étendue des oviductes et parvenir
au cloaque.

CHAPITRE II

DES SPERMATOZOIDES

Les spermatozoïdes ont été découverts dans le sperme, en 1667, par un étudiant de Dantzig, Louis Hamm, qui fit part de sa découverte à Leuwenhoeck.
Celui-ci étendit ses observations à un grand nombre d'espèces animales et con-
firma, en la généralisant, la découverte de Louis Hamm. Il établit ainsi que le
sperme tire sa caractéristique de la présence des spermatozoïdes qui en sont
les éléments essentiels.

L'apparition de ce fait nouveau et considérable suscita, en même temps que
la plus vive surprise, une conception toute nouvelle sur les choses de la génération. On vit dans le spermatozoïde la miniature de l'être futur et les expressions d'*animalcule spermatique*, d'*homunculus* trahissent bien cet état des
esprits. La nouvelle doctrine trouva d'ailleurs des contradicteurs et les *sperma-
tistes* eurent à compter avec les *ovistes*. Mais il suffit de signaler cette querelle
dont le récit n'aurait aujourd'hui plus d'intérêt.

En fait, le spermatozoïde est, comme nous allons le voir, un élément anatomique devenu libre, une cellule vibratile n'ayant d'ailleurs que la valeur d'une
demi-cellule.

Les spermatozoïdes sont composés de trois parties : la tête, le segment intermédiaire et la queue. La tête répond au noyau de la cellule formatrice (spermatoblaste ou spermatide) et représente une masse homogène de chromatine,

Le segment intermédiaire représente le corps cellulaire ou protoplasma. Celui-ci est disposé en une spire plus ou moins serrée autour d'une tige centrale. La queue ou filament caudal est, en réalité, formée d'une dizaine de cils vibratiles étroitement soudés ensemble mais qu'on parvient à dissocier par l'emploi de l'alcool au tiers. Elle constitue, pour le spermatozoïde, un instrument de locomotion, mais elle fait défaut dans quelques espèces animales appartenant aux crustacés ou aux nématoïdes. Il faut signaler en particulier dans ce groupe, l'*ascaris megalocephala* dont les spermatozoïdes dépourvus de filament caudal, se déplacent par les mouvements amiboïdes de leur protoplasma.

Nous ne nous arréterons pas sur la morphologie des spermatozoïdes. Elle présente trop de diversité dans la série animale et ce point est trop peu considérable pour trouver place dans un ouvrage élémentaire; il suffit de savoir que chez les mammifères, la tête des spermatozoïdes, en général ovoïde et aplatie, a une longueur de 5 à 6 μ sur une largeur de 3 à 4 μ. Quant au filament caudal, il va s'effilant jusqu'à son extrémité libre et atteint une longueur de 45 à 50 μ.

Mouvements des spermatozoïdes. — Les déplacements des spermazoïdes résultent des mouvements ondulatoires du filament caudal dont les inflexions rappellent les mouvements de natation des serpents. Les spermatozoïdes marchent avec une vitesse de 1 à 3 millimètres par minute et, dans les voies génitales de la femelle, la direction de leur déplacement est très précise. Ils vont à la rencontre de l'ovule et marchent constamment vers l'ovaire, comme s'ils étaient sollicités par une impulsion instinctive. En fait, on ne peut guère invoquer ici que des phénomènes de chimiotaxie sans préciser autrement. Quoi qu'il en soit de la cause qui les sollicite, les spermatozoïdes parviennent bientôt au terme de leur course et on les trouve rassemblés sur le pavillon où ils paraissent attendre l'ovule pour l'assaillir.

Vitalité des spermatozoïdes. — Comme tous les éléments anatomiques, les spermatozoïdes survivent à l'organisme générateur et leur autonomie acquiert toute la puissance nécessaire pour assurer leur rencontre éventuelle avec l'ovule. Godard les a trouvés vivants sur un taureau, dix jours après la mort de l'animal. Chez les suppliciés, ils survivent deux ou trois jours. Mais ils se conservent plus longtemps encore, dans les voies génitales de la femelle. Les observations de Bischoff, de Prévost et Dumas, sur la lapine, établissent qu'on peut les retrouver vivants et mobiles six à huit jours après le coït. Il en serait de même chez la femme, où les accoucheurs ont pu accidentellement faire des observations analogues. Chez la poule séparée du coq, les 6 ou 7 œufs pondus après la séparation, sont fécondés et se développent, ce qui implique une survie de huit à douze jours, chez le spermatozoïde qui a touché le dernier œuf pondu. Ajoutons enfin que, d'après Van Beneden, les spermatozoïdes vivent pendant tout l'hiver dans les trompes, chez la chauve-souris.

On voit que toutes les précautions sont prises pour assurer la fécondation. L'éventualité du succès est d'autant plus probable que les spermatozoïdes sont en nombre prodigieux. On en compterait 66 000 par millimètre cube, chez l'homme.

Action des milieux sur les spermatozoïdes. — Les spermatozoïdes trouvent leur maximum de vitalité dans leur milieu naturel, c'est-à-dire le sperme ou le liquide qui humecte les voies génitales de la femelle. Or, ces liquides sont alcalins. Par contre, les spermatozoïdes périssent dans les milieux acides et on comprend que l'acidité du mucus vaginal devienne parfois une cause d'infécondité. L'eau pure est aussi un poison violent pour les spermatozoïdes des animaux terrestres. Ceux des poissons échappent à son influence, puisque dans cette classe de vertébrés, la fécondation a lieu à l'extérieur et que les spermatozoïdes doivent séjourner quelque temps dans l'eau, avant d'aborder les ovules.

Pour achever la caractéristique des spermatozoïdes à ce point de vue, il nous suffira d'ajouter qu'ils sont indifférents aux narcotiques, tués par l'électricité et immobilisés par les anesthésiques.

Rôle des spermatozoïdes dans la fécondation. — Le sperme doit son action fécondante aux spermatozoïdes qu'il renferme. Ceux-ci sont donc les agents essentiels de la fécondation. Spallanzani en a établi la fonction par des expériences mémorables instituées sur les batraciens. Des œufs de grenouille exposés aux vapeurs du sperme ne sont jamais fécondés, comme le voulait l'hypothèse de l'*aura seminalis*. De même, le sperme privé de ses spermatozoïdes par la filtration, perd complètement son pouvoir fécondant. Des expériences analogues ont été reproduites avec le même succès par Prévost et Dumas.

Dans le même ordre d'idées, on peut citer l'infécondité des cryptorchides dont les testicules sont atrophiés et dont le sperme est privé de spermatozoïdes (Goubaux, Colin). Le sperme des hybrides (mulets) qui, on le sait, ne peuvent pas se reproduire, serait également dépourvu de spermatozoïdes. Il faut faire une exception pour les léporides qui précisément sont féconds et peuvent se reproduire indéfiniment (Arloing, 1868).

DÉVELOPPEMENT DES SPERMATOZOIDES.

Tout spermatozoïde procède immédiatement de la différenciation d'une cellule préexistante, le *spermatoblaste* ou *spermatide*. Le processus de la spermatogenèse remplit donc deux phases successives, une phase de prolifération aboutissant à la production des spermatoblastes et une phase de différenciation dans laquelle les spermatoblastes se transforment en spermatozoïdes.

Étudions d'abord cette dernière phase.

Transformation des spermatoblastes en spermatozoïdes. — Cette question comporterait bien des détails, mais nous ne retiendrons que les faits indispensables pour mettre en lumière la nature des diverses parties du spermatozoïde.

Le spermatoblaste est une cellule ordinaire comprenant une masse de protoplasma et un noyau sphérique. Les débuts de sa transformation s'annoncent par la répartition nouvelle de ses deux parties constituantes. Le protoplasma émigre vers l'un des pôles, tandis que le noyau se porte à l'autre extrémité. Il perd bientôt ses contours sphériques pour devenir elliptique et constituer la tête du spermatozoïde.

Le filament caudal apparaît de très bonne heure dans le protoplasma dont il émane directement, sans rien emprunter à la substance nucléaire.

Cependant, le protoplasma, de plus en plus refoulé en arrière du noyau et embrassant le filament caudal, se condense autour de ce dernier et se différencie pour constituer le segment moyen. En même temps, le noyau, qui au début du processus avait déjà pris la forme elliptique, s'allonge de plus en plus et prend nettement les caractères du segment céphalique.

Nous en avons assez dit pour dégager de cette évolution le fait le plus intéressant, à savoir que le spermatozoïde est un noyau cellulaire porté par un appareil locomoteur qui s'est différencié dans le protoplasma de la cellule primitive.

Dans certaines espèces animales, chez certains crustacés et quelques nématoïdes, les spermatoblastes ne subissent aucune des transformations qui viennent d'être décrites, en sorte que les spermatozoïdes restent à l'état de spermatoblastes et sont des spermatoblastes non différenciés. Dans ce cas, ils sont dépourvus de cil locomoteur et ne peuvent exécuter que des mouvements amiboïdes.

Origine des spermatoblastes. — Les spermatoblastes sont les derniers rejetons de lignées cellulaires ayant leur point de départ dans l'épithélium qui repose immédiatement sur la paroi propre des tubes séminifères.

Dans le testicule impubère, cet épithélium au repos affecte une très grande simplicité. Il est formé de deux sortes d'éléments : 1° les *cellules germinatives*, allongées, de forme conique et très effilées vers leur extrémité radiale, au point d'obturer la lumière du tube séminifère ; 2° les *ovules mâles*, grosses cellules sphériques intercalées entre les cellules germinatives et formant avec celles qui les touchent immédiatement, des images analogues à celles des follicules primordiaux de l'ovaire.

Au moment de la puberté, les ovules mâles disparaissent et les cellules germinatives se transforment pour devenir la souche des lignées séminales aboutissant à la formation des spermatozoïdes ; elles méritent dès ce moment le nom de *spermatagonies.*

Dualité cellulaire de l'épithélium séminal. — La paroi propre des tubes séminifères de l'adulte supporte deux sortes d'éléments, les *spermatogonies* disposées sur une seule rangée et les *cellules de Sertoli*, encore appelées *spermatophores.*

Les spermatogonies sont des cellules de petites dimensions, à contours souvent indistincts et pourvues d'un noyau sphérique qui fixe très énergiquement les matières colorantes.

Les cellules de Sertoli traversent toute l'épaisseur de l'épithélium des tubes séminifères. Elles affectent la disposition de colonnes dont la base s'étale sur la paroi propre des tubes séminifères et dont le sommet partagé en digitations plus ou moins distinctes, porte, soit des spermatozoïdes mûrs, soit des spermatoblastes en voie de transformation. Toutes sont pourvues d'un noyau piriforme ou elliptique, clair, vésiculeux et pourvu d'un seul nucléole. Ces caractères du noyau sont tout à fait typiques et suffisent à indiquer la présence des cellules de Sertoli, quand le corps en est masqué par les générations cellulaires qui se succèdent à côté d'elles.

Le noyau sertolien ne présente jamais le moindre signe d'activité et n'est le siège d'aucun mouvement de division. Cela veut dire que la cellule de Sertoli est un élément stérile et complètement étranger à la prolifération cellulaire de la spermatogenèse. Elle a des fonctions purement mécaniques et n'exerce qu'une action directrice ayant pour effet de polariser les spermatoblastes qui se laissent attirer et se groupent à son sommet (1).

De la lignée séminale. — Le rôle actif dans la spermatogenèse appartient exclusivement aux spermatogonies. Chacun de ces éléments est la souche d'une lignée cellulaire dont les derniers rejetons sont représentés par quatre spermatoblastes. Les diverses phases de cette filiation ne s'aperçoivent pas aisément sur les préparations de

(1) Nous laissons systématiquement de côté toutes les discussions auxquelles ont donné lieu les cellules de Sertoli. Mais on pourra trouver l'histoire de ces éléments dans quelques ouvrages spéciaux, notamment le traité d'histologie de M. Renaut où l'étude des glandes sexuelles a été remarquablement développée par M. Régaud. On incline d'ailleurs à ne laisser aux cellules de Sertoli, que des attributions mécaniques dont le mode a été diversement interprété. Dans un travail récent (*Journal de l'Anatomie*, 1902) consacré à la spermatogenèse, chez les oiseaux, M. Loisel les considère comme des éléments glandulaires dont le produit de sécrétion exercerait sur les spermatoblastes une action chimiotaxique positive, Mosselmann et Rubay qui viennent d'étudier la spermatogenèse du cheval, arrivent de leur côté à une interprétation analogue. (*Annales de médecine vétérinaire*, Bruxelles, 1902.)

testicule et il faudrait une longue description pour les faire saisir. Nous nous bornerons
à en donner une représentation schématique qui servira de base à notre exposé (fig. 297).

a. La cellule souche ou spermatogonie prend des contours vigoureux, grossit et
abandonne la paroi du tube séminifère pour devenir un *spermatocyte.*

b. Dès sa formation, le spermatocyte, caractérisé par ses grandes dimensions, présente les signes d'une division indirecte très active. Après avoir traversé toutes les
phases de la karyokinèse, il donne naissance à deux spermatoblastes filles. Ceux-ci
se divisent à leur tour et produisent chacun deux spermatoblastes petites-filles. Ce
sont ces derniers éléments qui se différencient en spermatozoïdes.

On voit que la spermatogenèse comporte deux divisions successives. Il sera intéres-

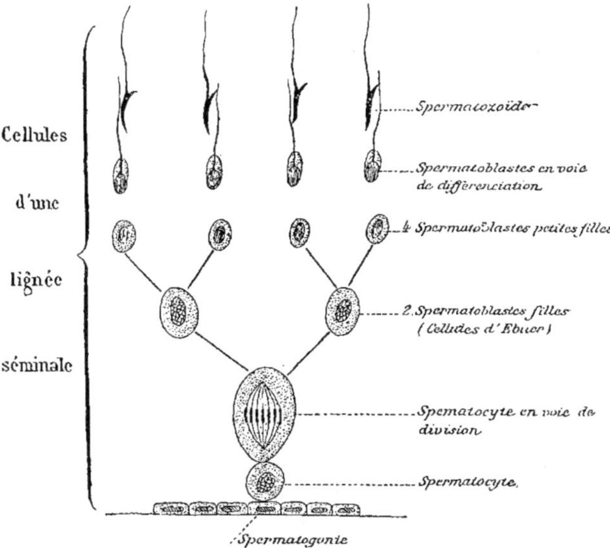

Fig. 297. — Schéma de l'arbre généalogique des spermatozoïdes.

sant de revenir sur ces deux actes pour y surprendre les phénomènes de réduction qui
s'introduisent dans la préparation du germe dans les deux sexes, mais nous ajournerons l'étude de ces faits au moment où nous étudierons la fécondation.

Il est bien évident que les réalités mêmes de la spermatogenèse, telles qu'elles
apparaissent sur les préparations, n'ont pas la simplicité que suppose notre schéma.
Mais ce sujet appartient au domaine de l'histologie pure et nous l'abandonnons systématiquement, non pas seulement à raison de son caractère spécial, mais à raison des
développements démesurés qu'il réclamerait et que les limites de cet ouvrage ne nous
permettent pas de lui consacrer.

CHAPITRE III

PRÉLIMINAIRES DE LA FÉCONDATION

Dans beaucoup d'espèces animales comme les poissons, la fécondation est
externe et ne réclame pas le rapprochement sexuel. La femelle verse ses œufs

aux bons endroits (le frai) et le mâle vient, tôt ou tard, les arroser de son sperme (la laitance).

Chez les batraciens, la fécondation, tout en restant externe, réclame l'accouplement sexuel. Le mâle étreint la femelle entre ses pattes antérieures et les œufs pondus par cette dernière sont arrosés par le sperme du mâle, au fur et à mesure de leur écoulement.

Enfin, chez la plupart des animaux et en particulier chez les mammifères, la fécondation est interne et le sperme doit être porté dans les voies génitales de la femelle, dans un accouplement qui réclame certaines conditions.

De la puberté. — Les sexes ne se recherchent que sous l'impulsion des appétits qui naissent avec la puberté. Celle-ci pourrait être définie l'ensemble des modifications de l'organisme attachées à la maturité sexuelle. La maturité sexuelle précède celle de l'organisme ; elle est d'autant plus précoce que la vie est plus courte et la gestation plus abrégée. C'est ainsi que la lapine et la truie peuvent être fécondées à quatre ou cinq mois ; la brebis et la chèvre à dix ou douze mois ; la vache à dix-huit mois ; la jument à deux ans.

Le phénomène essentiel de la puberté consiste dans l'achèvement de l'appareil génital qui devient apte à remplir toutes ses fonctions. Elle s'annonce donc par la sécrétion spermatique chez le mâle et l'ovulation chez la femelle. Par corrélation, elle se trahit à l'extérieur par l'acquisition de tous les caractères sexuels secondaires, caractères qui se dessinent avec vigueur chez tous les mâles. L'étalon des solipèdes se fait remarquer notamment par l'épaisseur et la puissance de l'encolure, l'abondance de la crinière, l'ampleur des naseaux, du larynx, de la trachée, de la poitrine, la gravité de la voix, la puissance de la musculature. Chez le taureau, c'est l'épaisseur de la peau, la largeur des articulations, c'est l'encolure massive, la tête lourde et pourvue de cornes épaisses ; c'est le fanon énorme et très descendu. Nous devons nous borner à ces quelques indications sous peine d'avoir à parcourir tout le domaine de l'histoire naturelle.

La castration a des effets différents selon qu'elle est pratiquée chez les jeunes ou chez les adultes. Dans le premier cas, elle empêche le développement des caractères sexuels précités, Dans le second, elle se borne à supprimer les instincts génésiques ; on connaît son importance dans l'utilisation des animaux domestiques et nous n'avons pas à nous arrêter sur ce point qui trouve, dans d'autres enseignements, tous les développements nécessaires.

Du rut et des chaleurs. — Les impulsions qui inclinent les animaux au rapprochement sexuel procèdent de cet état général qui constitue le rut ou les chaleurs. C'est un éréthisme périodique des organes génitaux retentissant sur le système nerveux central et les grandes fonctions. Il se traduit par l'exaltation de la sensibilité, la perte de l'appétit, une soif vive, de l'inquiétude et de l'agitation. Les femelles en chaleur recherchent les mâles ; elles font des efforts de miction fréquents et stériles. Leurs mamelles se gonflent, le clitoris se projette au dehors dans des mouvements saccadés ; la vulve, dont la muqueuse est fortement injectée, laisse s'écouler au dehors un liquide muqueux très abondant et parfois sanguinolent. Les mâles poursuivent les femelles avec fureur et c'est souvent pour eux l'occasion de luttes féroces où la victoire appartient assurément aux plus vigoureux, sinon aux plus dignes de continuer l'espèce, comme le voudrait la doctrine de la sélection sexuelle.

Chez les animaux vivant à l'état de liberté, le rut est périodique mais rare, et sa périodicité est réglée de manière à préparer les naissances au moment de l'année le plus favorable à l'alimentation des mères et à la santé des petits. Il a lieu, par exemple, pendant l'hiver chez les carnivores (sauf chez les ours qui entrent en rut pendant l'été) ; au commencement de l'hiver chez les rongeurs ; à l'automne chez les pachydermes et les ruminants.

Sous l'influence de la domesticité qui assure aux animaux des habitations chaudes et une bonne nourriture à tous les moments de l'année, le rut devient beaucoup plus fréquent et les femelles entrent en chaleur à des intervalles très rapprochés. C'est ainsi que les vaches entrent en chaleur toutes les trois semaines, les truies et les brebis tous les mois. On sait que les lapines sont constamment disposées à recevoir le mâle, circonstance très heureuse pour les embryologistes qui peuvent ainsi conduire leurs études avec la plus grande certitude.

Sauf quelques exceptions individuelles, chez toutes les femelles, les chaleurs s'apaisent dès la conception et ne reparaissent pas pendant toute la durée de la gestation. Les mâles sont toujours en rut en même temps que les femelles et ils ne les recherchent en général que lorsqu'elles sont en chaleur. Ils s'éloignent des femelles fécondées et en état de gestation.

———

CHAPITRE IV

DE L'ACCOUPLEMENT

Le rapprochement des deux sexes, chez les mammifères, s'effectue par la pénétration de la verge du mâle dans le vagin de la femelle où est versé le sperme. Il réclame l'érection du pénis et entraîne l'éjaculation.

De l'érection. — Ce phénomène consiste dans la turgescence et la rigidité des tissus érectiles entrant dans la constitution de la verge, c'est-à-dire les corps caverneux et le tissu spongieux de l'urètre et du gland.

Les organes érectiles sont constitués par un tissu creusé de nombreuses cavités aréolaires qui sont largement anastomosées entre elles et très dilatables. Ces cavités ne sont pas autre chose que des capillaires ectasiés, car leur paroi se réduit en un revêtement endothélial reposant sur les trabécules du tissu érectile. D'autre part, on peut assister à leur formation en étudiant le développement des tissus érectiles et on les voit se constituer par l'ectasie du réseau capillaire primitif.

Les artérioles qui alimentent les capillaires dilatés des tissus érectiles ont mérité le nom d'*artères hélicines*, parce qu'elles sont contournées en tire-bouchon, ce qui leur permet de se prêter aux changements de volume de la verge.

Les travées fibreuses qui soutiennent la vascularisation des tissus érectiles sont formées par les éléments d'un tissu conjonctif très dense, riche en fibres élastiques et en fibres musculaires lisses. Envisagés dans leur ensemble, les tissus érectiles sont donc élastiques et contractiles.

Mécanisme de l'érection. — La turgescence de la verge résulte de l'afflux du sang qui s'accumule dans les dilatations capillaires et circule sous haute pression. Reynier de Graaf a établi ce fait essentiel dans une expérience qui consiste à lier à sa base, la verge d'un chien en érection. Or, si on pratique une incision dans le corps caverneux, le sang s'écoule et la verge reprend le volume et la consistance du repos.

Mais l'expérience de de Graaf, faite pour écarter l'étrange conception des esprits animaux qu'on supposait accumulés dans le pénis, au moment de l'érection, ne donne pas la raison des changements survenus dans la circulation de l'organe ni de l'accroissement de la masse du sang qui le remplit. Eckard a montré que ces changements se rattachent à une action vaso-dilatatrice transmise par les nerfs érecteurs émanant des nerfs honteux. L'excitation du bout périphérique des nerfs érecteurs entraîne, en effet, une érection complète, caractérisée par la turgescence et le volume de la verge, sinon par sa rigidité. Le fait essentiel de l'érection est donc une vaso-dilatation active. Elle est active en ce sens que la seule compression des veines du pénis ne suffit pas à la déterminer et qu'il y faut l'intervention de nerfs spéciaux chargés d'inhiber l'action permanente des vaso-constricteurs.

Mais si la compression des veines ne suffit pas à déterminer l'érection, elle n'est pas sans influence sur son achèvement, et on admet avec Kobelt, qu'elle est réalisée par les contractions rythmées des ischio-caverneux et des bulbo-caverneux. Il ne faut pas oublier, d'autre part, que les trabécules du tissu érectile sont pourvues de fibres lisses dont la contraction intervient très vraisemblablement dans l'érection et confère à la verge sa rigidité caractéristique.

L'érection est une action réflexe dont les impressions provocatrices sont d'origine centrale et d'origine périphérique. Les premières, de nature psychique, sont formées par les images voluptueuses. Les secondes se produisent pendant le coït et procèdent de la sensibilité tactile, soit qu'elles accompagnent l'étreinte amoureuse, soit qu'elles résultent des contacts et des frottements du gland sur les parois du vagin.

Le centre de l'érection réside dans la moelle, au niveau de la région lombaire. Les organes centrifuges sont constitués par les nerfs péniens, dont la section entraîne l'impuissance, comme l'ont établi les expériences de Hunter, puis de Colin, sur le cheval.

De l'éjaculation. — Les diverses excitations qui accompagnent l'accouplement sollicitent la poussée du sperme qui est chassé du testicule par les secousses du crémaster et la contraction du dartos. Ce liquide parvient ainsi dans l'appareil excréteur, où il obéit aux mouvements vermiculaires de l'épididyme et du canal déférent. Finalement, il est versé dans la région prostatique du canal de l'urètre par les canaux appelés improprement éjaculateurs, car ces organes sont entièrement dépourvus de fibres musculaires et complètement passifs.

Parvenu dans l'urètre, le sperme, constitué jusque-là par une masse pâteuse de spermatozoïdes agglutinés et immobiles, se complète par sa dilution dans les divers liquides chassés de la prostate, des glandes de Cowper et des vésicules séminales. Ces derniers organes ne doivent pas être considérés, en effet, comme des réservoirs spermatiques. Ils font défaut chez beaucoup de carnivores et ils possèdent, dans toutes les espèces, une structure manifestement glandulaire. Le liquide qu'ils contiennent aurait, d'après Hunter, des caractères identiques chez les étalons et chez les chevaux hongres.

C'est la présence du sperme dans la région prostatique de l'urètre qui provoque l'éjaculation proprement dite et sollicite les mouvements rythmés qui chassent le sperme en jets saccadés. On admet en général que le bulbo-caverneux est l'agent principal de l'éjaculation ; mais, selon la remarque de M. Mathias Duval, ce muscle ne saurait agir sur le sperme qui n'a pas encore franchi la portion intra-pelvienne de l'urètre et il y a lieu de compter avec la théorie soutenue par ce physiologiste, pour lequel, le mécanisme de l'éjaculation a pour instruments essentiels le *verumontanum* et le sphincter urétral ou muscle de Wilson.

Le verumontanum participerait à l'érection de la verge et il oblitérerait le canal de l'urètre au point d'empêcher, à la fois, le reflux du sperme vers la vessie et le passage de l'urine. On sait, en effet, que la miction est impossible pendant l'érection. D'autre part, le muscle de Wilson maintenant l'occlusion de l'urètre en avant, le sperme poussé par la contraction péristaltique du canal déférent, s'accumule entre les deux obstacles qui l'arrêtent et remplit la région prostatique du canal urétral où il parvient à une haute pression. A ce moment, le muscle de Wilson se relâchant, le sperme obéit à la tension élastique des parois qui l'enfermaient jusque-là et il est chassé avec force, sous la forme d'un jet que vient interrompre brusquement une nouvelle contraction du muscle de Wilson. Les jets suivants se produisent par le même mécanisme et, en somme, l'éjaculation, avec son rythme caractéristique, résulterait de l'accumulation continue du sperme dans la région prostatique de l'urètre, et du relâchement intermittent du muscle de Wilson remplissant l'office d'une écluse.

Dans le coït normal, le sperme éjaculé est versé au fond du vagin. Mais on a des raisons de croire que dans bon nombre d'espèces animales, une grande partie de ce liquide est directement projetée dans l'utérus.

Plusieurs auteurs (Leuweuhoeck, Prevost et Dumas, Wagner) ont constaté la présence des spermatozoïdes dans le corps et même dans les cornes de la matrice, immédiatement après le coït, sur la chienne et la lapine. Colin a fait sur la jument des observations du même ordre, après s'être assuré par des explorations directes et avant de sacrifier l'animal, que l'orifice du col utérin, examiné immédiatement après le coït, n'offre aucune résistance et laisse aisément pénétrer deux ou trois doigts. Il peut donc admettre le tube urétral qui termine le pénis des mammifères. Le même auteur rappelle à ce propos la pratique, d'ailleurs efficace, des Arabes qui, pour assurer la fécondation des juments qui ne retiennent pas, engagent le bras dans le vagin et le poussent jusque dans le col utérin.

On peut encore citer à l'appui de la théorie de l'éjaculation intra-utérine, la présence du « bouchon vaginal » que l'on trouve aussitôt après l'accouplement chez les femelles de la plupart des rongeurs.

Cette formation étudiée par un certain nombre d'auteurs et en particulier par Lataste est le produit de la sécrétion des vésicules séminales. Le liquide fourni par ces réservoirs glandulaires est spontanément coagulable et il se solidifie peu d'instants après l'éjaculation. Or, il forme dans le vagin un bouchon obturateur qui, par son extrémité antérieure effilée, pénètre dans l'orifice étroit de l'utérus et le rend provisoirement imperméable. Il est bien évident que cette imperméabilité suppose la pénétration préalable des spermatozoïdes dont la présence dans la matrice a d'ailleurs été constatée directement.

Enfin, l'éjaculation intra-utérine peut être inférée de l'exacte réciprocité morphologique des organes génitaux dans les deux sexes et de leur parfaite adaptation fonctionnelle. Sur ce point, les données de l'anatomie classique et les nouvelles observations que M. Hillairet vient d'apporter dans sa récente thèse sont particulièrement démonstratives (*Sur le dernier terme de la copulation chez les mammifères*, Bordeaux, 1902).

On peut donc présumer que l'éjaculation intra-utérine est un phénomène à peu près général chez les mammifères. Ajoutons qu'elle n'est ni nécessaire, ni constante. On peut douter qu'elle se produise dans l'espèce humaine, et si elle a pu être démontrée chez la lapine, Coste a observé dans la même espèce, que les spermatozoïdes ne se montrent sur le museau de tanche, que dix à quinze minutes après le coït.

En quelque point qu'ils soient versés, les spermatozoïdes parcourent les voies génitales de la femelle avec une grande vitesse relative, car Bischoff, Barry, Wagner en ont trouvé sur l'ovaire de la chienne, vingt heures après l'accouplement. Le cheminement des spermatozoïdes ne réclame certainement pas d'autre cause que la motricité dont sont doués ces éléments vibratiles et l'hypothèse de Coste sur l'action de la capillarité utérine semble fort conjecturale malgré l'expérience suivante de Liégeois. On enlève l'appareil génital d'une lapine et on dépose du sperme à l'entrée du vagin. Au bout de quelques heures, les spermatozoïdes se retrouvent à l'extrémité des trompes. Ce résultat ne saurait être interprété en faveur de l'hypothèse de Coste, car il n'exclut pas l'explication ordinaire fondée sur la motricité propre des spermatozoïdes. Aussi bien, il ne faut pas moins que l'activité de ces éléments anatomiques pour lutter victorieusement contre le mouvement des cils vibratiles qui, dans les trompes, a une direction précisément inverse à celle des spermatozoïdes.

Moment et lieu de la fécondation. — Le lieu de la rencontre des éléments sexuels semble dépendre de la vitesse respective des mouvements qui les portent l'un vers l'autre. Mais la durée du parcours de l'ovule dans la trompe est assez difficile à déterminer. En tenant compte du point occupé par les ovules dans l'oviducte et de l'état des follicules rompus, on a pu l'estimer approximativement à trois ou quatre jours chez la lapine et à huit jours chez la chienne et la brebis. Les spermatozoïdes, on vient de le voir, ont une marche beaucoup plus rapide et on pourrait déjà prévoir que la fécondation a lieu nécessairement hors de l'utérus, sur l'ovaire ou dans la trompe. Mais l'étude des ovules au cours de leur migration, permet de préciser davantage encore. Il résulte en effet des observations de Coste, que lorsque l'ovule a franchi le tiers externe de l'oviducte, il est englobé dans une couche épaisse d'albumine absolument imperméable aux spermatozoïdes. La fécondation a donc lieu nécessairement en amont de cette zone dangereuse, et, en fait, c'est toujours dans le tiers externe de l'oviducte que, chez la lapine, on trouve des ovules pénétrés par les spermatozoïdes ou en voie de segmentation. D'après Coste, les ovules qui parviennent à l'utérus sans avoir été fécondés sont des ovules morts.

Quant au moment de la fécondation, il dépend évidemment du moment de l'ovulation elle-même. Nous avons supposé dans ce qui précède que le ou les ovules sont émis au moment du coït, circonstance assez fréquente à raison de l'état d'éréthisme où se trouve l'ovaire et que la surexcitation déterminée par le rapprochement sexuel, porte à son apogée. Dans ce cas, la fécondation a lieu au terme du délai nécessaire au transport des spermatozoïdes, soit une vingtaine d'heures, après le coït, chez la chienne. Il en est de même lorsque l'ovulation a précédé le coït. Dans le cas contraire, le moment de la fécondation demeure indéterminé, avec cette réserve que la chute des ovules est imminente, puisque la femelle accouplée est en chaleur. Mais, quel que soit l'intervalle qui sépare le coït de la déhiscence des follicules, la fécondation est assurée tant que cet intervalle n'excède pas la durée de la survie des spermatozoïdes dans les voies génitales de la femelle.

———

CHAPITRE V

DES PHÉNOMÈNES INTIMES DE LA FÉCONDATION

Les phénomènes qui précèdent et accompagnent l'imprégnation de l'ovule, c'est-à-dire sa pénétration par le spermatozoïde, ne peuvent être sainement interprétés que par leur rapprochement avec les phénomènes de la multiplication cellulaire par division indirecte. Nous croyons devoir, pour ce motif, rappeler sommairement les traits essentiels de la karyokinèse.

DE LA DIVISION INDIRECTE DES CELLULES.

La division indirecte (karyokinèse, mitose, karyomitose), procède des mouvements qui s'accomplissent dans le noyau. Celui-ci se compose de trois parties, la chromatine, le suc nucléaire et la membrane d'enveloppe. La *chromatine* doit son nom à son avidité pour les couleurs acides d'aniline. Elle affecte la disposition d'un filament très délié et contourné sur lui-même un grand nombre de fois, ce qui lui donne l'aspect réticulaire. Il est formé de grains de chromatine (caryomicrosomes) à base de *nucléine* et soudés les uns aux autres par un ciment qui ne fixe pas la matière colorante et qu'on appelle la *linine*.

Le suc nucléaire ou *hyaloplasma* remplit les mailles du réseau formé par le filament chromatinien. Il est également réfractaire à l'action des couleurs de safrananine et a mérité, pour ce motif, le nom de substance achromatique ou *achromatine*. Quant à la membrane d'enveloppe, il n'y a qu'à en signaler l'existence.

Les caractères qui viennent d'être exposés appartiennent à la cellule au repos, c'est-à-dire considérée dans les phases qui précèdent ou qui suivent la karyokinèse et qu'on désigne sous le nom de *phases de quiescence* (A, fig. 298).

Quand la cellule se divise, elle subit une série de changements qui intéressent particulièrement la chromatine et qui comportent les phases suivantes :

a. *Phase du spirème.* -- La chromatine se condense, le filament chromatinien se raccourcit, s'épaissit et il se pelotonne sur lui-même (B).

b. *Phase de l'aster chromatique.* -- Les inflexions du filament chromatinien alternent régulièrement et affectent dans leur ensemble les dispositions d'une étoile qu'on appelle *rosette* ou *aster chromatique* (C). En même temps, la membrane d'enveloppe

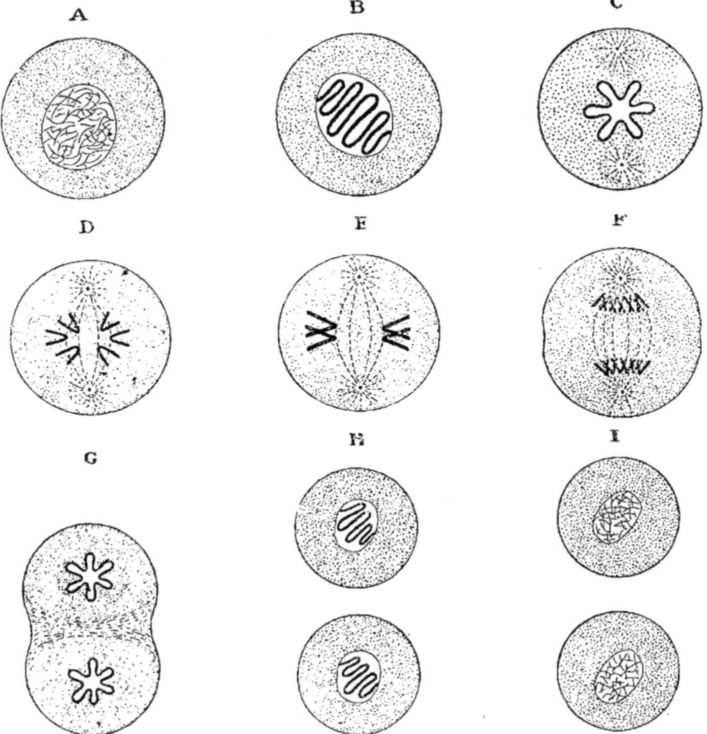

Fig. 298. — Schéma de la karyokinèse.

A, phase de repos ou de quiescence; B, phase du spirème; C, phase de l'aster chromatique; D, phase de la plaque équatoriale; E, phase du dédoublement des anses chromatiques; F, phase de migration des anses filles; G, phase du diaster chromatique; H, phase du dispirème; I, achèvement des noyaux filles.

disparaît et le suc nucléaire diffuse dans le protoplasma. Celui-ci présente d'autre part, des apparences nouvelles. Les microsomes se polarisent et s'ordonnent en séries radiaires, autour de deux pôles placés aux extrémités du diamètre perpendiculaire au plan de l'aster chromatique. Ils forment ainsi deux asters achromatiques qu'on confond dans l'expression d'*amphiaster*.

c. *Phase de la plaque équatoriale.* — Le filament chromatique de l'aster se brise au niveau de chacune de ses inflexions externes et se résout en autant de fragments affectant la forme de la lettre V et constituant les *anses chromatiques mères* ou *chromosomes* (D). Circonstance très importante, le nombre de chromosomes est constant pour chaque espèce de cellules.

Du côté du protoplasma, on observe les détails suivants : les deux asters achromatiques se réunissent par quelques-uns de leurs rayons qui s'infléchissent vers le centre et forment des méridiens traversant les anses chromatiques. Ce sont les *filaments bipolaires* ou *connectifs achromatiques*. Ils dessinent dans leur ensemble *le fuseau achromatique* ou *fuseau de segmentation*.

Les anses chromatiques se disposent sur un plan perpendiculaire à celui du fuseau et appuient leur sommet sur le filament chromatique le plus proche. Elles figurent ainsi une étoile appelée la plaque équatoriale, qui donne son nom à la phase que nous décrivons.

d. Phase du dédoublement et de la migration des anses chromatiques. — Les anses mères se dédoublent chacune par un clivage longitudinal, et produisent, en somme, un nombre double d'anses filles.

Dès leur ébauche, les anses filles tendent à se séparer et dans chaque paire, l'une des anses est attirée vers un aster achromatique, tandis que la deuxième est attirée vers l'aster du pôle opposé. Dans leur déplacement, elles sont couchées sur le fuseau, le sommet en avant, et semblent traînées par le filament connectif correspondant. Finalement, elles atteignent leur but et se groupent étroitement autour de leur aster achromatique (E et F).

Dès cet instant, la karyokinèse a produit son effet essentiel qui est d'isoler les deux masses de chromatine des deux noyaux filles. Ceux-ci n'ont plus qu'à s'achever par un mouvement réciproque et inverse de celui qui vient de s'accomplir et qui mènera leur chromatine à la disposition réticulaire caractéristique de l'état de repos. Nous sommes ainsi conduits à l'étude de l'achèvement des noyaux filles. Cet achèvement comporte les épisodes suivants :

e. Phase du diaster chromatique. — Les anses chromatiques filles se soudent par les extrémités libres de leurs branches et forment deux rosettes (G).

f. Phase du dispirème. — Dans la phase suivante, le filament chromatinien de chaque rosette s'allonge, s'amincit et s'enroule en peloton (H).

g. Achèvement des noyaux filles. — Enfin, le filament chromatinien de chaque dispirème s'allonge et s'amincit encore pour revêtir l'aspect réticulaire caractéristique du repos ; la chromatine s'enferme dans une membrane d'enveloppe et le noyau est achevé (I).

Division du corps cellulaire. — Au cours des phénomènes qui précèdent, le protoplasma de la cellule mère se divise progressivement. La segmentation s'annonce, au moment de la migration des anses filles, par un étranglement qui devient de plus en plus profond et finit par séparer les deux corps cellulaires.

Signification et effets de la karyokinèse. — Les mouvements si curieux et si complexes qui caractérisent la division indirecte des cellules ont évidemment leurs motifs et ces motifs se précisent dans le résultat obtenu. Ce résultat est le partage de la chromatine en deux moitiés exactement équivalentes, non pas seulement par leur masse mais par leur valeur physiologique. Cette identité résulte de ce fait que le partage a lieu par dédoublement longitudinal du filament chromatique, en sorte que toutes les régions en sont coupées en deux parties équivalentes.

De la part du protoplasma dans la division indirecte des cellules. Des centrosomes. — Le rôle du noyau dans la division cellulaire est, on le voit, considérable ; mais il faut également faire une part au protoplasma Son activité est peut-être secondaire et subordonnée aux mouvements de la chromatine, mais elle n'est pas moins précise et se manifeste tout d'abord par la remarquable orientation de ses microsomes qui aboutit à la formation des deux asters et du fuseau achromatique.

La polarisation des éléments du protoplasma est d'ailleurs subordonnée à l'influence de deux corps dont nous n'avons pas parlé jusqu'ici et que l'on désigne sous le nom de *centrosomes* ou de *sphères directrices*.

Les centrosomes décrits par Van Beneden, Henneguy, Fol, etc., se rencontrent dans toutes les cellules. Chacune d'elles en possède un qui, dans les périodes de quiescence ou de repos, est placé à côté du noyau. Mais au moment de la segmentation cellulaire, la première expression de ce phénomène réside justement dans la division du centrosome dont les deux moitiés vont se placer aux extrémités d'un même diamètre perpendiculaire au plan de la future segmentation. Ainsi les centrosomes imposent leur direction aux phénomènes mécaniques de la karyokinèse et si, comme on incline à le croire, ils font partie intégrante du protoplasma, celui-ci exercerait une influence considérable dans la prolifération cellulaire (1). Dans le développement de l'embryon par exemple, la prolifération obéit à un dessin préétabli et puisque sa direction dans chaque cellule dépend de la place que vont prendre les centrosomes, il faut bien admettre que ceux-ci exécutent le plan projeté dans chaque ovule et conduisent l'embryon vers sa forme définitive.

Nous pouvons maintenant aborder l'étude des phénomènes intimes de la fécondation.

De la maturation de l'ovule. — L'imprégnation de l'ovule par le spermatozoïde qui doit le pénétrer ne peut avoir son effet qu'à la suite de certains changements qui se passent dans l'œuf et qui le rendent mûr pour la fécondation.

Ces changements, disons-le tout de suite, consistent dans une segmentation inégale dont l'effet est de réduire la chromatine nucléaire et d'en rejeter une

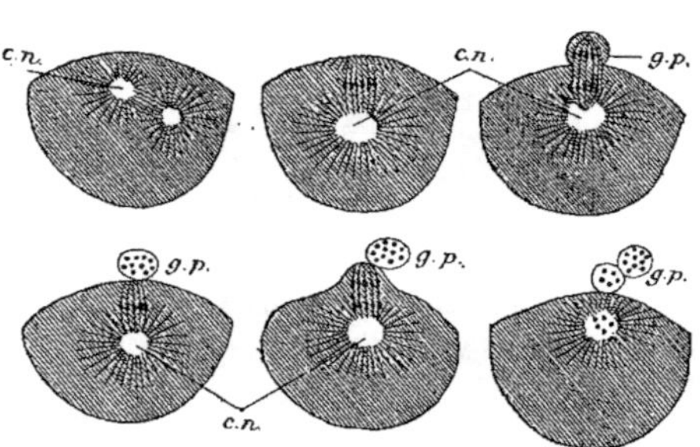

Fig. 299. — Formation des globules polaires chez l'oursin.

gp, globules polaires ; *cn*, centrosomes (d'après Hertwig).

partie au dehors. Cette émission se traduit par la formation de deux petits corps sphériques qui paraissent se détacher du vitellus et qu'on désigne sous le nom de *globules polaires*. Cette désignation n'emportait autrefois aucun sens précis et on admettait avec Robin que la maturation de l'œuf se caractérise par deux faits : la disparition de la vésicule germinative et l'émission des globules polaires. Les recherches modernes de Fol, Hertwig, Sélenka, Van Beneden, ont singulièrement éclairé ces divers points. Examinons d'abord ce qui se passe dans l'œuf d'oursin.

Formation des globules polaires. — Contrairement à la croyance adoptée jusque-là, la vésicule germinative ne disparaît pas ; elle se divise par karyokinèse et forme un fuseau de segmentation avec tout ce qui le constitue.

(1) Il y a sur ce point deux écoles. Les uns, comme Fol, Renaut, Ranvier, considèrent le protoplasma comme l'agent actif de la division indirecte et ils ne laissent à la chromatine qu'une attitude passive où elle cède à l'influence mécanique et directrice du protoplasma. Elle serait comme la terre glaise entre les mains de l'artiste qui la pétrit et lui donne une forme. Dès lors, le mot karyokinèse devrait être abandonné. Pour d'autres, au contraire, comme le père Carnoy, la chromatine a toutes les initiatives et c'est en elle que réside la force motrice qui sollicite tous les mouvements de la cellule en division. La vérité est probablement entre ces conceptions extrêmes. Le protoplasma et la chromatine ont chacun une part d'initiative qui se dessine avec assez de clarté, dans une description fidèle, même quand elle est sobre comme la nôtre.

Le fuseau émigre vers la périphérie et l'un des asters, le plus superficiel, sort de l'œuf entraînant avec lui une parcelle de vitellus. Ainsi se constitue le premier globule polaire, appelé d'ailleurs *globule de rebut* ou de *direction*. Un deuxième globule polaire se forme par le même procédé, et après ses deux segmentations successives, la vésicule germinative retourne vers le centre de l'ovule où elle prend le nom de *pronucleus femelle* (Voy. fig. 299).

On voit que les globules polaires représentent des cellules issues de deux segmentations très inégales. Il faut remarquer aussi que les divisions successives de la vésicule germinative se font sans interruption, c'est-à-dire sans l'interposition d'une phase de quiescence, en sorte que la chromatine n'a pas le temps de reconstituer sa masse. Le pronucleus femelle ne représente donc qu'une partie de la chromatine primitive et il apparaît, dès à présent, que la formation des globules polaires emporte nécessairement *la réduction de la chromatine*. Mais cette réduction a une mesure précise qui apparaît malaisément sur les œufs d'oursin et que van Beneden a déterminée sur les œufs d'un nématoïde, l'*ascaris megalocephala* du cheval.

Avant d'aborder l'étude de ces faits qui ont, nous le verrons dans un instant, la plus haute portée philosophique, arrêtons-nous sur les rapports qui s'établissent entre l'ovule et les spermatozoïdes.

Pénétration du spermatozoïde. — Sur les préparations contenant des œufs et du sperme d'oursin, on observe les faits suivants décrits par Fol (fig. 300): les spermatozoïdes marchent vers l'ovule et traversent en plus ou moins grand nombre la membrane vitelline; mais le rôle fécondant appartient au premier arrivé, car dès son

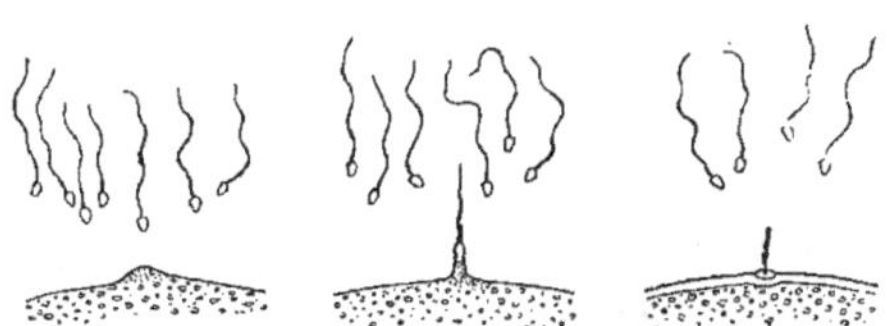

Fig. 300. — La fécondation chez l'oursin (d'après Fol).

contact avec le vitellus, celui-ci s'enveloppe d'une couche imperméable qui empêche l'accès d'un second spermatozoïde. Dans le cas contraire, il y a production d'un monstre double.

Le vitellus lui-même incline vers le spermatozoïde qui l'aborde, car il se soulève légèrement et forme une saillie désignée sous le nom de *cône d'attraction*. Dès que le contact a eu lieu, le spermatozoïde enfouit sa tête dans le vitellus et abandonne son appendice caudal. Dès sa pénétration, il constitue le *pronucleus mâle*. On présume bien que celui-ci a une signification analogue à celle du pronucleus femelle, puisque la tête du spermatozoïde est une masse réduite de chromatine.

A ce moment, deux asters se constituent autour de chaque pronucleus; ils marchent l'un vers l'autre, se réunissent par un fuseau achromatique et bientôt les deux pronucleus se confondent pour former le *noyau vitellin*.

Abordons maintenant l'étude de ces faits sur l'œuf de l'*ascaris megalo cephala* et voyons les étonnants résultats obtenus par Van Beneden (fig. 301). La vésicule germinative contient toujours quatre grains chromatiques ou chromosomes et lorsque l'œuf sort de son repos pour subir la division inégale qui aboutit à l'émission des globules polaires, ces chromosomes se dédoublent et on en compte huit. Ces huit éléments sont groupés en une plaque équatoriale et placés sur le grand cercle du fuseau achromatique. Celui-ci émigrant vers la périphérie, les quatre chromosomes excentriques sortent de l'œuf avec la portion correspondante du fuseau et vont ainsi former le premier globule polaire. Immédiatement après, et sans que la chromatine mutilée puisse se

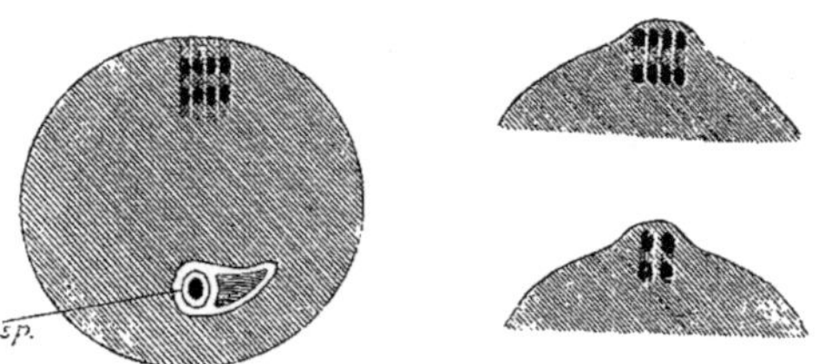

Fig. 301. — Formation des globules polaires, chez l'*ascaris megalocephala* (d'après Van Bénéden).

reconstituer, une nouvelle division karyokinétique emporte au dehors deux autres chromosomes qui vont former le deuxième globule polaire. Ainsi, la masse primitive de la chromatine est réduite de moitié. La vésicule germinative ne contient que deux chromosomes, en sorte que le pronucleus femelle résultant de ces divisions successives, équivaut seulement à un demi-noyau.

Or, dans l'*ascaris megalocephala*, la spermatogenèse comporte la même réduction de la chromatine et la tête du spermatozoïde a aussi la valeur d'un demi-noyau. Les spermatogonies ou cellules mères se multiplient et donnent naissance à un grand nombre de spermatocytes à quatre chromosomes. Ces spermatocytes subissent, comme l'ovule, une bipartition double, pour produire quatre cellules filles ou spermatoblastes dont chacune fournira un spermatozoïde. Mais ici comme dans l'œuf, la division se fait coup sur coup, sans phase de quiescence, et les spermatozoïdes ne possèdent que deux chromosomes alors que les spermatocytes en possèdent quatre.

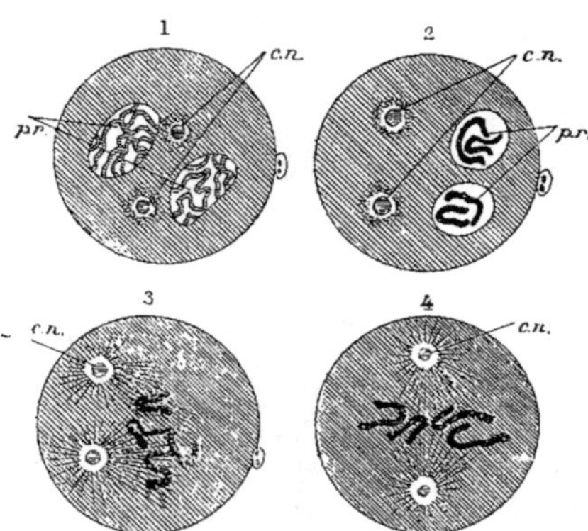

Fig. 302. — Formation du noyau vitellin chez l'*ascaris megalocephala*.

pr, pronucléus mâle et prenucléus femelle, *cn*, centrosomes.

Ainsi, au moment de la fécondation, la tête du spermatozoïde et l'ovule contiennent une masse égale de chromatine équivalant à la moitié de la masse primitive. Si on réfléchit que ces phénomènes de réduction ont été observés dans un grand nombre d'espèces animales appartenant aux groupes les plus divers (Gastéropodes, Lépidoptères, Salamandre), que d'ailleurs M. Guignard les a constatés dans la fécondation des plantes phanérogames, et que partout la chromatine est ramenée à la moitié de sa masse primitive, on est autorisé à penser qu'il s'agit là d'une loi universelle dominant la fécondation chez tous les êtres et s'exprimant dans cette conclusion générale : *Le pronucleus mâle et le pronucleus femelle ont chacun la valeur d'un demi-noyau et forment par leur fusion un noyau complet contenant une part égale de chromatine paternelle et de chromatine maternelle.*

Ce partage revêt une remarquable clarté dans la formation des pronucleus chez l'*ascaris megalocephala* et dans la segmentation qui suit leur accouplement.

Les globules polaires se forment ici au moment de l'imprégnation (fig. 302). Or, après son accès dans le vitellus, le spermatozoïde retourne à sa forme originelle (1); sa chromatine revêt provisoirement l'apparence d'un réseau qui bientôt se résout en deux anses chromatiques. Le pronucleus femelle subit des changements identiques, en sorte que l'ovule contient, à ce moment, deux demi-noyaux de même valeur et pourvus chacun de deux anses chromatiques (2).

Les deux pronucleus marchent l'un vers l'autre et s'accouplent sans se confondre (3), circonstance qui laisse toute leur autonomie aux quatre anses chromatiques. Sous l'influence directrice des centrosomes, celles-ci s'orientent de manière à former une plaque équatoriale suspendue comme toujours dans un fuseau achromatique (4). Tel est l'épisode initial de la segmentation qui va donner naissance aux deux premières cellules embryonnaires (fig. 303). Les anses chromatiques subissent le dédoublement longitudinal et les anses filles gagnent les pôles du fuseau, en formant deux groupes opposés comprenant chacun deux anses mâles et deux anses femelles. Il

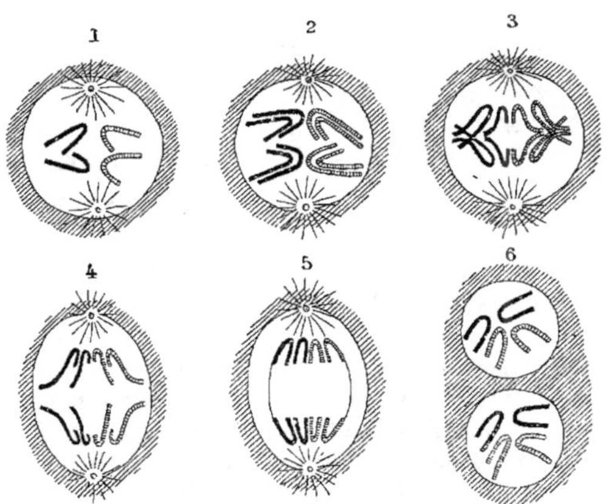

Fig. 303. — Schéma de la division karyokinétique que subit l'œuf fécondé pour donner naissance aux noyaux des deux premières cellules embryonnaires. (Les chromosomes mâles sont pleins, les chromosomes femelles sont représentés par des hachures.)

suit de là que les deux premières cellules d'où procéderont toutes les autres renferment dans leur noyau une égale part de chromatine paternelle et de chromatine maternelle. Le phénomène se poursuivant, il s'ensuit que toute cellule de l'adulte porte la double empreinte des ascendants immédiats.

Rôle des centrosomes. — Nous retrouvons ici la part des centrosomes qui apportent dans la segmentation du vitellus l'influence directrice qui leur appartient dans la karyokinèse ordinaire. Fol les a étudiés dans les œufs d'oursin sous les noms de *spermocentre* pour le centrosome qui accompagne le pronucleus mâle et d'*ovocentre* pour celui qui fait cortège au pronucleus femelle. Mais ces éléments ne conservent pas leur autonomie première et les centrosomes définitifs, ceux-là même qui dirigeront la segmentation du vitellus, se constituent par un échange réciproque, à la suite duquel chacun d'eux contient une part égale de l'ovocentre et du spermocentre. Cet échange réclame des divisions et des déplacements dont l'ensemble a été résumé par Fol dans l'expression saisissante de *quadrille des centres*. Nous donnons ici le schéma de ces curieux phénomènes (fig. 304). Lorsque les deux pronucleus se sont accouplés, les centrosomes se placent à l'extrémité du même diamètre, le spermocentre en regard de la chromatime mâle et l'ovocentre en regard de la chromatine femelle (*a*). Dans une deuxième phase, chaque centrosome se divise et donne deux demi-centrosomes (*b*). Dans la troisième phase, les demi-centromes du même sexe s'éloignent l'un de l'autre, décrivant un arc de cercle de 90° et chacun d'eux marche à la rencontre du demi-centrosome du sexe opposé avec lequel il ne tarde pas à se fondre (*c* et *d*). Les deux centrosomes directeurs de la segmentation ont

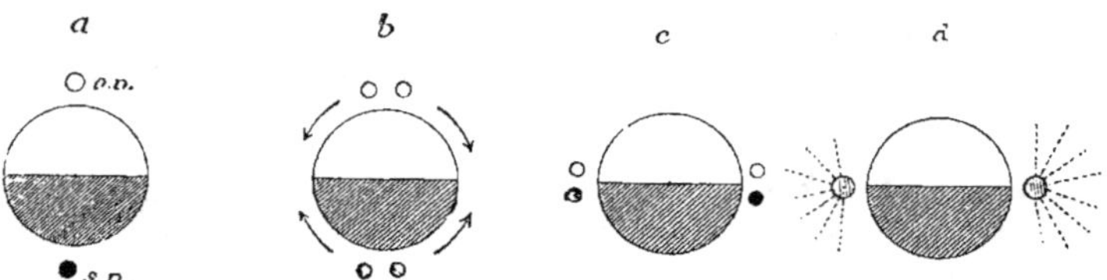

Fig. 304. — Schéma du quadrille des centres.

or, ovocentre ; *sp*, spermocentre.

donc reçu le même héritage comprenant une égale part du centrosome paternel et du centrosome maternel.

On se rappelle la haute importance physiologique des centrosomes. Ils imposent sa direction à la segmentation cellulaire ; ils vont l'imposer à toute la prolifération qui remplira le développement embryonnaire et par là ils dessinent les contours de l'embryon. Comme nous le disions plus haut, ils exécutent le plan projeté dans chaque ovule et conduisent le développement embryonnaire vers la réalisation de la forme spécifique.

Ces faits admirables ne nous expliquent pas l'hérédité, mais ils nous mettent en présence de ses instruments matériels : la chromatine et les centrosomes. Par l'effet de l'émission des globules polaires et de la fécondation, l'ovule contient une part égale de la chromatine paternelle et de la chromatine maternelle, en sorte que les deux demi-germes qui se fondent en un seul pour former le premier noyau cellulaire du nouvel être, sont morphologiquement et quantitativement équivalents. Et il faut bien que cette équivalence soit indispensable, qu'elle constitue le fond même de la fécondation, puisque toutes les précautions sont prises pour l'assurer : la karyokinèse, la réduction de la chromatine et l'unicité du spermatozoïde. Et si maintenant on considère le rôle directeur et plastique des centrosomes, on voit bien que l'ovule fécondé est le dépositaire de la matière et de l'énergie évolutive léguées par les ascendants immédiats. Malheureusement la vision de ces choses merveilleuses n'en est pas l'explication. La science ne nous fait jamais connaître que des relations, des relations de quantité, d'espace et de temps ; son rôle est d'accroître le nombre des relations connues, et en ce qui touche la fécondation, il faut bien reconnaître qu'elle a rempli sa mission de la manière la plus brillante.

Quant à la raison des faits qui viennent d'être racontés, il faut bien avouer

qu'elle nous échappe. Pour en donner l'explication au sens de la logique, il
faudrait les rattacher à des faits plus simples, irréductibles et, bien entendu,
inintelligibles, autrement il n'y aurait plus de mystère, ce qui est contradictoire avec la limitation nécessaire de notre esprit. Dans cet ordre d'idées, on a
fait un certain nombre de tentatives et il existe plusieurs théories de l'hérédité.
Mais nous ne croyons pas devoir nous arrêter ici sur ces essais infructueux
autant qu'honorables. Ils ont pourtant le plus grand intérêt, parce qu'ils obligent à la méditation et il faut en lire le lumineux exposé dans le livre de
M. Yves Delage où l'auteur développe d'ailleurs sa propre théorie, celle des
causes actuelles. (*La structure du protoplasma, les théories de l'hérédité et les
grands problèmes de la biologie générale*, Reinwald éditeur, Paris, 1896.)

Des fécondations multiples. — Les fécondations multiples consistent
dans la fécondation de deux ou plusieurs ovules chez les espèces ordinairement
unipares, fécondation qui entraîne les gestations multiples. La plus fréquente
est la gestation gémellaire; on l'observe chez la femme dans la proportion de
1 p. 100. Les grossesses triples se voient dans la proportion de 1 p. 10 000 à
peu près, et quant aux grossesses quadruples et quintuples, elles sont excessivement rares.

Il n'existe pas de statistique pour les espèces animales, mais les gestations
gémellaires ne sont pas absolument rares chez la jument, et surtout chez la
vache, où on a également enregistré des faits de gestation triple, quadruple et
même quintuple.

De la superfécondation. — Il faut entendre par là le fait de deux ovules
appartenant à la même période d'ovulation et fécondés par des mâles différents.
C'est le cas des femmes qui accouchent d'un enfant blanc et d'un enfant nègre.
C'est aussi celui des juments qui, saillies dans la même journée par un étalon
et par un baudet, donnent naissance à un poulain et à un mulet. La superfécondation est relativement fréquente chez la chienne qui, dans la même portée,
peut donner naissance à des chiens de taille très inégale et appartenant à des
races absolument distinctes.

De la superfétation. — La superfétation serait la fécondation de deux
ovules n'appartenant pas à la même période d'ovulation. Elle suppose que,
contrairement à la règle, la gestation n'interrompt pas l'ovulation, que les
spermatozoïdes versés au moment du deuxième accouplement, ont pu traverser l'utérus gravide et rejoindre le second œuf, malgré la présence d'un
blastoderme. Bien que ces empêchements ne soient pas absolument irrémissibles,
la superfétation demeure un fait très invraisemblable et on n'en peut citer
aucun exemple authentique. Les documents qui pourraient être invoqués se
ramèneraient facilement, sans doute, à des faits de gestation double dans lesquels
les deux parts sont séparés par un intervalle plus ou moins long. Mais il ne
faut pas perdre de vue que l'échéance de la parturition n'a pas une fixité
absolue. Elle peut être retardée ou avancée, en sorte que l'écart qui sépare le
part avancé et le part retardé peut atteindre quatre-vingt à quatre-vingt-dix-
huit jours chez la vache et chez la jument.

CHAPITRE VI

DES PHÉNOMÈNES QUI SUIVENT IMMÉDIATEMENT LA FÉCONDATION

Le développement du nouvel être commence à l'instant même où l'ovule a subi les changements que lui impose la fécondation. Chez les mammifères, il remplit toute la durée de la vie intra-utérine et dans quelques espèces, il se poursuit même au delà de la naissance.

L'étude du développement embryonnaire appartient à l'embryologie, c'est-à-dire à une science distincte par son objet, d'une autonomie indiscutable et dont les vastes plans ne pourraient être enfermés, sans abus, dans les cadres de la physiologie. Nous n'avons à retenir dans l'étude du développement que les premiers épisodes, ceux-là mêmes qui nous permettent de suivre les relations nutritives de la mère et du fœtus et d'étudier les fonctions de celui-ci. Nous devons donc nous borner, au point de vue morphologique qui est celui de l'embryologie, à un minimum juste suffisant pour nous conduire à la physiologie du fœtus.

Dans cet ordre d'idées, nous étudierons successivement : 1° la segmentation du vitellus et la formation de la vésicule blastodermique ; 2° l'ébauche embryonnaire et la formation du troisième feuillet blastodermique ; 3° les premiers développements embryonnaires et l'origine des annexes du fœtus ; 4° les annexes.

I. — DE LA SEGMENTATION DU VITELLUS ET DE LA FORMATION DE LA VÉSICULE BLASTODERMIQUE.

La segmentation du vitellus est une prolifération cellulaire procédant des divisions successives de l'ovule fécondé et aboutissant à la formation de la vésicule blastodermique. Cette formation apparaît donc comme le fruit des premiers efforts du développement. Elle remplit trois phases : 1° la phase de la *morula* ; 2° la phase de la *blastula* ou de la vésicule blastodermique à un seul feuillet ; 3° la phase de la *gastrula* ou de la vésicule blastodermique à deux feuillets.

Ces différentes formations se constituent par des modes qui diffèrent avec la nature des ovules et il faut étudier leur genèse dans les œufs holoblastiques et alécithes, dans les œufs holoblastiques et myxolécithes et enfin dans les œufs hétéroblastiques (Voy. p. 1001).

De la segmentation du vitellus et de ses suites dans les œufs holoblastiques et alécithes (*amphioxus, échinodermes*). — a. *Formation de la morula.* — Ici la segmentation est totale et égale. L'ovule se divise d'abord en deux cellules filles selon un plan méridien passant par le lieu d'émission des globules polaires. La deuxième division a lieu suivant un méridien perpendiculaire au premier. Enfin une troisième division passe par le plan équatorial et porte ainsi à huit le nombre des cellules. Ce nombre va croissant en progression régulière et finalement la membrane vitelline contient une masse de cellules filles appelées *blastomères, globes de segmentation* ou *sphères de segmentation*. Leur ensemble revêt un aspect mûriforme qui lui a valu le nom de Morula (fig. 305).

b. *Formation de la blastula.* — Bientôt, la morula se creuse au centre

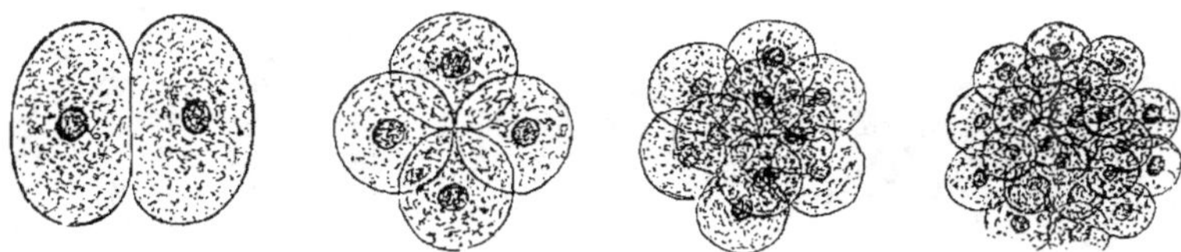

Fig. 305. — Segmentation du vitellus et formation de la morula dans un œuf à segmentation totale et égale (imité de Gegenbaur).

d'une *cavité de segmentation* (de Baer). Comme sous la poussée du liquide qui remplit cette cavité, les blastomères s'éloignent les unes des autres, prolifèrent et s'étalent sous la membrane vitelline où elles forment un revêtement d'une seule assise. C'est la blastula ou vésicule blastodermique à un seul feuille (fig. 306, A).

c. *Formation de la gastrula.* — Le feuillet unique de la blastula s'infléchit

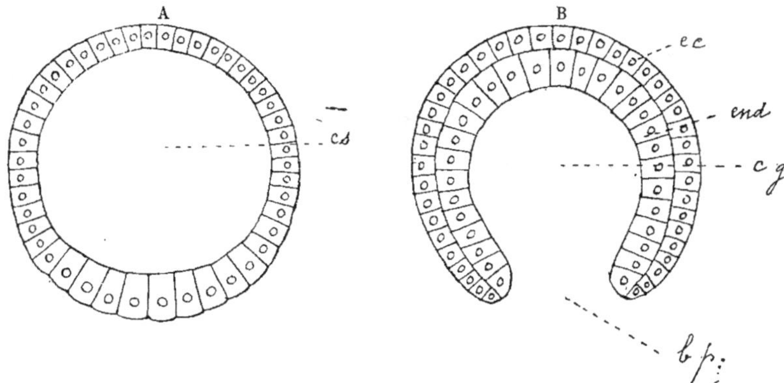

Fig. 306. — Blastula et gastrula d'un œuf d'*Amphioxus lanceolatus* (imité d'Hertwig).

cs, cavité de segmentation ; cg, cavité de la gastrula.

vers le centre par un de ses pôles et subit une invagination telle que l'une de ses moitiés vient s'adosser à l'autre moitié. L'ensemble figure une calotte sphérique à deux feuillets. Cependant, les cellules de la blastula prolifèrent transversalement et la calotte s'agrandissant, devient une sphère complète, réserve faite d'un petit orifice qui en interrompt la continuité et qu'on désigne sous le nom de *blastopore* (bp, fig. 306, B). La gastrula est achevée et comprend deux feuillets, l'ectoderme (ec) et l'endoderme (end). Ils sont en continuité l'un avec l'autre au niveau du blastopore, c'est-à-dire au niveau du repli primitif de l'invagination.

De la segmentation du vitellus et de ses suites dans les œufs myxolécithes (Batraciens, mammifères). — Ici la segmentation est inégale. après Van Beneden qui a bien étudié le phénomène sur la lapine, les deux

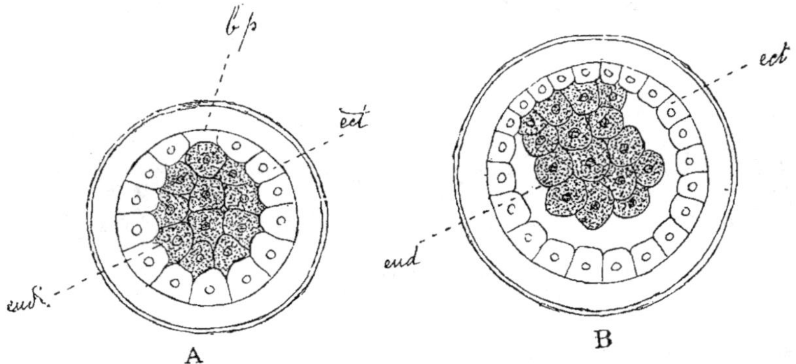

Fig. 307. — Morula et blastula du lapin, en voie de formation (imité de Van Bénéden).

premiers globes de segmentation constituent deux foyers distincts de prolifération, destinés à produire séparément l'endoderme et l'ectoderme. Cette spécia-

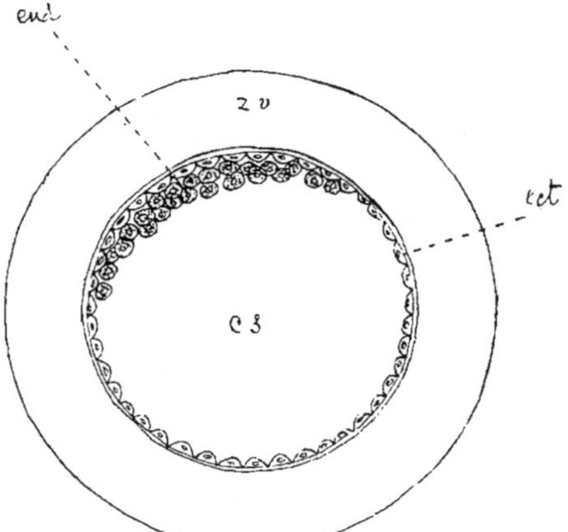

Fig. 308. — Blastula du lapin, soixante-dix à quatre-vingt-dix heures après la fécondation
(d'après Van Bénéden).

lisation primitive s'annonce même dans les deux premières cellules, avant toute manifestation d'activité, par des caractères spéciaux. Le *globe ectodermique* est plus grand et plus clair que le *globe endodermique* et celui-ci est chargé de granulations qui fixent énergiquement l'acide osmique. Ces différences trahissent, on le présume bien, l'inégale répartition du vitellus nutritif entre les deux premiers globes de segmentation. Conformément à la loi exposée plus haut

(p. 1001), la prolifération du globe ectodermique est plus active que celle du globe endodermique, en sorte que les cellules qui en procèdent, *les cellules animales*, débordent latéralement et forment une assise qui enveloppe bientôt la masse *des cellules végétatives* issues du globe endodermique. La formation qu'on a sous les yeux, à ce moment, est une morula formée par *épibolie* (recouvrement ou enveloppement) (fig. 307, A).

Cette morula ainsi constituée va franchir une étape et passer immédiatement à l'état de gastrula (fig. 307, B). Peu à peu, la cavité de segmentation s'agrandit

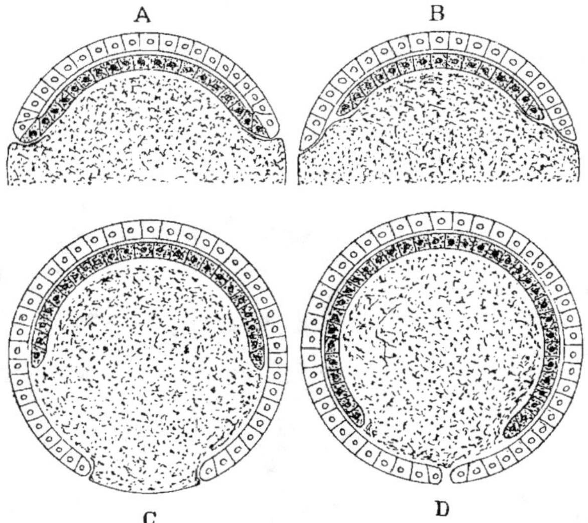

Fig. 309. — Formation de la blastula et de la gastrula dans l'œuf des vertébrés ovipares (schéma imité de M. Mathias Duval).

et refoule les cellules animales sous le feuillet superficiel où elles constituent un amas désigné par Van Beneden sous le nom de *gastrodisque* (fig. 308). Plus tard, il est vrai, les cellules du gastrodisque s'étalent en un seul feuillet sur la face interne de l'ectoderme et la gastrula est achevée.

De la segmentation du vitellus et de ses suites dans les œufs télolécithes (Oiseaux, reptiles, poissons, mollusques céphalopodes). — La figure 309 permettra de prendre une idée de ces phénomènes. La segmentation qui est toujours terminée au moment de la ponte, porte exclusivement sur la cicatricule, et la masse des blastomères prend la forme d'un disque interposé entre la membrane vitelline et le jaune. Les cellules animales sont superficielles et forment une assise unique reposant immédiatement sur les cellules végétatives. Une fissuration intervient qui s'étend jusqu'au bord de cette morula discoïdale et la transforme en blastula. Celle-ci est donc une vésicule aplatie, d'où son nom de *discoblastula*.

Quant à la discogastrula, elle se forme par l'épibolie du feuillet superficiel qui se sépare du feuillet profond et s'étend par son bord circulaire pour embrasser progressivement le jaune. Le feuillet profond suit une marche analogue quoique beaucoup moins rapide et il parvient à son tour vers le pôle opposé de l'œuf. Finalement, le jaune sera complètement enveloppé par un blastoderme à deux feuillets et la gastrula sera achevée. Sa cavité trouve ici une signification précise puisqu'elle renferme les provisions alimentaires de l'embryon et prend la valeur d'un intestin.

II. — APPARITION DE L'EMBRYON. — FORMATION DU MÉSODERME OU FEUILLET MOYEN.

Nous rechercherons ces premiers faits sur les œufs de poule qu'il est facile de se procurer, ce qui nous a permis de suivre les premiers développements embryonnaires.

Au moment de la ponte, le blastoderme est encore à l'état de discoblastula. Il mesure trois à quatre millimètres et ne comprend encore que deux feuillets. Dès les premières heures de l'incubation, il présente deux zones circulaires et concentriques : la zone transparente qui est au centre et la zone opaque formant un anneau périphérique (fig. 310).

Vers la quinzième heure, on

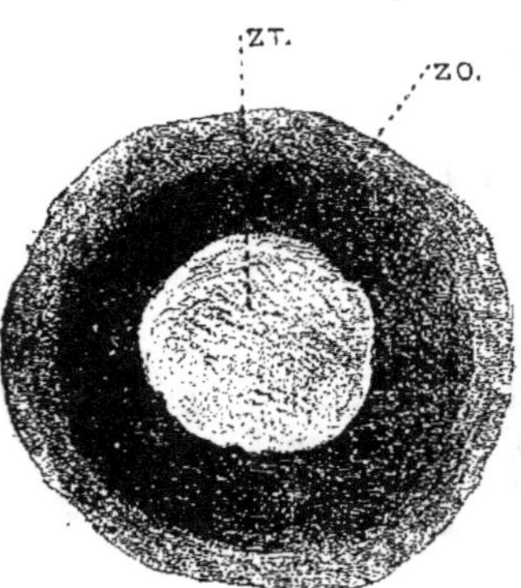

Fig. 310. — Blastoderme d'un embryon de poulet de la douzième heure.

ZT, zone transparente; ZO, zone opaque.

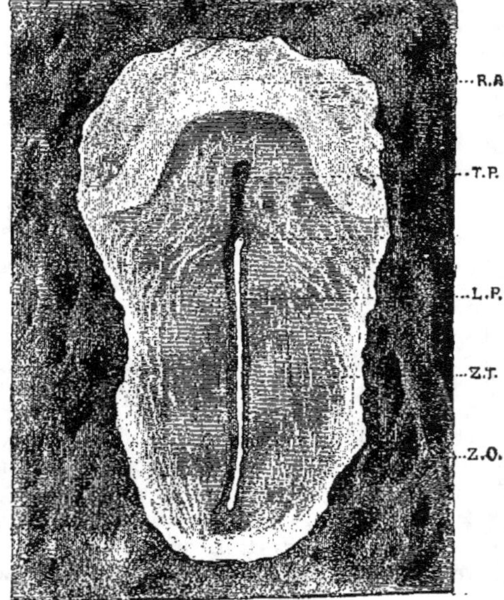

Fig. 311. — Embryon de poulet de la quinzième heure.

LP, ligne primitive; TP, prolongement céphalique de la ligne primitive; ZT, zone transparente; ZO, zone opaque; RAE, repli antéro-externe de His.

voit apparaître une formation linéaire placée sur l'axe de la zone transparente. C'est la *ligne primitive* ou *lame axile*. Sur les blastodermes examinés à plat (fig. 311) la ligne primitive prend l'apparence d'une gouttière (gouttière primitive) bordée par deux replis, *les replis primitifs*. Sur le blastoderme de la figure 311, elle semble se continuer en avant par une traînée noirâtre (*tp*) qu'on désigne sous le nom de *prolongement céphalique* de la ligne primitive.

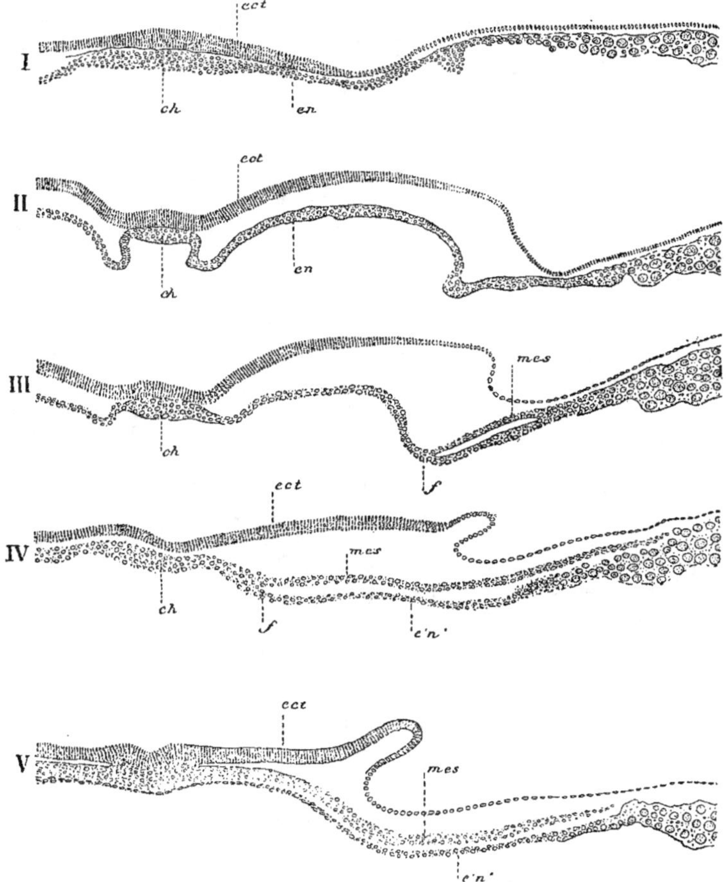

Fig. 312. — Coupes de l'embryon représenté dans la figure 311.

I, II, III, IV, coupes pratiquées d'avant en arrière, au niveau du prolongement céphalique de la ligne primitive ; V, coupe pratiquée à l'extrémité antérieure de la ligne primitive. — *en*, endoderme primitif ; *mes*, mésoderme résultant d'une fissuration de l'endoderme primitif et dont la limite interne *f* se déplace progressivement vers le plan médian ; *e'n'*, endoderme définitif ; *ect*, ectoderme ; *ch*, épaississement médian de l'endoderme, formant la corde dorsale.

Toutes ces apparences doivent être maintenant interprétées par l'étude des coupes transversales dont les images sont reproduites dans la figure 312. Elles nous font assister à l'apparition du feuillet moyen ou mésoderme. Au niveau de la dépression répondant à la gouttière primitive (V), l'ectoderme se confond avec le feuillet moyen nouvellement formé et les éléments de ce dernier sont tellement orientés qu'ils semblent procéder des cellules de l'ectoderme. On a donc pu admettre, et cette opinion a longtemps prévalu (Kœlliker), que chez les vertébrés supérieurs, le mésoderme est produit par la prolifération des cellules médianes de l'ectoderme. La ligne primitive serait ainsi le lieu de formation des cellules mésodermiques et nous pourrions nous borner à cette définition purement objective, car la recherche des homologies de la ligne primitive suppose des documents d'embryologie comparée qui ne sauraient trouver place ici. Mais en ce qui touche l'origine du feuillet moyen, l'interprétation de Kœlliker est erronée. On admet aujourd'hui que le mésoderme procède de l'endoderme et les coupes I, II, III, IV (fig. 312), pratiquées d'arrière en avant au niveau du prolongement céphalique de la ligne primitive, permettent, en effet, de se rendre compte de cette dérivation. En I et en II, l'endoderme encore simple, mérite le nom d'endoderme primitif (Mathias Duval); mais on voit que plus bas (III), ce feuillet subit une fissuration qui devient de plus en plus profonde dans les étages inférieurs (IV et V), en sorte qu'au niveau de la ligne primitive, le mésoderme résultant de cette fissuration (ou de ce bourgeonnement), s'est complètement isolé de l'endoderme.

Dès sa formation, le feuillet moyen s'étend latéralement et s'insinue entre les feuillets primitifs pour atteindre la zone opaque sur laquelle il empiétera progressivement dans les phases ultérieures.

Les trois feuillets dont nous venons de voir la formation auront dans la suite du développement des spécialisations très différentes. Le feuillet externe (ectoderme, épiblaste, feuillet sensoriel, feuillet corné) donne naissance au système nerveux central, à la rétine, au labyrinthe membraneux, au cristallin, à l'émail, et à toutes les productions épidermiques.

Le feuillet interne (endoderme, hypoblaste, feuillet muqueux, feuillet intestino-glandulaire) fournit l'épithélium de l'intestin et des glandes qui lui sont annexées, telles que le foie et le pancréas.

Le feuillet moyen (mésoderme) formera tous les autres tissus ou organes (tissus de substance conjonctive, endothéliums, muscles, cœur, vaisseaux, appareil génito-urinaire).

DES PREMIERS DÉVELOPPEMENTS EMBRYONNAIRES.

Premières spécialisations de l'ectoderme. Du sillon dorsal. — Le sillon dorsal, ébauche du système nerveux central, se dessine clairement déjà sur des embryons de poulet de la vingtième heure (fig. 313). Il est placé sur le prolongement de la ligne primitive avec laquelle on le confondait autrefois. Sa disposition réelle se dessine bien sur la figure 314 reproduisant une coupe transversale passant par sa région moyenne. On voit que le sillon dorsal se constitue par un épaississement de l'ectoderme qui se relève de chaque côté du plan médian formant une cuvette limitée par deux parois, *les lames médullaires*. Au niveau de leur union avec le reste de l'ectoderme, celles-ci subissent une inflexion encore peu marquée et donnant lieu aux *bourrelets ou replis médullaires*.

Du tube neural. — Dans les phases suivantes, les lames médullaires se relèvent, les bourrelets se soudent, l'ectoderme rétablit sa continuité et le sillon dorsal prend la forme d'un tube fermé. C'est le tube neural. Les images de la figure 316 permettent d'assister aux premières phases de ce processus très simple ; elles reproduisent une série de coupes transversales exécutées sur un embryon de la trente-sixième heure, comme celui qui est représenté dans la figure 315. Ici, les bourrelets médullaires se touchent presque et sont sur le point de se souder dans la région antérieure de

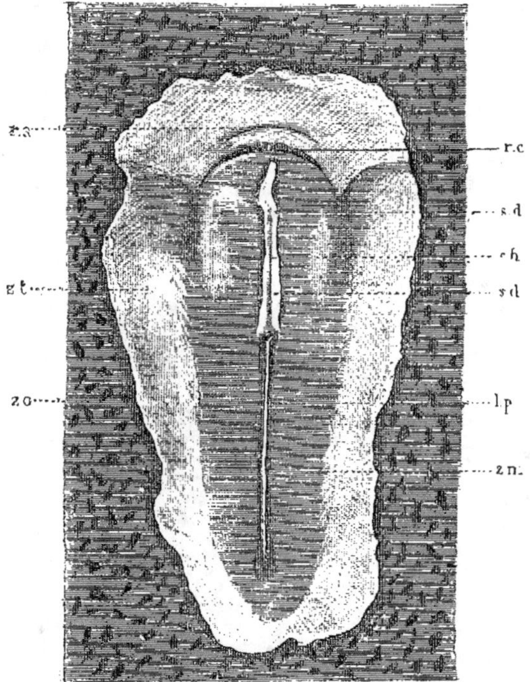

Fig. 313. — Embryon de poulet de la vingtième heure. Ébauche du système nerveux central.

sd, sillon dorsal ; *ch*, corde dorsale ; *zt*, zone transparente ; *zo*, zone opaque avec ses îlots vasculaires qui lui donnent un aspect marbré ; *zm*, zone marginale ; *rc*, repli céphalique ; *ra*, repli amniotique.

l'embryon. La soudure est faite à la quarantième heure et en regardant les figures 317, 318 et 319, on peut assister à l'occlusion définitive du tube neural. La même série permet d'assister à la rétrogression progressive de la ligne primitive, et de constater que cette formation est complètement étrangère à l'évolution du système nerveux central.

Ces diverses images nous seront l'occasion de signaler les premières différenciations du tube neural où on distingue déjà les ébauches distinctes de l'encéphale et de la moelle. L'encéphale se dessine sous la forme de trois dilatations ampullaires constituant les trois premières vésicules cérébrales. On y peut voir aussi les bourgeons poussés par la première vésicule cérébrale pour donner naissance aux vésicules optiques dont la figure 320 montre les véritables relations. Quant aux vésicules auditives, elles naissent de l'ectoderme, comme on peut le voir dans la figure 321. Nous constatons ainsi incidemment l'origine ectodermique de la rétine et du labyrinthe membraneux ; mais nous sortirions de notre sujet en allant au delà de ces constatations.

Premières spécialisations du mésoderme. De la corde dorsale. — Dans le plan médian et en avant du sillon dorsal, la série des figures précédentes montre la section d'une tige centrale à contours elliptiques et interposée entre les deux feuillets superficiels. C'est la corde dorsale ou notocorde. Il y faut voir l'ébauche d'un squelette provisoire chez les vertébrés supérieurs, mais définitif et permanent chez l'amphioxus. La corde dorsale occupe l'axe de la tige que formera plus tard la série des corps vertébraux. Elle sera donc englobée dans l'édification du squelette. Mais, tout en se laissant submerger dans les formations nouvelles, elle conserve énergiquement son autonomie et poursuit une évolution indépendante. Elle s'entoure d'une enveloppe anhiste et les éléments mésodermiques dont elle est formée actuel-

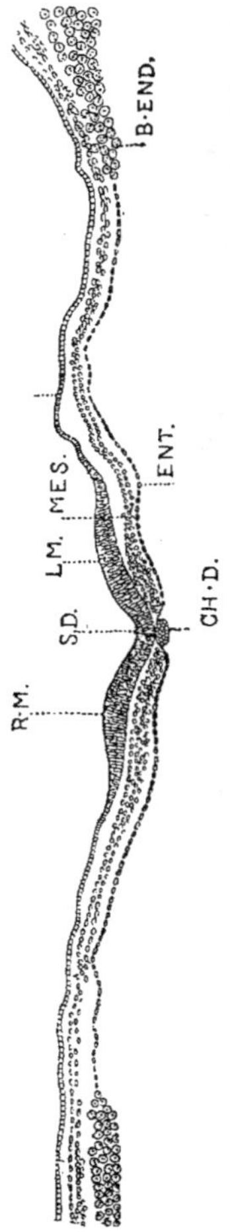

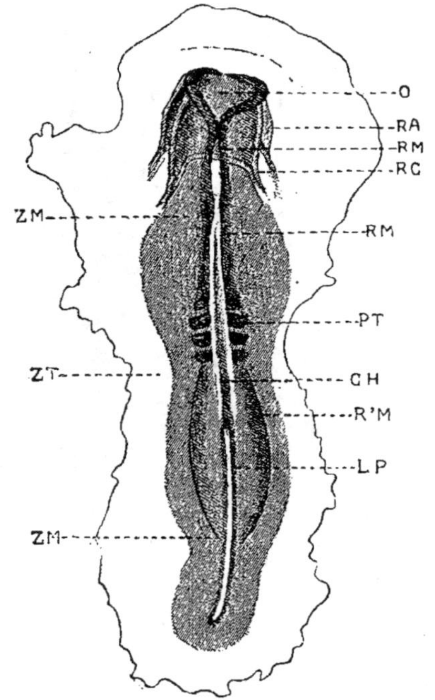

Fig. 314. — Coupe de l'embryon représenté dans la figure 313.

SD, sillon dorsal; LM, lames médullaires; RM, replis médullaires; CH, corde dorsale; MES, mésoderme; ENT, endoderme, se continuant avec le bourrelet endodermique (B. END).

Fig. 315. — Embryon de poulet de la **trente-sixième** heure.

RP, replis médullaires, limitant latéralement le sillon dorsal; CH, corde dorsale; O, orifice antérieur du **tube** neural incomplètement fermé; LP, ligne primitive; PT, protovertèbres.

lement se spécialisent pour devenir identiques aux cellules qui caractérisent le tissu conjonctif hyalin. C'est sous cette forme qu'on la trouve englobée dans le noyau cartilagineux du corps des vertèbres. Plus tard, elle est morcelée et on n'en trouve plus que des vestiges au niveau des ménisques intervertébraux.

La corde dorsale, au moins dans les préparations que nous avons dessinées, paraît résulter d'une différenciation *in situ* du feuillet mésodermique. Mais les embryologistes la considèrent comme provenant de l'endoderme, par involution.

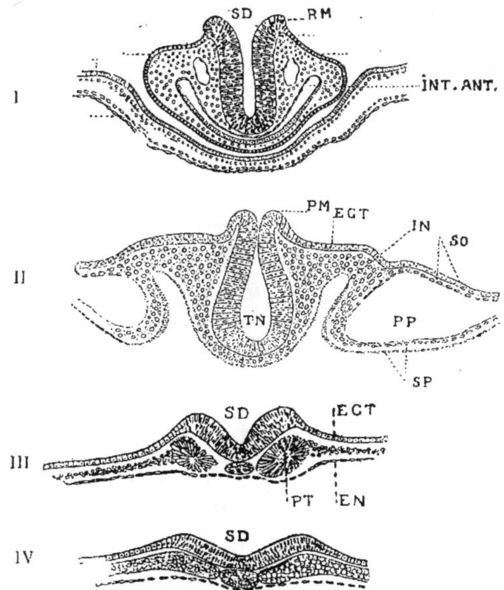

Fig. 316. — Coupes de l'embryon représenté dans la figure 315.

En I et II, au niveau de l'extrémité céphalique ; en III, au niveau des protovertèbres ; en IV, immédiatement au-dessous. Les replis médullaires sont sur le point de se souder dans la région céphalique (II).

D'ailleurs, les faits exposés antérieurement et représentés dans les figures 311 et 312, montrent bien que la corde dorsale se constitue chez le poulet par l'épaississement de l'endoderme primitif (*ch*, I, II, III, IV, fig. 312), et se trahit sur le blastoderme par la formation désignée sous le nom de prolongement céphalique de la ligne primitive.

Fissuration du mésoderme. Protovertèbres. Lame cellulaire intermédiaire. — Mais la corde dorsale est la moindre des nouveautés qui se dessinent dans le mésoderme. Au moment même de l'apparition du sillon dorsal, le feuillet moyen subit en effet une modification considérable par l'importance des faits qui en sortiront. Il se partage en deux lames parallèles à sa surface et séparées primitivement par un très faible intervalle, la fente *pleuro-péritonéale*. Cet intervalle grandissant devient la *cavité pleuro-péritonéale* ou *cœlome interne*. Il représente l'ébauche des grandes cavités splanchniques, et pour s'en faire tout d'abord une idée précise, il faut jeter les yeux sur la figure 322.

Les faits reproduits dans cette figure ont d'ailleurs un autre intérêt. Ils nous montrent que la fente pleuro-péritonéale s'arrête à quelque distance du plan médian et qu'ainsi on peut distinguer dans le mésoderme, en allant de dedans en dehors : 1° les *protovertèbres ;* 2° la *lame cellulaire intermédiaire ;* 3° les *lames latérales*, celles-là mêmes qui subissent le clivage mésodermique. Les lames latérales ont, au point de vue où nous nous plaçons dans ces préliminaires, une importance prédominante, et pour leur réserver toute l'attention qu'elles méritent, nous achèverons immédiatement ce que nous avons à dire sur les autres formations.

Les protovertèbres sont autant de petites masses cubiques disposées régulièrement de chaque côté du plan médian. Sur les vues à plat du blastoderme, elles affectent l'apparence de taches sombres à contours régulièrement quadrilatères. Elles sont constituées par des cellules mésodermiques groupées en séries radiales autour d'une cavité centrale (fig. 322). Les protovertèbres apparaissent de bonne heure et dès la trente-sixième heure on en peut voir deux ou trois paires sur l'embryon du poulet.

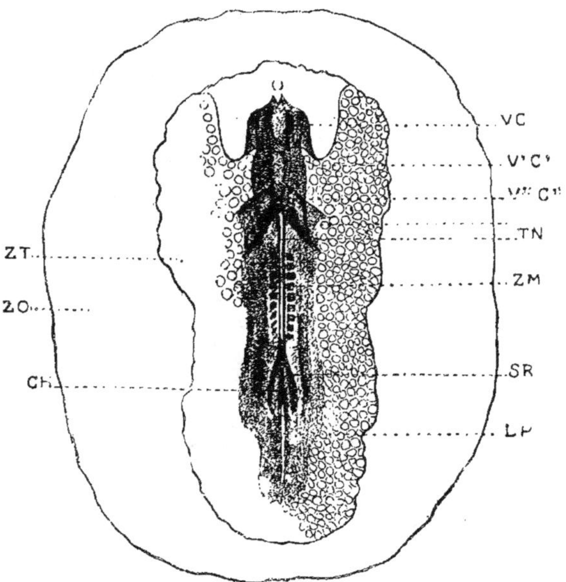

Fig. 317. — Embryon de la quarantième heure; tube neural complètement clos, sauf à ses deux extrémités.

En VC, V'C', V"C", les trois premières vésicules cérébrales. Les autres lettres ont la même signification que dans les figures précédentes.

Leur nombre va croissant à partir de ce moment et on en peut suivre le développement dans la série des figures 315, 317, 318 et 319. Ce nombre ne dépasse d'ailleurs jamais celui des futures vertèbres, mais il ne faudrait pas en inférer qu'elles représentent l'ébauche des vertèbres. En réalité, elles précèdent seulement ces organes qui seront l'objet d'une différenciation nouvelle et spéciale. Les protovertèbres, en effet, ne gardent pas leurs contours précis, elles se fondent les unes avec les autres, d'avant en arrière et d'un côté à l'autre au point de former une masse homogène qui enveloppe le névraxe de toutes parts et englobe la notocorde (fig. 323). C'est dans cette masse homogène que s'installera plus tard le processus de l'ossification vertébrale et qu'apparaîtront les premiers noyaux cartilagineux. Au cours de ce remaniement des protovertèbres, il est une formation qui demeure distincte et autonome parce qu'elle est appelée à une évolution très particulière, c'est la *lame musculaire* (LM), c'est-à-dire le foyer originel d'où procéderont ultérieurement tous les muscles de la région spinale.

La *lame cellulaire intermédiaire* ne prend sa signification que si on l'examine sur des coupes d'embryon au troisième ou au quatrième jour (fig. 324). On voit alors qu'elle fait saillie dans la cavité pleuro-péritonéale dont elle constitue le plafond. Ces images ne s'observent d'ailleurs que dans la région qui sera occupée plus tard par le rein et par les glandes sexuelles. C'est dire implicitement que la masse cellulaire intermédiaire représente l'ébauche du rein primitif et des glandes génitales. Elle est limitée du côté du cœlome par un épithélium cubique dont l'importance deviendra plus tard considérable. Dès ce moment, il produit par involution les premiers tubes

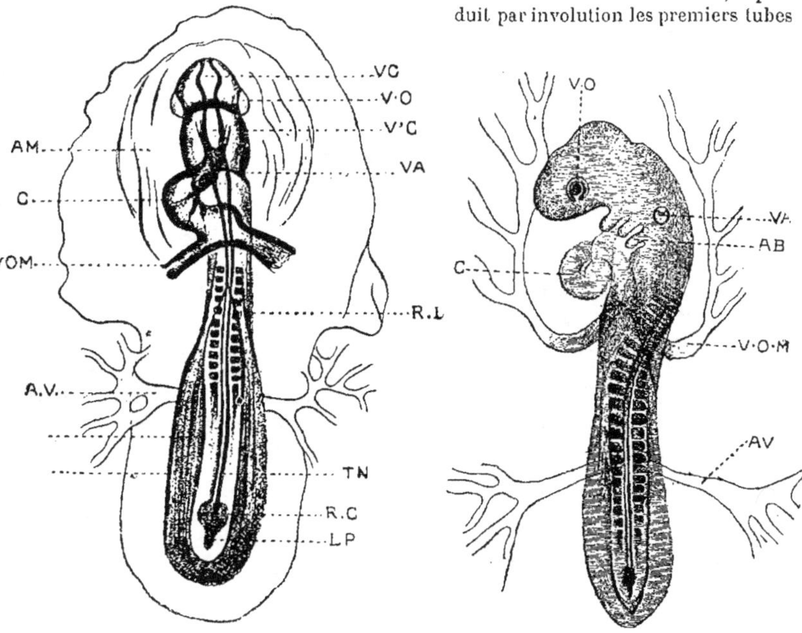

Fig. 318. — Embryon de poulet de la cinquante-sixième heure (*).

Fig. 319. — Embryon de poulet du troisième jour (**).

(*) VO, vésicules optiques ; VA, vésicules auditives ; C, cœur tubuleux ; VOM, veines omphalo-mésentériques ; AV. artères vitellines ; TN, tube neural complétement clos ; RC, renflement caudal ou tête de la ligne primitive (LP). (Pour les autres lettres, même signification que dans les figures précédentes.)

(**) AB, arcs branchiaux. (Pour les autres lettres, même signification que dans les figures précédentes.)

wolfiens qui se dessinent sur les coupes transversales. Sur des embryons plus âgés (fig. 323) la spécialisation se complète et la sphère urinaire se distingue nettement de la sphère génitale. Celle-ci se dessine sous la forme de deux saillies symétriques touchant au plan médian et forme dès ce moment l'*éminence génitale*. L'épithélium qui couvre cette formation se fait remarquer par des caractères nouveaux qui lui ont valu le nom d'*épithélium germinatif* (EG). La caractéristique de cet épithélium réside dans la présence de grosses cellules sphériques interposées aux cellules de l'épithélium cubique et connues sous le nom d'*ovules primordiaux*. Au moment de son apparition, l'éminence génitale est dépourvue de toute détermination sexuelle ; elle est et demeurera longtemps encore, dans un état de complète indifférence et il serait curieux de la voir se déterminer en un sens ou en l'autre, d'assister en un mot à la genèse du testicule et de l'ovaire. Mais ce serait entrer dans le domaine de l'organogénie pure et sortir du programme restreint que nous nous sommes imposé (1). Revenons maintenant à l'étude des faits qui se déroulent à partir de la fissuration du mésoderme.

De la somatopleure et de la splanchnopleure. — Les deux lames mésoder-

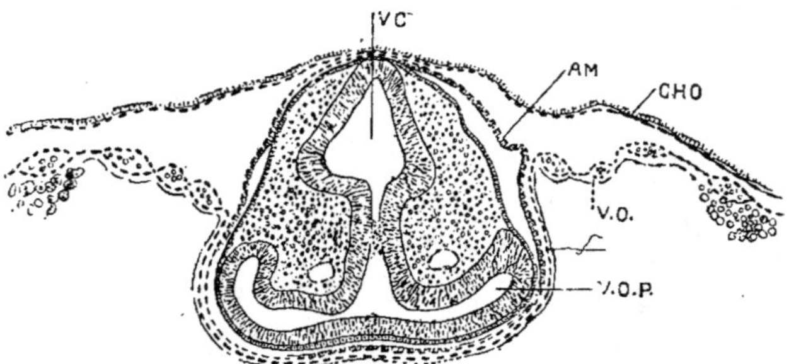

Fig. 320. — Coupe de l'embryon représenté dans la figure 318.

Elle passe par les vésicules optiques VOP qui se constituent par un bourgeonnement de la vésicule cérébrale antérieure (VC). AM, amnios ; CHO, chorion ; VO, aire vasculaire de la vésicule ombilicale.

miques séparées par le clivage du mésoderme, portent des désignations spéciales qui rappellent leur destinée ultérieure. La lame superficielle constitue la *lame musculo-cutanée* et servira à former les muscles, le squelette et le tissu conjonctif des parois latérales du corps ; la seconde, désignée sous le nom de *lame fibro-intestinale*

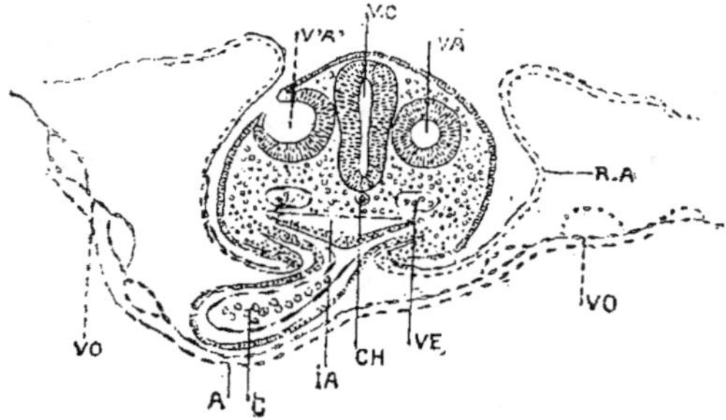

Fig. 321.

VA, vésicule auditive (ou labyrinthe primitif) séparée de l'ectoderme ; V'A', vésicule auditive en continuité avec l'ectoderme ; VC, vésicule cérébrale moyenne ; IA, intestin antérieur ; RA, repli amniotique (somatopleure extra-embryonnaire) ; C, cœur ; VE, veines cardinales antérieures.

formera le mésentère, la tunique charnue de l'intestin et le derme de la muqueuse intestinale.

Mais dans toute la suite de leur évolution, les deux lames que nous étudions resteront étroitement solidaires des feuillets blastodermiques adjacents qui leur forment un véritable revêtement épithélial. Il en résulte des formations complexes qui ont été très heureusement désignées par Balfour. La lame musculo-cutanée tapissée de l'ectoderme

____

(1) Notre discrétion n'est pas sans quelque mérite, puisqu'elle nous enlève le plaisir de résumer nos recherches et d'exposer nos vues personnelles sur le développement des glandes génitales. (C. R. *Soc. biologie*, 1885, 1886, 1887 et 1888.)

constitue la *somatopleure* (fig. 324, SOM), expression qui résume toute la fonction de
cette ébauche. De même, la lame fibro-intestinale, avec son revêtement endodermique

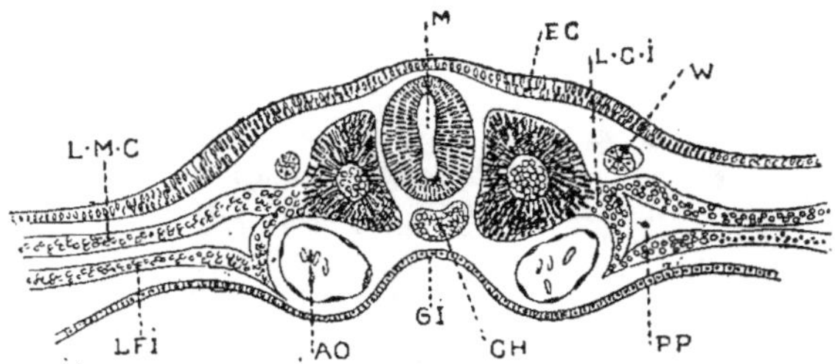

Fig. 322. — Coupe de l'embryon représenté dans la figure 318.

PP, cavité pleuro-péritonéale résultant de la fissuration du mésoderme; L.C.I, lame cellulaire intermédiaire se continuant en dedans avec la protovertèbre; L.M.C., lame musculo-
cutanée; L.F.I, lame fibro-intestinale; GI, gouttière intestinale.

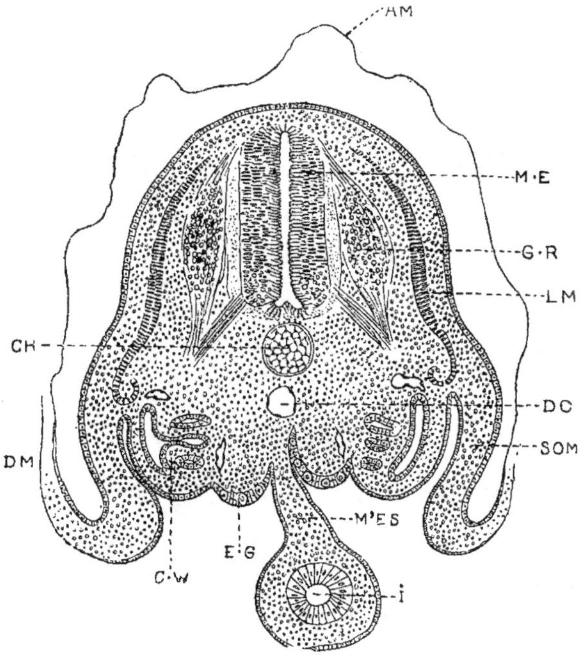

Fig. 323. — Coupe transversale d'un embryon du quatrième jour.

M.E, moelle épinière; G.R, ganglions rachidiens; CH, corde dorsale noyée dans le mésoderme; LM, lame musculaire; C.W, corps de Wolff; E.G, épithélium germinatif, recouvrant
l'éminence génitale; AM, amnios; SOM, somatopleure; AO, aorte primitive; I, intestin attaché au mésentère (M.E.S.).

dont elle ne se séparera plus, constitue la splanchnopleure (fig. 324, SPL) et formera
les parois de tous les viscères creux (intestin, vessie, cœur).

Pour le moment, ces deux lames s'étendent au delà de l'embryon ; elles inclinent à envelopper et envelopperont complètement le jaune chez les vertébrés ovipares, ou son équivalent chez les mammifères. En un mot, le blastoderme tout entier comprendra ces deux formations essentielles : la somatopleure et la splanchnopleure. Il y a donc lieu, dès à présent, de distinguer pour chacune d'elles, une région embryonnaire et une région extra-embryonnaire.

Des replis de l'embryon. — Dès son apparition, l'embryon affecte la disposition d'une sorte de bouclier couché à plat sur le vitellus nutritif et continué par ses bords avec le reste du blastoderme. Mais cette attitude est fort instable et dès les premières

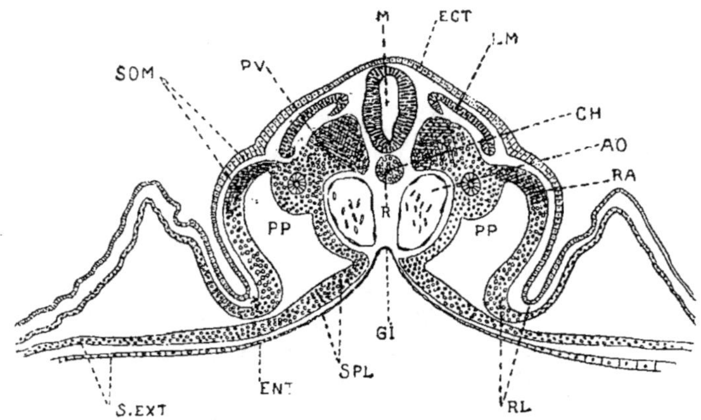

Fig. 324. — Coupe d'un embryon du troisième jour, pratiquée au niveau de la région moyenne des protovertèbres.

SOM, somatopleure embryonnaire formant le repli latéral RL qui limite la cavité pleuro-péritonéale (PP); RA, repli amniotique ; SPL, splanchnopleure ; S.EXT., splanchnopleure extra-embryonnaire.

heures, l'embryon s'infléchit sur ses bords et forme un repli dont l'amplitude va croissant d'avant en arrière. On est ainsi conduit à distinguer le repli céphalique, le repli latéral et le repli caudal.

Le *repli céphalique* est très hâtif, car on le voit se dessiner dès la vingtième heure chez le poulet (fig. 313, *rc*). A la trente-sixième heure, il est très accentué et on peut voir sur la figure 315 (RC), qu'il intéresse également la somatopleure et la splanchnopleure. Quoi qu'il en soit, il réalise un cul-de-sac, une sorte de cæcum dont les parois se dessinent bien sur une coupe transversale, immédiatement en avant du sillon dorsal. C'est l'*intestin antérieur* (fig. 316). Le *repli caudal* réalisera une disposition analogue et constituera l'*intestin postérieur*. Quant aux replis latéraux, ils circonscrivent pour le moment la *gouttière intestinale* (*g i*, fig. 324).

On voit ainsi que l'embryon incline à prendre la disposition d'une pantoufle ou mieux d'un sabot dont la cavité circonscrit l'intestin primitif et s'ouvre sur le jaune par un orifice qui est l'*ombilic*.

Or, la somatopleure et la splanchnopleure jouent un rôle considérable dans la formation des replis dont on vient de voir l'esquisse. Mais elles n'y prennent pas une part égale et lorsque la splanchnopleure s'incurve pour limiter la gouttière intestinale, la somatopleure ralentit son mouvement pour circonscrire la cavité pleuro-péritonéale

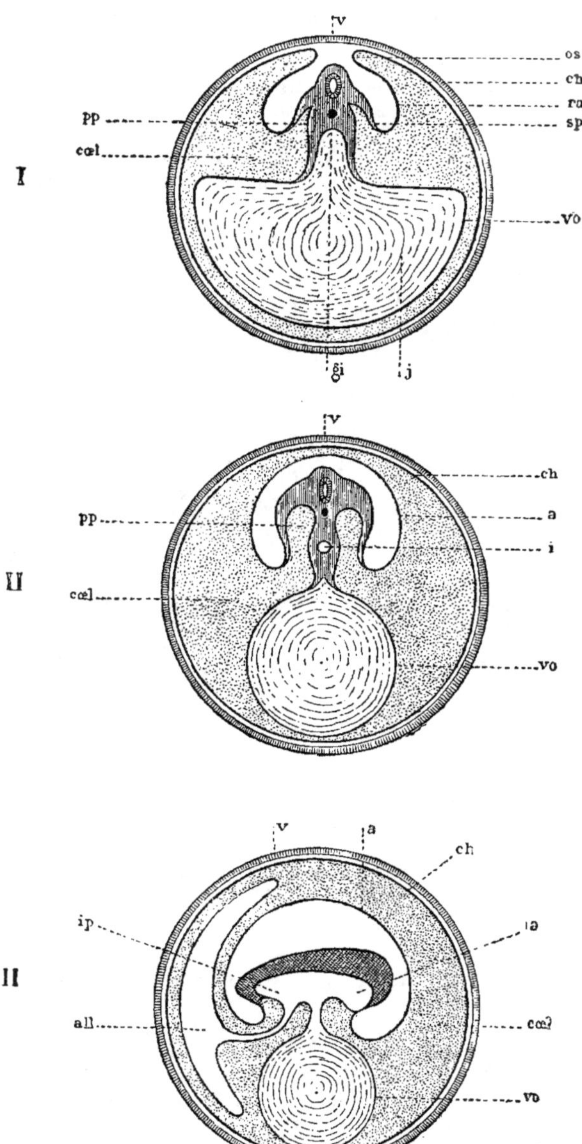

Fig. 325. — Schéma des enveloppes du fœtus.

vo, vésicule ombilicale en continuité avec la splanchnopleure qui forme les parois de la gouttière intestinale; *spl*, somatopleure s'infléchissant pour former l'amnios ; *os*, ombilic supérieur (ciconscrit par le repli amniotique); *a*, amnios; *ch*, chorion; *all*, allantoïde; *ip*, intestin postérieur; *ia*, intestin antérieur; V, membrane vitelline.

**De la somatopleure et de la splanchnopleure extra-embryonnaires. —
Ébauches des annexes du fœtus.** — Les incurvations diverses de l'embryon qui
viennent d'être étudiées sont accompagnées de mouvements corrélatifs qui entraînent
les deux grandes lames du blastoderme extra-embryonnaire et aboutissent à l'ébauche
des enveloppes du fœtus, l'amnios, le chorion, la vésicule ombilicale et l'allantoïde.
L'amnios et le chorion dérivent de la somatopleure extra-embryonnaire. La vésicule
ombilicale est une expansion de la splanchnopleure qui se réfléchit au niveau de
l'ombilic pour embrasser le jaune. Enfin, l'allantoïde procède d'un bourgeonnement

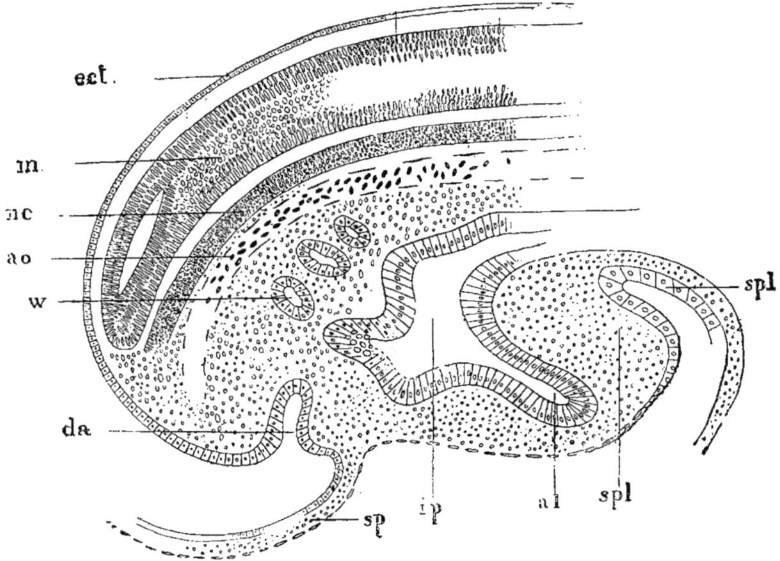

Fig. 326. — Origine de l'allantoïde. — Coupe longitudinale d'un embryon de poulet
du quatrième jour.

ect, ectoderme ; *m*, moelle épinière ; *ao*, aorte; *w*, tubes du corps de Wolff ; *spl*, *spl*, splanchnopleure formant le repli caudal et limitant l'intestin postérieur (*ip*) ; *al*, ébauche de l'allantoïde poussée par l'intestin postérieur; *sp*, somatopleure extra-embryonnaire formant l'amnios ; *da*, dépression anale.

poussé par la splanchnopleure aux dépens des parois du repli caudal. Mais pour faire
saisir convenablement ces différents processus, il est indispensable de recourir à des
représentations schématiques.

La figure 325 montre l'expansion que subit la splanchnopleure pour envelopper le
jaune et constituer ainsi la vésicule ombilicale, laquelle communique largement avec
la gouttière intestinale. La même figure (I) montre que l'amnios se constitue par une
double inflexion de la somatopleure. Celle-ci (*spl*) se réfléchit une première fois en
haut et en dehors, puis une seconde fois (*os*), en bas et en dehors, pour se continuer avec le reste de la somatopleure extra-embryonnaire qui tapisse la face interne
de la vitelline. La ligne de réflexion répond, à proprement parler, au repli amniotique.
A ce moment du développement, elle borde un orifice appelé parfois ombilic supérieur. Mais cette disposition est transitoire; les replis amniotiques marchent l'un vers
l'autre, se soudent et l'amnios se ferme complètement (II). Par corrélation, la portion

sous-vitelline de la somatopleure extra-embryonnaire s'isole à son tour et constitue désormais l'ébauche du chorion (*ch*).

Dans les figures qui précèdent (325, I et II) on n'a pas tenu compte de l'allantoïde qui a été schématisée en III sur une coupe longitudinale. Elle se constitue, comme on voit, par un bourgeon creux émané de la paroi inférieure de l'intestin postérieur et poussé dans la cavité du cœlome externe où elle affectera une disposition variable. Chez les oiseaux, elle va s'étaler sur les parois de la chambre à air. Chez les mammifères, elle subordonne son développement et sa direction à la disposition du placenta. Cette orientation s'explique, si on réfléchit que l'allantoïde est un organe chargé de porter les vaisseaux ombilicaux, d'en soutenir le développement et d'en conduire les dernières ramifications vers le placenta où elles doivent se distribuer. Mais il ne faut pas anticiper autrement sur ces choses et pour en finir avec l'ébauche de l'allantoïde, nous renverrons à la figure 326 qui en montre l'origine réelle, sur un embryon de poulet du quatrième jour.

DES ANNEXES DU FŒTUS ET DU PLACENTA.

Dès que nous sommes informés sur l'origine des enveloppes fœtales, la forme et les raisons embryologiques de leurs relations générales avec le fœtus, nous avons plus de liberté pour les étudier maintenant au point de vue de l'anatomie descriptive et en rechercher les dispositions concrètes dans les principales espèces domestiques.

Du chorion. — Le chorion constitue l'enveloppe externe de l'œuf. Chez les espèces unipares, il remplit l'utérus gravide et en reproduit exactement la forme. Il affecte donc la disposition d'un sac membraneux pourvu d'un corps et de deux cornes inégales, à moins que la gestation ne comporte deux fœtus, comme cela a lieu parfois chez la brebis. Dans les espèces multipares telles que le porc, le chorion a la forme d'un sac sphérique ou ovoïde.

La face externe du chorion est en rapport immédiat avec la muqueuse utérine. Elle porte les villosités placentaires dont le siège, la forme et les rapports avec le placenta maternel sont très variables. Chez les solipèdes et les suidés, ces villosités très vasculaires couvrent toute la surface du chorion (placenta diffus). Chez les ruminants, elles forment des touffes distinctes, assez régulièrement disséminées et répondant à la distribution des cotylédons utérins (placenta cotylédonaire). Chez les rongeurs et les carnassiers, le chorion est complètement chauve, sauf au niveau du placenta et nous aurons à voir ses dispositions réelles à ce niveau. La face interne du chorion a des rapports variables. Chez les solipèdes, elle ne touche qu'à l'allantoïde avec laquelle elle adhère de la manière la plus solide. Dans les autres espèces, elle est en rapport avec l'amnios et avec l'allantoïde dont elle se sépare facilement.

Nous n'avons pas à insister beaucoup sur la structure du chorion qui, par son origine même, est nécessairement formé des deux feuillets qui composent la somatopleure. Il comprend donc un derme riche en cellules conjonctives anastomosées et un épithélium formé d'une seule assise de cellules reposant sur sa face externe. M. Dastre a décrit dans le derme, sous le nom de *plaques choriales*, des réserves de phosphate tribasique de chaux destinées à l'ossification du squelette. Chez les solipèdes, ces provisions minérales sont distribuées de manière à dessiner un réseau fort irrégulier.

Le chorion est encore décrit sous le nom de chorion secondaire ou définitif par opposition à un chorion primitif qui serait représenté par la membrane vitelline. Il est vrai que cette membrane persiste assez longtemps et que pour assurer l'union de l'ovule avec l'utérus, elle pousse des villosités anhistes qui s'enfoncent dans la muqueuse utérine ; mais son rôle est très éphémère et, d'autre part, elle n'a aucun lien embryologique avec le véritable chorion.

De l'amnios. — L'amnios forme la deuxième enveloppe de l'œuf; il a la forme d'un sac inclus dans le sac chorial et enfermant lui-même le fœtus. Au niveau du cordon ombilical, il se replie pour se continuer avec la peau de ce dernier par l'intermédiaire de la gaine tégumentaire qui enveloppe ce même cordon. Par sa face externe, il est en rapport, soit avec l'allantoïde seulement, comme chez les solipèdes, soit avec l'allantoïde et le chorion, comme chez les autres espèces.

De même que la somatopleure dont il n'est qu'une spécialisation, l'amnios comprend un derme dont les éléments conjonctifs sont associés à quelques fibres musculaires lisses et un épithélium simple, réserve faite de certains points où les cellules se stratifient pour former des masses blanchâtres saturées de glycogène.

Du liquide amniotique. — La cavité de l'amnios contient un liquide assez abondant, mais dont le volume va décroissant au fur et à mesure que le fœtus grandit. Le liquide amniotique est une solution très diluée contenant 99 p. 100 d'eau, un peu d'albumine, des sels, de l'urée et du sucre.

De l'allantoïde. — Le bourgeon creux que nous avons vu procéder de l'intestin postérieur, produit, par son développement, un sac qui remplit une grande partie du cœlome externe. Mais avant de s'épanouir dans cette cavité, il offre, dès son origine, une dilatation qui n'est pas autre chose que la vessie. Ce dernier organe se constitue, en effet, par une spécialisation de l'allantoïde, un renflement ampullaire qui, chez le fœtus, s'étend jusqu'à l'ombilic. Au delà, la cavité allantoïdienne prend la forme d'un canal, le canal de l'*ouraque*, qui est enfermé dans le cordon ombilical. C'est à l'extrémité de ce cordon que l'allantoïde devenue libre s'épanouit dans le cœlome où elle affecte une disposition variable. D'une manière générale, elle prend la disposition d'une membrane séreuse dont le feuillet pariétal est en rapport avec le chorion et dont le feuillet viscéral est en rapport avec l'amnios.

Mais la forme réelle de l'allantoïde est subordonnée à celle du placenta sur lequel elle a dû venir s'étaler pour apporter les ramifications terminales des artères ombilicales. A ce point de vue, on pourrait la définir un sac conique ayant son sommet à l'ombilic et sa base sur le placenta. Si on la développe par l'insufflation, elle prend une forme variable. Chez les ruminants, les carnivores, les rongeurs, elle dessine une ancre de vaisseau. Chez les solipèdes, sa disposition est toute particulière ; elle remplit tout le cœlome externe et se dispose très exactement à la manière d'une séreuse. Son feuillet pariétal *tapisse tout le chorion* auquel elle adhère intimement, sauf au niveau des vaisseaux. Son feuillet viscéral *tapisse tout l'amnios* dont on peut le détacher assez facilement.

Du liquide allantoïdien. — Le liquide enfermé dans la cavité de l'allantoïde, transparent et incolore au début de la gestation, prend peu à peu une teinte ambrée qui le rapproche de l'urine. Comme le liquide amniotique, il contient de l'albumine, de l'urée, des sels et du glycose en très faibles proportions.

De la vésicule ombilicale. — La vésicule ombilicale ne remplit chez les mammifères qu'un rôle passager et provisoire. Aussi se réduit-elle à une petite poche fusiforme située dans le cœlome externe, vers l'extrémité du cordon ombilical. Elle reste reliée longtemps à l'intestin grêle par un canal étroit logé dans ce même cordon. Elle s'atrophie à la fin de la gestation, au point que sa cavité disparaît entièrement; mais elle reste toujours très vasculaire, ce qui lui donne une couleur rougeâtre.

Du cordon ombilical. — Il est formé essentiellement par les vaisseaux de la circulation placentaire, les artères et les veines ombilicales. Il comprend deux régions : la région amniotique, et la région allantoïdienne. La première tordue sur elle-même est embrassée par la gaine tégumentaire qui établit la continuité de l'amnios et de la peau du fœtus. La région allantoïdienne, plus courte que la précédente, est recouverte par l'extrémité inférieure de l'ouraque qui occupe toute l'étendue de la première.

Les organes embrassés dans le cordon ombilical sont soutenus par un tissu conjonctif muqueux qui a l'aspect d'une gelée transparente et qu'on désigne sous le nom de gelée de Warthon. Ce tissu conjonctif se répand dans le cœlome externe où il s'interpose entre l'allantoïde d'une part, l'amnios et le chorion d'autre part. C'est là qu'il a été décrit par Dastre sous le nom de tissu conjonctif interannexiel.

Des enveloppes de l'œuf chez l'homme. — Dans l'espèce humaine, les enveloppes du fœtus offrent quelques particularités qu'il est bon de signaler sommairement. Et d'abord, elles se complètent par une formation qui émane de la muqueuse utérine et qu'on embrasse dans la désignation générique de *caduque*. Mais pour comprendre toute la valeur de cette expression, il faut remonter aux commencements de la vie intra-utérine. Aux débuts mêmes de son développement et dès son entrée dans l'utérus, l'œuf s'arrête et se fixe au fond de l'un des nombreux sillons constitués par les replis de la muqueuse utérine. Ces replis s'accroissent circulairement autour de l'ovule, le suivent dans son développement et finissent par l'envelopper entièrement (fig. 327).

La muqueuse utérine présente ainsi trois régions ou feuillets qui seront entraînés au moment de la parturition et qui méritent, pour ce motif, le nom de caduques. On distingue la *caduque utérine* (cc′) qui tapisse l'utérus, la caduque

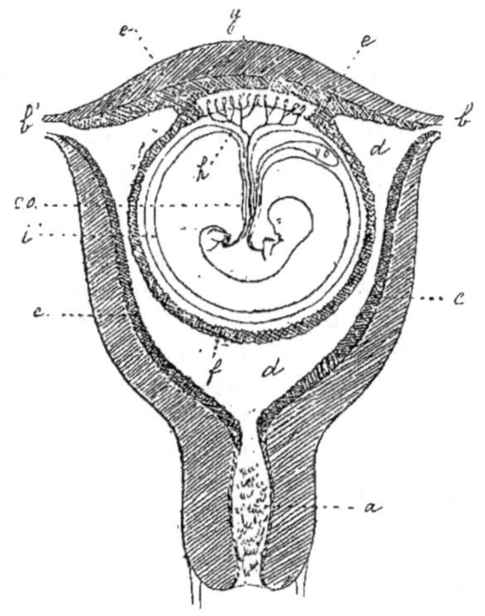

Fig. 327. — Enveloppes de l'œuf chez l'homme (schéma imité de Mathias Duval).

fœtale ou *réfléchie* (f) qui enveloppe le chorion, et la caduque inter-utéro-placentaire encore appelée *sérotine* (g). Cette dernière, mal définie par ses limites anatomiques, embrasse toute la portion de la muqueuse utérine engagée dans la formation du placenta.

Vers la fin de la gestation, l'œuf remplit presque entièrement la cavité de la matrice et les deux caduques fœtale et utérine, parvenues au contact l'une de l'autre, se soudent dans la plus grande partie de leur étendue. Elles forment ainsi un feuillet unique constituant l'enveloppe la plus superficielle de l'œuf, la caduque proprement dite. Sous la caduque vient le chorion, mais un chorion très complexe, car il s'est annexé l'allantoïde.

L'allantoïde de l'homme a les mêmes commencements que dans nos espèces domestiques ; elle s'étale sous le chorion, mais elle le pénètre bientôt de ses anses vasculaires qui vont plonger dans la caduque pour y puiser les éléments nutritifs fournis par la mère ; elle se substitue ainsi au chorion lui-même ou plutôt se confond avec lui pour constituer ce qu'on désigne parfois sous le nom de troisième chorion ou chorion vasculaire. Cette spécialisation n'atteint, bien entendu, que le feuillet superficiel ou pariétal de l'allantoïde, et quant au feuillet amniotique, il se résout en une couche peu distincte de cellules irrégulières étoilées et associées à des fibres connectives. Il forme ainsi une troisième enveloppe qui revêt entièrement la face externe de l'amnios. Quant à ce dernier, il ressemble en tous points à celui de nos espèces domestiques.

Du placenta. — Le placenta est l'organe des échanges osmotiques qui s'effectuent entre la circulation maternelle et la circulation fœtale. Il est donc l'organe de l'alimentation et de la respiration du fœtus.

L'organisation du placenta n'obéit pas, comme on pourrait le présumer, à un plan unique. Elle est au contraire très variable d'une espèce à l'autre et il serait impossible, avant toute analyse préalable, d'en enfermer la définition dans une seule formule anatomique.

La structure du placenta est restée longtemps fort obscure et quand on connaît l'œuvre considérable par laquelle Mathias Duval est venu apporter ici la lumière, on comprend bien l'ignorance des anciens anatomistes et on réserve toute sa suprise pour les étonnants procédés histogénétiques employés par la nature dans l'édification du placenta. Ces procédés sont variables, disions-nous plus haut, et pour les décrire méthodiquement, nous maintiendrons la classification accoutumée des différentes formes du placenta. Nous distinguerons donc :

1° Les *placentas multiples* comprenant : *a*. les *placentas diffus* (porcins, solipèdes) et *b*. les *placentas agglomérés* ou *cotylédonnaires* (ruminants).

2° Les *placentas uniques* comprenant : *a*. les *placentas zonaires* (carnassiers) et *b*. les *placentas discoïdes* (rongeurs, quadrumanes).

Les placentas du premier groupe ont une organisation extrêmement simple qui fait le contraste le plus inattendu avec la structure si compliquée des placentas uniques. A ce point de vue, la classification qui précède a une base naturelle.

I. Placentas multiples. — Ici, la simplicité des faits se prête justement à une formule générale et on peut définir un placenta multiple tout organe formé par la pénétration réciproque de villosités choriales et de villosités utérines (fig. 328). Ces villosités sont d'ailleurs constituées par un squelette conjonctif soutenant des anses capillaires et revêtu par un épithélium simple. Du côté du fœtus, cet épithélium est une dépendance de l'ectoderme qui tapisse la face externe du chorion. Du côté de la mère, il est constitué par l'épithélium utérin lui-même. Le type histologique qui vient d'être esquissé a deux sortes de réalisations inégalement simples. Dans les placentas diffus, les villosités fœtales poussent sur toute la surface du chorion et s'enfoncent dans toute la région correspondante de l'utérus *qui n'offre aucune spécialisation préalable.* De plus, et c'est ici une circonstance caractéristique, les villosités sont simples ou ne donnent que de rares ramifications. Mais elles compensent leur faiblesse individuelle par leur nombre considérable et réalisent par ce moyen une surface d'absorption extrêmement étendue. Dans les placentas agglomérés, les villosités choriales ne poussent qu'en certaines régions définies par leur correspondance nécessaire avec les organes permanents et spécialisés de la muqueuse utérine. Ces organes, désignés sous le nom de cotylédons, consistent en de petites masses circulaires ou ovoïdes attachées à l'utérus par une base plus ou moins large. Leur surface est convexe chez la vache et concave chez la brebis; elles réalisent ainsi, dans cette dernière espèce, une véritable cupule et méritent bien le nom de cotylédons. Les villosités choriales pénètrent dans les cotylédons et s'enfoncent, non pas dans des cavités préétablies, mais bien dans des cavités qui se creusent devant elles, au fur et à mesure de leur pénétration.

La forme des relations établies entre les villosités fœtales et les cavités correspon-

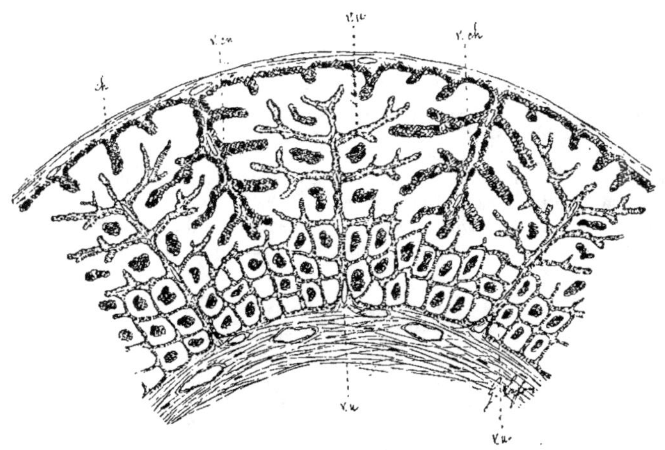

Fig. 328. — Placenta cotylédonnaire.

vch, villosités choriales; *vu,* villosités utérines; *ch*, chorion.

dantes de l'utérus, a des conséquences faciles à prévoir. La pénétration réciproque des deux éléments, si intime qu'elle soit, aboutit à une simple juxtaposition de deux surfaces épithéliales qui, en raison même de leur nature épithéliale, ne peuvent pas adhérer solidement l'une à l'autre. L'union qui les attache est donc relativement très fragile et au moment de la parturition, elles se séparent sans déchirure et sans hémorragie. Du moins, ces traumatismes ne sont pas nécessaires et ils demeurent toujours superficiels.

Les cavités de la muqueuse utérine où s'enfoncent les villosités choriales, sont tapissées d'un revêtement épithélial et ont une disposition analogue à celle des glandes tubuleuses. De là la *théorie glandulaire* soutenue par Ercolani et dans laquelle le placenta maternel est conçu comme un organe de sécrétion chargé d'élaborer un produit alimentaire, une sorte de lait qui serait absorbé par les villosités choriales. La conception d'Ercolani est, comme on va le voir, une hypothèse purement gratuite.

II. **Des placentas uniques. — Placentas discoïdes.** — Nous prendrons pour type de notre description le placenta du cochon d'Inde. Il se présente sous la forme d'un gros disque rouge ombiliqué et d'un diamètre qui, à la fin de la gestation, peut atteindre 3 centimètres. Il fait saillie au-dessus de la muqueuse utérine sur laquelle il est attaché par sa face profonde. Examiné à de faibles grossissements, sur des coupes parallèles à son axe (fig. 329), il présente les signes d'une lobulation manifeste, carac⁻térisée par l'alternance de zones sombres (A) et de zones relativement claires (B). Disons

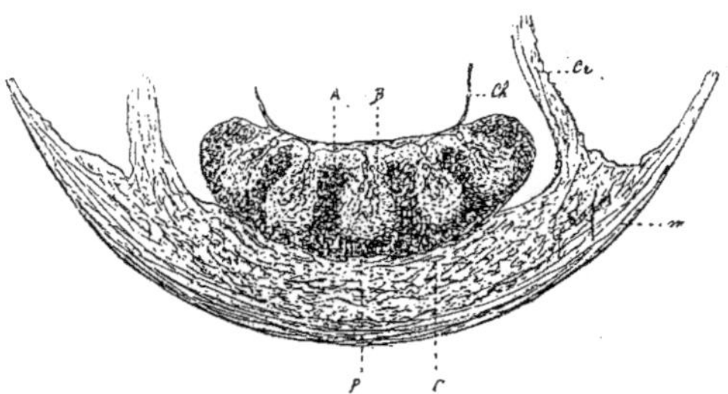

Fig. 329. — Schéma d'un placenta discoïde de rongeur (cochon d'Inde).

ch, chorion ; A, zones sombres non pénétrées par les capillaires du fœtus ; B, zones claires pénétrées par les capillaires.

tout de suite que les zones claires répondent à la pénétration des capillaires envoyés par le chorion dans l'épaisseur du placenta.

La masse entière de ce disque possède l'organisation la plus curieuse. Elle est for-mée par une masse unique de protoplasma que nous avons décrite autrefois sous le

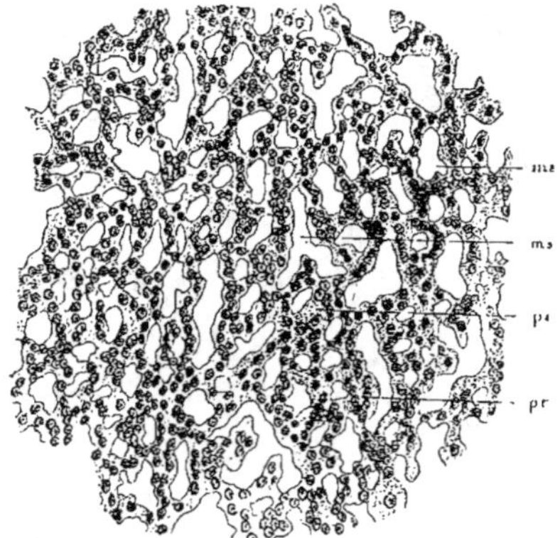

Fig. 330. — Structure du plasmode placentaire du cobaye avant l'invasion des capillaires du chorion.

pr, travées protoplasmiques parsemées de noyaux ; *ms*, lacunes creusées dans le protoplasma et remplies de sang maternel.

nom de symplaste placentaire (Société de biologie, 1885), mais qu'il vaut mieux dési-gner, avec M. Mathias Duval qui en a précisé la signification et l'origine, par l'expres-sion de *plasmode ectodermique*.

Si on étudie la structure de ce plasmode dans les zones sombres, pures de toute inva-sion choriale, on lui trouve la disposition représentée dans la figure 330, celle d'une immense formation réticulaire parfaitement continue et homogène et parsemée d'un nombre considérable de très beaux noyaux sphériques. Son apparence réticulaire est due aux nombreuses lacunes qui sont creusées dans sa substance comme à l'emporte-pièce et s'anastomosent entre elles pour former une vaste canalisation. Or, ces lacunes *absolument dépourvues de revêtement endothélial*, sont remplies de globules rouges sans noyau, c'est-à-dire de sang maternel. Le plasmode placentaire apparaît donc tout

d'abord comme une sorte d'éponge protoplasmique dont les lacunes sont parcourues par le sang de la mère.

Dans les zones claires, les travées du plasmode soutiennent un capillaire fœtal réduit à son endothélium et anastomosé avec les capillaires voisins (fig. 331). Tous ces capillaires forment dans leur ensemble un réseau très riche alimenté par les vaisseaux ombilicaux du chorion et soutenu par les travées du plasmode.

On voit que le sang du fœtus et le sang maternel ont ici des relations de voisinage beaucoup plus intimes que dans les placentas multiples. Ils ne sont séparés que par la mince barrière formée par l'endothélium des capillaires du fœtus et les travées du plas-

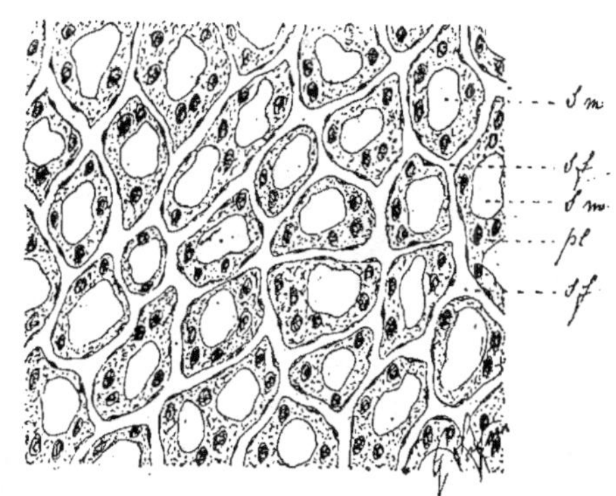

Fig. 331. — Schéma du plasmode placentaire du cobaye après l'invasion des capillaires du fœtus.

pl, travées protoplasmiques; *sm*, lacunes remplies de sang maternel; *sf*, réseau capillaire parcouru par le sang fœtal.

mode. D'ailleurs, ces travées s'amincissent vers la fin de la gestation, au point de ne laisser subsister, çà et là, que quelques noyaux. Il en résulte que les capillaires du fœtus plongent presque directement dans le sang maternel.

On trouve des dispositions analogues chez le lapin, avec cette circonstance que les travées du plasmode ont la même orientation générale et forment des colonnes perpendiculaires à la surface de l'utérus.

Origine ectodermique du plasmode. — De l'ectoplacenta. — Lorsque nous vîmes pour la première fois ces étranges dispositions, nous n'hésitâmes pas à considérer le plasmode comme l'épanouissement d'un processus vaso-formateur issu de la muqueuse utérine et cette interprétation était bien naturelle. Mais elle était fausse, et ce nous fut une vive surprise, lorsque M. Mathias Duval démontra que le plasmode est d'origine fœtale et procède d'un bourgeonnement ectodermique. Ce bourgeonnement très précoce se manifeste déjà sur des embryons du septième jour. Il dessine, à la surface du chorion, une zone sombre rappelant la zone opaque décrite plus haut sur le blastoderme du poulet, mais avec une signification toute différente. Le bourgeonnement ectodermique, ébauche du plasmode définitif, forme ce que M. Mathias Duval appelle *l'ectoplacenta*. On en peut voir la disposition générale sur le schéma de la figure 332.

Dès sa naissance, l'ectoplacenta pénètre l'utérus et y pousse des prolongements inégaux qui ont pour effet de réaliser la fixation de l'œuf (fig. 333, A). Dans sa marche progressive, il fait disparaître devant lui tout ce qu'il rencontre et notamment l'épithélium et les glandes de la muqueuse utérine. Il atteint bientôt la zone vasculaire de cette muqueuse et procède vis-à-vis de ses vaisseaux de la manière la plus surprenante. Il les enveloppe et les pénètre au point que leurs parois se résolvent entièrement, cédant la place au tissu envahissant de l'ectoplacenta (fig. 333, B). Par l'effet de cette substitution, le sang maternel est maintenant enfermé dans de véritables lacunes

creusées dans le plasmode naissant, et la canalisation ainsi ébauchée se poursuit par
un processus facile à concevoir. Les lacunes se creusent au fur et à mesure dans le
plasmode grandissant, comme si elles cédaient à la poussée du sang maternel.
Pour employer l'image de M. Mathias Duval, on pourrait dire que le placenta se
constitue par une hémorragie utérine s'écoulant dans les lacunes du plasmode. En
fait, il s'agit plutôt, selon le même auteur, d'un processus très méthodique où les

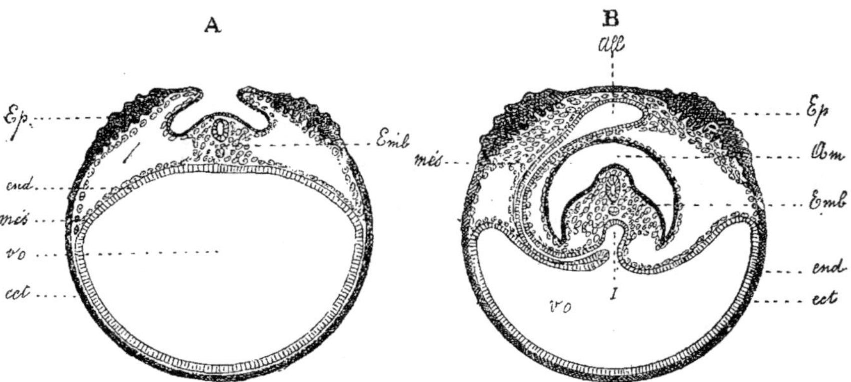

Fig. 332. — Schéma montrant l'origine ectodermique du plasmode ectodermique (d'après
Mathias Duval).

A, au niveau des replis amniotiques ; B, au niveau de l'allantoïde. — *ect*, ectoderme du chorion ;
Ep, ectoplacenta ; *mes*, mésoderme ; *vo*, vésicule ombilicale ; *I*, intestin ; *am*, amnios ; *all*,
allantoïde.

choses se disposent de manière à réaliser le captage d'une source et à en assurer la
canalisation.

Placenta zonaire. — Chez les carnivores, le placenta forme une bande annulaire
enveloppant la région moyenne du chorion. Son organisation générale est analogue à
celle qui vient d'être décrite, réserve faite de quelques particularités. Le plasmode se
dispose sous la forme de lamelles normales à la surface du placenta, diversement contournées et fréquemment anastomosées entre elles. Il en résulte une apparence très
complexe que M. Duval a voulu rappeler en désignant ces formations sous le nom de
lamelles labyrinthiques (fig. 334).

Comme les travées ou les colonnes plasmodiques des rongeurs, les lamelles labyrinthiques des carnassiers supportent et guident la canalisation du sang maternel ;
mais ici cette canalisation est mieux définie, puisqu'elle est constituée par des capillaires vrais poussés par les vaisseaux de l'utérus. Les hématies du sang utérin ne sont
donc plus au contact du protoplasma ectodermique. Elles en restent séparées par
toute l'épaisseur de l'endothélium des capillaires maternels.

Une autre circonstance caractéristique doit être signalée. Le chorion pousse de
véritables villosités qui pénètrent dans l'intervalle des lamelles labyrinthiques. Elles
sont constituées par des capillaires fœtaux et par un squelette conjonctif très délicat.

L'analyse du placenta de l'homme comporte de très grandes difficultés. Mais autant
qu'on puisse en juger par celles des phases de son développement qui ont pu être surprises, il paraît construit sur le même plan fondamental que celui des rongeurs. Au
terme de son développement, les villosités choriales plongent directement dans le
sang maternel qui remplit des lacunes dépourvues d'endothélium. Tout porte à croire

que ces lacunes ont été creusées dans un plasmode ectoplacentaire identique à celui
dont nous avons esquissé l'évolution pour les rongeurs.

Les différents types qui viennent d'être décrits paraissent constituer des espèces irréductibles et il semble bien aventureux d'en essayer le rapprochement, lorsque celui-là
même qui en a fait connaître toute la signification et toutes les différences, se refuse à
la moindre tentative de synthèse. Mais si M. Mathias Duval a pu puiser dans la sévérité intransigeante de ses méthodes l'habitude du scrupule et de la réserve, s'il a pu
avoir la juste crainte de ternir l'éclat de sa découverte par l'inexactitude des interpré-

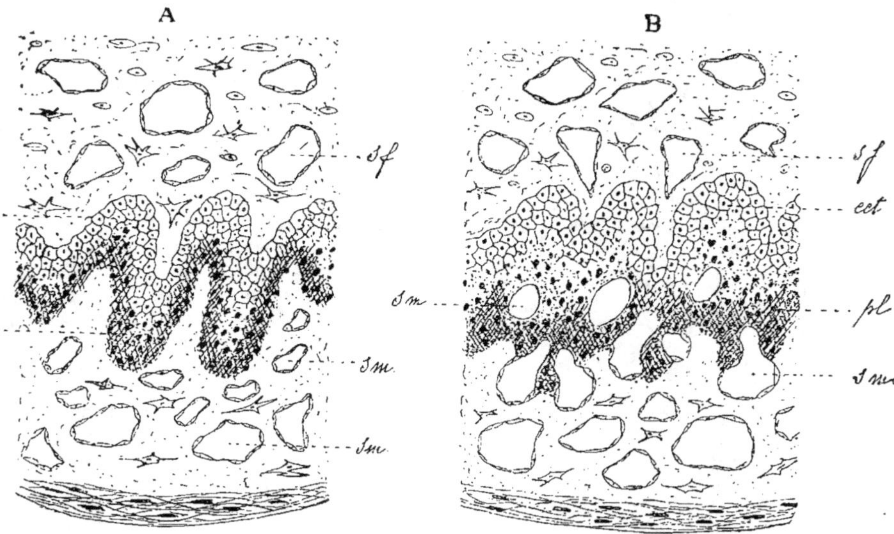

Fig. 333. — Structure et marche de l'ectoplacenta sur le lapin (d'après Mathias Duval).

A, formation et bourgeonnement du plasmode ; *ect*, ectoderme dont les cellules sont encore
distinctes ; *pl*, formation du plasmode par fusion des cellules; *sf*, capillaires du fœtus dans
le derme du chorion ; *sm*, capillaires utérins.

B, invasion des vaisseaux utérins par l'ectoplacenta et formation des lacunes sanguimater-
nelles dans le plasmode.

tations, nous nous sentons malheureusement plus de liberté et nous ne voyons aucun
inconvénient à risquer une théorie qui n'engage que nous. Or, il nous semble qu'on
peut tenter une synthèse à partir du rôle de l'ectoderme fœtal dans la construction du
placenta. Le dessin général de cette construction est subordonné, dans toutes les espèces,
à un but unique, la recherche du sang maternel par les anses capillaires du fœtus.
Tous les cas particuliers ont en commun cette tendance des capillaires fœtaux et le
mouvement progressif qui les porte à la source où ils pourront puiser les éléments
nutritifs réclamés par le développement embryonnaire. Or, dans cette marche incessante,
les capillaires sont précédés par un corps spécial d'éléments chargés de frayer le chemin
et investis d'attributions analogues à celles du génie dans les opérations de siège. Ces
attributions appartiennent ici à l'ectoderme fœtal qui remplit sa mission avec des
moyens très inégaux mais avec un constant succès. La différence porte donc sur la
profondeur et la complexité des travaux d'approche exécutés par l'ectoderme fœtal.

A ce point de vue, on peut distinguer trois types. Dans les placentas multiples, l'ecto-derme fœtal procède avec une discrétion relative ; il se borne à un travail de mine con-sistant à perforer la muqueuse utérine et à préparer les voies où trouveront place les villo-sités choriales. Implicitement il découpe et dessine les villosités maternelles dont la com-position est *ipso facto* semblable à celle des villosités choriales.

Dans le deuxième type repré-senté par le placenta des carnas-siers, l'ectoderme fœtal se heurte à une néoformation utérine qui se vascularise. C'est dans cette néoformation que plongent, sous forme de lamelles, les digitations de l'ectoderme converti cette fois en plasmode, comme si la fusion des cellules leur donnait une puis-sance nouvelle. Dans sa marche envahissante, le plasmode qui pénètre la néoformation utérine n'en laisse subsister que les ré-seaux capillaires qu'elle embrasse étroitement. Il est d'ailleurs accompagné de très près par les villosités choriales.

Dans le troisième type repré-senté par le placenta des rongeurs et probablement aussi de l'homme, le plasmode ectoplacentaire agit sur l'utérus plus puissamment que jamais. Il étouffe toutes les ten-tatives de néoformation utérine et pénètre rapidement jusqu'aux vaisseaux dont les parois rétro-gradent devant lui, en sorte que le sang maternel circule librement et directement dans les lacunes du plasmode. Ce travail prélimi-naire du plasmode est très hâtif et devance la néoformation des vaisseaux du fœtus. Ceux-ci ne commencent l'exécution de leurs mouvements que lorsque le plas-mode a pris position et s'est em-paré du sang maternel. A ce mo-ment, les capillaires du fœtus pénètrent à leur tour, libres de tout cortège conjonctif et s'enga-gent dans les travées du plasmode.

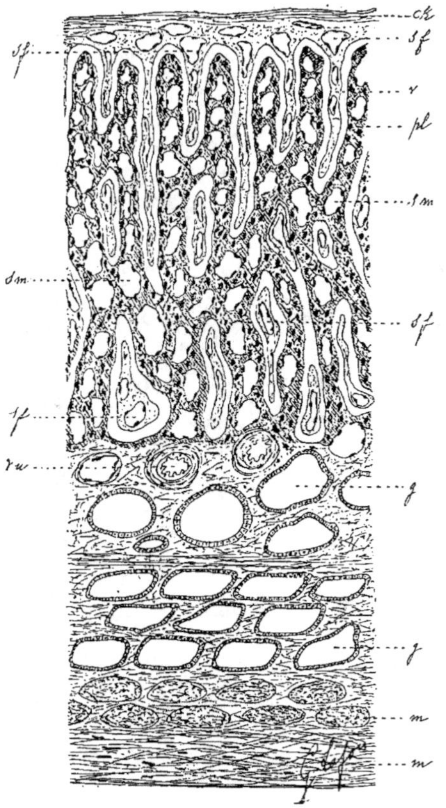

Fig. 334. — Placenta zonaire des carnassiers (figure à demi théorique d'après une de nos préparations).

ch, chorion ; *sf*, capillaires du fœtus, soutenus dans le tissu conjonctif du chorion ; *pl*, plasmode formant les lamelles labyrinthiques ; *sm*, capillaires utérins en-vahis par le plasmode ; *vu*, artérioles utérines ; *g*, glandes utérines ectasiées ; *m, m*, tunique charnue de l'utérus.

On voit que la caractéristique des trois types précédents pourrait être cherchée dans la puissance des travaux d'approche accomplis par l'ectoderme fœtal dans le mouve-ment qui le porte vers le sang maternel, à travers les tissus préétablis ou nouvellement formés de l'utérus. Au premier degré de son action destructive, il respecte l'épithélium de l'utérus et le tissu conjonctif qui entoure les vaisseaux utérins. Il en résulte les villosités utérines. Au 2ᵉ degré, il fait reculer le tissu conjonctif et ne respecte que les parois endothéliales des capillaires maternels qu'il enserre de très près (carnassiers). Au 3ᵉ degré enfin, il ne respecte que le sang maternel qu'il enferme dans ses lacunes (rongeurs).

Indépendance de la circulation fœtale et de la circulation maternelle. — On voit par ce qui précède, que la circulation du fœtus est parfaitement close et que, dans le placenta, il n'existe aucune communication entre les vaisseaux de la mère et ceux du fœtus qui sont simplement juxtaposés.

La séparation des deux ordres de vaisseaux se manifeste, en dehors des indications de l'histologie, par un certain nombre de faits : 1° Les éléments figurés du sang maternel et du sang fœtal diffèrent à la fois par le nombre et par la structure. Les globules rouges du fœtus moins nombreux que ceux du sang maternel sont des globules nucléés qui ne franchissent pas la zone des capillaires du chorion ; 2° si on sacrifie une femelle pleine par effusion du sang, le fœtus conserve la totalité de sa masse sanguine.

Les échanges nutritifs qui s'accomplissent dans le placenta, entre la mère et le fœtus, se réduisent donc à des phénomènes de diffusion à travers la membrane osmotique plus ou moins complexe qui sépare le sang maternel et le sang fœtal.

CHAPITRE VI

DES FONCTIONS DU FŒTUS.

DE LA CIRCULATION.

A tous les moments du développement, la circulation doit distribuer aux tissus de l'embryon un sang vivifié par sa diffusion dans des réseaux où il renouvelle ses provisions de principes nutritifs et d'oxygène. Or, la vie fœtale comporte à cet égard deux grandes périodes. Dans la première, l'embryon puise les matériaux de son développement dans le contenu de la vésicule ombilicale. Dans la seconde, le fœtus se nourrit et respire par l'intermédiaire du placenta, aux dépens du sang maternel.

En un mot, le renouvellement du sang fœtal s'opère par deux moyens et par deux surfaces d'échanges qui interviennent l'un après l'autre. La circulation s'adapte naturellement à la disposition de ces surfaces et revêt deux modes successifs. On distingue donc, la première circulation ou circulation ombilicale, et la deuxième circulation ou circulation placentaire.

De la première circulation (ombilicale). — Les divers départements de la première circulation se différencient par morceaux isolés qui s'accordent plus tard, s'ajoutent bout à bout et ferment le cercle.

La genèse des vaisseaux s'observe facilement dans cette région de l'aire opaque qui sera bientôt l'aire vasculaire. Elle se traduit par des taches sombres qui donnent un aspect marbré au blastoderme (fig. 313) et qui sont connues sous le nom d'îlots sanguins de Wolff. En se réunissant elles dessinent un réseau. Les travées de ce réseau sont d'abord constituées par des cordons cellulaires pleins, spécialisés dans l'épaisseur de la lame fibro-intestinale. Mais elles ne tardent pas à subir une double différenciation, dans laquelle les cellules superficielles se transforment en cellules endothéliales, tandis que les cellules internes se chargent d'hémoglobine et deviennent des hématies nucléées.

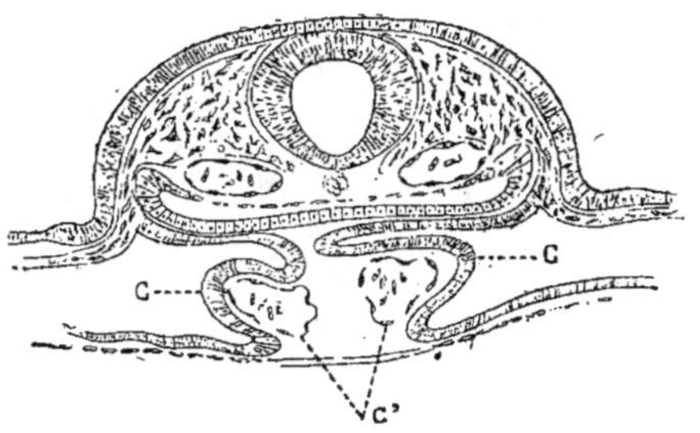

Fig. 335. — Coupe d'un embryon de poulet de la cinquante-sixième heure, montrant le mode de formation du cœur.

C, C, double inflexion de la lame fibro-intestinale destinée à la formation des veines omphalo-mésentériques; C', endothélium de ces deux vaisseaux. (Le cœur se constitue de la même manière par la fusion de deux inflexions symétriques de la lame fibro-intestinale.)

Le cœur se constitue par la réunion de deux foyers d'abord distincts, comme l'a vu Dareste, et qui se différencient sans doute à la manière qui vient d'être décrite pour les vaisseaux. Mais ce processus ne produit que des globules sanguins et une paroi endothéliale. Quant au myocarde, il résulte d'une double inflexion de la lame fibro-intestinale, comme on peut s'en rendre compte à l'aide de la figure 335. Un peu plus haut, les deux replis se sont soudés et ont formé un cœur simple logé dans la cavité pleuro-péritonéale, en avant de l'intestin antérieur (fig. 336).

Dès ce moment, le cœur affecte la disposition d'un tube d'abord rectiligne,

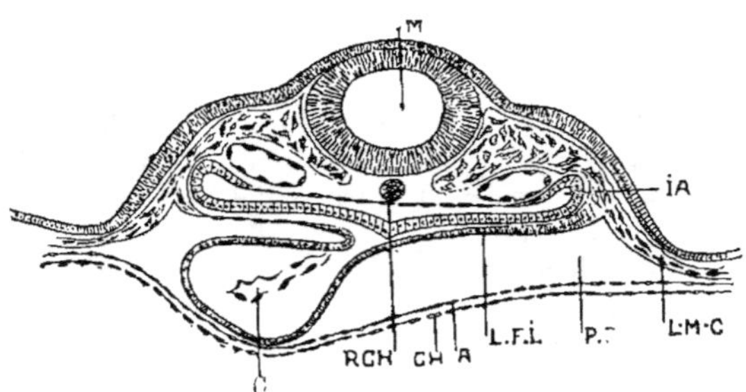

Fig. 336. — Coupe du même embryon à un niveau plus élevé.

Les inflexions symétriques de la lame fibro-intestinale (LM) se sont fusionnées et forment un cœur simple logé dans la cavité pleuro-péritonéale; (PP) en avant de l'intestin antérieur (IA); LMC, lame musculo-cutanée.

mais bientôt infléchi sur le côté droit (fig. 318 et 337). Il se termine par deux extrémités, une extrémité supérieure, le *bulbe aortique* et une extrémité inférieure, le *sinus veineux*.

Circulation propre de l'embryon. — Le cœur donne naissance à deux vaisseaux artériels qui s'échappent du bulbe sous le nom d'arcs aortiques, contournent l'intestin antérieur et se terminent chacun par deux branches, l'aorte ascendante et l'aorte descendante (fig. 337).

Le système veineux de l'embryon forme les *veines cardinales*. Celles-ci sont au nombre de quatre, les cardinales supérieures et les cardinales inférieures

Les deux veines cardinales de chaque côté aboutissent sur un tronc commun, le *canal de Cuvier* (cc) et les deux canaux de Cuvier gagnent le cœur par l'intermédiaire des veines omphalo-mésentériques qui vont être décrites.

Courant dérivé sur la vésicule ombilicale. — Parmi les branches collatérales des aortes descendantes, les plus intéressantes au point de vue examiné ici, sont les *artères vitellines* ou omphalo-mésentériques (*av*); elles se détachent vers le tiers inférieur de l'embryon et se jettent dans le réseau de l'aire vasculaire (fig. 338). Le sang qui a traversé l'aire vasculaire est repris par les *veines omphalo-mésentériques*, vaisseaux pairs qui s'ouvrent dans le sinus veineux. Au nombre des affluents des veines omphalo-mésentériques, se trouve le *sinus terminal* qui forme la limite extrême de l'aire vasculaire et se continue en avant par deux branches rétrogrades et parallèles, terminées chacune sur la veine omphalo-mésentérique correspondante.

On voit ainsi que la circulation de la vésicule ombilicale forme un courant placé en dérivation sur la circulation générale de l'embryon et s'y appuyant par deux systèmes de branches, des branches artérielles (artères vitellines) et des branches veineuses (artères omphalo-mésentériques).

L'aire vasculaire interposée entre deux systèmes constitue un organe d'absorption chargé de prendre et de fournir à l'embryon les matériaux nutritifs enfermés dans la vésicule ombilicale.

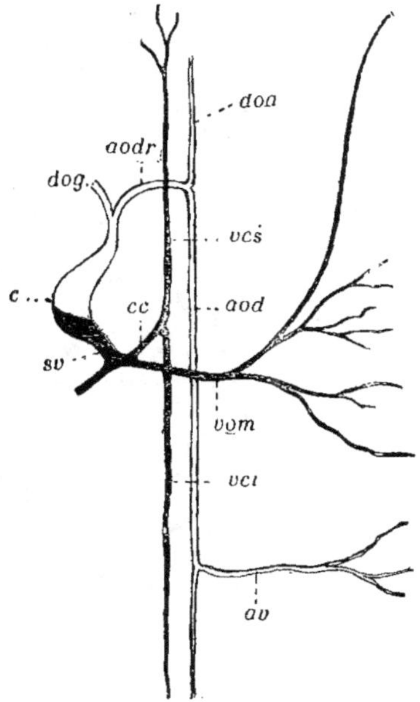

Fig. 337. — Appareil de la circulation ombilicale (on n'a représenté que les vaisseaux du même côté, le droit).

c, cœur; *aodr*, arc aortique droit; *aog*, arc aortique gauche; *aoa*, aorte ascendante; *aod*, aorte descendante; *av*, artère vitelline; *sv*, sinus veineux; *cc*, canal de Cuvier; *vcs*, veine cardinale supérieure; *vci*, veine cardinale inférieure; *vom*, veine omphalo-mésentérique.

Chez certains mammifères (homme, carnassiers, ruminants), l'aire vasculaire s'étend progressivement et finit par embrasser toute la vésicule ombilicale. Chez d'autres, comme le lapin, elle conserve toujours la forme d'une calotte et n'atteint même pas l'équateur de la vésicule. Il en est de même chez les oiseaux.

La figure 338 dessinée à la chambre claire est surtout faite pour donner une impression d'ensemble, mais elle ne suffit pas à l'analyse de la première circulation et doit être rapprochée, pour être bien comprise, de la figure 337.

La première circulation n'a pas une longue durée chez les mammifères, où la vésicule ombilicale s'atrophie de bonne heure. Il en est de même des vaisseaux omphalo-mésentériques qui rétrogradent aussi partiellement. Ils se réduisent à

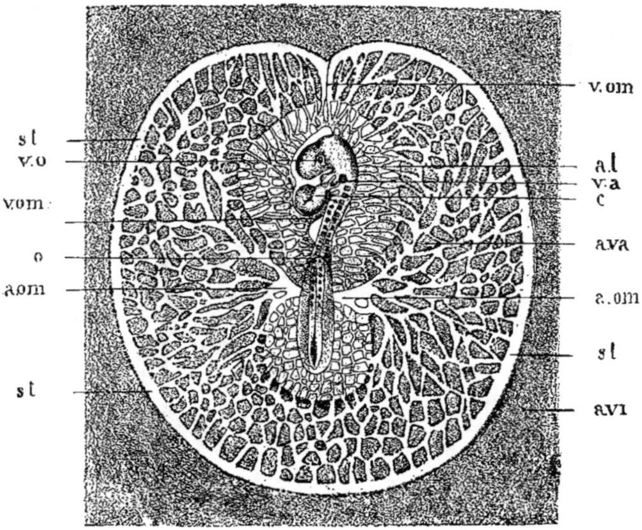

Fig. 338. — Circulation ombilicale (aire vasculaire).

c, cœur; aom, artères vitellines ou omphalo-mésentériques; va, réseau de l'aire vasculaire; st, sinus terminal qui limite le réseau; vom, veines omphalo-mésentériques (l'insertion de ce vaisseau se voit mal; pour bien interpréter la présente figure, il faut la rapprocher de la figure 338); at, aire transparente ; avi, aire opaque constituant maintenant l'aire vitelline.

une seule artère, l'*artère mésentérique* et à une seule veine, la *veine mésentérique* (future veine porte).

Deuxième circulation (circulation placentaire). — *Changements subis par le cœur.* — Le cœur poursuit l'inflexion qui l'avait déjà déformé dans la phase précédente et il se contourne en forme d'S, ce qui a pour effet de relever vers le haut son extrémité veineuse. A ce moment, il offre l'ébauche de ses divisions ultérieures, sous forme d'étranglements qui dépriment sa surface. Le principal de ces sillons forme le détroit de Haller et sépare la région auriculaire de la région ventriculaire. Les cavités du cœur sont encore simples, mais elles subissent un cloisonnement progressif qui sépare complètement les deux ventricules. Quant à la cloison interposée entre les deux oreillettes, elle ne s'achève pas avant la naissance et reste perforée d'un orifice, le *trou de Botal*.

De la circulation générale du fœtus. — *Système artériel.* — Celui-ci s'achève, soit par des formations nouvelles, soit par des adaptations des vaisseaux déjà existants (fig. 339). Le bulbe aortique fournit successivement cinq paires d'arcs aortiques disposés comme ceux de la première paire et comptés

de haut en bas. Mais ces organes ne coexistent jamais à la fois, parce que les
uns rétrogradent quand d'autres se forment.

Les premier et deuxième arcs aortiques s'atrophient complètement des
deux côtés et disparaissent prématurément.

Le troisième donne naissance, de chaque côté, à la carotide interne et à la
carotide externe.

Le quatrième fournit, à gauche, la crosse de l'aorte; à droite, il donne l'artère
axillaire. Mais chez les quadrupèdes il se transforme du même côté, de manière
à produire l'aorte antérieure.

Le cinquième arc aortique a une destinée très intéressante. Il disparaît à

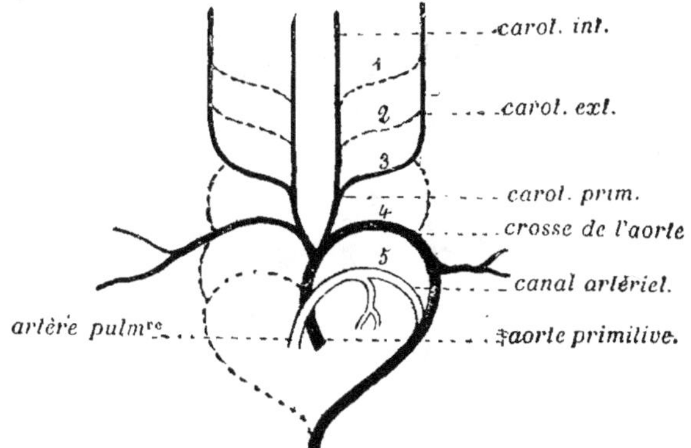

Fig. 339. — Évolution et adaptations des cinq arcs aortiques (les lignes pointillées dessinent
le trajet des vaisseaux qui subissent l'atrophie).

droite; à gauche, il reste uni à la crosse de l'aorte; mais il fournit deux
artères qui resteront très grêles pendant toute la durée de la vie intra-utérine
et sont destinées au poumon. Elles représentent les branches terminales de la
future artère pulmonaire. Le point de leur émission limite deux segments sur
le cinquième arc aortique. Or, le segment interne se poursuit vers le cœur et
s'ouvre sur le ventricule droit pour constituer le tronc de l'artère pulmonaire.
Quant au segment externe, *sous le nom de canal artériel*, il prolonge l'artère
pulmonaire jusque dans l'aorte et assure la communication de ces deux vaisseaux, pendant toute la durée de la vie intra-utérine.

Pendant ce temps, les deux aortes primitives se sont fusionnés en un tronc
commun, sauf à leur extrémité inférieure où elles restent libres pour former les
iliaques.

Quant aux veines de la circulation générale, elles procèdent des transformations du système des veines cardinales. Les cardinales antérieures forment les
jugulaires. Celles-ci convergent à droite sur le canal de Cuvier correspondant
qui deviendra la veine cave antérieure. Quant au canal de Cuvier du côté
gauche, il est destiné à former la grande veine coronaire.

La veine cave inférieure se forme par l'apposition de deux segments : un
segment supérieur résultant d'une anastomose jetée entre la veine omphalo-
mésentérique droite et l'extrémité correspondante de la veine cardinale infé-

rieure ; un segment inférieur comprenant toute la portion de la veine cardinale droite située au-dessous de la veine rénale.

Courant dérivé sur le placenta. — La circulation du placenta constitue un courant placé en dérivation sur la circulation générale du fœtus et desservi par les vaisseaux ombilicaux (fig. 340).

Les artères ombilicales sont des branches collatérales des iliaques qu'elles

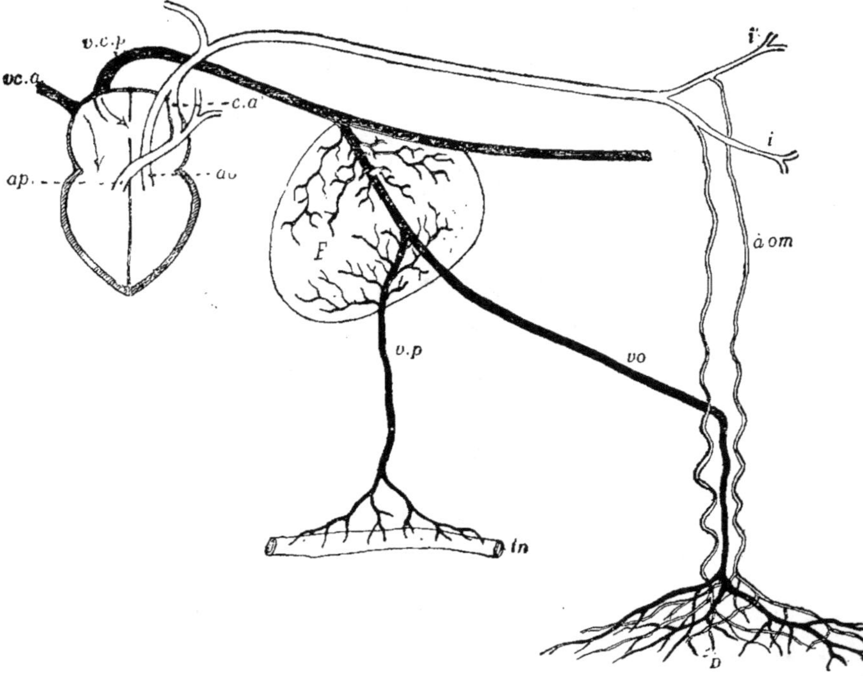

Fig. 340. — Schéma de la circulation placentaire.

aom, artères ombilicales fournies par les iliaques (*i*); *p*, placenta ; *vo*, veine ombilicale et *vp*, veine porte se jetant sur un tronc commun, le canal d'Aranzi qui traverse le foie (F) et s'abouche directement dans la veine cave postérieure ; *vcp*, veine cave postérieure dont le courant principal pénètre dans les cavités du cœur gauche ; *vca*, veine cave antérieure dont le courant principal pénètre dans les cavités du cœur droit ; *ap*, artère pulmonaire ; *ao*, aorte primitive ; *ca*, canal artériel unissant l'aorte et l'artère pulmonaire.

dépassent singulièrement par leur volume et leur étendue. Logées dans l'épaisseur du cordon ombilical, elles répandent leurs ramifications à la face externe de l'allantoïde pour épuiser leurs branches terminales dans le chorion et le placenta.

Les veines ombilicales qui ramènent le sang du placenta se confondent bientôt en un vaisseau unique qui, parvenu à l'ombilic, se sépare des artères ombilicales, se dirige en avant et se jette dans la veine cave postérieure par un tronc qui lui est commun avec la veine mésentérique devenue la veine porte. Ce tronc commun constitue *le canal veineux d'Aranzi* (ou Arantius).

Cependant le foie se constitue autour de ces divers vaisseaux. Poussé par un bourgeonnement de l'épithélium intestinal, il envahit la veine mésentérique et le canal d'Aranzi. Aussitôt, le premier de ces vaisseaux pousse des bourgeons vasculaires destinés à former les veines sous-hépatiques, pendant que le canal d'Aranzi produit à son extrémité antérieure, et par un processus analogue, les futures veines sus-hépatiques.

Cours du sang dans la circulation placentaire. — Après avoir été distribué au placenta, le sang est repris par la veine ombilicale et parvient à la base du foie où il se mêle au sang de la veine porte; il continue son trajet dans le canal d'Aranzi, puis, il se jette dans l'oreillette droite, après s'être mêlé au sang veineux apporté par les deux veines caves. De là, il se partage en deux courants, un courant principal qui, grâce à la valvule d'Eustache bordant l'embouchure de la veine cave postérieure, le porte dans les cavités du cœur gauche, et un courant secondaire relativement peu considérable qui l'entraîne dans le ventricule droit avec le sang de la veine cave antérieure. Sous la poussée de la systole ventriculaire, il s'engage presqu'en totalité dans l'aorte, par l'intermédiaire du canal artériel qui rend ce dernier vaisseau tributaire des deux ventricules. Quant aux branches terminales de l'artère pulmonaire, elles ne laissent passer qu'un courant sans importance.

En résumé, l'ensemble de la circulation placentaire constitue une circulation reptilienne où les deux cœurs sont également employés à la circulation générale, et où le sang artérialisé au placenta se mêle au sang veineux altéré dans son passage à travers les organes.

DE LA RESPIRATION DU FŒTUS.

La réalité des échanges gazeux respiratoires, chez le fœtus, repose sur un grand nombre de preuves. On pourrait invoquer ce fait que chez les femelles en gestation, l'excrétion de l'acide carbonique dépasse la mesure accoutumée dans une proportion sensible, et il n'est pas illégitime d'attribuer au fœtus une partie au moins de l'excès du CO^2 excrété par sa mère.

Les faits suivants ne sont pas moins démonstratifs. — *a*. La compression accidentelle ou expérimentale du cordon ombilical entraîne l'asphyxie et la mort rapide du fœtus. — *b*. Le sang des artères ombilicales est plus noir que celui de la veine ombilicale. — *c*. L'examen spectroscopique révèle la présence de l'*oxyhémoglobine* dans le sang de la veine ombilicale, encore qu'on ait pris la précaution de lier le cordon ombilical avant la première inspiration du fœtus (Hoppe-Seyler, Zweifel). — *d*. Citons enfin une expérience très probante, très facile à réaliser et due à Zweifel. On ouvre l'utérus d'une lapine pleine, dans un bain d'eau salée porté au préalable à la température de 38°. L'animal a été pourvu d'une canule trachéale qui permet d'interrompre et de rétablir sa respiration à volonté. Or, dans les périodes d'asphyxie de la mère, le fœtus exécute des mouvements inspiratoires et témoigne ainsi de son besoin de respirer. L'asphyxie de la mère entraîne l'asphyxie du fœtus. En même temps, la veine ombilicale prend une coloration noire. Dès que la canule trachéale permet à la mère de respirer librement, le fœtus ne tarde pas à interrompre ses mouvements respiratoires et le sang de la veine ombilicale rougit.

Mais les échanges respiratoires du fœtus dont la réalité est incontestable, ont une très faible intensité et cette médiocrité des combustions pendant la vie intra-utérine s'explique bien, puisque le fœtus n'a pas à faire les frais d'une production de chaleur assurée par sa mère, ni à alimenter le travail de ses muscles qui, sauf le cœur, sont au repos. La presque totalité de l'énergie dépensée dans la vie intra-utérine est donc employée au seul travail de l'histogenèse et, comme tous les modes du travail physiologique, celui-ci s'alimente dans les combustions respiratoires.

NUTRITION DU FŒTUS.

Sous cette désignation un peu trop compréhensive, il faut envisager d'abord les phénomènes d'absorption par lesquels le fœtus s'empare des matériaux nutritifs nécessaires à son développement. Ces phénomènes comportent nécessairement trois phases répondant à la forme des relations qui s'établissent successivement entre l'œuf et l'utérus. Dans la première phase et jusqu'à l'établissement de la circulation ombilicale, l'absorption se fait directement par une imbibition dans laquelle le blastoderme et l'embryon se pénètrent des matériaux nutritifs qui transsudent à travers les vaisseaux utérins et forment autour de l'œuf une atmosphère plasmatique. Durant cette première période, la vésicule ombilicale se constitue et se remplit de ce même plasma. Elle représente alors une véritable cavité digestive chargée des principes alimentaires qui s'y sont introduits dans la première période, et seront absorbés, dans la deuxième phase, par les vaisseaux de la circulation ombilicale.

Dans la troisième phase, l'alimentation du fœtus est assurée par les échanges qui s'établissent, dans le placenta, entre le sang fœtal et le sang maternel. Nous avons exposé plus haut les raisons anatomiques de croire que ces échanges relèvent entièrement de l'osmose et il nous suffira maintenant de préciser cette circonstance que le sang du fœtus contient beaucoup plus d'eau que le sang maternel. Celui-ci constitue, vis-à-vis du premier, une solution beaucoup moins concentrée, en sorte que le réseau fœtal de la circulation placentaire réalise un osmomètre d'une très grande puissance. Il en résulte que le courant osmotique se détermine dans le sens de la moindre pression, c'est-à-dire aux dépens de la mère et au bénéfice du fœtus.

Le passage des principes solubles, de la mère au fœtus à travers les deux réseaux vasculaires juxtaposés dans le placenta, est établi par un grand nombre de circonstances. Et d'abord, le fait même de l'accroissement du fœtus, car nous ne croyons pas nécessaire de réfuter la conception inattendue où l'on considère l'amnios comme l'organe des échanges nutritifs, et le liquide amniotique comme une solution alimentaire où le fœtus boit à discrétion. La moindre des conséquences de cette hypothèse est de rendre inutile l'édification si complexe du placenta dont le rôle osmotique est pourtant si évident et ajoutons si efficace, comme en témoigne l'expérimentation directe. Les épreuves ont été faites surtout à l'aide de substances médicamenteuses faciles à révéler par leurs réactions chimiques ou physiologiques. L'acide salicylique par exemple, injecté dans les vaisseaux de la mère, quarante minutes avant l'accouchement, se retrouve dans l'urine du nouveau-né après la naissance (Beniecke); il en est de même de l'iodure de potassium (Gusserow, Porak). Enfin Gillette a démontré que la morphine et de l'atropine, administrées à la mère un peu avant l'accouchement, produisent leurs effets physiologiques sur le nouveau-né.

L'épithélium chorial sous les diverses formes que nous lui avons vues, serait pourtant capable d'opérer une sorte d'élection et ne laisserait pas passer toutes les substances médicamenteuses. Il résulterait en effet, des recherches de Wertheimer et Meyer, que l'aniline et la toluidine administrées à doses toxiques, à des chiennes pleines, ne peuvent pas se retrouver dans le sang du fœtus.

Quant à la nature des matériaux absorbés normalement par les vaisseaux de la circulation placentaire, ce sont, à n'en pas douter, les principes immédiats de l'alimentation ordinaire. Il faut évidemment faire une part prépondérante aux matières albuminoïdes, puisque le phénomène le plus considérable de la nutrition du fœtus est l'assimilation. Il est d'ailleurs légitime de présumer que les albuminoïdes sont absorbés à l'état de peptones et repassent à l'état d'albumine dès leur pénétration dans le sang fœtal.

Les hydrates de carbone sont représentés, dans le sang maternel, par le glycose et c'est manifestement sous cette forme qu'ils sont offerts à la circulation fœtale.

La production de la graisse chez le fœtus n'est pas la preuve que les matériaux de cette production ont été apportés en nature par le sang maternel. Aussi bien, nous avons exposé plus haut les preuves multiples établissant que la synthèse où se constituent les réserves adipeuses, peut se faire à partir de tous les principes immédiats (page 508).

SÉCRÉTIONS DU FŒTUS.

a. Sécrétion urinaire. — L'urée qu'on trouve en solution dans le liquide amniotique et le liquide allantoïdien, témoigne sans doute, de la réalité d'une sécrétion urinaire chez le fœtus, mais nous ne savons pas si cette urée se rattache à des phénomènes de désassimilation aux dépens du fœtus lui-même, car elle pourrait avoir sa source dans le sang maternel. D'ailleurs, ces phénomènes auraient une intensité bien médiocre, puisque la totalité du liquide amniotique ne contient pas plus de 20 centigrammes d'urée, à la fin de la gestation, chez l'homme.

Sécrétion biliaire. — Elle se manifeste par la présence du *méconium*, mélange pâteux de bile, de mucus et de débris épithéliaux, qui remplit l'intestin, à la fin de la gestation.

Signalons encore les produits de la desquamation épidermique qui se répandent à la surface du tégument et forment avec le sébum, un enduit gras connu sous le nom de *vernix caseosa*.

De la glycogénie fœtale. — Nous avons déjà eu l'occasion de signaler la présence du glycogène dans les divers tissus, et en particulier, dans les annexes du fœtus. Les circonstances de la glycogénie fœtale ont été établies par Cl. Bernard qui a signalé la présence de l'amidon animal dans le placenta des rongeurs, dans l'épithélium de l'amnios, chez les ruminants, dans l'épiderme et les diverses productions épidermiques, ainsi que dans les muscles du fœtus, chez toutes les espèces. Enfin, la glycogénie s'installe dans le foie à partir du milieu de la vie intra-utérine.

Les multiples expressions que revêt la glycogénie chez le fœtus, prouvent son importance dans le développement embryonnaire, et selon les vues de Cl. Bernard, le glycogène prend bien les caractères d'une réserve alimentaire indispensable au travail intense de l'histogenèse qui remplit la vie intra-utérine.

DES FONCTIONS DE RELATION.

Le milieu dans lequel vit le fœtus est à peu près invariable, ou du moins, les variations qu'il peut subir, n'ont pas l'intensité ni la brusquerie nécessaires au développement des impressions périphériques. La plupart de ces impressions ne pourraient guère atteindre d'ailleurs que la sensibilité tactile ou peut-être la sensibilité thermique. D'autre part, l'instrument des phénomènes de conscience, l'écorce cérébrale, ne s'achève que très tardivement, en sorte que les mouvements exécutés par le fœtus et qui deviennent perceptibles, dès la fin du second tiers de la gestation, sont de purs mouvements réflexes. On en provoque de bonne heure la manifestation, chez le fœtus de vache ou de jument, en faisant ingérer à la mère de grandes quantités d'eau froide. Tous ces mouvements sont d'ailleurs parfaitement incoordonnés, réserve faite de ceux que le fœtus des solipèdes exécute au moment de la parturition pour se placer comme il convient et préparer son expulsion.

DE L'ACCOUCHEMENT.

L'accouchement ou parturition consiste dans l'expulsion du fœtus, au terme de son développement Tous les détails relatifs au mécanisme de ce phénomène sont étudiés dans les ouvrages spéciaux, ce qui nous dispense de nous y arrêter. Nous n'avons à retenir ici que deux circonstances de la parturition : le moment où elle se produit et le rôle de l'utérus dans sa production.

Durée de la gestation. — Lorsque le fœtus des mammifères est parvenu à un terme défini de son développement, sa présence sollicite chez la mère les mouvements combinés de l'utérus et des muscles abdominaux. Ces mouvements ont pour effet de vider la matrice de son contenu et de mettre au jour un nouveau représentant de l'espèce.

Or, l'achèvement du fœtus réclame une durée déterminée, toujours la même pour les animaux de la même espèce, en sorte que la date de l'accouchement est étroitement définie par celle de la conception. L'intervalle qui sépare ces deux actes mesure la durée de la gestation. Il a les valeurs suivantes dans les espèces animales qui nous intéressent :

Chez l'homme...	9 mois (275 jours).
Chez le bœuf...	9 —
Chez l'âne et le cheval................................	11 —

Chez le mouton.................................... 21 semaines.
Chez le porc...................................... 17   —
Chez le chien..................................... 9   —
Chez le chat...................................... 8   —
Chez le lapin..................................... 4   —

Des contractions utérines. — Au cours de la gestation, l'utérus subit une hypertrophie considérable qui intéresse surtout sa tunique charnue, dont les fibres musculaires augmentent de volume et acquièrent leur maximum de puissance.

Les contractions utérines ont les caractères généraux qui appartiennent à la contraction des muscles à fibres lisses. Elles sont involontaires, puissantes, douloureuses, prolongées (d'une durée de 106 secondes d'après Polaillon), rythmées et associées par groupes périodiques. Elles sont placées sous la dépendance d'un centre nerveux situé dans la région lombaire de la moelle et dont Goltz a montré l'importance (Voy. p. 825). D'ailleurs, l'utérus possède, d'autre part, une innervation intrinsèque sous la forme de ganglions viscéraux périphériques et dont l'autonomie se manifeste par les contractions rythmées et automatiques de l'utérus, lorsque cet organe est séparé du corps, sur une femelle en état de gestation.

DES FONCTIONS CHEZ LE NOUVEAU-NÉ.

Les fonctions nutritives du fœtus se poursuivent chez le nouveau-né, mais avec des moyens nouveaux et une intensité nouvelle. Au moment de la naissance, les liens de continuité qui attachaient la mère et le fœtus se rompent avec le cordon ombilical et le placenta se trouve dépourvu brusquement de toutes ses attributions qui vont incomber désormais au poumon et à l'appareil digestif. Le nouveau-né respire et il s'alimente. De là des changements qui atteignent solidairement l'appareil de la respiration et l'appareil de la circulation.

La respiration s'installe chez le nouveau-né, dès la rupture du cordon ombilical, et nous avons exposé plus haut comment la première inspiration du fœtus est liée à l'interruption de la circulation placentaire (p. 972).

La respiration du nouveau-né ne présente pas d'autre particularité que celle qui touche à l'élasticité pulmonaire. Celle-ci n'existe pas encore et se constituera progressivement. Il en résulte que le poumon des nouveau-nés ne se rétracte pas après l'ouverture du thorax et que le vide pleural fait défaut.

Le fonctionnement de l'appareil respiratoire appelle des changements corrélatifs dans la circulation qui prend rapidement les caractères définitifs qu'elle gardera pendant toute la durée de la vie. La première inspiration fœtale appelle dans le réseau capillaire du poumon un afflux de sang très abondant, et les vaisseaux pulmonaires, à peu près imperméables jusque-là, sont traversés désormais par un large courant sanguin. Il en résulte que l'artère pulmonaire devient turgescente, ce qui entraîne, comme l'a vu Contejean, la compression du canal artériel, au point que, dès la première heure qui suit la naissance, ce vaisseau ne laisse plus passer une goutte de sang. On peut d'ailleurs, d'après le même auteur, surprendre très rapidement les premiers signes du travail histologique destiné à l'oblitération du canal artériel. Trois ou quatre heures après la naissance, les cellules endothéliales de ce vaisseau paraissent manifestement gonflées et possèdent un gros noyau sphérique. Le bourgeonnement de la tunique interne commence aussitôt et s'achève en deux ou trois jours.

En même temps, le trou de Botal se ferme hermétiquement par l'achèvement de la cloison auriculo-ventriculaire, et les deux oreillettes sont désormais séparées.

Quant aux vaisseaux ombilicaux, où la circulation s'est interrompue à l'instant même de la rupture du cordon, ils subissent les effets ordinaires de la thrombose. Ils s'oblitèrent donc et ils rétrogradent pour ne laisser que des vestiges représentés par de minces cordons fibreux. On les trouve, chez l'adulte, sur le bord antérieur des ligaments latéraux de la vessie (artères ombilicales) et sur le bord libre du ligament médian du foie (veine ombilicale).

TABLE ANALYTIQUE DES MATIÈRES

DU MOUVEMENT

FONCTIONS DU SYSTÈME NERVEUX

Corbeil. — Imprimerie Éd. Crété

ÉLÉMENTS

DE

PHYSIOLOGIE

PAR

F. LAULANIÉ

DIRECTEUR ET PROFESSEUR DE PHYSIOLOGIE
À L'ÉCOLE NATIONALE VÉTÉRINAIRE DE TOULOUSE

DEUXIÈME FASCICULE

Avec 14 figures intercalées dans le texte

FONCTIONS DE NUTRITION (Suite)

DES SÉCRÉTIONS : *Excrétions; Sécrétions internes; Fonction antitoxique.*

NUTRITION :
Statique chimique de la nutrition.
Formation des réserves alimentaires (Glycogénie, Adipogénie, Albuminogénie).
Dépenses alimentaires (Renouvellement de la matière vivante; Production du travail; Chaleur animale).

PARIS

ASSELIN ET HOUZEAU

LIBRAIRES DE LA FACULTÉ DE MÉDECINE
et de la Société centrale de médecine vétérinaire
PLACE DE L'ÉCOLE-DE-MÉDECINE

1900

ÉLÉMENTS

DE

PHYSIOLOGIE

PAR

F. LAULANIÉ

DIRECTEUR ET PROFESSEUR DE PHYSIOLOGIE
A L'ÉCOLE NATIONALE VÉTÉRINAIRE DE TOULOUSE

TROISIÈME FASCICULE

Avec 105 figures intercalées dans le texte

DU MOUVEMENT

Physiologie générale des muscles : Contractibilité, Élasticité, Énergétique
(Lois de la dépense des muscles; Thermodynamique).
Physiologie spéciale : Locomotion; Phonation.

FONCTIONS DU SYSTÈME NERVEUX

Théorie du neurone; Physiologie générale des neurones; Centres trophiques;
Sensitivité et motricité, fonctions des racines des nerfs;
Propriétés générales des nerfs; Propriétés générales des centres nerveux.

PARIS

ASSELIN ET HOUZEAU

LIBRAIRES DE LA FACULTÉ DE MÉDECINE
et de la Société centrale de médecine vétérinaire
PLACE DE L'ÉCOLE-DE-MÉDECINE

Novembre 1901

— Le quatrième et dernier fascicule paraîtra au mois de Février 1902.

ÉLÉMENTS

DE

PHYSIOLOGIE

PAR

F. LAULANIÉ

DIRECTEUR ET PROFESSEUR DE PHYSIOLOGIE
A L'ÉCOLE NATIONALE VÉTÉRINAIRE DE TOULOUSE

QUATRIÈME FASCICULE

Avec 109 figures intercalées dans le texte

Fonctions du système nerveux. — Organes des sens.
Fonctions des centres nerveux.
Influence du système nerveux sur les grandes fonctions de l'organisme

DE LA REPRODUCTION

PARIS

ASSELIN ET HOUZEAU

LIBRAIRES DE LA FACULTÉ DE MÉDECINE
et de la Société centrale de médecine vétérinaire
PLACE DE L'ÉCOLE-DE-MÉDECINE

Octobre 1902

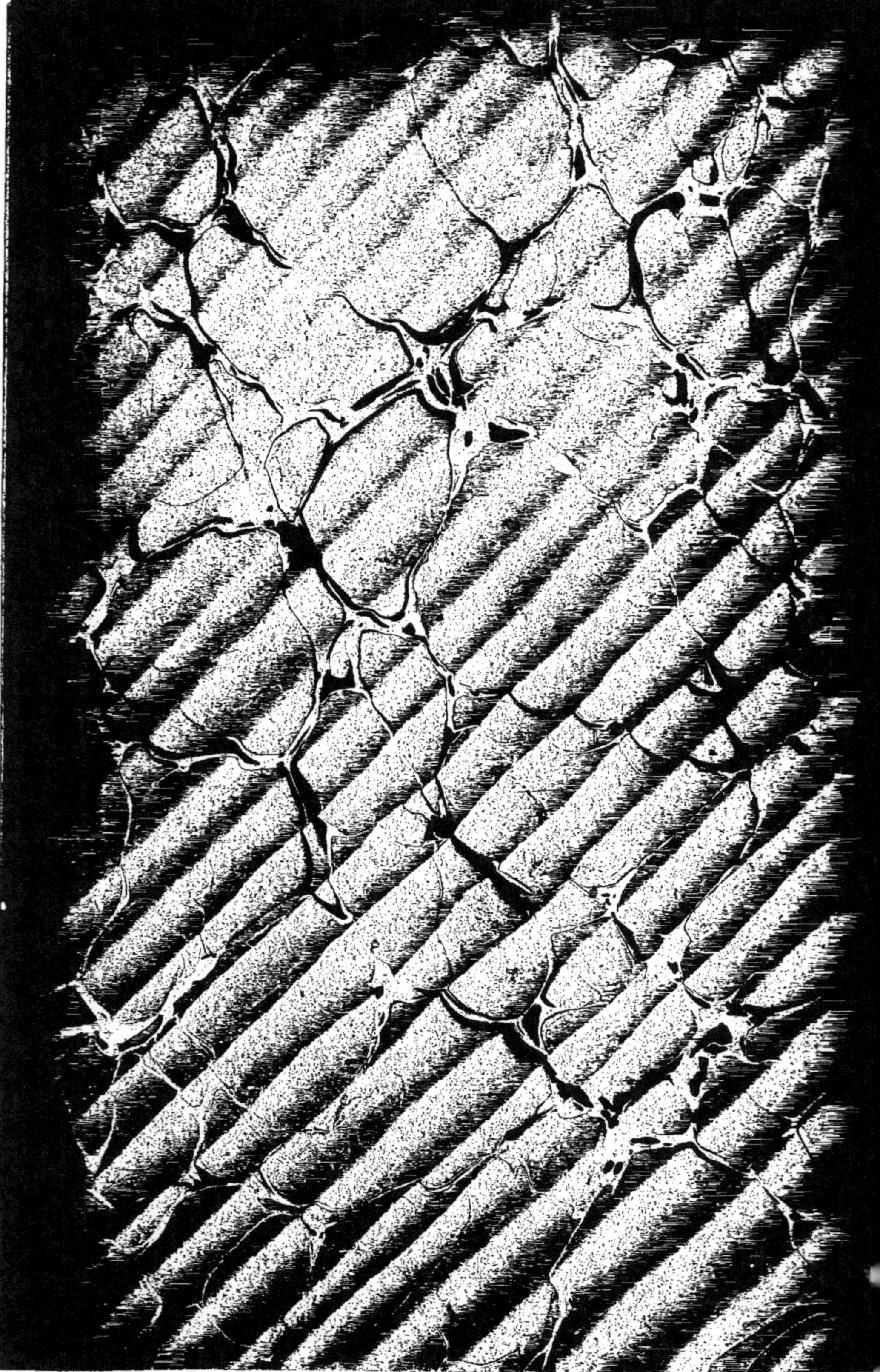

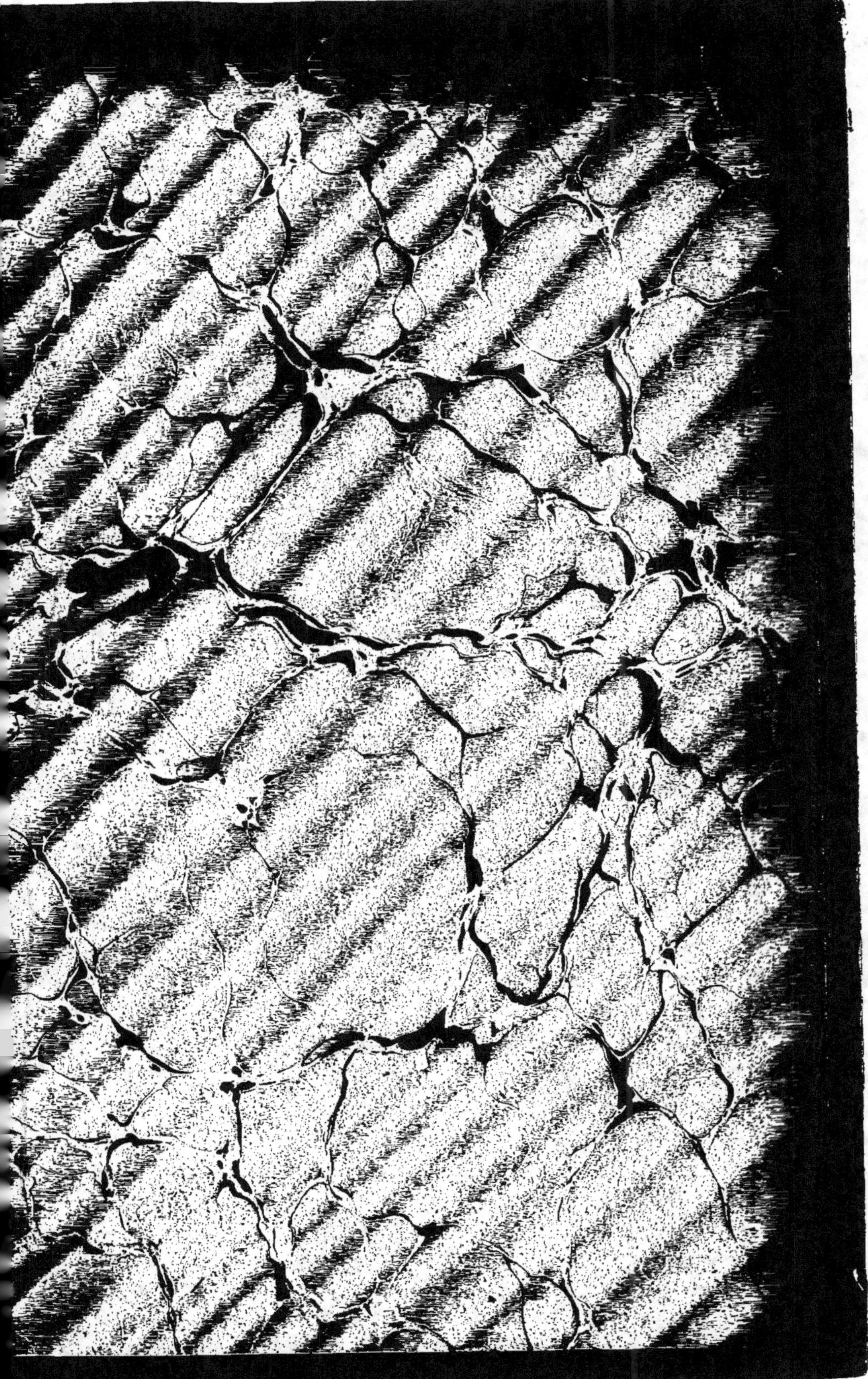